A Short Guide to KWiC-Web

Das Wichtigste über Aufbau und Struktur auf einen Blick

Die Fachbereiche (Units) sind von 1–142 durchnummeriert und über das nach Abschnitten gegliederte Griffregister schnell auffindbar.

Unit 43 Lungs & Airways

Related Units: 44 Respiration, 21 Head & Neck, 22 Trunk, 32 Heart, 45 Digestive Tract, 66 Human Sound & Speech, 111 Respiratory Signs & Symptoms

Auf Module, die angrenzende Fachbereiche (Units) bzw. verwandte Wortfelder behandeln, wird am Kopf jedes Moduls verwiesen.

Die blau hinterlegten engl. Schlüsselwörter (= Haupteinträge) sind fachlichen Kriterien folgend angeordnet (jeweils vom grundlegenden zum spezifischen Fachausdruck).

Deutsche Übersetzung(en) des Haupteintrags; falls wie hier mehrere Bedeutungen vorliegen, werden die dt. Entsprechungen jeweils den engl. Erklärungen zugeordnet.

potency [poʊtᵊnˈsi] *n term* *opposite* **impotence**[1] [ɪmpətᵊnˈs] *n term*

(i) capable of having sexual intercourse[2] (ii) the pharmacological activity of a substance

potent [oʊ] *adj term* • **impotent** *adj* • **potency-sparing**[3] [eə] *adj*

» *Advances in surgical technique* [tekniːk] *have led to preservation of potency in up to 80% of prostatectomy patients. The patient was potent prior to*[4] *and after the procedure* [siː].

Use to affect[5]/preserve[6]/restore ***potency*** • ***potency*** rate • ***potency-sparing*** surgery • fully ***potent*** • sexual / postoperative / erectile ***impotence*** • ***potent*** drug[7]

(i) **Potenz;**
(ii) **Wirkung, Wirksamkeit**
Impotenz[1] Geschlechtsverkehr[2] potenzerhaltend[3] vor[4] die Potenz beeinträchtigen[5] die Potenz erhalten[6] hochwirksames Medikament[7]

2

Die Schlüsselwörter werden in engl. Sprache umschrieben bzw. erläutert; den Bedeutungen im jeweiligen Fachgebiet gilt dabei das Hauptaugenmerk.

Gebräuchliche Wendungen und typische Wortverbindungen mit den Schlüsselwörtern, verwandten Termini und der Wortfamilie sind angeführt.

Wortart(en) und Stilebene(n) der Termini sind angegeben.

Mit dem Schlüsselwort in enger Beziehung stehende Termini, bes. Synonyme, Antonyme, Ober- und Unterbegriffe (Thesaurus-Prinzip).

embryo transfer *n term* *rel* **oocyte retrieval**[1] [iː], **donor oocyte**[2] *n term*

after in vitro [iː] insemination the fertilized ovum is transferred to the recipient's uterus or oviduct

donate[3] [doʊneɪt] *v term* • **retrieve**[4] [rɪtriːv] *v*

» *The patient's single fertilized ovum was cultured*[5] *for 41 hours and transferred as a four-cell embryo. Not all patients entering an IVF program progress to oocyte retrieval and embryo transfer along with cycle* [saɪkl] *outcome.*

Use (non)operative / laparoscopic / tubal[6] [t(j)uːbəl] (*abbr* TET) ***embryo transfer*** • frozen[7] (*abbr* FET) *or* cryopreserved[7] (*abbr* CET)/ IVF[8] and (*abbr* IVF-ET) ***embryo transfer*** • tubal ovum (*abbr* TOT)/ low tubal ovum (*abbr* LTOT) ***transfer***

Embryo(nen)transfer
Eizellenentnahme, -gewinnung[1] Spendereizelle[2] spenden[3] entnehmen[4] kultiviert[5] tubarer Embryotransfer[6] Transfer/ Einsetzen von kryokonservierten Embryonen, IVF-Kryozyklus, Auftauzyklus[7] in vitro Fertilisation mit Embryotransfer[8]

Wichtige Begriffe aus der Wortfamilie des Haupteintrags sowie der verwandten Termini ergänzen und vertiefen den Wortschatz.

Wichtige englische Begriffe und Textpassagen, die schwer erschließbar sind (blau), werden zusätzlich übersetzt (Zuordnung über Hochzahlen).

Die Aussprache bzw. Betonung schwieriger Wörter ist in internationaler Lautschrift angegeben.

Beispielsätze aus der Fachliteratur u. klinischen Praxis veranschaulichen die Verwendung der Fachtermini.

surgeon [sɜːrdʒᵊn] *n term* *syn* **operator** *n term*

physician who specializes in surgery; in the UK they are traditionally addressed[1] as Mr X rather than Dr X.

operator-dependent[2] *adj term*

» *Given an accomplished*[3] *surgeon and good preoperative preparation this nerve can be preserved*[4] *in more than 98% of cases. In this technique skillful operators make only minimal use of sutures* [tʃ].

Use attending[5] / general / plastic / house[6] *(BE)* / assistant / experienced ***surgeon*** • ***the surgeon's*** technical [k] skills / judgement[7] [dʒʌdʒ-]/ responsibility / experience

Note: Do not be confused by the fact that the *operator* is commonly the person who works on a telephone switchboard or operates any other apparatus or machine.

Chirurg(in), Operateur(in)
angesprochen[1] abhängig v. Chirurg(in)[2] gut, fähig[3] erhalten[4] behandelnde(r) Chirurg(in)[5] Arzt od. Ärztin i. Praktikum / Turnusarzt od. -ärztin a.d. chir. Abteilung[6] Ermessen d. Chirurgen/-in[7]

5

Zusätzliche Anmerkungen und Tipps weisen auf sprachliche Besonderheiten, Fallen und Stolpersteine hin.

Die Einträge sind modulweise durchnummeriert (leichteres Auffinden über den Index und bei Querverweisen).

Nähere Erläuterungen in den Benutzeranleitungen auf den Seiten XIII–XVI

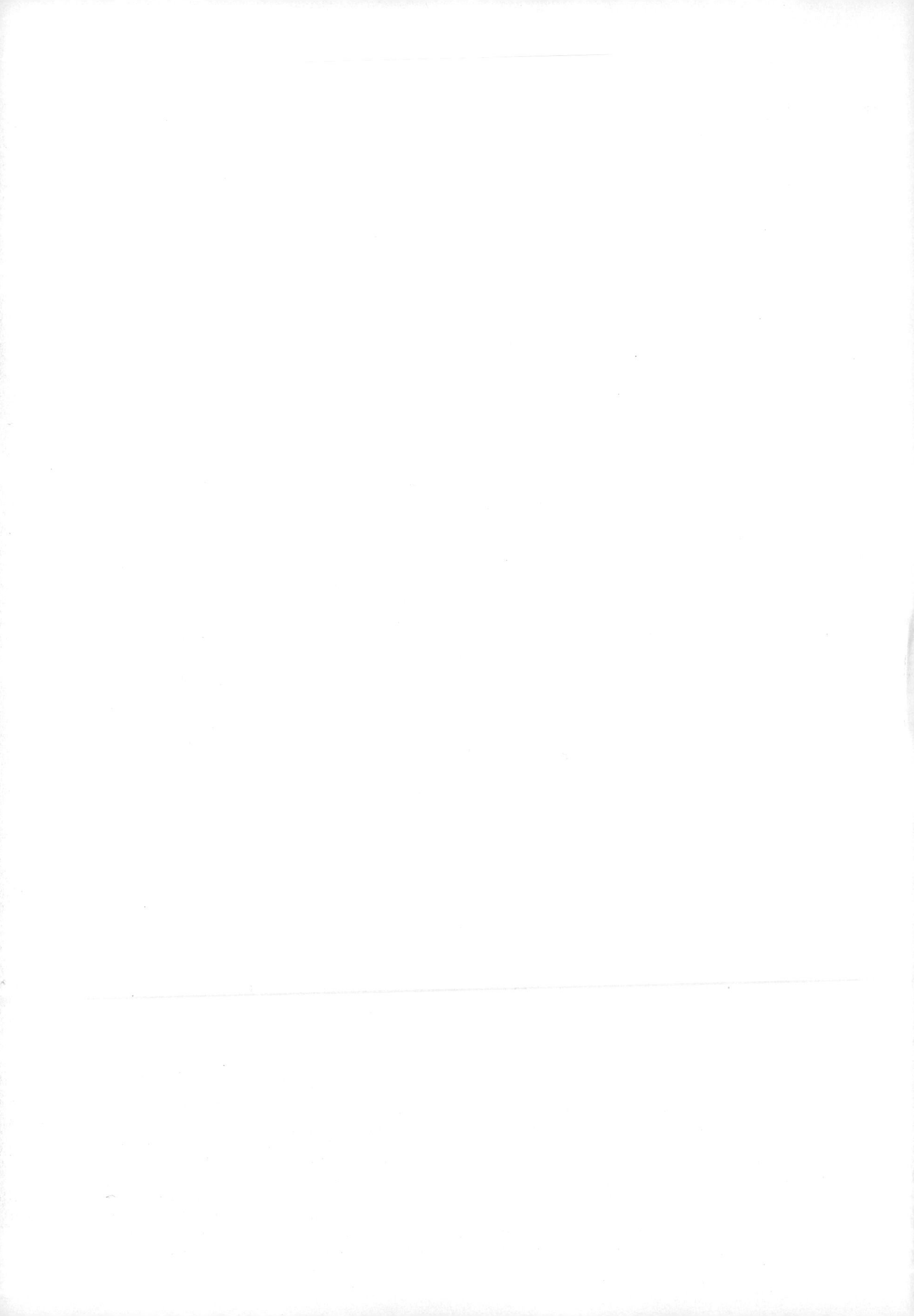

Overview of Parts & Units • Register der Abschnitte & Module

Part 1 Basic Medical Terms

Part 2 Health Care

Part 3 Body Structures & Functions

Part 4 Complex Body Functions

Part 5 Medical Science

Part 6 Clinical Terms

KWiC-Web

Fachwortschatz Medizin

Englisch

Sprachtrainer & Fachwörterbuch in einem

KWiC – Key Words in Context

Ingrid & Michael Friedbichler

3., unveränderte Auflage

69 Abbildungen

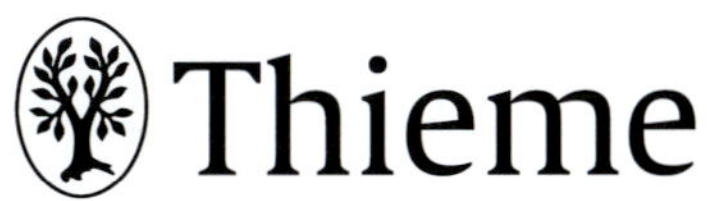

Dipl. Übers. Mag. Ingrid Friedbichler
Mag. Michael Friedbichler, M.A.
Medizinische Universität Innsbruck und
Institut für Translationswissenschaft
Leopold-Franzens-Universität Innsbruck
Herzog-Siegmund-Ufer 15
Österreich, 6020 Innsbruck

Bibliografische Information der Deutschen Nationalbibliothek

Die Deutsche Nationalbibliothek verzeichnet diese Publikation in der Deutschen Nationalbibliografie; detaillierte bibliografische Daten sind im Internet über http://dnb.d-nb.de abrufbar.

Ihre Meinung ist uns wichtig! Bitte schreiben Sie uns unter

www.thieme.de/service/feedback.html

1. Auflage 2003
2. Auflage 2007

Wichtiger Hinweis: Wie jede Wissenschaft ist die Medizin ständigen Entwicklungen unterworfen. Forschung und klinische Erfahrung erweitern unsere Kenntnisse, insbesondere was Behandlung und medikamentöse Therapie anbelangt. Soweit in diesem Werk eine Dosierung oder eine Applikation erwähnt wird, darf der Leser zwar darauf vertrauen, dass diese Angabe **dem Wissensstand bei Fertigstellung des Werkes** entspricht.

Für Angaben und Dosierungsanweisungen und Applikationsformen kann vom Verlag jedoch keine Gewähr übernommen werden. **Jeder Benutzer ist angehalten,** durch sorgfältige Prüfung der Beipackzettel der verwendeten Präparate und gegebenenfalls nach Konsultation eines Spezialisten festzustellen, ob die dort angegebene Empfehlung für Dosierung oder Beachtung von Kontraindikationen gegenüber der Angabe in diesem Buch abweicht. Eine solche Prüfung ist besonders wichtig bei selten verwendeten Präparaten oder solchen, die neu auf den Markt gebracht worden sind. **Jede Dosierung oder Applikation erfolgt auf eigene Gefahr des Benutzers.** Autoren und Verlag appellieren an jeden Benutzer, ihm etwa auffallende Ungenauigkeiten dem Verlag mitzuteilen.

© 2003, 2016 Georg Thieme Verlag KG
Rüdigerstr. 14
D-70469 Stuttgart
Telefon: +49/0711/8931-0
Unsere Homepage: www.thieme.de

Printed in Germany

Cartoons: Dr. Stephan Schreieck, Innsbruck
Umschlaggestaltung: Thieme Verlagsgruppe
XML-Aufbereitung: Hübner EP, 65343 Eltville
Satz: Druckhaus Götz GmbH, 71636 Ludwigsburg
Satzsystem: 3B2 Version 6.05
Druck: Westermann Druck, 08058 Zwickau

ISBN 978-3-13-240240-9 1 2 3 4 5 6

Auch erhältlich als eBook
eISBN (PDF) 978-3-13-240241-6
eISBN (epub) 978-3-13-240242-3

Geschützte Warennamen (Warenzeichen ®) werden nicht immer besonders kenntlich gemacht. Aus dem Fehlen eines solchen Hinweises kann also nicht geschlossen werden, dass es sich um einen freien Warennamen handelt.

Das Werk, einschließlich aller seiner Teile, ist urheberrechtlich geschützt. Jede Verwendung außerhalb der engen Grenzen des Urheberrechtsgesetzes ist ohne Zustimmung des Verlages unzulässig und strafbar. Das gilt insbesondere für Vervielfältigungen, Übersetzungen, Mikroverfilmungen oder die Einspeicherung und Verarbeitung in elektronischen Systemen.

Zum Geleit

Unsere gegenwärtige Kultur bevorzugt seit dem vergangenen Jahrhundert in der internationalen Verständigung die englische Sprache in ungeahntem Ausmaß. War im Mittelalter und auch noch zur Zeit der Aufklärung Latein die alleinige Wissenschaftssprache, konnten sich in der Vergangenheit Französisch, Deutsch, Spanisch und andere so genannte Weltsprachen nur begrenzt durchsetzen.

Erst im 20. Jahrhundert haben sich einige Technologien so durchgesetzt, dass z.B. in der Luftfahrt Englisch wirklich zur Weltsprache geworden ist. Auch in Ländern wie Russland und China, die sich nach dem Zweiten Weltkrieg als autonome Großmächte abschotten wollten, gilt sie heute im Luftverkehr als unentbehrliches Kommunikationsmittel.

Ein weiterer Bereich in der internationalen Kommunikation sind Medizin und Naturwissenschaften, die vom hohen Niveau der Wissenschaft im angloamerikanischen Raum beeinflusst werden. Zeitschriften und Bücher brauchen hohe Auflagen, um überleben zu können. Der englischsprachige Kulturbereich ist ein Vielfaches der europäischen und asiatischen Regionen. Kein Verlag kann sich der Expansion in diesen Raum entziehen. In vielen europäischen Ländern werden wichtige Kongresse und Symposien nur noch in englischer Sprache abgehalten. Wer aus falschem Patriotismus diese Entwicklung ablehnt, bleibt sicher auf der Strecke.

Die Autoren dieses Buches haben die Notwendigkeit von Fachenglischkenntnissen für Mediziner schon vor zwei Jahrzehnten wahrgenommen und seit 1978 am Aufbau des Lehrangebots und der Entwicklung einschlägiger Unterrichts- und Lernmaterialien zur Vermittlung der englischen Fachsprache an der medizinischen Fakultät der Universität Innsbruck mit großem Erfolg gearbeitet.

Zu dieser Pionierarbeit kann man ihnen gratulieren und wünschen, dass das nun vorliegende Werk, welches aus dieser jahrelangen Aufbauarbeit hervorgegangen ist, vielen Medizinstudenten und Ärzten den Zugang zur internationalen Fachkommunikation erleichtern möge.

Univ.-Prof. i. R. Dr. Franz Dienstl
Ehrenpräsident der Österr. Gesellschaft für Internistische und Allgem. Intensivmedizin, ehem. Leiter der Kardiolog. Intensivstation, Universitätsklinik Innsbruck

Foreword

It is a pleasure to write this foreword for *KWiC-Web: Fachwortschatz MEDIZIN Englisch*, a book intended to help German-speaking medical professionals to communicate with colleagues around the globe.

The world of medicine has rapidly become integrated on both clinical and basic scientific levels. A clear understanding of the English terminology and phraseology is essential to accurate interchange of ideas.

The organization and content of this book should prove very helpful to medical students and German physicians who acquire information in English textbooks and journals as well as those who seek some of their clinical training in the United States and other English-speaking countries. This project is the brainchild of Michael and Ingrid Friedbichler, both of whom have more than twenty years of experience in teaching English to medical students and young doctors at Innsbruck University. In addition, they have been involved in medical translation for many years, and as linguistic advisors have helped prepare countless papers for publication in American and British medical journals. Owing to their extensive experience in the field they are familiar with the challenges that German speakers encounter when studying international medical journals and textbooks, interviewing English-speaking patients, and writing or presenting papers in English.

KWiC-Web: MEDIZIN provides a combination of more than 140 integrated topic-related English glossaries covering all fields of medicine on the one hand and a bilingual medical dictionary on the other. The common use basic keywords are presented in a semantic network of easy-to-learn units (e.g. hormones, childhood diseases, urologic signs and symptoms, etc.) together with explanations and synonyms, related terms, sample sentences, illustrated English uses, and German translations.

This book is an extremely useful asset for those who are learning medical English, undergoing English-based clinical training, writing articles or communicating at medical meetings in English. The authors are to be congratulated for an outstanding contribution.

Anthony J. Schaeffer, MD
Herman L. Kretschmer Professor of Urology,
Chair, Department of Urology
Northwestern University, Chicago, USA

Vorwort

Als wir im Herbst 2003 dieses Fachwörterbuch unseren Mitarbeitern, den Studierenden und dem interessierten Fachpublikum an der Universität Innsbruck präsentierten, gab es zunächst manch verdutztes Gesicht, denn ein solches Wörterbuch hatten sie noch nicht gesehen. Es bedurfte einiger Zeit, aber schließlich erkannten alle, die sich mit dem Konzept näher befassten, dass dieses etwas andere Fachwörterbuch vieles kann, was sie bisher vergeblich gesucht hatten. Ähnlich waren auch die ersten Reaktionen, die uns von Benutzern und Rezensenten erreichten.

Es freut uns daher ganz besonders, dass das neuartige Konzept unseres Sprachtrainers inzwischen weithin Anerkennung gefunden hat und mittlerweile an mehreren Universitäten im deutschsprachigen Raum in Fachenglischkursen verwendet bzw. zum Selbststudium empfohlen wird. Dass mit *KWiC-Web* ein zukunftsweisendes Projekt entstanden ist, zeigt auch die Tatsache, dass sich mittlerweile Verlagshäuser in Japan, Brasilien und den Niederlanden dafür interessieren.

Wir bedanken uns für die wertvollen Rückmeldungen von Benutzern und Rezensenten im In- und Ausland. In der nun vorliegenden 2. Auflage konnten wir die Verbesserungsvorschläge in vielen Details berücksichtigen. So wurden z.B. die für Österreich spezifischen Ausdrücke in den Übersetzungen durchgehend als solche gekennzeichnet und die Unterschiede zwischen einzelnen britischen und amerikanischen Benennungen noch exakter herausgearbeitet. Auch aktuelle Entwicklungen in den Gesundheitssystemen der englisch- und deutschsprachigen Länder seit 2002 wurden berücksichtigt. Als Ergänzung zum Buch können wir auch die inzwischen im Handel erhältliche elektronische Version auf CD-ROM empfehlen, die durch eine integrierte Volltextsuche eine effiziente Nutzung direkt auf dem PC ermöglicht.

Unser Dank gebührt dem gesamten Redaktionsteam im Georg Thieme Verlag, das uns wie schon bei der 1. Auflage bestens unterstützt hat, allen voran Herrn Dr. Urbanowicz für seine Bemühungen um eine reibungslose Kooperation, sowie Herrn Elm, der für die sorgfältige Einarbeitung der Änderungen gesorgt hat.

Wir freuen uns mit diesem Buch unsere Erfahrung beim Erwerb professioneller Englischkenntnisse anbieten zu können und wünschen allen Benutzern viel Erfolg damit. Rückmeldungen, ob Korrektur- oder Erweiterungsvorschläge, sind uns sehr willkommen und können an folgende e-Mail Adresse gerichtet werden: med-english@i-med.ac.at

Innsbruck — Ingrid & Michael Friedbichler

Vorwort zur 1. Auflage

Obwohl die englische Fachsprache heute in der Medizin zu einer wichtigen Zusatzqualifikation geworden ist, gab es bislang kaum Hilfsmittel, mit denen sich Mediziner gezielt die für ihr Fachgebiet relevante sprachliche Kompetenz aneignen konnten.

Nach mehr als 5-jähriger Entwicklungsarbeit ist es uns daher eine große Freude, nun nach dem Band zur Zahnmedizin mit *KWiC-Web: Fachwortschatz Medizin Englisch* auch Materialien zur Aktivierung der produktiven Sprachkompetenz für den gesamten medizinischen Bereich präsentieren zu können. Auf der Grundlage von computergestützten lexikographischen Methoden und den neuesten Erkenntnissen der Spracherwerbsforschung, wurde ein zukunftsweisendes Konzept entwickelt, welches Medizinern aller Fachrichtungen die Möglichkeit bietet, sich zwischendurch oder auf der Anreise zu einem Kongress mit den englischen Fachausdrücken und Wendungen bestimmter Fachbereiche rasch und effizient vertraut zu machen.

Neuland zu betreten bedeutet immer eine Potenzierung des Aufwandes. Wenngleich wir durch unsere Lehrtätigkeit an der Universität Innsbruck auf einen wertvollen Erfahrungsschatz in der Fachsprachenvermittlung zurückgreifen konnten, wäre dieses Buch ohne die Unterstützung eines ganzen Teams von Fachleuten und Beratern, denen wir an dieser Stelle unseren besonderen Dank aussprechen möchten, nicht realisierbar gewesen. An erster Stelle gebührt dieser Dank William B. Gallagher, M.D. (FACS), Tucson, AZ., USA, der für uns die englischen Termini und Texte auf deren fachliche und sprachliche Richtigkeit überprüft hat.

Des Weiteren bedanken wir uns bei einem Team von niedergelassenen und wissenschaftlich arbeitenden Fachärzten, die jeweils die deutschen Entsprechungen der übersetzten Termini in ihren Fachgebieten überprüft haben und uns darüber hinaus beratend zur Seite standen. Ganz besonders haben uns unser langjähriger Mentor Univ.-Prof. i.R. Dr. Franz Dienstl (Kardiologie, Innere Medizin), Dr. Hans Hausdorfer (Infektiologie, Pharmakologie) und Ass.-Prof. Dr. Alexander Alge (Gynäkologie, Embryologie, Onkologie, bildgebende Diagnostik) unterstützt. Unser Dank gilt auch folgenden Fachleuten von der Medizinischen Universität Innsbruck: MR Univ.-Prof. Dr. Gernot Helweg† (Radiologie), ao. Univ.-Prof. Dr. Reinhard Höpfl (Dermatologie, Venerologie), Dr. Christian Hoser (Unfallchirurgie), Univ.-Prof. Dr. Helmut Klocker (Biochemie, Genetik, Labormedizin), Univ.-Prof. Dr. Günther Putz (Anästhesie, Notfall- u. Intensivmedizin), und Dr. Hanno Ulmer (Biostatistik).

Im weiteren bedanken wir uns für die hilfreiche Fachberatung bei Dr. Peter Huemer, Wolfurt/Vlbg. (Zahnmedizin), Univ.-Prof. Dr. Günter Janetschek, Linz (minimal-invasive Chirurgie), Dr. Erich Köhler, Wien (Psychiatrie), Dr. Birgit Krecy, Telfs/Tirol (Neurologie), Dr. Wolfgang Oberthaler, Innsbruck (Orthopädie), Univ.-Prof. Dr. Arnulf Stenzl, Tübingen (Urologie, Chirurgie), Dr. Christa Them, Pflegedirektorin am AZW Innsbruck (Krankenpflege), und Mag. rer. nat. Katrin Friedbichler, Wien (Zellbiologie), sowie bei Dr. Stephan Schreieck für die humorvollen Zeichnungen, die zur Auflockerung der fachlichen Materie beitragen sollen.

Last but not least verdankt dieses Buch seine Veröffentlichung dem Pioniergeist von Dr. Thorsten Pilgrim und seinen Mitarbeitern vom Thieme Verlag, die sich nicht gescheut haben, mit *KWIC-Web* zu neuen Ufern aufzubrechen. Wir bedanken uns für das Vertrauen, das sie in uns und unsere Arbeit gesetzt haben und die weiten Wege, die sie bei der Konzeption einer benutzerfreundlichen graphischen Gestaltung und der Entwicklung einer speziellen Datenbank mit uns gegangen sind, um nur zwei der Punkte zu erwähnen, die für alle Pionierarbeit bedeutet haben.

Bleibt zu hoffen, dass dieses Buch all jenen, die sich mit der englischen Fachsprache der Medizin vertraut machen wollen, ein effizientes Hilfsmittel sein möge, das ihnen das Tor zur internationalen Fachwelt öffnet.

Innsbruck, im Juni 2003 — Ingrid & Michael Friedbichler

Table of Contents • Inhaltsübersicht

Part 1 Basic Medical Terms

Part 2 Health Care

Part 3 Body Structures & Functions

Benutzeranleitungen

Wozu wurde KWiC-Web Fachwortschatz Medizin entwickelt?

In den letzten Jahren ist die englische Fachsprache zu einer wichtigen Zusatzqualifikation für Mediziner geworden. In diesem Bereich gibt es inzwischen eine Reihe von Materialen, größtenteils sind es jedoch medizinische Fachwörterbücher. Ob umfassend oder als Taschenbuch, gebunden oder auf CD-ROM, alle diese herkömmlichen Wörterbücher haben für den Sprachlernenden allerdings einen entscheidenden Nachteil. Durch die alphabetische Auflistung der Wörter sind sie zwar als Nachschlagewerke ideal, für den Erwerb eines einschlägigen Fachwortschatzes jedoch ungeeignet.

Was Sie hier in Händen halten ist eine völlig andere Art von Wörterbuch. Es ist nach dem Bausteinprinzip auf der Grundlage fachlicher Zusammenhänge aufgebaut und ermöglicht es sowohl Medizinstudenten, die sich mit den grundlegenden Termini auseinandersetzen, als auch Fachärzten, die sich mit den Begriffen ihres Fachbereichs vertraut machen wollen, und Pflegefachkräften ebenso wie Therapeuten und Übersetzern von medizinischen Texten, gezielt den jeweils relevanten Wortschatz aus den entsprechenden Bausteinen (Modulen) ihren speziellen Bedürfnissen entsprechend zu aktivieren. Da sich jedes Modul auf eine überschaubare Anzahl von Fachtermini beschränkt, lassen sich diese Baustein für Baustein in „schöpferischen Pausen" zwischendurch oder auf Reisen leicht einprägen oder auffrischen.

Wie ist der Wortschatz in KWiC-Web strukturiert?

KWiC steht für *Key Words In Context* und **Web** für die Vernetzung in semantischen Netzwerken. **KWiC-Web** setzt in zweierlei Hinsicht neue Maßstäbe.

1. Keywords. Der medizinische Wortschatz in ***KWiC-Web*** ist in 142 Kapitel (Module), die in semantische Netzwerke (sinnzusammenhängende Termini, Ausdrücke und Wendungen, die ähnlich wie im sog. mentalen Lexikon des menschlichen Gedächtnisses miteinander verbunden sind) gegliedert sind, aufbereitet. Diese Module umfassen die gängigen Begriffe der verschiedenen medizinischen Fachgebiete in baumdiagrammartigen Verknüpfungen – von medizinisch relevanten Wörtern aus der Allgemeinsprache, wie z.B *tooth decay* *(Zahnkaries)*, bis hin zu spezifischen Fachtermini, wie z.B. *initial stab incision*, einem wichtigen Ausdruck in der minimal-invasiven Chirurgie.
Zusätzlich wurden die elektronisch herausgefilterten Schlüsselwörter auf ihren didaktischen Wert hin geprüft, d.h. typische englische Bezeichnungen und Wendungen werden gegenüber medizinischen Internationalismen und Termini, die dem Nicht-Native-Speaker weder in der Bedeutung noch in der Aussprache oder Verwendung Probleme bereiten, bevorzugt berücksichtigt.

Obwohl Vollständigkeit ein unerreichbares Ziel bleibt, findet man in ***KWiC-Web*** alle wichtigen Fachtermini und darüber hinaus viele fachspezifische Wortverbindungen, die zwar gängig sind, bisher aber noch nirgends beschrieben wurden.

2. Context. ***KWiC-Web*** geht weit über eine Liste von englisch-deutschen Wortgleichungen hinaus. Da die adäquate Einbettung der Fachtermini im Kontext für Fachleute wie auch Übersetzer meist die größte Hürde im aktiven Sprachgebrauch darstellt, ist die Kontextualisierung der Termini ein wesentliches Kriterium. Spracherwerb findet schließlich immer im Kontext statt, und Übersetzungen bieten meist nur in begrenztem Maß Hilfe.

Deshalb werden in ***KWiC-Web*** die Schlüsselwörter nicht nur mit deutschen Entsprechungen, sondern jeweils samt ihrem typischen semantischen Umfeld in englischen Erklärungen, Beispielsätzen, und den gebräuchlichsten Wortverbindungen (Kollokationen) und Phrasen präsentiert, die alle einer riesigen Fachtextsammlung entnommen sind. Dies gibt dem Benutzer Einblick in die authentische Verwendung der Fachausdrücke in der medizinischen Literatur.

Fachwörterbuch, Kollokationswörterbuch und Wissensdatenbank in einem

KWiC-Web vereint die Vorzüge eines englischen Erklärungswörterbuches mit jenen einer einsprachigen Phraseologiesammlung und eines zweisprachigen Nachschlagewerkes.

Jedes Modul beinhaltet rund 200 morphologisch oder semantisch verwandte Ausdrücke, Phrasen, und Kollokationen, die mit verwandten Modulen durch Verweise verbunden sind, sodass ein einprägsames semantisches Netzwerk (= Web) von miteinander in enger Beziehung stehenden Termini, Erläuterungen, Wortverbindungen, lexikalischen Clustern und Fakten entsteht, das einer Wissensdatenbank gleicht. Dadurch wird nicht nur die Verwendung der Schlüsselwörter veranschaulicht, sondern auch deren Verknüpfung und Beziehung mit anderen Fachtermini aufzeigt. So wird jedes Modul zu einer Zusammenschau der wichtigsten Schlüsselwörter und Wendungen, denen man in einschlägigen Fachtexten und im Klinikalltag immer wieder begegnet. Vertraute Ausdrücke und solche, die man schon einmal gehört aber wieder vergessen hat, stehen dabei neben unbekannten, und ***KWiC-Web*** zeigt, wie sie untereinander vernetzt sind. Es entstehen im Unterbewusstsein Assoziationen, die das Wiedererkennen und Behalten auf lange Sicht wesentlich verbessern. Dadurch kommt das Arbeiten mit ***KWiC-Web*** dem Studium bzw. „Querlesen" tausender Seiten von Fachtexten gleich – allerdings in kürzester Zeit, da es sich um einen stark verdichteten Auszug handelt (deshalb auch KWIC-!).

Korpusgestütztes Erfassen

Ohne die Verwendung von repräsentativen elektronischen Korpora von authentischen englischen Fachtexten wäre die Selektion der Schlüsselwörter, Kontextbeispiele, und Kollokationen nur mit Qualitätseinbußen und einem riesigen Zeitaufwand zu bewältigen. ***KWiC-Web*** basiert auf einem über 20 Mio. Wörter umfassenden medizinischen Textkorpus. Um die Verlässlichkeit hoch und die Fehlerhaftigkeit gering zu halten, wurden ausschließlich authentische Quellen (Standard-Handbücher, Fachartikel, und Fachtexte englischsprachiger Autoren herangezogen.

Die moderne Computerlinguistik ermöglicht es uns, spezifische Fragen des Sprachgebrauchs, v.a. die Verwendung und Verbreitung von Fachausdrücken und Wendungen, anhand von authentischen Fachtexten per Knopfdruck zu prüfen. Da ***KWiC-Web*** auf der Grundlage solcher Textanalysen erstellt wurde, sind die Sprachdaten nicht nur aktuell sondern geben auch die Sprache wieder, die in der Fachkommunikation tatsächlich verwendet wird.

Welches Englisch?

Die Weltsprache Englisch hat viele Ausprägungen und Varianten. In ***KWiC-Web*** wird grundsätzlich *Standard American* als Ausgangssprache verwendet, es wird aber auf regionale Varianten – besonders auf Unterschiede zwischen amerikanischem und britischem Englisch – verwiesen und diese fallweise auch erläutert (besonders bei unterschiedlicher Bedeutung oder Verwendung; s. auch Hinweise zur Aussprache und Schreibweise, letzte Seite).

Wie sind die Module aufgebaut?

Die Aufbereitung des medizinischen Fachwortschatzes in übersichtliche Module erfolgte analog zur fachlichen Strukturierung in einzelne Fachbereiche. Auch innerhalb der Module sind die Wortfelder nach fachlich-semantischen Kriterien angeordnet. Ähnlich wie bei einem guten Lehrbuch gelangt man den Begriffssystemen folgend von den grundlegenden Schlüsselwörtern zu immer spezifischeren Termini. Das zweite Ordnungsprinzip folgt didaktischen Kriterien. Grundlegende und häufig verwendete Ausdrücke werden jeweils vor den komplexen und seltenen angeführt. Durch den ansteigenden Schwierigkeitsgrad kann jeder Benutzer die Eindringtiefe individuell bestimmen und einfach zum nächsten Modul weitergehen, wenn er den Eindruck hat, es wird zu spezifisch. Durch diese Anordnung der Schlüsselwörter (den Bedeutungszusammenhängen statt dem Alphabet folgend) ergeben sich zusätzliche Kopplungseffekte, wodurch die Effizienz von ***KWiC-Web*** weiter gesteigert wird, da die Behaltensquote vor allem für Benutzer, die mit dem betreffenden Fachgebiet in der Muttersprache bereits vertraut sind, noch höher wird. Die Einträge decken jedes Gebiet so ab, dass zwischen den Modulen keine wesentlichen Überschneidungen oder Lücken entstehen.

Die Module sind mit treffenden Überschriften versehen, die den jeweiligen Bereich klar umreißen. So findet man beispielsweise Termini wie *teeth grinding*, *exfoliated* und *gag reflex* im Modul **Dentition & Mastication**, und Einträge wie *ache*, *tender*, und *analgesic* im Modul **Pain**. Wenn sich auch in inhaltlich angrenzenden Modulen manche Ausdrücke wiederfinden, als Keywords sind sie jeweils nur einem Modul zugeordnet.

Querverweise: Am Beginn jedes Moduls wird auf Zusammenhänge mit verwandten Modulen verwiesen, in denen der Benutzer viele Termini samt ausführlichen Erklärungen und Übersetzungen wiederfinden kann. Auf zusätzliche Querverbindungen zwischen einzelnen Termini verschiedener Module wird jeweils beim betreffenden Wort verwiesen (z.B. → **U23**-14). Damit wird das Modul (Unit 23) und die Eintragsnummer (14) bezeichnet.

Wie sind die einzelnen Einträge strukturiert?

Die Einträge enthalten folgende Komponenten:

Das Hauptstichwort (Schlüsselwort): Jedes Modul wurde so angelegt, dass es 10 bis 35 Einträge (Hauptstichwörter und deren Wortfelder) umfasst. Nominalformen und Nominalverbindungen machen den Großteil der Schlüsselwörter aus; die dazugehörigen Adjektive, Präpositionen und Verben findet man in den Beschreibungen, Beispielsätzen, Wortverbindungen und Phrasen (z.B. *an elective operation, to undergo an operation for a tumor, to be operated on, operative approach, operating room*). Deshalb scheint z.B. das Verb *perform* zwar nirgends als Haupteintrag auf, im Kontext taucht es allerdings immer wieder in Verbphrasen wie *to perform a study/an operation/a biopsy* bei den betreffenden Nomina auf.

Verwandte Ausdrücke: Bei jedem Schlüsselwort sind Synonyme (*syn*), Fast-Synonyme (*sim*), Antonyme (*opposite*) und verwandte Ausdrücke (*rel*) wie z.B. Unter- und Nebenbegriffe des Haupteintrags angeführt. Bei Vorliegen mehrerer synonymer Ausdrücke werden die häufiger verwendeten zuerst genannt, selten gebrauchte Benennungen werden gekennzeichnet (*rare*). Zusammen mit den Angaben zur Sprachebene und den Kontextbeispielen wird dadurch für den Benutzer ersichtlich, welcher Terminus in welchem Zusammenhang verwendet wird.

Deutsche Übersetzungen (Marginalspalte): Für jedes Schlüsselwort und die verwandten Ausdrücke werden in der Marginalspalte die deutschen Entsprechungen angeführt. Zusätzlich werden Wörter oder Passagen im Kontext, die für den Benutzer schwer aus dem Zusammenhang erschließbar bzw. besonders wichtig oder nützlich sind, übersetzt. Die übersetzten Passagen sind im englischen Text blau markiert und über Hochzahlen den Übersetzungen in der Marginalspalte zugeordnet. Dadurch bekommt der Benutzer auch Einblick in spezielle Bedeutungen der Termini im authentischen Kontext.

Worterklärungen: Hier handelt es sich weniger um Definitionen als um beschreibende Erklärungen bzw. Paraphrasen in einfachem Englisch. Diese sind für Fachleute als Formulierungshilfe ebenso nützlich wie für Translatoren, die die Bedeutung des Fachausdrucks weder im Englischen noch in der Muttersprache kennen. Außerdem enthalten diese Umschreibungen weitere Neben-, Über- und Unterbegriffe zu den Haupteinträgen.

Authentische Beispielsätze (>>-Symbol): Diese sind dem medizinischen Korpus entnommen und geben dem Benutzer Einblick in die authentische Verwendung der Fachtermini in der medizinischen Literatur. Bei der Auswahl der Beispiele wurde sowohl auf die sprachliche als auch die fachliche Relevanz geachtet.

Wortfamilie: Bei jedem Schlüsselwort und dessen verwandten Ausdrücken werden auch die dazugehörigen Wortfamilien (Verben, Adjektive, etc.) angeführt. Man findet also beim Eintrag *diagnosis* auch *to (over)diagnose, misdiagnosis, (non)diagnostic*, etc.

Hinweise zur Grammatik und Stilebene: Neben Angaben zu Wortart und grammatikalischen Besonderheiten (Plural, unregelmäßiges Verb, etc.) wird auch auf die Sprachebene, in der die Ausdrücke vorwiegend verwendet werden, verwiesen (z.B. Fachterminus, Fachjargon, klinischer oder umgangssprachlicher Ausdruck). Bei Wörtern, die in mehr als zwei Stilebenen verwendet werden, wurde auf eine Angabe verzichtet. Aus Platzgründen konnte die Stilebene bei den verwandten Termini und den Wortfamilien nur dann angegeben werden, wenn diese von jener der Wörter davor bzw. danach abweicht. Die Kennzeichnung der Sprachebenen und deren Bedeutung ist auf der Umschlagklappe erläutert.

Phrasen und Kollokationen (*Use*): Diese werden ähnlich wie in Kollokationswörterbüchern jeweils in Blöcken von linken bzw. rechten Kollokationen dargestellt. Aus Platzgründen wurde auf die Tilde verzichtet; das zu ergänzende „Tildewort" ist kursiv/fett hervorgehoben. Der Eintrag saline / IV / bolus ***infusion*** • ***infusion*** rate / bottle / tubing ist also wie folgt zu lesen: saline infusion, IV infusion, bolus infusion <neuer Block> infusion rate, infusion bottle, infusion tubing. Bei Aneinanderreihungen von Verbphrasen, z.B. *to relieve/blunt/alleviate* ***pain*** (*to* ist jeweils zu ergänzen) und bei zusammengesetzten Wörtern, wie z.B. *hypo/ hyper****esthesia*** oder ***patho-****genesis /physiology* steht der Schrägstrich direkt beim betreffenden Wort(teil).

Klinische Phrasen: In vielen Fachbereichen gibt es wiederkehrende klinische Situationen, in denen bestimmte Wendungen und Aussagen ständig vorkommen. Solche Standardphrasen sind jeweils am Ende des Moduls unter ***Clinical Phrases*** in ganzen Sätzen mit der deutschen Entsprechung angeführt (in 21 Modulen).

Aussprache: Bei englischen Wörtern, deren Aussprache bzw. Betonung Probleme bereiten kann, ist die internationale Lautschrift bzw. die Betonung angegeben. Eine Erklärung der Lautschriftsymbole anhand von Beispielen findet sich in der Umschlagklappe.

Tipps und Hinweise auf Besonderheiten (*Note*): Bei Stichwörtern, die in Bezug auf Verwendung, Bedeutung oder Grammatik besondere Schwierigkeiten bereiten, werden diese in leicht verständlichem Englisch erläutert (Hinweise auf „falsche Freunde", Verwechslungsgefahren, Nebenbedeutungen, etc.).

Kann ich KWiC Web auch zum Nachschlagen bestimmter Suchwörter verwenden?

Alle englischen Schlüsselwörter und Übersetzungsäquivalente sind auch über einen deutschen und englischen Index auffindbar, wodurch ***KWiC-Web*** auch wie ein zweisprachiges Fachwörterbuch zum Nachschlagen geeignet ist. Zudem bietet ein Index der englischen Abkürzungen direkten Zugang zu den medizinischen Akronymen im Text.

Wie kann ich mit KWiC-Web arbeiten?

Es gibt grundsätzlich drei Zugangswege zu den in *KWiC-Web* aufbereiteten Materialien.

1. Über das Inhaltsverzeichnis und das Modulregister. Im Inhaltsverzeichnis finden Sie eine Übersicht der einzelnen Module (Units), Abschnitte und Fachbereiche in englischer und deutscher Sprache. Hier können Sie die für Sie relevanten Bereiche auswählen und dann die betreffenden Module in der gewünschten Tiefe durchgehen. Mit Hilfe des Griffregisters finden Sie schnell zu den gesuchten Modulen.

2. Über die Querverweise. Jedes Modul sowie viele Schlüsselwörter stehen mit anderen Modulen bzw. Einträgen in Verbindung. Auf Querverbindungen zu anderen Units wird jeweils am Beginn des Moduls verwiesen (***Related Units***). Wollen Sie also ein spezielles Fachgebiet umfassend erarbeiten, folgen Sie einfach diesen Verweisen, um zu jenen Fachbereichen zu gelangen, die damit in Verbindung stehen. Auch die Querverweise zwischen einzelnen Termini sind nützliche Wegweiser zu weiteren fachlichen Zusammenhängen.

3. Über die Indices. Suchen Sie spezielle Termini oder wollen deren Bedeutung, Übersetzung, Verwendung, oder Wortverbindungen nachschlagen, können Sie dies mit Hilfe des deutschen bzw. englischen Index tun. Über den Index können Sie auch schnell zu allen Schlüsselwörtern und ihrem sprachlichen Umfeld gelangen.

Wer kann mit KWiC-Web arbeiten?

Grundsätzlich jeder, der über grundlegende Englischkenntnisse aus der Schulzeit verfügt (B1-B2 Niveau, gemeinsamer Referenzrahmen des Europarates). Durch die differenzierte Aufbereitung des reichhaltigen Sprachmaterials ist ***KWiC-Web*** für verschiedene Benutzergruppen optimal verwendbar.

Studenten und Ärzte in Ausbildung, die mit englischen Lehrbüchern und internationalen Fachzeitschriften arbeiten, Ihre Dissertation in englischer Sprache verfassen, oder eine Famulatur in Edinburg, Boston, Kapstadt, Singapur oder Sydney anstreben.

Ärzte in Klinik und Forschung, die sich mit Hilfe von englischen Fachartikeln weiterbilden, internationale Kongresse besuchen, sich auf ein Auslandsjahr vorbereiten, oder einen Artikel in einer internationalen Fachzeitschrift veröffentlichen wollen.

Pflegefachkräfte, Therapeuten, MTA, Rettungshelfer, etc., die sich mit den englischen Begriffen in ihrem Fachbereich vertraut machen wollen. Durch die didaktische Gliederung des Wortschatzes (Grundlegendes zuerst) müssen die relevanten Termini nicht erst mühsam aus einer Fülle von Texten herausgefiltert werden.

Übersetzer und Dolmetscher, die im medizinischen Bereich arbeiten. Ob Sie sich in ein neues Fachgebiet einarbeiten oder spezielle Wortverbindungen oder Phrasen suchen, in ***KWiC-Web*** finden Sie auf kleinstem Raum eine Fülle von sprachlichen und fachlichen Informationen, die Sie sonst aus verschiedenen Nachschlagewerken erst mühsam zusammensuchen müssen oder überhaupt in keinem anderen Behelf finden können.

Unit 1 Health & Fitness

Related Units: 2 **Diet & Dieting,** 4 **Illness & Recovery,** 64 **Body Movement,** 102 **History Taking,** 142 **Physiotherapy**

health [helθ] *n* *opposite* **illness[1], sickness[1], ill health[2]** *n* → U4-1

condition of physical [fɪzɪkᵊl], mental, and social well-being; being free from disease, complaints [eɪ] or abnormalities

healthful[3] [helθfᵊl] *adj* • **healthfulness** *n* • **healthcare[4]** [helθkeɚ] *n*

» *This may be important to your health. She was in good health until 4 days before she was admitted to the hospital[5]. Antibiotics [aɪɒː] should be given for wounds [uː] in persons with general ill health. Is there a pattern of overconcern[6] [sɜː] about the child's health?*

Use ***to be in*** good/the best of[7]/excellent[7]/perfect[7]/poor ***health*** • ***to have a*** strong/ sound ***health*** • to be a picture of / to be good/bad for one's[8] ***health*** • to jeopardize[9] [dʒep-] /restore ***sb.'s health*** • general / mental / emotional [oʊʃ]/ public ***health*** • child / maternal [ɜː]/ family / adolescent [es] ***health*** • state / preservation ***of health*** • ***health*** problem / education[10] / policy[11] / care (costs) • ***health*** insurance[12] / risk *or* hazard [æ]/ threat [e]/ status[13] / food[14] • ***health*** history / habits / behavior[15] [eɪ]/ assessment • ***health*** screening [iː] tests[16] / certificate[17] / professional / check[18] [tʃek] • ***healthful*** diet[19] [daɪət]/ habits / living / body weight • to provide ***health care*** • ***health care*** services / system[20] / provider [aɪ]/ worker • ***health***-compromising behavior

Gesundheit
Krankheit[1] Krankheit, Kränklichkeit[2] gesund, bekömmlich[3] medizin. Versorgung[4] ins Krankenhaus eingeliefert[5] übertriebene Sorge[6] sich bester Gesundheit erfreuen[7] ungesund/ gesundheitsschädlich sein[8] die Gesundheit gefährden[9] Gesundheitserziehung[10] Gesundheitspolitik[11] Krankenversicherung[12] Gesundheitszustand[13] Reform-, Biokost[14] Gesundheitsverhalten[15] Reihenuntersuchungen[16] Gesundheitszeugnis, -attest[17] Vorsorgeuntersuchung[18] gesunde Nahrung[19] Gesundheitswesen[20]

1

healthy [helθi] - healthier - healthiest *adj*
opposite **not healthy** *or* **unhealthy[1]** *adj*

(i) not ill, strong and well and/or showing good health (ii) good for your health

healthy-looking *adj* • **healthy-appearing** [ɪɚ] *adj* • **healthiness[2]** *n*

» *A chronic course is more often seen in previously [iː] healthy adults. I'm much healthier now. Adolescence is one of the physically healthiest periods in an individual's life. All unhealthy granulation tissue must be removed.*

Use to be/get/remain/appear/be considered ***healthy*** • ***healthy*** tissue[3] / body / skin and hair • ***healthy*** appetite[4] / eating • ***healthy*** lifestyle[5] / baby / child • ***healthy*** individuals *or* subjects [ʌ]/ patients • ***healthy*** climate [aɪ]/ attitude[6] /-appearing organ • generally / apparently[7] [eɚ]/ relatively ***healthy*** • physically[8] [ɪ]/ otherwise ***healthy*** • ***unhealthy*** person / attitude /-looking[9]

(i) gesund
(ii) heilsam, bekömmlich
ungesund[1] Gesundheit[2] gesundes Gewebe[3] guter Appetit[4] gesunde Lebensweise[5] gesunde Einstellung[6] scheinbar gesund[7] körperlich gesund[8] ungesund aussehend[9]

2

well *adv* *syn* **sound** [saʊnd], **fine** [faɪn] *adj*, *opposite* **unwell[1], sick[2]** *adj*

to be in good health and without injuries or any other health problems

good - better - best *adj* • **to do sb. good[3]** *phr* • **be bad/ good for[4]** *phr*

» *The patient seemed to be doing well. I'm quite fine, thanks. I had a minor injury but it feels fine now and shouldn't cause me any problems. This is a common cause of acute hemolysis in a previously well adult patient. Immobilization must be continued until bone healing [iː] is sound[5]. Some sleep will do you good. Garlic[6] is said to be good for the heart [ɑː].*

Use to be or feel/appear/recover [ʌ] /get ***well*** • systemically / seemingly[7] / otherwise ***well*** • to be ***fine*** • ***sound*** healing[8] [iː]/ sleep[9] • ***well*** baby care • ***get well*** card • ***well***-nourished[10] [ɜː] (*abbr* W/N) /-developed /-trained • ***well***-tolerated[11] /-preserved[12] [ɜː]/-balanced diet[13] • ***well***-adjusted [dʒʌ]/-disposed[14]

gesund/ wohlauf sein, sich wohl fühlen
unwohl, unpässlich[1] krank[2] jem. gut tun/ helfen[3] jem. gut tun, gesund sein[4] abgeschlossen[5] Knoblauch[6] scheinbar gesund[7] gute Heilung[8] tiefer Schlaf[9] in gutem Ernährungszustand[10] gut verträglich[11] gut erhalten[12] ausgewogene Kost[13] gewogen, freundlich gesinnt[14]

3

thriving [θraɪvɪŋ] *adj* *sim* **flourishing[1]** [ɜː||*BE* ʌ], **bouncing[2]** [baʊnᵗsɪŋ] *adj*

growing stronger, developing well, being healthy and successful

» *This is a common cause of loose stools[3] [uː] in thriving children. Some breast-fed [e] infants fail to thrive. How can children who are apparently not getting enough calories in their diets be flourishing? He ran a flourishing private practice until 2003. Due to a relative lack of WBCs[4] in the CSF[5], the infection flourishes. Bouncing babies make healthier grown-ups.*

Use ***thriving*** child / infant • ***flourishing*** practice[6] / business [ɪ] • ***bouncing*** baby[7] / with health[8] / gait[9] [geɪt]

gut gedeihend, kräftig, (auf)blühend
gut gedeihend, blühend, florierend[1] stramm, kräftig[2] Durchfall[3] Leukozyten[4] Zerebrospinalflüssigkeit, Liquor[5] gutgehende Praxis[6] strammer Säugling[7] vor Gesundheit strotzend[8] federnder Gang[9]

4

1

hygienic [haɪdʒiː||enɪk] *adj* *syn* **sanitary** *adj*, *rel* **wholesome**[1], **beneficial**[2] *adj*

to preserve[3] [ɜː] or promote a person's health, esp. by keeping the body and/or the environment [aɪ] free from agents [eɪdʒ] that are deleterious[4] [ɪɚ] to health

hygiene[5] *n* • **hygienist** *n* • **sanitation**[5] [eɪ] *n* • **sanitize**[6] *v* • **unsanitary**[7] *adj* • **wholesomeness**[8] *n* → U2-13 • **unwholesome**[9] *adj* • **benefit**[10] *vt & vi & n*

» *The normal microbial flora is influenced by factors such as the diet, hygienic habits[11], sanitary conditions, or air pollution [uːʃ]. Wholesome natural food contains plenty of proteins and vitamins. Exercise programs are also beneficial. Some postmenopausal [ɒː] women benefit from chemotherapy [kiːm-]. There may be a benefit in hospitalized patients.*

Use ***hygienic*** practices[11] / conditions / problem • ***sanitary*** measures [eʒ]/ precautions [ɒː]/ regulations • ***sanitary*** facilities[12] [sɪ]/ napkin *or* pad[13] *or (BE)* towel[13] [taʊəl] • personal[11] / good foot / genital ***hygiene*** • bronchial [k]/ oral *or* dental / fecal [iːk]/ mental[14] ***hygiene*** • level of / (in)adequate / poor ***sanitation*** • environmental / food / fecal[15] ***sanitation*** • ***wholesome*** diet / entertainment [eɪ] • ***beneficial*** effect[16] / results / response • ***to benefit*** from • to be of (great[17]/ little/ lasting/ limited) ***benefit for*** • health / clinical / therapeutic / cosmetic ***benefit*** • considerable / questionable[18] / survival[19] [aɪ] ***benefit***

hygienisch, sauber, sanitär, gesund(heitlich)
gesund, bekömmlich, gut[1] zuträglich, förderlich[2] erhalten[3] schädlich[4] Gesundheitspflege, Hygiene[5] keimfrei machen, sterilisieren[6] unhygienisch[7] Gesundheit, Bekömmlichkeit[8] ungesund, ungut[9] guttun, nützen; profitieren, Nutzen ziehen; Vorteil, Nutzen[10] Körperpflege[11] sanitäre Einrichtungen[12] Damenbinde[13] Psychohygiene[14] Abwasserreinigung[15] günstige Wirkung[16] von großem Nutzen/ sehr vorteilhaft sein für[17] zweifelhafter Nutzen[18] Überlebensvorteil[19] 5

lively [laɪvli] *adv* *sim* **vital**[1] [vaɪtᵊl], **vivacious**[2] [vɪveɪʃəs] *adj* *rel* **energetic**[3] [dʒe], **vigorous**[4] [ɪ], **exuberant**[5] [uː] *adj*

very active and full of life, spirit, and energy

liveliness *n* • **vitality**[6] *n* • **energy** [enɚdʒi] *n* • **vigor**[7] [vɪgɚ] *n*

» *Her lively manner lends itself to easily established relationships, but she is rarely deeply involved emotionally. Hyperthymic [aɪ] individuals[8] tend to be cheerful, exuberant, overconfident, energetic, vigorous, and full of plans. Pain-induced immobility began to compromise[9] the patient's energy, spirit, appetite, and vitality. The extent of lactic acidosis[10] depends on the duration and vigor of muscular [ʌ] activity.*

Use ***lively*** character / mind[11] / humor / interest[12] / discussion • ***vital*** personality / signs[13] / organs • ***vital*** capacity[14] / statistics • ***vivacious*** girl / manner / personality • ***energetic*** patient / walking[15] • ***vigorous*** infant[16] / exercise • ***vigorous*** coughing[17] [kɒːf-]/ cry / treatment[18] • ***exuberant*** youth [juːθ]/ mood[19] [uː] • ***exuberant*** behavior / energy / life force • youth and / lost ***vitality*** • full of / to burst [ɜː] with ***energy*** • sexual[20] ***vigor***

lebhaft, lebendig, vital
vital; (lebens)wichtig[1] lebhaft, munter[2] schwungvoll, aktiv, voller Energie[3] dynamisch, kraftvoll, energisch[4] ausgelassen, (über)sprudelnd[5] Vitalität[6] Kraft, Energie, Dynamik[7] Hyperthymiker/ hyperthyme Persönlichkeiten[8] beeinträchtigen[9] Lakt(at)azidose[10] wacher Geist[11] reges Interesse[12] Vitalfunktionen/ -zeichen[13] Vitalkapazität[14] flottes/ rasches Gehen[15] kräftiges Kind[16] starker Husten[17] intensive Behandlung[18] ausgelassene Stimmung[19] sexuelle Spannkraft[20] 6

well-being *n* *sim* **wellness**[1] *n*, *rel* **welfare**[2] [welfeɚ] *n* → U13-6

achievement [tʃ] of a state of good health as defined [aɪ] by the individual

» *A regular exercise program consistent with life-style, age, and cardiac status certainly enhances general well-being. Also elderly people participate [ɪs] in our wellness program.*

Use overall[3] / physical[4] [ɪ]/ emotional / mental ***well-being*** • fetal [iː]/ long-term / personal ***well-being*** • feeling / improved sense[5] ***of well-being*** • emotional / dental ***wellness*** • ***wellness*** clinic / plan / walking / body treatment • to be on[6] / social / employee's / child[7] ***welfare*** • ***welfare*** benefits[8] / worker[9] / work • ***welfare*** officer / agency [eɪdʒ]/ policy / state[10]

Wohl(befinden), Gesundheit
Wellness[1] Wohl(ergehen); Wohlfahrt, Sozialhilfe, Fürsorge[2] allgemeines Wohlbefinden[3] körperl. Gesundheit/ Wohlbefinden[4] größeres Wohlbefinden[5] Sozialhilfe beziehen[6] Kinderfürsorge[7] Sozialhilfe[8] Sozialarbeiter(in)[9] Wohlfahrtsstaat[10] 7

constitution [(j)uːʃ] *n clin & term* *rel* **phenotype**[1] [fiːnətaɪp], **somatotype**[2] [soʊmətə-||-mæṭətaɪp] *n term* → U25-3

inborn physical or psychological makeup of an individual modified by environmental factors

constitutional[3] *adj term* • **phenotypic** [fiːnətɪpɪk] *adj* • **somatotyping**[4] *n*

» *Patients who have a stoic [stoʊɪk] constitution will persevere[5] with tremendous pain. In children with constitutional short stature[6] [stætʃɚ], birth weight [weɪt] and length are not affected, but typically the rate of growth is decreased during infancy.*

Use to have a strong[7]/good ***constitution*** • male / chromosomal[8] / XXY / psychopathic [saɪkə-]/ ***constitution*** • ***constitutional*** cause / weakness [iː]/ symptoms[9] • ***constitutional*** disease[10] / delay [eɪ] of growth[6] [groʊθ]/ psychology

Konstitution, Verfassung
Phänotyp, (äußeres) Erscheinungsbild[1] Körperbau-, Konstitutionstyp[2] konstitutionell, anlagebedingt, Konstitutions-[3] Einteilung in verschiedene Körperbautypen[4] durchhalten[5] konstitutionelle(r) Wachstumsverzögerung/ Minderwuchs[6] eine robuste Konstitution haben[7] Chromosomenkonfiguration[8] Allgemeinsymptome, konstitutionelle S.[9] konstitutionelle Krankheit[10] 8

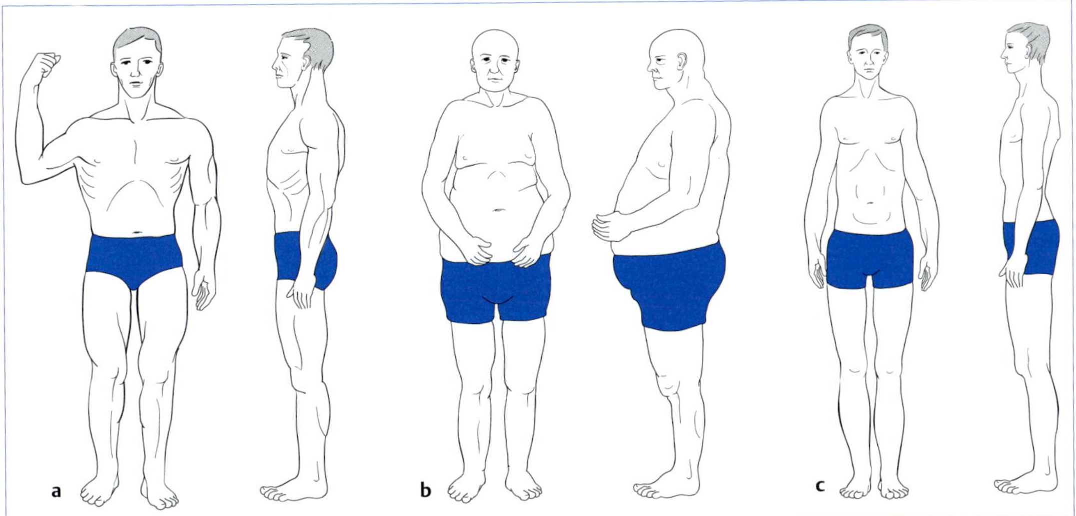

Chief constitutional types according to Kretschmer

(physical) fitness [fɪzɪkəl fɪtnəs] *n* *sim* **condition[1]** [kəndɪʃən], **shape[2]** *n*

physically strong, and in good condition; esp. as a result of exercise

fit[3] *adj* • **well-conditioned[3]** *adj* • **conditioning[4]** *n*

» *How much does she spend on fitness training and beauty* [bju:ti] *treatments. Every week of rest usually requires at least two weeks of exercising to reach preinjury* [pri:ɪndʒɚi] *fitness level. Supervised fitness walking was advised* [aɪ] *to patients with osteoarthritis* [aɪ] *of the knee. In fit patients, surgery was associated with a lower frequency of complications.*

Use to build/test/prove/judge [ʌ] ***sb's fitness*** • biologic / aerobic / cardiopulmonary [ʊ||ʌ]/ psychologic ***fitness*** • ***fitness*** program / exercise *or* routine[5] [i:]/ equipment / freak[6] [i:] • ***fitness*** test[7] / level / gym[8] [dʒɪm]/ problem / room[8] / center / club • ***fitness*** instructor[9] [ʌ]/ guru / for work[10] / to travel[11] • to keep ***fit*** • to be in good/stable/out of[12] ***condition*** • exercise / abdominal / poor[13] ***conditioning*** • to be/get/keep/stay[14] ***in shape***

gute körperliche Verfassung/ Gesundheit, Fitness

körperl. Verfassung, Kondition, Form[1] Verfassung, Form[2] fit, durchtrainiert, in Form[3] Kondition(straining)[4] Fitnesstraining[5] Fitnessfanatiker(in)[6] Fitnesstest[7] Fitnessraum[8] Fitnesstrainer(in)[9] Arbeitsfähigkeit[10] Reisefähigkeit[11] keine Kondition haben[12] schlechter konditioneller Zustand[13] in Form bleiben[14]

9

recreation [rekrieɪʃən] *n*

sim **relaxation[1]** [eɪʃ], **diversion[2]** [dɪvɜ:rʃən] *n*, **rest[3]** *n & v*
rel **regeneration[4]** [rɪdʒenəreɪʃən] *n*

engaging in activities that divert, amuse or stimulate during one's leisure [li:ʒɚ||*BE* leʒə] time[5]

recreate *v* • **relax** [rɪlæks] *v* • **divert** [ɜ:] *v* • **regenerate[6]** *v* • **recreational** *adj*

» *Are you aware of the health risks associated with the ever-increasing demands made by the duty-rest-recreation schedules* [sk||ʃedju:lz] *in our round-the-clock society? He attributes his return to normality to deep relaxation therapy. I find a tremendous relaxation in fishing. The sprained* [eɪ] *ankle[7] should be rested sufficiently* [ɪʃ] *to allow complete healing* [i:].

Use physical / healthy [e]/ outdoor[8] / leisurely [i:] ***recreation*** • ***recreation*** center / ground[9] • pleasant [e]/ entertaining [eɪ]/ welcome ***diversion*** • teenage / occasional [eɪʒ]/ summer-time ***diversion*** • to promote[10]/achieve ***relaxation*** • muscle / pelvic floor[11] ***relaxation*** • period / ritual / state / degree ***of relaxation*** • ***relaxation*** techniques[12] [tekni:ks]/ activities • ***recreational*** facilities[13] / activity[14] / water sports / skiing • ***recreational*** sun exposure / interests / drugs[15] • to be at[16]/have *or* take a[17] /be relieved by/seek ***rest*** • (complete/ strict/ prolonged) bed / joint[18] / adequate ***rest*** • ***rest*** period / day / home[19]

Erholung, Entspannung

Entspannung, Erschlaffung, Relaxation[1] Unterhaltung, Zerstreuung[2] Ruhe, Erholung; ruhen, s. ausruhen, schonen[3] Erneuerung, Neubildung, Regeneration[4] Freizeit[5] (sich) regenerieren, sich erholen[6] verstauchter Knöchel[7] Erholung im Freien[8] Spiel-, Sportplatz[9] Entspannung fördern[10] Beckenbodenentspannung[11] Entspannungstechniken[12] Freizeiteinrichtungen[13] Freizeitbeschäftigung[14] Freizeitdrogen[15] ruhig sein; s. in Ruhelage befinden[16] s. ausruhen[17] Gelenkschonung[18] Alters-, Pflegeheim[19]

10

1

able-bodied *adj* *rel* **robust**[1] [ʌ], **firm**[1] [ɜː] *adj, opposite* **disabled**[2] [eɪ] *adj & n*

healthy, strong, physically fit, and without injuries [ɪndʒɚiːz] or infirmity[3] [ɜː]

firmness *n* • **robustness**[4] *n* • **disability**[5] [dɪsəbɪləṭi] *n* → U142-3 • **able-bodied** *n*

» *It's often difficult for the able-bodied to understand the problems the disabled experience in their lives. The patient swiftly*[6] *returned to remarkably robust health and remained free of illness. Join our health club to maintain a youthful, radiant* [eɪ], *and firm body year round.*

Use ***able-bodied*** man • ***robust*** health[7] / child / immune response[8] • ***firm*** body / muscles / belly[9] / handshake • tissue / abdominal / skin / breast [e] / stool [uː] ***firmness***

gesund, körperlich leistungsfähig, kräftig
robust, widerstandsfähig[1] behindert; Behinderte[2] Gebrechlichkeit[3] Robustheit, Widerstandsfähigkeit[4] Behinderung[5] rasch[6] robuste Gesundheit[7] starke Immunantwort /-reaktion[8] Waschbrettbauch, straffer Bauch[9]
11

workout *n* *sim* **training**[1] [eɪ] *n, rel* **physical exercise**[2], **sport(s)**[3] *n* → U64-18

activity of exerting[4] [ɜː] one's muscles in various ways to keep fit, trim one's body or lose weight

to work out[4] *v phr* • **exercise**[4] *v* • **train**[4] *v* • **sportsman**[5] *n* • **sporting**[6] *adj*

» *If an athlete* [iː] *trains twice a day, each hard workout*[7] *should be followed by at least 3 easy ones. Dyspnea* [ɪ] *in this situation is similar to that brought on*[8] *by exercise. You should exercise every morning and get plenty of fresh air. He is allowed several hours a day of relaxation or recreation and can occasionally exercise by playing ball. Cooling* [uː] *down (gradually slowing down before stopping the exercise) can help prevent dizziness*[9].

Use intense or vigorous[7] / light / frequent ***workout*** • weight-lifting / a 30-minute aerobic ***workout*** • to do[10]/try/prescribe/advise ***exercises*** • (regular) physical / stretching / respiratory[11] ***exercises*** • (an)aerobic / leg / back / neck ***exercises*** • stomach / light / strenuous[12] ***exercises*** • ***exercise*** program / bicycle[13] [baɪsɪkl]/ test[14] / (in)tolerance[15] • contact / competitive[16] ***sports*** • alternate[17] ***sport*** • ***sport*** physical[18] • ***sports*** medicine[19] / activities / shoes /-related fracture • ***sporting*** event[20] / accident • interval[21] / weight / strength[22] ***training*** • altitude[23] [æ]/ autogenic[24] [dʒe]/ biofeedback ***training*** • ***training*** session / schedule[25]

(Körper)training, Trainingseinheit
Übung, Training[1] körperl. Ertüchtigung, Turnübungen[2] Sport[3] trainieren[4] Sportler[5] sportlich[6] hartes Training[7] verursacht[8] Schwindel[9] Gymnastik machen[10] Atemübungen[11] anstrengende Übungen[12] Standrad, Heimtrainer[13] Belastungstest[14] physische Belastbarkeit[15] Leistungssport[16] Ausgleichssport, Ersatzsportart[17] sportmedizin. Untersuchung[18] Sportmedizin[19] Wettkampf[20] Intervalltraining[21] Krafttraining[22] Höhentraining[23] autogenes Training[24] Trainingsplan[25]
12

warm *or* **tune** *or* **tone up** *v phr* *sim* **limber** *or* **loosen** [uː] **up**[1] *v phr, rel* **stretching**[2] *n*

to do preliminary exercises (skipping[3], stretching) to optimize muscle performance and prevent injury

warm-up *n* • **tone**[4] [toʊn] *v & n* • **toning** *n* • **stretch** [stretʃ] *v* • **limber**[5] [ɪ] *adj*

» *Stretching should be done after a warm-up and after exercise. Active warm-up by exercise, preferably by performing a sport at a relaxed pace*[6] [peɪs], *prepares muscles for competition more effectively than passive heating* [iː] *with a heating pad*[7], *ultrasound* [ʌ], *or infrared lamp. Limber up with a good stretching routine led by a qualified instructor* [ʌ]. *To avoid direct injury, athletes should never stretch further than they can hold for a count of 10. Stretching helps eliminate stress and tension* [ʃ] *and increase flexibility.*

Use ***to warm up*** the muscles • thorough ***warm-up*** • to feel[8] ***toned up*** • ***to limber up*** one's legs / before the match • ***limber*** body • to do a lot of / regular ***stretching*** • ***stretching*** exercises[2] / out / and straining[9] [eɪ] • ***to tone*** one's body / oneself / selected muscles[10] • body / muscle / tissue ***toning*** • ***toning*** effect • muscle / resting[11] ***tone***

aufwärmen
aufwärmen, Lockerungsübungen machen[1] Dehnen, Dehnungsübungen[2] Hüpfen, Hopsen, Traben, Seilspringen[3] stärken, kräftigen; Tonus, Spannungszustand[4] gelenkig, beweglich[5] Tempo[6] Heizkissen[7] sich gut in Form fühlen[8] Dehnen und Belasten[9] einzelne Muskeln kräftigen[10] Ruhetonus[11]
13

jogging *n* *sim* **running**[1] [ʌ] *n, rel* **circuit** [sɜːrkɪt] **training**[2], **spinning**[3] [ɪ] *n*

running at a moderately swift pace as a form of exercise

jog [dʒɒːg] *v & n* • **jogger** *n* • **run**[4] - ran - run *v irr & n* • **runner**[5] [rʌnɚ] *n*

» *Brisk walking*[6], *jogging, fast cycling* [saɪklɪŋ] *and doing heavy chores*[7] [tʃ] *are more effective than playing golf. I had a little jog this morning and the pain has gone. I was well able to pedal out*[8] *a 100-mile day and follow that up with the ritual evening jog or yoga work-out.*

Use to go/do a bit of/take up[9] ***jogging*** • daily / steady [e] ***jogging*** • ***jogging*** injury / in place[10] / shoes • ***to jog*** along • morning / 5-mile / gentle[11] [dʒ] / 12-minute ***jog***

Lauftraining, Jogging
Lauf(en)[1] Zirkeltraining[2] Ergometertraining, Spinning[3] laufen, Lauf[4] Läufer(in)[5] rasches Gehen, Walken[6] schwere körperl. Arbeit[7] mit d. Fahrrad zurücklegen[8] zu joggen anfangen[9] Joggen an Ort und Stelle[10] lockerer Lauf[11]
14

aerobics [eə˞ɔːbɪks] *n* *rel* **gymnastics**[1] [dʒɪmnæstɪks], **calisthenics**[1], **isometrics**[2] [aɪsə-] *n* → U142-17

series of rhythmic [ɪ] exercises performed to music that stimulate the aerobic capacity of the body

gymnasium[3] [eɪ] *n* • **gymnast**[4] *n* • **(an)aerobic**[5] *adj term* • **isometric** *adj*

» *My doctor recommends 20-30 minutes of vigorous, continuous aerobic exercise 3-5 times a week. Calisthenics is a combination of controlled exercises, gymnastics, and simplified ballet* [bæleɪ], *which combines fitness, flexibility, poise*[6] [pɔɪz], *and graceful* [eɪs] *movement. Many women use calisthenics as a physique* [fɪziːk] *builder*[7]. *Isometrics is an exercise that involves muscle contraction through pressing and pulling* [ʊ] *against an immovable object. Are there isometric exercises*[2] *I can do while using cruise control on long trips?*

Use step / low intensity / water *or* aqua[8] ***aerobics*** • ***anaerobic*** threshold (*abbr* AT) exercise[9] • ***anaerobic*** respiration[10] / training • ***aerobic*** exercises / appliances[11] [aɪ] • group / eye[12] / bodyweight[13] ***calisthenics*** • muscular [ʌ] endurance / roadside[14] / computer[15] ***calisthenics*** • ***calisthenic*** exercises *or* drills • general / therapeutic *or* remedial[16] / water ***gymnastics*** • competitive[17] / rhythmic [ɪ] (sportive)[18] / vocal / mental ***gymnastics***

Aerobic
Gymnastik[1] isometrische Übungen[2] Sport-, Turnhalle[3] Kunstturner(in)[4] (an)aerob[5] (Körper)haltung[6] zur Verbesserung d. Figur[7] Wassergymnastik, Wasser-Aerobic, Aquarhythmik[8] anaerobes Schwellentraining[9] anaerobe (Zell)atmung[10] Aerobicgeräte[11] Augengymnastik[12] Trimmübungen (z. Gewichtsreduktion)[13] Entspannungsübungen f. Autofahrer[14] Haltungsgymnastik f. Bildschirmarbeiter[15] Heilgymnastik[16] Kunstturnen[17] rhythmische Sportgymnastik[18]

15

yoga [joʊgə] *n* *rel* **meditation**[1] [eɪʃ], **deep muscle relaxation**[2] *n*

system of physical exercises focused on muscle tone, holding of postures, breathing [iː] exercises[3], and meditation to achieve physical and mental well-being and tranquility[4] [kwɪ]

meditate[5] *v* • **meditative**[6] *adj* • **relaxing**[7] *adj*

» *Lessening response to stress by various techniques* [k] *such as yoga, hypnosis* [hɪp-], *transcendental meditation, or biofeedback is helpful for many patients. There has been an upsurge* [-sɜːrdʒ] *in demand*[8] *for yoga and Tai Chi which combine meditation with physical activity to help relieve* [iː] *stress and increase self-awareness*[9] [eə˞].

Use hatha[10] / Tantric ***yoga*** • ***yoga*** position / classes[11] / healing center • transcendental[12] (*abbr* TM)/ Mantra / Zen / Christian[13] ***meditation***

Yoga, Joga
Meditation[1] Tiefenmuskelentspannung[2] Atemübungen[3] Ruhe, Gelassenheit[4] meditieren[5] meditativ[6] entspannend, erholsam[7] verstärkte Nachfrage[8] Selbsterkenntnis[9] Hatha-Yoga[10] Yogakurse[11] transzendentale Meditation[12] christl. Meditation[13]

16

sauna (bath) [saʊ‖sɔːnə bæθ] *n* *syn* **Finnish bath** *n*, *rel* **steam** [iː] **room** *or* **bath**[1] *n*

wooden room in which hot steam is used to open the pores [ɔː] and eliminate toxins through sweat [e] followed by rubbing [ʌ] the body and a cold shower [ʃaʊə˞]

bathe[2] [beɪð] *v* • **bathing** [beɪðɪŋ] *n*

» *A one-day membership at our health club includes a swim, supervised gym session, sauna, steam bath, massage, manicure, wash, blow dry*[3], *and make-up. Don't plunge*[4] [plʌndʒ] *into icy water after a steamy sauna. I enjoyed steam baths and saunas at the leisure center*[5].

Use to go for/have a ***sauna*** • communal[6] / private ***sauna*** • vapor[1] [eɪ]/ whirlpool [ɜː] or jacuzzi [dʒəkuːzi]/ sitz[7] ***bath*** • bubble[8] [ʌ]/ Turkish[9] [ɜː]/ hot[10] / ice(-water) ***bath*** • to take a[11] ***bath***

Sauna(bad)
Dampfbad[1] baden, waschen[2] Fönen[3] springen[4] Freizeitzentrum[5] öffentliche Sauna[6] Sitzbad[7] Schaumbad[8] türkisches Bad[9] heißes Bad[10] ein Bad nehmen, baden[11]

17

health spa *n* *rel* **health club**[1] *n*, **health farm**[2] *n BE*, **bodywork**[3] *n* → U142-20

health resort near a spring[4] or at the seaside where people go to become more healthy

» *Close by is a health spa with an indoor pool, steam room and gymnasium*[5]. *This is not a medical spa, but it does focus on total well-being. He looks trim after his month in a health farm. Based on the premise that physical illness is often emotionally based, healing centers have increasingly been outdoing*[6] *health farms. Biomechanical therapy is a gentle and relaxing type of bodywork used to integrate and realign*[7] [aɪ] *the body's structural framework.*

Use bathing [eɪ]/ thalassotherapy[8] / hot springs[9] ***spa*** • fitness / hiking[10] / elegant ***spa*** • ***spa*** water / bath / hotel[11] • ***spa*** treatment[12] / therapist / effect • ***health*** ranch[2] • women-only ***health farm*** • therapeutic / (w)holistic / deep tissue / aquatic [æ] ***bodywork***

Kurort, -anstalt, Heilquelle
Fitness-Zentrum[1] Gesundheitszentrum[2] Bodywork, Körperarbeit[3] Quelle[4] Sporthalle, Fitnessraum[5] übertreffen[6] (wieder) einrichten[7] Thalassotherapiezentrum[8] Thermalbad[9] Wanderkur[10] Kurhotel[11] Balneotherapie, Badekur[12]

18

Kneipp cure [kjʊɚ] *or* **Kur** *n* *rel* **flo(a)tation**[1] [eɪʃ], **Swiss shower**[2] *n term*

system of treatments combining applications of cold water, herbology[3], and diet of natural foods which was developed in Germany in the mid-1800s by Pastor Sebastian Kneipp

kneippism[4] *n term* • **float**[5] [floʊt] *v* • **showering** [ʃaʊɚɪŋ] *n clin*

» *Floatation therapy can produce complex reactions in the body due to reduced gravity and the concentration of salts. A Vichy shower uses 5 or more shower nozzles*[6] [ɒː] *in a horizontal pattern over the client to create a gentle or vigorous rain shower*[7].

Use ***Kneipp*** herbal [ɜː] baths[8] / Kur baths / (hydro)therapy[9] / wellness • ***Kneipp*** health resort[10] / garden herbs[11] / wellness center • water / rest ***cure*** • ***flotation*** therapy / tank[12] • to take/have ***a shower*** • cold / hot / Vichy[7] ***shower*** • jet[13] [dʒet]/ laser / evening ***shower*** • ***shower*** bath / room[14] / cap[15] / curtain[16] [ɜː]/ head[17]

Kneippkur
Flotation[1] Massagedusche[2] Kräuterkunde[3] Kneipp-Kur, Kneippbewegung[4] floaten, im Wasser schweben[5] Düsen[6] Regendusche[7] Kneippsche Kräuterbäder[8] Kneippsche Hydrotherapie[9] Kneipp-Kurort[10] Kneippsche Gartenkräuter[11] Schwebetank[12] Strahldusche[13] Duschraum[14] Duschhaube[15] Duschvorhang[16] Duschkopf[17] 19

mud [mʌd] **treatment** *or* **moortherapy** [muː-] *n term*
rel **gommage**[1] [-ɑːʒ], **scrub**[2], **parafango**[3], **paraffin wrap**[4] [ræp] *n term*

treatment with mineral-rich moor mud[5] containing over 800 plants many of which have known medicinal [ɪs] properties

scrub[6] [skrʌb] *v* • **fango** [fæ‖fɑːŋgoʊ] *n*

» *Seaweed* [iː], *mud or clay* [kleɪ] *body masks*[7] *are the domain* [eɪ] *of the health spa. The mud is applied to the body as hot packs*[8] *to detoxify the body, loosen*[9] [uː] *muscles and stimulate circulation. Mud treatments remineralize, hydrate* [aɪ] *and exfoliate the skin leaving* [iː] *it with a vital, healthy glow* [oʊ].

Use ***mud*** bath[10] / bed • ***moor*** bath[10] /-mud facial [eɪʃ] mask /-drink therapy[11] • moor mud[12] / seaweed / aromatic ***wrap*** • body[13] / compression[14] ***wrap*** • (herbal) body / Loofah[15] / lymphatic[16] ***scrub*** • abrasive[1] [eɪ]/ lid / 2-minute ***scrub*** • ***parafango*** treatment / (body) wrap • ***fango*** bath / (mud) treatment[17] • total body[18] / foot exfoliating [oʊ] ***gommage*** • purifying / sea mineral[19] ***gommage***

Moorbehandlung
Peeling[1] Abreibung[2] Parafango[3] Paraffinpackung[4] Moorerde[5] abreiben[6] Schlamm- oder Lehm-Ganz(körper)packungen[7] heiße Packungen[8] lockern[9] Moorbad[10] Moortrinkkur[11] Moorpackung[12] Ganzpackung[13] Kompresse, Wickel[14] Abreibung mit einem Luffaschwamm[15] manuelle Lymphdrainage[16] Fangobehandlung[17] Ganzkörperpeeling[18] Meersalzpeeling[19] 20

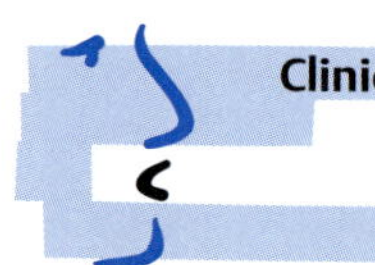

Clinical Phrases

How has your health been? Wie geht es Ihnen gesundheitlich? • I'm as fit as a fiddle. Ich bin kerngesund. • Walking the dog is the only exercise I get. Der Spaziergang mit dem Hund ist meine einzige körperliche Betätigung.• Is she still enjoying good health? Ist sie noch immer bei guter Gesundheit? • My wife nursed me back to health. Meine Frau hat mich gesund gepflegt.• How do you feel today? Wie geht es ihnen heute? • Thanks, I'm fine. Danke, gut. • For a 70-year-old he is quite well-preserved. Für einen Siebzigjährigen ist er gut erhalten.• I'm working hard at getting back into shape. Ich tue alles, um wieder in Form zu kommen. • I haven't been too well lately. Mir geht es in der letzten Zeit nicht gut.

Unit 2 Diet & Dieting

Related Units: 3 Food & Drink, 79 Nutrition, 27 Dentition & Mastication, 46 Digestion, 28 Metabolism

ingest [ɪndʒest] *v term* *syn* **take in** *v phr,*
sim **eat**[1] [iːt] - ate [eɪt‖et] - eaten *v irr*

to take in food, drink or medication via the mouth for digestion[2] [dɪ‖daɪdʒestʃən]

ingestion[3] *n term* • **ingestants**[4] *n* • **intake**[5] *n* • **overeat**[6] *v clin* • **eater** *n* • **eating** *n*

» *Ingested food is mixed with salivary amylase* [eɪ] *before it reaches the stomach* [k]. *Hospitalize patients who have ingested mushrooms*[7] [ʌ] *known to cause serious* [ɪɚ] *poisoning*[8]. *Adequate intake of fluids should be encouraged* [ɜː] *in immobilized patients. Many depressed patients eat little and are frequently constipated*[9]. *Eat up*[10] *before it gets cold. You should not eat a late meal before bedtime.*

Use ***to ingest*** food / foreign [fɒrɪn] bodies[11] • ***ingested*** eggs / fluid / drugs / poison • milk / accidental[12] / toxin / caustic[13] [ɒː]/ co***ingestion*** • ***to eat*** less / enough / well / like a horse[14] / without help / cooked foods / a regular diet[15] / out[16] • to have sth./be unable/to refuse ***to eat*** • ready[17]-***to-eat*** • to be a big / small / fussy [ʌ] *or* picky[18] / compulsive [ʌ] ***eater*** • ***eating*** habits[19] / disorder[20] • binge[21] [bɪndʒ] ***eating*** • obsessive, compulsive[22] ***overeating***

einnehmen, zu sich nehmen
essen[1] Verdauung[2] (Nahrungs)aufnahme, Einnahme (Medikament)[3] aufgenommene Nahrung, Ingesta[4] Ein-, Aufnahme, Zufuhr[5] s. überessen[6] Pilze[7] Vergiftung[8] verstopft, obstipiert[9] iss auf[10] Fremdkörper verschlucken[11] akzidentelle / versehentliche Einnahme[12] E. von Ätzmitteln[13] essen für vier[14] normale Kost zu s. nehmen[15] (ins Restaurant) essen gehen[16] fertig zubereitet[17] heikel b. Essen[18] Essgewohnheiten[19] Essstörung[20] E. mit Heißhungerattacken / Essanfällen[21] Fresssucht[22] 1

consume [uː] *v* *sim* **have**[1], **dine**[2] [aɪ] *v*, **lunch**[3] [lʌntʃ] *v & n*

consumption[4] [ʌ] *n* • **dining** *n* • **dinner**[5] [ɪ] *n* • **diner**[6] [aɪ] *n*

» *Nutritional [ɪʃ] needs can be met quite easily by adults who consume dairy [eɚ] products*[7]*. Alcohol when consumed in excess for prolonged periods typically causes these symptoms. Why don't you have another toast? They lunched on fast food every day.*

Use ***to consume*** a varied diet [daɪət]/ little dietary fiber[8] / large quantities of beer • ***consumption of*** contaminated food[9] / heavy [e] meals[10] • coffee / alcohol / seafood[11] / excessive ***consumption*** • safe for ***consumption***[12] • ***to dine*** out with sb. • ***dining*** hall[13] / room / table / car[14] • to have/go out for ***lunch*** • buffet [eɪ]/ business ***lunch*** • ***lunch***time / break *or* hour[15] • candlelight ***dinner***

konsumieren, verzehren, zu sich nehmen

essen, trinken, zu sich nehmen[1] speisen, dinieren[2] (zu) Mittag essen, Mittagessen[3] Konsum, Verzehr[4] Hauptmahlzeit, Abendessen[5] Esslokal[6] Milchprodukte[7] wenig Ballaststoffe zu s. nehmen[8] Konsum verdorbener Lebensmittel[9] K. schwerverdaulicher Gerichte[10] Konsum v. Meeresfrüchten[11] für den Verzehr geeignet / mindestens haltbar bis[12] Speisesaal[13] Speisewagen[14] Mittagspause[15] 2

feed [fiːd] **- fed - fed** [e] *v irr* *sim* **nourish**[1] [nɜːrɪʃ] *v* → U79-1

(i) to give food to a baby, animals or persons who cannot eat without help
(ii) to supply with nutriment[2] [uː]

feed(ing)[3] *n* • **underfeeding**[4] *n* • **underfed** *adj*

» *Generally, infants*[5] *weighing [eɪ] less than 1200g require 2-hour feedings, whereas larger infants are fed at 3-hour intervals. How often does your baby feed*[6]*?*

Use ***to feed*** sb. honey [ʌ]/ sb. with a spoon / poorly[7] • ***feeding*** bottle[8] / cup[9] / method / pattern[10] / problem / tube [uː]/ regimen[11] [dʒ] • breast[12]- [e]/ bottle-/ adequately[13] / well / tube-***fed*** • tube[14] / intravenous [iː]/ forced[15] / breast ***feeding*** • to be a heavy[16] [e]/ poor ***feeder***

(i) füttern, Nahrung zuführen (ii) (er)nähren, mit Nahrung versorgen

(er)nähren[1] Nahrung[2] Stillen, Füttern, Ernährung[3] Unterernährung[4] Säuglinge[5] trinken, nach d. Brust / Flasche verlangen[6] wenig zu sich nehmen / trinken (Baby)[7] Saugflasche[8] Schnabeltasse[9] Stillzeiten[10] Ernährungsplan[11] gestillt[12] ausreichend ernährt[13] Sondenernährg.[14] Zwangsernährg.[15] e. starker Esser sein[16] 3

wolf [ʊ] **down** *v phr inf* *sim* **gulp** [ʌ] **down**[1], **bolt down**[2], **gobble (up)**[2] *v phr inf*

to take big bites[3] and swallow[4] hurriedly or greedily[5] [iː] without chewing [tʃuːɪŋ] or drink in one swallow[6] [swɒːloʊ]

(Speisen) hinunterschlingen

hinunterstürzen (Getränk), -schlingen (Essen)[1] gierig essen, verschlingen[2] Bissen[3] schlucken[4] gierig[5] Zug[6] 4

nonedible *or* **inedible** [e] *adj* *opposite* **edible**[1] *adj*, *rel* **palatable**[2] *adj*

unfit for human consumption, e.g. past its sell-by date[3]

unpalatable[4] *adj* • **palatability**[5] *n*

» *Vitamin K1 is present in most edible vegetables, especially in green leaves. A diet with normal fat content is more palatable and just as effective as a low-fat diet.*

Use ***nonedible*** plants

nicht essbar, ungenießbar

ess-, genießbar[1] wohlschmeckend, schmackhaft[2] nach dem Ablaufdatum[3] nicht schmackhaft; ungenießbar[4] Schmackhaftigkeit[5] 5

food [fuːd] *n* *sim* **foodstuffs**[1], **groceries**[2] [oʊs], **victuals**[3] *n BE*, ***grub**[4] [ʌ] *n inf*

any substance [ʌ] that can be metabolized[5] by an organism to give energy and build up tissue

» *Enjoy your food. Asking the patient to keep a diary*[6] *[daɪə i] of foods eaten may prove helpful. Fortification*[7] *of foodstuffs with vitamins etc. has nearly eliminated once-common deficiency states*[8] *[ɪʃ].*

Use to refuse/prepare[9]/(*BE*) be off one's[10] ***food*** • ***food*** intake[11] / additives[12] / preservatives[13] / supplement • bolus[14] of / fatty / ingested / junk[15] [dʒʌŋk]/ fast / health[16] [e] ***food*** • (un)cooked / solid[17] / spicy [spaɪsi]/ spoiled[18] ***food*** • ***food*** craving[19] [eɪ] / intolerance[20] / particles / poisoning[21] • ***food*** aversion[22] / debris[23] [iː]/ choices / sources / chain[24] [tʃeɪn] • undigested / baby[25] / regurgitated[26] [gɜːrdʒ] ***food*** • ***food***-borne infection[27] • fortified / contaminated[28] / aspiration of ***foodstuffs***

Note: *Food* is normally used in the singular. In the *plural* it is used synonymously with *foodstuffs* to refer to different types of food.

Nahrung, Essen

Nahrungsmittel[1] Lebensmittel[2] Lebensmittel, Proviant[3] Fressalien[4] abbauen, umwandeln[5] Tagebuch[6] Anreicherung[7] Mangelzustände[8] E. zubereiten[9] keinen Appetit haben[10] Nahrungsaufnahme[11] Lebensmittelzusatzstoffe[12] Konservierungsmittel[13] Bolus, Bissen[14] N. mit geringem Nährwert[15] Reformkost[16] feste N.[17] verdorbene N.[18] Essensgelüste[19] Nahrungsmittelunverträglichkeit[20] Nahrungsmittelvergiftung[21] Abneigung gegen Speisen[22] Speisereste[23] Nahrungskette[24] Säuglingsnahrung[25] erbrochenes Essen[26] Lebensmittelinfektion[27] kontaminierte Lebensmittel[28] 6

2

meal [miːl] *n*

food served and eaten at one time (e.g. breakfast, brunch[1] [ʌ], lunch, barbeque[2], afternoon tea, supper[3], dinner[4])

» *Cafeterias [ɪə·] and buffet [eɪ] meals should be avoided by anyone on a weight-reducing [weɪt] diet. Certain foods or meal patterns can change drug effectiveness.*

Use to eat/ingest[5]/miss[6] ***a meal*** • the major[7] ***meal*** • before / after / in-between **meals** • at ***meal***time • ***meals*** on wheels[8] [iː] • large / light / heavy[9] / fatty / solid[10] / test / evening / bedtime ***meal*** • ***meal*** planning / patterns[11]

Mahlzeit; Essen, Kost
Brunch, Frühstück u. Mittagessen in einem[1] Grillen (im Freien)[2] Abendessen[3] Hauptmahlzeit, (Fest)essen[4] Mahlzeit einnehmen[5] M. auslassen[6] Hauptmahlzeit[7] Essen auf Rädern[8] schwerverdauliches Gericht[9] feste Kost[10] Essgewohnheiten[11] 7

dish [dɪʃ] *n*

(i) food prepared in a particular way (ii) dishware for serving food (pl) (iii) a shallow[1] container, e.g. a Petri dish

dish out[2] / **up**[3] *v phr* • **dish towel** [aʊ]/ **cloth**[4] [ɒː] *n or* **tea towel**[4] *BE*

» *These infections are mostly due to raw [rɒː] fish dishes. This dish is best when served cold. They dished up the finest of meals.*

Use to do *or* wash[5] ***the dishes*** • favorite[6] [eɪ] ***dish*** • ***dish*** washer[7] / water[8] / rack[9]

(i) Gericht, Speise (ii) Geschirr (iii) Schale, Schüssel
flach[1] austeilen[2] anrichten, auftragen[3] Geschirrtuch[4] Geschirr spülen / abwaschen[5] Lieblingsspeise[6] Spülmaschine, Geschirrspüler[7] Abwasch-, Spülwasser[8] Geschirrkorb, -ständer[9] 8

serving [ɜː] *n* *syn* **helping** *n, sim* **course**[1] [kɔːrs] *n*

a portion of food or drink

serve[2] *v* • **service**[3] *n* • **server**[4] *n*

» *Do you want a second helping? Frying[5] [aɪ] the food before serving may not destroy the toxins.*

Use standardized ***serving*** size [aɪ] • ***serving*** spoon [uː] • salad ***server***[6] • a four-***course*** meal[7]

Portion
Gang[1] servieren[2] Bedienung[3] Vorlegebesteck[4] (ab)braten[5] Salatbesteck[6] 4-gängiges Menü[7] 9

snack *n & v*

(n) a light informal meal, e.g. tea or coffee break[1] [eɪ] where you have some refreshments[2]

» *Dietary strategies to increase appetite or intake include providing salty foods, nutrient-dense beverages[3] [rɪdʒɪz] such as fruit juice, and easy-to-eat snacks. What are you snacking on?*

Use to have a[4] ***snack*** • ***snack*** food / bar[5]

Imbiss, Zwischenmahlzeit; Imbiss zu sich nehmen
Kaffeepause[1] Erfrischungen[2] nährstoffreiche Getränke[3] eine Kleinigkeit essen[4] Imbissstube[5] 10

appetite [æpətaɪt] *n* *rel* **hungry**[1] [ʌ], **thirsty**[2] [ɜː] *adj*, **hunger**[3], **thirst**[4] *n & v*

(i) normal desire to eat (ii) to have a craving[5] [eɪ] for special foods

appetizer[6] *n* -iser *espBE* • **appetizing**[7] *adj* -ising *BE*

» *The patient's appetite is poor. Are you hungry for[8] some meat? Some medications enhance the sensation of thirst[9] by causing a dry mouth.*

Use to work up[10] / it gives me[11] ***an appetite*** • loss of[12] / healthy[13] / inability to control one's ***appetite*** • to spoil *or* ruin[14] / lose ***your appetite*** • to be/feel ***hungry*** • wolfish[15] [ʊ]/ salt / air ***hunger*** • ***hunger*** pain[16] / strike / cry / behavior [eɪ] • ***appetite*** suppressant[17] • to experience ***thirst*** • ***thirst*** mechanism [k]/ center / sensation[9]

Appetit
hungrig[1] durstig[2] Hunger; hungern[3] Durst; dürsten[4] Verlangen, Lust[5] Appetitanreger, -happen, Vorspeise[6] appetitanregend, lecker[7] A./ Lust haben auf[8] Durstgefühl[9] s. einen Appetit holen[10] A. anregen[11] Appetitlosigkeit[12] guter/gesunder A.[13] A. verderben[14] Wolfshunger[15] Nüchtern-, Hungerschmerz[16] Appetitzügler[17] 11

diet [daɪət] *v & n*

v to eat sparingly[1] [eə·]
n (i) prescribed selection of foods (ii) usual food and drink consumed by a person

dietary[7] *adj & n* • **dietician** *or* **-tian**[3] *n* • **dietetics**[4] *n* • **dietetic**[2] *adj*

» *A healthy person consuming a variety [aɪə] of foods is unlikely to have a dietary deficiency[5] [ɪʃ]. I have been on this diet for weeks but to no effect. Regaining body weight after dieting is referred to as weight cycling.*

Use to be on[6]/go on/observe[6]/follow[6]/adhere [ɪə·] to[6] ***a diet*** • to put sb. on[7]/prescribe/tolerate[8] ***a diet*** • strict[9] / well-balanced[10] / a 1000-calorie / high-fiber[11] [aɪ] ***diet*** • low-fat / diabetic [e]/ bland [æ] *or* ulcer[12] [ʌlsə·] ***diet*** • full- *or* clear-liquid[13] / modified / (weight [weɪt]) reducing *or* slimming down[14] / soft[15] ***diet*** • changes in / staple[16] [eɪ] ***diet*** • ***dietary*** assessment / history / allowance[17] [aʊ]/ risk factors / service / counselor[18] [aʊ] • ***dieting*** with exercise / patient • ***diet*** free of / high in proteins / of fruits[19]

Diät halten; (i) Diät, Schon-, Krankenkost (ii) Nahrung, Kost
in Maßen, wenig[1] diätetisch; Diätvorschrift[2] Diätetiker(in)[3] Diätetik, Ernährungslehre[4] Mangelernährung[5] D. halten[6] auf D. setzen[7] Kost vertragen[8] strenge D.[9] ausgewogene K.[10] ballaststoffreiche K.[11] reizarme / blande Diät[12] flüssige Nahrung[13] Schlankheitsdiät, Reduktionskost[14] leichte K., Breikost[15] Hauptnahrung[16] Diätempfehlung, empfohlene Nahrungszufuhr[17] Ernährungsberater(in)[18] Obstdiät[19] 12

wholesome [houlsəm] *adj* *syn* **healthy** [helθi], **healthful** *adj* → U1-2

food supposed to be good for your health because it is rich in nutrients[1] or low in artificial ingredients [iː]

wholefood(s)[2] *n espBE* • whole wheat[3] [wiːt] *n* • whole bread[4] [e] *n*

» *The wholesome ingredients[5] of their breads are well documented.*

gesund, bekömmlich
reich an Nährstoffen[1] Vollwertprodukte[2] Voll(korn)weizen[3] Vollkornbrot[4] Zutaten[5]
13

starve [stɑːrv] *v*

(i) to die or–informally–suffer (extremely) from lack of food (ii) not to give someone any food

(semi-)starvation[1] [eɪ] *n* • **starving**[2] *adj & n*

» *She has been starving herself. They died of starvation. Total starvation causes a loss of approximately 0.4 kg of body weight per day.*

Use to be ***starving***[3] • ***to starve*** to death[4] • ***starvation*** diet[5] • to die of / total / prolonged / oxygen[6] [ɒːksɪdʒən] ***starvation***

(ver)hungern (lassen), fasten
(Ver)hungern, Hungertod[1] (ver)hungernd; (Aus)hungern[2] halb verhungert sein, vor Hunger umkommen[3] verhungern[4] Hungerkur[5] Sauerstoffhunger[6]
14

fast [fæst] *v & n* *sim* **fasting**[1] [fæstɪŋ] *adj & n*

to abstain [eɪ] from[2] (certain) food over a specific period of time for therapeutic [juː] or religious [dʒ] reasons

» *Patients are fasted under close supervision [ɪʒ] for up to 72 h. Diarrhea [daɪəriːə] of any cause often improves or resolves with fasting[3]. They also recommend obtaining a fasting lipid profile.*

Use prolonged periods of / avoidance of / after ***fasting*** • ***fasting*** blood sugar *or* glucose levels[4] • in the fed and ***fasted*** states[5] • under ***fasting*** conditions

fasten, hungern; Fasten(zeit)
nüchtern, hungernd; Fasten[1] sich enthalten[2] sistiert bei Nahrungskarenz[3] Nüchternblutzucker[4] nüchtern und mit vollem Magen[5]
15

vegetarian [vedʒɪteəɪən] *n & adj* *sim* **vegan**[1] [viːgən] *adj & n*, *rel* **vegetarianism**[2] *n*

(n) person who does not eat meat or fish or (often) any animal products (adj) excluding meat

» *A vegan diet can be nutritionally adequate, although more thoughtful[3] [θɒːtfəl] food choices and supplementation[4] with fortified foods[5] may be necessary.*

Use ***vegetarian*** food • ovo-/ ovo-lacto/ strictly ***vegetarian*** diet[6]

Vegetarier(in); vegetarisch
streng vegetarisch; strenge(r) V.[1] Vegetarismus, veget. Lebensweise[2] wohlüberlegt[3] Ergänzung[4] angereicherte Nahrungsmittel[5] streng vegetarische Kost[6]
16

health freak [iː] *n inf*

person very enthusiastic [uː] about a healthy life-style, esp. health food, often to the point of being obsessed[1] with it

» *Oat bran[2] [out bræn] has become the favorite [eɪ] of health freaks.*

Gesundheitsapostel
besessen sein[1] Haferkleie[2]
17

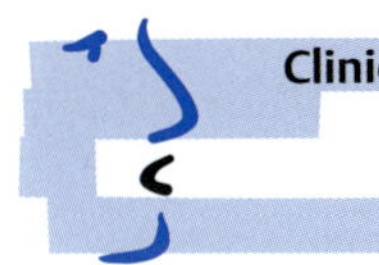

Clinical Phrases

Try to keep off salty food. Salzhaltige Speisen sollten Sie nach Möglichkeit meiden. • She has a sweet tooth. Sie isst gern Süßigkeiten. • I don't have a stomach for milk any more. Mir schmeckt die Milch nicht mehr. • I couldn't stomach it. Ich habe es nicht vertragen. • Thanks, I'm full. Danke, ich bin satt. • I made a real pig of myself stuffing myself with sweets. Ich habe mir den Bauch mit Süßigkeiten vollgeschlagen. • He just couldn't stay off the booze. Er griff immer wieder zur Flasche. • I've hardly touched any food for a week. Ich habe schon eine Woche kaum etwas gegessen. • Most infants will want to feed every two or three hours. Die meisten Säuglinge wollen alle 2–3 Stunden gefüttert werden. • The baby's refused the bottle ever since. Seither hat das Baby die Flasche verweigert. • It seems the boy's practically living on chips and sweets. Der Bub ernährt sich anscheinend nur von Chips und Süßigkeiten. • It makes my mouth water. Mir läuft das Wasser im Mund zusammen. • I've been off my food for the past few weeks. *(BE)* Ich hatte in den letzten paar Wochen keinen Appetit. • I am starved / starving. Ich komme fast um vor Hunger. • For them lunch is just a snack. Sie essen mittags nicht viel.

3

Unit 3 Food & Drink

Related Units: 2 Diet & Dieting, 27 Dentition & Mastication, 46 Digestion, 78 Metabolism, 79 Nutrition

meat [iː] *n*

flesh of animals that is cooked and eaten; types include pork (from pigs), beef[1] (cows), veal[2] [iː] (calf [kæf]), mutton[3] [ʌ] (sheep), lamb, poultry[4] [oʊ] (chicken, turkey[5], etc.), and venison or game[6] (from wild animals, e.g. deer[7] [ɪ]). Meat can be eaten as bacon[8], ham[9], steak, cutlet[10] [ʌ], chop[11], hamburger, sausage[12] [sɒːsɪdʒ], hot dog[13], etc.

meaty *adj* • meatloaf[14] [oʊ] *n* • meatballs[15] *n*

» *Do you like your steak medium-rare[16] or well-done? Excessive intake of purine from meat, fish and poultry may favor stone formation. You should not pour any gravy[17] [eɪ] on your meat. Tofu is used as a meat substitute.*

Use raw / (under)cooked[18] / fried / roast / lean[19] [iː] ***meat*** • fatty / red / white / ground[20] [aʊ] / tough[21] [tʌf]/ tender[22] ***meat*** • ***meat*** tenderizer / substitute[23] • corned[24] ***beef*** • ***chicken*** soup

Fleisch
Rindfl.[1] Kalbfl.[2] Schaffl.[3] Geflügel[4] Truthahn[5] Wild[6] Rotwild[7] Speck[8] Schinken[9] Schnitzel[10] Kotelett[11] Wurst[12] Würstchen[13] Fleischkäse[14] Fleischklöße[15] halb durch[16] Soße[17] (nicht) durchgegartes Fl.[18] mageres Fl.[19] Hackfleisch[20] zähes Fl.[21] zartes Fl.[22] Fleischersatz[23] Dosenfleisch[24]
1

fish *v & n usu sing*

types of fish commonly eaten include trout[1] [aʊ], cod[2], herring, sardine, salmon[3] [sæmən], mackerel, and tuna[4]

» *Shall we have fish for lunch? I'd like the cod fillets. Do you like tuna canned in oil?*

Use freshwater[5] / marine[6] / fatty / smoked[7] / baked / broiled[8] / canned[9] / breaded[10] [e] ***fish*** • ***fish*** stick *or* finger[11] • ***filleted*** sole[12] [soʊl]

fischen; Fisch
Forelle[1] Dorsch[2] Lachs[3] Thunfisch[4] Süßwasserfisch[5] Meeres-, Seefisch[6] Räucherfisch[7] gegrillter F.[8] Dosenfisch[9] panierter F.[10] Fischstäbchen[11] Seezungenfilet[12]
2

seafood *n*

edible marine fish and shellfish[1], e.g. octopus or squid[2], shrimps[3], roe[4] [roʊ], lobster[5] [ɒː], crab, mussel[6] [ʌ], oyster[7]

» *Most cases of food poisoning[8] were linked to ingestion[9] [dʒ] of undercooked seafood.*

Use ***seafood*** restaurant / consumption[9] / ingestion • raw [ɒː] ***seafood***

Meeresfrüchte
Schalentiere[1] Tintenfisch[2] Garnelen[3] Rogen[4] Hummer[5] Miesmuscheln[6] Austern[7] Lebensmittelvergiftung[8] Konsum v. Meeresf.[9]
3

milk *n & v*

» *The patient should not drink any cold milk. This milk has turned / gone sour[1] [saʊɚ]. A glass of milk usually relieves[2] the pain.*

Use whole[3] [hoʊl]/ skim(med)[4] / raw / cow / goat's[5] / breast[6] [e] ***milk*** • (un)pasteurized [tʃɚ]/ certified[7] / fortified vitamin D[8] / butter ***milk*** • scalded[9] [ɒː]/ low-fat[4] / condensed[10] / acidophilus[11] / coconut / dry *or* instant[12] ***milk*** • ***milk***shake / sugar / powder [aʊ]

Milch; melken
sauer werden[1] lindert[2] Vollmilch[3] Magermilch[4] Ziegenmilch[5] Muttermilch[6] Vorzugsmilch[7] mit Vitamin D angereicherte M.[8] abgekochte M.[9] Kondens-, Dosenmilch[10] Sauermilch[11] Trockenmilch[12]
4

dairy [deɚi] products *or espBE* produce *n*

foods made from milk such as cheese, cream[1] [iː], butter, curd[2] [ɜː], yog(ho)urt [joʊgɚt], and whey[3] [ʰweɪ]

» *The fruit custard[4] [ʌ] may have been mouldy[5] and the mildew[6] [duː] has probably precipitated[7] his symptoms.*

Use peanut[8] / melted[9] ***butter*** • (un)grated[10] [eɪ] / cream[11] / soft[12] / Swiss / cottage ***cheese*** • (un)whipped / whipping[13] ***cream*** • ***dairy*** farm / cow

Milch-, Molkereiprodukte
Obers, Sahne[1] Quark, Topfen[2] Molke[3] Fruchtcreme[4] schimmelig[5] Schimmel[6] auslösen[7] Erdnussbutter[8] zerlassene B.[9] geriebener Käse[10] (Doppelrahm-)frischkäse[11] Weichkäse[12] Schlagsahne, -rahm (öst.)[13]
5

vegetable [vedʒətəbl] *n usu sing* *rel* legumes[1] [legjuːmz] *n*

edible seeds[2], roots[3], stems[4] or leaves or nonsweet fruits of many plants such as potatoes, beets[5], asparagus[6], cabbage[7], cauliflower[8] [ɒː], lettuce[9] [letɪs], cucumbers[10], rhubarb, horseradish[11], carrots, beans[12], peppers[13], sweet corn[14], onions[15] [ʌ], green peas[16], turnips[17], egg plants[18], pumpkins[19], spinach [ɪtʃ], broccoli, lentils[20], etc.

» *Travelers can reduce their risk of diarrhea [daɪəriːə] by avoiding uncooked vegetables, salads, and unpeeled[21] fruit. Vitamin K1 is present in most edible vegetables, particularly in green leaves.*

Use fresh / (green) leafy / root / starchy[22] [tʃ] / raw / grated[23] ***vegetables*** • ***vegetable*** proteins / oils / soup • ***salad*** dressing[24] • dried ***beans*** • mashed ***potatoes***[25]

Gemüse
Hülsenfrüchte[1] Samen[2] Wurzeln[3] Stiele[4] Rüben, Bete[5] Spargel[6] Kohl[7] Blumenkohl[8] Kopfsalat[9] Gurken[10] Meerrettich[11] Bohnen[12] Paprika[13] Zuckermais[14] Zwiebel[15] grüne Erbsen[16] weiße Rüben[17] Auberginen[18] Kürbisse[19] Linsen[20] ungeschält[21] stärkehaltiges Gemüse[22] geraspeltes G.[23] Salatsoße[24] Kartoffelpüree[25]
6

fruit [fruːt] *n usu sing*

ripened[1] [aɪ], mostly edible reproductive parts of a plant containing the seeds, e.g. apples, pears[2] [eɚ], peaches[3] [iːtʃ], tangerines[4] [dʒ], cherries[5], pineapples[6] [aɪ], apricots, grapes[7] [eɪ], plums[8] [ʌ], prunes[9] [uː], dates[10] [eɪ], figs[11], melons, etc.

» *Fructose is a natural or added sweetener in fruit. Many fruits are a good source of vitamin C and dietary [aɪə] fiber[12] [aɪ]. Consume at least 5–9 servings of fruits and vegetables per day.*

Use fresh / dried[13] / canned[14] / (un)peeled[15] ***fruit*** • citrus [saɪ]/ kiwi / tropical / raw / unripened / fallen[16] ***fruit*** • ***fruit*** sugar / juice / pulp[17] / salad / in heavy/light syrup • ***fruit***cake • ***apple*** pie[18] [paɪ]/ sauce[19] • sliced [aɪ] ***peaches***[20]

Obst, Früchte; Frucht
gereift[1] Birnen[2] Pfirsiche[3] Mandarinen[4] Kirschen[5] Ananas[6] Weintrauben[7] Zwetschgen, Pflaumen[8] gedörrte Zwetschgen, Dörrpflaumen[9] Datteln[10] Feigen[11] Ballaststoffe[12] Trockenfrüchte[13] Dosenfrüchte[14] (un)geschältes Obst[15] Fallobst[16] Fruchtfleisch[17] Apfelkuchen[18] Apfelmus[19] Pfirsichspalten[20] 7

berries *n pl*

pulpy[1] [ʌ] and mostly edible small fruit from low bushes [ʊ], e.g. strawberry[2] [ɔː], blueberry[3], blackberry[4], black and red currant[5] [ɜː], cranberry[6], raspberry[7] [ræzberi]

Use ***raspberry*** tart[8] / pie[9] / jam[10] / jello[11] [dʒeloʊ] • poisonous[12] ***berry***

Beeren
fleischig[1] Erdbeere[2] Heidel-, Blaubeere[3] Bromb.[4] Johannisb.[5] Preiselb.[6] Himb.[7] Himbeertörtchen[8] Himbeertorte[9] Himbeermarmelade[10] Himbeergelee[11] giftige B.[12] 8

bread [bred] *n* *sim* **breadstuff**[1] *n*

food made from flour[2] [flaʊɚ], water and yeast[3] [jiːst] mixed into a dough[4] [doʊ] and baked in the oven[5] [ʌ]; bread products include rolls[6], buns[7] [ʌ], doughnuts[8], wafers[9] [eɪ], waffles[9] [ɒː], toasts, etc.

breading[10] *n* • **breaded**[11] *adj*

» *In patients with heart failure specially processed breads[12] and salt substitutes are advisable.*

Use white / dark / rye[13] [raɪ]/ barley / wheat[14] [iː]/ (un)enriched / whole grain[15] / crisp***bread***[16] • garlic[17] / French / raisin[18] [eɪ]/ sourdough[19] / gluten(-free) / ginger***bread***[20] [dʒ] • a slice[21] of / loaf[22] [oʊ] of ***bread*** • ***bread*** products / crumbs[23] [krʌmz]

Brot
Brot(getreide)[1] Mehl[2] Hefe, Germ[3] Teig[4] Backofen, -rohr[5] Brötchen, Semmeln[6] süße Brötchen[7] Krapfen, Berliner[8] Waffeln[9] Paniermehl[10] paniert[11] speziell hergestellte Brotsorten[12] Roggenbrot[13] Weizenb.[14] Vollkornb.[15] Knäckeb.[16] Knoblauchb.[17] Rosinenb.[18] Sauerteigbrot[19] Lebkuchen[20] eine Scheibe Brot[21] Brotlaib[22] Brotkrümel, Brösel[23] 9

pastry [peɪstri] *n* *rel* **frosting**[1] *n, BE* **icing** [aɪsɪŋ] *n*

dough of flour, water, baking powder[2], and shortening[3] to make pies[4], cakes, strudel, pancakes[5], soufflés [sufleɪz], etc.

» *Apple pie and custard[6] [ʌ] was his staple food[7] [eɪ]. You should avoid cookies[8] and pastries.*

Use French ***pastry*** • ***pastry*** cook[9] • apple / pumpkin[10] / meat / rhubarb / deep-dish ***pie*** • chocolate[11] [tʃɒːklət] ***frosting***

(Fein)gebäck
Zuckerguss, Glasur[1] Backpulver[2] Backfett[3] Törtchen, Obstkuchen, Pasteten[4] Pfannkuchen, Omelette[5] Vanillesoße, -pudding[6] Hauptnahrung[7] Kekse, Plätzchen[8] Konditor(in)[9] Kürbiskuchen[10] Schokoladeglasur[11] 10

pasta *n*

types of pasta include spaghetti, noodles [uː], macaroni, tortellini, etc.

» *The Food Guide Pyramid recommends 6–11 daily servings of bread, pasta, rice, and cereals.*

Use ***spaghetti*** with meatballs[1] / in tomato sauce[2] • egg[3] / tender-stage[4] ***noodles***

Teigwaren
Spaghetti bolognese[1] Pasta asciuta[2] Eiernudeln[3] Nudeln al dente[4] 11

cereals [sɪɚiəlz] *n pl* *syn* **cornflakes** *n espBE*

(i) starchy [tʃ] grains[1] used as food, e.g. rice[2], wheat, rye, barley[3], oats[4] [oʊ], corn[5], buckwheat[6] [ʌ], millet[7], etc. (ii) breakfast food prepared from grain

» *Oatmeal[8] is among the most nourishing [ɜː] ingredients[9] in cereals. How about Graham crackers[10]?*

Use whole-grain[11] ***cereals*** • ***cereal***-based formulation / grains

(i) Getreideflocken (ii) Mü(e)sli
stärkehaltige Getreidesorten[1] Reis[2] Gerste[3] Hafer[4] Mais[5] Buchweizen[6] Hirse[7] Haferflocken[8] nahrhafte Bestandteile[9] Graham-, Weizenschrotcrackers[10] Vollkornflocken[11] 12

egg *n*

thin-shelled female reproductive body laid by e.g. hens containing the ovum or embryo together with nutritive[1] (yolk[2] [joʊk]) and protective envelopes (egg white[3] and shell[4])

» *Some gastric infections are associated with ingestion of cracked[5] eggs.*

Use hard-boiled[6] / soft-boiled / raw / whole [hoʊl] / scrambled[7] / fried[8] [aɪ] ***egg*** • hen's / half a dozen [ʌ] / ham and / free-range[9] / commercial henhouse[10] ***eggs*** • ***egg*** protein / products / nog[11] / cup /-timer[12] / allergy

Ei
nahrhaft[1] Eigelb, Dotter[2] Eiweiß[3] Schale[4] gesprungen[5] hart gekochtes E.[6] Rührei, Eierspeise[7] Spiegelei[8] Freilandeier[9] Batterieeier[10] Eierlikör[11] Eieruhr[12] 13

nuts [nʌts] *n usu pl*

large, hard-shelled seeds, e.g. peanuts[1], walnuts[2] [ɒː], almonds[3] [ɒːl], pignolia[4], cashew nuts or coconuts

nutcracker[5] *n* • **nutshell**[6] *n*

» *Seeds and nuts are good sources of vitamin E .*

Nüsse
Erdnüsse[1] Walnüsse[2] Mandeln[3] Pinienkerne[4] Nussknacker[5] Nussschale[6] 14

oil *n & v* *sim* **(cooking) fats**[1] *n*

(n) greasy[2] [iː], viscous [vɪskəs] liquid used for cooking, in ointments[3], lubricants[4] [uː], etc.

oily *adj* • **oilcloth**[5] *n* • **fatty**[6] *adj*

» *Take margarine* [dʒ] *instead of lard*[7] *or butter as a cooking fat, but use it sparingly.*

Use animal / vegetable[8] / dietary[1] ***fats*** • soybean / olive / corn[9] / wheat germ[10] [dʒ]/ rapeseed[11] ***oil*** • fish[12] / cod [ɒː] liver[13] / greasy ***oil***

Öl; (ein)ölen
Speisefette[1] fett(ig), schmierig[2] Salben[3] Schmier-, Gleitmittel[4] Wachstuch[5] fett(haltig)[6] Schweineschmalz[7] pflanzliche Fette[8] Maiskeimöl[9] Weizenkeimöl[10] Rapsöl[11] Tran[12] Lebertran[13] 15

sugar *n & v* *sim* **(mono-/di- [aɪ])saccharide**[1] [k] *n, rel* **molasses**[2] *n term*

sweet crystalline [ɪ] carbohydrate [aɪ] (fructose [uː], lactose, sucrose [uː], dextrose, and glucose) which works as a sweetener and a source of energy for the body

sugared[3] *adj* • **sugary**[4] *adj* • **sugar-coated**[5] *adj*

» *High-fiber, sugar-free cereals should be encouraged. Aspartame (NutraSweet) is an artificial sweetener very popular with diabetics* [aɪə].

Use a lump [ʌ] of[6] ***sugar*** • table / brown[7] / refined[8] / granulated / powdered[9] / cane[10] [eɪ]/ maple[11] [eɪ]/ invert[12] ***sugar*** • ***sugar*** beet[13] [iː]/ cube[6] / substitute[14] / uptake /-containing foods • ***sugared*** almonds[15]

Zucker, Saccharose; süßen, zuckern
Saccharid[1] Melasse[2] gezuckert[3] zuckerhaltig, süß[4] m. Z. überzogen, dragiert[5] e. Stück Zucker[6] brauner Zucker[7] raffinierter Z.[8] Staubzucker[9] Rohrzucker[10] Ahornsirup[11] Invertzucker[12] Zuckerrübe[13] Zuckerersatz[14] kandierte Mandeln[15] 16

candy *n sing* *syn* **sweet(ie)** *n BE*

rich sweet made of flavored[1] [eɪ] sugar often with chocolate, caramel, honey, liquorice[2] [lɪkərɪs], nougat [uː], fruit or nuts; merchandized [tʃ] as candy bars, lollipops[3] or suckers[3], pralines, crisps[4], marshmellows, chewing gum, etc.

sweetener[5] *n* • **sweet** *adj* • **sweeten**[6] *v*

» *Younger children may suck on hard candy*[7]*. A high intake of sucrose (table sugar) in such items* [aɪ] *as soft drinks, candy, syrup*[8]*, and sweetened cereals is a major risk factor for caries.*

Use artificial / nonnutritive[9] ***sweetener*** • ***candy*** bar[10] / store / floss[11] *(BE)* • hard / cotton[11] ***candy*** • ***sweet*** smelling[12] / potatoes[13] • to have a ***sweet*** tooth[14]

Note: In *BE* a *sweet*[15] can also be the last course of a meal (*dessert*[15] in *AE*).

Süßigkeiten, Bonbons
aromatisiert[1] Lakritze, Süßholz[2] Lutscher[3] Knabbergebäck[4] Süßstoff[5] (ver)süßen[6] Bonbon[7] Sirup[8] kalorienarmer Süßstoff[9] Riegel[10] Zuckerwatte[11] wohlriechend[12] Süßkartoffeln[13] e. Schwäche für Süßigkeiten haben[14] Nachspeise, Dessert[15] 17

seasoning [iː] *n* *syn* **seasoner** *n, rel* **salt**[1] *n*

substances added to food to give it more flavor[2], including salt, pepper, herbs [ɜːrbz] and spices

season[3] *v* • **(un)salted**[4] *adj* • **salt-rich**[5] *adj* • **salt-restricted**[6] *adj*

» *Counseling should be offered about seasoning the food with spices (e.g. pepper).*

Use well ***seasoned***[7] • table / rock[8] / a pinch [tʃ] of[9] ***salt*** • ***salt*** intake[10] • ***salted*** butter / water • ***salt***-restricted diet[11] / depletion[12] [iː]

Würze, Würzen
Salz[1] Geschmack[2] würzen[3] (un)gesalzen[4] stark gesalzen[5] salzarm[6] gut gewürzt[7] Steinsalz[8] eine Prise Salz[9] Salzkonsum[10] salzarme Diät[11] Salzmangel, -verlust[12] 18

herbs [ɜːrbz||hɜːbz] *n pl* *syn* **potherbs** *n*

(i) dried aromatic plants used in cookery[1] for its savory[2] [eɪ] qualities (chives[3] [tʃaɪvz], parsely[4], basil[5], dill, fennel[6], thyme[7] [θaɪm], sage[8] [seɪdʒ], rosemary[9], mint[10] etc. (ii) plants used for medicinal purposes, e.g, camomile[11], arnica, etc.

herbal[12] *adj & n* • **herbaceous**[12] [hərbeɪʃəs] *adj* • **herbarium**[13] *n* • **herbalist**[14] *n*

» *Clinical research showed that Chinese herbal medicine is effective in controlling eczema* [eks]*. Many herbal folk remedies*[15] *are prepared by immersing*[16] *dried leaves or flowers in hot water.*

Use ***herbal*** tea[17] / extract / remedies / medicines • garden / officinal[18] [fɪʃ] ***herbs***

(Küchen)kräuter
Kochen[1] schmackhaft[2] Schnittlauch[3] Petersilie[4] Basilikum[5] Fenchel[6] Thymian[7] Salbei[8] Rosmarin[9] Minze[10] Kamille[11] krautartig, Kräuter-; Kräuterbuch[12] Herbarium, Kräutersammlung[13] Kräutersammler, -doktor[14] pflanzliche Hausmittel[15] ansetzen[16] Kräutertee[17] pflanzliche Drogen, Heilkräuter[18] 19

spices [spaɪsiːz] *n usu pl*

intensely aromatic vegetable substances used for seasoning food, e.g. mustard[1] [ʌ], garlic[2], cinnamon[3], ginger[4] [dʒ], cloves[5] [oʊ], nutmeg[6], cayenne pepper, chili powder[7], curry, etc.

spicy[8] *adj* • **spice (up)**[9] *v*

» *The veal was spiced with black pepper. Rely on a mild and bland diet[10] and avoid spicy food.*

Use hot and ***spicy***[11] • to cut down on ***spicy*** dishes[12]

Gewürze
Senf[1] Knoblauch[2] Zimt[3] Ingwer[4] Gewürznelken[5] Muskat[6] Chilipulver[7] würzig[8] (pikant) würzen[9] blande/ reizarme Diät[10] scharf gewürzt[11] Konsum stark gewürzter Speisen reduzieren[12] 20

food substitute *or* **replacer** *n* *rel* **food exchange list**[1] *n*

foods similar in nutritive value and/or taste that are used to replace foodstuffs a person must strictly avoid[2]

substitute[3] *v* • **substitution**[4] *n* • **replace**[3] *v* • **replacement**[4] *n*

» *Substitution with any food low in saturated fat such as bran[5] or nuts will have positive effects.*

Use fat / meat / coffee / milk[6] ***substitute*** • ***substitution*** of margerine for butter

Nahrungsmittelersatz(stoff)
Nährwert-, Lebensmitteltabelle[1] meiden[2] ersetzen[3] Ersatz, Substitution[4] Kleie[5] Milchersatz[6] 21

nutritional supplement *n term* *rel* **food additives**[1] *n term*

enrichment of foods with nutrients[2] such as vitamins to improve dietary intake according to specific needs

supplement[3] *v* • **supplementary, -al**[4] *adj* • **additional**[5] *adj*

» *The first dietary measure [eʒ] is a low-fat diet supplemented with medium-chain triglycerides [aɪ]. Claims that dyes[6] [daɪz], emulsifiers[7], stabilizers[8], and other food additives may contribute to hyperactivity in children are controversial.*

Use diet(ary) / (multi)vitamin / mineral / calcium / iron[9] / daily high fiber[10] / weight-loss ***supplement*** • iron-***supplemented*** • dietary bulk[10] ***additive*** • ***additive***-free baby food[11]

Nährstoffanreicherung
Lebensmittelzusatzstoffe, Additive[1] Nährstoffe[2] ergänzen[3] ergänzend[4] zusätzlich[5] Lebensmittelfarbstoffe[6] Emulgatoren[7] Stabilisatoren[8] Eisenanreicherung[9] Ballaststoffanreicherung[10] zusatzstofffreie Kindernahrung[11] 22

cooked *adj* *opposite* **raw**[1] [rɒː], **uncooked**[1] *adj*

food prepared for consumption by heating; it can be baked[2] (dry oven heat), boiled[3] (in hot water) fried[4] (in hot oil), steamed[5] [iː] (in water vapor [eɪ]), stewed[6] [stuːd], roasted[7], broiled[8] or barbequed (abbr BBQ)

(pre/ over/ pressure-)cook[9] *v* • **cooking** *n* • **cookery** *n* • **cookbook** *n*

» *Do you want your chicken roasted, fried or with stuffing[10]?*

gekocht
roh, ungekocht[1] gebacken[2] gekocht, -sotten[3] gebraten[4] gedünstet[5] gedünstet, -schmort[6] geröstet[7] gegrillt[8] (vor-/ ver-/ mit Dampf) kochen[9] Füllung[10] 23

beverage [bevəɪdʒ] *n* *syn* **drinks** *n usu pl*

any liquid suitable for drinking including mineral water, fruit juice[1], tea, carbonated[2] and alcoholic drinks

drink - drank - drunk *v irr* • **drinkable**[3] *adj* • **drinking**[4] *adj & n* • **drinker**[5] *n*

» *How much do you ordinarily drink? Did you have any artificially sweetened beverages? He is a heavy drinker[6].*

Use carbonated / alcoholic ***beverages*** • to have a ***drink***[7] • hard / long / soft[8] ***drinks*** • ***drinking*** water[9] / soda / age / bout[10] [aʊ] • beer / wine / tea / social[11] ***drinker***

Note: Both in colloquial and clinical situations *drink, drinking* and *drinker* are frequently used to refer to alcohol intake (esp when not further specified).

Getränk
Fruchtsaft[1] kohlensäurehaltig[2] trinkbar[3] Trink-; (Be)trinken[4] Trinker(in)[5] Alkoholiker(in), Säufer(in)[6] etwas trinken[7] alkoholfreie G.[8] Trinkwasser[9] Trinkgelage, Zecherei[10] Gesellschaftstrinker(in)[11] 24

juice [dʒuːs] *n*

(i) liquid that can be extracted from fruit and vegetables (ii) body fluid, e.g gastric juice[1]

juicy[2] *adj*

» *Pour [ɔː] some lemon juice[3] over the cutlet[4] [ʌ]. Is your steak juicy?*

Use orange / grapefruit / apple / tomato [eɪ] ***juice*** • ***juice*** bar

(i, ii) Saft
Magensaft[1] saftig[2] Zitronensaft[3] Schnitzel[4] 25

caffein(e) [kæfiːn] *n*

bitter alkaloid contained in coffee, cocoa[1] [koʊkoʊ], and tea that is responsible for their stimulating effects

caffeinism[2] *n* • **caffea**[3] *n* • **café**[4] [kæfeɪ] *n* • **(de)caffeinated**[5] *adj*

» *A few cups of coffee can significantly disturb sleep in some patients.*

Use ***caffeine*** withdrawal[6] [ɒːəl] • ground[7] [aʊ] ***coffee*** • ***coffee*** bean[8] • black / green / iced ***tea***

Koffein
Kakao[1] Koffeinvergiftung[2] Kaffeestrauch[3] Kaffeehaus[4] koffeinhaltig; -frei[5] Koffeinentzug[6] gemahlener Kaffee[7] Kaffeebohne[8] 26

alcoholic drinks *n* *sim* **brew(age)**[1] [bruːɪdʒ] *n* , **booze**[2] [buːz] *n inf*

fermented brew or distilled alcohol-containing drinks, e.g. beer, wine, cider[3] [saɪdɚ], etc.

alcohol *n* • **alcoholic**[4] *adj & n* • **alcoholism**[5] *n*

» *Alcohol consumption also raises* [eɪ] *the blood pressure. He's been an alcoholic for years.*

Use ***alcoholic*** excess[6] / patient • ***alcohol*** ingestion *or* consumption[7] / abuse[8] /-dependent[9] • ***Alcoholics*** Anonymous[10]

alkoholische Getränke
Gebräu[1] Alkohol, Schnaps[2] Apfelwein, Most[3] alkoholisch, -haltig; Alkoholiker(in)[4] Alkoholabhängigkeit, Alkoholismus[5] Alkoholexzess[6] Alkoholkonsum[7] Alkoholmissbrauch[8] alkoholabhängig[9] Anonyme Alkoholiker[10] 27

liquor [lɪkɚ] *n* *syn* **spirits** *n pl BE*

hard (alcoholic) drinks[1] which are distilled[2] rather than fermented[3], e.g. whiskey, brandy, gin

» *Heavy users of hard liquor and wine account for*[4] *40% of cases of pancreatitis* [aɪtɪs].

Use ***liquor*** store[5] • to drown in[6] [aʊ]/ intoxicating[7] / bottles of ***liquor***

> **Note:** In medical English *liquor* is practically never used to refer to body fluids, e.g. the amniotic or the cerebrospinal [aɪ] fluid[8].

Spirituosen
harte Getränke[1] gebrannt[2] vergoren[3] ausmachen[4] Spirituosengeschäft[5] (Sorgen) im A. ertränken[6] berauschendes Getränk[7] Zerebrospinalflüssigkeit, Liquor (cerebrospinalis)[8] 28

Unit 4 Illness & Recovery

Related Units: 1 **Health & Fitness,** 89 **General Pathology,** 102 **History Taking,** 119 **Etiology, Course & Prognosis,** 77 **Mental Health,** 94 **Infectious Diseases,** 104 **Pain,** 134 **Perioperative Care,** 142 **Physical Therapy & Rehabilitation**

sick *adj* → U103-11 *syn* **ill** *adj, sim* **unwell**[1], **not well**[2], **unhealthy**[3] [e] *adj*

(i) not feeling well or in poor physical or mental health
(ii) to feel nauseated [ɔː] and about to vomit (*BE*)

illness[4] *n* • **sickness**[4] *n* • **-sick** *comb* • **sickening**[5] *adj* • **sickly**[6] *adj*

» *She is rather pale—is she sick? She's ill with measles* [iː]. *He is too sick to care for himself. I'm beginning to feel sick to my stomach*[7] [k]. *If you don't feel well, you should stay in bed. There's too little time being spent treating the ill. Have you had any major* [eɪdʒ] *illnesses*[8]*?*

Use to fall *or* get[9]/become *or* be taken[9]/be/feel ***ill*** • air/ brain[10]/ car***sick*** • morning / x-ray ***sickness*** • ***sickness*** benefit[11] / leave[12] • ***sick***-pay[11] / bed / room / leave[12] /-list • acutely / seriously [ɪɚ]/ mentally / chronically / critically / terminally[13] [ɜː] ***ill*** • sudden / mild / severe / life-threatening [e]/ pre-existing[14] ***illness*** • acquired[15] [aɪ]/ physical [ɪ]/ psychiatric [saɪk-] ***illness*** • systemic / viral[16] [aɪ]/ febrile ***illness*** • prolonged / associated / (in)curable / fatal[17] [eɪ] ***illness*** • ***sickly*** child[18] • ***unhealthy*** food

> **Note:** In BE ***to be/feel sick*** refers to vomiting while ***feel ill*** means to be coming down with an illness; ***ill*** is rarely used before a noun–except ***ill*** *(=**bad**)* **effects** or **ill health**[19].

(i) krank
(ii) übel sein, erbrechen
unwohl[1] nicht gesund[2] nicht gesund, schädlich, ungesund[3] Krankheit, Erkrankung[4] ekelerregend, abscheulich[5] kränklich[6] übel sein[7] schwere Krankheiten[8] krank werden[9] geisteskrank, verrückt[10] Krankengeld[11] Krankenurlaub, Krankenstand (öst.)[12] im Endstadium[13] Vorerkrankung[14] erworbene Krankheit[15] Viruserkrankung[16] tödl. Krankheit[17] kränkliches Kind[18] schlechter Gesundheitszustand, Kränkeln[19] 1

catch - caught - caught *v irr inf* *syn* **get, pick up** *v inf,* **contract** *v* → U94-2f

to get a disease, esp. an easily transmitted[1] one such as an infection

» *Did you catch a cold*[2]*? Where did she pick up that bug*[3]*? He contracted an infection when swimming in the polluted*[4] *water. You can get all kinds of illnesses if you take a swim here.*

Use ***to catch*** measles / the flu[5] • ***to contract*** an illness / gonorrhea[6] [rɪə] • ***to contract*** an upper respiratory infection / tuberculosis / HIV infection

bekommen, sich zuziehen
ansteckend[1] sich erkälten[2] Bazillus[3] verseucht[4] die Grippe bekommen[5] sich e. Gonorrhö/ Tripper zuziehen[6] 2

suffer (from) [ʌ] *v* *sim* **sustain**[1] [eɪ], **endure**[2] [ɪndjʊɚ] *v clin,* **go through**[3] *v*

(i) to have a disease (ii) to be affected or afflicted by harmful events, influences, disease, etc.

suffering[4] *n clin* • **sufferer**[5] *n clin & jar* → U104-2

» *He is suffering from high blood pressure. I suffered a mild attack of epilepsy. She sustained a neck injury when diving into shallow water*[6]. *She's been going through a spell*[7] *of ill health.*

Use ***to suffer from*** an illness / late complications / malnutrition[8] [uː] • ***to suffer from*** dehydration [aɪ]/ heat stroke[9] [oʊ] • ***to sustain a*** burn [ɜː]/ fracture / stroke[10] / heart [ɑː] attack • chronic tinnitus / hay [eɪ] fever[11] [iː]/ diabetes[12] [iː] ***sufferer*** • burden [ɜː] of[13] / unbearable[14] [eɚ] ***suffering*** • ***to endure*** pain

erleiden, leiden an/ unter
erleiden, davontragen[1] erleiden, ertragen, aushalten[2] durchmachen[3] Leid(en)[4] Leidende(r)[5] seichtes Wasser[6] Phase[7] an Unterernährung leiden[8] einen Hitzschlag erleiden[9] einen Schlaganfall erleiden[10] Heuschnupfenpatient(in)[11] Diabetiker(in)[12] Leidensdruck[13] unerträgliches Leiden[14] 3

disease [dɪziːz] *n* *syn* **disorder** *n, sim* **condition[1]** *n,* **dysfunction[2]** [ɪ] *n term*

specific impairment [eɚ] of health or disturbance [ɜː] of normal function [ʌ]

diseased[3] *adj term* • **disordered[4]** *adj* • **disease-free[5]** *adj* • **dysfunctional** *adj*

» *He suffers from a rare heart condition. Does he have a medical condition that could account* [aʊ] *for the fatigue[6]* [fətiːg]*? Patients with associated conditions[7] may benefit from[8] this mode of therapy.*

Use to eradicate[9] ***a disease*** • heart / lung / viral [aɪ] ***disease*** • crippling[10] / advanced / rare ***disease*** • progressive / no evidence of (*abbr* NED) ***disease*** • systemic / underlying[11] / predisposing ***condition*** • in a critical ***condition*** • ***diseased*** organ / area • mental / behavior[12] [eɪ]/ affective[13] / attention deficit ***disorder*** • autonomic / (borderline/ antisocial) personality[14] / emotional ***disorder*** • organic / functional / psychosomatic [saɪkə-] ***disorder*** • congenital [dʒe]/ anxiety[15] [aɪ] ***disorder*** • panic / posttraumatic stress ***disorder*** • eating[16] / substance abuse ***disorder*** • multiorgan / motor / endocrine / erectile[17] ***dysfunction*** • ***dysfunctional*** uterine bleeding (*abbr* DUB)/ labor[18] [eɪ] • ***dysfunctional*** state / sphincter / voiding[19]

> **Note:** While ***illness*** is a broad term for any health problem, ***disease*** is used with distinct pathologic entities and ***condition*** preferably with chronic or multiple disorders.

Krankheit, Erkrankung, Störung
Krankheit, Leiden; Zustand, Befinden[1] Funktionsstörung, Dysfunktion[2] krank, erkrankt, befallen[3] krank, gestört[4] rezidivfrei[5] Müdigkeit[6] Begleiterkrankungen, Komorbidität[7] profitieren von[8] eine Krankheit ausrotten[9] zur Invalidität führende K.[10] Grunderkrankung, -leiden[11] Verhaltensstörung[12] Affektstörung[13] dissoziale Persönlichkeitsstörung[14] Angstneurose[15] Essstörung[16] Erektionsstörung, erektile Impotenz[17] Dystokie[18] Miktionsstörung[19]

4

ailment [eɪlmənt] *n clin usu pl* *syn* **malady** [mælədi] *n inf*
rel **malaise[1]** [məleɪz] *n term* → U103-7, **a touch of[2]** [tʌtʃ] *phr inf*

chronic complaints [eɪ] which are not very serious, esp. very common ones such as a cold

ailing[3] [aɪlɪŋ] *adj inf* • **ail[4]** *vt & vi*

» *She has a long history of vague medical ailments. What's been ailing you, Mrs Brown? He'd been ailing for months before he died. It is just a touch of indigestion[5]—nothing serious.*

Use job-related[6] / physical ***ailments*** • ***ailing*** father • childhood[7] / chronic ***maladies***

> **Note:** Clinical and informal expressions referring to being slightly ill include: ***not being/ feeling yourself, to feel run down, to be off colour*** (*BE*), ***to be or feel under the weather[8], be out of sorts[8], to be/feel indisposed. Malady*** is mostly used figuratively for a social or structural problem, while ***malaise*** is a symptom.

Krankheit, Leiden
Unpässlichkeit[1] Anflug von, leicht[2] kränklich, leidend[3] plagen, laborieren an; kränkeln[4] leichte Verdauungsstörung[5] Berufskrankheiten[6] Kinderkrankheiten[7] nicht ganz auf der Höhe/ angeschlagen sein[8]

5

bedridden *adj* *syn* **bedfast** *adj,* **laid** [eɪ] **up, be down with** *v phr inf,*
rel **prostration[1]** [prɒːstreɪʃᵊn] *n term*

severely affected by an illness that you are confined [aɪ] to bed[2], unable to get up and do anything

prostrate[3] [prɒːstreɪt] *v term* • **prostrating** *adj* • **bed rest[4]** *n*

» *Pressure sores[5] generally occur* [ɜː] *in patients who are bedridden and unable or unwilling to change position. She was acutely ill, appeared exhausted* [ɒː] *and prostrated[6]. The skin reaction may be accompanied by fever, malaise and even prostration, but this is very rare. She's laid up with acute rheumatism* [ruː-]*. Bedfast, paralyzed and moribund[7]* [-bʌnd] *patients who are candidates for decubiti[5]* [aɪ] *must be turned frequently.*

Use ***bedridden*** elderly patients • heat[8] / extreme / severe ***prostration*** • ***prostrating*** headaches [k]/ pain • to order strict[9]/require/institute/be at/place at/keep at ***bed rest***

bettläg(e)rig (sein)
Prostration, Erschöpfung, extreme Kraftlosigkeit[1] ans Bett gefesselt, bettläg(e)rig[2] zu Boden werfen[3] Bettruhe[4] Wundliegen, Dekubitus[5] erschöpft und kraftlos[6] im Sterben liegend[7] Hitzeerschöpfung[8] absolute Bettruhe verordnen[9]

6

infirmity [ɪnfɜːrməti] *n clin* *syn* **feebleness** [fiːblnəs] *n inf*

being weak, frail[1] [eɪ], or bedridden, esp. used for referring to elderly people

infirm[1] *adj term* • **feeble[1]** *adj* • **infirmary[2]** *n* • **feeble-minded[3]** *adj pej*

» *Elderly people tend to ignore their infirmities. Her aging infirm husband was moved to a retirement facility[4]. Heat stroke[5] may occur in the elderly, infirm or susceptible[6]* [sʌse-] *individuals in the absence of unusual exposure* [oʊʒ] *to heat. Her hand moved feebly across the desk.*

Use chronically ***infirm*** • ***feeble*** old man / pulse[7] [ʌ]/ urinary stream[8] [iː]

Schwäche, Gebrechlichkeit, Gebrechen
schwach, gebrechlich[1] Krankenzimmer; -haus[2] schwachsinnig[3] Altersheim[4] Hitzschlag[5] empfindlich[6] schwacher Puls[7] schwacher (Harn)strahl[8]

7

disabled [eɪ] *adj & n* *syn* **handicapped** *adj & n*, *sim* **invalid**[1] *adj & n* → U142-3

person in need of long-term care because (s)he is incapacitated[2] [æs] by a chronic illness

disability[3] *n* • **disabling**[4] *adj* • **invalidism**[5] *n term* • **invalidity**[5] *n BE*

» *Thousands of workers are disabled by back pain each year. Reintegration and social adjustment* [dʒʌ] *for the disabled and disfigured*[6] *may be slow. He has been an invalid all his life.*

Use ***disabled*** from birth [ɜː] • ***disabling*** illness / pain • physically [ɪ]/ developmentally ***disabled*** • partially [ʃ]/ completely *or* totally[7] ***disabled*** • life-long / level of / learning[8] ***disability*** • mental / permanent [ɜː]/ severe[9] ***disability*** • ***disability*** benefit *or* pension[10] • mentally / physically / severely / multiply[11] [ʌ] ***handicapped*** • ***invalid*** chair *(BE)* *or* wheelchair[12] / car[13]

> **Note:** In modern usage the terms ***disabled*** and ***handicapped*** are considered politically correct, while ***invalid*** is dated and considered offensive by many handicapped people.

behindert; Behinderte
erwerbsunfähig, invalide; Invalide(r)[1] behindert, arbeitsunfähig[2] Behinderung, Invalidität[3] funktionell beeinträchtigend, behindernd[4] Erwerbsunfähigkeit, Invalidität[5] entstellte Menschen[6] vollinvalide[7] Lernschwäche[8] schwere Behinderung[9] Invalidenrente[10] mehrfach behindert[11] Rollstuhl[12] Behindertenfahrzeug[13]

8

malingerer [məlɪŋgərər] *n clin* *rel* **hypochondriac**[1] [haɪpoʊkɒːndrɪæk] *n*

person who tends to avoid responsibilities or duties, e.g. by pretending to be ill

malinger[2] *v term* • **malingering** *n & adj* • **hypochondriac(al)**[3] *adj*

» *Malingerers consciously seek a real or imagined gain* [eɪ] *from their illness*[4]*. Her family doctor*[5] *thought she was malingering. Hypochondriacs are preoccupied with*[6] *a fear of serious* [ɪər] *illness.*

Use ***hypochondriacal*** patient / beliefs / delusion[7] [uːʒ]/ preoccupation

Simulant(in)
Hypochonder, eingebildete(r) Kranke(r)[1] sich krank stellen, simulieren[2] hypochondrisch[3] Krankheitsgewinn[4] Hausarzt[5] besessen von[6] hypochondrischer Wahn[7]

9

affect [əfekt] *v* *syn* **involve** [ɒː], **afflict** *v*

to influence in a negative way or cause pain, suffering and/or disease

affliction[1] [əflɪkʃən] *n* • **(un)involved** *adj* • **involvement**[2] *n*

» *The right kidney was not affected. In most patients the affliction is short-lived. Boys are afflicted twice as commonly as girls. Large areas of the spinal* [aɪ] *cord*[3] *were involved.*

Use ***affected*** side / area / parts • ***(un)involved*** side / nodes[4] [oʊ]/ joints [dʒ] / ear / by tumor[5] • local / extensive / systemic / renal[6] [iː]/ liver ***involvement*** • vascular / lymph [lɪmf] node *or* nodal[7] ***involvement*** • ***afflicted*** joint • chronic / debilitating / life-long / hip ***affliction*** • ***afflictions of*** old age[8] / aging[8] [eɪdʒɪŋ]

schädigen, betreffen, befallen
Leiden, Beschwerden[1] Befall, Beteiligung[2] Rückenmark[3] befallene Lymphknoten[4] tumorbefallen[5] Mitbeteiligung d. Niere[6] Lymphknotenbeteiligung, -befall[7] Altersbeschwerden[8]

10

impaired [ɪmpeərd] *adj* → U142-3 *syn* **compromised** [-aɪzd] *adj term & clin*

made worse, weaker or less effective, inefficient [ɪʃ] or reduced in function

impairment[1] *n* • **impair** *v* • **unimpaired**[2] *n* • **compromise**[3] *v & n*

» *Olfaction*[4] [æ] *and taste are impaired in smokers. About 20% of patients with lung involvement suffer irreversible lung impairment. There was transient impairment of consciousness and confusion. Almost any pathogen can cause pneumonia* [n(j)uː-] *in a compromised host* [oʊ].

Use ***impaired*** sensation / function / ability to swallow[5] [ɒː] • mentally / mildly / severely ***impaired*** • visual [ɪʒ]/ speech [tʃ]/ hearing[6] / cognitive ***impairment*** • ***impairment of*** consciousness[7] [ʃ]/ memory / liver function • (non)immuno***compromised***[8] • (life-threatening) hemodynamic[9] [aɪ]/ cardiovascular ***compromise*** • respiratory / neurologic [ʊər] ***compromise***

beeinträchtigt, gestört
Beeinträchtigung, Störung, Schädigung[1] ungestört, intakt[2] gefährden; Gesundheitsgefährdung, akute Komplikation/ Krise[3] Geruchssinn[4] Schluckstörung[5] Schwerhörigkeit[6] Bewusstseinsstörung[7] immungeschwächt[8] hämodynamische Komplikation[9]

11

deteriorate *vi* *syn* **worsen** [ɜː] *vi/vt inf*, **decline** [dɪklaɪn] *vi*, *rel* **aggravate**[1] *vt*

to get progressively worse (symptoms, the patient's status/ condition)

deterioration[2] *n* • **aggravation**[2] *n* • **decline**[3] *n* • **worse**[4] *adj* • **worsening**[5] *n & adj*

» *His health is steadily* [e] *deteriorating. I'm afraid he's worse*[6] *today. Her condition worsened overnight. There was sudden deterioration of vision* [ɪʒ]. *Voluntary activity declined due to weakness and fatigue. The pain is aggravated by shoulder motion* [oʊʃ]. *Dairy* [eər] *products*[7] *may aggravate diarrhea* [daɪəriːə].

Use sudden / progressive[8] / clinical / neurologic / cerebral / mental[9] ***deterioration*** • ***to worsen*** symptoms [ɪ]/ the condition[10] / quickly / by day • steady / rapid / gradual / intellectual[9] / functional ***decline*** • ***to aggravate*** acne [ækni]/ a disorder • ***aggravating*** factors • to make/be/become ***worse*** • to make things / transiently[11] / progressively ***worse*** • clinical[12] / radiographic / neurologic / marked[13] ***worsening*** • ***worsening*** asthma [æzmə]/ clinical status[12] / of joint pain

sich verschlechtern – sich verschlimmern
etw. verschlimmern[1] Verschlechterung, Verschlimmerung[2] Verschlechterung, Verfall; Abnahme[3] schlechter[4] Verschlechterung; fortschreitend, progredient[5] es geht ihm schlechter[6] Milchprodukte[7] zunehmende Verschlechterung[8] geistiger Verfall[9] den Gesundheitszustand verschlechtern[10] vorübergehend schlechter[11] Verschlechterung d. klin. Status[12] deutl. Verschlechterung[13]

12

improve [uː] *v* *syn* **ameliorate** [əmiːljəreɪt] *v, sim* **alleviate**[1] [iː], **mitigate**[1] *v*

(i) to get better after an illness
(ii) to cause symptoms or a condition to get better (e.g. by therapy)

improvement[2] *n clin* • **amelioration**[2] *n* • **alleviation**[3] *n* • **mitigation**[3] *n*

» *His condition has improved markedly. The drug did not seem to improve symptoms. Treatment is directed toward alleviating renal insufficiency* [ɪʃ]. *This will improve perfusion and ameliorate some of his rest pain*[4]. *Overall, improvement in symptoms was quite dramatic.*

Use ***to improve*** skin function / blood flow / outcome • ***to improve*** with age[5] / over time / with exercise • ***to ameliorate*** behavior problems / pruritus [aɪ] signs • ***to alleviate*** symptoms / pain[6] / headache [hedeɪk] • ***to alleviate*** anxiety[7] [aɪ]/ spasm / heartburn [hɑːrtbɜːrn] • to show no[8] ***improvement*** • gradual / little[9] / partial / marked *or* definite[10] ***improvement*** • clinical / subjective / signs of[11] ***improvement*** • symptomatic / dramatic ***alleviation*** • ***alleviation of*** symptoms / pain[12]

(sich) bessern, besser werden, s. erholen, Fortschritte machen
lindern, (ver)mindern[1] Besserung[2] Linderung, Erleichterung[3] Ruheschmerz[4] sich auswachsen, mit zunehmendem Alter besser werden[5] Schmerz lindern[6] Ängste abbauen/ Angst mindern[7] keine Besserung zeigen[8] leichte Besserung[9] deutliche B.[10] Anzeichen einer Besserung[11] Schmerzlinderung[12]

13

subside [aɪ] *vi* → U140-4 *syn* **abate** [eɪ], **fade** [eɪ] *vi, rel* **revert**[1], **reverse**[1] [ɜː] *vt*

to lessen, become less pronounced [aʊ] or return to normal[2] (e.g. signs of shock, fever [iː])

subsidence[3] *n clin* • **abatement**[3] *n* • **reversal**[4] *n* • **(ir)reversible** *adj*

» *Her swelling has subsided completely without residual discomfort*[5]. *Nausea* [ɔː] *and vomiting usually disappear as the cramps in the lower abdomen subside. Continue treatment until the resulting intense anxiety abates. Spontaneous* [eɪ] *reversal occurs slowly, over many weeks. Failure of the fever to subside indicates inadequate drainage* [-ɪdʒ].

Use ***to subside*** gradually[6] [ædʒ]/ promptly / rapidly / without sequelae[7] [sɪkweliː]/ within 2 days • ***to revert*** to(ward) normal[2] / spontaneously • ***to abate*** with remission • ***to reverse*** a process / a deficit[8] / drug effects / a chemical injury / the catabolic state • temporary[9] ***subsidence*** • ***reversible*** disease / impairment / ischemia [ɪskiːmɪə]

nachlassen, abklingen, (ab)sinken, sich bessern
bessern, normalisieren[1] s. normalisieren[2] Rückgang, Abklingen, Remission[3] (Auf)lösung, Besserung[4] Restbeschwerden[5] allmählich abklingen[6] komplikationslos abklingen[7] einen Mangel beheben[8] vorübergehende Besserung[9]

14

resolve [rɪzɒːlv] *vi* *syn* **settle (down)** *v, sim* **disappear**[1] [-ɪə], **go away**[1] *v phr clin*

to lessen and return to normal (e.g. a swelling, eruption [ʌ], etc.)

resolution[2] [uːʃ] *n term* • **unresolved** *adj* • **disappearance**[2] *n*

» *The abscess resolved with antibiotic therapy alone. Most cases resolve in 4-6 weeks with conservative management. This rash*[3] *has settled down nicely. Extrapyramidal syndromes increase with anxiety, wax and wane*[4] [eɪ], *and disappear with sleep. The fever went away for more than 24 hours and then returned. You can rest assured that this numbness*[5] [ʌ] *will settle spontaneously* [eɪ].

Use ***to resolve*** spontaneously[6] / uneventfully / without sequela / within hours • edema [iː] / palsy[7] [ɔː]/ hematuria / vasospasm[8] [eɪ] ***resolves*** • ***to settle*** with rest[9] / one's nerves / down at night[10] • ***resolution of*** signs / symptoms[11] / the infection / the edema • to hasten[12] [heɪsᵊn] /promote ***resolution*** • clinical / histologic / partial / full[13] / (in)complete[13] ***resolution*** • rapid / prompt / spontaneous[14] / eventual[13] / pain ***resolution*** • ***unresolved*** pneumonia[15] [n(j)uː-]/ enigma[16] / uremia [iː]/ conflict[17] / issue[18]

abklingen, sich zurückbilden, (sich) beruhigen
verschwinden, abklingen[1] Besserung, Rückbildung, Abklingen[2] Ausschlag[3] zu- u. abnehmen[4] Taubheitsgefühl[5] spontan abklingen[6] Lähmung bildet sich zurück[7] Gefäßkrampf löst sich[8] in Ruhe abklingen[9] über Nacht abklingen[10] Abklingen d. Symptome[11] Abheilen/ Abklingen beschleunigen[12] vollkommene Rückbildung, Vollremission[13] Spontanremission[14] persistierende Pneumonie[15] ungelöstes Rätsel[16] nicht bewältigter Konflikt[17] ungelöstes Problem[18]

15

recover [rɪkʌvɚ] *v clin* *syn* **recuperate** [uː], **convalesce** [kɒːnvəles] *v clin* *rel* **get over**[1] *v phr,* **overcome**[1] *v inf*

to get better or well again after an illness as the condition improves and symptoms resolve and disappear and the patient returns to normal activities

recovery[2] *n* • **recuperation**[2] *n* • **convalescence**[2] *n* • **convalescent**[3] *adj & n*

» *Most children recover from hepatitis without sequelae*[4]. *The infant is still recovering from birth shock. You badly need some weeks of rest and recuperation. I was just getting over the flu when I caught another bug* [ʌ]. *Otherwise the patient's convalescence was smooth*[5] [uː].

Use ***to recover from*** shock / frostbite[6] / arthritis [aɪ]/ anesthesia [iːʒ]/ surgery [ɜː] • to make a full[7] /achieve [ətʃiːv] ***recovery*** • to accelerate *or* hasten *or* speed up ***recovery*** • full *or* complete[8] / partial[9] ***recovery*** • early / prompt / good ***recovery*** • uneventful *or* uncomplicated / spontaneous[10] / time to[11] ***recovery*** • ***recovery*** period[11] / room[12] • to be on the way to[13] ***recovery*** • prolonged / surgical ***convalescence*** • ***convalescent*** serum[14] [ɪɚ]/ period[11] / carrier[15] / care / home[16] • prolonged / surgical ***recuperation***

genesen, sich erholen
überwinden, überstehen[1] Genesung, Erholung, Rekonvaleszenz[2] genesend; Rekonvaleszent(in)[3] Folgen, Folgeerscheinungen[4] problemlos[5] von Erfrierungen genesen[6] völlig wiederhergestellt sein[7] vollständige Genesung, Restitutio ad integrum[8] Defektheilung[9] Spontanheilung[10] Rekonvaleszenz[11] Aufwachraum[12] auf d. Weg d. Besserung sein[13] Rekonvaleszentenserum[14] rekonvaleszenter Ausscheider[15] Erholungsheim[16]

16

Clinical Phrases

Ever since that accident he's been in a pretty bad way. Seit seinem Unfall geht es ihm gesundheitlich ziemlich schlecht. • I've not been feeling myself for a while. Ich bin schon einige Zeit gesundheitlich nicht ganz auf der Höhe. • I've been feeling under the weather for some days, doctor. Herr Doktor, ich fühle mich schon ein paar Tage etwas angeschlagen. • Are you feeling better today? Geht es Ihnen heute besser? • Do you feel up to going back to work? Glauben Sie, dass Sie wieder zur Arbeit gehen können? • She seems to be on the mend again. Sie scheint auf dem Weg der Besserung zu sein. • I've been up and about for two days now. Seit zwei Tagen bin ich wieder auf den Beinen. • I wish you a speedy recovery. Baldige Besserung! • I suppose the child is sickening for measles. Das Kind brütet vermutlich die Masern aus. • Her health has been declining. Ihr Gesundheitszustand ist zusehends schlechter geworden. • His progress has suffered a setback. Er hatte einen Rückfall. • In the last 48 hours Mrs. Miller has been pursuing a constant downhill course. Mit Frau M. ging es in den letzten 48 Stunden ständig bergab. • I hope she'll get well soon. Ich hoffe, sie ist bald wieder auf den Beinen.

Unit 5 Injuries

Related Units: 106 Fractures, 104 Pain, 89 General Pathology, 140 Wound Healing, 141 Fracture Management

injure [ɪndʒɚ] *v usu pass* *syn* **hurt, wound** [uː] *v* → U104-3

to hurt oneself or harm somebody else

injury[1] *n* • **(un)injured / (un)hurt** *adj* • **the injured**[2] *n*

» *Do not rub or massage [-ɑː(d)ʒ] injured tissues or apply ice or heat. The injured area should be cleansed [e] with soap or antiseptic and sterile dressings[3] applied.*

Use badly / seriously [ɪɚ]/ critically / fatally[4] ***injured*** • ***injured*** extremity / area / head / party[5] / tissue / epithelium [iː] • ***to hurt*** oneself / one's back

Note: Do not confuse *to injure* and *injury* with *insure*[6] [ɪnʃʊɚ] and *insurance*[7].

(sich) verletzen, verwunden
Verletzung[1] Verletzte[2] Verband[3] tödlich verletzt[4] verletzte Person/ Partei[5] versichern (lassen)[6] Versicherung[7] 1

injury [ɪndʒɚi] *n* *syn* **trauma** [trɒːmə] *n term*

damage or wound inflicted[1] on the body by external forces

injurious[2] [ɪndʒʊɚɪəs] *adj* • **injury-free** *adj*

» *Many patients find even minor injuries (such as venipuncture) unbearable[3] [eɚ]. Tell me about the circumstances of your injury. Where is your injury? Excess carotene is not injurious.*

Use to sustain[4]/receive ***an injury*** • ***injury*** to the breast[5] [e]/ from exposure to cold[6] • site / type / degree / mechanism [k]/ pattern ***of injury*** • head / brain / spinal [aɪ] cord[7] / blast[8] / whiplash[9] / facial [feɪʃəl] ***injury*** • work(-related) / sports / thermal / cold[6] / radiation / renal [iː]/ self-inflicted[10] / bodily[11] ***injury*** • superficial / blunt[12] [ʌ]/ closed / penetrating / needle stick[13] / crush(ing)[14] [ʌ]/ soft tissue[15] / impalement[16] [eɪ] ***injury*** • ***injured*** extremity / area / head • ***injurious*** effect / agent[17]

Verletzung, Trauma
zugefügt[1] schädlich[2] unerträglich[3] V. erleiden[4] Brustverletzung[5] Erfrierung[6] Rückenmarkverletzung[7] Explosionstrauma[8] Schleudertrauma[9] Selbstverstümmelung[10] Körperverletzung[11] stumpfe V.[12] Nadelstichverletzung[13] Quetschung[14] Weichteilverletzung[15] Pfählungsverletzung[16] schädliche Substanz[17] 2

wound [wuːnd] *v & n* *syn* **traumatize** *v term*, **injure** *v*, *sim* **harm**[1] *v*

(v) to cause an injury, esp one that breaks the skin (n) injury to the skin or an internal organ caused by violence [aɪ] or a surgical incision

wounded[2] *n & adj* • **harm** *n* • **unharmed**[3] *adj*

» *The wound was dressed with a plain pad[4] and bandage. It was a simple through-and-through bullet [ʊ] wound[5]. The wound exudate[6] was quite frothy[7]. Explore and debride [iː] the wound carefully.*

Use to inflict/cause/approximate[8]/clean/cover/dress[9]/swab[10] [ɒː]/close ***a wound*** • ***wound*** healing / care[11] / cleanser[12] [e]/ closure • deep / burn / bite / flesh / open / penetrating ***wound*** • gunshot / puncture or stab[13] / clean / contaminated / gaping[14] [eɪ]/ surgical ***wound*** • ***wound*** cavity / abscess / discharge[6] / margins[15] [dʒ]/ edges[15] / surface • to do sb.[16] / to come to / bodily[17] ***harm***

verletzen, verwunden; Wunde, Verwundung
verletzen, Schaden zufügen[1] Verletzte; verwundet[2] unverletzt, -versehrt[3] Wundauflage[4] Durchschuss[5] Wundsekret[6] trüb[7] Wundränder adaptieren[8] W. verbinden[9] W. abtupfen[10] Wundversorgung[11] Wundreinigungsmittel[12] Stichwunde[13] klaffende W.[14] Wundränder[15] jem. Schaden/ e. Verletzung zufügen[16] Körperverletzung[17] 3

trauma [trɒːmə] *n term, pl* **-s** *or* **-ata** *syn* **injury, wound** *n*

physical or psychic [saɪkɪk] injury caused by accidents, violent action, toxic substances, emotional shock, etc.

traumatic *adj term* • **traumatize** *v* • **-trauma, trauma(to)-** *comb*

» *There was eyelid swelling from blunt trauma to the orbit. The CNS bleeding occurred without evidence of antecedent [siː] trauma or of a specific lesion.*

Use ***trauma*** center / care / index • high risk for ***trauma*** • acoustic[1] [kuː]/ birth / facial / arterial ***trauma*** • emotional / major[2] [eɪdʒ]/ multiple[3] ***trauma*** • a/ non/ post-***traumatic*** • ***traumatic*** death[4] [e]/ in origin / pain / shock / event[5] / (brain) injury / sexual experience • ***traumatized*** zone [zoʊn]/ patient[6] • ***traumato***logy /genic • baro/ micro***trauma***

Trauma, Wunde, seelische Erschütterung
Schalltrauma[1] schweres T.[2] Polytrauma[3] Unfalltod[4] traumatisches Ereignis[5] Traumapatient(in)[6]
4

lesion [liːʒᵊn] *n term* → U89-3 *sim* **sore**[1] [sɔːr] *n clin* → U104-11

(i) wound or injury (ii) broad term for all kinds of tissue damage (skin sores[2], ulcers [ʌls], tumors, etc.)

» *If the carious lesion progresses, infection of the dental pulp may occur, causing acute pulpitis [-aɪtɪs].*

Use gross[3] [oʊ]/ deep seated / occult / palpable / nodular / localized / focal[4] / irritative / polypoid / premalignant[5] / necrotic ***lesion*** • skin[2] / scalp[6] / vaginal [dʒ] wall / rib / solitary[7] / recurrent[8] [ɜː‖ʌ] ***lesions*** • bed *or* pressure[9] / running[10] / oriental / cold[11] ***sore***

(i) Verletzung
(ii) Läsion, Schädigung, Tumor
wunde Stelle, Geschwür[1] Hautläsionen[2] makroskopische Läsion[3] Herdläsion[4] Präkanzerose[5] Kopfhautverletzungen[6] Solitärläsionen[7] Rezidive[8] Dekubital-, Druckgeschwür[9] eiternde Wunde[10] Herpes simplex, Fieberbläschen[11]
5

cut *n & v* *sim* **slash**[1], **slice**[2] [aɪ] *n & v clin,* **incision**[3] *n term* → U126-9

(n) wound made by cutting (v) incise the skin or tissue by accident[4] or intention with a knife [naɪf], scalpel, scissors [sɪzɚz], etc.

cutdown[5] *n term* → U127-18 • **cut through/ away/ off[6]/ in** *v phr jar*

» *He had a bad cut on his shin[7]. She cut her soles[8] on the broken glass. Cut the umbilical cord[9].*

Use slight / superficial / deep ***cut*** • venous[5] [iː] ***cutdown*** • ***cut*** edge[10] / surface[11] / section / ends / into slices [aɪ] • vein [eɪ] was ***cut*** and ligated[12] [aɪ] • ***to slash*** one's wrists[13] [rɪsts]

Schnittwunde, -verletzung; (ein/ab/durch/zer)schneiden
(langer/ tiefer) Schnitt; aufschlitzen[1] Scheibe; (Scheiben) schneiden[2] (Ein)schnitt, Inzision[3] versehentlich[4] Venae sectio, Venenschnitt[5] ab-, wegschneiden[6] Schienbein[7] Fußsohlen[8] Nabelschnur[9] Schnittrand[10] Schnittfläche[11] V. wurde ligiert u. durchtrennt[12] s. die Pulsadern aufschneiden[13]
6

laceration [læsəreɪʃᵊn] *n term* *sim* **tear**[1] [teɚ] *n clin* → U5-19

(i) a torn external or internal wound with rough [rʌf] margins[2]; not a cut or incision
(ii) the act of lacerating

lacerated[3] *adj term* • **lacerate** *v usu pass* • **lacerable** *adj* • **torn** *adj*

» *Bleeding from the external ear is most commonly due to[4] local laceration or abrasion. A tear had developed in the intima of the aorta [eɪ].*

Use ***lacerated*** wound / tendon[5] • scar from / skin / pelvic floor[6] / puncture[7] / flap-type ***laceration*** • ***laceration of the*** liver / pleura [ʊ]/ cervix / perineum[8] • ***torn*** dura / vessel[9] • retinal / esophageal [dʒɪəl] ***tear***

Riss-, Platzwunde; Zerreißung
(Ein)riss, Ruptur[1] ausgefranste Ränder[2] ein-, aufgerissen, zerfetzt[3] zurückzuführen auf[4] Sehnenriss, -ruptur[5] Beckenbodenriss[6] Stichwunde[7] Dammriss[8] Gefäßruptur[9]
7

abrasion [əbreɪʒᵊn] *n term* *syn* **graze** [eɪ] *n & v clin,* *sim* **chafe**[1] [tʃeɪf] *v & n,* **excoriation**[2] *n term*

(i) wound caused by scraping [eɪ] the skin against a rough object (ii) pathologic or therapeutic grinding or wearing [eɚ] away[3] of superficial tissue layers, e.g. of tooth substance, skin layers, uterine mucosa, etc.

abrasive[4] *adj & n term* • **abrade**[5] *v* • **excoriated** *adj*

» *Abrasions such as a skinned knee[6] [niː] or a floor burn[7] should be washed, a mild antiseptic ointment[8] applied, and covered with sterile gauze[9] [ɒː].*

Use superficial [ɪʃ]/ facial / scalp / corneal[10] / multiple ***abrasion*** • ***abrasions and/or*** contusions [juː]/ lacerations • derm***abrasion***

(i) Schürfwunde, Abschürfung, Schramme (ii) Abrieb, Abrasion, Abschabung
aufscheuern, wundreiben; wundgeriebene Stelle[1] Exkoriation[2] Abtragung[3] abreibend; Schleifmittel[4] abschürfen, -reiben[5] aufgeschürftes Knie[6] Abschürfung durch mechan. Reibung[7] Salbe[8] (Verbands)mull[9] Hornhautabschabung, Abrasio corneae[10]
8

scratch [skrætʃ] *v & n clin* *syn* **scrape** [eɪ] *v & n clin*

(v) (i) to inflict small shallow cuts[1] with a sharp object (ii) scrape or rub oneself with one's fingernails to relieve itching [ɪtʃɪŋ] (n) a small abraded area where the skin is torn or worn off

» *The lesions were found along linear scratch marks[2]. The itch[3] provokes a desire to scratch.*

Use ***scratch***-type incision / test[4] • vigorously [ɪg] ***scraped*** area • skin / tissue / corneal / uterine[5] ***scrapings*** • iris [aɪ] ***scraped*** free • cat-***scratch*** fever[6] [iː]

(sich) kratzen, schaben; Kratzer, Schramme
oberflächliche Schnittverletzungen[1] Kratzspuren[2] Jucken, Juckreiz[3] Skarifikations-, Kratztest[4] Kürettagematerial a. d. Uterus[5] Katzenkratzkrankheit[6] 9

sting [stɪŋ] **- stung - stung** *v irr & n* *sim* **bite[1] - bit - bitten** *v irr & n,* **prick[2]** *v & n,* **puncture[3]** [ʌ] *v & n term*

(n) wound caused by certain insects (e.g. hornets[4], wasps [ɒː], fire ants[5]), plants (e.g. nettles[6], poison ivy[7] [aɪvi]) and animals (esp marine animals like jellyfish[8] [dʒ], stingrays[9], etc.) typically associated with exposure to irritating chemicals or venoms[10]

stinging[11] *adj* • **biting** *adj* • **stinger[12]** *n* → U91-16 • **punctured** *adj term*

» *Usually the barbed venomous stinger[13] can be found in place after a bee sting. The girl was stung by several honeybees. Hospitalize all patients who have been bitten by poisonous snakes.*

Use insect / scorpion ***stings*** • animal / dog / cat / mosquito / snake / tick[14] / human / stork[15] ***bite*** • ***bite*** wound[16] / injury • flea[17]- [iː]/ frost[18]-***bitten*** • ***biting*** sensation / louse [aʊ] • ***puncture*** wound / site[19] • needle / lumbar[20] [ʌ]/ acu***puncture*** • ***to prick*** one's finger • ***prick*** (skin) test[21]

stechen, brennen; (Insekten)stich, Biss, Stachel *(BE)*
beißen; Biss[1] (ein-, auf-, durch) stechen; (Ein)stich[2] punktieren, (durch)stechen; Punktion, Einstich[3] Hornissen[4] Feuerameisen[5] (Brenn)nessel[6] Giftefeu[7] Quallen[8] Stachelrochen[9] tierische Gifte[10] stechend, brennend[11] Stachel[12] Giftstachel m. Widerhaken[13] Zeckenbiss[14] Storchenbiss[15] Bisswunde[16] voller Flohbisse[17] erfroren[18] Punktionsstelle[19] Lumbalpunktion[20] Pricktest[21] 10

burn [bɜːrn] *n & v clin* *sim* **scald[1]** [skɔːld] *v & n clin*

(n) injury to tissues resulting from fire, hot liquids, steam[2] [iː], acid chemicals, lightning[3], electricity or radiation (v) to cause a lesion by heat exposure or suffer pain from heat

scalding[4] *adj clin* • **sunburn[5]** *n* • **postburn** *adj term*

» *Burn scars are often unsightly[6] [saɪt] and total resolution[7] is not possible in many cases. The mainstay of treatment of any chemical burn is copious[8] irrigation with large amounts of tap water[9]. Be careful not to scald the anesthetized tissues.*

Use minor / major / deep thermal / 1st degree[10] / contact / friction[11] [kʃ] ***burns*** • chemical *or* acid[12] / electrical / depth of ***burn*** • ***burn*** victim / trauma / coma / care • ***burned*** body surface • ***burning*** pain / sensation[13] / feet / tongue [tʌŋ]/ on urination[14] • ***scald(ing)*** burn[1] • ***scalded*** skin[15]

Verbrennung, Brandwunde; (sich) verbrennen
(sich) verbrühen; Verbrühung[1] Dampf[2] Blitzschlag[3] siedend (heiß)[4] Sonnenbrand[5] hässlich, unansehnlich[6] Rückbildung[7] gründlich[8] Leitungswasser[9] V. 1. Grades[10] Verbrennungen durch mech. Reibung[11] Verätzung[12] Brennen, brennendes Gefühl[13] Brennen beim Urinieren[14] verbrühte Haut[15] 11

frostbite [frɒːstbaɪt] *n clin* *sim* **chilblain** [tʃɪlbleɪn] *or* **(erythema)** [iː] **pernio[1]** *n term*

blanching[2], paresthesias[3] [iː], edema [ɪdiːmə] and local tissue destruction as a result of exposure to extreme cold

frostbitten[4] *adj clin* • **frostnip[5]** *n*

» *After rewarming the frostbitten area becomes purple [ɜː], painful and tender. Chilblains are red, itching, blistering[6] skin lesions without actual freezing of the tissues.*

Use deep / superficial / severe[7] ***frostbite*** • ***frostbitten*** toes / digits [dʒ]

Erfrierung, Congelatio
Frostbeule, Pernio[1] Blässe, Blasswerden[2] Parästhesien, Sensibilitätsstörungen[3] erfroren[4] leichte Erfrierung[5] mit Blasenbildung[6] schwere/ hochgradige Erfrierung[7] 12

bruise [bruːz] *n & v clin* *syn* **contusion** [uː] *n,* *sim* **hematoma[1]** [hiːmətoʊmə] *n term* → U89-26

(n) injury to soft tissues produced by blunt trauma (e.g. a blow[2], kick, or fall) producing a subcutaneous hematoma from ruptured blood vessels
(v) to cause a contusion, e.g. by bumping [ʌ] into[3] sth.

bruising[4] *n* • **contuse** *v* • **black eye** *or* **shiner[5]** [aɪ] *n clin*

» *How did you bruise your forearm? She was treated for cuts and bruises. The left kidney is mildly contused. How do you differentiate subdural hematomas from cerebral contusion without hematoma?*

Use skin ***bruises*** • to be easily[6] ***bruised*** • ecchymosis [kɪ] and ***bruising*** • cerebral[7] ***contusion*** • ***contusion*** of the spinal [aɪ] cord • ***contused*** wound[8]

Quetschung, Prellung, Kontusion, Bluterguss; quetschen, s. einen blauen Fleck holen
Hämatom, Bluterguss[1] Schlag, Stoß[2] stoßen gegen[3] Prellungen, blaue Flecke(n)[4] blaues Auge, Veilchen[5] leicht blaue Flecke(n) bekommen[6] Hirnprellung, Contusio cerebri[7] Quetschwunde[8] 13

concussion [kənkʌʃən] *n clin & term* *syn* **commotio** [kəmoʊʃioʊ] *n term rare*

(i) generally, a collision [ɪʒ] or violent shaking
(ii) the resulting injury to soft tissues, esp. the brain or retina

be concussed[1] *phr term* • **concussive**[2] *adj* • **postconcussion** *adj*

» *Concussion affects only mentation[3], with return of consciousness moments or minutes after impact[4]. Amnesia[5] [iːʒ] after concussion typically follows a few moments of unresponsiveness[6].*

Use ***concussion of the*** brain[7] / spinal cord[8] • to suffer a[9] / cerebral / cochlear [k]/ grade 3 ***concussion*** • ***concussive*** effect / blow / (head) injury / state • ***postconcussion*** headache / syndrome[10]

(Gehirn)erschütterung, Commotio
(Gehirn)erschütterung haben[1] erschütternd[2] mentale Funktionen[3] Aufprall, Stoß[4] Amnesie, Erinnerungslücke[5] Nichtansprechbarkeit[6] Commotio cerebri[7] Commotio spinalis, Rückenmarkerschütterung[8] eine Gehirnerschütterung erleiden[9] postkommotionelles Syndrom[10] 14

swelling *n clin* *sim* **puffiness**[1] [ʌ] *n clin*, **tumescence**[2], **edema**[3] [ɪdiːmə] *n term*

abnormal localized enlargement due to accumulation of fluid[4] in the tissue

swell[5] - swelled - swollen *v irr* • **puffy**[6] *adj* • **edematous**[7] [e] *adj*

» *Is the painful swelling in her breast [e] due to bruising? Venous stasis [eɪ] may sometimes affect lymphatic vessels, producing a permanent swelling called solid edema[8].*

Use ***swelling*** subsides[9] • ***swollen*** lymph nodes / joints / ankle / nasal mucosa • acute / local(ized) / diffuse / inflammatory[10] / marked[11] / painful *or* tender ***swelling*** • facial / soft tissue / ankle / eyelid[12] / cloudy[13] [aʊ] ***swelling*** • ***puffiness*** about the eyes

(An)schwellung
Aufgedunsenheit[1] Tumeszenz, (diffuse) Anschwellung[2] Ödem[3] Flüssigkeitsansammlung[4] (an)schwellen[5] verschwollen[6] ödematös[7] Myxödem[8] Schwellung klingt ab[9] entzündliche Schwellung[10] starke Schwellung[11] Lidschwellung[12] trübe Schwellung[13] 15

sprain [eɪ] *n & v clin* *sim* **torsion**[1] [ʃ] *n term*

(n) injury to the tendons[2], ligaments[3] and/or capsule around a joint (v) to twist[4] a joint

torsional[5] *adj term* • **distort**[6] *v* • **distortion**[7] *n*

» *It was just a sprain, the ligament was not torn and there was no avulsion fracture[8]. How did you sprain your ankle?*

Use ankle / foot / knee / collateral ligament[9] / (un)stable ***sprain*** • ***sprain*** fracture[8] • ***sprained*** ankle[10] / wrist [rɪst] • (internal/external) tibial / testicular[11] ***torsion*** • ***torsional*** movement / displacement[12] / stress • outward / medial / radiographic / mandibular[13] ***distortion*** • ***distorted*** face[14] / anatomy / body image

Note: In English medical usage *distortion* and *sprain* are not synonymous.

Verstauchung, Zerrung, Distorsion; zerren, verstauchen, überdehnen
Torsion, (Ver)drehung[1] Sehnen[2] Bänder[3] verdrehen, -stauchen, umknicken[4] Dreh-, Torsions-[5] verdrehen, -zerren[6] Verzerrung[7] Abrissfraktur[8] Seitenbandzerrung[9] verstauchter Knöchel[10] Hodentorsion[11] Drehfehlstellung[12] Unterkieferasymmetrie[13] verzerrtes Gesicht[14] 16

strain [eɪ] *v & n clin* *sim* **pull**[1] *v*, **sprain**[1] *v & n clin*

(v) to overstretch[2] or overexercise a muscle [mʌsl] or ligament
(n) damage (usually muscular [kjʊ]) resulting from excessive physical effort[3]

straining[4] *n* • **strenuous**[5] [e] *adj*

» *You must avoid flexing[6], lifting and straining. Causes of chronic low back pain may also include back strain due to poor posture[7] [pɒːstʃɚ] or poor conditioning[8] that is aggravated[9] by mechanical factors (e.g. overuse[10] or obesity [iː]).*

Use to strain or pull[1] ***a muscle*** • (low) back[11] / muscle[12] / abduction / right heart[13] / emotional[14] ***strain*** • abdominal[15] ***straining***

überdehnen, -lasten, zerren; Überdehnung, -belastung, Zerrung
(Muskel) zerren[1] überdehnen[2] körperliche Überanstrengung[3] Anstrengung, Belastung[4] anstrengend[5] Beugen, Bücken[6] schlechte Haltung[7] schlechter Trainingszustand[8] verschlechtert[9] Überbelastung, -training[10] überanstrengter/s Rücken/ Kreuz[11] Muskelzerrung[12] Rechtsherzbelastung[13] seelische Belastung[14] Bauchpresse[15] 17

hemorrhage [hemərɪdʒ] *n term* *syn* **bleeding** *n clin*, **bleed** *n jar* → U89-26

internal or external bleeding usually from a ruptured vessel, e.g. prolonged minor oozing [uːzɪŋ] of blood[1] from minute[2] [maɪnuːt] vessels or acute and massive extravasation[3]

hemorrhagic *adj term* • **nosebleed**[4] *n clin* • **bleeder**[5] *n* • **bleed** - bled - bled *v irr*

» *In an arterial [ɪɚ] hemorrhage the blood is bright red in color and comes in spurts[6].*

Use to arrest or stop a[7] ***hemorrhage*** • acute / major[8] / brisk[8] / profuse[8] / intracranial / internal[9] ***hemorrhage*** • petechial [k]/ capillary / postextraction / postpartum[10] / essential / concealed[11] [siː]/ secondary[12] ***hemorrhage*** • ***hemorrhagic*** disease of the newborn[13] / fever

Blutung, Hämorrhagie
Sickerblutung[1] kleinste[2] Blutaustritt, Blutung[3] Nasenbluten[4] Bluter(in), Hämophile(r)[5] pulssynchron spritzen[6] Blutung stillen[7] starke B.[8] innere B.[9] Nachgeburtsblutung[10] okkulte B.[11] Nachblutung[12] hämorrhagische Diathese d. Neugeborenen[13] 18

rupture [rʌptʃɚ] *n & v term* *syn* **tear** [teɚ] - tore - torn *n & v irr clin*, *sim* **disruption**[1] [ʌ] *n term*

(n) a break [eɪ] or tear in continuity[2] of soft tissues (tendons, vessels)

(un)ruptured *adj* • **tearing** *n* • **disrupt**[3] *v* • **disruptive**[4] *adj*

» *On laparoscopy blunt diaphragmatic rupture was diagnosed. There was a tear of the middle meningeal artery.*

Use traumatic / spontaneous[5] [eɪ] ***rupture*** • tendon[6] / partial[7] / delayed [eɪ]/ free / contained[8] [eɪ] ***rupture*** • splenic[9] [e]/ bladder[10] / aortic [eɪ] ***rupture*** • ***rupture of*** the diaphragm [æm]/ an aneurysm [ænjərɪzᵊm]/ membranes[11] / longitudinal ligaments • ***ruptured*** eardrum[12] / vessels / scar[13] • ligamentous[14] / partial[15] / neural / family[16] ***disruption*** • ***disrupted*** muscle / sleep[17] / speech • ***disruptive*** behavior[18] / child / patient • ***tear*** injury • wear-and-[19] [eɚ]/ hamstring[20] / meniscal ***tear***

> **Note:** Mark the difference in pronunciation and meaning in *tear*[21] [ɪɚ] and *tearing*[22] [ɪɚ].

Ruptur, Riss, (Durch)bruch, Hernie; reißen, platzen, rupturieren
Zerreißung, Spaltung[1] Kontinuität[2] (zer)stören, zerreißen, spalten[3] zerreißend, -störend[4] Spontanruptur[5] Sehnenriss, -ruptur[6] Einriss[7] gedeckte Ruptur[8] Milzruptur[9] Blasenruptur[10] Blasensprung[11] Trommelfellruptur[12] Narbenbruch[13] Bänderriss[14] Zerrung[15] zerrüttete Familienverhältnisse[16] gestörter Schlaf[17] störendes/ destruktives Verhalten[18] Abnutzung, Verschleiß[19] Zerrung/ Riss d. Oberschenkelbeuger[20] Träne[21] Tränen(träufeln); tränend[22] 19

dislocation *n term* *rel* **displacement**[1] *n*, **fracture**[2] *n & v term* → U106-1ff

displacement of the articular surface of a bone from its joint; in displaced fractures the main bony fragments are widely separated

dislocate[3] *v term* • **displace**[4] *v* • **(un)displaced** *adj*

» *Proper positioning of the x-ray tube*[5] *will improve identification of the radial head dislocation. Swelling may mask the bone displacement.*

Use hip / elbow (joint) / carpal / traumatic / fracture-[6]/ (un)complicated / recurrent[7] [ɜː‖ʌ] ***dislocation*** • ***dislocation of the*** shoulder / jaw [dʒɒː]/ thumb[8] [θʌm] • downward / anterior / medial / lateral ***displacement*** • degree[9] / direction ***of displacement*** • double / (non)displaced[10] / old (healed) / (un)stable[11] ***fracture*** • ***fracture*** site[12] [aɪ]/ fragments / reduction[13] / nail / healing • ***fractured*** rib / limb [lɪm]/ jaw[14]

Verrenkung, Luxation
Verschiebung, Fehlstellung, Dislokation[1] (Knochen)fraktur, -bruch; (Knochen) brechen / frakturieren[2] verrenken, luxieren[3] verschieben, dislozieren[4] Röntgenröhre[5] Luxationsfraktur[6] habituelle L.[7] Daumenluxation[8] Grad der Fehlstellung[9] dislozierte Fraktur[10] (in)stabile F.[11] Bruchstelle[12] Reposition d. Fraktur[13] Kieferbruch[14] 20

Unit 6 Accidents & Emergencies

Related Units: 5 Injuries, 7 States of Consciousness, 106 Fractures, 104 Pain, 8 First Aid, 123 Resuscitation, 124 Medical & Surgical Emergencies

accident [æksɪdᵊnt] *n* *sim* **incident**[1] *n*

misfortune [-tʃən] or unexpected and unplanned event resulting in property damage[2], injury, or loss of life (e.g. a car or plane crash[3], a shipwreck[4], train derailment[5] [eɪ] or capsize[6] [kæpsaɪz] of a boat)

accidental[7] *adj* • **by accident**[8] *phr* • **accident-prone**[9] [proʊn] *adj*

» *Burns* [ɜː] *are the leading cause of accidental death in children. This will help decrease the risk of future accidents in your home. How many people are involved in the accident? An incident involving a hazardous material requires specialty management because a threat* [e] *to rescue workers exists that may create additional casualties* [kæʒ-].

Use to have/cause/get killed in[10] ***an accident*** • automobile *or* road *or* motor vehicle [iː] *or* traffic[11] ***accident*** • railway / bicycle [aɪ]/ motorcycle [saɪ] ***accident*** • skiing / riding[12] / shooting / diving[13] [aɪ] ***accident*** • industrial[14] [ʌ]/ radiation [eɪ]/ bathtub[15] / aviation [eɪ] ***accident*** • bad *or* nasty[16] / major [meɪdʒɚ]/ fatal[17] ***accident*** • at the scene of the[18] ***accident*** • ***accident*** prevention[19] / and emergency (*abbr* A&E) department[20] *(BE)* • ***accidental*** injury / poisoning / overdose / needle stick[21] • ***accidental*** fire / death[22] / hypothermia [ɜː]/ contamination • biting[23] / hazardous [ɑː] material / submersion[24] [ɜː] ***incident*** • suicidal [saɪ]/ mass casualty *or* multicasualty[25] / life-threatening [e] ***incident*** • ***incident*** commander[26] • ***accident-prone*** patients

Unfall, Unglück
Vorfall, Zwischenfall[1] Sachschaden[2] Fluzeugabsturz[3] Schiffbruch[4] Zugentgleisung[5] Kentern[6] Unfall-, akzidentell; zufällig, versehentlich[7] zufällig, durch Zufall; aus Versehen[8] unfallgefährdet[9] tödl. verunglücken[10] Auto-, Verkehrsunfall[11] Reitunfall[12] Tauchunfall[13] Arbeits-, Betriebsunfall[14] Unfall i. d. Badewanne[15] schwerer U.[16] tödl. Unfall[17] am Unfallort[18] Unfallverhütung[19] Unfallambulanz[20] akzidentelle Nadelstichverletzung[21] Unfalltod[22] Bissverletzung[23] Ertrinkungsunfall[24] Massenunfall[25] Einsatzleiter[26] 1

collide (with) [kəlaɪd] *v* *rel* **crash[1], smash[2], hit[3]** *v*, **knock** [nɒːk] **down/ over[4], run into[5]/ over[6]** *v*

to crash with a violent impact, esp. in accidents of automobiles, planes, or ships traveling at great speed

collision[7] [kəlɪʒᵊn] *n* • **crash**[8] [kræʃ] *n* • **smash-up**[8] *n inf BE* • **aircrash**[9] *n*

» *They collided at the intersection[10]. The momentum of the collision caused the victim's head to hit the dashboard[11]. I crashed into the door. The car smashed into a tree. He was run over by a car. I was hit by pieces of the falling cargo[12]* [kɑːrgoʊ]. *He was knocked to the ground* [aʊ] *by the blow* [oʊ]. *The surfer was run over by a motorboat. The car behind ran into me when I braked* [eɪ].

Use automobile [ɒː]/ head-on[13] / rear [rɪɚ] end (automobile)[14] ***collision*** • high-speed vehicular / motor vehicle-pedestrian [e] ***collision*** • to be in a/involved in a/come into[15] ***collision*** • to have a ***crash*** • train / (air)plane[16] [eɪ] ***crash*** • ***crash*** helmet[17] / barrier[18] /-landing[19] • ***hit-and-run*** accident[20] / driver • car[8] ***smash*** • ***to be knocked*** down by a car / over on the zebra [iː] crossing[21]

zusammenstoßen, kollidieren
verunglücken, e. Unfall haben; knallen/ krachen gegen/ in[1] prallen; zerschlagen[2] (zusammen)stoßen, anfahren[3] nieder-, umstoßen, an-, überfahren[4] rennen/ fahren gegen[5] überfahren[6] Zusammenstoß, Kollision[7] Zusammenstoß, Unfall, Karambolage[8] Flugzeugabsturz[9] Kreuzung[10] Armaturenbrett[11] Fracht, Ladung[12] Frontalzusammenstoß[13] Auffahrunfall[14] zusammenstoßen, kollidieren[15] Flugzeugabsturz[16] Sturzhelm[17] Leitplanke[18] Bruchlandung[19] Unfall m. Fahrerflucht[20] auf d. Zebrastreifen ange-/ überfahren werden[21] 2

heavy (goods) vehicle [hevi guːds viːɪkl] *n, abbr* **HGV**
syn **truck** [trʌk] *n*, *rel* **automobile[1]** [ɒːtəmoʊbiːl], **car[1]** *n*

large truck (*BE* lorry) with a separate part for the driver designed to transport heavy loads[2] [oʊ]

vehicular *adj* • **trucker**[3] *n* • **trucking** *n* • **truckage**[4] *n* • **automobilist**[5] *n*

» *Shear* [ʃɪɚ] *forces are common when the victim is run over by a heavy goods vehicle. When the child is the pedestrian[6] in a motor vehicle collision, the case-fatality rate increases threefold. The American Automobile Association in the US and the Royal Automobile Club in Britain are organizations which offer advice* [aɪ] *and repair* [eɚ] *services to motorists.*

Use to drive a ***vehicle*** • motor[1] / farm[7] / recreational[8] [ieɪʃ] (*abbr* RV) ***vehicle*** • emergency[9] [ɜː]/ military ***vehicle*** • ***vehicle*** accident / headlights[10] / mile / exhaust[11] [ɒː] • oncoming[12] / incoming / submerged[13] [ɜː] ***vehicle*** • pickup[14] / trailer[15] [eɪ]/ overturned ***truck*** • ***truck*** driver[3] /-trailer[15] • ***vehicular*** accident *or* collision / access[16] / emissions[17] / traffic • ***automobile*** ride / driving / occupants[18] / insurance [ʃʊɚ] • passenger[19] / patrol[20] [oʊ]/ tank ***car*** • refrigerator / stock[21]/ sport(s) ***car*** • five-door / hatchback[22] / broken-down / damaged ***car*** • street[23] / railroad / freight[24] [freɪt]/ cable[25] ***car*** • ***car*** seat / keys / phone • ***car*** use / sickness[26] / park[27] • safe / (rear-facing) [eɪs] infant / lumbar[28] [ʌ] ***car seat*** • front / passenger[29] / back ***seat*** • ***seat*** belt *or* restraint[30] [eɪ]

Lastkraftwagen, LKW
Auto, Wagen, (Kraft)fahrzeug[1] Lasten[2] LKW-Fahrer(in)[3] LKW-Transport[4] Fahrzeuglenker(in), Autofahrer(in)[5] Fußgänger(in)[6] landwirtschaftl. Fahrzeug[7] Wohnmobil[8] Einsatzfahrzeug[9] Autoscheinwerfer[10] Auspuff[11] entgegenkommender Wagen[12] versunkenes Fahrzeug[13] Pritschenwagen, Kleintransporter[14] Sattelschlepper[15] Zufahrt[16] Abgase[17] Autoinsassen[18] Personenkraftwagen, PKW[19] Streifenwagen[20] Viehtransporter[21] Auto m. Hecktüre[22] Straßenbahn[23] Güterwagen[24] Seilbahn[25] Übelkeit b. Autofahren[26] Parkplatz[27] Autositz m. Lendenstütze[28] Beifahrersitz[29] Sicherheitsgurt[30] 3

blow [bloʊ] *n* *rel* **strike[1]** [aɪ], **impact[2], shock[3], bang[4], punch[5]** [ʌ], **kick[6]** *n*

(i) hard hit with the fist[7] or a weapon [e] (ii) sudden frustrating [ʌ] or disappointing event

strike[8] - struck - struck/ stricken *v irr* • **bang**[9] *v* • **punch** [pʌntʃ] *v* • **kick** *v*

» *There is a history of a blow to the nose. A fatal* [eɪ] *diagnosis in a child is a severe blow to the family. "Hangman's fractures" are typically produced by striking the chin* [tʃ] *on the steering* [ɪɚ] *wheel* [iː] *in a head-on collision. Most handgun projectiles* [dʒe] *strike tissue at a speed below 274 m/sec. He banged his head against the windshield.*

Use to deliver *or* strike[10] ***a blow*** • hammer / direct / sharp / forceful[11] / neck[12] ***blow*** • back / crushing[13] [ʌʃ]/ concussive [ʌ] ***blow*** • lightning[14] ***strike*** • panic[15]-/ drought-[16] [draʊt]/ famine- [æ]/ poverty[17]-***stricken*** • ***to bang*** your knee against/ on sth. • ***a bang*** on the head[18] • ***shock*** wave[19] / absorber[20] • ***punch*** ball[21] (*BE*) • ***punching*** bag[21] • ***punch-up***[22] (*espBE*)

(i) Schlag, Stoß
(ii) Unglück, Schicksalsschlag
Schlag, Treffer[1] Auf-, Zusammenprall; Auswirkung[2] Stoß, Schlag[3] Schlag; Knall[4] (Faust)schlag[5] Tritt, Stoß[6] Faust[7] schlagen, stoßen, treffen[8] s. anschlagen[9] e. Schlag versetzen[10] kräftiger S.[11] Genickschlag[12] zermalmender S.[13] Blitzschlag[14] in Panik[15] dürregeplagt[16] notleidend[17] Schlag auf d. Kopf[18] Stoßwelle[19] Stoßdämpfer[20] Sandsack[21] Schlägerei[22] 4

6

fall *n clin usu pl* *rel* **collapse[1]** [kəlæps], **breakdown[1]** [breɪkdaʊn] *n*

accidental drop to the ground or free descent [dɪsent] from a higher position

falling *adj & n* • **fall[2]** - fell - fallen *v irr* • **collapse[3]** *v* • **break down[3]** *v*

» *Most calcaneal [eɪ] fractures[4] are the result of a fall, with force borne primarily by the patient's heels [iː]. Falls constitute 40% of home accidents, more than those from burns, scalds[5] [ɔː], cuts and scratches, or strangulation. The wrist[6] [r] is usually injured by falling on an outstretched hand. Your wife might suffer a nervous [ɜː] breakdown. In severe burns, circulatory collapse may result.*

Use to have *or* take[2] ***a fall*** • accidental / minor [aɪ] ***fall*** • to stumble [ʌ] and[7] ***fall*** • ***to fall*** over / forward / off the roof / down the stairs[8] • ***to fall*** down on your knees [niːz]/ from a height[9] [haɪt] • ***to fall*** out of a window / into the water / flat on the face[10] • ***to fall*** head first[11] / to one's death • ***falling*** sickness[12] / debris [iː] • ***to collapse*** from the heat[13] • circulatory[14] [sɜːrk-]/ lung[15] [ʌ]/ structural[16] [ʌ] ***collapse*** • nervous[17] / emotional [oʊʃ] ***breakdown***

Sturz

Zusammenbruch, Kollaps[1] fallen, stürzen[2] zusammenbrechen, kollabieren[3] Fersenbeinfrakturen[4] Verbrühungen[5] Handgelenk[6] stolpern u. stürzen[7] d. Treppe hinunterstürzen[8] aus großer Höhe stürzen[9] auf d. Nase fallen[10] kopfüber stürzen[11] Fallsucht, Epilepsie[12] einen Hitzekollaps haben[13] kardiovaskulärer Kollaps, Kreislaufkollaps[14] Lungenkollaps[15] Gebäudeeinsturz[16] Nervenzusammenbruch[17] 5

compression *n* *rel* **contusion[1]** [-t(j)uːʒ^ən], **crush** [krʌʃ] **injury[1]**, **constriction[2]** *n*

squeezing [iː] and pressing or otherwise applying [aɪ] pressure to body structures, organs or tissues

compress[3] *v & n* • **crushing[4]** *adj & n* • **constrict[5]** *v* • **constrictive[6]** *adj*

» *Compression injuries (e.g. falling from a height and landing on a foot, crushing the distal tibial physis [ɪ]) may substantially affect bone growth. The vertebral bodies are often sites of compression fractures. The crush injuries are due to structural collapse and falling debris. Cerebral contusion can be demonstrated by CT scan as small areas of hemorrhage [e] in the cerebral parenchyma.*

Use nerve / chest[7] [tʃ]/ (nerve) root[8] [uː]/ (spinal) [aɪ] cord [kɔːrd] ***compression*** • brain[9] / tracheal [k] ***compression*** • ***compression*** injury / fracture[10] • ***compression*** neuropathy / paralysis[11] / atelectasis[12] • ***to crush*** tablets[13] / sb. against an object / sth. between two objects • ***crushed*** bone / tissue [tɪʃ‖*BE* sjuː]/ ice[14] • ***crush*** fracture[10] / injury [ɪndʒɚi]/ wound[15] [uː] • ***crushing*** blow / force • cerebral [s] *or* brain[16] / lung *or* pulmonary [ʊ‖ʌ] ***contusion*** • myocardial / severe ***contusion*** • vessel / pupillary [pjuː-]/ bronchial [k] ***constriction*** • ***contused*** wound[15]

Kompression, Quetschung, Druck

Quetschung, Prellung, Kontusion[1] Einengung, -schnürung, Konstriktion[2] zusammendrücken, komprimieren; Umschlag, Kompresse[3] zerschmetternd, vernichtend; Quetschung[4] zusammenziehen, ein-, verengen[5] einengend[6] Brustkorb-, Thoraxkompression, Compressio thoracis[7] Wurzelkompression[8] Compressio cerebri[9] Kompressionsfraktur, Stauchungsbruch[10] Druck-, Kompressionslähmung[11] Kompressionsatelektase[12] Tabletten zerdrücken/-stoßen[13] zerstoßenes Eis[14] Quetschwunde[15] Contusio cerebri[16] 6

stab [stæb] *v* *sim* **penetrate[1]**, **pierce[2]** [pɪɚs] *v*, **sting[3]**, **puncture[4]** [pʌŋktʃɚ] *v & n*, *rel* **cut[5]** *v & n*

to injure a person by a thrusting [ʌ] blow with a sharp pointed object, e.g. a knife [naɪf]

stabbing[6] *adj & n* • **penetration[7]** *n* • **penetrating[8]** *adj* • **stinging[9]** *adj*

» *Cat bites cause deep puncture wounds with little crush injury. The tympanic membrane may be punctured and the tympanum penetrated by objects placed in the ear canal. Air leaked [iː] from the lung which was punctured by a fractured rib. These insects sometimes bite before stinging. Pneumothorax [n(j)uː-] may result from blunt [ʌ] or penetrating chest trauma [ɒː]. There is usually a palpable feeling of resistance when the needle [iː] pierces the parietal [aɪ] pericardium.*

Use ***to stab sb.*** in the back / to death[10] • ***stab*** wound[11] [uː]/ incision[12] [sɪʒ] • ***stabbing*** pain[13] • ***puncture*** wound[11] / site[14] [aɪ] • ***penetrating*** injury[15] / object / foreign [fɒːr^ən] body[16] • ***penetrating*** (chest/ back) trauma[15] / head wound • ***to penetrate*** deeply (into tissue) / the skin / the gut [ʌ] wall[17] • ***to pierce the*** skin[18] / subcutaneous [eɪ] tissue / liver • ***piercing*** pain[13] • ear[19] ***piercing*** • bee [iː]/ wasp[20] [ɒː]/ scorpion ***sting*** • ***to cut oneself*** with a knife / on the glass • ***cut*** surface[21]

(ein-, er)stechen

ein-, durchdringen[1] durchstechen, -bohren[2] stechen; brennen; Stechen, Stich, Brennen[3] durch-, einstechen, punktieren; Einstich, Punktion[4] schneiden; Schnitt[5] stechend; Messerstecherei[6] Eindringen; Penetration[7] durchdringend, penetrierend[8] stechend, brennend[9] jem. erstechen[10] Stichwunde[11] Stichinzision[12] stechender Schmerz[13] Punktionsstelle[14] penetrierende Verletzung[15] penetrierender Fremdkörper[16] d. Darmwand durchdringen[17] d. Haut durchstoßen/ -bohren[18] Stechen v. Ohrlöchern[19] Wespenstich[20] Schnittfläche[21] 7

gunshot [ʌ] **wound** [uː] *or* **injury** *n, abbr* **GSW**
rel **firearms**[1] *n pl*, **weapon**[2] [wepən] *n*

lesion [iːʒ] caused by a missile[3] [mɪsᵊl] or bullet[4] [bʊlət] fired from a weapon

handgun[5] *n* • **shoot**[6] [uː] - shot - shot *v irr* • **shot**[7] [ʃɒːt] *n* • **(un)armed**[8] *adj*

» *Patients with gunshot wounds to the torso*[9] *often present in hemorrhagic* [ædʒ] *shock with multiple organ injury. Deaths from firearms will soon surpass deaths from motor vehicle accidents in numbers. Mangling injuries*[10] *include gunshot and blast wounds, severe open crush wounds, and bites by large animals. The type of weapon must be ascertained*[11] [eɪ].

Use small-caliber / penetrating[12] / civilian / cardiac[13] ***gunshot wound*** • ***gunshot wound*** complications / to the head[14] • ***firearm*** deaths / safety / violence [aɪə]/ (-related) injuries[15] • to check sb. for[16] / low-velocity ***weapons*** • chemical / biological / nuclear [uː] ***weapons*** • to hand in *or* relinquish[17] ***the weapon*** • to have/fire[6] ***a gun*** • shot[18]/ pump / air[19] / small-caliber / paint[20] ***gun*** • ***gun***fire / control legislation[21] / ownership[22] • ***shotgun*** blast • ***handgun*** wound / projectile

Schussverletzung, -wunde
Schusswaffen[1] Waffe[2] Geschoß[3] Kugel[4] Handfeuerwaffe[5] schießen[6] Schuss; Schütze[7] (un)bewaffnet[8] Rumpf[9] Verstümmelungen[10] festgestellt[11] Durchschuss[12] Herzschuss[13] Kopfschuss[14] Schussverletzungen[15] jem. auf Waffen untersuchen[16] d. Waffe aushändigen/abgeben[17] Schrotflinte[18] Luftgewehr[19] Spritzpistole[20] Waffengesetze[21] Waffenbesitz[22]

8

explosion [ɪksploʊʒᵊn] *n* *syn* **blast** [æ] *n, rel* **burst**[1] [ɜː] *n & v*, **detonation**[2] *n*

violent release of energy caused by a chemical or nuclear reaction

explode[3] *v* • **explosive**[4] *adj & n* • **blast**[5] *v* • **detonate**[6] [detᵊneɪt] *v*

» *Large explosions cause multiple* [ʌ] *foreign body impregnations*[7] *and lacerations* [s]. *Blast injuries in civilians*[8] *occur* [ɜː] *as a result of fireworks, household explosions, or industrial* [ʌ] *accidents. It only needs a spark*[9] *for the explosives in here to blow up*[3]. *Luckily the TNT*[10] *failed to detonate.*

Use gas / atomic (bomb)[11] / reactor ***explosion*** • enclosed space / deafening[12] [e] ***explosion*** • ***explosive*** device[13] [dɪvaɪs]/ expert / charge [tʃ] • plastic / homemade[14] ***explosive*** • ***blast*** effect / trauma *or* injury[15] / wound • ***to detonate a*** bomb / mine [maɪn] • accidental / (underground) nuclear[11] ***detonation*** • ***detonation*** size

Explosion
Explosion, Ausbruch; platzen, (zer)bersten; sprengen[1] Explosion, Knall, Detonation[2] explodieren, in d. Luft fliegen[3] explosiv, Spreng-; Explosiv-; Sprengstoff[4] sprengen[5] explodieren (lassen), detonieren[6] Einschläge[7] Zivilbevölkerung[8] Funken[9] Trinitrotoluol[10] Atomexplosion[11] ohrenbetäubende E.[12] Sprengkörper, Bombe[13] selbstgebastelter S.[14] Knall-, Explosionstrauma[15] 9

fire [faɪɚ] *n* *sim* **blaze**[1] [bleɪz] *n & v*
rel **flame**[2] [eɪ], **smoke**[3], **arson**[4] [ɑːrsᵊn] *n*, **burn**[5] [ɜː] *n & v* → U5-11

(i) combustion[6] [ʌ] of inflammable[7] [æ] materials producing heat, light and (often) smoke
(ii) burning object set afire[8] by accident (destructive fire) or on purpose (e.g. for cooking or warmth)

firefighter[9] *n* • **flammable**[7] *adj* • **ablaze**[10] *adj* • **arsonist**[11] *n* • **burning** *adj*

» *Where's the fire? Smoke inhalation* [eɪʃ] *kills more fire victims*[12] *than does thermal* [ɜː] *injury. The fire was due to a utility failure*[13]. *Firefighters took two hours to control the blaze. Most fire deaths are due to burns and asphyxia* [æsfɪksɪə] *from carbon monoxide. Smoke from a wood fire is extremely irritating because it contains aldehyde* [-aɪd] *gases. Flame burns from ignited*[14] [aɪ] *clothing are often the most serious part of the injury.*

Use accidental / major[15] [eɪdʒ]/ minor [aɪ]/ structural[16] [ʌ] ***fire*** • forest[17] / bush [ʊ]/ camp / open ***fire*** • to light a/catch[18]/be on[19]/be trapped in a ***fire*** • to set a/fight a/put out a ***fire*** • ***fire*** trauma / drill[20] / escape[21] / exit • ***fire*** alarm[22] /wall / extinguisher[23] • ***fire***man[9] / department *or* (BE) brigade[24] [eɪ]/ station[25] • ***fire*** crew[26] [kruː]/ engine /-plug[27] [ʌ] /proof / damage • ***fire***ball[28] /works /bomb[29] / storm / disaster[30] [æ] • to be in[19]/extinguish ***flames*** • a cloud *or* pall of[31] / kerosene ***smoke*** • ***smoke*** inhalation / detector[32] / helmet • ***blazing*** fire • ***flammable*** liquids [lɪkwɪds]/ materials

(i) Feuer (ii) Brand(stelle)
Feuer(sbrunst), Brand; brennen, lodern[1] Flamme[2] Rauch, Qualm[3] Brandstiftung[4] Verbrennung; (ver)brennen[5] Verbrennung[6] leicht brennbar, feuergefährlich[7] angezündet, in Brand gesteckt[8] Feuerwehrmann[9] in Flammen[10] Brandstifter(in), Pyromane/-in[11] Brandopfer, -verletzte[12] defekte Anlage[13] brennend[14] Großbrand[15] Gebäudebrand[16] Waldbrand[17] Feuer fangen[18] brennen[19] Brandschutz-, Feuerwehrübung[20] Feuerleiter[21] Feueralarm, -melder[22] Feuerlöscher[23] Feuerwehr[24] Feuerwache[25] Löschmannschaft[26] Hydrant[27] Feuerball, Kugelblitz[28] Brandbombe[29] Brandkatastrophe[30] Rauchwolke[31] Rauchmelder[32] 10

6

damaged [dæmɪdʒd] *adj* *rel* **harmful[1], detrimental[1], pernicious[2]** [ɪʃ] *adj*

injured, harmed, broken, or blemished[3] → U91-1

damage[4] *n & v* • **harm[4]** *n & v* • **harmless[5]** *adj* • **detriment** *n* • **damages[6]** *n pl*

» *Such an accident may damage both the knee joint and the hip. Damage from electrical injury[7] may be extensive even though the outward signs of injury are minimal. Long-term cortico-steroid therapy often does more harm than good. Tachycardia [k] can be particularly detrimental, because it shortens diastolic filling and increases myocardial oxygen demand.*

Use sun-/ brain / radiation-[8] [eɪ]/ severely ***damaged*** • ***damaged*** equipment[9] / nerve[10] / heart valves [æ] • ***harmful*** substance [ʌ] *or* agent[11] [eɪdʒ]/ stimuli [aɪ]/ exposure [oʊʒ] • ***harmful*** habits / inhalation / (health) effects[12] • ***harmless*** snake / scorpion sting • ***detrimental*** effects / to wound healing [iː]/ to health[13] • ***pernicious*** anemia [iː]/ vomiting / effect[14] • ***to damage*** target organs • to cause *or* inflict[15]/repair [eə] ***damage*** • tissue[16] / cellular / skin / endothelial [iː] ***damage*** • skeletal / joint / (neuro)vascular / (irreversible) [ɜː] brain[17] ***damage*** • eye / liver / spinal [aɪ] cord ***damage*** • massive / fetal [iː]/ hypoxic-ischemic [kiː]/ radiation[18] ***damage*** • permanent[19] [ɜː]/ functional / multiple / sublethal [iː] ***damage*** • ***damage*** to nerve roots[20] / to the spinal cord / award[21] [ɔː] • to cause *or* do (no) /suffer[22] [ʌ] /avoid ***harm*** • ***harm*** to sth./sb. / to others • physical [ɪ] *or* bodily[23] / personal / emotional / self-inflicted[24] ***harm*** • to award / to pay[25] / money / general ***damages***

geschädigt, lädiert, verletzt
nachteilig, schädlich[1] schädlich, bösartig, perniziös[2] entstellt, verunstaltet[3] Schaden, (Be)schädigung, Verletzung; schaden, (be)schädigen[4] unschädlich, harmlos[5] Schadenersatz[6] Elektrotrauma[7] strahlengeschädigt[8] beschädigte/ schadhafte Geräte[9] geschädigter Nerv[10] Schadstoff[11] gesundheitsschädl. Auswirkungen[12] gesundheitsschädlich[13] schädl. Wirkung[14] Schaden zufügen[15] Gewebeschädigung[16] irreversibler Hirnschaden[17] Strahlenschaden[18] Dauerschaden, bleibender Sch.[19] Nervenwurzelschädigung[20] Zuerkennung v. Schadenersatzansprüchen[21] Schaden erleiden[22] Körperverletzung[23] selbstzugefügte Verletzung[24] Schadenersatz leisten[25] 11

casualty [kæʒʊəlti] *n* *rel* **victim[1], injured party[2]** *n*

person injured or killed in an accident or missing or captured in military engagement [eɪdʒ]

multicasualty[3] [ʌ] *adj* • **victimize[4]** [vɪktɪmaɪz] *v*

» *Most casualties were related to trauma from structural collapse, flying debris, or being knocked to the ground. The victim was pinned[5] under a car for a long time. Victims are collected and treated in field hospitals that can stabilize them pending distant evacuation[6]. The simple act of moving a victim from one position to another, if done improperly, may convert [ɜː] a simple injury into a major one.*

Use to report/reduce *or* mitigate[7] [ɪ] ***casualties*** • ***casualty*** collection point / department[8] • ***multicasualty*** event/ incident • to fall[9] ***victim*** (to sth.) • trauma[10] / burn[11] / flood [ʌ]/ accident[12] ***victim*** • hurricane [ʌ]/ lightning [aɪ]/ rape[13] [eɪ]/ child ***victim*** • (un)conscious [ʃ]/ alleged[14] [edʒ]/ moribund / dazed[15] [eɪ] ***victim*** • ***victim of*** (child) abuse / a disaster[16] • ***victim of*** a rabid [eɪ‖æ] wolf / a crime [aɪ]

Unfallopfer, Verletzte(r), Tote(r)
Opfer[1] Verletzte(r), Geschädigte(r)[2] m. vielen Verletzten/ Opfern[3] ungerecht behandeln, schikanieren[4] eingeklemmt[5] bis z. Abtransport[6] d. Verluste/ Opferzahl verringern[7] Unfallstation[8] zum Opfer fallen[9] Verletzte(r), Traumapatient(in)[10] Verbrennungspatient(in), -opfer[11] Unfallopfer[12] Vergewaltigungsopfer[13] angebliches Opfer[14] benommenes Opfer[15] Katastrophenopfer[16] 12

eyewitness *n* *syn* **percipient** [sɪ] **witness** *n leg*, *rel* **bystander[1], onlooker[1]** *n*

a person at the scene [siːn] of an accident or crime [aɪ] who can describe what happened

witness[2] [wɪtnəs] *n & v* • **(un)witnessed[3]** *adj*

» *The amount of ground movement felt by eyewitnesses of the quake[4] [kweɪk] was determined. Testimonial [oʊ] evidence[5] is presented by percipient witnesses, who relate their first-hand experience of relevant subjects within lay [leɪ] comprehension[6]. Obtain as much information as possible about the details of the injury from any witnesses. The site should be secure from bystanders and clear of loose debris[7].*

Use ***eyewitness*** account[8] [aʊ] • to be a/bear [beə] ***witness*** to sth.[9] • key / child ***witness*** • prosecuting[10] / expert (medical)[11] ***witness*** • ***witness*** stand *or* box[12] *(BE)* / fee[13] [fiː] • to take the ***witness*** stand[14] • innocent / lay / ill-informed ***bystanders*** • ***bystander*** intervention /-initiated[15] CPR • ***witnessed*** trauma / apneas • ***unwitnessed*** death / cardiac arrest[16]

Augenzeuge/-in
Anwesende(r), Zuschauer/-in[1] Zeuge/-in, Zeugnis; bezeugen, bestätigen; (mit)erleben[2] (un)beobachtet[3] (Erd)beben[4] Zeugenaussage[5] Laienverständnis[6] lose Trümmer[7] Augenzeugenbericht[8] etw. bezeugen, Zeugnis ablegen über[9] Belastungszeuge/-in[10] med. Sachverständige(r)[11] Zeugenstand[12] Zeugengeld[13] i. d. Zeugenstand treten[14] von e. Zuschauer(in) eingeleitete Reanimation[15] unbemerkter Herzstillstand[16] 13

accidental electric shock *n* *syn* **electrical accident** *n*, *rel* **electrocution**[1] [-kjuːʃᵊn], **lightning (strike)**[2] [laɪtnɪŋ straɪk] *n clin*

sudden violent impact caused by the passage of an electric current[3] [ɜː‖*BE* ʌ] through the body

electricity *n* • **electrocute** *v* • **electroshock**[4] *n* • **countershock**[5] [aʊ] *n*

» *Electric shock may produce loss of consciousness* [ʃ]*. The death rate from high-voltage electrocution*[6] *is high, but resuscitation*[7] [ʌs] *should always be initiated* [ɪʃ] *as soon as the victim is safely removed from the energy source. Suspect lightning injury in a person found dazed*[8]*, unconscious, or injured in the vicinity* [sɪ] *of a thunderstorm*[9] [ʌ]*. In flashover, the lightning travels on the outside of the body.*

Use low-voltage[10] / high-voltage[6] ***electric shock injury*** • ***electric(al)*** injury[11] / burn / field • ***electric(al)*** energy / charge[12] [tʃɑːrdʒ]/ power • ***electric(al)*** force / cord[13] [k]/ blanket[14] • ***electrical*** current[3] / cardioversion[15] [ɜː]/ stimulation / cautery[16] [ɒː] • to be struck by[17] [ʌ]/ death by / streak[18] [iː] ***lightning*** • a flash of[19] / thunder and ***lightning*** • ***lightning*** injury[20] / victim / current / rod[21] • ***electroshock*** therapy[22] • to deliver a / administer ***countershock*** • electrical / synchronized [ɪ] direct current[23] (*abbr* DC) ***countershock***

Elektro-, Stromunfall, elektr. Schlag, Stromstoß

Tod durch elektr. Strom; Hinrichtung durch d. elektr. Stuhl[1] Blitzschlag[2] elektr. Strom[3] Elektroschock, elektr. S.[4] Defibrillation[5] Starkstromverletzung[6] Reanimation[7] benommen[8] Gewitter[9] Niederspannungsverletzung[10] Elektrotrauma[11] elektr. Ladung[12] Stromkabel[13] Heizdecke[14] elektr. Kardioversion[15] Elektrokoagulation, -kauterisation[16] vom Blitz getroffen werden[17] Linienblitz[18] Blitz[19] Verletzung durch Blitzschlag[20] Blitzableiter[21] Elektroschock-, Elektrokonvulsionstherapie[22] synchrone Defibrillation[23] 14

hypovolemic [iː] **shock** *n term* *rel* **hemorrhage**[1] [e], **dehydration**[2] *n term*

shock caused by a reduction in circulating blood volume from massive blood loss or fluid depletion[3] [iːʃ]

hypovolemia[4] [haɪpoʊ-] *n term* • **hemorrhagic** [ædʒ] *adj* → U5-18 • **dehydrated** [aɪ] *adj* → U78-22

» *Hypovolemic shock may be the sole presenting sign of blunt* [ʌ] *trauma to organs such as the spleen* [iː]*, liver, or kidneys. Shock in the traumatized patient is usually due to hypovolemia from hemorrhage. Heat exhaustion*[5] [ɒː] *consists of fatigue*[6] [fətiːg]*, tachycardia, nausea*[7] [ɔː]*, and an urge to defecate* [e] *caused by dehydration and hypovolemia from heat stress.*

Use (non)hemorrhagic / early / suspected[8] ***hypovolemic shock*** • apparent[9] [eɚ]/ severe ***hypovolemic shock*** • rapidly progressive / mild ***hypovolemic shock*** • cellular / generalized / hypertonic[10] / hypernatremic[11] [iː] ***dehydration*** • rapid / chronic / profound [aʊ] *or* severe[12] ***dehydration*** • acute / intravascular ***hypovolemia*** • arterial [ɪɚ]/ relative ***hypovolemia*** • true *or* effective[13] / prolonged ***hypovolemia*** • mild / diuretic-induced[14] [daɪjəretɪk] ***hypovolemia***

hypovolämischer Schock, Volumenmangelschock

Blutung[1] Dehydratation[2] Flüssigkeitsverlust[3] Hypovolämie[4] Hitzeerschöpfung[5] Müdigkeit[6] Übelkeit[7] Verdacht auf hypovolämischen Schock[8] manifester hypovolämischer Schock[9] hypertone Dehydratation[10] hypernatriämische D.[11] schwere D.[12] effektive Hypovolämie[13] diuretikabedingte Hypovolämie[14] 15

near-drowning [draʊnɪŋ] *n* *rel* **drowning**[1], **submersion**[2] [-ɜːrʒᵊn] *n*

accident in which the victim survives [aɪ] asphyxiation[3] due to prolonged submersion in water

drown[4] *vi & vt clin* • **(near-)drowned**[5] *adj* • **submerge**[6] *v* • **submerged**[7] *adj*

» *Submersion incidents*[8] *are classified according to outcome: drownings are those with death occurring within 24 hours, while survival for over 24 hours constitutes near-drowning. The pH in near-drowned victims is commonly significantly acidotic. Drowning victims*[9] *should be moved to land or to some other hard surface before chest compression is attempted.*

Use child(hood) or pediatric / adult ***drowning*** • freshwater[10] / sea water[11] / dry[12] ***drowning*** • ***drowning*** accidents[8] / episode / medium [iː]/ deaths[9] • prolonged / duration of ***submersion*** • ice-water / depth of[13] ***submersion*** • ***submersion*** accidents[8] / hypoxemia [iː]/ deaths[9]

Beinahe-Ertrinken

Ertrinken[1] Unter-, Eintauchen[2] Erstickungszustand[3] ertrinken; ertränken[4] ertrunken[5] untertauchen[6] unter Wasser[7] Bade-, Ertrinkungsunfälle[8] Ertrunkene[9] Ertrinken im Süßwasser[10] Ertrinken im Salzwasser[11] trockenes Ertrinken[12] Tauchtiefe[13] 16

6

decompression sickness *n term, abbr* **DCS**
syn **the bends** *n pl clin,* **Caisson** [keɪsən] **disease** *n term*
rel **barotrauma**[1] [æ] *n,* **high-altitude** [æ] *or* **mountain sickness**[2] *n term*

life-threatening condition occurring in divers[3] or aviators[4] [eɪ] moving too quickly from higher to lower atmospheric pressures which causes nitrogen [aɪ] to accumulate in the tissue and impair oxygenation

decompress *v term* • **(re)compression**[5] *n*

» *Sensory hearing loss, which develops during the ascent [əsent] phase[6] of a saturation [eɪ] dive[7] [daɪv], may be the first symptom of decompression sickness. The severity [e] of acute mountain sickness correlates with altitude and rate of ascent. Underwater diving represents even a greater barometric stress to the ear than flying.*

Use pulmonary *or* respiratory[8] / inner-ear / cerebral [s] ***decompression sickness*** • musculoskeletal / serious ***decompression sickness*** • gradual / surgical[9] [ɜː]/ cerebral[10] / cardiac[11] ***decompression*** • ***decompression*** symptoms / chamber[12] [tʃeɪ] • air[13] / motion[14] [oʊʃ] ***sickness*** • otic *or* inner ear[15] / pulmonary ***barotrauma*** • ventilator / extreme / sinus[16] [aɪ] ***barotrauma*** • (sub)acute[17] / chronic / progressive ***mountain sickness*** • ***high-altitude*** pulmonary edema[18] [iː]/ encephalopathy

Dekompressions-, Druckfall-, Caisson-Krankheit
Barotrauma, Druckverletzung[1] Höhen-, Bergkrankheit[2] Taucher(in)[3] Flugzeugpilot(in)[4] (Re)kompression[5] Aufstieg, -tauchen[6] Gerätetauchen[7] Lungenbarotrauma[8] chir. Dekompression/ Entlastung[9] Hirndekompression[10] Herzdekompression[11] Dekompressionskammer[12] Fliegerkrankheit[13] Reise-, Bewegungskrankheit, Kinetose[14] Aero-, Barootitis[15] Aero-, Barosinusitis[16] akute Höhenkrankheit[17] Höhenlungenödem[18]

17

emergency [ɪmɜːrdʒəntsi] *n* *rel* **urgency**[1] [ɜː] *n,* **exigency**[2] [eksɪdʒəntsi] *n*

sudden unforeseen crisis [aɪ] that threatens [e] the lives or welfare of those involved and requires immediate action

urgent[3] [ɜːrdʒənt] *adj* • **on an emergency basis**[4] *phr* • **semi-emergency** *adj*

» *Obtain emergency neurosurgical consultation [ʌ]. Percutaneous [eɪ] catheter drainage [eɪ] may convert [ɜː] a potential emergency operation[5] to an elective[6] one. Assign [aɪ] victims for transport in order of relative priority based on the urgency of their condition.*

Use to be admitted as an[7] ***emergency*** • ***Emergency*** Medical Service[8] (*abbr* EMS) • medical[9] / cardiac / cardiovascular[10] / acute abdominal ***emergency*** • eye / diabetic / acid-base / surgical ***emergency*** • dire [daɪɚ] *or* grave[11] [eɪ]/ life-threatening [e] ***emergency*** • ***emergency*** room[12] (*abbr* E.R.) *or* department *or* ward[12] [ɔː]/ care[13] / call[14] • ***emergency*** intubation / endoscopy[15] • ***emergency*** operation *or* surgery[5] / measures[16] [eʒ] • ***emergency*** hospitalization / treatment *or* management[13] / medicine[17] • in an ***emergency*** setting[18] • clinical / urinary / fecal[19] [iː] ***urgency*** • ***urgency*** of treatment • clinical ***exigency***

Notfall
Dringlichkeit[1] Erfordernis, Notlage, Dringlichkeit[2] dringend[3] notfallmäßig[4] Notoperation, -eingriff[5] Elektivoperation[6] als Notfallpatient(in) eingeliefert werden[7] Notfalldienst[8] internistischer Notfall[9] kardiovaskulärer N.[10] ernster/ schwer(wiegend)er N.[11] Notaufnahme[12] Notfallbehandlung[13] Notruf[14] Notfallendoskopie[15] Notmaßnahmen[16] Notfallmedizin[17] im Notfall[18] Stuhldrang[19]

18

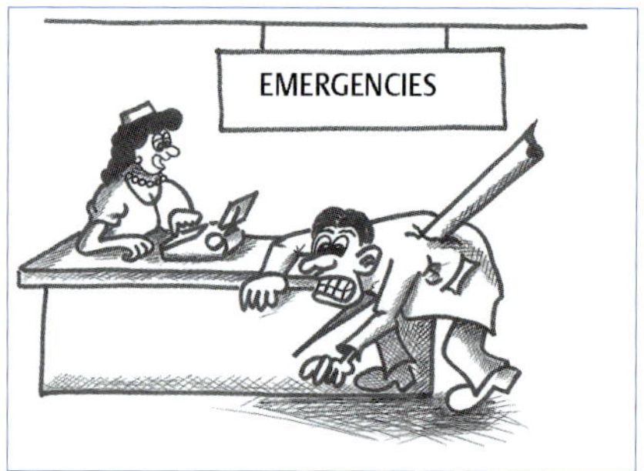

Stop messing around, Mr. Wriggly!
The faster you let me fill in all these forms, the sooner we'll be able to fix you up.

SOS call *or* **message** [mesɪdʒ] *n* *rel* **Mayday! Mayday!**[1] [meɪdeɪ] *n*

internationally recognized distress call[2] (short for Save Our Souls) sent out via radio[3] or Morse code (3 short, 3 long followed by 3 short signals) by ships or aircraft in urgent need of help

» *You should send out an SOS call for extra blood supplies[4] [aɪ]. Mayday! Mayday! is the radio signal used by ships in distress. Go get the lifejackets[5] while I make the Mayday call.*

Use to send out[6]/make/transmit ***an SOS call*** • ***Mayday*** call / message

Hilferuf, SOS-Signal
Mayday (int. Funknotruf abgeleitet von franz. m'aidez)[1] Notruf[2] über Funk[3] Blutkonserven[4] Schwimmwesten[5] einen SOS-Ruf senden[6]

19

(natural) disaster [æ] *n* *syn* **catastrophe** [kətæstrəfi] *n, rel* **devastation**[1] *n*

sudden extremely destructive events like (earth)quakes, floods[2] [ʌ], landslides[3], tidal [aɪ] waves[4], etc. which cause a high toll of casualties[5] and damage in the social and physical environment of a region

disastrous[6] *adj* • **catastrophic**[6] *adj* • **devastating**[6] [e] *adj* • **devastate**[7] *v*

» *How many rescue workers were deployed*[8] [ɔɪ] *to the disaster area? The earthquake has devastated the town. The city, 15 miles from the epicenter, was a scene of devastation.*

Use to avert [ɜː] a[9] ***disaster*** • ***disaster*** area[10] / site [saɪt]/ victim / assistance[11] • ***disaster*** drills *or* exercises[12] / medicine[13] • ***disaster*** plan / training[12] / severity [e] scale • ***disaster*** cache [kæʃ] medical supplies[14] [aɪ] • ***disastrous*** impact / sequelae[15] [sɪkweliː] • to be disastrous for sb. • ***devastating*** news / effect / injury • a trail [eɪ] of[16] / widespread [aɪ] ***devastation*** • ***catastrophic*** results / drought[17] [draʊt]/ birth defects • civil [sɪ]/ family / clinical ***catastrophe*** • ecological *or* environmental[18] / nuclear ***catastrophe***

(Natur)katastrophe

Verwüstung[1] Überschwemmungen, Flutkatastrophe[2] Erdrutsche[3] Flutwellen[4] große Opferzahl[5] verheerend, katastrophal[6] verwüsten, -nichten[7] eingesetzt[8] e. Katastrophe abwenden[9] Katastrophengebiet[10] Katastrophenhilfe[11] Katastrophenübung[12] Katastrophenmedizin[13] bereitgehaltene medizinische Hilfsgüter[14] verheerende Folgen[15] Spuren d. Verwüstung[16] katastrophale Dürre[17] Umweltkatastrophe[18]

20

panic [pænɪk] *n & v clin & term* *rel* **terror**[1], **dread**[2] [dred], **fright**[3] [fraɪt] *n*

overwhelming feeling of fear[2] and apprehension[4] resulting in paralyzed apathy or hysteric behavior

panicky[5] *adj* • **dread**[6] *v* • **dreadful**[7] *adj* • **frightening**[8] [fraɪtᵊnɪŋ] *adj* → U77-5

» *Don't panic, it's O.K. As the patient comes closer to the phobic* [foʊbɪk] *stimulus, the anxiety* [aɪ] *mounts* [aʊ] *to an intensity reaching panic. Panic spread through the crowd as the shooting continued. Sleep terror is an abrupt* [ʌ], *terrifying arousal* [aʊ] *from sleep. The anxiety may be related to a dread of leaving home (i.e. separation anxiety). Primary* [aɪ] *shock is usually caused by psychic* [saɪkɪk] *or nervous stimuli such as fright or sudden pain.*

Use to get into[9] ***panic*** • mass[10] ***panic*** • ***panic*** reaction[11] /-stricken / situation • ***panic*** state / attack[12] / disorder • ***panicky*** feeling / person / decision[13] [sɪ] • ***to panic*** over a problem • to live in/be filled with ***dread*** • ***a dread of*** leaving home / dark alleys[14] [ɪ] • to live in/flee [iː] in/feel/have a ***terror*** • ***terror*** of spiders / drowning[15] • night *or* sleep[16] ***terror*** • stage[17] / severe / feeling of ***fright*** • ***frightening*** experience[18]

Panik; in Panik geraten

panische Angst, Schrecken[1] Angst, Furcht[2] Schreck(en)[3] Befürchtung, Sorge[4] überängstlich[5] s. fürchten, Angst haben[6] schrecklich, furchtbar[7] erschreckend, furchterregend[8] in Panik geraten[9] Massenpanik[10] Angst-, Kurzschlussreaktion[11] Panikattacke, -anfall[12] panikartiger Entschluss[13] Angst vor dunklen Gängen[14] panische Angst vor d. Ertrinken[15] Pavor nocturnus, Nachtangst[16] Lampenfieber[17] schreckliches Erlebnis[18]

21

trauma [ɒː] *or* **accident prevention** *n*
rel **precaution**[1] [ɒːʃ], **prophylaxis**[2] *n* → U9-18; U120-6

programs designed to reduce the incidence of accidents, e.g. by fencing off[3] unsafe areas, warning signs, health teaching and instruction about danger zones and risk activities, safety rules[4], etc.

preventive[5] *adj* • **prevent**[6] *v* • **precautionary** *adj* • **caution**[7] [kɒːʃᵊn] *v & n* • **traumatic** *adj*

» *Trauma prevention is still not receiving enough attention, although laws requiring the use of seatbelts and motorcycle helmets have demonstrated a clear-cut survival benefit*[8]. *Spinal* [aɪ] *precautions must be maintained* [eɪ] *where indicated. For contaminated wounds* [uː] *antibiotic prophylaxis is recommended.*

Use injury / workplace exposure[9] [oʊʒ]/ poison ***prevention*** • sudden death / suicide[10] / disease ***prevention*** • cancer[11] [s]/ HIV / pressure sore[12] ***prevention*** • ***prevention*** measures[13] [e]/ program[14] / and control • ***preventive*** medicine[15] / (health) care[16] • ***preventive*** therapy *or* treatment[16] / measures[13] • ***trauma*** center / patient • ***traumatic*** asphyxia [ɪ]/ event[17] • primary[18] / secondary / tertiary [tɜːrʃəi] ***prevention*** • to take[19] ***precautions*** • biohazard[20] / sanitary / isolation ***precautions*** • barrier[21] / blood / universal ***precautions***

Unfallverhütung

Sicherheitsvorkehrung, Vorsichtsmaßnahme[1] Vorbeugung, Prophylaxe[2] Absperren[3] Sicherheitsbestimmungen[4] vorbeugend, Präventiv-[5] verhindern; vorbeugen[6] warnen; Vorsicht, Warnung[7] klarer Überlebensvorteil[8] Arbeitsplatzschutzmaßnahmen[9] Suizidprophylaxe[10] Krebsvorsorge[11] Dekubitusprophylaxe[12] Präventivmaßnahmen, vorbeugende M.[13] Präventionsprogramm[14] Vorsorge-, Präventivmedizin[15] Prophylaxe[16] Trauma, traumat. Ereignis[17] primäre Prophylaxe[18] (Sicherheits)vorkehrungen treffen[19] Schadstoffschutzmaßnahmen[20] Verwendung v. Schutzvorrichtungen[21]

22

7

Unit 7 States of Consciousness

Related Units: 5 Injuries, 8 First Aid, 10 Alcohol, 107 Physical Examination, 113 Neurologic Findings, 123 Resuscitation, 126 Surgical Treatment, 134 Perioperative Management, 135 Anesthesiology

conscious [kɒːnʃəs] *adj*, **-ly** *adv* *opposite* **unconscious**[1] *adj*

(i) associated with thought, will, or perception[2] (ii) related to consciousness (iii) awareness undulled[3] [ʌ] by sleep, faintness, or stupor

(un/ sub)consciousness[4] *n* • **semiconsciousness**[5] *n* • **self/ subconscious** *adj*

» *Some patients may consciously or unconsciously engage in forceful air swallowing. She became conscious[6] after the anesthesia wore off[7]. The clinical definition of consciousness ranges from alert wakefulness[8], to mild lethargy, stupor, and deep coma.*

Use loss of / to lose / to regain *or* return to[9] / clouding of[11] [aʊ] ***consciousness*** • alteration of[10] [ɔː]/ altered state of[10] / to assess the level of ***consciousness*** • full / impaired[11] [eə]/ compromised[11] / dull[11] / waxing-waning[12] [eɪ] ***consciousness*** • to lapse *or* fall into[13]/verify ***unconsciousness*** • to become[13]/be ***unconscious*** • ***unconscious*** patient / guilt[14] [gɪlt]/ motivation [eɪ] • ***(un)conscious*** process / control • weight [weɪt]/ health[15] [helθ] ***conscious***

> **Note:** Do not confuse *self-conscious (inhibited)*[16] and *self-confident (=self-reliant)*[17] [aɪ] as well as *conscious* and *conscience*[18] [kɒːnʃəns] and *conscientious*[19] [-ʃɪenʃəs].

bewusst
bewusstlos; unbewusst[1] Wahrnehmung[2] ungetrübt[3] (Unter)bewusstsein[4] Dämmerzustand[5] B. erlangen[6] nachlassen[7] Vigilanz, Wachheit[8] B. wiedererlangen[9] Bewusstseinsstörung, -veränderung[10] Bewusstseinstrübung[11] schwankende Bewusstseinslage[12] Bewusstsein verlieren, bewusstlos werden[13] nicht bewusste Schuld[14] gesundheitsbewusst[15] befangen, gehemmt[16] selbstbewusst[17] Gewissen[18] gewissenhaft[19] 1

alert [əlɜːrt] *adj & v & n term & clin* *sim* **arousal**[1] [aʊ], **vigilance**[2] [dʒ] *n term*

(adj) be wide awake[3] [eɪ], watchful or mentally responsive, fully aware, (v) to alarm (n) warning signal

alertness[2] *n clin* • **arouse**[4] [aʊ] *v* • **vigilant**[5] *adj*

» *An alert, wakeful patient responds immediately and appropriately to all stimuli [aɪ]. A stuporous patient responds only when aroused by vigorous[6] [vɪgərəs] stimulation.*

Use quiet/active ***alert*** state • patient is awake, ***alert*** and oriented/cooperative • medic-***alert*** tag[7] • be ***alert*** to • be on the[8] ***alert*** • mental ***alertness*** and arousal

wach, rege; warnen, alarmieren; Alarm
Erwachen, Erhöhung d. Wachheitsgrades, Arousal[1] Wachheit, Vigilanz[2] hellwach[3] (auf)wecken, erregen[4] wach, rege[5] stark[6] mediz. Informationsplakette[7] einsatzbereit/ auf der Hut sein[8] 2

lucid [luːsɪd] *adj clin*

mentally clear, not confused, and able to be understood, esp between periods of clouded consciousness

lucidity[1] *n clin* • **lucidness**[1] *n*

» *The level of alertness fluctuated considerably[2] with the occurrence of episodic confusion and lucid intervals[3] suggesting delirium.*

Use ***lucid*** periods[3] [ɪə] / intervals[3] / lethargy • periods of[3] ***lucidity***

bei Bewusstsein, hell, klar (denkend)
Klarheit, bei klarem Verstand[1] stark schwanken[2] helle Augenblicke/ Phasen[3] 3

faint [feɪnt] *v & n & adj term & clin* *sim* **blackout**[1], **breakdown**[2] *n clin*, **syncope**[3] [sɪŋkəpi] *n term* → U110-11

(v) to collapse[6] or pass out[4] (n) temporary loss of consciousness usually due to cerebral hypoxia

faintness[5] *n clin* • **break down**[6] *v phr* • **syncopal** *adj term*

» *Shouting and gentle shaking are usually enough to revive[7] [rɪvaɪv] a person who may have fainted or may be just sleeping. The pain may be so severe that the patient faints.*

Use to precipitate/produce[8] ***a faint*** • ***syncopal*** attack[1] • ***fainting*** fit *or* spell[1] • cardiac / vasovagal [eɪ]/ sudden ***faint***

> **Note:** As an adjective *faint* is also used in medicine to mean *weak* or *hard to hear, see etc.* (faint pulse[9]/heart sound/macules)

ohnmächtig werden; Ohnmacht; schwach
(kurze) Ohnmacht, Blackout[1] Kollaps[2] Synkope[3] ohnmächtig werden[4] Schwäche(gefühl)[5] kollabieren[6] ins Bewusstsein zurückholen[7] Ohnmacht verursachen/ auslösen[8] schwacher Puls[9] 4

light-headed *adj clin* *sim* **(to feel) faint**[1]*phr*, **drowsy**[2] [draʊzi], **dizzy**[3] [dɪzi] *adj clin*

to feel weak or dizzy and likely to lose consciousness

light-headedness[4] *n clin* • **drowsiness**[5] *n*

» *Both drowsiness and stupor are usually attended by[6] some degree of mental confusion. Faintness, dizziness, or light-headedness may indicate an impending[7] loss of consciousness.*

benommen
einer Ohnmacht nahe sein[1] schläfrig, benommen[2] schwindlig[3] Benommenheit[4] Schläfrigkeit[5] einhergehen mit[6] bevorstehend, drohend[7] 5

pass out *v phr inf* *sim* **be out**[1] *v jar,*
opposite **come to**[2] *v clin, BE* **come round**[2] *phr*

to lose consciousness

» *When she heard* [hɜːrd] *about her father's death she passed out.*

in Ohnmacht fallen, ohnmächtig werden
bewusstlos/ weg sein[1] wieder zu sich kommen[2] 6

unresponsive *adj term & jar* *opposite* **responsive**[1] *adj term & jar*

(i) failing to respond to sensations or verbal stimuli (ii) failing to respond to treatment

(un)responsiveness[2] *n term* • **respond (to)**[3] *v* • **response**[4] *n*

» *Certain psychiatric* [saɪkɪætrɪk] *states can mimic*[5] *coma by producing an apparent* [eɚ] *unresponsiveness.*

Use ***unresponsive*** pupils[6] [pjuːpəlz]/ to stimuli / to light • not ***responsive*** to therapy

(i) nicht ansprechbar (ii) nicht reagierend/ ansprechend
ansprechbar[1] Ansprechbarkeit, Reaktionsfähigkeit, Reagibilität[2] reagieren, ansprechen (auf)[3] Reaktion[4] vortäuschen[5] lichtstarre Pupillen[6] 7

disorientation *n* *sim* **confusion**[1] [-fjuːʒən] *n,*
lose one's bearings[2] [eɚ] *phr inf*

be bewildered[3] [ɪ] or perplexed[4]; reactions to one's surroundings[5] (esp. time, place, person) are inappropriate

(dis)oriented *adj* • **confused**[3] *adj* • **orientation** *n*

» *Patients with psychotic disorders may be fully oriented or exhibit a disorientation as to person that is at least as great as their disorientation as to time and place.*

Use patient is ***disoriented*** and confused • well-***oriented*** to time, place, and person[6] • ***disoriented*** behavior • acute ***disorientation*** • ***confusional*** state[7]

Desorientiertheit, fehlende Orientierung
Verwirrtheit, Verwirrung[1] Orientierung verlieren[2] verwirrt[3] verblüfft, perplex[4] Umgebung[5] orientiert zu Zeit, Raum, Person[6] Verwirrtheitszustand[7] 8

stunned [stʌnd] *adj inf* *sim* **dazed**[1] [deɪzd] *adj inf,*
***spaced out**[2] [eɪ] *adj* → U11-10

(i) knocked out by a heavy blow
(ii) mental numbness[3] [nʌmnəs] esp. due to a shock, great surprise or intense light

» *Suspect lightning injury*[4] *in persons found dazed or unconscious after a thunderstorm*[5]*.*

(i) betäubt (durch einen Schlag) (ii) benommen, (wie) gelähmt, fassungslos
benommen, verwirrt[1] (wie) unter Drogen, weg, high[2] Benommenheit[3] Verletzung durch Blitzschlag[4] Gewitter[5] 9

obtunded [ʌ] *adj term* *sim* **blunt**[1] [ʌ], **dull**[2] [ʌ] *adj & v clin*

reduced level of consciousness; insensitive to pain as a result of an analgesic[3] [-dʒiːsɪk] or anesthetic[4]

obtundent[5] *adj & n* • **obtundation** *n*

» *If lavage* [ləvɑːʒ] *is done in an obtunded or comatose patient, prophylactic insertion of a cuffed* [ʌ] *endotracheal* [eɪk] *tube*[6] *is recommended to prevent aspiration. Brain function may range from alertness to obtundation.*

Use be/become ***obtunded*** • deeply[7] ***obtunded*** • state of mental / prolonged ***obtundation***

teilnahmslos, abgestumpft, gedämpft
abgestumpft; abstumpfen[1] teilnahmslos; abstumpfen, dämpfen[2] Schmerzmittel[3] Narkotikum[4] dämpfend; dämpfendes Mittel[5] Endotrachealtubus m. Cuff[6] stark gedämpft[7] 10

stupor [st(j)uːpɚ] *n term*

impaired[1] [eɚ] or reduced consciousness with marked decrease in responsiveness to stimulation

(semi-)stuporous[2] *adj term* • stupefaction[3] *n* • stupefacient[4] [-feɪʃənt] *adj & n*

» *In stuporous catatonia the patient is subdued*[5]*, mute*[6] [mjuːt]*, and negativistic, accompanied by varying combinations of staring* [eɚ]*, rigidity* [dʒɪ]*, and cataplexy.*

Use alcoholic / anergic [ənɜːrdʒɪk]/ benign [aɪn]/ catatonic[7] / depressive / delusion[8] / epileptic / postseizure[9] [iːʒ] ***stupor*** • ***stuporous*** patient

Stupor, Reaktionsunfähigkeit
eingeschränkt[1] stuporös[2] Betäubung, Benommensein[3] betäubend; Betäubungsmittel[4] gedämpft[5] stumm[6] katatoner Stupor[7] schizophrener S.[8] Stupor nach epileptischem Anfall[9] 11

lethargy [leθɚdʒɪ] *n term* *sim* **apathy**[1] [æ] *n,* → U113-2f
opposite **hyperactivity**[2], **agitation**[3] [dʒ] *n term*

a state of abnormal indifference[4], listlessness[5], sluggishness[6] [ʌ], lassitude[6], languor[6] [gɚ] or stupor

lethargic *adj term* • **apathetic** *adj* • **hyperactive** *adj* • **agitated**[7] *adj*

» *Apathy, drowsiness, and confusion improve more gradually. Hepatic encephalopathy may begin with irritability*[8] *and mild confusion and slowly progress to agitation, lethargy, change in personality and difficulties in judgment*[9] *and orientation.*

Use fatigue [fətiːg] and[10] ***lethargy*** • depression, withdrawal[11] [-drɒːəl] and ***apathy*** • ***apathetic*** state / hyperthyroidism [aɪ]

Lethargie
Apathie[1] Hyperaktivität[2] psychomotor. Unruhe, Agitiertheit[3] Gleichgültigkeit[4] Antriebs-, Teilnahmslosigkeit[5] Trägheit, Mattigkeit[6] agitiert[7] Gereiztheit[8] Urteilsvermögen[9] Müdigkeit u. Lethargie[10] Zurückziehen[11] 12

7

somnolence *n term & clin* → U72-1 *sim* **sopor**[1] [soʊpɚ] *n term*

(i) semicomatose state (ii) state of unnatural drowsiness

somnolent *adj term* • **soporific**[2] *adj & n* • **soporiferous**[2] *adj*

» *The patient complained of excessive daytime somnolence, morning sluggishness and fatigue. Her lethargy deepened into somnolence.*

Use episodes of ***somnolence*** • ***somnolent*** and lethargic / metabolic rate

(i) schläfrige Teilnahmslosigkeit
(ii) Somnolenz
Sopor, schlafähnl. Zustand[1] einschläfernd; Schlafmittel[2] 13

coma [koʊmə] *n term & clin*

profound [aʊ] unsconsciousness[1] from which a patient cannot be aroused even by powerful stimuli [aɪ]

comatose[2] [-toʊs] *adj term* • **semi-comatose** *adj* • **coma-like**[3] *adj*

» *CNS symptoms include lethargy, coma, and convulsions* [ʌ]. *Pinpoint pupils*[4]*, coma, and hypertension are suggestive* [dʒe] *of*[5] *cerebellar hemorrhage* [e].

Use to lapse into[6]/be in/lie in / induced[7] ***coma*** • alcoholic / deep hepatic / diabetic [e] or hypoglycemic [-glaɪsiː]/ thyrotoxic[8] [aɪ]/ uremic [iː] ***coma*** • Glasgow ***coma*** scale[9] [eɪ] • to be/become ***comatose*** • deeply[10] ***comatose***

Koma
tiefe Bewusstlosigkeit[1] komatös[2] komaartig[3] stecknadelkopfgroße Pupillen[4] sind ein Anzeichen für[5] ins Koma fallen[6] künstl. Tiefschlaf[7] thyreotoxisches Koma[8] Glasgow-Komaskala[9] tief komatös[10] 14

trance [trænˈs‖trɑːnˈs] *n term*

(i) altered state of consciousness as in hypnosis [ɪ], hysteria [ɪ], or ecstasy (ii) dazed or stuporous state (iii) detachment[1] [ætʃ] from one's surroundings (e.g. in deep concentration or daydreaming[2])

» *A history of trancelike states*[3] *during which simple motor behaviors persist corroborates*[4] *the presence of daytime somnolence.*

Use alcoholic / hypnotic[5] / induced[5] / death[6] ***trance*** • ***trance***-like state / attack

Trance(zustand)
Losgelöstsein[1] Tag-, Wachträumen[2] tranceähnliche Zustände[3] bestätigt, erhärtet[4] hypnotischer Schlaf[5] Scheintod[6] 15

delirium *n term*

clouded state of consciousness and confusion, marked by difficulty in sustaining attention to stimuli, anxiety[1] [æŋzaɪəti], illusions and hallucinations, disordered sleep-wakefulness cycles[2] [saɪklz], motor disturbances; etc.

delirious[3] *adj term*

» *Delirium is an acute confusional state associated with a change in level of consciousness ranging from lethargy and withdrawal to agitation. Symptoms and signs of delirium tremens include profoundly delirious states associated with tremulousness*[4] *and agitation.*

Use delirious patient • ***delirium*** tremens[5] (*abbr* DT) / of persecution[6] • acute / exhaustion[7] [ɪgzɔːstʃᵊn]/ traumatic / febrile[8] [e‖iː] ***delirium***

Delir, Delirium
ängstl. Erregung, Angst(zustände)[1] gestörter Schlaf-Wach-Rhythmus[2] delirant[3] Zittern[4] Delirium tremens, Alkohol-, Entzugsdelir[5] Verfolgungswahn[6] Erschöpfungsdelirium[7] Fieberdelir[8] 16

persistent vegetative [vedʒ-] **state** *n term, abbr* **PVS** *syn* **vigil** [dʒ] **coma** *n, rel* **akinetic** [eɪkaɪnetɪk] **mutism**[1] [juː] *n term*

state of unresponsiveness due to diffuse cortical or brain stem damage[2]

» *PVS patients may show some improvement from an initially comatose state and appear to be awake but lie motionless and without evidence of awareness or higher mental activity.*

apallisches Syndrom, Coma vigile, Wachkoma
akinetischer Mutismus[1] Hirnstammschädigung[2] 17

brain death [deθ] *n term* *syn* **irreversible coma** *n term*

cessation [s] and irreversibility[1] of brain function; legal definitions vary from state to state

brain-dead[2] *adj term*

» *The criteria* [aɪ] *for brain death must persist*[3] *for 6 hours with a confirmatory isoelectric* [aɪ] *(flat) EEG*[4].

Use to confirm/declare/establish[5]/mimic ***brain death*** • diagnosis of / diagnostic criterion [kraɪtɪəɪᵊn] for ***brain death*** • ***brain death*** legislation [dʒ]

Hirntod
irreversibler Ausfall[1] hirntot[2] bestehen, andauern[3] isoelektr./ Nulllinien-EEG[4] Hirntoddiagnose sicherstellen[5] 18

8

Unit 8 First Aid

Related Units: 5 Injuries, 6 Accidents & Emergencies, 16 Paramedical Staff, 17 Medical Equipment, 7 Consciousness, 106 Fractures, 63 Posture & Position, 108 Clinical Signs, 140 Wound Care, 123 Resuscitation, 125 Critical Care

first aid [eɪd] *n* *rel* **field measures**[1] [eʒ], **help**[2], **assistance**[2], **attention**[3] *n* → U142-29

emergency [ɜː] care [keɚ] given before regular medical aid can be obtained [eɪ]

aid[4] **(in)** *v* • **aid**[5] *n* • **aide**[6] *n* • **self-help**[7] *n* • **assist**[4] *v* • **attend (to)**[8] *v*

» *As a first aid measure [meʒɚ], place the patient in a shady [eɪ], cool place, and remove clothing. First aid at the scene [siːn] of an accident should be administered by trained personnel whenever possible. Field placement of intravenous [iː] lines[9] may increase the chances of infection. Patients commonly seek [iː] emergency medical attention for hemarthroses [iː], hematuria, and epistaxis.*

Use to give or provide[10] [aɪ] /seek ***first aid*** • basic / emergency / life-saving / advanced (*abbr* AFA) ***first aid*** • ***first aid*** measures[11] / techniques / instruction [ʌ] program[12] • ***first aid*** kit[13] / post *or* station[14] • ***aid*** and attendance • ***to aid*** in diagnosis • hearing[15] / mutual [juː]/ food / Band®-***aid*** • home health / nurse's[16] [ɜː] ***aide*** • ***first*** responder • ***field*** conditions / hospital[17] / personnel • ***field*** paramedics[18] / treatment • sterile / surgical[19] [ɜː] ***field*** • to call for/summon[20] [ʌ] /request/ seek ***help*** • emergency ***help*** • to ask for/seek/lend *or* provide[21] ***assistance*** • disaster[22] (medical) / military / aeromedical[23] ***assistance*** • ***assistance*** team • to require/ seek/ get/focus[24]/pay[25] ***attention*** • in need of / urgent [ɜː]/ to seek medical[26] ***attention***

erste Hilfe
Maßnahmen vor Ort[1] Hilfe[2] Aufmerksamkeit, Beachtung; med. Behandlung, Versorgung[3] unterstützen, beistehen, helfen[4] Hilfe(stellung); Hilfsmittel[5] Helfer(in), Berater(in)[6] Selbsthilfe[7] s. kümmern um[8] Venenkatheter[9] erste Hilfe leisten[10] Erste-Hilfe-Maßnahmen[11] Erste-Hilfe-Kurs[12] Verbandskasten[13] Erste-Hilfe-Station[14] Hörgerät[15] Krankenpflegehelfer(in)[16] Feldlazarett[17] Sanitäter[18] Operationsfeld[19] Hilfe holen[20] Hilfe leisten[21] Katastrophenhilfe[22] Hilfe durch d. Flugrettungsdienst[23] Aufmerksamkeit richten[24] Beachtung schenken[25] s. in ärztl. Behandlung begeben, einen Arzt aufsuchen[26] 1

rescue [reskjuː] *v & n* *rel* **save**[1] [seɪv], **secure**[2] [sɪkjʊɚ], **relieve**[3] [rɪliːv] *v*

(v) to save a person who is in a dangerous situation or remove [uː] a victim from the danger zone [zoʊn]

rescuer[4] *n* • **life-saving** *adj* • **(un)safe**[5] *adj* • **relief**[6] *n* • **safeguard**[7] [eɪ] *v & n*

» *They were rescued from the blazing [eɪ] drilling rig[8]. It must not interfere [-ɪɚ] with[9] the rescue efforts[10]. Wearing a safety belt[11] can save your life. Immobilization is not complete until the patient is secured to the spine [aɪ] board[12] with straps. The tiring [aɪ] rescuer must signal for a change. It is erroneous to assume that during storms it is safe to leave the shelter and venture [-tʃɚ] into the open[13] once lightning strikes.*

Use to come to the *or* sb.'s[14] ***rescue*** • victim / air-sea[15] / fire ***rescue*** • cave [eɪ]/ avalanche [-æntʃ] ***rescue*** • ***rescue*** team *or* squad[16] [skwɒːd]/ worker / personnel • ***rescue*** services / activities[10] / treatment • ***rescue*** operation[10] / attempt[17] / vessels[18] • ***rescue*** breathing[19] [iː] / blanket • ***search-and-rescue*** (*abbr* SAR) mission / dog • ***to save*** the patient's life / sb. from drowning[20] [aʊ] • ***to save*** the eye / a finger • ***to relieve*** suffering [ʌ]/ distress / pain • ***to secure*** the patient's well-being / the airway[21] • ***to secure*** sth. with tapes [eɪ]/ it to the arm • life/ limb[22] [lɪm] / time-***saving*** • ***safe*** distance / location / travel / procedure [siː] • professional ***rescuer*** • ***rescuer's*** skills[23] / hand / arm / mouth • ***rescuer*** exhaustion [ɒː] *or* fatigue[24] • ***2-rescuer*** CPR[25] • disaster[26] / famine [æ] ***relief*** • ***relief*** work / supplies [aɪ]/ agency [eɪdʒ] *or* organization[27]

retten (aus), bergen, befreien; Rettung, Bergung
retten, bewahren, -schützen[1] sichern, sicherstellen; festmachen[2] helfen, befreien; erleichtern, lindern[3] Retter(in)[4] sicher, in Sicherheit[5] Erleichterung, Hilfe[6] schützen; Schutz[7] brennende Bohrinsel[8] behindern[9] Rettungsmaßnahmen, -aktion[10] Sicherheitsgurt[11] Rettungstrage[12] s. ins Freie wagen[13] jem. z. Hilfe kommen[14] Luftrettung über See[15] Rettungsmannschaft[16] Rettungsversuch[17] Bergungsschiffe[18] Mund-zu-Mund-Beatmung[19] jem. vor d. Ertrinken retten[20] d. Atemwege freihalten[21] zur Rettung d. Arms/ Beins[22] Können d. Retters/-in[23] Ermüdung d. R.[24] Zwei-Helfer-Reanimationsmethode[25] Katastrophenhilfe[26] Hilfsorganisation[27] 2

evacuate [ɪvækjʊeɪt] *v* *sim* **extricate**[1], **retrieve**[1] [iː], **free**[1] *v*, *rel* **transport**[2] *v*

(i) move out of an unsafe location into safety (ii) to excrete [iː] or discharge from the body

evacuation[3] *n* • **extrication**[4] *n* • **retrieval**[4] *n* • **transport(ation)**[5] *n*

» *A helicopter equipped for medical evacuation should be requested. To conserve [ɜː] oxygen, lower flow rates may be used until the victim can be evacuated to a lower altitude [æ]. Casualty mitigation[6] through early warning and evacuation is hard to manage, since tornadoes are difficult to predict and the time frame for evacuation or protective cover is brief. This will help you to reach and extricate persons who are trapped[7]. Ensure that the airway remains patent[8] while the victim is transported to the hospital.*

Use ***to evacuate*** victims / homes[9] / from danger • emergency / victim[10] / surgical[11] ***evacuation*** • emergency / rescue and / (aero-)medical ***retrieval*** • ***retrieval*** team / flight • ground / air / aeromedical[12] ***transport*** • (non)medical / emergency ***transport*** • prompt / rapid ***transport*** • ***transport*** officer[13] • victim[14] ***extrication*** • ***extrication*** time[15] / device[16] [-aɪs]/ from the vehicle

(i) evakuieren, bergen (ii) (aus)räumen, entleeren
befreien (aus)[1] (ab)transportieren, befördern[2] Evakuierung, Räumung[3] Befreiung[4] Transport, Beförderung[5] Reduktion d. Opferzahl[6] eingeschlossen sein, festsitzen[7] frei[8] Wohnhäuser evakuieren/ räumen[9] Evakuierung d. Opfer[10] chir. Ausräumung[11] Flugrettungstransport[12] Transportleiter[13] Befreiung d. Opfer(s)[14] Dauer d. Bergung[15] Bergevorrichtung[16] 3

safety [seɪfti] *n*   *sim* **security**[1] [sɪkjʊɚət̬i] *n*
opposite **danger**[2], **risk**[3], **hazard**[3] [hæzɚd] *n* → U124-2; U91-5

a place or state in which there is no danger; security refers to protection against potential threats[4] [e]

(in)secure[5] *adj* • **insecurity**[6] *n* • **endanger**[7] *v* • **dangerous**[8] *adj* • **risky**[9] *adj*

» *The press cannot be denied* [aɪ] *access*[10] *to a disaster site*[11] *unless they interfere* [-ɪɚ] *with ongoing rescue efforts, even if they jeopardize*[7] [dʒepɚdaɪz] *their own safety in the process. My life was in danger. "Splint*[12] *them where they lie" is a time-honored rule*[13] *of emergency care of fractures unless it is necessary to remove an injured patient from imminent danger*[14] *of fire, explosion, etc.*

Use to run for/bring into/be in/reach/ensure[15] [ɪnʃʊɚ] ***safety*** • a place of[16] / public[17] [ʌ]/ child ***safety*** • helicopter / firearm / radiation[18] [eɪ] ***safety*** • ***safety*** needs / precautions[19] [ɒː]/ regulations • ***safety*** first program[20] / buoy[21] [buːi‖bɔɪ]/ belt • ***safety*** goggles[22] / check / pin[23] / valve[24] [æ] • airport / (false) sense of[25] ***security*** • ***security*** measures / provisions[19] [ɪʒ] • ***security*** risk[26] / considerations / guard[27] [ɑː] • ***security*** personnel / check[28] / system [ɪ]/ alert[29] [ɜː] • financial / social[30] ***security*** • to be in/pose little ***danger*** • ***danger*** zone[31] / signal[32] / list / to travelers • to take the/be at ***risk*** • ***risk*** factor / assessment[33] / reduction [ʌ] • to pose a potential[34] ***hazard*** • health[35] / environmental / safety ***hazard*** • radiation / contamination ***hazard*** • occupational[36] / without undue[37] ***hazard*** • ***hazard*** area[31] • to feel ***secure*** • ***dangerous*** activities / chemicals [ke-]/ poisons[38] • ***dangerous*** situations / disease • ***risky*** maneuver [uː]/ procedure [siː]/ test

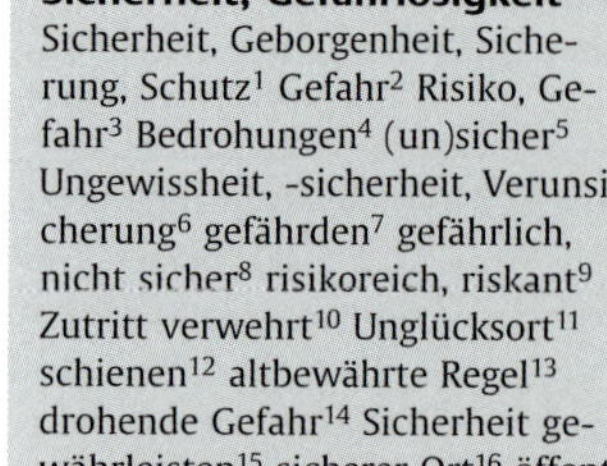

Sicherheit, Gefahrlosigkeit
Sicherheit, Geborgenheit, Sicherung, Schutz[1] Gefahr[2] Risiko, Gefahr[3] Bedrohungen[4] (un)sicher[5] Ungewissheit, -sicherheit, Verunsicherung[6] gefährden[7] gefährlich, nicht sicher[8] risikoreich, riskant[9] Zutritt verwehrt[10] Unglücksort[11] schienen[12] altbewährte Regel[13] drohende Gefahr[14] Sicherheit gewährleisten[15] sicherer Ort[16] öffentl. Sicherheit[17] Strahlensicherheit[18] Sicherheitsvorkehrungen[19] Unfallverhütungsprogramm[20] Rettungsboje[21] Schutzbrille[22] Sicherheitsnadel[23] Sicherheitsventil[24] Gefühl d. Sicherheit[25] Sicherheitsrisiko[26] Wache, Sicherheitsbeamte(r)[27] Sicherheitskontrolle[28] Sicherheitsalarm[29] Sozialhilfe[30] Gefahrenzone[31] Warnsignal[32] Risikoeinschätzung[33] e. mögl. Gefahr/ Risiko darstellen[34] Gesundheitsrisiko[35] Berufsrisiko[36] ohne großes Risiko[37] gefährl. Gifte[38] 4

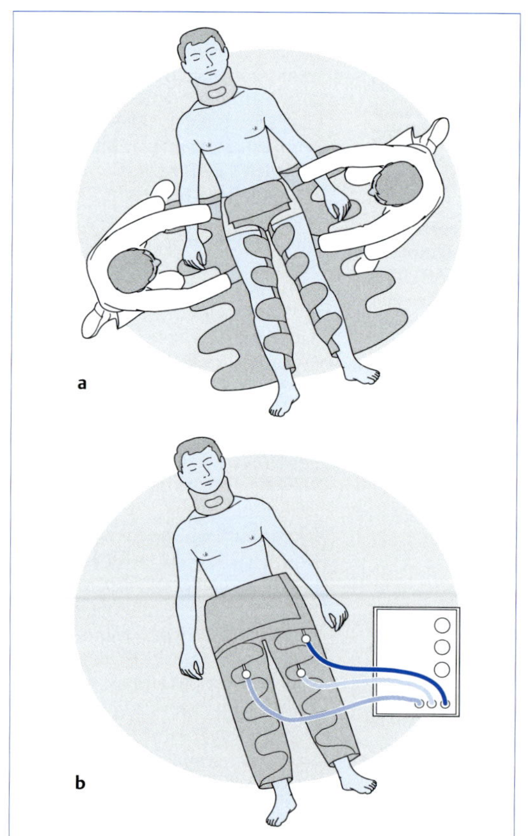

Military antishock trousers:
(a) the garment is placed around the patient's legs
(b) the MAST garment is inflated

ambulance *n* *rel* **emergency medical service** (*abbr* **EMS**) **helicopter**[1] *n term*

specially equipped automobile to transport casualties and patients to and from hospitals

» *The loading (transport) officer maintains [eɪ] a log[2] of each departing ambulance's destination. Obtain [eɪ] and deploy[3] [ɔɪ] additional ambulance resources through reserve [ɜː] units, back-up arrangements[4] [eɪ], mutual [mjuːtʃʊəl] aid[5], etc. Request assistance from the aeromedical helicopter[1] unit.*

Use to call an ***ambulance*** • community / air[6] / first-in[7] / EMS[8] ***ambulance*** • ***ambulance*** car / service[9] /men *or* crew[10] [kruː]/ driver[11] / attendant *or* technician[12] [ɪʃ] • ***ambulance*** dispatch center / carry(ing) chair • ***ambulance*** trolley[13] / loading bay[14] [beɪ] • to approach a ***helicopter*** • ***helicopter*** rotor vibrations / landing zone

Rettungs-, Krankenwagen
Notarzt-, Rettungshubschrauber[1] Aufzeichnungen[2] einsetzen[3] Hilfseinrichtungen[4] gegenseitige Hilfe[5] Flugrettung[6] ersteintreffender Rettungswagen[7] Notarztwagen[8] Rettungsdienst[9] Mannschaft d. Rettungswagens[10] Krankenwagenfahrer(in)[11] Rettungssanitäter(in)[12] Fahrgestell f. Patiententrage[13] Laderampe f. Rettungswagen[14] 5

paramedic *n* *sim* **emergency medical technician**[1] [teknɪʃᵊn] *n term*, *abbr* **EMT**

person (not a physician [ɪʃ] or nurse [ɜː]) trained to give emergency medical treatment before or during transportation to hospital and to assist medical professionals (e.g. in the military)

paramedical[2] [pærəmedɪkᵊl] *adj term* • **paramedic**[3] *adj* → U16-9

» *One paramedic assumes the role of medical commander. Endotracheal [k] intubation is a skill typically learned at the paramedic level. Check if radio contact[4] with the emergency transport technicians is available. Well-trained EMTs can prepare patients for transport quickly and perform life-support procedures en route.*

Use EMT / field / first-in[5] ***paramedic*** • ***paramedical*** staff[6] / personnel[6] / specialist • certified / basic[7] / trained ***EMT*** • intermediate [iː]/ paramedic *or* advanced[8] ***EMT*** • ***paramedic*** team / unit / manual • ***paramedic*** services[9] / division

Rettungsassistent(in)
Rettungssanitäter, -helfer(in)[1] paramedizinisch[2] Sanitäts-, Assistenz-[3] Funkkontakt[4] erster Sanitäter am Unfallort, Ersthelfer(in)[5] ärztl. Hilfspersonal[6] Rettungshelfer(in)[7] Rettungsassistent(in)[8] Sanitätsdienst[9] 6

alarm [əlɑːrm] *n & v* *sim* **alert**[1] [ɜː] *n & v*, **warning**[2] *n & adj*, *rel* **report**[3] *n & v*

(v) to warn others to a danger or fill sb. with apprehension[4] or anxiety [æŋzaɪəṱi]

alarming[5] *adj* • **alerting**[5] *adj* • **hyperalert**[6] [aɪ] *adj* • **(fore)warn**[7] *v*

» *There was a brief false alarm when a rescue worker reported hearing a voice in the wreckage[8] [r]. Be alert for possible concurrent [ɜː] trauma[9] [ɒː] with occult internal bleeding. The laboratory must be alerted. Provide advance warning to receiving [iː] hospitals so that appropriate measures [eʒ] may be taken. When there is a report of a trapped victim, a fire rescue team is dispatched in addition to the EMS unit to clear fire hazards, wash away spilled gasoline, etc.*

Use ***to be alarmed*** by the cries • to give *or* raise [eɪ] *or* sound the[10] ***alarm*** • to cause/set the[11]/trigger an ***alarm*** • smoke / fire / security / false ***alarm*** • ***alarm*** bell[12] / system[13] / response[14] / clock[15] • ***to be alert*** to danger • to be on the[16]/put sb. on ***alert*** • red[17] ***alert*** • to raise/issue [ɪʃ‖ɪsjuː]/heed[18] [iː] ***warnings*** • early / advance / without[19] ***warning*** • ***warning*** sign[20] / label [eɪ]/ symptoms [ɪ] • initial [ɪʃ]/ preliminary[21] / red[17] ***report*** • ***alarming*** figures[22] / rate / level / increase

Alarm, Besorgnis; alarmieren, warnen, beunruhigen
Alarm; alarmieren[1] Warnung; warnend, Warn-[2] Bericht; Meldung, Reportage; berichten, melden[3] Besorgnis[4] alarmierend, beunruhigend[5] aufgeputscht, hypervigil[6] (vor)warnen[7] Trümmer, Wrack(teile)[8] Begleitverletzung[9] Alarm schlagen[10] d. Wecker stellen[11] Alarmglocke[12] Alarmanlage[13] Alarmreaktion[14] Wecker[15] einsatzbereit/ auf der Hut sein[16] Alarmstufe Rot[17] Warnungen beachten[18] ohne Vorwarnung[19] erstes Anzeichen[20] vorläufiger Bericht[21] besorgniserregende Zahlen[22] 7

tourniquet [tɜːr‖tʊə˞nɪkɪt] *n term*

compression bandage applied to arrest a hemorrhage or to facilitate obtaining blood samples

» *Control bleeds by pressure or elevation or by tourniquet if these are not successful. Use a tourniquet to obtain a bloodless field. Correct tightness [taɪt-] of the tourniquet is hard to assess.*

Use to apply *or* place[1] ***a tourniquet*** • to tighten [taɪtᵊn]/inflate [eɪ]/deflate[2]/release [iː]/remove ***the tourniquet*** • ***tourniquet*** control / effect / time[3] / constriction • ***tourniquet*** ischemia[4] [ɪskiːmɪə]/ injury / test[5] • arm / limb [lɪm]/ pneumatic[6] [n(j)uː-]/ rotating / multiple [ʌ] ***tourniquets***

Tourniquet, Druckmanschette, Stauschlauch, -binde
einen Stauschlauch anlegen[1] Luft aus d. Manschette ablassen[2] Dauer d. Blutleere[3] tourniquetbedingte Ischämie[4] Rumpel-Leede Stauversuch[5] Druckluftmanschetten[6] 8

ambulance dispatch center [dɪspætʃ sentə˞] *n term*

communications center which receives incoming emergency calls, assesses capacity needs[1] and resources available at local hospitals and coordinates the rescue operation

dispatch[2] *v* • **dispatcher**[3] *n*

» *The first paramedic on the scene of a multicasualty event[4] provides an initial report by radio to the dispatch center, relaying[5] such information as type of incident, estimated number of victims and severity of injuries[6], presence of any hazard, additional resources needed, etc.*

Use central[7] / (local) EMS ***dispatch center*** • ***dispatch*** information[8] / personnel / system[9] • ***to dispatch*** ambulances / mobile EMS personnel • central ***dispatcher***

Rettungsleitstelle
erhebt Bedarf an Ressourcen[1] (ent)senden[2] Einsatzleiter(in)[3] Massenunfall[4] weiterleiten[5] Schweregrad d. Verletzungen[6] zentrale Rettungsleitstelle[7] Einsatzmeldung[8] Verteilersystem[9] 9

foreign body *n term, abbr* **FB** *sim* **foreign** [fɒːrᵊn] **material** *or* **matter**[1] *n clin*

material that has been introduced into the tissues or cavities of the body and is not readily absorbable

» *In choking [tʃoʊkɪŋ] victims[2] cardiac arrest may respond promptly to removal of foreign bodies by the Heimlich maneuver. The abrupt [ʌ] onset of cough [kɒːf] or choking in toddlers[3] should heighten [haɪtᵊn] suspicion of foreign body aspiration. The foreign body lodges[4] [lɒːdʒɪz] in the supraglottic airway.*

Use to aspirate/search for/locate[5] ***a foreign body*** • to dislodge/remove[6] ***a foreign body*** • tracheobronchial[7] [k]/ esophageal [dʒiː]/ intraocular[8] / conjunctival [dʒʌ] ***FB*** • intravesical[9] / corneal / nasal [eɪ] ***FB*** • urethral [iː]/ vaginal [dʒ] ***FB*** • ingested [dʒe]/ swallowed / aspirated / impacted[10] ***FB*** • retained [eɪ]/ infected / sharp ***FB*** • penetrating / migratory[11] [aɪ]/ minute[12] [maɪn(j)uːt] ***FB*** • ***foreign body*** aspiration[13] / obstruction [ʌ]/ extraction *or* removal[14] [uː] • ***foreign body*** sensation[15] / granuloma[16] / reaction[17] • ***foreign body*** giant [dʒaɪᵊnt] cells[18] / embolus[19] • ***foreign*** object[1] / protein[20] / particle[1] • ***foreign*** antigen / serum [ɪɚ]/ organism / cells

Fremdkörper, FK
Fremdsubstanz, -körper, körperfremdes Material[1] Erstickungsopfer[2] Kleinkinder[3] sitzt fest[4] e. Fremdkörper lokalisieren[5] e. Fremdkörper entfernen[6] tracheobronchialer F.[7] intraokulärer F.[8] intravesikaler F.[9] festsitzender F.[10] wandernder F.[11] winziger F.[12] Fremdkörperaspiration[13] Fremdkörperentfernung[14] Fremdkörpergefühl[15] Fremdkörpergranulom[16] Fremdkörperreaktion[17] Fremdkörperriesenzellen[18] Fremdkörperembolus[19] Fremdprotein[20] 10

Heimlich maneuver [mənuːvɚ] *n term*

syn **subdiaphragmatic** [sʌbdaɪəfræg-] *or* **abdominal thrusts** [ʌ] *n term*

technique [tekniːk] for dislodging[1] and clearing[2] [ɪɚ] a foreign body from the airway of a choking victim by forceful upward thrusts[3] to the victim's upper abdomen just below the rib cage[4] [keɪdʒ]

maneuver[5] *v* • **maneuverability** *n* • **thrust**[6] [ʌ] *v* • **thrusting** *adj & n*

» *Foreign bodies obstructing the airway may be relieved by performing the Heimlich maneuver repeatedly until successful. Back blows[7] [oʊ] or the Heimlich maneuver may clear the obstruction. In children younger than one year back blows and chest thrusts are recommended instead of the Heimlich maneuver, which should not be attempted.*

Use to perform the ***Heimlich maneuver*** • supine[8] [aɪ]/ prompt ***Heimlich maneuver*** • life-saving / manual[9] / resuscitative[10] [ʌs] ***maneuvers*** • respiratory / airway (clearance) ***maneuvers*** • airway foreign body / jaw-thrust [dʒɒː] and chin-lift[11] [tʃɪn] ***maneuver*** • to deliver[12] ***thrusts*** • upper[13] / forcible ***abdominal thrusts*** • manual / chest / upward ***thrusts***

Heimlich-Handgriff
Mobilisieren[1] Beseitigen, Entfernen[2] nach oben gerichtete Druckstöße[3] Brustkorb[4] manövrieren[5] drücken, stoßen[6] Schläge zw. d. Schulterblätter[7] Heimlich-Handgriff beim liegenden Patienten[8] Handgriffe, manuelle Methoden[9] Reanimationsmaßnahmen[10] Anheben d. Kinns u. Vorschieben d. Unterkiefers, Esmarch-Handgriff[11] Stöße versetzen[12] Druckstöße auf den Oberbauch[13] 11

breathing bag [briːðɪŋ bæg] *n clin*

syn **resuscitation** [rɪsʌsɪteɪʃᵊn] *or* **reservoir bag, Ambu bag**® *n term*

self-refilling device [dɪvaɪs] used to assist in manual ventilation

» *Provide supplemental oxygen by mask (nonrebreathing, if available), nasal prongs[1] [ɒː], or Ambu bag. Maintain [eɪ] ventilation with oxygen delivered by a bag-mask combination at a high flow rate until tracheal [k] intubation can be performed.*

Use manual resuscitation[2] / rebreathing[3] ***bag*** • self-refilling / nonrebreather reservoir ***bag*** • ***bag***-valve-mask [æ] device *or* combination[4] • ***bag***-(valve)-mask unit[4] /-breathing[5] /-(valve)-mask ventilation[5] • hand ***bag*** respiratory assistance[5]

Beatmungs-, Ambu-Beutel
Nasenklemme[1] Handbeatmungs-, Atembeutel[2] Rückatmungsbeutel[3] Beatmungsbeutel mit Maske[4] Maskenbeatmung[5] 12

medical *or* **military antishock trousers** *n term, abbr* **MAST** → U124-4f

inflatable garment placed around a patient's legs and abdomen to reduce perfusion to the lower body and thereby direct cardiac output to the vital organs, e.g. for field treatment of hypovolemia, shock, etc.

» *MAST also raise peripheral resistance and therefore increase coronary blood flow. We have an ET tube[1] in place, 2 IVs with lactated Ringer's[2] wide open, and MAST garment inflated. The MAST suit [suːt] is of proved value for in-hospital tamponade of bleeding in patients with severe pelvic fractures and massive pelvic bleeding. If a patient arrives with MAST in place, it should be deflated slowly and only after the patient has been stabilized hemodynamically.*

Use to apply/remove/deflate [eɪ] ***the MAST garment*** • ***MAST*** garment *or* suit[3] / device[3] • ***antishock*** measures [eʒ] • pneumatic [n(j)uː-] ***antishock*** garment[3]

Antischockhose
Endotrachealtubus[1] Ringer-Laktat-Lösung[2] Antischockhose[3] 13

logroll [lɒːgroʊl] *v term*

special rolling technique used to transfer patients with suspected spinal [aɪ] lesions[1] [iːʒ] to preclude[2] [uː] further injury [ɪndʒɚi]

» *Logroll the patient to maintain axial orientation if cervical spine injury is suspected. She was logrolled onto the spine board with manual cervical spine traction maintained throughout[3].*

Use ***logroll(ing)*** technique[4] [tekniːk]

atraumatisch umlagern (bei Verdacht auf WS-Verletzung)
mit Verdacht auf Wirbelsäulenverletzungen[1] verhindern[2] die ganze Zeit über[3] en-bloc Umlagerungstechnik/ Mobilisation (bei WS-Verletzten)[4] 14

8

extrication collar [kɒːlɚ] *n term* → U141-9 *rel* **vacuum mattress**[1] *n term*

rigid cervical collar for prehospital use[2] when a casualty is suspected to have sustained [eɪ] spinal trauma

» *Proper sizing[3] of the extrication collar is extremely important. The 2nd care provider[4] [aɪ] should then place a firm extrication collar around the neck. Split-scoop [uː] stretchers and vacuum mattresses are more appropriate for transfer than rigid spinal boards, which should be reserved for primary extrication from vehicles, rather than as devices for transporting patients.*

Use to apply an[5] / cervical [sɜː]/ adjustable [ʌ] ***extrication collar*** • one-piece / Stifneck®[6] ***extrication collar*** • semirigid [semɪrɪdʒɪd] cervical[7] / stiff / c-/ floatation[8] ***collar*** • ***vacuum*** (limb) [lɪm] splint[9] / pump[10] [ʌ]

HWS-Stützkrawatte, -Schiene, Immobilisationskragen
Vakuummatratze[1] Einsatz im präklin. Bereich[2] Wahl d. richtigen Größe[3] Helfer(in)[4] HWS-Schiene anlegen[5] Stifneck[6] Halskrause[7] Rettungskragen[8] Vakuum-Schiene[9] Absaugpumpe[10]

15

stretcher [stretʃɚ] *n* *syn* **litter** *n BE,*
rel **spine** [aɪ] **board**[1], **backboard**[1], **scoop** [skuːp] **stretcher**[2] *n term*

equipment for transporting people who are ill, wounded [uː] or dead which usually consists of a sheet of canvas[3] stretched between two poles[4]; spine boards are used for prehospital patient transport and extrication from vehicles

» *Gently [dʒ] maneuver the stretcher under the patient without rolling or lifting. Transfer the patient from the ambulance stretcher[5] to the emergency department stretcher, taking care to maintain cervical spine and back immobilization in multiple blunt [ʌ] injuries[6]. Immobilize the patient on a rigid spine board using tape and lateral restraints[7] [eɪ] (sandbags). Prolonged use of spine boards can rapidly lead to pressure injuries.*

Use to place on[8]/strap on/fall from ***a stretcher*** • road / folding / split scoop[9] ***stretcher*** • ***stretcher*** bearer[10] [eɚ]/ case[11] • long[12] / short / wood / plastic ***spine board*** • fiber-glass / helicopter / rigid[13] ***spine board*** • pediatric ***backboard*** • rescue[1] ***board*** • orthopedic [iː] ***scoop stretcher*** • ***scoop and run*** time / attitude / versus stay & play[14]

(Kranken)trage, Tragbahre
Rettungstrage, Spine-Board[1] Schaufeltrage, -bahre[2] Leinentuch[3] Stangen[4] Rettungstrage[5] stumpfe Verletzungen[6] seitliche Abstützung[7] auf eine Trage legen[8] zweiteilige Schaufeltrage[9] Krankenträger[10] nicht gehfähige(r) Patient(in)[11] langes Rettungsbrett[12] Rettungsbrett[13] möglichst rasch einladen u. abtransportieren oder am Unfallort stabilisieren[14]

16

sniffing position *n jar* → U63-7f
rel **stable side/lateral position**[1], **jaw thrust**[2] [ʌ], **head tilt**[3] *n term*

the head is extended on the slightly flexed neck and the chin is elevated to align [əlaɪn] the oral, pharyngeal, and tracheal [k] planes which ensures patency [eɪ] of the airway and allows for endotracheal intubation

» *Place the patient in the sniffing position. The sniffing position permits visualization of the glottis and vocal cords and allows passage of the endotracheal tube[4]. After managing life-threatening problems turn the casualty to a stable side position. Place the victims in a stable lateral position and keep them warm until they can be transported to a medical facility. Jaw thrust without head tilt should be done if cervical spine injury is possible.*

Use prone[5] [oʊ]/ semiprone *or* lateral recumbent[6] [ʌ] ***position*** • (dorsal) recumbent[7] / recovery[8] / semi-Fowler[9] ***position*** • (left/ right) lateral (decubitus)[10] / supine[11] ***position***

Schnüffelstellung
stabile Seitenlage, NATO-Lagerung[1] Vorschieben d. Unterkiefers[2] Überstrecken d. Kopfes[3] Endotrachealtubus[4] Bauchlage[5] Sims-Position[6] Rückenlage m. angewinkelten, gespreizten Beinen[7] Erholungs-, Recoveryposition[8] halbsitzende Lagerung[9] Seitenlage(rung)[10] Rückenlage[11]

17

salvage [sælvɪdʒ] *v* *sim* **preserve**[1] [prɪsɜːrv], **spare**[2] [speɚ] *v term*

to save from death, damage or destruction

salvage[3] *n term* • **salvageable**[4] *adj* • **salvageability** *n* • **preservation**[5] *n*

» *Intensive care salvages some critically ill head-injured patients. By the time shock develops the opportunity for salvage has been lost. These patients may be spared emergency endoscopy. The nerve-sparing approach [-oʊtʃ] usually results in preservation of potency.*

Use ***to salvage*** vision[6] [ɪʒ]/ a kidney • to merit[7] / limb / foot / bladder ***salvage*** • ***salvage*** therapy / surgery[8] / rate • ***salvageable*** blood / teeth[9] / case • to be worth[7] ***salvaging*** • organ-/ nerve[10]-***sparing*** • ***to preserve*** blood supply[11] / the spleen [iː] • ***to preserve*** potency[12] [oʊ]/ cognitive functions • ***preservation of*** sight[13] [saɪt]/ (renal) function[14] • ***preservation of*** host [oʊ] tissue / cellular integrity

retten, erhalten
erhalten, schonen[1] (ver)schonen, ersparen[2] Rettung, Erhaltung[3] erhaltungsfähig[4] Erhaltung, Schonung[5] d. Sehkraft erhalten[6] erhaltenswert sein[7] Erhaltungsoperation[8] (noch) zu rettende Zähne[9] nervschonend[10] d. Blutversorgung erhalten[11] d. Potenz erhalten[12] Erhaltung d. Sehkraft[13] Erhaltung d. Nierenfunktion[14]

18

triage [trɪɑːʒ] *n term*

process of classifying patients by categories and allocating[1] aid on the basis of relative urgency[2] [ɜːrdʒᵊnˈsi] of or likely benefit from medical treatment

» *Triage at the accident scene seeks to identify the patients who are most at risk of dying from their injuries and thus would benefit most from[3] a trauma center.*

Use to perform/begin/permit ***triage*** • disaster / prehospital[4] / telephone ***triage*** • emergency room / 4-level[5] / psychiatric [saɪkɪætrɪk] ***triage*** • ***triage*** examination / system / decision / category • ***triage*** location / tag[6] / priority [aɪɔːr]/ officer[7]

Sichtung, Triage
zuteilen[1] Dringlichkeit[2] am meisten profitieren von[3] präklinische Triage[4] Vierstufen-Triage, Triage m. vier Kategorien[5] Triage-Anhängekarte[6] Triageleiter(in)[7] 19

Unit 9 Drugs & Remedies

Related Units: 121 Pharmacologic Treatment, 92 Pharmacologic Agents, 93 Anesthetics, U 102 History

medication *n term* *syn* **medicine** *n clin & inf*, **medicament** *n rare*

(i) medicinal preparations[1]
(ii) administration[2] of remedies

medicinal[3] *adj term* • **medical**[4] *adj* • **medicate**[5] *v* • **self-medication** *n*

» *Relapses[6] can be treated with a second course[7] of these medications. Don't forget to take your medicine! Are you on any medication?*

Use to take/start/receive [iː]/continue/discontinue[8]/review[9] [rɪvjuː] ***medication*** • oral / pre[10]/ transdermal / sodium-containing[11] / pain ***medication*** • preoperative / daily schedule [sk‖ʃ] of / life-long[12] ***medication*** • ***medicinal*** drug[13] / herbs[14] [ɜːrbz]/ iron supplementation [ʌ] • ***medical*** therapy[15] • ***medicated*** bath / shampoo[16] / soap [oʊ]/ area

(i) Medikament(e)
(ii) Arznei(mittel)verordnung, -anwendung, Medikation
Präparate[1] Verabreichung[2] medizinisch, Heil-[3] medizinisch, ärztlich[4] medikamentös behandeln[5] Rückfälle, Rezidive[6] Zyklus, Kur[7] Medikament absetzen[8] Med. überprüfen[9] Prämedikation[10] natriumhaltiges Med.[11] Dauermedikation[12] Arzneidroge[13] Heilkräuter[14] medikamentöse Behandlung[15] medizinisches Shampoo[16] 1

remedy [remədi] *n & v clin* *rel* **remediation**[1] [iː] *n term*

(n) substance or treatment that can cure[2] [kjʊɚ] a disease or relieve[3] pain or other symptoms
(v) to cure

remediable[4] [iː] *adj clin* • **remedial**[5] *adj*

» *The cause of his hearing loss (impaction of ear wax[6]) was easily remediable. Hot showers are an age-old remedy for itching disorders[7]. Obstructive [ʌ] causes must be excluded or remedied.*

Use pain-relieving / herbal[8] (folk) / home[9] / over-the-counter[10] / cold[11] ***remedy*** • ***remedy for*** internal/external use[12] / burns • ***remediable*** condition

(Heil-/ Arznei)mittel; bessern, heilen
Behandlung, Besserung[1] kurieren, heilen[2] lindern[3] heil-, behebbar[4] heilend, Heil-[5] Zeruminalpfropf[6] bewährtes Mittel gegen Juckreiz[7] pflanzliche Droge[8] Hausmittel[9] rezeptfreies Arzneimittel[10] Mittel gegen Erkältungen[11] M. zur äußeren Anwendung[12] 2

drug [ʌ] *n term & clin & inf* *sim* **agent**[1] [eɪdʒənt] *n term* → U11-1; U92-2

n (i) any substance other than food used for preventing, diagnosing, treating, and curing disease
(ii) in genE it also refers to stimulating or depressing substances that can be addictive[2], esp. narcotics[3]

drug-induced [uːs] *adj* • **drug-related** *adj* • **drug**[4] *v usu pass*

» *This is the drug of choice[5] for the treatment of uncomplicated urinary tract infections.*

Use to administer[6]/be on *or* take[7] ***drugs*** • street *or* illicit[8] / recreational[9] / designer / potent[10] / powerful ***drug*** • crude[11] / scheduled / (non)prescription[12] / over-the-counter[13] (*abbr* OTC) ***drug*** • oral / experimental *or* investigational new[14] (*abbr* IND) ***drug*** • ***drugs*** for hay [heɪ] fever[15] [iː] • ***drug*** administration / dependence[16] / dispensing[17] / incompatibility[18] / interaction /-related deaths[19] • sustained/prolonged release[20] ***drug*** • ***adverse*** drug event (*abbr* ADE) *or* drug reaction[21] (*abbr* ADR) • therapeutic / blocking / antiallergic ***agent*** • ***drug-induced*** jaundice[22] [dʒɒːndɪs] / parkinsonism

> **Note:** In view of its double meaning the expression *drug* is best avoided when talking to patients about *medication* as it may give rise to misunderstandings. Among physicians and in the literature, however, the term is widely used. While patients are likely to interpret *Is he on drugs?* as a reference to cocaine or LSD, doctors commonly use terms like *drug-related disease* or *drug therapy*[23].

(i) Medikament, (Arznei)mittel
(ii) (Rausch)droge, Suchtgift
Wirkstoff[1] abhängig/ süchtig machend[2] Narkotika, Rausch-, Betäubungsmittel[3] (starke) Medikamente geben, D. nehmen, betäuben[4] M. der Wahl[5] M. verabreichen[6] D. nehmen, drogenabhängig sein[7] illegale Droge[8] Psychopharmakon[9] hochwirksames M.[10] Ausgangsdroge[11] rezeptpflichtiges Medikament[12] rezeptfreies M.[13] Testmed.[14] M. gegen Heuschnupfen[15] Drogenabhängigkeit[16] Arzneimittelhandel[17] Arzneistoffinkompatibilität[18] Drogentote[19] Depot-, Retardpräparat[20] Nebenwirkung, unerwünschte Arzneimittelwirkung[21] Drogenikterus[22] medikamentöse Behandlung[23] 3

pharmacy [fɑːrməsi] *n clin & term* *sim BE* **chemist('s)**[1] [kemɪst] *n*

(i) retail[2] store where medicinal preparations and supplies[3] are sold
(ii) a branch of pharmacology

pharmacist[4] *n term* • **druggist**[5] *n inf* • **pharma(co)-** *comb* → U92-1

» *In general, the prescribing physician*[6] *provides or asks the dispensing pharmacist to provide written drug use information for the patient.*

Use hospital[7] ***pharmacy*** • ***pharmacist***-on-call[8] • ***pharmaco***chemistry /therapy[9] /logy

> **Note:** In America *drugstores* are retail shops which sell drinks, snack, cosmetics, household goods, etc.; they may, however, include a *pharmacy* where prescription drugs are dispensed.

(i) Apotheke
(ii) Pharmazie, Pharmazeutik
Apotheke u. Drogerie[1] Einzelhandels-[2] Arzneimittel u. Ärztebedarf[3] Apotheker(in), Pharmazeut(in)[4] Apotheker(in), Drogist(in)[5] verschreibende(r) Arzt/ Ärztin[6] Anstalts-, Klinikapotheke[7] diensthabende(r) Apoth.[8] medikamentöse Behandlung[9] 4

dispense *v term*

to prepare, compound[1] [aʊ], label[2] [eɪ], sell and give out medications to patients

dispensatory[3] *n term* • **dispensary**[4] *n clin* • **dispenser**[5] *n*

» *Today these drugs are increasingly dispensed without prescription*[6]*. It may not be sold or dispensed directly to the patient. Dispense in dropper bottle*[7] *or amber*[8] [æ] *glass container.*

Use ***dispensing*** chemist[9] *(BE)* • soap ***dispenser***

(Arznei) (zu)bereiten u. abgeben
(ab)mischen[1] etikettieren[2] Arzneimittel-Codex, Ergänzung z. amtl. Arzneibuch[3] Anstalts-, Klinikapotheke[4] Spender, Dispenser[5] rezeptfrei[6] Tropfflasche[7] bernsteinfarben[8] Apotheker(in), Drogist(in)[9] 5

dosage [doʊsɪdʒ] **form** *n term* *sim* **dosage formulation**[1] *n term*

describes how a drug is supplied[2] (as a tablet or cream [iː], powdered [aʊ], in liquid form, etc.)

formulate[3] *v term*

» *Special coatings*[4] [oʊ] *are used to retard*[5] *the disintegration*[6] *of solid dosage forms in the gut*[7] [ʌ]*. This solution is specifically formulated for exclusive application to the oral mucosa.*

Use oral[8] / topical / solid[9] / liquid / oral suspension[10] ***dosage form*** • parenteral / pediatric [ɪæ]/ controlled- *or* slow-release[11] ***dosage form*** • commercial [ɜː]/ metered [iː] spray[12] / water-in-oil / delayed-[11] [eɪ]/ extended-[11] / prompt-release[13] / capsule ***formulation***

Arznei-, Darreichungsform
Zubereitungsform[1] hergestellt, vertrieben[2] zubereiten[3] Überzug[4] verzögern[5] Zerfall[6] Darm[7] perorale Arzneiform[8] feste A.[9] Mixtur[10] Retardpräparat[11] Dosieraerosol[12] schnell zerfallende Arzneizubereitung[13] 6

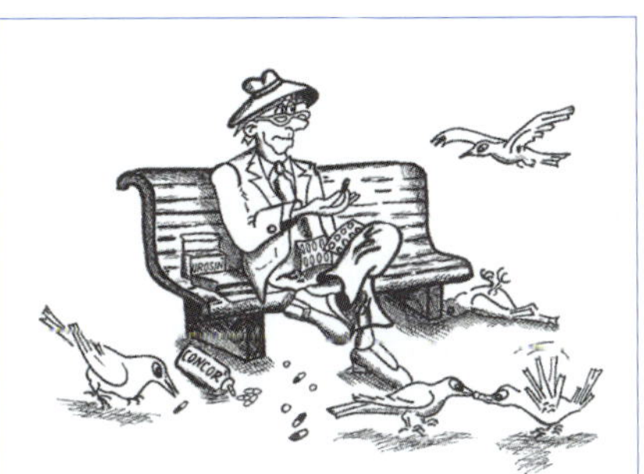

... strictly for the birds!

tablet *n & v, abbr* **tabs** *sim* **capsule**[1] [kæpsᵊl‖sjuːl] *n term & clin,* **pill**[2] *n clin & inf*

solid dosage form varying in shape (disk-like) and size, and method of manufacture (molded[3] [oʊ], compressed[4]); a caplet is a mixture between a tablet and a capsule-shaped dosage form

» *Dissolve*[5] *the tablet under the tongue. Swallow* [ɒː] *the capsule whole*[6]*. Take the tablet with a glass of water.*

Use enteric-coated[7] / chewable[8] [uː]/ scored[9] / sublingual ***tablet*** • buffered [ʌ]/ half-, regular-, double-strength[10] / rapidly dissolving ***tablet*** • dispersible[11] [ɜː]/ slow-release[12] [iː]/ coated[13] / dry-coated[14] / film-coated[15] ***tablet*** • (hard/soft) gelatin [dʒe]/ translucent [uːs] ***capsule*** • sleeping / contraceptive[16] [se]/ multiphasic[17] [eɪ] ***pill***

Tablette; tablettieren
Kapsel[1] Pille[2] geformt[3] gepresst[4] zergehen lassen[5] unzerkaut schlucken[6] magensaftresistente T.[7] Kautablette[8] T. m. Teilungs-/ Bruchkerbe[9] forte Tabl.[10] Brause-, Lösungstablette[11] Retardpräparat[12] überzogene Tabl., Dragee[13] Manteltablette[14] Filmtablette[15] Antibabypille[16] Mehrphasenpille[17] 7

9

ointment [ɔɪ] *n term or* **salve** [sæv] *n clin, abbr* **oint.** *or* **UNG** *sim* **gel**[1] [dʒel], **paste**[2] [eɪ], **cream**[3], **balm** [bæˡm||bɑːm] *or* **balsam**[4] [ɒː] *n clin*

semisolid medicinal preparations for application to the skin which are suspended[5] in fatty or greasy[6] [iː] material

creamy *adj*

» *Oils, powders[7], and ointments should not be routinely used. Lindane 1% cream is also effective but may irritate the skin. Apply[8] the ointment topically and spread[9] [e] it with gauze[10] [gɒːz].*

Use to use/rub in ***an ointment*** • ophthalmic [ɒːfθæl-] *or* eye[11] / rectal / emulsifying[12] [ʌ]/ 5% / water-soluble ***ointment*** • emollient *or* soothing[13] [uːð]/ steroid [ɪɚ]/ iodine[14] [aɪ] ***ointment*** • ***ointment*** dosage form / tube / application • coal tar / lidocaine / film-forming / regular-strength ***gel*** • (emollient) dental / zinc[15] (oxide) / gelatin [dʒe] ***paste*** • corticosteroid / (sun block) lip ***balm*** • vaginal [dʒ]/ moisturizing[16] [tʃ]/ cold[17] ***cream***

Salbe, Unguentum
Gel[1] Paste[2] Creme[3] Balsam[4] suspendiert[5] fettig, schmierig[6] Puder[7] auftragen[8] verteilen[9] Gaze, Verbandsmull[10] Augensalbe[11] emulgierende S.[12] weiche Salbe, Ung. molle[13] Iodsalbe[14] Zinkpaste[15] Feuchtigkeitscreme[16] Kühlsalbe[17]

8

powder [paʊdɚ] *n & v term & clin* *sim* **pellet**[1] *n term & clin*

solid preparation dispensed in the form of small particles; pellets are small cylindrical or ovoid pills of compressed agents, e.g. steroid hormones for subcutaneous implantation and slow release

powdery[2] *adj* • **powdered**[3] *adj*

» *Dissolve one 2-gram package* [pækɪdʒ] *of powder in a full glass (8 ounces* [aʊ]*) and stir* [stɜːr] *well[4]. The diluent[5]* [ɪ] *is slowly injected into the vial* [vaɪᵊl] *which is then gently* [dʒ] *swirled[6]* [ɜː] *until the pellet is dissolved.*

Use absorbent / oral / topical / antifungal[7] / activated charcoal[8] [tʃ]/ sprinkle[9] / aerosol [eɚ] ***powder*** • freeze-dried[10] [aɪ] ***pellets***

Puder, Pulver; (ein)pudern, pulverisieren
Granulat, Pellet[1] pulverförmig[2] pulverisiert[3] gut umrühren[4] Verdünnungsmittel[5] vorsichtig schwenken[6] fungizider Puder[7] Aktivkohle, Carbo medicinalis[8] Streupuder[9] gefriergetrocknete Granula[10]

9

tincture [tɪŋktʃɚ] *n term* *sim* **lotion**[1] [oʊʃ] *n term & clin*

medicinal agents suspended in an alcohol-containing solution

» *Preparations containing tincture of benzoin can be removed by swabbing[2] them with rubbing alcohol. The gel is spread onto the ulcer as a thin continuous film. Apply enough gel and rub in[3] gently.*

Use iodine[4] [aɪə]/ hydroalcoholic[5] / benzoin [z] opium[6] ***tincture*** • shake[7] / drying / (back) rub[8] / antifungal [ʌŋg]/ cleansing[9] [e]/ aftershave ***lotion***

Tinktur
Lotion[1] Wegwischen[2] einreiben[3] Iodtinktur[4] Äthanol-Wasser-gemisch[5] benzoesäurehalt. Opiumtinktur[6] Schüttelmixtur[7] Einreibemittel[8] Reinigungslotion[9]

10

drops *n term & inf usu pl, abbr* **gtt.** *sim* **solution**[1] [uːʃ], → U81-25 **syrup**[2] [sɪrəp] *n term & clin, abbr* **Liq**

(i) dosage for medications (ii) popular term for tinctures, eyewashes[3], etc.

solvent[4] *n term* • **solute**[5] *n* • **soluble**[6] *adj* • **solubility**[7] *n*

» *Some recommend a dose of 2 drops of ophthalmic solution. 5mL of a 20% solution should be instilled[8] with a syringe[9]* [dʒ] *connected to the catheter. Ipecac* [ɪ] *syrup[10] is now used as a centrally acting emetic[11] in acute oral drug overdose.*

Use eye / nose / stomach[12] [k] ***drops*** • maple[13] [eɪ]/ flavored [eɪ]/ demulcent [ʌls]/ glucose / cough[14] [kɒːf] ***syrup*** • clear / cloudy[15] [aʊ]/ discolored / diluted[16] [uː]/ aqueous[17] [eɪkwɪəs] ***solution*** • concentrated / IV / nasal / oral / saline[18] [eɪ] ***solution***

Tropfen, Guttae
Lösung[1] Sirup[2] Augenwässer, Collyria[3] Lösungsmittel[4] gelöster Stoff[5] löslich[6] Löslichkeit[7] eingeträufelt, instilliert[8] Spritze[9] Ipecacuanha-, Brechwurzelsirup[10] Emetikum[11] Magentropfen[12] Ahornsirup[13] Hustensaft, -sirup[14] trübe Lösung[15] verdünnte L.[16] wässrige L.[17] Kochsalzlösung[18]

11

suppository [səpɒːzətɔːri] *n term*

solid cone-shaped[1] [oʊ] dosage form for introduction into the rectum or vagina [dʒ] that readily [e] melts[2] at body temperature

» *Moisten[3] the suppository by placing it in a cup of water for 10s before rectal insertion. For best results the suppository should be retained[4] for at least 3 hours.*

Use to place/insert[5] ***a suppository*** • vaginal[6] / intraurethral / pile[7] [aɪ] / laxative[8] ***suppository***

Zäpfchen, Suppositorium
kegelförmig[1] schmilzt[2] befeuchten[3] im Körper verbleiben[4] Z. einführen[5] Vaginalzäpfchen[6] Hämorrhoidenzäpfchen[7] Stuhlzäpfchen[8]

12

vial [vaɪəl] *or* **phial** [faɪəl] *n term* *sim* **ampul(e)** *or* **ampoule**[1] [æmpʲuːl] *n term*

small receptacle[2] [se] (usually of glass) for holding liquids, and esp. medicines which are typically withdrawn[3] [ɒːn] with syringes for IV or IM injection; ampuls are hermetically sealed[4] [iː] vials which need to be broken for use

» *Discard[5] opened vials after 96 hours. Remove the vial from packaging[6] just before use and shake well. The vial should be rolled not shaken to dissolve the drug. 0.05 mg/mL is packaged as single-use ampuls[7], all other strengths[8] as multiple-dose vials.*

Use plastic / reaction / diluent [ɪ] / multiple dose[9] ***vial*** • opened / 4-mL size ***ampul***

Stechampulle, Vial, Ampullenflasche
Ampulle[1] Behälter[2] entnommen[3] verschlossen[4] entsorgen[5] Verpackung[6] Einzeldosisampullen[7] Konzentrationen[8] Mehrfachentnahmeflasche[9]

13

9

lozenge [lɒːzəndʒ] *n clin* *syn* **pastil(le)** [pæstᵊl||pæstiːəl] *n clin*

(i) a dose of medicine in the form of a small pellet (ii) a small aromatic or medicated candy

» *Dissolve slowly in the mouth, do not bite or chew* [tʃuː] *lozenges or swallow* [ɒː] *them whole*[1] [hoʊl]. *He was sucking*[2] [ʌ] *a lozenge.*

Use menthol / iron / cough[3] [kɒːf] / sore throat[4] / benzocaine [keɪ]/ chloraseptic ***lozenge*** • fruit / throat[4] ***pastille***

Pastille, Lutschtablette
ganz schlucken[1] lutschen[2] Hustenpastille, -bonbon[3] Lutschtablette gegen Halsschmerzen[4] 14

antidote [æntɪdoʊt] *n & v*

drugs that can neutralize [uː] toxic substances[1] or counteract[2] [aʊ] their effects

» *This medication is to be used as an antidote for emergency use in poisoning*[3].

Use universal / physiologic [fɪz]/ chemical[4] [ke] ***antidote*** • ***antidote*** to / against

Gegenmittel, -gift, Antidot; G. verabreichen
Gift(stoff)e[1] entgegenwirken[2] bei Vergiftungsnotfällen[3] chemisches Gegenmittel[4] 15

pack(age) [pækɪdʒ] *n & v* *sim* **packet**[1] [pækɪt], **carton**[2] [ɑː] *n*

(n) container (glass bottle, carton, packets for powders etc.) for dispensing drugs in adequate doses

packaging[3] *n* • **repackaging** *n*

» *Keep in the protective packaging until used. Each blister card*[4] *contains one day's dosage (14 cards per package). Dispense in the original carton to protect the solution from light.*

Use dose / triple [ɪ] card / hospital[5] ***pack*** • double-barrier / child-resistant[6] / unit-dose[7] ***packaging***

Packung; verpacken
Schachtel, Packung[1] (Papp)karton[2] Verpackung[3] Blisterpackung[4] Klinik-, Anstaltspackung[5] kindersichere Verpackung[6] Einzeldosispackung[7] 16

package insert *n term* *syn* **patient instruction** [ʌ] **leaflet** [iː] *n clin & inf*

important product information for the patient (composition[1], mode of action[2], dosage[3], administration[4], indications, contra-indications[5], side effects[6], precautions [ɒː] etc.)

» *Carefully read the package insert for specific dosing guidelines*[7] [aɪ].

Packungsbeilage, Beipackzettel
Zusammensetzung[1] Wirkungsweise[2] Dosierung[3] Anwendungsweise[4] Gegenanzeigen, Kontraindikationen[5] Nebenwirkungen[6] Dosierungsrichtlinien[7] 17

precautions [prɪkɒːʃᵊnz] *n*

these are warnings to take preventive[1] or security measures[2] [eʒ], e.g. not to exceed [iː] the recommended dosage[3], do not take with alcohol, avoid excessive heat, keep drugs out of the reach of children, etc.

precautionary[1] *adj* • **caution**[4] [kɒːʃᵊn] *n & v*

» *Caution in increasing dosage is recommended. These precautions do not apply to short-term IV use unless otherwise specified. Use caution when driving or operating machinery because of possible drowsiness*[5] [aʊz], *impairment* [eə˞] *of motor skills*[6] *and/or judgement* [dʒʌdʒ-] *of distance*[7], *etc.*

Use ***precautions*** to consider[8] / while using this medication • to ***caution*** against[9]

Vorsichtsmaßnahmen
vorbeugende Maßnahmen[1] Sicherheitsmaßn.[2] empfohlene Dosis nicht überschreiten[3] Vorsicht; warnen[4] Schläfrigkeit, Benommenheit[5] Beeinträchtigung d. Fahrtüchtigkeit[6] Distanzeinschätzung[7] zu berücksichtigende V.[8] warnen vor[9] 18

storage [stɔːrɪdʒ] *n*

the conditions under which drugs are kept[1] are decisive [aɪ] for their shelf life[2] and stability[3]

» *Store below 40 °C (104 °F) in a tight* [taɪt], *light-resistant*[4] *container and protect from freezing. Fomepizole is stable* [eɪ] *for at least 48 hs when refrigerated* [dʒ] *or if stored*[1] *at room temperature. The tablet will maintain potency*[5] *through the expiration date*[6] *provided the bottle cap is replaced tightly after each use.*

Lagerung
gelagert/ aufbewahrt werden[1] Haltbarkeit[2] Stabilität[3] lichtundurchlässig[4] Wirkung behalten[5] über das Verfalldatum hinaus[6] 19

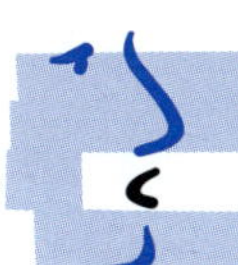

Clinical Phrases

These tablets should be taken on an empty stomach. Diese Tabletten sollten auf nüchternen Magen eingenommen werden. • Take these capsules with meals. Nehmen Sie diese Kapseln zu den Mahlzeiten ein. • The drug is well tolerated. Das Medikament ist gut verträglich. • Protect from light! Lichtschutz erforderlich. • This drug has a particularly swift onset of action. Dieses Medikament wirkt besonders rasch. • Consult your family doctor if symptoms persist. Bei anhaltenden Beschwerden sollten Sie Ihren Hausarzt aufsuchen. • Store in a cool, dry place. Protect from heat and moisture. Kühl und trocken aufbewahren! • For expiration date see bottom of container. Verfalldatum auf der Unterseite des Behälters beachten!

Unit 10 Alcohol & Smoking

Related Units: 11 Substance Abuse, 3 Food & Drink, 9 Drugs & Remedies, 91 Toxicology, 7 Consciousness, 44 Respiration, 65 Walking, 66 Speech, 75 Behavior, 111 Respiratory Signs & Symptoms, 113 Neurologic Findings

drunk(en) [ʌ] *adj* *syn* **boozed(-up)** [uː] *adj inf, rel* **tipsy**[1] [tɪpsi] *adj*

suffering from the effects of excessive alcohol intake (also termed acute alcohol intoxication[2])

drunk[3] *n* • **drink**[4] - drank - drunk *v irr* • **drinking**[5] *adj & n* • **drunkenness**[6] *n*

» *He had an argument with a friend while drunk. How much do you ordinarily drink? Perform a systematic intraoral examination in patients over 45 who smoke tobacco or drink immoderately. He keeps drinking to the point of drunkenness. He's half asleep and a bit boozed up. Drinking sherry always makes me tipsy.*

Use ***drunken*** behavior / bum[7] [ʌ]/ husband / gait [eɪ]/ brawl[8] [ɒː] • to get/be/appear ***drunk*** • blind *or* dead[9] / roaring[9] [ɔː] ***drunk*** • ***drunk*** driver / as a lord[9] *(BE)* • ***drunk*** driving[10] (arrest) / and disorderly • ***to drink*** greedily[11] [iː]/ excessively / up[12] / sb. under the table • ***drink*** oneself into oblivion[13] / and drive[10] • chronic / problem ***drinking*** • inability to control / surreptitious[14] [ɪʃ] ***drinking*** • ***drinking*** binge[15] [bɪndʒ]/ habits[16] / problem • ***drinking*** pattern / friends[17] / water • ***to drink*** daily / to sb.'s health[18] • ***to drink*** alcoholic beverages / without control

> **Note:** ***Drinking***, ***drinks*** and ***to drink*** (unless specified otherwise) normally refer to alcohol. ***Drunken*** is only used in front of nouns. Informal and slang expressions for ***drunk*** include: ***smashed***, ***tight***, ***pickled***, ***loaded***, *******pissed***, ****plastered*** *(BE)*.

betrunken, alkoholisiert
beschwipst[1] akute Alkoholvergiftung /-intoxikation[2] Betrunkene(r), Säufer(in)[3] trinken[4] Trink-, Sauf-; Trinken[5] (Be)trunkenheit, Trunksucht[6] Saufbold, Penner[7] Schlägerei v. Betrunkenen[8] sternhagelvoll, total blau[9] Trunkenheit/ Alkohol am Steuer[10] gierig trinken[11] austrinken[12] bis zur Bewusstlosigkeit trinken[13] heimliches Trinken[14] Saufgelage[15] Trinkgewohnheiten[16] Saufkumpanen[17] auf jem. trinken, jem. zuprosten[18] 1

alcohol [ælkəhɒːl] *n* *syn* **booze** [buːz] *n inf,* **drink** *n*
rel **liquor**[1] [lɪkɚ] *n, BE* **spirits**[1] *n pl* → U3-27f

(i) alcohol-containing drinks (beer, wine, gin, etc.) (ii) volatile hydroxyl [aɪ] compounds, e.g. ethanol [e]

(non)-alcoholic[2] *adj* • **booze**[3] *v* • **boozer**[4] *n* • **boozy** *adj* • **spirit**[5] *n*

» *No alcohol is allowed on the ward*[6] *[ɔː]. Moderate alcohol intake is not harmful. Quite honestly, he's been too fond of*[7] *the booze lately. On a day when you drink alcohol, how many drinks do you have?*

Use to drink/ingest[8] [dʒe] /abuse/avoid ***alcohol*** • grain[9] [eɪ]/ ethyl [eθɪl‖*BE* iːθaɪl]/ methyl / 70% / rubbing[10] [ʌ] ***alcohol*** • ***alcohol*** use / consumption [ʌ] *or* intake *or* ingestion[11] / excess • ***alcohol*** abuse[12] / sponging [ʌ] *or* rub[13] / withdrawal[14] [ɒː] • ***alcohol***-induced /-related • ***alcohol-related*** blackouts[15] / traffic accident / gastritis [aɪ] • to stay off the[16] ***booze*** • big[17] ***boozer*** • intoxicating / hard[18] / distilled ***liquor*** • ***liquor*** store[19] • surgical[20] ***spirit*** • to give up / be given to[3] ***drink*** • soft[21] ***drinks*** • to have/take a ***drink*** • methylated[22] ***spirits*** *(BE)*

Alkohol
Spirituosen[1] alkoholfrei[2] saufen[3] Säufer(in); Kneipe *(BE)*[4] Spiritus, Weingeist[5] (Krankenhaus)station[6] gerne mögen[7] Alkohohl konsumieren[8] Äthylalkohol[9] Alkohol für Ein-/ Abreibungen[10] Alkoholkonsum[11] Alkoholmissbrauch, -abusus[12] Alkoholabreibung[13] Alkoholentzug[14] alkoholbedingte Erinnerungslücken[15] Alkohol meiden[16] starke(r) Trinker(in)[17] harte Getränke, Schnaps[18] Spirituosengeschäft[19] Wundbenzin[20] alkoholfreie Getränke[21] denaturierter Alkohol, Brennspiritus[22] 2

blood alcohol level *n , abbr* **BAL** *syn* **blood alcohol content** *n, abbr* **BAC**

» *In habitual [ɪtʃ] drinkers*[1] *the rate of ethanol*[2] *metabolism can be sufficiently [ɪʃ] high to permit the consumption of large quantities of spirits without raising [eɪ] the blood alcohol level over 80 mg/dL, at which the conventional breath analyzer*[3] *begins to detect ethanol. Estimate the blood alcohol level by taking a breath [e], blood or urine [jʊɚɪn] sample.*

Use ***blood alcohol*** sample[4] [æ]/ concentration • to raise [eɪ] /determine[5] [ɜː] /reduce ***the blood alcohol level*** • high / low / rising[6] [aɪ]/ falling ***blood alcohol content***

Blutalkoholspiegel, -konzentration
Gewohnheitstrinker, notorische T.[1] (Äthyl)alkohol, Äthanol[2] (Atem)alkoholmessgerät, Alkomat[3] Alkoholblutprobe[4] d. Blutalkoholgehalt bestimmen[5] steigender Blutalkoholspiegel[6] 3

sober [soʊbɚ] *adj* *rel* **dry**[1] [draɪ], **clean**[2] [kliːn] *adj inf*

(i) not under the influence of alcohol or any other intoxicant (ii) serious and realistic

sober up[3] *v* • **dry out**[3] *v* • **sobriety**[4] [səbraɪəṭi] *n* • **soberness**[4] *n*

» *Breathalyzers [e] are a very rough [rʌf] means of determining whether a person is sober or not. Alcoholics Anonymous*[5] *(abbr AA) helps alcoholics maintain sobriety through group support. He thought the coffee would sober him up. The road to sobriety is often long and bumpy [ʌ]. Is New York a dry state?*

Use stone-cold[6] ***sober*** • ***sober*** as a judge[6] [dʒʌdʒ]/ mood [uː]/-minded[7] [aɪ] • to be/ stay ***dry*** • ***dry*** hotel / bar[8] / party / campus policy • ***drying-out*** cell[9] • period of[10] / long-term / maintenance [eɪ] of ***sobriety*** • ***sobriety*** test / checkpoint / from alcohol • standard field ***sobriety*** test[11] (*abbr* SFST)

(i, ii) nüchtern
trocken, keinen Alkohol mehr trinken[1] clean, nicht mehr drogenabhängig[2] ausnüchtern, nüchtern machen/ werden[3] Nüchternheit, Alkoholabstinenz[4] Anonyme Alkoholiker[5] vollkommen nüchtern[6] besonnen, nüchtern[7] Bar ohne Alkoholausschank[8] Ausnüchterungszelle[9] trockene Phase[10] Blutalkoholtest[11] 4

intoxicated [ɪntɒːksɪkeɪṭɪd] *adj* *syn* **inebriated** [iː] *adj* → U91-14

showing signs of temporary deterioration in mental function, emotional lability, flushed [ʌ] face[1], unsteady [e] gait[2] [eɪ], loud incoherent [ɪɚ] speech, esp. as a result of rapid or excessive ingestion of alcoholic beverages

intoxicate *v* • **inebriate** *v* • **intoxication**[3] *n term* • **inebriation**[4] *n* • **intoxicant**[5] *n & adj* • **inebriant**[5] *n & adj*

» *Typical intoxication states [eɪ] include euphoria [juː-], slurred [ɜː] speech[6], hallucinations, and confusion [(j)uːʒ]. Inhaling of gases produces a form of inebriation similar to that of the volatile [-aɪl] anesthetics[7].*

Use driving while (*abbr* DWI)/ to appear ***intoxicated*** • ***intoxicated*** individuals / driver[8] / with alcohol / by drugs[9] • ***intoxicating*** effect[10] • (acute) alcohol / ethanol [e] ***intoxication*** • methanol / carbon monoxide [-aɪd]/ drug[11] ***intoxication*** • lead[12] [e]/ narcotic[13] / systemic ***intoxication*** • mild / moderate ***intoxication*** • acute / chronic / overt[14] [ɜː] ***intoxication*** • severe[15] [ɪɚ]/ pathologic / water[16] ***intoxication*** • signs / severity [e]/ period / reversal [ɜː] ***of intoxication*** • ***intoxication*** state[17] • drug[11] / alcohol ***inebriation*** • ***inebriated*** patient

berauscht, im Rausch, unter Alkoholeinfluss
gerötetes Gesicht[1] unsicherer Gang[2] Intoxikation, Trunkenheit, Rausch(zustand)[3] Trunkenheit , betrunkener Zustand[4] Rauschmittel; berauschend[5] verwaschene Sprache[6] (volatile) Inhalationsanästhetika[7] alkoholisierte(r) (Auto)lenker(in)[8] im Drogenrausch[9] berauschende Wirkung[10] Arzneimittelintoxikation, -vergiftung[11] Bleivergiftung[12] Rauschmittel-, Betäubungsmittelintoxikation[13] klin. manifeste I.[14] schwere Vergiftung[15] Wasserintoxikation[16] Rauschzustand[17] 5

temperance *n* *syn* **moderation** *n*

(i) to control one's behavior, esp. with regard to avoiding extremes such as alcohol excess
(ii) being in the habit of not drinking alcohol because of one's principles

intemperance[1] *n* • **temper**[2] *v* • **immoderate**[3] *adj* • **(in)temperate**[4] *adj*

» *Temperance and self-control are the virtues[5] [ɜː] he preaches to reformed alcoholics[6]. Temperance supporters regarded alcohol the way people today view heroin—as an inherently addicting substance. Alcohol use in moderation need not be discouraged [ɜː‖BE ʌ]. Moderate alcohol intake does not retard the healing [iː] process. She used to drink immoderately.*

Use to advocate *or* promote[7] ***temperance*** • ***temperance*** movement[8] / activists /society / hotel • to drink in[9]/allow salt in/show ***moderation*** • ***moderation*** in alcohol use / of alcohol intake • to drink[9] ***(im)moderately*** • ***moderate*** alcohol intake[10] / amounts [aʊ] of fat • ***moderate*** calorie restriction / cholesterol elevation[11]

(i) Mäßigkeit, Zurückhaltung (ii) Abstinenz
Unmäßigkeit, Zügellosigkeit[1] mäßigen[2] unmäßig, maßlos[3] gemäßigt, maßvoll[4] Tugenden[5] ehemalige Akoholiker(innen)[6] sich für Mäßigung aussprechen[7] Abstinenzbewegung[8] in Maßen trinken[9] mäßiger/ maßvoller Alkoholkonsum[10] mäßiggradige Erhöhung d. Cholesterinspiegels[11] 6

abstinence [æbstɪnənᵗs] *n* *syn* **abstention** [æbstenʃᵊn] *n*

practice of refraining [eɪ] from pleasurable [eʒ] activities that might have a negative effect, esp. alcohol

abstain [eɪ] **(from)**[1] *v* • **abstinent**[2] *adj* • **abstainer**[3] [eɪ] *n*

» *Delirium tremens syndrome typically appears after 3-4 days of abstinence. Abstention from alcohol is essential while you are on this medication. He's managed to remain abstinent for more than a month now. His prognosis is poor if he is unable to abstain from drinking.*

Use to maintain/warrant[4] [ɔː] ***abstinence*** • relative / absolute *or* complete *or* total[5] ***abstinence*** • continued / periodic ***abstinence*** • ***abstinence*** rate / from alcohol / from food[6] • ***abstinence*** symptoms [ɪ]/ syndrome[7] [ɪ] • ***abstention from*** alcohol / tobacco / coitus • ***to abstain from*** alcohol[8] / drinking / sexual contact • ***to abstain from*** strenuous physical [ɪ] exercise[9]

Abstinenz, Enthaltsamkeit
s. enthalten, verzichten auf[1] abstinent[2] Abstinenzler(in)[3] Abstinenz erfordern[4] vollkommene Abstinenz[5] Nahrungskarenz[6] Abstinenz-, Entzugssyndrom[7] keinen Alkohol trinken, Alkohol meiden[8] keinen anstrengenden Sport betreiben[9] 7

teetotaler [tiːtoʊṭᵊlɚ] *n* *syn* **teetotalist** *n & adj*, *rel* **prohibitionist**[1] [ɪʃ] *n & adj*

person who totally abstains from all intoxicating beverages

teetotal[2] *adj* • **teetotaling** *n* • **teetotalism** *n* • **prohibition**[3] *n*

» *He was a teetotaler in an era [iː] when alcoholism was widespread [e]. More than 10% of physicians said they were teetotal. The prohibition era was the period from 1920 to 1933 when the production of alcoholic beverages in the U.S. was illegal [iː].*

Use habitual / confirmed[4] [ɜː]/ strict[5] ***teetotaler*** • anti-***teetotalist*** • ***teetotalist*** state[6] • anti-***prohibitionist*** • ***prohibitionist*** movement / policies[7] • to advocate / promote ***teetotalism*** • fanatical / state-enforced ***teetotalism*** • alcohol ***prohibition***

Antialkoholiker(in), Abstinenzler(in)
Alkoholgegner(in)[1] abstinent[2] Verbot; Prohibition[3] überzeugte(r) Antialkoholiker(in)[4] strenge(r) A.[5] Land/ Bundesstaat mit Alkoholverbot[6] Prohibitionspolitik[7] 8

hangover [hæŋoʊvɚ] *n clin* *rel* **hung-over**[1] [hʌŋ oʊvɚ] *adj clin*

disagreeable[2] aftereffects (headache, heartburn[3], etc.) from the use of alcohol or recreational drugs[4]

» *Simple intoxication lasts less than 12 hours and is usually followed by a hangover. This is not a stomach [k] upset[5], you simply got a hangover. I'm feeling really hung-over today.*

Kater, Katzenjammer
verkatert[1] unangenehm[2] Sodbrennen[3] Freizeitdrogen[4] Magenverstimmung[5] 9

alcoholic *n* *syn* **drinker, *drunk(ard)** *n,* ***lush** [ʌ], ***dipso(maniac)** [eɪ] *n inf*

a person who is given to excessive drinking

alcoholic[1] *adj* • **low-alcohol**[2] *adj* • **non-drinker**[3] *n* • **non-drinking** *adj*

» *Gout*[4] [aʊ] *attacks in chronic alcoholics occur* [ɜː] *at lower serum* [ɪə˞] *urate* [jʊə˞eɪt] *levels than in nonalcoholics*[3]. *Even in moderate drinkers alcohol is likely to result in repeated awakenings* [eɪ] *and a sense of restless sleep. Her father was a drunkard.*

Use ***alcoholic*** beverages *or* drinks[5] / extract / tincture • ***alcoholic*** family / stupor [-(j)uː]/ hallucinosis[6] / poisoning[7] • ***alcoholic*** coma [oʊ]/ cirrhosis [sərˈoʊsɪs]/ fatty liver[8] • ***alcoholic*** hepatitis [aɪ]/ pancreatitis / psychosis[9] [saɪk-] • active / chronic / teenage[10] ***alcoholic*** • addicted[11] / homeless ***alcoholic*** • abstinent / well-nourished [ɜː]/ reformed[12] ***alcoholic*** • ***Alcoholics*** Anonymous • heavy *or* hard[13] / moderate / wine ***drinker*** • whiskey / problem / social[14] ***drinker*** • incurable [kjʊə˞] ***drunkard***

Alkoholiker(in), Alkoholkranke(r), Trinker(in), Trunkenbold
alkoholisch, -haltig, -süchtig[1] alkoholarm[2] Nichttrinker(in)[3] Gicht[4] alkohl. Getränke, Alkoholika[5] Alkoholhalluzinose[6] Alkoholvergiftung, -intoxikation[7] Alkoholfettleber[8] Alkoholpsychose[9] jugendl. Alkoholiker(in)[10] Alkoholkranke(r), -süchtige(r)[11] ehemalige(r) Alkoholiker(in)[12] starke(r) Trinker(in), Säufer(in)[13] Gesellschaftstrinker(in)[14] 10

alcohol habituation [həbɪtʃʊeɪʃ°n] *n term* → U11-5

habit-forming process referring generally to tolerance[1] and psychological [saɪkə-] dependence on continued alcohol intake to maintain a sense of well-being which may result in addiction

habitual[2] [həbɪtʃuəl] *adj* • **habit**[3] [hæbɪt] *n* • **habituated to**[4] *adj*

» *Unlike dependency, alcohol habituation is not associated with a tendency to increase alcohol consumption* [ʌ]. *We use the term 'dependency' in a broad sense to include both alcohol addiction and habituation.*

Use ***alcohol*** addiction[5] / tolerance / overdose / odor [oʊ] on breath[6] [e] • drug[7] ***habituation*** • drinking / smoking[8] / drug ***habits*** • poor dietary [aɪ] *or* eating[9] / noxious[10] [nɒːkʃəs]/ living ***habits*** • to kick *or* give up a[11] ***habit*** • ***habit***-forming[12]

Alkoholgewöhnung, -toleranz
Toleranz[1] gewohnheitsmäßig, habituell[2] (An)gewohnheit[3] gewöhnt an[4] Alkoholkrankheit, Alkoholismus[5] Alkoholfahne[6] Arzneimittelgewöhnung[7] Rauchgewohnheiten[8] schlechte Essgewohnheiten[9] gesundheitsschädl. Gewohnheiten[10] eine Gewohnheit ablegen[11] suchterzeugend[12] 11

alcoholism *n term* *syn* **alcohol dependency** *or* **addiction** [ədɪkʃ°n] *n term*

chronic alcohol abuse, dependence, or addiction resulting in impairment [eə˞] of health and social or occupational [eɪʃ] functioning [ʌ], and increasing adaptation to the effects of alcohol

» *Liver failure*[1] [eɪ] *may be precipitated*[2] [sɪ] *by alcoholism. Is there any evidence for a genetic predisposition* [ɪʃ] *to alcoholism? Alcohol dependency frequently coexists with depression.*

Use chronic / acute / long-standing[3] / genetic ***alcoholism*** • alpha[4] / type I / type II / treatment-resistant ***alcoholism*** • primary [aɪ]/ secondary / parental[5] ***alcoholism*** • ***alcohol*** dependence[6] / excess[7] / addict[8] / counseling [aʊ] • to produce/develop ***dependency*** • mild / severe [ɪə˞]/ physical[9] / psychologic [saɪkə-] ***dependency***

Alkoholismus, -krankheit, -abhängigkeit, -sucht
Leberinsuffizienz[1] herbeigeführt[2] langjähriger Alkoholismus[3] Alpha-Alkoholismus[4] Alkoholabhängigkeit eines Elternteils[5] Alkoholabhängigkeit, -krankheit[6] Alkoholmissbrauch, -abusus[7] Alkoholiker(in)[8] physische Abhängigkeit[9] 12

fetal alcohol syndrome [fiːt°l ælkəhɒːl sɪndroʊm] *n term*

specific pattern of fetal malformation with growth deficiency[1] [ɪʃ], craniofacial [eɪ] anomalies, and limb defects [iː] found among offspring[2] of alcoholic women

» *In fetal alcohol syndrome the fetuses* [iː] *are very quiet in utero* [juː], *and there is a higher incidence of delayed* [eɪ] *postnatal* [eɪ] *growth and behavior development.*

embryofetales Alkoholsyndrom, Alkoholembryopathie
Minderwuchs[1] Kinder[2] 13

delirium tremens [dəlɪə˞ɪ°m triː‖tremənz] *n term, abbr* **DT**
rel **withdrawal syndrome**[1] [wɪðdrɒː°l sɪndroʊm] *n term* → U11-12

acute organic psychosis following alcohol withdrawal marked by mental confusion, restlessness, tremor, sweating [e], electrolyte [-laɪt] disturbances [ɜː], anxiety[2] [æŋzaɪəţi], and precordial distress

delirious[3] *adj term* • **withdraw**[4] - withdrew [uː] - withdrawn *v irr* → U75-14

» *The spectrum of manifestations in alcoholic withdrawal, ranges from anxiety, decreased cognition*[5], *and tremulousness*[6], *increasing irritability*[7] *to full-blown delirium tremens. Alcohol withdrawal should be suspected in every unexplained delirium.*

Use alcohol withdrawal / toxic[8] / senile [iː‖e] ***delirium*** • traumatic / exhaustion[9] [ɒː]/ postoperative ***delirium*** • acute[10] / transient / unexplained / agitated[11] [ædʒ] ***delirium*** • ***delirious*** patient / state[12] / dependence • alcohol[13] / caffeine / drug ***withdrawal*** • heroin / gradual[14] / abrupt [ʌ] ***withdrawal*** • ***withdrawal*** symptoms[15] / reactions / headache • ***withdrawal*** state / insomnia / program[16] • ***withdrawal from/of*** stimulants / hallucinogens [uːs] • ***withdrawal from/of*** depressants[17] / alcohol[13]

Alkoholdelir, Delirium tremens
Entzugs-, Abstinenzsyndrom[1] Angst[2] delirant, deliriös[3] entziehen[4] vermindertes Wahrnehmungs- u. Denkvermögen[5] Zittern[6] Reizbarkeit[7] toxisches Delir(ium)[8] Erschöpfungsdelir[9] akutes Delir, Delirium acutum[10] rasendes Delir(ium)[11] deliranter Zustand[12] Alkoholentzug[13] allmählicher Entzug[14] Entzugserscheinungen[15] Entziehungskur[16] Barbituratentzug[17] 14

alcohol detoxi(fi)cation *n term* *syn* **treated** [iː] **withdrawal** [ɒː] *n clin*

(i) gradual recovery from the toxic effects of alcohol
(ii) treatment assisting in the elimination of alcohol

detoxify[1] [dɪtɒːksɪfaɪ] *v term* • **detoxicate**[1] *v* → U91-23

» *The immediate objectives of alcohol detoxification are to help the patient relieve the immediate symptoms of withdrawal and achieve* [tʃ] *a substance-free state. The drugs of choice*[2] *for alcohol detoxification are benzodiazepines* [aɪæ]. *Ingested alcohol is detoxified by the liver. While alcohol withdrawal is often treated in a hospital, outpatient detoxification*[3] *has been proposed for alcoholics with mild abstinence syndromes in an attempt to save costs.*

Use long-term / short-term / metabolic[4] ***detoxification*** • inpatient[5] / chemical ***detoxification*** • ***detoxification*** from stimulants / center[6] • ***detoxification*** treatment[7] / program[8] / of addicts

Alkoholentgiftung, Entziehungskur, Alkoholentzug(stherapie)
entgiften[1] Medikamente der Wahl[2] ambulante Entgiftung/ Entziehungskur[3] physiolog. Entgiftung[4] stationäre Entgiftung/ Entziehungskur[5] Entgiftungszentrum, Entzugsanstalt[6] Entgiftungstherapie[7] Entziehungskur[8]
15

smoke [smoʊk] *v & n* *sim* **puff (on)**[1] [pʌf], **draw on**[2] [drɒː] *v phr*

(v) to inhale [eɪ] and exhale smoke from cigarettes, cigars, pipes, etc.

(non-)smoker[3] *n* • **smoking**[4] *n & adj* • **smoke-free**[5] *adj* • **smokeless**[5] *adj*

» *It is estimated that women smokers who quit smoking by age 35 add about 3 years to their life expectancy. The drug may help reduce anxiety* [aɪ] *generated by smoking cessation.*

Use ***to smoke*** like a chimney[6] [tʃ]/ tobacco / marihuana • parental cigarette / exposure [oʊʒ] to passive[7] ***smoke*** • ***smoke*** inhalation /-filled room • chain[8] [tʃeɪn]/ pipe / heavy[9] ***smoker*** • long-term / ex- *or* former[10] ***smoker*** • ***smoker's*** heart[11] [ɑː]/ palate / cough[12] [kɒːf] • to start/stop *or* quit[13] [kwɪt] /discontinue[13]/refrain [eɪ] from/continue ***smoking*** • passive[7] / involuntary / maternal [ɜː] ***smoking*** • heavy / no[14] / cigarette ***smoking*** • ***smoking*** history / area / restrictions / habit • ***smoking*** cessation [s] (treatment)[15] • ***smoke-free*** environment [aɪ]/ work site[16] [aɪ] • ***smokeless*** tobacco

rauchen; Rauch
rauchen (ohne zu inhalieren)[1] ziehen an[2] (Nicht)raucher(in)[3] Rauchen, Raucher-[4] rauchfrei[5] wie ein Schlot rauchen[6] passives Rauchen[7] Kettenraucher(in)[8] starke(r) Raucher(in)[9] ehemalige(r) R.[10] Raucherherz[11] Raucherhusten[12] mit dem Rauchen aufhören[13] Rauchen verboten[14] Raucherentwöhnung[15] rauchfreier Arbeitsplatz[16]
16

tobacco [təbækoʊ] *n* *rel* **nicotine**[1] [nɪkətiːn] *n*

leaves[2] of the tobacco plant[3] dried and prepared for smoking or ingestion [ɪndʒestʃ ən]

tobacco-stained[4] [eɪ] **/-related /-free** *adj* • **tobacconist**[5] *n* • **nicotinic**[6] *adj*

» *Inhalation is the most addictive form of nicotine use. Nicotine is a poisonous volatile alkaloid which is responsible for many of the effects of tobacco.*

Use ***tobacco*** exposure [oʊʒ]/ use / addiction[7] / smoke[8] / products[9] • ***tobacco*** and marihuana mix / control program[10] • ***tobacco-stained*** fingers[11] • ***tobacco-related*** cancer • chewing[12] [tʃuːɪŋ]/ smokeless ***tobacco*** • ***nicotine*** craving[13] [eɪ]/ (blood) level / dependence[7] • ***nicotine*** withdrawal / replacement therapy[14] / (-containing chewing) gum[15] [ʌ] • ***nicotine*** (skin) patches[16] / patch [pætʃ] therapy • ***nicotinic*** acid[17] [æsɪd]/ receptor

Tabak
Nikotin[1] Blätter[2] Tabakpflanze[3] nikotingelb[4] Tabak(waren)händler[5] nikotinhaltig; Nikotin-[6] Nikotinabhängigkeit, -abusus[7] Tabakrauch[8] Tabakwaren[9] Raucherentwöhnung(sprogramm)[10] Raucherfinger[11] Kautabak[12] starkes Verlangen nach e. Zigarette[13] Nikotinentwöhnung, -ersatztherapie[14] nikotinhalt. Kaugummi[15] Nikotinpflaster[16] Nikotinsäure[17]
17

light - lit - lit [laɪt - lɪt] *v irr* *syn* **light up** *v phr*

light[1] [laɪt] *n* • **give sb. a light**[2] *phr* • **lighter**[3] [laɪtɚ] *n*

» *Sorry, have you got a light? You can't light up in here! He lit the cigar with a match*[4].

Use cigarette[5] ***lighter*** • ***lit*** cigarette[6]

anzünden
Feuer[1] jem. Feuer geben[2] Feuerzeug[3] Streichholz[4] Zigarettenanzünder[5] brennende Zigarette[6] 18

cigarette [sɪgɚet] *n* *syn* **fag** [æ] *n inf BE*, *rel* **cigar**[1] [sɪgɑːr], **pipe**[2] [paɪp], **cigarillo**[3] [ɪ] *n*

finely ground [aʊ] tobacco wrapped [r] in paper, usually with a filter tip[4] for smoking

» *Cigarette smoking should be avoided. Patients should anticipate*[5] [ɪs] *situations that stimulate cigarette craving* [eɪ] *and use the gum* [ʌ] *prophylactically.*

Use a packet ***of cigarettes*** • ***cigarette*** smoke / smoking / burns [ɜː]/ butt [ʌ] *or* end[6] • ***cigarette*** holder[7] / lighter / ash[8] [æʃ] • filter-tipped[9] / low-tar [ɑː] and -nicotine[10] / marihuana ***cigarette*** • ***pipe*** stem[11] / cleaner[12] / tobacco • a pack-a-day ***cigarette*** smoker • ***cigar*** smoker / box / cutter[13] [ʌ]

Zigarette
Zigarre[1] Pfeife[2] Zigarillo[3] Filter[4] vorhersehen[5] Zigarettenstummel, Kippe[6] Zigarettenspitze[7] Zigarettenasche[8] Filterzigarette[9] leichte Zigarette[10] Pfeifenhals, -rohr[11] Pfeifenreiniger[12] Zigarrenabschneider[13]
19

11

snuff [snʌf] *n* *rel* **sniffing**[1] [ɪ], **snorting**[2] [ɔː] *n* → U11-23; U44-2

finely powdered [aʊ] tobacco taken by sniffing it up the nose

sniff[3] *v & n* • **sniffer**[4] *n* • **sniffle**[5] [ɪ] *v* • **snuffle**[5] [ʌ] *v*

» *It's about time you stopped taking snuff, don't you think. With the eyes closed, the patient sniffs and tries to identify the stimulus. Ask about the use of illicit drugs, reviewing major techniques of use (e.g. pills, smoking, sniffing or huffing* [ʌ]*, snorting, injecting* [dʒe]*).*

Use to take[6] / a pinch [tʃ] of[7] ***snuff*** • ***snuff*** box[8] • glue[9] [uː]/ gasoline [gæsəliːn]/ solvent[10] ***sniffing*** • cocaine[11] [eɪ]/ chronic ***snorting***

Schnupftabak
Schnüffeln, Schnupfen, Inhalation[1] Schnupfen[2] schnüffeln, schnupfen; Schnüffeln[3] Schnüffler(in)[4] schniefen[5] schnupfen[6] eine Prise Schnupftabak[7] Schnupftabakdose[8] Klebstoffschnüffeln[9] Inhalation v. Lösungsmitteln[10] Cocainschnupfen[11] 20

Unit 11 Substance Abuse

Related Units: 9 Drugs & Remedies, 10 Alcohol & Smoking, 7 States of Consciousness, 77 Mental Health, 91 Toxicology, 135 Anesthesiology, 124 Medical Emergencies

dope [doʊp] *n inf* *syn* **stuff** [ʌ] *n inf*, **(street) drug** [ʌ], **narcotic** *n* → U9-3

slang expression for illicitly[1] bought, self-administered substances [ʌ] taken for mood-altering purposes

dope[2] *v inf* • **drugged**[3] [drʌgd] *adj* • **drug-related** *adj* • **narcotic**[4] *adj*

» *Do you think he is pushing dope? Somebody must have doped her drink. He was drugged to the eyeballs*[5]*. Where did you get the stuff from? "Street drugs" are almost always adulterated*[6] [ʌ] *with one or more other compounds. They were all arrested on drug charges*[7]*. Though controversial, decriminalization of drug use, particularly of narcotics, and registration of addicts would probably decrease drug-related handgun violence* [aɪ]*.*

Use to smoke[8]/push[9] ***dope*** • ***dope*** dealer *or* pusher[10] / test • to be ***doped up*** • to do/be on *or* take[11]/push[9] ***drugs*** • narcotic[12] / depressant[13] / illegal [iː] *or* illicit [ɪs] ***drug*** • soft[14] / hard[15] / recreational[16] [eɪʃ] ***drug*** • hallucinogenic [dʒe]/ mood [uː] elevating / designer [aɪ] ***drugs*** • ***drug*** (ab)use[17] (pattern) / habit / needle / intoxication[18] • ***drug*** addiction / addict[19] • ***drug*** trafficking[20] / counselor[21] [aʊ]/-related death • ***Drug*** Abuse Warning Network (*abbr* DAWN) • heavily[5] [e] ***drugged*** • ***narcotic*** effect / addict[19] / agent[12] [eɪdʒənt] • ***narcotic*** analgesics [dʒiː]/ premedication[22] • opioid[23] [oʊpɪɔɪd]/ parenteral / IV[24] / long-acting ***narcotics***

Rauschmittel, -gift, (illegale) Droge, Stoff
illegal[1] betäuben, dopen, Rauschmittel beimischen[2] unter Drogeneinfluss stehend[3] betäubend, -rauschend, narkotisch[4] mit Drogen vollgepumpt[5] verunreinigt[6] Drogendelikte[7] Haschisch rauchen[8] mit Drogen handeln, dealen[9] Drogenhändler(in), Dealer(in)[10] drogensüchtig sein, Drogen nehmen[11] Rauschgift, Betäubungsmittel, Narkotikum[12] Beruhigungsmittel, Sedativum[13] leichte Droge[14] harte D.[15] Freizeitdroge[16] Drogenmissbrauch[17] Arzneimittelvergiftung[18] Drogenabhängige(r), Rauschgiftsüchtige(r)[19] Drogenhandel[20] Drogenberater(in)[21] medikamentöse Narkosevorbereitung[22] Opioide[23] Injektionsnarkotika[24] 1

craving [kreɪvɪŋ] *n clin* *sim* **urge**[1] [ɜːrdʒ], **compulsion**[2] [ʌ] *n* → U73-11, U77-19

strong, often uncontrollable desire [aɪ] for sth., e.g. drugs, cigarettes, or certain foods

crave[3] [eɪ] *v clin* • **urge**[4] *v* • **compel**[5] *v* • **compulsive**[6] *adj* • **compelling**[7] *adj*

» *These infants are often found to crave salt* [ɔː]*. Factors contributing to relapse include craving for nicotine*[8] [ɪ] *and social pressures. They crave nicotine and have a strong urge to smoke. Elimination of drug craving and withdrawal* [ɒː] *symptoms may not be possible initially.*

Use ***craving*** for sugar [ʃ]/ for attention[9] / to be loved / for fresh air • carbohydrate [aɪ]/ alcohol[10] / drug / cigarette[8] ***craving*** • to have/produce ***a craving*** • to reduce/ satisfy[11]/ [-faɪ] lose ***one's craving*** • food[12] / urges and ***cravings*** • to feel an / strong / compelling[13] ***urge*** • sucking [ʌ]/ sexual[14] ***urge*** • ***urge to*** smoke / void[15] [vɔɪd]/ defecate [defəkeɪt] • ***compulsive*** eating disorder[16] / use of drugs / urge[13] / neurosis[17] [n(j)ʊəroʊsɪs]

Appetenz, starkes/ unbezwingbares Verlangen
Verlangen, Drang[1] (innerer) Zwang, Druck[2] s. sehnen/ verlangen nach[3] eindringlich bitten, drängen[4] zwingen[5] zwanghaft, Zwangs-[6] zwingend[7] Nikotinsucht[8] starkes Bedürfnis nach Aufmerksamkeit[9] Alkoholsucht, Alkoholismus[10] seine Gelüste befriedigen[11] Essensgelüste[12] unwiderstehlicher Drang[13] Sexualtrieb[14] Harndrang[15] Essstörung[16] Zwangsneurose[17] 2

addiction [ədɪkʃᵊn] *n* *syn* **dependence, dependency** *n*, → U10-12
rel **abuse**[1] [əbjuːs] *n & v*

chronic, relapsing disease characterized by compulsive drug seeking [iː] and dependency on a substance that is psychologically [saɪkə-] or physically [fɪz-] habit-forming[2] (esp. alcohol or narcotic drugs)

dependent[3] **(up)on** *adj* • **drug-dependent**[4] *adj* • **abuser** *n* • **abused** *adj*

» *The most troublesome [ʌ] complication is addiction to narcotics. Drugs with little or no potential for addiction[5] or significant dependence should be used to treat chronic benign [aɪ] pain. Two members of the family have known and untreated substance abuse disorders.*

Use to develop/overcome ***an addiction*** • drug / methadone / nicotine ***addiction*** • iatrogenic [aɪə-]/ some level of[6] ***addiction*** • ***addiction*** to narcotics / potential[5] • to cause/produce/develop/diminish/be predisposed to[7] ***dependence*** • physical *or* physiologic[8] [fɪzɪ-]/ psychologic(al) ***dependence*** • narcotic / prescription drug[9] ***dependence*** • ***dependence*** liability[10] [aɪ] • to detect[11] ***abuse*** • adolescent / multiple / IV[12] ***drug abuse*** • recreational / physician[13] ***drug abuse*** • substance[14] / alcohol / cocaine [eɪ] ***abuse*** • stimulant / polydrug / child ***abuse*** • drug / narcotics / child ***abuser***

Abhängigkeit, Sucht
Missbrauch, Abusus; missbrauchen[1] suchterzeugend, süchtigmachend[2] abhängig[3] drogenabhängig[4] Abhängigkeits-, Suchtpotential[5] eine gewisse Abhängigkeit[6] suchtgefährdet sein[7] physische Abhängigkeit[8] Medikamentenabhängigkeit[9] Suchtneigung, -gefahr[10] Missbrauch aufdecken[11] intravenöser Drogengebrauch/ -missbrauch[12] ärztl. Arzneimittelmissbrauch[13] Drogenmissbrauch, -gebrauch[14]
3

addicted (to) *adj clin & term* *syn* **hooked** [ʊ] **(on), turned on** [ɜː] *adj inf*

addictive[1] *adj clin & term* • **addicting**[1] *adj*

» *The infant of a woman addicted to opioids (e.g. heroin, morphine, methadone) should be observed [ɜː] for the development of withdrawal [ɒː] symptoms[2] within 72 h after delivery. Many patients become addicted to the narcotics prescribed [aɪ] for pain. She's hooked on cocaine[3].*

Use to be/become ***addicted*** • heroin-/ cocaine[3]-/ physically [ɪ] ***addicted*** • psychologically[4] [saɪkə-]/ moderately ***addicted*** • to be/get ***hooked*** on a drug[5] • ***addictive*** properties[6] / potential[7] / medications[8] • ***addictive*** disorder[9] / behavior[10] [eɪ]/ illness • ***addictive*** personality / daily dose • highly ***addictive/ing*** • ***addicting*** agent[11] [eɪdʒᵊnt]

süchtig, abhängig
süchtigmachend, suchterzeugend[1] Entzugserscheinungen[2] kokainabhängig[3] psychisch abhängig[4] drogenabhängig werden[5] suchtbildende Eigenschaften[6] Abhängigkeits-, Suchtpotential[7] suchterzeugende Medikamente[8] Sucht(krankheit)[9] Suchtverhalten[10] suchterzeugende Substanz, Suchtmittel[11]
4

tolerance *n clin* *rel* **habituation**[1], **physical dependence**[2] *n term*

condition in which higher doses of a drug are required to produce the same effect as during initial use

tolerate[3] [tɒːləˑeɪt] *v* • **tolerant**[4] *adj* • **tolerable**[5] [tɒːləˑəbl] *adj*
habit[6] [hæbɪt] *n* • **habitual**[7] [həbɪtʃʊᵊl] *adj* • **habituating**[8] *adj* → U10-11

» *Physical [fɪzɪkᵊl] dependence and tolerance do not accompany all forms of drug dependence. All available hypnotics [hɪp-] involve some risk of overdose, habituation, tolerance, and addiction. Before developing the drug dependence, he did not demonstrate the pleasure-oriented [eʒ] behavior usually attributed to[9] addicts.*

Use drug / alcohol / opiate [oʊpɪeɪt] ***tolerance*** • potential for / cross[10]-/ development of[11] / risk of ***tolerance*** • ***tolerance to*** opioids / to the psychoactive effects of marijuana • ***tolerant to*** opioids / alcohol • to do sth. out of *or* from[12]/pick up a[13]/get into the ***habit*** • smoking / methadone ***habit*** • ***habit***-forming[8] / change • ***habitual*** drug user • to cause / risk of / drug[14] ***habituation*** • ***habituating*** potential[15] / medications / dependence[16]

Toleranz
Gewöhnung[1] physische Abhängigkeit[2] (er)dulden, tolerieren, vertragen[3] widerstandsfähig; nachsichtig, tolerant[4] erträglich, tolerierbar[5], (An)gewohnheit, Sucht[6] gewohnheitsmäßig, habituell[7] suchterzeugend, -bildend[8] nachgesagt, zugeschrieben[9] Kreuztoleranz[10] Toleranzentwicklung[11] etw. aus Gewohnheit tun[12] s. etw. angewöhnen[13] Arzneimittel-, Drogengewöhnung[14] Suchtpotential[15] psychische Abhängigkeit[16]
5

addict *n* *syn* **substance** [ʌ] **abuser** *n term*, **junkie** *or* **junky** [dʒʌŋki] *n inf*

person who is physiologically dependent on a substance so that abrupt [ʌ] deprivation[1] [eɪ] of the substance produces withdrawal [ɒː] symptoms [ɪ]

nonaddict[2] *n clin* • **abused**[3] *adj* • **drug-abusing**[4] *adj*

» *Addicts have been described as escapists who cannot face realities or as withdrawn[5] [-ɒːn] or depressed individuals with a history of suicide [suːɪsaɪd] attempts and self-inflicted injuries[6].*

Use narcotic / drug / heroin / teenage[7] ***addict*** • ***substance abuse*** problem / prevention[8] • ***substance abuse*** disorder / treatment[9] (program) • ***abused*** drugs[10] • drug / opioid ***abuser***

Drogengebraucher(In), (Drogen)süchtige(r), -abhängige(r)
Entzug[1] nicht-abhängige(r) Drogengebraucher(in)[2] missbraucht[3] süchtig[4] verschlossen[5] Selbstverstümmelungen[6] drogenabhängige(r) Jugendliche(r)[7] Suchtmittelprophylaxe[8] Suchtentwöhnungsbehandlung, Drogenentzugsbehandlung[9] missbräuchl. verwendete Medikamente[10]
6

drug dealer [iː] *n clin*
syn **pusher** [ʊ], **trafficker** [æ] *n*, *sim* **smuggler**[1] [ʌ] *n inf*

person who sells illegal [iː] drugs in the streets

» *It was only a minor* [aɪ] *incident*[2] *in the unending battle between drug dealers and undercover* [ʌ] *agents*[3] [eɪdʒ]. *The thugs*[4] [ʌ] *posing* [oʊ] *as security guards* [gɑːrdz] *were the pushers at parties where drugs were portrayed* [eɪ] *as harmless.*

Use major / to arrest a ***drug dealer*** • a ring of[5] / drug / hashish ***smugglers*** • ***drug*** baron *or* lord / cartel[6] / control • ***drug*** enforcement agency [eɪ] *or* administration[7] (*abbr* DEA) • ***drug*** clinic / smuggling[8] • ***drug*** charge[9] [tʃɑːrdʒ]/ counselor[10] [aʊ]

Drogenhändler(in), -dealer(in)
Schmuggler(in)[1] Zwischenfall[2] verdeckte Ermittler[3] Schlägertypen[4] Schmugglerring[5] Drogenkartell[6] U.S. Drogenaufsichtsbehörde[7] Drogenschmuggel[8] Anklage wegen Drogenmissbrauchs[9] Drogenberater(in)[10]
7

shoot (up) [ʃuːt ʌp] *v inf* *syn* **fix** *v*, *sim* **mainline**[1] [meɪnlaɪn], **pop**[2] [ɒː] *v inf*

to inject narcotics with a needle and syringe either subcutaneously or intravenously

shot[3] [ʃɒːt] *n inf* • **fixer**[4] *n* • **fix**[3] *n* • **mainline**[5] *n*

» *We saw him shooting up in the bathroom. She is shooting heroin five times a week. From this time on he needed his regular fix of heroin. I could have done anything for a shot of heroin. With mainlining the initial thrill*[6] *is more immediate. The classic routes of administration are sniffing*[7]*, skin popping*[8] *and mainlining, each being associated with a more intense experience as well as addiction liability* [laɪəbɪləti].

fixen, schießen, Schuss setzen, Drogen injizieren
i.v. spritzen, fixen[1] subkutan spritzen, (Pillen) schlucken[2] Schuss (Drogeninjektion); Spritze (Injektion), Impfung[3] Fixer(in)[4] (i.v.) Schuss[5] Kick[6] Schnüffeln[7] subkutanes Spritzen[8]
8

rush [rʌʃ] *n clin & inf* *syn* **flash** [flæʃ], **bang** [æ], **buzz** [bʌz] *n inf*,
rel **flashback**[1] *n* → U74-11

surge [sɜːrdʒ] of euphoric [juːf-] pleasure[2] [pleʒɚ] that rapidly follows administration of a drug

» *The warm, glowing sensation* [eɪ] *rapidly spreading* [e] *over the body which is comparable to sexual release*[3] [iː] *is called rush. Mental imagery from a "bad trip" later triggered by mild stimuli* [aɪ] *such as marijuana, alcohol, or psychic* [saɪkɪk] *trauma* [ɒː] *are termed flashbacks.*

Flash
Flashback, Echorausch, Rauschzustand ohne Drogeneinnahme[1] Euphoriewelle[2] Orgasmus[3]
9

trip (out) *v inf* *rel* **spaced** [speɪst] **out**[1], **high**[1], **stoned**[2] [oʊ] *adj inf* → U7-9

to have an imaginary [ædʒ] experience while under the influence of a hallucinogenic [dʒe] substance

trip[3] *n inf* • **high**[4] [haɪ] *n*

» *Has she been tripping out on LSD again? She was as high as a kite*[1] [kaɪt]. *He looks totally spaced out. With "free-base" cocaine* [eɪ] *(one version is now widely labeled* [eɪ] *as "crack") the speed* [iː] *of onset is shortened and the intensity of the high is magnified.*

Use bad[5] / horror[5] ***trip*** • to block the / moderate / opiate / cocaine ***high*** • ***to get/be high*** on drugs[1]

(auf) einen Trip gehen/ einwerfen
im Drogenrausch/ auf demTrip/ high sein[1] stoned, im Drogenrausch, unter Drogeneinfluss stehend, angetörnt[2] Drogenrausch, Trip[3] High-Gefühl, Hochgefühl[4] Horrortrip[5]
10

overdose [oʊvɚdoʊs] *n term & clin, abbr* **OD** *rel* **golden shot**[1] *n inf* → U122-4

an excessive dosage of a drug the effects of which may range from mania [eɪ] to coma and death

overdose[2] *v term & clin* • **overdosage**[3] *n* • **overdosing** *n & adj* → U121-7

» *The patient was overdosed with cannabinoids. If opioid overdose is strongly suspected, give additional doses of naloxone. The overdosed patient should be screened for ethanol* [e].

Use to die of[4]/take ***an OD*** • narcotic / drug / barbiturate[5] ***overdose*** • digitalis [dʒ]/ opiate / heroin ***overdose*** • accidental[6] / intentional / (sub)acute [ʌ] ***overdose*** • ***overdose*** of medication • ***overdosed*** patient / with stimulants • symptoms [ɪ] of / treatment for ***overdosing*** • differential diagnosis with[7] ***overdosing***

Überdosis
goldener Schuss, tödl. Überdosis (v. Heroin)[1] überdosieren, eine Überdosis verabreichen[2] Überdosierung[3] an einer Überdosis sterben[4] Barbituratüberdosis[5] akzidentelle Überdosis[6] Differentialdiagnose bei Überdosierung[7]
11

withdrawal *or* **abstinence symptoms** *n clin* → U10-12
rel **cold turkey**[1] [ɜː] *n inf*

unpleasant [e] or life-threatening [e] reactions (e.g. anxiety, insomnia, tremor, etc.) occurring [ɜː] in an addict who is deprived [aɪ] of his accustomed [ʌ] dose of alcohol, narcotics etc.

» *Patients receiving* [iː] *regular doses of opioids for two weeks or more frequently develop a physiologic dependence with the development of withdrawal symptoms (agitation* [dʒ], *tachypnea* [iː], *tachycardia* [k], *diarrhea) upon acute termination of the drug. I've gone through three days of cold turkey.*

Use to lead to/show/precipitate[2] [sɪ] /avert[3] [ɜː] /relieve[4] [iː] ***withdrawal symptoms*** • acute / severe / mild / alcohol ***withdrawal symptoms*** • substance *or* drug[5] / neuroleptic / barbiturate / gradual[6] ***withdrawal*** • ***withdrawal*** syndrome[7] / sickness / seizures[8] [siːʒɚz]/ from methadone • permanent [ɜː]/ drug / sexual[9] ***abstinence*** • ***abstinence*** period / from drug products[10]

Entzugserscheinungen
kalter Entzug, körperl. Entzug ohne flankierende Medikation[1] Entzugserscheinungen auslösen[2] Entzugserscheinungen vermeiden[3] Entzugserscheinungen abschwächen/ mildern[4] Drogenentzug[5] schrittweise Entziehung[6] Entzugs-, Abstinenzsyndrom[7] Krampfanfälle bei Entzug[8] sexuelle Abstinenz/ Enthaltsamkeit[9] Drogen-, Suchtmittelabstinenz[10]
12

halfway house *n clin* *rel* **sheltered** [ʃeltɚd] **workshop**[1] *n clin* → U142-28

specialized treatment facility for alcoholics, drug addicts, or psychiatric patients who no longer require full hospital care but are not yet prepared to adjust [ʌ] to living independently

» *Social and therapeutic environments* [aɪ] *such as day hospitals, halfway houses, and self-help communities*[2] *utilize peer pressure*[3] *to modify the self-destructive* [ʌ] *behavior. Appropriate care includes providing information about legal* [iː] *services, shelters*[4] *and safe houses, hotlines, support groups*[2]*, and counseling* [aʊ] *services.*

Use ***halfway house for*** drug addicts / alcoholics / mentally retarded[5] / runaways [ʌ] • ***halfway house for*** physically handicapped[5] / penal [iː] rehabilitation[6] • ***sheltered*** environment[7] / living arrangement[8] / job

Rehabilitationseinrichtung
geschützte Werkstatt[1] Selbsthilfegruppen[2] Gruppendynamik[3] Zufluchtsstätten, Wohnheime[4] Behindertenintegrationszentrum[5] Rehabilitationszentrum f. Straffällige[6] geschützte Umgebung[7] betreutes Wohnen[8]

13

joint [dʒɔɪnt] *n inf* *syn* **reefer** [riːfɚ], **spliff** *n*, *sim* **roach**[1] [roʊtʃ] *n inf*

marihuana leaves rolled into a cigarette for smoking

» *He claimed* [eɪ] *that smoking joints is less harmful than chronic alcohol abuse.*

Use to smoke[2]/pass[3]/roll[4]/blast ***a joint*** • to blast a ***roach***

selbstgedrehte Marihuana-, Haschischzigarette, Joint
Joint-Stummel[1] einen Joint rauchen[2] e. Joint herumgehen lassen[3] e. Joint drehen[4]

14

marijuana *or* **marihuana** *n* *syn* **cannabis** *n term*, *rel* **hashish**[1] *n*

dried leaves or pressed resin[2] (hashish) of the hemp plant[3]; smoked or chewed[4] for its euphoric effects

cannabinoid[5] *n term* • **cannabinol**[6] *n*

» *Marihuana derivatives such as tetrahydrocannabinol (abbr THC) are about as effective as oral prochlorperazine. It is wise for nursing mothers*[7] *to avoid marijuana. Phencyclidine*[8] *(abbr PCP) – a common adulterant*[9] *of marihuana, amphetamines, and street hallucinogens) – is also called "angel dust" or "crystal." Hashish is the most potent of the cannabis preparations.*

Use smoked / sniffed[10] / ingested[11] [dʒe]/ occasional [eɪʒ] use of[12] ***marijuana*** • ***marijuana*** cigarette[13] / smoking / derivatives[14] • ***marijuana*** intoxication /-induced tachycardia • high-potency ***cannabis*** • ***cannabis*** compound [aʊ]/ users /-induced brain atrophy • ***cannabinoid*** abuse • flashback reactions with ***cannaboids***

Note: Street names for cannabis include ***grass***, ***pot***, ***weed***, ***tea***, ***dope***, and ***Mary Jane***, while hashish may be referred to as ***hash***, ***ganga***, or ***Goma de Mota***.

Marihuana, Cannabis
Haschisch, Kiff[1] Harz[2] Hanf[3] gekaut[4] Cannabinoid[5] Cannabinol[6] stillende Mütter[7] Phencyclidin, PCP[8] unreine Mischung[9] geschnupftes Marihuana[10] oral aufgenommenes M.[11] gelegentl. Marihuanagebrauch[12] Marihuanazigarette[13] Marihuanaprodukte[14]

15

barbiturates [ɪtʃ] *n pl term* *syn* **barbs, downers** [aʊ], **(Mexican) reds** *n inf*

addictive derivatives of barbituric acid[1] (e.g. phenobarbital) which have sedative[2] and hypnotic effects → U92-24; U93-14

barbed up[3] *adj inf* • **barbiturism**[4] *n term* • **barbituric** *adj* • **-barbital** *comb*

» *Because alcohol, barbiturates, and benzodiazepines* [aɪæ] *are cross-tolerant, benzodiazepines are substituted* [ʌ] *for alcohol in the treatment of alcohol withdrawal.*

Use ingested / injected [dʒe]/ high-dose ***barbiturates*** • (ultra-)short-acting[5] / long-acting[6] ***barbiturates*** • ***barbiturate*** poisoning[7] / therapy • ***barbiturate*** withdrawal[8] / overdose / coma • pheno[9] [fiːnə-] /seco/ pento/ hexo***barbital*** • thio***barbituric*** [θaɪə-] acid

Barbiturate, Beruhigungs-, Schlaf-, Narkosemittel
Barbitursäure[1] sedierend[2] unter Barbiturateinfluss stehend[3] Barbituratabhängigkeit, -vergiftung[4] kurzwirkende Barbiturate[5] langwirkende B.[6] Barbituratvergiftung[7] Barbituratentzug[8] Phenobarbital[9]

16

amphetamine *n term* *rel* **stimulant**[1], **Ecstasy**[2] *n*, *abbr* **XTC**

one of a group of addictive stimulants including dextroamphetamine[3] and methamphetamine[4]

» *MDMA (methylenedioxymethamphetamine), an amphetamine derivative*[5] *better known as "ecstasy," is a designer drug*[6] *with high abuse potential and neurotoxicity. Illicitly obtained stimulants may contain caffeine, ephedrine, methylenedioxyamphetamine (abbr MDA), and phencyclidine. XTC, the "peace and love" drug of the rave party culture, is similar to MDA in its chemistry and may have effects similar to other amphetamines. The amount* [aʊ] *of MDMA in XTC needed to get high is close to the toxic dose.*

Use dextro/ meth***amphetamine*** • ***amphetamine*** intake[7] / toxicity / poisoning • ***amphetamine*** abuse / epidemic[8] • ***amphetamine***-barbiturate combination tablet • ***amphetamine*** withdrawal / psychosis[9] [saɪk-]/ overdose • over-the-counter[10] [aʊ] (abbr OTC)/ CNS[11] ***stimulant*** • respiratory[12] / appetite[13] ***stimulant*** • to try/experiment with/deal with/be high on ***XTC*** • ***XTC*** pills[14] / trade[15] / user • ***XTC***-related violence / smuggling route

Note: Street names for various types of amphetamines include ***black beauties***, ***lid poppers***, ***pep pills***, ***speed*** (injectable), and ***ice*** (crystalline [ɪ]).

Amphetamin, Weckamin
Stimulans, Aufputschmittel[1] Ecstasy, Extasy, XTC[2] Dextroamphetamin[3] Methamphetamin[4] Amphetaminderivat[5] Designerdroge[6] Amphetamineinnahme[7] Amphetaminepidemie[8] Amphetaminpsychose[9] rezeptfreies Stimulans/ Aufputschmittel[10] ZNS-stimulierende Substanz[11] Atemstimulans[12] appetitanregendes Mittel[13] Ecstasy-Tabletten[14] Ecstasy-Handel[15]

17

11

morphine [mɔːrfɪn] *n term* *rel* **opiate[1], codeine[2], papaverine[3]** *n term*

main and most powerful narcotic alkaloid of opium which is highly addictive and is used as an analgesic[4] [dʒiː] and respiratory depressant in medicine

morphinism[5] *n* • **morphinist[6]** *n* • **opium** [oʊpɪəm] *n* • **opioid** *adj & n* → U135-5

» *Morphine is not only more potent than codeine [iː] but also has a higher maximal ceiling [siː] effect[7]. At least 25% of persistent opiate abusers are likely to die within 10-20 years of abuse. Opiate antagonists (e.g. naloxone) compete [iː] with heroin and other opiates for opioid receptors[8].*

Use intravenous [iː]/ oral / topical / epidural / controlled-release[9] [iː] ***morphine*** • ***morphine*** sulfate [ʌ]/ dependence[10] / hydrochloride • ***morphine*** cocktail / tablet / addiction[10] • ***opium*** alkaloid[11] / derivative / tincture[12] • smoked[13] / synthetic / exogenous [ɒːdʒ]/ endogenous ***opiates*** • ***opiate*** drugs[14] /-dependent / tolerance • ***opiate*** overdose / antagonists[15] / withdrawal • potent / weak ***opioid*** • ***opioid*** addict / medication /-like effects • ***opioid*** analgesic / maintenance [eɪ] therapy[16]

Morphium, Morphin
Opiat[1] Kodein[2] Papaverin[3] Analgetikum, Schmerzmittel[4] Morphinabhängigkeit; Morphinismus, (chron.) Morphinvergiftung[5] Morphiumsüchtige(r), Morphinist(in)[6] Ceiling-, Sättigungseffekt[7] Opioidrezeptoren[8] kontrollierte Gabe v. Morphium[9] Morphinabhängigkeit, Morphinismus[10] Opiumalkaloid[11] Tinctura Opii, Laudanum[12] Rauchopiate, Chandu, Tschandu[13] Opiate[14] Opiatantagonisten[15] Opioiderhaltungstherapie[16] 18

heroin [heroʊɪn] *n* *syn* **diacetylmorphine** [daɪəsiːtᵊl-] *n term,* *rel* **methadone[1]** *n term*

highly addictive opioid (morphine derivative[2]) prohibited in most countries due to its potential for abuse

» *Most opioids, including heroin, methadone, meperidine, morphine, and codeine, are excreted in the urine within 24 hours and can be readily [e] detected. Currently, methadone substitution is the preferred method of opioid withdrawal.*

Use ***heroin*** user / injection [dʒe]/ addiction[3] • ***heroin*** withdrawal / substitute[4] [ʌ]/ overdose /-addicted[5] • intravenous [iː]/ dependent on[5] / street / black tar[6] ***heroin*** • ***methadone*** maintenance program[7] / (use in) detoxification • ***heroin***-associated nephropathy /-addicted mother[8] • ***heroin***-dependent person /-induced euphoria

Note: Street names for heroin include ***junk*** [dʒʌŋk], ***smack***, ***big H***, and ***mud*** .

Heroin, Dia(cetyl)morphin
Methadon[1] Morphinderivat[2] Heroinabhängigkeit[3] Heroinersatz[4] heroinabhängig[5] schwarzes Teerheroin, schwarzer Teer[6] Methadonsubstitutionstherapie, -ersatztherapie[7] heroinsüchtige Mutter[8] 19

cocaine [koʊkeɪn] *n* *rel* **crack[1]** [æ] **(cocaine), speedballs[2]** [iː] *n inf*

alkaloid obtained from coca leaves[3] or by synthesis from ecgonine or its derivatives; it has moderate vasoconstrictor activity and pronounced [aʊ] psychotropic effects; its salts are used as a local anesthetic

cocainization[4] *n term* • **cocaine-induced** *adj*

» *Cocaine is a stimulant and local anesthetic [e] not a narcotic. There is an increased incidence of developmental delay [eɪ] in cocaine-exposed, very low birth weight infants. Cocaine smugglers [ʌ] may swallow small packets of cocaine in balloons [uː] or condoms. Cocaine cannot be safely used while breastfeeding[5], as it persists in the milk for up to 24 h. Persistent hemorrhage required topical cocainization[4].*

Use to snort[6]/inject/abuse ***cocaine*** • free-base or volatilized[7] ***cocaine*** • street[8] / smokable ***cocaine*** • topical / adulterated[9] [ʌ] ***cocaine*** • urine level of ***cocaine*** • ***cocaine*** ingestion / inhalation / base[10] • ***cocaine*** snorting / exposure / user / spray • ***cocaine*** solution[11] / toxicity / intoxication[12] • ***cocaine*** anesthesia[4] /-saturated cotton pledget[13] [dʒ] • ***cocaine***-addicted mother / freebase smoking /-to-crime connection

Note: Street names for cocaine include ***coca***, ***coke***, ***snow***, ***lady***, ***flake***, and ***paradise***.

Kokain, Koks, Schnee
Crack, Kokainbase[1] Speedballs, Mixtur aus Heroin und Kokain[2] Cocablätter[3] Kokainisierung, Kokain-Lokalanästhesie[4] Stillen[5] Kokain schnupfen[6] rauchbares/ gelöstes Kokain, Free-Base[7] illegales K.[8] unreines K.[9] Kokainbase[10] Kokainlösung[11] Kokainvergiftung[12] mit Kokain getränkter Wattebausch[13] 20

hallucinogen [həluːsɪnədʒᵊn] *n term* *syn* **hallucinogenic drug** *n* *sim* **psychedelic[1]** [saɪkədelɪk] *n term*

mind-altering substance whose most potent pharmacologic action is on the CNS (e.g. mescal)

hallucinogenic[2] [dʒe] *adj term* • **psychedelic[3]** *adj* • **hallucinosis[4]** *n*

» *In normal subjects hallucinogens typically elicit[5] [s] optical or auditory hallucinations[6], depersonalization, perceptual [sep] disturbances[7] [ɜː], and disturbances of thought processes.*

Use ***hallucinogen*** abuse / user / poisoning • ***hallucinogenic*** mushrooms[8] [ʌ] • ***psychedelic*** drug[1] / effect /-induced / experience / usage[9] [juːsɪdʒ] • substance-induced / alcoholic[10] ***hallucinosis***

Halluzinogen
Psychedelikum, Psychodelikum, -dysleptikum, Psychotomimetikum[1] Halluzinationen auslösend, halluzinogen[2] psychodelisch, psychedelisch, bewusstseinserweiternd[3] Halluzinose[4] lösen aus[5] akust. Halluzinationen[6] Wahrnehmungsstörungen[7] halluzinogene Pilze[8] Konsum v. Psychodysleptika[9] Alkoholhalluzinose[10] 21

LSD *n* *syn* **acid** [æsɪd] *n inf, rel* **mescaline**[1] *n or* **mesc(al)**[1] *n inf*

psychedelic drug (lysergic [ɜː] acid diethylamide[2]) which induces hallucinatory states of a visual nature

» *Because it is simple to produce and mimics[3] to some degree the traditional psychedelic drugs, PCP has become a common deceptive substitute for LSD, THC[4], and mescaline. Tolerance develops rapidly for LSD-induced changes in psychological function when the drug is used over a course of 4 days or more.*

Use ***LSD*** intake / addict[5] / habit[6] / dependency[6] • ***LSD***-induced changes / withdrawal • paper[7] ***acid*** • ***acid***head[5] • ingested / smoked / snorted ***mescaline***

Note: Street names for LSD include ***blotter***, ***Orange Sunshine***, ***Purple Haze***, and ***Blue Dragon***, while mescaline is also called ***Big Chief*** or ***Cactus***.

LSD, Acid
Mescalin[1] Lysergsäurediäthylamid[2] wirkt wie[3] Tetrahydrocannabinol, THC[4] LSD-Abhängige(r)[5] LSD-Sucht, -abhängigkeit[6] LSD-Blotter/ Pappen, auf Löschblatt geträufeltes LSD[7]

22

solvent [ɒː] **sniffing** *n* *syn* **glue** [gluː] **huffing** [ʌ] *n inf,* → U10-20
inhalant [eɪ] **abuse** *n term,* **volatile substance abuse** *n term, abbr* **VSA**

inhaling [eɪ] volatile substances contained in many household products[1] in order to get high

» *Sniffing of solvents and inhaling of gases (e.g. toluene, paint thinners[2], nail polish[3], aerosols) produce a form of inebriation[4] similar to that of volatile anesthetics[5]. Solvent abuse via paint, lacquer[6], or glue sniffing is a relatively common form of substance abuse. Abuse of inhalants includes sniffing glue[7], gasoline[8], petroleum ether[9] [iː], spray paints[10], and other hydrocarbons.*

Use gasoline [gæsəliːn]/ glue / hydrocarbon[11] ***sniffing*** • household / organic[12] / lipid / volatile ***solvents*** • chlorinated[13] / aromatic hydrocarbon ***solvent*** • ***solvent*** user / exposure / intoxication[14] /-dependent • toxic ***inhalant*** • ***inhalant*** irritant / neurotoxicity

Schnüffeln v. Lösungsmitteln
Haushaltschemikalien[1] Farbverdünnungsmittel[2] Nagellack[3] Rauschzustand[4] Inhalationsanästhetika, -narkotika[5] Lack[6] Klebstoff[7] Benzin[8] Petroläther[9] Spritzlacke[10] Schnüffeln v. Kohlenwasserstoffen[11] organische Lösungsmittel[12] chlorhalt. Lösungsmittel[13] Lösungsmittelintoxikation, -vergiftung[14]

23

doping [doʊpɪŋ] *n* *rel* **anabolic steroids**[1] [stɪɚ‖sterɔɪdz] *n term*

use of banned[2] substances by athletes to improve their performance[3] in sporting competitions

anti-doping *adj & n*

» *He claimed that he had nothing to do with doping. Had the athletes actually undergone blood doping procedures? Doping undermines[4] the integrity of sport and is a real danger to the health of athletes. We need to develop new anti-doping policies[5].*

Use inadvertent[6] [ɜː]/ (holistic) blood[7] / erythropoietin [oʊ] (*abbr* EPO) ***doping*** • ***doping*** substance[8] / agent[8] / charges[9] • ***doping*** infractions[10] [ækʃ]/ scandal / test[11] / expert • ***anti-doping*** regulations *or* statutes[5] / policy / commission[12]

Doping
Anabolika[1] verboten[2] Leistung[3] untergräbt[4] Dopingbestimmungen[5] unbeabsichtigtes/ ungewolltes Doping[6] Blutdoping[7] Dopingmittel[8] Dopingvorwürfe[9] Dopingvergehen[10] Dopingkontrolle, -test[11] Dopingkommission[12]

24

Unit 12 Death & Mortality

Related Units: 6 Accidents, 8 First Aid, 7 Consciousness, 89 Pathology, 123 Resuscitation, 125 Critical Care, 97 Oncology

moribund [mɔːrɪbʌnd] *adj*
syn **on one's deathbed** [deθbed], **close to death, at death's door** *phr*

>to be in a very critical condition, close to death or in the terminal stages of a fatal illness[1]

» *Bedfast[2], paralyzed, and moribund patients must be turned frequently. Ms Kim is close to death now. When he was on his deathbed, he asked to see me a last time.*

Use ***moribund*** patient [eɪʃ]/ victim[3] / state

im Sterben liegend; todkrank
tödliche Krankheit[1] bettlägerig[2] sterbendes Opfer[3]

1

fatal [feɪtəl] *adj* *syn* **lethal** [liːθəl] *adj, rel* **terminal**[1] [tɜːrmɪnəl] *adj term*

leading to death or having extremely unfortunate, dire[2] [daɪɚ] or ruinous consequences

fatality[3] *n* • **fate**[4] [feɪt] *n* • **sublethal** *adj term* • **nonlethal** *adj* • **lethality** *n*

» *Hepatitis [aɪ] A is more severe and more likely to be fatal in adults. Small amounts of this synthetic [sɪn-] narcotic are potentially lethal in children. In the terminal stages patients should be kept as comfortable as possible.*

Use ***fatal*** accident / illness / heart [hɑːrt] attack / virus [aɪ]/ infection • ***fatal*** dose[5] / complications / outcome[6] / injury[7] • ***fatally*** wounded[8] [uː] • to cause[9] ***fatality*** • motor vehicle[10] [iː]/ traffic[10] ***fatalities*** • ***fatality*** rate[11] • ***lethal*** injury[7] / damage / injection [dʒe] • ***lethal*** dose[5] / factors[12] / concentration • ***lethal*** complications / mutation[13] • ***terminal*** cancer[14] [ˈs]/ illness • ***terminal*** stage[15] / care / sedation [eɪʃ] • ***terminally*** ill patient[16]

tödlich, letal, mit tödl. Ausgang
im Endstadium, End-, terminal[1] schrecklich[2] Todesfall, -opfer;[3] Schicksal[4] tödl./ letale Dosis[5] tödl. Ausgang[6] tödl. Verletzung[7] tödl. verwundet[8] zum Tode führen[9] Verkehrstote[10] Sterbe-, Sterblichkeitsziffer, Mortalität[11] Letalfaktoren, -gene[12] Letalmutation[13] Krebs im Endstadium[14] Endstadium[15] Patient(in) im Endstadium[16]

2

mortal [mɔːrtᵊl] *adj & n* *opposite* **immortal**[1] *adj & n*

(adj) unrelenting[2] and deadly, unable to live on forever (n) a human being

mortality[3] [mɔːrtæləti] *n* • **immortality** *n* • **immortalize** *v*

» *The commander was mortally wounded*[4] [uː]. *He is struggling* [ʌ] *to come to grips*[5] *with his own mortality. Regular screening for breast* [e] *cancer helps decrease the mortality rate*[6]. *Telomerase* [-eɪz] *might be at least in part responsible for tumor cell immortality.*

Use ***mortal*** danger / injury / enemy[7] • ***mortally*** offended[8] • perinatal[9] [eɪ]/ operative / overall[10] ***mortality*** • infant[11] / child(hood)[12] / treatment-related ***mortality*** • age-specific[13] / cause-specific / disease-specific[14] ***mortality*** • maternal[15] [ɜː]/ reduction [ʌ] in / to reduce [-uːs] ***mortality*** • high / low / cancer[16] [kænˈsɚ] ***mortality*** • ***mortality*** statistics[17] / study • ***immortal*** cells [s]

sterblich, tödlich, Tod-, Sterbe-; Sterbliche
unsterblich; Unsterbliche[1] unerbittlich[2] Sterblichkeit(sziffer), Mortalität[3] tödl. verwundet[4] klarkommen mit[5] Mortalitätsrate[6] Todfeind[7] tödl. beleidigt[8] perinatale Mortalität[9] Gesamtmortalität[10] Säuglingssterblichkeit[11] Kindersterblichkeit[12] altersspezifische Mortalität[13] krankheitsspez. M.[14] Müttersterblichkeit[15] Krebssterblichkeit[16] Mortalitätsstatistik[17] 3

die [daɪ] *v no pass* *syn* **pass away** *v phr*
sim **expire**[1] [ɪkspaɪɚ], **depart**[2] [dɪpɑːrt], **succumb** [səkʌm] **(to)**[3] *v*

process of gradual or sudden deterioration of vital [vaɪtᵊl] functions that ends in death

dying[4] [daɪɪŋ] *adj & n* • **to breathe one's last**[5] [briːð] *phr*

» *He's afraid of dying a violent* [aɪ] *death*[6]. *What did his father die of? You should realize that your father is a dying man. Mrs Johns has been nursing*[7] [ɜː] *her dying husband for months. The patient quietly expired in his sleep. When did your mother pass away?*

Use ***to die*** unexpectedly / young / in one's sleep • ***to die*** by one's own hand[8] / for your beliefs • ***to die from*** hunger[9] / injuries • ***to die of*** cancer / heart disease[10] / natural causes[11] [ɒː] • ***dying*** day / words[12] / process • ***dying*** patient • process [s]/ fear[13] / risk ***of dying*** • ***to succumb to*** cancer[14]

> **Note:** In clinical situations (e.g. when speaking to the patient's next of kin[15]) ***to pass away*** (rarely ***to succumb to*** and ***expire***) is most commonly used.

sterben, entschlafen
seinen Geist aufgeben[1] aus d. Leben scheiden[2] erliegen[3] sterbend, im Sterben liegend; Sterbende[4] seinen letzten Atemzug tun[5] gewaltsamer Tod[6] pflegen[7] Hand an sich legen, Selbstmord begehen[8] verhungern[9] an einer Herzkrankheit sterben[10] eines natürl. Todes sterben[11] die letzten Worte[12] Angst vor d. Sterben[13] einem Krebsleiden erliegen[14] Angehörige[15] 4

dead [ded] *adj & n* *syn* **deceased** [dɪsiːst] *adj & n,*
opposite **(a)live**[1] [aɪ] *adj, rel* **late**[2] *adj*

(adj) not showing any signs of life (n) people who have died (***the dead***, *pl* and always with the article)

deaden[3] [dedᵊn] *v* • **deadly**[4] [dedli] *adj* • **lifeless**[5] [laɪfles] *adj* • **living**[1] [lɪvɪŋ] *adj*

» *Survival time from onset of symptoms* [ɪ] *ranges from 5 to 16 months, and about 75% of patients are dead within one year after diagnosis. The doctors are keeping him alive on a life support machine*[6] [ʃiː]. *He's still alive! I am the proudest person alive. This is a matter of life and death. This is a deadly form of skin cancer. The morphine will deaden her pain*[7].

Use to drop[8]/be shot/pronounce [aʊ] /be left for ***dead*** • to bury [e] /honor [ɒːnɚ] /rise [aɪ] from the ***dead*** • brain[9] / declared / considered ***dead*** • ***dead*** on arrival[10] [aɪ] (*abbr* DOA)/ body[11] / space[12] [speɪs]/ tissue • ***deadly*** poison / trap[13] • ***live*** birth / virus / vaccine[14] [ks] • to reach hospital/be discharged [tʃ] ***alive*** • ***alive and*** well[15] (*abbr* A & W)/ kicking[15] • ***lifeless*** body[16] • your ***late*** husband[17]

tot, verstorben; Tote, Verstorbene
lebend(ig)[1] verstorben[2] lindern, mildern, dämpfen, abtöten[3] tödlich[4] leblos, tot[5] Herz-Lungen-Maschine[6] Schmerz(en) lindern[7] tot umfallen[8] hirntot[9] tot bei d. Einlieferung[10] Leiche, Leichnam[11] Totraum[12] tödl. Falle[13] Lebendimpfstoff, -vakzine[14] gesund u. munter[15] lebloser Körper[16] Ihr verstorbener Gatte[17] 5

survive [sɚvaɪv] *v* *sim* **outlive**[1] [aʊtlɪv] *v,* **live on**[2] [lɪv ɒːn] *v phr*

(i) to stay alive, esp. after being close to death (ii) to live longer than sb. else

survival[3] [sɚvaɪvᵊl] *n* • **survivor**[4] *n* •
surviving *adj* • **survivable**[5] *adj* → U100-25

» *If he survives one week, recovery* [ʌ] *is likely. Starvation*[6] [eɪʃ] *can be survived for 2-3 months. The patient is not likely to outlive the beneficial* [ɪʃ] *effects of such surgery* [ɜː]. *I can't live on like this. Some survivors of the acute illness recover surprisingly well. Airway injuries are survivable with immediate* [iː] *treatment only.*

Use ***to survive*** an accident / a heart attack • patient / disease-free[7] ***survival*** • ***survival*** rate[8] / time *or* period[9] / curve[10] [ɜː] • ***survival*** probability[11] / benefit[12] / of the fittest • long-term[13] / cancer / polio / neonatal [niːoʊneɪtᵊl] ***survivor*** • ***survivor*** of heart transplant • ***surviving*** children / patients • ***survivable*** trauma [ɒː] *or* injury

(jem.) überleben, am Leben bleiben
jem. überleben, etwas überdauern[1] weiterleben[2] Überleben(szeit)[3] Überlebende(r), Hinterbliebene(r)[4] überlebbar[5] Hungern[6] rezidivfreie Überlebenszeit[7] Überlebensrate[8] Überlebenszeit[9] Überlebenskurve[10] Überlebenswahrscheinlichkeit[11] Überlebensvorteil[12] Langzeitüberlebende(r)[13] 6

death [deθ] *n* *sim* **end**[1] *n inf*, **eternal** [ɜː] **rest**[2] *n phr*, **decease**[3] [dɪsiːs], **demise**[3] [-aɪz] *n form*

permanent [ɜː] end of all life functions [ʌ] in an organism or part of it

deceased[4] [dɪsiːst] *adj & n* • **departed**[4] [ɑː] *adj & n* • **deathbed**[5] *n*

» *Her family wanted to be present at the time of her death. Most deaths[6] are due to strokes[7]. Emotional stages that may occur when a patient learns of approaching death are denial[8] [aɪ], anger, bargaining[9], depression, and acceptance. He died a natural death aged 79.*

Use to be close to/face/meet one's ***death*** • to escape/resist[10]/deny [dɪnaɪ] /long for ***death*** • (un)natural / untimely[11] / tragic [dʒ]/ sudden [ʌ] ***death*** • instant / accidental[12] / violent [aɪ]/ imminent[13] ***death*** • brain[14] / alcohol-related ***death*** • risk / (leading) cause[15] (*abbr* COD)/ time / circumstances [sɜː] ***of death*** • denial / pronouncement [aʊ]/ notification[16] ***of death*** • to put sb. to[17] ***death*** • starved / choked[18] [tʃ]/ frightened [aɪ] ***to death*** • frozen / burned [ɜː]/ beaten / trampled[19] ***to death*** • ***death*** toll[20] / penalty[21] / wish / instinct • ***death*** rattle[22] / notice[16] / with dignity • ***death due to*** drug abuse / strangulation / suffocation[23] • ***death by*** poisoning / fire / electrocution[24] [kjuː]

Tod
Tod, Ende[1] ewige Ruhe[2] Ableben, Tod[3] verstorben; Verstorbene(r)[4] Sterbe-, Totenbett[5] Todesfälle[6] Schlaganfälle[7] Verleugnung[8] Verhandeln[9] nicht sterben wollen[10] vorzeitiger/ allzu zu früher Tod[11] Unfalltod[12] nahe/ kurz bevorstehender T.[13] Hirntod[14] Haupttodesursache[15] Todesanzeige[16] jem. hinrichten[17] erstickt[18] zu Tode getrampelt[19] Zahl d. Todesopfer[20] Todesstrafe[21] Todesröcheln[22] Tod durch Ersticken[23] Tod auf dem elektrischen Stuhl[24] 7

suicide [suːɪsaɪd] *n* *syn* **self-inflicted death** *n term*

the act of taking one's own life[1] voluntarily and intentionally

suicidal [suːɪsaɪdᵊl] *adj* • **-cide** [-saɪd] *comb*

» *Suicide attempts[2] with overdoses of other drugs are less often successful. He could see no way out but to take his own life. He tried to kill himself by slashing his wrists[3] [r]. The immediate [iː] goal [goʊl] of psychiatric [saɪk-] evaluation is to assess the current suicidal risk.*

Use to consider/contemplate[4]/attempt/commit[5] ***suicide*** • apparent [eɚ]/ prevention of[6] / teen / (physician)-assisted[7] ***suicide*** • ***suicide*** risk / hotline / victim / survivor • ***suicidal*** depression / individual[8] / thoughts or ideation[9] [aɪdieɪʃᵊn] • ***suicidal*** intent[10] / overtures[11] [-tʃɚz]/ tendencies / threat[12] [θret] • ***suicidal*** overdose / act / death / rate[13] • geno[14]/ [dʒenəsaɪd] infanti[15]/ pesti***cide***

Selbsttötung, Freitod, Suizid
sich d. Leben nehmen[1] Suizidversuche[2] sich d. Pulsadern aufschneiden[3] s. mit Selbstmordgedanken tragen[4] Selbstmord begehen[5] Suizidprophylaxe, -prävention[6] ärztl. Beihilfe zum Suizid[7] Suizidgefährdete(r)[8] Suizidgedanken[9] Suizid-, Selbsttötungsabsicht[10] Suizidphantasien[11] Suizid-, Selbstmorddrohung[12] Suizidrate[13] Völkermord[14] Kindestötung[15] 8

mercy killing [mɜːrsi kɪlɪŋ] *n clin* *syn* **euthanasia** [juːθəneɪʒ(ɪ)ə] *n term*, *rel* **right-to-die**[1] *n*

to bring about[2] the death of a person suffering from an incurable disease by administering a lethal drug (active)or allowing the person to die by withholding treatment[3] or withdrawing life support (passive)

kill[4] *v* • **killer**[5] *n & adj* • **killing** *adj & n*

» *Do you think euthanasia should be legalized [iː]? If we support a mentally competent[6] patient's right to request that life support be withdrawn, this may open the door to a more general acceptance of euthanasia. What are the public attitudes toward the right to die? Malaria kills a million children each year. She was killed in an aircrash[7].*

Use active / passive[8] ***euthanasia*** • ***killer*** disease / instinct / virus [aɪ]/ cells[9] • ***kill*** off[10] / yourself • serial[11] [sɪɚɪəl]/ pain[12] ***killer*** • ***right-to-die*** debate [eɪ]/ case

Sterbehilfe, Euthanasie
Recht auf selbstbestimmtes Sterben[1] herbeiführen[2] Behandlungsverzicht, -abbruch[3] töten[4] Mörder(in); tödlich, Killer-[5] geistig voll zurechnungsfähig, i. Vollbesitz s. geistigen Kräfte[6] kam bei einem Flugzeugabsturz ums Leben[7] passive Sterbehilfe[8] Killer-, K-Zellen[9] vernichten, (ab)töten[10] Serienmörder(in)[11] Schmerzmittel, Analgetikum[12] 9

manslaughter *n leg* *sim* **murder**[1] [ɜː] *n & v*, **homicide**[2] [hoʊmɪsaɪd] *n leg*

to kill sb. by accident (e.g. by reckless driving[3]) or while trying to defend one's own life (in self-defense[4])

slaughter[5] [slɒːtɚ] *v & n* • **murderer**[6] *n* • **murderous**[7] *adj* • **homicidal**[8] *adj*

» *The driver will be charged [tʃɑːrdʒd] with manslaughter. The incidence of violent crime—murder, rape[9] [reɪp], and assault[10] [əsɒːlt] —has doubled [ʌ] within the past five years. For every teenager who dies of heart [hɑːrt] disease, 8 die as a result of homicide.*

Use to commit/be charged with[11] ***manslaughter*** • ***manslaughter*** charges • involuntary[12] ***manslaughter*** • attempted[13] / brutal / first-degree ***murder*** • mass / convicted[14] ***murderer*** • ***homicide*** investigation / by misadventure[15] • ***homicidal*** tendencies • ***murderous*** intentions[16]

Totschlag
Mord; ermorden[1] Tötung, Totschlag, Mord[2] rücksichtsloses Fahren[3] Selbstverteidigung[4] abschlachten, Blutbad[5] Mörder(in)[6] blutrünstig, Mord-[7] mörderisch, Mord-[8] Vergewaltigung[9] Körperverletzung[10] wegen Totschlags angeklagt sein[11] fahrlässige Tötung[12] versuchter Mord[13] verurteilte(r) Mörder(in)[14] Unfall m. Todesfolge[15] Mordabsichten[16] 10

12

capital punishment [ʌ] *n term* *syn* **death penalty** [penəlti] *n inf,* *rel* **execution**[1] [eksɪkjuːʃən] *n*

to put to death (officially [ɪʃ] execute) a person who has been convicted of a capital crime[2] [aɪ]

execute[3] *v* • **punish**[4] [pʌnɪʃ] *v* • **punishable**[5] *adj*

» *Is capital punishment indeed an effective deterrent[6] [ɜː]? This crime carries the death penalty.*

Use to sentence[7]/put sb. ***to death*** • ***death*** row[8] [roʊ]/ sentence[9] • ***punishable*** by death

Todesstrafe
Exekution, Vollstreckung[1] Kapitalverbrechen, schweres V.[2] hinrichten, vollstrecken[3] (be)strafen[4] strafbar[5] Abschreckungsmittel[6] zum Tode verurteilen[7] Todestrakt (Gefängnis)[8] Todesurteil[9] 11

grieve [griːv] *v* *syn* **mourn** [mɔːrn] *v, rel* **condole** [oʊ] **with**[1] *v phr*

feel or show sorrow in reaction to an actual, perceived [siː] or anticipated loss

grief[2] [griːf] *n* • **grieving** *adj & n* • **mourning**[3] *n* • **mourner**[4] *n* • **condolence**[5] *n*

» *I can understand your grief. It grieved me to learn about my husband's infidelity[6]. May I offer my sincere [-sɪɚ] condolences to you and your family. Relatives who are grieving should be given an opportunity to talk about it. You have to give yourself time to mourn now.*

Use ***to grieve*** deeply[7] / for sb. / over sth. • to cause/feel/suffer/express/ease [iːz] sb.'s ***grief*** • normal / deep[8] / profound[8] [aʊ]/ overwhelming[9] / inconsolable [oʊ] ***grief*** • ***grief*** therapist[10] / assessment / and loss counseling [aʊ] • dysfunctional[11] / acute / anticipatory[12] ***grieving*** • ***grieving*** process[13] • ***mourn*** for / over • to be in / period of ***mourning*** • letter of[14] ***condolence*** • to extend[15]/offer one's heartfelt ***condolences***

trauern (um), sich grämen
jem. kondolieren/ sein Mitgefühl aussprechen[1] Leid, Kummer[2] Trauer(zeit, -kleidung)[3] Trauernde(r), Trauergast[4] Beileid, Anteilnahme[5] Untreue[6] zutiefst bekümmert sein[7] tiefe Trauer[8] unsagbare Trauer[9] Trauertherapeut(in)[10] pathologische Trauer[11] antizipatorische Trauer[12] Trauerprozess[13] Kondolenz-, Beileidsbrief[14] seine Kondolenz erweisen, kondolieren, sein Beileid aussprechen[15] 12

bereavement [bɪriːvmənt] *n* *sim* **loss**[1] *n, rel* **sorrow**[2] [sɔːroʊ] *n*

state of sadness and regret over the death or departure of a loved one

bereaved[3] [bɪriːvd] *adj & n* • **sorrow**[4] *v* • **sorrowful**[5] *adj*

» *Elderly patients who are bereaved are at greater risk of rapid deterioration. She has suffered a bereavement recently. It's a question of showing sympathy[6] [ɪ] for the bereaved. His death is a great loss to all of us. How did she get over[7] the loss of her son?*

Use to suffer a/get over one's ***bereavement*** • ***bereavement*** assessment / counseling / support group[8] • period of[9] / natural process ***of bereavement*** • ***bereaved*** family[10] • to express one's ***sorrow***

schmerzl. Verlust, Trauer(fall)
Verlust[1] Traurigkeit, Trauer, Kummer[2] leidtragend, trauernd; die Hinterbliebenen[3] sich grämen[4] traurig[5] Mitgefühl[6] hinwegkommen über[7] Selbsthilfegruppe für Trauernde[8] Trauerzeit[9] Trauerfamilie[10] 13

corpse [kɔːrps] *n clin* *syn* **body** *n,* **cadaver** *n term,* ***stiff** *n inf,* *rel* **ashes**[1] [æʃiz] *n pl*

(i) the bodily remains [eɪ] of a dead person (ii) physical [ɪ] object or structure [ʌ]

cadaveric[2] [kədævəɪk] *adj* • **stiff** *adj*

» *Did you find any traces of violence on the body of Mr Morgan? Dissecting cadavers[3] is an essential component of teaching surgical skills. Her ashes were scattered over the lake.*

Use to embalm[4] [-ɑːm] /bury [e] /exhume [uː] ***a body*** • dead / decomposing[5] [oʊ] ***body*** • foreign[6] (*abbr* FB) ***body*** • ***a corpse*** decays [dɪkeɪz] *or* rots[7] • ***cadaver*** organ / transplant *or* graft[8] / kidney / donor[9] [oʊ] • ***cadaver*** scent[10] [s]/ preserved [ɜː] for anatomic study • ***cadaveric*** rigidity[11] [rɪdʒɪdəti]

(toter) Körper, Leichnam, Leiche
Asche, sterbl. Hülle[1] Leichen-[2] Sezieren von Leichen[3] einen Leichnam einbalsamieren[4] verwesende Leiche[5] Fremdkörper[6] eine Leiche verwest[7] Leichentransplantat[8] Leichenspender(in)[9] Leichengeruch[10] Totenstarre[11] 14

rigor mortis [rɪgɚ mɔːrtɪs] *n term* *rel* **livor** [laɪvɚ] **mortis**[1], **lividity**[2] [ɪ] *n term*

rigid stiffening of cardiac and skeletal muscles shortly after death (due to depletion[3] of ATP)

rigor[4] *n term* → U105-9 • **rigid**[5] [rɪdʒɪd] *adj* • **rigidity**[6] *n* • **livid**[7] [lɪvɪd] *adj*

» *Rigor mortis is well-developed in the cold body and livor mortis is dorsally distributed, cherry-pink in coloration and unfixed. Hypothermic [ɜː] patients who have been exposed to prolonged or extreme cold may appear to be in a state of rigor mortis. Livor mortis can be confused with bruises[8] [uː]. Fixed lividity darkened the victim's mangled[9] legs.*

Use ***rigor mortis*** sets in • in a state of / degree of / resolved[10] ***rigor mortis*** • algor[11] ***mortis*** • cherry-pink / postmortem[1] / fully developed ***lividity*** • pattern of / fixed / dependent ***lividity*** • to become ***rigid*** • postmortem *or* cadaveric[12] / muscle [mʌsl] ***rigidity*** • ***livid*** skin / areas[13] / scar[14]

Totenstarre, Rigor mortis
Toten-, Leichenflecke, Livores[1] bläuliche Hautverfärbung, Lividität[2] Mangel[3] Rigor, Muskelsteifigkeit; Schüttelfrost[4] steif, starr, unbeweglich, rigid[5] Rigidität, Steifheit, Starre[6] livid, (blass)bläulich (verfärbt)[7] blaue Flecke, Hämatome[8] verstümmelt[9] gelöste Totenstarre[10] Algor mortis, Totenkälte[11] Rigor mortis[12] livide Bereiche[13] bläulich verfärbte Narbe[14] 15

12

morgue [mɔːrg] *n*
sim **mortuary**[1] [mɔːrtʃʊəi], **funeral home** *or* **parlor**[1] [fjuːnərəl pɑːrlər] *n*

facility [sɪ] where the dead are kept before being identified or examined by the medical examiner[2] or before they are released[3] [iː] for burial [e] or cremation[4] [krimeɪʃən]

» *A mix-up in the hospital morgue resulted [ʌ] in a woman burying a man she thought was her husband–but was not. Mr Kelly's son, who died from natural causes an hour after delivery, went missing from the hospital mortuary four days before his funeral.*

Use body transferred to [ɜː]/ a city / hospital ***morgue*** • ***mortuary*** gown[5] [gaʊn]

Leichenschauhaus
Leichenhalle[1] Leichen(be)schauer(in)[2] freigegeben[3] Feuerbestattung, Einäscherung, Kremation[4] Totenkleid[5] 16

burial [beriəl] *n* *syn* **interment** [ɜː] *n,*
sim **funeral**[1] *n, rel* **obituary**[2] [-bɪtʃʊəi] *n*

the ritual placing of a corpse or cremated ashes in a grave

bury[3] [beri] *v* • **buried** *adj* • **burying** *n* • **inter**[3] *v* • **funerary**[4] [fjuː-] *adj*

» *The burial takes place on Monday. He is afraid of being buried alive. She'd buried her husband a year earlier. He lies buried over there.*

Use ***burial*** ground[5] [aʊ] • decent [iːs] ***burial*** • to attend[6]/conduct ***a funeral*** • state ***funeral*** • ***funeral*** service[7] / home *or* parlor / procession[8] [se]/ director[9]

Bestattung, Beerdigung, Beisetzung
Begräbnis[1] Nachruf[2] begraben, beerdigen[3] Begräbnis-[4] Begräbnisstätte, Friedhof[5] einem Begräbnis beiwohnen, an einem Begräbnis teilnehmen[6] Trauergottesdienst[7] Leichenzug[8] Beerdigungsunternehmer[9] 17

casket [kæskɪt] *n* *syn* **coffin** [kɒːfɪn] *n,*
rel **grave**[1] [eɪ], **tomb**[1] [tuːm], **cemetery**[2] [se-] *n*

box in which a corpse is buried or cremated [kriːmeɪt̬ɪd]

» *They lowered the casket into the grave. If you go on smoking you're digging your own grave[3]. It's not the cough that carries you off[4], it's the coffin they carry you off[5] in.*

Use to dig[6]/pray at/desecrate[7] [desɪkreɪt] ***a grave*** • unmarked[8] / mass[9] ***grave*** • ***grave***yard[2] /stone[10] /side /digger[11] • from the cradle [eɪ] to the[12] / to turn in one's ***grave*** • ***tomb***stone[10] • military ***cemetery***

Sarg
Grab(stätte)[1] Friedhof[2] sich sein eigenes Grab schaufeln[3] hinwegraffen[4] wegtragen[5] e. Grab ausheben/ schaufeln[6] Grab schänden[7] Grab eines/r Unbekannten[8] Massengrab[9] Grabstein[10] Totengräber[11] von der Wiege bis zur Bahre[12] 18

posthumous [pɒːstʃəməs] *adj*
sim **postmortem** *or* **post mortem**[1] *adj term & n jar*

occurring [ɜː] after a person's death

» *His suicide was seen as a means of getting posthumously the affection[2] that was not forthcoming during his lifetime.*

Use ***posthumous*** honors [ɒːnərz]/ publication[3] • ***postmortem*** changes[4] / delivery / graft • ***postmortem*** examination[5] / lividity / rigidity • to do a[6] ***postmortem***

post(h)um
post mortem, postmortal; Obduktion, Autopsie[1] Zuneigung[2] postume Veröffentlichung[3] postmortale Veränderungen[4] Autopsie, Obduktion[5] eine Obduktion durchführen[6] 19

autopsy [ɒːt̬əpsi] *n term* *syn* **postmortem examination, necropsy** *n term*

examination of the organs of a dead body to determine [ɜː] the cause of death (esp. when death took place under suspicious [ɪʃ] circumstances [sɜː]) or for pathologic study

autopsy[1] *v term* • **autopsic(al)** *adj* • **autopsist**[2] *n* • **antemortem** *adj*

» *The anomaly was only discovered at autopsy. Vasculitis of the coronary arteries is seen in almost all fatal cases of Kawasaki disease that have been autopsied. Atrophy of the cerebellum was evident on gross[3] postmortem inspection of the brain. Renal artery stenosis was found at postmortem. Necropsy revealed cardiac enlargement with mural thrombi [aɪ].*

Use to request an/do *or* perform an[1]/discover at[4] ***autopsy*** • hospital / epidemiologic / perinatal [eɪ]/ forensic[5] ***autopsy*** • complete / nondiagnostic ***autopsy*** • ***autopsy*** examination[6] / room odor [oʊdər]/ material • ***autopsy*** findings[7] / report[8] / confirmation • ***autopsy*** pathology / series / tissue / specimen [es] • ***autopsy*** consent form[9] / permit[10] [ɜː]/ limited to the brain • ***autopsied*** patient[11] • ***postmortem*** dissection[6] / inspection / study[6] / diagnosis • ***postmortem*** (anatomic) specimen[12] / tissue cultures [ʌ]

Leichenöffnung, Obduktion, Autopsie, Sektion, Nekropsie
eine Obduktion/ Sektion vornehmen, obduzieren[1] Obduzent(in)[2] makroskopisch[3] bei d. Autopsie feststellen[4] gerichtl. Sektion[5] Autopsie, Obduktion, Sektion[6] Obduktionsbefund[7] Obduktionsbericht[8] schriftl. Einverständniserklärung f. d. Obduktion[9] Obduktionsgenehmigung[10] obduzierte(r) Patient(in)[11] Autopsiepräparat[12] 20

coroner [kɔːrənər] *n* *rel* **medical examiner**[1] *n term* → U15-21

local official who investigates the causes and circumstances of sudden, violent or unexplained deaths

» *Unless demanded by the coroner or medical examiner, an autopsy cannot be performed without the permission of the patient's next of kin[2]. The medical examiner agreed that using rigor mortis to determine the time of death is an inexact formula.*

Use to report a case to the ***coroner*** • ***coroner's*** investigation *or* inquest[3] *(BE)*/ case / office / court / staff / documents • ***coroner***-on-call[4]

Leichen(be)schauer(in)
Gerichtsmediziner(in)[1] nächste Angehörige[2] Leichenschau, Totenschau[3] diensthabende(r) Leichenbeschauer(in)[4] 21

13

Unit 13 Health Care Administration

Related Units: 14 Hospitals, 18 At the Doctor's, 15 Medical Staff & Specialties, 16 Paramedical Staff, 20 Hospital Routines

health care [helθ keɚ] *n* *sim* **health service**[1] [sɜːrvɪs] *n*

care encompassing social, economic, and environmental influences, in addition to medical care

health-related *adj* • **self-care**[2] *n* • **aftercare**[3] [æftɚkeɚ] *n*

» *Newly diagnosed* [aɪ] *patients were started on a medical regimen* [edʒ] *and referred* [ɜː] *to a clinic or private medical care. On-scene* [siːn] *management of casualties* [æʒ] *was performed by disaster medical assistance teams*[4] *consisting of volunteer* [ɪɚ] *health care and rescue* [reskjuː] *workers*[5].

Use national / quality / professional ***health care*** • home / primary[6] [aɪ] ***health care*** • ***health care*** system[7] [ɪ]/ facility [sɪ]/ administration • ***health care*** provider [aɪ]/ institution • ***health care*** organization[8] (*abbr* HCO)/ policy[9] / plan • ***health care*** professional / team / costs • primary (acute)[10] / secondary / tertiary [tɜːrʃɚi] ***care*** • specialized / long-term (*abbr* LTC)/ uncompensated ***care*** • ***care*** program / plan[11] • standard / duty[12] / quality ***of care*** • National[13] (*abbr* NHS)/ School / preventive[14] ***health service*** • ***health-related*** services • ***Health Service*** Commissioner or Ombudsman[15] [ɒː]

Gesundheitsfürsorge
Gesundheitsdienst[1] selbstständige Versorgung u. Gesunderhaltung/ Gesundheitsbewusstsein, -pflege[2] Nachbehandlung, -sorge[3] katastrophenmedizin. Hilfsteams[4] Rettungshelfer[5] med. Grundbetreung[6] Gesundheitswesen[7] Gesundheitsorganisation[8] Gesundheitspolitik[9] Erstversorgung[10] Pflegeplan[11] Behandlungspflicht[12] staatl. Gesundheitsdienst in GB[13] präventiver Gesundheitsdienst[14] Beschwerdebeauftragter/ Ombudsmann für das Gesundheitswesen[15] 1

health authorities [əθɔːrɪtiz] *n* *rel* **health administration**[1] [eɪʃ] *n*

administrative bodies responsible for organizing health care in a given area

» *Most cases of viral* [aɪ] *meningitis* [dʒaɪ] *in the U.S. go unreported*[2] *to public health authorities. If botulism is suspected, the local health authority should be notified*[3]. *An anxious* [kʃ] *parent or institutional authority may request a drug screen on an asymptomatic adolescent.*

Use public / federal / state / regional[4] [iːdʒ]/ local ***health authorities*** • emergency [ɜː] medical services / state / child welfare[5] ***authorities*** • Mental / Occupational Safety and ***Health Administration*** • ***health*** agency[6] [eɪdʒ]/ department[7] / official

Gesundheitsbehörden
Gesundheitsverwaltung[1] werden nicht gemeldet[2] verständigt[3] Regionalbehörden d. staatl. brit. Gesundheitsdienstes[4] Jugendwohlfahrtsbehörden[5] Gesundheitseinrichtung[6] Gesundheitsamt, -ministerium[7] 2

Public Health Service [pʌblɪk helθ sɜːrvɪs] *n, abbr* **PHS** *rel* **National Institutes of Health**[1] *n, abbr* **NIH**

nationwide administration of health programs headed by the Department of Health and Human Services[2] (*abbr* DHHS) which is responsible for government hospitals, publication of sanitary reports, quarantine [ɒː], statistics, medical research, etc.; the NIH, the National Library of Medicine and the Centers for Disease Control[3] (*abbr* CDC) are associated institutions

» *What are the recommendations of the Public Health Service Advisory* [aɪ] *Committee on diptheria* [ɪɚ] *and tetanus immunization. This quick reference guide on acute pain management was published by the Agency for Health Care Policy and Research (abbr AHCPR), Public Health Service, U.S. Department of Health and Human Services.*

Use United States (*abbr* USPHS) ***Public Health Service*** • health care / (routine) clinical ***service*** • blood transfusion[4] [juːʒ]/ nursing[5] [ɜː]/ food / dietary [aɪə] ***service*** • community / ambulance[6] / emergency (medicine)[7] ***service*** • pain / crisis [aɪ] intervention[8] / mental health ***service*** • supportive / counseling[9] [aʊ]/ geriatric [dʒerɪ-] ***service*** • medical social[10] / rehabilitation ***service*** • Chief [tʃ] of[11] ***Service*** • ***service***-connected disability[12] (*abbr* SCD) / request • fee [iː]-for-***service*** reimbursement[13] [ɜː]

öffentl. Gesundheitsdienst
®Nationale biologisch-medizinische Forschungseinrichtungen d. U.S. Gesundheitsministeriums[1] U.S. Gesundheits- u. Sozialministerium[2] ®U.S. Seuchenschutzzentren[3] Blutspendedienst[4] Pflegedienst[5] Rettungsdienst[6] Notfalldienst, ärztl. Notdienst[7] Kriseninterventionsdienst[8] Beratungsdienst[9] sozialmed. Dienst[10] Obmann/ Obfrau d. Personalvertretung[11] Invalidität durch einen Arbeitsunfall[12] Vergütung nach Fallpauschalen[13] 3

Surgeon General [sɜːrdʒᵊn dʒenɚᵊl] *n term*

(i) chief medical officer of the DHHS[1] in the U.S.
(ii) chief of medical services in the armed forces[2]

» *The U.S. Surgeon General summarized* [ʌ] *the immediate* [iː] *health benefits of smoking cessation*[3] [s] *that are valid for*[4] *men and women of all ages. Surgeon General Heaton reported a 2.5% incidence of infection*[5] *in patients with contaminated*[6] *battle wounds* [uː].

Use U.S. ***Surgeon General*** • ***Surgeon General*** of the United States

> **Note:** Mark the difference between a ***general surgeon***[7] and the ***Surgeon General***.

(i) Leiter(in) d. U.S. Gesundheitswesens,
(ii) Generalstabsarzt/-ärztin
oberster Beamter i. Gesundheitsministerium[1] Streitkräfte[2] Abgewöhnung d. Rauchens[3] gelten für[4] Infektionsrate[5] verunreinigt, kontaminiert[6] Allgemeinchirurg(in)[7] 4

health insurance [ɪnʃʊɚənts] *n* *rel* **Medicare[1], Medicaid[2]** [medɪkeɪd] *n term*

insurance covering [ʌ] losses due to ill health

insure[3] *v* • **insurer**[4] *n* • **insured** [ɪnʃʊɚd] *adj & n* • **reinsurance**[5] *n*

» *Traditional fee-for-service insurance reimburses [ɜː] the hospital and the physician [ɪʃ] for services rendered but frequently does not cover preventive care. Medicare covers approximately 80% of home oxygen expenses. A federal law requires Medicare or Medicaid providers to give their adult patients information on advance directives[6] at the time of initial care.*

Use to take out an[7] ***insurance*** • private / adequate ***health insurance*** • universal [ɜː] health care ***insurance*** • hospitalization / professional liability[8] [laɪə-]/ medical malpractice[8] ***insurance*** • life[9] / trip cancellation[10] [kænsə-]/ evacuation[11] / social[12] ***insurance*** • ***insurance*** policy[13] / company[14] / carrier[15] / plan • ***insurance*** contract[16] / claim / premiums[17] [iː] • ***insurance*** coverage[18] [kʌvɚɪdʒ]/ rate / funds [ʌ]/ physical [ɪ] examination • un/ under***insured***[19] • the ***insured***[20] • ***Medicare*** funds / coverage / reimbursement [ɜː]

> **Note:** Mark the difference in pronunciation and stress between ***to insure*** [ɪnʃʊɚ] and ***to injure*** [ɪndʒɚ].

Krankenversicherung
U.S. Krankenversicherung bes. f. Senioren[1] U.S. Gesundheitsfürsorgeprogramm f. Bedürftige[2] versichern (lassen)[3] Versicherer, Versicherungsgesellschaft, -geber[4] Rückversicherung[5] Patiententestament[6] eine Versicherung abschließen[7] Arzthaftpflichtversicherung[8] Lebensversicherung[9] Reiserücktrittsversicherung[10] Rückholversicherung[11] Sozialversicherung[12] Versicherungspolice, -schein[13] Versicherungsgesellschaft[14] Versicherungsträger[15] Versicherungsvertrag[16] Versicherungsbeiträge, -prämien[17] Versicherungsschutz[18] unterversichert[19] d. Versicherte, Versicherungsnehmer(in)[20] 5

(public *or* **social) welfare** [soʊʃəl welfeɚ] *n* *rel* **social security[1]** [sɪkjʊɚəti] *n*

economic assistance to persons in need provided by the state or an organization

» *The legal [iː] counsel [aʊ] of the welfare department filed [aɪ] a court [ɔː] petition[2] [ɪʃ] for temporary removal of the father of the abuse victim from the home. Huge [hjuːdʒ] surpluses[3] [ɜː] in the US Social Security system are supposed to finance [aɪ] the deficit.*

Use to be on[4] ***welfare*** • ***welfare*** state / benefits[5] / authorities • ***welfare*** officer / policy / work • Department of Health, Education and[6] ***Welfare*** • ***child welfare*** consultation / authorities / personnel[7] • ***Social Security*** administration / days / payments[8] / statistics • ***social*** services / insurance[9] / support (system) • ***social*** agency [eɪdʒ]/ medicine[10] • ***social*** network[11] / life / functioning • ***social*** contacts / independence • ***social*** conflicts / maladjustment[12] [dʒʌ] • ***social*** isolation / diseases[13] / stigma

Fürsorge, Wohlfahrt
Sozialhilfe[1] e. Antrag bei Gericht einreichen[2] Überschüsse[3] Sozialhilfe beziehen[4] Sozialleistungen, -hilfe[5] US Ministerium f. Gesundheitswesen, Ausbildung u. Wohlfahrt[6] Kinderfürsorger(innen)[7] Sozialhilfeleistungen, Sozialbeiträge[8] Sozialversicherung[9] Sozialmedizin[10] soziales Netz[11] Verhaltensstörung[12] (sozial) stigmatisierte Erkrankungen[13] 6

health maintenance [meɪntənənts] **organization** *n term, abbr* **HMO**

prepaid system of health care to individuals and families enrolled on a voluntary basis which offers continuity of care by member physicians[1] and limited referral[2] [ɜː] to outside specialists

» *The federal Patient Self-Determination Act[3] requires hospitals and HMOs to inform patients of their right to make health care decisions [sɪ] and to provide advance directives.*

Use routine [iː]/ appropriate ***health maintenance*** • preferred [ɜː] provider[4] (*abbr* PPO) ***organization*** • ***health maintenance*** needs / care / visit[5] / measures [eʒ]

®private Krankenversicherungsorganisation
HMO-Vertragsärzte[1] Überweisung[2] ®Verordnung z. Selbstbestimmungsrecht v. Patienten[3] ®bevorzugte med. Versorgungsorganisation[4] Vorsorgeuntersuchung[5] 7

managed care [mænɪdʒd keɚ] *n term*

health care system in which redundant[1] [ʌ] services are eliminated and costs are minimized by administrative control[2] over medical services[3] provided in a health care facility[4]

» *By 1995, about 20% of the U.S. population was in managed care plans, and in some parts of the U.S. the enrollment[5] [oʊ] was above 50 percent.*

Use ***managed care*** organization (*abbr* MCO)/ plan (*abbr* MCP)

®Managed Care
nicht zwingend erforderlich[1] verwaltungstechnisches Management[2] med. Versorgung[3] Gesundheitseinrichtung[4] Beteiligung[5] 8

Food and Drug Administration *n term, abbr* **FDA**

U.S. agency of the DHHS responsible for the purity[1] and wholesomeness[2] of foods, effectiveness and safety of drugs, therapeutic devices [aɪ], and cosmetics as well as their correct packaging[3] and labeling[4]

» *In the USA, regulations for collecting, storing, and transporting blood and its components are established by the FDA. The tool [uː] was FDA-approved [uː] in 1988 and is currently [ɜː] undergoing FDA trials[5] [traɪəlz] of gallstone [ɔː] lithotripsy[6] [ɪ].*

Use U.S. ***Food and Drug Administration*** • ***FDA***-approved[7] / regulations / study group • ***FDA*** patient data collection / adverse [ɜː] drug reaction monitoring program[8] / warning

®U.S. Arznei- u. Lebensmittelbehörde
Reinheit[1] Bekömmlichkeit[2] Verpackung[3] Kennzeichnung[4] FDA-Studien[5] Cholelithotripsie, Gallensteinzertrümmerung[6] von d. FDA zugelassen[7] FDA-Überwachungsprogramm v. unerwünschten Nebenwirkungen[8] 9

Cancer Registry [kænˈsɚ redʒɪstri] *n term* *syn* **tumor registry** *n term*

central agency collecting data on the prevalence[1] and/or incidence[2] of specific malignancies[3]

» *The problem is that there is no nationwide cancer registry[4]. The National Nosocomial Infections Surveillance Registry has been monitoring nosocomial infection[5] rates since 1970.*

Use trauma [ɒː]/ multicenter / national / state-wide[6] ***registry*** • Testicular Tumor Panel and / International Bone Marrow Transplant[7] / Organ Replacement[8] ***Registry*** • ***Registry of*** Myocardial [maɪə-] Infarction

Krebsregister
Prävalenz[1] Inzidenz[2] bösartige Tumoren[3] nationales Krebsregister[4] Krankenhaus-, Nosokomialinfektion[5] US-bundesstaatl. Register[6] Internat. Register für Knochenmarktransplantationen[7] Register f. Organtransplantationen[8] 10

World Health Organization *n term, abbr* **WHO** *or* **OMS** *(French)*

United Nations agency based in Geneva (SUI) that is concerned with promoting worldwide health standards and regulations, coordinating international cooperation and research, epidemiologic studies[1], etc.

» *Since the start of the WHO eradication[2] [eɪʃ] program, the number of infected persons has declined [aɪ] by 97%. The WHO list of reportable diseases[3] is widely regarded as a satisfactory minimum.*

Use Pan American (*abbr* PAHO) ***Health Organization*** • ***WHO*** guidelines[4] [aɪ]/ certificate / formulation / classification • ***WHO*** recommendations[5] / criteria [kraɪtɪɚɪə] • ***WHO*** grading [eɪ] system / expert committee • ***WHO*** case-control study[6] / scientific group[7] / workshop report

Weltgesundheitsorganisation
epidemiolog. Studien[1] Ausrottung[2] meldepflichtige Krankheiten[3] WHO-Richtlinien[4] Empfehlungen der WHO[5] von der WHO durchgeführte Fallkontrollstudie[6] WHO-Forschungsgruppe[7] 11

International [æʃ] **Red Cross** *n term, abbr* **IRC**

worldwide humanitarian organization founded to relieve human suffering of victims of war and calamity[1]; volunteers make a major contribution to many of its activities, e.g. collection of blood donations[2], public health and community programs such as maternity courses[3]

» *Various disaster relief [iː] organizations[4], e.g. the IRC, the Salvation [eɪʃ] Army[5], and various private or nonprofit organizations[6] provide assistance in the form of shelter[7], food, clothing, and services to victims. The American National Red Cross and the American Heart Association teach CPR techniques[8] both to lay [leɪ] persons[9] and to paramedical professionals.*

Use (national) American / regional ***Red Cross*** • ***IRC*** Society[10] [saɪ] • ***Red Cross*** organization / Blood Center[11] / Children's Hospital

Internationales Komitee des Roten Kreuzes
Katastrophe[1] Blutspenden[2] Geburtsvorbereitungskurse[3] Katastrophenhilfsorganisationen[4] Heilsarmee[5] gemeinnützige Organisationen[6] Unterkunft[7] Reanimationstechniken[8] Laien[9] Rot-Kreuz-Gesellschaft[10] Blutspendedienst d. Roten Kreuzes[11] 12

American Medical Association [æsoʊsieɪʃᵊn] *n term, abbr* **AMA**
rel **Infectious Diseases Society** [səsaɪəṭi] **of America[1]** *n term, abbr* **IDSA**

professional association of licensed physicians[2] in the U.S.

» *The AMA guidelines define domestic violence[3] as "an ongoing, debilitating experience of physical, psychologic, and/or sexual abuse[4] in the home, associated with increasing isolation from the outside world and limited personal freedom and accessibility to resources."*

Use ***AMA*** Council on Scientific Affairs / Guidelines for Adolescent Preventive Services (*abbr* GAPS) • ***AMA*** Handbook of Poisonous and Injurious Plants[5] • British Medical[6] (*abbr* BMA)/ California Medical ***Association*** • American Urologic (*abbr* AUA) ***Association*** • British Pediatric / British Dental (*abbr* BDA) ***Association*** • American Dental[7] (*abbr* ADA)/ New York Heart (*abbr* NYHA) ***Association*** • American Nurses'[8] (*abbr* ANA)/ Visiting Nurse (*abbr* VNA) ***Association*** • ***Association of*** Poison Control Centers • Undersea Medical / International Continence (*abbr* ICS)/ American Cancer[9] (*abbr* ACS) ***Society*** • Canadian Pediatric / Child Neurology ***Society*** • ***Society of*** Critical Care Medicine / Pediatric Oncology

®Amerik. Ärzteverband
®Amerikanische Gesellschaft für Infektionskrankheiten[1] approbierte Ärzte[2] Gewalt i. d. Familie[3] sexueller Missbrauch[4] AMA-Handbuch d. Giftpflanzen u. pflanzl. Schadstoffe[5] Brit. Ärzteverband[6] ®Amerikanischer Zahnärzteverband[7] ®Amerikanischer Krankenschwesternverband[8] ®Amerikanische/ US-Krebsgesellschaft[9] 13

Medical Board [medɪkᵊl bɔːrd] *n term*
rel **General Medical Council[1]** [kaʊnˈsᵊl] *n term BE, abbr* **GMC**

the state agency that licenses[2] [aɪs] MDs, investigates complaints [eɪ], disciplines[3] those who violate [aɪə] the law[4], conducts physician evaluations, and facilitates rehabilitation

» *The Medical Board of California performs similar functions [ʌ] for affiliated healing [iː] arts professions[5] such as registered dispensing opticians[6] [ɪʃ], licensed midwives[7] [ɪ], and research psychoanalysts [saɪkoʊ-]. The GMC licenses doctors to practice medicine in the UK, protects patient's rights, fosters[8] good medical practice, promotes a high standard of medical education, and deals with doctors whose fitness to practice is in doubt [daʊt].*

Use North Carolina / State of Ohio / Arkansas State / New South Wales / Veterinary ***Medical Board*** • ***Medical Board*** of California • Australian / South African / Singapore ***Medical Council*** • ***Medical Council of*** Canada / New Zealand / India

U.S. Ärztekammer
Brit. Ärztekammer[1] approbieren[2] zur Rechenschaft ziehen[3] das Gesetz verletzen, widerrechtlich handeln[4] nichtärztliche Heilberufe[5] Augenoptiker[6] staatl. geprüfte Hebammen/ Geburtshelfer(innen)[7] fördert[8] 14

Unit 14 Hospitals & Medical Facilities

Related Units: 13 Health Care Administration, 15 Medical Staff, 16 Nurses, 20 Hospital Routines

hospital [hɒːspɪtᵊl] *n* *syn* **medical center** [medɪkᵊl sentɚ] *n*

health facility [sɪ] or medical institution where the sick or injured receive medical or surgical treatment

hospitalize[1] *v* • **hospitalization**[2] *n* • **hospitalism**[3] *n term* • **prehospital**[4] *adj*

» *Patients with first-degree [iː] burns [ɜː] may be discharged [tʃ] from the hospital*[5] *after a short period of observation. No benefit of hypertonic saline [eɪ] was demonstrated for in-hospital resuscitations*[6] *[ʌs]. The patient must be moved to a medical center that has an artificial [ɪʃ] kidney program*[7].

Use to send to/admit sb. to[1] *(the)* ***hospital*** • general[8] / specialty / teaching[9] ***hospital*** • university / state / private ***hospital*** • army[10] / urban [ɜː]/ city / country [ʌ] ***hospital*** • field[11] / accredited / acute (care)[12] ***hospital*** • affiliated / AHA-registered / certified [sɜː] ***hospital*** • chronic disease / closed-staff ***hospital*** • children's[13] / sole community (*abbr* SCH) ***hospital*** • day (care)[14] / night / hotel[15]-/ rehabilitation ***hospital*** • maternity[16] [ɜː]/ psychiatric [saɪk-] ***hospital*** • long-term[17] / in-/ out-of ***hospital*** • community health[8] (*abbr* CHC)/ drug treatment ***center*** • burn / cancer [ˈs]/ retirement [aɪ] ***center*** • trauma [ɒː]/ childbirth *or* birthing[16] [ɜː] ***center*** • stone / free-standing emergency [ɜː] (*abbr* FEC) ***center*** • ***hospital*** stay[18] / day / facilities [fəsɪlətiːz]/ bed • ***hospital*** setting / environment [aɪ]/ diet / nursing [ɜː] care / air • ***hospital***-acquired [aɪ] infection[19] / course / attendant[20] • ***hospital*** administration / birth certificate / mortality rate • ***pre-hospital*** care[21] / treatment / phase [feɪz]/ transport

Note: In *AmE* a patient is ***in the hospital*** while in *BE* a patient is ***in hospital***.

Krankenhaus, Klinik, Hospital, Spital
ins Krankenhaus einweisen/ -liefern, stationär aufnehmen, hospitalisieren[1] Krankenhauseinweisung, stationäre Aufnahme, Hospitalisierung[2] Hospitalismus[3] präklinisch[4] aus d. Krankenhaus entlassen[5] Reanimation[6] Dialyseeinheit, -programm[7] allgem. Krankenhaus[8] Lehrkrankenhaus[9] Militärkrankenhaus, -spital, Lazarett[10] Feldlazarett, -spital[11] Akutkrankenhaus[12] Kinderkrankenhaus[13] Tagesklinik[14] Hostel[15] Entbindungsanstalt, -heim, Geburtsklinik[16] Langzeitkrankenhaus[17] Krankenhausaufenthalt[18] Nosokomialinfektion, nosokomiale Infektion[19] Krankenpfleger(in)[20] präklin. Versorgung/ Betreuung[21]

1

clinic *n* *sim* **outpatient department**[1] *n term, abbr* **OPD** **ambulatory care center**[1] *n term, rel* **infirmary**[2] [ɜː] *n*

(i) health facility providing [aɪ] outpatient care or group practice run by several specialists [eʃ]
(ii) medical instruction held at the bedside or cases presented to physicians with discussion

(pre)clinical [priːklɪnɪkᵊl] *adj term* • **clinician**[3] [klɪnɪʃᵊn] *n* • **clinico-** *comb*

» *Neck pain is a common complaint in most outpatient clinics. Most of these patients can be treated in the clinic, but a few severe refractory*[4] *cases may require treatment in the hospital under anesthesia [iːʒ]. Dr. Pit will hold a clinic on the subject next week. The infirmary is the place to go to have ticks*[5] *removed or headaches and other minor problems handled.*

Use free / pain[6] / walk-in[7] / venereal [ɪɚ] disease (*abbr* VDC)/ group[8] ***clinic*** • quit-smoking[9] / maternal [ɜː] and infant care[10] ***clinic*** • volunteers in medicine (*abbr* VIM) ***clinic*** • ***outpatient*** clinic[1] / facility / service / care / treatment[11] • ***outpatient*** follow-up[12] / visit / contact • ***ambulatory*** clinic[1] (visit) / care[13] system • ***ambulatory*** patient[14] / ECG (monitoring) / surgery [ɜː] (center) • ***clinical*** test / cases / course[15] / findings[16] • ***clinical*** picture[17] / suspicion [ɪʃ]/ features[18] [fiːtʃɚz]/ trial[19] [aɪ] • experienced ***clinician*** • ***clinico***pathologic • school / campus / prison ***infirmary*** • Eye and Ear / Leeds General ***Infirmary*** • ***infirmary*** room[20] / report

(i) Poliklinik, Ambulanz, Ambulatorium
(ii) klin. Unterricht, Klinikum
Ambulanz[1] Krankenzimmer, -station; Krankenhaus *(BE)*[2] Kliniker(in)[3] hartnäckig, therapieresistent[4] Zecken[5] Ambulanz m. Behandlung ohne Voranmeldung[6] Schmerzklinik[7] Gemeinschaftspraxis, Ärztehaus[8] Raucherentwöhnungsseminar[9] Mütterberatung[10] ambulante Behandlung[11] ambulante Nachsorge[12] ambulante Betreuung[13] gehfähige(r) Patient(in)[14] klin. Verlauf[15] klin. Befund[16] klin. Bild, Krankheitsbild[17] klin. Symptome[18] klin. Studie[19] Krankenzimmer[20]

2

sanatorium *or* **sanitarium** *n* *rel* **skilled nursing facility**[1] *n term, abbr* **SNF**

hospital for recuperation[2] [k(j)uː] or posthospital treatment of chronic diseases, esp. in combination with dietary [daɪətɚi] or exercise regimens[3] [redʒɪmənz]

» *The sanatorium is not equipped to handle major [meɪdʒɚ] medical problems. She took a medical cure [kjʊɚ] at a sanatorium. The insurance will pay for care in a hospital and a SNF, and for home health and hospice care. After each injection [dʒe] visit you have to remain at the treatment facility [sɪ] for at least 30 minutes.*

Use private [aɪ]/ TB[4] ***sanatorium*** • ***sanatorium*** doctor / treatment • Medicaid / (non-)hospice ***SNF*** • ***SNF*** care / services[5] / resident • ***SNF*** administrator / rates[6] / reimbursement[7] [ɜː] • day[8] / acute (*abbr* ACF)/ intermediate [iː] (*abbr* ICF) ***care facility*** • chronic[9] / long-term ***care facility*** • hospital / dialysis [daɪælɪsɪs]/ health care[10] ***facilities*** • outpatient / psychiatric [saɪk-]/ x-ray[11] [eksreɪ] ***facilities*** • toilet / sanitary[12] / free-standing ***facilities*** • supportive / independent living (*abbr* ILF) ***facilities***

Sanatorium, Genesungsheim, (Lungen)heilstätte
Pflegeheim[1] Genesung, Erholung[2] therapeut. Übungen, Krankengymnastik[3] Lungenheilstätte[4] Pflegedienste[5] Pflegesätze[6] Pflegekostenrückerstattung[7] Tagesklinik, -heim[8] Pflegeheim/ Krankenheim f. chronisch Kranke[9] medizin. Einrichtungen, Gesundheitseinrichtungen[10] Röntgeneinrichtungen[11] sanitäre Einrichtungen/ Anlagen[12]

3

hospice [hɒːspɪs] *n* → U12-1f *rel* **nursing home**[1] [nɜːrsɪŋ hoʊm] *n*

health facility or program providing palliative and supportive care for the terminally [ɜː] ill[2]

» *Many patients prefer to be cared for in their homes or in a hospice setting rather than a hospital. Only 20% of people over age 85 reside [aɪ] in a nursing home.*

Use free-standing ***hospice*** • ***hospice*** care[3] / medicine / facility • ***hospice*** support / team / nurse [ɜː]/ volunteer [ɪɚ] • ***nursing home*** stay / care / resident[4] • ***nursing home*** placement[5] / admission • rest *or* old people's[6] / foster *or* adoptive[7] / funeral[8] [fjuː] ***home***

Sterbeklinik, Hospiz
Pflegeheim[1] Patienten i. Endstadium, Terminalkranke[2] Sterbebegleitung, -betreuung[3] Pflegeheimbewohner(in)[4] Einweisung ins Pflegeheim[5] Alters-, Seniorenheim[6] Kinderheim[7] Leichenhalle[8] 4

mental institution [mentᵊl ɪnstɪt(j)uːʃᵊn] *n* *syn* **psychiatric** [saɪkɪætrɪk] **hospital, (mental) asylum** [əsaɪləm] *n* → U77-24

medical facility for providing care and treatment for mentally incompetent or unbalanced clients [aɪ]

(de)institutionalize[1] *v term* • **institutionalism**[2] *n* • **hospitalism**[2] *n*

» *Decide whether to start procedures for involuntary commitment[3] to a mental institution. The disadvantages of psychiatric hospitalization[4] include decreased self-confidence[5], the stigma of being a "psychiatric patient", possible increased dependency[6] and regression[7]. If inpatient care[8] is needed, units that are divisions of general hospitals and those in psychiatric hospitals are equally effective.*

Use ***mental*** hospital[9] / home[9] • closed[10] ***hospital*** • pediatric / educational[11] ***institution*** • ***institution*** for mental diseases[9] (*abbr* IMD)/ of therapy[12] • ***psychiatric*** patient / disorder[13] / emergency service • ***psychiatric*** hold[3] / hospitalization / practice • ***psychiatric*** nursing / inpatient unit[14] / outpatient treatment[15] • ***psychiatric*** home care / social worker (*abbr* PSW) • ***mental*** patient / disorder[16] / confusion[17] [juːʒ] • ***mental*** clarity [eɚ]/ disability *or* handicap[18] • ***institutional*** care[8] (facility) • to become ***institutionalized*** • ***institutionalized*** elderly / children • *insane[9] [eɪ] *or* *lunatic[9] [uː] ***asylum*** • ***asylum*** for the mentally ill[9]

> **Note:** Among the numerous colloquial expressions, which mostly have a negative connotation, the most widely used ones are: ***sanatorium***, ****funny farm***, ****mad-house***, ****nuthouse***, *(***loony***) ***bin***, ****booby hatch***, and ****cuckoo's nest***.

Nervenheilanstalt, psychiatrische Klinik
in e. Heim/ Anstalt einweisen; institutionalisieren[1] Hospitalismus[2] Zwangseinweisung[3] stationäre Aufnahme[4] Selbstvertrauen, -bewusstsein[5] Abhängigkeit[6] Regression[7] stationäre Betreuung/ Pflege[8] Nervenheilanstalt, psychiatr. Klinik[9] geschlossene Anstalt[10] Erziehungsanstalt[11] Therapieeinleitung, -beginn[12] psychiatrische Störung[13] psychiatr. Station[14] ambulante psychiatr. Behandlung[15] psychische Störung, Geisteskrankheit[16] geistige Verwirrtheit[17] geistige Behinderung[18] 5

emergency [ɪmɜːrdʒənˈsi] **room** *or* **department** *n, abbr* **ER** *or* **ED** *syn* **casualty** [kæʒʊəlti] **(department)** *n BE* → U6-12,18

hospital area equipped and staffed to treat patients or trauma victims requiring urgent care

emergency[1] *n* • **casualty**[2] *n* • **multicasualty**[3] *adj*

» *On arrival in the ER, a reliable IV route was established[4], and blood drawn[5] for enzyme [aɪ] analysis. The patient was evaluated by an obstetrician[6] [ɪʃ] before being discharged[7] from the emergency department. If a doctor treats a patient while performing normal duties in the ER or as part of the responding "crash cart" team[8] in a hospital, the Good Samaritan statute does not apply.*

Use hospital / pediatric [iː] ***ED*** • ***emergency*** center / measures[9] [eʒ]/ care / call[10] • ***emergency*** management[11] / medical service[12] (*abbr* EMS)/ physician[13] [ɪʃ] • accident and emergency[14] (A & E)/ hospital / clinical / surgical[15] ***department*** • records / central supply [aɪ]/ radiology *or* x-ray[16] ***department*** • ***Department of*** Pediatrics / Urology • mass ***casualty*** incident[17] • arriving / bomb / military[18] ***casualties*** • ***multicasualty*** event

Unfallstation, Notaufnahme
Notfall[1] (Unfall)opfer, Verletzte(r); Unfallstation *(BE)*[2] Katastrophen-[3] venöser Zugang wurde gelegt[4] Blut abgenommen[5] Geburtshelfer(in)[6] entlassen[7] Notarztteam[8] Notmaßnahmen[9] Notruf[10] Not(fall)behandlung[11] Notfalldienst, Notdienst[12] Notarzt/-ärztin[13] allgemeine Notaufnahme/ Unfallambulanz[14] chirurg. Abteilung[15] radiolog. Abteilung[16] Massenunfall[17] Kriegsverletzte, Gefallene[18] 6

intensive care unit *n term, abbr* **ICU** *syn* **critical care unit** *n term* → U125-1f

hospital facility equipped with sophisticated monitoring and resuscitative [sʌs] equipment[1] and staffed for high-quality continuous nursing and medical supervision of critically ill patients

» *Patients who show no favorable response to aggressive therapy should be hospitalized in an intensive care unit. Transport the patient to an ICU with one-on-one nursing[2].*

Use medical / surgical / prenatal [eɪ]/ neonatal[3] [iː] (*abbr* NICU) ***intensive care unit*** • patient (*abbr* PCU)/ transitional [ɪʃ] (*abbr* TCU) ***care unit*** • extended (*abbr* ECU) / special ***care unit*** • (mobile) coronary[4] (*abbr* MCCU) ***care unit*** • ***ICU*** admission[5] / patient / setting / management • ambulatory / tropical disease / EMS[6] ***unit*** • paramedic[7] / psychiatric / neurological ***unit*** • trauma[8] / burn [ɜː]/ hematology ***unit*** • preoperative holding[9] / ambulatory surgery ***unit*** • advanced life support ***unit*** • cardiac surveillance [eɪ]/ dialysis[10] [æ]/ tuberculosis ***unit*** • intermediate [iː] (medical) care / intensive observation[11] ***unit***

Intensivstation
Reanimationsausrüstung, -geräte[1] Einzelpflege, individuelle Pflege[2] Neugeborenenintensivstation[3] kardiolog. Intensivstation[4] Aufnahme in d. Intensivstation[5] notärztliches Team[6] Arzthelfer-, Sanitäterteam[7] Frischverletztenstation[8] Wartebereich (vor OP-Schleuse)[9] Dialysestation[10] Intensivbeobachtungsstation, IBS[11] 7

14

newborn nursery [n(j)uːbɔːrn nɜːrsəri] *n*

hospital section where newborn infants are taken care of

nurse[1] [nɜːrs] *n & v* • **nursling**[2] *n* • **nursing**[3] *adj* • **nursing**[4] *n* → U16-2

» *The single most important principle in nursery infection control is good hand washing. Otitis [oʊtaɪtɪs] media[5] [iː] may be present in a significant number of long-term nursery residents. Rooming-in promotes [oʊ] breast [e] feeding while bottle supplements[6] [ʌ] in the nursery at night undermine[7] [aɪ] it.*

Use well-baby[8] / transitional [ɪʃ]/ intensive care / level 2 / level 3 ***nursery*** • ***nursery*** staff *or* personnel[9] / care / epidemic • ***nursery***-acquired [aɪ] pneumonia [n(j)uː-]/ infection rate / outbreak • day[10] ***nursery*** • ***nursery*** school[11] / rhyme [aɪ] • ***nursing*** mother[12] / infant / bra(ssiere)[13] • ***nursing*** diarrhea [iː]/ bottle (caries)[14] [keəriːz]/ home[15] *(BE)* • wet[16] ***nurse***

Säuglingsstation, -zimmer, Neugeborenenstation
Krankenschwester, -pfleger; pflegen[1] Säugling; Pflegekind[2] stillend[3] Krankenpflege[4] Mittelohrentzündung[5] zusätzl. Flaschennahrung, Zufüttern[6] untergräbt[7] allgem. Säuglingsstation[8] Kinderschwestern[9] Kindertagesstätte, Kinderhort, -krippe[10] Kindergarten[11] stillende Mutter[12] Still-BH[13] Flaschenkaries[14] priv. Entbindungsklinik, Privatklinik; Pflegeheim[15] Amme[16] 8

radiology suite [reɪdiɒːlədʒi swiːt] *n term* → U99-1f

rel **section**[1], **division**[2] [ɪʒ] *n*

series of connected rooms in a medical facility equipped for radiographic diagnosis and/or treatment

» *The patient is then moved from the radiology suite to an operating room that has fluoroscopic capabilities. The room temperature in the delivery suite[3] should be raised (esp. for infants weighing < 1500 g). He's professor and chairman of the Division of Neurosurgery [ɜː].*

Use surgical *or* operating[4] / obstetrical[3] ***suite*** • labor-delivery-recovery-postpartum[3] (*abbr* LDRPS) ***suite*** • ultrasonography[5] / endoscopy ***suite*** • bronchoscopy [kɒː]/ trauma[6] [ɒː]/ urologic ***suite*** • ***Section of*** Genetics / Pulmonary [ʊ‖ʌ] Medicine • ***Division of*** Vascular Surgery[7] / Orthopedic [iː] Trauma • ***Division of*** Plastic and Reconstructive [ʌ] Surgery[8] • ***Division of*** Gynecologic [gaɪn‖dʒɪnɪkə-] Oncology / Infectious Diseases

radiologische Abteilung
Abteilung, Trakt[1] Abteilung, Institut[2] Entbindungsstation, -abteilung[3] Operationstrakt[4] Ultraschallraum[5] Schockraum, Frischverletztenambulanz[6] Abteilung für Gefäßchirurgie[7] Abteilung für Plastische u. Wiederherstellungschirurgie[8] 9

quarantine ward *or* **station** [kwɔːrəntiːn wɔːrd] *n term*

rel **isolation**[1] [aɪsəleɪʃən] *n term* → U94-1ff; U139-9ff

facility for isolating [aɪ] persons with highly contagious[2] [eɪdʒ] diseases (e.g. Lassa fever[3]) [iː]

quarantine (off)[4] *v term* • **quarantinable**[5] *adj* • **isolate**[6] *v & n* • **isolette**[7] *n*

» *As a well-trained pathologist she knew the quarantine would not be lifted[8]. All patients must be managed under conditions of strict barrier isolation. Reassure [ʃ] the patient that it's the pathogen, not the person, that is being isolated.*

Use to be in/establish[9]/put sb. in[4] ***quarantine*** • detention in / involuntary / full-scale[10] ***quarantine*** • ***quarantine*** facility / hospital / ship / period[11] • ***quarantine*** measures[12] [eʒ]/ officer / procedure [siː] • ***quarantined*** patient • ***quarantinable*** disease[13] • contact[14] / respiratory / protective[15] ***isolation*** • patient / disease-specific ***isolation*** • ***isolation*** precautions [ɒː]/ room / from peers[16] [ɪə] • infant placed in an ***isolette***

Quarantäne-, Isolierstation
Isolierung[1] hochinfektiös[2] Lassa-Fieber[3] unter Quarantäne stellen, isolieren[4] quarantänepflichtig[5] isolieren; Isolat[6] Brutkasten[7] aufgehoben[8] Quarantäne verhängen[9] strenge/ vollkommene Isolierung[10] Quarantänezeit[11] Quarantänemaßnahmen[12] quarantänepflichtige Krankheit[13] Isolierung[14] protektive Isolierung[15] Isolierung v. Gleichaltrigen/ Kollegen[16] 10

tissue typing laboratory [tɪʃuː‖tɪsjuː taɪpɪŋ læbrətɔːri] *n term* → U136-10

sim **path lab**[1] [pæθ læb] *n jar* → U116-1

room or unit equipped for the performance of tests, and investigative procedures and for the preparation of reagents [eɪdʒ], etc. used in the identification of tissue types, esp. for evaluating compatibility[2] of tissues from a donor[3] [oʊ] and a recipient[4] [sɪ] before transplantation

» *A battery of screening laboratory tests cannot substitute [ʌ] for[5] a thorough[6] initial [ɪʃ] evaluation. Take the specimen[7] to the lab and ask for a complete tumor tissue type as soon as possible. Which role does the toxicology lab have in the treatment of acute poisoning?*

Use clinical / bacteriology[8] / microbiology / toxicology ***laboratory*** • pathology[1] / venereal [ɪə] disease research (VDRL) ***laboratory*** • catheterization / maximum containment [eɪ] ***laboratory*** • forensic[9] / central / sleep[10] ***laboratory*** • ***laboratory*** tests *or* examinations[11] / data / workup[11] / diagnosis • ***laboratory*** findings[12] / values[13] / technician[14] [ɪʃ]/ techniques [iː] • tissue specimen / culture [ʌ] ***sent to the lab*** • ***lab*** work[15] / study / tests[11] / report[16]

HLA-Labor
Pathologielabor[1] Verträglichkeit[2] Spender(in)[3] Empfänger(in)[4] ersetzen[5] gründlich[6] Gewebeprobe[7] bakteriolog. Labor[8] gerichtsmedizin. Labor[9] Schlafforschungslabor[10] Labordiagnostik[11] Laborbefund(e)[12] Laborwerte[13] (med. techn.) Laborassistent(in)[14] Laboruntersuchungen[15] Laborbericht[16] 11

blood bank [blʌd bæŋk] *n term* → U136-15f

hospital unit or free-standing[1] facility [sɪ] in which blood is collected from donors, typed[2], stored and/or prepared for transfusion [juːʒ] to recipients [sɪ]

bank[3] *v term* • **blood banking** *n* • **banked**[4] *adj*

» *Most hospitals have a blood bank program whereby the patient can donate* [oʊ] *blood*[5] *prior* [praɪɚ] *to admission to replace the units*[6] *used. A clotted sample of the patient's blood should be sent to the blood bank for retyping and cross-matching*[7].

Use hospital-based / regional / commercial [ɜː]/ community ***blood bank*** • tissue[8] [tɪʃ‖sjuː]/ skin[9] / bone[10] ***bank*** • sperm[11] [ɜː]/ eye[12] / stroke [oʊ] data ***bank*** • ***blood bank*** procedure / technology specialist[13] • ***blood bank*** services[14] / physician [fɪzɪʃ°n]/ support • ***blood bank*** immunohematology / and donor center • ***banked*** blood[6] / serum [ɪɚ]/ plasma[15] • ***bank*** blood • autologous blood[16] / tissue[17] / skin ***banking***

Blutbank, Blutdepot
eigenständig[1] Blutgruppe bestimmt[2] konservieren u. lagern[3] konserviert[4] Blut spenden[5] Blutkonserve(n)[6] Durchführung einer Kreuzprobe[7] Gewebebank[8] Hautbank[9] Knochenbank[10] Samenbank[11] Augenbank[12] Blutbanktechniker(in)[13] Blutspendedienst[14] Plasmakonserve[15] Herstellung v. Eigenblutkonserven[16] Zell-, Gewebekonservierung[17]

12

15

Unit 15 Medical Staff & Specialties

Related Units: 14 Hospitals, 18 At the Doctor's, 16 Nurses & Paramedical Staff

physician [fɪzɪʃ°n] *n clin & term* *syn* **(medical) doctor, MD, Dr.** *n*, **doc** *n inf*

(i) person trained at a college of medicine who is licensed [aɪs] to practice medicine[1]
(ii) practitioner [ɪʃ] of medicine[2], as contrasted with a surgeon[3] [sɜːrdʒ°n] → U131-5

physic[4] [fɪzɪk] *n* • **physics**[5] [ɪ] *n* • **doctorate**[6] [dɒːktɚət] *n* • **doctoral** *adj*

» *These patients should be referred*[7] [ɜː] *to their primary physician for outpatient follow-up*[8]. *The doctor said it would never get better by itself and could lead to arthritis* [aɪ]. *Doc, I hardly eat anything. This section was contributed by Mary T. Holmes, MD.*

Use to seek [iː] help from/present to/visit[9]/consult [ʌ] ***a physician*** • primary [aɪ] (care)[10] (*abbr* PCP)/ house[11] *(BE)*/ family[10] (practice) ***physician*** • board-certified[12] [sɜː]/ office-based / woman / salaried ***physician*** • full-time / contract[13] / treating [iː] *or* attending[14] / referring[15] [ɜː] ***physician*** • specialty care (*abbr* SPC)/ emergency[16] [ɜː] (*abbr* EP)/ chest [tʃ]/ osteopathic / general[17] ***physician*** • ***physician's*** private office / assistant (*abbr* P.A.) • ***physician***-directed / on call[18] • to see[9]/call ***a doctor*** • family[10] / country [ʌ] ***doctor*** • ***doctor***-patient relationship[19] • ***doctor's*** office[20] / bill / duty / signature • ***Doctor of*** Medicine *or* Medical Doctor (*abbr* MD)/ Philosophy (*abbr* PhD) • ***doctoral*** thesis[21] [iː]/ candidate

Note: Mark the difference between ***physician*** and ***physicist***[22]. ***Physical*** can refer to both the body (e.g. physical [ɪ] fitness) or to physics (e.g. physical laws[23]).

Arzt, Ärztin
(in diesem Kapitel wird zur besseren Übersichtlichkeit Arzt für beide Formen verwendet)
d. Arztberuf ausüben[1] innere Medizin[2] Chirurg(in)[3] Arzneimittel, Medikament, Abführmittel[4] Physik[5] Doktorat, Doktortitel[6] überwiesen[7] ambulante Nachsorge[8] einen Arzt aufsuchen[9] Hausarzt, prakt. Arzt[10] ®PJ-Student(in), Turnusarzt (öst.) im 1. Turnusjahr (interne Abt.)[11] approbierter Arzt[12] Vertragsarzt[13] behandelnder Arzt[14] überweisender Arzt[15] Notarzt[16] Allgemeinmediziner(in)[17] diensthabender Arzt[18] Arzt-Patient-Beziehung[19] (Arzt)praxis[20] Doktorarbeit[21] Physiker(in)[22] physikalische Gesetze[23]

1

medical staff [stæf‖*BE* stɑːf] *n* *rel* **hospital staff**[1] *n*

physicians, residents, physician's assistants, and interns employed by a medical facility [sɪ]

staff[2] *v* • **(well-/under)staffed**[3] *adj* • **staffing**[4] *n*

» *Staff members hurrying* [ɜː] *by who are calling to each other can be extremely disturbing* [ɜː] *to an acutely ill patient. At least one physician on duty*[5] *in the emergency* [ɜː] *care area is available* [eɪ] *within 30 minutes through a medical staff call roster*[6] [ɒː].

Use to be on the[7] ***staff*** • open / closed / active / associate [oʊʃ]/ honorary [ɒː] ***medical staff*** • provisional [ɪʒ]/ president of the ***medical staff*** • health care / professional / in-service[8] ***staff*** • OR / emergency department / intensive care[9] / obstetric ***staff*** • laboratory / nursing[10] [ɜː]/ office / senior[11] [iː]/ chief of ***staff*** • ***staff*** member[12] / nurse[13] / orientation • ***staff***-to-patient transmission / privilege • ***staffing*** problems • ***medical*** profession[14] / assistant (*abbr* MA)/ director[15] • ***medical*** oncologist / assistance (team)

ärztl. Personal (i. Krankenhaus)
Krankenhaus-, Klinikpersonal[1] Mitarbeiter finden für, besetzen[2] unterbesetzt[3] Stellenbesetzung[4] diensthabender Arzt[5] Dienstplan[6] zum Mitarbeiterstab gehören[7] Belegschaft[8] Intensivpflegepersonal[9] Pflegepersonal[10] dienstältere Mitarbeiter(innen)[11] Mitarbeiter(in), Kollege/-in[12] ausgebildete Kranken-/ Stationsschwester[13] Arztberuf, Ärzteschaft[14] ®Klinikdirektor[15]

2

attending (physician *or* **surgeon)** *n term* *syn* **consultant** [ʌ] *n term BE*

(i) physician or surgeon on the staff of a hospital who regularly attends patients at the hospital, supervises and teaches house staff, fellows[1], medical students, etc.
(ii) doctor who is responsible for a particular (usually private) patient

attend[2] [ətend] *v* • **attend to**[3] *v* • **attendance**[4] *n* • **consult**[5] *v* • **consultation**[6] *n*

» *The child must be hospitalized and the attending physician informed of the emergency physician's suspicions* [ɪʃ]. *Physicians can also relieve suffering* [ʌ] *by spending time with dying patients, listening to them, and attending to their psychological* [saɪk-] *distress. A skilled anesthesiologist should be in attendance*[7] *during labor*[8] [eɪ].

Use ***attending*** staff / cardiologist • full-time / assistant[9] ***attending*** • ***to attend*** clinics / a day care center[10] / school • ***to attend to a*** patient's needs / task[11] • ***consultant*** radiologist / neuro-ophthalmologist • house[12] *(BE)*/ plastic / vascular / transplant / oral ***surgeon***

Note: In the U.S. a ***consultant***[13] is a physician or surgeon who acts in an advisory capacity counseling the attending doctors.

(i) ®Chefarzt, Primar(arzt) (öst.)
(ii) Behandelnder Arzt
Fachärzte i. Ausbildung[1] versorgen, behandeln; besuchen, anwesend sein[2] s. kümmern um[3] Anwesenheit, Dienst, Bereitschaft[4] konsultieren, zu Rate ziehen[5] Beratung, Besprechung, Konsultation[6] anwesend[7] bei d. Entbindung[8] stellvertretende(r) Leiter(in)[9] ein Tagesheim besuchen[10] s. einer Aufgabe widmen[11] PJ-Student, Turnusarzt (öst.) im 1. Turnusjahr (chirurg. Abt.)[12] Konsiliararzt[13] 3

resident [rezɪdᵊnt] *n term* *syn* **registrar** [redʒɪstrɑːr] *n term BE*
rel **PGY-2, 3** *or* **4**[1] *n jar*

(i) medical doctor who has completed medical school and internship and is receiving [siː] training in a specialized area; completion [iːʃ] of a residency program is required for board [bɔːrd] certification in a medical or surgical specialty
(ii) someone living at a particular place for a prolonged period

residency[2] *n term* • **residence**[3] *n* • **resident**[4] *adj* • **residential** [rezɪdenᵗʃᵊl] *adj*

» *The length of residency varies according to the specialty. Then the monocytes* [-saɪts] *penetrate the endothelial* [iː] *layer and take up residence*[5] *in the intima.*

Use medical (specialty) / surgical [ɜː]/ first year / PGY-2 / senior[6] [iː]/ chief [tʃiːf] ***resident*** • medical[7] / administrative ***residency*** • ***residency*** (training) program[2] / Review Committee (*abbr* RRC) • senior[6] [iː] ***registrar*** • ***resident*** bacteria[8] [ɪɚ]/ flora[9] / cells • ***residential*** care[10] / center • nursing home[11] / rural [rʊɚᵊl]/ long-term ***residents*** • place / area / change / history ***of residence***

Note: In the U.S. a ***registrar*** is an administrative officer whose chief responsibility is to maintain the medical records. ***PGY*** stands for ***'postgraduate year'***.

(i) Assistenzarzt i. d. Facharzausbildung
(ii) Bewohner(in)
Assistenzarzt i. 2., 3., 4. Ausbildungsjahr[1] Facharztausbildung[2] Wohnort[3] wohnhaft, ansässig[4] sich ansiedeln[5] Assistenzarzt in einem fortgeschrittenen Ausbildungsjahr, Oberarzt[6] internistische Ausbildung[7] Bakterienflora[8] Residentflora[9] stationäre Pflege[10] Bewohner eines Pflegeheims[11] 4

(medical) intern [ɪntɜːrn] *n term*
syn **houseman** [haʊsmən‖mæn], **house officer** *n term BE, abbr* **H.O.**

physician in the first postgraduate year (PGY-1) gaining supervised [uː] practical experience before beginning a residency program

internship[1] *n term* • **subintern**[2] *n* • **intern(e)** *v* • **in-house**[3] *adj*

» *The medical intern is responsible for primary patient care. I was the intern assigned* [aɪ] *to the case. The internship year is often quite rigorous* [ɪ]. *It's hard to describe an intern's typical day since we rotate through different services, each with its own schedule.*

Use to work as an[4] / nurse [ɜː] ***intern*** • senior[5] (*abbr* SHO) ***house officer*** • student ***internship*** • preregistration[6] [dʒ]/ junior[7] [dʒuː] (*abbr* JHO) ***house officer*** • ***house*** surgeon (*abbr* HS)/ staff

®Assistenzarzt, Turnusarzt (öst.)
®Assistenzarztausbildung, Turnus (öst.)[1] ®PJ-Student(in) i. letzten Studienjahr, der/die das sog. praktische Jahr i. Krankenhaus absolviert[2] (haus)intern, im Haus[3] den Turnus machen (öst.), das prakt. Jahr absolvieren[4] ®Turnusarzt i. 3. Turnusjahr (öst.), Assistenzarzt[5] PJ-Student, Arzt im 1. Turnusjahr (öst.), Assistenzarzt[6] ®Turnusarzt im 2. Turnusjahr (öst.)[7] 5

extern [ekstɜːrn] *n term* *syn* **medical clerk** [ɑː] *or* **elective** *n term BE*
rel **locum (tenens)**[1] [loʊkəm tiːnənz] *n term*

nonresident advanced medical student assisting with patient care as an extracurricular activity

externship[2] [ekstɜːrnʃɪp] *n term* • **clerkship**[2] [ɑː] *n BE* • **medical student** *n*

» *An extern who was infected with AIDS by a needle sued* [uː] *the hospital for negligence*[3]. *Medical clerks perform clerical work*[4] *to support the care given to patients in a ward*[5] [ɔː].

Use medical[6] ***extern*** • surgical / hospital / clinic / unit / ward[7] ***clerk*** • supply [aɪ]/ admissions / medical records[8] / office ***clerk*** • to do[9]/require ***a locum*** • medical / dental / pharmacy ***locum*** • ***locum*** post[10] / doctor / recruitment[11] [uː] • 3rd-year / 4th-year ***medical student*** • ***medical*** graduate[12] / assistant • to do an[13] ***elective*** • to work as an[13] ***extern***

Famulant(in)
(Urlaubs)vertreter(in)[1] Famulatur[2] klagte d. KH wegen Fahrlässigkeit[3] Schreibarbeit[4] Station[5] Famulant(in) i. d. medizin. Abteilung[6] Stationshelferin, -gehilfe[7] med. Dokumentationsassistent(in)[8] e. Vertretung übernehmen[9] Vertretungsstelle[10] Einstellung e. Vertreters(in)[11] promovierter Arzt[12] famulieren[13] 6

15

fellow [felou] *n term* *syn* **PGY-4** *or* **5** *n jar,* **trainee** [traɪniː] *n term BE*

(i) medical school graduate who has completed residency and is undergoing specialized training in a subspecialty (ii) member of a learned [ɪ] society

fellowship[1] *n term* • **traineeship**[2] *n BE*

» *The Division of Transplantation is staffed by 3 transplant fellows, a fourth-year surgical resident, 2-3 interns, and one medical fellow. Most patients, when informed, allow trainees to play an active role in their care.*

Use postdoctoral / senior [iː]/ (non)medical / clinical ***fellow*** • infectious diseases / research[3] / visiting ***fellow*** • anesthesia [iːʒ]/ graduate ***trainee*** • ***trainee*** dentist / nurse[4] [ɜː] • to supervise ***trainees*** • ***fellow*** in nephrology / specialist[5]

Note: In the U.S. everybody receiving specialized training can be referred to as a ***trainee***.

(i) Facharzt (FA) i. Ausbildung (ii) Forschungsstipendiat(in)
Facharztausbildung; Forschungsstipendium[1] Ausbildung(szeit)[2] Forschungsstipendiat(in)[3] Kranken-pflege-, Schwesternschüler(in)[4] Fachkollege/ -in[5] 7

general practitioner [præktɪʃᵊnɚ] *n term abbr* **GP** *syn* **family** *or* **primary-care physician** *n, opposite* **specialist**[1] *n*

doctor who is not a specialist but treats all illnesses

practice[2] *v & n* • **generalist**[3] *n & adj* • **(sub)specialty**[4] *n* • **specialize (in)**[5] *v*

» *While the majority of family physicians and general practitioners do treat HIV-infected patients, many feel uncomfortable doing so. Fifty percent of women presenting to GPs with a variety of symptoms suggestive* [dʒe] *of acute UTI*[6] *were found to have upper tract infection.*

Use to see/consult [ʌ] ***a practitioner*** • primary-care / dental[7] / medical[8] / emergency ***practitioner*** • pediatric / mental health / experienced / nurse[9] ***practitioner*** • ***family*** practice (*abbr* FP)/ medicine / doctor / counseling [aʊ] • ***primary-care*** patient / provider [aɪ] • mental health[10] / infectious disease / pain / cancer[11] ***specialist*** • medical / hand / pulmonary [ʊ‖ʌ] disease[12] ***specialist*** • ***specialist in*** blood bank technology (*abbr* SBBT) • ***specialist in*** nuclear [uː] medicine / otorhinolaryngology[13] • medical / surgical ***specialty*** • ***specialty*** management[14] / referral[15] [ɜː]/ training

praktischer Arzt, Arzt für Allgemeinmedizin
Facharzt, Spezialist(in)[1] praktizieren, ausüben; Praxis[2] Allgemeinmediziner(in); allgemeinmedizinisch[3] Spezial-, Fachgebiet[4] s. spezialisieren auf[5] Harnwegsinfektion[6] Zahnarzt[7] prakt. Arzt[8] ®selbstständige(r) Diplomkrankenschwester/ -pfleger (allgem. Krankenpflege)[9] Psychiater(in)[10] Krebsspezialist(in)[11] Lungenfacharzt[12] HNO-Facharzt[13] fachärztl. Behandlung[14] Überweisung an e. Facharzt[15] 8

(general) internist [ɪntɜːrnɪst] *n term* *rel* **internal** [ɜː] **medicine**[1] *n term*

physician specialized in the medical diagnosis and treatment of disorders of the internal organs; subspecialties[2] include cardiology, hematology [hiː-], gastroenterology, endocrinology, and nephrology

» *Refer the patient to an internist or gastroenterologist within 4-5 days. Unfortunately, internists frequently do not examine the breasts* [e] *in women, they are apt to*[3] *refer this to gynecologists. What is the internist's role in the management of cardiovascular trauma* [ɒː]*?*

Use ***the internist's*** role / approach [-oʊtʃ] to diagnosis / perspective • ***internal*** anatomy / organs[4] / structures [ʌ]/ disease / injury[5]

Facharzt für innere Medizin, Internist(in)
innere Medizin[1] Teilbereiche[2] neigen dazu[3] innere Organe[4] innere Verletzung[5] 9

dermatologist [dɜːrmətɒːlədʒɪst] *n term* *rel* **venereologist**[1] [vənɪɚ-] *n term*

physician specialized in disorders of the skin; venereologists specialize in sexually transmitted disease

dermatology[2] *n term* • **venereology** *n* • **venereal**[3] *adj* • **derm(a)-** *comb*

» *Rather than using systemic steroids in difficult cases, consultation should be sought from a dermatologist or allergist with experience in managing severe urticaria* [ɜːrtɪk-]. *If the lesions* [iːʒ] *do not resolve*[4]*, referral* [ɜː] *to a dermatologist or venereologist is necessary.*

Use to refer to/see[5]/be treated by ***a dermatologist*** • department of[6] / pediatric ***dermatology*** • ***dermatologic*** consultation / manifestations[7] / disorders[8] • ***venereal*** infection / transmission[9] / disease • ***derma***tologic /titis [aɪ] /tosis[10]

Hautfacharzt, Dermatologe, -login
Facharzt f. Geschlechtskrankheiten/ Venerologie[1] Dermatologie[2] Geschlechts-, sexuell, venerisch[3] abklingen[4] e. Dermatologen/-in konsultieren[5] dermatolog. Abteilung[6] Hautmanifestationen[7] Hautkrankheiten[8] Übertragung durch Sexualkontakt[9] Dermatose, Hautkrankheit[10] 10

anesthesiologist [ænəsθiːzɪɒːlədʒɪst] *n term* *syn* **anesthetist** [e‖iː] *n term BE* → U131-6

physician trained in administering anesthetics [e] and caring for people who are anesthetized

anesthesiology[1] *n term* • **anesthetic**[2] [e] *adj & n* • **anesthesia**[3] [-θiːʒə] *n* → U135-1

» *It is essential that the anesthesiologist continuously assess the depth of anesthesia*[4]*. The anesthesiologist should be aware of the severity* [e] *of ventricular dysfunction.*

Use physician[5] / pediatric / geriatric / experienced / skilled ***anesthesiologist*** • nurse[6] ***anesthetist*** • ***anesthetic*** drugs[2] / spray / solution [uːʃ]/ properties • general / local[7] / volatile ***anesthetic***

FA f. Anästhesiologie, Anästhesist(in), Narkosefacharzt
Anästhesiologie[1] anästhetisch, Narkose-; Anästhetikum[2] Anästhesie, Ausschaltung d. Schmerzempfindlichkeit, Schmerzunempfindlichkeit[3] Narkosetiefe[4] Narkosefacharzt[5] Narkoseschwester[6] Lokalanästhetikum[7] 11

psychiatrist [saɪkaɪətrɪst] *n term* *syn* **analyst, *shrink, *alienist** [eɪliən-] *n inf*
rel **psychologist**[1] [saɪkɒːlədʒɪst] *n term* → U77-16

physician trained in the diagnosis and treatment of mental, emotional [oʊʃ] and behavioral disorders[2]

psychiatry[3] *n term* • **psychology** *n* • **psychiatric**[4] *adj* • **psych(o)-** *comb*

» *Optimally, evaluation of the child who is failing [eɪ] to thrive[5] [aɪ] is performed by a team including a physician, nutritionist, child developmentalist[6], social worker, and psychiatrist or psychologist. Formerly the province[7] of psychiatrists and psychoanalysts[8], psychotherapy[9] is now also practiced by social workers, clinical psychologists, nurses [ɜː], clergymen[10] [klɜːrdʒɪmen], and many paraprofessionals.*

Use consulting [ʌ] ***psychiatrist*** • ***psycho***therapist[11] /analysis • social / child / biologic / adolescent[12] [es]/ geriatric[13] [dʒeri-] ***psychiatry*** • descriptive / dynamic [daɪ-]/ forensic[14] ***psychiatry*** • ***psychiatric*** care[15] / disorder / evaluation / consultant • ***psycho***tic [saɪkɒːtɪk] /ogenic [saɪkoʊdʒenɪk] /ic[16] /ologic /omotor /osocial • ***psycho***somatic /otropic /ostimulant[17] /edelic drug[18]

Facharzt f. Psychiatrie, Psychiater(in)
Psychologe, -login[1] Verhaltensstörungen[2] Psychiatrie[3] psychiatrisch[4] m. Gedeihstörungen[5] Entwicklungspsychologe/-in[6] Kompetenzbereich[7] Psychoanalytiker[8] Psychotherapie[9] Geistliche[10] Psychotherapeut(in)[11] Jugendpsychiatrie[12] Gerontopsychiatrie[13] forensische Psychiatrie[14] psychiatr. Betreuung[15] psychisch, seelisch[16] Psychostimulans, -tonikum[17] Psychedelikum, Psychotomimetikum, halluzinogene Substanz[18] 12

radiologist [reɪdɪɒːlədʒɪst] *n term* → U99-1f
rel **x-ray technician**[1] [teknɪʃən] *n term*

physician trained in the use of radioactive substances, x-rays, and other imaging techniques[2]

radiology[3] *n term* • **radiologic(al)** *adj* • **radiation**[4] [eɪ] *n* • **radio-** *comb*

» *Thorough cleansing[5] [e] of the colon and examination by a skilled radiologist are essential if small polyps are to be demonstrated. The diagnosis of bone tumors is most precise [saɪ] when made by the clinician [ɪʃ], the radiologist, and the pathologist in close consultation.*

Use diagnostic / pediatric / experienced ***radiologist*** • ***radiation*** therapist[6] / oncologist • diagnostic / interventional *or* invasive[7] [eɪ]/ therapeutic [juː] ***radiology*** • ***radiologic*** technologist[1] / examination • ***radio***biology /activity /graph[8] /isotope [aɪ] /nuclide /dense[9] /paque[9] [-peɪk] /therapist[6] • ***radiologically*** detectable / guided[10] [aɪ]/ normal

Facharzt f. Radiologie, Radiologe, -login
Röntgenassistent(in)[1] bildgebende Verfahren[2] Radiologie[3] Strahlung, Bestrahlung[4] gründl. Reinigung[5] Strahlentherapeut(in)[6] Interventionsradiologie[7] Röntgenbild, -aufnahme[8] strahlendicht, -undurchlässig[9] unter Röntgendurchleuchtungskontrolle[10] 13

neurologist [n(j)ʊɚɒːlədʒɪst] *n term* *rel* **neurosurgeon**[1] *n term*

physician specializing in the diagnosis and treatment of nervous [ɜː] system disease

neurology *n term* • **neurologic(al)**[2] *adj* • **neuro-** *comb*

» *If the headache persists refer the patient to a neurologist. Consult [ʌ] a neurologist or vascular surgeon[3] about evaluation and definitive treatment of transient ischemic [kiː] attacks[4]. If the fracture is more than a week old and there are no abnormal symptoms or signs, referral to a neurologist or neurosurgeon is satisfactory.*

Use pediatric *or* child[5] / clinical ***neurologist*** • ***neurologic*** assessment *or* examination[6] / status [æ‖eɪ] • ***neurologic*** function [ʌ]/ abnormalities / impairment[7] [eɚ]/ deficit[8] • ***neuro***pathologist /psychologist[9] /radiologist /-oncologist

Facharzt für Neurologie, Neurologe, -login
Facharzt f. Neurochirurgie, Neurochirurg(in)[1] neurologisch[2] Facharzt f. Gefäßchirurgie, Gefäßchirurg(in)[3] transitorische ischämische Attacken[4] Facharzt f. Kinderneurologie[5] neurolog. Untersuchung[6] neurolog. Schädigung[7] neurolog. Ausfall[8] Neuropsychologe/-in[9] 14

orthopedist [ɔːrθəpiːdɪst] *n term* *syn* **orthopod** [ɔːrθəpɒːd] *n jar*
rel **orthotist**[1], **podiatrist**[2] [poʊdaɪətrɪst] *n term*

physician and surgeon specializing in the prevention, diagnosis and correction of disorders in the skeleton, muscles, joints and associated tissues

orthopedics[3] [iː] *n term* • **orthopedic**[4] [iː] *adj* • **orthotics**[5] [ɒː] *n* • **ortho-** *comb* • **podiatry**[6] [aɪə] *n term* • **podiatric** [æ] *adj*

» *Open injuries [ɪndʒɚiːz] and complex dislocations require prompt examination by an orthopedist in the ER[7]. Most patients with tendinitis [aɪ] can be treated on an outpatient basis[8], with referral [ɜː] to a rheumatologist [ruːmə-] or orthopedist as necessary.*

Use pediatric ***orthopedist*** • ***orthopedic*** surgeon[9] / nurse / consultation / referral • ***orthopedic*** appliances[10] [aɪ]/ prosthesis [iː]/ shoes[11] / surgery[12] • custom-made[13] [ʌ] ***orthotics*** • ***orthotic*** devices[10] [aɪs]/ protection • practising / sports ***podiatrist*** • ***podiatry*** clinic • ***podiatric*** patient / ultrasound [ʌ]/ medicine

FA f. Orthopädie, Orthopäde, Orthopädin
Bandagist(in), Orthopädiemechaniker(in)[1] Fußpfleger(in), Podologe, -login[2] Orthopädie[3] orthopädisch[4] Orthopädietechnik, orthopäd. Geräte/ Hilfsmittel[5] Fußpflege, Pediküre[6] Notaufnahme[7] ambulant[8] Orthopäde/-in, Unfallchirurg(in), Orthopäde u. Chirurg[9] orthopädische Geräte[10] orthopädische Schuhe[11] orthopäd. Chirurgie[12] individuell angefertigte orthopäd. Hilfsmittel[13] 15

15

gynecologist [gaɪnə‖dʒɪnɪkɒːlədʒɪst] *n term*
rel **obstetrician**[1] [ɒːbstətrɪʃᵊn] *n*, *rel* **neonatologist**[2] [niːəneɪtɒːlədʒɪst] *n term*

physician and surgeon specializing in disorders of sexual or reproductive function in women; in most countries it is practised in conjunction with obstetrics, the care of the mother and fetus [iː] during pregnancy, labor[3] [eɪ], childbirth and the puerperium[4] [ɪɚ]

gynecology[5] *n term* • **gynecologic(al)** *adj* • **obstetrics**[6] *n* • **neonatal** [eɪ] *adj*

» *Questionable abnormalities were noted on routine ultrasound examination done in the obstetrician's office. Multiple pregnancy should always be identified prenatally to allow the obstetrician and pediatrician or neonatologist to plan their management jointly* [dʒ].

Use American College of Obstetricians and ***Gynecologists*** (*abbr* ACOG) • ***gynecologist-*** in-chief[7] • ***gynecologic*** emergency[8] / consultation / examination[9] / oncologist

Frauenarzt, FA f. Frauenheilkunde, Gynäkologe, -login
Facharzt f. Geburtshilfe, Geburtshelfer(in)[1] Neonatologe, -login[2] Wehen[3] Wochenbett, Puerperium[4] Gynäkologie[5] Geburtshilfe[6] Vorstand d. gyn. Abteilung[7] gynäkolog. Notfall[8] gynäkolog. Untersuchung[9] 16

pediatrician [piːdɪətrɪʃᵊn] *n term* *opposite* **geriatrician**[1] [dʒerɪətrɪʃᵊn] *n term*

physician concerned with the development and care of children, childhood diseases and their treatment

pediatrics[2] [æ] *n term* • **geriatrics**[3] *n* • **pediatric** *adj* • **geriatric** [æ] *adj*

» *If the pediatrician is in attendance*[4] *in the delivery room*[5] *for a normal delivery, the physical examination is largely based on observation coupled* [ʌ] *with auscultation of the chest. In case the nightmares*[6] *recur, the pediatrician has to make a more extensive investigation.*

Use general ***pediatrician*** • ***pediatric*** cardiologist / nurse practitioner[7] (*abbr* PNP) • ***pediatric*** dentistry[8] / neurosurgery • ***pediatric*** urology[9] / otolaryngology / dietitian[10] [daɪətɪʃᵊn]/ intensive care unit[11] • ***pediatric*** advanced life support (*abbr* PALS)/ anesthesia / surgery[12] • ***pediatric*** hospitalization / nursing / nutrition [ɪʃ]/ dosage[13] [doʊsɪdʒ]/ ward[14] [ɔː]

FA f. Kinderheilkunde, Kinderarzt, Pädiater(in)
Geriater(in)[1] Kinderheilkunde, Pädiatrie[2] Altersheilkunde, Geriatrie[3] anwesend[4] Kreißsaal[5] Alpträume[6] selbstständige(r) Kinderkrankenschwester/ -pfleger[7] Kinderzahnheilkunde[8] Kinderurologie[9] Kinderdiätassistent(in)[10] Kinderintensivstation[11] Kinderchirurgie[12] Kinderdosierung[13] Kinderstation[14] 17

ophthalmologist [ɒːfθælmɒːlədʒɪst] *n term, abbr* **ophth**
syn **oculist** [ɒːkjəlɪst] *n dated*, **eye specialist** *n clin*

physician trained in the anatomy, physiology and treatment of diseases of the eyes

ophthalmology[1] *n term* • **ophthalmic**[2] *adj* • **ophthalmologic** *adj* • **ophthalm(o)-** *comb*

» *Many facial* [eɪʃ] *injuries, if not promptly attended to*[3] *by an ophthalmologist, may lead to loss of vision*[4] [ɪʒ]. *Acute care by an eye specialist, including examination of the optic nerve head, is essential if blood is noted in the anterior chamber*[5] [tʃeɪ] *(hyphema*[6] [haɪfiːmə]*).*

Use neuro-***ophthalmologist*** • general / clinical / pediatric / preventive ***ophthalmologist*** • ***ophthalmic*** surgeon / ointment[7] [ɔɪ]/ examination / infection / solutions[8] • ***ophthalmologic*** assessment / referral / consultation / care • ***ophthalmo***scopy[9] /dynamometry[10] [aɪ] /pathy /plegia[11] [ɒːfθælmoʊpliːdʒ(ɪ)ə]

Facharzt f. Augenheilkunde, Augenarzt
Augenheilkunde, Ophthalmologie[1] ophthalmisch, Augen-[2] behandelt, versorgt[3] Verlust d. Sehkraft, Visusverlust[4] vordere Augenkammer[5] Hyphaema[6] Augensalbe[7] Augenwässer[8] Augenspiegelung, Ophthalmoskopie[9] Ophthalmodynamometrie[10] Augenmuskellähmung, Ophthalmoplegie[11] 18

oto(rhino)laryngologist [oʊtoʊraɪnoʊlærɪŋgɒːlədʒɪst] *n term*
syn **ENT specialist** *n clin*

physician trained in the diagnosis and treatment of diseases of the ear, the nose, and throat [oʊ]

otorhinolaryngology[1] *n term* • **ot(o)-, rhin(o)-, laryng(o)-** *comb*

» *Some otolaryngologists recommend prophylactic tympanoplasty* [ɪ] *tubes for children with cleft palate*[2] *and recurrent or persistent otitis* [aɪ] *media*[3] [iː]. *If cerebrospinal* [aɪ] *fluid rhinorrhea*[4] [raɪnəriːə] *is suspected, a CT scan followed by ENT and neurosurgical consultation is indicated.*

Use pediatric ***otolaryngologist*** • ***ENT*** chair[5] / examination / trauma [ɒː]/ emergency [ɜː] • ***rhin***itis[6] [raɪnaɪtɪs] /orrhea /oplasty[7] /ovirus [aɪ] • ***oto***toxic /scope[8] /rrhea

FA f. Hals-Nasen-Ohren-Heilkunde, HNO-Arzt
Otorhinolaryngologie, Hals-Nasen-Ohren-Heilkunde, HNO[1] Gaumenspalte[2] Mittelohrentzündung, Otitis media[3] Liquorrhoe a. d. Nase[4] HNO-(Patienten)stuhl[5] Nasenschleimhautentzündung, Rhinitis[6] Nasen-, Rhinoplastik[7] Otoskop, Ohrenspiegel[8] 19

pharmacist [fɑːrməsɪst] *n* → U9-4 *rel* **pharmacologist**[1] *n* → U92-1

professional trained in formulating and dispensing drugs and medications

pharmaceutical[2] [-suːtɪkᵊl] *adj & n* • **pharmacy**[3] *n* • **pharma(co)-** *comb*

» *Issues of grief and loss are addressed by all members of the hospice team (physician, nurse coordinator, psychosocial worker, chaplain*[4] [tʃæplɪn]*, and pharmacist). Prior to discharge*[5] *from the hospital nurses and pharmacists will instruct patients on their medications.*

Use clinical ***pharmacist*** • clinical[6] ***pharmacy*** • ***pharmaco***poeia[7] [iː] /logy /therapy[8]

Apotheker(in)
Pharmakologe, -login[1] pharmazeutisch; Arzneimittel[2] Apotheke, Pharmazie[3] Krankenseelsorger(in)[4] Entlassung[5] Klinik-, Anstaltsapotheke[6] Arzneibuch, Pharmakopoe[7] Pharmakotherapie, medikamentöse Therapie[8] 20

pathologist [pəθɒːlədʒɪst] *n term*
rel **medical examiner**[1] *n term* → U12-21

physician trained in the nature, cause, process and effects of disease; examines samples of tissue removed during surgery [ɜː] to make an exact diagnosis and/or performs postmortem examinations[2]

pathology[3] *n term* • **pathologic(al)**[4] *adj* • **patho-** *comb* → U89-1

» *Microscopically, the lesion can be confused with malignant melanoma by the inexperienced pathologist. Cervical polyps should be examined by a pathologist to exclude malignancy.*

Use clinical *or* laboratory / surgical / neuro/ forensic[1] / speech[5] [spiːtʃ] ***pathologist*** • forensic / armed forces / aviation / independent ***medical examiner*** • ***medical examiner's*** investigation[6] • to notify the[7] ***medical examiner*** • cellular[8] / clinical / brain / benign [bɪnaɪn]/ negative for[9] ***pathology*** • ***patho***physiology[10] /gen[11]

Pathologe, Pathologin
Gerichtsmediziner(in)[1] Autopsien[2] Pathologie, Lehre v. d. Krankheiten; patholog. Abteilung[3] pathologisch, krankhaft[4] Logopäde/ -pädin[5] gerichtliche Sektion[6] d. Gerichtsmediziner(in) verständigen[7] Zellularpathologie[8] kein patholog. Befund[9] Pathophysiologie[10] Krankheitserreger[11]
21

chiropractor [kaɪrəpræktɚ] *n term* *rel* **osteopath(ist)**[1] [ɒːstɪɒːpəθɪst] *n term*

specialist who treats disorders by manipulating the bones of the spine[2] [aɪ]

chiropractic[3] *adj & n term* • **osteopathy**[4] *n* • **osteopathic** *adj*

» *Try to find a chiropractor whose practice is limited to conservative treatment of back pain and other musculoskeletal problems. Chiropractic treatment has been in existence for more than a hundred years. She is a practising osteopathist as well as a physiotherapist*[5] [fɪzɪoʊ-]. *A registered osteopath is an expert in the use of soft tissue techniques* [tekniːks]*, and gentle* [dʒe] *mobilization and manipulation techniques*[6].

Use qualified[7] / straight [streɪt] ***chiropractor*** • trained[8] ***osteopathist*** • ***chiropractic*** manipulation / treatment[9] / care • ***chiropractic*** healing [iː]/ medicine[10] / college / professional[11] • holistic[12] [oʊ]/ cranial [eɪ]/ naturopathic ***osteopathy*** • ***osteopathic*** practitioner *or* physician[1] / surgeon

Chiropraktiker(in)
Osteopath(in)[1] Wirbelsäule[2] chiropraktisch; Chiropraktik, -praxis[3] Osteopathie[4] Physiotherapeutin[5] vorsichtige Mobilisations- und Manipulationstechniken[6] ausgebildete(r) Chiropraktiker(in)[7] ausgebildete(r) Osteopath(in)[8] Chirotherapie[9] Chiropraktik, manuelle Medizin, Chirotherapie[10] Chiropraktiker(in)[11] ganzheitl. Osteopathie[12]
22

quack (doctor) [kwæk dɒːktɚ] *n* *rel* **healer**[1] [hiːlɚ] *n*

untrained person pretending to be a physician and claiming [eɪ] to cure diseases by useless procedures [siː], secret [iː] remedies, and worthless [ɜː] therapeutic [juː] machines [məʃiːnz]

quackery[2] [kwækɚi] *n* • **healing**[3] *n & adj*

» *He was one of the most notorious* [ɔː] *cancer-cure quacks*[4] *of the day. Weight loss schemes* [skiːmz] *and devices* [aɪs] *probably are the most popular form of quackery.*

Use ***quack*** treatment / cures [kjʊɚz]/ remedies[5] • faith[6] [feɪθ] ***healer*** • ***healing*** power[7] / period / process / rate[8] • medical ***quackery***

Kurpfuscher, Quacksalber
Heiler(in)[1] Kurpfuscherei, Quacksalberei[2] Heilung; heilend, Heil-[3] berühmt-berüchtigter Krebsheiler[4] quacksalberische Mittel[5] Gesundbeter(in)[6] Heilkraft[7] Heilungsrate[8]
23

Unit 16 Nurses & Paramedical Staff

Related Units: 14 **Hospitals,** 15 **Medical Staff,** 20 **Hospital Routines,** 134 **Perioperative Management,** 140 **Wound Healing,** 142 **Physical Therapy**

health care worker *n, abbr* **HCW** *syn* **health professional** *n*
sim **allied** [ælaɪd] **health** *or* **paramedical personnel**[1] *n*

general term for professionals in medical, social, and paramedical services and supportive health care, e.g. physicians, dentists, podiatrists[2], nurses, audiologists[3] [ɒː], and therapists

» *Almost all hospitals have implemented body substance* [ʌ] *isolation, which requires use of gloves* [ʌ] *whenever a health care worker anticipates contact with body secretions* [iː]. *Hospitals may be categorized by their ability to provide acute care as determined by the availability of physicians* [ɪʃ]*, nurses, allied health personnel, and other hospital resources.*

Use hospital / ancillary[4] [sɪ]/ occupationally [eɪʃ] exposed ***health care worker*** • pregnant / infected / (non)immunized ***HCW*** • emergency[5] [ɜː]/ social[6] / rescue[7] ***worker*** • laboratory[8] / mental health / grief[9] ***worker*** • ***health care*** team / professional / services[10] • ***health care*** provider / center / facilities[11] [sɪ] • ***health care*** consumer / proxy[12] / costs / system[13] • ***paramedical*** professions[14] / specialists • emergency medical services[15] (*abbr* EMS)/ (hospital) auxiliary [ɒːgz-] *or* ancillary[16] ***personnel***

Mitarbeiter(in) im Gesundheitswesen
paramediz. Personal, ärztl. Hilfspersonal[1] Fusspfleger[2] Audiologen[3] medizinische Hilfskraft[4] Rettungsarbeiter(in)[5] Sozialarbeiter(in)[6] Rettungshelfer(in)[7] Laborant(in)[8] Trauerbegleiter(in)[9] Gesundheitsfürsorge, med. Versorgung[10] Gesundheitseinrichtungen[11] Betreuungsvollmacht, Patientenverfügung, Vorsorgevollmacht[12] Gesundheitswesen[13] Heilhilfsberufe[14] Notfalldienst[15] Hilfspersonal[16]
1

16

nurse [nɜːrs] *n & v* *sim* **sister[1]** [sɪstɚ] *n BE*

(n) person trained in health care of sick, injured or handicapped people (usually under the direction of a physician)

nursing[2] [ɜː] *n & adj* • **nursery[3]** *n* • **nursology[4]** n term • **nursemaid[5]** [eɪ] *n inf*

» *Examine the nurses' notes from the preceding [siː] evening. Authorize [ɒː] the nurse to dispense a mild analgesic [dʒiː] as necessary. As patients become progressively incapacitated[6] [æs], visiting nurse assistance or part-time nurses[7] are almost invariably required.*

Use ***to nurse*** sb. back to health[8] • public [ʌ] health (*abbr* PHN) *or* community *(BE)*/ general duty[9] [(j)uː] ***nurse*** • charge[10] [tʃɑːrdʒ]/ school / trained office[11] ***nurse*** • specially trained / surgical [ɜː] *or* scrub[12] [ʌ] ***nurse*** • staff[13] / assisting[14] ***nurse*** • ***nurse***-patient relationship /-client [aɪ] interaction • ***nurse***-patient ratio [reɪʃɪoʊ]/ educator • ***nursing*** auxiliary[14] / assistant[14] • special care (*abbr* SCN)/ newborn ***nursery*** • well-baby / observation ***nursery*** • director of[15] / team ***nursing*** • ward[10] [ɔː] ***sister*** *(BE)* • ***nurses'*** station[16] • ***nursing*** home[17] / staff[18] / mother[19] • ***nursing*** assessment[20] / diagnosis / intervention • ***nursing*** goal[21] [goʊl]/ care plan / audit[22] [ɒː] • skilled[23] / home[24] / supportive / intensive ***nursing care*** • respiratory / orthopedic [iː]/ constant ***nursing care*** • inadequate / psychiatric [saɪkɪ-] ***nursing care***

(Kranken)schwester, -pfleger; pflegen; stillen
Oberschwester, (Ordens)schwester[1] Krankenpflege; Pflege[2] Kindergarten; Kinder-, Säuglingszimmer[3] Pflegeforschung[4] Kindermädchen[5] behindert[6] Teilzeitkrankenschwestern, -pfleger[7] gesund pflegen[8] Hilfsschwester[9] Stationsschwester[10] ausgebild. Arzthelfer(in)[11] OP-Schwester, -Pfleger[12] stellvertr. Stationsschwester, ausgebild. Krankenschwester[13] Schwesternhelfer(in)[14] Pflegedienstleiter(in), leitende Krankenpflegekraft[15] Schwesternzimmer[16] Pflegeheim; *(BE)* Privatklinik[17] Pflegepersonal[18] Pflegemutter; stillende M.[19] Pflegeanamnese[20] Pflegeziel[21] Pflegeevaluation[22] professionelle Krankenpflege[23] häusl. Krankenpflege[24] 2

student [st(j)uːdᵊnt] **nurse** *n* *syn* **trainee** [treɪniː] *or* **pupil** [pjuːpᵊl] **nurse** *n*, *syn* **probationer** [eɪʃ] **(nurse)** *n BE*

nursing student who is enrolled at a school of nursing[1] and is undergoing training at a hospital

» *The student nurse was asked to hold the patient's ankles. She planned to become a registered nurse but she only worked as a nurse probationer [eɪʃ]. The purpose of assignments[2] [aɪ] is to provide nursing care to patients in a learning environment for the trainee nurse.*

Use 2nd year ***trainee nurse*** • practical / graduate[3] [ædʒ] ***nurse*** • ***nurse's*** aide[4] [eɪd]

Schwesternschülerin, Lernschwester
Krankenpflegeschule[1] prakt. Übungen[2] diplomierte(r) Krankenschwester/ -pfleger[3] Schwesternhelfer(in)[4] 3

registered nurse [redʒɪstɚd nɜːrs] *n term, abbr* **RN** *sim* **certified** [sɜːrtɪfaɪd] **nurse[1]** *n term, abbr* **CN**

professional nurse trained at an approved school of nursing and licensed [aɪs] by state authorities

» *The enterostomal therapist is usually a RN who has taken specialized training and is certified in the field. Student nurses help to ease[2] [iːz] the work load of certified nurses.*

Use certified (*abbr* CRN)/ state[3] (*abbr* SRN) ***registered nurse*** • qualified ***nurse*** • licensed practical[4] (*abbr* LPN)/ licensed vocational[4] (*abbr* LVN) ***nurse***

diplom. Gesundheits- und Krankenschwester/-pfleger
geprüfte(r) Krankenschwester/-pfleger[1] erleichtern[2] staatl. geprüfte(r) Gesundheits- u. Krankenschwester/ -pfleger[3] geprüfte(r) Krankenpflegehelfer(in)[4] 4

nurse specialist *n term* *sim* **nurse practitioner[1]** *n*, *rel* **nurse clinician[2]** *n term*

registered nurse with advanced training in a particular area of patient care; e.g. neurosurgery

» *Once the diagnosis of cancer is made, management of the patient is best undertaken in collaboration with medical and surgical oncologists, oncology nurse specialists, and a number of other consulting[3] professionals. Functions of the clinical nurse specialist include providing direct patient care, teaching patients and their families, and conducting research[4].*

Use clinical[2] ***nurse specialist*** • ***nurse*** anesthetist[5] [e]/ epidemiologist [e||iː] (*abbr* NE)/ coordinator • pediatric[6] (*abbr* PNP)/ family (*abbr* FNP) ***nurse practitioner***

Fach(kranken)schwester, -pfleger
®selbstständige(r) Diplomkrankenschwester/ -pfleger (allgem. Krankenpflege)[1] selbstständige(r) Klinikschwester/ -pfleger[2] beratende[3] Forschung betreiben[4] Narkoseschwester[5] Kinderkrankenschwester, -pfleger[6] 5

nurse-midwife *n term* *sim* **midwife[1]** [mɪdwaɪf] *n*, *rel* **wet nurse[2], dry nurse[3]** *n clin*

registered nurse qualified by advanced training to assist women during pregnancy, labor [eɪ], delivery and the postpartum period

(nurse) midwifery[4] *n term* • **dry-nursing[5]** *n clin*

» *Nurse-midwives conduct delivery independently, care for the newborn, procure[6] [-kjʊɚ] medical assistance when necessary, and execute emergency measures [eʒ] as required. A dry nurse is a female who is in charge of another woman's child but does not breast-feed[7] [e] it.*

Use certified nurse- (*abbr* CNM)/ lay[8] ***midwife*** • American College of ***Nurse-Midwives***

diplomierte(r) Hebamme/ Entbindungspfleger
Hebamme, Entbindungspfleger, Geburtshelfer(in)[1] Amme[2] Säuglingsschwester[3] Geburtshilfe[4] Säuglingspflege[5] beiziehen[6] stillen[7] Laienhebamme[8] 6

visiting nurse *n, abbr* **VN** *syn* **public** *or* **community health nurse** *n*

nurse specialized in public health and primary care nursing who is employed by the local health authorities[1] to treat patients in their homes; in Britain also called **district nurse**

» *The visiting nurse can administer medications[2] and monitor[3] the patient's physical condition. If there are further problems a public health nurse will be sent to the home.*

Gemeindeschwester, -pfleger
regionale Gesundheitsbehörden[1] Medikamente verabreichen[2] überprüfen[3] 7

social worker *n* *sim* **welfare worker[1]** *n*, **health visitor[2]** *n BE* → U13-6

individual, usually with a university degree in social work, who provides counsel[3] and aid to individuals with emotional and family problems

social [soʊʃᵊl] **work[4]** *n* • **socio-** *comb* • **society** [səsaɪət̬i] *n* • **welfare[5]** [welfeɚ] *n*

» *Have a social worker assess the ability of the family, friends, and community agencies [eɪdʒ] to provide [aɪ] the support that will allow the patient to remain at home. The families refused assistance from a social worker but accepted community nurse intervention. Home visiting by welfare workers or a public health nurse was needed.*

Use family[6] / medical[7] / clinical / psychiatric[8] ***social worker*** • psychological ***worker*** • community service ***work*** • ***social*** network[9] / isolation / interaction • ***social*** medicine[10] / security[11] • child[12] ***welfare*** • ***socio***logy /genic /economic status

Sozialarbeiter(in)
Fürsorger(in)[1] Krankenschwester m. Zusatzqualifikation in häusl. Krankenpflege u. Geburtshilfe[2] berät[3] Sozialarbeit[4] Sozialhilfe, Wohlergehen[5] Familienhelfer(in), -fürsorger(in)[6] Sozialbetreuer(in) i. Krankenhaus[7] psychiatr. Betreuer(in)[8] soziales Netz[9] Sozialmedizin[10] Sozialversicherung, -hilfe[11] Kinderfürsorge[12] 8

medic [medɪk] *n inf* *syn* **medical corpsman** *n term*
rel **paramedic[1], medical officer[2]** *n term* → U8-6

(i) member of a medical unit in the military or police forces
(ii) more broadly also used to refer to paramedics in the emergency medical services[3], medical students, or any person involved in medical work

» *She's a medic with the 545th Military Police Company, Fort Hood, TX. Central Hospital, this is medic 19, how do you copy[4]? We analyzed the factors contributing to paramedic on-scene time during evaluation and management of blunt [ʌ] trauma[5].*

Use army *or* military / special forces / combat[6] ***medic*** • ***medic*** unit *or* team / bag • emergency medical technician[7] [ɪʃ] (*abbr* EMT)-/ field / well-trained ***paramedic*** • ***medic-***alert [ɜː] tag[8] /-alert bracelet[9] [eɪs] • ***paramedic*** unit / (rescue) team • transport *or* loading[10] [oʊ]/ triage[11] [triɑːʒ] ***officer*** • public relations[12] / (pediatric) house[13] ***officer***

(i) Sanitätssoldat(in)
(ii) med. Helfer(in)
Rettungsassistent(in)[1] Amtsarzt/-ärztin; Stabsarzt[2] Notfalldienst[3] wie ist d. Empfang[4] stumpfes Trauma[5] Feldsanitäter(in)[6] Rettungssanitäter(in)[7] med. Informationsplakette[8] med. Informationsarmband[9] Logistikleiter(in)[10] ärztl. Einsatzleiter(in)[11] Pressesprecher(in)[12] ®Assistenzarzt/-ärztin, Turnusarzt/-ärztin (öst.)[13] 9

medical technologist [teknɒːlədʒɪst] *n term, abbr* **MT**
rel **medical laboratory technician** [teknɪʃᵊn] *or* **assistant[1]** *n term*

health care worker trained in clinical laboratory procedures; technologists mostly hold the highest rank in the field while technicians carry out routine work under the supervision of technologists or physicians

» *All technologists involved in urography should be well trained in the recognition of the early signs of contrast reactions and in resuscitation[2]. Transfer clearly labeled specimens directly to the clinical pathologist in charge[3] or to the responsible laboratory technician.*

Use emergency[4] (*abbr* EMT)/ ophthalmic (*abbr* OMT) ***medical technician*** • dental (laboratory)[5] / tissue typing ***technician*** • x-ray *or* radiology[6] / respiratory care / parasitology ***technician*** • urodynamic / emergency transport *or* ambulance[4] ***technician*** • CT-scan / histologic (*abbr* HT) ***technician*** • medical record[7] / dietetic[8] (*abbr* DT)/ cardiac rescue ***technician*** • office *or* physician's[9] / dental[10] ***assistant*** • surgical[11] / respiratory therapy ***assistant*** • medical (*abbr* MT)/ registered care (*abbr* RCT)/ chemistry ***technologist*** • certified surgical[12] (*abbr* CST) / cardiovascular (*abbr* CVT) ***technologist*** • cyto/ electroneurodiagnostic (*abbr* ENDT) ***technologist***

medizinisch-technische(r) Assistent(in), MTA
Labor(atoriums)assistent(in)[1] Reanimation, Wiederbelebung[2] leitend, verantwortlich[3] Rettungssanitäter(in)[4] Zahntechniker(in)[5] radiolog.-techn. Assistent(in)/ Röntgenassistent(in)[6] med. Dokumentationsassistent(in)[7] Diätassistent(in)[8] Arzthelfer(in)[9] Zahnarzthelfer(in), -assistent(in)[10] Operationsassistent(in), zweite(r) Chirurg(in)[11] technische(r) Operationsassistent(in)[12] 10

perfusionist [pɚfjuːʒᵊnɪst] *n term, abbr* **PERF**
syn **perfusion technologist** *n term, abbr* **PFT**

highly skilled health professional who operates a heart-lung machine [ʃiː] under the supervision of a physician or assists extracorporeal [iː] circulation[1]

perfuse[2] [pɚfjuːz] *v term* • **perfusion[3]** [pɚfjuːʒᵊn] *n*

» *During open heart [hɑːrt] surgery, the perfusionist operates[4] the heart/lung bypass [aɪ] machine[5]. The perfusion technologist is also trained in the administration of blood products, anesthetic [e] agents [eɪdʒᵊnts] and drugs.*

Use certified clinical (*abbr* CCP)/ cardiovascular ***perfusionist*** • ***perfusionist*** training program / instructor [ʌ] • tissue / arterial [ɪɚ]/ cardiac / lung[6] [ʌ] ***perfusion*** • poor) skin[7] / renal[8] [iː] ***perfusion*** • ***perfusion*** lung scan[9] / rate / catheter[10]

Kardiotechniker(in)
extrakorporaler Kreislauf[1] durchströmen, perfundieren[2] Durchblutung, -strömung, Perfusion[3] bedient[4] Herz-Lungen-Maschine[5] Lungenperfusion[6] schlechte Hautdurchblutung[7] Nierendurchblutung, -perfusion[8] Lungenperfusionsszintigramm[9] Perfusor, Spritzenpumpe[10] 11

therapist [θerəpɪst] *n* *rel* **counselor**[1] [kaʊnᵗsᵊlɚ] *n*

specialist trained in methods of therapy other than operative and drug treatment

(chemo)therapeutic[2] [kiːmoʊ-] *adj term* • **therapy** *n & comb* • **counseling**[3] *n*

» *Close follow-up and a close patient-therapist relationship are necessary for sustained*[4] [eɪ] *dietary* [daɪətɚi] *change. Family members may need outside help in dealing with their grief through supportive counseling services.*

Use physical[5] / home / occupational[6] [eɪʃ] (*abbr* OT)/ rehabilitation nurse ***therapist*** • speech (and language)[7] / behavior[8] / grief[9] / activity ***therapist*** • enterostomal (*abbr* ET)/ sex / radiation ***therapist*** • registered respiratory[10] (*abbr* RRT)/ psycho***therapist*** [saɪk-] • (balance/ joint mobility/ ambulation/ muscle [mʌsl] control) exercise[11] ***therapy*** • inhalation / play[12] / art[13] / group ***therapy*** • family / behavior / nutrition[14] [ɪʃ] ***therapy*** • diet[15] / drug[16] / genetic [dʒ] ***counselor*** • vocational[17] [eɪʃ] (rehabilitation) / grief[9] [griːf] ***counselor*** • family / pastoral / weight control / genetic ***counseling*** • marital[18] / psychologic / smoking cessation[19] ***counseling***

Therapeut(in)
Berater(in)[1] therapeutisch[2] Beratung[3] langfristig[4] Physiotherapeut(in), Krankengymnast(in)[5] Ergo-, Beschäftigungstherapeut(in)[6] Logopäde/-in[7] Verhaltenstherapeut(in)[8] Trauerbegleiter(in), -therapeut(in)[9] gepr. Atemtherapeut(in)[10] Übungstherapie[11] Spieltherapie[12] Kunsttherapie[13] Ernährungstherapie[14] Ernährungsberater(in)[15] Drogenberater(in)[16] Berufsberater(in)[17] Eheberatung[18] Raucherentwöhnungsberatung[19] 12

dietitian [daɪətɪʃᵊn] *n* *syn* **dietician** *n*, *rel* **nutritionist**[1] [nuːtrɪʃᵊnɪst] *n* → U2-12; U79-3

professional specialized in nutritional care and food-service supervision

dietetics[2] *n term* • **dietetic**[3] *adj* • **dietary**[4] *adj & n clin* • **nutrition**[5] *n* • **nutritional** *adj*

» *If initial* [ɪʃ] *evaluation suggests dietary inadequacy*[6]*, formal assessment by a registered dietician is indicated. Dietary counseling by a trained dietitian is essential. Most nutritionists say that huge*[7] [hjuːdʒ] *doses of vitamin C do not decrease the incidence of the common cold*[8]*.*

Use registered (*abbr* RD)/ clinical / licensed [aɪs]/ consulting [ʌ]/ pediatric [iː] ***dietitian*** • public health ***nutritionist*** • ***dietetic*** assistant[9] / technician[9] [ɪʃ]/ food[10] • ***dietary*** fiber[11] [aɪ]/ allowance [aʊ] • to provide/maintain [eɪ] (adequate/ enteral) ***nutrition*** • ***nutritional*** counseling[12]

Diätspezialist(in), Diätetiker(in)
Ernährungswissenschaftler(in)[1] Diätetik, Ernährungstherapie[2] diätetisch, Ernährungs-, Diät-[3] diätetisch; Diätplan, -vorschrift[4] Ernährung[5] Mangel-, Fehlernährung, Malnutrition[6] sehr hohe[7] Schnupfen[8] Diätassistent(in)[9] Diätkost, -nahrung[10] Ballaststoffe[11] Ernährungsberatung[12] 13

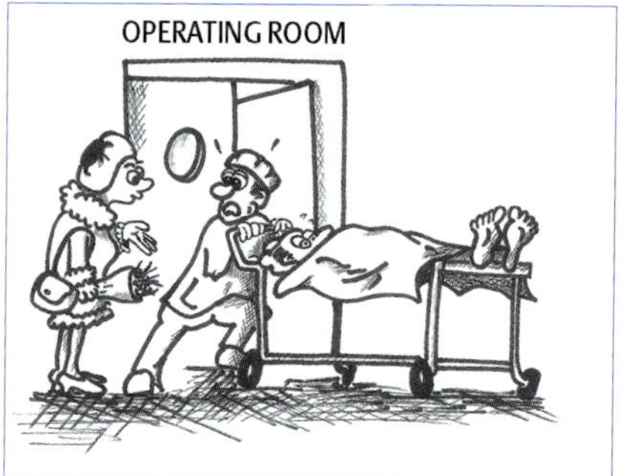

Overstaffed!? Don't make me laugh. This is the third operation I've carried out this morning – and I'm only the janitor!

orderly *n* *rel* **medical attendant**[1], **porter**[2], **diener**[2] [iː], **janitor**[3] [dʒæ-] *n*

untrained male hospital attendant[1] who works under the directions of a registered nurse and performs general non-medical duties, e.g. patient transports to and from the OR, preoperative shaving, etc.

» *Send all available personnel resources such as doctors, nurses, orderlies, and registration clerks* [ɜː] *to the emergency department where the incoming casualties*[4] [æʒ] *will arrive. Instruct an attendant to accompany the patient to the bathroom.*

Use ***orderly***-on-call[5] • hospital / domestic ***orderly*** • morgue[6] [mɔːrg] ***diener*** • nursing / ambulance / day care center[7] ***attendant***

Krankenpflegehelfer, Pfleger, Sanitäter *(mil.)*
Krankenpfleger(in)[1] Pflegehelfer[2] Hausmeister[3] eingelieferte Frischverletzte[4] diensthabender Krankenpflegehelfer[5] Angestellte(r) im Leichenschauhaus[6] Tagesstättenbetreuer(in)[7] 14

hospital volunteer [vɒːləntɪɚ] *n* *sim* **hospital auxiliary**[1] [ɒːgzɪlɚi], **ancillary** [ænᵗsəlɚi] **personnel**[2] *n*

nonprofessional helping out at a medical facility, e.g. operating the switchboard[3] on weekends

volunteer[4] *v* • **voluntary**[5] *adj* • **auxiliary** *adj* • **volunteerism**[6] *n term*

» *Volunteer services, including homemakers*[7]*, visiting nurses, and adult protective services may be helpful in maintaining the patient at home. Volunteerism by both health care professionals and lay* [leɪ] *individuals is common during a disaster.*

Use hospice / adult / emergency [ɜː] department[8] ***volunteer*** • Peace Corps / Good Samaritan ***volunteer*** • ***volunteer*** health care / blood donor[9] [oʊ] • nursing[10] ***auxiliary*** • ***ancillary*** health care worker[11] / procedure [siː]/ measures[12] [eʒ]

freiwillige(r)/ ehrenamtl. Krankenhaus-Helfer(in)
med. Hilfskraft[1] Hilfspersonal[2] Telefonvermittlung[3] etw. freiwillig tun[4] freiwillig; willkürlich[5] freiwilliger Einsatz[6] Haus- und Familienpflegerinnen[7] freiwillige(r) Helfer(in) i. d. Notaufnahme[8] freiwillige(r) Blutspender(in)[9] Kranken-pflege-, Schwesternhelfer(in)[10] Fürsorgehelfer(in)[11] Zusatzmaßnahmen[12] 15

Unit 17 Basic Medical Equipment & Supplies

Related Units: 18 At the Doctor's, 107 Physical Examination, 127 Basic Operative Techniques, 132 Surgical Instruments

17

doctor's bag *n* *syn* doctor's case [dɒːktɚs keɪs] *n*

portable case which holds items [aɪ] a doctor needs to handle a day's emergencies, e.g. a flashlight, tape measure[1] [eʒ], calipers[2], BM sticks[3], tablets, pain drugs, prescription pad[4], injectables[5] [dʒe], thermometer, lancets[6] [ˈs], neurological pins[7], surgical masks & gloves[8] [ʌ], catgut [ʌ], bandages[9], swabs[10], specimen collecting containers[11], and medical alert [ɜː] bracelets [eɪs] & tags[12]

» *Keep your doctor's bag locked when not in use and check the expiration [eɪʃ] dates[13] of all drugs six monthly. His worn-out doctor's bag is packed with measles [iː] vaccines[14] [ks]. Benzylpenicillin [sɪ] and erythromycin [aɪs] are listed as 'Doctor's Bag' items.*

Use full-sized / large-capacity [æs]/ state-of-the-art[15] ***doctor's bag*** • old-style / leather [e] ***doctor's bag*** • ***doctor's bag*** supplies[16] [aɪ]

Arzt-, Bereitschaftstasche
Maßband, Bandmaß[1] Greif-, Tastzirkel[2] Stuhlteststäbchen[3] Rezeptblock[4] Injektionsmittel[5] Lanzetten[6] neurolog. Testnadeln[7] Mundschutz u. OP-Handschuhe[8] Verbandmaterial[9] Tupfer[10] Abstrichröhrchen[11] med. Informationsarmbänder u. -plaketten[12] Ablaufdatum[13] Masernimpfstoff[14] d. neuesten Stand entsprechende Arzttasche[15] Inhalt d. Arzttasche[16] 1

stethoscope [steθəskoʊp] *n term*

instrument to hear and amplify the sounds produced by the heart [ɑː], lungs, and other internal organs, it consists of the bell (piece[1]), a flexible rubber [ʌ] tube and binaural [ɔː] earpieces[2]

stethoscopic *adj term* • **stethoscopy**[3] [steθɒːskəpi] *n rare*

» *Heart sounds[4] are audible by stethoscope, most prominently beneath the sternum [ɜː]. A pericardial friction [frɪkʃᵊn] rub[5] [ʌ] was elicited [ɪs] when firm pressure with the diaphragm [daɪəfræm] of the stethoscope is applied to the chest wall at the left lower sternal border.*

Use to be audible [ɒː] with/hear through/listen with ***a stethoscope*** • chest / binaural[6] / differential / electronic[7] / Doppler (ultrasonic)[8] / esophageal [-dʒiːəl]/ obstetrical[9] / diaphragm of the[10] ***stethoscope*** • ***stethoscope*** placement • ***the stethoscope*** is placed over *or* on a part of the body • ***stethoscopic*** examination / auscultation [ɒːskəl-]/ headset

Stethoskop
Bruststück, Schalltrichter[1] Ohroliven[2] Abhören, Auskultation[3] Herztöne[4] perikardiales Reibegeräusch[5] Schlauchstethoskop[6] elektron. Stethoskop[7] Doppler-Stethoskop[8] Hebammen-Stethoskop[9] Stethoskopmembran[10] 2

tongue depressor *or* blade [tʌŋ bleɪd] *n term* *rel* spatula[1] [spætʃələ] *n term*

broad wooden blade with rounded ends used for pressing down the tongue to allow for inspection of the fauces[2] [fɔːsiz] or for scraping[3] [eɪ] or lifting and mixing or spreading[4] [e] soft substances [ʌ]

depressed *adj term* • **spatulate**[5] *v* • **spatulation** *n*

» *Assess[6] tongue size and function with a flashlight and tongue blade. Check occlusion[7] [uːʒ] by retracting each cheek [tʃiːk] with a tongue depressor while the patient bites normally. One layer of the cream is applied with sterile technique [tekniːk], using a sterile tongue blade as an applicator[8].*

Use to insert [ɜː] *or* place/wipe [aɪ] away with[9] ***a tongue blade*** • sterile / splinting with a padded[10] ***tongue blade*** • laryngoscope[11] [ɪ]/ scalpel[12] ***blade*** • wooden[13] / plastic / metal ***spatula*** • ***depressed*** scar[14] [skɑːr]/ skull [ʌ] fracture[15] / mood[16] [uː]/ reflexes[17] • ***to spatulate*** vessels / the ureter [jʊɚ]/ an anastomosis[18]

Mund-, Zungenspatel
Spatel[1] Schlund, Rachen[2] Abschaben[3] Auftragen[4] spatulieren[5] feststellen[6] Verzahnung, Okklusion[7] Applikator[8] mit einem Zungenspatel abstreifen[9] Schienen mit e. gepolsterten Z.[10] Laryngoskop-Spatel[11] Skalpellklinge[12] Holzspatel[13] leicht eingedellte Narbe[14] Impressionsfraktur[15] gedrückte Stimmung[16] abgeschwächte Reflexe[17] e. Anastomose spatulieren[18] 3

flashlight *n* *syn* torch [tɔːrtʃ] *n BE*, *rel* headlight[1], head mirror[1] *n term*

small portable battery-powered electric lamp

lighted[2] [laɪtɪd] *adj* • **lighting**[3] *n* • **penlight**[4] *n* • **sunlight** [ʌ] *n*

» *Using a hand flashlight, shine[5] the light obliquely[6] [iː] and parallel to the plane of the iris [aɪ] across the cornea and anterior chamber[7] [eɪ]. Make sure that suction and adequate lighting are available. Illumination[8] with a penlight is necessary. Use a headlight, head mirror or other bright light source[9] and a suction device[10] [-aɪs] to determine [ɜː] the site of bleeding.*

Use hand-held ***flashlight*** • fiberoptic ***headlight*** • laryngeal[11] [dʒ]/ dental[12] / hand-held ***mirror*** • exposure [oʊʒ] to ***sunlight***

Taschenlampe
Stirnspiegel, -reflektor[1] be-, ausgeleuchtet[2] Beleuchtung[3] Diagnostikleuchte[4] leuchten[5] schräg[6] vordere Augenkammer[7] Be-, Ausleuchten[8] starke Lichtquelle[9] Absaugvorrichtung[10] Kehlkopfspiegel, Laryngoskop[11] Mund-, Zahnspiegel[12] 4

eye chart [tʃ] *n clin* *syn* Snellen *or* visual acuity chart *n term* → U59-8

symbols of graduated size for measuring visual acuity[1] [əkjuːəti] for far or near vision

» *The Amsler chart[2] (a finely squared [skweɚd] grid viewed from a distance of 35 cm) is the easiest method of detecting central field abnormalities[3] due to macular disease[4]. Snellen charts are used to test acuity at a distance of 6 m (20 ft).*

Use Amsler[2] / color vision [ɪʒ] test[5] ***chart*** • reading / wall[6] / hand-held / growth[7] [groʊθ] ***chart*** • ***Snellen*** test types[8] • ***eye*** speculum / bandage[9] [-ɪdʒ]/ drops / bank

(Snellen-)Sehprobentafel
Sehschärfe[1] Amsler-Netz, Gitternetz[2] Anomalien d. zentralen Gesichtsfeldes[3] Makulaerkrankung[4] pseudo-isochromat./ Ishihara-Tafeln[5] Wandkarte[6] Wachstumstabelle[7] Snellen-Sehproben[8] Augenverband[9] 5

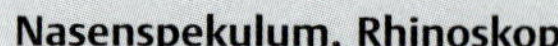

nasal speculum *n term* *syn* **rhinoscope** [raɪnəskoʊp] *n term*
rel **retractor**[1] *n term* → U132-16

a retractor designed to be inserted into the nasal [eɪ] cavity to facilitate[2] [sɪ] inspection and/or medication

rhinoscopy[3] [raɪnɒːskəpi] *n term* • **rhino-** *comb* • **-scope** *comb*

» *Use a narrow speculum lubricated[4] [uː] with water only. The speculum inserted into the patient's ear canal must be large enough to provide an airtight [aɪ] seal[5] [siːl]. Use the nasal speculum to systematically examine the walls of the nasal cavity for bleeding points.*

Use ear[6] / eye *or* lid[7] / vaginal[8] [dʒ]/ rectal[9] ***speculum*** • bivalve [æ] *or* duckbill[10] [ʌ]/ metal / three-pronged[11] [ɒː] ***speculum*** • water-lubricated / moistened / largest possible ***speculum*** • ***speculum*** examination / tip[12] • laryngo [lərɪŋgəskoʊp]/ ophthalmo[7]/ gastro[13]/ endo***scope*** • broncho[14] [k]/ colono/ arthro***scope*** • to perform ***rhinoscopy*** • evident on / conventional ***rhinoscopy*** • ***rhino***rrhea[15] [raɪnəriːə] /phyma [raɪnoʊfaɪmə] /sinusitis [aɪ] /virus [aɪ] • ***rhino***scleroma /tomy /plasty[16]

Nasenspekulum, Rhinoskop
(Wund)spreizer[1] ermöglichen[2] Rhinoskopie, Nasenspiegelung[3] gleitfähig gemacht[4] luftdichter Verschluss[5] Otoskop, Ohrenspekulum[6] Augenspiegel, Ophthalmoskop[7] Scheidenspekulum[8] Mastdarmspekulum[9] Doppelspekulum[10] 3-Blatt-Spekulum[11] Spekulumspitze[12] Gastroskop[13] Bronchoskop[14] Rhinorrhoe, Nasenausfluss[15] Nasenplastik, Rhinoplastik[16] 6

otoscope [oʊtəskoʊp] *n term* *syn* **auriscope** [ɔː] *n term, rel* **tuning fork**[1] *n clin*

instrument for examining the ear and the drum [ʌ] membrane[2]

otoscopic *adj term* • **otoscopy**[3] [ɒː] *n* • **oto-** *comb*

» *A pneumatic [n(j)uːm-] otoscope[4] with a rubber suction [ʌ] bulb and tube is used to assess mobility of the tympanic membrane[2]. The fissure [ɪʃ] can be identified by inspecting the anal [eɪ] canal with an anoscope [eɪ] or an otoscope, using a large speculum. The tines[5] [aɪ] of a vibrating [aɪ] tuning fork are held first near the pinna[6], then the stem of the still-vibrating fork is placed in contact with the mastoid process.*

Use pneumatic[4] ***otoscope*** • vibrating / 128-cycle / 256-Hz ***tuning fork*** • ***tuning fork*** test[7] • ***otoscopic*** examination[3] / findings[8] / signs of inflammation [eɪʃ] • pneumatic ***otoscopy*** • ***oto***laryngologist[9] /logic emergency /toxic[10] /rrhea

Otoskop, Ohrenspekulum
Stimmgabel[1] Trommelfell[2] Ohr(en)spiegelung, Otoskopie[3] Otostroboskop, Otoskop m. Anschluss für pneumat. Trommelfelltest[4] Zinken[5] Ohrmuschel, Auricula[6] Stimmgabelprüfung[7] Otoskopiebefund[8] HNO-Arzt/ Ärztin, Facharzt/-ärztin f. Hals-Nasen-Ohrenheilkunde[9] ototoxisch[10] 7

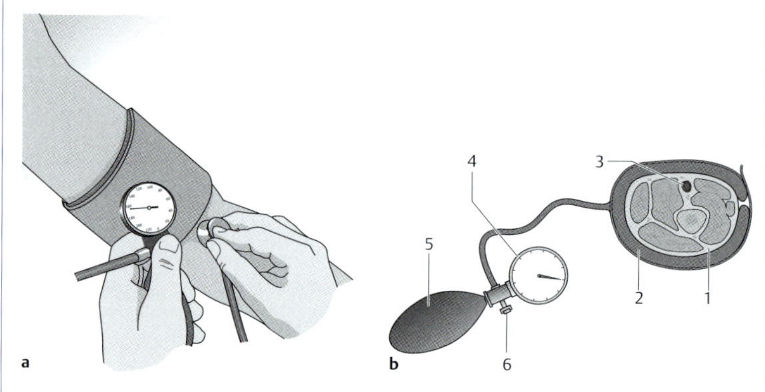

Blood pressure measurement: **(a)** the blood pressure measuring cuff, **(b)** sphygmomanometer in place: upper arm **(1)**, cuff **(2)**, brachial artery **(3)**, manometer **(4)**, bulb **(5)**, air vent valve **(6)**

sphygmomanometer [sfɪgmoʊmənɒːmət̬ɚ] *n term*
rel **blood pressure cuff**[1] [ʌ], **tourniquet**[2] [tʊɚ‖tɜːrnɪkɪt] *n term*

instrument consisting of an inflatable [eɪ] cuff[3], inflating bulb[4] [ʌ], and a gauge[5] [geɪdʒ] for measuring [eʒ] blood pressure

(sphygmo)manometry[6] *n term* • **sphygmo-** *comb*

» *Hearing Korotkoff sounds by stethoscope and sphygmomanometer is the most common measure of blood pressure. If an extremity is to be catheterized, apply [aɪ] the tourniquet above the site. Rotating tourniquets are effective with BP cuffs applied to three limbs [lɪmz].*

Use well-calibrated[7] ***sphygmomanometer*** • ***sphygmomanometer*** bulb • BP[1] / rubber[8] [ʌ]/ arm ***cuff*** • leg / endotracheal [eɪk] tube[9] ***cuff*** • ***cuff*** (inflation) pressure[10] / deflation / size[11] • to apply *or* place[12]/act as/inflate/release [iː] /remove ***a tourniquet*** • arterial [ɪɚ]/ orthopedic [iː]/ limb ***tourniquets*** • arm / rotating ***tourniquets*** • ***tourniquet*** time[13] / effect / ischemia[14] [ɪskiː-] • ***tourniquet*** test[15] / injury[16] • indirect cuff[6] ***sphygmomanometry*** • ***sphygmomanometric*** measurement[6] [eʒ] • ***sphygmo***manometric /graph[17] /gram

Blutdruckmessgerät, Sphygmomanometer
Blutdruckmanschette[1] Tourniquet, Stauschlauch, -manschette[2] aufblasbare Manschette[3] Ballon[4] Messgerät[5] indirekte/ unblutige Blutdruckmessung, RR-Messung[6] geeichtes Blutdruckmessgerät[7] Gummimanschette[8] Tubusmanschette, Cuff[9] Manschettendruck[10] Manschettenbreite[11] e. Staumanschette anlegen[12] Dauer d. Staudrucks[13] Esmarch-Blutleere[14] Rumpel-Leede-Test/-Stauversuch[15] Tourniquetsyndrom[16] Sphygmograph, Pulsschreiber[17] 8

reflex hammer [riːfleks hæmɚ] *n* *syn* **neurologic hammer** *n term* → U113-1
rel **percussion** [ʌ] **mallet**[1] [mælᵊt], **percussor**[1], **plessor**[1] *n term* → U107-8

small hammer with soft rubber head used to tap[2] tendons, nerves [ɜː], or muscles [mʌslz] directly or indirectly (e.g. with a plessimeter in mediate [iː] percussion[3] of the chest)

plexor[1] [pleksɚ] *n term* • **plessimeter** *or* **pleximeter**[4] [ples||pleksɪmətɚ] *n*

» *With the arm gently* [dʒ] *flexed at the elbow, tap the biceps* [baɪseps] *tendon with a reflex hammer. The reflex hammer is a percussion hammer which can be used to test reflexes. Using a reflex hammer, deep tendon reflexes are elicited*[5] [ɪs] *in all four extremities.*

Use triangular ***reflex hammer*** • patella / percussion[1] / Babinski ***hammer*** • ***hammer*** technique • to trigger *or* elicit[6]/test ***a reflex*** • deep tendon[7] / knee (jerk) [dʒɜːrk] *or* patellar[8] / plantar[9] ***reflex*** • ***reflex*** arc[10] [ɑːrk]/ response[11] / movement / contraction[12] • ***reflex*** latency [eɪ]/ inhibition[13] / testing[14] • light *or* gentle[15] / deep[16] / forceful[17] / vigorous[17] ***percussion*** • fist / muscle / abdominal / chest / vertebral [ɜː] ***percussion*** • ***percussion*** note[18] / tympany[19] [ɪ] / tenderness[20] • dull [ʌ] ***percussion*** note[21] • hyperresonance[22] / dullness[21] ***to percussion***

Reflexhammer
Perkussionshammer[1] beklopfen[2] indirekte/ mittelbare Perkussion[3] Plessimeter[4] ausgelöst[5] e. Reflex auslösen[6] Sehnenreflex[7] Patellarsehnenreflex[8] Plantar-, Fußsohlenreflex[9] Reflexbogen[10] Reflexantwort[11] reflektor. Kontraktion[12] Reflexhemmung[13] Reflexprüfung[14] leise Perkussion[15] Tiefenperkussion[16] kräftige P.[17] Perkussions-, Klopfschall[18] tympanitischer Klopfschall[19] Perkussionsempfindlichkeit[20] gedämpfter Klopfschall[21] hypersonorer Klopfschall[22]
9

syringe [sɪrɪndʒ] *n* *rel* **Vacutainer (tube)**[1] [vækjʊteɪnɚ t(j)uːb] *n term*

instrument for injecting [dʒe] or withdrawing [ɒː] fluids which consists of a barrel[2] [bærᵊl], plunger[3] [plʌndʒɚ], barrel tip, and hub [ʌ] opening[4] to which the needle shaft [ʃæft] is connected

» *A separate syringe and needle should be used for each vaccine*[5] [væksiːn]. *Grasp the syringe or Vacutainer in the dominant hand while palpating the vein* [eɪ] *with the index finger*[6] *of the other hand. Pus*[7] [ʌ] *was aspirated into a syringe percutaneously.*

Use to fill[8]/draw up into *or* load[8]/empty/(dis)connect/remove ***a syringe*** • attached [ætʃ]/ sterile / disposable[9] / glass / plastic ***syringe*** • heparinized[10] / prefilled [iː] *or* preloaded / 10-mL ***syringe*** • bulb[11] / tuberculin / suction[12] [sʌkʃᵊn] ***syringe*** • insertion [-sɜːrʃᵊn]/ irrigating[13] ***syringe*** • ***syringe*** opening / plunger / holder • ***syringe*** irrigation / fluid[14] • ***Vacutainer*** equipment / system [ɪ]

Spritze
Blutentnahmeröhrchen, Vacutainer-Kanüle[1] Zylinder[2] Kolben[3] Kanülenansatz[4] Impfung[5] Zeigefinger[6] Eiter[7] eine Spritze aufziehen[8] Einweg-, Einmalspritze[9] heparinisierte Spritze[10] Ballonspritze[11] Aspirationsspritze[12] Spülspritze[13] Injektionsflüssigkeit[14]
10

hypodermic (needle) [haɪpədʒɜːrmɪk niːdᵊl] *n clin & jar* → U132-5, U136-6

hollow needle, similar to but smaller than an aspirating needle, used primarily for injection

needle[1] *v jar & clin* • **needling**[2] *n* • **needlestick**[3] *n*

» *Are you sure he did not engage* [-geɪdʒ] *in nonsterile practices such as recycling*[4] *hypodermic needles? Check the skin for evidence of trauma* [ɒː] *or hypodermic injections. Insert the needle just under the skin and pull the plunger back gently to create a slight vacuum.*

Use ***hypodermic*** equipment[5] / syringe / injection[6] / administration[7] • to grasp/hold /insert *or* introduce[8]/advance[9]/guide ***the needle*** • to direct/push/rotate/remove *or* withdraw[10] ***the needle*** • syringe and / disposable / large-bore[11] ***needle*** • fine / 22-gauge[12] [geɪdʒ]/ 6.5-cm *or* 2 1/2-in / steel[13] [iː] ***needle*** • bevel[14] / lumen [uː]/ shaft / tip / hub[15] ***of the needle*** • introducing / tapered[16] [eɪ]/ probing[17] [oʊ]/ butterfly [ʌ] ***needle*** • catheter-clad *or* catheter-over ***needle*** • blunt[18] [ʌ]/ anesthetizing [e]/ spinal [aɪ] ***needle*** • thoracentesis [iː]/ scalp vein / Vacutainer[19] ***needle*** • ***needle*** point / size / hub[15] / holder[20] • ***needle*** insertion / placement / entry[21] • ***needle*** site[21] / pressure / aspiration / biopsy [aɪ] • ***needle*** puncture [ʌ] mark[22] / sharing[23] [eɚ]/ puncture • ***needlestick*** injury[24]

Subkutan-, Injektionsnadel
durchstechen, punktieren[1] Punktion[2] Nadelstich[3] wiederverwenden[4] Injektionsbesteck[5] subkutane Injektion[6] subk. Applikation/ Verabreichung[7] d. Nadel einführen/ einstechen[8] d. N. vorschieben[9] d. N. herausziehen[10] großlumige Hohlnadel[11] 22er-Nadel (N. m. 0,71 mm Außendurchmesser)[12] Metallnadel[13] abgeschrägte Nadelspitze[14] Nadel-, Kanülenansatz[15] spitze N.[16] chirurg. Sonde[17] stumpfe Nadel[18] Spritzennadel[19] Nadelhalter[20] Einstichstelle[21] Punktionsnarbe[22] gemeinsame Verwendung v. Nadeln (bei Drogengebrauch)[23] Nadelstichverletzung[24]
11

kidney dish [kɪdni dɪʃ] *n term* *syn* **kidney tray** [treɪ] *n term*
rel **specimen jar**[1] [spesɪmᵊn dʒɑːr], **tray**[2], **lotion bowl**[3] [loʊʃᵊn boʊl] *n term*

kidney-shaped receptacle commonly used as an emesis basin[4] [eɪ] and for many other clinical purposes

» *I quickly grabbed a kidney dish from a nearby trolley*[5] *and held it to her mouth. Place these instruments in a sterile kidney dish. The placenta* [se] *is delivered into a kidney dish and the midwife*[6] *will examine it carefully to make sure that it is complete.*

Use stainless [eɪ] steel[7] / sterling [ɜː] silver / enamel[8] ***kidney dish*** • plastic / reusable[9] [juː] ***kidney dish*** • Petri[10] ***dish*** • instrument[11] / catheter ***tray*** • bedside[12] / ash[13] ***tray*** • grinding [aɪ]/ denture[14] [-tʃɚ]/ toilet[15] ***bowl*** • sterile ***specimen jar***

Nierenschale
Probenglas[1] Auflagetablett, Tray, Schale[2] Testschälchen[3] Speischale[4] Rollwagen[5] Hebamme[6] Nierenschale aus Edelstahl[7] N. aus Email[8] wiederverwendbare N.[9] Petri-Schale[10] Instrumentenschale, -tray[11] Esstablett[12] Aschenbecher[13] Behälter f. Zahnprothese[14] Toilettenbecken[15]
12

swab [swɒːb] *n & v clin & term* *syn* **cotton applicator** [kɒːtᵊn æplɪkeɪtɚ] *n term*
rel **pad**[1] [pæd], **glass slide**[2] [slaɪd] *n* → U116-5

(n, i) stick-like instrument with absorbent gauze[3] [gɔːz] or cotton used for cleansing [e] or drying the skin, applying[4] topical medications, or for collecting specimens for analysis in the lab (ii) a specimen taken with a swab

swabbing *n* • **apply** [aɪ] *v* • **application**[5] *n* • **pad**[6] *v* • **padded**[7] *adj* → U140-19

» *Swab the mouth around the molars and cheeks. Positive areas should be swabbed with a premoistened*[8] *swab. Use one applicatorful of this cream vaginally* [dʒ] *at bedtime for 7 days. Wash the area with sterile gauze pads soaked* [oʊ] *in a cleansing agent* [eɪdʒ].

Use to apply/cleanse[9]/collect ***with a swab*** • (sterile) cotton / cotton-tipped[10] ***swab*** • plastic-shafted bulb ***swab*** • throat [oʊ]/ nasal[11] / pharyngeal [dʒ] ***swab*** • anal / vaginal / cervical[12] [ɜː]/ urethral [iː] ***swab*** • ***swab*** sample *or* specimen[13] / culture [ʌ] • sterile / moist / wet ***cotton applicator*** • cotton-tipped[10] / wooden ***applicator*** • fluoride[14] / silver nitrate [aɪ] ***applicator*** • cotton gauze / alcohol ***pad*** • plastic-coated absorbent / alcohol prep[15] ***pad*** • electrode / eye[16] / nasal [eɪ] drip / heel[17] [iː] ***pad*** • (volar) fat[18] / finger / protective[19] ***pad*** • knee[20] [niː]/ shoe / note[21] / prescription / heating ***pad*** • gentle / throat ***swabbing*** • ***to apply*** a dressing[22] / a cream[23] / ice bags • ***to apply*** a tourniquet[24] / a cast[25] [kæst]/ pressure[26] / suction[27]

(i) (Stiel)tupfer, Watteträger
(ii) Abstrich; abtupfen
Bausch; Kissen, Polster; Kompresse[1] Objektträger[2] Gaze, Mull[3] aufbringen, applizieren[4] Anwendung, Applikation[5] (aus)polstern, füttern, wattieren[6] gepolstert, -füttert[7] befeuchtet[8] mit e. Tupfer reinigen[9] Wattestäbchen[10] Nasenabstrich[11] Zervixabstrich[12] Abstrichmaterial[13] Fluoridapplikator[14] Alkoholtupfer z. Desinfektion[15] Augenklappe[16] Fersenfettgewebe; Fersenpolster[17] Fettpolster[18] Schutzpolster[19] Knieschützer[20] Notizblock[21] e. Verband anlegen[22] e. Creme auftragen[23] e. Stauschlauch anlegen[24] e. Gipsverband anlegen[25] Druck ausüben[26] absaugen[27] 13

lubricant [luːbrɪkənt] *n & adj* → U9-8

(n) substance capable [eɪ] of reducing friction[1] [frɪkʃᵊn] by making surfaces smooth[2] [uː] or slippery[3]

lubricate[4] *v* • **lubricating** *adj* • **lubrication**[5] *n* → U56-9

» *Insert the warmed, water-lubricated speculum into the upper vagina* [dʒaɪ]. *Lubricating jelly*[6] [dʒeli] *should not be used, since it may interfere* [-fɪɚ] *with the Pap test*[7]. *Lubricate the end of the tracheal* [k] *tube.*

Use to apply/inject/act as[8] ***a lubricant*** • artificial [ɪʃ]/ high-viscosity / bland[9] ***lubricant*** • water-soluble[10] / hydrophobic ***lubricant*** • coital / spermatotoxic[11] / sterile ***lubricant*** • glove [ʌ]/ anesthetic / ocular[12] ***lubricant*** • ***lubricant*** fluid • ***lubricating*** ointment[6] [ɔɪ]/ lotion [oʊʃ]/ eye drops[12] • (decreased) vaginal[13] / insufficient [ɪʃ]/ generous[14] [dʒe] ***lubrication***

Gleitmittel; schmierend, Gleit-
Reibung[1] glatt, geschmeidig[2] gleitfähig, schlüpfrig[3] (ein)fetten, -schmieren, gleitfähig machen[4] Schmieren, Ölen, Lubrikation[5] Gleitgel[6] Pap-Test, -Abstrich[7] als Gleitmittel wirken/ fungieren[8] reizarmes Gleitmittel[9] wasserlösl. Lubrikans[10] spermizides Gleitmittel[11] benetzende Augentropfen[12] Scheidenlubrikation[13] reichliches Einfetten/ Einschmieren[14] 14

disinfectant *n & adj term* → U139-5 *syn* **germicide** [dʒɜːrmɪsaɪd] *n term*

(n) antiseptic chemical capable of killing vegetative forms of germs[1] but usually not bacterial spores[2]

disinfect[3] *v* • **disinfection**[4] *n* • **germicidal** *adj* • **-cide, -cidal** *comb* → U90-5

» *Contaminated surfaces may be easily disinfected with household bleach*[5] [bliːtʃ], *commercial disinfectants (e.g. Lysol), or 70% isopropyl* [aɪsəproʊpᵊl] *alcohol. Is there a history of skin reactions to iodine*[6] [aɪədɪn], *thimerosal* [θaɪmerəsæl] *or other germicides?*

Use chemical / skin[7] / organic iodine / halogenated [dʒə]/ mild ***disinfectant*** • ***disinfectant*** soap [oʊ]/ solution[8] [uːʃ] • ***germicidal*** soap / action *or* effect[9] • ***to disinfect*** the hands / the skin / equipment[10] • heat[11] / chlorine / high-level[12] ***disinfection*** • amebi [iː]/ fungi[13] [ʌ]/ pesti***cide*** • insecti/ herbi [(h)ɜːrbɪsaɪd]/ rodenti***cide*** • bacteri[14]/ viru/ microbi***cidal***

Desinfektionsmittel; Desinfiziens, keim(ab)tötendes Mittel; desinfizierend
Keime[1] Bakteriensporen[2] desinfizieren, entseuchen, -keimen[3] Desinfektion[4] haushaltsübliches Bleichmittel[5] Iod[6] Hautdesinfektionsmittel[7] Desinfektionslösung[8] keimtötende Wirkung[9] Gegenstände/ Geräte desinfizieren[10] Heißluftdesinfektion[11] high-level Desinfektion[12] Fungizid, Antimykotikum[13] bakterizid, bakterienabtötend[14] 15

(doctor's) white coat [koʊt] *n* *sim* **medical tunic**[1] [t(j)uːnɪk] *n*
rel **name tag** *or* **ID badge**[2] [bædʒ] *n*

garment with long sleeves that covers the body from shoulder down and is worn over normal clothes

» *When on duty*[3], *you must wear your white doctor's coat with your ID badge attached to the left breast pocket. Orientation to person is helped by medical personnel wearing large name tags. When I see a doctor or a nurse in a white coat I become apprehensive*[4] *and my blood pressure soars*[5] [ɔː]. *This doctor's coat, with its wrinkle-resistant fabric*[6] *and three spacious*[7] [eɪʃ] *pockets, functions nicely as a portable office. This excellent 'how-to' book of challenging medical interviews*[8] *belongs in every doctor's coat pocket.*

Use lab[9] / (unisex) doctor's / clean ***coat*** • to put on/wear[10]/be (dressed) in ***a doctor's coat*** • ***white coat*** ceremony[11] / response • ***white coat*** effect / syndrome[12] / hypertension • to wear a ***name tag*** • identification[13] / Medic-Alert[14] / triage ***tag***

Arztkittel, weißer Kittel
OP-Schutzkittel[1] Namensschild[2] im Dienst[3] ängstlich[4] schnellt in die Höhe, steigt rapide[5] knitterfreier Stoff[6] groß und tief[7] schwierige Anamnesegespräche[8] Labormantel[9] e. weißen Kittel tragen[10] Promotionsfeier[11] Angst vor Ärzten, Arztphobie[12] Erkennungsmarke[13] medizin. Informationsplakette[14] 16

pager *n* *syn* **beeper, bleep** *n jar BE, rel* **intercom system**[1], **loudspeaker**[2] *n*

device [dɪvaɪs] that makes a bleeping [iː] noise when the doctor is wanted on the phone

page[3] *vt* • **paging** [peɪdʒɪŋ] *n* • **bleep**[3] [bliːp] *v inf & jar BE* • **beep**[4] [biːp] *n*

» *You are asked to carry this pager with you so that you can quickly respond in case of an emergency. For wireless*[5] [aɪ] *instant messaging, most hospital doctors carry a pager. Make sure you don't leave the hospital with a beeper that is needed on the next shift*[6]. *My bleep went off*[7] *but it was a false alarm.*

Use to carry/be available [eɪ] on[8]/turn off ***the pager*** • in-hospital[9] / on-call[10] / digital [ɪdʒ] ***pager*** • ***pager*** number / authorization list[11] / relay [eɪ] • ***paging*** system • hospital-wide[9] ***beeper*** • ***beeper*** service / call • hospital[9] ***bleep***

Note: In the U.S. ***bleep*** refers to the noise used to drown obscenities on TV.

Funkrufempfänger, Piepser
Gegensprechanlage[1] Lautsprecher[2] (jem.) auspiepsen[3] Piepston, -signal[4] drahtlos[5] Dienst[6] ertönte, klingelte[7] über d. Piepser erreichbar sein[8] krankenhausinterner Piepser[9] Piepser für d. Bereitschaftsdienst[10] Piepsergenehmigungsliste[11]

17

18

Unit 18 At the Doctor's

Related Units: 15 **Medical Staff,** 17 **Medical Equipment,** 19 **On the Ward,** 20 **Hospital Routines,** 102 **History Taking,** 9 **Drugs & Remedies**

doctor's *or* **physician's office** [fɪzɪʃᵊnz ɒːfɪs] *n* *syn* **(doctor's) surgery** [sɜːrdʒᵊri] *n BE, rel* **(doctor's) practice**[1] [præktɪs] *n*

facility [sɪ] or room where a physician sees and treats [iː] patients

official[2] [ɪʃ] *n & adj* • **officer** *n* • **practice**[3] *v, BE* **–ise**
malpractice *n* • **practitioner**[4] [ɪʃ] *n*

» *Patients who cannot be depended on should be asked to come to the physician's office for a shot*[5]. *Beginning at 3 years of age, office screening* [iː] *of vision* [ɪʒ] *should be performed. Office BP is often higher than that obtained* [eɪ] *at home. It is now common practice in obstetrics*[6] *to obtain antenatal* [eɪ] *ultrasonography* [ʌltrə-]. *The amount of depot fat is best estimated in office practice by measuring* [eʒ] *body weight* [weɪt] *and relating it to height* [haɪt].

Use to attend/be brought to/arrive at/return to ***the doctor's office*** • primary [aɪ] care[7] / GP's[7] / urologic / obstetrician's [ɪʃ] ***office*** • ***office***-based physician[8] / personnel / assistant[9] / nurse[9] [ɜː]/ hours[10] [aʊᵊz]/ equipment / supplies [aɪ] • ***office*** schedule[11] [sk||ʃedjuːl]/ visit / management / evaluation[12] • ***office*** protocol book / file [aɪ]/ practice[13] / procedure[14] [siː] • ***office*** population[15] • to see[16]/call in ***a doctor*** • to run a[17] ***practice*** • to establish a[18] / to go into[18] ***practice*** • doctor in private/ general/ family/ group[19] ***practice*** • obstetric / surgical [ɜː]/ pediatric / urologic / dental ***practice*** • (in everyday/ current [ɜː]/ good) clinical / routine medical[20] ***practice*** • medical[21] ***malpractice*** • ***malpractice*** case / law(suit) [lɒːsuːt]/ insurance [ʃʊᵊ]/ damage awards[22] [ɔː] • ***practice*** guideline [aɪ]/ advisory[23] [aɪ]/-oriented • ***practice*** patterns / settings[24] / standards • ***to practice*** medicine / safer sex • ***surgery*** hours[10] • medical / general[25] (*abbr* GP)/ infection-control ***practitioner*** • mental health[26] [helθ]/ dental / folk[27] [foʊk] ***practitioner*** • nurse[28] / rural[29] [rʊᵊᵊl]/ experienced [ɪᵊ] ***practitioner*** • health care[30] / state ***official*** • ***official*** policy [pɒːlɪsi] • public [ʌ] health / medical[31] / house[32] / police ***officer***

(Arzt)praxis
Ordination, (Arzt)praxis; Praxisalltag[1] Beamter/-in; offiziell, amtlich, Amts-, Dienst-[2] praktizieren, ausüben; üben[3] prakt. Arzt/ Ärztin, Praktiker(in)[4] Injektion[5] Geburtshilfe[6] Praxis d. Hausarztes/ -ärztin[7] niedergelassene(r)/ praktizierende(r) Arzt/ Ärztin[8] Arzthelfer(in)[9] Ordinationszeiten[10] Praxisablauf[11] ambulante Abklärung[12] Praxisalltag[13] ambul. Eingriff[14] Patienten(gut)[15] e. Arzt aufsuchen/ konsultieren[16] e. Praxis führen[17] e. Praxis eröffnen[18] Gemeinschaftspraxis[19] ärztl. Routinetätigkeiten[20] ärztl. Behandlungs-/ Kunstfehler[21] Schadensersatz f. ärztl. Kunstfehler[22] prakt. Ratgeber[23] i. der Praxis[24] prakt. A., Allgemeinmediziner(in)[25] Psychiater(in)[26] Heilpraktiker(in), Naturarzt/-ärztin[27] Arzthelfer(in), Krankenschwester[28] Landarzt/-ärztin[29] Beamter/-in i. Gesundheitsdienst[30] Amtsarzt/ -ärztin[31] ®Assistenzarzt/-ärztin, Turnusarzt/ -ärztin (öst.)[32]

1

(medical) appointment *n* *rel* **office visit**[1], **cancellation**[2] [kænᵗs-] *n*

visit to a physician's office, clinic or outpatient department[3] arranged [eɪ] in advance[4]

(re)appoint[5] *v* • **interappointment** *adj* • **previsit** *adj* • **visitor** *n* • **cancel**[6] *v*

» *She was discharged*[7] [dɪstʃɑːrdʒd] *with an appointment for a neurologist the next day. A complete history should be obtained at the first office visit. In the busy* [ɪ] *practice a previsit questionnaire helps to streamline*[8] [iː] *history taking. We'll have to reappoint Mr. Hill. We need a backup list of patients who will come in at short notice*[9] *for last-minute cancellations.*

Use to make[10]/seek [iː] /fix[10]/schedule/arrange[10] [eɪ] /give sb./have/keep ***an appointment*** • broken[11] / examination / dental[12] / return[13] / follow-up[14] ***appointment*** • ***appointment*** date / scheduling[15] / keeping / book[16] / card[17] • by ***appointment*** only[18] • medical[1] / patient / physician ***visit*** • clinic / outpatient / dental / home[19] ***visit*** • monthly / twice-yearly / initial [ɪʃ] *or* first ***visit*** • repeat / return[20] / (un)scheduled / follow-up ***visit*** • preoperative / postsurgical / pre- *or* antenatal[21] [eɪ] ***visit*** • acute care / emergency department ***visit*** • well-child / preschool [iː]/ health supervision[22] [ɪʒ] ***visit*** • hospital ***visitor*** • ***to cancel*** an appointment / elective surgery

(Arzt-, Behandlungs)termin
Arztbesuch[1] Terminabsage[2] Ambulanz[3] im Voraus[4] einen (neuen) Termin geben[5] absagen, stornieren[6] entlassen[7] effizienter gestalten[8] auf Abruf[9] e. Termin vereinbaren[10] nicht eingehaltenener T.[11] Zahnarzttermin[12] Kontrolltermin[13] Nachsorgetermin[14] Terminvereinbarung[15] Terminkalender[16] Bestellkarte (f. Arzttermin)[17] nur nach Vereinbarung[18] Hausbesuch[19] Kontrolluntersuchung, Kontrolle[20] Schwangerschaftsvorsorgeuntersuchung[21] Vorsorgeuntersuchung[22]

2

18

receptionist [rɪsepʃᵊnɪst] *n* *rel* **reception room** *or* **waiting room**[1] *n*

assistant at the reception desk[2] who manages the appointments, telephone calls, office schedule, etc.

» *My receptionist will give you a new appointment. The receptionist is not only the up-front contact for the patient but is also involved in book-keeping or backing up*[3] *in the lab. All right, I'll try to squeeze*[4] [iː] *you in today. Please complete this checklist in the waiting room. A list of the scheduled* [ʃ‖skedjuːld] *patients and appointment times should be prepared and ready for the receptionist as each patient arrives.*

Use medical / patient / clinic / admitting[5] / radiology section ***receptionist*** • ***receptionist***'s window[6] • ***receptionist*** training • ***waiting*** area[7] / list[8] / period[9] / time[9]

Sprechstundenhilfe
Warteraum, -zimmer[1] Anmeldung[2] aushelfen[3] einschieben[4] Aufnahmesekretärin[5] Anmeldeschalter[6] Wartebereich[7] Warteliste[8] Wartezeit[9] 3

(medical) advice [-aɪs] *n* *sim* **counseling**[1] [aʊ] *n*, *rel* **(medical) attention**[2] *n*

recommendation or proposal [oʊ] for an appropriate course [kɔːrs] of action

advise[3] [ədvaɪz] *v* • **(in)advisable**[4] *adj* • **attend (to)**[5] *v* • **counsel** *v* • **counselor**[6] *n*

» *A frank discussion of the patient's status should be coupled* [ʌ] *with sound* [aʊ] *advice*[7] *about smoking, diet* [daɪət]*, and work habits. She was strongly advised to prevent conception* [se] *during the 90 days following rubella vaccination* [ks]*. Any deterioration of vital* [aɪ] *signs demands prompt attention. Sexually active adolescents* [es] *should be counseled to use condoms. Postoperatively, the surgeon must attend to*[8] *the patient's emotional* [oʊʃ] *needs.*

Use to seek[9]/offer/give/provide/obtain [eɪ] /reject [dʒe] ***(medical) advice*** • to leave the hospital against medical[10] (*abbr* AMA) ***advice*** • health / expert / travel ***advice*** • dietary[11] / practical / telephone / late-at-night ***advice*** • ***advice*** regarding air travel / on tobbacco use • ***advice*** from a physician[12] / for patients • to seek[13] ***medical attention*** • to pay/draw[14]/require/bring to[15]/receive ***attention*** • to come to/attract[16]/escape/divert[17] [ɜː] /focus/gain sb.'s ***attention*** • clinical / surgical ***attention*** • ***to advise*** rest / elevation of the leg[18] / the use of crutches [ʌ] • ***to advise*** against lavage[19] [ɑːʒ]/ sb. of a poor prognosis[20] • ***to counsel*** a patient / sb. about risks[21] • office-based / diet / risk-reduction / smoking cessation[22] ***counseling*** • premarital / parental / family ***counseling*** • contraceptive[23] / cancer / genetic[24] / psychologic [saɪk-] / marriage[25] ***counseling*** • nutritional[26] / weight control / supportive / behavioral [eɪ] ***counseling*** • bereavement [iː] *or* grief[27] / pastoral / rape[28] [reɪp] ***counseling*** • ***counseling*** services[29] / team / session[30] / program / strategies • drug[31] / grief ***counselor***

ärztlicher Rat
Beratung[1] (ärztliche) Behandlung[2] raten; empfehlen[3] ratsam, empfehlenswert[4] s. kümmern um[5] Berater(in)[6] kompetenter Rat[7] sich kümmern um[8] e. Arzt zu Rate ziehen, e. ärztl. Rat einholen[9] d. Krankenhaus gegen Revers verlassen[10] Diätempfehlung[11] ärztl. Rat[12] s. in ärztl. Behandlung begeben, e. Arzt aufsuchen[13] d. Aufmerksamkeit lenken (auf)[14] zur Kenntnis bringen[15] Aufmerksamkeit erregen[16] ablenken[17] Hochlagern d. Beins empfehlen[18] von e. Lavage abraten[19] jem. über e. ungünstige Prognose unterrichten[20] jem. über mögl. Risiken aufklären[21] Raucherentwöhnungsberatung[22] Empfängnisverhütungsberatung[23] genetische B.[24] Eheberatung[25] Ernährungsberatung[26] Trauerarbeit[27] Beratung v. Vergewaltigungsopfern[28] Beratungsdienst[29] Beratungsgespräch[30] Drogenberater(in)[31] 4

recommend *v* *rel* **advocate**[1], **propose**[2], **urge**[3] *v* → U73-11

to suggest a course of action, option, or plan because it is suitable in a particular situation

recommended[4] *adj* • **commendable**[5] *adj* • **recommendation**[6] *n*

» *Many physicians recommend aspirin in doses of 300 mg per day. He denied*[7] [aɪ] *coughing in order to avoid recommendations to quit smoking*[8]*. Urologic referral is recommended for women with frequent recurrences of cystitis*[9]*. Lower dosages are advocated for patients with renal insufficiency*[10]*. Your physician proposed this therapy on the basis of his clinical judgment*[11]*. Urge patients to report undesired effects before stopping medication.*

Use ***to reommend*** a change of life-style / hospitalization • ***to reommend*** a follow-up[12] / dry skin care / against sth.[13] • ***to advocate*** immobilization / surgery[14] / steroids • ***to propose*** an exercise program • ***recommended*** dosage / regimen[15] [edʒ]/ for children / dietary [aɪ] allowance[16] (*abbr* RDA) • dosing / vaccination[17] [ks]/ therapeutic [juː]/ WHO ***recommendations***

empfehlen, raten
befürworten, empfehlen, eintreten für[1] vorschlagen; beabsichtigen[2] drängen auf, nahelegen[3] empfohlen[4] empfehlens-, lobenswert[5] Empfehlung[6] verschwieg[7] nicht mehr zu rauchen[8] häufig wiederkehrende Blasenentzündungen[9] Niereninsuffizienz[10] klin. Beurteilung[11] e. Nachuntersuchung empfehlen[12] von etw. abraten[13] e. chir. Eingriff befürworten[14] empfohlene(s) Behandlung(sschema)[15] empf. Nahrungszufuhr[16] Impfempfehlungen[17] 5

reassurance [riːəʃʊəᵊnᵗs] *n* *rel* **comfort**[1] [kʌmfɚt] *n & v* → U19-11, 142-29

things said to help patients overcome their fears and worries and strengthen their confidence

reassure[2] *v* • **reassuring** *adj* • **comforting** *adj & n*

» *Patients with dyspepsia require reassurance that the condition is not serious but may be chronic. Reassure the patient that no organic lesion* [iːʒ] *is present and explain the emotional basis of the headache. Mild contrast material reactions usually do not require treatment except reassurance and comforting. Patients can be comforted by the knowledge that the course* [kɔːrs] *of the disease*[3] *is not progressive.*

Use to provide or give/call for/need[4]/respond to ***reassurance*** • medical[5] / verbal [ɜː]/ therapeutic [juː] ***reassurance*** • supportive[6] / repeated [iː]/ continued ***reassurance*** • explanation / support / encouragement[7] [ɜː] ***and reassurance*** • ***to reassure*** the patient / parents • ***to comfort*** a baby[8]

Beruhigung, Zuspruch, Bestätigung
Trost, Beruhigung; Beistand leisten, trösten, beruhigen[1] beruhigen, versichern[2] Krankheitsverlauf[3] Zuspruch brauchen[4] ärztl. Zuspruch[5] gutes Zureden, Beschwichtigung[6] Zuspruch und Ermutigung[7] ein kl. Kind beruhigen[8] 6

house call [haʊs kɔːl] *n* *syn* **home visit** [hoʊm vɪzɪt] *n*

to provide [aɪ] medical care to a patient at his/her home

visit *v* • **visiting** *adj* • **visitation**[1] [eɪʃ] *n* • **visitor** *n* • **call**[2] *v&n* • **caller**[3] *n*

» *She started getting house calls after a few falls prevented her from driving to her monthly check-ups. A home visit is of great value in assessing the frail*[4] [eɪ] *patient's ability to function in his or her own environment. What initially appeared to be a 10-minute visit for a throat* [θroʊt] *culture* [ʌ] *turned into a 1-hour visit spent counseling an anxious* [æŋkʃəs] *pregnant teenager. Plan a return visit in 6 weeks and at 3-4 months after that.*

Use to make/require ***a visit*** • ***home visit*** schedule • to make[5] ***a house call*** • ***visiting*** hours[6] / list / policies[7] / nurse[8] (service) • pastoral / home ***visitation*** • ***visitation*** rate • ***home*** care[9] / assessment • ***to call*** the doctor / for further investigation[10] / attention to a problem • ***to call*** in sick[11] *(BE)*/ (upon sb.) for help[12] • ***call*** button [ʌ] • emergency[13] / nighttime ***call*** • to be[14] / doctor[15] ***on call*** • ***on-call*** physician[15]

Hausbesuch

Besuch[1] (an)rufen; Besuch, Anruf[2] Besucher(in), Anrufer(in)[3] schwach, gebrechlich[4] einen Hausbesuch machen[5] Besuchszeiten[6] Besuchszeit(en)regelung[7] Hauskrankenpfleger(in)[8] häusliche Pflege, Hauskrankenpflege[9] weitere Untersuchungen erfordern[10] sich krank melden[11] jem. um Hilfe bitten[12] Notruf[13] Bereitschaftsdienst haben[14] diensthabende(r) Arzt/Ärztin[15]

7

doctor-patient relationship *n* *sim* **physician-patient rapport**[1] [rəpɔːr] *n*

relation based on the unavoidable reliance[2] [aɪ] of the lay person on the physician's skill and help until healing [iː] and/or rehabilitation are complete

relate [rɪleɪt] **(to)**[3] *v* • **relation**[4] [rɪleɪʃᵊn] *n* • **relative**[5] *n* • **(un)related**[6] *adj*

» *Efforts should be directed toward firm* [ɜː] *and empathetic psychosocial support in the context of a sustained*[7] [eɪ] *physician-patient relationship. Check the patient's capacity to relate to others in a meaningful* [iː] *way. He was unable to establish rapport with the child. The rapport between patient and physician is a key factor to therapeutic success.*

Use to establish[8]/maintain/renew ***a relationship*** • patient-physician / parent-child[9] / marital ***relationship*** • confidential[10] / trusting[10] [ʌ]/ personal / therapeutic ***relationship*** • working[11] / contractual / legal [iː]/ sexual ***relationship*** • supportive / stable [eɪ] ***relationship*** • ***relationship*** of trust[10] • to establish[12]/build[12]/gain ***rapport with the patient*** • to have difficulty establishing ***rapport*** • good[13] / poor ***rapport***

Arzt-Patient-Beziehung

Vertrauensverhältnis zw. Arzt u. Patient[1] Vertrauen[2] zusammenhängen mit; sich verhalten[3] Beziehung[4] Verwandte(r)[5] verwandt; zusammenhängend[6] länger dauernd[7] eine Beziehung aufbauen[8] Eltern-Kind-Beziehung[9] Vertrauensverhältnis[10] Zusammenarbeit[11] e. Vertrauensbasis schaffen[12] gutes Einvernehmen[13]

8

(medical) checkup [tʃekʌp] *n clin* *syn* **medical** *n jar*

rel **follow-up (examination)**[1] *n term* → U134-15

thorough [θɜːroʊ] physical examination[2] of an individual to assess his/ her health status [eɪ‖æ]

check[3] [tʃek] *v&n* • **(re/ un)checked** *adj* • **double-check**[4] [ʌ] *v* • **checklist** *n*

» *The patient did not come for a regular checkup—this was an out-of-hours emergency* [ɜː] *visit*[5]. *Further investigation can be delayed* [eɪ] *until the 6-wk checkup, when appropriate treatment can be instituted. You should have your hearing* [hɪərɪŋ] *checked.*

Use to have[6]/go for[6] ***a checkup*** • annual / routine[7] [iː]/ adolescent [es]/ dental ***checkup*** • regular ***checkups*** • health[8] / well-baby / wound [uː] ***check*** • ***check*** of progress[9]/ • ***to check*** the vital [aɪ] signs[10] / for a pulse [ʌ] • to arrange ***follow-up*** • careful / close / appropriate / frequent ***follow-up*** • postoperative / prolonged[11] / long-term[11] / outpatient[12] ***follow-up*** • ***follow-up*** care[13] / visit / examination[14] / x-ray [eksreɪ]/ period[15] • child behavior / FUO[16] ***checklist***

ärztl. Untersuchung, Vorsorgeuntersuchung

Nachsorge, -untersuchung[1] gründliche körperl. Untersuchung[2] überprüfen, kontrollieren; Überprüfung, Kontrolle[3] nachprüfen[4] Notfallbehandlung außerhalb d. Ordinationszeit[5] sich durchuntersuchen lassen[6] Routineuntersuchung[7] Vorsorge-, Gesundenuntersuchung[8] Verlaufskontrolle[9] d. Vitalfunktionen (über)prüfen[10] Langzeitkontrolle[11] ambulante Nachsorge[12] Nachsorge[13] Nachuntersuchung[14] Nachuntersuchungszeitraum[15] Checkliste b. Fieber unbekannter Genese[16]

9

(doctor's) medical certificate *n* *rel* **leave** [liːv] **of absence**[1] *n, abbr* **LOA**

official document issued [ɪs‖ɪʃjuːd] by a physician

certify[2] [sɜːrtɪfaɪ] *v* • **certification** [sɜːrtɪfɪkeɪʃᵊn] *n* • **certifiable**[3] [aɪ] *adj*

» *Passengers will be required to present a medical certificate from their doctor. There is an incongruence*[4] *between the sex recorded on the birth certificate and gender* [dʒ] *identity*[5]. *This 56-year-old pilot is applying for renewal of his medical certificate. The Medical Certificate states that an individual has been found to be free of communicable*[6] *syphilis* [ɪ].

Use to record sth. on/issue[7]/complete/sign [saɪn] ***a medical certificate*** • driver's / airman / confidential ***medical certificate*** • ***medical certificate*** of fitness[8] / holder • health[8] / sick[9] / (hospital) birth[10] / death[11] ***certificate*** • to file [aɪ] a death[12] ***certificate*** • ***certificate*** of need [iː] (*abbr* CON) • to be/go ***on leave*** • medical / sick[13] / family / maternity[14] [ɜː]/ annual / (un)paid ***leave*** • preadmission[15] (*abbr* PAC)/ board / CPR[16] ***certification*** • ***certification*** examination • ***certified*** EMT (emergency medical technician)[17]

ärztl. Attest/ Bescheinigung

Beurlaubung[1] bescheinigen, attestieren[2] meldepflichtig; unzurechnungsfähig[3] Diskrepanz[4] Geschlechtsidentität[5] ansteckend[6] e. ärztl. Attest ausstellen[7] Gesundheitszeugnis, -attest[8] Krankschreibung[9] Geburtsurkunde[10] Totenschein[11] einen Totenschein ausstellen[12] Krankenurlaub, -stand[13] Mutterschaftsurlaub[14] Überprüfung d. Einweisungsindikation[15] Reanimationsbescheinigung[16] ausgebildete(r)/ geprüfter Rettungssanitäter(in)[17]

10

confidentiality [kɒːnfɪdenˈʃɪæləti] *n* *rel* **privacy**[1] [praɪvəsi], **disclosure**[2] [dɪsklouʒɚ] *n*

discretion [eʃ] owed by the doctor to his patient to keep the information revealed to a health care provider private [aɪ]; this basic duty of medical ethics was initially set out in the Hippocratic Oath[3] [ouθ]

confidential[4] *adj* • **confidence**[5] *n* • **confide**[6] [aɪ] *v* • **private** *adj* • **disclose** *v*

» *Confidentiality is fundamental to any doctor-patient relationship. Prior to queries*[7] [ɪɚ] *about sexual behavior, it may be useful to restate the confidential nature of the questioning. Information contained in the patient's medical record is confidential and should not be disclosed to the police or other parties unless the patient has consented in writing*[8] *to its disclosure.*

Use to maintain or observe[9]/sacrifice/preserve[9]/respect/honor [ɒːnɚ] /override[10] ***confidentiality*** • absolute / breach [briːtʃ] of[11] ***confidentiality*** • ***confidentiality*** of records / regulations / violation[11] • ***confidential*** information[12] / report / relationship / counseling • to provide ***privacy*** • the patient's right to / invasion [eɪʒ] of[13] ***privacy*** • overt[14] [ɜː]/ full / wrongful[15] ***disclosure*** • ***disclosure of*** risks[16] / sexual abuse • to build[17]/develop/(re)gain/lose/have ***confidence*** • lack of self-***confidence***[18] • ***private*** practice[19] / physician / hospital / room / insurance[20]

Vertraulichkeit, Schweigepflicht

Privatsphäre[1] Bekanntgabe, Aufklärung[2] hippokratischer Eid[3] vertraulich[4] Vertrauen[5] anvertrauen[6] Fragen[7] schriftlich einwilligen[8] s. an d. Schweigepflicht halten[9] s. nicht a. d. S. halten[10] Verletzung d. Schweigepflicht[11] vertraul. Information(en)[12] Eindringen i. d. Privatsphäre[13] Offenlegung[14] unbefugte Preisgabe (v. Daten)[15] Aufklärung über mögl. Risiken[16] Vertrauen aufbauen[17] mangelndes Selbstvertrauen[18] Privatpraxis[19] Privatversicherung[20]

11

referral [rɪfɜːrəl] *n term & clin* *rel* **second opinion**[1] [əpɪnjən] *n term*

directing or redirecting patients to a specialist or specialized medical care for further treatment

refer [rɪfɜːr] **(to/ for)**[2] *v term* • **referring** [ɜː] *adj*

» *Arrange* [eɪ] *for orthopedic* [iː] *referral within 3-5 days. The patient should be referred for further gynecologic* [dʒɪnə-] *evaluation. Patients with serious conjunctival* [aɪ] *or corneal injury should be immediately referred to an ophthalmologist. This gives patients time to adjust* [ədʒʌst] *to the diagnosis of cancer and seek a second opinion if they wish.*

Use to make/plan/require [aɪ] ***a referral*** • to require/need/warrant ***referral*** • early / prompt[3] / urgent / written ***referral*** • specialty[4] / emergency / immediate / early / sex-partner[5] ***referral*** • surgical / ophthalmologic[6] / neurologic ***referral*** • self-[7]/ burn center / dental ***referral*** • ***to refer patients*** to a specialist / for neurologic evaluation[8] • ***to refer patients*** to a support group / for treatment / for a surgical opinion • ***referring*** physician[9] / surgeon / laboratory / clinic[10] • ***referral*** form[11] / center / practice[12] / process / pattern / assistance • ***referred*** inpatient admission • to desire [aɪ] /request/seek[13] [iː] ***a second opinion*** • expert medical[14] / psychiatric [saɪk-] ***opinion*** • ***second opinion*** program

Überweisung

zweite Meinung, Zweitgutachten[1] überweisen zu/ wegen; verweisen auf; s. wenden an/ beziehen auf[2] sofortige Überweisung[3] Ü. zu e. Facharzt/-ärztin[4] Ü. d. Sexualpartners/-in[5] Ü. zu/ an e. Augenarzt/-ärztin[6] erwünschte Ü.[7] Patienten z. neurolog. Abklärung überweisen[8] überweisende(r) Arzt/ Ärztin[9] Überweisungsklinik[10] Überweisungsschein[11] Überweisungspraxis[12] e. zweite Meinung/ Zweitgutachten einholen[13] Fachgutachten, fachärztl. Meinung[14]

12

consultation [kɒːnsʌlteɪʃᵊn] *n clin & term*

(i) seeking [iː] the help of a specialist to evaluate the nature and progress of disease in a particular patient (ii) talk session between clinician and patient which involves history taking, medical advice, etc.

consult[1] [ʌ] *v* • **consultant**[2] [ʌ] *n* • **consulting**[3] *adj* • **consultative**[3] *adj*

» *Pressure sores*[4] *require surgical consultation for debridement, cleansing* [e], *and dressing*[5]. *At the end of this consultation, the doctor will discuss his findings with you and make recommendations for treatment. This must be decided in consultation between the blood bank physician and the patient's physician. Splint*[6] *the injury and consult an orthopedist. Have you had a good consultation with your physician?*

Use to have a/require/seek/obtain ***consultation*** • telephone / online / telemedicine[7] ***consultation*** • medical[8] / prompt / emergency / expert[9] / surgical ***consultation*** • hematologic / neurologic / ophthalmologic / preoperative anesthesia[10] [iːʒ] ***consultation*** • ***to consult*** a doctor / a urologist / with colleagues[11] [-liːgz] • ***consultation*** form / report / fee[12] [fiː]/ room[13] / hours[14] • ***consulting*** room[13] / hours[14]

(i) Konsilium, konsiliarische Beratung
(ii) ärztl. Beratung, Konsultation

zu Rate ziehen, konsultieren, bei-, zuziehen[1] Konsiliarius; Chefarzt (i. brit. Krankenhaus)[2] beratend[3] Dekubitus, Dekubitalgeschwüre[4] Verbinden[5] schienen[6] telemedizin. Konsultation[7] Konsultation e. Internisten/-in[8] fachärztl. Beratung/ Konsultation[9] präoperative Anästhesiesprechstunde[10] Fachkollegen bei-/ zuziehen[11] Beratungshonorar[12] Sprechzimmer[13] Sprechstunde[14]

13

medical *or* **patient's chart** [tʃɑːrt] *n* *syn* **treatment** *or* **medical card** *n BE* *rel* **medical record**[1] [e] *n* → U20-5; U102-12

index card[2] or computer file used to record the patient's history, treatment, progress, etc.

chart[3] *v term* • **charting** *n* • **record**[4] [rɪkɔːrd] *v*

» *The number of x-rays[5] [eksreɪz] should be recorded in the patient's chart. The growth of an infant should be charted weekly against one of the standard postnatal growth curves [ɜː].*

Use wall / hand-held / electronic / growth[6] [groʊθ]/ weight [weɪt]/ temperature[7] ***chart*** • progress / flow[8] / fluid balance / eye[9] / visual acuity [əkjuːɪṭi] *or* Snellen[9] ***chart*** • ***chart*** review[10] / number • ***to chart*** patient observations • frequent travelers' medical / insurance[11] ***card*** • identity[12] / followup appointment[13] ***card*** • ***card*** index[14]

Krankenblatt, Karteikarte
Krankenakte[1] Karteikarte[2] aufzeichnen, erfassen[3] aufzeichnen, festhalten, niederschreiben[4] Röntgenaufnahmen, -bilder[5] Wachstumstabelle, -kurve[6] Fieberkurve[7] Flussdiagramm[8] Sehprobentafel[9] Durchsicht d. Krankenblätter[10] Versicherungskarte[11] (Personal)ausweis[12] Nachsorgeeinbestellung[13] Kartei[14]

14

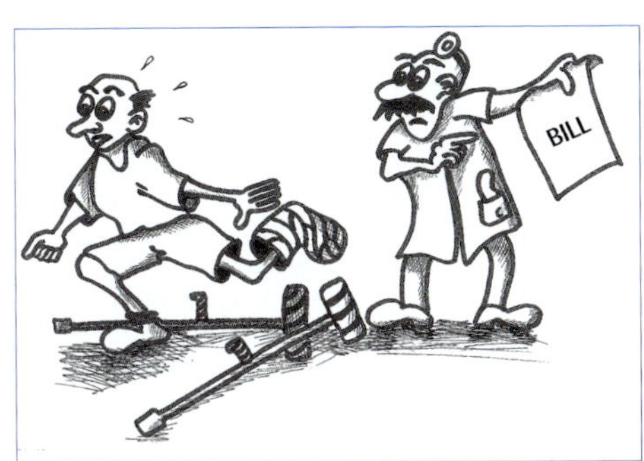

If the doctor's bill is higher than expected, patients may experience a sudden short-lived improvement of symptoms before they see a new health care provider.

doctor's *or* **medical bill** *n* *rel* **health** *or* **medical insurance**[1] [ɪnʃʊərənts] *n*

written statement of charges [tʃɑːrdʒiːz] for medical services [ɜː]

bill[2] *v* • **billing**[3] [bɪlɪŋ] *n* • **insure**[4] [ɪnʃʊər] *v* • **insurer**[5] *n* → U13-5

» *How can I get a claim [eɪ] form[6] so I can submit my doctor's bill? Identification of an occupational [eɪʃ] etiology [iːṭɪ-] may have important economic ramifications[7], e.g. the awarding [ɔː] of worker's compensation, which covers[8] [ʌ] medical bills as well as lost wages [eɪdʒ]. Even when insurance provides coverage for a service, the patient may be responsible for an initial "deductible"[9] [ʌ] and a copayment. Traditional fee-for-service insurance[10] reimburses[11] [ɜː] the hospital and the physician for services rendered but frequently does not cover preventive care. While preparing to submit the doctor's bill for reimbursement, she discovered [ʌ] a previous [iː] surgery was revealed [iː] to her employer.*

Use to record sth. on/issue[2]/sign/send sb./pay ***a bill*** • in-hospital[12] ***bill*** • ***bill*** of health[13] • life[14] / travel / automobile / liability[15] / medical malpractice ***insurance*** • ***insurance*** plan / company[5] / carrier[16] • ***insurance*** policy[17] / premium[18] [iː]/ coverage[19] [kʌvərɪdʒ] • ***to bill*** sb. for services • private [aɪ]/ state-sponsored[20] / for-profit[21] ***insurer*** • ***insured*** (party)[22]

Arztrechnung
Krankenversicherung[1] Rechnung ausstellen[2] Rechnungslegung[3] versichern[4] Versicherungsgesellschaft, -geber[5] Antragsformular[6] weitreichende wirtschaftl. Konsequenzen[7] (ab)decken[8] Selbstbehalt[9] leistungsbezogene Versicherung[10] refundiert[11] Rechnung f. d. stationären Aufenthalt[12] Gesundheitsattest[13] Lebensversicherung[14] Haftpflichtversicherung[15] Versicherungsträger[16] Versicherungspolice, -schein[17] Versicherungsbeitrag, -prämie[18] Versicherungssumme[19] staatl. Versicherungsanstalt[20] privatwirtschaftl. Versicherung[21] Versicherungsnehmer(in), Versicherte(r)[22]

15

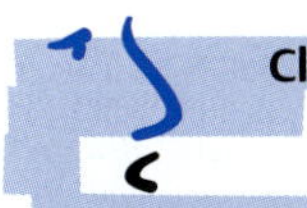

Clinical Phrases

Come in, Mrs. Blythe, have a seat. Kommen Sie nur herein, Frau B. und nehmen Sie Platz. • What brings you to my office today? Was kann ich für Sie tun? • How are you this morning? Wie geht es Ihnen heute? • How long has this been troubling you? Seit wann haben Sie diese Beschwerden? • Have you ever been under a physician's care? Waren Sie schon einmal in ärztlicher Behandlung? • I will ask a gynecologist to see you. Ich werde Sie zu einem/r Gynäkologen/-in überweisen. • Have you had any more spells of dizziness since I last saw you? Hatten Sie wieder Schwindelanfälle seit Sie das letzte Mal bei mir waren? • Please step onto the scale. Bitte steigen Sie auf die Waage. • First I'd like to examine your throat, then I'll advise some treatment for you. Lassen Sie mich zuerst in den Hals schauen, dann werde ich eine Behandlung vorschlagen. • Open your mouth wide, please. Den Mund weit aufmachen, bitte. • Tell me if you've ever experienced trouble with your balance. Hatten Sie schon einmal Gleichgewichtsstörungen? • Have you had a tetanus shot recently? Wurden Sie in der letzten Zeit gegen Tetanus geimpft? • Does Dr Sting have a large practice? Hat Dr. S. viele Patienten?

Unit 19 On the Ward

Related Units: 20 Hospital Routines, 16 Nurses 15 Medical Staff, 134 Perioperative Management, 142 Physical Therapy

19

(hospital) ward [wɔːrd] *n, abbr* **Wd** *sim* **unit**[1] *n, rel* **cubicle**[2] [kjuːbɪkl] *n*

division [ɪʒ] of a hospital (or suite [swiːt]) shared by patients who need a similar kind of care

» *The patient was elated*[3] [eɪ] *and overcheerful and disturbed* [ɜː] *the ward by loud shouting and singing. We are going to take an elevator to the ward, where you can get some sleep. Use cubicle drapes*[4] [eɪ] *or screens*[5] [iː] *when caring for patients who are not in private rooms.*

Use to send/transfer[6] ***to the ward*** • general / surgical [ɜː]/ medical *or* internal medicine[7] / emergency[8] [ɜː] ***ward*** • children's *or* pediatric[9] / nursing[10] [ɜː]/ adult / psychiatric [saɪkɪ-] ***ward*** • open / secure [sɪkjʊə˞] *or* locked[11] ***ward*** • oncology / chronic-care / isolation[12] [aɪsə-] ***ward*** • accident *or* casualty[13] [kæʒ-]/ maternity[14] [ɜː] ***ward*** • ***ward*** nurse [ɜː] *or (BE)* sister[15] / staff / doctor / maid[16] [eɪ]/ • ***ward*** clerk [ɜː‖*BE* ɑː]/ round[17] [aʊ] • ambulatory care[18] / intensive *or* critical care[19]/ burn [ɜː] ***ward*** • dialysis [daɪæləsɪs]/ trauma [ɒː]/ inpatient[20] / living-in ***unit***

Station, Abteilung
Abteilung; Krankensaal; Team[1] abgetrennte Zelle i. Krankensaal; Untersuchungskabine[2] in Hochstimmung[3] Vorhänge[4] Trennwände[5] auf d. Station verlegen[6] innere Abteilung[7] Notaufnahme[8] Kinderstation[9] Pflegestation[10] geschlossene Station[11] Isolierstation[12] Unfallstation[13] Wöchnerinnenstation[14] Stationsschwester[15] Stockmädchen[16] Visite[17] Ambulanz[18] Intensivstation[19] Bettenstation[20] 1

patient's room [peɪʃᵊnts ruːm] *n* *rel* **rooming-in**[1], **living-in**[1] *n clin*

room in a ward designed [aɪ] and equipped for occupancy[2] by one or more inpatients[3]

» *Hospitalize the patient in a private room at bed rest. The baby should room-in with the mother whenever possible. If seclusion* [uːʒ] *rooms*[4] *and restraints*[5] [eɪ] *have to be used patients must be observed* [ɜː] *at frequent intervals.*

Use ward / separate / single[6] / semi-private [aɪ]/ isolation[7] ***room*** • treatment[8] / prep[9] / darkened / (postoperative) recovery[10] [ʌ] ***room*** • delivery *or* labor[11] [eɪ]/ birth(ing)[11] [ɜː]/ waiting / emergency [ɜː] (*abbr* ER) ***room*** • examination[12] / x-ray [eksreɪ]/ outpatient[13] / operating ***room*** • resuscitation[14] [ʌs]/ soundproof(ed)[15] [uː] ***room*** • ***room*** temperature / air[16] • ***patient*** load [oʊ]/ interview / identification bracelet[17] [eɪs]

Kranken-, Patientenzimmer
Rooming-in[1] Belegung[2] stationäre Patienten[3] geschlossene Zimmer[4] Fuß-, Handfesseln[5] Einzelzimmer[6] Isolierzimmer[7] Behandlungsraum[8] OP-Vorbereitungsraum[9] Aufwachraum[10] Kreißsaal[11] Untersuchungszimmer, -raum[12] Ambulanzraum[13] Reanimationszimmer[14] schalldichter Raum[15] Raumluft[16] Patienten-Identifikationsarmband[17] 2

hospital bed *n* *sim* **gurney**[1] [gɜːrni], **crib**[2], **cot**[2] [kɒːt] *BE n*

bed with adjustable [ʌ] head and foot ends equipped to optimize care for the hospitalized patient

bedcover[3] [ʌ] *n* • **bedding**[4] *n* • **bed rest**[5] *n* • **bedrails**[6] [eɪ] *n pl* • **bedtime**[7] *n*

» *Use a padded armboard*[8] [-bɔːrd] *which fits under the mattress of the patient's gurney. Clothing should be loose and bed clothing*[4] *light. Elevation*[9] *of the legs in bed minimizes postoperative swelling. Complete bed rest with the head of the bed*[10] *elevated on blocks is necessary. Bed side rails*[6] *help to prevent patients from falling out of bed.*

Use electric / acute[11] ***hospital bed*** • to roll over in/ be confined [aɪ] to[12]/be kept in/rest on a firm [ɜː] ***bed*** • to sit up in[13]/get out of/leave ***bed*** • to put a child to/strip the[14]/make the[15] ***bed*** • to elevate the head / foot[16] / side / edge[17] ***of the bed*** • (un)occupied / adjustable [ədʒʌ-] ***bed*** • water *or* (full-)flotation[18] [eɪ]/ newborn / incubator[19] ***bed*** • surgical[20] / adult / pediatric / specialty[21] / circular [sɜː] ***bed*** • swing / night / oscillating / temporary ***bed*** • at[22] (*abbr* h.s)/ nothing by mouth at ***bedtime*** • ***bedtime*** medication • ***bed*** wedge[23] [wedʒ] /clothes[4] [oʊ]/ blocks / board [ɔː]/ net / utilization[24] • ***bed***bound [aʊ] *or* bedridden patient[25] / sore[26] [sɔːr]/ mobility / wetting • to order[27] (complete) [iː]/ strict[28] ***bed rest*** • ***cot*** death[29] [e] • ***crib*** death[29]

Krankenhausbett
Rollbett[1] Kinderbett[2] Bettdecke[3] Bettzeug, -wäsche[4] Bettruhe[5] seitl. Bettrahmen[6] Schlafenszeit[7] gepolsterte Armstütze[8] Hochlagern[9] Kopfteil d. Bettes[10] Akutbett[11] ans Bett gefesselt/ bettlägrig sein[12] s. im Bett aufsetzen[13] d. Bett abziehen[14] d. Bett machen[15] Fußende d. Bettes[16] Bettkante[17] Wasserbett[18] Wärmebett[19] Bett m. verstellbarem Kopf- u. Fußteil[20] Spezialbett[21] vor d. Schlafengehen[22] Bettkeil[23] Bettenauslastung[24] bettlägrige(r) Patient(in)[25] Wundliegen, Dekubitalgeschwür[26] Bettruhe verordnen[27] strenge Bettruhe[28] plötzl. Kindstod, Krippentod[29] 3

overhead *or* **overbed trapeze** [trəpiːz] *n* *syn* **T** *or* **trapeze bar** [bɑːr] *n* *rel* **frame**[1] [eɪ], **cradle**[2] [eɪ], **footboard** [ɔː] *or* **foot rest**[3] *n*

bar suspended over the patient's bed to help with sitting up and shifting [ʃɪftɪŋ] position

» *Due to her respiratory condition the patient needs a trapeze bar to sit up. When you are at home, you will not have the T bar any longer. The hand pendant control*[4] *also adjusts bed frame height* [haɪt] *for safe transfers. The use of a cradle to reduce contact with bedclothes may be helpful. During active poliomyelitis* [-maɪəlaɪtɪs], *rest on a firm bed with footboards is indicated to help prevent footdrop*[5].

Use bed[1] / Stryker (wedge)[6] [dʒ] ***frame*** • bed[2] ***cradle*** • ***foot*** block[3] • padded[7] ***foot rest***

Aufricht(e)hilfe, Bettgalgen
Bettgestell[1] Bettbogen, Reifenbahre[2] Fußstütze[3] Handsteuerung[4] Spitzfußstellung[5] Spezialbett zum atraumatischen Umlagern von Patienten mit instabilen WS-Frakturen[6] gepolsterte Fußstütze[7] 4

mattress [mætrəs] *n* *rel* **pillow**[1] [pɪloʊ], **cushion**[2] [kʊʃᵊn], **linen**[3] [lɪnᵊn] *n*

comfortable supportive layer of padding on a bed which permits good body alignment [aɪ]

cushion[4] [ʊ] *v* • **well-cushioned**[5] *adj*

» *Water and air mattresses, sheepskin pads*[6]*, and foam* [oʊ] *cushions*[7] *may help relieve pressure but are not substitutes* [ʌ] *for frequent turning of bedridden patients. The skin and the bed linens should be kept clean and dry.*

Use firm[8] [ɜː]/ soft / foam[9] [oʊ]/ silicone gel [dʒel]/ egg-crate[10] [eɪ] ***mattress*** • rotating aid [eɪd]/ thermal[11] [ɜː]/ hypothermia [ɜː] ***mattress*** • ***mattress*** cover[12] [ʌ]/ pad[13] • to rest on/ insert [ɜː] /be propped up on[14]/support with ***a pillow*** • rubber [ʌ]/ pressure-relieving / knee ***pillow*** • ***pillow*** case[15] / splint[16] • clean / folded / soiled[17] / contaminated ***linen*** • ***linen*** storage / change • egg crate[18] / foam / seat[19] / wheel chair ***cushion***

Matratze
Kopfkissen[1] Kissen, Polster[2] Betttuch, -laken[3] polstern, dämpfen[4] gut gepolstert[5] Schaffellauflagen[6] Schaumstoffkissen[7] harte Matratze[8] Schaumstoffmatratze[9] Wabenmatratze[10] Wärmematratze[11] Matratzenbezug[12] Matratzenauflage[13] durch Kissen gestützt[14] Kopfkissenbezug[15] Polsterschiene[16] schmutziges Bettlaken[17] Wabenkissen[18] Sitzkissen[19] 5

heating blanket [hiːtɪŋ blæŋkɪt] *n* *rel* **heating pad**[1] [æ], **heat lamp**[2] *n clin*

wool [uː] cover with electric wires [aɪ] inside for warming the patient

» *Active external rewarming involves direct application of heat sources* [ɔː] *(heating blankets, heat lamps, warm water immersion* [ɜː]*) to external body surfaces* [ɜː]*. Do not apply* [aɪ] *heat in the form of hot water bottles*[3]*, or heating pads without a physician's* [ɪʃ] *consent.*

Use ***heating*** lamp[2] / system • surface[4] ***heating*** • electric (warming)[5] / thermal[5] [ɜː]/ cooling[6] [uː] ***blanket*** • warm / rolled-up[7] ***blanket*** • infrared[2] / sun *or* ultraviolet[8] [aɪ] ***lamp***

Heizdecke
Heizkissen[1] Infrarotlicht, Wärmelampe[2] Wärmeflaschen[3] Oberflächenerwärmung[4] Heizdecke[5] Kühldecke[6] zusammengerollte Decke[7] Höhensonne, UV-Lampe[8] 6

bedside stand *or* **table** *n* *syn* **side tray** [saɪd treɪ] *n* *rel* **overbed table**[1], **food tray**[2] *n*

cabinet with a drawer [ɒː] for the patient's personal care items [aɪ], belongings, etc.

» *The patient fails to eat food placed on the left side of the tray. Right heart* [ɑː] *catheterization can be carried out at the bedside*[3]*. Your overbed table can be tilted*[4] *when you want to read or write something and has a mirror on the back for combing hair, shaving, etc.*

Use instrument[5] / disposable / catheter / ash ***tray*** • ***bedside*** cabinet[6] / unit / manner[7] • ***bedside*** examination / test[8] / diagnosis[9] / monitoring / procedure [siː]

Nachttisch, -schränkchen
Betttisch[1] (Essens)tablett[2] am Krankenbett[3] schräg gestellt[4] Instrumentenschale[5] Nachtschränkchen[6] Umgang m. Kranken, Verhalten (d. Arztes) am Krankenbett[7] Bedside-Test[8] Bedside-Diagnostik[9] 7

urinal [jʊəˑɪnᵊl] *n term* *syn* **urine bottle** *n*, *rel* **commode**[1] [oʊ], **bed pan**[2] *n clin*

receptacle [se] for collecting urine[3] in male or catheterized patients who are confined to bed

» *If mobility cannot be improved, access* [ækses] *to a urinal or commode may restore continence. Bed rest with convenient* [iː] *access to a bathroom, commode, or bedpan is desirable* [aɪ]*. Have the patient use a bedside commode rather than a bedpan.*

Use to assist with the ***urinal*** • ***urine*** drainage [eɪ] bag / collecting container[3] [eɪ] • to sit on/position on/transfer to ***the commode*** • bedside[1] ***commode*** • ***commode*** privileges • to offer/remove/empty/clean/lift the patient onto[4] ***the bedpan*** • to slip the ***bedpan*** into place[5] • regular / fracture[6] ***bedpan*** • ***bedpan*** liner[7] [aɪ]

Urinflasche, Urinal
Nachtstuhl[1] Bettschüssel, -pfanne, Schieber[2] Harnsammelbehälter[3] d. Patienten/-in auf die Bettpfanne heben[4] die Bettpfanne unterschieben[5] Spezialbettpfanne für Frakturierte[6] Urinschiffchen[7] 8

bathroom [bæθruːm] *n* *sim* **toilet**[1], *BE* **lavatory**[1] *n*, *rel* **bathing**[2] [beɪðɪŋ] *n*

(i) room with a bathtub[3] [ʌ] and/or a shower
(ii) common euphemism for toilet in AE and AusE

bathe[4] [eɪ] *v* • **bath**[5] [æ] *n* → U142-20 • **afterbath** *adj* • **toileting**[6] *n*

» *We have to maintain* [eɪ] *a regimen* [edʒ] *of bed-to-chair with bathroom privileges*[7] *and meals in bed. I didn't reach the toilet in time. Give the bed bath*[8] *in a setting that provides privacy* [aɪ] *for the patient. Determine* [ɜː] *the patient's ability to perform basic activities of daily life like bathing, dressing, toileting, feeding, getting in and out of chairs and bed, and walking.*

Use to go to[9]/walk to/reach/accompany the patient to ***the bathroom*** • ***bathroom*** privileges[7] (*abbr* BRP) • ***bathroom*** aids [eɪdz]/ scales[10] [eɪ]/ safety devices [aɪs] • joint[11] [dʒ] ***toilet*** • ***toilet*** facilities [sɪ]/ seat[12] / bowl[13] [boʊl] • ***toilet*** tissue *or* paper / transfer / function / training[14] • ***toileting*** habits[15] • regular / sink-side[16] ***bathing*** • tub[17] [ʌ]/ complete / partial[18] / vapor [eɪ]/ medicated[19] ***bath*** • daily / cool / contrast[20] / tepid[21] ***bath*** • ***bath*** mat[22] /time / towel [taʊəl]/ period • ***afterbath*** massage [-sɑːʒ]

(i) Badezimmer
(ii) Toilette
Toilette[1] Baden[2] Badewanne[3] baden, waschen[4] Bad, Badewanne[5] Toilettenbenutzung[6] Erlaubnis auf d. Toilette zu gehen[7] e. Waschung durchführen[8] auf d. Toilette gehen[9] Personenwaage[10] gemeinsame Toilette[11] Toilettensitz[12] Toilettenbecken, WC-Muschel[13] Erziehung z. Sauberkeit[14] Stuhlgewohnheiten[15] Waschen i. Waschbecken[16] Wannenbad[17] Teilbad[18] medizinisches Bad[19] Wechselbad[20] lauwarmes Bad[21] Bademattе[22] 9

19

grooming [uː] *n term* → U142-27 *rel* **hygiene**[1] [haɪdʒiːn], **washing**[2] *n* *rel* **douche**[3] [duːʃ], **soak**[4] [oʊ] *v & n* → U1-17ff

caring for the external appearance [ɪɚ] and cleanliness [e] (showering [aʊ], combing [koʊmɪŋ], shaving [eɪ], trimming nails[5], skin care, etc.)

groom[6] *v* • **well-groomed**[7] *adj* • **hygienic** *adj* • **wash**[8] *v & n* • **washcloth**[9] *n*

» *Inpatients often need help from the nurse as they cannot groom themselves independently. The patient's hygiene and grooming are deteriorating* [ɪɚ]. *Patients with severe neglect*[10] *may fail to dress or groom the left side of the body. The patient's hygienic habits should be determined* [ɜː]. *To remove excess calluses*[11] *or corns*[12], *soak the feet in lukewarm* [uː] *water for about 10 minutes and then rub* [ʌ] *off the excess tissue with a towel or file* [aɪ].

Use dressing, bathing, feeding and ***grooming*** • ***grooming*** implements[13] / and washing • thorough[14] / hand / mouth[15] / hair / soap [oʊ]/ shampoo [uː] ***washing*** • good / careful / proper ***hygiene*** • (over)meticulous[16] / adequate / poor ***hygiene*** • general / personal[17] / feminine / penile [iː]/ (ano)genital [dʒe] ***hygiene*** • perineal [iː]/ bronchial [k]/ oral[18] / dental ***hygiene*** • standard / lack ***of hygiene*** • ***hygienic*** conditions / habits / care / measures[19] [eʒ]/ problem • vaginal[20] [dʒ]/ anal [eɪ] ***douching*** • nasal / vinegar / jet[21] [dʒ]/ air ***douche*** • warm / hot / cool / tap-water ***soak*** • wet[22] / saline [eɪ]/ soothing[23] [uː] ***soak***

Körperpflege
Hygiene[1] Waschen[2] spülen; Spülung, Guss[3] einweichen, (durch)tränken; (Eintauch)bad, Einweichen[4] Schneiden d. Nägel[5] sich pflegen[6] gepflegt[7] waschen; Wäsche[8] Waschlappen[9] Neglect, halbseitige Vernachlässigung[10] Hornhaut[11] Hühneraugen[12] Körperpflegeutensilien[13] gründl. Waschen[14] Mundspülung[15] übertriebene Hygiene[16] Körperpflege[17] Mundpflege, -hygiene[18] hygienische Maßnahmen[19] Scheidenspülung[20] Wasserstrahldusche[21] Einweichen[22] wohltuendes Bad, Entspannungsbad[23]

10

cueing [kjuːɪŋ] *n term* *rel* **assistance**[1] *n*, **support**[2], **aid**[3] [eɪd], **help**[3] *n & v*

helping patients with activities of daily living by suggesting the next steps

cue[4] [kjuː] *n & v* • **assist**[5] *v* • **supportive** *adj* • **self-help**[6] *n* • **aide**[7] *n* → U142-29

» *The patient is able to use a quad cane*[8] [kwɒːd keɪn] *with verbal cueing. You can call for assistance by activating the signal device* [aɪs] *next to your pillow. The family will need continued assistance and support in adjusting* [dʒʌ] *to the diagnosis. This organization provides aid to victims of rape*[9] [reɪp].

Use ***cueing*** assistance / for activities of daily living (*abbr* ADL) • to read/take[10]/miss ***cues*** • visual [ɪʒ]/ auditory [ɒː]/ a baby's ***cues*** • ***assisted*** living center[11] / coughing [kɒːfɪŋ] • to require/need/provide/refuse[12] ***assistance*** • medical[13] / standby / minimal ***assistance*** • general nursing (*abbr* GNA)/ homemaking[14] / visiting nurse ***assistance*** • ***assistance*** for upper body dressing / in transfers / with walking • family / nutritional [ɪʃ]/ spiritual / emotional[15] [oʊʃ] ***support*** • ***support*** group[16] • ***supportive*** care / measures[17] [eʒ] • walking[18] / mutual [juː]/ hearing / low-vision[19] ***aid*** • with the ***aid*** or ***help*** of • home health[20] ***aide*** • to be of (great/ limited/ little) ***help*** • ***self-help*** group[16] / devices[21] / program

Hilfestellung durch schrittweise Anleitungen
Hilfe[1] Stütze, Unterstützung; (unter)stützen[2] Hilfe; helfen[3] Hilfe(stellung) (geben)[4] helfen, behilflich sein, assistieren[5] Selbsthilfe[6] Helfer(in)[7] Vierfuß-Gehhilfe[8] Vergewaltigungsopfer[9] sich richten nach[10] Beihilfe zum Selbstmord[11] Hilfe ablehnen[12] ärztl. Hilfe[13] Hilfestellung b. d. Haushaltsführung[14] seelische Unterstützung[15] Selbsthilfegruppe[16] unterstützende Maßnahmen[17] Gehhilfe[18] Sehhilfe[19] Hauskrankenpfleger(in)[20] Selbsthilfevorrichtungen[21]

11

ambulation [æmbjəleɪʃᵊn] *n term* → U65-1; 134-13; 142-13

walking about, esp. mobilization programs of patients who have been confined [aɪ] to bed[1]

ambulate[2] *v* • **(semi)ambulatory**[3] *adj* → U14-2

» *Graduated* [æ] *ambulation*[4] *with elastic support is permitted, but standing is forbidden. The distance a patient can walk varies* [eɚ] *with the rate of walking.*

Use to advise/start/resume/permit/be allowed/occur [ɜː] with[5] ***ambulation*** • early[6] / gradual indoor / limited ***ambulation*** • progressive / crutch[7] / full / independent / free ***ambulation*** • ***ambulation*** balance / goal [oʊ]/ on crutches[7] • ***to ambulate*** with a walker[8] / with minimal assistance / on parallel bars[8] • to be/become ***ambulatory***

(Umher)gehen, Mobilisation
bettlägrig[1] umhergehen[2] gehfähig; ambulant[3] dosiertes Gehen[4] beim Gehen auftreten/ feststellbar sein[5] Frühmobilisation[6] Gehen an Krücken[7] mit einem Gehgestell umhergehen[8]

12

wheelchair [ʰwiːltʃeɚ] *n*, *abbr* **wc** *rel* **motorized invalid carriage**[1] [kerɪdʒ] *n*, **hoist**[2] [hɔɪst] *n & v*

mobile seat with wheels, a steering mechanism, and brakes for non-ambulatory persons

» *One-half of amputees* [iː] *who were ambulatory before injury became wheelchair-bound*[3] [aʊ] *afterward. Eventually he may be mobilized on crutches or in a wheelchair. The patient must be lifted out of bed and into a chair.*

Use to be confined [aɪ] to a[3] ***wheelchair*** • customized[4] [ʌ] ***wheelchair*** • ***wheelchair*** cushion [ʊ]/ pad / ramp[5] / transfer / mobility • to sit in/rest in/get (up) out of/(a)rise from ***a chair*** • arm[6]/ easy[7] / upholstered[8] / roll-in shower[9] / potty[10] / swivel[11] [ɪ] ***chair*** • ***chair*** rest / with arm rests[6] / bottom[12] / back[13]

Rollstuhl
Behindertenfahrzeug[1] Hebekran, Lifter; hochheben[2] an d. Rollstuhl gefesselt (sein)[3] individuell angepasster Rollstuhl[4] Rollstuhl-Rampe[5] Lehnstuhl[6] Stuhl, Sessel[7] Polstersessel[8] Dusch(roll)stuhl[9] Leibstuhl, Töpfchen[10] Drehsessel[11] Sitzfläche[12] Sessellehne[13]

13

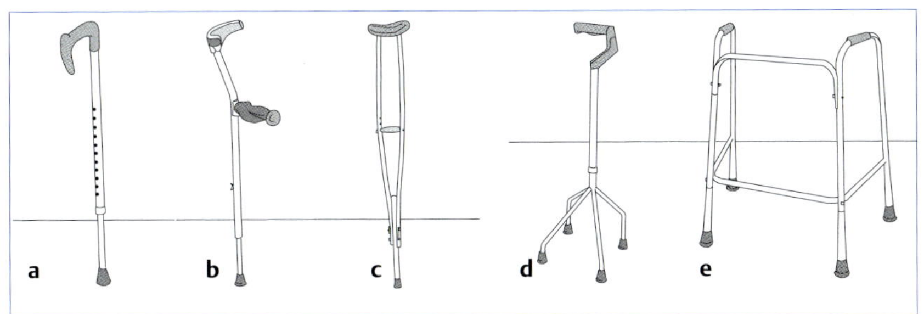

Walking aids: **(a)** adjustable cane, **(b)** below-elbow or forearm crutch, **(c)** underarm crutch, **(d)** quad cane, **(e)** fixed walker

crutches [krʌtʃiːz] *n, usu pl* *rel* **cane[1]** [keɪn], **walker(ette)[2]** [wɒːkəret] *n*

type of support[3] typically fitting under the armpit[4] for use as a walking aid

walk [wɒːk] *v & n* • **walking** *adj & n* → U65-1

» *Comfort can be enhanced[5] by limitation of weight [weɪt] bearing[6] [eə] with the aid of crutches. When degeneration in a weight-bearing joint is mild, symptoms are relieved by use of external supports such as a cane, crutches, or a walker. Advise the use of crutches and avoidance of weight bearing. Younger patients usually prefer to be ambulatory on crutches.*

Use to walk with[7]/support on/be on[7]/provide/mobilize sb. on ***crutches*** • axillary[8] / elbow extension *or* Canadian / platform *or* forearm[9] / Lofstrand ***crutches*** • ***crutch*** use / support / gait[10] [geɪt]/ palsy[11] [pɔːlzi] • ***walking*** stick[12] / frame[2] • to use a / quad[13] [kwɒːd] ***cane*** • to go for a /be unable to ***walk*** • platform ***walker*** • ***walker*** applied to cast[14] [æ]/ placement • to have difficulty in / brisk / crutch / cessation [se-] of ***walking*** • ***walking*** distance / speed [iː]/ capacity[15] [æs]/ exercise / aid[16] • ***walking*** brace[17] [breɪs]/ cast[18] / barefoot [eə]/ without support / uphill[19]

Krücken, Stockstützen
Gehstock[1] Gehgestell, -wagen, -bock[2] Stütze[3] Achselhöhle[4] erhöht[5] Belastung[6] an Krücken gehen[7] Achselkrücken[8] Unterarmkrücken[9] Krückengang[10] Krückenlähmung[11] Spazierstock[12] Vierfuß-Gehhilfe[13] am Gips befestigte(r) Sohlenplatte/ Gehstollen[14] Gehfähigkeit[15] Gehhilfe[16] Funktionsschiene[17] Gehgips[18] bergauf Gehen[19]

14

occupancy (rate) [ɒːkjəpənᵗsi reɪt] *n* *rel* **hospital stay[1]** [hɒːspɪtᵊl steɪ] *n*

number of average daily inpatients relative to the number of hospital beds available in a care facility

(un)occupied[2] *adj* • **occupant[3]** *n* • **hospitalization[4]** [eɪ] *n* • **stay[5]** *v & n*

» *Of the 1.5 million nursing home beds 90% are occupied by Americans older than 65, yet less than 5% of them live in nursing [ɜː] homes or other institutions. Most ureteroscopy cases incur[6] [ɜː] a hospital stay of 1 to 2 days. Following laparoscopic appendectomy the postoperative hospital stay averages one day less[7] than in open appendectomy.*

Use ***occupied*** hospital beds[8] • postoperative / shorter[9] ***hospital stay*** • length of[10] (*abbr* LOS)/ average length of (*abbr* ALOS)/ duration of[10] ***stay*** • nursery / ICU[11] / nursing home ***stay*** • ***stay*** charges[12] [tʃɑːrdʒiːz] • ***short stay*** surgery • ***to stay*** indoors / in bed / home from work / awake • ***to stay*** seated / in close proximity[13] / near the child / with therapy[14]

Krankenhausbelegung, Bettenauslastung
Krankenhausaufenthalt[1] (nicht) belegt[2] Bewohner(in), Insasse/-in[3] Krankenhausaufenthalt, Hospitalisierung[4] bleiben; Aufenthalt[5] in Kauf nehmen müssen[6] ist i. Durchschnitt 1 Tag kürzer[7] belegte Krankenhausbetten[8] kürzerer Krankenhausaufenthalt[9] Dauer d. K.[10] Aufenthalt auf d. Intensivstation[11] Aufenthaltskosten[12] ganz i. d. Nähe bleiben[13] s. weiterbehandeln lassen[14]

15

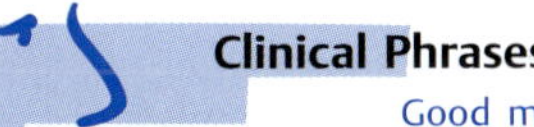

Clinical Phrases

Good morning, Mrs. Walters. It's good to see that you're up and about. Guten Morgen, Frau W. Schön dass Sie schon auf sind und herumgehen können. • Has he been making progress? Hat sich sein Zustand gebessert? • Can the patient be allowed to bathe himself or does he require assistance with getting in and out of the shower? Kann sich der Patient alleine waschen oder muß ich ihm beim Duschen helfen? • Sorry to wake you, Dr. Poole but Mr. James in room 5 has been very restless. Entschuldigen Sie, dass ich Sie aufwecke, Dr. P., aber Herr J. auf Zimmer 5 ist sehr unruhig. • First move the crutches and your injured leg forward. Zuerst müssen Sie beide Krücken aufsetzen und das verletzte Bein nach vorne stellen. • Let the nurse know, if you have difficulty lying on one pillow. Sagen Sie es der Schwester, wenn Sie noch ein zweites Kopfkisssen brauchen.

Unit 20 Hospital Routines

Related Units: 13 Health Care Administration, 14 Hospitals, 18 At the Doctor's, 102 History Taking, 107 Physical Examination, 118 Diagnostic Procedures, 127 Operative Techniques

(hospital) admission *n term* *sim* **hospitalization[1]** [hɒːspɪtəlɪzeɪʃən] *n*

process of a person's confinement [aɪ] in a hospital as an inpatient[2] for observation or care

admit (to)[3] *v term* • **admitting** *adj* • **pre/ readmission[4]** *n* • **hospitalize** *v* [-ləɪz]

» *The dysfunction often disappears on the way to the ward[5] [ɔː] or shortly after admission. Most of these patients have repeated hospital admissions for overdose or withdrawal [ɒː] problems[6]. The patient was examined, admitted, and sent to the ward by the surgeon [ɜː]. In hospital-acquired [aɪ] pneumonia [n(j)uː-] initial empiric therapy with antibiotics is determined [ɜː] by the severity [e] of illness, risk factors, and the length of hospitalization.*

Use to require *or* warrant [ɔː] /decline[7] [aɪ] ***admission*** • (up)on / at the time of / 6 wks prior [aɪ] to / within 24 hs of ***admission*** • (in)voluntary / elective / urgent [ɜː] ***admission*** • emergency[8] [ɜː]/ transfer / previous [iː] ***admission*** • same-day / initial[9] [ɪʃ]/ overnight / short-term ***admission*** • nursing [ɜː] home / hospice / ICU[10] / surgical[11] ***admission*** • pediatric / psychiatric / geriatric [dʒe]/ asthma [z] ***admission*** • ***admission*** to (the) hospital[12] / criteria / process • ***admission*** physical [ɪ] examination[13] / note[14] / blood work / diagnosis[15] • ***to be admitted*** as an emergency / directly / promptly / for evaluation and workup[16] • ***to be admitted*** for observation[17] / for medical reassessment • ***to be admitted*** to a dialysis program / for terminal [ɜː] care / in dazed [eɪ] condition[18] • ***Admissions*** *or* ***Admitting*** Office • ***admitting*** physician [ɪʃ] *or* doctor[19] / officer / manager / department • to require/warrant/ necessitate/consider/avoid ***hospitalization*** • brief / overnight / prolonged[20] / length *or* duration of ***hospitalization*** • immediate [iː]/ emergency / initial / involuntary[21] ***hospitalization*** • ***preadmission*** screening [iː] (*abbr* PAS) • indications / need / reason[22] / criteria ***for hospitalization*** • necessity / symptoms calling[23] ***for hospitalization***

(stationäre) Aufnahme
Einweisung/ -lieferung/ Aufnahme i. Krankenhaus, Hospitalisierung; Krankenhausaufenthalt[1] stationäre(r) Patient(in)[2] (stationär) aufnehmen; Zutritt gewähren[3] erneute Einweisung, Wiederaufnahme[4] Station[5] Entzugserscheinungen[6] eine stationäre Aufnahme ablehnen[7] Notaufnahme[8] Erstaufnahme[9] Aufnahme i. d. Intensivstation[10] Aufnahme f. e. Operation[11] stationäre Aufnahme[12] Aufnahmeuntersuchung[13] Aufnahmebericht[14] Aufnahmediagnose[15] z. Abklärung stationär aufgenommen werden[16] zur Beobachtung aufgenommen werden[17] i. benommenem Zustand aufgenommen w.[18] Aufnahmearzt/-ärztin[19] längerer Krankenhausaufenthalt[20] Zwangseinweisung[21] Einweisungsgrund[22] Symptome, die e. Einweisung erfordern[23]

1

outpatient [aʊtpeɪʃənt] *adj & n term, abbr* **OP** *opposite* **inpatient[1]** *adj & n term*
rel **patient[2]** *n*, **case[3]** [keɪs] *n term & jar*, **client[4]** [klaɪənt] *n term*

(n) patient who is treated in a doctor's office, clinic, or other ambulatory care facility

» *Patients with these findings may be spared[5] [eɚ] emergency endoscopy and discharged from the hospital early to undergo outpatient workup[6]. Fiberoptic bronchoscopy can be done for in- or outpatients, even at the bedside or with patients on ventilatory support[7] in the ICU.*

Use ***outpatient*** department[8] / case / care / clinic[9] • ***outpatient*** management[10] / therapy / procedure • ***outpatient*** analgesia [dʒiː]/ (cataract) surgery[11] • ***outpatient*** counseling [aʊ]/ follow-up[12] / visit[13] • medical / pediatric [iː] ***outpatients*** • ***inpatient*** service day • male / adult / pregnant / elderly ***patient*** • geriatric / low-risk / private [aɪ] ***patient*** • alert [ɜː]/ cooperative / disoriented / immunocompromised[14] ***patient*** • untreated / cancer / surgical ***patient*** • ***patient*** care / comfort / well-being / day[15] • ***patient*** identification / satisfaction[16] / compliance [aɪ] • ***client***-centered therapy • mild / acute / borderline / severe ***cases*** • ***case***load[17] [oʊ]/ presentation / report[18] / conference • ***case*** study[19] [ʌ]/ abstract / summary [ʌ]/ series [sɪɚiːz]

ambulant; ambulante(r) Patient(in)
stationär; stationäre(r) Patient(in)[1] Kranke(r), Patient(in)[2] (Krankheits)fall[3] Klient(in)[4] erspart[5] ambulante Untersuchungen[6] mechan. Atemhilfe[7] Ambulanz[8] Ambulanz, Poliklinik, Ambulatorium[9] ambulante Behandlung[10] ambulante Staroperation[11] ambulante Nachsorge[12] Ambulanzbesuch[13] immungeschwächte(r) Patient(in)[14] Beleg(ungs)tag[15] Patientenzufriedenheit[16] Patientenzahl[17] Fallbericht, Kasuistik[18] Fallstudie[19]

2

medical care [medɪkəl keɚ] *n* *sim* **health care[1]** [helθ keɚ] *n* → U13-1

providing professional treatment (i.e. under a physician's [ɪʃ] direction) for the sick or injured

care (for)[2] *v* • **caregiver[3]** *n* • **take care[4]** *phr* • **careful[5]** *adj* • **careless** *adj*

» *Women 20-40 years of age should have a breast [e] examination as part of routine [uː] medical care every 2-3 years. Weight [weɪt] loss may be marked[6] if the patient has delayed [eɪ] seeking [iː] medical care. Today, the vast majority [dʒɔː] of mental health care already takes place outside hospitals.*

Use to seek/give *or* provide/be under *or* receive[7] [siː] /refuse/monitor ***medical care*** • state-of-the-art / emergency / austere[8] [ɒːstɪɚ] ***medical care*** • prompt / ambulatory[9] / quality of ***medical care*** • ***medical care*** system [ɪ]/ neglect[10] • ***to care*** for the sick • ***to take care*** of a patient / not to injure the nerve / of one's health[11] • (out)patient[9] / nursing [ɜː]/ supportive ***care*** • acute / prehospital[12] [iː]/ initial ***care*** • stabilizing / emergency / surgical / postoperative[13] *or* after***care*** • intensive / critical *or* intensive[14] / 24-hour / long-term[15] ***care*** • foot / mouth / wound[16] [uː]/ trauma [ɒː]/ followup[13] / self[17]-***care*** • home[18] / hospice / terminal [ɜː]/ bereavement[19] [iː]/ pastoral ***care***

ärztliche Behandlung, medizinische Versorgung
Gesundheitsfürsorge[1] pflegen, betreuen, versorgen[2] Betreuer(in), Sorgeberechtigte(r)[3] s. kümmern, aufpassen, vorsichtig sein[4] sorgfältig, vorsichtig[5] beträchtlich[6] i. ärztl. Behandlung sein[7] notdürftige medizin. Versorgung[8] ambulante Behandlung[9] unterlassene Hilfeleistung[10] auf seine Gesundheit achten[11] präklin. Behandlung[12] Nachsorge[13] Intensivpflege[14] Langzeitbehandlung[15] Wundversorgung, -behandlung[16] Selbstbehandlung[17] häusliche Pflege[18] Trauerarbeit[19] 3

on call [ɒːn kɒːl] *phr term* *syn* **on duty** [d(j)uːti] *phr, opposite* **off duty**[1] *phr*

keeping ready to provide [aɪ] medical services when needed, esp. in case of an emergency [ɜː]

duty[2] *n* • **duty-bound**[3] [aʊ] *adj*

» *The surgeon on call and operating room personnel should be notified. Anesthesiology services must be immediately available on call*[4]*. Which physician was charged*[5] *with the duty to disclose the necessary information to the patient? Dr Martin is out on a call*[6] *right now.*

Use to be[7] ***on call*** • doctor[8] / physician[8] / intern [ɜː]/ resident[9] / pharmacist ***on call*** • pathologist / x-ray technician[10] [ɪʃ]/ (surgical) nurse [ɜː] ***on call*** • ***on-call*** consultation[11] / specialist • to be on[7]/go off ***duty*** • hospital / reporting / legal [iː] ***duty*** • breach [briːtʃ] of[12] / night[13] ***duty*** • ***duty*** of (due) [d(j)uː] care[14]

diensthabend, im Dienst, in Bereitschaft
dienstfrei, außer Dienst[1] Pflicht[2] verpflichtet[3] auf Abruf[4] beauftragt[5] macht e. Krankenbesuch[6] Dienst haben[7] diensthabende(r) Arzt/ Ärztin[8] diensthab. Assistenzarzt/-ärztin[9] diensthab. Röntgenassistent(in)[10] Konsiliar-, Liaisondienst[11] Pflichtverletzung[12] Nachtdienst[13] Behandlungspflicht[14] 4

medical record *n term* *sim* **patient('s) chart**[1]**, flow sheet**[2] [floʊʃiːt] *n term*

chronologic documentation of the patient's presenting complaint(s) and medical history, the findings on examination, results of diagnostic procedures, and medications and/or therapy

record[3] [rɪkɔːrd] *v* • **recording** *adj & n* • **chart**[4] [tʃɑːrt] *v* • **charting** *n* → U18-9

» *Medical records are the most constantly reviewed [juː] documents in the hospital. Record the character of the patient's voice and examine the vocal cords. Some offices enter a note in the patient's chart whenever a prescription is refilled. All patients should be followed with a flow sheet including amounts and timing of insulin and fluid, together with a record of vital [aɪ] signs, urine volume, and blood chemistries.*

Use to maintain [eɪ] a[5]/enter into the ***medical record*** • written / the patient's / problem-oriented (*abbr* POMR) ***medical record*** • electronic (*abbr* EMR)/ online (*abbr* OMR)/ traditionally organized ***medical record*** • ***medical record*** entry[6] / index / database [eɪ] • ***medical record*** documentation[7] / technician[8] [k] (*abbr* MRT) • ***record*** keeping[9] • ***to record*** vital signs[10] / drug use / family history / observations[11] • hospital / clinical / patient (care) ***record*** • treatment[12] / permanent [ɜː]/ anesthesia[13] [iːʒ] ***record*** • ***recording*** technique [tekniːk]/ machine [-ʃiːn] *or* device[14] • all-night EEG / pH / sleep[15] ***recording*** • temperature[16] / blood pressure ***chart*** • dosage / flow[17] / order on ***chart*** • ***patient*** *or* ***medical*** card[1] *(BE)*/ data set • problem-centered ***charting***

Krankenakte, -unterlagen
Krankenblatt, Patientenbogen, Karteikarte[1] Ergebnistabelle, Parameterübersicht[2] aufzeichnen, registrieren, protokollieren[3] ein-, auftragen[4] e. Krankenakte führen[5] Eintrag i. d. Krankenakte[6] Patientendokumentation[7] med. Dokumentationsassistent(in)[8] Führen e. Krankenakte[9] Vitalfunktionen protokollieren[10] Beobachtungen schriftl. festhalten[11] Behandlungsunterlagen[12] Anästhesieprotokoll[13] Registriergerät[14] Schlafaufzeichnungen[15] Fieberkurve[16] Flussdiagramm[17] 5

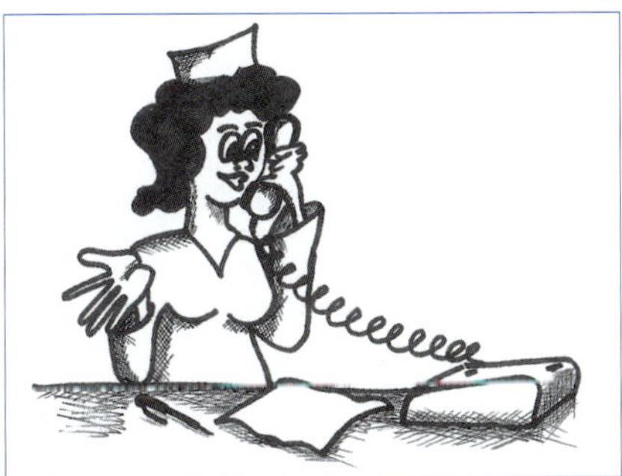

Is that you Dr. Scrabble?
Just want to make sure the medication order for Mrs. Kyme in room 15 is actually yours. The staff nurse says she is not used to your handwriting being so readable.

progress report *or* **note** *n term* *syn* **SOAP note** *n , rel* **problem list**[1] *n jar*

summary [ʌ] of a patient's hospital course [ɔː] including his/her current [ɜː] status and any recent developments

report[2] *v & n* • **note**[3] *v* • **reportable**[4] *adj* • **notify**[5] *v* • **notifiable**[4] *adj* • **list**[6] *v*

» *The signed consent form should be backed up by the physician's own brief entry in the progress notes, with date and time. Enter a note in the patient's chart when a prescription is refilled*[7]*. The patient's smoking status should be noted on the problem list.*

Use written (*abbr* WPR) ***progress report*** • status [eɪ‖æ]/ case[8] / consultation ***report*** • telephone / self[9]-/ autopsy [ɒː]/ laboratory[10] ***report*** • ***to report*** an incident[11] • uniform ***reporting*** • ***reportable*** disease[12] • admit[13] / preoperative ***note*** • clinical / nurse's [ɜː] ***note*** • operating[14] / critical / waiting ***list*** • to be/put sb.[15] ***on the waiting list*** • ***notifiable*** disease[12]

Note: A soap note is a narrative progress note containing the four components, subjective data (S), objective data (O), assessment (A), and plan (P).

tägliche Zusammenfassung, Tagesbericht, Verlaufsbericht
Übersichtsliste (d. gesundheitl. Probleme)[1] berichten, melden, anzeigen; Bericht[2] notieren; zur Kenntnis nehmen, beachten[3] melde-, anzeigepflichtig[4] benachrichtigen, mitteilen[5] aufschreiben, -listen, notieren[6] ein 2. Mal ausgestellt[7] Fallbericht, Kasuistik[8] Selbstanzeige[9] Laborbericht[10] e. Vorfall melden[11] meldepflichtige Krankheit[12] Aufnahmeprotokoll[13] Operationsliste[14] jem. auf d. Warteliste setzen[15] 6

medication order *n term* *rel* **policy**[1] [pɒːləsi], **rule**[2] [ruːl], **authorization**[3] *n*

prescription[4] written on a hospital form stating the name of the patient and the drug, the dosage, the time, frequency and route of administration, the date, and the signature of the physician

order[5] [ɔːrdɚ] *v* • **authorize**[6] [ɒːθɚaɪz] *v* • **(un)authorized**[7] *adj*

» *Foresight*[8] [-saɪt] *in the adjustment* [dʒʌ] *of medication orders will minimize the risk of overdosage of drugs. Do not order these tests routinely with spirometry. The care they deliver is authorized by standing orders. Unauthorized touching* [tʌtʃ-] *of a patient is termed battery*[9].

Use to carry out/write/have/give *or* issue[10]/review ***orders*** • doctor's / medical[11] ***order*** • admission / diagnostic / treatment ***order*** • preoperative / catheter care / monitoring / nursing[12] [ɜː] ***orders*** • single / written / (constant) verbal (*abbr* VO) ***orders*** • standard / (tele)phone ***orders*** • (predesignated) standing[13] / PRN[14] ***orders*** • do not resuscitate[15] [ʌ] (*abbr* DNR)/ stat[16] ***orders*** • ***to order*** strict bed rest[17] / a test / an ECG / a drug • ***order*** book • ***orders*** on admission / on the chart / with(out) termination date • public [ʌ] health / vaccination[18] [ks]/ transfusion [juːʒ] ***policies*** • insurance [ʃʊɚ]/ discharge[19] [tʃ]/ visiting[20] ***policies*** • hospital / disclosure[21] [oʊʒ]/ legal [iː] ***rules*** • ***rule*** of thumb[22] [θʌm] • to obtain [eɪ] ***authorization*** • parental / express[23] / verbal ***authorization*** • ***authorization*** form[24]

Verschreibung, Rezept
Richtlinie, Regelung[1] Regel, Vorschrift, Bestimmung[2] Ermächtigung[3] Verschreibung, Rezept[4] ver-, anordnen[5] ermächtigen, autorisieren[6] nicht berechtigt, unbefugt[7] Weitblick[8] Körperverletzung[9] Anweisungen geben, anordnen[10] ärztl. Verordnung/ Anordnung[11] Pflegeanweisungen[12] festgelegte Handlungs-/ Verfahrensanweisungen[13] bei Bedarf anzuwenden[14] DNR-Order[15] sofort durchzuführende Anordnungen[16] strenge Bettruhe verordnen[17] Impfrichtlinien[18] Entlassungsbestimmungen[19] Besuchszeitregelung[20] Bestimmungen z. Aufklärungspflicht[21] Faustregel[22] ausdrückliche Erlaubnis[23] Ermächtigungsformular[24] 7

diagnostic procedure [prəsiːdʒɚ] *n term* *rel* **diagnostic** [daɪəgnɒːstɪk] **workup**[1] *n jar*

laboratory test and/or investigation performed for identifying a patient's disease or condition

» *When the physician's treatment entails*[2] *invasive* [eɪ] *diagnostic procedures or drug treatment involving the risk of special harm, the consent*[3] *of the patient must first be obtained* [eɪ].

Use examination *or* assessment[4] / operative[5] ***procedure*** • surgical[5] / elective[6] / emergency[7] ***procedure*** • dental / imaging[8] / corrective / office[9] ***procedure*** • cosmetic *or* esthetic / facelift ***procedure*** • (non-)invasive / experimental[10] / exposure-prone[11] [oʊ] ***procedures*** • ***diagnostic*** evaluation / tool [uː] *or* aid[12] / measure [eʒ] • ***diagnostic*** modality / imaging[13] / study / test • clinical / initial [ɪʃ]/ preoperative[14] / routine [ruːtiːn] ***workup*** • thorough [θɜːroʊ]/ complete *or* comprehensive[15] ***workup*** • urologic / laboratory[16] ***workup***

diagnostisches Verfahren
Diagnostik, diagnost. Untersuchungen[1] erfordert[2] Einwilligung[3] Untersuchungsverfahren[4] chirurg. Eingriff[5] Elektiveingriff[6] Notmaßnahme, -operation[7] bildgebendes Verfahren[8] ambulanter Eingriff[9] experimentelle Verfahren[10] V. m. hohem Expositionsrisiko[11] diagnost. Hilfsmittel[12] bildgebende Diagnostik[13] präoperative diagnost. Abklärung[14] eingehende diagnost. Untersuchungen[15] labordiagnost. Untersuchungen[16] 8

ward round [wɔːrd raʊnd] *n clin & jar usu pl* *sim* **walking rounds**[1] *n clin & jar*

regular visits the attending physician[2] and his team make to all the inpatients they are responsible for

» *In some hospitals nurses participate in walking rounds instead of or in addition to report. During ward rounds, a didactic discussion* [ʌ] *of each patient's problems is conducted, emphasizing the appropriate use of diagnostic procedures. The team visits each child during walking rounds and discusses the plan of care*[3] *and any concerns*[4] [sɜː] *with the patient and family. Your physicians will make walking rounds on the unit*[5] *every morning.*

Use to be on/do *or* make[6]/attend ***ward rounds*** • medical ward[7] / surgical / post-OP ***rounds*** • attending[8] / uroradiology / teaching *or* professor's[9] ***rounds*** • (medical/ neurosurgery) grand[10] ***rounds*** • nursing[11] / chart ***rounds*** • ***post-round*** lecture session

(Stations)visite
Visite[1] leitende(r) Oberarzt/-ärztin[2] Behandlungsplan[3] Anliegen[4] Station[5] Visite machen[6] Visite auf d. internen Station[7] Chefvisite[8] Lehrvisite[9] Seminar m. klin. Fallbesprechung[10] Pflegevisite[11] 9

morbidity & mortality conference *n term, abbr* **M & M conference**

occasional [eɪʒ] meeting of the medical staff at which treatment errors are discussed

» *Sometimes objects like toothpicks remain within the GI tract for many years, only to turn up in a granuloma or abscess, particularly at a clinicopathologic conference.*

Use patient care / noon[1] [uː]/ consecutive case[2] / clinicopathologic[3] (*abbr* CPC) ***conference*** • medical staff[4] / face-to-face[5] ***conference***

interne Besprechung (v. Behandlungsfehlern)
Mittagsbesprechung[1] Fallbesprechung[2] klin.-patholog. B.[3] Ärztebesprechung[4] Vieraugengespräch[5] 10

intervention [ɪntɚvenʃᵊn] *n term* *sim* **medical measures**[1] [medɪkᵊl meʒɚz] *n*

action addressing a patient's health problem in order to alter [ɒː] the course of the pathologic process

interventional[2] [e] *adj term* • **intervene**[3] [iː] *v* • **measure**[4] [eʒ] *v*

» *Early intervention in childhood asthma [z] may help prevent chronicity [ɪs]. The dietary [aɪ] interventions resulted in an 8% decrease in serum cholesterol. Assess the response to the therapeutic interventions. In this situation conservative measures should be employed.*

Use to require [aɪ] ***intervention*** • nursing[5] [ɜː]/ therapeutic[6] [juː] ***intervention*** • pharmacologic / surgical *or* operative ***intervention*** • social / on-site[7] / crisis[8] [aɪ]/ early ***intervention*** • ***intervention*** program / strategies • ***interventional*** angiography / radiology[9] / immunotherapy • to take/institute/withhold[10]/forego[11] ***measures*** • active / conventional / invasive [eɪ] ***measures*** • adjunctive[12] [ədʒʌŋk-]/ temporizing[13] ***measures*** • emergency[14] [ɜː]/ conservative / therapeutic[15] / supportive[12] ***measures*** • dietary [aɪ]/ palliative / preventive *or* prophylactic[16] ***measures*** • isolation [aɪsə-]/ first aid [eɪd] ***measures*** • life support[17] / CPR[18] ***measures***

Eingriff, Intervention, Behandlung

medizin. Maßnahmen[1] Interventions-[2] eingreifen, -schreiten[3] messen, bestimmen[4] Pflegeintervention[5] therapeut. Eingriff[6] Eingriff vor Ort[7] Krisenintervention[8] Interventionsradiologie[9] Maßnahmen vorenthalten[10] auf Maßnahmen verzichten[11] zusätzl./ unterstützende M.[12] M. um Zeit zu gewinnen[13] Notmaßnahmen[14] therapeut. M.[15] Präventivmaßnahmen, vorbeugende M.[16] lebenserhaltende M.[17] Wiederbelebungsmaßnahmen[18]

11

(medical) audit [ɒːdɪt] *n term, abbr* **MA**

sim **review**[1] [riːvjuː], **quality assessment**[2] *n term*

systematic review and evaluation of health care procedures to determine [ɜː] the quality of care

» *An audit of experience [ɪɚ] with pyogenic [paɪədʒenɪk] liver abscess [s] over the past decade revealed [iː] that the mortality rate in a referral center is still as high as 18%.*

Use nursing[3] / medical / treatment ***audit*** • quality management / patient care[3] (*abbr* PCA) ***audit*** • claims[4] [eɪ]/ (pre)admission[5] / medical services ***review*** • concurrent[6] [ɜː]/ continued stay [eɪ] ***review*** • peer[7] [pɪɚ]/ retrospective / private [aɪ] ***review*** • (drug) utilization[8] [juːtəlaɪzeɪʃᵊn] (*abbr* UR) ***review***

Überprüfung d. ärztl. Handlungen u. Pflegemaßnahmen

(Über)prüfung[1] Qualitätsbeurteilung[2] Pflegeevaluation[3] Anspruchsprüfung[4] Überprüfung d. Aufnahmeindikation[5] Begleitkontrolle[6] Kontrolle durch KollegInnen[7] Evaluation d. Verschreibungen/ Medikamenteneinnahme[8]

12

medical negligence [neglɪdʒᵊnᵗs] *n term* *sim* **medical care neglect**[1]

abandonment [æ] **of care**[1] *n, rel* **malpractice**[2] [mæl-] *n term*

harmful professional action or inaction that deviates [iː] from accepted standards of care

neglect[3] *v* • **negligible**[4] [neglɪdʒəbl] *adj* • **neglected** *adj* • **neglectful**[5] *adj*

» *A physician injuring a patient by conduct[6] that fails to meet the legal standard of due care may be liable[7] [laɪəbl] for negligence in an action[8] for malpractice. Allegations[9] of medical malpractice may include other torts[10] [tɔːrts], e.g. assault[11] [ɒː], battery[11], and breach [briːtʃ] of confidentiality[12].*

Use to be liable [aɪ] or sued[13] [suːd] ***for negligence*** • to be guilty [gɪlti] of/prove ***negligence*** • professional / gross[14] [oʊ]/ imputed[15] [juː] ***negligence*** • mistreatment [iː] and ***neglect*** • emotional [oʊʃ]/ physical [ɪ]/ parental / self-***neglect*** • ***neglected*** appendicitis[16] [saɪ] • medical / plastic surgery ***malpractice*** • ***malpractice*** claim [eɪ]/ action • ***malpractice*** suit [suːt]/ litigation[17] [lɪtɪgeɪʃᵊn]/ insurance [ɪnʃʊɚᵊnts]

Fahrlässigkeit, Verletzung der Sorgfaltspflicht

Behandlungsverweigerung, unterlassene Hilfeleistung[1] Behandlungs-, Kunstfehler[2] vernachlässigen, nicht befolgen[3] unwesentlich, unbedeutend[4] nachlässig[5] Verhalten[6] haftbar sein[7] Klage[8] Beschuldigungen[9] Delikte[10] Körperverletzung[11] Verletzung d. Schweigepflicht[12] wegen Fahrlässigkeit angeklagt s.[13] grobe F.[14] Vorwurf d. Fahrlässigk.[15] verschleppte Appendizitis[16] Schadenersatzprozess wegen e. ärztl. Kunstfehlers[17]

13

living will *n term* *syn* **advance** *or* **medical directive** [dɪrektɪv] *n term*

rel **incompetence**[1], **power of attorney**[2] [ɜː] *n term*

written document signed by a legally [iː] competent[3] patient giving advance directives that no heroic measures be taken in case he/ she should be suffering [ʌ] from an irreversible [ɜː] terminal [ɜː] illness

incompetent [ɪnkɒːmpətənt] *adj term* • **competent** *adj* • **will**[4] *v* • **direct**[5] *v*

» *Incompetence may be caused by mental or physical [ɪ] incapacities[6] such as mental illness, senility, alcoholism, or unconsciousness from trauma. This document, which is commonly known as health care proxy[2] or powers of attorney grants you the authority to consent to care for your incompetent father. These written, signed, and witnessed[7] instructions by the competent patient are termed advance directives and include durable powers of attorney for health care, living wills, and natural death directives.*

Use to draw up a/make one's[8]/witness a ***will*** • mentally[9] / legally[10] ***incompetent*** • ***competent*** adult • advance health care / natural death ***directive***

Patientenverfügung, -testament, Vorsorgevollmacht

Unfähigkeit[1] (Handlungs)vollmacht, Sachwalterschaft[2] geschäftsfähig[3] verfügen; vermachen, -erben[4] anweisen, befehlen[5] Beeinträchtigungen[6] durch Zeugen bestätigt[7] sein Testament machen/ errichten[8] unzurechnungsfähig[9] geschäftsunfähig[10]

14

20

(patient) transfer [træn'sfɜːr] *n term* *sim* **transport[1]** *n & v*

moving a patient from one place, position, hospital unit, or care facility [sɪ] to another

transferral[2] [ɜː] *n term* • **transfer** *v* • **transferring** *n* • **transporter cart** *n*

» *Whenever possible, patients should assist with their own positioning, transferring, and self-care. It is preferable to determine the best institution for definitive treatment (inpatient facility, day care, etc) and transfer the patient there before starting antipsychotics* [-saɪkɒːtɪks].

Use to arrange for/await/tolerate[3]/survive/delay ***transfer*** • (inter/intra)hospital[4] / sliding [aɪ] board[5] [bɔːrd] ***transfer*** • supine [aɪ] to sit / sit-to-stand / pivot ***transfer*** • ***transfer*** diagnosis / agreement / to hospital / to wheelchair [ʰwiːltʃeə] • ***transfer*** with standby assistance / to ICU[6] / to nursing [ɜː] home • ***to be transferred*** from bed to chair / for definite care • ***to be transferred*** for custodial [oʊ] care[7] / to the OR / to the morgue[8] [mɔːrg] • ***to transfer*** in / out / independently • ***transported*** on gurney[9] [gɜːrni]

verlegen, umlagern, überstellen; Umlagerung, Verlegung, Überstellung

Transport, Beförderung; transportieren, befördern[1] Überstellung, Umlagerung[2] verlegungsfähig sein[3] Überstellung in e. anderes Krankenhaus[4] Umlagerung m. d. Rutschbrett[5] Verlegung auf d. Intensivstation[6] in e. geschlossene psychiatr. Einrichtung verlegt werden[7] ins Leichenschauhaus gebracht werden[8] mit e. Rollbett transportiert (werden)[9] 15

discharge [*n* dɪs-‖*v* dɪstʃɑːrdʒ] *vt & n term* → U42-6, U88-11

sim **sign out[1]** *v phr*, **release[2]** [iː] *v & n jar*

(i) to release a hospitalized patient from care, custody [ʌ] or confinement [aɪ]
(ii) to release a substance [ʌ] (e.g. pus [ʌ]) or emotions [oʊʃ] (e.g. repressed anxiety[3] [aɪ])

» *After a brief period of observation the patient was discharged in good condition. A high percentage of patients developed bacteriuria* [jʊə] *after discharge from the hospital. Competent patients can sign out of the emergency department without treatment and against medical advice. He discharged[4] his aggressions.*

Use criteria [kraɪ-] for / timing of / ready for ***discharge*** • at the time of hospital[5] / home evaluation prior to[6] ***discharge*** • ***to discharge a patient*** from the emergency department / home • ***to discharge a patient*** to the care of his family physician • ***to discharge a patient*** to office follow-up[7] / to a convalescent [es] treatment center • inpatient / outpatient (*abbr* OP)/ wrongful[8] ***discharge*** • ***discharge by*** death / transfer • ***discharge*** date[9] / diagnosis / medication / note[10] • ***discharge*** process / summary[11] [ʌ]/ abstract[11] / planning • blood-stained[12] [eɪ]/ purulent [jʊə]/ nasal ***discharge*** • vaginal / menstrual / aural[13] [ɔː] ***discharge*** • ***discharge*** from the wound[14] [uː] • ***discharged*** against medical advice[15] (*abbr* AMA) • ***to sign*** oneself out • patient ***release*** form[16] • ***release*** slip[17] • ***to be released*** on an overnight pass

(i) entlassen; Entlassung
(ii) absondern; Sekret

s. abmelden, verlassen[1] freisetzen, abgeben; entlassen; Freisetzung; Entlassung[2] unterdrückte Angst[3] freien Lauf lassen[4] bei d. Entlassung[5] Überprüfung d. Wohnverhältnisse vor d. Entlassung[6] e. Pat. z. ambulanten Nachsorge entlassen[7] verfrühte Entlassung[8] Entlassungstermin, -datum[9] Entlassungsbrief[10] Entlassungsprotokoll[11] blutig tingierter Ausfluss[12] Ohrenfluss, Otorrhoe[13] Wundsekret[14] gegen Revers entlassen[15] Entlassungsformular[16] Entlassungsschein[17]

16

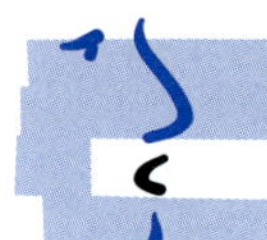

Clinical Phrases

We should admit him for observation overnight. Wir sollten ihn die Nacht über zur Beobachtung aufnehmen. • Don't worry, Mrs Kim. Everything will work out fine. Sie brauchen sich keine Sorgen zu machen, Frau K. Das wird schon wieder. • Nurse, will you attend to Mr Hiller's pressure sores. Schwester, würden Sie sich bitte um den Dekubitus von Herrn H. kümmern. • Be sure that Mrs. Kay is NPO. Sorgen Sie dafür, dass Frau K. nüchtern ist. • The physician's order for you is 'activity as tolerated'. Der Arzt hat angeordnet, dass Sie aufstehen und herumgehen können, solange Sie keine Schmerzen haben. • We may be able to discharge you soon. Wir werden Sie vielleicht bald entlassen können. • I've got another round to do before I turn in. Ich muss noch eine Visite machen, bevor ich mich schlafen legen kann.

Unit 21 Parts of the Body: Head & Neck

Related Units: 26 Teeth, 28 Bones, 43 Airways, 58 Eyes, 60 Ears, 66 Speech

head [hed] *n*

(i) top part of the body on the neck including the face, skull[1] [ʌ], and brain (ii) major end of long bones, e.g. the femoral [e] head[2] (iii) top position in a team or a department

head[3] *v* • **bareheaded**[4] [eɚ] *adj* • **headache** [hedeɪk] *n* • **headless** *adj*

» *Tilt[5] your head backward and elevate the chin. It's important to keep his head covered.*

Use to shake/turn/flex[6]/hold ***one's head*** • ***head*** and neck region [ri:dʒ³n] • ***head*** position / rotation / elevation[7] / examination / injury / film[8] • ***head*** rest *or* support[9] / mirror[10] • screw[11] [skru:]/ implant ***head*** • sense of ***head*** fullness • to be big-[12]/ bald-[13] [ɔ:] ***headed*** • to lose one's ***head*** • ***head*** first • to ***head*** for[14]

(i) Kopf; (ii) Caput; (iii) Leiter
Schädel[1] Oberschenkelkopf, Caput femoris[2] an d. Spitze stehen[3] ohne Kopfbedeckung[4] neigen[5] d. Kopf nach vorne neigen[6] Hochlagerung d. Kopfes[7] Schädelröntgen[8] Kopfstütze[9] Stirnspiegel[10] Schraubenkopf[11] eingebildet[12] glatzköpfig[13] zusteuern auf[14] 1

face [feɪs] *n & v* → U25-10ff

(n) the front of the head including the forehead[1] [fɔ:rhed], the chin, the temples[2], and cheeks

facial [feɪʃ³l] *adj* • **-faced** *adj* • **facies**[3] [feɪʃɪi:z] *n term*

» *The first eruptions[4] are seen on the face around the eyes and nose. Did you notice the puzzled expression on her face[5]?*

Use ***facial*** expression *or* gestures[6] [dʒestʃɚz]/ muscles [mʌslz]/ nerve / hair / injuries / deformity / palsy[7] [pɔ:lzi] • coarse [kɔ:rs] ***facial*** features[8] [fi:tʃɚz] • sad / angry / flushed[9] [ʌʃ]/ mask-like ***face*** • to lose one's / to make a[10] ***face*** • ***face*** mask / lift / pack[11] / cream [i:] • abnormal / moon / bird-like[12] / adenoid ***facies*** • red-/ purple-/ round-***faced*** • to ***face*** a problem / death

Gesicht; gegenüberstehen, konfrontiert sein
Stirn[1] Schläfen[2] Gesicht(sausdruck), Facies[3] Ausschlag[4] verdutzter Gesichtsausdruck[5] Gesichtsausdruck, Mimik[6] Gesichts-, Fazialislähmung[7] grobe Gesichtszüge[8] gerötetes G.[9] d. Gesicht verziehen[10] Gesichtspackung[11] Vogelgesicht[12] 2

eye [aɪ] *n & v* → U58-1ff

paired organ of sight [saɪt] located in the eye sockets [ɒ:] (orbits)[1] including the pupil[2], lense and retina

(eye)lid[3] *n* • **eyebrow** [aʊ] *n* • **eyelashes**[4] [æ] *n* • **eyeball**[5] *n* • **cross-eyed**[6] *adj*

» *Keep your eyes closed. There was infrequent blinking and fluttering[7] [ʌ] of the closed eyelids. This is not visible to the naked* [neɪkɪd] *eye[8].*

Use to close/open the ***eyes*** • bags under the[9] ***eyes*** • watery / red / bloodshot[10] / dry ***eyes*** • black[11] / glass ***eye*** • ***eye*** contact / blinking[12] / charts[13] [tʃ]/ patch[14] [tʃ]/ drops /-sight[15] / piece[16] / witness[17] • to raise [eɪ] the / upper / lower ***eyelids***

Auge; ansehen, mustern
Augenhöhlen, Orbitae[1] Pupille[2] (Augen)lid[3] Wimpern[4] Augapfel[5] schielend[6] Zucken[7] mit bloßem Auge[8] Tränensäcke, Ringe unter den Augen[9] blutunterlaufene A.[10] blaues Auge[11] Blinzeln, Augenzwinkern[12] Sehprobentafeln[13] Augenklappe[14] Sehkraft[15] Okular[16] Augenzeuge[17] 3

nose [noʊz] *n & v*

covering of the nasal cavity[1] with the nostrils or nares[2] [neɚi:z] (term) through which we breathe [bri:ð] and smell

nasal [neɪz³l] *adj* • **naso-** *comb* • **nosebleed**[3] *n*

» *A nose with a markedly depressed bridge is called saddle nose. These patients have coarse facial features, a broad, flat nose, and widely set eyes. There is blood in the nasal sinuses[4]* [aɪ].

Use to blow one's[5] ***nose*** • to speak/breathe through ***the nose*** • tip / root[6] [u:]/ back *or* bridge[7] ***of the nose*** • runny / blocked-up[8] ***nose*** • ***nasal*** height [haɪt]/ concha[9] [kɒ:ŋkə]/ septum / bone / cavity / decongestant [dʒe] spray[10] • ***nose*** job[11]

Nase; herumschnüffeln
Nasenhöhle[1] Nasenlöcher, Nares[2] Nasenbluten[3] Sinus paranasales, Nasennebenhöhlen[4] s. d. Nase putzen, s. schnäuzen[5] Nasenwurzel[6] Nasenrücken[7] verstopfte N.[8] Nasenmuschel, Concha nasalis[9] Nasenspray[10] Nasenoperation[11] 4

jaws [dʒɒ:z] *n* *sim* **jawbone**[1] *n* → U28-10

bones of the skull (maxilla[2] and mandible[3]) and adjacent [ədʒeɪs³nt] soft tissues that frame the mouth and hold the teeth

» *In edentulous [-tʃələs] jaws[4] of elderly persons, atrophy of the alveolar process is common. The skin of the lateral cheeks, jawline[5], and neck is dissected free in the subcutaneous plane. The pain is localized to the jaw, base of the tongue, pharynx or larynx, tonsillar area, and ear.*

Use upper[2] / lower[3] / opposing / broken / protrusive ***jaw*** • both / clenched[6] [tʃ]/ retrusive ***jaws*** • angle[7] [æŋgl]/ spasms / weakness ***of the jaw*** • ***jaw*** position / relation[8] / movement / muscle / (jerk [dʒɜ:rk]) *or* reflex[9] / clenching[10] / support / exercises • ***jaw*** stiffness / clicking[11] / fracture / winking[12] • ***jawbone*** anatomy / architecture / defect / resorption / segment

Kiefer
Kieferknochen[1] Oberkiefer, Maxilla[2] Unterkiefer, Mandibula[3] zahnlose Kiefer[4] Unterkieferrand[5] zusammengepresste K.[6] (Unter)kieferwinkel, Angulus mandibulae[7] Kieferrelation[8] Masseterreflex[9] Zähnepressen[10] Kiefergelenkknacken[11] Kiefer-Lid-Phänomen[12] 5

21

chin [tʃɪn] *n* *syn* **mentum** *n term*

the protruding[1] front portion of the lower jaw[2] formed by the mental protuberance[3]

mental *adj term* • **genial** [dʒɪnaɪᵊl] *adj* • **mento-, genio-** [dʒiːnɪoʊ] *comb*

» *Test eyebrow elevation, smiling, lip pursing[4], cheek puff[5] and chin muscle contraction. The head must be tilted and the chin lifted so that the oropharynx can be explored.*

Use ***chin*** reflex[6] / protuberance[3] / tilt / lift / rest[7] / musculature / cap[8] • unshaven / prominent[9] / firm [ɜː]/ sagging[10] / double[11] ***chin*** • square[12]-***chinned*** • ***mental*** foramen [eɪ] *or* canal[13] / nerve / region • ***genial*** tubercle[14] • ***genio***plasty[15] /hyoid [aɪ] muscle • ***mento***labial /plasty[15]

Kinn, Mentum
vorspringend[1] Unterkiefer[2] Kinnvorsprung, Protuberantia mentalis[3] Mundspitzen, Vorstülpen d. Lippen[4] Aufblasen d. Wangen[5] Masseterreflex[6] Kinnstütze[7] Kinnkappe[8] vorspringendes K.[9] schlaff herabhängendes K.[10] Doppelkinn[11] m. kantigem K.[12] Foramen mentale[13] Tuberculum mentale, Kinnhöcker[14] Kinn-, Genioplastik[15] 6

cheek [tʃiːk] *n* *syn* **bucca** [bʌkə] *n term*

the fleshy part at either side of the face below the eyes

-cheeked *adj clin* • **buccal**[1] *adj term* • bucco- *comb*

» *The lower lid sagged[2] [sægd] permitting tears [tɪɚz] to spill over the cheeks. Her cheeks had a rosy hue[3] [hjuː].*

Use fat / upper / lateral / sunken[4] [ʌ]/ rosy[5] ***cheeks*** • ***cheek***bone[6] / contours / biting[7] [aɪ]/ bite • red-/ chubby[8]-***cheeked*** [tʃʌbi] • ***buccal*** mucosa[9] / surface / vestibule • ***bucco***labial [eɪ]/lingual

Wange, Backe, Bucca
bukkal[1] hing herunter[2] Farbe[3] eingefallene W.[4] gerötete Wangen[5] Joch-, Wangenbein, Os zygomaticum[6] Wangenbeißen[7] pausbäckig[8] Wangenschleimhaut[9] 7

mouth [maʊθ] *n* *sim* **oral** [ɔː] **cavity**[1] *n term*

opening to the lungs and stomach [k] including the throat, soft and hard palate[2], teeth, tongue [tʌŋ], the upper and lower lips

mouthful[3] *n* • **mouthwash**[4] *n* •
oral[5] *adj term* • **stomat-, oro-**[6] *comb*

» *These patients should not be given barium [eɚ] by mouth[5]. The patient complained of a sore mouth[7] and difficulty swallowing.*

Use to open/close ***one's mouth*** • wide / dry / nothing by[8] (*abbr* NPO) ***mouth*** • to make one's ***mouth*** water[9] • roof / floor / corner[10] ***of the mouth*** • ***mouth*** opening / rinse[4] / breathing[11] [iː]/-watering[12] / flora / guard[13] [gɑːrd] • ***oral*** health / mucosa / hygiene [haɪdʒiːn]/ status [eɪ]/ administration[14] / contraceptive • ***oro***pharynx /antral /nasal /facial • ***stomat***ology /itis[7] [aɪ]/ognathic system

Mund
Mundhöhle, Cavitas oris[1] weicher/ harter Gaumen[2] Bissen, Schluck[3] Mundwasser[4] oral[5] d. M. betreffend, Stomato-[6] Mundschleimhautentzündung, Stomatitis[7] nüchtern[8] d. Mund wässrig machen[9] Mundwinkel[10] Mundatmung[11] lecker[12] Zahnschutz[13] orale Verabreichung[14] 8

lip *n* *syn* **labium** [eɪ] *n term, pl* **labia**, *sim* **prolabium**[1] *n term*

(i) one of the two fleshy muscular folds with an outer mucosa surrounding the mouth (ii) a liplike structure bounding[2] [aʊ] a cavity or groove[3] [uː]

lipstick[4] *n* • **labial**[5] [eɪ] *adj term* • **labio-** *or* **cheil(o)-** [kaɪl] *comb*

» *The oral cavity is bounded anteriorly by the vermilion border of the lips[6]. Vesiculation[7], scabbing[8], and crusting around the lips occurred over the next few days. The infranasal groove in the midline of the upper lip is called the philtrum[9] [f].*

Use to pout[10] [aʊ]/chew [tʃuː]/bite/suck [ʌ]/lick *or* smack[11]/burn ***one's lips*** • (short) upper / lower / double / cleft[12] *or* hare***lip*** [eɚ] • inner / red of the / open / closed / pouted / dry ***lips*** • cracked *or* fissured[13] / thick[14] / swollen / scaling[15] [eɪ] ***lips*** • ***lip*** of a wound[16] [uː]/ reading / balm[17] [bɑːˈm] • ***lip*** mucosa / musculature / support / contour[18] / closure[19] [oʊʒ]/ line[20] / (in)competence[21] / biting / retractor[22] • ***labial*** tooth surface / vestibule[23] / margin / frenulum[24] / consonant[25] / ulcer [ʌ] • ***labio***palatal /buccal space • ***cheil***osis /itis[26] [aɪ]/oplasty

Lippe, Labium
Lippenwulst, -rot, Prolabium[1] begrenzen[2] Furche, Sulcus[3] Lippenstift[4] labial, Lippen-[5] Lippensaum[6] Bläschenbildung[7] Schorfbildung[8] Oberlippengrübchen, Philtrum[9] Lippen schürzen/ vorstülpen[10] sich d. L. lecken[11] Lippenspalte, Labium fissum, Hasenscharte[12] aufgesprungene L.[13] breite/ wulstige L.[14] s. schuppende L.[15] Wundrand[16] Lippenbalsam[17] Lippenprofil[18] Lippenschluss[19] Lippenschlusslinie[20] Lippen(in)kompetenz[21] Lippenhalter[22] labialer Mundvorhof[23] Lippenbändchen, Frenulum labii[24] Labial-, Lippenlaut[25] Lippenentzündung, Cheilitis[26] 9

(oral) vestibule [vestɪbjuːl] *n term* *syn* **buccal** [ʌ] **cavity**, **vestibulum oris** *n term*

part of the mouth ouside the teeth and/or gums bounded[1] [aʊ] laterally by the lips and the cheeks, and by the reflections of the mucosa[2] from the lips and cheeks to the gums

vestibular[3] *adj term* • **vestibulo-** *comb*

» *The patient presented with a severely resorbed mandible and a shallow vestibule[4]. The local vestibular swelling responded well to antibiotic therapy.*

Use to extend into[5]/reconstruct/deepen ***the vestibule*** • ***vestibule of the*** mouth / nose[6] • labial / (labio)buccal ***vestibule*** • ***vestibular*** surface / space / depth[7] / mucosa / incision / sulcus [ʌ] • ***vestibulo***plasty[8]

(Mund)vorhof, Vestibulum oris
begrenzt[1] Umschlagfalten d. Schleimhaut[2] vestibulär[3] flaches V.[4] i. d. Mundvorhof hineinreichen[5] V. nasi, Naseneingang[6] Mundvorhoftiefe[7] Vestibulum-, Mundvorhofplastik[8] 10

tongue [tʌŋ] *n* *syn* **lingua** [lɪŋgwə], **glossa** [ɒː||ɔː] *n term*

(i) mobile muscular organ of taste[1] and speech on the floor of the oral cavity covered with mucous membrane[2] which assists in chewing, swallowing[3], and articulation[4] (ii) language

lingual[5] *adj term* • **glossal**[5] *adj* • **gloss-, -glossia** *comb*

» *The anterior two-thirds of the tongue (oral tongue) is limited posteriorly by the circumvallate* [-væleɪt] *papillae*[6] [iː] *and includes the tip, dorsum, lateral borders, and undersurface of the mobile tongue. To increase mobility of the tongue, the lingual frenum* [iː] *may need cutting. Untreated tongue-tie*[7] *may affect speech and interfere with*[8] *mastication and passive cleansing* [e] *of the teeth.*

Use to put out[9]/hold[10]/bite ***one's tongue*** • clean / furred [ɜː] *or* coated[11] / moist / parched [tʃ] *or* dry / fissured [ɪʃ] *or* scrotal *or* grooved[12] [uː]/ burning / bald [ɔː] *or* glossy *or* glazed[13] [eɪz] ***tongue*** • tip / base[14] / margin [dʒ]/ anterior/posterior third / thickening ***of the tongue*** • mappy *or* geographic[15] / bitten / inflamed [eɪ]/ strawberry[16] / smoker's / black hairy[17] / cleft *or* bifid[18] ***tongue*** • ***tongue*** space / function / movement / pressing / depressor[19] • ***lingual*** nerve / tonsil[20] / artery • ***linguo***labial • ***glossal*** surface / ulcer • ***glosso***pharyngeal muscle /epiglottic folds /palatine nerve /dynia [ɪ]/ptosis • ***glossitis***[21]

(i) Zunge, Lingua, Glossa
(ii) Sprache
Geschmacksorgan[1] Schleimhaut[2] Schlucken[3] Aussprache, Artikulation[4] lingual, zungenseitig[5] Zungenpapillen, Papillae linguales[6] Ankyloglossie, Zungenverwachsung[7] behindern[8] Z. herausstrecken/ zeigen[9] d. Mund halten[10] belegte Z.[11] Faltenzunge, L. plicata[12] Lackzunge[13] Zungengrund, Radix linguae[14] Landkartenz., L. geographica[15] Himbeer-, Erdbeerz.[16] schwarze Haarzunge, Melanoglossie[17] Spaltzunge, L. bifida[18] Zungenspatel, -halter[19] Zungenmandel, Tonsilla lingualis[20] Zungenentzündung, Glossitis[21] 11

throat [θroʊt] *n* *syn* **pharynx** [færɪŋks] *n*, *sim* **fauces**[1] [fɒːsiːz] *n pl term*

(i) the fauces and pharynx
(ii) in genE, the front part of the neck between the chin and the clavicle[2]

throaty[3] *adj clin* • **pharyngeal** [-dʒɪəl] *adj term* • **faucial** [fɒːʃəl] *adj*

» *Wrap*[4] [ræp] *this scarf*[5] *around your throat. You need warm throat irrigations*[6] *or gargles*[7].

Use to clear one's[8] ***throat*** • sore[9] / scratchy[10] [tʃ]/ dry ***throat*** • ***throat*** swab[11] [ɒː]/ infection / culture • ear, nose and ***throat*** (*abbr* ENT)[12] • injected[13] [dʒe] ***fauces*** • pharyngeal *or* faucial[14] ***tonsil*** • ***throaty*** voice[15]

(i) Rachen, Schlund, Pharynx
(ii) Hals, Kehle
Schlund(enge), Fauces[1] Schlüsselbein, Clavicula[2] heiser, rau; guttural[3] wickeln[4] Schal[5] Halsspülungen[6] Gurgelmittel[7] s. räuspern[8] Halsschmerzen[9] Halskratzen[10] Rachenabstrich[11] HNO[12] entzündeter/ geschwollener Rachen[13] Rachenmandel, Tonsilla pharyngealis[14] raue Stimme[15] 12

neck *n* *syn* **cervix** [sɜːrvɪks] *n*, *sim* **nape** [neɪp] *or* **nucha**[1] [njuːkə] *n term*

(i) narrowed connection between the trunk [ʌ] and the head
(ii) neck-like narrowing in bones, teeth, etc.

cervical[2] *adj term* • **nuchal**[3] *adj* • **neckline**[4] *n clin*

» *The neck was supple*[5] [ʌ]. *Her neck muscles* [mʌslz] *were tight*[6] [taɪt] *and she complained of a headache. Pruritic lesions are particularly common around the neckline.*

Use to twist[7]/break ***one's neck*** • back of the[1] ***neck*** • ***neck*** pain / stiffness[8] / tie[9] /lace[10] [-ləs]/ veins / extension • bladder[11]/ femoral[12] [e] ***neck*** • ***nuchal*** rigidity[8] [rɪdʒɪdəti] • ***cervical*** rib[13] / spine[14] [aɪ]/ nodes [oʊ]/ collar[15]

(i) Hals, Nacken
(ii) Zervix, Collum
Nacken[1] zervikal, Hals-[2] Nacken-[3] Ausschnitt, Dekolletee[4] beweglich, weich[5] verspannt[6] H. (ver)drehen[7] Nackensteifigkeit[8] Krawatte[9] Halskette[10] Blasenhals[11] Oberschenkelhals, Collum femoris[12] Halsrippe, Costa cervicalis[13] Halswirbelsäule[14] Halskrause[15] 13

Adam's apple *n clin* *syn* **laryngeal** [-dʒ(ɪ)əl] **prominence** *n term*

cartilage[1] [kartəlɪdʒ] of the voice box (larynx)[2] [lærɪŋks] moving up and down in the front of the neck, esp prominent in men

» *The cricothyroid* [aɪ] *membrane is about 1.5 fingerwidths below the laryngeal prominence and is bounded*[3] [aʊ] *caudally by the cricoid cartilage*[4].

Adamsapfel, Prominentia laryngea
Knorpel[1] Kehlkopf, Larynx[2] begrenzt[3] Ringknorpel, Cartilago cricoidea[4] 14

ear [ɪɚ] *n*

organ of hearing [ɪɚ] and equilibrium[1] consisting of the outer, middle, and inner or sensory ear[2]

eardrum[3] [ʌ] *n* • **earlobe**[4] [oʊ] *n* •
auditory[5] [ɒː] *adj term* • **aural**[5] [ɔː] *adj* • **oto-, oro-** *comb*

» *The rash*[6] *typically begins at the hairline*[7] *and behind the ears. One patient had lost a natural ear in an accident.*

Use inner[2] / middle[8] / external ***ear*** • ***ear*** plugs[9] [ʌ] /ache [eɪk]/ muffs[10] [ʌ]/ drops / wax[11] • cauliflower[12] [ɒː] ***ears*** • ***auditory*** canal *or* meatus[13] [ɪeɪ]/ ossicles[14] / threshold[15] [θreʃʰoʊld] • ***aural*** discharge[16] / pressure

Ohr
Gleichgewicht[1] Innenohr[2] Trommelfell, Membrana tympani[3] Ohrläppchen[4] (Ge)hör-, auditiv[5] Ausschlag[6] Haaransatz[7] Mittelohr[8] Ohrschutz, Wattepfropf[9] Ohrenschützer[10] Ohrenschmalz, Cerumen[11] Boxerohren[12] Gehörgang, Meatus acusticus[13] Gehörknöchelchen, Ossicula auditus[14] Hörschwelle[15] Ohr(en)fluss, Otorrhoe[16] 15

hair [heɚ] *n usu sing*

slender threadlike[1] [e] outgrowth [-oʊθ] covering the human scalp[2], face (beard [ɪɚ], mustache[3] [mʌstæʃ]) and body hair; hair loss leads to a receding [iː] hairline[4] and finally to baldness[5] [ɒː]; artificial hair is called a toupee [tuːpeɪ] or wig[6]

hairy *adj* • **hairless** *adj* • **hairdo** *or* **hairstyle**[7] *n* • **haircut** *n*

» *Drugs can cause diffuse hair loss. This disease favors hairy areas like the scalp. There was a patch[8] of gray-white hair. These patients typically have sparse [ɑː] axillary and pubic hair[9].*

Use to grow/cut/comb ***hair*** • blond *or* fair [feɚ]/ auburn[10] [ɒː]/ graying / dry / greasy[11] [iː]/ curly[12] [ɜː]/ brittle[13] ***hair*** • ***hair*** turns gray / falls out • scalp / body / pubic / taste[14] ***hair*** • ***hair*** brush / spray / root[15] / shaft / follicle / thinning / growth

Haar
fadenförmig[1] Kopfhaut[2] Schnurrbart[3] Haaransatz[4] Glatzköpfigkeit[5] Haarteil, Perücke[6] Frisur[7] Fleck[8] spärliche Achsel- u. Schambehaarung[9] kastanienbraunes H.[10] fettiges H.[11] gelocktes H.[12] brüchiges H.[13] Geschmacksstiftchen[14] Haarwurzel[15]
16

Unit 22 The Trunk

Related Units: 21 Head & Neck, 23 Extremities, 50 Female Sexual Organs, 52 Male Sexual Organs, 87 Anatomy

trunk [ʌ] *n clin & term* *syn* **torso** [tɔːrsoʊ] *n*, *sim* **truncus**[1] [trʌŋkəs] *n term*

(i) central part of the body excluding the head, neck, and limbs
(ii) the main part of a vessel or nerve

truncal[2] [trʌŋkᵊl] *adj term* • **truncated**[3] *adj*

» *Elevate the legs and keep the trunk horizontal. These nerves [ɜː] are involved in the maintenance [eɪ] of posture[4] and integrated movements of the limbs[5] [lɪmz] and trunk. In truncus arteriosus, a single large vessel overrides [aɪ] the ventricular septum and distributes all of the blood ejected [dʒe] from the heart.*

Use forward flexion of the ***trunk*** • brachiocephalic [breɪkɪoʊsəfælɪk]/ pulmonary[6] [ʊ‖ʌ]/ nerve[7] / lower ***trunk*** • upper / lower ***torso*** • ***trunk*** muscles[8] [ʌ]/ movement • ***truncal*** obesity[9] [iː]/ abrasions [eɪʒ]/ rash / ataxia[10] • ***truncus*** arteriosus[11]

(i) Rumpf, Stamm
(ii) Truncus
Truncus (gemeinsamer Gefäß- oder Nervenstamm)[1] Rumpf-, Stamm-[2] gekürzt, amputiert, trunkiert[3] (Körper)haltung[4] Extremitäten[5] Truncus pulmonalis[6] Nervenstamm[7] Rumpfmuskulatur[8] Stammfettsucht[9] Rumpfataxie[10] Truncus arteriosus[11]
1

chest [tʃ] *n clin* *syn* **thorax, pectus** *n term*, *rel* **breast**[1] [e], **bust**[2] [ʌ], **bosom**[3] [ʊ] *n* → U50-17

body region between the neck and the diaphragm enclosed by the ribs

thoracic[4] [θəræsɪk] *adj term* • **pectoral**[5] *adj*
breastbone[6] *n clin* • **-chested, thoraco-** *comb*

» *Pectus carinatum[7] [eɪ] is a bowing [oʊ] out of the sternum [ɜː]. There are no breath [e] sounds[8] over the left chest. Grafts from the subclavicular regions of the thorax provide a better color match than those from the lower trunk or the buttocks[9] [ʌ] and thighs[10] [θaɪz].*

Use to bring out your[11]/get sth. off one's[12] ***chest*** • ***chest*** wall / cavity[13] / muscle[14] [s] • ***chest*** hair / diameter [daɪæ-]/ pain • flat / asthenic [e]/ funnel[15] [ʌ]/ pigeon[7] [dʒ] ***chest*** • barrel(-shaped)[16] / flail[17] [eɪ] ***chest*** • anterior / lateral / lower ***chest*** • ***chest*** medicine / compression / x-ray[18] / lead[19] [iː] • ***pectus*** deformity / excavatum[15] • ***thoracic*** cage[20] [keɪdʒ]/ nerve / aorta [eɪ] • ***thoracic*** cavity[13] / vertebrae [ɜː]/ spine[21] [aɪ] • ***pectoral*** region / muscle[14] / girdle[22] [ɜː] • ***pectoral*** spine[21] / fascia [fæʃ(ɪ)ə] • intra***thoracic*** • ***thoraco***abdominal • flat[23]-/ bare[24]-***chested*** • ***breast*** abnormalities / feeding[25] [iː]/ cancer / reconstruction [ʌ]

Note: Mark the difference between ***chest*** and ***breast***, which are common words in clinical usage, while ***bosom*** (poetic) and ***bust*** (clothing) are rare.

Thorax, Brust(korb)
Mamma, (weibl.) Brust[1] Busen, Oberweite[2] Busen[3] thorakal; Brust-[4] Brust-, Pektoral-[5] Brustbein, Sternum[6] Kiel-, Hühnerbrust, Pectus carinatum[7] Atemgeräusche[8] Gesäß[9] Oberschenkel[10] die Brust herausstrecken[11] sich etw. von d. Seele reden[12] Brustraum[13] Brustmuskel, M. pectoralis[14] Trichterbrust, Pectus excavatum[15] Fassthorax[16] instabiler T., Thoraxinstabilität[17] Thoraxröntgen[18] Brustwandableitung[19] Brustkorb[20] Brustwirbelsäule[21] Schultergürtel, Cingulum membri superioris[22] flachbrüstig[23] mit nacktem Oberkörper[24] Stillen[25]
2

epigastrium *n term* *syn* **epigastric region** *n*, *rel* **precordium**[1] *n term*

central upper abdominal region [riːdʒᵊn] below the sternum [ɜː] and the costal [ɒː] margin[2] [mɑːrdʒɪn] between the right and left hypochondriac [haɪpəkɒːndrɪæk] regions

precordial[3] [priːkɔːrdɪᵊl] *adj term*

» *There was vomiting with tenderness of the epigastrium and later of the entire abdomen. The liver enlargement may present subcostally, in the epigastrium, or as a localized bulging[4] [bʌldʒɪŋ] of the rib cage[5]. She complains of a sense of epigastric heaviness[6] [e].*

Use to compress the ***epigastrium*** • ***epigastric*** fold[7] / reflex / vein [eɪ]/ discomfort • ***epigastric*** bloating[6] [oʊ]/ fullness[6] / hernia[8] [ɜː] • central / active / hyperdynamic [aɪ]/ quiet ***precordium*** • ***precordial*** chest wall / leads[9] [iː]/ pain[10] / palpation

Epigastrium, Oberbauch(gegend)
Präkordialregion, Herzgegend[1] Rippenbogen[2] präkordial, vor d. Herzen gelegener Brustwandbereich[3] Vorwölbung[4] Brustkorb, (knöcherner) Thorax[5] Druck/ Völlegefühl in d. Oberbauchgegend[6] Plica umbilicalis lateralis, Plica epigastrica[7] Hernia epigastrica[8] Brustwandableitungen (bei EKG)[9] Präkordialschmerz[10]
3

22

abdomen *n term* *syn* **belly** *n, sim* **stomach[1]** [k], **tummy[1]** [ʌ] *n clin* → U45-6

region between the thorax and the pelvis which is divided into 4 quadrants or into 9 abdominal regions (epigastric, umbilical [ʌ], hypogastric, lumbar [ʌ], iliac, and the right and left hypochondriac regions[2])

abdominal [æbdɒːmɪnᵊl] *adj term* • **abdomino-** *comb* • **pot-bellied[3]** *adj inf*

» *The gallbladder[4] [ɔː] is palpable in the right upper abdomen. The length of the hospital stay for patients undergoing abdominal surgery was reduced. In massive ascites [saɪ] the belly is taut [ɒː]. Lie down flat on your stomach, please. Was that your tummy rumbling [ʌ]?*

Use protuberant[5] / pendulous[6] / surgical *or* acute[7] ***abdomen*** • ***abdominal*** cavity[8] / muscles / wall[9] / girth[10] [ɜː] • ***abdominal*** breathing[11] [iː]/ aorta / distention[12] • ***abdominal*** cramps[13] / tenderness[14] • ***belly*** ache[15] [eɪk]/ laugh[16] [læf] • muscle[17] / swollen ***belly*** • ***abdomino***perineal [iː] /plasty /jugular [dʒʌ] reflux [iː] test[18] • pit of the[19] ***stomach***

Note: Although ***belly*** and ***stomach*** are clinically used to refer to the abdominal region, both mostly relate to the gastric pouch[20] [paʊtʃ]; ***tummy*** (has both meanings as well) is used mainly when talking with children.

Abdomen, Bauch, Venter

Bauch; Magen[1] Regio hypochondriaca sinistra[2] dickbäuchig[3] Gallenblase[4] vorstehender Bauch[5] Hängebauch[6] akutes Abdomen[7] Bauchraum, -höhle[8] Bauchdecke[9] Bauchumfang[10] Bauchatmung[11] geblähtes Abdomen[12] Bauchkrämpfe[13] Druckschmerzhaftigkeit d. Abdomens[14] Bauchschmerzen[15] dröhnendes Lachen[16] Muskelbauch, Venter musculi[17] hepatojugulärer Refluxtest[18] Magengrube[19] Magen(sack)[20]

4

navel [eɪ] *n clin* *syn* **umbilicus** [ʌmbɪlɪkᵊs||laɪkᵊs] *n term,* **belly button** [ʌ] *n inf*

depression in the center of the abdomen at which the umbilical cord joined the fetal [iː] abdomen; the expression ***belly button*** is used mainly when talking with children

umbilical[1] [ʌmbɪlɪkᵊl||bɪlaɪkᵊl] *adj term* • **para/ infraumbilical** *adj*

» *Place the first hand midway between the navel and the xiphisternal [z] notch[2]. The injection sites include a U-shaped area around the umbilicus. Show me your belly button, Billy.*

Use everted[3] [ɜː]/ (abnormally) low-placed / wet[4] ***umbilicus*** • lateral to / above the ***umbilicus*** • ***umbilical*** region / fold[5] / fissure[6] / cord[7] [kɔːrd]/ tape[8] / hernia[9] • ***umbilical*** ring[10] / fistula / sinus [aɪ]/ stump [ʌ] • tummy[11] ***button***

(Bauch)nabel, Umbilicus, Omphalos

umbilikal, Nabel-[1] Schwertfortsatzspitze[2] vorstehender/ vorgewölbter Nabel[3] nässender Nabel[4] Plica umbilicalis, Nabelfalte[5] Incisura lig. teretis[6] Nabelschnur[7] Nabelbinde[8] Nabelbruch, Hernia umbilicalis[9] Nabelring, Anulus umbilicalis[10] Bauchnabel[11]

5

22

waist [weɪst] *n* *syn* **waistline** *n, sim* **beltline[1]** *n clin, rel* **flank[2]** [æ] *n clin & term*

the narrowing of the body between the ribs and hips

waisted[3] [weɪstɪd] *adj & comb*

» *Your belt is fastened to tightly around your waist. Upper body obesity (excess fat around the waist and flank) is a greater health risk than lower body obesity (thighs and buttocks).*

Use small[4] / narrow[4] / slim[4] / thick / wasp[5]-***waist*** [ɔː] • ***waistline*** area • ***waist*** circumference[6] [ʌ]/ level /-high[7] • ***waist*** belt[8] / band[9] / pack /-deep[7] • ***flank*** pain[10] / area / compression • ***flank*** wound [uː]/ incision[11] [sɪ]/ mass • to strip to the[12] ***waist*** • slender-/ high[13]-***waisted***

Taille, Mitte

Gürtellinie[1] Flanke, Seite, Lende[2] tailliert[3] schlanke Taille[4] Wespentaille[5] Taillenumfang[6] hüfthoch, bis zur Taille[7] Hüftgurt, -gürtel[8] Rock-, Hosenbund[9] Flankenschmerz[10] Flankenschnitt[11] Oberkörper freimachen[12] hochtailliert[13]

6

hip *n clin usu pl* *rel* **os coxae[1]** [ɒːs kɒːksi], **innominate bone[1]**, **pelvis[2]** *n term*

(i) region on either side of the body at and lateral to the hip joint [dʒ]
(ii) informally, the hip joint itself

narrow-hipped[3] *adj clin* • **pelvic[4]** [pelvɪk] *adj term* → U28-21

» *Resisted abduction [ʌ] of the hip elicits[5] pain. While hip arthritis [aɪ] usually produces groin pain[6], some patients have buttock or low back symptoms[7]. Several osteotomies of the innominate bone have been described for improving acetabular [æsɪ-] coverage [ʌ] of the femoral [e] head. The epididymis drains [eɪ] into the vas deferens, which courses [ɔː] through the inguinal canal into the pelvis.*

Use to sway[8] [eɪ]/wiggle *or* shake[8]/abduct/extend ***one's hips*** • ***hip*** area / joint / bone[1] • ***hip*** girdle[9] [ɜː]/ bath[10] / musculature • ***hip*** motion [oʊʃ]/ adduction / stiffness • ***hip*** click[11] / spica cast[12] [spaɪkə kæst] • ***hip*** arthroplasty[13] / replacement[13] / prosthesis[13] [iː]/ pain[14] • flexed / dislocated[15] / snapping[11] ***hip*** • ***coxa*** vara / valga / plana • flat[16] / beaked[17] [iː]/ brim of the[18] ***pelvis*** • ***pelvic*** ring *or* girdle[9] / floor[19] • ***pelvic*** cavity[20] / examination / organs

(i) Hüfte, Coxa
(ii) Hüftgelenk

Hüftbein, -knochen, Os coxae[1] Pelvis, Becken[2] schmalhüftig[3] Becken-, pelvin[4] löst aus, verursacht[5] Schmerzen in d. Leistengegend[6] Kreuzschmerzen[7] m. d. Hüften wackeln[8] Beckengürtel[9] Sitzbad[10] Schnapphüfte, schnellende Hüfte, Coxa saltans[11] Becken-Bein-Gips[12] Hüftgelenkersatz, Hüftendoprothese[13] Hüft(gelenk)schmerz, Koxalgie[14] Hüftgelenkluxation[15] plattes Becken, Pelvis plana[16] Schnabelbecken[17] Beckeneingang, Apertura pelvica superior[18] Beckenboden[19] Beckenhöhle, Cavitas/ Cavum pelvis[20]

7

hypogastrium *n term* *syn* **(supra)pubic** [pju:] *or* **hypogastric region** *n term*

lowermost abdominal region between the umbilical region and the pubic symphysis [sɪmfɪsɪs]

hypogastric[1] [haɪpoʊgæstrɪk] *adj term*

» *Sympathetic fibers [aɪ] emerging [dʒ] from T11-L2 travel through the paravertebral sympathetic chain [tʃeɪn] ganglia*[2]*, superior hypogastric plexus, and hypogastric nerves to enter the pelvic plexus along with parasympathetic fibers.*

Use ***hypogastric*** pressure / vein[3] [eɪ]/ plexus[4] • retro/ infra/ ilio/ trans***pubic*** • ***pubic*** hair[5] / fat pad / margin • ***pubic*** bone / tubercle [(j)u:]/ lice[6] [laɪs]/ ramus[7] [eɪ] • ***suprapubic*** compression / catheter / cystostomy[8]

Unterbauch(gegend), Hypogastrium
hypogastrisch; Unterbauch-[1] Grenzstrangganglien, Ganglia trunci sympathici[2] Vena iliaca interna, V. hypogastrica[3] Plexus hypogastricus[4] Schamhaare, -behaarung[5] Filz-, Schamläuse[6] Schambeinast, Ramus pubicus[7] suprapubische Blasenfistel[8] 8

groin [grɔɪn] *n clin* *syn* **inguinal region** [ɪŋgwɪnᵊl ri:dʒᵊn] *n term*

region at the crease[1] [kri:s] where the inner part of the thigh [θaɪ] joins the trunk

inguinal[2] *adj term* • **inguino-** *comb*

» *Colicky*[3] *flank pain radiating [eɪ] to the groin suggests acute ureteric obstruction. In pseudoxanthoma [su:doʊzænθoʊmə] elasticum, the flexural [ekʃ] areas such as the axillae [i:] and inguinal area are the primary [aɪ] sites of involvement.*

Use to strain [eɪ] one's[4] ***groin*** • ipsilateral / uninvolved ***groin*** • ***groin*** crease / exploration • ***groin*** incision / swelling / hernia[5] [ɜ:] • ***inguinal*** canal[6] / ring[7] / hernia[5] • ***inguinal*** ligament[8] [ɪg]/ lymph [lɪmf] nodes / testis[9]

Leiste(nbeuge), Leistengegend, Regio inguinalis
Hautfalte[1] Inguinal-, Leisten-[2] kolikartig[3] sich die Leiste zerren[4] Leistenbruch, -hernie, Hernia inguinalis[5] Leistenkanal, Canalis inguinalis[6] Leistenring, Anulus inguinalis[7] Leistenband, Poupart-Band, Lig. inguinale[8] Leistenhoden[9] 9

22

crotch [krɒtʃ] *n clin* *sim* **perineum**[1] [i:], **pudendum**[2] *n term, rel* **lap**[3] *n clin*

angle [æŋgl] formed by the inner sides of the thighs where they join the trunk (including the external genitals)

perineal[4] [perɪni:əl] *adj term* • **pudendal**[5] [pju:dendᵊl] *adj*

» *Make sure the patient's crotch is over the crotch of the MAST garment*[6]*. Keep the child on the parent's lap. The vulva [ʌ] and perineum are inflamed [eɪ].*

Use a kick in the ***crotch*** • (deep/ superficial) [ɪʃ] transverse [ɜ:] muscle of the ***perineum*** • ***perineal*** body[7] / area / care / support[8] / fistula[9] • ***perineal*** mass / nerves / muscles[10] / prostatectomy[11] • ***pudendal*** vessels / nerve / block *or* anesthesia[12] [i:ʒ] • to be on mother's ***lap*** • ***lap*** belt *or* restraint[13] [eɪ]

Schritt, Dammgegend
Damm, Perineum[1] (weibl) Scham(gegend), Vulva[2] Schoß[3] perineal; Damm-[4] Scham-, Pudendus-[5] Antischockhose[6] Centrum tendineum perinei[7] Dammschutz[8] Dammfistel[9] Dammmuskulatur[10] perineale Prostatektomie[11] Pudendusanästhesie, -block[12] Beckengurt[13] 10

back *n clin* *syn* **dorsum** [dɔ:rsᵊm] *n term, pl* **dorsa**

(i) posterior part of the body from the neck to the end of the spine
(ii) backside of body parts

backache[1] [bækeɪk] *n clin* • **dorsal**[2] *adj term* • **dorso-** *comb*

» *Lower back pain*[3] *ranks second among the reasons for doctor office visits. Are there any lesions [i:ʒ] on the back? Pain is localized to the back. Lie down on your back. Stand with your back flat against the wall.*

Use to turn[4]/flex/arch[5] [ɑ:rtʃ]/lie on ***one's back*** • the small of the[6] / to have a bad ***back*** • ***back*** muscles[7] /bone[8] / strain[9] [eɪ] • ***back*** stiffness / injury [ɪndʒɚi]/ exercises • upper / lower[6] / tense[9] / rigid [rɪdʒɪd] ***back*** • ***back of the*** head[10] / tongue[11] [tʌŋ]/ neck[12] • ***dorsum of the*** hand[13] / foot

Rücken; Rückseite, Dorsum
Rückenschmerzen[1] dorsal[2] Kreuzschmerzen[3] jem. den Rücken zuwenden; den Rücken kehren[4] den Rücken krümmen[5] Kreuz[6] Rückenmuskulatur[7] Wirbelsäule[8] verspannter Rücken[9] Hinterkopf[10] Zungenrücken[11] Nacken[12] Handrücken[13] 11

spine [aɪ] *n* *syn* **vertebral** [vɜ:rtə||ti:brᵊl] *or* **spinal column** [ɒ:] *n clin,* **backbone** *n inf* → U28-19

(i) series of bones in the midline of the back which form the axis of the skeleton and protect the spinal cord[1] [kɔ:rd]
(ii) pointed prominence or process of a bone

spinal[2] [aɪ] *adj term* • **vertebra**[3] [ɜ:] *n, pl* **-ae** [eɪ||i:] • **intervertebral**[4] *adj*

» *The spine protects the spinal cord from trauma [ɒ:]. Dislocation of the cervical vertebrae involves the risk of spinal cord injury. Stand with your backbone rigid, please.*

Use cervical [sɜ:]/ thoracic[5] [æs]/ lumbar[6] [ʌ]/ sacral [eɪ] ***spine*** • flexion / (compensatory) curvature[7] [ɜ:] ***of the spine*** • concavity / convexity ***of the spine*** • ***spine*** movement / injury[8] • ***spine*** board[9] / immobilization • ***spinal*** cord / fluid[10] / nerves[11] / reflex • ***vertebral*** body[12] / foramen[13] [eɪ]/ fracture / compression • ***intervertebral*** disk[14] (space) • para/ costo***vertebral*** • to have no[15] ***backbone***

(i) Wirbelsäule; (ii) Dorn; Spina
Rückenmark[1] Wirbel-, Spinal-[2] Wirbel[3] intervertebral, Zwischenwirbel-[4] Brustwirbelsäule[5] Lendenwirbelsäule[6] Wirbelsäulenkrümmung[7] Wirbelsäulenverletzung[8] Rettungstrage[9] Zerebrospinalflüssigkeit, Liquor[10] Spinal-, Rückenmarksnerven, Nervi spinales[11] Wirbelkörper, Corpus vertebrae[12] Wirbelloch, Foramen vertebrale[13] Band-, Zwischenwirbelscheibe[14] kein Rückgrat besitzen[15] 12

buttock [bʌtək] *n clin usu pl* *syn* **natis** *n term, pl* **nates** [neɪtiːz]
rel **bottom**[1], **behind**[1], **backside**[1], **bum**[1] [ʌ] *(BE)* ***butt**[1], ***ass**[1] *n inf*

either of the two large fleshy cheeks at the bottom of the torso comprised of the gluteal muscles

gluteal[2] [gluːtɪəl||tiːəl] *adj term* → U30-15

» *Avoid girdles [ɜː] or body stockings[3] that press the buttocks together. She fell on her behind. Slightly spank the baby's bottom[4]. My backside still aches. The hemorrhoids were visible on spreading[5] [e] the buttocks. There is abundant [ʌ] hair[6] in the gluteal fold of the buttocks.*

Use right/ left ***buttock*** • wasted[7] [eɪ] ***buttocks*** • ***buttock*** muscle[8] [mʌsl]/ crease[9] [kriːs] • ***gluteal*** region[10] / fold *or* cleft[9]

Gesäßbacke, Natis
Gesäß, Hintern, Po[1] gluteal, Gesäß-[2] Bodystockings[3] d. Kind einen Klaps auf d. Po geben[4] Auseinanderziehen[5] starke Behaarung[6] Gesäßmuskelschwund[7] Gesäßmuskel[8] Gesäßfurche, -spalte[9] Gesäßgegend, Regio glutaea[10]

13

Unit 23 Extremities

Related Units: 22 Trunk, 28 Bones, 29 Joints, 30 Muscles, 87 Anatomy, 63 Posture, 64 Body Movement, 65 Walking

limb [lɪm] *n* *syn* **extremity** [ɪkstreməṭi] *n, pl* **-ies**

(i) one of the projecting [dʒe] paired [eɚ] appendages, i.e. arms and legs
(ii) branch or arm of an anatomic part, e.g. the descending [se] limb of Henle's loop[1] [uː]

-limbed *comb*

» *The patient drags[2] his right lower extremity. A purpuric [pjʊɚ] rash[3] appeared over the trunk[4] and extremities. Amputation of the limb may be required.*

Use right upper (*abbr* RUE)/ lower / unaffected ***extremity*** • flaccid[5] [(k)s]/ cachectic [k]/ flail[6] [eɪ] ***extremity*** • ***extremity*** vessels / abrasions [eɪʒ]/ immobilized in cast[7] • ischemic [kiː]/ paralyzed / severed[8] [e] ***limb*** • missing / phantom[9] / artificial[10] ***limb*** • involuntary trembling / elevation[11] / loss ***of limb*** • ***limb*** amputation / movement / temperature /-threatening [e] • ***limb*** deformity / girdle[12] [ɜː]/ loss • ***limb*** length / pain / venography • ***limb*** lead[13] [iː]/ perfusion [juːʒ] • ***limb*** weakness [iː]/ salvage[14] [-ɪdʒ] • short-***limbed***

(i) Extremität, Glied(maße)
(ii) Ast, Schenkel
absteigender Ast d. Henle-Schleife[1] zieht nach[2] Ausschlag[3] Rumpf[4] schlaffe Extremität[5] abnorm bewegl. Extremität[6] eingegipster/s Arm/ Bein[7] abgetrenntes Glied[8] Phantomglied[9] Arm-, Bein-Prothese[10] Hochlagern d. Arms/ Beins[11] Gliedmaßen-, Extremitätengürtel[12] Extremitätenableitung (EKG)[13] Erhaltung/ Rettung d. Arms/ Beins[14]

1

arm *n* *syn* **upper extremity** *n term*

(i) clinically and popularly, either of the two upper limbs from the shoulder to the hands
(ii) anatomically, the upper extremity from the shoulder to the elbow

forearm[1] *n* • **armful** *or* **armload**[2] *n* • **brachial** [eɪk] *adj term* • **brachio-** *comb*

» *Stretch out your left arm. What are you carrying under your arm? There was persistent upper extremity hypertension [haɪpɚ-]. The patient complains of pain when the arm is raised [eɪ] above the shoulder, but not with the arm held down by the side. The brachial pulse [ʌ] was palpated.*

Use to walk arm in[3]/twist sb.'s[4] ***arm*** • upper / needle-marked ***arm*** • ***arm*** motion [oʊʃ]/ hair / sling[5] • ***arm*** span[6] / bone / swing[7] • ***arm*** numbness[8] [ʌ]/ cuff[9] [ʌ]/ board[10] • ***arm*** rest[11] / cast / electrode • ***with*** folded *or* crossed[12]/ open ***arms*** • to keep *or* hold[13] sb. ***at arm's length*** • plump- [ʌ] / short-***armed*** • ***brachial*** artery / vein [eɪ]/ nerve / muscle[14] [mʌsl] • ***brachio***cephalic trunk [ʌ] /radial [eɪ] muscle /ulnar [ʌ] articulation[15]

(i) Arm, obere Extremität
(ii) Oberarm, Brachium
Unterarm[1] Handvoll, Portion[2] ein-/ untergehakt spazieren gehen[3] jem. d. Arm verdrehen[4] Armtragetuch, Mitella, Dreieckstuch[5] Armspannweite[6] Mitschwingen d. Arme[7] Taubheit d. Arms[8] Armmanschette[9] Armstütze[10] Armlehne[11] m. verschränkten Armen[12] jem. auf Distanz halten[13] Musculus brachialis[14] Articulatio humeroulnaris[15]

2

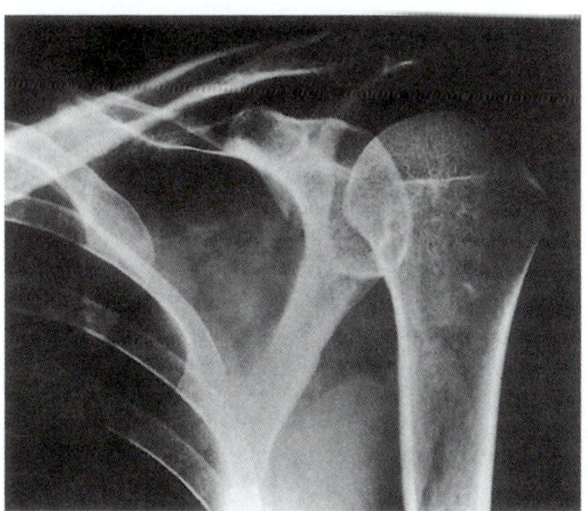

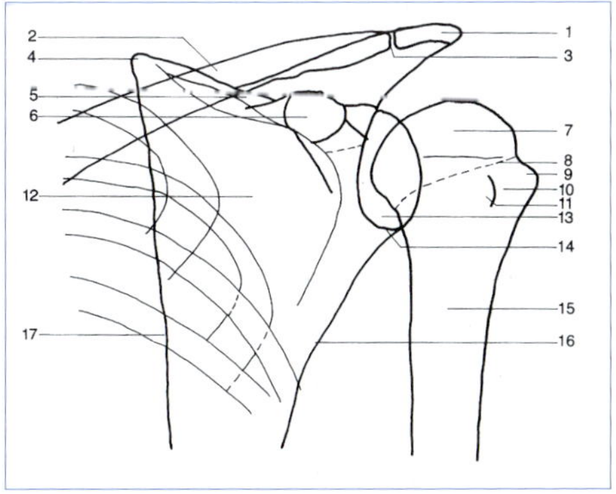

The shoulder: **(a)** radiographic view (AP) **(b)** corresponding schematic drawing: acromion (process) **(1)**, clavicle **(2)**, acromioclavicular joint **(3)**, superior scapular angle **(4)**, spine of the scapula **(5)**, coracoid process **(6)** humeral head **(7)**, anatomic humeral neck **(8)**, greater humeral tuberosity **(9)**, intertubercular sulcus **(10)**, lesser tuberosity **(11)**, shoulder blade **(12)**, glenoid cavity **(13)**, inferior glenoid lip or labrum **(14)**, surgical neck **(15)**, axillary border of the scapula **(16)**, vertebral border **(17)**

23

shoulder [ʃoʊldɚ] *n* *rel* **armpit[1]** *n clin*, **axilla[1]** [æksǁægzɪlə] *n term*

joint [dʒ] formed by the clavicle, scapula and humerus [hjuː-] where the arm is attached [ætʃ] to the trunk; it is covered by the rounded mass of the deltoid muscle

shoulder[2] *v inf* • **shoulder-high** *adj* • **axillary[3]** [ægzɪlɚiǁɪlɚi] *adj term*

» *The shoulder girdle [ɜː] was affected first. This caused adduction [ʌ] and internal rotation of the shoulder with pronation of the forearm. Adhesive [iː] capsulitis[4] [aɪ], which is often referred to as frozen shoulder, is characterized by pain and restricted movement of the shoulder. The widest cuff [ʌ] that would fit between the axilla and the antecubital [kjuː] fossa was used. The pain radiates[5] [eɪ] toward the left axilla.*

Use to shrug[6] [ʌ] /lift *or* elevate ***one's shoulders*** • to pull back/roll[7]/carry sth. on ***one's shoulders*** • ***shoulder*** girdle[8] / joint • ***shoulder*** blade[9] [eɪ]/ motion • ***shoulder*** dislocation[10] / belt[11] • ***shoulder*** spica [spaɪkə] cast[12] / width[13] / strap[14] • ***shoulder*** pad[15] /-hand syndrome[16] • flexed / loose[17] [uː]/ slip[18] ***shoulder*** • dislocated / frozen[4] ***shoulder*** • broad / narrow[19] ***shoulders*** • ***axillary*** region [iːdʒ]/ folds[20] / vein [eɪ]/ line[21] • ***axillary*** (lymph) nodes[22] [lɪmf noʊdz]/ temperature / hair

Schulter, Achsel
Achselhöhle, Axilla[1] auf d. Schulter nehmen, schultern[2] Achsel-, axillär[3] Periarthropathia/ Periarthrosis humeroscapularis, schmerzhafte Schultersteife[4] strahlt aus[5] m. d. Schultern zucken[6] Schulterkreisen[7] Schultergürtel, Cingulum membri superioris[8] Scapula, Schulterblatt[9] Schulter(gelenk)luxation[10] Träger, Schultergurt[11] Spica humeri, Schulter-Arm-Gipsverband[12] Schulterbreite[13] Träger, Schulterriemen[14] Schulterpolster[15] Zervikobrachialsyndrom, Schulter-Hand-S. [16] lose Schulter[17] instabile Schulter[18] schmale Schultern[19] Achselfalten, Plica axillaris anterior u. posterior[20] Axillarlinie, Linea axillaris[21] Achsellymphknoten[22] 3

elbow [elboʊ] *n* *syn* **cubitus** [kjuːbɪtəs] *n term*

bend of the arm at the hinged [hɪndʒd] articulation[1] joining the upper arm with the forearm

elbow[2] *v* • **elbowed[3]** *adj* • **(ante)cubital[4]** *adj term*

» *A cane[5] [keɪn] should provide 25 degrees of elbow flexion [ekʃ]. Swelling, deformity, and limited elbow motion, either on flexion-extension or on supination-pronation, suggest significant elbow injury. The injury in tennis usually occurs when hitting a backhand with the elbow flexed.*

Use to bend *or* flex/injure/dislocate ***the elbow*** • semiflexed / lateral / tennis[6] ***elbow*** • pulled *or* nursemaid's[7] [ɜː] ***elbow*** • ***elbow*** joint / jerk [dʒɜːrk] *or* reflex[8] [iː]/ room[9] • ***elbowed*** catheter • ***antecubital*** fossa[10] / space [speɪs]/ veins • ***cubital*** tunnel [ʌ]/ lymph nodes[11] • ***cubitus*** valgus[12] [æ]/ varus [eɚ]

Ell(en)bogen, Cubitus
Scharniergelenk[1] s. durchboxen[2] gebogen[3] kubital, Ellbogen-[4] (Spazier)stock[5] Tennisellbogen[6] Radiusköpfchensubluxation, Chassaignac-Lähmung[7] Trizepssehnenreflex[8] Ellbogen-, Bewegungsfreiheit[9] Ellenbeuge, Ellenbogengrube, Fossa cubitalis[10] Nodi lymphatici cubitales[11] Cubitus valgus[12] 4

carpus [kaːrpəs] *n term* *sim* **wrist[1]** [rɪst] *n* → U28-17

part of the hand between the forearm and the metacarpus[2] which consists of 8 carpals[3] in two rows [oʊ]

carpal *adj term* • **carp(o)-** *comb*

» *The carpus was displaced volarly and proximally with the articular fragment. Exercises to strengthen the wrist extensors should be started. The radial [eɪ] artery distal to the wrist is patent[4] [eɪ]. Across the wrist, the dense volar carpal ligament closes the bony carpal tunnel [ʌ] through which pass all eight finger flexors as well as the flexor pollicis longus and median [iː] nerve.*

Use ***wrist*** bone / joint[5] / splint / scars [ɑː] • ***wrist*** restraints[6] [eɪ] /drop[7] /watch[8] / injuries [ɪndʒ-] • flexed / immobilized ***wrist*** • ***carpal*** bones[3] / fracture / tunnel *or* canal[9] • ***carpo***metacarpal /pedal spasm[10]

Handwurzel, Carpus
Handwurzel, Carpus; Handgelenk[1] Mittelhand, Metacarpus[2] Handwurzelknochen, Ossa carpi[3] durchgängig[4] Handgelenk[5] Handfesseln[6] Fallhand[7] Armbanduhr[8] Handwurzelkanal, Karpaltunnel, Canalis carpi[9] Karpopedalspasmus[10] 5

hand *n & v* *syn* **manus** [eɪǁɑː] *n term*, *rel* **palm[1]** [pɑːm], **fist[2]** *n* → U28-17

(n) terminal [ɜː] part of the arm used to grasp[3] and hold objects; formed by 27 bones, namely 8 carpals in the wrist, 5 metacarpals[4] (main part of the hand) and 14 phalanges [-dʒiːz] (fingers)

manual[5] *adj* • **handedness[6]** *n* • **handful** *n* • **handy[7]** *adj* • **palmar[8]** *adj term*

» *The patches occurred [ɜː] on the patient's dominant hand. Hand me Mr Green's chart[9] [tʃ], please. With the palm flat on the table, have the patient abduct [ʌ] and adduct the fingers. In the adult hand, the dorsal skin stretches about 4 cm in the longitudinal and transverse planes when the fist closes.*

Use to flex ***the hands*** • ***hand*** steadiness [e]/ grip[10] /shake[11] / strength / writing[12] • ***hand*** clapping / washing / surgery[13] • ***hand*** controls /-held device[14] [-aɪs] • cold ***hands*** • callus on[15] ***the hands*** • palms / digits / dorsum / edema ***of the hands*** • blanching[16] [ʃ]/ tremor ***of the hands*** • left-***handed*** • ***manual*** activity / compression / dexterity[17] • ***manual*** exploration / manipulation / traction • give sb. a[18] ***hand*** • ***palmar*** surface / muscle / fascia [ʃ] *or* aponeurosis[19] • ***palmar*** flexion / erythema [iː]/ side[20] / crease[21] [kriːs] • to make a[22] (full) ***fist***

Hand, Manus; reichen, geben
Handfläche[1] Faust[2] (er)greifen[3] Mittelhandknochen[4] manuell, Hand-[5] Händigkeit[6] praktisch, handlich[7] palmar, volar, Handflächen-[8] Krankenblatt[9] Händedruck, (Hand)griff[10] Händedruck[11] Handschrift[12] Handchirurgie[13] Handgerät[14] Schwielen a. d. Händen[15] Abblassen d. Hände[16] Handgeschicklichkeit[17] jem. behilflich sein[18] Palmaraponeurose, A. palmaris[19] Handfläche, -teller[20] Querfurche d. Handfläche[21] eine Faust machen[22] 6

finger *n* *syn* **digit** [dɪdʒɪt] *n term, rel* **knuckles[1]** [nʌklz] *n inf*

any of the terminal [ɜː] members of the hand (sometimes excepting the thumb[2] [θʌm])

fingertip[3] *n* • **fingerwidth[4]** *n* • **fingernail[5]** *n* • **digital[6]** *adj term*

» *Tiny hemorrhagic [ædʒ] infarcts were seen in the nail folds[7] and finger pulps[8] [ʌ]. Anatomically the digits of the hand are numbered 1 to 5 starting with the thumb. Amputation of the digit is necessary. Hyperpigmentation is especially prominent over the knuckles, elbows, knees, and posterior neck and in palmar creases and nail beds[9].*

Use index or fore[10]/ middle / ring / little ***finger*** • flexed / waxy / trigger[11] / mallet[12] [æ]/ well-lubricated[13] [uː] ***finger*** • webbed[14] ***fingers*** • ***finger*** print[15] / extension / food / exercises • ***finger***-sucking / clubbing[16] / fracture / percussion • ***finger***-(to-)nose test[17] /-like projection[18] • volar region of the ***fingers*** • ***digital*** palpation • frostbite[19] / cyanosis [saɪə-]/ tingling (sensation)[20] / amputation ***of the fingertips*** • ***knuckle*** pads[21]

Finger
(Finger)knöchel[1] Daumen[2] Fingerspitze[3] Fingerbreite[4] Fingernagel[5] digital, Finger-[6] Nagelfalz[7] Fingerbeere, -kuppe[8] Nagelbett[9] Zeigefinger[10] federnder/ schnellender/ schnappender/ Trigger-F.[11] Hammerfinger[12] gut eingefetteter F.[13] kutane Syndaktylie, häutige Verwachsung d. F.[14] Fingerabdruck[15] Trommelschlägelfingerbildung[16] Finger-Nase-Versuch[17] fingerförm. Fortsatz[18] Erfrierungen a. d. Fingerspitzen[19] Kribbeln i. d. F.[20] Fingerknöchelpolster[21] 7

leg *n* *syn* **lower extremity** *n term*

commonly used to refer to the whole lower limb but technically only the part between the knee and ankle

long-/ bow[1]-/ frog-legged *adj clin* • **bowlegs[2]** *n* • **leggy[3]** *adj inf*

» *In older patients fracture may be prevented by interventions that strengthen the legs. The patient should be placed in a sitting position with legs dangling[4] over the side of the bed.*

Use to cross[5]/straddle[6] ***one's legs*** • lower[7] / wooden[8] ***leg*** • ***leg*** muscles[9] / motion / pain / cramp • ***leg*** edema[10] / exercises / raising [eɪ]/ cast / brace[11] [breɪs] • delicate / bowed[2] [boʊd]/ spider [aɪ] ***legs*** • (disproportionally) long / edematous / restless[12] ***legs*** • ***lower extremity*** amputation[13] / edema[10] / weakness / pulses [ʌ]

Bein, untere Extremität
O-beinig[1] O-Beine[2] langbeinig[3] baumelnd[4] d. Beine übereinanderschlagen/ überkreuzen[5] d. Beine spreizen[6] Unterschenkel[7] Holzbein[8] Beinmuskulatur[9] Beinödem, -schwellung[10] Beinschiene[11] Wittmaack-Ekbom-Syndrom, unruhige/ ruhelose Beine, restless legs-Syndrom[12] Beinamputation[13] 8

23

thigh [θaɪ] *n* *syn* **upper leg** *n*

the leg between the hip and the knee formed by the thigh bone or femur [iː] and its surrounding muscles

» *Flex[1] your thighs on your abdomen. Erythema [iː] was seen on the posterior surfaces of the upper legs. Fresh thrombi [aɪ] were detected in the lower thigh, calf, and popliteal [iː] veins[2].*

Use inner / outer / lower / anterior ***thigh*** • ***thigh*** injury / bone[3] • deep vein / biceps [baɪseps] muscle / quadrate [kwɒː-] muscle[4] ***of the thigh***

(Ober)schenkel
anwinkeln[1] Kniekehlenvene, Vena poplitea[2] Oberschenkelknochen, Femur[3] Musculus quadratus femoris[4] 9

lower leg *n* *syn* **shank** [ʃæŋk] *n inf,* *rel* **shin[1]** [ʃɪn], **calf[2]** [kæf‖*BE* kɑːf] *n, pl* **calves**

the leg from the knee to the foot

» *There is an exquisitely tender[3] red plaque [plæk] on the medial lower leg above the malleolus [iː]. Bring your right heel to your left shin. There was myalgia[4] [maɪældʒ(ɪ)ə] affecting mainly the calves.*

Use right ***lower leg*** • ***calf*** muscles[5] [mʌslz]/ bone[6] / pain[7] / vein [eɪ]/ compression • ***shin*** bone[8] / splint /guard[9] [ɑː] • heel-***shin*** test[10]

Unterschenkel
Schienbein(bereich)[1] Wade[2] sehr druckschmerzhaft[3] Muskelschmerzen, Myalgie[4] Wadenmuskulatur[5] Wadenbein, Fibula[6] Wadenschmerz[7] Schienbein, Tibia[8] Schienbeinschützer[9] Ferse-Schienbein-Test[10] 10

knee [niː] *n* *syn* **genu** [dʒe‖dʒiːn] *n term, rel* **knee cap[1]** *n clin,* **patella[1]** *n term*

joint connecting the thigh (with the lower leg which consists of of 3 condyloid [kɒːndəlɔɪd] articulations[2], 12 ligaments (patellar, collateral, popliteal [iː], and cruciate [uːʃ] ligaments[3]), 4 menisci [-kaɪ‖-saɪ], 13 bursae[4] [iː] and the patella

kneel[5] [niːl] *v* • **knock-knees[6]** [nɒːkniːz] *n clin* • **knock-kneed** *adj*

» *Ligamentous tears[7] [eɚ] in the knee (e.g. torn menisci[8]) are extremely common in athletes. Slight flexion of the knees is desirable [aɪ]. The arthritis [aɪ] involves the large weight-bearing [eɚ] joints (chiefly the knee and ankle). Comminuted fracture[9] of the patella is caused only by direct violence.*

Use to bend[10]/flex[10]/extend ***one's knee*** • ***knee*** joint[11] / motion /-hip flexion • ***knee***-ankle interaction • ***knee***-elbow position[12] /-jerk [dʒɜːrk] (*abbr* KJ) *or* reflex[13] • ***knee*** stiffness / pain / sling • ***knee*** pad[14] / replacement[15] /-high (socks)[16] • immobilized / fluid in ***knee*** • ***genu*** varum [eɚ]/ valgum[6]

Knie, Genu
Kniescheibe, Patella[1] Ellipsoid-, Eigelenke[2] Kreuzbänder, Ligamenta cruciata genus[3] Schleimbeutel, Bursae[4] knien[5] X-Beine[6] Bänderrisse[7] Meniskusrisse[8] Trümmerfraktur[9] d. Knie beugen[10] Kniegelenk, Articulatio genus[11] Knie-Ell(en)bogen-Lage[12] Patellarsehnenreflex[13] Knieschützer[14] Knieendoprothese[15] Kniestrümpfe[16] 11

ankle [æŋkl] *n* *rel* **malleolus**[1] [məliːələs] *n term* → U28-24f

(i) part of the lower leg just above the foot in the region of the ankle joint
(ii) the joint of the tibia, the talus [eɪ], and the fibula [fɪbjʊlə]

» *Bedsores[2] may also be seen over the heels [iː] and ankles. Patients complain of pain, usually of a burning [ɜː] and tingling[3] quality, in and around the ankle and often extending to the toes. Sterilize the skin around the medial malleolus.*

Use to sprain [eɪ] *or* twist[4] ***one's ankle*** • ***ankle*** joint[5] / bone[6] /-deep / dorsiflexion • ***ankle*** fracture[7] / injury • ***ankle*** swelling *or* edema[8] [iː]/ sprain / jerk *or* reflex[9] • medial[10] / lateral[11] ***malleolus***

(i) (Fuß)knöchel, Fessel
(ii) oberes Sprunggelenk, Art. talocruralis
Knöchel, Malleolus[1] Dekubitus, Wundliegen[2] Kribbeln[3] sich d. Knöchel verstauchen[4] oberes Sprunggelenk[5] Sprungbein, Talus[6] Knöchelfraktur[7] Knöchelödem[8] Achillessehnenreflex[9] Innenknöchel, Malleolus medialis[10] Außenknöchel, M. lateralis[11] 12

foot [fʊt] *n, pl* **feet** [fiːt] *rel* **sole**[1] [soʊl], **heel**[2] [hiːl], **instep**[3] *n*

the pedal extremity at the distal end of the leg consisting of the tarsus, metatarsus and phalanges [-dʒiːz]

bare-footed[4] [beərfʊtɪd] *adj clin* • **footprint**[5] *n* • **plantar**[6] [æ] *adj term*

» *All infants are footprinted in the delivery room[7]. Careful examination of the feet and assessment of shoe fit are also important in the patient with gait [eɪ] disturbance[8] [ɜː]. In psoriasis [sərɑɪəsɪs] the entire skin surface, including the nails, scalp, palms, and soles must be evaluated. Dupuytren's contracture is also frequently found in the plantar fascia [ʃ] of the instep.*

Use to go on[9]/tread on sb.'s [10] ***foot*** • ball[11] / dorsal digital veins ***of the foot*** • fore[12]/ club[13]/ claw[14] [ɒː] ***foot*** • flat***footed***[15] • ***foot***drop[16] /board[17] /plate • ***foot*** pain / care / wear[18] [weər] • ***heel*** bone[19] / cord[20] / pad / spur[21] [ɜː] • ***heel*** protector /-toe walking[22] /-tap reflex[23] • anterior / painful ***heel*** • high / wedge[24] [dʒ] ***heels*** • ***plantar*** aspect (of foot) / flexor / aponeurosis *or* fascia[25] • ***plantar*** nerve / reflex / wart[26] [ɔː] • ***footprint*** identification • ***sole*** creases [iː]/ stroking[27] [oʊ]/ wedge

Fuß
Fußsohle[1] Ferse[2] Rist[3] barfuß[4] Fußabdruck[5] plantar, Fußsohlen-[6] Kreißsaal[7] Gangstörung[8] zu Fuß gehen[9] jem. auf d. Fuß treten[10] Fußballen[11] Vorfuß[12] Klumpfuß[13] Klauenfuß[14] plattfüßig[15] Spitzfuß, Pes equinus[16] Fußstütze[17] Schuhwerk[18] Fersenbein, Kalkaneus[19] Achillessehne[20] Fersen-, Kalkaneussporn[21] Abrollen[22] Achillessehnenreflex[23] Keilabsätze[24] Plantaraponeurose, A. plantaris[25] Fußsohlenwarze, Verruca plantaris[26] Bestreichen d. Fußsohle[27] 13

toe [toʊ] *n* *rel* **toenail**[1] [toʊneɪl] *n*

one of the five digits [dɪdʒɪts] of the foot

tiptoe[2] *n & v* • **intoe**[3] *n* • **wide-toed** *adj*

» *Callosities and corns[4] of feet and toes are caused by pressure and friction. Sandals or open-toed shoes should be worn if possible. Toenails should be cut straight across, not too close to the skin. Common foot problems include plantar warts [ɔː], ulceration, bunions[5] [ʌ], corns, and ingrown and overgrown toenails.*

Use ***toe*** bone / drop • big or first / fourth / little ***toe*** • hammer[6] / claw[7] / pigeon[3] [ɪdʒ] ***toe*** • to tread [e] *or* step on sb.'s ***toes*** • fanning of[8] / webbed[9] ***toes*** • to cut one's ***toenails*** • long / curved [ɜː]/ swollen / infected / ingrown[10] ***toenails*** • ***toenail*** changes / fungal [ʌ] infection • ***toeing-in***[11] • ***intoe*** gait[12] [eɪ] • ***wide-toed*** shoes

Zehe
Zehennagel[1] Zehenspitze; auf Z. gehen[2] Sichelfuß(haltung), Pes adductus[3] Hühneraugen, Clavi[4] chron. entzündete Großzehenballen (b. Hallux valgus)[5] Hammerzehe[6] Krallen-, Klauenzehe[7] Zehenspreizung[8] kutane Syndaktylie d. Zehen[9] eingewachsene Zehennägel[10] Einwärtsgang, -gehen[11] Gang über d. Großzehe, innenrotierter Gang[12] 14

Unit 24 Body Height & Weight

Related Units: 25 **Build**, 80 **Growing up**, 102 **History Taking**, 107 **Physical Examination**, 79 **Nutrition**, 1 **Fitness**, 2 **Dieting**

(body) weight [bɒːdi weɪt] *n*

weigh[1] [weɪ] *v* • **weighing** *adj & n* • **weight-bearing**[2] [eər] *n & adj* • **weightless**[3] *adj*

» *A recent change in body weight is a better index of undernutrition[4] than a low relative weight. How much do you weigh? Weight loss[5] was due to physiologic changes in body composition, e.g. loss of height and lean [iː] body mass. The patient should be weighed in only a gown [aʊ] after voiding[6]. A large amount of weight was lost on a rigid [ɪdʒ] dieting program[7].*

Use to lose *or* take off[8]/gain [eɪ] *or* put on[9] ***weight*** • ideal[10] / normal / baseline[11] / altered [ɒː] ***(body) weight*** • total / desired[12] [aɪ]/ excess(ive)[13] ***(body) weight*** • ***weight*** history / change / table[14] / control • ***weight*** check[15] / curve [ɜː]/ gain[16] / fluctuation[17] [ʌ] • ***weight*** reduction / goal [goʊl]/-lifting[18] • persistent / (un)intentional[19] ***weight loss*** • ***weighing*** procedure [siː] • underwater ***weighing*** • birth[20] [ɜː]/ heavy / normal-***weight*** • full / partial [ʃ]/ (un)protected[21] ***weight-bearing*** • progressive[22] / avoidance of ***weight-bearing***

Note: Weight is often measured in ***pounds*** (lb), ***ounces*** (oz.) and ***stone(s)*** *(BE)*; 1 lb is 0.454 kg, 1 ounce is 28.35 grams, 1 stone equals 14 lb or 6.35 kg.

Körpergewicht
wiegen[1] Belastung, lasttragend[2] schwerelos[3] Unter-, Mangelernährung[4] Gewichtsverlust[5] Blasenentleerung[6] strenge Diät[7] abnehmen[8] zunehmen[9] Idealgewicht[10] Ausgangs-, Anfangsgewicht[11] Sollgewicht[12] Übergewicht[13] Gewichtstabelle[14] Gewichtskontrolle[15] Gewichtszunahme[16] Gewichtsschwankungen[17] Gewichtheben[18] bewusste Gewichtsreduktion[19] Geburtsgewicht[20] vorsichtige Belastung[21] zunehmende Belastung[22] 1

24

(body) height [heɪt] *n* *sim* **body size**[1], **stature**[2] [stætʃɚ], **(body) length**[3] *n*

natural height of a person in an upright position; body length is measured [eʒ] lying down (esp. in infants)

statural [stætʃɚəl] *adj term*

» *The pubertal [ɜː] height spurt[4] [ɜː] accounts for about 25% of final adult height. Bloom's syndrome is characterized by small body size, immunodeficiency and light-sensitive facial erythema. Both parents are of short stature[5]. Examination should include measurements of arm span[6] and height. What height are you? By 25 years of age, the head measures one-eighth of the body length.*

Use to reach a /grow in ***height*** • to rise to one's[7] ***full height*** • to be above[8]/below ***average height*** • full / mean [iː]/ mature / final[9] / predicted adult[10] ***height*** • ***height*** age[11] / chart [tʃ]/ status / spurt[12] / percentile • ***height*** attainment[13] [eɪ]/ -to-weight ratio [eɪʃ] • ***height***-weight table / velocity[14] • standing / sitting[15] / shoulder / anterior facial ***height*** • crown-rump[16] [ʌ]/ average / birth[17] ***length*** • foot / recumbent[18] [ʌ] ***length*** • leg ***length*** discrepancy[19] • to be of normal ***stature*** • tall / above-average / imposing[20] [oʊ] ***stature*** • stunted[21] [ʌ]/ short / (marked) shortness of ***stature*** • to grow / small *or* short[21] ***in stature*** • ***statural*** growth suppression • large / small[22] / ideal ***body size***

Note: In many English-speaking countries height is still measured in ***foot*** (ft.), which is about 30.48 cm, and in ***inches*** (in.) which equals 2.54 cm.

(Körper)größe
Körpergröße, Körpermaße[1] Wuchs, Statur, Größe[2] (Körper)größe, -länge[3] pubertärer Wachstumsschub[4] klein(gewachsen, -wüchsig)[5] Armspannweite[6] sich zu voller Größe aufrichten[7] überdurchschnittlich groß sein[8] Endgröße[9] prognostizierte Endgröße[10] Längenalter[11] Wachstumsschub[12] Erreichen einer Körpergröße[13] Wachstumsgeschwindigkeit, Tempo d. Längenwachstums[14] Sitzhöhe[15] Scheitel-Steiß-Länge[16] Geburtslänge[17] Körperlänge im Liegen[18] Beinlängenunterschied[19] stattliche Größe[20] Minder-, Kleinwuchs[21] kleinwüchsig[22] 2

short *adj* *opposite* **tall**[1] **- taller - tallest** [ɒː] *adj, rel* **big**[2] **- bigger - biggest** *adj*

tallish[3] *adj* • **tallness**[4] *n* • **shortening**[5] *n* • ***shorty**[6] *n inf*

» *Obesity [iː] and short stature may be signs of Cushing's [ʊ] syndrome. In Western societies there is a preference for tallness in both males and females. Her father is a big, burly[7] [ɜː] man.*

Use to be on the[8] ***short side*** • ***short*** limb dwarfism[9] [ɒː] • ***tall*** men / girls • disproportionately[10] ***tall*** • childhood / adult / constitutional[11] / pathologic ***short stature*** • hereditary / genetic [dʒ-]/ primordial[12] [praɪm-] ***short stature*** • limb [lɪm]/ truncal[13] [trʌŋkəl] ***shortening***

klein(gewachsen)
groß[1] groß und schwer[2] ziemlich groß[3] Größe[4] Verkürzung[5] Knirps[6] stämmig[7] eher klein sein[8] Kleinwuchs mit kurzen Gliedmaßen[9] unverhältnismäßig groß[10] konstitutioneller Klein-/ Minderwuchs[11] primordialer Minderwuchs[12] Rumpfverkürzung[13] 3

dwarfism [dwɔːrfɪzəm] *n term* *opposite* **gigantism**[1] [dʒaɪgæntɪzəm] *n term*

condition of being extremely short and undersized due to genetic defects, endocrine dysfunction, etc.

dwarf[2] *n & adj term, pl* **-ves** • **giant**[3] [dʒaɪənt] *n & adj* • **dwarfed**[4] *adj*

» *Tall stature may be due to eunuchoidism [juː] or gigantism. A whole-baby x-ray study should be obtained in every newborn short-limbed dwarf. Patients with Laron dwarfism[5] have severe proportionate growth retardation and elevated growth hormone levels.*

Use (a)sexual / deprivation [ɪ] *or* psychosocial[6] [saɪk-]/ pituitary[7] [t(j)uː] ***dwarfism*** • renal [iː]/ cachectic [ke]/ thanatophoric[8] ***dwarfism*** • short-limbed / achondroplastic / Seckel's[9] ***dwarfism*** • congenital [dʒe]/ overall / cerebral[10] [s]/ heart / mammary[11] ***gigantism*** • bird-headed [e]/ short-limbed / cretin[12] [iː] ***dwarf*** • ***giant*** cell[13] / bladder stone[14]

Klein-, Zwergwuchs
Riesenwuchs, Gigantismus[1] Zwerg; zwergenhaft[2] Riese; riesig, riesenhaft[3] kleinwüchsig, unterentwickelt[4] Laron-Syndrom[5] psychosozialer Minderwuchs[6] hypophysärer Kleinwuchs[7] thanatophorer Kleinwuchs[8] Seckel-Syndrom[9] zerebraler Gigantismus, Sotos-Syndrom[10] Mammahypertrophie, Gigantomastie[11] hypothyreote(r) Minderwüchsige(r)[12] Riesenzelle[13] (sehr) großer Blasenstein[14] 4

body fat [bɒːdi fæt] *n* *rel* **fat pad**[1] [fæt pæd] *n*

fatty or adipose tissue that forms soft pads between various organs, serves to outline body contours, and provides a reserve [ɜː] energy supply [səplaɪ]

fatty[2] *adj* • ***fatness**[3] *n* • **high/ low-fat**[4] *adj*

» *Regional distributions of body fat play an important role in the risk factors of obesity. At birth, body fat is about 12% of body weight. Examination shows that most of the patient's fat is distributed in the hips, thighs [θaɪz], and legs. A felon[5] is an abscess of the distal fat pad of the digit [dɪdʒɪt].*

Use to accumulate/burn[6]/decrease ***body fat*** • mean [iː]/ total[7] / excessive / distribution of ***body fat*** • marrow / (firm [ɜː]/ abundant) [ʌ] subcutaneous[8] [eɪ]/ abdominal / visceral [ɪs] ***fat*** • properitoneal [iː]/ retroperitoneal / pararenal [iː] ***fat*** • renal sinus [aɪ]/ periarticular ***fat*** • periorbital / depot[9] / dietary [aɪə]/ neutral[10] [(j)uː]/ fecal [iː] ***fat*** • ***fat*** cell[11] (number)/ breakdown[12] • ***fat*** deposit[13] / layer[14] / content[15] • ***fat***-storing cells[16] / distribution[17] • ***fat*** intake / digestion[18] / accumulation[19] • ***fat*** metabolism[20] / depletion[21] [iːʃ] • ***fat*** embolism[22] / necrosis /-soluble[23] • buccal[24] [ʌ]/ labial / axillary / suprapubic / infrapatellar ***fat pad*** • ***fatty*** (connective) tissue[25] / weight gain • ***fatty*** streaks[26] [iː]/ breasts [e]/ liver[27] / meal / meat • ***fatty*** stools[28] / acids[29] / degeneration

Körperfett
Fettpolster[1] fett(haltig), fettig[2] Fettleibigkeit[3] fettarm[4] Panaritium[5] Körperfett verbrennen[6] Gesamtkörperfett[7] Unterhautfettgewebe[8] Depotfett[9] Neutralfett[10] Fettzelle, Adipozyt[11] Fettabbau[12] Fetteinlagerung[13] Fettschicht[14] Fettgehalt[15] Fettspeicherzellen[16] Fettverteilung[17] Fettverdauung[18] Fettansammlung[19] Fett-, Lipidstoffwechsel[20] Fett(gewebe)schwund[21] Fettembolie[22] fettlöslich[23] Bichat-Wangenfettpropf, Corpus adiposum buccae[24] Fettgewebe[25] fetthaltige Plaques, Fettplaques[26] Fettleber[27] Fettstühle[28] Fettsäuren[29] 5

slim *adj* → U25-5,8 *syn* **slender** *adj, rel* **slight**[1] [slaɪt], **delicate**[2], **narrow**[3] *adj*

delicate, graceful[4] [eɪ] and thin in an attractive way

slim (down)[5] *v phr* • **slenderize**[5] *v* • **slenderness**[6] *n* • **slightness**[6] *n*

» *Males with Klinefelter's [aɪ] syndrome are usually tall and slim. She was a slim, supple*[7] *[ʌ] creature [kriːtʃɚ], and rather tall for her age. Absorption of fat, carbohydrate [aɪ], and protein is just as complete in the obese [iː] patient as in the slender individual. The patient's fingers are long and slender and have a spider-like [aɪ] appearance [ɪɚ].*

Use ***slim*** body / legs / hands / hips[8] / girl • to keep ***slim*** • ***slender*** people / habitus / figure[9] / children • ***slender*** waist[10] [eɪ]/ arms / fingers • ***slight*** build[11] • ***narrow*** face[12] / head / neck / spinal canal / shoulders[13]

schlank, schmal, dünn
schmächtig, dünn[1] zierlich, grazil, zart(gliedrig)[2] schmal[3] anmutig, graziös[4] schlank werden/ machen, trimmen, abnehmen, -specken[5] Zierlichkeit, Schlankheit[6] geschmeidig[7] schmale Hüften[8] schlanke Figur[9] schlanke Taille[10] schmächtiger/ zarter Körperbau[11] schmales Gesicht[12] schmale Schultern[13] 6

body mass index *n term* *abbr* **BMI**

a measure [eʒ] of quantifying obesity (weight in kg divided by height in meters squared[1])

» *Assessment of BMI is useful for determining both under- and overnutrition. A BMI of 13-15 kg/m*^{2} *suggests that total body fat content*[2] *is lower than 5% of weight.*

Use to determine [ɜː] /influence ***the BMI*** • increased / initial [ɪʃ]/ preoperative ***BMI*** • lean[3] [iː]/ mean [iː] ***body mass*** • ***body*** size [aɪ]/ surface [ɜː] (area)[4] / composition

Körpermasse-, Körperbauindex, Quetelet-Index, BMI
zum Quadrat[1] Körperfettanteil[2] fettfreie Körpermasse[3] Körperoberfläche[4] 7

overweight *adj & n* *sim* **heavy**[1] [e], ***fat**[2], **corpulent**[3], **stout**[3] [aʊ] *adj*

more than 10-20% above a person's desirable body weight, as seen in large-framed[4], fat persons

corpulence[5] *n clin* • **stoutness**[5] [aʊ] *n* • **heavyset**[3] [hevɪset] *adj*

» *She has a long-standing history of being overweight. This typically presents in middle-aged men who are overweight and hypertensive. The operative risk rises proportionately to the extent of overweight. Have you always been this heavy?*

Use to be/become ***overweight*** • mild[6] / moderate / severe[7] ***overweight*** • ***heavyset*** individual • ***heavy*** weight[8] / load[9] / lifting / meal[10] [iː] • ***heavy*** exercise / drinker[11]

24

Note: In clinical settings the expression ****to be fat*** is avoided and replaced by more polite expressions such as ***heavy***, ***plump***[12] , ***fleshy***[12] or ***well-rounded***[12].

übergewichtig; Übergewicht
schwer; stark[1] dick, fett(leibig)[2] korpulent, untersetzt, vollschlank[3] grobknochig[4] Korpulenz, Beleibtheit[5] leichtes Übergewicht[6] starkes Übergewicht[7] Schwergewicht[8] schwere Last[9] schwerverdauliches Essen[10] starke(r) Trinker(in), Alkoholiker(in)[11] rundlich, mollig[12] 8

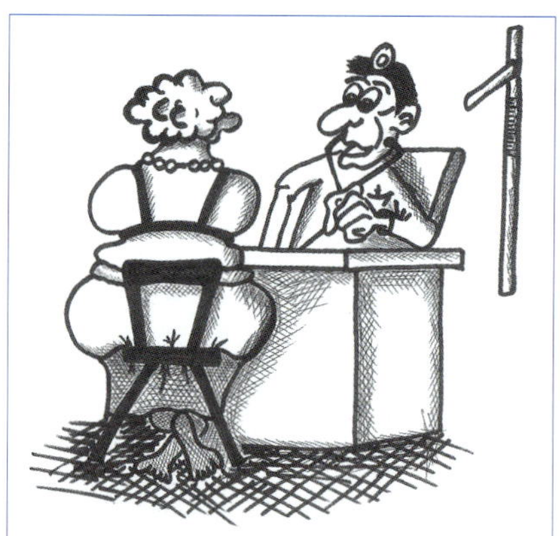

Well, Mrs. Plym, concerning your weight
. . . let me put it this way. For your body mass index
to be normal you'd have to be about
seventeen feet tall.

obesity [oʊbiːsəti] *n term & clin* *syn* **adiposity** [ædɪpɒːsəti], **adiposis** *n term*

overall excess of body fat, esp. in the subcutaneous [eɪ] connective tissues; adiposity mostly refers to an accumulation of fat cells in an organ or specific tissues

(non)obese[1] [oʊbiːs] *adj term & clin* • **adipose**[1] [ædɪpoʊs] *adj term*

» *Weight reduction in the obese lowers blood pressure modestly. Serial photographs can document a shift in fat distribution even if the patient is not obese. Fatigue*[2] *[fətiːg] is most often due to overexertion*[3]*, poor physical conditioning, inadequate rest, obesity, or stress.*

Use to be/become / markedly / frankly ***obese*** • extremely / grossly [oʊ] massively ***obese*** • ***obese*** patient / diabetic[4] [e]/ abdomen / state • constitutional[5] [t(j)uːʃ]/ childhood / early-onset ***obesity*** • mild / moderate / extreme *or* massive[6] ***obesity*** • simple[7] / gross *or* marked ***obesity*** • parental / morbid[8] / alimentary[9] ***obesity*** • exogenous / hypothalamic [haɪp-] ***obesity*** • generalized[10] / central *or* truncal[11] [ʌ] ***adiposity*** • abdominal / gluteofemoral[12] [e] ***adiposity*** • ***adiposis*** dolorosa[13] / hepatica / cerebralis • ***adipose*** tissue[14] / cells / mass / depots[15] / deposit[16]

Adipositas, Fettleibigkeit, -sucht, Obesitas
fettleibig, adipös[1] Müdigkeit, Erschöpfung[2] Überanstrengung[3] fettleibige(r) Diabetiker(in)[4] konstitutionelle Fettsucht[5] extreme Fettsucht[6] primäre Fettsucht[7] krankhafte F.[8] alimentäre Fettsucht[9] universelle Adipositas[10] Stammfettsucht[11] Reithosenfettsucht[12] Adipositas dolorosa, Dercum-Krankheit[13] Fettgewebe[14] Fettdepots[15] Fetteinlagerung[16] 9

underweight *adj & n* *rel* **thin[1], lean[1]** [iː], **skinny[1], gaunt[2]** [ɒː] *adj* → U25-7

less than normal body weight (after adjustment [dʒʌ] for height, age, sex, body build[3], etc.)

» *Protein requirements for normal and underweight patients are calculated using actual weights. In lean young men body fat is less than 20%. The affected side of the face is gaunt, and the skin is thin, wrinkled[4] [r], and rather brown. You are a bit on the skinny side.*

Use markedly[5] / severely ***underweight*** • ***thin*** body habitus / neck[6] / fingers / layer[7] [eɪ] • ***lean*** tissue [tɪʃjuː]/ abdominal wall / meat[8] • ***lean*** muscle [mʌsl] mass[9] / body mass *or* weight[10] • ***skinny*** legs[11]

untergewichtig; Untergewicht
dünn, mager[1] hager, ausgemergelt[2] Körperbau[3] runzlig[4] deutlich untergewichtig[5] dünner Hals[6] dünne Schicht[7] mageres Fleisch[8] fettfreie Muskelmasse[9] fettfreie Körpermasse[10] dünne Beine[11] 10

scale [skeɪl] *n* *syn* **(a pair of) scales, weighing machine** [məʃiːn] *n espBE*

(i) device [aɪs] for determining a person's body weight
(ii) marked off strip for measuring[1] (iii) standardized test

» *Would you mind stepping on the scales? Coma is graded [eɪ] on a scale of 0-4.*

Use to step on the[2] ***scales*** • bathroom[3] / hospital / chair / in-bed[4] ***scale*** • measuring / millimeter / temperature[5] / body-satisfaction ***scale*** • ***scale*** reading[6] [iː]

(i) (Personen)waage (ii) Maßstab (iii) Skala
Maßstab, -band, Messstreifen[1] sich auf d. Waage stellen[2] Personenwaage[3] Bettwaage[4] Temperaturskala[5] Anzeige; Ablesung[6] 11

calipers [kælɪpɚz] *n pl term* *syn* **callipers** *n BE*

gauge[1] [geɪdʒ] with a calibrated screw for the measurement of diameters [aɪæ], e.g. skinfold thickness[2]

» *Caliper measurements [meʒ-] of skinfold thickness provide a useful index of fat mass. Calipers were used to make six bilateral measurements.*

Use triceps [aɪs] skinfold[3] / slide [aɪ]/ electronic[4] ***calipers*** • ***caliper*** distance

Kaliper, Greif-, Tastzirkel
Messgerät[1] Hautfaltendicke[2] Kaliper zur Messung d. Hautfaltendicke am Trizeps[3] elektronischer Kaliper[4] 12

25

Unit 25 Build & Appearance

Related Units: 24 Body Height & Weight, 63 Posture, 64 Body Movement, 21 Head & Neck, 67 Gestures, 107 Physical Examination, 114 Skin Lesions

(body) build [bɪld] *or* **shape** *n* *syn* **physique** [fɪziːk] *n, rel* **figure[1]** [fɪgɚ] *n inf*

individual shape given to the human body by the muscles [mʌslz] and bony [oʊ] framework [eɪ]

well-built[2] *adj* • **body-building** *n* • **physical[3]** [fɪzɪkəl] *adj & n*

» *The body build is asthenic [e] with evidence of weight [weɪt] loss. First observe the patient's general physique and habitus and then inspect the hands. He needs to add strength [streŋkθ] to his physique. Jane is a natural blonde with a good figure.*

Use heavy[4] [e]/ powerful[4] / medium [iː]/ slight [slaɪt] *or* slender[5] ***build*** • slightly [aɪ]/ strongly[6] ***built*** • ***body building*** exercises • powerful[7] / ideal / remarkable ***physique*** • to keep one's[8] ***figure*** • trim[9] / handsome[10] / striking[11] [aɪ] ***figure*** • fine *or* good[10] / imposing [oʊ]/ ridiculous[12] ***figure*** • ***physical*** fitness / activity / exam(ination)[13] • ***physical*** complaints[14] [eɪ]/ punishment [ʌ]/ therapy[15]

Körperbau, Statur
Figur[1] gut gebaut[2] physisch, körperlich; physikalisch; körperl. Untersuchung[3] kräftiger Körperbau[4] zarter/ schmächtiger Körperbau[5] kräftig gebaut[6] kräftige Statur[7] schlank bleiben[8] schlanke F.[9] hübsche F.[10] gute/ tolle Figur[11] lächerliche Figur[12] körperl. Untersuchung[13] körperl. Beschwerden[14] Physiotherapie, physikalische Therapie[15] 1

(body) habitus [hæbɪtəs] *n term* *rel* **somatotype[1]** *n,* **endomorph[2]** *adj term*

(i) physical characteristics of a person (ii) posture [pɒːstʃɚ] or position of the body

type [taɪp] *n* • **somatotyping[3]** *n term* • **ectomorph[4]** *adj* • **mesomorph[5]** [e‖iː] *adj*

» *Pubic [pjuːbɪk] hair and habitus are female in character. In pubertal [ɜː] girls body habitus changes, and the percentage of body fat increases.*

Use to evaluate ***body habitus*** • large / thin / female[6] ***body habitus*** • slender[7] / athletic / asthenic[7] [e] ***habitus*** • masculinized / eunuchoid [juː]/ marfanoid[8] ***habitus*** • pyknic[9] [pɪknɪk]/ asthenic[10] / athletic[11] ***type***

Habitus, äußeres Erscheinungsbild
Körperbautyp[1] pyknisch[2] Einteilung in Konstitutionstypen[3] asthenisch, leptosom[4] athletisch[5] weibl. Habitus[6] leptosomer/ asthenischer Habitus[7] marfanoider Habitus[8] pyknischer Körperbautyp[9] asthenischer K.[10] athletischer K.[11] 2

frame size [freɪm saɪz] *n* *rel* **constitution[1]** [(j)uːʃ] *n* → U1-8

body outline as determined [ɜː] by skeletal dimensions (measured [eʒ] by wrist circumference[2] [ʌ] or the breadth of the humeral epicondyle)

constitutional[3] *adj*

» *The triceps [aɪ] skin-fold thickeness[4] differs with frame size and height [haɪt]. The BMI does not take into account differences in frame size.*

Use small[5] / medium / large[6] / weight-for[7]-***frame size*** • overall[8] / small head / heart / breast ***size*** • genetic / female / chromosomal ***constitution*** • ***constitutional*** cause / short stature[9] [stætʃɚ]/ obesity[10] • ***constitutional*** symptoms[11] / disorder[12] / delay [eɪ] of growth • ***constitutional*** type[13]

Knochenbau
Konstitution[1] Handgelenksumfang[2] konstitutionell, anlagebedingt[3] Hautfaltendicke[4] zarter Knochenbau[5] kräftiger K.[6] Körpermasse(n)-index[7] Gesamtgröße[8] konstitutioneller Minderwuchs[9] konstitutionelle Fettsucht[10] Allgemeinsymptome[11] konstitutionelle Störung/ Krankheit[12] Konstitutionstyp[13] 3

athletic [e] *adj* *rel* **muscular**[1][mʌskjʊlɚ], **brawny**[2] [brɒːni], **sturdy**[2] [ɜː], **trim**[3] *adj*

muscular, fit, well proportioned body typically seen in athletes

athlete [æθliːt] *n* • **trim (down)**[4] *v* • **muscle** [mʌsl] *n*

» *This treatment [iː] alternative is also suitable in the younger, more athletic individual. She's sturdy enough for tough [tʌf] physical activities[5]. Only hard training will make you more muscular.*

Use ***athletic*** build[6] / body / habitus / activity • ***athletic*** prowess[7] [aʊ]/ training / injury[8] / heart[9] • ***sturdy*** woman / shoulders • ***muscular*** arms[10] / activity[11] / youngster[12] / work • ***brawny*** man • ***trim*** girl • to be in (good)[13] ***trim***

athletisch, sportlich
muskulös[1] kräftig, robust[2] gepflegt, adrett, durchtrainiert[3] etw. für seine Figur tun, s. trimmen[4] anstrengende sportliche Aktivitäten[5] athletischer Körperbau[6] Sportlichkeit[7] Sportverletzung[8] Sportherz[9] muskulöse Arme[10] Muskeltätigkeit[11] muskulöser Junge[12] gut in Form sein[13] 4

lanky [læŋki] *adj* *syn* **asthenic** *adj term,* *sim* **slim**[1], **slender**[1], **wiry**[2] [waɪri] *adj*

ungracefully[3] thin with long slender limbs; slim and slender are approving expressions (attractively thin)

slenderness[4] *n* • **slimness**[4] *n* • **slim (down)**[5] *v* • **slimming** *adj & n* → U24-6

» *The feminine ideal of delicacy[6], slimness, and grace[7] [greɪs] is outdated. In slender or muscular individuals these veins [eɪ] stand out and are easy to enter.*

Use ***lanky*** frame[8] / figure[8] • ***asthenic*** body build / appearance [ɪɚ] • ***slender*** people / children / neck[9] / habitus / fingers[10] • to be on a ***slimming*** diet[11] [daɪət] • ***wiry*** frame / marathon runner

asthenisch, leptosom, schlaksig
schlank, schmal[1] drahtig[2] unattraktiv[3] Schlankheit[4] abnehmen[5] Zartheit[6] Anmut[7] schlaksige Figur[8] schlanker Hals[9] schlanke Finger[10] eine Schlankheitskur machen[11] 5

stocky [stɒːki] *adj* *sim* **plump**[1] [ʌ], **chubby**[1] [ʌ] *adj clin,* **pyknic**[2] [ɪ] *adj term*

heavy and strong with broad shoulders[3] and chest, short and compact in body frame and/or stature

stockiness[4] *n clin* • **plumpness**[5] [ʌ] *n* • **chubbiness**[5] [tʃʌbɪnəs] *n*

» *He is a stockily-built man who looks heavier than he really is. The typical patient may be stocky but not morbidly obese[6] [iː]. She is rather plump around the hips.*

Use ***stocky*** man • ***plump*** figure[7] • ***chubby*** cheeks[8] [tʃiːks]/ face / fingers

stämmig, untersetzt
mollig, pummelig, rundlich[1] pyknisch[2] breite Schultern[3] Stämmigkeit[4] Rundlichkeit, Stämmigkeit[5] krankhaft fettsüchtig[6] rundliche/mollige Figur[7] Pausbacken[8] 6

emaciated [ɪmeɪs‖ɪmeɪʃieɪţɪd] *adj term* → U108-14 *syn* **gaunt** [gɒːnt] *adj* *sim* **bony**[1] [boʊni], **haggard**[2] [hægɚd], **drawn**[3] [drɒːn] *adj*

weak [iː], pinched[3] [ʃ], extremely thin or wasting [eɪ] away[4] physically, esp. from disease, hunger or cold

emaciation[5] [ɪmeɪs‖ɪmeɪʃieɪʃᵊn] *n term* • **gauntness**[5] *n clin*

» *Alcoholics frequently put on weight, whereas drug addicts are usually emaciated. His face is gaunt, the skin is thin and wrinkled[6] [r]. She was haggard with shadows under the eyes.*

Use to become ***emaciated*** • ***bony*** hand • ***gaunt*** face[7] • ***drawn*** face[8] • ***haggard*** face[8] • extreme [iː] ***emaciation***

abgemagert, ausgezehrt
knochig[1] ausgezehrt, abgespannt[2] eingefallen, verhärmt[3] abgemagert, ausgezehrt[4] Abmagerung, Auszehrung[5] faltig, runzlig[6] ausgemergeltes Gesicht[7] verhärmtes Gesicht[8] 7

petite [pətiːt] *adj* *sim* **slight**[1], **delicate**[2], **frail**[2] [eɪ], **fragile**[2] [ædʒ] *adj*

short and slender (approving [uː] expression for females)

delicacy[3] [delɪkəsi] *n clin* • **fragility**[4] [frədʒɪlɪţi] *n* • **frailty**[4] *n*

» *The patient is dark-haired and petite and complains of excessive body hair. She is too delicate physically for this sport. At 79 there are still no signs of frailty and senility in him. She still seems a bit fragile after her recent illness. Tom is a bit slighter [aɪ] than his sister.*

Use ***delicate*** hands / features [iː]/ skin[5] / membrane / health[6] • to look/become ***frail*** • physical[7] / human ***frailty*** • ***fragile*** patients / tissue / bones[8] / health[6] / condition • tissue [ʃ‖s]/ bone / vascular / skin[9] ***fragility***

zierlich, zart, anmutig
schmächtig[1] zart, zer-, gebrechlich[2] Zartheit[3] Zartheit, Zer-, Gebrechlichkeit[4] zarte Haut[5] schwache Gesundheit, Kränklichkeit[6] körperl. Gebrechlichkeit[7] brüchige Knochen[8] erhöhte Verletzlichkeit d. Haut[9] 8

barrel-chested *adj clin* *rel* **broad-shouldered**[1], **narrow-waisted**[2] [eɪ] *adj* *rel* **slim-hipped**[3], **long-legged**[4] *adj*

increased AP diameter of the chest typical of patients with chronic obstructive pulmonary [ʊ‖ʌ] disease

» *A barrel-chested appearance is often noted in elderly patients without major respiratory problems. He was round-shouldered, with stooped [uː] posture[5], and an asthenic appearance.*

Use thin[6]-***chested*** • round-/ narrow[7]-***shouldered*** • slim[2]-***waisted*** • one-/ bow[8]- [oʊ]/ cross-/ short-/ thin-***legged*** • ***long-legged*** underwear[9] [eɚ]

mit einem Fassthorax
breitschultrig[1] m. schlanker Taille[2] schmalhüftig[3] langbeinig[4] gebeugte Haltung[5] schmalbrüstig[6] schmalschultrig[7] O-beinig[8] lange Unterhose[9] 9

(facial) features [feɪʃᵊl fiːtʃɚz] *n pl* → U103-3
rel **countenance[1]** [kaʊntənᵊnᵗs] *n*, **facies[1]** [feɪʃiːz], **physiognomy[2]** [fɪziɒːnəmi] *n term*

characteristic parts of a person's face, esp. the nose, eyes, forehead[3], mouth, and chin[4] [tʃ]

facial[5] *adj* • **face[1]** *n* • **midface** [mɪdfeɪs] *n & adj* • **physiognomic[6]** *adj term*

» *Close relatives tend to resemble each other with respect to height* [haɪt], *weight, shape of nose and other facial features. This is associated with characteristic facies, esp. a high forehead, upturned nose[7], puffy* [ʌ] *cheeks[8], and low-set ears[9]. The face has fine wrinkles and an apathetic countenance. He has a typical Irish physiognomy.*

Use coarse[10] [ɔː]/ typical / unusual ***facial features*** • physical / anatomic / phenotypic[11] [fiːnə-] ***features*** • dysmorphic [dɪs-]/ cushingoid[12] [ʊ] ***features*** • coarse / anxious [æŋkʃəs]/ flushed[13] [ʌ]/ moon(-shaped)[14] ***facies*** • stern[15] [ɜː]/ shining / impassive ***countenance*** • apathetic[16] / flushed[13] ***countenance*** • adenoid(al)[17] / Parkinson's *or* mask(ed)[18] / leonine[19] [liːənaɪn] ***facies*** • ***facial*** expression[20] / wrinkling[21] [r]/ asymmetry [ɪ]/ acne [ækni] • typical Latino ***physiognomy*** • red *or* flushed[13] / round *or* moon[14] / characteristic ***face*** • immobile / symmetrical / bird-like[22] ***face***

Gesichtszüge
Gesicht(sausdruck), Miene[1] Gesichtsausdruck, Physiognomie[2] Stirn[3] Kinn[4] Gesichts-, fazial[5] physiognomisch[6] Stupsnase[7] Pausbacken[8] tiefsitzende Ohren[9] grobe Gesichtszüge[10] phänotypische Merkmale[11] cushingoides Aussehen[12] gerötetes Gesicht[13] Mondgesicht[14] strenge Miene[15] apathischer Gesichtsausdruck[16] Facies adenoidea[17] Maskengesicht[18] Facies leontina, Löwengesicht[19] Mimik[20] Faltenbildung im Gesicht[21] Vogelgesicht[22]
10

complexion [kəmplekʃᵊn] *n* → U21-2

skin color, texture[1] [tekstʃɚ] and appearance of a person's face

» *Men of light complexion[2] who work outdoors are twice as likely as women to develop skin cancer. Fair-complexioned[2] persons should use a sunscreen[3] with a sun protective factor of at least 15.*

Use healthy[4] [e]/ clear / flawless[5] [ɒː]/ smooth [uː] ***complexion*** • fair *or* light[6] / dark / ruddy[4] ***complexion*** • florid[7] [ɔː]/ pale[8] / sallow[8] [æ] ***complexion***

Gesichtsfarbe, Teint
Beschaffenheit, Struktur[1] hellhäutig[2] Sonnenschutz[3] gesunde Gesichtsfarbe[4] makelloser Teint[5] heller Teint[6] blühendes Aussehen[7] fahle Gesichtsfarbe, blasser Teint[8]
11

ruddy [rʌdi] *adj* *rel* **pale[1]** [peɪl], **pallid[1]** [pælɪd], **dusky[2]** [ʌ] *adj* → U108-5

a rosy, healthy or reddish complexion

ruddiness[3] *n clin* • **duskiness[4]** *n* • **red-faced[5]** *adj* • **paleness[6]** *n* • **pallor[6]** [æ] *n*

» *In the first few hours after birth the skin is usually ruddy. The skin has a bronze to dusky discoloration[4] that darkens with time. The surrounding tissue changed from pale to dusky.*

Use ***ruddy*** face /-cheeked[7] • ***dusky***-red / yellow / purplish [ɜː] hue[8] [hjuː] • ***dusky*** edema [iː] • ***pale*** face / skin[9] / nail beds / green[10] • ***duskiness*** of the nail bed

gesund, rot
blass, bleich, fahl[1] dunkel(häutig)[2] Röte, gesunde Gesichtsfarbe[3] dunkle Verfärbung[4] rotgesichtig, m. rotem Kopf[5] Blässe[6] rotbackig[7] dunkelvioletter Farbton[8] blasse Haut[9] blass-, zartgrün[10]
12

fair [feɚ] *adj* *sim* **blond(e)[1]** *adj*, *rel* **auburn[2]** [ɒː], **ginger[3]** [dʒ], **brunette[4]** *adj*

(i) pale or light-colored (of hair or skin) (ii) good looking

» *Individuals with fair complexions, freckles[5] and blond or red hair tan[6]* [æ] *poorly and sunburn easily. She is a tall woman with long auburn hair.*

Use ***fair***-haired[1] /-skinned children[7] / patients • the ***fair*** sex[8] • ***auburn*** hair • ash [æʃ]/ natural ***blonde*** • ***blond*** curls[9] [ɜː]/ actor • ***ginger*** hair

(i) blond, hell
(ii) schön, liebreizend
blond[1] rotbraun[2] rotblond[3] brünett[4] Sommersprossen[5] bräunen, braun werden[6] hellhäutige Kinder[7] das schöne Geschlecht[8] blonde Locken[9]
13

beard [bɪɚd] *n* *rel* **m(o)ustache[1]** [mʌstæʃ‖*BE* mʊstɒːʃ] *n*, **whiskers[2]** *n pl*

hair growing on the lower part of a man's face

bearded[3] *adj* • **beardless[4]** *adj* • **moustached** *adj*

» *The beard, brows[5]* [aʊ] *and lashes[6] were also involved. It was due to several ingrowing hairs[7] in the beard area. The characteristic hair growth of male puberty involves development of mustache and beard, and upward extension of pubic hair in a diamond-shaped pattern.*

Use to grow a[8] ***beard*** • bushy [ʊ] ***beard*** • ***beard*** growth[9] / region [iːdʒ] • white-***bearded*** • drooping[10] [uː] ***moustaches*** • side[11]-***whiskers***

Bart
Schnurrbart[1] Backen-Kinnbart[2] bärtig[3] bartlos[4] Augenbrauen[5] Wimpern[6] einwachsende Haare[7] sich einen Bart wachsen lassen[8] Bartwuchs[9] gezwirbelter Schnurrbart[10] Backenbart[11]
14

hairline [heɚlaɪn] *n & adj* *rel* **hair[1]**, **scalp[2]** [skælp] *n*

edge of the area where the hair grows on the head

hairy[3] *adj* • **hairiness[4]** [heɚɪnes] *n* • **scalp[5]** *v*

» *In these patients the neck is short, the hairline is low, and the ears are often low-set. He had fashioned his hair into a pony-tail[6]* [poʊni teɪl]. *This diffuse folliculitis* [aɪ] *favors* [eɪ] *hairy areas, including the scalp and the area under the beard.*

Use receding[7] [siː]/ low[8] / scalp / posterior ***hairline*** • nuchal [n(j)uːkᵊl]/ occipital [ksɪ] ***hairline*** • ***hairline*** fracture[9] / scar [ɑː] • cropped[10] / gray / silver ***hair*** • straight [streɪt]/ curled[11] [ɜː]/ collar-length[12] [ɒː] ***hair*** • body / axillary / pubic[13] [pjuːbɪk] ***hair*** • ***hair***do *or* style[14] /piece[15] /cut[16] • ***scalp*** line / abrasions[17] [eɪʒ]/ oil / electrode • dandruff [dændrəf‖ʌf] of the[18] ***scalp***

Haaransatz; sehr fein, Haar-
Haar(e)[1] Kopfhaut[2] haarig, stark behaart[3] Behaartheit[4] skalpieren[5] Pferdeschwanz[6] Stirnglatze, Geheimratsecken[7] niedriger Haaransatz[8] Haarbruch, Knochenfissur[9] kurz geschnittenes Haar[10] lockiges/krauses H.[11] halblanges H.[12] Schamhaar, -behaarung[13] Frisur[14] Haarteil[15] Haarschnitt[16] Kopfhautabschürfungen[17] Kopfschuppen[18]
15

25

bald [bɔːld] *adj* *syn* **bald-headed** *adj, rel* **shave**[1] - shaved - shaven *v irr*

having lost or lacking hair on all or most of the scalp

baldness[2] [ɔː] *n* • **balding**[3] *adj* • **shave**[4] [ʃeɪv] *n* • **shaving**[5] *n & adj*

» *I have noticed a bald spot above my right ear. Male-pattern baldness, the most common form of alopecia [-piːʃɪə], is of genetic predetermination. You need a shave. Don't you shave under your arm? In this setting shaving of the operative field increases the risk of infection.*

Use to grow[6] ***bald*** • ***bald*** patch / tongue[7] [tʌŋ] • premature / frontal[8] / temporal ***balding*** • to develop / total / male-pattern[9] ***baldness*** • ***shave*** biopsy[10] [aɪ] • razor[11] [reɪzɚ] ***shave*** • ***shaven*** head • ***shaving*** cream [iː]/ kit[12] / foam [oʊ]

glatzköpfig, kahl
rasieren[1] Kahlheit[2] schütter werdend[3] Rasur[4] Rasieren; Rasier-[5] e. Glatze bekommen[6] Möller-Hunter-Glossitis[7] Ausbildung einer Stirnglatze[8] männl. Glatzenbildung, männl. Typ d. Alopecia androgenetica[9] Bürstenbiopsie[10] Elektrorasur[11] Rasierzeug[12] 16

wrinkle [rɪŋkl] *n & v* *rel* **fold**[1] [foʊld], **pucker**[2] [ʌ] *n & v* → U56-17

(n) small fold in the skin that increases with age

wrinkled[3] *adj* • **wrinkly**[3] *adj* • **puckered**[3] *adj* • **puckering** *n*

» *During the process of aging natural wrinkle lines appear perpendicular [ɪ] to the direction of contraction of the underlying facial muscles [mʌslz]. The patient's skin has a puckered appearance.*

Use facial[4] [eɪ]/ skin / fine ***wrinkles*** • anti***wrinkle*** cream[5] • ***to wrinkle your*** brow [braʊ] *or* forehead[6] / nose[7] • skin[8] / nasolabial [eɪ]/ alar [eɪ]/ nail[9] / (inter)gluteal[10] [uː] ***fold*** • ***wrinkled*** skin[11] / tongue[12] • ***puckered*** face[13] / lips / scar / appearance[14] • macular ***puckering***

Falte, Runzel; Falten bekommen, knittern
Falte; Falz, Plica; (zusammen)falten[1] Fältchen; runzeln, verziehen[2] faltig, runzlig[3] Gesichtsfalten[4] Antifalten-Creme[5] d. Stirn runzeln[6] d. Nase rümpfen[7] Hautfalte[8] Nagelfalz[9] Gesäßfurche, -spalte[10] runz(e)lige/ faltige Haut[11] Faltenzunge, Lingua plicata[12] faltiges/ runz(e)liges Gesicht[13] runz(e)liges Aussehen[14] 17

26

skin blemish [blemɪʃ] *n* *rel* **spot**[1], **pimple**[1] *n inf*, **freckles**[2] *n usu pl*

small mark spoiling the appearance, esp. of the skin → U56-17, 114-5f,9

blemished *adj* • **spotless**[3] *adj* • **freckled**[4] *adj* • **freckling** *n* • **pimply**[5] *adj*

» *You should use a skin tonic for oily, blemished complexions[6]. Use make-up to conceal[7] [-siːl] spots, freckles, scars, and minor skin blemishes.*

Use to camouflage / minor [aɪ] ***skin blemishes*** • cherry-red / white ***spot*** • hypopigmented / cafe-au-lait[8] ***spot*** • dark / multiple / juvenile [dʒuː]/ senile[9] ***freckles*** • ***blemished*** complexion • ***pimply*** face[10] / nose • axillary / inguinal ***freckling***

Schönheitsfehler, Hautunreinheit
Fleck, Pickel[1] Sommersprossen, Epheliden[2] makellos[3] sommersprossig[4] pickelig[5] unreine Haut[6] abdecken[7] Cafe-au-lait-, milchkaffeefarbener Fleck[8] Altersflecke, Lentigines seniles[9] Pickelgesicht[10] 18

birthmark [ɜː] *n clin* *syn* **mole** [moʊl] *n clin & term*, **nevus** [niːvəs] *n term*
sim **stain**[1] [steɪn] *n* → U114-3

spot or blemish on the skin which is visible at or shortly after birth

» *Birthmarks may involve an overgrowth of pigment cells, lymph [lɪmf] or blood vessels. Moles on the palms [pɑːmz], soles and genitalia [eɪ] are usually junctional nevi[2] [niːvaɪ].*

Use vascular[3] / connective tissue / pigment[4] ***birthmark*** • pigmented[4] ***mole*** • hairy[5] / blue[6] / spider[7] [aɪ]/ junctional[2] [dʒʌ] ***nevus*** • ***nevus*** flammeus[8] [æ] • portwine[8] ***stain***

Muttermal, Nävus
Fleck, Mal[1] Junktionsnävus/-nävi[2] Blutgefäßnävus, Naevus vasculosus[3] Pigmentnävus, N. pigmentosus[4] Haar-, Tierfellnävus, N. pilosus[5] blauer Nävus, N. coeruleus[6] Spinnen-, Sternnävus, N. araneus[7] Feuermal, Weinfleck, Naerus flammeus[8] 19

Unit 26 Teeth

Related Units: 21 Head & Neck, 27 Dentition & Mastication, 46 Digestation, 66 Human Sounds & Speech

tooth [tuːθ] *n*, **teeth** [tiːθ] *pl* *syn* **dens** *n term*, **dentes** *pl*

one of the bony structures set in the alveoli [aɪ] of the jaws [dʒɒːz], used in mastication and assisting in articulation[1]

dental *adj*

» *The tooth may become sensitive to hot or cold, and then severe continuous throbbing pain[2] follows. Oral features [fiːtʃɚz] of vitamin C deficiency include loosening[3] of teeth, swelling, bleeding, ulceration [s] and a burning sensation in the tongue[4] [tʌŋ].*

Use ***tooth*** loss / mobility[5] / surface / socket [ɒː]/ retention / ache [eɪk]/ position • adjacent[6] [dʒeɪs]/ opposing[7] ***teeth*** • artificial / natural / poorly aligned[8] [aɪn]/ residual ***teeth*** • mandibular / maxillary / devitalized *or* non-vital[9] [aɪ]/ tender[10] / spaced ***teeth*** • pegged[11] / broken ***tooth***

Zahn, Zähne; Dens, Dentes
Artikulation, Aussprache[1] pochender/ klopfender Schmerz[2] Lockerung[3] Zungenbrennen[4] Zahnbeweglichkeit[5] Nachbarzähne[6] Gegenzähne, Antagonisten[7] Zahnfehlstellung[8] devitale Zähne[9] empfindliche Z.[10] Zapfenzahn[11] 1

front *or* **anterior** [ɪɚ] **teeth** *n clin* *opposite* **posterior teeth**[1] *n clin*

the cutting teeth (centrals, laterals, cuspids [ʌ]); the posterior teeth are the bicuspids [aɪ] and molars

Vorder-, Frontzähne
Backenzähne[1]
2

incisor [sɪ] *or* **incisal tooth** *n term* *syn* **cutting tooth** *n clin*

one of the four front teeth–the centrals and laterals–with cutting (incisal) edges in each jaw at the apex [eɪ] of the dental arch [tʃ]

incisal *adj term*

» *A cavity was prepared in the right central incisor. The maxillary right lateral was missing.*

Use right / left first *or* central ***incisor*** *or* ***central***[1] • second *or* lateral ***incisor*** *or* ***lateral***[2] • maxillary / mandibular ***incisors*** • ***incisor*** crown / area / position / point[3] / contact • ***incisal*** edge[4] / embrasure[5] [-eɪʒɚ]

Schneidezahn, Dens incisivus
linker mittlerer Schneidezahn[1] lateraler/ seitlicher S.[2] Inzisalpunkt[3] Schneidekante[4] Einziehung am Schneidezahn[5]
3

(tooth) cusp [kʌsp] *n clin* *syn* **cuspis dentis** *n term*

elevated chewing [tʃu:ɪŋ] or tearing [eɚ] points of the cuspids, bicuspids, and molars

cuspal[1] *adj* • **cuspless** *adj*

» *The cuspal angle*[2] [æŋgl] *of the restoration must be increased. The lingual cusp had to be sacrificed.*

Use ***cusp*** tip[3] • ***cusp(al)*** inclination[4] • ***cusp*** -to-fossa relationship • short / distobuccal [ʌ] ***cusp***

Zahnhöcker, Cuspis dentis
Höcker-, höckrig[1] Höckerwinkel[2] Höckerspitze[3] Höckerneigung[4]
4

canine [keɪnaɪn] **(tooth)** *n & adj clin* *syn* **eye tooth** *n inf,* **cuspid (tooth)** *n rare*

one of the corner teeth in the arch next to the laterals with by a pointed cusp for tearing food

» *A fixed prosthesis* [iː] *extended from the canine to the first molar region.*

Use ***canine*** eminence[1] / alveolus [ɪə]/ guidance[2] [aɪ]/ mandible • primary [aɪ] ***canines***

Eck-, Augenzahn;
Dens caninus
Eckzahnspitze[1] Eckzahnführung[2]
5

premolar [pri:moʊlɚ] *n & adj clin* *syn* **bicuspid** [aɪ] **(tooth)** *n & adj term*

one of the teeth just behind the cuspids which have two cusps or points

» *On statistical average, premolar teeth are retained for a longer period than molar teeth. All molars and the mandibular premolars were missing.*

Use mandibular / maxillary ***premolar*** • first / second ***bicuspid*** • unrestored / fully erupted[1] [ʌ] ***premolars*** • at the second ***premolar*** site

Prämolar, vorderer Backen-, Stockzahn, Bikuspidat, Dens praemolaris
vollständig durchgebrochene Prämolaren[1]
6

molar (tooth) *n & adj clin* *syn* **cheek** [iː] **tooth** *n inf,* **dens molaris** *n term*

one of the teeth behind the second bicuspids with flattened surfaces and four or five cusps

» *The shape and occlusal relation of the denture* [dentʃɚ] *was similar to natural molars.*

Use first *or* 6-year[1] ***molars*** • second or 12-year ***molars*** • premolar-***molar*** region • single-***molar*** restoration • abscessed lower ***molar*** • ***molar*** occlusal force[2]

Molar, Mahlzahn, großer Backenzahn, Dens molaris
Sechsjahrmolaren[1] molare Kaukraft[2]
7

third molar (tooth) *n term & clin* *syn* **wisdom tooth** *n inf*

one of the most posterior teeth that erupt in late adolescence and have four cusps; their roots are often fused[1] [fju:zd]

» *The incidence of trauma* [ɒː] *to the mental nerve during removal of third molars is 3–5.5%.*

Use impacted[2] / partially erupted ***3rd molar*** • ***third molar*** tuberosity

3. Molar, Weisheitszahn, Dens serotinus
verschmolzen[1] impaktierter/ retinierter Weisheitszahn[2]
8

(dental) arch [ɑ:rtʃ] *n term & clin*

(i) horseshoe-shaped[1] ridge supporting the teeth (ii) collectively all upper or lower teeth

» *The prosthesis frequently loosened when the patient, who had an atrophic* [eɪtrɒ:fɪk] *dental arch, yawned*[2] [jɒ:nd].

Use upper / lower / shortened[3] ***(dental) arch*** • in both ***arches*** • ***arch*** width[4] [wɪdθ]/ length • full ***arch*** prosthesis[5] • opposing ***arch*** impression • U-shaped ***arch*** form

(i) Zahnbogen
(ii) Zahnreihe
hufeisenförmig[1] gähnte[2] verkürzter Zahnbogen[3] Zahnbogenbreite[4] Vollprothese[5]
9

palate [pælət] *n clin* *syn* **roof of the mouth** *n clin,* **palatum** [eɪ] *n term*

the bony (hard) and muscular (soft) partition between the oral and nasal cavities; popularly used to refer to the uvula[1] which is also termed pendulous palate[1]

palatal *adj term* • **palatine** [aɪn] *adj* • **palato-** *comb*

» *The boneless soft palate should rise symmetrically when the patient says "ah."*

Use soft[2] / hard[3] / high-arched[4] / cleft[5] ***palate*** • ***palatine*** tonsil[6] [ɒː]/ arch[7] • ***palatal*** wall / vault[7] [vɔ:lt] • ***palato***pharyngeal [dʒi:əl] /nasal [eɪ]/glossal

Gaumen, Palatum
Uvula, Zäpfchen[1] weicher G., Gaumensegel, Velum palatinum[2] harter G., Palatum durum[3] Spitz-, Steilgaumen, hoher G.[4] Gaumenspalte[5] Gaumenmandel[6] Gaumenbogen[7]
10

26

fren(ul)um [friːnəm||frenjələm] *n term*, **fren(ul)a** *or* **frenums** *pl*

fold of mucous membranes attaching the lips, cheeks and tongue to the gums

» *The lingual frenum*[1] *may need cutting to increase mobility of the tongue* [ʌ].

Frenulum, Bändchen
Zungenbändchen, Frenulum linguae[1] 11

gums [gʌmz] *n clin usu pl* *syn* **gingiva** [dʒɪndʒəvə] *n term*, **gingivae** [iː] *pl*

epithelial and connective tissues attached to the tooth and alveolar bone

gingival[1] *adj term* • **gingivo-**[1] *comb* • **gummy**[1] *adj jar*

» *The effect of local anesthesia was checked by pricking the gums. There is a band of red, inflamed gingiva along the necks of the teeth.*

Use ***gingival*** tissue / margin[2] [dʒ]/ tenderness • free / attached[3] ***gingiva*** • marginal ***gingivae*** • ***gingival*** gumline[2] / discoloration[4] / massage [ɑː(d)ʒ]/ stippling[5] • receding[6] [iː] ***gums*** • ***gummy*** smile[7]

Note: In the singular *gum* most commonly refers to *chewing gum*.

Zahnfleisch, Gingiva
die G. betreffend[1] Zahnfleischrand[2] befestigte G.[3] Zahnfleischverfärbung[4] Zahnfleischtüpfelung[5] Zahnfleischschwund[6] Zahnfleischlächeln, gummy smile[7] 12

(dental) alveolus [ælvɪələs] *n term*, **alveoli** [aɪ||iː] *pl*
syn **(tooth) socket** [ɒː] *n clin & inf*

opening in the maxilla or mandible in which the tooth is attached by the periodontal ligament[1] (abbr PDL)

alveolar *adj term* • **alveolo-** *comb*

» *The tooth must be sectioned and atraumatically extracted to preserve socket anatomy. The vertical bite force induces a bending moment as the tooth moves in its alveolus.*

Use ***alveolar*** process[2] / ridge [dʒ] *or* crest[3] / bone / socket • extraction[4] ***socket***

Alveole, Zahnfach
Wurzelhaut, Desmodont[1] Alveolarfortsatz[2] Alveolarkamm[3] Extraktionshöhle[4] 13

(dental) crown [kraʊn] *n clin* *syn* **corona dentis** *n term*

(i) part of the tooth above the gums covered with enamel (ii) an artificial substitute for that part

» *Decalcification of dental crowns occurs with chronic vomiting*[1] *(the lingual surfaces of the lower anterior teeth are primarily affected*[2]*).*

Use artificial[3] / natural (tooth-) ***crown***

Note: The term *crown* more commonly refers to restorations. The expression *dental* or *tooth crown* is used when referring to natural teeth.

(Zahn)krone, Corona dentis
Erbrechen[1] betroffen[2] prothetische Krone[3] 14

(dental *or* **tooth) enamel** [ɪnæm^əl] *n clin* *syn* **enamelum** *n term*

hard ceramic layer covering the exposed part of teeth

» *These enamel changes range from whitish opaque areas to severe brown discoloration.*

Use ***enamel*** formation[1] / changes / hypoplasia [eɪʒə]/ powder[2] • saliva-coated [aɪ] ***enamel*** • ***enamel*** cuticle[3] [kjuːtɪkl]/ organ

(Zahn)schmelz, Enamelum
Schmelzbildung, Amelogenese[1] Schmelzpulver[2] Schmelzoberhäutchen[3] 15

dentin(e) [dentɪn||dentiːn] *n clin* *syn* **dentinum** [aɪ] *n term*

calcium [s] part of a tooth below the enamel containing the pulp chamber [tʃeɪ] and root canals

dentinal *adj term* • **dentino-** *comb* • **dentinogenesis** [dʒe] *n*

» *Caries spreads rapidly in dentin because of its lower mineral content. The pulp is surrounded by hard dentinal walls.*

Use exposed[1] / root[2] / softened ***dentin*** • ***dentin(al)*** tubules[3] / surface • ***dentinal*** pain • ***dentino***enamel junction[4] [dʒʌŋkʃ^ən] /blasts[5]

Zahnbein, Dentin
freigelegtes D.[1] Wurzeldentin[2] Dentinkanälchen[3] Schmelz-Dentin-Grenze[4] Odonto-, Dentinoblasten[5] 16

cementum [sɪment^əm] *n term* *syn* **(tooth) cement** *n clin*

layer of mineralized connective tissue covering the dentin of the roots and neck of a tooth

» *Cementum functions as an anchoring substance for the tooth to the alveolar bone. Noncarious teeth can become painful when enamel and cementum do not quite contact each other.*

Use ***cementum*** deposition • ***cemento***enamel junction[1] • ***cementum***-like tissue

Note: Unlike *cementum* the term *cement*[2] also refers to a nonmetallic adhesive [iː] material[3] used for various restorations.

Wurzelzement (das), Cementum
Schmelz-Zement-Grenze[1] Zement (der)[2] Befestigungsmaterial[3] 17

(dental) pulp [pʌlp] *n clin* *syn* **pulpa (dentis)** *n term*

soft, spongy [spʌndʒɪ] tissue in the center of the tooth containing blood vessels and nerves

pulpal *adj term* • **pulpless** *adj*

» *Teeth with decay*[1] [dɪkeɪ] *involving the pulp are a potential source of alveolar bone infection.*

Use ***pulp*** chamber [tʃ] *or* cavity[2] / canal • ***pulpal*** reaction / exposure[3] [-oʊʒɚ] • ***pulp*** testing[4] / capping[5]

(Zahn)pulpa, Pulpa dentis
Karies[1] Zahnhöhle, Pulpakavum[2] Pulpafreilegung[3] Vitalitäts-, Sensibilitätsprüfung[4] Pulpaüberkappung[5]
18

root (of tooth) [u:] *n clin & term* *syn* **radix** [eɪ] **dentis** *n term*

part of a tooth below the neck[1]; covered by cementum rather than enamel

» *The tooth demonstrated extensive occlusal root caries. The abscess was located at the root apex of a nonvital tooth.*

Use ***root*** apices[2] [eɪpɪsi:z]/ bifurcation [aɪ] • ***root canal*** filling[3] / treatment[4] (*abbr* RCT) • crown-to-***root*** ratio [eɪ] • single-/ two-/ multi[5]-***rooted tooth***

Zahnwurzel, Radix dentis
Zahnhals[1] Wurzelspitzen[2] Wurzelfüllung[3] Wurzelbehandlung[4] mehrwurzeliger Zahn[5]
19

quadrant [kwɒ:drᵊnt] *n term*

the oral cavity is divided anatomically into the upper left and right and the lower left and right quadrants

» *The patient had six implants placed per quadrant.*

Use mandibular left / opposing[1] / right posterior ***quadrant***

Quadrant
Gegenquadrant[1]
20

mesial [mi:zɪᵊl] *adj term* *opposite* **distal**[1] *adj term*

front or forward toward the median [i:] plane [eɪ] following the curvature [kɜ:rvətʃɚ] of the dental arch

» *The mesial surface of the bicuspid is the portion which is adjacent to*[2] [dʒeɪs] *the cuspid.*

mesial
distal[1] neben, benachbart[2]
21

proximal [ɒ:] *adj term* *sim* **interproximal**[1] *adj term*

denoting the surface between adjacent teeth

» *Interproximal caries and periapical* [eɪ] *lesions* [i:ʒ] *are best visualized* [ʒ] *by posterior bitewing* [aɪ] *radiographs*[2] [eɪ].

Use ***interproximal*** space[3] [eɪ]/ surface / brush[4] [ʌ]

proximal
Interdental-, Approximal-[1] Bissflügelaufnahmen[2] Interdentalraum, Approximalbereich[3] Interdentalbürstchen[4]
22

labial [eɪ] *adj term* *sim* **buccal**[1] [ʌ] *adj, opposite* **lingual**[2], **palatal**[3] *adj term*

towards, referring or adjacent to the lips (labial), cheek [i:] (buccal), tongue [tʌŋ] (lingual) and palate (palatal)

labio- *comb* • **bucco-** *comb* • **linguo-** *comb*

» *To restore the labial profile, lip support is obtained from labial denture flanges*[4] [dʒ] *optimally extended into the vestibule. The maxillary anterior teeth tend to erupt*[5] *labially.*

Use ***labial*** aspect *or* surface[6] / gingiva / muscle [mʌsl] • ***labio***buccal /palatal /lingual • ***buccal*** cavity[7] / cusp [ʌ] tip[8] / crown margin [dʒ]/ mucosa • ***bucco***alveolar /labial /gingival [dʒ] /lingual • ***lingual*** nerve[9] / cusp[10] / tipping[11] / to the alveolar crest • ***linguo***palatal

labial
bukkal[1] lingual[2] palatal[3] Prothesenrand[4] durchbrechen[5] Labialfläche[6] Mundvorhof[7] bukkale Höckerspitze[8] Lingualnerv, Nervus lingualis[9] Lingualhöcker[10] Lingualkippung[11]
23

occlusal [əklu:zᵊl] *adj term*

referring to the chewing [tʃu:ɪŋ] or grinding [aɪ] surface of the bicuspid and molar teeth

» *Occlusal and chewing forces were mainly directed in the vertical and horizontal dimensions.*

Use ***occlusal*** plane[1] [eɪ]/ surface[2]

okklusal
Bissebene[1] Kaufläche[2]
24

intraoral [ɔ:] *adj term* *opposite* **extraoral**[1] *adj term*

inside as opposed to (from) outside the mouth

» *The intraoral approach has the disadvantage of temporary paresthesia* [-θi:ʒə] *from stretching the mental nerve.*

Use ***intraoral*** anchorage[2] [æŋk]/ environment[3] [aɪ]/ local anesthesia[4] [-θi:ʒə]/ camera

intraoral
extraoral[1] intraorale Befestigung[2] Mundmilieu[3] intraorale Leitungsanästhesie[4]
25

maxillofacial [mæksɪloʊfeɪʃᵊl] *adj term*

referring to the dental arches, jaws and face

» *An oral-maxillofacial surgeon*[1] *was consulted because of persistent malocclusion.*

Use ***maxillofacial*** surgery / prosthetics[2] / restoration / defect / augmentation • ***maxillo***palatine /mandibular /labial /turbinal

Gesicht u. Kiefer betreffend, maxillofazial
Mund-Kiefer-Gesichtschirurg(in)[1] Kiefer-Gesichtsprothetik[2]
26

Unit 27 Dentition & Mastication

Related Units: 26 Teeth, 46 Digestion, 66 Human Sounds & Speech, 3 Food & Drink

27

dentition [dentɪʃᵊn] *n term*

(i) collective term for the teeth in the dental arch
(ii) the teething [tiːðɪŋ] process (from calcification to eruption)

» *His dentition is in poor repair[1]. The situation when both deciduous and permanent teeth are present is termed mixed dentition[2].*

Use deciduous / permanent / natural / artificial[3] ***dentition*** • retarded[4] / precocious[5] [prɪkoʊʃəs] ***dentition***

(i) Gebiss, Dentition
(ii) Zahndurchbruch
in schlechtem Zustand[1] Misch-, Übergangsgebiss[2] Zahnersatz[3] verzögerte D., Dentitio tarda[4] vorzeitige D., Dentitio praecox[5] 1

deciduous [dɪsɪdjʊəs] **teeth** *n term* *syn* **baby** *or* **milk teeth** *n clin & inf*

also called primary [aɪ] or temporary (set of) teeth which fall out in childhood and are replaced by the permanent teeth

» *The deciduous teeth begin to calcify [s] about the 16th week of prenatal life.*

Use to cut[1]/shed[2]/lose ***deciduous teeth*** • spaced[3] ***deciduous teeth***

Milchzähne, -gebiss
Milchzähne bekommen[1] M. fallen aus[2] lückiges Milchgebiss[3] 2

erupt [ɪrʌpt] *vi term* *syn* **come in** *v phr clin & inf*

(i) when a tooth elongates and breaks the gums (ii) generally, to break through the skin

eruption [ʌ] *n term* • **unerupted** *adj*

» *A significant change in arch width[1] [wɪdθ] occurs with eruption of the permanent teeth.*

Use tooth / delayed[2] [eɪ]/ impeded[3] [iː]/ ectopic ***eruption*** • fully / partially ***erupted*** • ectopically ***erupting*** molar

durchbrechen
Zahnbogenbreite[1] verzögerter Zahndurchbruch[2] erschwerter Zahndurchbruch, Dentitio difficilis[3] 3

teething [tiːðɪŋ] *n clin & term* *syn* **cutting of teeth** *n clin & inf*

process of eruption of the primary teeth normally beginning around the 6th month of life

» *Your baby may be teething. Look, he's cut his first tooth. Teething is often associated with excessive drooling[1] [uː] irritability, and biting on hard objects. This problem cannot be ascribed to teething.*

Use ***teething*** problems / process / ring *or* teether[2] / powders [aʊ]

Zahnen, Zahndurchbruch
Sabbern[1] Beißring[2] 4

exfoliate *vi term* *syn* **shed** *vt*, **fall out** *vi phr clin & inf*

physiologic shedding of primary teeth in childhood; first the teeth loosen[1] and eventually[2] fall out

exfoliation[3] *n term* • **(non)exfoliated** *adj*

» *The first baby teeth are usually shed when the child is six, but it is not uncommon for them to be retained much longer. By age 9 the permanent incisors reach the dental height [haɪt] of the exfoliated incisors.*

(Zähne) verlieren, ausfallen
sich lockern[1] schließlich[2] Zahnwechsel[3] 5

permanent *or* **secondary teeth** *or* **dentition** *n term*

adult set of teeth which erupt between about the 6th and 13th year of life

» *Once erupted, many permanent teeth do not maintain[1] a fixed position.*

bleibende(s) Zähne/ Gebiss
beibehalten[1] 6

edentulous [ɪdentʃələs] *adj term* *syn* **toothless** *adj clin & inf*

having lost all natural teeth

dentulous *adj term* • **edentulism** *n* • **edent(ul)ation**[1] *n* • **edentulousness** *n*

» *She received a freestanding prosthesis[2] in each edentulous quadrant [ɒː].*

Use partially *or* semi-/ totally *or* completely ***edentulous*** • ***edentulous*** patient / adult / arch / alveolar ridge[3] [dʒ]/ jaw [dʒɒː]/ maxilla / site

zahnlos
Zahnlosigkeit (durch Zahnentfernung)[1] Freiendprothese[2] Alveolarkamm (nach Zahnverlust)[3] 7

denture [dentʃɚ] *n term* *syn* **plates** [eɪ] *n pl*, **artificial** *or* **false teeth** *n clin & inf*

artificial replacement for some or all natural teeth

» *The existing denture was readapted 14 days after fixture installation.*

Use full (set of) / partial / upper *or* maxillary / fixed[1] / removable / temporary *or* transitional[2] ***denture*** • ***denture*** base[3] / satisfaction / wearer [eɚ]/-bearing [eɚ] area[4] / retention / (in)stability / cleanser[5] [e]/ patient

Zahnprothese, künstliches Gebiss
festsitzende Zahnprothese[1] Interimsprothese[2] Prothesenbasis[3] prothesentragende Fläche[4] Prothesenreiniger[5] 8

salivation [eɪ] *n term* *sim* **drooling**[1] [uː] *n clin & inf*

the secretion of saliva as the mouth waters, e.g. at the sight or smell of tasty food

saliva [səlaɪvə] *n term* • **saliva(to)ry** *adj* • **salivate**[2] *v*

» *Salivary control was slightly hampered*[3] *and this led to drooling.*

Use ***saliva*** flow • artificial ***saliva*** • ***salivary*** pellicle[4] / gland / secretion / proteins • reduced / increased / profuse[5] ***salivation***

Speichelbildung, -fluss, Salivation
Sabbern[1] Speichel produzieren[2] beeinträchtigt[3] exogenes Schmelzoberhäutchen[4] starker/ übermäßiger Speichelfluss[5] 9

spit - spit - spit *v irr & n inf*

(v) to force out the contents of the mouth, usually saliva (n) saliva

spitoon[1] [uː] *n term BE*

» *Rinse*[2] *and then spit out. Some patients deny production of sputum because spitting is socially unacceptable.*

Use ***to spit*** out • blood ***spitting***

(aus)spucken; Spucke
Mundspül-, Speibecken[1] ausspülen[2] 10

bite - bit - bitten *v irr* *sim* **nibble**[1] *v clin & inf* → U5-10

to seize [iː] with the teeth or jaws

bite off/ through/ into[2] *v*

» *The patient was asked to bite as if he were chewing* [uː]. *Bite into this material.*

Use nail[3] ***biting*** • ***bitten*** tongue / lips / cheeks [iː]

(zu)beißen
knabbern[1] ab-, durch-, hineinbeißen[2] Nägelbeißen, -kauen[3] 11

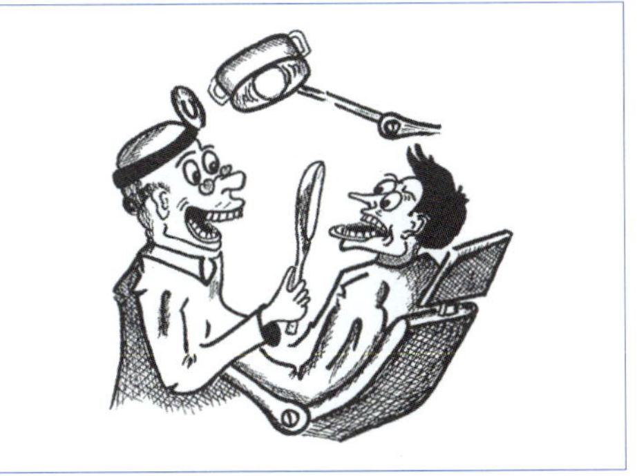

Great job correcting that overbite of yours, isn't it Mr. Wilde!

bite [baɪt] *n clin & term & jar* *syn* **morsel** *n inf*

(i) in genE, a mouthful of solid food
(ii) forced closure of the jaws or the pressure developed thereby
(iii) jargon for various dental terms like interocclusal record[1] and interarch distance

» *He only took a bite and then the tooth was loose*[2].

Use to take/have a ***bite*** • ***bite*** wing[3] / opening[4] / plane / block / force / registration[5] / guard [gɑːrd] splint[6] / fork /-sized[7] [aɪ] • check***bite***[8]

(i) Bissen, Happen (ii) Biss
Okklusionsbefund, -diagnostik, -analyse[1] locker, lose[2] Bissflügel[3] Bisshöhe[4] Bissnahme[5] Aufbissschiene[6] mundgerecht[7] Checkbiss[8] 12

occlude [əkluːd] *v term*

to bring the teeth of both jaws into contact

occlusion *n term* • **malocclusion**[1] *n* • **occlusal** *adj*

» *As they occlude, all teeth should contact their opponents*[2]. *The molars occclude normally. The patient was asked to occlude with as much force as possible. First the vertical dimension of occlusion was registered.*

Use balanced / in habitual / centric[3] / interfered[4] ***occlusion*** • ***occlusal*** contact / force / level / load / plane[5] / surface

okkludieren, Zahnreihen schließen
Okklusionsstörung, Malokklusion[1] Gegenzähne, Antagonisten[2] zentrische Okklusion[3] gestörte Okklusion[4] Okklusionsebene[5] 13

freeway space *n term* *syn* **interarch** *or* **interocclusal distance** *n term*

gap between the occluding surfaces of opposing teeth with the jaws in physiologic resting position[1]

» *The vertical dimension of occlusion should allow for adequate freeway space.*

Use anterior / inadequate ***freeway space*** • excessive ***interarch distance***

Interokklusalabstand
Ruhe(schwebe)lage[1] 14

27

masticate [mæstikeɪt] *v term* *syn* **chew** [tʃuː], **munch** [ʌ] *v clin & inf*

chewing food and mixing it with saliva to prepare it for swallowing[1] [ɒː] and digestion [dʒe]

mastication[2] *n term* • **masticatory** *adj*

» *While the patient chewed standardized pieces of crispbread, seated upright in a dental chair, recordings of masticatory sequences from start to swallowing were performed.*

Use ***masticatory*** muscles / process[2] / load[3] / mandibular movement / oral mucosa[4] / function / improvement • ***masticatory*** cycle [saɪkl] duration[5] / ability / apparatus • mean [iː] ***masticatory*** force[6] • ***masticatory*** silent period • ***chewing*** efficiency[7] [ɪʃ]/ pattern / stroke[8] / ability / contacts / force[6] • ***chewing*** test food / gum / tobacco

(zer)kauen
Schlucken[1] Kauvorgang[2] Kaubelastung[3] mastikatorische Schleimhaut[4] Kauzyklusdauer[5] mittlere Kaukraft[6] Kauleistung[7] Kaubewegung[8]

15

gag [gæg] *v & n* *syn* **retch** [retʃ], **heave** [iː] *v*, *sim* **choke**[1] [tʃoʊk] *v clin & inf*

v (i) to retch or cause to retch, e.g. by touching the soft palate[2]
(ii) to keep the mouth from closing by placing a mouth prop between the teeth

gag *or* **pharyngeal** [-ɪndʒiːəl] **reflex**[3] *n term* • **gagging** *adj & n*

» *He started gagging every time I inserted an instrument. The patient gags reflexively.*

Use to experience a ***gagging*** sensation • a severe ***gagger***

(i) würgen, Brechreiz haben (ii) mit Mundsperrer öffnen; Mundsperrer
(er)würgen; ersticken[1] weicher Gaumen[2] Würg(e)reflex[3]

16

clench [klentʃ] *v clin*

to squeeze [iː] together tightly [taɪtli], e.g. the upper and lower teeth or the hand to make a fist[1]

teeth clenching[2] *n term*

» *He was encouraged [ɜː] to clench as hard as possible. The patient was a clencher who habitually[3] kept his teeth tightly together.*

Use ***clenching*** force / habit / level / in centric [s] occlusion • nighttime[4] ***clenching***

zusammenbeißen, -pressen
Faust ballen[1] Zahnpressen[2] ständig, gewohnheitsmäßig[3] nächtliches Zahnpressen[4]

17

grind [aɪ] - **ground** - **ground** [aʊ] *v irr clin* *rel* **bruxism**[1] [ʌ] *n term*

(i) making a grating sound by clenching and rubbing the teeth
(ii) to crush food
(iii) wearing [eɚ] away by polishing or abrasion, e.g. to reshape the contour of a tooth

teeth grinding[1] *n clin* • **grinding wheel**[2] [iː] *n* • **grinder**[3] *n jar*

» *If the patient is a grinder[3] there will be continuous movement of opposing tooth surfaces.*

Use ***grinding*** movement / habit[4] / equipment[5] • ***ground*** section[6]

(i) knirschen (ii) (zer)mahlen (iii) (ab-, ein)schleifen
(Zähne)knirschen, Bruxismus[1] Schleifstein[2] Knirscher, Schleifmaschine[3] habituelles Knirschen[4] Schleifkörper[5] (ab)geschliffene Fläche[6]

18

attrition *n term* *sim* **demastication**[1], **abrasion**[2] [-eɪʒᵊn] *n term*

wearing away of the biting surfaces in the process of normal mastication; loss of tooth structure from mechanical wear other than chewing is termed abrasion

abrade[3] [eɪ] *v term* • **abrasive** [eɪ] *adj & n*

» *The teeth were replaced because of attrition. With age the biting surfaces become worn[4] (attrition) so that chewing becomes less effective.*

Use mechanical [k] ***abrasion*** • ***abrasive*** polishing paste[5] / paper[6] / wear

Attrition, Abrieb
Demastikation, Abkauung[1] Abrasion, Abrieb, -nutzung[2] abreiben, abradieren, abkauen, abtragen[3] abgenutzt[4] Polierpaste[5] Schleifpapier[6]

19

resorption [rɪzɔːrpʃᵊn] *n term*

removal of bone or tooth structure by pressure; gradual destruction of dentin and cementum of the root, e.g. of the primary teeth prior to shedding

bone resorption[1] *n term* • **bone-resorptive** *adj* • **resorb**[2] *v*

» *Clearly the microdamage induced by the high stresses is one cause of bone resorption.*

Use severely ***resorbed*** edentulous jaws • advanced / extensive / alveolar[3] / (jaw)***bone resorption*** • ***resorption*** of tooth roots[4] • ***resorptive*** pattern / state [eɪ]/ process / changes

Resorption, Abbau
Knochenabbau[1] resorbieren[2] Alveolarkammabbau[3] Wurzelresorption[4]

20

erosion [ɪroʊʒᵊn] *n term* *sim* **abfraction**[1] *n term*

loss of tooth structure due to processes not related to bacterial action

erode[2] *v term* • **erosive** *adj*

» *Tooth grinding erodes and eventually reduces the height [haɪt] of the dental crowns.*

Use ***eroded*** areas[3] / cement • chemical [k]/ spark[4] ***erosion*** • ***erosive*** process

Erosion
Ausbrechen (v. Schmelz, Dentin)[1] abtragen, erodieren[2] usurierte Bereiche[3] Funkenerosion[4]

21

decalcification [dɪkæls-] *n term* *opposite* **calcification**[1] *n term* → U31-14

loss of calcium salts from teeth or bone; may be the result of a pathologic process or part of a bone grafting procedure

(de)calcify[2] *v term* • **(de)calcified** *adj* • **non-decalcified** *adj*

» *Chronic cocaine [koʊkeɪn] snorting[3] may result in widespread decalcification of teeth. Decalcified teeth are more susceptible [se] to decay[4] [dɪkeɪ]. The bone products were freeze-dried, decalcified, and sealed [iː]. As the permanent teeth calcify, the roots of the baby teeth are gradually resorbed.*

Use ***calcified*** tissue / deposits[5] / bone • ***decalcified*** section / specimen[6] [es] • ***decalcifying*** solution

Dekalzifikation, -zierung, Entkalkung
Verkalkung, Kalzifikation[1] (ent-,) verkalken[2] Kokainschnupfen[3] kariesanfällig[4] verkalkte Ablagerungen[5] dekalzifiziertes Präparat[6] 22

Unit 28 Bones

Related Units: 21 Head & Neck, 26 Teeth, 22 The Trunk, 23 Extremities, 29 Joints, 30 Muscles & Tendons, 31 Musculoskeletal Function, 106 Fractures, 141 Fracture Management

skeleton [skelət³n] *n* *syn* **bony** [boʊni] **framework** [eɪ] *n clin*

(i) supporting framework of the body (ii) all 206 bones of the body taken collectively

skeletal[1] [skelətᵊl‖espBE -liːtl] *adj* • **skeleto-, -skeletal** *comb* • **skeletonize**[2] *v term*

» *The X-rays revealed [iː] demineralization of the skeleton. In children, the facial [eɪʃ] skeleton heals so fast that fractures must be reduced[3] within 4-5 days to avoid malunion [juː].*

Use bony / axial[4] / appendicular[5] / infantile / craniofacial [eɪ] ***skeleton*** • endo/ exo-***skeleton*** • ***skeleton*** hand[6] • ***skeletal*** system [ɪ]/ muscle[7] [mʌsl]/ maturation[8] • ***skeletal*** mineralization / stability • ***skeletal*** changes / deformity / growth / development[9] • ***skeletal*** proportions / X-ray [eksreɪ]/ age[10] / traction[11] [trækʃᵊn] • ***musculoskeletal*** system[12] / pain / disorder

Skelett, Knochengerüst
skelettartig, Skelett-, Knochen-[1] skelettieren[2] eingerichtet, reponiert[3] Achsen-, Stammskelett[4] Gliedmaßen-, Extremitätenskelett[5] Skeletthand[6] Skelettmuskel[7] Knochenreifung[8] Skelettentwicklung[9] Skelett-, Knochenalter[10] Knochenextension[11] Stütz- u. Bewegungsapparat[12] 1

os *n term, pl* **ossa** [ɒːsə] *syn* **bone** [boʊn] *n, rel* **periosteum**[1] [ɒː] *n term*

hard connective tissue consisting mainly of calcium [s] salts covered by a fibrous [aɪ] membrane

osseous[2] [ɒːsɪəs] *adj term* • **ossicle**[3] *n* • **ost(eo)-, -osteum** *comb* • **bony**[2] *adj*

» *Bones are composed of an outer hard layer (compact bone[4]) and a softer inner part (spongy [spʌndʒi] bone[5]) which contains the marrow. Fracture of the scaphoid bone is the most common injury to the carpus. Immature bone is less brittle than that of adults. Unless the periosteum is torn, displacement cannot occur [ɜː].*

Use cortical[6] / cancellous[5] [kænsəlᵊs]/ subchondral [kɒː]/ webbed[7] ***bone*** • innominate or hip[8] / facial [eɪʃ]/ nasal [eɪ] ***bone*** • cranial[9] / funny or crazy[10] / sesamoid[11] ***bone*** • long / short[12] / flat / irregular ***bone*** • weight-bearing [weɪtbeəɪŋ]/ growing / immature / brittle[13] ***bones*** • ***bone*** marrow[14] / formation / density[15] / resorption • ***bone*** destruction [ʌ]/ fracture / pain • ***bone*** healing [iː]/ scan[16] • auditory [ɒː] or ear[17] ***ossicles*** • ***osteo***cyte [-saɪt] /genic [-dʒenɪk] /blast /genesis • ***osteo***dystrophy [ɪ] /malacia[18] [-məleɪʃ(ɪ)ə] /myelitis [aɪ] • ***bony*** anatomy / pelvis[19] / labyrinth / trabecular pattern[20] • ***bony*** attachment[21] [ætʃ]/ fragments / spur[22] [ɜː]/ erosion [oʊʒ]

> **Note:** Terminologically bones are referred to as ***os lunatum***, ***os hyoideum***[23], etc. but more generally as the ***lunate bone*** and ***hyoid bone***[23], and clinically often just as the ***lunate*** and the ***hyoid***[23].

Os, Knochen
Knochenhaut, Periost[1] knöchern, ossär, Knochen-[2] Knöchelchen, Ossiculum[3] Substantia compacta, Kompakta, Os compactum[4] Os spongiosum, (Subst.) spongiosa[5] Kortikalis, Subst. corticalis[6] Geflechtknochen[7] Hüftbein, Os coxae[8] Schädelknochen[9] Musikantenknochen[10] Sesambein, Os sesamoideum[11] kurzer Knochen, Os breve[12] brüchige K., Osteogenesis imperfecta[13] Knochenmark, Medulla ossium[14] Knochendichte[15] Knochenszintigrafie, -gramm[16] Gehörknöchelchen[17] Osteomalazie, Knochenmineralisationsstörung[18] knöchernes Becken[19] Anordnung d. Knochenbälkchen[20] knöcherner Ansatz[21] Knochensporn[22] Zungenbein, Os hyoideum[23] 2

diaphysis [daɪæfɪsɪs] *n term, pl* **-ses** *rel* **epiphysis**[1] *n term, pl* **-ses** [epɪfɪsiːz]

the tube-like shaft of the long bones enclosing the endosteum and the medullary cavity[2]

epiphyseal/-ial[3] [epɪfɪzɪəl‖fɪsiːəl] *adj term* • **diaphyseal** *adj* • **metaphysis**[4] *n*

» *The films show increased density of the femoral [e] head epiphysis. The exudate[5] [eksjuːdeɪt] continued to spread [e] under the periosteum along the diaphysis. The fracture line followed the growth plate[6], separating epiphysis from metaphysis.*

Use ulnar [ʌ] ***diaphysis*** • proximal / distal / radial [eɪ] head[7] / slipped[8] ***epiphysis*** • ***epiphyseal*** (growth) plate[6] [eɪ]/ line / fracture • ***epiphyseal*** center / separation[8] / closure[9] [oʊʒ]/ arrest[10] • ***diaphyseal*** portion / dysplasia [eɪ]/ aclasis[11] /-epiphyseal fusion [fjuːʒᵊn]

Diaphyse, Knochenschaft
Epiphyse, Knochenende[1] Markhöhle, Cavitas medullaris[2] epiphysär[3] Metaphyse, Längenwachstumszone[4] Exsudat[5] Epiphysen-, Wachstumsfuge[6] Radiusköpfchenepiphyse[7] Epiphysenlösung, Epiphyseolyse[8] Epiphysenschluss[9] vorzeitiger E.[10] multiple kartilaginäre Exostosen/ Osteochondrome[11] 3

tuberosity [tuːbɚɒːsət̬i] *n term* *rel* **tubercle**[1], **trochanter**[2] [troʊkæntɚ] *n term* *rel* **condyle**[3] [kɒːndaɪl‖dᵊl], **promontory**[4] *n term*

large rounded prominence on long bones to which ligaments [ɪ] and muscles attach[5] [tʃ]

trochanteric *adj term* • **epicondyle**[6] *n* • **(epi/ inter/ supra)condylar**[7] *adj*

» *Violent contraction of the quadriceps [ɔː] muscle caused avulsion[8] [ʌ] of the tibial tuberosity. Place your examining finger on the pubic tubercle. He has a displaced lateral condylar fracture. Decubitus ulcers [ʌlsɚz] vary in depth and often extend from skin to a bony pressure point such as the greater trochanter or the sacrum [eɪ]. Using the gluteal cleft to mark the midline, locate the sacral promontory[9], which is palpable even in obese [iː] patients.*

Use ischial [ɪskɪᵊl]/ gluteal[10] / calcaneal [keɪ]/ scaphoid / ungual[11] [ʌ]/ tibial[12] ***tuberosity*** • ***tuberosity*** of the tibia[12] • femoral / medial [iː]/ lateral ***condyle*** • ***condylar*** fossa / prominence / screw[13] [uː]/ fracture[14] • medial / humeral [hjuː] ***epicondyle*** • intercondylar[15] / pubic[16] [pjuː]/ tibial ***tubercle*** • greater[17] / lesser[18] ***trochanter of the femur***

Tuberositas, Knochenhöcker
Tuberculum, kl. Höcker[1] Trochanter, Rollhügel[2] Kondylus, Gelenkknorren[3] Promontorium[4] ansetzen[5] Epikondylus[6] suprakondylär[7] Abriss[8] Promontorium (ossis sacri)[9] Tuberositas glutaealis[10] Tuberositas phalangis distalis[11] Tuberositas tibiae[12] Kondylenschraube[13] Kondylenfraktur[14] Eminentia intercondylaris (tibiae)[15] Tuberculum pubicum[16] großer Trochanter, T. major[17] kl. Trochanter, T. minor[18] 4

crest [krest] *n* *syn* **crista** *n term* *rel* **process**[1], **spine**[2] [aɪ], **ramus**[3] [reɪməs] *n term, pl* **-i**

a ridge[4] [rɪdʒ] or elevated line projecting [dʒe] from a level or evenly [iː] rounded surface [ɜː]

» *If a sufficient [ɪʃ] number of cells cannot be obtained [eɪ] from the posterior iliac crest, marrow can also be harvested from the anterior iliac crest and sternum. Mandibular fractures generally occur [ɜː] in the region of the mid body at the mental foramen, the angle of the ramus, or at the neck of the condyle. The avulsion [ʌ] fracture[5] involved the anterior inferior iliac spines and a portion of the iliac crest epiphysis anteriorly. If the mastoid process is tender[6], obtain mastoid x-rays to determine whether suppurative[7] [ʌ] mastoiditis [aɪ] has developed.*

Use iliac[8] / tibial[9] / lacrimal ***crest*** • spinous[10] [aɪ]/ styloid [aɪ]/ mastoid[11] / intercondylar ***process*** • (right) pubic[12] [pjuːbɪk]/ superior / descending[13] [se] ***ramus*** • iliac[14] / ischial [k]/ vertebral[15] [ɜː]/ lumbosacral [ʌ] ***spine***

Crista, Kamm, Leiste
Processus, Fortsatz[1] Spina, Dorn[2] Ramus, Ast, Zweig[3] Leiste[4] Abrissfraktur[5] druckschmerzhaft[6] eitrig[7] Darmbeinkamm, Crista iliaca[8] Margo ant. tibiae, Schienbeinkante[9] Dornfortsatz, Proc. spinosus[10] Warzenfortsatz, Proc. mastoideus, Mastoid[11] Schambeinast, Ramus ossis pubis[12] R. descendens, absteigender Ast[13] Darmbeinstachel, Spina iliaca[14] Wirbelsäule[15] 5

foramen [fəreɪmən] *n term, pl* **-ina** [fəræmɪnə] *rel* **sinus**[1] [saɪnəs], **cavity**[2], **fossa**[3] *n, pl* **-ae** [fɒːsiː‖aɪ], **notch**[4] [nɒːtʃ] *n term*

an opening or aperture [æpɚtʃɚ] through a bone or a membranous structure

» *An outpouching[5] [-paʊtʃɪŋ] of abdominal contents through the greater sciatic [saɪæt̬ɪk] foramen[6] was detected. The medial [iː] head of the gastrocnemius [kniː] was passed through the posterior capsule and intercondylar notch[7]. CSF leakage[8] [liːkɪdʒ] was due to fracture of the roof of the ethmoid sinus[9]. There was a palpable mass in the right iliac fossa. Minor [aɪ] fragments of the posterior margin [dʒ] of the acetabulum may be disregarded unless they are in the hip joint cavity.*

Use obturator / (inter)vertebral[10] [ɜː]/ infraorbital ***foramen*** • mental / carotid / mandibular[11] ***foramen*** • optic / epiploic [oʊ]/ apical[12] [eɪ] ***foramen*** • ***foramen*** magnum[13] / ovale [eɪ]/ spinosum • air[14] / accessory [kse] nasal or paranasal[14] [eɪ] ***sinuses*** • frontal[15] / sphenoid [iː]/ maxillary ***sinuses*** • urogenital [dʒe] ***sinus*** • antecubital[16] [kjuː]/ glenoid[17] [iː]/ iliac[18] ***fossa*** • supraclavicular / (anterior/ middle) cranial ***fossa*** • joint[19] [dʒɔɪnt]/ peritoneal [iː]/ pleural [ʊ]/ oral ***cavity*** • nasal / abdominal / thoracic [æs] ***cavity*** • (supra)sternal [ɜː]/ jugular[20] [dʒʌgjələ]/ great sciatic[21] [saɪæt̬ɪk] ***notch***

Foramen, Loch
Sinus, Höhle[1] Cavitas, Cavum, Höhle[2] Fossa, Grube[3] Kerbe, Fissur, Incisura[4] Ausstülpung[5] Foramen ischiadicum majus[6] Fossa intercondylaris (femoris)[7] Liquoraustritt[8] Sinus/ Labyrinthus ethmoidalis, Siebbeinhöhle[9] Foramen vertebrale, Wirbelloch[10] F. mandibulae[11] F. apicis dentis, Wurzelkanalöffnung[12] F. magnum, großes Hinterhauptloch[13] Nasennebenhöhlen, Sinus paranasales[14] S. frontales, Stirnhöhlen[15] Ellenbeuge, Fossa cubitalis[16] Cavitas glenoidalis[17] Fossa iliaca[18] Gelenkhöhle, Cavitas articularis[19] Incisura jugularis (ossis occipitalis)[20] I. ischiadica major[21] 6

cranium [eɪ] *n term, pl* **-ia** *syn* **skull** [skʌl] *n, rel* **fontanelle**[1] *n term*

(i) bony case surrounding the brain (ii) broad term for all 28 bones of the head, esp. of the cranial floor[2] and vault[3] [ɔː] (the frontal, occipital, two parietal and temporal, the sphenoid and ethmoid bones)

cranial[4] [kreɪnɪəl] *adj term* • **cranio-** *comb* • **-cranial** *comb*

» *The origin of the headache is superficial [ɪʃ], external to the skull, rather than originating deep within the cranium. Patients with open cranial wounds[5] [uː] should be given prophylactic antibiotics as soon as possible. Check the size [aɪ] and presence of the fontanelles.*

Use anterior ***cranium*** • base[2] / sutures[6] [uː] ***of the skull*** • ***skull*** plate / cap[3] / fracture / film[7] • anterior[8] / posterior / mastoid[9] / open / bulging [bʌldʒɪŋ] ***fontanelle*** • ***cranial*** bones / vault[3] [vɔːlt]/ occiput[10] [ɒːksɪpət] • ***cranial*** base[2] / sutures[6] / fossa[11] / diameter [daɪæ-] • ***cranial*** nerves[12] [ɜː]/ foramina / growth • ***cranio***facial deformity /cerebral trauma • ***cranio***spinal [aɪ] axis /tomy[13] • intra/ extra***cranial***

Kranium, Cranium, Schädel
Fontanelle[1] Schädelbasis, Basis cranii[2] Schädeldach, Kalotte, Calvaria[3] kranial; Hirn-, Schädel-[4] offene Schädelverletzungen[5] Schädelnähte, Suturae cranii[6] Schädelröntgen[7] große Fontanelle, Fonticulus anterior[8] hintere Seitenfontanelle, F. mastoideus/ posterolateralis[9] Hinterhaupt[10] Schädelgrube, Fossa cranii[11] Hirnnerven, Nn. craniales[12] Schädeleröffnung, Kraniotomie, Trepanation[13] 7

28

parietal (bone) [pəraɪət̬ᵊl] *n term* *rel* **occipital (bone)**[1] [ɒːksɪpɪt̬ᵊl], **frontal** [ʌ] **(bone)**[2], **temporal (bone)**[3], **sphenoid**[4] [sfiːnɔɪd], **ethmoid (bone)**[5] *n term*

one of the two large bones between the frontal and occipital bones that are joined by the sagittal suture

parietal[6] *adj term* • **parieto-** *comb* • **sphenoid(al)** *adj* • **spheno-** *comb*

» *The third fontanelle is a bony defect along the sagittal [ædʒ] suture[7] in the parietal bones. The frontal bone forms the roof of the eye sockets[8] (orbits[8]). The occipital bone surrounds the foramen magnum [æ] and bears [beɚz] the condyles that articulate with the atlas. Facial nerve palsies [ɔː] after temporal bone fracture may require decompression and repair [-eɚ] of the injured 7th cranial nerve. Fracture of the ethmoid bone most frequently occurs [ɜː] with blunt [ʌ] trauma to the orbit.*

Use anterior ***parietal*** • ***occipital*** condyle / protuberance [(j)uː]/ foramen • ***occipital*** crest[9] / fontanelle[10] / lobe [oʊ] • ***frontal*** sinus[11] /-parietal region [iːdʒ]/ gyrus[12] [dʒaɪrəs]/ vein • ***frontal*** nerve / headache / sinusitis [aɪ] • ***sphenoid*** bone / body[13] / wings[14] / ridge[15] • ***parietal***-occipital region / lobe[16] (lesion) [iːʒ] • ***parietal*** pleura[17] / cell[18] (mucosa) • ***parieto***frontal /occipital /sphenoid /temporal • ***sphenoidal*** concha [kɒːŋkə]/ yoke[19] [joʊk]/ process • ***spheno***orbital suture /palatine artery

Scheitelbein, Os parietale
Hinterhauptbein, Os occipitale[1] Stirnbein, Os frontale[2] Schläfenbein, Os temporale[3] Keilbein, Os sphenoidale[4] Siebbein, Os ethmoidale[5] wandständig, parietal[6] Pfeilnaht, Sutura sagittalis[7] Augenhöhlen, Orbitae[8] Crista occipitalis[9] kleine/ hintere Fontanelle, Fonticulus posterior[10] Stirnhöhle, Sinus frontalis[11] Stirnwindung, Gyrus frontalis[12] Keilbeinkörper, Corpus ossis sphenoidalis[13] Alae ossis sphenoidalis, Keilbeinflügel[14] Crista sphenoidalis[15] Parietal-, Scheitellappen, Lobus parietalis[16] parietales Pleurablatt[17] Beleg-, Parietalzelle[18] Jugum sphenoidale[19]

8

facial skeleton *n* *syn* **facial bones** *n clin*, *rel* **zygoma**[1] [zaɪgoʊmə] *n term*

includes the zygomatic[2] (malar [eɪ] *or* cheek [tʃiːk] bone[2]), lacrimal, nasal and turbinate [ɜː] bones[3], the upper and the lower jaw, the vomer[4] [oʊ], and the palatine bones[5]—6 ear bones, and the hyoid[6] [haɪɔɪd]

zygomatic [zaɪgəmæt̬ɪk] *adj term* • **midfacial** [mɪdfeɪʃᵊl] *adj* • **-facial** *comb*

» *In Le Fort III fracture, the entire facial skeleton, including the zygoma, infraorbital rim[7], nasal skeleton, maxillary alveoli, and teeth, is dislocated from the base of the skull. Displacement of the body of the zygoma results in flattening of the cheek and depression of the orbital floor[8] and rim. The lateral orbital rim is fractured at the frontozygomatic suture [uː].*

Use ***facial*** nerve / palsy[9] [pɔːlzi]/ deformity / cleft[10] [kleft] • body of the ***zygoma*** • ***zygomatic*** bone[2] / arch[1] [ɑːrtʃ] • ***zygomatic*** process [ɒːs]/ fracture / pain • ***midfacial*** fracture[11] / hypoplasia [eɪʒ] • cranio/ hemi [e]/ maxillo***facial*** • bucco [ʌ]/ oro/ cervico***facial***

Gesichtsschädel, Viscerocranium
Jochbogen, Zygoma, Arcus zygomaticus[1] Joch-, Wangenbein, Os zygomaticum[2] Nasenmuscheln, Conchae nasales[3] Pflugscharbein, Vomer[4] Gaumenbein, Os palatinum[5] Zungenbein, Os hyoideum[6] unterer Augenhöhlenrand, Infraorbitalrand, Margo infraorbitalis[7] Orbitaboden[8] Fazialislähmung, -parese, Gesichtslähmung[9] Gesichtsspalte[10] Mittelgesichtsfraktur[11]

9

maxilla [mæksɪlə] *n term, pl* **-ae** *syn* **upper jaw** [dʒɒː] *n* → U26-10, 21-7 *rel* **mandible**[1] *n term*

one of the paired bones forming the upper jaw, hard palate[2], and the floor of the orbits

(sub)maxillary [mæks‖ɪlɚi] *adj term* • **premaxilla**[3] *n* • **mandibular** *adj*

» *Torus palatinus[4] is a common benign [aɪn] overgrowth of bone in the midline of the hard palate where the maxillae [iː‖aɪ] fuse [fjuːz]. Malocclusion [uːʒ] often reflects a disproportion between jaw and tooth size. Mandibular fractures generally occur in the region of the mid body[5] at the mental foramen[6], the angle of the ramus, or at the neck of the condyle.*

Use anterior / alveolar [ɪə] process of the ***maxilla*** • lower *or* mandibular[1] / prominent / edentulous[7] ***jaw*** • ***jaw*** muscles / movement / opening • ***jaw*** fracture / thrust [ʌ] (maneuver)[8] [uː] • body[5] / angle [æŋgl]/ (inferior) border *or* rim ***of the mandible*** • coronoid process[9] / condyle ***of the mandible*** • anterior / protruding [uː]/ receding [siː]/ dislocated[10] ***mandible*** • ***maxillary*** sinus[11] / artery / midline • ***maxillary*** antrum[11] / alveoli [aɪ]/ teeth • inter***maxillary*** • ***mandibular*** incisors [sɪ]/ arch[12] [ɑːrtʃ]/ condyle • ***mandibular*** angle / fracture • ***maxillo***facial surgeon[13] [ɜː] /mandibular

Oberkiefer(knochen), Maxilla
Unterkiefer(knochen), Mandibula[1] harter Gaumen, Palatum durum[2] Prämaxilla, Zwischenkieferknochen[3] Torus palatinus, Gaumenwulst[4] Corpus mandibulae, Unterkieferkörper[5] Foramen mentale[6] zahnloser Kiefer[7] Esmarch Handgriff[8] Proc. coronoideus mandibulae[9] Kiefer(gelenk)luxation, Unterkieferverrenkung[10] (Ober)kieferhöhle, Sinus maxillaris[11] Mandibularbogen; Unterkieferzahnreihe, Arcus dentalis inferior[12] Mund-Kiefer-Gesichts-Chirurg(in)[13]

10

clavicle [klævɪkl] *n* *syn* **clavicula** *n term*, **collar bone** [kɒːlɚ boʊn] *n clin*

doubly [ʌ] curved [ɜː] long bone forming part of the shoulder girdle[1] [ɜː]; it articulates with the manubrium[2] [uː] and the acromion[3] [oʊ] of the scapula

(supra/ mid/ infra)clavicular[4] [kləvɪkjəlɚ] *adj term* • **collar**[5] *n & v clin*

» *Maintenance [eɪ] of reduction [ʌ] and adequate immobilization of the clavicle can be achieved [tʃ] with the help of braces[6] [breɪsiːz] and strapping[7] [æ] for depressing the clavicle and elevating the shoulder.*

Use right / distal / dislocated[8] ***clavicle*** • ***clavicular*** head / region / notch[9] / fracture[10] • ***acromioclavicular*** joint[11] / ligament [ɪ]/ dislocation • ***supraclavicular*** fossa / (lymph) [lɪmf] nodes [oʊ]

Schlüsselbein, Klavikula, Clavicula
Schultergürtel[1] Manubrium sterni[2] Akromion[3] Klavikula-, Kleido-[4] Kragen; am K. packen[5] Stützkorsett[6] Tapeverband[7] Klavikulaluxation[8] Incisura clavicularis[9] Schlüsselbeinbruch[10] äußeres Schlüsselbeingelenk, Schultereckgelenk, Articulatio acromioclavicularis[11] 11

28

scapula *n term* *syn* **scapular bone** *n term*, **shoulder blade** [ʃoʊldɚ bleɪd] *n clin*

flat triangular [aɪæ] bone overlying the ribs posteriorly on either side; it articulates laterally with the clavice via the acromion process and with the humerus at the glenoid [e||iː] cavity[1] or arm socket[1]

scapular [skæpjəlɚ] *adj term* • **scapulo-** *comb*

» *The prominent dorsal spinous [aɪ] process which is continuous with the acromion of the scapula forms the summit [ʌ] of the shoulder[2].*

Use winged[3] / elevated or high[4] / angle of ***scapula*** • ***scapular*** region[5] • ***shoulder*** girdle[6] [ɜː] • ***scapulo***humeral reflex [iː] /dynia [-dɪnɪə] • ***scapulo***clavicular joint[7] /thoracic [æs] motion [oʊʃ]

Schulterblatt, Skapula, Scapula
Cavitas glenoidalis, Schultergelenkpfanne[1] Schulterhöhe[2] flügelförm. abstehendes Schulterblatt, Scapula alata[3] Schulterblatthochstand[4] Regio scapularis[5] Schultergürtel[6] äußeres Schlüsselbeingelenk, Art. acromioclavicularis[7]
12

sternum [stɜːrnəm] *n term* *syn* **breastbone** [brestboʊn] *n clin*

long flat bone forming the central part of the anterior chest [tʃest] wall; it consists of the corpus or body[1], the manubrium[2] [uː], and the xiphoid [zɪfɔɪd] process[3]

(supra/ para)sternal [suːprəstɜːrnᵊl] *adj term* • **sterno-** *comb*

» *The sternum articulates with the cartilages[4] of the first seven ribs and with the clavicle. The ventral wall of the bony thorax extends from the suprasternal notch[5] to the xiphoid.*

Use depressed[6] / costal notches of ***sternum*** • ***sternal*** depression[6] / border or edge[7] • ***sternal*** ribs[8] / muscle / line • ***sternal*** cleft[9] / puncture[10] [ʌ]/ retraction[11] • ***sterno***costal ligament /clavicular joint

Brustbein, Sternum
Corpus sterni[1] Manubrium (sterni), Handgriff[2] Schwertfortsatz, Proc. xiphoideus[3] Knorpel[4] Incisura jugularis sterni[5] Trichterbrust, Pectus excavatum[6] Sternalrand[7] echte Rippen, Costae verae[8] Sternumspalte, Fissura sterni[9] Sternalpunktion[10] (inspirator.) Einziehung über d. Brustbein[11]
13

rib [rɪb] *n* *syn* **costa** [kɒːstə] *n term, pl* **-ae** *rare*

one of the 12 pairs of curved bones forming the main portion of the bony wall of the chest

(inter)costal[1] [ɪnt̬ɚkɒːstᵊl] *adj term* • **-costal** *comb* • **costo-** *comb*

» *The metaphyses of long bones, the ribs, and the sternum are common sites of tuberculous osteomyelitis. When the abdominal muscles contract, the rib cage is pulled downward.*

Use cervical[2] [sɜː]/ true[3] / false[4] [ɔː] ***ribs*** • floating[5] [oʊ]/ supernumerary[6] [uː] ***ribs*** • ***rib*** cage[7] [keɪdʒ]/ notches / fracture / resection • ***rib*** hump[8] [ʌ]/ tenderness / retractor / spreader[9] [e] • ***costal*** arch[10] / cartilage / margin[11] / angle / pleura[12] [ʊɚ] • ***intercostal*** space[13] / muscles / nerves / arteries • ***costo***vertebral angle tenderness[14] (*abbr* CVAT) /chondral separation[15] • ***costo***clavicular ligament /axillary vein [eɪ]

Rippe, Costa
interkostal[1] Halsrippen, Costae cervicales[2] echte Rippen, C. verae[3] falsche R., C. spuriae[4] fliegende R., Costae fluctuantes[5] überzählige R.[6] Brustkorb[7] Rippenbuckel[8] Rippenspreizer[9] Rippenbogen, Arcus costalis[10] Rippen(bogen)rand[11] Rippenfell, Pleura costalis[12] Interkostalraum[13] Nierenlagerschmerzen[14] kostochondraler Abriss[15]
14

humerus [hjuːmɚəs] *n term, pl* **-i** [aɪ||iː] *syn* **(upper) arm bone** *n clin*
rel **trochlea**[1] [trɒːklɪə] *n term*

the bone forming the upper arm; its head articulates with the glenoid cavity of the scapula and its condyle at the distal end forms the elbow joint with the radius and ulna

humeral[2] *adj term* • **humer(o)-** *comb* • **trochlear**[3] *adj* → U30-8

» *The surgical neck of the humerus[4] is frequently the site of fractures. Fractures of the humerus often extend into the trochlear surface [ɜː] of the elbow joint.*

Use adducted [ʌ]/ fractured ***humerus*** • (internal/ external) rotation / head[5] ***of the humerus*** • capitellum[6] / longitudinal [uː] axis ***of the humerus*** • ***humeral*** epicondyle / neck / shaft [ʃæft] (fracture)[7] • ***humero***ulnar /radial

Humerus, Oberarmknochen
Trochlea[1] Oberarm-, Humerus-[2] rollenförmig, trochlearis[3] Collum chirurgicum (humeri), chirurg. Hals d. Oberarmknochens[4] Caput humeri[5] Capitulum humeri, Oberarm-, Humerusköpfchen[6] Humerusschaft(fraktur)[7]
15

radius [reɪdɪəs] *n term, pl* **radii** [reɪdɪaɪ] *rel* **ulna**[1] [ʌlnə], **olecranon**[2] *n term*

lateral and shorter of the two bones of the forearm[3] lying parallel to the ulna

radial[4] *adj term* • **ulnar**[5] *adj* • **radio-** *comb* • **ulno-** *comb*

» *While the head of the radius is much smaller than the olecranon process of the ulna, the styloid [aɪ] process[6] of the distal radius, which forms the greater part of the wrist [r] joint[7], is much larger than the styloid process of the ulna.*

Use dislocation / longitudinal axis ***of the radius*** • ***radial*** tuberosity / pulse[8] [ʌ]/ head • ***radio***ulnar joint /carpal • trochlear notch / coronoid process[9] ***of the ulna*** • proximal third / bowing [oʊ] ***of the ulna*** • ***ulnar*** aspect / antebrachial [eɪk] region / ligament • ***ulnar*** nerve[10] / artery / pulse / deviation[11] [diːvieɪʃᵊn] • ***ulno***carpal ligament[12] • ***olecranon*** fossa / bursa[13] [ɜː]/ ligament / process[2]

Radius, Speiche
Ulna, Elle[1] Olekranon, Olecranon Ell(en)bogen[2] Unterarm[3] Radius-, Radialis-[4] ulnar, Ulnaris-[5] Proc. styloideus (radii/ ulnae)[6] Handgelenk[7] Radialispuls[8] Processus coronoideus ulnae[9] Nervus ulnaris[10] Ulnardeviation[11] Lig. ulnocarpale[12] Bursa subcutanea olecrani[13]
16

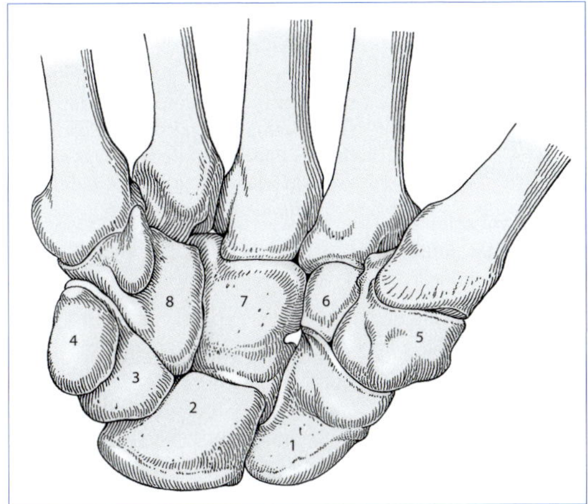

Palmar view of the right wrist:
scaphoid (bone) (**1**),
lunate (**2**),
triquetrum (**3**),
pisiform (**4**),
trapezium (**5**),
trapezoid (**6**),
capitate (**7**),
hamate (**8**)

carpals [kɑːrpəlz] *n term pl* *syn* **carpal bones** *n, rel* **metacarpals**[1] *n term pl*

two rows [roʊz] of 8 bones (scaphoid[2], [skæfɔɪd] lunate[3] [luːneɪt], triquetrum[4] [traɪkwiːtrəm], pisiform[5], trapezium [iː], trapezoid, capitate[6], and hamate[7]) that articulate proximally with the radius and (indirectly) the ulna and distally with the 5 metacarpals

carpus[8] *n term* • **(meta/ inter)carpal** [met̬əkɑːrpᵊl] *adj* • **(meta)carpo-** *comb*

» *It looks like an intra-articular fracture of the volar margin*[9] *of the carpal surface of the radius. A dorsal transverse skin incision over the heads of the metacarpals (sparing*[10] *[eɚ] the veins) allows the MP joints*[11] *of the swollen [oʊ] hand to flex and assume the functional position.*

Use distal ***carpals*** • fourth / thumb [θʌm]/ ulnar ***metacarpals*** • ***carpal*** ligament / canal [kənæl]/ articulations[12] • ***carpal*** spasm / tunnel [ʌ] (syndrome)[13] [ɪ] • ***metacarpal*** head / neck / shaft / vein [eɪ] • ***carpo***metacarpal ligament /pedal spasms[14] • ***metacarpo***phalangeal (*abbr* MCP) joints[11]

Handwurzelknochen, Ossa carpi
Mittelhandknochen, O. metacarpalia[1] Kahnbein, Os scaphoideum[2] Mondbein, O. lunatum[3] Dreiecksbein, O. triquetrum[4] Erbsenbein, O. pisiforme[5] Kopfbein, O. capitatum[6] Hakenbein, O. hamatum[7] Handwurzel, Carpus[8] Margo anterior[9] schonen[10] Fingergrundgelenk(e), Artic. metacarpophalangeales[11] Interkarpalgelenke, Artic. intercarpales[12] Karpaltunnel(syndrom)[13] Karpopedalspasmen[14] 17

phalanx *n term, pl* **-anges** [fəlændʒiːz], *abbr* **phal** *rel* **knuckle**[1] [nʌkl] *n*

one of the 14 long bones of the digits[2] [dʒ] of the hand and foot (2 for the thumb [θʌm] or great toe, and 3 each for the other 4 digits; arranged in 3 tapering[3] [eɪ] rows distal to the metacarpus and metatarsus

(inter)phalangeal[4] [fəlændʒɪᵊl‖dʒiːəl] *adj term* • **-phalangia** *comb* → U23-7

» *He has several spiral [aɪ] fractures of the phalanges of the lesser toes*[5]*. We have to remove the entire phalanx or to excise [eksaɪz] the distal portion of the metatarsal.*

Use proximal / middle / distal *or* terminal[6] [ɜː] ***phalanx*** • ***phalangeal*** head / shaft (fracture) • distal (*abbr* DIP)/ proximal[7] (*abbr* PIP) ***interphalangeal joint***

Phalanx, Finger-, Zehenknochen
(Finger)knöchel[1] Finger; Zehen[2] spitz auslaufend[3] (inter)phalangeal[4] kleine Zehen[5] Endphalanx[6] proximales Interphalangealgelenk, PIP-Gelenk[7] 18

vertebra [vɜːrt̬əbrə] *n term, pl* **-ae** [eɪ‖iː]
rel **backbone**[1]**, spine**[1] [spaɪn] *n clin* → U22-12

one of the 33 bony segments of the spinal column (7 cervical[2], 12 thoracic[3], 5 lumbar[4], 5 sacral[5] (fused into the sacrum), and 4 coccygeal [kɒːksɪdʒɪᵊl] vertebrae[6] (fused into the coccyx)

(inter)vertebral[7] [vɜːrt̬əbrᵊl‖tiːbrᵊl] *adj term* • **spinal**[8] [aɪ] *adj* • **spinous**[9] *adj* **vertebr(o)-** *comb*

» *The atlas or first cervical vertebra articulates with the occipital bone and rotates around the dens of the axis*[10]*. The nerve root*[11] *[uː] emerging [ɜː] between the C5 and C6 vertebrae is the C6 root. A patient complaining [eɪ] of back or neck pain and inability to move the legs may have a spine [aɪ] fracture. Please stand with your backbone rigid [rɪdʒɪd]. The anterior spinal column—the vertebral bodies and disks—is the commonest site of skeletal involvement in tuberculosis.*

Use cervical [sɜːrvɪkᵊl]/ thoracic [æs]/ lumbar [ʌ] (*abbr* L1-L5) ***vertebrae*** • atlas *or* C-1 / axis *or* C-2[12] / fused[13] [juː]/ adjacent[14] [ədʒeɪsᵊnt] ***vertebra*** • ***vertebral*** body[15] / column[1] [kɒːləm] • ***vertebral*** foramen / arch[16] [ɑːrtʃ]/ ribs[17] • ***vertebro***chondral [kɒː] ribs[17] • ***spinous*** process[18] • ***spinal*** canal / column[1] • ***spinal*** cord[19] [kɔːrd]/ tap[20] • ***intervertebral*** disk[21]

Wirbel, Vertebra
Wirbelsäule, Columna vertebrae[1] Halswirbel, V. cervicales[2] Brustwirbel, V. thoracicae[3] Lendenwirbel, V. lumbales[4] Kreuz(bein)wirbel, V. sacrales[5] Steiß(bein)wirbel, V. coccygeae[6] Intervertebral-, Zwischenwirbel-[7] spinal, Wirbel-[8] dorn-, stachelförmig[9] Dens axis[10] Nervenwurzel[11] Axis, 2. Halswirbel[12] Blockwirbel[13] benachbarter Wirbel[14] Wirbelkörper, Corpus vertebrae[15] Wirbelbogen, Arcus vert.[16] fliegende Rippen[17] Dornfortsatz, Proc. spinosus[18] Rückenmark, Medulla spinalis[19] Lumbalpunktion[20] Zwischenwirbel-, Bandscheibe, Discus intervertebralis[21] 19

(os) sacrum [seɪkrəm] *n term*
rel **(os) coccyx**[1] [kɒːksɪks] *n term*, **tail** [eɪ] **bone**[1] *n clin*

curved, spade-shaped[2] segment of the spine forming the posterior part of the pelvic girdle [ɜː]

(lumbo)sacral [lʌmboʊseɪkrəl] *adj term* • **coccygeal**[3] [-ɪdʒɪəl] *adj* • **sacro-** *comb*

» *The sacrum is formed by the fusion[4] of five originally separate sacral vertebrae. The levator [eɪ] muscle passes from the tip of the coccyx to the pubic symphysis [ɪ] anteriorly.*

Use ***sacral*** spine / prominence / edema [iː]/ anesthesia[5] [iːʒ] • ***coccygeal*** muscles / nerve / pain / segment • ***sacro***coccygeal joint /genital fold[6] • ***sacro***iliac joint /pubic diameter[7] [aɪæ] • ***lumbosacral*** spine / nerve roots / plexuses / back pain[8] • ***lumbosacral*** sprain[8] [eɪ]/ flexion exercises / corset / cord[9]

Sakrum, Os sacrum, Kreuzbein
Steißbein, Os coccygis[1] schaufelförmig[2] kokzygeal, Steißbein-[3] Verschmelzung[4] Sakral-, Kaudalanästhesie[5] Plica rectouterina[6] Distantia sacropubica[7] Hexenschuss, Lumbago[8] Truncus lumbosacralis[9] 20

pelvis *n clin & term pl* **-es** *rel* **os coxae**[1] [kɒːksi] *n term*, **hip bone**[1] *n clin*

(i) massive cup-shaped ring of bone at the hip formed by the pubis, ilium, and ischium laterally and anteriorly and the sacrum and coccyx posteriorly
(ii) the pelvic cavity[2] (iii) any basin-like [eɪ] cavity

pelvic[3] [pelvɪk] *adj term* • **coxal** [kɒːksəl] *adj* • **pelvi-** *comb* → U22-7

» *The femoral head was driven medially [iː] toward the pelvis and through the acetabulum[4] [æsə-]. The pelvic girdle[5] [ɜː] is shaped differently in men and women. Demineralization caused flattening of the pelvic bones, which contracted the pelvic outlet.*

Use true or lesser[6] / greater or false[7] [ɔː]/ renal[8] [iː] ***pelvis*** • bony[9] / android / gynecoid[10] [gaɪn‖dʒɪnɪkɔɪd] ***pelvis*** • acetabulum of the[4] ***pelvis*** • flexed[11] / right / ipsilateral ***hip*** • pain-free / dislocated[12] / dysplastic[13] [ɪ] ***hip*** • ***hip*** joint[14] / socket[4] / capsule • ***hip*** motion / abduction [ʌ]/ flexors • ***hip*** pain[15] / replacement[16] / prosthesis[16] [iː] • ***pelvic*** cavity / brim[17] / diameter • ***pelvic*** inlet[18] / outlet[19] / ring[20] • ***pelvic*** muscles / vein [eɪ]/ floor[21] (relaxation) • ***pelvic*** organs or viscera[22] [ɪs]/ diaphragm [daɪəfræm]/ fracture • ***coxal*** bone[1] / articulation[14] • ***coxa*** vara / valga / plana • ***pelvi***rectal /metry

Pelvis, Becken(knochen)
Hüftbein, Os coxae[1] Beckenhöhle, Cavitas pelvis[2] pelvin, Becken-[3] Hüftgelenkpfanne, Acetabulum[4] Beckengürtel[5] kl. Becken, Pelvis minor[6] gr. Becken, P. major[7] Nierenbecken, P. renalis, Pyelon[8] knöchernes B.[9] feminine Beckenform[10] gebeugte Hüfte[11] Hüft(gelenk)luxation[12] Hüft(gelenk)dysplasie[13] Hüftgelenk, Art. coxae[14] Hüft(gelenk)schmerz, Koxalgie[15] Hüftgelenkersatz, Hüftendoprothese[16] Beckenrand[17] Beckeneingang, Apertura pelvis superior[18] Beckenausgang, A. pelvis inferior[19] Beckenring[20] Beckenboden[21] Beckenorgane[22] 21

28

pubic bone *n clin* *syn* **pubis** *n term*, *rel* **ilium**[1] [ɪlɪəm] *n*, **ischium**[2] [ɪskɪəm] *n term*

anterior portion of the hip bone

(supra/ retro)pubic [pjuːbɪk] *adj term* • **ischial** *adj* • **iliac** *adj* • **ilio-**, **ischio-** *comb*

» *The urogenital [dʒe] diaphragm bridges the perineum [iː] anterior to the ischial tuberosities between the descending [se] rami [reɪmaɪ] of the pubis. The inguinal ligament passes between the pubic tubercle and anterior iliac spine[3]. Posterior disruptions [ʌ] of the pelvic ring are often hard to distinguish regardless of whether they are due to dislocations of the sacroiliac joint or to fractures of the ilium.*

Use ***pubic*** symphysis[4] [ɪ]/ ramus [eɪ]/ tubercle[5] / region / hair • ***ischial*** tuberosity[6] / spine / ramus • ***iliac*** bone[1] (graft) / crest / fossa[7] / artery • ***iliac*** bifurcation [aɪ]/ lymph [ɪ] node chain [tʃeɪn]/ graft • ischio/ trans***pubic*** • ***ilio***pubic tract[8]

Os pubis, Pubis, Schambein
Darmbein, Os ilium[1] Sitzbein, Os ischii[2] vorderer Darmbeinstachel, Spina iliaca anterior[3] Schambeinfuge, Symphysis pubis/ pubica[4] Tuberculum pubicum, Schambeinhöcker[5] Sitzbeinhöcker, Tuber ischiadicum[6] Fossa iliaca[7] Tractus iliopubicus[8] 22

femur [fiːmɚ] *n term*, *pl* **femora** [e] *syn* **thigh bone** [θaɪ boʊn] *n clin*

long bone of the thigh articulating with the hip bone proximally and the tibia distally

femoral[1] [femɚəl] *adj term* • **femoro-** *comb*

» *The large round head of the femur articulates with the acetabulum [s] of the hip. The femoral head[2] was adequately relocated beneath [iː] the roof of the acetabulum.*

Use distal / opposing / ipsilateral / fractured[3] ***femur*** • ***femoral*** shaft / neck[4] / vein [eɪ] • ***femoral*** condyle / epiphysis / pulse[5] • ***femoro***tibial joint /popliteal bypass[6]

Femur, Oberschenkelknochen
femoral, Femur-[1] Femurkopf, Caput femoris[2] Oberschenkelfraktur[3] Schenkelhals, Collum femoris[4] Femoralispuls[5] femoropoplitealer Bypass[6] 23

tibia (bone) [tɪbiə] *n term* *syn* **shin** [ʃɪn] *or* **shank bone** *n clin*
rel **fibula**[1] [fɪbjələ], **patella**[2], **malleolus**[3] [məliːələs] *n term, pl* **–i** [aɪ]

larger bone of the lower leg articulating with the femur, fibula (calf [kæf] bone[1]), and talus

(mid)tibial[4] *adj term* • **tibio-** *comb* • **fibular** [ɪ] *adj* • **(infra)patellar**[5] *adj*

» *The nodules were located over the tibia. The medial meniscus and the fibular collateral ligament are torn. The medial malleolus is fractured in the horizontal plane.*

Use saber[6] [seɪbɚ]/ proximal ***tibia*** • ***tibia*** vara[7] • ***tibial*** shaft / condyle / crest[8] / spine • ***tibial*** fracture / nerve / vein • ***tibio***fibular joint[9] • distal / intact / unstable [eɪ] ***fibula*** • ***fibular*** collateral ligament [ɪ] • lateral / medial[10] [iː] ***malleolus*** • high-riding[11] / floating[12] [oʊ] ***patella*** • ***patellar*** dome [doʊm]/ tendon[13] / cartilage [-lɪdʒ] • ***patellar*** instability / reflex[14] [iː]/ dislocation[15] • ***patello***femoral

Tibia, Schienbein
Fibula, Wadenbein[1] Kniescheibe, Patella[2] Knöchel, Malleolus[3] tibial, Tibia-[4] patellar, Patella-[5] Säbelscheidentibia[6] Blount-Krankheit[7] Margo ant. tibiae[8] Tibiofibulargelenk, Art. tibiofibularis[9] Innenknöchel, Malleolus medialis[10] Patellahochstand[11] tanzende Patella, Ballottement d. P.[12] Patellarsehne[13] Patellarsehnenreflex[14] Patellaluxation[15] 24

tarsus [tɑːrsəs] *n term, pl* **-i** *rel* **tarsal (bone)**[1], **metatarsus**[2] *n term*

the root of the foot at the instep[3] which is made up of 7 tarsal bones, the talus, calcaneus, and navicular bone[4], 3 wedge-shaped[5] cuneiform [kjuniːə-] bones[6], and the cuboid [kjuːbɔɪd] bone[7]

(mid)tarsal[8] *adj term* • **(inter)metatarsal** *adj* • **tarso-** *comb*

» *Minor* [aɪ] *avulsion* [ʌ] *fractures*[9] *of the tarsal navicular may occur* [ɜː] *as a feature* [fiːtʃɚ] *of severe midtarsal sprain* [eɪ]. *The fourth metatarsal is least rigidly* [ɪdʒ] *anchored*[10] [k] *at its base.*

Use ***tarsal*** navicular (bone)[4] / tunnel [ʌ] syndrome[11] [ɪ] • ***metatarsal*** phalangeal [dʒ] joint[12] / arch [ɑːrtʃ] • ***tarso***metatarsal joint • ***intermetatarsal*** ligaments[13] / space

Tarsus, Fußwurzel
Fußwurzelknochen, Os tarsi[1] Mittelfuß, Metatarsus[2] Rist[3] Kahnbein, Os naviculare[4] keilförmig[5] Keilbeine, Ossa cuneiformia[6] Würfelbein, Os cuboideum[7] tarsal, Fußwurzel-[8] Ab-, Ausrissfraktur[9] verankert[10] Tarsaltunnelsyndrom[11] Zehengrundgelenk, Art. metatarsophalangealis[12] Lig. metatarsalia[13]
25

talus [teɪləs] *n term* *syn* **ankle** [æŋkl] **bone** *n clin*, **astragalus** [æ] *n term rare*

the tarsal bone that articulates with the malleoli of the tibia and fibula to form the ankle joint[1]

(sub/ tibio)talar *adj term* • **talo-** *comb* • **astragalar** *adj*

» *The posterior tibial tendon was interposed between the medial malleolus and the talus.*

Use vertical [ɜː] ***talus*** • ***talar*** neck[2] / body[3] / head / tilt[4] / fracture / displacement • ***talo***calcaneal joint[5] /navicular /crural [teɪloʊkrʊɚəl] • ***subtalar*** joint[5]

Talus, Sprungbein
oberes Sprunggelenk, Artic. talocruralis[1] Collum tali, Sprungbeinhals[2] Corpus tali, Sprungbeinkörper[3] Taluskippung[4] Articulatio talocalcanea/ subtalaris[5]
26

calcaneus [kælkeɪnɪəs] *n term*
syn **calcaneum, (os) calcis** [ɒːs kælsɪs] *n term*, **heel** [iː] **bone** *n clin*

largest of the tarsal bones; it articulates with the cuboid[1] [kjuː] and the talus above

calcaneal *adj term* • **calcaneo-** *comb*

» *The calcaneus must be dissected from the heel pad*[2] *with great care in order to avoid injury to the heel flap. Most fractures of the calcaneal body are comminuted ones*[3].

Use axial fixation / (tali)pes[4] [tælɪpiːz] ***of the calcaneus*** • ***calcaneal*** region / bursa [ɜː]/ tuberosity[5] • ***calcaneal*** dorsiflexion / spur[6] [ɜː] • ***calcaneo***cuboid joint[7] /fibular ligament (*abbr* CFL) • ***calcaneo***navicular /valgus position • ***retrocalcaneal*** space / bursitis[8] [aɪ]

Fersenbein, Calcaneus, Kalkaneus
Würfelbein, Os cuboideum[1] Fersenfettgewebe; Fersenpolster[2] Trümmerfrakturen[3] Hakenfuß, Pes calcaneus[4] Fersenhöcker, Tuber calcanei[5] Fersen-, Kalkaneussporn[6] Articulatio calcaneocuboidea[7] Achillobursitis[8]
27

29

Unit 29 Joints

Related Units: 28 Bones, 30 Muscles, 22 Trunk, 23 Extremities, 31 Musculoskeletal Function, 64 Body Movement, 106 Fractures

articulation [ɑːrtɪkjʊleɪʃᵊn] *n term* *syn* **joint** [dʒɔɪnt] *n clin* → U66-1

(i) more or less movable [uː] place of junction [dʒʌŋkʃᵊn] between two or more bones of the skeleton
(ii) speech [spiːtʃ]

articulate with[1] *v term* • **(intra/ supra)articular**[2] *adj* • **disarticulation**[3] *n*

» *The needle is introduced more distally, at the talonavicular* [teɪloʊ-] *articulation. Make sure the lunate*[4] [uː] *articulates with the distal radius* [eɪ] *and the capitate*[5] *with the lunate.*

Use (distal) radio-ulnar [ʌ]/ patellofemoral [e]/ tibiofibular [ɪ] ***articulation*** • intervertebral [ɜː]/ costosternal [ɜː] ***articulation*** • speech ***articulation*** • ***articulation*** pain • fibrous [aɪ] *or* immovable[6] ***joint*** • cartilaginous [ædʒ] *or* slightly movable[7] / synovial [aɪ] *or* freely movable[8] ***joint*** • wrist [r]/ shoulder / ankle[9] / small hand ***joint*** • large (weight-bearing) [eɚ]/ false[10] ***joint*** • ***joint*** space *or* cleft[11] / cavity[11] / capsule[12] • ***joint*** line / surface[13] [ɜː]/ motion [moʊʃᵊn] • ***joint*** stiffness / aspiration[14] / alignment[15] [aɪ] • ***joint*** dislocation[16] / replacement[17] / effusion[18] [juːʒ] • ***articular*** cartilage[19] / surface[13] / facet[13] [fæsət]/ fracture • poly/ mon/ osteo/ non/ peri/ trans***articular*** • knee / hip[20] ***disarticulation***

Note: Most joints are named after the bones they join using compound adjectives (first part ending in **–o**), e.g. acromio**calvicular** / cost**o**ster**nal** joint. Sometimes both forms are used (iliosacral *or* sacroiliac joint)

(i) Articulatio, Gelenk
(ii) Aussprache; Lautbildung
artikulieren, Gelenk bilden[1] artikulär, Gelenk-[2] Exartikulation, Absetzen im Gelenk[3] Os lunatum, Mondbein[4] Os capitatum, Kopfbein[5] Syndesmose, Bandhaft, Art. fibrosa[6] Art. cartilaginea, straffes Gelenk, Knorpelhaft[7] Art. synovialis, bewegliche Knochenverbindung, Diarthrose[8] Art. talocruralis, oberes Sprunggelenk[9] Pseudarthrose, Falschgelenk[10] Gelenkhöhle, -spalt, Cavitas articularis[11] Gelenkkapsel, Capsula art.[12] Gelenkfläche[13] Gelenkpunktion[14] Gelenkreposition[15] Gelenkluxation[16] Gelenkersatz, Alloarthroplastik[17] Gelenkerguss[18] Gelenkknorpel[19] Hüftgelenksexartikulation[20]
1

cartilage [kɑːrtᵊlɪdʒ] *n* *rel* **perichondrium**[1] [perɪkɒːndrɪəm] *n term*

avascular connective tissue[2] characterized by its firm consistency; consists of cells (chondrocytes[3]), an interstitial matrix[4] [eɪ] of collagen fibers [aɪ], and a ground substance

cartilaginous[5] [ædʒ] *adj term* • **chondral**[5] [kɒːndrᵊl] *adj* • **chondr(o)-** *comb*

» *There are three kinds of cartilage: hyaline [aɪ] cartilage, elastic cartilage, and fibrocartilage*[6]. *The cricoid [kraɪkɔɪd] cartilage*[7] *is the only complete cartilaginous ring in the respiratory tract. Bleeding [iː] between the auricular cartilage and perichondrium frequently follows contusions [(j)uːʒ] or other injuries to the auricle [ɔː].*

Use (intra)articular[8] / epiphysial [ɪ]/ rib ***cartilage*** • sternal / xiphoid [z]/ intervertebral[9] ***cartilage*** • (accessory) nasal / conchal[10] / annular[7] ***cartilage*** • arytenoid / thyroid[11] [aɪ]/ auricular[10] ***cartilage*** • falciform[12] [s]/ interosseous ***cartilage*** • septal / sesamoid / epiglottic ***cartilage*** • costal[13] [ɒː]/ tracheal [k] ***cartilages*** • ***cartilage of the*** larynx / nasal septum / pharyngotympanic tube / ear[10] • white / yellow ***fibrocartilage*** • ***endochondral*** ossification[14] • ***perichondrium*** graft

Knorpel, Cartilago
Knorpelhaut, Perichondrium[1] Bindegewebe[2] Knorpelzellen, Chondrozyten[3] Interzellularsubstanz[4] knorpelig, verknorpelt, Knorpel-[5] Faser-, Bindegewebeknorpel, Cartilago fibrosa[6] Cartilago cricoidea, Ringknorpel[7] Gelenkknorpel[8] Zwischenwirbel-, Bandscheibe[9] Cart. auricularis, Ohr(muschel)knorpel, Knorpelgerüst d. Ohrmuschel[10] Schildknorpel, Cart. thyroidea[11] Meniscus medialis[12] Rippenknorpel[13] enchondrale Ossifikation[14] 2

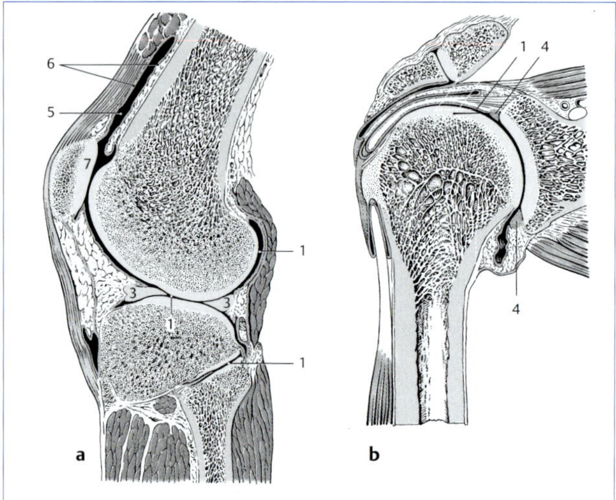

Synovial joints:
(**a**) cross-section of the knee,
(**b**) cross-section of the shoulder;
articular space (**1**), knee menisci (**3**), glenoid lip (**4**), suprapatellar synovial bursa (**5**), synovial membrane (**6**), articular cartilage (**7**)

synovial joint [sɪnoʊvɪəl jɔɪnt] *n term*
syn **diarthrodial joint, diarthrosis** [daɪɑːrθroʊsɪs] *n term*

union of bony elements surrounded by an articular capsule lined by synovial membrane[1]

arthro- *comb* • **-arthrosis** *comb* • **synov-** [sɪnoʊv-] *comb*

» *Inflammation from the synovial joints and bursae [iː] of the upper cervical spine may lead to atlanto-axial subluxation [ʌ]. Osteoarthritis (abbr OA) represents failure of a diarthrodial joint.*

Use ***synovial*** (joint) fluid[2] / (tendon) sheath[3] [ʃiːθ]/ bursa[4] [ɜː] • multi-axial / affected ***joint*** • proximal interphalangeal [dʒ] (*abbr* PIP) ***joint*** • ***joint*** mouse[5] / position sense (*abbr* JPS) • ***arthro***pathy /scopy /graphy /gram /desis[6] [iː] • hem[7]/ pseud [suːd]/ py [paɪ]/ hydr[8] [haɪdr]/ osteo***arthrosis*** • tendon / bulging[9] [bʌldʒɪŋ] ***synovium*** • inflamed [eɪ]/ rheumatoid [ruːmətɔɪd] ***synovium*** • ***synovium***-lined • ***synov***itis [aɪ]/ectomy

Articulatio synovialis, Diarthrose, echtes Gelenk
Gelenkinnenhaut, Synovialhaut, (Membrana) Synovialis[1] Synovia, Gelenkschmiere[2] Sehnenscheide, Vagina synovialis tendinis[3] Schleimbeutel, Bursa synovialis[4] Gelenkmaus, freier Gelenkkörper, Corpus liberum[5] Arthrodese, op. Gelenkversteifung[6] Hämarthros, blutiger Gelenkerguss[7] Hyd(r)arthros, seröser G.[8] Ausstülpung der Gelenkskapsel[9] 3

ball-and-socket joint *n* *rel* **pivot joint**[1] *n*, **trochoid** [troʊkɔɪd] **joint**[1] *n term*

freely movable joint which is lined with synovial membrane and enclosed within a joint capsule; it allows multiaxial [ʌ] movement in all planes [eɪ] (e.g. hip, shoulder joints)

» *The shoulder and the hip are typical ball-and-socket joints. An example for a pivot joint is the articulation between the atlas [æ] and the axis [æ] in which the process of the atlas rotates within a bony ring of the second cervical vertebra [ɜː].*

Use hip[2] / tooth[3] [uː]/ molar / dry / eye[4] ***socket*** • ***pivot*** shift test[5] / transfer[6] / tooth[7]

Kugelgelenk, Art. sphaeroidea
Radgelenk, A. trochoidea[1] Hüftgelenkpfanne, Acetabulum[2] Zahnfach, Alveole[3] Augenhöhle, Orbita[4] Pivotshift Test, Subluxationstest[5] Patiententransfer durch Drehen[6] Stiftzahn[7] 4

hinge [dʒ] **joint** *n* *syn* **hinged articulation, ginglymus** [dʒɪ||gɪ] **joint** *n term*

synovial joint which allows forward and backward movement in one plane only, e.g. the knee

» *The jaw* [dʒɒː] *is primarily a hinge joint but it can also move somewhat from side to side. The ankle and knee are hinge joints which also allow some rotary movement.*

Use ***hinge*** knee prosthesis [iː]/ axis[1] / point • ***hinged*** flap[2] / prosthesis[3] • superiorly [ɪɚ] ***hinged***

Scharniergelenk, Ginglymus
Scharnierachse[1] Rotationslappen[2] Scharnierprothese[3] 5

saddle [æ] **joint** *n* *sim* **condyloid** [kɒːndəlɔɪd] *or* **condylar joint**[1] *n term*

biaxial synovial joint in which the double motion is effected by the opposition of two surfaces, each of which is concave in one direction and convex in the other; e.g. the thumb [θʌm] carpometacarpal joint

(epi)condyle[2] [kɒːndaɪl] *n term* • **(epi/ inter/ supra/ trans)condylar**[3] *adj*

» *The saddle joint at the base of the thumb allows more complex movement than with the other fingers. A condyloid joint is found at the base of the index finger*[4].

Use ***saddle*** (-back) nose[5] (deformity) / block (anesthesia)[6] [iːʒ] • ***condyloid*** process[7] • tibial [ɪ]/ (lateral) femoral [e] ***condyle*** • medial [iː]/ mandibular[7] / prosthetic ***condyle*** • ***condylar*** groove[8] [uː]/ neck / hinge axis / guidance [aɪ] • ***condylar*** flattening[9] / spurring [ɜː]/ erosion[10] [oʊʒ] • ***condylar*** deformity / fracture / replacement • ***intercondylar*** notch[11] [nɒːtʃ]/ region [iːdʒ]/ fracture

Sattelgelenk, Art. sellaris
Articulatio condylaris, Ellipsoidgelenk[1] Kondylus, Gelenkknorren[2] kondylär, Kondylen-[3] Zeigefinger[4] Sattelnase[5] Sattelblock[6] Proc. condylaris mandibulae, Gelenkkopf d. Kiefergelenks[7] Fossa condylaris[8] Kondylenabflachung[9] Abnützung d. Kondylus[10] Fossa intercondylaris[11] 6

gliding [glaɪdɪŋ] *or* **plane** [pleɪn] **joint** *n* *syn* **arthrodial** [oʊ] **joint** *n term*

synovial joint in which the opposing surfaces are nearly plane allowing only slight gliding motion

» *Many of the small bones of the wrist and ankle meet in gliding joints.*

Use ***gliding*** mechanism[1] [ek]/ movement • anterior / posterior ***gliding*** • occlusal[2] [uːz]/ mandibular ***glide*** • ***arthrodial*** cartilage[3]

Gleitgelenk, Art. plana
Gleitmechanismus[1] Okklusionsbewegung, dynam. Okklusion[2] Gelenkknorpel, Cartilago articularis[3] 7

synovial fluid [sɪnoʊvɪəl fluɪd] *n clin & term* *syn* **(articular) synovia** *n term*

transparent viscous [ɪsk] fluid serving as a lubricant[1] [uː] in a joint, tendon sheath, or bursa

» *Synovial fluid from involved joints was not inflammatory and contained no crystals* [ɪ]. *Pressure on the opposite side of the joint will make the synovium bulge* [ʌ] *more prominently.*

Use hemorrhagic [ædʒ]/ extravasation [eɪʃ] of[2] ***synovial fluid*** • ***synovial fluid*** analysis[3] / aspirate / smear[4] [smɪɚ] • ***synovial fluid*** volume / glucose [uː] level / leukocyte [luːkəsaɪt] count[5] [aʊ] • ***synovial*** cavity / lining cells / villi[6] [aɪ]/ biopsy [aɪ] • ***synovial*** thickening / effusion[7] [juːʒ]/ proliferation

Gelenkschmiere, Synovia, Synovial-, Gelenkflüssigkeit
Gleit-, Schmiermittel[1] Austreten v. Gelenkflüssigkeit[2] Synovialanalyse[3] Synovialabstrich[4] Leukozytenanzahl i. d. Synovia[5] Synovialzotten, Villi synoviales[6] Gelenkerguss, intraartikuläre Effusion[7] 8

joint capsule [kæpsəl||*BE* sjuːl] *n clin* *syn* **capsula articularis** *n term*

sac enclosing a joint formed by the outer fibrous [aɪ] capsule and the inner synovial membrane

(extra/ intra)capsular[1] *adj term* • **capsulectomy**[2] *n* • **encapsulated**[3] *adj*

» *These fibers did not provide the necessary tensile strength for ligaments and joint capsules. Immobilization should not be used for more than a few days, since capsular adhesions* [iːʒ] *and prolonged stiffness may result.*

Use (posterior) hip / (medial) knee / pathologically attenuated[4] ***joint capsule*** • ***joint capsule*** thickening / distention[5] • palpation / contracture[6] / fibrosis ***of the joint capsule*** • prostatic[7] / renal[8] ***capsule*** • ***capsular*** ligaments / contracture[6]

Gelenkkapsel, Capsula articularis
intrakapsulär[1] operative Kapselentfernung, Kapsulektomie[2] eingekapselt[3] pathol. dünne Gelenkkapsel[4] Kapseldehnung[5] Gelenkskapselschrumpfung, arthrogene Kontraktur, Gelenkkontraktur[6] Prostatakapsel[7] Nierenkapsel[8] 9

(synovial) bursa [bɜːrsə] *n term, pl* **bursas, bursae** [bɜːrsiː||aɪ]

closed sac or envelope lined with synovial membrane and containing fluid, usually found or formed in areas subject to friction[1] [frɪkʃən], e.g. over a prominent part or where a tendon passes over a bone

bursal *adj term* • **bursitis**[2] [bɜːrsaɪtɪs] *n*

» *Bursae facilitate* [sɪ] *normal movement, minimize friction between moving parts, and may communicate* [juː] *with joints. Padding*[3] [æ] *placed around the bursa often relieves* [iː] *pressure. Patients with septic bursitis require hospitalization.*

Use extra-articular / prepatellar / omental[4] ***bursa*** • ulnar [ʌ]/ paratendinous / anserine[5] [-aɪn] ***bursa*** • lubricating [uː]/ trochanteric / (subcutaneous) [eɪ] olecranon[6] ***bursa*** • ***bursa of the*** hyoid[7] [aɪ] • ***bursal*** wall / effusion[8] / injection [dʒe] • retromalleolar [iː]/ subdeltoid[9] ***bursitis*** • iliopsoas [ɪlɪoʊsoʊəs]/ anserine ***bursitis***

Schleimbeutel, Bursa synovialis
Reibung[1] Schleimbeutelentzündung, Bursitis[2] Polsterwatte, Polsterung[3] Bursa omentalis, Netzbeutel, Bauchfelltasche[4] Bursa anserina[5] Bursa subcutanea olecrani[6] Bursa infrahyoidea[7] Bursaerguss[8] Bursitis subdeltoidea[9] 10

synovial membrane *n term* *syn* **synovium** *n term, pl* **-a**

membrane of connective tissue lining the cavities of synovial joints

» *The synovial membrane does not cover the articular cartilage of the bones. Biopsy of inflamed synovial membrane shows nonspecific edema* [iː] *and hyperemia* [iː]*. The Achilles* [k] *tendon does not have a true synovial sheath*[1] [ʃiːθ] *but is surrounded by a paratendon*[2]*.*

Use delicate / regenerated [dʒe] ***synovial membrane*** • ***synovial membrane*** blood vessels / inflammation[3] [eɪʃ]/ histopathology • ***synovial*** (tendon) sheath [iː]/ fold[4] / hernia[5] [ɜː]

Synovialhaut, Membrana synovialis, Synovialis
Sehnenscheide[1] Sehnengleitgewebe, Paratendineum[2] Synovi(al)tis, Entzündung d. Synovialis[3] Synovialfalte, Plica synovialis[4] Synovialhernie[5] 11

cartilaginous joint [kɑːrtɪlædʒɪnəs dʒɔɪnt] *n term*
rel **synchondrosis**[1] [sɪnkɒːndroʊsɪs] *n*, **symphysis**[2] [sɪmfəsɪs] *n term, pl* **-ses**

slightly movable joint connected by hyaline [haɪəlɪn||aɪn] cartilage

» *In symphyses* [-siːz] *the bones are connected by a flat disk of fibrocartilage which remains unossified, e.g., the intervertebral* [ɜː] *disk*[3] *and the symphysis pubis*[4]*. In most synchondroses, the connecting cartilage is converted* [ɜː] *to bone, as between epiphyses* [-fɪsiːz] *and diaphyses of long bones, except for the the sternal synchondroses and the cartilaginous union* [juː] *of the first rib and the manubrium* [uː] *of the sternum* [ɜː]*.*

Use ***cartilaginous*** joint structures [ʌ]/ growth plate[5] / disk • ***cartilaginous*** acetabulum [æsə-] / matrix[6] [eɪ]/ tissue[7] • ***cartilaginous*** cap[8] / ring / airways • sternal[9] / cranial [eɪ] ***synchondrosis*** • pubic[4] [pjuː]/ pleural[10] [ʊə] ***symphysis***

Articulatio cartilaginea, Knorpelgelenk
Synchondrose[1] Symphyse[2] Zwischenwirbel-, Bandscheibe, Discus intervertebralis[3] Schambeinfuge, Symphysis pubica[4] knorpelige Wachstumszone, Epiphysenknorpel, -fuge[5] Knorpelgrundsubstanz, -matrix, Matrix cartilaginea[6] Knorpel(gewebe)[7] Knorpelkappe[8] Synchondrosis sternocostalis[9] Pleuraverwachsung[10] 12

syndesmosis *n term, pl* **-ses** *syn* **syndesmotic joint** *n, rel* **synarthrosis**[1] *n term*

immovable fibrous joint[1] united by ligaments, e.g. the distal ends of the tibia and fibula

syndesmotic [sɪndesmɒːtɪk] *adj term* • **syndesmo-** *comb*

» *Tenderness of the deltoid ligament and syndesmosis can be difficult to identify. Damage to the syndesmotic ligaments between the distal tibia and fibula is demonstrated by distal tibiofibular diastasis*[2] [daɪæstəsɪs].

Use tibiofibular[3] / radioulnar [ʌ] ***syndesmosis*** • ***syndesmo***phyte[4] [-faɪt] • disruption [ʌ] of the[5] ***syndesmosis***

Syndesmose, -is, Bandhaft
Synarthrose[1] Auseinanderweichen d. Articulatio tibiofibularis[2] Syndesmosis tibiofibularis[3] Syndesmophyt[4] Syndesmosensprengung[5] 13

suture (joint) [suːtʃɚ dʒɔɪnt] *n* *syn* **sutura**, *pl* **-ae** *n term*
rel **gomphosis**[1] [gɒːmfoʊsɪs], **synostosis**[2] *n term*

immovable joint between cranial [eɪ] bones which are united [aɪ] by fibrous [aɪ] tissue

synostotic [sɪnɒːstɒːtɪk] *adj term* • **gompholic** *adj*

» *Premature closure of the coronal sutures*[3] *causes brachycephaly* [brækɪsefəli]*. Some forms of craniosynostosis may result from constraints* [eɪ] *to the developing fetal* [iː] *head (e.g. sagittal* [ædʒ] *synostosis).*

Use cranial[4] [eɪ]/ frontozygomatic [aɪ]/ frontolacrimal ***suture*** • interparietal [aɪ]/ occipitoparietal [ɒːks-] ***suture*** • spheno-occipital [sfiːnoʊ-]/ sagittal[5] ***suture*** • lambdoidal[6] / serrated[7] ***suture*** • prematurely fused[8] [juː]/ scalp ***sutures*** • cranial ***suture*** defect • tarsal / radioulnar[9] ***synostosis*** • closed / wide[10] ***cranial sutures***

(Knochen)naht, Sutura
Gomphosis, Einkeilung, -zapfung[1] Knochenhaft, Synostose[2] Suturae coronales, Kranznähte[3] Sutura cranii, Schädelnaht[4] Pfeilnaht, Sut. sagittalis[5] Lambdanaht, Sut. lambdoidea[6] Zackennaht, Sut. serrata[7] vorzeitige Verknöcherung d. Schädelnähte[8] radioulnare Synostose[9] offene Schädelnähte[10] 14

Unit 30 Muscles & Tendons

Related Units: 28 Bones, 29 Joints, 31 Musculoskeletal Function, 64 Body Movement, 21 Head & Neck, 22 Trunk, 23 Extremities, 106 Fractures

muscle fiber [faɪbɚ] *n, BE* **fibre** *rel* **fascicle**[1] [fæsɪkl] *n term*

multinucleated contractile filaments [ɪ] containing actin and myosin [maɪəsɪn] which are arranged [eɪ] in sheathed [ʃiːθt] bundles[2] [ʌ]

fascicular[3] [fəsɪkjʊlɚ] *adj term* • **fasciculation**[4] *n*

» *Human skeletal muscles are a mixture of red, white, and intermediate* [iː] *type fibers. Muscle fibers contain sarcoplasm*[5] *and striated myofibrils*[6] [aɪ||ɪ] *which consist of myofilaments*[7]*. Hyperextension may lead to nerve compression by the posterior fascicle of the ligament.*

Use striated[8] / smooth / red[9] / white[10] ***muscle fibers*** • longitudinal / circularly [ɜː] oriented[11] ***muscle fibers*** • diaphragmatic / detrusor / denervated ***muscle fiber*** • slow-twitch (ST) *or* type I[12] / fast-twitch (FT) *or* type II[13] ***muscle fibers*** • ***muscle fiber*** length / membrane / action potential • ***muscle fiber*** damage[14] / atrophy • ***fascicular*** area / block[15] • surrounding / anterior ***fascicle*** • muscle[16] ***fasciculation***

Muskelfaser
Faszikel, Fasciculus, Muskelfaserbündel[1] v. Faszien umhüllte Bündel[2] faszikulär[3] Faszikulation[4] Sarkoplasma[5] Myofibrillen[6] Myofilamente[7] Skelettmuskelfasern[8] rote Muskelfasern[9] weiße M.[10] zirkulär angeordnete Muskelfasern[11] ST-Fasern, langsam zuckende/ Typ I-Fasern[12] FT-Fasern, schnelle Zuckungsfasern, Typ II-Fasern[13] Muskelfaserverletzung[14] Faszikelblock[15] Muskelzuckungen, faszikuläre Zuckungen[16] 1

muscle [mʌsl] *n* *syn* **musculus** [mʌskjʊləs] *n term, pl* **-i**

contractile body tissue by which movements [uː] of the various organs and parts are effected

muscular[1] [mʌskjʊlɚ] *adj* • **musculature**[2] [-tʃɚ] *n term* • **musculo-, myo-** *comb*

» *Clinically the term muscle spasm refers to a brief, unsustained*[3] [eɪ] *contraction of a single or multiple* [ʌ] *muscles. There is bilateral ptosis* [t] *because the levator* [eɪ] *muscle is innervated by a single central subnucleus. Motor examination should include appraisal*[4] [eɪ] *of muscular bulk*[5] [ʌ]. *He complains of stiffness and pain in his shoulder and hip musculature* [ʌ].

Use striated [aɪeɪ] *or* voluntary *or* skeletal[6] / smooth [uː] *or* involuntary *or* plain[7] [eɪ] ***muscles*** • ***muscle*** strength / spindle[8] / tone[9] / relaxants • extensor / adductor [ʌ]/ strap[10] ***muscle*** • two-bellied[11] / cardiac[12] / sternomastoid ***muscle*** • ***muscle*** belly[13] / circumference [ʌ]/ mass[5] / cramp • ***muscle*** fatigue[14] [iː]/ weakness / rigidity[15] [dʒɪ]/ pump [ʌ] • ***muscles of*** facial [eɪʃ] expression[16] / the neck / mastication[17] • ***muscular*** system / tension[18] [ʃ]/ tremor / dystrophy [ɪ] • facial[19] / limb [lɪm]/ lumbar [ʌ]/ pelvic floor[20] ***musculature*** • ***musculo***skeletal /cutaneous [eɪ] /tendinous /fascial • ***myo***cardial [maɪoʊ] /clonus [oʊ] /electric complex • ***myo***cutaneous flap /pathy /neural junction [dʒʌ] /tomy

> **Note:** Muscles are named in two ways: the ***musculus rectus abdominis*** (anatomic term) is clinically called the ***rectus muscle*** or just the ***rectus***.

Muskel, Musculus
muskulös, muskulär, Muskel-[1] Muskulatur[2] kurzfristig, -zeitig[3] Bestimmung[4] Muskelmasse[5] quergestreifte/ willkürl. M., Skelettmuskulatur[6] glatte M., Eingeweidemuskulatur[7] Muskelspindel, Fusus neuromuscularis[8] Muskeltonus[9] Haltemuskel[10] zweibäuchiger Muskel, Musculus biventer[11] Herzmuskel[12] Muskelbauch, Venter musculi[13] Muskelermüdung[14] Muskelstarre, -steifigkeit, -verspannung[15] mimische Muskulatur[16] Kaumuskulatur[17] Muskelspannung[18] Gesichtsmuskulatur[19] Beckenbodenmuskulatur[20]

2

insertion [ɪnsɜːrʃᵊn] *n term* *syn* **attachment** [ətætʃmənt] *n term*
opposite **origin**[1] [ɔːrədʒɪn] *n term, rel* **head**[2] [hed] *n term*

the more distal or more movable attachment of a muscle to a bone or other structure by means of a tendon; the more proximal or more fixed attachment is called the origin

insert[3] [ɪnsɜːrt] *v term* • **originate**[4] [ərɪdʒɪneɪt] *v* • **arise**[4] [əraɪz] *v*

» *Fluffy*[5] [ʌ] *periosteal new bone may be marked, especially at the insertion of muscles and ligaments* [ɪg]. *Spurs*[6] [ɜː] *at the insertion of the plantar fascia* [ʃ] *are common. The serratus* [eɪ] *anterior inserts on the anteromedial* [iː] *aspect of the scapula.*

Use muscle / tendon[7] / (musculo)tendinous[7] ***insertion*** • torn off at / detached [tʃ] from[8] ***its origin*** • long / lateral / medial ***head*** • ***to originate*** from the pubis / in / along the iliac crest • ***to arise*** from • muscle[9] / ligamentous / bony[10] ***attachment***

Ansatz
Ursprung[1] Muskelkopf, Caput musculi[2] inserieren, ansetzen[3] seinen Ursprung haben/ ausgehen von[4] spongiös[5] Sporne[6] Sehnenansatz[7] am knöchernen Ursprung ausgerissen[8] Muskelansatz[9] knöcherner Ansatz[10]

3

30

motor end plate [moʊtɚ end pleɪt] *n term* → U40-13
syn **myoneural** *or* **neuromuscular junction** [nʊɚoʊmʌskjʊlɚ dʒʌŋkʃᵊn] *n term*

large and complex end-formation by which several terminal [ɜː] branches[1] of a motor axon establish synaptic contact[2] with a striated muscle fiber cell

» *Acetylcholine* [koʊ] *serves as the neurotransmitter at the skeletal muscle end plate. Nicotinic receptors are located on motor end plates of skeletal muscle. Magnesium* [iː] *acts directly on the myoneural junction. If the virus enters the muscle, it can travel across the neuromuscular junction up the axon to the anterior horn cells*[3].

Use cartilaginous [ædʒ]/ skeletal muscle ***end plate*** • to travel across the / postsynaptic[4] / (para)sympathetic ***neuromuscular junction*** • ***end plate*** potential[5] • ***neuromuscular junction*** transmission / block[6] • ***motor*** sense[7] / nerve / neuron[8] • ***motor*** root [uː]/ tract / unit / pathway[9]

motor./ neuromuskuläre Endplatte, myoneurale/ Neuro-Effektor-Synapse
Nervenendigungen[1] eine synaptische Verbindung herstellen[2] Vorderhornzellen[3] postsynaptischer Teil d. neuromuskulären Synapse[4] Enplattenpotential[5] Blockierung d. motor. Endplatte[6] Bewegungsgefühl[7] Motoneuron[8] motorische Bahn[9]

4

tendon [tendən] *n* *syn* **tendo** *n term, pl* **tendines, sinew** [sɪnjuː] *n inf*
rel **aponeurosis**[1] [æpən(j)ʊɚoʊsɪs] *n term*

fibrous [faɪbrəs], densely arranged fascicles[2] connecting muscles with their bony attachments

(pre)tendinous[3] *adj term* • **ten(d)o-** *comb* • **aponeurotic**[4] [ɒː] *adj*

» *A tap*[5] *on a tendon stretches muscle spindles and activates the primary spindle afferent fibers. Fibrinous* [ɪ‖aɪ] *deposits on the surfaces of tendon sheaths and in the overlying fascia may lead to audible creaking* [iː] *over moving tendons. Ptosis* [toʊsɪs] *can be due to dysgenesis* [dʒe] *of the levator* [eɪ] *palpebrae* [-iː] *superioris or abnormal insertion of its aponeurosis into the eyelid.*

Use hamstring [æ]/ heel [iː] *or* Achilles[6] [k]/ flexor[7] / extensor finger ***tendon*** • deep[8] / absent / weak / hyperactive ***tendon reflexes*** • ***tendon*** sheath[9] [ʃiːθ]/ nodule[10] / lengthening / grafting[11] • ***tendinous*** cords[12] [kɔːrdz] • ***aponeurotic*** tendon / closure [oʊʒ] • plantar[13] / extensor / external [ɜː] oblique[14] [oʊbliːk] ***aponeurosis*** • ***tend***ovaginitis[15] [dʒɪ] /initis • ***teno***synovitis[15] [tenəsɪnəvaɪtɪs] /rrhaphy[16] [-rəfi]

Sehne, Tendo
Aponeurose, Sehnenhaut, flächenhafte Sehne[1] Faserbündel, Fasciculi[2] sehnig; Sehnen-[3] aponeurotisch, Aponeurosen-[4] Beklopfen[5] Achillessehne[6] Beugesehne[7] Sehnenreflexe[8] Sehnenscheide, Vagina tendinis[9] Sehnenknötchen[10] Sehnentransplantation, -plastik[11] Sehnenfäden, Chordae tendineae[12] Plantaraponeurose, A. plantaris[13] Aponeurose d. M. obliquus externus abdominis[14] Sehnenscheidenentzündung, Tendovaginitis, Tenosynovitis[15] Sehnennaht[16]

5

ligament [lɪgəmənt] *n* *syn* **ligamentum** *n term, pl* **-a**

band or sheet [ʃiːt] of fibrous tissue connecting two or more bones, cartilages[1] [-lɪdʒiːz], or other structures [ʌ], or serving as support for fasciae or muscles

ligamentous[2] *adj term*

» *If the posterior ligaments of the uterus [juː] are involved, endometriosis pain increases with intercourse[3]. Operative division of the volar [oʊ] carpal ligament achieved lasting pain relief.*

Use collateral / suspensory / anterior cruciate[4] [uːʃ] (*abbr* ACL)/ annular[5] ***ligament*** • periodontal[6] / falciform [s]/ inguinal[7] / ruptured[8] [ʌ] ***ligament*** • ***ligament*** of Treitz[9] • ***ligamentum*** collaterale radii • ***ligamentous*** attachment / structures[10] / support / capsular bands • ***ligamentous*** laxity[11] / injury / tear[8] [teɚ]/ disruption[8] [ʌ]/ calcification

Band, Ligamentum
Knorpel[1] ligamentär, Band-[2] Geschlechtsverkehr, Koitus[3] vorderes Kreuzband, Lig. cruciatum anterius[4] Lig. anulare radii[5] Desmodont[6] Leistenband, Lig. inguinale Pouparti[7] Bänderriss, Bandruptur[8] Treitz-Band, Plica duodenalis superior/ duodenojejunalis[9] Bandstrukturen[10] Bandinstabilität, lockere Bänder[11]

6

fascia [fæʃ(ɪ)ə] *n term, pl* **-ae** [fæʃiiː]

sheet of fibrous tissue enclosing muscles and muscle groups and separating their layers [eɪ]

(myo/ musculo/ extra/ sub)fascial [fæʃ(ɪ)əl] *adj term* • **fasci(o)-** *comb*

» *Many deep tissue compartments in the arms and legs are contained [eɪ] by unyielding[1] [jiː] fascia. The fascial edges of the defect should be cleaned. Fasciotomy[2] is effective treatment for compartment syndrome[3] [ɪ] only if performed within a few hours after onset.*

Use muscle / plantar[4] / aponeurotic ***fascia*** • Gerota's[5] / endopelvic / rectus ***fascia*** • deep[6] / superficial [ɪʃ]/ transversalis [eɪ]/ dense ***fascia*** • ***fascia*** lata[7] • ***fascial*** layer [leɪɚ] *or* plane [eɪ]/ compartment[8] • ***fascial*** strands[9] / attachment / fibers • ***fascial*** edge[10] / sling / closure[11] [oʊʒ] • ***fascial*** defect [iː]/ contracture • ***fascio***tomy[2] /ocutaneous [eɪ] /itis [fæʃɪaɪtɪs]

(Muskel)faszie, Muskelhülle
nicht dehnbar[1] Faszienspaltung, Fasziotomie[2] Logen-, Kompartment-Syndrom[3] Plantaraponeurose, Aponeurosis plantaris[4] Gerota-Faszie[5] tiefe Faszie[6] Oberschenkelfaszie, Fascia lata[7] Faszienloge[8] Faszienstränge[9] Faszienrand[10] Fasziennaht[11]

7

muscular pulley [pʊli] *n clin* *sim* **retinaculum**[1] *n, rel* **trochlea**[2] [trɒːk-] *n term*

a fibrous loop [uː] or tunnel [ʌ] through which a muscle tendon passes, e.g. in the fingers

pulley-enhanced[3] [æ||*BE* ɑː] *adj term* • **retinacular** *adj* • **trochlear**[4] *adj*

» *There is local tenderness of the proximal digital [ɪdʒ] pulleys in the distal palm [pɑːm]. In the form of sheaths [ʃiːθs] and pulleys, fascias hold tendons in the concavity[5] [kæ] of arched [tʃ] joints[6] to convey [eɪ] mechanical [kæ] efficiency [ɪʃ] and power. The extensor tendons are ensheathed [iː] in six compartments at the wrist [r] beneath the extensor retinaculum. Isolated fractures of the trochlea of the humerus [hjuː] are very unusual.*

Use (digital) tendon / flexor / A2[7]-***pulley*** • ***pulley*** of the talus[8] [eɪ] / ligaments / rupture • ***trochlear*** notch [nɒːtʃ] (of the ulna)[9] [ʌ]/ nerve (palsy)[10] [pɔːlzi]• ***trochlea*** muscularis / of the humerus[11] / femoris / tali[12] [teɪlaɪ] • extensor[13] / flexor / medial [iː] patellar[14] / inferior peroneal[15] ***retinaculum*** • ***retinacular*** tissue / blood supply / tear [teɚ]/ avulsion[16] [ʌ]

Ringband
Halteband, Retinaculum[1] Trochlea, Rolle[2] durch e. Ringband verstärkt[3] rollenförmig, trochlear(is)[4] Krümmung, Wölbung[5] Beugegelenke[6] A2-Ringband, -Pulley[7] Sustenaculum tali[8] Incisura trochlearis (ulnae)[9] Trochlearislähmung[10] Trochlea humeri[11] Trochlea tali, Talusrolle[12] Retinaculum extensorum[13] R. patellae mediale[14] Retinaculum musculorum peronaeorum inferius[15] Ausriss d. Haltebands[16]

8

sphincter (muscle) *n clin & term* *syn* **musculus sphincter** [sfɪŋktɚ] *n term*

muscle encircling a duct [ʌ], tube [t(j)uːb] or orifice in a way that its contraction constricts the lumen [uː] or orifice

sphincteric[1] *adj term* • **rhabdosphincter**[2] [ræbdoʊ-] *n* • **sphinctero-** *comb*

» *It interfered [ɪɚ] with the ability of the sphincters to close the anal [eɪ] canal. In the female urethra [iː] there is no purely circular [sɜː] sphincteric entity but abundant[3] [ʌ] circularly oriented muscle fibers. Refractory diabetic [e] diarrhea [iː] is often associated with impaired [eɚ] sphincter control and fecal [iː] incontinence.*

Use internal anal[4] / external urethral[2] ***sphincter*** • pyloric [paɪlɒːrɪk]/ (lower) esophageal [dʒ] ***sphincter*** • incompetent[5] / hypertonic[6] [ɒː] ***sphincter*** • ***sphincter*** tone[7] [oʊ]/ pressure / length • ***sphincter*** function / competence / of Oddi[8] • ***sphincteric*** ring / activity / musculature [ʌ] • ***sphinctero***plasty[9] /tomy

Sphinkter, Musculus sphincter, Schließmuskel
Sphinkter-[1] Rhabdosphinkter, äußerer Harnröhrenschließmuskel, M. sphincter urethrae externus[2] zahlreich[3] Musculus sphincter ani internus, innerer Afterschließmuskel[4] Sphinkterinsuffizienz[5] Sphinkterhypertonie[6] Sphinktertonus[7] M. sphincter Oddii/ ampullae (hepatopancreaticae)[8] Sphinkterplastik[9]

9

pectoral muscle *n clin* *syn* **musculus pectoralis** [eɪ] *n term,* **pec** [pek] *n inf*

paired thick, fan-shaped muscle of the upper chest wall acting on the shoulder joint (greater pectoral[1]) and the thin triangular muscle underneath which arise from the 3rd, 4th and 5th ribs (smaller pectoral[2])

» *The pectoralis major inserts by a flat wide tendon into the crest of the greater tubercle of the humerus. The pectoralis minor acts to raise [ei] the 3rd, 4th and 5th ribs in forced inspiration.*

Use greater[1] / smaller[2] ***pectoral muscle*** • ***pectoralis*** major[1] [meɪdʒɚ]/ minor[2] [aɪ] (muscle) / fascia • ***pectoral*** region [iːdʒ]/ girdle[3] [ɜː]/ lymph node [lɪmf noʊd] • ***pectoral*** nerve / muscle motion [oʊʃ]/ pedicle flap[4]

Brustmuskel
M. pectoralis major, großer Brustmuskel[1] M. pectoralis minor, kleiner Brustmuskel[2] Schultergürtel, Cingulum membri superioris[3] gestielter Pectoralislappen[4]

10

30

biceps [baɪseps] **(muscle of the arm)** *n clin* *syn* **biceps brachii** *n term*
rel **(musculus) triceps** [aɪ] **brachii**[1] [breɪkɪaɪ||kɪiː] *n term*

its long head[2] originates from the supraglenoid tuberosity of the scapula, its short head[3] from the coracoid process[4] and inserts at the radial tuberosity; the biceps flexes and supinates [uː] the forearm

bicipital[5] [baɪsɪpɪtᵊl] *adj term*

» *Decrease [iː] in a deep tendon reflex (biceps or triceps jerk[6] [dʒɜːrk]) is common. Bicipital tendinitis [aɪ] results from inflammation of the tendon sheath surrounding the long head of the biceps. Does this involve repetitive biceps flexion [flekʃᵊn] against resistance?*

Use ***biceps*** femoris (muscle)[7] / tendon • ***biceps*** reflex [iː] *or* jerk[8] / muscle strength • ***bicipital*** tendinitis / groove[9] [uː] • long head[2] / short head[3] ***of the biceps*** • ***triceps*** muscle of the arm[1] / skinfold measurement[10] [eʒ]/ weakness [iː]

M. biceps brachii, Bizeps (brachii)
M. triceps brachii, Trizeps (brachii)[1] Caput longum, langer Kopf[2] Caput breve[3] Rabenschnabelfortsatz, Proc. coracoideus[4] zweiköpfig; Bizeps-[5] Trizepssehnenreflex[6] M. biceps femoris[7] Bizepssehnenreflex[8] Sulcus intertubercularis[9] Trizepshautfaltenmessung[10]

11

(musculus) latissimus dorsi [dɔːrsaɪ] *n term, abbr* **LD**
rel **musculus levator scapulae**[1] [lɪveɪtɚ skæpjuliː] *n term*

broadest muscle of the back (paired); originates via large lumbar aponeuroses at the spinous processes of the lower 5-6 thoracic and the lumbar vertebrae, the median ridge of the sacrum, and the outer lip of the iliac crest and inserts into the posterior lip[2] of the bicipital groove of the humerus with the teres major

» *The fibers of the latissimus dorsi twist as they pass the scapula and converge [-ɜːrdʒ] at the intertubercular groove[3] [uː] of the humerus. With incision of the LD and its aponeurosis, the serratus [eɪ] posterior inferior muscle and the quadratus [eɪ] lumborum [ʌ] are exposed.*

Use ***latissimus dorsi*** musculature / (musculocutaneous [eɪ]/ free) flap[4] • ***levator*** ani [eɪnaɪ] (muscle)[5] / sling[6] / sling gap • ***levator muscle of the*** ribs[7] • ***levator muscle of the*** scapula / upper lip[8] / prostate[9]

M. latissimus dorsi, Latissimus, breiter Rückenmuskel
M. levator scapulae[1] Rand[2] Sulcus intertubercularis[3] (freier) Latissimus dorsi-Lappen[4] M. levator ani[5] Levatorschlinge[6] Mm. levatores costarum[7] M. levator labii superioris[8] M. levator prostatae, M. pubovaginalis[9]

12

trapezius [trəpiːzɪəs] **(muscle)** *n term* *rel* **deltoid** [deltɔɪd] **(muscle)**[1] *n term*

flat, triangular muscle which originates at the nuchal [n(j)uːkᵊl] ligament[2], occipital bone, and spinous [aɪ] processes of the 7th cervical and all thoracic [æs] vertebrae and inserts at the clavicle, acromion, and the spine of the scapula; it draws the head backward, raises the shoulder, and rotates the scapula

trapezoid[3] *adj term* • **(sub)deltoid** [sʌbdeltɔɪd] *adj*

» *Bruits[4] [bruːiz] were most prominent over the lower portion of the trapezius muscle at the back of the neck. Spasm within the trapezius may be palpable as a firm knot [nɒːt]. Subdeltoid soreness[5] frequently radiates [eɪ] along the lateral humerus to the deltoid insertion.*

Use ***trapezius*** fibers / ridge[6] [rɪdʒ]/ musculocutaneous [eɪ] flap • superior / lower ***trapezius*** • ***deltoid*** region / ridge *or* tuberosity[7] / tendon / ligament[8] / insertion[9]

M. trapezius, Kapuzenmuskel
M. deltoideus, Deltamuskel[1] Lig. nuchae, Nackenband[2] trapezförmig[3] Bruits, Geräusche[4] Muskelschmerzen, -kater[5] Linea trapezoidea[6] Tuberositas deltoidea (humeri)[7] Lig. deltoideum/ mediale, inneres Knöchelband[8] Ansatz d. Musculus deltoideus[9]

13

rectus (muscle of the abdomen) *n* *syn* **(musc.) rectus abdominis** *n term*
rel **internal** [ɜː] **oblique**[1]**/ external oblique**[2] [oʊbliːk] **(muscle)** *n*

pair of straight muscles arising from the pubic [pjuːbɪk] crest[3] [k] and inserting at the xiphoid [z] process[4] and the 5th-7th costal [ɒː] cartilages; at the linea alba they are joined by a medial [iː] tendon

» *The rectus functions to flex the vertebral [ɜː] column[5] [kɒːləm], draw the thorax forward, tense[6] the anterior abdominal wall and help compress the abdominal contents. A broad, flat aponeurosis extends medially to the midline, forming the anterior layer of the rectus sheath.*

Use *(**musculus**)* ***rectus*** femoris / capitis anterior[7] / sheath[8] [ʃiːθ]/ diastasis[9] [æ] • rectus / transversus [ɜː] ***abdominis*** *(**muscle**)*

Rectus abdominis, gerader Bauchmuskel
M. obliquus internus abdominis, innerer schräger Bauchmuskel[1] M. obliquus externus abd., äußerer schräger B.[2] Crista pubica[3] Schwertfortsatz, Proc. xiphoideus[4] Wirbelsäule[5] anspannen, straffen[6] M. rectus capitis anterior, vorderer gerader Kopfmuskel[7] Rektusscheide[8] Rektusdiastase[9]

14

gluteal muscles [gluːtɪəl||tiːəl] *n* *rel* **iliopsoas** [ɪlɪəsoʊəs] **(muscle)**[1] *n term*

three paired muscles that form the buttocks[2] [ʌ] and extend, abduct [ʌ] and rotate the thigh[3]

gluteus maximus (muscle)[4] *n term* • **(musculus) psoas**[5] [soʊəs] *n*

» *Pain was referred down the leg from a trigger point in the gluteus medius [iː]. The iliopsoas is the paired group of muscles at the loin[6] [lɔɪn] which consists of the iliacus [ɪlaɪəkəs] and the psoas major muscle. The psoas minor is a long, slender muscle that lies ventral to the psoas major which joins the iliopsoas deep in the pelvis and inserts in the lesser trochanter.*

Use ***gluteus*** medius / minimus[7] • ***gluteal*** tuberosity / area / gait[8] [geɪt]/ fold *or* cleft[9] • ***iliopsoas*** fascia / bursitis [ɜː]/ sign[10] • ***psoas*** major [eɪdʒ]/ minor [aɪ]/ abscess[11] [s]/ sign[10] • ***ilio***femoral /lumbar [ʌ] ligament[12] /pectinal line[13] /tibial band[14]

Gesäßmuskeln
M. iliopsoas[1] Gesäß[2] Oberschenkel[3] M. glutaeus maximus, großer Gesäßmuskel[4] M. psoas, Lendenmuskel[5] Lende[6] M. glutaeus minimus, kleiner Gesäßmuskel[7] Trendelenburg-Zeichen[8] Gesäßfurche, -spalte[9] Psoaszeichen[10] Psoasabszess[11] Lig. iliolumbale[12] Linea arcuata ossis ilii[13] Tractus iliotibialis, Maissiat-Streifen[14]

15

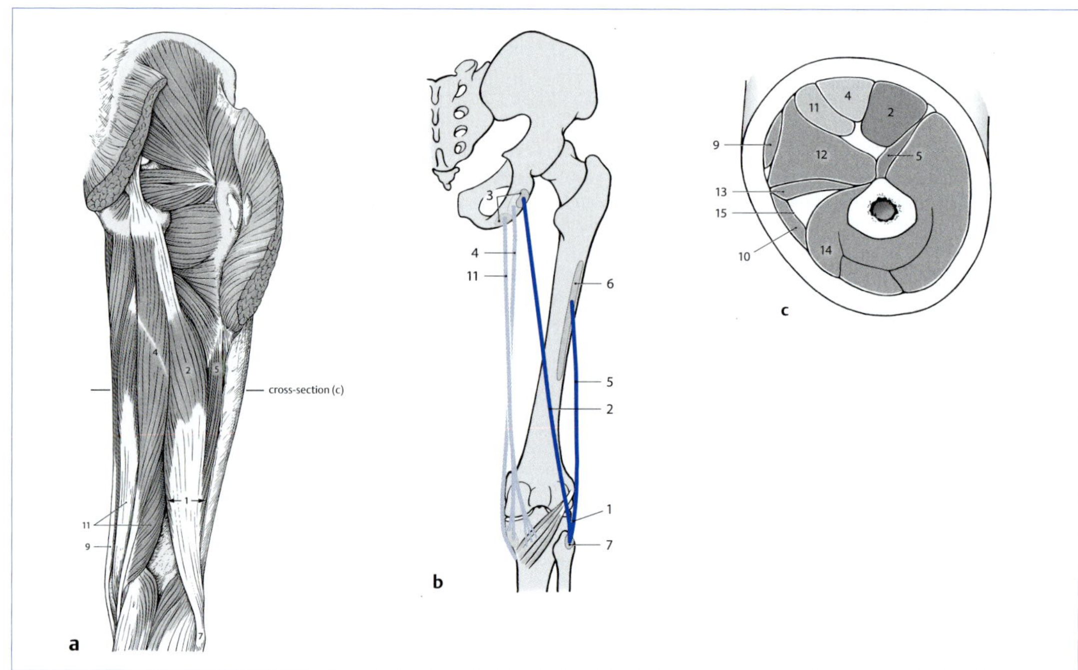

Hamstring muscles: (**a**) muscles of the posterior thigh, (**b**) schematic drawing of the hamstrings, (**c**) cross-section of the thigh: biceps femoris (**1**), long head of the biceps femoris (**2**), ischial tuberosity (**3**), semitendinosus (**4**), short head of the biceps femoris (**5**), lateral lip of linea aspera (**6**), head of the fibula (**7**), pes anserinus (**8**), gracilis (**9**), sartorius (**10**), semimembranosus (**11**), adductor magnus (**12**), adductor longus (**13**), medial vastus (**14**), vasto-adductor membrane (**15**)

hamstrings [hæmstrɪŋz] *n* *syn* **hamstring muscles** *n clin*
rel **quadriceps** [kwɒːdrɪseps] **(femoris** [e] **muscle)**[1] *n term,* **quads**[1] *n pl inf*

muscles at the back of the thigh [θaɪ] responsible for flexing the knee [niː] and moving the leg backward; includes the biceps (femoris)[2], the semitendinosus[3], and the semimembranosus[4]

» *Risk factors for lumbar* [ʌ] *strain*[5] *include a forward-tipped pelvis (bottom to top), weak abdominal muscles and tight*[6] [taɪt] *inflexible hamstrings*[7]*. Significant weakness may develop in the quadriceps muscle group. The quadriceps femoris is the great extensor muscle of the anterior thigh which comprises* [aɪ] *the vastus lateralis*[8]*, medialis and intermedius* [iː].

Use to contract/build *or* develop/stretch/injure/pull[9] ***the hamstrings*** • weak / sore[10] / swollen ***hamstrings*** • ***hamstring*** strain[11] / tear [teɚ] • ***quadriceps*** musculature / jerk [ɜː] *or* reflex[12] • ***quadriceps*** expansion / exercises • rectus[13] / biceps ***femoris***

ischiokrurale Muskulatur, Bein-, Knie-, Oberschenkelbeuger
Oberschenkelstrecker, M. quadriceps femoris[1] M. biceps femoris[2] M. semitendinosus[3] M. semimembranosus[4] Hexenschuss, Lumbago[5] verspannt[6] verkürzte Beinbeuger[7] M. vastus lateralis[8] sich d. Beinbeuger zerren[9] schmerzhafte B.[10] Zerrung d. Beinbeuger[11] Quadrizepssehnen-, Patellarsehnenreflex[12] M. rectus femoris[13]
16

peroneus [perəniːəs] **(muscles)** *n term*
syn **peroneal (muscles)** *n clin & term,* **calf muscles** *n clin*

lateral muscles of the lower leg, the longer one overlying the short peroneal muscle[1] which inserts into the 5th metatarsal; both act to pronate [oʊ] and plantarflex the foot

peroneal *adj term* • **calf**[2] [kæf‖*BE* kɑːf] *n inf, pl* **calves**

» *Activity of the peroneus brevis muscle may increase displacement of the avulsed* [ʌ] *proximal fragment. Weakness of the peroneals is an occasional* [eɪʒ] *predisposing* [iː] *factor.*

Use *(musculus)* ***peroneus*** longus[3] / brevis[1] / tertius[4] [tɜːrʃɪəs] • ***peroneus*** brevis muscle[1] • ***peroneal*** muscles / fibers / tendon / sheath [iː]/ groove [uː] • ***peroneal*** nerve / vein [eɪ]/ palsy[5] [ɔː]/ muscular atrophy • ***calf muscle*** group / pump[6] / strain[7] [eɪ]/ cramp[8] / tenderness • posterior / anterior / tight ***calf muscles*** • triceps muscle of the[9] ***calf***

Mm. peronaei/ fibulares, Waden(bein)muskeln
Musculus peronaeus/ fibularis brevis[1] Wade[2] M. peronaeus/ fibularis longus[3] M. peronaeus/ fibularis tertius[4] Peronäus-, Fibularislähmung[5] (Waden)muskelpumpe[6] Wadenmuskelzerrung[7] Wadenkrampf[8] M. triceps surae[9]
17

Unit 31 Musculoskeletal Function

Related Units: 64 Movement, 65 Walking, 28 Bones, 29 Joints, 30 Muscles, 113 Neurologic Findings, 142 Physical Therapy

contraction [kəntrækʃᵊn] *n* *opposite* **relaxation**[1] [riːlækseɪʃᵊn] *n* → U1-11

(i) shortening or increase in tension of muscular [ʌsk] tissue, e.g. of the ventricle (heart beat), the smooth [uː] muscles [mʌslz] in the intestine, the anal [eɪ] sphincter, or the uterus in labor [eɪ]
(ii) shrinkage[2] [ʃrɪŋkɪdʒ] or reduction [ʌ] in size [saɪz]

contract[3] *v* • **relax**[4] *v* • **relaxed** *adj* • **relaxing** *adj* • **relaxant**[5] *n term*
contractile[6] [-aɪl‖-ᵊl] *adj term* • **contractility**[7] *n* • **contracture**[8] [kəntræktʃɚ] *n*

» *Segmental contractions of the colon form, relax, and reform in different locations. When the displaced tendons*[9] *contract, they create* [krieɪt] *a bowstring* [oʊ] *effect. Muscle relaxants were needed to facilitate skeletal muscle relaxation.*

Use to trigger[10]/inhibit/limit ***contraction*** • muscle *or* muscular[11] / anal / bladder / peristaltic ***contraction*** • phasic [feɪzɪk]/ sustained[12] [eɪ]/ wound [uː]/ cardiac[13] ***contraction*** • active / passive / (in)voluntary[14] / ATP-induced [(j)uːs] ***contraction*** • isometric[15] [aɪsə-]/ isotonic[16] / twitch[17] ***contraction*** • rapid / spastic [æ]/ rhythmic [ɪ]/ forceful[18] ***contraction*** • process / vigor [vɪgɚ]/ speed ***of contraction*** • wave / rate / coordination ***of contraction*** • ***contracted*** abdomen / bladder[19] / gallbladder [ɔː] • non- *or* a***contractile*** • ***contractile*** tissue[20] / fiber [aɪ]/ element / force • ligamentous / muscle *or* muscular[21] ***relaxation*** • active / gradual [grædʒʊəl]/ difficulties in motor ***relaxation*** • mental / biofeedback-assisted[22] / jaw [dʒɒː]/ pelvic floor[23] ***relaxation*** • ***relaxation*** training / response[24] / phase[25] [feɪz] • ***relaxed*** muscle / body posture[26] / patient / attitude • (smooth) [uː] muscle / (non)depolarizing muscle[27] ***relaxant***

(i) Kontraktion, Zusammenziehen (ii) Schwindung
Relaxation, Entspannung, Erschlaffung[1] Schrumpfung, Verminderung[2] kontrahieren, zusammenziehen[3] entspannen, erschlaffen[4] Relaxans, entspannungsförderndes Mittel[5] kontraktionsfähig, kontraktil[6] Kontraktilität[7] Kontraktur[8] Sehnen[9] e. Kontraktion auslösen[10] Muskelkontraktion[11] anhaltende K., Dauerkontraktion[12] Herzkontraktion, Systole[13] (un)willkürl. K.[14] isometr. K.[15] isotonische K.[16] Muskelzuckung[17] starke Kontraktion[18] Schrumpfblase[19] kontraktiles Gewebe[20] Muskelerschlaffung, -entspannung[21] biofeedbackunterstützte Entspannung[22] Beckenbodenentspannung[23] Entspannungsreaktion[24] Entspannungsphase[25] entspannte/ lockere Körperhaltung[26] depolarisierendes Muskelrelaxans[27] 1

flex *v clin & term* *syn* **bend - bent - bent** *v irr, sim* **bow**[1] [*vt* boʊ‖*vi* baʊ] *vt & vi*

to move a joint [dʒɔɪnt] in a way to decrease the angle [æŋgl] between the two adjoining bones

flexion[2] *n term* • **flexible**[3] *adj* • **flexor**[4] *n* • **-flect** *comb* • **bow**[5] [baʊ] *n*

» *Have the patient flex both wrists*[6] [r] *to 90 degrees. The hand was splinted*[7] *in 45° flexion. I can't bend down*[8] *to tie my shoes. In traumatic bowing* [oʊ] *the shaft of a bone is bent.*

Use ***to flex*** your muscles • slightly [slaɪtli]/ partly / acutely [juː]/ fully / forward ***flexed*** • ***to bend*** down / over (forward)[9] / your knee • ***bent***-knee sit-up exercise • ante***flect***[10] • ***to bow*** one's head[11] / down / to the audience [ɒː] • lateral / dorsal / forward / palmar[12] ***flexion*** • plantar[13] [æ]/ volar[12] [oʊ]/ (ab)normal ***flexion*** • angle of greatest[14] / forceful / full ***flexion*** • (gentle) [dʒ] active / passive ***flexion*** • degrees / loss / limitation[15] ***of flexion*** • ***flexion*** position / reflex[16] / crease[17] [kriːs] • ***flexion*** exercise / deformity / contracture[18] • ***flexed*** muscles / wrist / shoulders • ***flexor*** muscle[4] / tendon[19] / pulley[20] [pʊli] • ***flexor*** spasm / weakness [iː] • toe / digital[21] [ɪdʒ]/ forearm[22] ***flexors***

beugen, biegen, flektieren
beugen; neigen, senken, s. verneigen/ (ver)beugen[1] Flexio(n), Beugung[2] biegsam, elastisch[3] Beuger, Beugemuskel, Flexor[4] Verbeugung[5] Handgelenke[6] geschient[7] s. bücken[8] s. nach vorne beugen[9] anteflektieren, vor(wärts)neigen[10] d. Kopf senken/ neigen[11] Palmar-, Volarflexion[12] Plantarflexion[13] max. Beugewinkel[14] Beugungseinschränkung[15] Beuge(-Rückzieh)reflex[16] Beugefurche[17] Beugekontraktur[18] Beugesehne[19] Ringband (d. Beugeseite)[20] Fingerbeuger[21] Unterarmbeuger[22] 2

extend [ɪkstend] *v clin & term* *syn* **stretch** [tʃ] *v, sim* **straighten**[1] [streɪtᵊn] *v clin*

(i) to straighten a limb, diminish the angle of flexion, or bring the distal segment of a limb in such a position that its axis is parallel with that of the proximal part
(ii) to reach or broaden

outstretched[2] *adj* • **stretching** *n* • **stretch**[3] *n* • **straight**[4] *adj*
extension[5] *n term* • **hyperextension**[6] *n* • **extensor**[7] *n* → U141-3

» *The straight leg-raising* [eɪ] *test*[8] *is performed by lifting the extended leg of the supine*[9] [aɪ] *patient. Arch*[10] [ɑːrtʃ] *your back and try to stretch a little more. Examine the affected arm at full stretch. Reduction*[11] [ʌ] *of greenstick fractures is achieved* [tʃ] *by straightening* [eɪ] *the arm into normal alignment* [aɪ].

Use ***to extend*** both arms • ***extended*** anteriorly [ɪɚ]/ outward / 30 degrees • ***to stretch*** your body / the arms / (yourself) out / a muscle • muscle ***stretch*** reflex[12] • ***stretch*** marks[13] / receptor[14] [se]/ reflex[12] [iː] • ***stretch*** injury / test • muscle / passive / active ***stretching*** • excessive *or* undue[15] ***stretching*** • ***stretching*** exercises[16] • ***to straighten*** up[17] / your back • ***to straighten*** your arm / out a curvature[18] [ɜː] • to stand[19]/remain ***straight*** • active finger / neck ***extension*** • knee / joint / full ***extension*** • ***extension*** splint[20] • ***hyperextension*** exercise / injury[21]

(i) (aus)strecken
(ii) sich erstrecken/ ausdehnen (bis)
strecken, (sich) aufrichten, gerade machen[1] ausgestreckt, -gebreitet[2] Dehnen, Strecken[3] gerade[4] Streckung, Extension[5] Hyperextension, Überstreckung[6] Strecker, Extensor[7] Lasègue-Test[8] auf d. Rücken liegend[9] krümmen[10] Reposition[11] (Muskel)dehnungsreflex[12] Schwangerschaftsstreifen[13] Dehnungsrezeptor[14] Überdehnung, übermäßige D.[15] Dehnungsübungen[16] s. aufrichten[17] begradigen[18] gerade stehen[19] Extensionsschiene[20] Überstreckungsverletzung[21] 3

agonist *n term* *rel* **antagonist**[1] [æntæɡənɪst], **synergist**[2] [sɪnɚdʒɪst] *n term*

(i) muscle in a state of contraction opposed by its antagonist (ii) a drug with a specific effect

(ant)agonistic[3] *adj term* • **antagonism**[4] *n* • **synerg(ist)ic**[5] *adj* → U92-6
synergy[6] *n term* • **synergism**[7] *n* • **asynergy**[8] *n* • **dyssynergia**[8] [dɪsɪnɜːrdʒ(ɪ)ə] *n*

» *Rigidity [dʒɪ] involved both the agonist and antagonist muscles of the extremity. This is due to the antagonistic action of the pronator teres [tɪɚiːz] on the biceps [aɪs] and supinator. The coordination of activity by agonists, antagonists, synergists, and fixators is regulated by a three-level hierarchy [aɪ] of motor control.*

Use ***agonist*** properties • ***agonist(ic)*** muscle • physiologic / metabolic / adrenergic [ɜː]/ competitive[9] ***antagonist*** • ***antagonistic*** reflexes [iː]/ action • ***antagonist(ic)*** muscle[1] • ***synergistic*** muscles • flexor-extensor[10] ***synergy***

Agonist
Antagonist, Gegenspieler[1] Synergist[2] (ant)agonistisch[3] Antagonismus, gegensinnige Wirkung[4] synergistisch[5] Synergie, Zusammenwirken[6] Synergismus[7] A-, Dyssynergie, Koordinationsstörung[8] kompetitiver Antagonist[9] Zusammenspiel zwischen Beuger u. Strecker[10]
4

twitch [twɪtʃ] *v & n clin* *rel* **fasciculation**[1], **tic**[2] *n term* → U64-7, U113-1, 4f

(v) to make an uncontrolled, jerky[3] [dʒɜːrki] motion, esp. due to a muscle contraction caused by a nervous [ɜː] condition

fast-twitch[4] *adj term* • **twitching** *adj & n* • **tic-like**[3] *adj* • **fascicular**[5] [sɪ] *adj*

» *Isolated small twitches were felt clinically and recorded by EMG[6]. A fasciculation is a visible or palpable twitch within a single muscle due to the spontaneous [eɪ] discharge[7] of one motor unit. If tics are mild, anxiolytic [ɪ] agents may be used to reduce tic frequency [iː].*

Use ***twitch*** tension / response • ***twitching*** muscles / movements • muscle *or* muscular[8] / fascicular[1] / facial[9] [eɪʃ]/ eyelid[10] ***twitching*** • motor / convulsive[9] [ʌ]/ facial[9] / spasmodic ***tic*** • ***tic*** frequency / intensity / disorder / douloureux[11] • ***fast-twitch*** fibers[12] [aɪ] • ***tic-like*** *or* jerky movements • facial / lingual / muscle / repetitive [e] ***fasciculation*** • ***fasciculation*** potentials[13] • ***fascicular*** block[14] / twitchings[1]

zucken; Zuckung
Faszikulation, faszikuläre Zuckungen[1] Muskelzucken, (nervöses) Zucken, Tic(k)[2] ruckartig[3] schnell zuckend[4] faszikulär[5] Elektromyografie[6] Entladung[7] Muskelzuckung(en)[8] Tic convulsif, Fazialiskrämpfe[9] Lidkrampf, Blepharospasmus[10] Trigeminusneuralgie[11] FT-, schnell zuckende Fasern[12] Faszikulationspotentiale[13] Faszikelblock[14]
5

31

abduct [æbdʌkt] *v term* *rel* **spread**[1] - **spread** - **spread** [e] *v irr clin*
opposite **adduct**[2] [ədʌkt] *v term*

move away from the median [iː] plane of the body (limbs) or of the hand or foot (digits)

abduction[3] [æbdʌkʃᵊn] *n term* • **adduction**[4] *n* • **abductor**[5] *n* • **adductor**[6] *n*

» *In the lithotomy position[7] the thighs [θaɪz] are flexed and abducted. Spread the patient's nostrils apart using the nasal [eɪ] speculum. There is evidence of adduction of the vocal cords[8] on inspiration. The pupil constricted[9] on attempted adduction.*

Use ***to abduct*** slightly / moderately / passively / to 90° • to be held / with the arms[10] ***abducted*** • radial [eɪ]/ ulnar [ʌ]/ full / forced ***abduction*** • decreased [iː]/ hip / shoulder ***abduction*** • ***abduction*** exercises / plaster cast[11] • ***abduction*** splint[12] / limitation[13] • ***to spread one's*** arms / fingers[14] / legs • ***to spread*** the ribs apart • forefoot / toe / thumb [θʌm] ***adduction*** • ***adduction*** position / contracture[15] • ***adductor*** muscle of the thumb / hallucis tendon • ***adductor*** magnus[16] / reflex[17] / spasm[18]

abduzieren, abspreizen, seitwärts wegführen
spreizen, ausbreiten[1] heranführen, adduzieren[2] Abduktion, Abspreizung[3] Adduktion, seitl. Heranführen[4] Abzieh-, Abspreizmuskel, Abduktor[5] Adduktor, Anzieher[6] Steinschnittlage[7] Stimmbänder[8] verengte sich[9] m. ausgebreiteten Armen[10] Abduktionsgips[11] Abduktionsschiene[12] Abduktionshemmung, -einschränkung[13] die Finger spreizen[14] Adduktionskontraktur[15] M. adductor magnus[16] Adduktorenreflex[17] Adduktorenspasmus[18]
6

rotation [eɪʃ] *n* *rel* **circumduction**[1] [sɜːrkəmdʌkʃᵊn] *n term*, **twist**[2] *v & n clin*

combination of all movements of a ball-and-socket joint[3]

rotate[4] *v term* • **rota(to)ry, rotational**[5] *adj* • **circumduct**[6] *v* • **untwist**[7] *v*

» *There is pain on the inner aspect of the thigh with abduction, extension, and internal rotation of the knee. The twist was 360 degrees. Epiphyseal [ɪ] fractures usually occur as a result of severe twisting, pulling or shaking [eɪ] of a child's limbs [lɪmz].*

Use to control/avoid ***rotation*** • external / inward ***rotation*** • (counter)clockwise[8] [aʊ]/ reversed[9] [ɜː] ***rotation*** • rapid *or* brisk / (in)complete ***rotation*** • forearm / head / ocular ***rotation*** • mal/ de/ counter***rotation*** • ***to twist one's*** ankle[10] / neck • ***rotational*** (mal)alignment[11] [aɪ]/ forces / instability[12] • ***rotational*** control / deformity / osteotomy[13] • ***rota(to)ry*** motion[14] / subluxation [ʌ]/ chair[15] • ***twisting*** forces[16] / injury[17] / motion[14]

Rotation, Drehung
Zirkumduktion, Kreisbewegung[1] torquieren, (ver)drehen; Verdrehung, Torsion[2] Kugelgelenk[3] (sich) drehen, rotieren[4] Rotations-, Dreh-[5] kreisen[6] detorquieren[7] D. gegen d. Uhrzeigersinn[8] Gegendrehung[9] s. d. Knöchel verstauchen[10] Rotationsfehlstellung[11] Rotationsinstabilität[12] Drehosteotomie[13] Drehbewegung[14] Drehsessel[15] Torsionskräfte[16] Torsionsverletzung[17]
7

eversion [ɪvɜːrʒᵊn] *n term* *opposite* **inversion**[1] [ɪnvɜːrʒᵊn] *n term*

turning laterally or outward, e.g. the sole [soʊl] of the foot or the eyelids

evert[2] *v term* • **invert**[3] *v* • **-version** [ɜː] *comb*

» *Occult [ʌ] lesions [iːʒ] can be demonstrated by x-rays under eversion or inversion stress. The foot was slightly inverted to relax the tension on the deltoid ligament [ɪ].*

Use forced / gentle / excessive / subtalar [eɪ] ***eversion*** • ***eversion*** position / tape strapping[4] / fracture[5] • forced ***inversion*** • ***inversion of the*** (hind)foot [aɪ]/ heel [iː]/ subtalar joint • ***inversion*** stress / ankle sprain[6] [eɪ]/ range • ***inversion*** instability / deformity • ***everted*** foot / lid[7] / umbilicus • femoral [e] ante[8]/ uterine[9] [juː] retro***version***

Eversion, Auswärtsdrehung, Ausstülpung
Inversion, Einwärtsdrehung, Einstülpung[1] auswärtsdrehen[2] einwärtsdrehen[3] Eversionstapeverband[4] Eversionsfraktur[5] Inversionsverstauchung d. Knöchels[6] Augenlidektropium[7] Antetorsion[8] Rückwärtsneigung d. Gebärmutter, Retroversio uteri[9]
8

supination [suːpɪneɪʃᵊn] *n term* *opposite* **pronation**[1] [proʊneɪʃᵊn] *n term*

(i) rotation of the forearm so that the palm [pɑːm] faces upward
(ii) elevation of the medial [iː] edge of the foot

supinate[2] *v term* • **pronate**[3] *v* • **pronator**[4] *n* • **supine**[5] [aɪ] *adj* • **prone**[6] *adj*

» *Reduction was accomplished by forced supination of the forearm. The more proximal the amputation, the less pronation and supination is possible. The forearm was pronated and the elbow extended. Immobilize the wrist in pronation. Have the patient pronate the thumb.*

Use to be in / full / relative / forearm[7] ***supination*** • to permit/limit *or* restrict[8]/preclude ***pronation*** • limited / repetitive / rhythmic [ɪ]/ complete ***pronation*** • ***to supinate*** against resistance • ***supinator*** longus reflex[9] • ***pronator*** teres[10] / quadratus [eɪ] (muscle) • ***supine*** position *or* posture[11] / X-rays) • ***supine*** exercise / patient / hypotension • ***prone*** sleeping position /-sleeping infants

(i) Supination
(ii) Auswärtsdrehung des Fußes
Pronation; Einwärtsdrehung/ Senkung d. inneren Fußrandes[1] supinieren, auswärtsdrehen[2] pronieren, einwärtsdrehen[3] Pronator, M. pronator[4] supiniert, in Rückenlage[5] proniert, in Bauchlage[6] Unterarmsupination[7] die Pronation einschränken[8] Radiusperiostreflex[9] M. pronator teres[10] Rückenlage[11] 9

muscle *or* **muscular tone** [toʊn] *n* *syn* **tonus** [toʊnəs] *n term*
rel **tension**[1] [tenʃᵊn] *n*, **turgor**[2] [tɜːrgɚ] *n term*

continuous activity of muscles which helps maintain body posture, venous [iː] return, etc.

tonic[3] *adj & n term* • **tonicity**[4] *n* • **tense**[5] *adj* • **tensile**[6] *adj* • **tono-, -tonic** *comb*

» *The sphincter maintains urethral [iː] closure [oʊʒ] by its passive tone. Neuropathy is also responsible for the loss of tone[7] of intrinsic foot muscles. The bright red spot which appears first spreads to form a tense, glistening[8] [ɪs], hot area.*

Use skeletal / abdominal / uterine [juː] ***muscle tone*** • smooth [uː]/ myogenic [maɪədʒenɪk]/ decreased[9] ***muscle tone*** • to lose/regain/restore ***tone*** • increase in[10] / poor / normal / passive ***tone*** • ***tonic*** spasm /-clonic seizure[11] [siːʒɚ] • hypo [haɪpoʊ]/ hyper/ iso***tonic*** [aɪ] • sphincter / flexor / postural / vascular[12] / vesical / rectal / resting[13] ***tone*** • anal [eɪ] ***tonus*** • ***tono***meter[14] • ***to tense*** up[15] • ***tense*** patient / back[16] / abdomen • (chronic) muscle / nervous[17] [ɜː]/ skin ***tension*** • ***tension*** headache[18] • ***tensile*** strength[19]

Muskeltonus
(An)spannung[1] Turgor, Gewebespannung[2] tonisch, tonisierend; Tonikum, Stärkungsmittel[3] Tonizität, Spannungszustand[4] gespannt, straff; verkrampft, nervös[5] dehnbar; Zug-[6] Tonusverlust[7] glänzend[8] herabgesetzter Muskeltonus[9] Tonuserhöhung[10] tonisch-klonischer (Krampf)anfall[11] Gefäßtonus[12] Ruhetonus[13] Tonometer, Druckmesser[14] s. verkrampfen[15] verspannter Rücken[16] Nervenanspannung[17] Spannungskopfschmerz[18] Zugfestigkeit[19] 10

supple [sʌpl] *adj inf & clin* *sim* **pliable**[1] [plaɪəbl], **limber**[2] [lɪmbɚ] *adj clin*

(i) bending and stretching easily without tearing [eɚ]
(ii) not unduly[3] [(j)uː] stiff or tense (esp. on palpation)

suppleness[4] *n* • **pliability**[5] *n* • **limber up**[6] *v phr clin* → U1-13

» *This exercise will keep your shoulders supple. Are you supple enough to reach your toes? The patient's neck is supple. The 1st heart [hɑːrt] sound may be palpable in patients with pliable valves [æ]. Go for frequent short walks to limber up your legs.*

Use ***supple*** neck / foot / tissue [tɪʃ‖sjuː] • ***supple*** limbs[7] [lɪmz]/ skin / mind[8] • ***pliable*** skin[9] / valves[10] / vagina [dʒ]/ bladder wall • ***limber*** body

geschmeidig, elastisch, beweglich
biegsam, formbar[1] beweglich, gelenkig[2] übermäßig[3] Geschmeidigkeit, Beweglichkeit[4] Biegsamkeit, Geschmeidigkeit[5] aufwärmen, Lockerungsübungen machen[6] bewegliche Glieder[7] reger Geist[8] geschmeidige Haut[9] nicht kalzifizierte Herzklappen[10] 11

flaccid [flæ(k)sɪd] *adj* *syn* **limp** [ɪ] *adj*, *sim* **flabby**[1] [æ], **floppy**[2] [flɒːpi] *adj inf*
rel **paralyzed**[3] [pærəlaɪzd] *adj term* → U135-11

soft, weak [iː], not firm [ɜː] and lacking normal tone

flaccidity[4] *n term* • **paralysis**[5] [pəræləsɪs] *n* • **limpness**[4] *n* • **flabbiness** *n*

» *Upper motor neuron [n(j)ʊɚɒːn] deficit was associated with lower limb numbness[6] [ʌ], flaccid tone, and absent tendon reflexes[7]. In a paralyzed extremity, loss of vasomotor control leads to a lowered tone in the vascular bed. Pain may precede [siː] the onset of paralysis.*

Use ***flaccid*** muscles / penis [iː]/ bladder / weakness / paralysis[8] • to become/go[9] ***limp*** • ***limp*** handshake[10] / spell[11] • ***paralyzed*** muscle / limb / cord[12] • ***paralyzed*** diaphragm[13] [daɪəfræm]/ child / by fear[14] • facial [eɪʃ]/ muscular / sleep[15] ***paralysis*** • ***floppy*** infant[16] (syndrome) / valve [æ] syndrome[17] / foot

Note: Do not confuse ***limpness*** with ***limping***[18] or a ***limp***[18].

schlaff, weich
wabbelig, schlaff[1] schlaff, schlapp[2] gelähmt, paralysiert[3] Schlaffheit[4] Lähmung, Paralyse[5] Taubheit[6] Sehnenreflexe[7] schlaffe Lähmung[8] ohnmächtig werden[9] schlaffer Händedruck[10] Synkope[11] Stimmlippenlähmung[12] Zwerchfelllähmung[13] vor Angst wie gelähmt[14] Schlaflähmung[15] extrem schlaffes/ hypotones Kind, floppy infant[16] Mitralklappenprolaps-, Barlow-Syndrom[17] Hinken, Humpeln[18] 12

31

muscle strength [mʌsl streŋkθ] *n* *syn* **muscle power** [paʊɚ] *n* *opposite* **muscle weakness**[1] [iː] *n*

ability of muscles to resist or produce physical [fɪzɪkᵊl] force

strengthen[2] *v* • **strengthening**[3] *adj & n* • **strong**[4] *adj* • **weaken**[5] *v* • **weak**[6] *adj*

» *Continue treatment until muscle strength and full joint motion are recovered*[7] [ʌ]. *Abdominal conditioning*[8] *and spinal muscle strengthening exercises are prescribed* [aɪ] *when pain subsides*[9] [aɪ]. *Profound* [aʊ] *magnesium* [iː] *depletion* [iːʃ] *can cause acute muscle weakness.*

Use to build *or* improve[10]/maintain/lose ***muscle strength*** • to test/recover/(re)gain ***muscle strength*** • abdominal / biceps [aɪs]/ expiratory ***muscle strength*** • diminished / improved / momentary loss of[11] ***muscle strength*** • (proximal) leg / hand grip *or* grasp[12] / upper extremity ***strength*** • full / half / maximal[13] / normal ***strength*** • asymmetric leg / upper arm / focal (motor) ***weakness*** • diffuse / (bi)facial / episodic ***weakness*** • ***strengthening*** exercise[14] • ***muscle*** mass / stamina[15] [æ]/ action potential[16]

Muskelkraft
Muskelschwäche[1] stärken, kräftigen[2] stärkend, Kräftigungs-; Kräftigung, Stärkung[3] stark, kräftig[4] (ab)schwächen; schwächer w., erlahmen[5] empfindlich, schwach[6] wiederhergestellt[7] Bauchmuskeltraining[8] nachlässt[9] die Muskelkraft verbessern[10] vorübergehender Verlust d. Muskelkraft[11] Greifkraft[12] Maximalkraft[13] Kräftigungsübung[14] Muskelausdauer[15] Muskelaktionspotential[16]

13

ossification [ɒːsɪfɪkeɪʃᵊn] *n term* *rel* **calcification**[1] [kælsɪfɪkeɪʃᵊn] *n term*

bone formation which in long bones occurs by the replacement of calcified cartilage [kaːrtᵊlɪdʒ] at the epiphysial plate where osteoblasts form bone trabeculae[2] [-iː]

ossified[3] *adj term* • **osseo-**, **osteo-** *comb* → U106-15
(de)calcify[4] *v* • **calcific** *adj* • **(de)calcification**[5] *n*

» *Femoral* [e] *head ossification is usually present by 6 months of age. Many of the pertinent* [ɜː] *structures in the elbow ossify late in childhood. Children with rickets*[6] *have defective calcification of growing bone and hypertrophy of the epiphyseal* [ɪ] *cartilages.*

Use en(do)chondral[7] [kɒː]/ paravertebral / delayed [eɪ] ***ossification*** • ***ossification*** center[8] • central / peripheral / articular cartilage / ectopic ***calcification*** • soft tissue / subcutaneous [eɪ] ***calcification*** • degenerative [dʒe]/ atherosclerotic[9] / metastatic[10] ***calcification*** • ***calcific*** density / deposits[11] / tendinitis [aɪ] • ***calcified*** cartilage[12] / woven[13] [oʊ] bone • ***osteo***blast[14] /clast[15] /genesis[16] /lytic [ɪ] /periosteal • ***osteo***arthrosis /chondritis /porosis /tomy /sclerosis • ***osseo***integration[17]

Ossifikation, Verknöcherung
Kalzifikation, Verkalkung, Kalkeinlagerung[1] Knochenbälkchen, Trabeculae[2] verknöchert, ossifiziert[3] verkalken, Kalk ablagern, kalzifizieren[4] Entkalkung, Dekalzifizierung[5] Rachitis[6] enchondrale Ossifikation[7] Ossifikationskern[8] Arterienverkalkung, Arteriosklerose[9] Calcinosis metastatica[10] Kalkablagerungen[11] verkalkter/ kalzifizierter Knorpel[12] verkalkter Geflechtknochen[13] Osteoblast, Knochenbildungszelle[14] Osteoklast, Knochenfresszelle[15] Knochenbildung, Osteogenese[16] Osseointegration[17]

14

stability [stəbɪləti] *n* *opposite* **instability**[1] *n*

ability to resist change and remain constant despite disturbing [ɜː] influences, esp.

(de)stabilize[2] [eɪ] *v term* • **(de)stabilization**[3] *n* • **(un)stable**[4] [eɪ] *adj*

» *Dislocations require immediate reduction* [ʌ], *followed by tests for stability and tendon function. Adjustable* [dʒʌ] *supports help reduce deformities, soft tissue contracture, or instability of the ligaments. Both arms need to be held in a stable position. Muscles that stabilize the arm position* [ɪʃ] *are termed fixators.*

Use to provide[5]/maintain [eɪ] /restore ***stability*** • postural / clinical / psychosocial [saɪkə-] ***stability*** • physical [ɪ]/ joint[6] [dʒɔɪnt]/ chest [tʃ] wall[7] / vasomotor [eɪ] ***instability*** • cervical spine / surgical[8] [ɜː] ***stabilization*** • ***stable*** fracture[9] / weight [weɪt] • ***unstable*** joint[10] / ankle injury / tendon / dislocation[11] / gait[12] [geɪt]

Stabilität, Festigkeit
Instabilität[1] stabilisieren[2] Stabilisierung[3] (in)stabil[4] für Stabilität sorgen[5] Gelenkinstabilität[6] Thoraxinstabilität[7] operative Stabilisierung[8] stabile Fraktur[9] instabiles Gelenk[10] instabile Luxation[11] unsicherer Gang[12]

15

elasticity [iːlæstɪsəti] *n* *sim* **resilience** *or* **resiliency**[1] [rɪzɪliənˈsi] *n* *rel* **friability**[2] [fraɪəbɪləti], **brittleness**[2] [ɪ], **fragility**[2] [frədʒɪləti] *n*

physical and physiologic quality (e.g. of muscles or bones) that enables tissues to yield[3] [jiːld] to passive physical stretch or pressure and subsequently [ʌ] return to their original shape

elastic[4] *adj* • **elastin**[5] *n* • **resilient**[4] *adj* • **brittle**[6] *adj* • **fragile**[6] *adj* • **friable**[6] *adj*

» *Elasticity is lost with age. The nails are lusterless*[7] [ʌ], *brittle, and the substance of the nail is friable. The intervertebral disks*[8] *are elastic in youth and allow the bony vertebrae to move easily upon each other. Due to the resiliency of the proximal femur* [iː] *a fracture in this region can only occur* [ɜː] *with severe trauma* [ɒː].

Use to lose/reduce/have good ***elasticity*** • skin / tissue ***elasticity*** • long-lasting[9] ***resiliency*** • ***elastic*** fibers[10] [aɪ]/ tissue[11] / properties / recoil of the lung[12] • ***elastic*** bandage[13] [-ɪdʒ]/ stockings[14] • ***brittle*** bones / nails[15] / diabetes[16] [iː]

Elastizität, Biegsamkeit
Spannkraft, Elastizität[1] Brüchigkeit, Sprödigkeit[2] nachgeben[3] elastisch[4] Elastin[5] brüchig, zerbrechlich, spröde[6] glanzlos[7] Zwischenwirbel-, Bandscheiben[8] Dauerelastizität[9] elastische Fasern[10] elast. Bindegewebe[11] Lungenwiderstand[12] elastische(r) Binde/ Verband[13] Gummi-, Stützstrümpfe[14] brüchige Nägel[15] Brittle Diabetes, instabiler juveniler Diabetes (mellitus)[16]

16

flexibility *n* *opposite* **inflexibility[1], rigidity[1]** [dʒɪ] *n term,* **stiffness[1]** *n clin*

ability to bend and move one's body without undue restrictions or pain

(in)flexible[2] *adj* • **rigid[3]** [rɪdʒɪd] *adj* • **flexure[4]** [flekʃɚ] *n term*
stiff *adj clin* • **stiffen[5]** [stɪfᵊn] *v*

» *Joint flexibility and motor function [ʌ] were regularly assessed. The rigidity of catalepsy may be overcome by slight external force but returns at once. This leads to local pain, stiffness, and restricted activity.*

Use to provide/improve/promote/require ***flexibility*** • normal / joint / waxy[6] / mental ***flexibility*** • ***flexible*** flatfoot[7] / endoscope • ***inflexible*** hamstrings[8] • ***flexible*** rib cage [keɪdʒ]/ deformity • ***rigid*** posture [pɒːstʃɚ]/ erection / cervical [sɜːr-] collar[9] • ***rigidly*** extended arm • nuchal[10] [n(j)uːkᵊl]/ spastic / abdominal[11] / board-like[11] [ɔː]/ penile [iː] ***rigidity*** • morning[12] / muscle / neck[10] ***stiffness*** • hand / back / sensation of[13] ***stiffness*** • progressive ***stiffening***

Flexibilität, Beweglichkeit, Biegsamkeit
Starrheit, Steifigkeit, Steifheit[1] flexibel, beweglich, biegsam[2] steif, starr, rigid[3] Biegung, Krümmung, Flexur[4] steif werden, versteifen[5] wachsartige Biegsamkeit, Flexibilitas cerea[6] kindl. Knick-Senkfuß[7] unbewegliche/ steife Beinbeuger[8] HWS-Stützkrawatte[9] Nackensteifigkeit[10] bretthartes Abdomen[11] Morgensteifigkeit[12] Steifigkeitsgefühl[13]
17

range of motion [reɪndʒ ɒːv moʊʃᵊn] *n term, abbr* **ROM**
syn **range of movement** [muːvmənt] *n term*

maximum extent (measured in degrees of a circle) to which a joint can be extended or flexed

» *When all pain has resolved[1], ROM exercises are added to improve flexibility. A mild to moderate increase in ROM of the knee can be expected. If stable [eɪ] fixation is obtained [eɪ], active ROM exercises can be started at 5-7 days postoperatively.*

Use to assess/control/restrict *or* curtail[2] [eɪ] /preserve [ɜː] *or* maintain ***ROM*** • to re-establish *or* recover/augment[3] ***ROM*** • functional / joint[4] / full ***ROM*** • abnormal / loss of ***ROM*** • gentle [dʒe] ***ROM*** exercises • active[5] / passive[6] ***ROM*** • normal / restricted *or* limited ***ROM*** • joint[7] / body / leg / hip / lumbar [ʌ] spine[8] [aɪ] ***motion*** • right ventricular wall / rotatory[9] / slight [aɪ] ***motion*** • extremes [iː] of / pain-free / pain aggravated by[10] ***motion*** • loss of / restriction *or* limitation of[11] ***motion*** • ***range*** of knee [niː] motion[12]

Bewegungsausmaß
abgeklungen[1] d. Bewegungsausmaß einschränken[2] das Bewegungsausmaß vergrößern/ steigern[3] Bewegungsausmaß im Gelenk[4] aktives B.[5] passives B.[6] Gelenkbewegung[7] Bewegung d. Lendenwirbelsäule[8] Drehbewegung, Rotation[9] Bewegungsschmerz[10] Bewegungseinschränkung[11] Bewegungsausmaß im Kniegelenk[12]
18

motor coordination [koʊɔːrdɪneɪʃᵊn] *n term*
rel **motor dexterity[1]** [deksterəti] *n term*

harmonious coworking of the motor apparatus [eɪ], esp. in the execution of purposeful [ɜː] movements[2]

(un/ well-)coordinated[3] *adj* • **coordinate[4]** *v* • **incoordination[5]** *n term*

» *Motor dysfunction may result from weakness, imbalance, and other disturbances [ɜː] in the initiation or coordination of movement. Absorption of nutrients[6] [uː] in the GI tract[7] also depends on the deeper muscular layers for the coordinated propulsion [ʌ] of food through the lumen. Upper motor neuron lesions cause incoordination that is manifest as slow, coarse [ɔː] movements[8]. Neurologic abnormalities of fine motor coordination are common.*

Use poor / lack of[5] / impaired[5] [eɚ]/ fine[9] / visual-***motor coordination*** • eye-hand[10] / proper[11] ***coordination*** • ***coordinated*** reflexes[12] • motor ***incoordination*** • manual[13] / loss of ***dexterity*** • ***uncoordinated*** eye movements / contractions

Bewegungskoordination
motorische Geschicklichkeit[1] zielgerichtete Bewegungen[2] gut koordiniert[3] koordinieren, aufeinander abstimmen[4] Inkoordination, fehlende K., Koordinationsstörung[5] Nährstoffe[6] Verdauungstrakt[7] unkoordinierte Bewegungen[8] Feinkoordination, feinmotor. K.[9] Auge-Hand-K.[10] richtige Koordination[11] koordinierte Reflexe[12] manuelle Geschicklichkeit[13]
19

fine motor skills *n term* *opposite* **gross** [groʊs] **motor skills[1]** *n term*

precisely [saɪ] coordinated movements, e.g. writing, cutting, sewing[2] [oʊ], visual tracing [eɪs]

» *Changes in gross motor skills have a great impact on the child's exploration of the environment [aɪ]. These neurons are involved in the execution [juːʃ] of learned, fine movements. Is there any difficulty with eating and fine facial [eɪʃ] movements?*

Use ***fine*** coordination / motor control / dexterity[3] • ***fine*** movements / twitching[4] [ɪ]/ tremor[5] • ***gross*** deformity[6] / facial asymmetry / instability / hematuria[7] • ***motor*** abilities[8] / activity / behavior[9] [eɪ]/ fiber [aɪ]/ neuron[10] • ***motor*** pathways[11] / control / power / abnormality • ***motor*** function[12] [ʌ]/ development[13] / deficit / restlessness[14] / seizure [siːʒɚ] • ***motor*** dysphagia [dɪsfeɪdʒ(ɪ)ə]/ axon / cortex[15] / end plate[16]

Feinmotorik
Grobmotorik[1] Nähen[2] feinmotor. Geschicklichkeit[3] leichtes Zucken[4] feinschlägiger Tremor[5] schwere Fehlbildung[6] Makrohämaturie[7] motor. Fähigkeiten[8] motor. Verhalten[9] Motoneuron[10] motor. (Nerven)bahnen[11] Motorik[12] motor. Entwicklung[13] motor. Unruhe[14] Motorkortex, motor. Rinde(nfeld)[15] motor. Endplatte[16]
20

Unit 32 The Heart

Related Units: 33 Cardiac Function, 36 Blood & Lymph Circulation, 43 Lungs, 110 Cardiovascular Signs & Symptoms

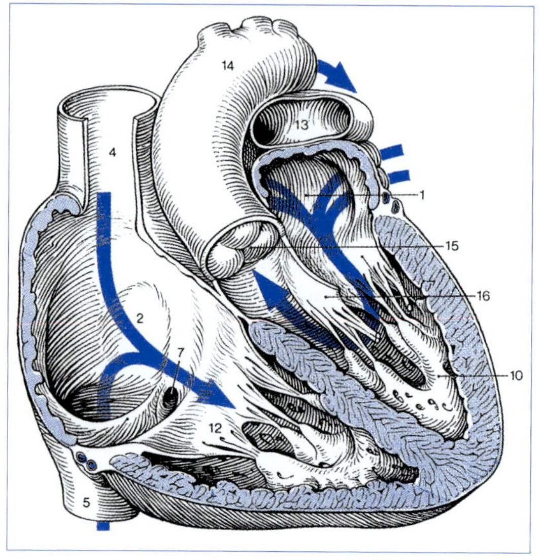

The heart:
left atrium (**1**), right atrium (**2**), superior vena cava (**4**), inferior vena cava (**5**), coronary sinus (**7**), trabeculae carneae (**10**), anterior papillary muscle (**11**), tricuspid valve (**12**), pulmonary trunk (**13**), aorta (**14**), aortic valve (**15**), mitral valve (**16**)

32

heart [hɑːrt] *n* *syn* **cor** *n term, gen* **cordis,** *rel* **precordium**[1] *n term*

(i) hollow muscular organ that is divided into four chambers which receive the blood from the veins and pump it into the arteries
(ii) in genE, a person's character, emotions and feelings, courage, or the central, most important part

heartache[2] [-eɪk] *n clin* • **cordial**[3] *adj* • **precordial** *adj term* • **heartburn**[4] [ɜː] *n*

» *Your heart sounds fine. The heart is more centrally placed in the chest in newborns. I have a weak* [iː] *heart, doctor. Is the heart beating? The chest wall is often the source of hemorrhage* [-ɪdʒ], *but the lung, heart, pericardium, and great vessels account for 15-25% of cases.*

Use to examine/listen to/supply[5] [aɪ]/innervate/compress ***the heart*** • right / left / fetal [iː]/ large / artificial[6] [ɪʃ] ***heart*** • palpitating *or* thumping [ʌ] *or* pounding[7] [aʊ] ***heart*** • boot-shaped[8] [uː] ***heart*** • donor[9] [oʊ]/ normal-sized [saɪzd]/ transplanted ***heart*** • brave [eɪ]/ passionate / faithful [eɪ] ***heart*** • ***heart*** muscle [mʌsl]/ function / action[10] / beat[11] [iː] • ***heart***-sick / rate[12] [eɪ]/ sounds[13] [aʊ]/ size • ***heart*** disease [iː]/ murmur[14] [ɜː]/ attack[15] • ***heart*** failure[16] / block / surgery • ***heart***-lung machine[17] • ***precordial*** lead[18] [iː]/ chest pain / thump[19] [ʌ]

(i) Herz, Cor, Cardia
(ii) Herz, (Mit)gefühl
Präkordialgegend[1] Kummer[2] herzlich[3] Sodbrennen[4] das Herz versorgen[5] künstliches Herz, Kunstherz[6] (heftig) klopfendes Herz[7] Coeur en sabot, Holzschuhherz[8] Spenderherz[9] Herztätigkeit[10] Herzschlag[11] Herzfrequenz[12] Herztöne[13] Herzgeräusch[14] Herzanfall, -infarkt[15] Herzversagen[16] Herz-Lungen-Maschine[17] Brustwandableitung[18] präkordialer Faustschlag[19] 1

heartless *adj* *opposite* **kind-hearted**[1], **hearty**[2], **heartfelt**[3] *adj*

to be lacking in feeling, pity[4], warmth, courage [kɜːrɪdʒ] or enthusiasm [uː]

heart-broken[5] *adj* • **heartening**[6] *adj* • **open-heartedness**[7] *n*

» *How could he be so heartless as to leave his family when they needed him most. His wife was heartbroken when she heard the prognosis. A hearty breakfast would be better for your health. Ms. Morgan is a grim-faced but kind-hearted and very co-operative elderly spinster*[8].

Use to open one's/lose one's/have no/take[9]/take sth. to/learn by[10] ***heart*** • at[11] / a change of[12] / with all my ***heart*** • open-/ light-[13]/ broken-/ faint-[14] [eɪ] ***hearted*** • half-/ hard-/ cold-***hearted*** • kind-/ warm-/ light-***heartedness*** • ***heart***-sick /-rending[15] /-throb[16] • ***heart***-shaped /-searching[17] /-warming • ***hearty*** appetite / meal[18] [iː]/ soup / health / voice / laugh [læf‖ *BE* lɑːf] • ***heartfelt*** thanks • ***heart*** of gold / of stone /-to-heart[19] / and soul • ***heart-breaking*** report

herz-, gefühllos, grausam
gutherzig[1] herzlich; herzhaft, kräftig[2] tief empfunden, herzlich[3] Mitleid, -gefühl[4] todunglücklich, untröstlich[5] ermutigend[6] Offenherzigkeit[7] unverheiratete ältere Frau[8] Mut fassen[9] auswendig lernen[10] i. Grunde d. Herzens[11] Gesinnungswechsel, Meinungsänderung[12] heiter, unbekümmert[13] zaghaft[14] herzzerreißend[15] Herzensbrecher[16] Gewissenserforschung[17] kräftige Mahlzeit[18] ganz offen[19] 2

cardiac [kɑːrdiæk] *adj term*

related to or acting on the heart

non/ intracardiac *adj term* • **card(io)-** *comb* • **-cardia(c)** *comb*

» *Careful preoperative assessment of cardiac patients[1] undergoing noncardiac surgical procedures [siː] is of crucial [kruːʃᵊl] importance. The stroke syndrome[2] [ɪ] that can be clinically recognized as embolic is that of cardiac origin.*

Use ***cardiac*** muscle / chamber[3] [tʃeɪmbɚ]/ valve[4] [æ]/ rate • ***cardiac*** rhythm [ɪ]/ cycle [saɪkl]/ contraction / output[5] • ***cardiac*** disease / arrest[6] / enlargement • ***cardiac*** silhouette[7] / failure[8] / massage [ɑː] • ***cardiac*** tamponade[9] [eɪ]/ enzymes [zaɪ]/ compression / catheter • ***cardiac*** pacemaker[10] [eɪ]/ work (load)[11] [oʊ]/ valvular disease *or* valvulopathy[12] • ***noncardiac*** chest pain / surgery • ***cardio***gram /logist /megaly /vascular • ***cardio***pulmonary bypass[13] /version /plegia[14] [pliːdʒ(ɪ)ə] • tachy[15] [tækɪ-]/ brady***cardia***

> **Note:** The term ***cardia***[16] denotes the portion of the stomach at the esophageal opening, therefore ***cardiac*** and ***cardio-*** may also refer to the stomach.

kardial, Herz-
Herzpatienten[1] Schlaganfall, apoplekt. Insult[2] Herzkammer[3] Herzklappe[4] Herzminutenvolumen[5] Herz(-Kreislauf-)stillstand[6] Herzsilhouette[7] Herzversagen[8] Herz(beutel)-, Perikardtamponade[9] Herzschrittmacher[10] Herzarbeit[11] Herzklappenerkrankung[12] kardiopulmonaler Bypass[13] (künstl.) induzierter Herzstillstand, Kardioplegie[14] Tachykardie[15] Kardia, Mageneingang, Pars cardiaca ventriculi[16]

3

cardiac apex [eɪ] *n term* *syn* **apex cordis** *n, opposite* **base[1]** [beɪs] *n term*

rounded lower border of the heart formed by the left ventricle; usually located at the 5th intercostal space[2] (*abbr* ICS)

» *In most patients, the left anterior descending [se] artery wraps [ræps] the apex of the heart. The murmur [ɜː] of aortic stenosis in the elderly is sometimes heard only at the cardiac apex. The opening snap[3] was heard best at the lower left sternal [ɜː] border and radiated [eɪ] to the base of the heart.*

Use left/right ventricular / bladder / lung ***apex*** • ***apex*** beat[4] / murmur[5] / cardiogram[6]

Apex (cordis), Herzspitze
Herzbasis, Basis cordis[1] Zwischenrippen-, Interkostalraum[2] Öffnungston[3] Herzspitzenstoß[4] Herzspitzengeräusch[5] Apexkardiogramm[6]

4

endocardium *n term* *rel* **pericardium[1], epicardium[2]** *n term, pl* **-cardia**

innermost layer of endothelium which lines[3] the walls of the heart chambers [tʃeɪmbɚz]

endocardial *adj term* • **pericardial** *adj* • **pericard-, endocard-** *comb*

» *The depolarization wavefronts[4] then spread [e] through the ventricular wall, from endocardium to epicardium, triggering ventricular contraction. In patients with small effusions [juːʒ] the presence of pericardial fluid is recorded by transthoracic [-æsɪk] echocardiography as a relatively echo-free [k] space between the posterior pericardium and left ventricular epicardium.*

Use ventricular / mural [jʊ]/ infarcted ***endocardium*** • ***endocardial*** inflammation[5] [-eɪʃᵊn]/ fibrosis / fibroelastosis[6] [aɪ] • ***endocardial*** cushion [ʊ] defect[7] • sub***endocardial*** • ***endocard***itis[5] [aɪ] • parietal [aɪə]/ posterior [ɪɚ]/ engorged[8] [-gɔːrdʒd] ***pericardium*** • thickened / constricting / inelastic ***pericardium*** • ventricular ***epicardium*** • ***pericard***itis /iotomy /iectomy[9] /iocentesis[10] [iː] • ***pericardial*** sac[1] / space / fluid / effusion[11] [juː] • ***pericardial*** friction rub[12] [ʌ]/ tamponade[13] [eɪ]/ window[14] • ***epicardial*** vessels / coronary arteries / layer [eɪ]/ electrodes

Endokard, Endocardium, Herzinnenhaut
Perikard, Herzbeutel[1] Epikard, viszerales Blatt d. Perikards[2] auskleidet[3] Depolarisationswelle(nfront)[4] Endokarditis[5] Endokardfibroelastose[6] Endokardkissendefekt[7] prall gefülltes Perikard[8] Perikardektomie, operative Entfernung d. Perikards[9] Perikardpunktion[10] Perikarderguss[11] perikardiales Reibegeräusch[12] Herzbeutel-, Perikardtamponade[13] Perikardfenster[14]

5

myocardium [maɪoʊ-] *n term* *syn* **heart** *or* **cardiac muscle** [mʌsl] *n clin*

middle layer of the heart consisting of a network of contractile (striated[1] [aɪeɪ]) muscle fibers

(non/ post/ trans)myocardial *adj term* • **myocard-** *comb*

» *The bundles [ʌ] of myocardial fibers which function to contract the heart are spiral-shaped [aɪ]. The increase in the adrenergic [-ɜːrdʒɪk] nerve impulses to the myocardium, the increased concentration of circulating catecholamines [koʊ], and the tachycardia [k] that all occur during exercise combine to augment the contractile state of the myocardium.*

Use to oxygenate[2]/involve/infiltrate/extend into ***the myocardium*** • ventricular / functioning / contracting ***myocardium*** • viable [aɪ]/ infarcted / ischemic [ɪskiː-] ***myocardium*** • hypertrophied / damaged[3] ***myocardium*** • jeopardized[4] [dʒep-]/ inflamed [eɪ]/ failing [eɪ] ***myocardium*** • ***myocardial*** muscle damage[5] / failure / infarct(ion)[6] (*abbr* MI) • ***myocardial*** perfusion [juːʒ]/ rupture[7] [rʌptʃɚ] • ***myocardial*** revascularization[8] / scintigraphy[9] • ***myocardi***opathy[10] /itis /iograph

Myokard, Myocardium, Herzmuskel
gestreift[1] d. Herzmuskel m. Sauerstoff versorgen[2] geschädigter Herzmuskel[3] gefährdetes Herzmuskelgewebe[4] Myokardschädigung[5] Myokard-, Herzinfarkt[6] Herzmuskelriss[7] Myokardrevaskularisation[8] Myokardszintigrafie[9] Kardiomyopathie[10]

6

32

32

atrium [eɪ] **(cordis)** *n term, pl* **atria** *syn* **atrial chamber** [tʃeɪmbɚ] *n, rel* **auricle**[1] [ɔːrɪkl] *n term*

one of the two upper chambers of the right and the left heart which receives blood from the vena [iː] cava [eɪ] (right) and the pulmonary [ʊ||ʌ] veins [eɪ] (left) and is emptied into the corresponding ventricle during diastole [daɪæstəli]

atrial[2] [eɪ] *adj term* • **atrio-** *comb* • **auricular**[2] *adj* • **auriculo-** *comb*

» *The atrioventricular valves prevent reflux of blood into the atria during ventricular systole. The only estimate of atrial filling pressure we have is the central venous (right atrial) pressure.*

Use right (*abbr* RA)/ left (*abbr* LA)/ dilated [aɪ]/ thin-walled ***atrium*** • ***atrial*** wall / pressure / contraction[3] / systole [sɪstəli]/ rate • ***atrial*** enlargement / fibrillation[4] [ɪ||aɪ] (*abbr* AF)/ flutter[5] [ʌ]/ tachycardia [k] • ***atrial*** septal defect[6] (*abbr* ASD)/ gallop / premature beats[7] • ***atrioventricular*** septum / orifice / valve[8] [æ]/ node[9] [oʊ]/ bundle[10] [ʌ]/ groove[11] [uː] • ***auriculo***venous [iː] pulse [ʌ]/ ventricular rhythm[12] [rɪðᵊm]

> **Note:** The term ***auricle*** was formerly also used as a synonym for ***atrium***, above all in BE.

Atrium, (Herz)vorhof
Auricula, Herzohr; Ohrmuschel[1] atrial, Vorhof-[2] Vorhofkontraktion[3] Vorhofflimmern[4] Vorhofflattern[5] Vorhofseptumdefekt[6] Vorhofextrasystolen[7] Atrioventrikularklappe[8] Atrioventrikular-, AV-, Aschoff-Tawara-Knoten[9] Atrioventrikular-, His-Bündel[10] Sulcus coronarius, (Herz-)Kranzfurche[11] Atrioventrikularrhythmus[12]

7

ventricle (of the heart) *n term* *syn* **heart chamber** *n clin*

one of the two lower chambers in the right and the left heart that receives blood from the atrium and pumps it into the pulmonary artery (right) and the aorta [eɪ] (left), respectively

ventricular[1] *adj term* • **ventriculo-** *comb*

» *In infants, severe valvular stenosis may be associated with a poorly developed right ventricle. Manual chest compression during CPR*[2] *causes raised* [eɪ] *pressure in the left ventricle with resultant forward flow of blood across the aortic* [eɪ] *valve.*

Use right / left / cerebral ***ventricle*** • ***ventricular*** apex [eɪ]/ wall / beat[3] / volume[4] / rhythm • ***ventricular*** systole[3] / ejection [iːdʒekʃᵊn] fraction[5] • ***ventricular*** dysfunction / tachycardia[6] / gallop • ***ventricular*** hypertrophy [haɪpɜːr-]/ extrasystole • ***ventricular*** fibrillation[7] [ɪ||aɪ] (*abbr* VF)/ septal defect[8] (*abbr* VSD) • ***ventriculo***-atrial shunt [ʌ]

(Herz)kammer, Ventrikel
ventrikulär, Kammer-[1] kardiopulmonale Reanimation[2] Kammersystole[3] Ventrikelvolumen[4] Ventrikelejektionsfraktion[5] ventrikuläre Tachykardie[6] Kammerflimmern[7] Ventrikel-, Kammerseptumdefekt[8]

8

(inter)ventricular septum *n term, pl* **septa** *rel* **atrial septum**[1] *n term*

wall separating the cardiac ventricles of the heart

septal *adj term* • **septate**[2] [septeɪt] *adj* • **sept-** *comb* • **midventricular** *adj*

» *Thrombosis in the anterior descending branch of the left coronary artery results in infarction of the anterior left ventricle and interventricular septum. The leaflets*[3] [iː] *were not attached* [tʃ] *directly to the ventricular septa, so that a large defect is located between the top of the ventricular septum and the common leaflets of the mitral* [aɪ] *and tricuspid* [aɪ] *valves.*

Use right / left / muscular[4] [ʌ]/ upper / intact / ruptured [ʌ] ***ventricular septum*** • myocardial / membranous[5] ***septum*** • intraventricular / interatrial[1] / intra-atrial ***septum*** • ***septal*** wall / leaflet[6] / rupture / defect / hypertrophy[7]

Septum interventriculare, Kammerscheidewand
Vorhofseptum, -scheidewand, Septum interatriale[1] septiert, durch ein Septum getrennt[2] Segel[3] Pars muscularis/ muskulöser Teil d. Septum interventriculare[4] Pars membranacea/ membranöser Teil d. Septum interventriculare[5] septales Segel[6] Septumhypertrophie[7]

9

heart *or* **cardiac valve** [vælv] *n clin* *rel* **leaflet**[1] [liːflət], **cusp**[1] [kʌsp] *n term*

one of the four structures in the heart which by opening and closing with each heartbeat prevent reflux

valv(ul)ar *adj term* • **valv(ulo)-** *comb* • **bi/ tricuspid** [aɪ] *adj*

» *In a healthy* [e] *valve, approximation of the cusps*[2] *during diastole is complete. The pulmonary valve ring is usually small. The aortic valve which is located between the outflow tract of the left ventricle and the ascending* [s] *aorta, is usually composed of three cusps, a fibrous skeleton, and the sinuses* [aɪ] *of Valsalva*[3]*. The aortic (anterior) leaflet of the mitral valve was cleft.*

Use mitral [aɪ] *or* bicuspid *or* left atrioventricular[4] / tricuspid *or* right atrioventricular[5] ***valve*** • semilunar[6] [uː]/ pulmonary[7] / aortic[8] ***valve*** • infected / prosthetic *or* artificial[9] [ɪʃ] ***heart valve*** • coronary *or* thebesian[10] [-iːʒᵊn]/ venous[11] [iː] ***valve*** • ***valve*** leaflet *or* cusp[1] / closure / opening • ***valve*** disease / insufficiency[12] [ɪʃ]/ incompetence[12] • ***valve*** regurgitation[12] [rigɜːrdʒɪ-]/ replacement[13] / reconstruction[14] / repair[14] / system[15] • stenotic / incompetent / prolapsed ***valve*** • aortic / tricuspid / semilunar [uː]/ fused / redundant [ʌ]/ ruptured ***cusp*** • ***cusp***-like • ***valvular*** heart disease / endocarditis [aɪ] • ***valvo***tomy /ulitis /uloplasty[14]

Herzklappe
Klappensegel, Herzklappenzipfel, Cuspis[1] Klappenschluss[2] Sinus aortae/ Valsalvae[3] Mitralklappe, Valva atrioventricularis sinistra[4] Trikuspidalklappe, V. atrioventricularis dextra[5] Semilunar-, Taschenklappe, V. semilunaris[6] Pulmonalklappe, V. trunci pulmonalis[7] Aortenklappe[8] künstl. Herzklappe, Herzklappenprothese[9] Thebesius-Klappe, Valvula sinus coronarii[10] Venenklappe[11] Herzklappeninsuffizienz[12] Herzklappenersatz[13] Herzklappenrekonstruktion, Valvuloplastik[14] Klappenapparat[15]

10

foramen [eɪ] **ovale** [ouveɪli||-æli] *n term* *rel* **ductus** [ʌ] **arteriosus**[1] *n term*

opening in the atrial septum through which the blood bypasses the lungs in fetal [iː] life

» *In the fetal circulation a considerable amount of this blood is shunted across the foramen ovale into the left atrium. After the neonatal period of cardiovascular adaptation with closing of the foramen ovale and ductus arteriosus there is complete separation of the systemic and pulmonary circuits and all right heart pressures are lower than those in the left heart.*

Use patent[2] [eɪ]/ small / reopened ***foramen ovale*** • fossa[3] ***ovalis*** • fetal / persistent *or* patent[4] (*abbr* PDA) ***ductus arteriosus*** • ligated[5] [aɪ]/ closure of a patent ***ductus arteriosus*** • persistent truncus[6] ***arteriosus*** • ligamentum[7] ***arteriosum***

Foramen ovale cordis
Ductus arteriosus / Botalli[1] offenes Foramen ovale[2] Fossa ovalis[3] offener Ductus Botalli, persistierender Ductus arteriosus, Ductus arteriosus apertus[4] ligierter Ductus arteriosus[5] Truncus arteriosus persistens[6] Ligamentum arteriosum[7]

11

chordae [kɔːrdi] **tendineae** [-ɪi] **(cordis)** *n term* *syn* **tendinous cords** *n jar*

tendinous strands[1] that anchor [k] the cusps of the atrioventricular valves to the papillary muscles and prevent them from prolapsing into the atria during ventricular contraction

» *The chordae tendineae of the tricuspid valve are finer than the coarse[2] [ɔː] strands of the chordae tendineae of the left ventricle. Nonrheumatic [uː] mitral regurgitation[3] [gɜːrdʒ] may develop abruptly [ʌ], such as with ruptured chordae tendineae in mitral valve prolapse[4].*

Use elongated / shortened / thickened / fused[5] [fjuːzd]/ weakened [iː]/ ruptured[6] [ʌ] ***chordae tendineae***

Chordae tendineae
Sehnenfäden[1] derb[2] Mitralinsuffizienz[3] Mitralklappenprolaps[4] Sehnenfädenverwachsung[5] Sehnenfädenabriss[6]

12

papillary muscle [mʌsl] *n term* *rel* **trabeculae carneae**[1] [-ɪi] *n term pl*

one of the muscular projections in the ventricles of the heart that maintain tension on the chordae tendineae during ventricular contraction and help to open and close the atrioventricular valves

» *A low-pitched[2] third heart sound (S3) is believed to be caused by the sudden tensing[3] of the papillary muscles, chordae tendineae, and valve leaflets.*

Use anterior[4] / posterior[5] / right ventricular ***papillary muscle***

Papillarmuskel
Trabekeln, Trabeculae carneae[1] niederfrequent[2] Anspannung[3] vorderer Papillarmuskel, Musculus papillaris anterior[4] hinterer P., M. papillaris posterior[5]

13

coronary [kɔːrəneri] *adj term* *rel* **coronary**[1] [kɔːrənəri] *n clin BE*

(i) related to encircling structures, esp. the coronary blood vessels (ii) related to the heart

intra/ noncoronary *adj term*

» *The left main coronary artery is usually about 1 cm long and gives rise to the left anterior descending and left circumflex [ɜː] coronary arteries. Her husband died of a coronary last year. Epinephrine provides a high diastolic aortic root pressure that improves coronary perfusion.*

Use ***coronary*** circulation[2] / vessels[3] • ***coronary*** artery / arterial tree / vein [eɪ] • ***coronary*** valve / ostium / sinus [aɪ]/ plexus • to have/suffer[4] ***a coronary*** • ***coronary artery*** occlusion[5] / obstruction [ʌ]/ stenosis[6] • right / posterior descending [se] ***coronary artery*** • left (main) / left anterior descending (*abbr* LAD) ***coronary artery*** • ***coronary*** perfusion *or* blood flow[7] • ***coronary*** pressure / risk[8] • ***coronary*** occlusion[5] [uːʒ]/ insufficiency[9] [ɪʃ]/ (vaso)spasm [eɪ] • ***coronary*** thrombosis[10] / atherosclerosis / artery disease (*abbr* CAD) • ***coronary*** heart disease[11] (*abbr* CHD) • ***coronary*** aortic bypass (graft)[12] (*abbr* CABG)/ care unit[13] (*abbr* CCU) • ***coronary*** arteriography / angioplasty / dilator [aɪ] drugs[14] • ***intracoronary*** injection [dʒe]/ stent

koronar, (Herz)kranz-, Koronar-
Herzanfall, -infarkt[1] Koronarkreislauf[2] Herzkranz-, Koronargefäße[3] einen Herzinfarkt erleiden[4] Koronararterienverschluss[5] Koronarstenose[6] Koronardurchblutung, -perfusion[7] Herzinfarktrisiko[8] Koronarinsuffizienz[9] Koronarthrombose[10] koronare Herzkrankheit[11] aortokoronarer Bypass[12] kardiolog. Intensivstation[13] Koronarmittel, -dilatanzien[14]

14

sinus [aɪ] *or* **S-A node** *n term* *syn* **sinoatrial** [eɪ] *or* **Keith-Flack node** *n term* *rel* **bundle of His** *or* **AV bundle**[1] [ʌ], **Purkinje's fibers**[2] [aɪ] *n term*

excitable component of the cardiac conduction system[3] containing pacemaker cells that regulate the heartbeat independently of any stimulation by nervous impulses from the brain or the spinal cord[4]

» *The S-A node normally fires at a rate of 70-75 beats per minute. If the sinus node fails to generate [dʒe-] an impulse, the pacemaker function shifts to the AV node or Purkinje's fibers.*

Use atrioventricular (*abbr* A-V) *or* Aschoff-Tawara[5] / His-Tawara / Keith's ***node*** • ***A-V nodal*** activation / pathways / conduction • ***sinoatrial*** block[6] • ***sinus node*** recovery time[7] • ***sinus*** function / activity / arrest / arrhythmia[8] [eɪ]/ rhythm [ɪ] • ***His*** bundle electrocardiography[9] /-Purkinje system[10] • ***Purkinje*** cells / fiber action potential

Sinus-, SA-, Sinoatrialknoten, Keith-Flack-Knoten
His-/ AV-Bündel, Fasciculus atrioventricularis[1] Purkinje-Fasern[2] Erregungsleitungssystem d. Herzens[3] Rückenmark[4] Atrioventrikularknoten, Aschoff-Tawara-, AV-Knoten, Nodus atrioventricularis[5] sinoatrialer/ sinoaurikulärer/ SA-Block[6] Sinusknotenerholungszeit[7] Sinusarrhythmie[8] His-Bündel-Elektrokardiographie[9] His-Purkinje-System[10]

15

Unit 33 Cardiac Function

Related Units: 32 Heart, 36 Blood Circulation, 42 Nerve Function, 110 Cardiovascular Signs & Symptoms

heart sound [aʊ] *n term abbr* **HS** *sim* **heart tones**[1] *n term, rel* **heartbeat**[2] *n clin*

any of the normal noises produced by the heart [hɑːrt] which can be heard on auscultation [ɒː] over the precordium [iː]

beat[3] - beat - beaten *v irr* • **beat**[4] [iː] *n* • **beating** *adj & n* • **interbeat**[5] *adj term*

» *The first heart sound occurs with the closure of the mitral [aɪ] and tricuspid [ʌ] valves [æ] and marks the onset of ventricular systole. Pathologic heart sounds include murmurs*[6] *[ɜː], clicks*[7]*, rubs*[8] *[ʌ], and snaps*[9]*. Ventricular work increases with exercise, both per beat and per minute. Is the heart beating? The atrium is paced*[10] *[peɪst] at a rate of about 80 beats/min.*

Use first (*abbr* S_1)/ second (*abbr* S_2)/ third (*abbr* S_3)/ fourth (*abbr* S_4)/ split[11] ***heart sound*** • diminished[12] / absent / distant / muffled[12] [ʌ]/ faint[13] [eɪ] ***heart sounds*** • fetal [iː] (*abbr* FHT) ***heart tones*** • forceful[14] / arrested[15] / irregular ***heartbeat*** • apex[16] / atrial[17] / (supra)ventricular sinus [aɪ] ***beat*** • slow / dropped *or* missed[18] / irregular / premature[19] / escape[20] ***beats*** • ventricular ectopic (*abbr* VEBs)/ pacemaker / fusion[21] [juː] ***beats*** • ***interbeat*** interval

Herzton (HT)
(kindl.) Herztöne[1] Herzschlag[2] schlagen, pochen[3] Schlag[4] zwischen den Schlägen[5] (Herz)geräusche[6] Clicks, Klicks[7] Reiben, Reibegeräusche[8] Öffnungs- bzw. Schlusstöne[9] stimuliert[10] gespaltener Herzton[11] gedämpfte Herztöne[12] schwache H.[13] kräftiger Herzschlag[14] Herzstillstand[15] Herzspitzenstoß[16] Vorhofsystole[17] ausgefallene Systolen[18] Extrasystolen[19] Ersatzsystolen[20] Fusionssystolen[21] 1

cardiac cycle [saɪkl] *n term, abbr* **CC**

complete sequence of events occurring during one heartbeat including electrical impulse conduction[1] [ʌ], contraction of the heart muscle, opening and closure of the heart valves and the subsequent systole

» *The combination of retraction of the left ventricle and expansion of the left atrium [eɪ] during systole may produce a characteristic rocking motion [oʊ] of the chest with each cardiac cycle.*

Use phase [feɪz] of[2] / late in / throughout[3] [uː] ***the cardiac cycle*** • ***cardiac*** activity[4] / index[5] (*abbr* CI)/ size [saɪz]/ standstill[6] • ***cardiac*** conduction (abnormality *or* defect)[7] [iː]/ dullness[8] [ʌ] • ***cardiac*** performance[9] / enzymes [zaɪ]/ work (load)[10]

Herzzyklus, -periode
Erregungsleitung[1] Phase d. Herzschlags[2] über die gesamte Herzperiode[3] Herztätigkeit[4] Herzindex, CI[5] Herzstillstand, Asystolie[6] Erregungsleitung(sstörung)[7] Herzdämpfung[8] Herzleistung[9] Herzarbeit[10] 2

systole [sɪstəlɪ] *n term opposite* **diastole**[1] [daɪæstəlɪ] *n term*

contraction of the heart, which pumps the blood into the aorta [eɪ] and the pulmonary [ʊ‖ʌ] arteries

(pre-/ mid-/ end)systolic[2] *adj term* • **(pan)diastolic**[3] *adj* • **extra/ asystole**[4] *n*

» *Heart murmurs may be systolic, diastolic, or continuous. Continuous murmurs begin in systole, peak [iː] near* S_2*, and continue into all or part of diastole. Atherosclerotic vessels have reduced systolic expansion and abnormally rapid wave propagation.*

Use early / late / mid/ atrial[5] [eɪ]/ ventricular[6] ***systole*** • at / in / during / premature[7] ***systole*** • early / late / end-***diastole*** • ***systolic*** (blood) pressure[8] (*abbr* SBP)/ sound / murmur [ɜː]/ click[9] • ***systolic*** contraction / hypertension / (dys)function [ʌ]/ thrill[10] • ***diastolic*** (blood) pressure (*abbr* DBP)/ depolarization / failure [eɪ] • ***diastolic*** filling[11] (time/ volume/ pressure) / flow murmur[12] • pan[13]- *or* holo***systolic*** • ventricular / atrial / nodal[14] [oʊ]/ occasional[15] [eɪʒ] ***extrasystoles***

Systole
Diastole[1] (end)systolisch[2] diastolisch[3] Herzstillstand, Asystolie[4] Vorhofsystole[5] Kammer-, Ventrikelsystole[6] Extrasystole[7] systolischer (Blut)druck[8] systol. Klick[9] systol. Schwirren[10] diastolische Füllung[11] diastol. (Herz)geräusch[12] holosystolisch, d. ganze Systole andauernd[13] AV-Extrasystolen[14] vereinzelte Extrasystolen[15] 3

point of maximal impulse *n term, abbr* **PMI** *rel* **apex** [eɪ] **beat**[1] [iː] *n term*

point on the chest wall at which the maximal cardiac impulse is seen and/or palpated as strongest; usually in the 5th intercostal space[2] just medial to the left midclavicular line[3]

» *Breath sounds in the affected hemithorax are absent, with displacement*[4] *of the PMI. The PMI was palpated in the 5th intercostal space. The apex beat is sustained (begins to fall with the S2) and is not displaced. A right ventricular heaving [iː] impulse*[5] *is palpable. Palpation revealed [iː] precordial activity, right ventricular lift, and a diffuse point of maximal impulse*[6]*.*

Use diffuse[6] / laterally displaced ***point of maximal impulse*** • location of the ***maximal impulse*** • cardiac / apex *or* apical[1] [eɪ]/ triple [ɪ] apical / atrial / (brisk) systolic ***impulse*** • (left/ right) ventricular / (double-peaked) [iː] carotid[7] ***impulse*** • (prominent/ sustained [eɪ]) left ventricular ***impulse*** • well-defined [aɪ]/ poorly defined[8] / displaced[9] / palpable ***apex beat*** • ***apex beat*** site

Punctum maximum (d. Herzspitzenstoßes)
Herzspitzenstoß[1] Zwischenrippenraum[2] Medioklavikularlinie[3] Verlagerung[4] hebender Herzspitzenstoß[5] großflächiges Punctum maximum[6] Carotis-, Karotispuls[7] verbreiterter/ breiter Herzspitzenstoß[8] verlagerter Herzspitzenstoß[9] 4

heart rate *n term* *syn* **cardiac rate** *n, rel* **tachycardia**[1] [tækɪ-] *n term* → U110-2

rate of ventricular contractions recorded as the pulse or number of (heart)beats per minute

bradycardia[2] *n term* • **tachy/ bradycardi(a)c**[3] *adj* • **brady-, tachy-** *comb*

» *The initial response to hypoxia* [aɪ] *is an increase in frequency of respiration and a rise in heart rate and blood pressure. An increase in heart rate shortens diastole proportionately more than systole and diminishes the time available for flow across the mitral* [aɪ] *valve.*

Use fetal / resting[4] / exercise[5] / intrinsic ***heart rate*** • rapid / slow / maximal ***heart rate*** • elevated *or* increased / irregular ***heart rate*** • (sleeping) pulse[6] ***rate*** • decrease / fluctuations[7] [ʌ]/ alterations [ɒː] ***in heart rate*** • ***heart rate*** and rhythm [rɪðəm]/ variability (*abbr* HRV) • relative / reflex [iː]/ vagally [eɪ] mediated [iː]/ fetal / sinus[8] ***bradycardia*** • symptomatic / transient ***bradycardia*** • persistent / marked[9] / life-threatening [e] ***bradycardia*** • ***bradycardia-tachycardia***-syndrome[10] • sinus / (paroxysmal [ɪ]/ multifocal) atrial[11] ***tachycardia*** • (supra)ventricular[12] / ectopic / paroxysmal ***tachycardia*** • orthostatic *or* postural[13] / compensatory / mild ***tachycardia*** • ***brady***arrhythmia[14] [ɪ] • ***tachy***arrhythmia

Herz(schlag)frequenz
Tachykardie[1] Bradykardie[2] bradykard[3] Ruhe(herz)frequenz, H. i. Ruhe[4] Herzfrequenz bei Belastung[5] Pulsfrequenz[6] Herzfrequenzschwankungen[7] Sinusbradykardie[8] deutliche/ ausgeprägte Bradykardie[9] Bradykardie-Tachykardie-Syndrom, Sick-Sinus-Syndrom[10] Vorhoftachykardie[11] (supra)ventrikuläre Tachykardie[12] orthostatische/ lageabhängige Tachykardie[13] Bradyarrhythmie, arrhythmische Bradykardie[14]

5

sinus [aɪ] **rhythm** [rɪðəm] *n term* *rel* **cardiac** *or* **heart rhythm**[1] *n term*

normal cardiac rhythm generated by the sinoatrial node; it consists of a normal P wave (represents atrial depolarization) followed by a PR interval and a QRS complex (ventricular depolarization)

ar/ dysrhythmia[2] *n term* • **(anti)arrhythmic**[3] *adj & n* • **rhythmic**[4] *adj*

» *Resting sinus rates between 60-100 beats/min have been considered to represent the limits of the normal range* [eɪ]. *Exercise and emotion are potent* [oʊ] *accelerators of sinus rhythm.*

Use to be in/remain in/maintain/restore[5]/return to/revert [ɜː] to ***sinus rhythm*** • normal (*abbr* NSR)/ (un)stable [eɪ] ***sinus rhythm*** • spontaneous [eɪ]/ conversion to normal[6] ***sinus rhythm*** • irregular *or* abnormal / (S_3/ S_4) gallop[7] / escape[8] ***rhythm*** • idioventricular[9] / atrioventricular[10] ***rhythm*** • atrial [eɪ]/ ventricular / His bundle [ʌ] *or* junctional[11] [dʒʌ]/ pacemaker ***rhythm*** • ***rhythm*** disturbance[2] [ɜː]/ strip[12] / monitoring[13] / tracings[14] [eɪs] • ***sinus*** impulse

Sinusrhythmus
Herzrhythmus[1] Rhythmusstörung, Dysrhythmie[2] antiarrhythmisch; Antiarrhythmikum[3] rhythmisch, regelmäßig[4] d. Sinusrhythmus wiederherstellen[5] Wiederherstellung d. Sinusrhythmus[6] protodiastolischer/ Dritter-Ton-Galopp[7] Ersatzrhythmus[8] idioventr. R. (z. B. Kammerautomatie)[9] atrioventrikulärer Rhythmus[10] His-Bündel-R.[11] Herzrhythmusanalysestreifen, Langer Streifen[12] Herzrhythmusüberwachung[13] Herzrhythmusaufzeichnungen[14]

6

33

cardiac output *n term, abbr* **CO** *rel* **(cardiac) stroke** [oʊ] **volume**[1] *n term*

volume of blood ejected from the left heart at each beat (the stroke output[1] or volume) multiplied by the heart rate per minute (also called minute volume[2], *abbr* MV)

high-output *adj term* • **low-output** *adj*

» *The volume of blood ejected by the heart per minute is the cardiac output; the normal range in the resting state is 4 to 8 L/min. Usually the cardiac output is expressed in relation to the body surface area*[3] *(BSA) as the cardiac index (CI). Heart size and output are reduced.*

Use (in)adequate / effective / good / high / low / decreased[4] / resting[5] ***cardiac output*** • (left/ right) ventricular / atrial / stroke (volume)[1] ***output*** • ventricular end diastolic[6] ***volume*** • left ventricular / total / forward[7] / impaired [eɚ]/ poor / increased[8] ***stroke volume*** • ***low-output*** state[9] / septic shock • ***high-output*** murmur[10] / (heart) failure

Herzminuten- (HMV), Herzzeit- (HZV), Minutenvolumen
Schlagvolumen[1] Minutenvolumen, MV[2] Körperoberfläche[3] vermindertes Herzminutenvolumen[4] HMV i. Ruhe[5] enddiastolisches Volumen[6] Vorwärtsvolumen[7] erhöhtes Schlagvolumen[8] Low-output-Syndrom[9] Herzgeräusch infolge e. erhöhten HMV[10]

7

ventricular ejection [ɪdʒekʃən] *n term* *rel* **ejection period**[1] [ɪɚ] *n term*

forceful expulsion of blood from the ventricles through the semilunar valves into the aorta

preejection *adj term* • **eject**[2] *v* • **ejection-type** *adj*

» *Even though the stroke volume is diminished, patients with mitral* [aɪ] *regurgitation* [ɜː] *may have a bounding* [aʊ] *pulse*[3], *since vigorous* [ɪ] *left ventricular ejection produces a rapid upstroke*[4] *in the arterial* [ɪɚ] *pulse. Determination of the ejection fraction at rest and during exercise by echocardiography is helpful in the differential diagnosis of dyspnea* [dɪspniːə].

Use left / right ***ventricular ejection*** • ***ejection*** time[1] / fraction[5] (*abbr* EF)/ sound[6] / click[7] / murmur[6] [ɜː] • abbreviated [iː]/ pre***ejection period*** • ***ejection-type*** systolic murmur[8]

Ventrikel-, Kammerauswurf
Austreibungsphase, -zeit[1] auswerfen, ausstoßen[2] schnellender Puls, Pulsus celer[3] Druckanstieg[4] Auswurf-, Ejektionsfraktion[5] Austreibungsgeräusch[6] Ejektionsklick[7] frühsystolisches Herzgeräusch[8]

8

ventricular filling pressure *n term* *rel* **cardiac filling pressure**[1] *n term*

pressure in the ventricle as it fills with blood at the end of diastole

» *ACE inhibitors*[2] *reduce left ventricular filling pressure and right atrial pressure and moderately increase cardiac output. Venodilators, which are similar in cardiac action to diuretics* [aɪ], *decrease ventricular filling pressure or preload and thus reduce congestive symptoms.*

Use elevated[3] [e]/ left / right / monitoring of ***ventricular filling pressure*** • inadequate / impaired [eɚ]/ early ***ventricular filling*** • cardiac / left ventricular (*abbr* LV)/ chamber[4] ***filling*** • early diastolic[5] / rapid / slow / presystolic ***filling*** • atrial / left ventricular / diastolic coronary artery ***filling pressure*** • ***filling*** phase[6] / period[6] / rate

Kammerfüllungsdruck
Füllungsdruck d. Herzens[1] ACE-Hemmer[2] erhöhter enddiastolischer Füllungsdruck[3] Ventrikel-, Kammerfüllung[4] frühdiastolische Füllung[5] Füllungsphase, -periode[6]

9

(cardiac) preload [priːloʊd] *n term* *rel* **(cardiac) afterload**[1] *n term*

stretched condition of the myocardial [aɪ] fibers [aɪ] at end-diastole just before contraction; it is estimated by the ventricular end-diastolic volume and pressure

load[2] *v & n term* • **overload**[3] *n* • **(over)loading** *adj & n*

» *The end-systolic left ventricular pressure-volume relationship is a particularly useful index of ventricular performance since it is independent of both preload and afterload. Treatment consists of fluid loading*[4] *to improve left ventricular filling.*

Use (left) ventricular ***preload*** • ***preload*** filling pressure / reduction [ʌ] • (right/ left) ventricular / systemic / systolic ***afterload*** • fluid / pressure[5] / work[6] / left ventricular[7] volume / mechanical [k] ***load*** • right atrial / circulatory *or* fluid[8] ***overload*** • circulatory [sɜːr-]/ sodium[9] ***overloading***

Vorlast, Preload
Afterload, Nachbelastung, Nachlast[1] (be)laden, belasten; Belastung, Last[2] Über(be)lastung[3] Flüssigkeitszufuhr[4] Druckbelastung[5] Arbeit(slast), Arbeitsbelastung[6] Linksherzbelastung[7] Flüssigkeitsbelastung, Hyperhydratation[8] Natriumüberbelastung[9]

10

Unit 34 Blood Vessels

Related Units: 36 **Blood Circulation,** 35 **Lymphatic System,** 32 **Heart,** 33 **Cardiac Function,** 43 **Lungs,** 44 **Respiration**

(blood) vessel *n* [vesᵊl] *syn* **vas** [væz] *n term, pl* **vasa** [eɪ]

one of the network of muscular tubes through which blood circulates through the body

(intra/ extra)vascular[1] [sk] *adj term* • **vasculature**[2] [æ] *n* • **vas(o)-** [eɪ] *comb*

» *In vasculitis* [aɪ] *any type and size* [aɪ] *of vessel may be involved—arteries, arterioles, veins, venules, or capillaries. What is the procedure* [siː] *of choice*[3] *for revascularization of single-vessel disease? Severe cardiovascular shock was caused by loss of autonomic control of the vasculature* [-tʃ(j)ʊɚ].

Use superficial [fɪʃ]/ major[4] [meɪdʒɚ]/ small (caliber) ***blood vessels*** • great / peripheral collecting / afferent[5] ***vessels*** • efferent[6] / collateral[7] / nutrient [uː] *or* feeding[8] ***vessels*** • cerebral / retinal / coronary / mammary ***vessels*** • visceral [ɪs]/ iliac / pulmonary [ʊ‖ʌ]/ renal [iː]/ cutaneous [eɪ] ***vessels*** • dilated [eɪ]/ constricted / engorged[9] [gɔːrdʒ] ***vessels*** • patent[10] [eɪ]/ occluded [uː] ***vessels*** • thin-walled / ruptured [ʌ]/ bleeding ***vessels*** • aberrant[11] / tortuous[12] [-tʃʊəs] ***vessels*** • lymph *or* lymphatic[13] [ɪ] ***vessels*** • ***vessel*** wall / lumen [uː] • cardio***vascular*** • ***vascular*** bud[14] [ʌ]/ bed[15] / endothelium [iː]/ perfusion [juː] • ***vascular*** supply[16] [aɪ]/ tone [oʊ]/ resistance[17] / volume • ***vascular*** collapse / spasm / congestion[18] [dʒe] • ***vascular*** obstruction [ʌ]/ insufficiency [ɪʃ] • ***vascular*** damage[19] / injury *or* lesion[19] [iːʒ]/ accident • ***vascular*** disease / access[20] [ækses]/ pedicle[21] / occlusion[22] • ***vasa*** vasorum[8] • ***vaso***constrictor /motor nerves[23] /sensory • ***vaso***spasm /pressor reflex [iː] • ***vascul***arity[16] /arization[24] /opathy /ogenic [dʒe] • systemic / cerebral / coronary ***vasculature*** • dermal / pulmonary ***vasculature*** • renal[25] / splanchnic [k]/ penile [piːnaɪl]/ local ***vasculature***

(Blut)gefäß
vaskulär, Gefäß-[1] Gefäßsystem[2] Methode der Wahl[3] große Blutgefäße[4] zuführende Gefäße, Vasa afferentia[5] abführende Gefäße, Vasa efferentia[6] Kollateralgefäße[7] versorgende Gefäße, Vasa vasorum[8] gestaute Gefäße[9] durchgängige G.[10] aberrierende G.[11] geschlängelte G.[12] Lymphgefäße[13] Gefäßanlage, -knospe[14] Gefäßbett[15] Gefäßversorgung[16] Gefäßwiderstand[17] vaskuläre Stauung[18] Gefäßschädigung, -läsion[19] vaskulärer Zugang[20] Gefäßstiel[21] Gefäßverschluss[22] vasomotorische Nerven, Vasomotoren[23] Vaskularisation, Gefäß(neu)bildung[24] Nierengefäße[25]

1

adventitial layer *or* **coat** *n* *syn* **(tunica)** [t(j)uː-] **adventitia** [-tɪʃ(ɪ)ə] *n term*

outermost layer [eɪ] of vessels which is composed of connective tissue with elastic and collagenous [ædʒ] fibers; it encloses the (tunica) intima[1] and the middle layer of smooth [uː] muscle tissue, the (tunica) media[2] [iː]

(sub/ peri)adventitial [-tɪʃᵊl] *adj term* • **subintima** *n* • **(sub)intimal** *adj*

» *This is a vasculitis* [aɪ] *of the medium-sized arteries with fibrinoid* [aɪ] *degeneration* [dʒ] *in the media extending to the intima and adventitia. Minor neck trauma* [ɒː] *may produce stripping of the intima or media of the internal carotid or vertebral arteries.*

Use aortic ***adventitia*** • ***adventitial*** scar (tissue) / thickening[3] / cystic disease[4] • arterial [ɪɚ] ***intima*** • ***intimal*** flap[5] / tear[6] [teɚ]/ injury *or* damage[7] / thickening / hyperplasia [eɪʒ] • ***intimal*** proliferation / fibrosis[8] / dissection • ***medial*** thinning / necrosis[9] / hypertrophy

Adventitia, Tunica adventitia/ externa
Intima, Tunica interna/ intima[1] Media, Tunica media[2] Verdickung d. Adventitia[3] zystische Adventitiadegeneration[4] Intimalappen[5] Intimaläsion[6] Intimaschädigung[7] Intimafibrose[8] Medianekrose[9]

2

artery [ɑːrtə˞ɪ] *n clin & term* *rel* **arteriole**[1] [ɑːrtɪə˞ɪoʊl] *n term*

blood vessel carrying oxygenated blood from the heart to the periphery

(intra)arterial[2] *adj term* • **arteriolar**[3] *adj* • **arteri(o)-, ather(o)-** [æθ-] *comb*

» *Auscultation [ɒː] of the epigastrium revealed a murmur[4] [ɜː] due to obstruction of the celiac [siː] artery. Renal angiography revealed stretching and bowing [oʊ] of arterioles. Fortunately, vascular occlusion does not involve a major artery or vein. Acute arterial occlusion is characterized by pain, pallor[5] [æ], paralysis, paresthesia [iːʒ], and pulselessness.*

Use pulmonary / coronary[6] / innominate ***artery*** • (middle) cerebral / subclavian [eɪ] / brachial [eɪk] ***artery*** • (external/ internal/ common) iliac[7] / popliteal [iː] ***artery*** • (inferior/ superior) mesenteric / (deep) femoral[8] [e] ***artery*** • nutrient / patent / obliterated ***artery*** • ***arterial*** blood (flow) / wall / diameter [aɪæ] • ***arterial*** branch[9] / spasm / supply[10] / insufficiency • ***arterial*** pressure[11] / pulse / catheter • pulmonary / retinal / afferent glomerular[12] ***arterioles*** • ***arteriolar*** (nephro)sclerosis[13] / resistance • ***arterio***venous [iː] /capillary /pathy[14] /graphy • ***athero***sclerosis /sclerotic plaque [æ‖ɑː]

Arterie, -ia, Puls-, Schlagader
Arteriole[1] arteriell, Arterien-[2] arteriolär, Arteriolen-[3] Geräusch[4] Blässe[5] Koronararterie, Kranzschlagader, Arteria coronaria[6] A. iliaca communis, gemeinsame Hüftschlagader[7] A. profunda femoris, tiefe Oberschenkelarterie[8] Arterienast[9] arterielle Versorgung[10] Arteriendruck, arterieller Druck[11] Arteriola glomerularis afferens, zuführendes Gefäß d. Nierenglomeruli[12] Arteriolosklerose[13] Arterienerkrankung, Arteriopathie[14]

3

vein [veɪn] *n clin & term* *rel* **venule**[1] [venjuːl] *n term*

vessel returning deoxygenated blood to the heart (except for the pulmonary vein)

(intra)venous[2] [iː] *adj term* • **venular** [e] *adj* • **ven-, phleb(o)-** [fliː-] *comb*

» *If percutaneous [eɪ] insertion is not possible, the antecubital vein should be exposed by venous cutdown[3]. Effort thrombosis of the axillary[4] vein and innominate vein obstruction from elongation and buckling[5] [ʌ] of the innominate artery should be considered in the differential.*

Use to feel for[6] /insert into ***a vein*** • deep / superficial[7] / varicose[8] ***vein*** • pulmonary / portal[9] / femoral / saphenous [fiː] ***vein*** • ***vein*** stripping[10] • splenic / retinal / portal / hepatic / intrarenal ***venules*** • pulmonary / terminal / postcapillary / high endothelial[11] (*abbr* HEV) ***venules*** • ***venous*** system / blood / pressure[12] / return[13] [ɜː]/ pulse[14] / drainage • ***venous*** stasis[15] / thrombosis / bleeding / occlusion[16] / access[17] • central ***venous*** line[18] • ***ven***ipuncture[19] /ectomy • ***phleb***itis /ography /othrombosis[20] /otomy[3]

Vene, Vena, Blutader
Venula, Venole[1] intravenös[2] Venae sectio, Phlebotomie, Venenschnitt[3] Achselvenenthrombose[4] Aufwölbungen[5] eine Vene ertasten[6] oberflächl. Vene[7] Krampfader, Varize[8] Pfortader, Vena portae[9] Venenstripping[10] HEV[11] Venendruck[12] venöser Rückstrom[13] Venenpuls[14] venöse Stauung, Venostase[15] Venenverschluss[16] venöser Zugang[17] zentraler Venenkatheter[18] Venenpunktion[19] Phlebothrombose, tiefe Venenthrombose[20]

4

(blood) capillary *n term* *rel* **plexus**[1] *n term, pl* **plexuses** [pleksəsiːz]

one of the microscopic thin-walled vessels which joins the arterioles and venules

(pre/ post/ intra/ extra/ peri/ trans)capillary[2] *adj term* • **capillarity**[3] *n*

» *The slow, pulseless movement of blood allows for the exchange of vital [aɪ] and waste products at the capillary level. Use an epinephrine-containing solution to control capillary oozing[4] [uː].*

Use blood / arterial / venous / alveolar [ɪə]/ glomerular / skin ***capillary*** • retinal / brain / lymphatic[5] / pulmonary[6] / bile[7] [aɪ] ***capillaries*** • ***capillary*** blood[8] / bed / wall / system / loop[9] [uː]/ refill (time) • ***capillary*** pressure[10] / pulse[11] [ʌ]/ flow / permeability[12] [ɪə] / drainage • cutaneous [eɪ]/ fenestrated[13] ***capillary*** • ***capillary*** bleeding /-sized vessel • ***precapillary*** arteriole / resistance • ***postcapillary*** venule / sphincter • ***transcapillary*** exchange / pressure gradient [eɪ] • ***arteriocapillary*** junction [dʒʌ] • ***alveolocapillary*** barrier [æ]/ membrane[14] / block[15] • vascular[16] / nerve ***plexus*** • arterial / venous / capillary[17] / brachial ***plexus*** • celiac *or* solar[18] / pampiniform ***plexus***

Kapillar-, Haargefäß, Kapillare, Vas capillare
Plexus, Geflecht[1] kapillär, Kapillar-[2] Kapillarität, Kapillarwirkung[3] Sickerblutung[4] Lymphkapillaren[5] Lungenkapillaren[6] Gallenkapillaren, Canaliculi biliferi[7] Kapillarblut[8] Kapillarschlinge[9] Kapillardruck[10] Kapillarpuls[11] Kapillarpermeabilität[12] fenestrierte Kapillare[13] alveolokapilläre Membran[14] alveolokapillärer Block[15] Plexus vasculosus, Gefäßgeflecht, -netz[16] Kapillarnetz[17] Sonnengeflecht, Plexus solaris/ coeliacus[18]

5

collateral *n & adj term* *rel* **communicate**[1], **anastomose**[2] *v term* → U129-6

(n) small side branch, accessory or subsidiary of a blood vessel or nerve axon

collateralization[3] *n term* • **anastomosis**[4] *n, pl* **–ses** • **communicating** *adj*

» *This dissection easily may injure the collateral blood supply immediately adjacent[5] [dʒeɪs] to the testis. Cirrhotic patients with collateral anastomoses may also develop arterial desaturation. These incompetent perforating branches communicate with tributaries of the main trunk[6] rather than the main trunk itself. The venous tributaries anastomose freely and usually drain into one renal vein. The communicating veins perforate the deep muscular [ʌsk] fascia [ʃ] to connect the superficial and deep venous systems.*

Use ***collateral*** circulation[7] / (arterial) vessels[8] / veins / (blood) flow[7] • ***collateral*** blood supply[9] / channels [tʃ] • ***collateral*** anastomoses / (venous) network / pathways [æ] • arterial / venous / bronchial [k] ***collaterals*** • abdominal wall / intercostal / ulnar ***collaterals*** • large / well-developed[10] ***collaterals*** • ***to anastomose*** freely • ***communicating*** vessels / artery / veins[11] / branches[12] / cavities • intra-arterial / intravenous / arteriovenous[13] / fistulous[14] / direct ***communication***

Kollateralgefäß; (Axon)kollaterale; kollateral, Neben-
in Verbindung stehen[1] anastomosieren[2] Kollateralisierung, Ausbildung eines Kollateralkreislaufs[3] Anastomose[4] angrenzend, -liegend[5] Hauptgefäß[6] Kollateralkreislauf[7] Kollateralgefäße[8] Kollateralversorgung[9] gut ausgebildete Kollateralgefäße[10] Venae communicantes[11] Verbindungsäste[12] arteriovenöse Verbindung/ Anastomose/ Shunt[13] Fistel[14]

6

(vena) [iː] cava [keɪvə] *n term, pl* **venae cavae [viːniː keɪviː]**

one of the two major veins returning blood from the periphery to the right atrium [eɪ]

(sub/ peri/ para/ porta/ interaorto/ retro)caval[1] *adj term* • **cavo-** [eɪ] *comb*

» *The superior vena cava, which is formed by the union of the two brachiocephalic veins, returns blood from the head and neck, upper limbs*[2]*, and thorax. The inferior vena cava, which originates at the level of the 5th lumbar [ʌ] vertebra on the right side, pierces the diaphragm at the level of the 8th thoracic [æs] vertebra. The renal arteries originate laterally from the aorta, the left running directly to the kidney and the right crossing behind the cava.*

Use inferior[3] [ɪɚ]/ superior[4] ***vena cava*** • suprahilar [aɪ]/ intrahepatic ***cava*** • ***vena cava*** filter[5] / wall • ***(vena) caval*** pressure / flow / system / ligation [eɪ] • superior ***vena cava*** syndrome[6] [ɪ]/ obstruction [ʌ] • ***venocavography***[7] • ***cavo***pulmonary [ʊ||ʌ]

Vena cava, Hohlvene
retrokaval[1] obere Extremitäten[2] untere Hohlvene, Vena cava inferior[3] obere Hohlvene, Vena cava superior[4] Kavafilter, -sieb[5] Vena-cava-superior-Syndrom[6] Kavografie[7]

7

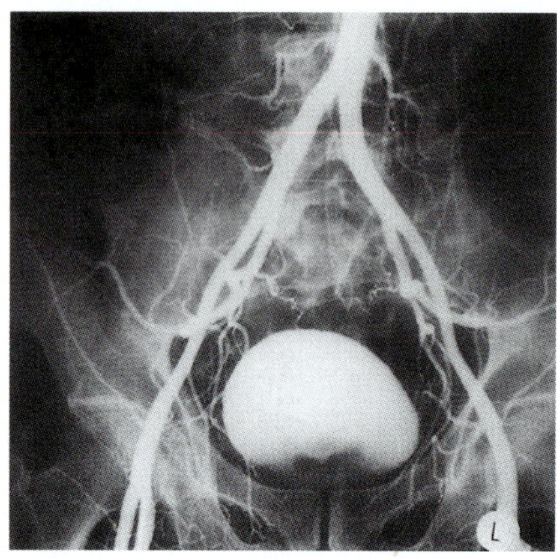

Angiography of the pelvic arteries demonstrating the aortic bifurcation with the iliac and femoral arteries

34

aorta [eɪɔːrtə] *n term* *rel* **aortic arch**[1] **[ɑːrtʃ]** *n term*

main trunk [ʌ] of the systemic arterial system which arises from the base of the left ventricle and divides into the right and left common iliac arteries at the level of the 4th lumbar vertebra (aortic bifurcation)

(sub/ para/ peri/ intra)aortic[2] [eɪɔːrtɪk] *adj* • **aorto-** *comb*

» *Oxygen saturation*[3] *in the left ventricle, right ventricle, pulmonary artery, and aorta is identical to that in the left atrium [eɪ]. Most aneurysms of the abdominal aorta*[4] *involve the segment of the aorta between the takeoff of the renal arteries and the aortic bifurcation. Intraoperative staging should include biopsies [aɪ] of celiac [siː] and para-aortic lymph nodes.*

Use ascending[5] [se]/ descending[6] / thoracic[7] [æs]/ infrarenal ***aorta*** • abdominal / distal / overriding[8] ***aorta*** • ***aortic*** valve[9] [æ]/ sinus [aɪ]/ hiatus[10] [aɪeɪ] • ***aortic*** body[11] / root[12] / bifurcation[13] [aɪ] • ***aortic*** thrill[14] / rupture *or* tear[15] [teɚ]/ insufficiency *or* regurgitation[16] • ***aortic*** stenosis (*abbr* AS)/ aneurysm • ***aortic*** coarctation[17] / dissection[18] • ***aortic arch*** vessels • ***subaortic*** obstruction / (valve) stenosis • ***aorto***coronary /pulmonary /caval /iliac /graphy

Aorta, große Körperschlagader
Aortenbogen, Arcus aortae[1] aortal, Aorten-[2] Sauerstoffsättigung[3] Bauchaorta, Pars abdominalis aortae[4] aufsteigende A., P. ascendens aortae[5] absteigende A., P. descendens aortae[6] Brustaorta, P. thoracica aortae[7] reitende A.[8] Aortenklappe[9] Aortenschlitz, Hiatus aorticus[10] Glomus aorticum[11] Aortenwurzel[12] Aortenbifurkation[13] Aortenschwirren[14] Aortenruptur[15] Aorten(klappen)insuffizienz[16] Aorten(isthmus)stenose, Coarctatio aortae[17] Aortendissektion, Aneurysma dissecans d. Aorta[18]

8

innominate artery *n term* *syn* **brachiocephalic [eɪk] trunk** *or* **artery** *n term*

one of the three arteries arising from the aortic arch which divides into the right subclavian [eɪ] and the right common carotid artery

» *Most atherosclerotic plaques [plæks] occur at the origin of the internal carotid, but the innominate artery and ascending aorta are implicated*[1] *occasionally. The first anterior branch, the common trunk of the umbilical and superior vesical arteries, was ligated [aɪ] and divided.*

Use ***brachiocephalic*** vessels / veins / bruit[2] [bruiː||bruːt] • ***innominate*** veins[3] • pulmonary[4] / celiac[5] [siː]/ tibioperoneal [iː]/ nerve ***trunk***

Truncus brachiocephalicus
betroffen[1] Strömungsgeräusch über dem T. brachiocephalicus[2] Venae brachiocephalicae[3] Truncus pulmonalis[4] Truncus coeliacus[5]

9

common carotid (artery) *n term & jar* *syn* **arteria carotis communis** *n term*

one of the major arteries supplying the head and neck which arises from the brachiocephalic trunk (right) and from the aortic arch (left) and branches into the external and internal carotid arteries

» *Erosion of the internal, external, or common carotid arteries causes profuse* [juː] *hemorrhage*[1]. *Injured carotid arteries that have produced a neurologic deficit*[2] *should be ligated.*

Use right / left / extracranial [eɪ]/ external[3] / internal[4] ***carotid artery*** • ***carotid*** pulse[5] [ʌ]/ sinus[6] [aɪ] / plexus / body[7] • ***carotid*** bifurcation[8] / sheath[9] [ʃiːθ]/ bruit[10]

Arteria carotis communis, Karotis, gemeinsame Kopfschlagader
starke Blutung[1] neurolog. Ausfälle[2] äußere Kopfschlagader, A. carotis externa[3] innere K., A. carotis interna[4] Karotispuls[5] Karotissinus, S. caroticus[6] Karotisdrüse, Paraganglion/ Glomus caroticum[7] Karotisgabel[8] Vagina carotica[9] Strömungsgeräusch über d. A. carotis[10] 10

external jugular [dʒʌ-] **vein** *n term & jar* *syn* **vena jugularis externa** *n term*

superficial [ɪʃ] vein passing down the side of the neck which is formed by the junction[1] of the posterior auricular and the retromandibular vein below the parotid gland and empties into the subclavian vein

» *The right internal jugular is the best vein to use for accurate estimation of the central venous pressure. The external jugular vein courses from behind the angle* [æŋgl] *of the mandible across the sternocleidomastoid* [aɪ] *muscle and superficial to it to join the subclavian* [eɪ] *vein. Guide the wire around the bends in the course of the external jugular vein-subclavian vein junction into the intrathoracic portion of the subclavian vein-superior vena cava system.*

Use (right/ left) internal[2] / external[3] / distended ***jugular vein*** • ***jugular*** venous pressure (*abbr* JVP)/ pulse[4] • ***jugular*** venous distention[5] / chain nodes[6] / foramen [eɪ]/ puncture[7]

dorsale oberflächl. Drosselvene, Vena jugularis externa
Vereinigung[1] innere Drosselvene, Vena jugularis interna[2] hintere oberflächl./ äußere Drosselvene, Vena jugularis externa[3] Jugularvenenpuls[4] Jugularvenendehnung, Distension d. Jugularvenen[5] Jugularislymphknoten[6] Jugularispunktion[7] 11

venous valve [vælv] *n clin* *syn* **valv(ul)a venosa** *n term* → U32-10

one of the small folds in the tunica intima of veins [eɪ] which prevent the reflux [iː] of blood

valvar[1] [vælvɚ] *adj term* • **valved**[2] *adj* • **valveless**[3] *adj* • **valvul(o)-** *comb*

» *The venae cavae and the hepatic, portal, splenic* [e], *renal* [iː], *pulmonary, mesenteric, cerebral, and superficial head and neck veins have no valves or possess only functionally incompetent intimal folds. Fibrinolytic* [ɪ] *agents help preserve competency and function of venous valves.*

Use popliteal [iː]/ diseased / defective or incompetent[4] ***venous valves*** • caval[5] / truncal [ʌ]/ saphenofemoral [fiː]/ heart[6] ***valve*** • ***valveless*** veins • ***valve*** damage / cusp[7] / system

Venenklappe, Valvula venosa
klappenförmig, Klappen-[1] mit Klappen versehen, Klappen-[2] klappenlos[3] insuffiziente Venenklappen, Venenklappeninsuffizienz[4] Valvula venae cavae inferioris, Valvula Eustachii[5] Herzklappe[6] Klappentasche[7] 12

branch [bræntʃ||brɑː-] *n & v* *syn* **ramus** [eɪ] *n term*, *rel* **tributary**[1] *n & adj*

one of the primary divisions of a blood vessel or nerve

branched[2] *adj* • **rebranch** *v* • **branching**[3] *n & adj*

» *These arteries may give off secondary branches that form arterial plexuses in the adventitial layer of the ureter. The first main branch off the renal artery serving*[4] *the renal parenchyma supplies the posterior segment of the kidney. Infection spread along the vein and necessitated its removal* [uː] *up to the next major tributary.*

Use ***to branch*** off • arterial / main or major[5] / small / ascending[6] ***branch*** • descending / deep / superficial / terminal[7] ***branch*** • anastomotic[8] ***branches*** • major / draining / portal[9] / saphenous [fiː] ***tributary*** • ***tributary*** vein / from the pancreas / of the main trunk

(Haupt)ast, Ramus, Verzweigung; s. gabeln/ verzweigen
Nebenast, Aufzweigung; untergeordnet, Neben-[1] verzweigt, verästelt[2] Verzweigung, -ästelung; s. verzweigend[3] versorgend[4] Hauptast[5] aufsteigender Ast, Ramus ascendens[6] Endast, -aufzweigung[7] anastomosierende Äste[8] Seitenast d. Pfortader[9] 13

vascular lumen [uː] *n term*, *pl* **lumina** *rel* **patency**[1] [peɪtənˈsɪ] *n term*

space inside a vessel (or any other tubular [(j)uː] structure, e.g. a duct [ʌ] or the intestine)

(trans/ intra)luminal[2] *adj term* • **patent**[3] *adj*

» *Once the needle* [iː] *is in the lumen of the vein, the required amount of blood can be withdrawn*[4] *with a steady* [e], *even pull on the plunger*[5] [ʌndʒ] *of the syringe*[6] [sɪrɪndʒ]. *Systemic infusion of fibrin-specific agents over 6 h restored coronary artery patency in approximately 75% of patients.*

Use to have ***a lumen*** • to grow across/fill/block/occlude[7]/enlarge/reestablish ***the lumen*** • vessel / arterial / aortic / intravascular / capillary ***lumen*** • patent / narrowed[8] ***lumen*** • caliber or size[9] / patency / obstruction / distention ***of the lumen*** • ***luminal*** diameter[9] / narrowing / fluid • ***intraluminal*** pressure[10] / thrombus / growth / mass / lesion [iːʒ] • percutaneous [eɪ] ***transluminal*** coronary angioplasty[11] (*abbr* PTCA) • to determine/confirm/maintain[12]/reestablish ***patency*** • coronary arterial / airway[13] / ductal [ʌ] ***patency*** • ***patent*** celiac artery[14] / bronchus / biliary tree[15] / foramen [eɪ] ovale[16] [oʊveɪli]

Gefäßlumen, lichte Weite
Durchgängigkeit[1] intraluminal[2] offen, durchgängig[3] entnommen[4] Kolben[5] Spritze[6] d. Lumen verschließen[7] verengtes Lumen[8] Lumendurchmesser[9] intraluminaler Druck[10] perkutane transluminale koronare Angioplastie[11] d. Durchgängigkeit gewährleisten[12] Freisein d. Atemwege[13] durchgängige(r) A. coeliaca/ Truncus coeliacus[14] durchgängiges Gallengangsystem[15] offenes Foramen ovale[16] 14

Unit 35 The Lymphatic System

Related Units: 36 Blood & Lymph Circulation, 34 Blood Vessels, 37 Components of the Blood, 39 The Immune System

lymphatic [lɪmfæt̲ɪk] **system** *n term* *rel* **lymph(atic) vessels**[1] *n clin*

tissue [tɪʃjuː‖tɪsjuː] and organs which produce, store and transport cells that fight infection; these include the bone marrow, spleen, thymus, lymph nodes, and channels [tʃænᵊlz] that carry lymph fluid

lymphatics[1] *n term & jar* • **lymphoid**[2] *adj* • **lymph(o)-** *comb*

» *This procedure [siː] allows connections to form between blocked superficial dermal lymphatics and the normal deep lymphatic system. Tumor cells may spread [e] via the lymphatic system to the preauricular and submandibular lymph nodes.*

Use ***lymphatic*** tissue[3] / duct [ʌ]/ channels / pathways[4] • ***lymphatic*** chain[5] [tʃeɪn]/ plexus / sinuses [aɪ] • ***lymphatic*** flow / drainage[6] [eɪ]/ obstruction [ʌ] • ***lymph*** capillaries[7] / circulation[8] / spaces [eɪs] • regional [iː]/ peripheral ***lymphatics*** • superficial dermal [ɜː]/ groin[9] ***lymphatics*** • mesenteric / diaphragmatic ***lymphatics*** • cervical [ɜː]/ breast [e] ***lymphatics*** • ***lymphoid*** tissue[3] / follicle[10] / hyperplasia [-eɪʒ(ɪ)ə] • ***lympho****cyte* [-saɪt] /cytosis /blast /cele [-siːl] • ***lymphangiography***[11] /tis • ***lymphedema***[12] [iː]

lymphatisches System
Lymphgefäße, Vasa lymphatica[1] lymphoid, -atisch, Lymph-[2] lymphat. Gewebe[3] Lymphbahnen[4] Lymphknotenstrang[5] Lymphdrainage, -abfluss[6] Lymphkapillaren[7] Lymphkreislauf[8] Lymphgefäße i. d. Leistengegend, Nodi lymphatici inguinales[9] Lymphfollikel, -knötchen, Folliculus lymphaticus[10] Lymph(angi)ografie[11] Lymphödem[12]

1

lymph [lɪmf] *or* **lymphatic fluid** *n clin* *rel* **chyle**[1] [kaɪl] *n term*

clear fluid in the lymphatic vessels that is collected from the tissues throughout the body and contains varying numbers of white blood cells (chiefly lymphocytes) and a few red blood cells

chylous *or* **chyliform**[2] *adj term* • **(endo/ peri)lymphatic** *adj* • **chylo-** *comb*

» *The accumulation of free chyle in the peritoneal cavity is a rare form of ascites. Lymphatic obstruction resulted in a loss of protein-rich chylous fluid from the mucosal lacteals.*

Use composition / accumulation / leakage [iː] ***of chyle*** • ***lymph*** cell *or* lymphocyte / flow[3] • ***lymph*** formation[4] / resorption / stasis[5] [eɪ] • ***endolymphatic*** duct / system[6] / sac • ***endolymphatic*** pressure / hydrops[7] [aɪ] • ***chylous*** fluid / effusion[8] [juːʒ]/ ascites[9] [aɪ] • ***chylo****thorax* /microns[10] [aɪ] /pericardium[11] /peritoneum • ***chylomicron*** formation / triglycerides [ɪs] / remnants[12]

Lymphe
Chylus, Milchsaft[1] chylös, chylusartig[2] Lymphfluss[3] Lymphbildung[4] Lymphstauung[5] endolymphatisches System[6] Meniere-Krankheit[7] chylöses Exsudat, chylöser Erguss[8] chylöser Aszites[9] Chyloperikard[10] Chylomikronen[11] Chylomikronenfragmente[12]

2

lymph node [noʊd] *n clin & term* *syn* **lymph gland** *n clin & jar*

one of the round or oval bodies found along the course [ɔː] of lymphatic vessels which vary greatly in size and contain numerous [uː] lymphocytes which filter the lymph fluid passing through the node

» *Like the spleen, lymph nodes filter and cleanse [e] the lymph by removing cellular debris[1] [dəbriː], bacteria [ɪə], parasites [-saɪts], and other noxious [nɒːkʃəs] agents[2].*

Use perivascular / periaortic / regional[3] [iːdʒ]/ local ***lymph nodes*** • axillary[4] / pectoral *or* anterior axillary / cervical [ɜː] ***nodes*** • supraventricular / parasternal [ɜː]/ submental ***nodes*** • hilar [aɪ]/ pulmonary / iliac [ɪlɪæk]/ pelvic ***nodes*** • (superficial/ deep) inguinal[5] / lateral aortic / popliteal [iː] ***nodes*** • palpable / swollen / affected *or* involved[6] / tender[7] ***lymph nodes*** • ***lymph node*** enlargement[8] / dissection[9] / involvement[10] • ***lymph node*** sampling[11] / biopsy[11] [aɪ]/ metastasis • ***lymphaden****itis* /opathy /ectomy[9]

Lymphknoten, Nodus lymphaticus
Zelltrümmer, -fragmente[1] Schadstoffe[2] regionäre Lymphknoten[3] Achsel-, axilläre Lymphknoten, Nodi lymphatici axillares[4] N. lymph. inguinales profundi[5] befallene L.[6] druckdolente/ druckschmerzempfindl. L.[7] Lymphknotenvergrößerung[8] Lymphknotendissektion, Lymphadenektomie[9] Lymphknotenbefall, -beteiligung[10] Lymphknotenbiopsie[11]

3

spleen [spliːn] *n clin & term* *syn* **lien** [laɪən] *n term rare*

vascular lymphatic organ between the stomach [k] and the diaphragm [-æm]; its white pulp[1] [ʌ] consists of lymphatic nodules and diffuse lymphatic tissue while the red pulp[2] is composed of venous sinusoids [aɪ]

splenic[3] [splenɪk] *adj term* • **splen(o)-** [iː] , **lien(o)-** *comb* • **-splenia** [e] *comb*

» *Normal blood cells pass rapidly through the spleen, while abnormal and senescent[4] [es] cells are retarded and entrapped. The spleen is particularly well suited to antibody formation, since plasma is skimmed by the trabecular arteries and delivered to the lymphoid follicles, bringing soluble[5] antigens into direct contact with immunologically competent cells.*

Use hilum [aɪ] of the[6] / accessory[7] / palpable / ruptured[8] [ʌ] ***spleen*** • normal-sized [aɪ]/ (massively) enlarged ***spleen*** • ***spleen*** tip / scan[9] • ***splenic*** artery / blood flow / vein [eɪ] • ***splenic*** red pulp [ʌ]/ portography[10] • ***splenic*** cell cords / sinuses[11] [aɪ]/ capsule[12] / flexure of the colon[13] • ***splenic*** abscess / injury / infarct(ion)[14] / macrophages [-feɪdʒiːz] • ***spleno****megaly*[15] /renal • ***splen****ectomy*[16] /ectomize

Milz, Splen, Lien
weiße Pulpa, Pulpa alba[1] rote Pulpa, Pulpa rubra[2] Milz-[3] überaltert[4] löslich[5] Milzhilus, Hilum splenicum[6] Lien accessorius, Nebenmilz[7] Milzruptur[8] Milzszintigrafie[9] Splenoportografie[10] Milzsinus, Sinus splenici[11] Milzkapsel[12] linke Kolonflexur, Flexura coli sinistra[13] Milzinfarkt[14] Milzvergrößerung, Splenomegalie[15] Milzentfernung, Splenektomie[16]

4

thymus (gland) [θaɪməs glænd] *n term*

primary [aɪ] lymphoid organ located in the superior [ɪə] mediastinum [aɪ] and lower part of the neck that is essential in early life for the normal development of immunological function

thymic[1] [θaɪmɪk] *adj term* • **thym(o)-** *comb*

» *The thymus reaches its greatest absolute weight at puberty [juː], then it begins to involute, and much of the lymphoid tissue is replaced by fat. Childhood non-Hodgkin's lymphomas can arise in any lymphoid tissue including lymph nodes, Waldeyer's ring[2], Peyer's patches, thymus, liver, and spleen.*

Use fetal [iː]/ enlarged[3] / small / absent ***thymus*** • ***thymic*** tissue / macrophages / involution[4] • ***thymus***-derived [aɪ] *or* -dependent lymphocytes[5] / enlargement[3] • ***thymic*** tumor[6] / hypoplasia [eɪʒ]/ aplasia • ***thym***ectomy /idine kinase /ocytes[7] /oleptic drugs[8] /oma[6]

Thymus
Thymus-[1] Waldeyer-Rachenring, lymphat. Rachenring[2] Thymusvergrößerung[3] Thymusrückbildung, -involution[4] thymusabhängige Lymphozyten, T-Lymphozyten[5] Thymustumor, Thymom[6] Thymozyten[7] Thymoleptika, Antidepressiva[8]

5

tonsil [tɒːnˈsəl] *n clin* *syn* **tonsilla** *n, pl* **–ae**, *rel* **adenoids**[1] *n term*

large oval mass of lymphoid tissue in the lateral wall of the oropharynx [ɔːroʊfærɪŋks] on either side between the pillars [ɪ] of the fauces[2] [fɒːsiːz]

(peri)tonsillar[3] *adj term* • **tonsill-** *comb* • **adenoid(al)** *adj*

» *The tonsil bulges [ʌ] medially [iː], and the anterior pillar is prominent. Gentle [dʒ] palpation of the peritonsillar and tonsillar tissues intraorally revealed swelling. Throat [oʊ] inspection revealed increased pharyngeal lymphoid tissue and enlarged tonsillar and adenoid tissue.*

Use lingual[4] / palatine[5] / pharyngeal[6] / tubal[7] ***tonsil*** • ***tonsillar*** lymphatic tissue / pillars[2] / fossa • ***tonsillar*** enlargement / exudate / abscess / crypts[8] [ɪ] • large / hypertrophied ***adenoids*** • ***adenoidal*** lymphoid hyperplasia[1] • ***tonsill***itis[9] /ectomy and adenoidectomy (*abbr* T & A) *or* tonsilloadenoidectomy[10] /opharyngitis [dʒaɪ]

Tonsille, Mandel
adenoide Wucherungen, Nasen-Rachenpolypen[1] Gaumenbögen[2] peritonsillär[3] Zungenmandel, Tonsilla lingualis[4] Gaumenmandel, T. palatina[5] Rachenmandel, T. pharyngealis/ adenoidea[6] Tubenmandel, T. tubaria[7] Tonsillarkrypten[8] Tonsillitis, Mandelentzündung[9] Tonsilloadenoidektomie[10]

6

thoracic duct [θɔːræsɪk dʌkt] *n term* *rel* **right lymphatic duct**[1] *n term*

largest lymph vessel in the body originating at the cisterna chyli; it passes through the aortic opening of the diaphragm, crosses the posterior mediastinum to open into the left brachiocephalic vein at its origin

» *The jugular [dʒʌgjʊlə] chain [tʃeɪn] and transverse [ɜː] cervical [sɜː] lymphatics drain [eɪ] into the thoracic duct on the left side of the neck. Oral feedings with medium-chain triglycerides[2] [ɪs] help reduce lymphatic flow through the thoracic duct postoperatively.*

Use endolymphatic / perilymphatic[3] / bronchomediastinal[4] [aɪ] ***duct*** • arch [tʃ] of the ***thoracic duct*** • ***thoracic duct*** lymphocytes / drainage[5] / obstruction / injury / fistula

Ductus thoracicus, Milchbrustgang
Ductus lymphaticus dexter[1] mittelkettige Triglyzeride[2] Ductus perilymphaticus[3] Truncus bronchomediastinalis[4] Ductus-thoracicus-Drainage[5]

7

receptaculum chyli [kaɪlaɪ] *n term* *syn* **cisterna chyli** [sɪstɜːrnə] *n term*

dilated [eɪ] sac at the lower end of the thoracic duct into which the intestinal trunk and two lumbar [ʌ] lymphatic trunks[1] open; when present it is located behind the aorta opposite the 1st and 2nd lumbar vertebrae[2]

» *Lymphatic channels [tʃæ-] within the mesentery drain through regional lymph nodes and terminate in the cisterna chyli. The cisterna chyli should be ligated [aɪ] to prevent chylous [aɪ] ascites with its attendant[3] excessive protein loss in the postoperative period.*

Cisterna chyli
Trunci lumbales[1] Lendenwirbel[2] damit verbunden[3]

8

bronchomediastinal trunk [brɒːŋkoʊmiːdɪəstaɪnəl trʌŋk] *n term*

lymph vessel arising [aɪ] from the junction [dʒʌŋkʃən] of the efferent lymphatics from the bronchial and mediastinal nodes on either side

» *From the renal pedicle[1] the lymphatic channels, usually 4 or 5 trunks, drain to lymph nodes along the inferior vena cava [viːnə keɪvə] and to the lateral aortic nodes.*

Use lumbar [ʌ] (lymphatic)[2] / intestinal[3] / subclavian[4] [eɪ] ***trunk***

Truncus bronchomediastinalis
Nierenstiel[1] Truncus lumbalis[2] Truncus intestinalis[3] Truncus subclavius[4]

9

lacteal (vessel) *n & adj term*

one of the lymph vessels in the intestinal villi[1] [aɪ] transporting milky-white chyle to the thoracic [æs] duct

» *The entrance of the nutrients[2] [uː] into the general circulation is achieved via [vaɪə‖viːə] the capillaries into the portal system or via the lacteals into the intestinal lymphatics. The chylomicron [kaɪloʊmaɪkrɒːn], a fat droplet containing 80-95% triglycerides [aɪ], is secreted [iː] into lacteals and transported to the circulation via the thoracic duct.*

Use central / mucosal [mjuːkoʊsəl]/ dilated [eɪ] ***lacteal***

Lymphkapillare d. Dünndarms; milchig, chylös
Darmzotten, Villi intestinales[1] Nährstoffe[2]

10

35

Peyer's patches [paɪɚz pætʃiːz] *n term* *syn* **Peyer's gland** *n term*

submucosal collections of numerous [uː] lymphoid nodules closely packed together in the intestinal wall (esp. the ileum [ɪlɪəm]) that partially or completely disappear in advanced life

» *Submucosal lymphoid aggregates (so-called Peyer's patches) are much more numerous in the ileum than in the jejunum* [dʒɪdʒuːnᵊm]. *With invasion* [eɪʒ] *of the gallbladder*[1] [ɔː] *and Peyer's patches, bacteria regain entry to the bowel* [baʊəl] *lumen.*

Use gut [ʌ] or intestine / mucosal / hypertrophied ***Peyer's patches*** • ***Peyer's patch*** lymphoid aggregates[2] / follicle capillaries

Peyer-Plaques, Folliculi lymphatici aggregati
Gallenblase[1] Folliculi lymphatici aggregati, Haufen v. Lymphfollikeln[2] 11

reticuloendothelial [iː] **system** *n term, abbr* **RES** *syn* **mononuclear phagocyte** [fægəsaɪt] **system, lymphoreticular system** *n term*

functional body system comprising the macrophages [-feɪdʒɪz], reticulum cells in the spleen, lungs, bone marrow and lymph nodes, bone marrow, and the fibroblastic [aɪ] reticular cells of hematopoietic tissues

transendothelial *adj term* • **reticular**[1] *adj* • **reticulo-** *comb* • **reticulocyte**[2] *n*

» *Measles* [miːzlz] *virus*[3] [aɪ] *invades the respiratory epithelium* [iː] *and spreads via the bloodstream to the reticuloendothelial system, from which it infects all types of white blood cells. The predominant cellular sources of these cytokines*[4] [saɪtəkiːnz] *are T-lymphocytes and cells of the reticuloendothelial system (circulating monocytes, tissue macrophages).*

Use ***reticuloendothelial*** organ / tissues / cell (function) / iron [aɪ] stores[5] / neoplasm [iː] • ***reticuloendothel***iosis[6] • ***mononuclear*** phagocytic [sɪ] system[7] • ***transendothelial*** migration [aɪ] • ***reticulo***nodular /granular • ***reticulocyte*** count[8]

Monozyten-Makrophagen-/ retikuloendotheliales System, RES
retikulär, netzartig[1] Retikulozyt, Proerythrozyt[2] Masernvirus[3] Zytokine[4] retikuloendotheliale Eisendepots[5] Retikuloendotheliose[6] Monozyten-Makrophagen-System[7] Retikulozytenzählung, -zahl[8] 12

Unit 36 Blood & Lymph Circulation

Related Units: 34 **Blood Vessels,** 35 **Lymphatic System,** 37 **Components of the Blood,** 32 **Heart,** 33 **Cardiac Function,** 110 **Cardiovascular Signs & Symptoms**

(blood) circulation [sɜːrkjʊleɪʃᵊn] *n* *sim* **bloodstream**[1] [blʌdstriːm] *n*

flow of blood from the heart [ɑː] through the arteries, capillaries, and veins [eɪ] back to the heart

circulatory[2] *adj term* • **(re)circulate** *v* • **circulating**[3] *adj* • **microcirculation**[4] [aɪ] *n*

» *Diabetics* [e] *with diminished sensation of the toes do not necessarily have diminished circulation to the feet. Feedback inhibition results in a restoration of the circulating concentrations of pituitary* [(j)uː] *hormones*[5] *to normal. Acute adrenal* [iː] *insufficiency* [ɪʃ] *may result in inadequate cardiac output despite normal circulatory volume.*

Use blood / lymph [lɪmf]/ cerebrospinal [aɪ] fluid[6] / extracorporeal[7] [iː] ***circulation*** • systemic[8] / pulmonary[9] / peripheral ***circulation*** • collateral[10] / maternal [ɜː]/ fetal [iː] ***circulation*** • arterial [ɪɚ]/ venous [iː]/ capillary ***circulation*** • bronchial / coronary[11] / enterohepatic[12] / renal[13] [iː] ***circulation*** • impaired [eɚ] ***circulation*** • ***circulatory*** system (function) / fluid / status / overload[14] / collapse • ***circulatory*** shock / compromise[15] [-aɪz]/ arrest[16] / failure[17] / support • ***circulating*** (blood) volume / platelets[18] [eɪ]/ hemoglobin • ***circulating*** immune complexes / inhibitor / toxin • local / coronary / pulmonary / skin ***microcirculation*** • portal ***bloodstream*** • ***bloodstream*** infection / invasion [eɪʒ]/ dissemination

(Blut)kreislauf, -zirkulation
Blut(bahn), -kreislauf[1] zirkulierend, Kreislauf-[2] zirkulierend[3] Mikrozirkulation[4] Hypophysenhormone[5] Liquorzirkulation[6] extrakorporaler Kreislauf[7] großer oder Körperkreislauf[8] kleiner oder Lungenkreislauf[9] Kollateralkreislauf[10] Koronarkreislauf[11] enterohepatischer Kreislauf[12] Nierenkreislauf, -durchblutung[13] Kreislaufüberbelastung[14] Kreislaufstörung[15] Kreislaufstillstand[16] Kreislaufversagen[17] zirkulierende Thrombozyten[18] 1

pulmonary [ʊ‖ʌ] **circulation** *n term* *syn* **lesser circulation** *n term*

passage of blood from the right ventricle through the pulmonary arteries to the alveoli [aɪ] of the lungs for oxygenation and removal of CO_2 and back through the pulmonary veins to the left atrium [eɪ]

» *About 95% of pulmonary blood circulation is supplied by the pulmonary artery and its branches, a low-pressure system, while bronchial circulation originates from the aorta and usually provides about 5% of blood to the airways and supporting structures of the lungs.*

Use pulmonary blood ***circulation*** • injured [ɪndʒɚd] ***pulmonary circulation*** • ***pulmonary*** arterial trunk[1] [ʌ]/ perfusion[2] [juːʒ]/ venous [iː] return • ***pulmonary*** capillary wedge [dʒ] pressure[3] • ***pulmonary*** microvascular pressure / microcirculation • ***pulmonary*** vascular congestion[4] [dʒe]/ hypertension[5] • ***pulmonary*** angiography / (thrombo)embolism[6] / shunt [ʃʌnt]

Lungen-, kleiner Kreislauf
Truncus pulmonalis[1] Lungendurchblutung, -perfusion[2] pulmokapillärer Verschlussdruck, Wedge-Druck[3] Lungenstauung[4] pulmonale Hypertension/ Hypertonie[5] Lungenembolie[6] 2

hepatic *or* portal circulation *n term* *sim* portal system[1] *n term* → U47-5

circulation of blood to the liver from the intestine and spleen [iː] via the portal vein and its tributaries[2]

periportal *adj term* • **intra/ hepatoportal** [hepətoʊpɔːrtᵊl] *adj* • **porto-** *comb*

» *Splenic* [e] *MRI*[3]*, which may demonstrate or exclude extrahepatic portal obstruction, aids in diagnosis. These esophageal* [-dʒiːəl] *varices* [værɪsiːz] *are portosystemic collateral vessels which carry blood from the coronary veins of the portal system into the azygos-hemiazygos* [hemɪeɪzaɪgəs] *veins*[4]*.*

Use ***portal*** blood(stream) / vein [eɪ] / venous [iː] anatomy / collateral circulation • ***portal*** flow velocity / pressure[5] / hypertension[6] • ***portal*** vein occlusion[7] [uːʒ]/ inflammation[8] [eɪ]/ hypertensive ascites [əsaɪtiːz] • ***portal*** decompression / phlebitis[8] [aɪ]/ vein thrombosis[9] • ***portal*** system surgery /-systemic shunt[10] [ʌ] • hypothalamic(-pituitary)[11] [(j)uː] ***portal system*** • ***periportal*** fibrosis / necrosis • ***porto***caval shunt[10] /systemic pressure gradient [eɪ] • ***porto***hepatic /pulmonary /graphy[12]

Portal-, Pfortaderkreislauf
Pfortadersystem[1] Nebenäste[2] Kernspintomografie d. Milz[3] Vv. azygos u. hemiazygos[4] Pfortaderdruck[5] Pfortaderhochdruck, portale Hypertension[6] Pfortaderverschluss[7] Pfortaderentzündung, Pylephlebitis[8] Pfortaderthrombose[9] portokavale(r) Shunt/ Anastomose[10] hypophysäres Pfortadersystem[11] Portografie, Röntgenkontrastdarstellung d. Pfortader[12]

3

hemodynamics [hiːmoʊdaɪnæmɪks] *n term*

physical properties of circulation such as cardiac output, BP, peripheral resistance, etc. and their study

hemodynamic[1] *adj term* • **hyperdynamic** *adj* • **hemo-** [hiːmoʊ] *comb*

» *Bicarbonate*[2] *does not improve hemodynamics in critically ill patients who have lactic acidosis*[3]*. Stabilize a hemodynamically unstable patient before performing diagnostic procedures.*

Use (ab)normal / altered [ɒː]/ (un)stable [eɪ]/ deranged[4] [eɪ] ***hemodynamics*** • systemic / venous / (intra)renal ***hemodynamics*** • glomerular / portal / capillary ***hemodynamics*** • ***hemodynamic*** (pressure) monitoring[5] / burden[6] [ɜː] • ***hemodynamic*** (in)stability / support • ***hyperdynamic*** state • ***hemo***dilution[7] [uːʃ] /dialysis [æ] /lysis[8] [hɪmɒːləsɪs] /lytic [ɪ]

Hämodynamik
hämodynamisch[1] Bikarbonat[2] Laktatazidose, Laktazidose[3] hämodynamische Störungen[4] hämodynam. Überwachung[5] hämodynamische Belastung[6] Blutverdünnung, Hämodilution[7] Hämolyse, Auflösung/ Abbau v. Erythrozyten[8]

4

blood flow [floʊ] *n* *sim* perfusion[1] [pɚfjuːʒᵊn] *n term* → U88-3

amount of blood passing through an organ, specific tissues or vessels

inflow[2] *n term* • **outflow**[3] *n* • **backflow**[4] *n* • **flowmetry** *n* • **perfusate**[5] *n* • **perfuse**[6] *v term* • **(non)perfused** *adj* • **re/ hyper/ hypoperfusion**[7] *n*

» *Surrounding this was a zone of stasis* [eɪ]*, characterized by sluggish*[8] [ʌ] *capillary blood flow. Wound* [uː] *healing is profoundly influenced by local blood supply, vasoconstriction, and all factors that govern perfusion and blood oxygenation. The goal is to increase blood pressure to the point that coronary perfusion is sustained*[9] [eɪ]*.*

Use to check for/impede[10] [iː] /maintain/restore ***blood flow*** • coronary / cerebral[11] / arterial ***blood flow*** • diminished *or* decreased[7] mechanisms [k]/ direction ***blood flow*** • interruption[12] / stasis[13] [eɪ]/ cessation[12] [s] ***of blood flow*** • hepatic arterial / renal plasma[14] (*abbr* RPF) ***flow*** • capillary / collateral / retrograde [eɪ]/ lymph(atic) ***flow*** • sluggish / stagnant ***flow*** • ***flow*** rate / pattern / stasis[13] • vascular / portal ***inflow*** • left ventricular / hepatic venous [iː] ***outflow*** • ***outflow*** tract / resistance / obstruction[15] • regional / arterial / cardiac ***perfusion*** • lung[16] / cutaneous[17] [eɪ]/ brain[11] / cerebral cortex ***perfusion*** • impaired[18] [eɚ] ***perfusion*** • ***perfusion*** rate / pressure / scan *or* scintigraphy[19] / support

Durchblutung, Blutfluss
Perfusion, Durchströmung, -blutung[1] Zufluss, Einströmen[2] Ab-, Ausfluss[3] Rückfluss[4] Perfusionsflüssigkeit[5] perfundieren, durchströmen[6] Minder-, Mangeldurchblutung, Hypoperfusion[7] langsam[8] aufrechterhalten[9] d. Blutfluss/ Durchblutung behindern[10] Hirndurchblutung[11] Unterbrechung d. Blutzufuhr, Ischämie[12] Blutstase, -stau(ung)[13] renaler Plasmafluss[14] Abflussbehinderung[15] Lungenperfusion[16] Hautdurchblutung[17] Perfusionsstörung[18] Perfusionsszintigrafie[19]

5

blood supply [səplaɪ] *n clin*

opposite **(venous) drainage**[1][dreɪnɪdʒ], **venous return**[2] [ɜː] *n term*

transport of oxygen-rich arterial blood to the tissues of the body providing them with nutrients

supply[3] *v* • **supplying** *adj* • **drain**[4] [dreɪn] *v & n* • **(un)drained** *adj*

» *The phrenic* [e] *arteries arising directly from the aorta supply the diaphragm. Interruption of the blood supply to the humeral* [juː] *head may cause avascular* [eɪ] *necrosis. Venous drainage* [-ɪdʒ] *is more apt to be interrupted*[5] *than arterial inflow when the mesentery is trapped*[6]*. Promote venous drainage by elevating the foot of the bed*[7] *15-20 degrees.*

Use adequate[8] / abundant [ʌ] *or* rich[9] / (in)sufficient[8] [ɪʃ]/ poor / impaired ***blood supply*** • arterial / collateral / local / dual [d(j)uːəl] ***blood supply*** • ***blood supply*** to the brain / of the heart [ɑː]/ from the aorta [eɪ] • arterial[10] ***supply*** • collateral / cerebral / hepatic / penile [piːnaɪl] ***venous drainage*** • ***venous drainage*** system / route [aʊ‖uː] • lymphatic / lacrimal[11] / bile[12] [aɪ]/ surgical ***drainage*** • central[13] / systemic / coronary / pulmonary ***venous return*** • interrupted [ʌ]/ unimpaired[14] [eɚ] ***venous return*** • ***venous return*** to the heart / from the extremities

Blutversorgung, -zufuhr
venöser Abfluss[1] venöser Rückstrom/ -fluss[2] versorgen, liefern, zuführen[3] ableiten, drainieren; Drain[4] wird eher unterbrochen[5] eingeklemmt[6] Hochstellen d. Fußendes[7] ausreichende Blutversorgung[8] gute Durchblutung[9] arterielle Blutzufuhr[10] Abfluss d. Tränenflüssigkeit[11] Gallenabfluss[12] zentralvenöser Rückstrom/ -fluss[13] ungehinderter venöser Rückstrom[14]

6

blood volume *n clin & term*

rel **euvolemia**[1] [juːvəliːmɪə], **hypovolemia**[2] [haɪpoʊ-] *n term*

total amount of blood in the body controlled by capillary fluid exchange, hormones, and renal filtration

volumetric[3] [e] *adj* • **-volemia** *comb* • **-volemic** [iː] *comb*

» *Normally, mean intrathoracic pressure is negative, which increases thoracic* [æs] *blood volume and ventricular end-diastolic volume. In acute blood loss, the blood volume must be restored through preoperative fluid administration and/or pharmacologic manipulation.*

Use central[4] / (intra)arterial [ɪə]/ mean [iː] arterial ***blood volume*** • cerebral / pulmonary capillary[5] ***blood volume*** • total / circulating / distribution [juːʃ] of ***blood volume*** • ***blood volume*** nomogram / loss / deficit / expansion[6] / replacement • (intra)vascular / plasma[7] / circulating ***volume*** • mean corpuscular[8] [ʌ]/ red blood cell[9] ***volume*** • end-diastolic [aɪə]/ stroke[10] / extracellular (fluid) ***volume*** • ***volume*** replacement[11] / expander / depletion[12] [iːʃ] • ***volume*** excess / overload[13] / repletion[11] • iso***volumetric*** • hypo***volemic***

Blutvolumen, Gesamtblutmenge

Normovolämie[1] Hypovolämie, Verminderung d. zirkulierenden Blutmenge[2] volumetrisch[3] zentrales Blutvolumen[4] pulmonal-kapilläres Blutvolumen[5] Vergrößerung d. Blutvolumens[6] Plasmavolumen[7] mittleres Erythrozyteneinzelvolumen[8] Erythrozytenvolumen[9] Schlagvolumen[10] Volumenersatz, -substitution[11] Volumenverlust[12] Volumenüberlastung[13]

7

blood pressure [blʌd preʃɚ] *n clin & term, abbr* **BP** → U107-14

rel **hypertension**[1] [haɪpɚtenʃən], **hypotension**[2] [haɪpoʊ-] *n term* → U124-6

tension of the blood within the arteries that is dependent on left ventricular contraction, arterial elasticity, the resistance of the arterioles and capillaries as well as blood volume and viscosity

normo/ hypo/ hypertensive[3] *adj & n term* • **hypertonicity** *n* • **hypotonicity**[2] *n* • **-tonic** *comb*

» *A systolic pressure of 60 mm Hg usually means that flow is sufficient to maintain viability* [aɪ] *of the extremity. Overall blood pressure is maintained by ventricular contraction, vascular resistance and elasticity, and the viscosity and volume of the blood. Sympatholytic* [ɪ] *antihypertensive agents* [eɪdʒ] *may be required to control hypertension.*

Use ***blood pressure*** readings[4] [iː] • arterial / systolic[5] / diastolic[6] / adequate ***blood pressure*** • high / elevated[7] / unstable ***blood pressure*** • mean arterial / left ventricular ***pressure*** • central venous[8] / (coronary) perfusion ***pressure*** • (systemic/ capillary/ interstitial [ɪʃ]/ net) hydrostatic[9] / (atrial/ ventricular) filling ***pressure*** • osmotic / hydrostatic [aɪ] venous / plasma oncotic[10] ***pressure*** • ***pressure*** wave / gradient[11] [eɪ]/ falls / measurements[12] [eʒ] • arterial / venous / portal[13] ***hypertension*** • pulmonary / intracranial [eɪ]/ renal ***hypertension*** • essential[14] / malignant[15] / mild / moderate ***hypertension*** • postural[16] / systemic ***hypotension*** • ***hypertensive*** patient[3] / episode / crisis[17] [aɪ] • muscular[18] [ʌ]/ serum [ɪɚ] ***hypertonicity*** • ***hypertonic*** saline [eɪ] solution / state / dehydration[19]

Blutdruck

Bluthochdruck, Hypertension, Hypertonie[1] niedriger Blutdruck, Hypotension, Hypotonie; Tonusverminderung[2] hypertensiv; Hypertoniker(in)[3] Blutdruckwerte[4] systolischer Blutdruck[5] diastolischer Blutdruck[6] erhöhter Blutdruck[7] zentralvenöser Druck, zentraler Venendruck[8] hydrostat. Druck[9] kolloidosmotischer Druck d. Plasmas[10] Druckgefälle[11] Druckmessungen[12] Pfortaderhochdruck, portale Hypertension[13] essentielle/ primäre Hypertonie[14] maligne Hypertonie[15] orthostatische Hypotonie[16] hypertensive Krise, Blutdruckkrise[17] muskuläre Hypertonie[18] hypertone Dehydratation[19]

8

pulse pressure [pʌls] *n term*

rel **pulse wave**[1] [eɪ] *n term*, **upstroke**[2] [ʌ] *n jar*

difference between the systolic and the diastolic blood pressure during the cardiac cycle

pulsate[3] [pʌlseɪt] *v term* • **pulsation** *n* • **pulseless**[4] *adj* • **pulsatile**[5] [aɪ] *adj*

» *A narrow pulse pressure (more than half the systolic pressure), distended neck veins, and pulsus paradoxus*[6] *were present. The presence of arterial pulses distal to penetrating wounds* [uː] *does not preclude*[7] *arterial injury as pulse waves may be transmitted through soft clots. Palpation and quantification of lower extremity vascular pulsations should be performed. In aortic regurgitation*[8] [ɜː], *the pulse has a rapid upstroke and then collapses.*

Use arterial / wide [aɪ]/ large / widened / increased / narrow[9] ***pulse pressure*** • ***pulse pressure*** fall • ***pulse*** volume / quality / rate[10] / measurement [eʒ] • ***pulse*** oximetry[11] / rise / deficit[12] • ***pulse wave*** velocity[13] / transmission time[14] • jugular [dʒʌgjʊlɚ] venous[15] / paradoxic(al)[6] ***pulse*** • epigastric[16] / precordial / capillary ***pulsations*** • presystolic / jugular venous ***pulsations*** • ***pulsatile*** arterial blood flow / perfusion / mass / tinnitus[17] [ɪ] • pulse wave[18] / carotid / delayed [eɪ]/ brisk *or* rapid[19] ***upstroke*** • ***pulseless*** extremities / disease[20] / electrical activity

Pulsdruck

Pulswelle[1] Druckanstieg[2] pulsieren[3] pulslos[4] pulsierend, pulssynchron schlagend[5] paradoxer Puls[6] ausschließen[7] Aorten(klappen)insuffizienz[8] flacher Puls[9] Pulsfrequenz[10] Pulsoximetrie[11] Pulsdefizit[12] Pulswellengeschwindigkeit[13] Pulswellenlaufzeit[14] Jugularispuls[15] epigastrische Pulsationen[16] pulssynchrone Ohrgeräusche[17] Pulswellenanstieg[18] plötzlicher Druckanstieg[19] Aortenbogensyndrom[20]

9

(total) peripheral resistance *n term, abbr* **TPR**
rel **vascular resistance[1], arteriolar tone[2]** [ɑːrtɪə·ɪoʊlə· toʊn] *n term*

opposition to blood flow in the systemic circulation calculated as the mean [iː] arterial pressure[3] minus the central venous pressure divided by the cardiac output[4]

» *Valvular [æ] insufficiency [ɪʃ] decreased because of the fall in peripheral resistance. Tachy-cardia and a low BP due to elevated systemic resistance are early signs of a drop in cardiac output.*

Use total pulmonary / low / increased / high ***peripheral resistance*** • pulmonary[5] / systemic[6] / coronary / renal ***vascular resistance*** • venous[7] [iː]/ arteriolar / capillary[8] ***resistance*** • cerebrovascular / urethral [iː] ***resistance*** • ***resistance*** to flow[9] • vascular[10] / venous / (peripheral) [ɪ] vasomotor [veɪzoʊ-] ***tone***

peripherer Widerstand
Gefäßwiderstand[1] arteriolärer Tonus[2] mittlerer Aortendruck[3] Herzminutenvolumen[4] Lungengefäßwiderstand[5] systemischer Gefäßwiderstand[6] venöser Widerstand[7] kapillärer Widerstand[8] Strömungswiderstand[9] Gefäßwiderstand[10] 10

vasoconstriction [veɪzoʊkənstrɪkʃᵊn] *n term*
opposite **vasodilation[1]** [-daɪleɪʃᵊn] *n term*

narrowing of the vascular lumen by an increase in smooth [uː] muscle[2] tone of the wall of a vessel

dila(ta)tion[3] *n term* • **dilate[4]** [eɪ] *v* • **constrict[5]** *v* • **vaso-** [veɪzoʊ-] *comb*

» *Splanchnic [k] vasoconstriction caused ischemia [ɪskiːmɪə] secondary to a low-flow state. What can cause symptoms of vasodilation such as headache, flushing[6] [ʌ], palpitations, and peripheral edema [iː]?*

Use localized / neurogenic [dʒe]/ pulmonary ***vasoconstriction*** • profound[7] [aʊ]/ venous [iː] ***vasoconstriction*** • renal / splanchnic [æ] ***vasoconstriction*** • uterine [juː]/ nasal ***vasoconstriction*** • passive[8] / active[9] / arteriolar ***vasodilation*** • reflex [iː]/ muscular [ʌ] ***vasodilation*** • systemic / cerebral ***vasodilation*** • peripheral / exercise-induced[10] ***vasodilation*** • ***vaso***motor reflex[11] /dilators[12] /constrictive • ***vaso***congestion /constrictor[13] • ***vaso***active /spasm[14] /stimulation

Gefäßverengung, Vasokonstriktion
Gefäßerweiterung, Vasodilatation[1] glatte Muskulatur[2] Dehnung, Erweiterung, Dilatation[3] erweitern, dehnen, dilatieren[4] ver-, einengen, zusammenziehen[5] Hitzewallungen[6] starke Gefäßverengung[7] passive Gefäßerweiterung[8] aktive G.[9] belastungsbedingte Gefäßerweiterung[10] vasomotor. Reflex[11] Vasodilatanzien, gefäßerweiternde (Arznei)mittel[12] gefäßverengend; vasokonstr. Nerv, Vasokonstriktor; Vasokonstringens, gefäßvereng. Mittel[13] Gefäßkrampf, Vaso-, Angiospasmus[14] 11

36

blood viscosity [vɪskɒːsɪti] *n clin* *rel* **plasma** [æ] **viscosity[1]** *n term*

internal resistance of blood to flow resulting from friction (shearing [ɪə·] forces[2]) of its cellular components

(hyper)viscous[3] [vɪskəs] *adj* • **viscid[3]** [s] *adj* • **hyperviscosity** *n* • **visco-** *comb*

» *Resistance to the flow of blood in a vessel is proportional to vessel length and viscosity of blood. Increased viscosity due to a high hematocrit may result in stasis [eɪ] of blood within vessels, and predispose patients to pulmonary congestion[4] and vascular thrombosis.*

Use elevated *or* increased[5] / decreased ***blood viscosity*** • serum [ɪə·]/ sputum / seminal [e] fluid[6] / relative[7] ***viscosity*** • high / low / dynamic[8] [daɪ-]/ kinematic[9] ***viscosity*** • ***low-viscosity*** fluid • ***viscous*** secretions[10] [iːʃ]/ effusion [juːʒ]/ cervical [sɜːr-] mucus[11] [mjuːkəs]/ sputum • ***highly viscous*** mucus[12] • ***visco***elasticity /elastic properties

Blutviskosität
Plasmaviskosität[1] Scherkräfte[2] viskös, zähflüssig[3] Lungenstauung[4] erhöhte Blutviskosität[5] Viskosität d. Samenflüssigkeit[6] relative Viskosität[7] dynam. Viskosität[8] kinematische Viskosität[9] zähflüssiges Sekret[10] visköser Zervixschleim[11] hochvisköser Schleim[12] 12

hemodilution [hiːmədaɪluːʃᵊn] *n term* *opposite* **hemoconcentration[1]** *n term*

decrease in the concentration of red blood cells in the circulation in relation to plasma volume

dilute[2] [dɪ‖daɪluːt] *v & adj* • **(un/pre)diluted** *adj* • **dilutional[3]** *adj*
concentrate[4] *v & n & adj*

» *Young patients without heart disease tolerate hemodilution well, as long as the plasma volume is fully expanded. Hemoconcentration is reflected by elevated hemoglobin [hiːmə-] and hematocrit values. The blood is hemoconcentrated because of plasma loss into the peritoneal [iː] cavity.*

Use normovolemic [iː]/ isovolumetric[5] [aɪsoʊ-]/ preoperative ***hemodilution*** • progressive / excessive ***hemodilution*** • ***hemoconcentration*** nomogram • ***undiluted*** plasma / serum / suspension • ***dilutional*** hyponatremia[6] [iː]/ acidosis • thermo***dilution***[7] • to reveal [iː] /minimize ***hemoconcentration*** • platelet[8] / antihemophilic factor (*abbr* AHF)/ factor VIII ***concentrate***

Blutverdünnung, Hämodilution
Bluteindickung, Hämokonzentration[1] verdünnen, diluieren; verdünnt[2] Verdünnungs-[3] konzentrieren, anreichern; Konzentrat; konzentriert[4] isovolumetrische Hämodilution[5] Verdünnungshyponatriämie[6] Thermodilution[7] Thrombozytenkonzentrat[8] 13

shunt [ʃʌnt] *n term* → U129-6 *rel* **anastomosis**[1], **bypass**[2] [baɪpæs] *n term*

diversion [ɜː] of fluids to an absorbing [iː] system by fistulation or a mechanical device [-aɪs]

shunt[3] *v term* • **shunting** *n* • **bypass**[4] *v* → U125-11

» *In patients with a left-to-right shunt at the atrial [eɪ], ventricular, or pulmonary artery levels, pulmonary blood flow will exceed [iː] systemic blood flow. These collateral vessels result in shunting of portal blood into the systemic circulation.*

Use ateriovenous[5] [iː]/ bidirectional / cavomesenteric [eɪ]/ right-to-left[6] ***shunt*** • aorta-to-pulmonary artery *or* aortopulmonary [eɪ] ***shunt*** • portal-systemic *or* portosystemic[7] / ventriculoperitoneal[8] [iː] ***shunt*** • splenorenal [e]/ cerebrospinal [aɪ] fluid[9] ***shunt*** • hemodialysis[10] [æ]/ reversed[11] [ɜː] ***shunt*** • ***shunt*** function / surgery / implantation • ***shunt*** infection[12] / reversal[11] • ***to shunt*** blood

Shunt, Kurzschluss
Anastomose[1] Bypass, Umgehung[2] einen Shunt anlegen, shunten[3] umgehen, umleiten[4] arteriovenöser Shunt[5] Rechts-Links-Shunt[6] portosystemischer Shunt[7] ventrikuloperitonealer Shunt[8] Liquorshunt[9] Hämodialyseshunt[10] Shuntumkehr[11] Shuntinfektion[12]

14

blood-brain barrier [blʌd breɪn bærɪɚ] *n term, abbr* **BBB**

selective mechanism [ek] keeping many compounds [aʊ] in the blood from entering the parenchyma [pərenkɪmə] of the CNS

» *Cytokines [saɪtə-] generated by the exudate disrupt[1] [ʌ] the blood-brain barrier to cause brain edema, which is further aggravated by ischemic [kiː] brain damage. Permeability of the blood-brain barrier tends to increase after return of flow to the ischemic area.*

Use to cross[2]/penetrate[3]/break down ***the blood-brain barrier*** • disrupted ***BBB*** • ***BBB*** permeability[4] / defect • blood-CSF[5] / placental[6] [se]/ gastric mucosal[7] ***barrier***

Blut-Hirn-Schranke
schädigen[1] d. Blut-Hirn-Schranke passieren[2] d. Blut-Hirn-Schranke durchdringen[3] Durchlässigkeit d. Blut-Hirn-Schranke[4] Blut-Liquor-Schranke[5] Plazentaschranke, -barriere[6] Magenschleimhautbarriere[7]

15

(vascular) permeability [ɜː] *n term* *sim* **capillary permeability**[1] *n term*

extent to which the vascular wall permits the passage of substances [ʌ]

(im/ semi)permeable[2] *adj term* • **permeate**[3] [-ieɪt] *v* • **(hyper/ im)permeability** *n*

» *Burns [ɜː] lead to a loss of intravascular fluid volume due to increased vascular permeability. Venous [iː] obstruction, vasodilatation, muscular exercise, and increased capillary permeability all increase the rate of lymph flow.*

Use microvascular / artery wall / venular / endothelial [iː] ***permeability*** • membrane / ion[4] [aɪən]/ water ***permeability*** • intestinal / glomerular / blood-brain barrier[5] ***permeability*** • relative / selective[6] / low *or* poor ***permeability*** • ***permeability*** factor • ***impermeable*** to glucose[7] / membrane • gas-***permeable*** membrane[8]

Gefäßpermeabilität, -durchlässigkeit
Kapillarpermeabilität[1] semipermeabel, halbdurchlässig[2] durchdringen[3] Ionenpermeabilität[4] Durchlässigkeit d. Blut-Hirn-Schranke[5] selektive Permeabilität[6] glukoseundurchlässig[7] gasdurchlässige Membran[8]

16

37

Unit 37 Components of the Blood

Related Units: 36 Blood Circulation, 38 Hematopoiesis & Coagulation, 78 Metabolism, 55 Hormones, 39 The Immune System, 47 The Liver & Biliary System, 49 Urine Production

blood [blʌd] *n* *syn* **sanguis** [sæŋgwɪs] *n term rare*

the fluid and its suspended particles that are circulated through the heart [ɑː], blood vessels, and tissues [ʃ||s] by which oxygen and nutritive [uː] materials[1] are transported to the tissues, while carbon dioxide [aɪ] and various metabolic products[2] are removed for excretion [iːʃ]

bloody *adj* • **bloodless**[3] *adj* • **half-blood**[4] *n* • **hem(ato)-, sangui(n)-** *comb*

» *The peripheral blood smear[5] [smɪɚ] reveals [iː] target cells, nucleated red cells, and a hypochromic microcytic [sɪ] anemia [iː]. The carotid body[6] responds to a decrease in oxygen tension, an increase in blood acidity [sɪ] and in blood temperature.*

Use to spill[7]/(with)draw [ɒː] *or* obtain[8]/cross-match[9]/donate/transfuse[10] ***blood*** • arterial[11] [ɪɚ]/ bright red / venous [iː] ***blood*** • intracranial [eɪ]/ peripheral [ɪf]/ portal / cord[12] / maternal [ɜː] ***blood*** • citrated[13] / defibrinated [aɪ]/ oxygenated[11] / whole[14] ***blood*** • (fecal) [iː] occult [ʌ]/ autologous[15] [ɒː] ***blood*** • ***blood*** vessel / group / supply[16] [aɪ]/ pressure • ***blood*** clotting *or* coagulation[17] / clot[18] • ***blood*** sample[19] / test / count[20] [aʊ]/ gas analysis • ***blood*** chemistry [ke-]/ urea nitrogen [aɪ] (*abbr* BUN) • ***blood*** donor [oʊ]/ bank / loss / typing[21] • ***blood*** transfusion / products • ***blood***-stained[22] [eɪ] /-shot eyes[23] /-borne infection /-brain-barrier[24] • ***bloody*** sputum / diarrhea [iː]/ stools [uː] • ***bloody*** vaginal [dʒ] discharge[25] / rhinorrhea [aɪ] • ***bloodless*** phlebotomy [flɪ-]/ field • ***hemo***globin /chrome /dynamics /lysis /ptysis [ɪ] • ***hemo***rrhage[26] /rrhoid /dialysis [æ] /stasis [eɪ] /philia[27] [-fɪlɪə] • ***hemato***crit /toxic /penia [iː] /genic • ***hemat***oma /turia /temesis[28] /ngioma [-dʒɪoʊmə] • ***(sero)sanguinous*** material / discharge • ***asanguinous*** fluid • ***exsanguinating*** hemorrhage[29] [e] • fatal[30] [eɪ] ***exsanguination*** • ***consanguinous*** marriage / mating[31] [eɪ]

Blut, Sanguis
Nährstoffe[1] Stoffwechselprodukte[2] blutleer; unblutig[3] Mischling, Halbblut[4] Blutausstrich[5] Paraganglion/ Glomus caroticum[6] Blut vergießen[7] Blut abnehmen[8] d. Kreuzprobe machen[9] Blut transfundieren[10] sauerstoffreiches/ arterielles Blut[11] Nabelschnurblut[12] Zitratblut[13] Vollblut[14] Eigenblut[15] Blutversorgung[16] Blutgerinnung[17] Blutgerinnsel, Thrombus[18] Blutprobe[19] Blutbild[20] Blutgruppenbestimmung[21] blutig, blutbefleckt[22] blutunterlaufene Augen[23] Blut-Hirn-Schranke[24] blutiger Scheidenausfluss[25] Blutung[26] Bluterkrankheit, Hämophilie[27] Bluterbrechen, Hämatemesis[28] Massenblutung[29] Verblutung[30] Inzest[31]

1

-(h)emia [iːmɪə] *comb, BE* **-(h)aemia**

word ending describing a blood condition, e.g. hyperglycemia[1] [-ɡlaɪsiːmɪə] refers to an excess of glucose in the blood

-emic [iːmɪk] *comb*

» *Hyponatremia[2] may develop in patients with marked hyperlipidemia or hyperproteinemia, as fat and protein contribute to plasma bulk[3] [ʌ] although they are not dissolved in plasma water. Hypochloremia, hypokalemia[4], and alkalosis may result from fluid and electrolyte [-laɪt] losses.*

Use an/ hypercalc/ hyperlipoprotein***emia*** • hyperkal/ hypercholesterol[5]/ bilirubin***emia*** • hypox/ hyponatr/ hypoalbumin***emia*** • hypogammaglobulin/ bacter[6]/ ur[7]/ azot***emia*** • an/ hyperchlor/ hypokal***emic*** • normocalc/ ur[8]/ hyperprolactin***emic***

-ämie
Hyperglykämie[1] Hyponatr(i)ämie, verminderter Natriumgehalt d. Blutes[2] Plasmavolumen[3] Hypokaliämie[4] Hypercholesterinämie, erhöhte Serumcholesterinwerte[5] Bakteriämie[6] Harnvergiftung, Urämie[7] urämisch[8]

2

(blood) plasma *n term* *sim* **(blood) serum[1]** [sɪəʳəm] *n term, pl* **sera, serums**

noncellular fluid portion in circulating blood; serum refers to plasma after the fibrin [aɪ] clot has been removed in the process of coagulation but is sometimes also used as a synonym for plasma and antiserum

antiserum[2] [æntɪsɪəʳəm] *n term* • **plasm(a)-** *comb* • **sero-** [sɪəʳoʊ-] *comb*

» *Plasma is a clear, straw-colored[3] fluid which contains transport proteins, inorganic salts, nutrients[4], gases, enzymes [aɪ], hormones and waste [eɪ] materials[5] from the cells in the body.*

Use circulating [ɜː]/ fresh frozen[6] ***plasma*** • ***plasma*** cells / derivatives[7] / fractions[8] • ***plasma*** products / substitute[9] • ***plasma*** concentration *or* level / osmolality / volume[10] • ***plasma*** protein[11] (binding) / albumin[12] / glucose / bicarbonate / renin activity • ***plasma*** expander[9] / infusion / exchange[13] • ***serum*** cholesterol / amylase [æmɪleɪz] /-bound [aʊ] iron[14] / sodium • ***serum*** potassium / lipase [lɪpeɪz] / bilirubin / sickness[15] • ***serum*** complement level / protein-bound iodine[16] [aɪə] (*abbr* SPBI)/ alkaline phosphatase • antilymphocyte [ɪ] (*abbr* ALS)/ antirabies[17] [eɪ] ***serum*** • ***plasma***cyte /blast /cytosis /pheresis[18] [iː] • ***sero***logy /logic test[19] /positive /negative /group • ***sero***type /conversion[20] /vaccination[21] [ks] /therapy

Blutplasma
(Blut)serum[1] Antiserum[2] gelblich[3] Nährstoffe[4] Stoffwechselschlacken, -abfallprodukte[5] tiefgefrorenes Frischplasma[6] Plasmaderivate[7] Plasmafraktionen[8] Plasmaersatz(stoff), -expander[9] Plasmavolumen[10] Plasmaprotein[11] Plasmaalbumin[12] Plasmaaustausch[13] Serumeisen[14] Serumkrankheit[15] proteingebundenes Jod im Serum[16] Tollwut-Antiserum[17] Plasmapherese[18] serolog. Untersuchung[19] Serokonversion[20] Serovakzination[21]

3

(blood) corpuscle [kɔːrpʌsl] *n term* *syn* **blood cell** *n clin,* **hematocyte** *n term*

one of the formed elements suspended in the blood which normally make up 45 % of its volume

(intra/ extra)corpuscular *adj term*

» *Such high erythrocyte [ɪ] counts are possible only when the red corpuscles are smaller than normal. Red blood cells can be frozen and stored for up to 3 years. The causes of acute hemolysis can be extracorpuscular or intracorpuscular.*

Use red[1] / white ***corpuscle*** • ***mean corpuscular*** volume[2] (*abbr* MCV)/ hemoglobin (concentration)[3] (*abbr* MCHC)/ diameter [daɪæ-] (*abbr* MCD) • ***extracorpuscular*** hemolysis • ***intracorpuscular*** hemolytic [ɪ] anemia[4] [əniːmɪə]

Blutkörperchen, -zelle, Hämozyt
rotes Blutkörperchen, Erythrozyt[1] mittleres Erythrozyteneinzelvolumen, MCV[2] mittlere korpuskuläre Hämoglobinkonzentration, MCHC[3] korpuskuläre hämolyt. Anämie[4]

4

red blood cell *n clin, abbr* **RBC** *syn* **erythrocyte** [ɪrɪθrəsaɪt] *n term*

biconcave [eɪ] hemoglobin containing disk formed in the red bone marrow (from megalo-, erythro-, normoblasts[1] and reticulocytes[2]) which performs the task of transporting oxygen from the lungs to the tissues

erythroid[3] *adj term* • **erythrocytic[4]** [ɪ] *adj* • **erythroblast** *n* • **erythro-** *comb*

» *With ischemia [kiː], blood viscosity increases and red blood cells sludge[5] [slʌdʒ] within capillaries. The blood smear [ɪəʳ] was diagnostic, with large numbers of nucleated erythroblasts, target cells, and small pale RBCs. This can lead to acute hemolytic anemia with increased erythrocyte fragility[6] [dʒɪ], impaired oxygen delivery to tissues, and increased susceptibility [sʌs-] to infection[7].*

Use circulating / (im)mature[8] / young / aged[9] / senescent[9] [sɪnes-]/ type 0 ***RBCs*** • dysmorphic / teardrop-shaped / nucleated[10] / hypochromic ***RBCs*** • fragmented / extravasated / packed[11] / frozen ***RBCs*** • ***red blood cell*** production[12] / release [iː]/ destruction / agglutination • ***red blood cell*** indices / size / mass / count[13] / morphology • ***red blood cell*** distribution curve[14] [ɜː]/ folate [foʊleɪt] level / smear / survival[15] • sickled[16] / infected ***erythrocytes*** • ***erythrocyte*** maturation factor (*abbr* EMF)/ membrane[17] • ***erythrocyte*** (proto)porphyrin / antigen / sedimentation rate[18] (*abbr* ESR) • ***erythroid*** precursor[19] [ɜː]/ cell / activity / hyperplasia [eɪʒ] • eosinophilic [ɪəsɪnə-] ***erythroblast*** • ***erythro***cytosis /blastosis /poiesis[12] [poʊiːsɪs]

Erythrozyt, rotes Blutkörperchen
Normoblasten[1] Retikulozyten[2] erythroid, rötlich[3] erythrozytär[4] zusammenlagern[5] Erythrozytenfragilität[6] Infektionsanfälligkeit[7] unreife Erythrozyten[8] überalterte Erythrozyten[9] kernhaltige E.[10] Erythrozytenkonzentrat[11] Erythro(zyto)poese[12] Erythrozytenzählung, -zahl[13] Erythrozytenverteilungskurve[14] Erythrozytenüberlebensdauer, -zeit[15] Sichelzellen[16] Erythrozytenmembran[17] Blutkörperchensenkungsgeschwindigkeit, BKS[18] Erythrozytenvorläufer, -stufe, Erythroblast[19]

5

hemoglobin *n term, abbr* **Hb** *rel* **heme**[1] [hi:m], **transferrin**[2] *n term*

iron-containing red protein consisting of approximately 6% heme and 94% globin which attracts and loosely binds to free oxygen which it transports from the lungs to the tissues

oxyhemoglobin[3] [ɒ:ksɪ-] *n term* • **carboxyhemoglobin** *n* [-hi:məgloʊbɪn]

» *When the iron* [aɪ] *in Hb is oxidized from the ferrous to ferric state, e.g. in poisoning with nitrates, a nonrespiratory compound, methemoglobin (MetHb), is formed. Oxidized hemoglobin denatures*[4] [eɪ] *and forms so-called Heinz bodies*[5]*. Arterial blood gases and arterial* O_2 *saturation of hemoglobin and carboxyhemoglobin levels should be measured.*

Use free / (non)oxygenated[3] / total circulating / muscle ***hemoglobin*** • glycosylated[6] [aɪ]/ embryonic[7] / fetal[8] / adult[9] ***hemoglobin*** • ***hemoglobin*** A1c / A2 / C / E / F[8] / H / S • ***hemoglobin***-binding capacity / molecules • ***hemoglobin***-oxygen dissociation curve [ɜ:]/ SC disease[10] • hepatic / (non)hemoglobin ***heme*** • ***heme***-bound iron / precursor[11] [ɜ:]/ synthesis[12] [ɪ]/ oxygenase / catabolism • iron-laden[13] [eɪ]/ plasma / serum / carbohydrate-deficient[14] [ɪʃ] (*abbr* CDT) ***transferrin*** • ***transferrin*** saturation / receptor / iron-binding capacity[15] • ***hemoglobin***emia /uria[16] /opathy

Hämoglobin, Hb, roter Blutfarbstoff
Häm[1] Transferrin, Siderophilin[2] Oxyhämoglobin[3] denaturiert[4] Heinz-(Innen)körper[5] glykolisiertes Hämoglobin[6] embryonales/ frühfetales Hämoglobin, H. Gower, HbP[7] fetales Hämoglobin, HbF[8] adultes Hämoglobin, HbA[9] Hämoglobin S-C-Krankheit[10] Hämpräkursor, Vorstufe d. Häm[11] Hämsynthese[12] m. Eisen beladenes Transferrin[13] kohlenhydratdefizientes T., Desialotransferrin[14] Eisenbindungskapazität v. Transferrin[15] Hämoglobinurie[16] 6

white (blood) cell *n clin, abbr* **WBC** *syn* **leukocyte** [lu:kəsaɪt] *n term*

one of several types of colorless nucleated[1] blood cells which are capable of ameboid [i:] movement and have a key role in fighting infections; unlike RBCs they are able to migrate [aɪ] through capillary walls

leukocytic [-sɪtɪk] *adj term* • **leuk(o)-**, *BE* **leuc(o)-** [lu:koʊ‖*BE* lju:koʊ] *comb*

» *Platelet and white cell aggregates formed in response to injury were trapped in the lungs, where they engendered*[2] [dʒe] *an inflammatory response. An elevated synovial* [sɪn-] *fluid white count and low glucose (relative to plasma glucose) suggest sepsis. The lab tests revealed elevated leukocyte and eosinophil counts.*

Use abundant[3] [ʌ]/ (ab)normal / transfused ***WBCs*** • ***WBC*** (dys)function / production / casts[4] [æ‖*BE* ɑ:] • ***WBC*** differential (count)[5] / breakdown[6] / aplasia [eɪʒ] • (non)granular / peripheral blood ***leukocytes*** • fecal [i:]/ CSF / urine / wound [u:]/ phagocytic[7] [ɪ] ***leukocytes*** • ***leukocyte*** count / alkaline phosphatase[8] (*abbr* LAP)/ chemotaxis [i:] • ***leukocyte***-poor washed red cells[9] / infiltration • ***leukocyte*** transfusion / antigens[10] / adhesion [i:ʒ] deficiency[11] [ɪʃ] • ***leukocytic*** cellular infiltration / migration[12] [aɪ] • ***leukocytic*** proteolytic [ɪ] enzymes[13] / cytokines [aɪ] • ***leuko***penia[14] [i:] /penic /cytoclastic vasculitis [aɪ] • ***leuko***cytosis[15] /dystrophy [ɪ] • ***leuk***emia [i:] /emic /apheresis[16] [i:]

Leukozyt, weißes Blutkörperchen
kernhaltige[1] hervorriefen[2] zahlreiche Leukozyten[3] Leukozytenzylinder[4] Leukozytendifferentialzählung[5] Leukozytenabbau[6] phagozytierende Leukozyten[7] alkalische Leukozytenphosphatase[8] leukozytenarme gewaschene Erythrozyten[9] Leukozytenantigene[10] Leukozytenadhäsionsmangel[11] Leukozytenwanderung, Leukodiapedese[12] Leukoproteasen[13] Leuko(zyto)penie, Verminderung d. Leukozytenzahl i. Blut[14] Leukozytose, Vermehrung d. Leukozytenzahl i. Blut[15] Leukapherese[16] 7

polymorphonuclear leukocyte *n term* *syn* **poly** *n jar*, **granulocyte** *n term*

mature granular leukocyte which contains a segmented multilobed nucleus; the 3 types of polymorphonuclear (*abbr* PMN) cells are the neutrophils[1] [(j)u:], eosinophils[2] [ɪəsɪnəfɪlz], and basophils[3] [eɪ]

(a)granulocytic[4] *adj term* • **neutropenia** [i:] *n* • **eosinophilia** *n* • **basophilic**[5] *adj*

» *Polymorphonuclear leukocytes in the bladder wall also appear to play a role in clearing bacteriuria. Eosinophils are granulocytes derived* [aɪ] *from the same progenitor* [dʒe] *cells*[6] *as neutrophils, basophils, and monocytes-macrophages* [mækrəfeɪdʒi:z]*. When tissue is damaged, basophils release* [i:] *histamines* [-mi:nz] *and heparin. Moving between endothelial* [i:] *cells, neutrophils migrate* [aɪ] *toward the offending agent* [eɪdʒᵊnt].

Use ***polymorphonuclear*** WBCs / cells / neutrophils / chemotaxis / leukocytosis • ***granulocyte***-macrophage colony-stimulating factor (*abbr* GM-CSF) • ***granulocyte*** stem cells / transfusion[7] • (im)mature[8] / circulating ***granulocytes*** • ***granulocytic*** cells / series[9] [sɪɚi:z]/ precursor[10] / neutrophil • ***agranulocyt***osis • marrow [æ]/ blood ***basophils*** • ***basophilic*** leukocytes[3] / stippling[11] [ɪ] • juvenile[12] [dʒu:]/ mature / band[13] / activated ***neutrophils*** • (hyper)segmented[14] / aggregated / adherent [ɪɚ] ***neutrophils*** • ***neutrophil*** life cycle / pool[15] • ***neutrophilic*** leukocytes[1] / predominance / pleocytosis • anti-***neutrophil*** cytoplasmic antibody (*abbr* ANCA)

polymorph-/ segmentkerniger Granulozyt
neutrophile Granulozyten[1] eosinophile G.[2] basophile G.[3] granulozytär, Granulozyten-[4] basophil[5] Stammzellen[6] Granulozytentransfusion[7] reife Granulozyten[8] Granulozytenzellreihe[9] Granulozytenvorläuferzelle[10] basophile Tüpfelung (d. Erythrozyten)[11] junge (neutrophile) Granulozyten, Metamyelozyten[12] stabkernige neutrophile Granulozyten[13] übersegmentierte Granulozyten[14] Granulozytenspeicher[15] 8

monocyte [mɒːnəsaɪt] *n term* *syn* **endothelial** [iː] **leukocyte** *n term dated*

relatively large phagocytic [sɪ] mononuclear leukocyte formed in the bone marrow which circulates in the blood for about 24 hours before it migrates to the tissues where it develops into a macrophage[1]

monocytic [mɒːnəsɪtɪk] *adj term* • **promonocyte**[2] *n* • **monocyt-** *comb*

» *Monocytes are usually indented[3] or horseshoe-shaped[4] but also rounded or ovoid; their nuclei* [aɪ] *are usually large and centrally placed and are surrounded by at least a small band of cytoplasm* [saɪ]. *Tissue macrophages[5] arise by migration of monocytes from the circulation.*

Use circulating[6] / (peripheral) blood[7] / infiltrating ***monocytes*** • antigen-presenting / (non-)activated / virus-infected [aɪ] ***monocyte*** • ***monocyte*** activation / phagocytosis [fægəsaɪtoʊsɪs] • ***monocyte*** cell marker /-macrophage [-feɪdʒ] system[8] • ***monocyte*** chemotaxis [kiːmoʊ-]/ precursor [ɜː] cell /-(derived) [aɪ] macrophage • ***monocytic*** leukemia[9] [iː]/ ehrlichiosis • ***monocytosis***[10] /openia [iː]

Monozyt
Makrophage[1] Promonozyt[2] eingebuchtet[3] hufeisenförmig[4] Gewebemakrophagen[5] zirkulierende Monozyten[6] Blutmonozyten[7] Monozyten-Makrophagen-System[8] Monozytenleukämie[9] Monozytenvermehrung, Monozytose[10]

9

lymphocyte [lɪmfə-] *n term* *syn* **agranulocyte** *or* **non-granular leukocyte** *n* *rel* **plasma cells**[1] *n term* → U39-12

mostly small (7-8 mm) WBC formed in lymphatic tissue with a round or slightly indented, eccentrically situated nucleus normally comprising about 22-28% of all leukocytes in circulating blood of adults

lymphocytic [sɪ] *adj term* • **lymphoblast**[2] *n* • **lymphokines**[3] *n* • **lympho-** *comb*

» *His eosinophil and basophil concentrations are strikingly increased[4], but lymphocytes and monocytes are normal. Hodgkin's infiltrates are heterogeneous and consist of abnormal lymphoreticular cells, histiocytes, lymphocytes, monocytes, plasma cells, and eosinophils.*

Use B-cells *or* B[5]-/ T-cells *or* T[6]-/ helper-T *or* T helper[7] / cytotoxic T[8]-/ CD4[7] / CD8[9] ***lymphocytes*** • peripheral blood / mature[10] [jʊə]/ sensitized[11] ***lymphocyte*** • atypical [eɪ]/ transformed ***lymphocyte*** • immunocompetent / tumor-infiltrating (*abbr* TIL) ***lymphocyte*** • ***lymphocyte*** count / population[12] / transformation[13] / subsets[14] • ***lymphocyte*** response / antigen / proliferation / recirculation[15] [ɜː] • ***lymphocyte***-mediated [iː] cytotoxicity /-activated killer (*abbr* LAK) cells • bone marrow / IgA-secreting [iː]/ malignant / occasional[16] ***plasma cells*** • ***plasma cell*** dyscrasia[17] [dɪskreɪʒ(ɪ)ə]/ leukemia / myeloma [maɪə-] • ***lympho***cytoma /ma /cytopenia /cytosis • ***agranulo***cytosis

Lymphozyt
Plasmazellen[1] Lymphoblast[2] Lymphokine[3] deutlich erhöht[4] B-Zellen, B-Lymphozyten[5] T-Lymphozyten, T-Zellen[6] T-Helferzellen, CD4+-Zellen[7] zytotoxische T-Zellen, Killerzellen[8] Suppressorzellen, CD8+ -Zellen[9] reifer Lymphozyt[10] sensibilisierter Lymphozyt[11] Lymphozytenpopulation[12] Lymphozytentransformation[13] Lymphozyten-Subpopulationen[14] Lymphozytenrezirkulation[15] vereinzelte Plasmazellen[16] Plasmazelldyskrasie[17]

10

(blood) platelet [pleɪtlɪt] *n clin & term* *syn* **thrombocyte** [θrɒːmbəsaɪt] *n term*

disk-shaped, non-nucleated fragment of a megakaryocyte which is released from the bone marrow into the blood where it initiates blood clotting[1] and aggregates to occlude small leaks in blood vessels

antiplatelet[2] [eɪ] *adj term* • **megathrombocyte**[3] *n* • **thrombocyt(o)-** *comb*

» *These megathrombocytes are young platelets produced in response to enhanced platelet destruction. At any given time about a third of all platelets can be found in the spleen[4]* [iː].

Use adherent [ɪə]/ antibody-coated [oʊ]/ HLA-matched[5] / single-donor [oʊ] ***platelets*** • ***platelet*** response / adhesion [iːʒ]/ aggregation[6] / transfusion • ***platelet***-activating factor (*abbr* PAF)/ factors[7] / cofactor I *or* factor VIII / cofactor II *or* factor IX • ***platelet***-derived [aɪ] growth factor[8] (*abbr* PDGF) • ***platelet*** life span *or* survival[9] [aɪ]/ thrombus *or* plug[10] [ʌ] • ***antiplatelet*** agent / antibodies[11] • ***thrombo***(cyto)poiesis[12] [-pɔɪiːsɪz] /lytic [ɪ] • ***thrombocyto***penia [iː] /openic /osis /emia[13] [iː]

Blutplättchen, Thrombozyt
Blutgerinnung[1] Antithrombozyten-[2] Makrothrombozyt[3] Milz[4] histokompatible Thrombozyten[5] Thrombozytenaggregation[6] Plättchen-, Thrombozytenfaktoren[7] Plättchenwachstumsfaktor[8] Thrombozytenlebenszeit, -dauer[9] Plättchenthrombus, Abscheidungsthrombus, weißer T.[10] Thrombozyten-, Plättchenantikörper[11] Thrombo(zyto)poese[12] Thrombozythämie[13]

11

fibrinogen [faɪbrɪnədʒən] *n term* *syn* **clotting factor I** *n, rel* **fibrin**[1] [aɪ] *n term*

plasma globulin that is converted[2] into fibrin by the action of thrombin in the presence of ionized calcium

cryofibrinogen[3] [kraɪə-] *n term* • **(anti)fibrinolytic**[4] [ɪ] *adj & n* • **fibrino-** *comb*

» *This may lead to bleeding secondary to low fibrinogen and platelet levels. A useful clinical test is to look for the rapid fibrinogen consumption seen in disseminated intravascular coagulation by obtaining serial fibrinogen levels. Venous thrombi are composed principally of erythrocytes trapped in a fine fibrin mesh with few platelets.*

Use to cleave[5] [iː]/ bind ***fibrinogen*** • plasma / functional / lack of[6] ***fibrinogen*** • ***fibrinogen*** binding / level / synthesis /-related clot formation • ***fibrinogen*** degradation *or* split products[7] / fragments • ***fibrinogen*** deficiency[6] / scanning / uptake test[8] • ***fibrin*** clot[9] / glue[10] [uː]/ foam[11]/ strands[12] / mesh[13] • ***fibrino***lysis[14] /lytic

Fibrinogen, Faktor I, F-I
Fibrin[1] umgewandelt[2] Fibrinogen-Kryopräzipitat[3] antifibrinolytisch, Antifibrinolytikum, Fibrinolyseinhibitor, -hemmstoff[4] Fibrinogen spalten[5] Fibrinogenmangel[6] Fibrinogenspaltprodukte[7] Fibrinogenaufnahmetest[8] Fibringerinnsel[9] Fibrinkleber[10] Fibrinschaum[11] Fibrin-Monomere[12] Fibrinnetz[13] Fibrinolyse[14]

12

prothrombin [-θrɒːmbɪn] *n term* *syn* **clotting factor II** *n, rel* **thrombin**[1] *n term*

glycoprotein [glaɪkə-] formed and stored in the liver parenchyma and present in plasma which is converted [ɜː] to thrombin by the action of extrinsic thromboplastin[2]

prothrombinogenic [-dʒenɪk] *adj term* • **antithrombin**[3] *n*

» *In the presence of thromboplastin and calcium ions [aɪə], prothrombin is converted to thrombin, which in turn converts fibrinogen to fibrin, a process resulting in coagulation of blood.*

Use plasma ***prothrombin*** • ***prothrombin*** level / activity / activator[2] / time[4] (*abbr* PT)/ consumption test[5] [ʌ]/ complex concentrate[6] • clot-bound [aʊ]/ free / circulating ***thrombin*** • ***thrombin*** time[7] / generation[8] / fibrinogen reaction • ***thrombin*** inhibitor /-antithrombin complex • ***antithrombin*** III

Prothrombin, Faktor II
Thrombin[1] Prothrombinaktivator, Thrombokinase, Thromboplastin[2] Antithrombin[3] Prothrombin-, Thromboplastinzeit[4] Prothrombinverbrauchstest[5] Prothrombinkomplexkonzentrat[6] (Plasma)thrombinzeit[7] Thrombinbildung[8]

13

thromboplastin *n term* *syn* **thrombokinase** [θrɒːmbəkaɪneɪz] *n term* *rel* **tissue** [tɪʃjuː‖tɪs] **factor**[1], **factor III**[1] *n term*

enzyme present in platelets required for the conversion of prothrombin to thrombin

thrombokinetics [θrɒːmboʊkɪnetɪks] *n term*

» *Tissue thromboplastin (factor III) interacts[2] with factor VII[3] and calcium to activate factor X[4]; active factor X combines [aɪ] with factor V[5] in the presence of calcium and phospholipid to produce thromboplastin activity.*

Use intrinsic / extrinsic / factor III or tissue[1] ***thromboplastin*** • partial [-ʃəl] ***thromboplastin*** time[6] (*abbr* PTT) • ***plasma thromboplastin*** antecedent[7] [siː]/ component[8]

Thromboplastin, -kinase
Gewebethromboplastin, -faktor, Faktor III[1] zusammenwirken[2] Prokonvertin[3] Stuart-Prower-Faktor[4] Proakzelerin[5] partielle Thromboplastinzeit, Partialthromboplastinzeit, PTT[6] Faktor XI, Rosenthal-Faktor[7] Faktor IX, Christmas-Faktor[8]

14

37

plasmin [plæzmɪn] *n term* *syn* **fibrinolysin** [faɪbrɪnəlaɪsɪn] *n term* *rel* **plasminogen**[1] [plæzmɪnədʒən], **urokinase**[2] [jʊəoʊkaɪneɪz] *n term*

active proteolytic enzyme which dissolves fibrin in blood clots; plasminogen or profibrinolysin is its inactive precursor in plasma which is converted to plasmin by the action of urokinase

antiplasmin[3] *n term* • **fibrinolysis**[4] *n* • **staphylokinase** *n* • **streptokinase** *n*

» *Plasmin directly lyses[5] [aɪ] thrombi [aɪ] both in the pulmonary artery and in the venous [iː] circulation. Free plasminogen cannot be activated by single-chain urokinase plasminogen activator but, like tPA, scuPA can readily [e] activate plasminogen bound [aʊ] to fibrin.*

Use to (in)activate[6]/generate/neutralize [(j)uː] ***plasmin*** • alpha-2 / active ***plasmin*** • ***plasmin*** inhibitor[7] /-mediated [iː] destruction of fibrin • thrombus [θrɒːmbəs]/ bound [aʊ]/ serum ***plasminogen*** • plasma zymogen [zaɪmədʒən] ***plasminogen*** • ***plasminogen*** activator inhibitor[8] • anisoylated ***plasminogen*** streptokinase [-kaɪneɪz] activator complex (*abbr* APSAC) • tissue[9] (*abbr* tPA)/ recombinant tissue-type[10] ***plasminogen activator*** • single-chain [tʃeɪn] urokinase[11] (*abbr* scuPA) ***plasminogen activator***

Plasmin, Fibrinolysin
Plasminogen[1] Urokinase[2] Antiplasmin, Antifibrinolysin[3] Fibrinolyse[4] löst auf[5] Plasmin inaktivieren[6] Plasmininhibitor[7] Plasminogenaktivatorinhibitor[8] Gewebeaktivator[9] rekombinanter Gewebeaktivator, t-PA[10] einkettiger Urokinase-Plasminogen-Aktivator[11]

15

agglutinogen [æɡluːtənədʒən] *n term* → U38-11 *syn* **blood group** *or* **RBC antigen** [æntɪdʒən] *n term*

genetically determined antigen on the surface of RBCs that forms agglutinins in response to incompatible cells of a different blood group which bring about[1] a transfusion reaction

agglutinogenic [-dʒenɪk] *adj term* • **(hem)agglutinin** *n* • **blood type**[2] *n*

» *Although more than 300 different blood antigens have been identified, only the ABO and Rh types are antigenic enough to cause concern in pregnancy and transfusion. Antibodies against ABO or Rh antigens cause hemolytic transfusion reactions or fetal erythroblastosis.*

Use cold[3] / filamentous / specific ***agglutinins*** • ***agglutinin*** absorption / titer • ABO[4] ***blood groups*** • ***blood group*** system / substances[5] / incompatibility[6] • ***blood typing***[7]

Agglutinogen
auslösen[1] Blutgruppe[2] Kälteagglutinine[3] ABO-/ ABNull-Blutgruppen[4] Blutgruppenantigene[5] Blutgruppenunverträglichkeit, -inkompatibilität[6] Blutgruppenbestimmung[7]

16

Rhesus factor [riːsəs fæktɚ] *n term, abbr* **Rh factor**

one of at least 8 highly immunogenic agglutinogens that may be present on the surface of RBCs and plays a major [eɪdʒ] role in pregnancy as well as blood transfusion and cross-matching[1]

Rh-negative /-positive *adj term* • **anti-Rh agglutinin** [uː] *n*

» *Red blood cells are tested against anti-A, anti-B, and anti-D serum, so that the patient's blood may be classified as one of the 4 ABO types and as either Rh-positive or Rh-negative. If the mother is Rh-negative, an Rh antibody titer should be repeated at 26 to 27 weeks.*

Use ***Rhesus*** blood groups / factor positive incompatibility / monkey • ***Rh***-negative blood / immune [juː] globulin[2] /-negative mother[3] • ***Rh*** antibody titer[4] [aɪ]/ antigen system / antiserum[5] [ɪɚ] • ***Rh*** isoimmunization [aɪ]/ gene [dʒiːn]/ sensitization[6] (in pregnancy) / hemolytic [hiːməlɪtɪk] disease[7]

Rhesus-Faktor, Rh
Durchführung einer Kreuzprobe[1] Anti-D-Immunglobulin[2] Rh-negative Mutter[3] Rhesusantikörpertiter[4] Anti-D-Serum[5] Rhesussensibilisierung[6] Neugeborenenerythroblastose, Morbus haemolyticus neonatorum[7]

17

Unit 38 Hematopoiesis & Coagulation

Related Units: 37 Blood, 36 Blood Circulation, 78 Metabolism, 33 Cardiac Function, 47 Liver, 49 Urine Production, 110 Cardiovascular Signs & Symptoms

hem(at)opoiesis [hiːmət̬oʊpɔɪiːsɪs] *n term* *syn* **blood formation** *n clin*

process of formation of blood cells in the bone marrow, spleen, liver and lymph nodes

hematopoietic[1] [-pɔɪet̬ɪk] *adj term* • **hematopoietin**[2] *n* • **-poiesis, -poietic** *comb*

» *In these transplants hematopoietic stem cells are infused into a peripheral vein of the recipient*[3] *and the stem cells home to*[4] *the marrow to reestablish hematopoiesis. The turnover of differentiated hematopoietic cells in an adult weighing 70 kg (154 lbs) is over 0.5 trillion cells per day including 200 billion red blood cells and 70 billion neutrophilic leukocytes* [uː].

Use to stimulate/suppress ***hematopoiesis*** • constitutive[5] / extramedullary[6] / normal[5] ***hematopoiesis*** • ineffective / megaloblastic[7] / deficient [ɪʃ]/ dys***hematopoiesis*** • ***hematopoietic*** tissue [ʃ]/ system / growth factor • ***hematopoietic*** colony-stimulating factor / stem cells[8] • ***hematopoietic*** progenitor [dʒe] cell[8] (*abbr* HPC)/ cytokine [saɪt̬əkaɪn] • ***hematopoietic*** suppression / disease / malignancy • erythro[9] [ɪ] / thrombo(cyto)/ lympho(cyto)[10] [ɪ] / myelo***poiesis*** [maɪəloʊpɔɪiːsɪs]

Häm(at)opoese, Blutbildung
hämatopoetisch, blutbildend[1] Erythropoetin[2] Empfänger(in)[3] wandern zum[4] konstitutive/ normale Hämatopoese[5] extramedulläre Blutbildung[6] megaloblastische Blutbildung[7] Blutstammzellen, hämatopoetische Stammzellen/ Progenitorzellen[8] Erythro(zyto)poese[9] Lympho(zyto)poese[10]

1

(bone) marrow [mæroʊ] *n clin & term* *syn* **medulla** [ʌ||ʊ] **(ossium)** *n term rare*

spongy [spʌndʒi] tissue filling the cavities of bones which produces erythrocytes [ɪ], leukocytes [uː] and platelets[1] [eɪ] (red marrow); yellow marrow consists chiefly of fat and is found mainly in the long bones

(intra/ extra)medullary[2] *adj term* • **myeloid**[3] [maɪəlɔɪd] *adj* • **myelo-** *comb*

» *A reticulocyte count is useful in assessing the ability of the patient's bone marrow to respond to anemia* [iː]. *Leukemic* [iː] *cells accumulate in the bone marrow and replace normal hematopoietic cells. Tumors involving the bone marrow may be associated with leukocytosis and the presence of immature myeloid cells in the peripheral blood.*

Use red[4] / yellow[5] / sternal [ɜː] ***marrow*** • autologous / tibial [ɪ] ***bone marrow*** • ***(bone) marrow*** fat / space[6] / megakaryocytes[7] [æ] • ***bone marrow*** hemosiderin / fibrosis[8] / sensitivity • ***bone marrow*** plasmacytosis / aplasia [eɪʒ]/ purging[9] [pɜːrdʒ-]/ graft[10] • ***bone marrow*** cavity[6] / neutrophil [(j)uː] storage pool (*abbr* NSP) • ***bone marrow***-derived [aɪ] cells / toxicity / depression[11] • ***bone marrow*** failure[11] / biopsy[12] [aɪ]/ aspiration[13] • ***bone marrow*** transplant[10] / suppression / culture[14] [ʌ] • ***medullary*** cavity *or* canal[6] / space[6] • ***myeloid*** precursor [ɜː]/ tissue[4] / series • ***myeloid*** maturation / metaplasia [eɪʒ]/ leukemia[15] [iː] • ***myelo***cyte /blast /cytic leukemia[15] /genous[16] /culture[14] • ***myelo***pathy /suppression /sis[15] /dysplasia /ma /fibrosis • ***myelo***cele [-siːl] /meningocele /graphy

Note: Both ***myeloid*** and the combining form ***myelo-*** may refer to bone marrow and the spinal [aɪ] cord[17].

Knochenmark, Medulla ossium
Thrombozyten[1] extramedullär[2] knochenmarkähnlich, markartig, Rückenmark-, myeloid, myeloisch[3] rotes Knochenmark, Medulla ossium rubra[4] gelbes Knochenmark, Medulla ossium flava[5] Markhöhle, Cavitas medullaris[6] Knochenmarkriesenzellen, Megakaryozyten[7] Knochenmarkfibrose[8] (Tumorzell)Purging, Aufreinigungstechnik des Knochenmarks[9] Knochenmarktransplantat[10] Knochenmarkdepression[11] Knochenmarkbiopsie[12] Knochenmarkaspiration[13] Knochenmarkkultur[14] myeloische Leukämie[15] myelogen[16] Rückenmark[17]

2

blast cells [blæst selz] *n term* *rel* **hematocytoblast**[1], **stem cell**[2] *n term*

immature precursor [ɜː] cells for erythroblasts, lymphoblasts [ɪ], neuroblasts

blastic *adj term* • **-blast, -blastic, blast(o)-** *comb* • **stem (from)**[3] *v clin*

» *Before peripheral stem cell harvest*[4] *the stem cell content of the blood is augmented. In leukemia blast cells can be classified as myeloid, lymphoid, erythroid, or undifferentiated. The differential showed neutropenia along with a small percentage of blasts amid*[5] *normal lymphocytes.*

Use circulating / peripheral / leukemic [iː] ***blast cells*** • ***blast*** count / phase[6] / morphology / crisis[6] • ***stem cell*** population / activation / factor[7] (*abbr* SCF)/ defect [iː]/ leukemia[8] • (bone) marrow[9] / pluripotent[10] / peripheral / purified ***stem cells*** • myelo[11]/ (definitive) erythro/ lympho***blast*** • normo[12]/ mono/ sidero/ megalo***blast*** • ***blastic*** reaction / transformation[13] / sites / foci / phase[6] • osteo/ normo/ megalo***blastic*** • ***blasto***genesis[14] /cyst

Blasten
Hämozytoblast, Hämatoblast[1] Stammzelle[2] stammen (von)[3] Stammzellenentnahme[4] unter[5] Blastenkrise, -schub, -phase[6] Stammzellfaktor[7] Stammzellenleukämie, akute undifferenzierte Leukämie[8] Knochenmarkstammzellen[9] pluripotente Stammzellen[10] Myeloblast[11] Normoblast[12] Blastentransformation[13] Blastogenese, Blastenbildung[14]

3

hemolysis [hɪmɒːlɪsɪs||əlaɪsɪs] *n term*

rel **anemia**[1] [əniːmɪə] *n term, BE* **anaemia**

dissolution or destruction of red blood cells by liberation of hemoglobin, e.g. by specific complement-fixing antibodies, toxins, various chemical agents, or alteration of temperature

hemolytic[2] *adj term* • **hemolysin**[3] *n* • **anemic**[4] *adj* • **-lysis, -emia** *comb*

» *The essential feature of hemolysis is a shortened RBC life span*[5]*. Hemolytic anemia results when bone marrow production can no longer compensate for RBC destruction. A high reticulocyte count confirms the hemolytic nature of the anemia.*

Use immune[6] / intravascular / microangiopathic / alpha / beta[7] / auto***hemolysis*** • chronic / episodic / severe / mild / increased[8] ***hemolysis*** • excessive / self-limited / low-grade ***hemolysis*** • ***hemolytic*** disorder / anemia[9] / jaundice[10] [dʒɒː]/ transfusion reaction • ***hemolytic***-uremic syndrome[11] / crisis[12] [aɪ] • dia/ fibrino/ thrombo[13]/ hydro***lysis*** • chronic / iron-deficiency[14] / aplastic / sickle cell ***anemia*** • pernicious[15] / megaloblastic / nutritional[16] [ɪʃ]/ sideroblastic ***anemia*** • hypochromic / immunohemolytic[17] / mild / moderate ***anemia***

Hämolyse, Erythrozytenabbau, -auflösung
Anämie, Blutarmut[1] hämolytisch, Hämolyse auslösend[2] Hämolysin[3] anämisch, blutarm[4] verkürzte Erythrozytenlebensdauer[5] Immunhämolyse[6] Betahämolyse[7] gesteigerte Hämolyse[8] hämolyt. Anämie[9] hämolyt. Ikterus[10] hämolytisch-urämisches Syndrom[11] hämolyt. Krise[12] Thrombolyse[13] Eisenmangelanämie[14] perniziöse Anämie, Morbus Biermer, Vitamin B_{12}-Mangelanämie[15] ernährungsbedingte/ alimentäre Anämie[16] immunhämolyt. Anämie[17] 4

cytopenia [saɪtəpiːnɪə] *n term* *syn* **hypocytosis** [haɪpoʊsaɪtoʊsɪs] *n rare,* *opposite* **hypercytosis**[1] *n term*

deficiency [ɪʃ] in the number of any of the cellular elements in the circulating [ɜː] blood

-penia, -penic [piːnɪk] *comb* • **-osis, -otic** *comb*

» *Many drugs affect the bone marrow and may cause single or multiple cytopenias. The hallmark*[2] [ɔː] *of aplastic* [eɪ] *anemia is pancytopenia. Anemia, leukopenia* [uː]*, and thrombocytopenia may develop during the course of cancer therapy.*

Use single / multiple [ʌ]/ peripheral / profound [aʊ] ***cytopenia*** • granulo[3]/ (immune/ drug-induced) thrombo***cytopenia*** • (febrile [e||iː]/ chronic) pan[4]/ reticulo***cytopenia*** • erythroblasto/ lympho [lɪmfə]/ leuko[5]/ neutro***penia*** • erythro/ (hyper)leuko/ thrombo[6]/ lympho***cytosis*** • reticulo/ macro/ micro/ pleo[7] [pliːoʊ]/ agranulo***cytosis*** • aniso/ poikilo[8]/ sphero/ ellipto***cytosis***

Zytopenie, Verminderung der Zellzahl
Hyperzytose, erhöhte Zellzahl[1] Kennzeichen[2] Granulozytopenie[3] Panzytopenie[4] Leuko(zyto)penie[5] Thrombozytose, temporäre Vermehrung d. Thrombozytenzahl[6] Pleozytose, erhöhte Zellzahl (bes. im Liquor)[7] Poikilozytose, Vielgestaltigkeit d. Erythrozyten[8] 5

38

extravasate *v term* → U136-7 *rel* **bleed**[1] [iː] - bled - bled *v irr & n* → U140-13

to pass out of a vessel into tissues; the term is used in connection with blood, lymph, or urine

extravasation[2] *n term* • **rebleed** *v* • **bleeder**[3] *n jar* • **nosebleed**[4] *n clin* → U5-18

» *Erythrocytes had extravasated from the involved vessels, leading to palpable purpura* [ɜː]*. Urethrography demonstrates free extravasation of blood in the pelvis. Delayed bleeding*[5]*, persistent extravasation with hematoma, and the potential for infection cause concern. About 60-80% of variceal* [s] *bleeders*[6] *will stop spontaneously* [eɪ]*; however, without therapy, over half of these will rebleed within one week.*

Use ***to extravasate*** into the interstitial space / from the arterioles • ***extravasated*** fluid / bile[7] [aɪ]/ blood • ***extravasated*** red blood cells / sweat [e]/ urine • vascular / urinary[8] / fluid ***extravasation*** • bloody [ʌ]/ contrast or dye[9] [daɪ] ***extravasation*** • intraperitoneal / focal ***extravasation*** • scrotal / self-limited / gross[10] [oʊ] ***extravasation*** • ***to bleed*** briskly[11] / profusely[11] / massively • ***to bleed*** slightly[12] / excessively / readily[13] [e] • ***to bleed*** spontaneously / uncontrollably / intermittently • small / initial / torrential[14] / lower GI / variceal[6] ***bleed*** • ***rebleed*** rate • ligated [aɪ]/ coagulated ***bleeder***

(aus einem Gefäß) austreten
bluten; Blutung[1] Austritt v. Flüssigkeit, Extravasat[2] Bluter(in), Hämophile(r); blutendes Gefäß[3] Nasenbluten[4] Spätblutung[5] Varizenblutung(en)[6] extravaskuläre Galle[7] Harnaustritt[8] Kontrastmittelaustritt[9] massiver Flüssigkeitsaustritt/ Gefäßaustritt[10] stark bluten[11] ein wenig bluten[12] leicht bluten, zu Blutungen neigen[13] Massenblutung[14] 6

ooze [uːz] *v & n* *sim* **seep**[1] [iː] *v, rel* **squirt**[2], **spurt**[2] - spurt - spurt [ɜː] *v irr*

to pass gradually or leak through, esp. small quantities of blood from a wound or bleeding site

oozing *n term* • **seepage**[3] [siːpɪdʒ] *n* • **spurting** *n* • **spurter**[4] *n jar*

» *If the wound* [uː] *oozes or bleeds excessively, a gentle* [dʒ] *compression dressing*[5] *should be applied. The varices may be actively spurting or oozing blood or show evidence of recent bleeding. The intestine became severely congested* [dʒe]*, and blood began to seep into the intestinal lumen.*

Use to cause/control/dry up ***oozing*** • mild / bloody[6] / serous [ɪɚ]/ capillary / venous [iː] ***oozing*** • microvascular / persistent[7] / diffuse ***oozing*** • ***oozing*** lesion[8] [iːʒ] • arterial[4] ***spurter*** • to be forced out in[9] ***squirts*** • fluid / intermittent ***seepage***

sickern; Sickerblutung
sickern, entweichen, auslaufen[1] (heraus)spritzen[2] (Durch)sickern[3] arterielle Blutung[4] Kompressions-, Druckverband[5] Sickerblutung[6] persistierende Sickerblutung[7] nässende/ leicht blutende Wunde[8] stoßweise herausspritzen[9] 7

bleeding *n & adj* *syn* **hemorrhage** [hemərɪdʒ] *n*, → U5-18
rel **hematoma**[1] [hiːmətoʊmə] *n term* → U5-13

(n) blood loss as a result of a rupture [ʌ] of blood vessels

(non)hemorrhagic[2] [hemərædʒɪk] *adj term* • **cephal(o)hematoma** *n*

» *Some patients bleed rapidly, but the bleeding stops spontaneously after only a small amount of blood is lost. Bleeding was manifested by petechiae* [pətiːkiiː] *and easy bruisability*[3] [uː] *with mucous membrane hemorrhage (e.g. epistaxis). The surgical landmarks have been distorted by urinary extravasation and massive hematomas. Expansion of the hematoma may place pressure on the femoral* [e] *nerve.*

Use internal[4] / arterial / variceal / uterine [juː]/ vaginal [dʒ]/ intermenstrual[5] ***bleeding*** • intra-abdominal / urethral [iː]/ rectal / occult [ʌ] ***bleeding*** • acute / brisk / massive ***bleeding*** • ***bleeding*** site [aɪ] *or* point / time[6] / abnormality[7] / tendency[8] • ***bleeding*** episodes / complications / ulcer [ʌlsɚ] • to cause/control/arrest *or* stop[9] *(a)* ***hemorrhage*** • external / punctate[10] [ʌ]/ (major) internal / upper gastrointestinal ***hemorrhage*** • postoperative / secondary[11] / life-threatening[12] [e]/ fatal [eɪ] ***hemorrhage*** • deep muscle / thigh[13] [θaɪ]/ flank / nasal septum ***hematoma*** • intracerebral / epidural[14] [(j)ʊ]/ subcapsular splenic[15] [e] ***hematoma*** • perineal [iː]/ subungual / pulsatile [ʌ] *or* pulsating[16] ***hematoma*** • dissecting / expanding / (un)contained[17] [eɪ] ***hematoma*** • ***hematoma*** formation • oto***hematoma*** • ***hemorrhagic*** shock[18] / exudate[19] / esophageal [dʒiː] varices • ***hemorrhagic*** pancreatitis [aɪ]/ diathesis[8] [daɪæθəsɪs]/ fever [iː]

Blutung, Hämorrhagie; blutend
Hämatom, Bluterguss[1] hämorrhagisch, Blutungs-[2] Neigung zu Hautblutungen/ blauen Flecken[3] innere Blutung[4] Zwischenblutung[5] Blutungszeit, BZ[6] Blutgerinnungsstörung[7] Blutungsneigung, hämorrhag. Diathese[8] Blutung stillen[9] punktförm. Blutung, Petechie[10] Nachblutung[11] lebensbedrohliche Blutung[12] Oberschenkelhämatom[13] Epiduralhämatom, epidurales H.[14] subkapsuläres Milzhämatom[15] pulsierendes Hämatom[16] organisiertes Hämatom[17] hämorrhag. Schock[18] hämorrhag. Exsudat[19]

8

exsanguinate [ɪksæŋgwɪneɪt‖*adj* -nɪt] *v & adj term*

(v) to drain [eɪ] blood from the body or bleed massively causing life-threatening [e] blood loss

(non)exsanguinating *adj term* • **exsanguination**[1] *n*

» *Prevent asphyxiation by exsanguinated blood. Rupture* [ʌ] *with exsanguination is the major complication of infrarenal* [iː] *abdominal aortic* [eɪ] *aneurysms* [ænjɚɪzəmz]*. Only patients with exsanguinating hemorrhage must be rushed to the OR immediately.*

Use to die from[2] / to prevent / rapid / fatal [eɪ]/ high risk of[3] ***exsanguination*** • ***exsanguination*** due to internal bleeding / transfusion[4] • ***exsanguinating*** hemorrhage[5] / trauma [ɒː]/ patient

aus-, verbluten; blutleer; blutleer machen
Exsanguination, Aus-, Verblutung[1] verbluten[2] hohes Verblutungsrisiko[3] Blutaustausch, Austauschtransfusion[4] Massiv-, Massenblutung[5]

9

(blood) coagulation [koʊægjʊleɪʃən] *n term* → U127-10
syn **(blood) clotting** [klɒːtɪŋ] *n clin*, *rel* **hemostasis**[1] [hiːməsteɪsɪs] *n term*

cascade of events inducing formation of a fibrin [aɪ] clot in response to vascular endothelial damage

coagulate[2] *v term* • **coagulant**[3] *adj & n* • **coagulase** [eɪ] *n* • **coagul(o)-** *comb*

» *Disordered hemostasis in von Willebrand's disease is due to a combination of extrinsic platelet* [eɪ] *dysfunction and impairment* [eɚ] *of the intrinsic coagulation pathway. Christmas disease*[4] *is due to deficient levels of factor IX, a coagulant in the intrinsic pathway.*

Use plasma / impaired[5] / disseminated intravascular[6] (*abbr* DIC) ***coagulation*** • ***coagulation*** mechanism / cascade *or* pathway[7] / process • ***coagulation*** factor[8] / test / time[9] / defect[5] / disorder[5] • ***clotting*** abnormality[5] / factor[8] / time[9] / defect[5] • ***coagulant*** dysfunction[5] [ɪ] • (ab)normal / primary[10] / immediate / secondary ***hemostasis*** • platelet[10] / coagulant-specific ***hemostasis*** • ***coagul***ability[11] /um[12] /opathy[5]

(Blut)gerinnung, Koagulation
Blutstillung, Hämostase[1] gerinnen, koagulieren[2] gerinnungsfördernd; gerinnungsförd. Mittel, Koagulans[3] Christmas-Krankheit, Hämophilie B[4] Gerinnungsstörung, Koagulopathie[5] disseminierte intravasale Gerinnung, Verbrauchskoagulopathie[6] Koagulationskaskade[7] (Blut)gerinnungsfaktor[8] (Blut)gerinnungszeit[9] primäre Hämostase[10] Gerinnbarkeit, Koagulabilität[11] Koagulum, Blutgerinnsel[12]

10

platelet aggregation [pleɪtlɪt ægrɪgeɪʃən] *n term*
sim **platelet agglutination**[1] *n term*

clumping [ʌ] together of thrombocytes due to the action of platelet agglutinins, e.g. ADP[2]

aggregate[3] *v & n term* • **agglutinate**[4] *v*
hemagglutination[5] [hiːm-] *n term* • **(hem)agglutinin** *n*

» *Fibrinogen is required for platelet aggregation and fibrin* [aɪ] *formation. Platelet aggregability is increased after arising in the early morning hours. Platelet antiaggregation agents*[6] *inhibit the formation of intraarterial platelet aggregates that can form on diseased arteries.*

Use to promote/stimulate/inhibit[7]/suppress ***platelet aggregation*** • decreased [iː]/ impaired [eɚ]/ ADP-induced / intravascular / in vitro [iː‖ɪ] ***platelet aggregation*** • ***platelet aggregation*** study *or* test[8] / inhibitors[6] / abnormality • cold[9] / febrile / specific ***agglutinins*** • ***hemagglutination*** titer [aɪ]/ inhibition [ɪʃ] test[10]

Thrombozytenaggregation
Thrombozytenagglutination[1] Adenosindiphosphat[2] zusammenballen, sich anhäufen; Aggregat[3] zusammenkleben, verklumpen[4] Hämagglutination, Verklumpung v. Erythrozyten[5] Thrombozytenaggregationshemmer[6] d. Thrombozytenaggregation hemmen[7] Plättchen-, Thrombozytenaggregationstest[8] Kälteagglutinine[9] Hämagglutinationshemmtest[10]

11

blood clot [klɒːt] *n clin* *syn* **coagulum** *n*, *rel* **thrombus[1], embolus[2]** *n term, pl* **-i** *n term* → U124-13

jelly-like mass formed by the conversion of fibrinogen to fibrin that entraps red blood cells

clot[3] *v clin* • **clotted[4]** *adj* • **embolic** *adj term* • **embolism[5]** *n* • **embolization[6]** *n*

» *Emboli* [aɪ] *may arise from clots within aneurysms anywhere in the aortofemoral system. There is little difference between hemostatic plugs* [ʌ], *which are a physiologic response to injury, and pathologic thrombi* [aɪ]. *Cleansing* [e] *removes the adherent* [ɪɚ] *coagulum from the suture-skin* [suːtʃɚ] *juncture* [dʒʌŋktʃɚ] *and lowers the risk of stitch abscess[7] formation.*

Use precipitating [sɪ]/ obstructing[8] / intrarenal ***blood clot*** • fibrin[9] [aɪ]/ mucin [mjuːsɪn]/ intravascular ***clot*** • intra-arterial / mural[10] [mjʊɚᵊl]/ perivascular ***clot*** • fresh[11] / soft / free-floating[12] [oʊ]/ laminated[13] ***clot*** • ***clot*** formation[14] / size / retraction[15] / lysis [laɪsɪs] • ***clotted*** (whole) blood • partially / recently ***clotted*** • fibrinous[9] [aɪ]/ wound [uː] ***coagulum*** • venous [iː]/ popliteal [ɪ]/ fresh[11] / vena caval ***thrombus*** • deep-vein / obstructing [ʌ] *or* occlusive[8] ***thrombus*** • arterial / atheromatous / cardiac ***emboli*** • pulmonary / retinal ***emboli*** • cerebral / bacterial[16] [ɪɚ]/ septic[16] / multiple ***emboli*** • ***embolic*** stroke[17] / occlusion [uːʒ]/ infarction • ***embolectomy***[18] • hepatic artery / splenic [e] ***embolization*** • peripheral / cholesterol / tumor ***embolization***

(Blut)gerinnsel, -koagulum
Thrombus[1] Embolus[2] gerinnen, koagulieren[3] geronnen[4] Embolie[5] Embolisation[6] Nahtabszess[7] obturierender Thrombus[8] Fibringerinnsel[9] wandständiger Thrombus[10] frischer Thrombus[11] frei flottierender Thrombus[12] Abscheidungsthrombus[13] Thrombenbildung[14] Blutgerinnselretraktion[15] septische Emboli[16] embolischer Insult[17] Embolektomie, operative Embolusentfernung[18] 12

coagulation *or* **clotting factor** *n term* *syn* **coagulant** [koʊægjələnt] *n term*

plasma components involved in the clotting process; they were numbered in the order of their discovery and are part of the intrinsic, extrinsic or common pathways of the coagulation cascade

» *The patient may have reduced levels of factor VIII coagulant activity. Warfarin blocks synthesis in the liver of at least four vitamin* [aɪ‖ɪ] *K-dependent clotting factors: prothrombin, factor VII, factor IX, and factor X. In patients who already have decreased levels of clotting factors, hemodilution[1]* [hiːmədaɪluːʃᵊn] *can result in significant further reduction in coagulation factors.*

Use plasma[2] / vitamin K-dependent / depleted[3] [iː] ***coagulation factors*** • (inherited / acquired) [aɪ] abnormality of / consumption [ʌ] of[4] ***coagulation factors*** • blood / activated[5] / purified [pjʊɚɪ-]/ defective ***clotting factors*** • ***clotting factor*** precursor / synthesis [ɪ]/ concentrate / assay • antihemophilic[6] (*abbr* AHF)/ von Willebrand ***factor*** • ***factor*** VII level / VIII antigen / XII deficiency / IX hemophilia[7] • arterial [ɪɚ]/ venous [iː] ***clotting*** • ***clotting*** mechanism [ek]/ time[8] / process / parameters • ***clotting*** protein / disturbance[9] / abnormality[9] • ***coagulant*** factors[10]

(Blut)gerinnungsfaktor
Hämodilution, Blutverdünnung[1] plasmatische Blutgerinnungsfaktoren[2] fehlende Gerinnungsfaktoren[3] Verbrauch von Gerinnungsfaktoren[4] aktivierte Gerinnungsfaktoren[5] antihämophiler Faktor, antihämophiles Globulin[6] Hämophilie B, Christmas-Krankheit[7] (Blut)gerinnungszeit[8] Gerinnungsstörung[9] Gerinnungsfaktoren[10] 13

fibrinolysis [faɪbrɪnəlaɪsɪs‖nɒːlɪsɪs] *n term* *rel* **anticoagulant[1], thrombolytic[2]** [θrɒːmbəlɪtɪk] *n & adj term*

dissolution of thrombi [aɪ] by enzymatic [zə] activity that splits the peptide bonds between fibrin chains

(anti)fibrinolytic[3] [ɪ] *adj term* • **defibrination[4]** *n*
fibrinolysin[5] [aɪ] *n* • **lyse[6]** [laɪs] *v*

» *The pulmonary endothelium* [iː] *contains potent fibrinolysins that can break up any poorly organized embolus. Although fibrinolysis begins immediately after vascular injury, clot lysis[7] and vessel recanalization may not be complete for 7 to 10 days. The fibrinolytic pathway is important in normal hemostasis, as defects can predispose patients to either hemorrhage or recurrent* [ɜː‖ʌ] *thrombosis.*

Use to stimulate/suppress ***fibrinolysis*** • endogenous / primary / secondary / systemic ***fibrinolysis*** • impaired / excessive[8] / increased[9] / unchecked[10] ***fibrinolysis*** • ***fibrinolytic*** activity / enzyme[11] [enzaɪm]/ defect / therapy • ***defibrination*** syndrome[12] [ɪ] • ***defibrinated*** blood[13] • oral / heparin ***anticoagulant*** • ***anticoagulant*** protein / activity[14] / effect[14] / therapy • ***thrombolytic*** agent[15] / therapy[7]

Fibrinolyse
Antikoagulans, gerinnungshemmendes Mittel; gerinnungshemmend[1] Thrombolytikum, Fibrinolytikum; thrombolytisch[2] fibrinolysehemmend, antifibrinolytisch[3] Defibrinierung[4] Fibrinolysin, Plasmin[5] auflösen[6] Thrombolyse[7] überschießende Fibrinolyse[8] vermehrte Fibrinolyse, Hyperfibrinolyse[9] unkontrollierte Fibrinolyse[10] fibrinspaltendes Enzym[11] Defibrinisierungssyndrom[12] defibriniertes Blut[13] gerinnungshemmende Wirkung[14] Thrombolytikum, Fibrinolytikum[15] 14

Unit 39 The Immune System

Related Units: 35 Lymphatic System, 37 Blood, 122 Immunization, 136 Blood Transfusion, 84 Genetics, 89 Pathology, 90 Pathogens, 94 Infectious Diseases, 97 Oncology, 129 Plastic Surgery

immune system [ɪ] *n term* *syn* body *or* host *or* immune defense system *n*

interrelated cellular, molecular, and genetic system which protects an organism from the effects of foreign materials such as bacteria, viruses [aɪ], or aberrant native [eɪ] cells[1]

immune[2] [ɪmjuːn] *adj & comb term & clin* • **immunization**[3] *n* • **immun(o)-** *comb*

» *How does the immune system recognize invaders? Impairment [eɚ] of the immune system, especially T-cell function, has been linked to increased susceptibility to infection[4]. Influenza renders the patient temporarily immune to reinfection [iː] with the same virus serotype [ɪɚ].*

Use to control/compromise[5] ***the immune system*** • cellular / humoral [hjuː]/ the patient's / immature ***immune system*** • suppressed[6] / intact / compromised [-aɪzd]/ native[7] ***immune system*** • ***immune system*** function / components • ***immune*** cell[8] (population) / activity / function • ***immune*** mechanism / process / defect [iː] *or* deficiency[9] [ɪʃ] • ***to be immune*** to measles[10] [iː] • non-/ hyper***immune*** • ***immunogen***[11] /aggregated /assay • ***immuno***reactive /sorbent[12] /histochemistry • ***immuno***fluorescence test[13] /logy /logic • ***immuno***competent[14] /compromised [-aɪzd] • ***immuno***deficiency[9] (syndrome [ɪ]) /therapy /stimulation • ***immuno***suppressants[15] /suppression *or* -depression[16] • radio***immuno***assay

Immunsystem
Körperzellen[1] immun[2] Immunisierung[3] Infektionsanfälligkeit[4] d. Immunsystem schwächen[5] supprimiertes Immunsystem[6] körpereigenes Immunsystem[7] Immunzelle, Immunozyt, immunkompetente Zelle[8] Immundefekt, -defizienz, -mangelkrankheit[9] gegen Masern immun sein[10] Immunogen, Antigen[11] Immunadsorbens[12] Immunfluoreszenztest[13] immunkompetent[14] Immunsuppressiva[15] Immunsuppression, Unterdrückung/ Abschwächung d. Immunantwort[16]

1

immune response *n clin & term* *syn* immune reaction *n clin & term*

(i) response of the immune system to an antigen [æntɪdʒən] (immunogen) that leads to the condition of induced sensitivity, esp. from the viewpoint of antibody (Ig) production
(ii) response of previously [iː] sensitized tissue[1] to an antigen, esp. to resist infection

(hyper/ hypo)responsiveness[2] [haɪpɚrɪspɒːnsɪvnəs] *n term* → U120-11 • **reactant** *n term* • **react (to/ with)**[3] *v* • **(cross-)reactivity**[4] *n* → U121-11

» *The route of administration in part determines the nature of the immune responses to vaccines[5] [æks]. As a rule, the immune response to the initial antigenic exposure [oʊʒ] is serologically detectable only after a lag period[6] of several days or weeks.*

Use to evoke [oʊ] *or* elicit[7]/stimulate/exhibit ***immune reaction*** • to suppress/interrupt [ʌ] /modulate[8] ***immune reaction*** • cellular *or* cell-mediated[9] [iː]/ humoral [hjuː] ***immune reaction*** • B-cell / T-cell / pathologic / vaccine-induced ***immune reaction*** • local / systemic / immediate / delayed[10] [eɪ] ***immune response*** • cross-reactive / host / adequate ***immune response*** • altered [ɒː]/ hyperactive[11] / exaggerated[11] ***immune response*** • dysregulated / poor[12] / abnormal / initial / primary[13] ***immune response*** • secondary / potent[14] [oʊ]/ antitumor ***immune response*** • ***immune response*** genes[15] [iː]/ factor (directed) against HIV / to the virus [aɪ] • immunologic / primary[13] / autoimmune[16] [ɒː] ***response*** • antibody / host [oʊ]/ inflammatory [æ]/ bone marrow ***response*** • ***response*** to shock • ***immune*** recognition / surveillance[17] [eɪ(l)]/ defense[18] • ***immune*** responsiveness / adherence[19] [ɪɚ]/ resistance • ***immune*** tolerance[20] / regulation / elimination • ***immune*** status[21] [eɪ||æ]/ recovery [ʌ] *or* reconstitution / deficiency / suppression[22] • ***immune***-related /-mediated /-stimulating drugs[23] • immune / acute-phase[24] / nucleophilic ***reactant*** • immunologic / antibody / T helper cell ***reactivity*** • allergic [ɜː]/ tissue [tɪʃ||sjuː] / metabolic / skin(test) ***reactivity***

Immunantwort, -reaktion
sensibilisiertes Gewebe[1] Reaktionsfähigkeit, Reagibilität; Ansprechbarkeit[2] reagieren auf/ mit[3] Kreuzreaktivität[4] Impfstoffe, Vakzinen[5] Latenzphase[6] eine Immunreaktion auslösen/ hervorrufen[7] die Immunantwort verändern[8] zelluläre Immunreaktion[9] verzögerte Immunreaktion[10] überschießende Immunreaktion[11] schlechte Immunreaktion[12] Primärantwort, -reaktion, primäre Immunantwort[13] starke Immunreaktion[14] Immune-response-Gene, Ir-Gene[15] Autoimmunreaktion[16] immunolog. Überwachung[17] Immunabwehr[18] Immunadhärenz[19] Immuntoleranz[20] Immunstatus[21] Immunsuppression[22] Immunstimulanzien[23] Akute-Phase-Substanz[24]

2

Fab fragment *or* portion [pɔːrʃᵊn] *n term* *rel* Fc fragment *or* region[1] *n term*

antigen-binding fragment of an Ig molecule consisting of both a light chain and the N-terminal[2] of a heavy chain

fragment[3] [frægment] *vi term* • **fragmentation**[4] *n*

» *The idiotype is defined as the specific region of the Fab portion of the Ig molecule to which antigen binds. Digoxin-specific Fab-fragment antibodies should be administered. An IgM antibody directed against the Fc fragment of IgG (rheumatoid [uː] factor[5]) is present in the serum. The patient secretes [iː] a defective heavy chain that has an intact Fc fragment and a deletion [iːʃ] in the Fd region.*

Use protein / F(ab)$_2$ / peptide / amino terminal[2] [ɜː] ***fragment*** • carboxyl *or* C-terminal[6] / (double-stranded) DNA[7] ***fragment*** • HLA / genetic / variable[8] / constant[9] ***region*** • ***Fab*** antibody fragment[10] • ***Fc*** portion[1] / receptor (expression) / binding site[11] • RBC / DNA ***fragmentation***

Fab-Fragment, Fab-Anteil
FC Fragment, -Anteil[1] N-terminales Ende, Amino-Terminal[2] in Bruchstücke zerfallen[3] Fragmentation[4] Rheumafaktor[5] C-terminales Ende, Carboxy-Terminal[6] doppelsträngiges DNA-Fragment[7] variable Region, VL/ VH-Region[8] konstante Region, CH/ CL-Region[9] Fab-Antikörperfragment[10] Fc-Bindungsstelle[11]

3

39

humoral [hjuː-] **immunity** *n term* *rel* **cell-mediated** [iː] **immunity**[1] *n term*

immune response mediated mainly by antibodies circulating [sɜːrk-] in the body fluids

auto-/ cross-immunity[2] *n term* • **autoimmune** [ɒːt̬ɔɪmjuːn] *adj*

» *Defects in humoral immunity predispose* [iː] *mainly to bacterial* [ɪɚ] *infections, while defects in cellular immunity predispose to infections with fungi* [fʌŋdʒaɪ||-gaɪ], *viruses, mycobacteria* [maɪ-], *and protozoa. One attack of herpes* [ɜː] *zoster usually confers* [ɜː] *immunity. The new epidemic cholera strain* [eɪ] *exhibits no cross-immunity with the traditional O1 serotype* [ɪɚ].

Use to develop/induce/confer *or* provide[3] ***immunity*** • to attain[4] [eɪ] /lack/guarantee [iː] /determine ***immunity*** • protective / serologic / natural[5] ***immunity*** • tissue / mucosal[6] / T-cell *or* cellular[1] ***immunity*** • active / passive / congenital[7] [dʒe]/ acquired[8] [aɪ] ***immunity*** • permanent[9] / herd[10] [ɜː]/ tumor / host / antitoxic ***immunity*** • deficient [ɪʃ]/ compromised / vaccine-induced[11] ***immunity*** • (non)specific[12] / relative ***immunity*** • partial [pɑːrʃᵊl]/ depressed / waning[13] [eɪ] ***immunity*** • temporary / lasting[9] / life-long[14] ***immunity*** • ***immunity*** against reinfection / to rubella • antibody-mediated / cell-mediated ***autoimmunity*** • thyroid [aɪ]/ sperm [ɜː] ***autoimmunity*** • ***autoimmune*** process / reaction[15] / disease[16] • ***autoimmune*** hemolytic [ɪ] anemia[17] [iː]/ hepatitis [aɪ] • ***autoimmune*** mechanism [ek]/ component / destruction [ʌ]

humorale Immunität
zellvermittelte Immunität[1] Kreuzimmunität[2] Immunität verleihen[3] Immunität erlangen[4] natürliche Immunität[5] Schleimhautimmunität[6] angeborene Immunität[7] erworbene Immunität[8] bleibende/ persistierende Immunität[9] kollektive Immunität[10] vakzineinduzierte Immunität[11] unspezifische Immunität[12] abnehmende Immunität[13] lebenslängliche/ lebenslange Immunität[14] Autoimmunreaktion[15] Autoimmunkrankheit, -erkrankung[16] autoimmunhämolyt. Anämie[17] 4

39

immunoglobulin *n term, abbr* **Ig** *syn* **immune globulin** *n term*
rel **antiglobulin**[1] [æntɪglɒːbjəlɪn], **isotype**[2] [aɪsətaɪp], **idiotype**[3] [ɪdɪə-] *n term*

glycoprotein with antibody activity consisting of two pairs of polypeptide chains; they are classified as IgG (80%), IgA (10-15%), IgM, IgD (less than 0.1%), and IgE (< 0.01%)

» *Based on differences in the H chains, subclasses of immunoglobulins are referred to as IgG1, etc. Immunoglobulins bind to specific antigenic targets and elicit a biologic response from the host. Antibodies of the IgG or IgM isotype can form complexes with the allergen and thereby activate complement to generate* [dʒe] *mediators* [iː] *of inflammation* [eɪʃ].

Use membrane-bound[4] [aʊ]/ monoclonal[5] / polyclonal ***immunoglobulins*** • thyroid-stimulating / native[6] [eɪ]/ Rh / surface ***Ig*** • ***Ig*** class[7] / level[8] /-bearing [eɚ] B-cells • ***Ig*** synthesis [ɪ] /-forming cells / defects [iː]/ deficiency[9] [ɪʃ] • ***Ig*** preparations / administration[10] / therapy • L-chain / IV / maternally derived[11] [aɪ]/ thyroid [aɪ] growth ***immunoglobulins*** • high-titer CMV[12] / host [oʊ] ***immunoglobulins*** • gamma[13] / tetanus immune[14] (*abbr* TIG)/ alpha-1 ***globulin*** • hyperimmune antihemophilic[15] (*abbr* AHG) ***globulin*** • antithymocyte[16] [aɪ] (*abbr* ATG)/ cortisol-binding (*abbr* CBG) ***globulin*** • IgG4 / heavy-chain ***isotype*** • ***isotype*** composition

Immunglobulin, Ig
Antiglobulin[1] Isotyp[2] Idiotyp[3] membrangebundene Immunglobuline[4] monoklonale Ig[5] natürliche/ native Ig[6] Immunglobulinklasse[7] Immunglobulinkonzentration[8] Immunglobulinmangel[9] Immunglobulinapplikation, Ig-Gabe[10] mütterl. Immunglobuline[11] hochkonzentrierte Zytomegalievirusimmunglobuline[12] Gammaglobulin[13] Tetanusimmunglobulin[14] antihämophiles Globulin[15] Antithymozytenglobulin[16] 5

H *or* **heavy chain** [hevi tʃeɪn] *n term* *opposite* **L** *or* **light-chain**[1] [laɪt] *n term*

polypeptide chain of high molecular weight Ig determining[2] [ɜː] its class and subclass [ʌ]

» *The large number of possible combinations of L and H chains make up the "libraries"* [aɪ] *of antibodies of each individual. Approximately 60% of human Igs have k light chains, and 40% have l light chains. L chains are divided into a region of variable sequence* [iː] *(VL) and one of constant sequence (CL), each comprising*[3] *about half the length of the L chain.*

Use DNA / α-globin[4] ***chain*** • ***chain*** terminator [ɜː] • ***heavy chain*** genes[5] [dʒiːnz]/ locus / class • ***heavy chain*** disease[6] / components / isotype • ***light chain*** excretion[7] [iːʃ]/ (deposition) disease[8] (*abbr* LCDD)

H-Kette, schwere Kette
L-Kette, leichte Kette[1] festlegen[2] umfassen[3] α-Globinkette[4] H-Kettengene[5] Schwerkettenkrankheit[6] Ausscheidung leichter Ketten[7] Leichtkettenkrankheit[8] 6

hapten(e) [hæpten] *n term* *rel* **epitope**[1], **paratope**[2], **determinant**[3] [ɜː] *n term*

compound [aʊ] that is not itself immunogenic but, after conjugation [dʒə] to a carrier molecule, becomes immunogenic and induces antibody, which can bind the hapten alone in the absence of carrier

haptenic *adj term* • **antihapten** *adj*

» *This supports the theory that contrast material may act as haptens and induce specific antihapten antibodies. Viral* [aɪ] *protein epitopes expressed on the cell surface in the context of histocompatibility proteins can attract T cells. The bacteria* [ɪɚ] *fight back by cloaking*[4] [oʊ] *antigenic determinants on their surface.*

Use immune / conjugated[5] ***hapten*** • ***hapten*** conjugation[6] • ***haptenic*** allergen / free radicals • antigenic / surface / T cell / mast cell / conformational[7] / viral [aɪ] ***epitope*** • type-specific / cross-reactive / determinant ***epitope*** • genetic / antigenic[1] / group[8] ***determinant*** • MHC class II / self MHC / HLA-C locus ***determinant*** • hidden / immunogenic / cross-reactive ***determinant*** • isotypic[9] [ɪ]/ cluster[8] [ʌ] (*abbr* CD) ***determinant*** • serotype-specific / target / resistance / virulence [ɪ] ***determinant***

Hapten, Halbantigen, unvollständiges Antigen
antigene Determinante, Epitop[1] Antigenbindungsstelle, Paratop[2] Determinante[3] maskieren[4] Haptenkonjugat[5] Haptenkonjugation[6] Konformationsdeterminante[7] Gruppendeterminante[8] isotypische Determinante[9] 7

antibody [æntɪbɒːdi] *n term, abbr* **Ab** *rel* **antigen[1]** [æntɪdʒᵊn] *n term, abbr* **Ag**

immunoglobulin that binds [aɪ] to and reacts with a specific antigen

autoantibody *n term* • **antigenic** *adj* • **antigenicity[2]** *n* • **antitoxin** *n* → U91-15

» *A person with type A blood has circulating antibodies to B antigen. Despite the vigorous[3] serologic response to measles* [iː] *virus* [aɪ], *the patient did not develop antibodies to the M protein of the measles virion* [aɪ‖ɪ]. *His initial cerebrospinal* [aɪ] *fluid antigen titer was greater than 1:32. Antigenic coupling* [ʌ] *of IgE molecules on the surface of mast cells and basophils* [eɪ] *causes the release* [iː] *of eosinophil chemotactic* [kiːmoʊ-] *factors.*

Use antinuclear[4] (*abbr* ANA)/ IgA / blocking[5] ***antibodies*** • fluorescent / allo[6]/ anti-receptor ***antibodies*** • monoclonal / neutralizing [(j)uː] ***Ab*** • complement-fixing[7] / cross-reactive[8] ***Ab*** • ***antibody***-coated [oʊ] cell • histocompatibility[9] / somatic ***antigen*** • thymus-(in)dependent[10] / human leukocyte[11] [saɪ] (*abbr* HLA) ***antigen*** • self-[12]/ cross-reacting / private[13] ***antigen*** • ubiquitous[14] / sequestered[15] ***antigen*** • endogenous [ɒːdʒ]/ exogenous *or* foreign[16] ***antigen*** • C-locus / platelet(-specific)[17] [eɪ]/ viral capsid (*abbr* VCA) ***antigen*** • carcinoembryonic (*abbr* CEA)/ prostate-specific[18] (*abbr* PSA) ***antigen*** • ***antigen***-antibody reaction[19] / processing /-presenting cell[20] (*abbr* APC) • ***antigen*** presentation /-forming cell (*abbr* AFC)/-dependent cell-mediated cytotoxicity (*abbr* ADCC) • ***antigen***-specific response / detection[21] / titer / recognition[22] [ɪʃ] • ***antigen*** skin testing /-binding site • ***antigenic*** stimulus / determinant[23] / characteristics *or* properties[24] • ***antigenic*** coupling [ʌ]/ drift / shift[25]

Antikörper, Ak
Antigen, Ag[1] Antigenität[2] stark[3] antinukleäre Antikörper, ANA[4] blockierende/ inkomplette/ konglutinierende Ak[5] Alloantikörper[6] komplementbindender Ak[7] kreuzreaktiver Ak[8] Histokompatibilitätsantigen[9] thymusabhängiges Antigen[10] humanes Leukozytenantigen, HLA[11] Autoantigen[12] familiäres Ag[13] ubiquitäres Ag[14] sequestriertes Ag[15] exogenes/ körperfremdes Ag[16] Thrombozytenantigen[17] prostataspezifisches Ag[18] Antigen-Antikörper-Reaktion[19] antigenpräsentierende Zelle[20] Antigennachweis[21] Antigenerkennung[22] antigene Determinante[23] Antigeneigenschaften[24] Antigenshift[25]
8

immune complex *n term* *syn* **antigen-antibody complex** *n term*

antigen combined with a specific antibody to which complement may be fixed

» *Complement activation resulting from non-IgE immune complex formation may lead to mediator release with resultant urticaria* [ɜː] *and angioedema* [iː], *e.g. in serum sickness[1] or transfusion* [juːʒ] *reactions. Erythema* [iː] *nodosum leprosum is a consequence of immune injury from antigen-antibody complex deposition in skin and other tissues.*

Use circulating[2] [ɜː]/ IgM-IgG ***immune complex*** • ***immune complex*** formation[3] / precipitation / deposition[4] • ***immune complex***-like reaction /-dependent • ***immune complex*** level / assay / (-mediated) disease *or* disorder[5] • ***immune complex*** glomerulonephritis[6] [aɪ]/ vasculitis / allergic [ɜː] disease • Ag-Ab[7] / IgA-containing / soluble[8] ***immune complex*** • HLA *or* MHC[9] / protein / multienzyme [aɪ] ***complex*** • ***antigen-antibody*** binding [aɪ]/ interactions / complement complex[10] / system

Immun-, Antigen-Antikörper-, AgAk-Komplex, AAK
Serumkrankheit[1] zirkulierender AAK[2] Immunkomplexbildung[3] Ablagerung v. Immunkomplexen[4] Immunkomplexkrankheit[5] Immunkomplexglomerulonephritis[6] AAK[7] löslicher Immunkomplex[8] HLA-Genkomplex, Majorhistokompatibilitätskomplex[9] Antigen-Antikörper-Komplement-Komplex[10]
9

complement pathway [pæθweɪ] *n term* *syn* **complement system** [ɪ] *n term*

cascading series of plasma enzymes, regulatory proteins, and proteins capable of cell lysis[1] [aɪ]

» *Activation of the classic complement pathway via C1, C4, and C2 and activation of the alternative complement pathway via factor D, C3, and factor B both lead to cleavage[2]* [kliːvɪdʒ] *and activation of C3. Antitumor activity is not dependent on mechanisms involving complement or host effector cells such as natural killer cells or macrophages. Complement can also be activated on the surface of microorganisms via the alternative pathway[3].*

Use classic(al)[4] / alternative[3] ***complement pathway*** • to activate/bind *or* fix[5]/coat [oʊ] ***complement*** • first / 3rd / C4 / Bf / terminal[6] [ɜː]/ early[7] / late ***complement component*** • activated / lysis [aɪ] by / hemolytic [ɪ]/ chromosome[8] ***complement*** • ***complement*** cascade / factors[9] / component • ***complement*** fragment / proteins[10] / activation[11] • ***complement*** activity[12] / fixation (*abbr* CF) test[13] /-fixing antibody[14] • ***complement*** level / titer / receptor / product • ***complement*** consumption[15] / deficiency[16] / opsonins • ***complement***-mediated lysis /-independent mechanism

Komplementsystem
Zytolyse[1] Spaltung[2] klassischer Komplementaktivierungsweg[3] alternativer Komplementaktivierungsweg[4] Komplement binden[5] terminale Komplementkomponente[6] frühe Komplementkomponente[7] Chromosomensatz[8] Komplementfaktoren[9] Komplementproteine[10] Komplementaktivierung[11] Komplementaktivität[12] Komplementbindungsreaktion[13] komplementbindender Antikörper[14] Komplementverbrauch[15] Komplementdefekt, -mangel[16]
10

antigen-presenting cell *n term, abbr* **APC** *rel* **dendritic** [ɪ] **cell[1]** *n term*

cell (e.g. a B-cell or macrophage) capable [eɪ] of transforming an antigen so that when displayed at the cell surface with an MHC molecule it is recognized by a helper T cell and serves to activate it

» *Any cell that expresses MHC class II can serve as an antigen-presenting cell to CD4+ lymphocytes. The three cell types that are the primary presenters of antigen peptide fragments to T cells are dendritic/Langerhans cells, monocytes-macrophages* [-feɪdʒiːz], *and B cells. Follicular dendritic cells are APCs for B cells and are distinct from the dendritic/Langerhans cells[2], which are APCs for T cells.*

Use ***APC***-T cell interaction • ***antigen-presenting*** monocyte / macrophage / pathway • ***antigen***-reactive T cell[3] • blood *or* circulating[4] / bone marrow ***dendritic cells*** • follicular[5] (*abbr* FDCs)/ mucosal ***dendritic cells***

antigenpräsentierende Zelle
dendritische Zelle[1] Langerhans-Zellen[2] antigenreaktive T-Zelle[3] zirkulierende dendritische Zellen[4] follikuläre dendritische Zellen[5]
11

B-lymphocyte [lɪmfəsaɪt] *n term* → U37-10

syn **B-cell** *n, rel* **plasma cell**[1] *n term*

immunocompetent lymphocyte that is not thymus-dependent [aɪ] and is responsible for Ig production

» *B-lymphocytes are the precursors*[2] *[ɜː] of plasma cells and express*[3] *surface Igs*[4] *but do not release*[5] *[iː] them and thus do not play a direct role in cell-mediated [iː] immunity. The adult spleen*[6] *[iː] produces monocytes, lymphocytes, and plasma cells. BCG vaccine [æks] stimulates both B-cell and T-cell immune responses.*

Use normal / circulating / tissue / (im)mature[7] / IgA / transformed ***B-lymphocytes*** • short-lived[8] / atypical [ɪ]/ antibody-producing ***lymphocytes*** • tumor-infiltrating (*abbr* TIL)/ autoreactive ***lymphocytes*** • ***lymphocyte*** transforming factor[9] (*abbr* LTF) • anti-***lymphocyte*** serum[10] • lymphomatous / precursor[11] ***B-cell*** • ***B-cell*** immune response / differentiation[12] • ***B-cell*** precursor *or* progenitor[11] / growth factor[13] • ***B-cell*** antigen receptor complex / function • ***B-cell*** leukemia[14] [luːkiːmɪə]/ lymphoma • antibody-secreting[15] [iː]/ bone marrow / malignant ***plasma cells*** • ***plasma cell*** dyscrasias[16] [eɪ]/ leukemia[17] / granuloma

B-Lymphozyt, B-Zelle
Plasmazelle[1] Vorläufer[2] exprimieren[3] Oberflächenimmunglobuline[4] freisetzen[5] Milz[6] (un)reife B-Lymphozyten[7] kurzlebige Lymphozyten[8] Lymphozytentransformationsfaktor[9] Antilymphozytenserum[10] B-Zellenvorläufer, B-Zellblasten[11] B-Zellendifferenzierung[12] B-Zell-Wachstumsfaktor[13] B-Zell-Leukämie[14] antikörperbildende Plasmazellen[15] Plasmazelldyskrasie[16] Plasmazellenleukämie[17]

12

T lymphocyte *n term* *syn* **T cell** *n, rel* **cytokine**[1] [saɪtəkaɪn] *n term*

long-lived thymocyte-derived lymphocyte responsible for cell-mediated immunity which has a typical T3 surface marker and differentiates and divides in the presence of transforming agents (mitogens[2] [aɪ])

anti-T cell *adj term* • **-kine** *comb*

» *Precursors of T cells migrate [aɪ] to the thymus [aɪ], where they develop some of the functional and cell surface characteristics of mature T cells. The immune effect attributed*[3] *to cyclosporine*[4] *includes inhibition of T-lymphocyte response to alloantigen or exogenous interleukin-2 [uː]. Is there any molecular evidence for a clonal T-cell disorder?*

Use suppressor[5] / cytotoxic[6] (*abbr* CTL) ***T lymphocytes*** • CD8+ (regulatory)[5] / thymic[7] quiescent[8] [es] ***T lymphocytes*** • mature[9] / peripheral / lung / donor [oʊ] ***T lymphocytes*** • tumor-specific / effector ***T-cell*** • ***T-cell*** activation[10] (pathway) / response • ***T-cell*** (-mediated) immunity[11] / subset[12] [ʌ] • ***T-cell*** surface marker / proliferation • ***T-cell*** count[13] [aʊ]/ cytokine / dependent • ***T-cell*** assay / receptor[14] / repertoire • ***T-cell*** abnormality / memory / deficiency[15] [ɪʃ] • ***T-cell*** clones[16] / depression /-targeted immunotherapy / lymphoma[17] • anti-***T-cell*** antibodies[18] • immunoregulatory / chemoattractant [kiːmoʊ-] *or* chemotactic[19] ***cytokines*** • T cell(-derived) [aɪ]/ (pro/ anti-)inflammatory [æ] ***cytokines*** • pyrogenic / membrane-associated ***cytokine*** • lympho/ chemo[19]/ mono***kines***

T-Lymphozyt, T-Zelle
Zytokin[1] Mitogene[2] zugeschrieben[3] Ciclosporin[4] Suppressorzellen[5] zytotoxische T-Lymphozyten[6] thymusabhängige Lymphozyten, T-Lymphozyten[7] ruhende T-Lymphozyten[8] reife T-Lymphozyten[9] T-Lymphozytenaktivierung[10] zellvermittelte/ zelluläre Immunität[11] T-Zell-Subpopulation[12] T-Zellzahl[13] T-Zell-Rezeptor[14] T-Lymphozytenmangel[15] T-Lymphozytenklone[16] T-Zell-Lymphom[17] T-Zellen-Antikörper[18] Chemokine[19]

13

helper T cell *n term* *syn* **CD4+ T cell, T helper cell** *or* **lymphocyte** *n term*

class of T cells that triggers other T and B lymphocytes, and macrophages to promote antibody formation

» *For thymus-dependent antigens, T helper lymphocytes control the switch from IgM to IgG. Activated T helper-inducer cells release a variety [aɪ] of mediators [iː] (lymphokines) including proteins capable of recruiting blood monocytes to the local milieu of the activated T cells. Functional T cell subsets are generally divided into helper T lymphocytes, which preferentially recognize*[1] *class II antigens, cytotoxic T lymphocytes, which preferentially recognize class I antigens, and suppressor cells, which act to enhance graft survival*[2]*.*

Use TH1(-type) *or* type 1[3] / precursor / activated[4] ***helper T cells*** • ***helper T cell*** function[5] / activity / count[6] / response • ***T helper***-inducer cells[7] / to suppressor ratio[8] [eɪʃ] • ***T helper*** cell phenotype [iː]/ infiltration

Helferzelle, T-Helfer-Lymphozyt, CD4+ Zelle
erkennen[1] die Transplantatüberlebenszeit verbessern[2] TH1-Zellen[3] aktivierte T-Helferzellen[4] T-Helferzellenfunktion[5] T-Helfer-Zellzahl[6] T-Helfer/ Induktor-Lymphozyten[7] CD4/CD8-Quotient[8]

14

memory cell *n term* *syn* **memory lymphocyte** [meməʳi lɪmfəsaɪt] *n term*

long-lived[1] T- and B-lymphocyte formed by exposure [oʊʒ] to antigens that carries the specific antibody until stimulated by a second exposure

» *After primary infection antibody-producing lymphocytes persist in small numbers as memory cells and begin to proliferate*[2] *rapidly in response to reexposure*[3]*. Resting memory CD4+ T cells*[4] *are thought to continuously circulate between various lymphoid tissue compartments.*

Use sensitized[5] / latently [eɪ] infected / resting[4] ***memory T lymphocytes*** • immunologic(al)[6] / T cell / B cell ***memory*** • ***memory*** B cell[7] / T cell[8]

Gedächtniszelle, Memory cell
langlebig[1] s. vermehren[2] erneute Exposition[3] ruhende T-Gedächtniszellen[4] sensibilisierte T-Gedächtniszellen[5] immunologisches Gedächtnis[6] B-Gedächtniszelle[7] T-Gedächtniszelle[8]

15

cytotoxic *or* **killer cell** *n term, abbr* **K cell** *rel* **null** [ʌ] **cell**[1] *n term*

T cell involved in antibody-dependent cell-mediated immunity with receptors for the Fc portion of IgG molecules which enable it to lyse IgG-coated target cells without mediation of complement

cytoxicity[2] [saɪţətɒːksɪsəţi] *n term* • **kill** *n & v* • **killing** *n*

» *Normally redundancy*[3] [ʌ] *in host resistance allows interferon* [ɪɚ], *natural killer cell, B or T lymphocyte responses to compensate for a deficiency in one of these factors. CD8+ cytotoxic T cells are induced to become active killer cells by IL-2*[4]. *NK cells*[5] *kill target cells with low or negative levels but not those with high levels of MHC class I expression.*

Use natural[5] (*abbr* NK)/ active / lymphokine-activated[6] (*abbr* LAK) ***killer cell*** • ***killer cell*** differentiation / cytotoxicity • ***killer*** T cells[7] / T lymphocytes[7] • ***null cell*** lineage[8] [lɪnɪɪdʒ]/ deficiency / tumor / adenomas[9] • ***cytotoxic*** antibodies[10] / reaction / effector cell • ***cytotoxic*** lineage / agent[11] / therapy • antibody-dependent cellular[12] (*abbr* ADCC)/ direct / lymphocyte ***cytotoxicity*** • cytokine-mediated [iː]/ complement-mediated / tumor[13] ***cytotoxicity*** • bacterial / single-cell / tumor cell[14] ***kill*** • microbial / parasite / phagocytic [fægəsɪţɪk] ***killing*** • oxidative / complement-mediated ***killing*** • macrophage-mediated / intracellular bacterial[15] [ɪɚ] ***killing*** • ***killing*** ability *or* capacity • bacterial ***killing*** test[16]

Killerzelle, K-Zelle, zytotoxische Zelle
Nullzelle[1] Zytotoxizität[2] Reserven[3] Interleukin-2[4] natürl. Killerzellen[5] lymphokinaktivierte Killerzelle[6] zytotoxische T-Zellen[7] Nullzelllinie[8] Nullzelladenome[9] zytotoxische Antikörper[10] zytotoxische/ zellschädigende Substanz[11] antikörperabhängige zellvermittelte Zytotoxizität[12] Antitumor-(Zyto)toxizität[13] Zerstörung von Tumorzellen[14] intrazelluläre Bakterienabtötung[15] Bestimmung d. Keimabtötungsrate[16]

16

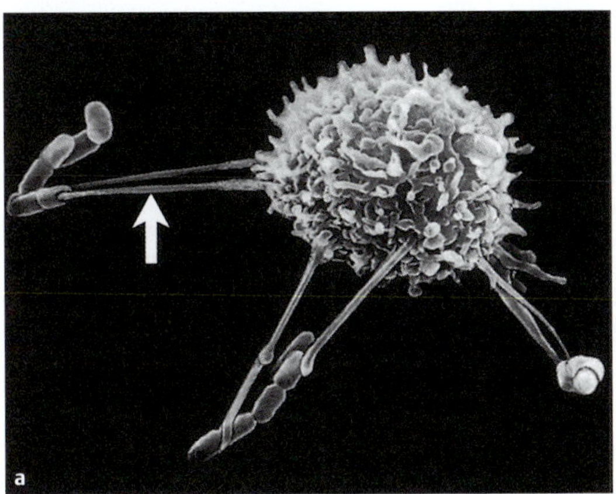

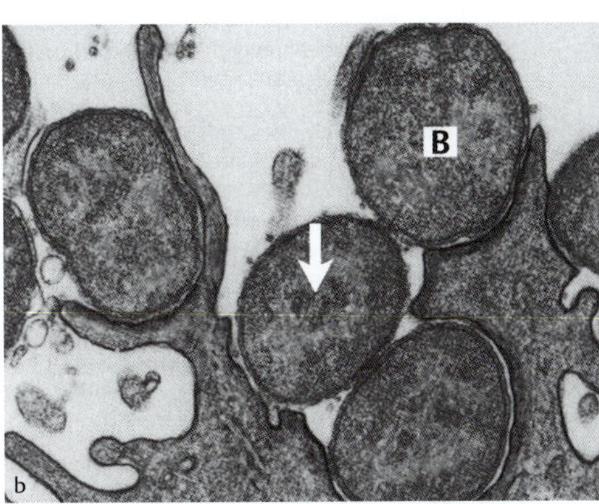

Phagocytosis: (**a**) the affixed antibody reacts with Fc receptors on macrophages which bind the target to the destroyer and activate phagocytic processes that internalize the target, (**b**) phagocyte engulfing bacteria (B)

scavenger cell [skævəndʒɚ sel] *n term* *syn* **phagocyte** [fægəsaɪt] *n term*

cell possessing the property of ingesting[1] [dʒe] bacteria, foreign particles, and other cells

phagocytic *adj term* • **phagocytosis**[2] *n* • **phagocytose/-tize**[1] *v*
scavenge[1] *v* • **phago-** *comb*

» *Phagocytes are divided into microphages (polymorphonuclear leukocytes*[3] *which ingest chiefly bacteria) and macrophages which are largely scavengers, ingesting dead tissue and degenerated* [dʒe] *cells. Plasmin degrades* [eɪ] *fibrin* [aɪ] *polymer into small fragments, which are cleared by the monocyte-macrophage scavenger system*[4]. *Chemotactic factors*[5] *are substances* [ʌ] *that attract phagocytes to sites of microbial invasion* [eɪʒ].

Use antioxidant / peroxyl / free radical[6] ***scavenger*** • ***scavenger*** macrophage / function / activity[7] • ***scavenger*** system[8] / receptor pathway • mononuclear / activated / circulating ***phagocyte*** • CNS[9] / peripheral blood ***phagocyte*** • ***phagocyte*** system[8] / chemotaxis / aggregation[10] • ***phagocyte*** function / defect[11] [iː] • ***phagocytic*** cell (adherence) / process[2] / killing • ***phagocytic*** clearance [ɪɚ]/ defect[11] / vacuole *or* vesicle[12] • white cell / neutrophil / monocyte / macrophage / marrow ***phagocytosis*** • bacterial / impaired[11] [eɚ]/ resistance to ***phagocytosis*** • ***phago***some[12] /lysosome[13]

Fresszelle, Phagozyt
phagozytieren[1] Phagozytose[2] polymorphkernige Granulozyten[3] Monozyten-Makrophagen-System[4] chemotaktische Faktoren, Chemotaxine[5] Radikalfänger[6] Phagozytoseaktivität[7] phagozytäres System[8] Mikrogliazelle[9] Phagozytenaggregation[10] Phagozytosedefekt[11] Phagozytosevakuole, Phagosom[12] Phagolysosom[13]

17

macrophage [-feɪdʒ] *n term* *rel* **histiocyte[1], lysosome[2]** [aɪ], **monocyte[3]** *n term*

actively phagocytic mononuclear cell arising from monocytic stem cells in the bone marrow; these cells are widely distributed in the body (e.g. Kupffer cells[4] in the liver), vary in morphology and motility, and have abundant [ʌ] endocytic vacuoles[5], lysosomes, and phagolysosomes

macrophagic [æ] *adj term* • **microphage[6]** *n* • **monokine[7]** *n* • **-phage** *comb*

» *Macrophages are involved in the production of antibodies and in cell-mediated immune responses, participate in presenting antigens to lymphocytes, and secrete [iː] a variety of immunoregulatory molecules. Lysosomes are cellular organelles in which complex macromolecules are degraded [eɪ] by specific acid hydrolases [aɪ].*

Use activated / host / tissue[1] / splenic [e]/ alveolar[8] [ɪə]/ dermal [ɜː] ***macrophage*** • lipid-containing (foamy)[9] [oʊ]/ hemosiderin-laden[10] [eɪ] ***macrophage*** • dendritic / monocyte-derived [aɪ] ***macrophage*** • parasite-infected / PAS-positive ***macrophage*** • ***macrophage***-activating factor[11] (*abbr* MAF)/ activating response • ***macrophage*** precursor [ɜː]/ activity /-secreted products • ***macrophage***-derived foam cell[9] / enzyme / mobility[12] • ***macrophage*** chemotactic [kiːm-] factor (*abbr* MCF)/ migration inhibition [ɪʃ] test[13] • ***macrophage***-monocyte stimulation / invasion [eɪʒ] mechanism • ***macrophage***-inflammatory protein (*abbr* MIF) • ***macrophage***-produced neurotoxin /-tropic virus [aɪ] • foamy[9] / multi-nucleated / Langerhans[14] ***histiocyte*** • reactive / crystal-laden [ɪ]/ meningeal [dʒiː] ***histiocyte*** • neutrophil [(j)uː]/ (extra)cellular / hepatic ***lysosome*** • thyroid [aɪ]/ swollen / iron-laden[15] [aɪ] ***lysosome*** • ***lysosomal*** membrane / enzyme[16] / storage disease[17] / degradation[18] • (peripheral) blood / infected / virus-altered [ɒː] ***monocytes*** • infiltrating / antigen-presenting / circulating[19] ***monocytes*** • ***monocyte***-macrophage scavenger system[20] /-lineage [lɪnɪɪdʒ] cell / count[21] [aʊ]

Makrophage
Histiozyt, Macrophagocytus stabilis[1] Lysosom[2] Monozyt[3] Kupffer-Sternzellen, Macrophagocytus stellatus[4] zahlreiche intrazelluläre Vakuolen[5] Mikrophage, neutrophiler Granulozyt[6] Monokin[7] Alveolarmakrophage[8] Xanthom-, Schaumzelle, lipidbeladener/-speichernder Histiozyt[9] Sideromakrophage[10] Makrophagenaktivierungsfaktor[11] Makrophagenmobilität[12] Makrophagenmigrationshemmtest[13] Langerhans-Zelle[14] eisenspeicherndes Lysosom[15] lysosomales Enzym[16] lysosomale Speicherkrankheit[17] lysosomaler Abbau[18] zirkulierende Monozyten[19] Monozyten-Makrophagensystem[20] Monozytenzählung, -zahl[21]

18

immune agglutination *n term* *rel* **immune adherence[1]** [ɪɚ] *n term* → U38-11

39

process caused by agglutinating antibodies[2] that is specific for the suspended microorganism which causes erythrocytes [ɪ] and suspended bacteria to adhere and form clumps [ʌ]

agglutinate[3] [uː] *v term* • **agglutinin** *n* • **adhere[4]** [ɪɚ] *v* • **adherent** *adj*

» *Complement-mediated immune adherence involves the interaction of C3b and C4b with a series of receptors [se] on the macrophage. Rapid enzyme immunoassays and latex [eɪ] agglutination tests[5] for both toxin A and toxin B have been developed.*

Use passive *or* indirect[6] / bacterial / nonimmune / red cell[7] ***agglutination*** • platelet[8] [eɪ]/ latex / hem[7] [iː]/ auto [ɒː]/ micro [aɪ]/ co***agglutination*** • ***agglutination*** reaction[9] / test[9] / inhibition[10] / titer [aɪ||iː] • immune / cold[11] / iso(hem)/ phytohem [faɪţəhiːm]/ hem[12]/ leuko***agglutinin*** • ***agglutinin*** titer

Immunhämagglutination
Immunadhärenz[1] agglutinierende Antikörper[2] zusammenballen, verklumpen, agglutinieren[3] (an)haften, verkleben[4] Latex(agglutinations)test[5] indirekte/ passive Agglutination[6] Erythrozyten-, Hämagglutination[7] Thrombozytenagglutination[8] Agglutinationsreaktion, -test[9] Agglutinationshemmung[10] Kälteagglutinin[11] Hämagglutinin[12]

19

major [meɪdʒɚ] **histocompatibility complex** *n term, abbr* **MHC**
syn **HLA complex** *or* **system** [ɪ] *n term*

cluster [ʌ] of genes, termed HLA complex in humans, which codes for cell-surface histocompatibility antigens and is the principal determinant of tissue type and transplant compatibility

» *The MHC genes [dʒiːnz] expressed in the thymus [aɪ] play a crucial [uːʃ] role[1] in the selection of the T cell receptor repertoire during maturation. Three clearly defined loci are recognized within the HLA complex for class I HLA antigens. The principal role of the CD4 molecule is to promote interaction of T cells with class II HLA molecules on antigen-presenting cells.*

Use human / disease-associated / donor ***major histocompatibility complex*** • ***MHC*** class I antigens /-encoded molecules[2] • ***major histocompatibility*** antigens[3] / gene complex[4] • ***histocompatibility*** antigens[3] / leukocyte [uː] antigens[3] (*abbr* HLA)/ genes • ***histocompatibility*** locus[5] / determinants / haplotype / typing *or* testing[6] / match • human leukocyte antigen[3] (*abbr* HLA) ***complex*** • ***HLA*** allele [iː]/ molecule / antigens[3] / locus[5] / class II genes /-D region • ***HLA*** phenotype[7] [iː]/ type / allotype / haplotype /-matched • ***HLA*** identical siblings[8] /-antibody screen /-linked disease

Haupt-, Majorhistokompatibilitätskomplex
Schlüsselrolle[1] MHC-Moleküle[2] HLA-Antigene, Histokompatibilitäts-, Transplantationsantigene, MHC-Antigene[3] HLA-Genkomplex[4] HLA-Lokus[5] Histokompatibilitätstestung[6] HLA-Phänotyp[7] HLA-identische Geschwister[8]

20

self *n & adj & comb term* *syn* **auto-** *comb*, *opposite* **foreign**[1] [fɒːrᵊn] *adj or* **nonself**[1] *adj & n term*

(n) an individual's autologous cell components as contrasted with exogenous (nonself) constituents; recognition of self from non-self serves to protect the host from an immunologic attack on his own antigenic constituents, as opposed to immune system destruction or elimination of foreign antigens

» *Self versus nonself discrimination*[2]*, based upon moderate affinity to self-peptide + MHC, is imprinted on the T cell repertoire. In the thymus, the recognition* [ɪʃ] *of self-peptides on thymic epithelial* [iː] *cells, macrophages and dendritic cells is thought to play an important role. Foreign antigens are degraded and their peptide fragments presented in the context of MHC class I or class II molecules on APC*[3]*.*

Use ***self*** antigen[4] /-recognition[5] /-tolerance[6] /-MHC antigens /-protein /-infection[7] • recognition of[5] ***self*** • ***nonself*** substances / antigen[8] • anti***self*** response[9] • ***foreign*** antigen[8] (binding site) • ***foreign*** antigenic stimuli [aɪ]/ cells / body[10] (*abbr* FB) • ***foreign*** histocompatibility antigens / DNA / proteins[11] / to the body[12] • ***auto***-immunity /antibody[13] /agglutinins[14] /inoculation[15] /logous /immune disease[16]

(körper)eigen, Selbst, Selbst-, Auto-
fremd, Nichtselbst[1] Selbst-Nicht-Selbst-Erkennung[2] antigenpräsentierende Zellen[3] Autoantigen[4] Erkennung körpereigener Strukturen[5] Immuntoleranz[6] Selbst-, Autoinfektion[7] Fremdantigen[8] Autoimmunreaktion[9] Fremdkörper[10] Fremdproteine[11] körperfremd[12] Autoantikörper[13] Autoagglutinine[14] Autoinokulation[15] Autoimmunkrankheit[16]

21

immune resistance *n term* → U120-13 *rel* **rejection**[1] [rɪdʒekʃᵊn] *n term* *rel* **anergy**[2] [ænɚdʒi], **immune tolerance**[3] *n term* → U130-21, U121-12

natural or acquired [əkwaɪɚd] ability of an organism to maintain its immunity against the effects of pathogenic microorganisms, toxins, drugs, and non-self substances[4]

resist [rɪzɪst] *v term* • **resistant**[5] *adj* • **reject** [rɪdʒekt] *v* • **antirejection** *adj*

» *Changing the patient to a less antigenic insulin may make possible a dramatic reduction in insulin dosage or at least may shorten the duration of immune resistance.*

Use to develop[6]/confer[7] [ɜː] /show *or* display/impair/decrease ***resistance*** • immune insulin / local tissue / antigen ***resistance*** • inborn *or* natural[8] / acquired[9] / antibiotic[10] / host ***resistance*** • enhanced *or* increased[11] / relative / high-level ***resistance*** • ***resistance to*** infection / ampicillin [sɪ] • to prevent[12]/control/diagnose/confirm [ɜː]/ abort[13]/result in ***rejection*** • (hyper)acute[14] / signs of / tissue / transplant[15] ***rejection*** • (immediate/ delayed) [eɪ] graft[15] / organ / accelerated[16] [əksel-] ***rejection*** • cell-mediated / mild / steroid-resistant[17] / irreversible [ɜː] ***rejection*** • ***rejection*** response[18] / activity / process / episode • ***antirejection*** therapy[19] / medication • immunologic[3] / self[3]-/ drug ***tolerance*** • cross[20]/ exercise[21] / glucose ***tolerance***

immunologische Resistenz
Abstoßung, Rejektion[1] Anergie, fehlende Reaktion auf Antigene[2] Immuntoleranz[3] Fremdsubstanzen, körperfremde S.[4] widerstandsfähig, resistent[5] eine Resistenz entwickeln[6] R. verleihen[7] angeborene R.[8] erworbene R.[9] Antibiotikaresistenz[10] erhöhte Resistenz[11] eine Abstoßung verhindern[12] d. Abstoßung unterdrücken[13] (hyper)akute Abstoßung[14] Transplantatabstoßung[15] akzelerierte/ beschleunigte A.[16] steroidresistente A.[17] Abstoßungsreaktion[18] Rejektionstherapie[19] Kreuztoleranz[20] phys. Belastbarkeit[21]

22

hypersensitivity [haɪpɚ-] *n term* *syn* **allergy** [ælɚdʒi] *n term* → U124-3

exaggerated[1] immunologically mediated inflammatory response to a normally innocuous[2] antigen

hypersensitive (to)[3] *adj term* • **sensitive** *adj* → U57-8 • **sensitivity (to)** *n* **(hyper)sensitization** *n term* • **sensitize**[4] *v* • **allergic**[5] [ɜː] *adj* • **allergen**[6] *n*

» *Test for hypersensitivity before injecting* [dʒe] *antitoxin or drugs (e.g. penicillin) to which the patient has had a severe reaction in the past. In some asthma* [æzmə] *patients, offensive allergens cannot be identified by history*[7] *or by allergy testing. Is there a history of parental allergy?*

Use IgE-mediated *or* immediate (type)[8] / delayed (type)[9] (*abbr* DTH)/ cutaneous ***hypersensitivity*** • bronchial [k]/ cellular *or* cell-mediated[9] ***hypersensitivity*** • vitamin D / drug[10] / food ***hypersensitivity*** • ***hypersensitivity*** reaction / to cold[11] • hypo/ light-***sensitive*** • ***hypersensitive*** child / skin / intestine • to rule out[12]/inquire [aɪ] about ***allergies*** • contact / seasonal [iː]/ nasal[13] [eɪ]/ food[14] ***allergy*** • (intestinal) protein / drug[10] ***allergy*** • penicillin [sɪ]/ chronic / IgE-mediated ***allergy*** • de[15]/ self-/ HLA / photo/ cross-/ pre***sensitization*** • ***to be allergic to*** milk / antibiotics / nickel[16] • ***allergic*** factor / patient[17] / reaction[18] • ***allergic*** sensitization[19] / (eye) disease / contact dermatitis [aɪ] • contact[20] / atopic / airborne / inhaled[21] [eɪ] ***allergen*** • injected[22] / animal / ingested[23] [dʒe] ***allergen*** • ***allergen*** exposure[24] [oʊʒ]/ testing / challenge[25] [dʒæl-]/ ingestion • ***allergen*** inhalation /-specific antibody /-free environment [aɪ] • ***allergen***-induced asthma[26] / immunotherapy[15] / extract

Überempfindlichkeit, Allergie
übermäßig[1] harmlos, unschädlich[2] überempfindlich, allergisch; hypersensibel[3] sensibilisieren[4] allergisch[5] Allergen[6] anamnestisch[7] Soforttypreaktion, IgE-vermittelte Reaktion vom Soforttyp[8] Spätreaktion, zellvermittelte Reaktion vom Spättyp, Typ IV-Immunantwort[9] Arzneimittelallergie[10] Kälteallergie[11] Allergien ausschließen[12] allerg. Rhinitis[13] Nahrungsmittelallergie[14] Desensibilisierung[15] auf Nickel allergisch sein[16] Allergiker(in)[17] allerg. Reaktion[18] Allergisierung[19] Kontaktallergen[20] Inhalationsallergen[21] Injektionsallergen[22] Ingestionsallergen[23] Allergenexposition[24] Allergenprovokation[25] allergisches Asthma[26]

23

Unit 40 The Nervous System

Related Units: 41 Brain, 42 Nerve Function, 31 Musculoskeletal Function, 73 Mental Activity

nerve (cell) [nɜːrv sel] *n* *syn* neuron(e) [n(j)ʊɚɒːn] *n term*, *rel* interneuron[1] *n term*

morphological and functional unit of the nervous system consisting of a cell body and several processes

nervous[2] *adj* • **neural**[3] [n(j)ʊɚəl] *adj term* • **neuronal**[4] *adj* • **neur(o)-** *comb*

» *The vena [iː] caval [eɪ] foramen [eɪ] allows passage of the inferior vena cava and small branches of the phrenic [frenɪk] nerve. The C6 root [ruːt] is the nerve root emerging [ɜː] between the C5 and C6 vertebrae [iː‖eɪ]. This causes damage to nervous tissue[5] which may lead to deterioration of vision[6] [ɪʒ]. There is a regular turnover of the bipolar receptor cells, which function [ʌ] as the primary [aɪ] sensory neurons.*

Use cranial[7] [eɪ]/ phrenic[8] / spinal[9] [aɪ] (accessory) [kse]/ sciatic[10] [saɪætɪk] ***nerve*** • lumbosacral [eɪ]/ median [iː]/ peripheral / cutaneous [eɪ] ***nerve*** • facial [eɪʃ]/ trigeminal [dʒe]/ optic ***nerve*** • auditory [ɒː] *or* acoustic[11] [uː]/ olfactory[12] ***nerve*** • sensory[13] / (oculo)motor[14] / somatic / bipolar [aɪ]/ multipolar ***nerve*** • ***nerve*** root[15] / fiber [aɪ]/ ending[16] / canal [æ] • ***nerve*** head / bundle [ʌ]/ trunk[17] [ʌ]/ pathways[18] • ***nerve*** plexus / distribution [juː]/ branch[19] / sheath[20] [ʃiːθ] • ***nerve*** (dys)function / supply[21] [aɪ]/ conduction [ʌ]/ stimulation • ***nerve*** block / injury / palsy[22] [ɔː]/ compression / paralysis[22] • sensory / (upper/ lower) motor[23] ***neuron*** • preganglionic[24] / second-order / adrenergic[25] [ɜː] ***neuron*** • pain-transmission / internuncial [ʌ] *or* connector[1] / olfactory receptor ***neuron*** • ***neuron*** synapse /-effector interaction • ***nervous*** system / tension[26] [ʃ]/ exhaustion [ɒː] *or* prostration[27] [eɪ] • ***nervous*** depression / breakdown[28] • ***neural*** crest[29] [k]/ foramen [eɪ]/ tube defect[30] / tissue[5] • ***neural*** damage / reflexes / repair • ***neuronal*** tissue / innervation / activation / excitability • ***neuronal*** network[31] / circuit[32] [sɜː]/ signal / loss • ***neuro***logy /logic /genic /endocrine • ***neuro***fibril[33] /glial /nitis [aɪ] /muscular [ʌ] /effector

Nervenzelle, Neuron
Zwischen-, Interneuron[1] Nerven-, nervös[2] neural[3] Neuronen-, neuronal[4] Nervengewebe, Textus nervosus[5] Visusverschlechterung[6] Hirnnerv, N. cranialis[7] Phrenikus, N. phrenicus[8] Spinal-, Rückenmarknerv, N. spinalis[9] Ischiasnerv, N. ischiadicus[10] Akustikus, VIII. Hirnnerv, N. acusticus/ vestibulocochlearis[11] Riechnerv, N. olfactorius[12] sensorischer/ sensibler Nerv[13] motor. Nerv, N. motorius[14] Nervenwurzel[15] Nervenendigung[16] Nervenstamm[17] Nervenbahnen[18] Nervenast[19] Nervenscheide[20] Nervenversorgung[21] Nervenlähmung[22] unteres motorisches Neuron, spinales Motoneuron[23] präganglionäres N.[24] adrenerges N.[25] Nervenanspannung[26] Neurasthenie, psychovegetatives Syndrom[27] Nervenzusammenbruch[28] Neuralleiste[29] Neuralrohrdefekt[30] neuronales Netz[31] Neuronenkreis, -schaltung[32] Neurofibrille[33]

1

axon [æksɒːn] *n term* *syn* axon/ axis cylinder [sɪ-] *n term*, *rel* dendrite[1] [-raɪt] *n term*

single process of a nerve cell that normally conducts [ʌ] impulses away from the cell body

(peri/ neuro)axonal[2] *adj term* • **dendritic**[3] [ɪ] *adj* • **ax(io)-** *comb*

» *In contrast to dendrites, which rarely exceed 1.5 mm in length, axons can extend great distances from the parent cell body (some axons of the pyramidal tract are 40-50 cm long). Each alpha motor axon arborizes[4] just before reaching the muscle fibers that it innervates.*

Use afferent / efferent / motor / peripheral / somatic ***axon*** • (un)myelinated [aɪ]/ pyramidal [æ] ***axon*** • postsynaptic[5] / proprioceptive [se]/ sudomotor ***axon*** • ***axon*** hillock[6] / reflex[7] / loss / transport / sheath[8] [iː] • ***axonal*** process / degeneration / neuropathy / terminal[9] • cochlear [k] nerve ***dendrite*** • ***axi***petal[10] • ***axo***plasm[11] /dendritic /somatic synapse[12] /onopathy

Axon, Neuraxon, Neurit, Achsenzylinder
Dendrit[1] axonal, Axon-[2] dendritisch[3] verzweigt sich[4] postsynaptisches Axon[5] Axonhügel, Colliculus axonis[6] Axonreflex[7] Axonscheide[8] Axonterminal[9] axipetal[10] Axoplasma[11] axosomatische Synapse[12]

2

nerve *or* neural pathway [nɜːrv pæθweɪ] *n term*

collection of axons establishing a conduction route [aʊ‖uː] for the transmission of nervous impulses from one group of nerve cells to another or to an effector organ[1]

» *Behavior [eɪ] and mood are modulated by noradrenergic [-ɜːrdʒɪk], serotonergic, and dopaminergic pathways. The voiding [ɔɪ] reflex[2] is dependent on intact neural pathways to the micturition [ɪʃ] center[3] in the brain stem[4]. The central auditory pathway is a complex system with many crossovers and relay [iː] stations to the auditory cortex.*

Use sensory *or* afferent[5] / motor[6] / excitatory [ɪksaɪ-]/ inhibitory / reflex[7] ***pathways*** • ascending[8] [s]/ descending[9] / sympathetic ***pathways*** • proprioceptive [se]/ nociceptive [noʊsɪ-] *or* pain(-sensitive)[10] ***pathways*** • visual [ɪʒ] *or* optic[11] / conduction[12] ***pathways*** • cerebrospinal [aɪ] fluid[13] / accessory ***pathways*** • lymphatic[14] / metabolic[15] / catabolic ***pathways*** • enzymatic/ T-cell activation ***pathways***

Nervenbahn
Erfolgsorgan[1] Miktionsreflex[2] Miktionszentrum[3] Hirnstamm[4] sensorische/ afferente Bahnen[5] motor. Bahnen[6] Reflexbahnen[7] aufsteigende Bahnen[8] absteigende Bahnen[9] Schmerzbahnen[10] Sehbahnen[11] Leitungsbahnen[12] Liquorwege[13] Lymphbahnen[14] Stoffwechselwege[15]

3

40

afferent [æfərənt] *or* **sensory fibers** [sensəri faɪbərz] *n term*

opposite **efferent** *or* **motor** [moʊtər] **fibers**[1] *n term*

neurons conveying [eɪ] impulses from a peripheral sense organ toward the CNS

afferents[2] *n pl term* • **efferents**[3] *n pl* • **deefferented** *adj* • **deafferentation**[4] *n*

» *Visceral [ɪs] abdominal pain is mediated by visceral afferent nerves that accompany the sympathetic pathways. There are no efferent somatic nerve cell body synapses outside of the CNS. The function of the first dorsal interosseus muscle must be checked to establish the integrity of the deep motor branch of the ulnar [ʌ] nerve.*

Use ***afferent*** impulse / signals / limb[5] [lɪm]/ innervation / stimulus[6] • ***afferent*** nociceptor / terminal [ɜː]/ feedback • ***sensory*** action potential / input / acuity[7] [kjuː] • ***sensory*** branch / perception[8] [se]/ examination • ***sensory*** deficit / disturbances[9] [ɜː]/ impairment [eər] • ***sensory*** (hearing) loss / neuropathy • hemi/ neuro/ psycho***sensory*** [saɪkoʊ-] • ***efferent*** vagal [eɪ] tone / signals / pathways[10] / impulses / nerves • ***motor*** area *or* cortex[11] / activity / skills[12] • ***motor*** coordination[13] / center[14] / behavior[15] • vaso [veɪzoʊ]/ psycho[16]/ sensori/ oro/ visual-/ oculo***motor*** • primary / vagal / (somato)sensory[17] / mechanoreceptor ***afferents*** • (muscle) [ʌ] spindle / visceral [s]/ taste *or* gustatory[18] [ʌ] ***afferents*** • propriospinal / pain / nociceptive ***afferents*** • sympathetic ***efferents***

afferente/ sensible/ sensorische (Nerven)fasern
efferente/ motorische (Nerven)fasern[1] Afferenzen[2] Efferenzen[3] Deafferenzierung[4] afferenter Ast[5] afferenter Reiz[6] Sinnesschärfe[7] Sinneswahrnehmung[8] Sensibilitätsstörungen[9] efferente Bahnen[10] motor. Rindenfeld, motor. Cortex[11] motor. Fertigkeiten[12] Bewegungskoordination[13] motor. Zentrum[14] motor. Verhalten[15] psychomotorisch[16] sensorische Afferenzen[17] Geschmacksafferenzen[18]

4

central nervous system [sentrəl nɜːrvəs sɪstəm] *n term, abb* **CNS**

rel **peripheral** [pərɪfərəl] **nervous system**[1] *n term, abb* **PNS**

the brain and the spinal cord[2] which coordinate and control the entire nervous system

» *All local anesthetics [e] have CNS toxicities including confusion [juːʒ], coma, and seizures[3] [iːʒ]. The peripheral nervous system consists of the cranial [eɪ] and spinal [aɪ] nerves from their points of exit from the CNS to their terminations in peripheral structures [ʌ].*

Use intracranial part of the ***CNS*** • ***CNS*** function / depression / disease[4] / involvement[5] • ***CNS*** stimulant / syphilis[6] / trauma / bleeding / infection[7] • ***CNS*** metastases[8] / symptoms / mass lesion • metastases to the[9] ***peripheral nervous system*** • ***peripheral nervous system*** changes / diseases / involvement / dysfunction [ɪ]/ complications

Zentralnervensystem, ZNS
peripheres Nervensystem, PNS[1] Rückenmark[2] Krampfanfälle[3] Erkrankung d. Zentralnervensystems[4] Beteiligung/ Befall d. ZNS[5] Syphilis cerebri, Neurolues[6] ZNS-Infektion[7] ZNS-Metastasen[8] Metastasierung in das periphere Nervensystem[9]

5

autonomic [ɒːtənɒːmɪk] **nervous system** *n term*

syn **involuntary** *or* **visceral** [vɪsərəl] **nervous system** *n term*

part of the nervous system which innervates smooth [uː] and cardiac muscle, glandular tissue[1], governs intestinal peristalsis, the heartbeat, etc. and is not under voluntary control

dysautonomia[2] [dɪs-] *n term* • **voluntary**[3] [vɒːlənteri] *adj*

» *The innervation of the bladder and its involuntary sphincter is via the autonomic nervous system. The activity of autonomic nerves is regulated by central neurons responsive to diverse afferent inputs.*

Use ***autonomic*** centers[4] / plexus[5] / (dys)function / (hyper)activity / response • ***autonomic*** control / arousal[6] [aʊ]/ discharge[7] • ***autonomic*** effector cells / tone / reflexes / lability • ***autonomic*** insufficiency / disturbances[8] / denervation / blockade • ***involuntary*** body functions / movement / contraction • ***involuntary*** muscles[9] / guarding[10] [ɑː]/ weight loss[11] • ***voluntary*** sphincter / muscle activity[12] / (motor) control / eye movements

autonomes/ vegetatives Nervensystem
Drüsengewebe[1] Dysautonomie[2] willkürlich, willentlich; freiwillig[3] vegetative Zentren[4] vegetatives Nervengeflecht[5] vegetativer Erregungszustand[6] autonome Entladung[7] vegetative Störungen[8] unwillkürliche Muskulatur[9] unwillkürliche/ reflektorische Anspannung[10] unbeabsichtigter Gewichtsverlust[11] willkürliche Muskelaktivität/ -tätigkeit[12]

6

somatic (nerve) fibers [aɪ] *n term*

opposite **secretory** [siːkrətəri] **fibers**[1] *n term*

nerves of sensation or motion as distinguished from those exciting secretory activity

psychosomatic [saɪkoʊ-] *n term* • **somatization**[2] *n* • **somato-, secreto-** *comb*

» *During voiding[3], somatic fibers relax the pelvic floor and external sphincter. The anal canal is generously supplied with somatic sensory nerves which are highly susceptible[4] [se] to painful stimuli [aɪ]. There are no efferent somatic nerve cell body synapses outside of the CNS.*

Use ***somatic*** nervous system[5] / (motor) neuron / sensory nerve[6] • ***somatic*** nerve supply / innervation • ***somatic*** pathways / stimuli / pain / sensations • ***somatic*** response / reflexes / complaints[7] [eɪ] • ***psychosomatic*** illness / factors / disorder[8] • ***somat***algia [-ældʒ(ɪ)ə] /osensory evoked potentials[9] /oform (pain) disorder • ***secreto***motor /inhibitory[10]

somatische (Nerven)fasern
sekretorische (Nerven)fasern[1] Somatisierung[2] Blasenentleerung, Miktion[3] empfindlich[4] animales Nervensystem[5] somatosensorische/ -sensible Faserbahnen[6] somatische Beschwerden[7] psychosomatische Störung[8] somatosensibel/ -sensorisch evozierte Potentiale, SEP[9] sekretionshemmend[10]

7

adrenergic fibers [ædrənɜːrdʒɪk faɪbɚz] *n term*
opposite **cholinergic** [koʊlənɜːrdʒɪk] **fibers**[1] *n term*

autonomic nerve cells or fibers that employ norepinephrine[2] as their neurotransmitter

(anti)cholinergic[3] *adj & n term* • **(non/ anti)adrenergic**[4] *adj & n* • **-ergic** *comb*

» *These agents* [eɪdʒ] *accumulate* [kjuː] *in postganglionic adrenergic neurons and inhibit norepinephrine release* [iː]. *Cholinergic stimuli* [aɪ], *either vagal* [eɪ] *or intramural* [jʊɚ], *are the most potent pepsigogues*[5] [pepsɪgɒːgz], *though gastrin and secretin* [iː] *are also effective.*

Use ***adrenergic*** activity / stimulation / (blocking) agent[4] / agonist[6] • alpha-/ beta-***adrenergic*** [iː||eɪ] • ***cholinergic*** neurons[7] / receptor / innervation / crisis[8] [aɪ] • dopamin***ergic***[9]

adrenerge (Nerven)fasern
cholinerge Fasern[1] Noradrenalin[2] anticholinerg; Anticholinergikum, Parasympatholytikum[3] antiadrenerg, sympatholytisch; Adrenozeptorblocker, -antagonist, Antiadrenergikum, Sympatholytikum[4] die Pepsinproduktion stimulierende Reize[5] Adrenozeptoragonist, Sympathomimetikum[6] cholinerge Neurone[7] cholinergische Krise[8] dopaminerg[9] 8

sympathetic fibers *n term*
opposite **parasympathetic** [pærəsɪmpəθetɪk] **fibers**[1] *n term*

part of the autonomic nervous system that chiefly contains adrenergic fibers and acts to constrict blood vessels, accelerates [əkse-] the heart rate, and raises [eɪ] the blood pressure

sympath(o)- [sɪmpəθoʊ] *comb*

» *Sympathetic fibers emerging* [ɜː] *from the gray areas of T11-L2 travel through the paravertebral sympathetic chain ganglia, superior hypogastric plexus, and hypogastric nerves to enter the pelvic plexus along with parasympathetic fibers.*

Use ***sympathetic*** nerves / chain [tʃeɪn] *or* trunk[2] [ʌ]/ ganglion • ***sympathetic*** component / efferent activity / nerve endings[3] • ***sympathetic*** innervation / (over)stimulation / block *or* blockade[4] [eɪ]/ reflex • ***sympathetic*** (hyper)activity / outflow[5] / vasoconstriction [veɪzoʊ-]/ irritation[6] • ***parasympathetic*** activity / tone[7] / agent • ***parasympathetic*** agonist / inhibition / palsy[8] • ***sympatho***mimetic[9] /lytic[10] [lɪtɪk] /adrenal [iː]

sympathische (Nerven)fasern
parasympathische (Nerven)fasern[1] Grenzstrang, Truncus sympathicus[2] sympathische Nervenendigungen[3] Sympathikusblockade, -ausschaltung[4] sympath. Erregungsübertragung[5] Sympathikusirritation[6] Parasympathikotonus[7] Parasympathikuslähmung[8] Sympath(ik)omimetikum, Adrenozeptoragonist[9] Sympath(ik)olytikum, Adrenozeptorantagonist[10] 9

40

vagus (nerve) [veɪgəs nɜːrv] *n term*
syn **pneumogastric** [n(j)uːmoʊ-] *or* **tenth cranial** [kreɪnɪəl] **nerve** *n term*

paired cranial nerve which supplies the pharynx, larynx, lungs, heart, esophagus, stomach and most of the abdominal viscera and controls speech, swallowing[1], and numerous sensory and motor functions

(-)vagal [veɪgəl] *adj & comb* • **vago-** *comb*

» *Maneuvers* [uː] *such as gagging*[2], *the Valsalva maneuver*[3], *or placing the face in cold water stimulate the vagus nerve. Sensory innervation of the epiglottis is supplied by the internal branch of the superior laryngeal* [dʒ] *nerve that branches from the vagus bilaterally.*

Use right / left / jugular [dʒʌ] ganglion of the[4] ***vagus*** • ***vagus*** reflex[5] [iː]/ arrhythmia [ɪ]/ pulse[6] [ʌ] • ***vagal*** trunk[7] [ʌ]/ nerve terminals[8] / efferent activity • ***vagal*** tone[9] / hypertonicity [ɪs]/ syncope[10] [sɪŋkəpi] • ***vagal*** stimulation[11] / bradycardia[12] / symptoms • vaso***vagal*** • ***vago***tomy /lytic drug[13] /tonic

Nervus vagus, Vagus
Schluckakt[1] Würgen[2] Valsalva-Manöver, Bauchpresse[3] oberes Vagusganglion, Ganglion superius nervi vagi[4] Vagusreflex[5] Vaguspuls[6] Vagusstamm, Truncus vagalis[7] vagale Nervenendigungen[8] Vagustonus[9] vasovagale Synkope[10] Vagusstimulation[11] parasympathische Bradykardie[12] Vagolytikum, Parasympatholytikum[13] 10

ganglion [gæŋglɪən] *n term, pl* **-ia** [gæŋglɪə]

aggregation of nerve tissue in the PNS mainly at the site of junction or division of neurons

(pre/ post/ a)ganglionic[1] *adj term* • **ganglionated**[2] *adj* • **gangli(o)-** *comb*

» *Urogenital* [dʒe] *ganglia include a complex intraganglionic network of cholinergic and adrenergic fibers that either pass uninterruptedly through the ganglion or terminate in it as neuron synapses.*

Use sensory / spinal[3] / autonomic / (para)sympathetic ***ganglia*** • (dorsal) root[3] [uː]/ basal[4] [eɪ] ***ganglia*** • cervical [sɜː]/ stellate[5] / trigeminal[6] [traɪdʒe-] ***ganglion*** • otic / pelvic plexus / geniculate[7] ***ganglion*** • ***ganglion*** cell[8] / of the vagus [eɪ] nerve • ***ganglionic*** crest[9] / synapse / transmission • ***ganglionic*** stimulation / blocking agent[10] • ***postganglionic*** nerve endings[11] / sudomotor [uː] axon • ***postganglionic*** parasympathetic cholinergic neurons / neurotransmitter • ***ganglio***nectomy /neuroma[12] /nitis [aɪ] /cytoma [saɪ] /sides[13]

Ganglion
ganglionär, Ganglien-[1] m. Ganglien versehen[2] Spinalganglien[3] Basalganglien[4] Ganglion stellatum/ cervicothoracicum[5] Ganglion trigeminale/ semilunare/ Gasseri[6] Ganglion geniculatum/ geniculi[7] Ganglienzelle[8] Neuralleiste, Ganglienleiste[9] Ganglienblocker, Ganglioplegikum[10] postganglionäre Nervenendigungen[11] Ganglioneurom[12] Ganglioside[13] 11

(nerve) plexus [plɛksəs] *n term, pl* **-es** *rel* **neurovascular bundle**[1] [ʌ] *n term*

a network of interconnected nerves, veins, and/or or lymph [lɪmf] vessels

plexiform[2] *adj* • **plex(o)-** *comb* → U34-5

» *The testicular plexus is derived [aɪ] from the aortic [eɪɔː] plexus. The inferior hypogastric plexus consists of freely interconnected nerves in the pelvic fascia [fæʃ(ɪ)ə] that is lateral to the rectum, internal genitalia [eɪ], and lower urinary organs.*

Use brachial [eɪk]/ autonomic / cervical sympathetic / celiac [siː] *or* solar[3] ***plexus*** • inferior hypogastric [aɪ] *or* pelvic[4] / lumbosacral [lʌm-] ***plexus*** • myenteric [maɪ-] *or* Auerbach's[5] / choroid[6] ***plexus*** • vascular[7] / venous [iː] ***plexus*** • ***plexus*** anesthesia[8] [iːʒ]/ paralysis[9] • ***plexiform*** nerve arrangement / neuroma • ***plexo***pathy /genic • ***bundle*** branch block[10]

Plexus, Geflecht
Gefäßnervenbündel, neurovaskuläres Bündel[1] geflecht-, plexusartig, plexiform[2] Plexus coeliacus/ solaris, Sonnengeflecht[3] Plexus hypogastricus inferior, P. pelvinus[4] Auerbach-Plexus, P. myentericus[5] P. choroidei[6] Plexus vasculosus, Gefäßgeflecht[7] Plexusanästhesie[8] Plexuslähmung[9] Schenkelblock[10] 12

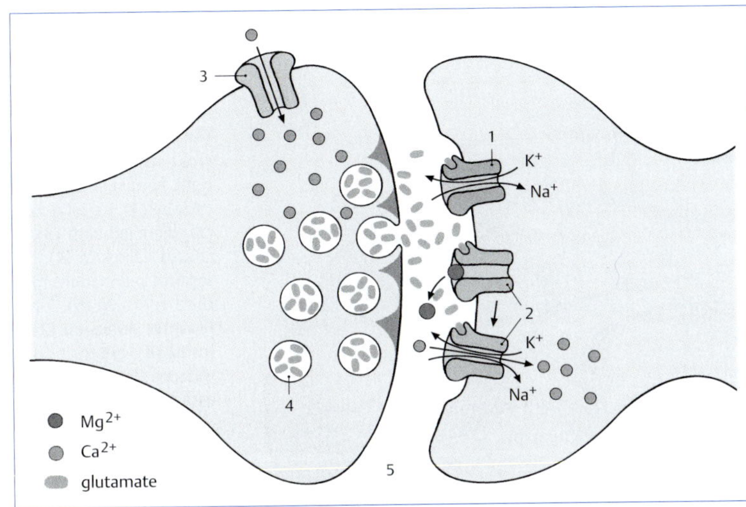

Glutamatergic synaptic transmission: synaptic AMPA receptor (**1**), NMDA receptor channel (**2**), calcium channel (**3**), synaptic vesicle (**4**), synaptic cleft (**5**)

synapse [sɪ‖sɪnæps] *n & v term* *rel* **synaptic gap** *or* **cleft**[1] [sɪnæptɪk] *n term*

region of membrane-to-membrane contact between two neurons (or a nerve cell and an effector organ) across which transmission of nerve impulses takes place

(pre/ post)synaptic[2] *adj term* •**(poly/ mono)synaptic**[3] *adj*

» *Postganglionic fibers from these synapses innervate the pancreatic acini [æsɪnaɪ], the islets [aɪ], and the ducts [ʌ]. Acetylcholine is released into the synaptic cleft, and interacts with postganglionic receptor sites to elicit*[4] *[ɪs] a functional response. Muscle relaxants depress spinal synaptic reflexes, prolong synaptic recovery time, and reduce repetitive discharges.*

Use axodendritic[5] [ɪ]/ axosomatic / dendrodendritic[6] / autonomic / electrical[7] ***synapse*** • ganglionic / spinal / excitatory[8] [aɪ]/ inhibitory[9] ***synapse*** • ***synaptic*** junction[10] [dʒʌŋkʃᵊn]/ input / (neuro)transmission[11] • ***synaptic*** transmitter / relay [riːleɪ]/ recovery [ʌ] time[12] / vesicle[13] • ***presynaptic*** (nerve) terminal [ɜː]/ membrane / depolarization • ***postsynaptic*** membrane[14] / (alpha/ dopamine) [oʊ] receptor • ***postsynaptic*** potential[15] / inhibition[16]

Synapse; Synapse bilden
Synapsenspalt[1] postsynaptisch[2] monosynaptisch[3] auslösen[4] axodendritische Synapse[5] dendrodendritische Synapse[6] elektr. Synapse, Synapsis nonvesicularis[7] erregende/ exzitatorische Synapse[8] hemmende/ inhibitorische Synapse[9] Synapsen-/ synapt. Verbindung[10] synapt. Erregungsübertragung[11] synaptische Latenzzeit[12] synapt. Bläschen/ Vesikel[13] postsynapt. Membran[14] postsynapt. Potential[15] postsynapt. Hemmung[16] 13

myelin sheath [maɪəlɪn ʃiːθ] *n term* *rel* **Schwann cell**[1] [ʃwɑːn sel] *n term*

lipoprotein envelope[2] surrounding most axons larger than 0.5-mm in diameter [æ]; composed of Schwann cells in peripheral nerves and of oligodendroglia cells in the brain and spinal cord

(un)myelinated[3] [aɪ] *adj term* • **(re/de)myelination**[4] *n* • **demyelinate** *v*

» *The myelin sheath can regenerate rapidly, esp. after segmental demyelination. Each Schwann cell maintains [eɪ] the myelin sheath along one segment of nerve fiber.*

Use multilamellated[5] / thin / patchy degeneration of the[6] / breakdown of[7] ***myelin sheath*** • transient / optic / perivascular / segmental / selective[8] ***demyelination*** • CNS / peripheral ***myelin*** • ***myelin*** membrane / protein / wrapping[9] [r] • ***myelin*** destruction[10] [ʌ]/ loss[4] • ***demyelinated*** axon • ***demyelinating*** lesion [iːʒ]/ plaques [plæks] • ***demyelinating*** cord disorder / diseases[11] / polyneuropathy

Mark-, Myelinscheide
Schwann-Zelle[1] Hülle[2] markhaltig, -reich[3] Demyelinisation, -sierung, Entmarkung[4] mehrschichtige Markscheide[5] Demyelinisierungs-, Entmarkungsherde[6] Markscheidenzerfall, Myelinabbau[7] selektive Entmarkung[8] Markscheide, Myelinmantel, -hülle[9] Zerstörung d. Marksubstanz[10] Entmarkungskrankheiten[11] 14

node of Ranvier [noʊd ɒːv rɒːvie] *n term* *rel* **saltatory conduction[1]** *n term*

short unmyelinated interval in the myelin sheath between successive segments of the myelin sheath

» *This indicates antibody deposition on the motor axon at the nodes of Ranvier and distal motor nerve terminals. Posterior pharyngeal wall tumors drain bilaterally to jugular* [dʒʌ] *chain nodes and retropharyngeal nodes of Ranvier. Slowing of evoked* [oʊ] *response latencies* [eɪ] *in MS[2] is thought to result from loss of saltatory conduction along demyelinated axons.*

Ranvier-Schnürring
saltatorische Erregungsleitung[1]
multiple Sklerose[2]
15

41

Unit 41 Brain & Spinal Cord

Related Units: 40 Nervous System, 58 Eyes, 60 Ears, 42 Nerve Function, 73 Mental Activity

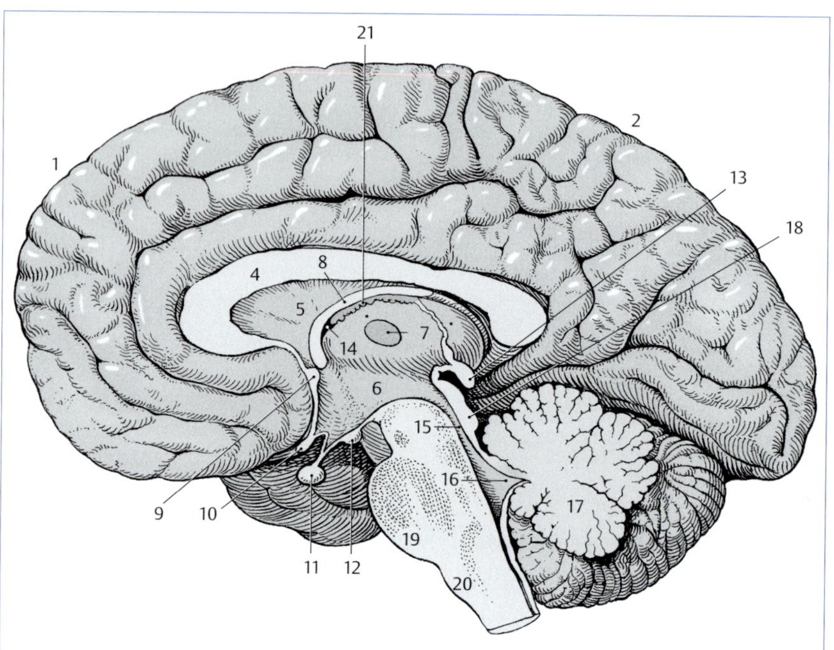

The brain (median cross-section of the right hemisphere): frontal lobe (**1**), parietal lobe (**2**), diencephalon (**3**), corpus callosum (**4**), septum pellucidum (**5**), third ventricle (**6**), interthalamic adhesion (**7**), fornix (**8**), anterior commissure (**9**), optic chiasm (**10**), pituitary (**11**), mamillary bodies (**12**), pineal gland (**13**), interventricular foramen of Monro (**14**), cerebral aqueduct (**15**), fourth ventricle (**16**), cerebellum (**17**), quadrigeminal plate (**18**), pons (**19**), medulla oblongata (**20**), choroid plexus (**21**)

brain [breɪn] *n* *syn* **encephalon** [ɪnsefəlɒːn] *n term, rel* **brains[1]** *n inf pl only*

portion of the central nervous [ɜː] system in the cranium [eɪ] consisting of the forebrain[2], midbrain[3] [ɪ] and hindbrain[4] [haɪndbreɪn]

brainy[5] *adj clin* • **brainpower[6]** *n* • **brainwash[7]** *v* • **encephal(o)-** *comb*

» *Although focal signs may be found in metabolic brain disease, asymmetric findings should be assumed to reflect a structural brain lesion* [iːʒ] *until proved otherwise. There was no anatomic damage to brain tissue. In status epilepticus the brain suffers from hypoxia* [haɪ-] *and acidosis.*

Use to use/rack[8] ***one's brain*** • cranial [eɪ]/ spinal[9] [aɪ]/ fetal [iː]/ left side of the ***brain*** • ***brain*** region / center[10] / tissue / cells • ***brain*** capillaries / activity / waves[11] • ***brain*** function / growth / development[12] • ***brain*** maturation / metabolism[13] / teaser[14] [iː] • ***brain*** disease / injury[15] / abscess / damage[16] • ***brain*** edema [iː]/ tumor / hemorrhage[17] [-ɪdʒ] • ***brain*** death[18] / imaging / scan[19] / electrical activity mapping[20] (*abbr* BEAM) • ***encephal***itis [aɪ] /ocele /opathy • rhomb[4]/ pros[2]/ mes[3]/ tel***encephalon***

Gehirn, Hirn, Cerebrum, Encephalon
Intelligenz, Verstand, Köpfchen[1]
Vorderhirn, Prosencephalon[2] Mittelhirn, Mesencephalon[3] Rautenhirn, Rhombencephalon[4] gescheit[5] Intelligenz[6] e. Gehirnwäsche unterziehen[7] sich d. Kopf zerbrechen[8]
Nachhirn, verlängertes Mark, Myelencephalon[9] Hirnzentrum[10]
Hirnströme[11] Hirnentwicklung[12]
Gehirnstoffwechsel[13] Denk(sport)-aufgabe[14] Hirnverletzung, (Schädel)hirntrauma[15] Hirnschaden, -schädigung[16] (Ge)hirnblutung[17]
Hirntod[18] Hirnszintigrafie[19]
BEAM[20]
1

cerebrum [səriːbrəm||serəbrəm] *n term*

rel **cerebellum**[1] [serəbeləm] *n term*

main portion of the brain including all parts of the brain within the skull except the medulla [ʌ], pons, and cerebellum; strictly speaking it refers only to the parts derived [aɪ] from the telencephalon[2] and includes mainly the cerebral hemispheres (cerebral cortex and basal ganglia)

cerebral[3] [serə||səriːbrəl] *adj term* • **cerebellar**[4] *adj*

cerebr(o)- *comb* • **cerebell(o)-** *comb*

» *The surface of the cerebrum is convoluted[5]. The cerebellum lies above the pons and medulla and beneath the posterior portion of the cerebrum. The hemispheres of the cerebellum are united by a narrow middle portion, the vermis[6] [ɜː].*

Use ***cerebral*** aqueduct[7] [æ]/ peduncle[8] [ʌ]/ vasculature / blood flow *or* perfusion[9] [juːʒ]/ perfusion pressure (*abbr* CPP) • ***cerebral*** vasospasm [eɪ]/ anoxia / contusion[10] / edema / palsy[11] [ɔː] • crus[12] [uː||ʌ]/ falx[13] [æ||ɔː]/ commotio[14] [oʊʃ] ***cerebri*** • tonsils[15] / central lobule / quadrangular lobule ***of the cerebellum*** • anterior / midline / lateral / injured [ɪndʒɚd] ***cerebellum*** • ***cerebellar*** vein [eɪ]/ Purkinje cells / tentorium[16] / vermis[6] [ɜː]/ fossa • ***cerebellar*** (dys)function / sign[17] / ataxia[18] / infarction / degeneration • ***cerebro***vascular accident[19] (*abbr* CVA) /spinal fluid[20] /cortical /retinal • ***cerebello***pontine [aɪ] angle[21] [aŋgl] /medullary cistern[22] [sɪ]

Großhirn, Cerebrum

Kleinhirn, Cerebellum[1] Endhirn, Telenzephalon[2] zerebral, (Ge)hirn-, Zerebral-, Zerebro-[3] zerebellar[4] gewunden[5] Kleinhirnwurm, Vermis[6] Aquaeductus cerebri/ mesencephali/ Sylvii[7] Hirnstiel, Pedunculus cerebri[8] Hirndurchblutung[9] Hirnprellung, Contusio cerebri[10] Zerebralparese[11] Hirnschenkel, Crus cerebri[12] Großhirnsichel, Falx cerebri[13] Gehirnerschütterung, Commotio cerebri[14] Kleinhirntonsillen, Tonsillae cerebelli[15] Kleinhirnzelt, Tentorium cerebelli[16] Kleinhirnzeichen[17] zerebellare Ataxie[18] Schlaganfall, Gehirnschlag, apoplektischer Insult[19] Liquor (cerebrospinalis)[20] Kleinhirnbrückenwinkel[21] Cisterna cerebromedullaris[22]

2

cerebral hemisphere [hemɪsfɪɚ] *n term* *rel* **commissure**[1] [kɒːmɪʃʊɚ] *n term*

rel **corpus callosum**[2], **fornix cerebri**[3] *n term*

one of the two parts of the cerebrum on either side of the cerebral fissure in the midline which consists of the cerebral cortex (gray matter[4]), the centrum semiovale, and the subcortical nuclei[5] (i.e. basal ganglia)

(bi/ intra)hemispheric [e] *adj term* • **hemispheral** *adj* • **(trans)callosal** *adj*

» *Language function resides predominantly in the left hemispheres of most persons, including the left-handed. The neural [(j)ʊɚ] organization of spatial [eɪʃ] orientation[6] displays a right hemisphere dominance pattern. The corpus callosum is the great commissural plate of nerve fibers interconnecting the cortical hemispheres. The anterior commissure connects the middle and inferior temporal gyri [dʒaɪraɪ] of the hemispheres and runs across the midline just in front of the fornix.*

Use right / left / (non)dominant[7] / opposite / cerebellar[8] ***hemisphere*** • ***hemispheral*** convexity[9] / lesion [iːʒ] • ***hemispheric*** disease / stroke[10] / infarct / injury • splenium[11] [iː]/ truncus[12] [ʌ]/ genu[13] [dʒ] ***of the corpus callosum*** • ***callosal*** involvement[14] • ***transcallosal*** pathways • rostral *or* anterior[15] (*abbr* AC)/ posterior[16] ***commissure*** • (dorsal) hippocampal *or* fornical[17] / habenular[18] / middle *or* soft[19] ***commissure*** • optic / interhemispheric ***commissure*** • severed ***commissure*** • ***commissural*** pathways[20]

Großhirnhälfte, -hemisphäre

Kommissur, Commissura, Verbindung(sstelle)[1] Balken, Corpus callosum[2] Hirngewölbe, Fornix cerebri[3] graue Substanz[4] subkortikale Kerne[5] räumliche Orientierung[6] dominante Großhirnhemisphäre[7] Kleinhirnhälfte, -hemisphäre[8] Hemisphärenkonvexität[9] Gehirnschlag in e. Hemisphäre[10] Balkenwulst, Splenium corporis callosi[11] Balkenstamm, Truncus corporis callosi[12] Balkenknie, Genu corporis callosi[13] Mitbeteiligung des Corpus callosum[14] Commissura anterior[15] C. posterior[16] C. fornicis[17] C. habenularum[18] Adhaesio interthalamica[19] Kommissurenbahnen[20]

3

cerebral ventricle *n term*

rel **cerebral aqueduct**[1] [ækwədʌkt] *n term*

one of a system of irregularly shaped communicating cavities located within the cerebral hemispheres, diencephalon [aɪ] and brain stem that are continuous with the central canal of the spinal cord

(inter/ intra)ventricular[2] [ɪ] *adj term* • **aqueductal** [ʌ] *adj*

» *The lateral ventricles communicate with the third ventricle through the interventricular foramen[3]. Cranial CT scan can readily [e] identify blood within the ventricles but thin layers of subarachnoid [æk] or subdural blood lying over the hemispheres may be missed. Obstruction of the outlet foramina of the fourth ventricle may produce hydrocephalus [haɪdrəse-] or may be associated with aqueductal stenosis.*

Use (left/ right) lateral[4] / third[5] / fourth[6] ***ventricle*** • ***ventricular*** puncture[7] [ʌ]/ drainage[8] [-ɪdʒ] • ***intraventricular*** hemorrhage[9] [-rɪdʒ] • patent[10] [eɪ] ***aqueduct*** • ***aqueduct*** of Sylvius[1] • ***aqueductal*** stenosis[11]

Hirnventrikel, -kammer, Ventriculus cerebri

Aquaeductus cerebri/ Sylvii[1] ventrikulär, Ventrikel-[2] Foramen interventriculare[3] Seitenventrikel, Ventriculus lateralis[4] dritter Ventrikel, V. tertius[5] vierter Ventrikel, V. quartus[6] Ventrikelpunktion[7] Ventrikeldrainage[8] Ventrikelblutung[9] durchgängiger Aquaeductus cerebri[10] Aquäduktstenose[11]

4

gyrus [dʒaɪrəs] *n term, pl* **-i** [dʒaɪraɪ]
rel **lobe**[1] [loʊb], **(cerebral) sulcus** [sʌlkəs] *or* **fissure**[2] [fɪʃɚ] *n term*

prominent rounded convolution of the cerebral cortex bounded [aʊ] by the wall and floor of the sulcus

gyral *adj term* • **pachygyria**[3] [k] *n* • **agyria**[4] [eɪdʒaɪrɪə] *n* • **lobar** *adj* • **sulcal** *adj*

» *The prerolandic-precentral gyrus*[5] *on one side of the cerebrum plus the immediately more anterior areas of frontal lobe cortex regulate skilled muscular* [ʌ] *activities that occur* [ɜː] *on the opposite side of the body. Most of the temporal lobes are interconnected by the anterior commissure. The CT showed an associated* [oʊʃ] *mass effect distorting adjacent*[6] [ədʒeɪs-] *sulci* [sʌlsaɪ‖kaɪ] *and the lateral ventricles.*

Use (sub)callosal / supracallosal [uː]/ cingulate[7] [sɪ]/ left angular / dentate[8] ***gyrus*** • (left inferior) frontal / parahippocampal[9] ***gyrus*** • (superior) temporal / supramarginal[10] [dʒ] ***gyrus*** • (pre)frontal / parietal[11] [aɪ]/ temporal[12] / occipital [ksɪ] ***lobe*** • ***lobe***ctomy[13] • central[14] / oculomotor / chiasmatic[15] [kaɪ-]/ lateral[16] / calcarine[17] ***sulcus*** • longitudinal cerebral[18] / (primary) cerebellar ***fissure*** • choroid / calcarine[17] / sylvian[16] ***fissure*** • ***gyral*** flattening • ***lobar*** hemorrhage / gliosis[19] [aɪ] • ***sulcal*** enlargement

Gyrus, (Ge)hirnwindung
Hirnlappen, Lobus cerebri[1] Sulcus cerebri[2] Pachy-, Makro-, Megagyrie[3] Agyrie[4] Sulcus praecentralis[5] benachbart[6] Gyrus cinguli[7] G. dentatus[8] G. parahippocampalis[9] G. supramarginalis[10] Scheitel-, Parietallappen, Lobus parietalis[11] Schläfen-, Temporallappen, L. temporalis[12] Lobektomie, operative Entfernung e. Hirnlappens[13] Sulcus centralis/ Rolandi[14] Sulcus chiasmatis[15] Sulcus lateralis, Fissura Sylvii, Sylvius-Furche[16] Sulcus calcarinus[17] Fissura longitudinalis cerebri[18] lobäre/ lappenbegrenzte Gliose[19]

5

cerebral cortex [kɔːrteks] *n term* *syn* **pallium** *n term rare, pl* **-ia**

gray outer coating 1-4 mm in thickness covering the entire surface of the cerebral hemispheres; characterized by a laminar organization such that the nerve cells are stacked[1] in defined layers

(sub)cortical[2] *adj term* • **neocortex**[3] *n* • **cortic(o)-** *comb*

» *The cerebral cortex has been mapped into 47 areas which, in functional terms, can be classified into 3 categories: motor cortex*[4] *(areas 4 and 6) with a poorly developed inner granular layer* [eɪ] *(agranular cortex*[5]*) and prominent pyramidal cell layers, sensory cortex comprising the somatic sensory cortex (areas 1 to 3), auditory cortex*[6]*, and visual cortex*[7]*, and finally association cortex, the vast remaining expanses of the cerebral cortex.*

Use prefrontal ***cerebral cortex*** • occipital[8] / occipitotemporal / cerebellar[9] ***cortex*** • cingulate [sɪ]/ posterior parietal / prepiriform ***cortex*** • (primary/ supplementary) motor[4] / sensorimotor ***cortex*** • somatosensory / sensory[10] / primary visual *or* striate[7] [straɪeɪt] ***cortex*** • ***cortical*** white matter / arteries / perfusion / function • ***cortical*** sensory deficit / visual impairment / blindness[11] / atrophy • ***cortico-***spinal tract[12]

Großhirnrinde, Cortex cerebri
angeordnet[1] kortikal, Rinden-[2] Neocortex[3] motor. Cortex/ Rinde(nfeld/ -zentrum)[4] agranuläre Rinde[5] Hörrinde, akustischer Cortex[6] (primäre) Sehrinde, visueller Cortex, primäres Sehzentrum, Area striata[7] okzipitaler Cortex[8] Kleinhirnrinde, Cortex cerebelli[9] sensibles/ sensorisches Rindenfeld[10] Rindenblindheit[11] Pyramidenbahn, Tractus corticospinalis[12]

6

gray matter [greɪ mæt̬ɚ] *n term*
rel **white matter** *or* **substance**[1] [ʌ] *n term*

regions of the brain and spinal cord which are made up primarily of the cell bodies and dendrites of nerve cells rather than myelinated [aɪ] nerve fibers[2] (also referred to as substantia alba[1])

» *MRI is better than CT at distinguishing between gray and white matter. The inflammation involves the posterior and anterior horns of the gray matter. Axons of the upper motor neurons* [n(j)ʊɚɒːnz] *descend* [se] *through the subcortical white matter and the posterior limb* [lɪm] *of the internal capsule.*

Use subcortical / periaqueductal[3] [ʌ] ***gray matter*** • ***gray matter*** nuclei [nuːklɪaɪ]/ -white matter junction[4] [dʒʌŋkʃᵊn]/ necrosis • ***gray matter of the*** brain / brainstem / (spinal) cord[5] • cerebral / cerebellar[6] / frontal orbital ***white matter*** • ***white matter*** tract / changes / lesion [iːʒ]/ disease • ***gray*** *or* unmyelinated [aɪə] fibers[7] [aɪ]/ commissure[8] / columns[9] [kɒːləmz]

graue Substanz, Substantia grisea
weiße Substanz, Substantia alba[1] markhaltige Nervenfasern[2] S. grisea centralis, zentrales Höhlengrau[3] Rinden-Mark-Grenze[4] graue Rückenmarksubstanz, S. grisea medullae spinalis[5] Marksubstanz d. Kleinhirns, Corpus medullare[6] marklose Nervenfasern[7] Substantia intermedia centralis[8] Columnae griseae, säulenartige Anteile der grauen Rückenmarksubstanz[9]

7

meninges [mənɪndʒiːz] *n pl term* *rel* **dura (mater)**[1] [d(j)ʊəə meɪ||mɑːtə] *n*, *rel* **arachnoid** [əræknɔɪd] **(mater)**[2], **pia** [paɪə||piːə] **(mater)**[3] *n term*

one of the three membranous coverings [ʌ] of the brain and spinal [aɪ] cord

meningeal[4] [menɪndʒiːəl] *adj term* • **mening(o)-** *comb* • **(sub/ epi)dural** *adj* • **(sub)arachnoid** *adj* • **pial** [paɪ||piːəl] *adj*

» *Between the arachnoid and the pia mater lies the subarachnoid space. The pia mater and the arachnoid are collectively called leptomeninges[5], as distinguished from the dura mater or pachymeninx[1] [k]. The pia mater also invests[6] the cerebellum but not so intimately as it does the cerebrum, not dipping down into all the smaller sulci. Check for signs of meningeal irritation[7] (nuchal [n(j)uːkəl] rigidity[8] [dʒɪ], Kernig's sign, or Brudzinski's sign).*

Use inflamed[9] ***meninges*** • ***meningeal*** membranes / vessels / infection • ***meningeal*** inflammation[9] / signs / biopsy [aɪ]/ syndrome[10] • cranial[11] [eɪ]/ spinal / underlying / torn[12] ***dura*** • ***dura*** mater transplantation • ***dural*** sinus [aɪ] (occlusion) [uːʒ]/ defect [iː]/ sac[13] / tear[12] [teə] • ***epidural*** space[14] / hematoma / abscess / anesthesia [iːʒ] *or* block[15] • ***subdural*** space / effusion[16] [juːʒ]/ empyema [aɪiː]/ tap[17] • ***arachnoid*** membrane[2] / villi[18] [aɪ]/ cyst [sɪst] • ***subarachnoid*** space[19] / exudate / hemorrhage[20] • ***pial*** arteries • ***meningitis***[9] [aɪ] /ioma /ism(us) /oencephalitis /ovascular

Meningen, Hirn- und Rückenmarkhäute
Dura (mater), Pachymeninx, harte Hirn-/ Rückenmarkshaut[1] Arachnoidea, Spinnwebenhaut[2] Pia mater, weiche Hirn-/ Rückenmarkshaut[3] meningeal, Hirnhaut-[4] Leptomeningen, weiche Hirnhäute[5] hüllt ein[6] Hirnhautreizung[7] Nackensteifigkeit[8] Hirnhautentzündung, Meningitis[9] meningeales Syndrom[10] Dura mater encephali[11] Durazerreißung[12] Duralsack[13] Epi-, Periduralraum[14] Epi-, Periduralanästhesie[15] Subduralerguss[16] subdurale Punktion[17] Arachnoidalzotten[18] Subarachnoidalraum, Spatium subarachnoideum[19] Subarachnoidalblutung[20] 8

thalamus [θæləməs] *n term* *rel* **epi**[1]**/ meta**[2]**/ sub**[3]**/ hypothalamus**[4] *n term*

one of two ovoid masses of gray matter forming the lateral wall of the third ventricle; the hypothalamus is situated at the base of the thalamus and influences neuroendocrine function and body water balance

(hypo/ sub/ spino/ intra)thalamic *adj term* • **thalam(o)-** *comb* → U54-4

» *Exteroceptive sensory impulses travel in the spinothalamic tracts[5] and synapse in the thalamus, which projects [dʒe] to the sensorimotor cortex. Secondary diabetes [iː] insipidus is due to[6] damage to the hypothalamus or pituitary [(j)uː] stalk[7] [stɒːk]. The presumed cause of transient total amnesia [iːʒ] is the result of transient ischemia affecting the posteromedial thalamus or hippocampus bilaterally.*

Use ventral / dorsal / optic / dominant ***thalamus*** • medial [iː]/ ipsilateral ***subthalamus*** • ***subthalamic*** stimulation / nucleus[8] • posterior / mamillary tubercle of the[9] ***hypothalamus*** • ***hypothalamic*** sulcus /-pituitary axis[10] / dysfunction [dɪs-]

Thalamus, Sehhügel
Epithalamus[1] Metathalamus[2] Subthalamus[3] Hypothalamus[4] Tractus spinothalamicus ventralis und lateralis[5] zurückzuführen auf[6] Hypophysenstiel[7] Nucleus subthalamicus, Luys-Körper[8] Corpus mamillare, Mamillarkörper[9] Hypothalamus-Hypophysensystem[10] 9

(corpus) striatum [kɔːrpəs straɪeɪtəm] *n term* *syn* **striate** [straɪeɪt] **body** *n*, *rel* **substantia nigra**[1] [aɪ||ɪ] *n term*

paired subcortial mass consisting of the caudate [ɒː] nucleus[2] and the outer segment of the lentiform nucleus[3] (putamen[4] [eɪ]), and a large-celled globus pallidus[5]

striatal *adj term* • **striato-** *comb* • **nigral** *adj* • **pallidal** *adj* • **pallid-** *comb*

» *The direct pathway from the striatum to the substantia nigra pars reticulata and the globus pallidus interna is GABA-ergic [-ɜːrdʒɪk] and inhibitory. In primary parkinsonism there is loss of the pigmented neurons of the substantia nigra, locus ceruleus[6] [səuːlɪəs], and other brainstem dopaminergic cell groups.*

Use ***striatal*** neurons / dopamine [oʊ] uptake[7] • ***striatonigral*** degeneration[8] • fetal [iː]/ pigmented ***substantia nigra*** • ***substantia nigra*** pars compacta (*abbr* SNc)/ pars reticulata (*abbr* SNr)/ cells / tissue / neurons • ***nigral*** involvement[9] / transplantation • dominant / lateral[10] / medial[11] ***globus pallidus*** • ***globus pallidus*** interna[11] (*abbr* Gpi)/ externa[10] • ***pallidothalamic*** /otomy

(Corpus) striatum, Streifenkörper
Substantia nigra[1] Schweifkern, N. caudatus[2] Linsenkern, N. lentiformis[3] Putamen[4] Pallidum, Globus pallidus[5] Locus caeruleus/ coeruleus[6] Dopaminaufnahme im Striatum[7] striatonigrale Degeneration[8] Beteiligung/ Befall d. Substantia nigra[9] Globus pallidus lateralis[10] Globus pallidus (pars) medialis[11] 10

hippocampus [hɪpəkæmpəs] *n term* *rel* **amygdala**[1] [əmɪgdələ] *n term*

internally convoluted structure bordering the choroid [kɔː] fissure [fɪʃə] of the lateral ventricle

hippocampal *adj term* • **amygdaloid** *adj*

» *The limbic system[2] comprises [aɪ] the amygdala, the hippocampal formation, and the neurons of the cingulate [sɪ] gyrus [aɪ]. Encephalitis [ɪnsefəlaɪtɪs] was most extensive in the hippocampus and amygdala, producing affective changes in personality.*

Use ventral / dorsal / dominant ***hippocampus*** • ***hippocampal*** fissure *or* sulcus[3] / formation[4] • ***amygdaloid*** nuclei[5] / complex[6]

Hippokampus, Ammonshorn, Cornu ammonis
Amygdala, Corpus amygdaloideum, Mandelkern[1] limbisches System[2] Sulcus hippocampi[3] Hippokampusformation[4] Corpora amygdaloidea[5] Mandelkernkomplex[6] 11

brain stem *n term* *syn* **brainstem** *n, rel* **diencephalon**[1] [daɪ-], **pons**[2] *n term*

unpaired portion of the brain composed of the pons, medulla oblongata, and mesencephalon [se] (some also include the diencephalon)

diencephalic[3] [daɪensəfælɪk] *adj term* • **pontine**[4] [pɒːntaɪn] *adj* • **ponto-** *comb*

» *A positive ciliospinal reflex indicates that the spinothalamic tracts and their connections to sympathetic fibers in the brain stem are intact. Vertebrobasilar TIAs*[5] *are characterized by brain stem and cerebellar symptoms, including dysarthria, diplopia*[6]*, vertigo, and ataxia.*

Use lower / upper / descending [se] ***brain stem*** • ***brain stem*** nerves [ɜː]/ nuclei / activity / signs • ***brain stem*** reflexes[7] [iː]/ (dys)function[8] / perfusion / injury / lesion[9] • ***brain stem*** compression / contusion[10] / ischemia [ɪskiː-]/ herniation • ***brain stem*** auditory evoked potentials[11] (*abbr* BAEPs)/ stroke[12] • caudal / upper / low ***diencephalon*** • ***diencephalic*** region / level / structures • ***diencephalic***-midbrain dysfunction / compression / syndrome[13] • anterior / rostral / lateral / dorsal / mid/ base of the ***pons*** • ***pontine*** fibers [aɪ]/ tegmentum[14] / reticular formation[15] / arteries • ***pontine***-mesencephalic regulatory tracts / myelinosis [maɪəlɪn-] • ***pontine***-level dysfunction / apoplexy • ***ponto***medullary junction [dʒʌ]

Hirnstamm, Truncus cerebri
Zwischenhirn, Diencephalon[1] Brücke, Pons cerebri[2] dienzephal, Zwischenhirn-[3] pontin, Brücken-[4] transitorische ischämische Attacken, TIA[5] Diplopie, Doppeltsehen, Doppelbilder[6] Hirnstammreflexe[7] Hirnstammfunktion[8] Hirnstammläsion[9] Hirnstammkontusion[10] akustisch evozierte Hirnstammpotentiale[11] Hirnstamminfarkt[12] dienzephales Syndrom[13] Brückenhaube, Tegmentum pontis[14] pontine Formatio reticularis[15]

12

cerebellar peduncle [piː‖pədʌŋkəl] *n term*
rel **(corpora) quadrigemina**[1] [kwɒːdrɪdʒemɪnə] *n term*

one of the three paired stalk-like[2] structures composed exclusively of white matter that connect the cerebellum to the midbrain, pons and medulla oblongata, respectively

peduncular [ʌ] *adj term* • **pedunculotomy** *n* • **quadrigeminal** *adj*

» *Short circumferential branches of the basilar [æ‖eɪ] artery supply the lateral two-thirds of the pons and middle and superior cerebellar peduncles. The oculomotor nerves, the cerebral peduncles, the cerebral aqueduct, and the midbrain are vulnerable [ʌ] to compression from the displaced temporal lobe.*

Use superior[3] / middle[4] / inferior[5] ***cerebellar peduncle*** • (rostral) cerebral[6] ***peduncle*** • ***quadrigeminal*** plate[1]

Kleinhirnstiel, Pedunculus cerebellaris
Vierhügelplatte, Lamina tecti/ quadrigemina[1] stielförmig[2] oberer Kleinhirnstiel, P. c. superior/ rostralis[3] mittlerer Kleinhirnstiel, P. c. medius[4] unterer Kleinhirnstiel, P. c. inferior/ caudalis[5] Hirnstiel, Pedunculus cerebri[6]

13

medulla [mɪdʌlə] **(oblongata)** [ɑː] *n term*
rel **pyramidal decussation**[1] [pəræmɪdəl dɪkəseɪʃən] *n term*

most caudal [kɒːdəl] portion of the brainstem continuous with the spinal cord which extends from the lower border of the pyramidal decussation to the pons

(ponto/ intra)medullary[2] [mɪdʌ-‖medjələ·i] *adj term* • **decussate**[3] [dekə‖dɪkʌ] *v*

» *Motor nuclei [aɪ] of the medulla oblongata include the hypoglossal nucleus*[4]*, the dorsal motor nucleus, and the nucleus ambiguus of the vagus [eɪ]. Partial lesions in this area may interrupt decussating pyramidal tract fibers*[5] *destined for the legs. The second-order neuron decussates and ascends in the medial lemniscus*[6] *located medially in the medulla and in the tegmentum of the pons and midbrain and synapses in the ventral posterolateral nucleus.*

Use reticular formation / inferior olives ***of the medulla oblongata*** • rostral ventrolateral (*abbr* RVLM) ***medulla*** • ***medullary*** center of the cerebellum[7] / vomiting center / respiratory center / ischemia [iː] • ***intramedullary*** spinal cord tumor[8] • Forel's tegmental[9] / optic[10] ***decussation*** • ***decussation*** of the superior cerebellar peduncles[11]

Medulla oblongata, verlängertes Mark, Nachhirn, Myelencephalon
Pyramidenkreuzung, Decussatio pyramidum[1] medullär, Medullar-[2] kreuzen[3] Nucleus nervi hypoglossi[4] Pyramidenfasern[5] Lemniscus medialis[6] Corpus medullare, Marksubstanz d. Kleinhirns[7] intramedullärer Rückenmarktumor[8] Forel-, Haubenkreuzung[9] Sehnervenkreuzung, Chiasma opticum[10] Kreuzung d. oberen Kleinhirnstiele, Decussatio pedunculorum cerebellarium rostralium/ superiorum[11]

14

(spinal) cord [spaɪnəl kɔːrd] *n term*
rel **anterior horn**[1], **cauda** [kaʊ-‖kɔːdə] **equina**[2] [aɪ‖iː] *n term*

portion of the CNS extending in the vertebral canal[3] from the medulla to the lumbar region

paraspinal *adj term* • **-spinal** *comb* • **spin(o)-** *comb* • **caudate**[4] [kɔːdeɪt] *adj*

» *High cervical cord lesions may cause death from respiratory insufficiency [ɪʃ]. Compression of the spinal cord may result in paraplegia [-pliːdʒ(ɪ)ə] or quadriplegia, depending on the segment involved, whereas compression of a spinal root*[5] *[uː] may cause weakness [iː] and sensory loss in structures innervated by it. The spinal cord terminates [ɜː] in the cauda equina at the spinal column*[6] *level of approximately L2.*

Use cervical ***spinal cord*** • ***spinal cord*** sympathetic pathways / center / reflexes[7] [iː] • ***spinal cord*** injury[8] / trauma[8] [ɒː]/ lesion[8] [iːʒ]/ damage[9] / ischemia [ɪskiː-]/ stimulation • ***spinal*** canal / nerves[10] [ɜː]/ nerve root / shock • ***spinal*** block[11] / anesthesia[11] [iːʒ]/ tap[12] / deformity / fusion[13] [juːʒ] • central / anterior / posterior ***cord*** • cervical [sɜː]/ lumbar [ʌ]/ (lumbo)sacral [eɪ] ***cord*** • ***cord*** segment[14] / compression[15] / edema • cranio/ neuro/ cilio/ intra***spinal*** • ***paraspinal*** ganglia • ***spino***thalamic tract *or* pathway[16] /bulbar [ʌ] muscular [ʌ] atrophy[17] /cerebellar degeneration

Rückenmark, Medulla spinalis
Vorderhorn[1] Cauda equina, Pferdeschweif[2] Wirbelkanal[3] schwanzförmig, geschwänzt, caudatus[4] Rückenmarkwurzel[5] Wirbelsäule[6] Rückenmarkreflexe[7] Rückenmarkverletzung[8] Rückenmarkschädigung[9] Spinalnerven, Nervi spinales[10] Spinal-, Lumbalanästhesie[11] Lumbalpunktion[12] op. Versteifung v. Wirbelsäulensegmenten, Spondylodese[13] Rückenmarksegment[14] Rückenmarkkompression[15] Tractus spinothalamicus[16] bulbospinale Muskelatrophie[17]

15

pyramidal tract [pəræmɪdᵊl trækt] *n term* *syn* **corticospinal** [aɪ] **tract** *n term*

bundle [ʌ] of fibers [aɪ] originating from pyramidal cells in the fifth layer of the precentral motor (area 4), the premotor area (area 6), and to a lesser extent from the postcentral gyrus

extrapyramidal[1] *adj term* • **pyramid** [pɪrəmɪd] *n*

» *The corticospinal or pyramidal tracts pass through the medullary pyramids to connect the cerebral cortex to lower motor centers of brainstem and spinal cord. Extrapyramidal disorders are characterized by dyskinesias [iːʒ], ballismus, tremors, rigidity [dʒɪ], or dystonias in the waking [eɪ] state. The neurologic examination elicited[2] signs of bilateral corticospinal tract involvement.*

Use direct *or* anterior[3] / lateral *or* crossed[4] ***pyramidal tract*** • ***pyramidal tract*** fibers / signs[5] / lesion[6] / involvement • medullary / renal ***pyramid*** • ***pyramidal*** cells[7] • ***extrapyramidal*** motor system[8] / syndrome[9] (*abbr* EPS)/ deficits / symptoms / crisis [aɪ] • ascending[10] / descending / (contra)lateral[4] ***corticospinal tract*** • ***corticospinal*** motor neuron / tract involvement • fiber / sensory[11] / spinal ***tract*** • spinocerebellar / cerebellar vestibular[12] ***tract*** • spinothalamic / bulbospinal[13] / corticobulbar ***tract***

Pyramidenbahn, Tractus corticospinalis
extrapyramidal[1] ergab[2] Pyramidenvorderstrangbahn, Tractus corticospinalis anterior[3] Pyramidenseitenstrangbahn, Tractus corticospinalis lateralis[4] Pyramidenbahnzeichen[5] Pyramidenbahnläsion[6] Pyramidenzellen[7] extrapyramidales System[8] extrapyramidales Syndrom[9] aufsteigende Pyramidenbahn[10] sensible/ sensorische Bahn[11] Tractus cerebellovestibularis[12] Tractus spinobulbaris[13]

16

cerebrospinal [aɪ] **fluid** *n term, abbr* **CSF** *rel* **cisterna magna**[1] *n term*

fluid filling the ventricles and the subarachnoid cavities of the brain and the central canal of the spinal cord which is largely secreted [iː] by the choroid plexuses[2] of the ventricles of the brain

cisternal [sɪstɜːrnᵊl] *adj term* • **cistern** [sɪstɜːrn] *n*

» *The ratio [eɪʃ] of blood glucose [uː] to cerebrospinal fluid glucose[3] is helpful in the diagnosis of inflammatory [æ] disease. Lumbar [ʌ] puncture[4] [ʌ] should be performed to document elevated CSF pressure. If standard lumbar puncture is unrewarding[5], a cervical cisternal tap to sample CSF near to the basal meninges may be more promising.*

Use abnormal / bloody[6] / hemorrhagic[6] / xanthochromic[7] [zænθə-]/ centrifuged ***cerebrospinal fluid*** • ***cerebrospinal fluid*** flow[8] / pathways / circulation[8] / drainage / absorption[9] • ***cerebrospinal fluid*** pressure[10] / volume / leak[11] [iː]/ rhinorrhea[12] [iː] • ***cerebrospinal fluid*** otorrhea / examination *or* analysis[13] / cell count • ***CSF*** proteins[14] / antigen titer / pleocytosis [pliːəsaɪ-] • ***CSF*** cytology[15] / culture [ʌ]/ abnormality / acidosis • ***cerebrospinal*** nerves / axis[16] / pressure[10] • cerebellomedullary / basal *or* interpeduncular[17] ***cistern*** • ***cisternal*** puncture *or* tap[18] / compression

Liquor (cerebrospinalis), Gehirn-Rückenmark-Flüssigkeit
Cisterna magna/ cerebromedullaris[1] Plexus choroidei[2] Liquorzucker[3] Lumbalpunktion[4] nicht zielführend[5] blutiger Liquor[6] gelblich verfärbter/ xanthochromer L.[7] Liquorpassage[8] Liquorresorption[9] Liquordruck[10] Liquoraustritt[11] Liquorrhoe aus d. Nase[12] Liquoruntersuchung[13] Liquorproteine[14] Liquorzytologie[15] Zentralnervensystem[16] Cisterna interpeduncularis[17] Subokzipital-, Zisternenpunktion[18]

17

Unit 42 Nerve Function

Related Units: 40 **The Nervous System,** 41 **The Brain,** 57 **The Senses,** 7 **Consciousness,** 73 **Mental Activity,** 77 **Mental Health,** 113 **Neurologic Findings**

innervate [ɪnɜːr‖ɪnɚveɪt] *vt clin & term* *sim* **subserve**[1] [sʌbsɜːrv] *v term*

to supply [səplaɪ] an organ or body region with nerves [ɜː] or nervous stimuli [aɪ]

innervation[2] *n term* • **reinnervate**[3] *v* • **denervate** *v* • **denervation**[4] *n*

» *Sympathetic fibers [aɪ] to the pancreas pass from the splanchnic [k] nerves through the celiac [siː] plexus to innervate the pancreatic vessels. All digital extensors are innervated by the radial [eɪ] nerve. The blood supply and innervation of the chest wall are via the intercostal vessels and nerves. The chorda [k] tympani [tɪmpənaɪ] branch of the facial [feɪʃᵊl] nerve subserves taste from the anterior two-thirds of the tongue [tʌŋ].*

Use to supply/provide/receive/influence/block/disrupt[5] [ʌ] ***innervation*** • autonomic / (para)sympathetic / vagal [eɪ] ***innervation*** • motor[6] / neuronal / sensory *or* afferent[7] ***innervation*** • somatic / cholinergic [-ɜːrdʒɪk]/ adrenergic / segmental[8] ***innervation*** • neuromuscular [ʌ]/ inhibitory[9] / reciprocal[10] [sɪ] ***innervation*** • bladder / antral / double / altered [ɔː]/ aberrant[11] ***innervation*** • density[12] / degree / loss ***of innervation*** • richly *or* densely / autonomically / somatically ***innervated***

innervieren
zuständig sein für, versorgen[1] Innervation, nervale Versorgung[2] reinnervieren[3] Denervierung[4] die nervale Versorgung unterbrechen/ stören[5] motorische Innervation[6] sensorische/ sensible Innervation[7] segmentale/ segmentäre Innervation[8] inhibitorische Innervation[9] reziproke Innervation[10] aberrierende Innervation[11] Innervationsdichte[12]

1

42

transmit *v* → U94-3 *sim* **conduct[1]** [ʌ], **convey[1]** [kənveɪ] *v*

to transfer or deliver information (e.g. electrical impulses) or serve as the medium [iː] for transmission

transmission *n term* • **conduction[2]** *n* • **conductance[3]** *n* • **conductive[4]** *adj*

» *The pain of parietal peritoneal inflammation is transmitted by somatic nerves. Sensory stimuli from this part of the head are conveyed to the CNS via the trigeminal* [traɪdʒe-] *nerves. The smaller fibers in peripheral nerves convey pain, temperature, and autonomic impulses.*

Use ***to transmit*** sensations of temperature / (motor/ pain) signals / sound[5] / infections • (pain) impulse[6] / neuro/ neuromuscular[7] [n(j)ʊərou-] ***transmission*** • synaptic / cholinergic / ganglionic ***transmission*** • nociceptive [se] spinal / (para)-sympathetic ***transmission*** • ***transmission*** neuron / pathways[8] • ***to convey*** afferent neurons[9] / proprioceptive impulses[10] / taste sensations • ***to conduct*** electrical impulses • to slow/prolong ***conduction*** • (peripheral) nerve / motor / sensory / myogenic [maɪədʒenɪk] ***conduction*** • atrial [eɪ]/ retrograde[11] / K+ ***conduction*** • aberrant[12] / A-V nodal[13] / concealed[14] [siː] ***conduction*** • ***conduction*** velocity[15] / capacity / delay[16] • ***conduction*** block / disturbances[17] / defect • sodium[18] / ion [aɪ] channel [tʃ] ***conductance*** • ***conductance*** change • ***conductive*** hearing loss[19]

übertragen, (weiter)leiten
leiten[1] Leitung[2] Leitfähigkeit[3] leitend, Leitungs-[4] Schall leiten[5] Reizübertragung[6] neuromuskuläre (Erregungs)übertragung[7] Leitungsbahnen[8] afferente Neuronen enthalten[9] propriozeptive Reize leiten[10] retrograde Leitung[11] aberrierende Leitung[12] atrioventrikuläre/ AV-Überleitung[13] verborgene Leitung[14] Leit(ungs)geschwindigkeit[15] Leitungsverzögerung, verzögerte Reizleitung[16] Leitungsstörungen[17] Leitfähigkeit für Natrium(ionen)[18] Schallleitungsschwerhörigkeit[19]

2

saltatory conduction [ʌ] *n term* *rel* **electrotonic current flow[1]** *n term*

propagation of action potentials in myelinated[2] [aɪ] neurons from one node of Ranvier[3] to the next

» *Saltatory conduction significantly increases the conduction velocity. Propagation[4]* [eɪʃ] *occurs* [ɜː] *by electrotonic current flow and saltatory conduction in all neurons* [n(j)ʊə-]. *What is the function of myelin* [aɪ] *in saltatory conduction?*

Use ***saltatory*** propagation[5] / process

saltator. Erregungsleitung
elektrotonische Ausbreitung des Stroms[1] markhaltig[2] Ranvier-Schnürring[3] Fort-, Weiterleitung[4] saltatorische Fortleitung[5]

3

relay [riːleɪ] *v clin* *sim* **propagate[1]** *v*, *rel* **modulate[2], mediate[3]** [iː] *v*

to hand over or pass a signal along a pathway or fiber [aɪ], e.g. a nerve impulse

relay[4] *n term* • **propagation** *n* • **(neuro)modulation** *n* • **modulatory** *adj*

» *The reticular activating system receives afferent impulses from sensory pathways and relays the impulses to the thalamic reticular nucleus. The relays between the RAS[5] and the thalamic and cortical areas are accomplished by neurotransmitters. The visual image impinging* [dʒ] *upon[6] the retina is translated into a continuously varying barrage[7]* [-ɑːʒ] *of action potentials that propagates along the primary optic pathway to visual* [ɪʒ] *centers within the brain. Receptive gastric relaxation is an active process mediated by vagal* [eɪ] *reflexes.*

Use ***to relay*** information • CNS / auditory [ɒː]/ gustatory[8] [ʌ] ***relays*** • ***relay*** station / nucleus[9] [uː] • ***to propagate*** an action potential • electrical impulse / wave ***propagation*** • prejunctional[10] [dʒʌ]/ supraspinal [aɪ]/ pain[11] ***modulation*** • ***modulatory*** neuron / substance[12] [ʌ]/ influence

weiterleiten, verschalten, übermitteln
weiterleiten, übertragen, s. ausbreiten/ fortpflanzen[1] abwandeln, modulieren[2] vermitteln[3] Relais, Verschaltung[4] aufsteigendes retikuläres (aktivierendes) System/ Aktivierungssystem[5] auftreffen[6] Salve[7] Umschaltstellen f. Geschmacksreize[8] Relaiskern[9] präsynaptische Modulation[10] Schmerzmodulation[11] Modulator[12]

4

nerve *or* **neur(on)al impulse** [ɪmpʌls] *n*

rel **action potential[1]** *n term, abbr* **AP**

an electrochemical [ke] process which is propagated via the nervous [ɜː] tissue

» *The myelin sheath[2]* [maɪəlɪn ʃiːθ] *serves to promote transmission of nervous impulses along the axon. The carotid sinus* [aɪ] *gives rise to sensory impulses carried to the medulla oblongata via a branch of the glossopharyngeal* [dʒ] *nerve. Autonomic nerve impulses, integrated in the pelvic plexus, project* [dʒe] *to the penis* [iː] *through the cavernous nerves.*

Use to generate/respond to/receive/inhibit ***impulses*** • neurovascular / afferent / visual / auditory[3] ***impulse*** • brain / apical [eɪ] *or* cardiac[4] / vagal[5] [eɪ] ***impulse*** • electric(al) / pacing [eɪs] ***impulse*** • facili(ta)tory[6] / inhibitory / sensory / reflex / pain ***impulse*** • ***impulse*** activity / conduction[7] / transmission / generation[8] [dʒ] • ***impulses*** to the brain • to generate a nerve[9] ***action potential*** • intestinal / motor unit / sensory nerve ***action potentials*** • ***action potential*** duration • (cell) membrane[10] / pacesetter[11] / resting[12] / threshold[13] ***potential*** • after***potential***[14] • late / (visual/ average/ brainstem auditory[15]/ somatosensory) evoked[16] [ou] (*abbr* EP) ***potentials*** • (electrical) ***potential*** difference[17] (*abbr* PD)

Nervenimpuls, Reiz
Aktionspotential[1] Markscheide[2] akust. Reiz[3] Herzspitzenstoß[4] Vagusreiz[5] Erregungsimpuls[6] Reizleitung[7] Reizbildung[8] ein Aktionspotential auslösen[9] Membranpotential[10] Schrittmacherpotential[11] Ruhepotential[12] Schwellenpotential[13] Nachpotential[14] akustisch evozierte Hirnstammpotentiale[15] somatosensibel evozierte Potentiale[16] Potentialdifferenz[17]

5

depolarization *n term* *syn* **(nervous) discharge** *n clin & jar, sim* **firing**[1] *n jar*

destruction and neutralization of membrane potential or change in the direction of its polarity

hyperpolarization *n term* • **hyper/ depolarize**[2] *v* • **depolarizing** *adj* • **fire** *v*

» *Dilated pupils must not be the only criterion [ɪɚ] for terminating CPR[3], as they may merely reflect transient autonomic sympathetic discharge or parasympathetic inhibition. Binding of sulfonylureas to the receptor causes depolarization, calcium influx[4], and insulin secretion. Acetylcholine is released in response to nerve impulses that depolarize the nerve terminals.*

Use cardiac cell / atrial [eɪ]/ dendritic [ɪ]/ (muscle) membrane ***depolarization*** • after-***depolarization***[5] • slow / electrical / spontaneous [eɪ]/ biphasic [baɪfeɪzɪk] ***depolarization*** • repetitive[6] / presynaptic / premature[7] / partial ***depolarization*** • ***depolarization*** wave / phase[8] / block[9] • ***depolarizing*** current / muscle relaxants[10] / postsynaptic receptor [se] • wave / rate / spread[11] [e]/ loss ***of depolarization*** • electrical / autonomic / adrenergic [-ɜːrdʒɪk]/ phasic[12] ***discharge*** • neuronal[13] / spontaneous ***firing*** • reflex [iː]/ burst[14]- [ɜː]/ multiunit ***firing*** • ***firing*** frequency

Depolarisation
Entladung, Feuern[1] depolarisieren[2] kardiopulmonale Reanimation[3] Kalziumeinstrom[4] Nachdepolarisation[5] wiederholte Depolarisation[6] vorzeitige Depolarisation[7] Depolarisationsphase[8] Depolarisationsblock[9] depolarisierende Muskelrelaxanzien[10] Depolarisationsausbreitung[11] phasische Entladung[12] neuronale Entladung[13] phasische/ rhythmische Gruppenentladung, Burst-Zyklus[14]

6

refractory period [pɪɚiəd] *n term* *rel* **repolarization**[1] [rɪpoʊlɚɪzeɪʃᵊn] *n term*

period of depressed excitability following depolarization during which excitable tissue such as nerve or muscle fiber fails to respond to further stimuli [aɪ] of threshold intensity

refractoriness[2] [rɪfræktɚɪnəs] *n term* • **repolarize** [oʊ] *v*

» *These drugs interfere with the potassium channel[3] [tʃ] to alter the plateau [-toʊ] phase[4] [feɪz] of the AP and increase refractoriness. Early atrial premature complexes may reach the AV conduction system while it is still in its relative refractory period. Why is the repolarization not as steep as the depolarization? Then the cell reverses the depolarization and begins to repolarize.*

Use to prolong/shorten[5] ***the refractory period*** • absolute[6] / effective ***refractory period*** • functional[7] [ʌ] / relative[8] / long ***refractory period*** • AV node / accessory [kse] pathway ***refractoriness*** • myocardial [maɪə-]/ ventricular ***repolarization*** • ***repolarization*** changes / phase[9]

Refraktärphase
Repolarisation[1] Refraktärverhalten[2] Kaliumkanal[3] Plateauphase[4] die Refraktärphase verkürzen[5] absolute Refraktärphase[6] funktionelle Refraktärphase[7] relative Refraktärphase[8] Repolarisationsphase[9]

7

42

excitation [eksaɪteɪʃᵊn] *n term* *syn* **nerve stimulation** *n term* → U57-1

complete response (i.e. according to the all-or-none principle[1]) of a nerve or muscle to an adequate stimulus, ordinarily including propagation of excitation along the membranes

excite[2] [aɪ] *v term* • **excitatory** *adj* • **excitability**[3] *n* • **(hyper)excitable**[4] *adj* • **stimulatory**[5] [ɪ] *adj term* • **stimulate** *v* • **stimulus**[6] *n* • **excito-** *comb*

» *Excitation may also occur [ɜː] with no depolarization at all through so-called receptor-dependent channels. Slow conduction via an alternative pathway allows time for the initially blocked pathway to recover excitability. With diminished inhibition, the resting firing rate[7] of the alpha motor neuron increases. With progressive muscle contraction, each motor unit fires at a more rapid rate.*

Use to lead to/delay [eɪ] ***excitation*** • neural [ʊɚ]/ electrical[8] / vagal [eɪ] ***excitation*** • CNS[9] / smooth [uː] muscle ***excitation*** • visual / paradoxical / sexual / indirect / pre***excitation*** • ***excitation*** contraction coupling[10] [ʌ] • state ***of excitation*** • (phrenic) nerve[11] / vagal / adrenergic ***stimulation*** • galvanic[12] / electro/ over/ under***stimulation*** • ***excitatory*** impulse[13] / nerve / output / receptor • ***excitatory*** response / neurotransmitter / postsynaptic potential[14] (*abbr* EPSP) • electrical / nerve / membrane / neuromuscular[15] ***excitability*** • reflex / increased *or* hyper[16]/ emotional ***excitability*** • ***excito***motor /glandular /secretory[17] [iː] /vascular /toxic

Erregung, Exzitation
Alles-oder-Nichts-Prinzip[1] reizen, erregen[2] Erregbarkeit[3] übererregbar[4] stimulierend[5] Reiz, Stimulus[6] Ruhepotential[7] elektr. Erregung[8] zentralnervöse Erregung[9] elektromechanische Kopp(e)lung[10] Phrenikusstimulation[11] galvanische Reizung[12] Erregungsimpuls[13] exzitatorisches postsynaptisches Potential[14] neuromuskuläre Erregbarkeit[15] erhöhte Erregbarkeit, Hyperexzitabilität[16] sekretionsanregend, -fördernd[17]

8

ionic current [aɪɒːnɪk kɜː‖kʌrᵊnt] *n term*

rel **calcium channel**[1] [tʃænᵊl] *n term*

electrical current generated by the flow of ions through Na^+ and K^+ channels in the axonal membrane

» *The ionic currents producing spontaneous diastolic depolarization appear to involve the inward current of either sodium or calcium. Phenytoin [ɪ] appears to suppress seizure [siːʒɚ] spread through inhibition of specific voltage-gated Ca2+ channels.*

Use to generate a ***current*** • electric(al) / action[2] / excitatory ***current*** • stimulating / piezoelectric [pɪeɪzoʊ‖*espBE* paiiːz-] ***current*** • gating[3] [eɪ]/ outward ***current*** • high / low / high-frequency[4] ***current*** • ***ionic*** concentration[5] / gradient[6] [eɪ]/ imbalance • ***ionic*** pump[7] [ʌ]/ strength[8] / complex / diffusion [juːʒ] • membrane / ion[9] [aɪ]/ (ATP-sensitive) potassium[10] / K^+ ***channel*** • voltage-gated calcium[11] / cation [kætaɪən]/ chloride [klɔːraɪd] ***channel*** • ***calcium channel***-blocking agent *or* blocker *or* antagonist[12] • ***channel*** activity *or* action

Ionenstrom
Kalziumkanal[1] Aktionsstrom[2] Tor-, Gating-Strom[3] Hochfrequenzstrom[4] Ionenkonzentration[5] Ionengradient, -gefälle[6] Ionenpumpe[7] Ionenstärke[8] Ionenkanal[9] ATP-abhängiger Kalium-Kanal[10] spannungsgesteuerter Kalziumkanal[11] Kalziumblocker, -antagonist[12]

9

neurotransmitter [ʊə˞] *n term, abbr* **NT** *syn* **transmitter substance** [ʌ] *n term*

chemical substance (e.g. acetylcholine or GABA) that is released by a presynaptic cell following excitation and crosses the synapse to stimulate or inhibit the postsynaptic cell

» *A neurotransmitter is selectively released from a nerve terminal [ɜː] by an action potential. Transmitter secretion by neuroendocrine cells is frequently episodic or pulsatile [ʌ].*

Use excitatory *or* stimulatory[1] / inhibitory[2] / adrenergic[3] [ɜː] ***neurotransmitter*** • nonadrenergic-noncholinergic [dʒ] (*abbr* NANC) ***neurotransmitter*** • preganglionic / postganglionic[4] ***neurotransmitter*** • ***neurotransmitter*** system / pathway[5] / response / secretion • neuroinhibitory / co-***transmitter*** • ***substance*** P[6] • ***transmitter*** action[7] / release[8] [iː]/ agonist[9] / antagonist[10] • acetylcholine-/ pain***transmitting***

(Neuro)transmitter, Überträgersubstanz
erregender/ exzitator. (Neuro)transmitter[1] hemmender/ inhibitorischer N.[2] adrenerger Neurotransmitter[3] postganglionärer N.[4] Neurotransmitterbahn[5] Substanz P[6] Transmitterwirkung[7] Transmitterfreisetzung[8] Transmitteragonist[9] Transmitterantagonist[10]

10

acetylcholine [əsetɪl-‖əsiːtl-‖æsətɪlkoʊliːn] *n term, abbr* **Ach**
rel **norepinephrine[1]** *n, abbr* **NE, serotonin[2], dopamine[3]** [doʊpəmiːn] *n term*

neurotransmitter at cholinergic synapses causing parasympathetic effects, e.g. vasodilation, cardiac inhibition, and intestinal peristalsis; NE is the postganglionic adrenergic [ɜː] mediator

(non)cholinergic[4] [kɒːlɪnɜːrdʒɪk] *adj term* • **(non)adrenergic** *adj* • **-ergic** *comb*

» *Acetylcholine serves as the neurotransmitter at all autonomic ganglia, at the postganglionic parasympathetic nerve endings, at the postganglionic sympathetic nerve endings innervating the eccrine sweat [e] glands[5], and at the neuromuscular junction[6] [ʌ]. Hydrolysis of ACh by acetylcholinesterase inactivates the neurotransmitter at cholinergic synapses.*

Use CSF / intracoronary ***acetylcholine*** • ***acetylcholine*** receptor[7] (*abbr* AchR)/ activity / content • ***acetylcholine***-like drug / injection [dʒe] • ***acetylcholin***esterase[8] [e] (*abbr* AchE)/-dependent /-induced [uːs] • ***serotonin*** secretion [iːʃ]/-selective reuptake [ʌ] inhibitor[9] (*abbr* SSRI) • ***serotonin*** agonist / antagonist[10] /-rich food • ***serotonin*** uptake / concentration / level[11] • ***dopamine*** metabolism / activity / depletion[12] [iːʃ] • ***dopamine*** excess / blocker[13] / precursor[14] [ɜː] • catecholamin [koʊ]/ antiadren/ GABA-***ergic***[15] • anticholin/ (hyper)dopamin/ seroton(in)***ergic***[16]

Acetylcholin
Noradrenalin, Norepinephrin[1] Serotonin[2] Dopamin[3] cholinerg[4] merokrine Schweißdrüsen[5] neuromuskuläre Synapse[6] Acetylcholinrezeptor[7] Acetylcholinesterase[8] selektiver Serotoninwiederaufnahme-Hemmer[9] Serotoninantagonist[10] Serotoninspiegel[11] Dopaminentleerung, -depletion[12] Dopaminantagonist[13] Dopaminvorstufe[14] GABAerg[15] serotoninerg[16]

11

reflex arc [ɑːrk] *n term*
rel **reflex[1]** [riːfleks] *n term* → U113-1

afferent and efferent pathways along which nerve impulses travel from the sensory receptor to the CNS and back to the effector organ to produce a reflex action[2]

reflexive[3] [rɪfleksɪv] *adj term* • **a/ dys/ hypo/ hyperreflexia[4]** *n*

» *Additional regulation is provided by local reflex arcs within the autonomous enteric nervous system. Coughing may be initiated [ɪʃ] either voluntarily or reflexively.*

Use simple / monosynaptic[5] / multisynaptic[6] [ʌ]/ sympathetic ***reflex arc*** • sacral [eɪ]/ micturition [ɪʃ] *or* voiding [ɔɪ] ***reflex arc*** • defecation / baroreceptor / glossopharyngeal-vagal ***reflex arc*** • light[7] / accommodation / gag[8] [æ] ***reflex*** • bladder / erectile / conditioned[9] ***reflex*** • ***reflex*** mechanism / center[10] / hammer[11] • to elicit *or* trigger[12]/test ***reflexes*** • ***reflex*** activity *or* function [ʌ]/ response[13] / fainting[14] [eɪ] • ***reflex*** latency[15] [eɪ]/ pattern • ***reflex*** movement[16] / testing / time[17] / muscle contraction[18] • ***reflex*** spasm[19] /-induced /-stimulated /-mediated [iː] • brain stem[20] / spinal [aɪ] cord ***reflexes*** • deep tendon (*abbr* DTR)/ postural[21] ***reflexes*** • sluggish[22] [ʌ]/ depressed *or* diminished[22] ***reflexes*** • absent[23] / brisk[24] / hyperactive[25] ***reflexes*** • ***reflexive*** movement[16] / tachycardia

Reflexbogen
Reflex[1] Reflexhandlung[2] reflektorisch[3] Hyperreflexie[4] monosynaptischer Reflexbogen[5] polysynapt. Reflexbogen[6] Lichtreflex[7] Würg(e)reflex[8] bedingter/ konditionierter R.[9] Reflexzentrum[10] Reflexhammer[11] Reflexe auslösen[12] Reflexantwort[13] Reflexabschwächung[14] Reflexlatenz[15] Reflexbewegung[16] Reflexzeit[17] reflektor. Muskelkontraktion[18] Reflexkrampf[19] Hirnstammreflexe[20] Haltungsreflexe[21] abgeschwächte Reflexe[22] erloschene/ nicht auslösbare R.[23] lebhafte R.[24] gesteigerte R.[25]

12

reflex inhibition [ɪʃ] *n term* *rel* **motor inhibition[1], Renshaw cell[2]** *n term*

situation in which sensory stimuli [-laɪ] decrease reflex activity

inhibit[3] [ɪnhɪbɪt] *v* • **inhibitory** *adj term* • **inhibitor[4]** *n*

» *We have only indirect evidence to support reflex inhibition of smooth [uː] muscle sphincter activity during bladder contraction. Renshaw cells are inhibitory interneurons[5] [ʊə˞] excited by a collateral branch of an alpha motor neuron that causes the neuron to stop firing, thus preventing excessive muscle [mʌsl] contraction.*

Use parasympathetic / presynaptic[6] / feedback[7] ***inhibition*** • reflex muscular [ʌsk]/ Renshaw cell[7] ***inhibition*** • ***motor*** activity / center / cortex / neuron • ***motor*** nuclei[8] [nuːklɪaɪ]/ branch [tʃ]/ unit[9] (action potential) • ***motor*** axon(al loss) / end-plate[10] / conduction velocity / pattern / weakness [iː] • ***inhibitory*** neuron / concentration / neuropeptide [-aɪd] • ***inhibitory*** effect[11] / postsynaptic neurotransmission • peripheral sympathetic / cholinesterase [e]/ serotonin [sɪə˞ə-] transport / MAO[12] ***inhibitor***

Reflexhemmung
motorische Hemmung[1] Renshaw-Zelle[2] hemmen[3] Hemmer, Inhibitor[4] Zwischen-, Interneurone[5] präsynaptische Hemmung[6] Feedback-/ rückgekoppelte Hemmung, Renshaw-Hemmung[7] motorische Kerne[8] motorische Einheit[9] motorische Endplatte[10] hemmende Wirkung[11] Monoamin(o)oxidasehemmer, MAO-Hemmer[12]

13

reciprocal [resɪ-] **innervation** *n term* *rel* **anterior horn cells**[1] *n term*

contraction in a group of muscles accompanied by relaxation in its antagonists

» *The coordinated interplay*[2] *of muscle activity necessary for balance and skilled movements is governed by the principle of reciprocal innervation. A motor unit consists of a single anterior horn cell, its efferent axon, and all the muscle fibers innervated by that axon.*

Use double [ʌ]/ inhibitory ***innervation*** • ***reciprocal*** inhibition[3] [ɪʃ]/ activity • ***anterior horn*** (motor) neuron / cell damage / cell disease[4]

reziproke Innervation
Vorderhornzellen[1] Zusammenspiel[2] reziproke Hemmung[3] Vorderhornzellerkrankung[4]

14

Unit 43 Lungs & Airways

Related Units: 44 Respiration, 21 Head & Neck, 22 Trunk, 32 Heart, 45 Digestive Tract, 66 Human Sounds & Speech, 111 Respiratory Signs & Symptoms

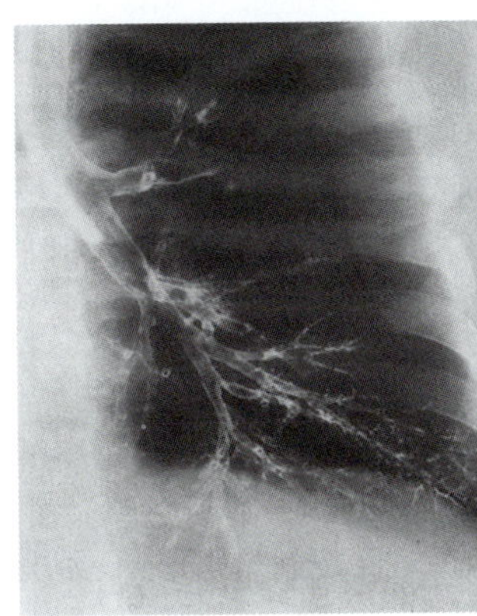

Bronchography of the left lung depicting the bronchial tree with the upper and lower lobe segments

lung(s) [lʌŋz] *n clin & term, abbr* **L**

paired [eə], highly elastic organ of respiration in the lateral thorax in which gas exchange[1] takes place

» *Each lung is irregularly conical in shape, presenting a blunt*[2] [ʌ] *upper extremity (the apex)* [eɪ], *and a concave* [eɪ] *base following the curve* [ɜː] *of the diaphragm* [daɪəfræm]. *At birth the color of the lungs is pinkish white.*

Use right / left / well aerated[3] [eə]/ contralateral / dependent[4] ***lung*** • ***lung*** tissue / apices [eɪpɪsiːz]/ segment / sounds[5] / function • ***lung*** volume / perfusion [juːʒ]/ capacity / compliance [aɪ]/ maturity[6] [tʃʊə] • ***lung*** disease / injury / collapse[7] / abscess[8] / cancer • ***lung*** scan[9] / biopsy [aɪ]/ transplant[10] • iron[11] [aɪən]/ airless or drowned[7] [aʊ]/ wet[12] ***lung***

Lunge(nflügel), Pulmo(nes)
Gasaustausch[1] abgerundet[2] gut belüftete Lunge[3] periphere Lungenbezirke[4] Atemgeräusche[5] Lungenreife[6] Lungenkollaps[7] Lungenabszess[8] Lungenszintigrafie[9] Lungentransplantat(ion)[10] eiserne Lunge[11] interstitielles Lungenödem, feuchte Lunge[12]

1

pulmonary [ʊ‖ʌ] *adj term* *syn* **pulmonic** [pʊlmɒːnɪk], **pneumonic** *adj term*

relating to or associated [oʊʃ] with the lungs or the pulmonary artery

-pulmonary [pʊlməneəi‖pʌl-] *comb* • **pneum(on)-** [n(j)uːm] *comb*

» *Reduced pulmonary arterial* [ɪə] *blood flow stimulates enlargement of bronchial* [k] *and mediastinal* [aɪ] *arteries. All pneumonic plague*[1] [pleɪg] *contacts should be kept under medical surveillance*[2] [sɚveɪlən'ts]. *Pulmonic flow murmurs* [ɜː] *are rarely seen in elderly patients.*

Use ***pulmonary*** artery / vein [eɪ]/ valve[3] [æ]/ function (test)[4] • ***pulmonary*** circulation[5] / secretions [iːʃ] • ***pulmonary*** vascular resistance[6] / hypertension • ***pulmonary*** embolism[7] / edema[8] [iː]/ contusion[9] • ***pneumonic*** complications / infiltrate[10] / consolidation[11] / plague[1] • ***pulmonic*** valve[3] / stenosis / regurgitation[12] [ɜː] • broncho [k]/ cardio/ aorto***pulmonary*** • ***pneumonia***[13] / nitis[14] /thorax /peritoneum

pulmonal, Lungen-
Lungenpest[1] Überwachung[2] Pulmonalklappe, Valva trunci pulmonalis[3] Lungenfunktionsprüfung[4] Lungenkreislauf, kleiner Kreislauf[5] Lungengefäßwiderstand[6] Lungenembolie[7] Lungenödem[8] Lungenkontusion[9] Lungeninfiltrat[10] Lungenverdichtung[11] Pulmonal(klappen)insuffizienz[12] Lungenentzündung, Pneumonie[13] (interstitielle plasmazelluläre) Pneumonie, Pneumonitis[14]

2

pulmonary lobe [loʊb] *n term*

rel **bronchopulmonary** [brɒːnkoʊ-] **segment** *or* **lobule**[1] [lɒːbjuːl] *n term*

one of the 5 major divisions of the lungs which are supplied with air by the lobar bronchi

lobar[2] *adj term* • **(inter)lobular** *adj* •
(sub/ non)segmental *adj* • **segmentation**[3] *n*

» *The bronchopulmonary segments make up large lung units called the lobes. The right lung is divided into the upper, middle, and lower or basal* [eɪ] *lobes. Each lobe is subdivided* [ʌ] *into 2-5 bronchopulmonary segments. A primary lobule consists of a terminal bronchiole, respiratory bronchioles, and alveolar* [ɪə] *ducts* [ʌ] *which communicate with many alveoli* [aɪ].

Use right upper (*abbr* RUL)/ right middle[4] (*abbr* RML)/ left lower (*abbr* LLL) ***lobe of the lung*** • pulmonary[5] / primary / liver ***lobule*** • ***lobule of the*** breast [e]/ liver • superior[6] / (broncho)pulmonary[1] / posterior / anterior ***segment*** • antero-apical [eɪ]/ (medial) basal / basilar / flail[7] [eɪ] ***segment*** • ***segmental*** divisions / bronchi [aɪ] • ***subsegmental*** bronchial obstruction • inter/ intra/ extra/ multi***lobar*** • ***lobar*** bronchus[8] [k]/ pneumonia[9] [n(j)uːmoʊnjə] • ***interlobar*** septa / fissure [ɪʃ]/ effusion[10] [juːʒ] • ***interlobular*** pleurisy [plʊɚəsi]/ emphysema [emfɪsiːmə]

Lungenlappen, Lobus pulmonis
Lungensegment[1] lobär, Lappen-[2] Segmentbildung, Segmentation[3] (rechter) Mittellappen, Lobus medius pulmonis dextri[4] Lungenläppchen, Lobulus pulmonis[5] Oberlappensegment[6] übermäßig bewegliches Segment[7] Lappenbronchus, Bronchus lobaris[8] Lobärpneumonie[9] Interlobärerguss[10] 3

pulmonary hilum [aɪ] *n term*

rel **root** [uː] **of the lung**[1], **lung base**[2] [eɪ] *n*

opening on the mediastinal [aɪ] surface of each lung where the bronchus, nerves, blood and lymph vessels enter and/or leave; the root of the lung refers to the pedicle[3] of structures entering the lung at the hilum

(peri/ supra/ extra)hilar[4] *adj term* • **basal** *adj* • **pulmo(no)-** *comb*

» *Friction rubs*[5] *are most commonly heard over the lung bases, because the lower lobes are the most frequent location of pulmonary emboli. The base of the lung rests on the diaphragm with which it moves up and down during respiration.*

Use ***hilum of the*** lung[6] / spleen[7] [iː] • renal [iː]/ liver *or* hepatic / widening [aɪ] of the[8] ***hilum*** • ***hilar*** area / vessels[9] / arteries / branches • ***hilar*** lymph [ɪ] nodes[10] / calcification / (lymph)adenopathy • ***perihilar*** region / infiltrates • ***suprahilar*** vena cava [viːnə keɪvə] • ***base*** of the lung[2] • heard over the ***lung bases***

Lungenhilus, Hilum pulmonis
Lungenwurzel, Radix pulmonis[1] Basis pulmonis[2] Stiel[3] hilär, Hilus-[4] Reibegeräusche[5] Lungenhilus, Hilum pulmonis[6] Milzhilus, Hilum splenicum[7] Hilusvergrößerung[8] Hilusgefäße[9] Hiluslymphknoten[10] 4

upper airways [eɚweɪz] *n clin*

rel **respiratory** *or* **air passages**[1] *n clin*

part of the respiratory tract[2] extending from the nares[3] [neɚiːz] or the mouth to the larynx

» *The lower airways extend from the subglottis to and including the terminal* [ɜː] *bronchioles* [k]. *The patient requires assistance with bag and mask ventilation*[4] *until the airway is intubated.*

Use to open/clear[5]/assess/protect ***the airways*** • to secure [-kjʊɚ] *or* establish/maintain (the patency [eɪ] of)[6] ***the airways*** • nasal [eɪ]/ lower *or* intrathoracic [æs]/ large / small / terminal [ɜː] ***airways*** • artificial [ɪʃ]/ oropharyngeal[7] [-færɪndʒiːəl]/ laryngeal[8] [dʒiː]/ surgical ***airway*** • clear[9] / patent [eɪ]/ swollen ***airways*** • ***airway*** resistance[10] / pressure / secretions / collapse • ***airway*** compression / obstruction[11] / injury • ***airway*** control • nasal ***air passages*** • nasal ***passages***

obere Atemwege
Atem-, Luftwege[1] Atem-, Respirationstrakt[2] Nasenlöcher, Nares[3] Maskenbeatmung[4] Atemwege freimachen[5] Atemwege freihalten[6] Oropharyngealtubus[7] Kehlkopfmaske[8] freie Atemwege[9] Atemwegswiderstand, Resistance[10] Atemwegsobstruktion[11] 5

paranasal *or* **air sinuses** [aɪ] *n term*

rel **maxillary antrum** *or* **sinus**[1] *n term*

four pairs of cavities in the frontal, ethmoid, maxillary, and sphenoid [sfiː-] bones which communicate with the nasal air passages; they also have a role in adding resonance to the voice

(post/ oro/ sino)nasal[2] [neɪzᵊl] *adj term* • **antral** [æ] *adj* • **naso-, antr-** *comb*

» *The paranasal sinuses help the nose in warming and moistening*[3] *the air.*

Use frontal[4] [ʌ]/ ethmoid [eθ-]/ sphenoid[5] ***sinus*** • maxillary / involved / affected ***sinus*** • ***paranasal sinus*** infection / cancer / tumors[6] • ***nasal*** vestibule [-bjuːl]/ mucous [juː] membrane[7] • ***nasal*** septum / septal deformity[8] • ***nasal*** secretions / stuffiness[9] [ʌ] • ***nasal*** obstruction / voice[10] / spray • frontal / ethmoid / mastoid *or* tympanic ***antrum*** • ***postnasal*** drip[11] / discharge / pack(ing)[12] • ***sinonasal*** tract • ***naso***(oro)pharyngeal /tracheal [k] /labial [eɪ] /lacrimal

Nasennebenhöhlen, Sinus paranasales
Kieferhöhle, Sinus maxillaris[1] nasal, Nasen-[2] Anfeuchten[3] Stirnhöhle, S. frontalis[4] Keilbeinhöhle, S. sphenoidalis[5] Nasennebenhöhlentumoren[6] Nasenschleimhaut[7] Nasenseptumdeviation[8] verstopfte Nase[9] Rhinolalie, Näseln[10] Schleimstraße im Nasenrachenraum[11] hintere Nasentamponade[12] 6

epiglottis [epɪglɒːtɪs] *n term* *rel* **laryngeal** [lərɪndʒɪəl‖lærɪndʒiːəl] **inlet[1], glottis[2], larynx[3]** *n term* → U21-14

thin plate of elastic cartilage, covered with mucous membrane at the root of the tongue which together with the arytenoid cartilage serves to cover the glottis during the act of swallowing[4]

(ary)epiglottic *adj term* • **glottic[5]** *adj* • **glottal[5]** *adj* • **laryng(o)-** *comb*

» *The epiglottis stands erect when liquids are being swallowed, but is passively bent over the aperture by solid foods being swallowed. In the newborn the trachea from the glottis to the carina is 5-7.5 cm long. The lingual surface of the epiglottis is part of the supraglottic larynx.*

Use cherry-red / swollen / normal-sized / enlarged ***epiglottis*** • ***epiglottic*** cartilage / inflammation[6] • closed / patent [eɪ] ***glottis*** • ***glottal*** reflex[7] / edema [ɪdiːmə] • ***glottic*** dysfunction [ɪ]/ spasm[8] • atrium [eɪ] *or* vestibule / aperture[1] / dilatation / cancer ***of the larynx*** • ***laryngeal*** reflex[7] / prominence[9] / stridor [aɪ] • ***laryngo***logy /ologist /ospasm[8] /ectomy /otomy /oscope[10]

Epiglottis, Kehldeckel
Kehlkopfeingang, Aditus laryngis[1] Glottis, Stimmapparat[2] Kehlkopf, Larynx[3] Schluckakt[4] Glottis-[5] Epiglottitis[6] Kehlkopfreflex[7] Stimmritzenkrampf, Laryngospasmus[8] Adamsapfel, Prominentia laryngea[9] Kehlkopfspiegel, Laryngoskop[10]

7

trachea [treɪkɪə‖trəkiːə] *n term* *syn* **windpipe** [wɪndpaɪp] *n clin & inf*

air tube extending from the larynx into the thorax where it divides into the right and left main bronchi

(broncho/ naso/ endo)tracheal[1] [k] *adj term* • **tracheo-** *comb*

» *The trachea is stiffened by 16 to 20 rings of hyaline* [aɪ] *cartilage which are incomplete posteriorly. The internal lining[2] of the trachea is composed of ciliated* [sɪ] *columnar* [ʌ] *epithelium[3]* [iː].

Use membranous / lower ***trachea*** • bifurcation [baɪ-]/ carina [aɪ‖iː]/ compression ***of the trachea*** • perforation / shift / intubation ***of the trachea*** • ***tracheal*** cartilages *or* rings[4] / mucosa [mjuː-]/ wall • ***tracheal*** muscle [s]/ orifice [-fɪs]/ lumen / diameter [aɪæ] • ***tracheal*** midline / reflex / washings[5] • ***tracheal*** deviation [eɪʃ]/ narrowing / rales[6] [ɑː‖æ]/ obstruction • ***bronchotracheal*** tree[7] / secretions[8] • ***endotracheal*** tube[9] • ***nasotracheal*** intubation / airway / route [aʊ‖uː] • ***tracheot***omy[10] /stomy[11] /scopy /esophageal [iː] /pulmonary

Trachea, Luftröhre
endotracheal[1] Auskleidung[2] hohes zilienbesetztes Zylinderepithel[3] Knorpelspangen d. Luftröhre, Luftröhrenknorpel[4] Lavagematerial aus der Trachea[5] Trachealrasseln[6] Tracheobronchialbaum[7] Tracheobronchialsekret[8] Endotrachealtubus[9] Luftröhrenschnitt, Tracheotomie[10] Tracheostoma[11]

8

43

bronchus [brɒːnkəs] *n term, pl* **-i** [aɪ] *rel* **bronchiole[1]** [brɒːnkɪoʊl] *n term*

subdivision [ʌ] of the trachea conveying [eɪ] air to and from the right and left lung; in the lungs the right and left main bronchi divide into the lobar, segmental, and subsegmental bronchi

bronchial *adj term* • **bronchiolar** *adj* • **bronch(o)-** *comb*

» *Edema of the lung parenchyma narrows small bronchi and increases resistance in the pulmonary vasculature. Respiratory insufficiency was due to plugging[2] of bronchi with mucus.*

Use right / left / primary *or* main(stem)[3] / segmental[4] / lobar ***bronchus*** • proximal / distal / major ***bronchi*** • ***bronchial*** tubes[5] / cartilage / branches *or* branchings[6] / tree[7] / lumen • ***bronchial*** breath sounds *or* breathing[8] / secretion / washing *or* lavage • ***bronchial*** toilet *or* suctioning[9] / biopsy [aɪ] • ***bronchial*** obstruction / foreign body[10] / asthma[11] / carcinoma • lobular / small / alveolar *or* terminal[12] ***bronchiole*** • ***bronchiolar*** edema [iː]/ spasm • ***broncho***tracheal /stenosis /spasm /scope /gram • ***broncho***pulmonary /spirometry[13] /dilatation /genic • ***bronch***itis [aɪ]/iolitis /iectasis[14]

Bronchus
Bronchiole[1] Verlegung, Obstruktion[2] Haupt-, Stammbronchus, B. principalis[3] Segmentbronchus, B. segmentalis[4] Bronchien[5] Bronchialäste[6] Bronchialbaum[7] Bronchialatmen[8] Bronchialtoilette[9] Bronchialfremdkörper[10] Bronchialasthma, Asthma bronchiale[11] Bronchiolus terminalis[12] Bronchospirometrie[13] Bronchiektase[14]

9

alveolar sac *or* **alveolus** [ælvɪələs] *n term, pl* **-i** [aɪ] *syn* **air sac** [sæk] *n clin*

one of the thin-walled saclike terminal dilations [eɪʃ] of the pulmonary bronchioles and alveolar ducts [ʌ] where gas is exchanged between the alveolus and the pulmonary blood

(inter/ intra/ broncho)alveolar[1] [ælvɪələr] *adj term* • **alve(olo)-** *comb*

» *Each alveolus is surrounded by a network of capillary blood vessels. The air spaces and alveolar ducts underwent fibrosis, while the peripheral* [ɪf] *bronchi became dilated* [aɪ].

Use pulmonary *or* lung / dental ***alveolus*** • perfused / poorly ventilated[2] / collapsed / patent ***alveoli*** • ***alveolar*** duct[3] / spaces[4] / wall /-capillary membrane / septum • ***alveolar*** air *or* gas[5] / ventilation / pressure[6] / dead space • ***intra-alveolar*** pressure[6] / exudate / hemorrhage [-ɪdʒ] • ***interalveolar*** septum / vessels • ***air*** spaces[7] / exchange / entry / flow /-fluid level • ***air*** / leak[8] / embolism[9] / trapping[10]/ hunger / swallowing[11]

Lungenbläschen, Alveolus pulmonis
alveolär, Alveolar-[1] schlecht belüftete Alveolen[2] Alveolargang, Ductus alveolaris[3] Alveolarräume[4] Alveolarluft, -gas[5] Alveolardruck[6] Lufträume[7] Luftverlust (bei künstl. Beatmung)[8] Luftembolie[9] Lufteinschluss[10] Luftschlucken, Aerophagie[11]

10

pleura [pluə͡ə] *n term, pl* **pleurae** [pluə͡iː]

thin serous [ɪə] membrane enclosing each lung and lining [aɪ] the walls of the pleural cavity

(-)pleural [pluə͡əl] *adj term & comb* • **pleuritic**[1] [pluə͡ɪtɪk] *adj* • **pleur(o)-** *comb*

» *The pulmonary pleura[2] dips into the fissures [ɪʃ] between the different lobes. Thoracoscopy offers the opportunity to view the entire pleura, superior sulcus [ʌ], interlobar fissures, hilar area, diaphragm, and pericardium. About 500 mL of blood had accumulated in the pleural space.*

Use parietal [aɪ] *or* outer[3] / visceral [s] *or* inner[2] / diaphragmatic ***pleura*** • cervical[4] [sɜː]/ mediastinal[5] / pericardiac / costal[6] [ɒː] ***pleura*** • overlying / weeping[7] [iː] ***pleura*** • ***pleural*** space[8] / cavity[9] / fluid • ***pleural*** leak [iː]/ effusion[7] [uːʒ]/ (friction) rub[10] [ʌ] • ***pleural*** peel[11] [iː]/ plaques [plæks‖ɑː]/ pressure • ***pleural*** biopsy [aɪ]/ involvement • ***pleur***isy[12] /itis[12] [aɪ] /odynia [ɪ] /opericardial cyst [sɪst] • broncho/ extra/ intra***pleural***

Pleura, Brustfell

pleuritisch[1] Lungenfell, Pleura pulmonalis/ visceralis[2] parietales Pleurablatt, P. parietalis[3] Pleurakuppel, Cupula pleurae[4] Mittelfell, P. mediastinalis[5] Rippenfell, P. costalis[6] Pleuraerguss[7] Pleuraspalt[8] Pleurahöhle, Cavitas pleuralis[9] Pleurareiben[10] Pleuraschwarte[11] Brustfellentzündung, Pleuritis[12]

11

diaphragm [daɪəfræm] *n term & clin* *syn* **diaphragma** *n term*

musculomembranous partition between the thoracic [æs] and abdominal cavities which contracts and flattens with inspiration and relaxes during expiration

(sub/ supra)diaphragmatic[1] [daɪəfrægmætɪk] *adj term* • **hemidiaphragm**[2] [e] *n*

» *The acutely distended stomach pushed the diaphragm upward causing collapse of the lower lobe of the left lung. X-rays show an elevated right diaphragm and pleural fluid in the right hemithorax[3].*

Use elevated[4] / depressed / flattened / ruptured[5] [ʌ]/ paralyzed [-laɪzd] ***diaphragm*** • left / immobile ***hemidiaphragm*** • pelvic / urogenital [dʒe]/ contraceptive[6] [se] ***diaphragm*** • dome[7] / tenting[8] / undersurface / descent [dɪsent] ***of the diaphragm*** • contraction / relaxation / elevation[4] / rupture[5] [ʌ] ***of the diaphragm*** • ***diaphragm*** excursion[9] [ɜː] • ***diaphragmatic*** muscle [ʌ]/ pleura / lymphatics [lɪmfætɪks]/ breathing [iː] *or* respiration[10] • ***diaphragmatic*** elevation[4] / adhesions [iːʒ]/ pleurisy • ***diaphragmatic*** hernia[11] [ɜː]/ defect / irritation / weakness • elevated *or* raised [eɪ] ***hemidiaphragm***

Diaphragma, Zwerchfell

diaphragmatisch, Zwerchfell-[1] (rechte oder linke) Zwerchfellkuppel/ -hälfte[2] rechte Thoraxhälfte[3] Zwerchfellhochstand[4] Zwerchfellruptur[5] Scheidenpessar[6] Zwerchfellkuppel[7] Zwerchfellwölbung[8] Atemexkursion, Zwerchfellbewegung[9] Zwerchfellatmung[10] Zwerchfellhernie, Hernia diaphragmatica[11]

12

mediastinum [miːdɪəstaɪ-] *n term, pl* **-a** *syn* **interpulmonary septum** *n term*

compartment between the pleural cavities extending anteriorly from the suprasternal notch[1] to the xiphoid [zɪf-] process[2] and posteriorly from the first to the 11th thoracic vertebrae

mediastinal[3] *adj term* • **pneumomediastinum**[4] *n* • **mediastin(o)-** *comb*

» *The superior mediastinum is the area above the pericardium that is bordered inferiorly by an imaginary [ædʒ] line from the manubrium to the fourth thoracic [æs] vertebra [ɜː].*

Use anterior[5] / middle / posterior [ɪə]/ upper *or* superior[6] ***mediastinum*** • adjacent[7] [ədʒeɪs-]/ contralateral / widened[8] [aɪ] ***mediastinum*** • ***mediastinal*** compartment / structures • ***mediastinal*** lymph [lɪmf] nodes / widening[8] • ***mediastinal*** flutter[9] [ʌ]/ shift[10] / infection • ***mediastinal*** masses *or* tumors / fibrosis [aɪ] • ***mediastin***itis [aɪ] /oscopy /otomy

Mediastinum, Mittelfell

Incisura jugularis sterni[1] Schwertfortsatz, Processus xiphoideus[2] mediastinal[3] Mediastinalemphysem, Pneumomediastinum[4] vorderes Mediastinum, M. anterius[5] oberes Mediastinum, M. superius[6] anliegendes Mediastinum[7] Mediastinalverbreiterung[8] Mediastinalflattern[9] Mediastinalverziehung, -verschiebung[10]

13

Unit 44 Respiration

Related Units: 43 Airways, 21 Head & Neck, 22 Trunk, 46 Digestion, 36 Blood Circulation, 66 Human Sounds, 72 Sleep, 103 Clinical Symptoms, 111 Respiratory Symptoms, 123 Resuscitation

breathe [briːð] *v*
rel **yawn**[1] [jɒːn], **snore**[2] [snɔːr], **sigh**[3] [saɪ] *v & n* → U72-13; U66-4f

to draw air into the lungs (through the nose or mouth) and then expel it again

breath[4] [e] *n* • **breathing**[5] [iː] *n & adj* • **breathless**[6] [e] *adj* • **breathy**[7] [e] *adj* • **breather**[8] [iː] *n*

» *Take a slow, deep breath, please. The chest should rise with each breath, and airflow should be unimpeded [iː]. A musty[9] [ʌ] sweet odor [oʊ] was noted on the breath. On the evening before surgery the patient should be encouraged [ɜː] to sit up, cough, breathe deeply, and walk around.*

Use ***to breathe*** in / out / through one's mouth / with one's mouth open[10] • to take a (short/ quick/ deep[11]) ***breath*** • to catch[12]/hold[13] ***one's breath*** • to have bad[14] ***breath*** • exhaled [eɪ]/ short(ness) of[15] (*abbr* SOB)/ alcohol on ***breath*** • ***breath*** sounds[16] / odor[14] / freshener /-holding • ***breath**alyzer or analyzer*[17] / test • shallow[18] [æ]/ deep / to have difficulty (in) ***breathing*** • ***breathing*** rate[19] / exercises / pattern • ***breathing*** cycle [saɪkl]/ problems • ***breathy*** voice[20] • mouth ***breather*** • loud / heavy *or* severe / habitual[21] [ɪtʃ]/ cyclic / occasional [eɪʒ] ***snoring*** • ***sighing*** respirations • ***to sigh*** frequently

atmen
gähnen; Gähnen[1] schnarchen; Schnarchen[2] seufzen; Seufzer[3] Atem[4] Atmen, Atmung; Atem-[5] atemlos, außer Atem[6] rauchig, belegt[7] Atem-, Verschnaufpause; Atmende(r)[8] faulig[9] m. offenem Mund atmen[10] tief einatmen[11] Atem holen, verschnaufen[12] Atem anhalten, nicht atmen[13] Mundgeruch (haben)[14] Kurzatmigkeit[15] Atemgeräusche[16] Atemalkoholtestgerät, Alkomat[17] flache Atmung[18] Atemfrequenz[19] belegte Stimme[20] gewohnheitsmäßiges/ habituelles Schnarchen[21]

1

inhale [ɪnheɪl] *v clin* *rel* **sniff**[1], **sniffle**[2], **snuffle**[2] [ʌ] *v clin* → U10-20; U11-23
opposite **exhale**[3] *v clin*

to draw in air by breathing

inhalation [eɪ] *n* • **exhalation** *n* • **inhalant**[4] [eɪ] *n & adj term* • **inhalational** *adj* • **inhaler**[5] [eɪ] *n*

» *The patient is instructed to take several deep breaths and then inhale deeply before coughing [kɒːfɪŋ] vigorously*[6]*. The dose is 2-4 inhalations by metered-dose inhaler*[7] *every 6 hours. Have the patient take a deep breath and forcibly exhale against a closed glottis (Valsalva maneuver*[8]*) [uː]. He reported an inability to take in a sufficiently [ɪʃ] deep breath rather than difficulty in exhaling.*

Use ***to inhale*** deeply / droplets / aerosol [eɚ] • nasal [eɪ] / O_2 / steam[9] [iː]/ involuntary / smoke ***inhalation*** • noxious [ɒːkʃ]/ toxic chemical[10] / dust [ʌ] ***inhalation*** • ***inhalational*** route [aʊ‖uː]/ agent [eɪdʒ]/ anesthetic[11] / exposure [oʊʒ]/ provocation • ***inhalation*** therapy[12] / anesthesia [iːʒ]/ analgesia [dʒiː]/ injury[13] • complete / active / passive / pursed-lip [ɜː]/ forced[14] [s] ***exhalation*** • ***exhaled*** air *or* breath *or* gas [æ] / carbon monoxide [-aɪd] • glue[15] [uː]/ solvent [ɒː] ***sniffing*** • ***to sniff*** leaded [e] gasoline[16] [-iːn]

einatmen, inhalieren
schnüffeln, schnuppern, schniefen[1] schnüffeln, schniefen[2] ausatmen, exhalieren[3] Inhalat, Inhalationsmittel; Inhalations-[4] Inhalationsapparat, Inhalator[5] stark, kräftig[6] Dosierinhalator[7] Valsalva-Versuch[8] Dampfinhalation[9] Einatmung giftiger Chemikalien[10] Inhalationsanästhetikum, -narkotikum[11] Inhalationstherapie[12] Inhalationsschaden[13] forcierte Exspiration[14] Klebstoffschnüffeln[15] bleihaltiges Benzin einatmen[16]

2

inspiration [ɪnspɪreɪʃᵊn] *n term* *opposite* **expiration**[1] *n term*
rel **aspiration**[2] *n term* → U127-16

the act of drawing in the breath in order to exchange oxygen for carbon dioxide [daɪɒːksaɪd]

inspire[3] [ɪnspaɪɚ] *v* • **inspiratory** *adj* • **expire**[4] *v* • **(end-)expiration** *n* **(end-)expiratory**[5] *adj* • **aspirate**[6] [*v* æspɪreɪt‖*n* -rɪt] *v & n* • **spiro-** [a] *comb*

» *Inspiration is accomplished chiefly by diaphragmatic excursion*[7] *[ɜɪ], while the intercostal and accessory [əkses-] muscles*[8] *contribute little to ventilation. In sucking [ʌ] chest wounds [uː] a valve-like*[9] *[æ] effect may allow entry of air on inspiration but not exit on expiration. The ability to expire to a normal RV*[10] *was limited because of expiratory muscle [s] weakness [iː]. Guard [ɑː] against*[11] *aspiration of vomitus by having the patient lie on one side.*

Use deep / spasmodic [ɒː]/ maximal / full / during[12] / (up)on[12] ***inspiration*** • active / passive / forced[13] / prolonged[14] ***expiration*** • duration / speed ***of expiration*** • ***inspiratory*** dyspnea [ɪ]/ film *or* chest x-ray / reserve [ɜː] volume[15] • ***to expire*** rapidly[16] • ***expiratory*** phase [feɪz]/ flow (*abbr* EF)/ pressure • ***expiratory*** muscle (strength) / stridor[17] [aɪ]/ airway obstruction [ʌ] • ***spiro**metry*[18] /meter /gram • ***to aspirate*** vomitus[19] / a small object • to avoid/protect against ***aspiration*** • bronchial [k] ***aspirate*** • pulmonary [ʊ‖ʌ]/ foreign [fɒːrᵊn] body[20] / tracheal [k] ***aspiration***

Inspiration, Einatmung
Exspiration, Exspirium, Ausatmung[1] Aspiration[2] einatmen[3] ausatmen, exspirieren[4] exspiratorisch, Exspirations-[5] aspirieren; Aspirat[6] Zwerchfellexkursion[7] Atemhilfsmuskulatur[8] ventilartig[9] Residualvolumen[10] vorbeugen[11] beim Einatmen[12] forcierte Exspiration[13] verlängertes Exspirium[14] inspirator. Reservevolumen[15] kräftig ausatmen[16] exspiratorischer Stridor[17] Spirometrie[18] Erbrochenes aspirieren[19] Fremdkörperaspiration[20]

3

44

respiration [respɪreɪʃᵊn] *n term* *rel* **gas exchange**[1] [gæs ɪkstʃeɪndʒ] *n term*

process of the molecular exchange of oxygen and CO_2 in the lungs [ʌ] and in the tissues

respiratory[2] [respɪr‖rɪspaɪrətɔːri] *adj term* • **-pnea** [iː], **-pneic** *comb* • **respirator**[3] *n*

» *Between acute attacks, breath sounds may be normal during quiet respiration. Respirations are labored[4] [eɪ], and rales [ɑː‖æ] are widely dispersed [ɜː] over both lung fields anteriorly and posteriorly.*

Use external[5] [ɜː]/ internal[6] / costal[7] [ɒː]/ abdominal[8] / tissue[9] [tɪʃ‖sjuː] ***respiration*** • spontaneous [eɪ]/ deep / shallow / slowed[10] ***respiration*** • artificial[11] / assisted[12] / mouth-to-mouth[13] ***respiration*** • controlled / accessory muscles of ***respiration*** • ***respiration*** rate • (ir)regular / noisy / gasping [æ] / sighing[14] ***respirations*** • rapid / wheezing[15] [iː]/ Kussmaul('s) ***respirations*** • ***respirations*** have ceased[16] [siːst] (*abbr* RHC)/ per minute • ***respiratory*** system *or* passages *or* tract[17] / failure[18] [eɪ]/ quotient [oʊʃ] (*abbr* RQ) • cardio***respiratory*** • tachy [tækɪ]/ hyper/ dys[19] [ɪ]/ a/ ortho***pnea*** • tachy/ hyper/ dys/ a/ ortho***pneic*** • to wean [iː] from[20]/be off ***the respirator*** • ***respirator*** dependence / mask • to maintain/optimize/improve/participate in /impair[21] [eə] ***gas exchange*** • adequate / impaired / decreased [iː]/ normal ***gas exchange***

Respiration, Atmung
Gasaustausch[1] respiratorisch, Atmungs-, Atem-[2] Respirator, Beatmungsgerät[3] erschwert[4] Lungenatmung, äußere A.[5] Zellatmung, innere A.[6] Brust-, Thorax-, Thorakalatmung[7] Bauch-, Zwerchfellatmung[8] Gewebeatmung[9] verlangsamte Atmung, Bradypnoe[10] künstl. Beatmung[11] assistierte B.[12] Mund-zu-Mund-B.[13] Seufzeratmung[14] Giemen, pfeifendes Atmen[15] Atemstillstand[16] Respirationstrakt, Atemwege[17] Ateminsuffizienz[18] Atemnot, Dyspnoe[19] vom Respirator entwöhnen[20] den Gasaustausch beeinträchtigen[21] 4

inflate [ɪnfleɪt] *v term* *opposite* **deflate**[1] [ɪ] *v term, rel* **ventilate**[2] *v clin*

to distend a hollow structure like the lungs by blowing in air or gas

(hyper)inflation[3] *n term* • **deflation** *n* • **ventilation**[4] *n* • **ventilatory** *adj* **hyperventilate** [haɪpɚ-] *v* • **ventilator**[5] *n* → U123-9; U125-10f

» *Adequacy of ventilation is best assessed by observing [ɜː] chest wall motion [oʊʃ]. Apnea [æpnɪə‖æpniːə] means cessation [s] of ventilation[6] for 20 seconds.*

Use ***to inflate the*** lungs / balloon [uː]/ blood pressure cuff[7] [ʌ] • ***inflated*** alveoli [aɪ]/ cuff • completely *or* fully ***deflated*** • ***to deflate*** the MAST garment[8] • well[9] ***ventilated*** • ***ventilatory*** pattern / effort[10] / support *or* assistance[11] • lung *or* pulmonary / alveolar ***ventilation*** • collateral / (expired/ total) minute[12] ***ventilation*** • (in)adequate / assisted *or* mechanical [k]/ bag-valve-mask[13] [æ] ***ventilation*** • intermittent mandatory[14] (*abbr* IMV)/ positive-pressure[15] ***ventilation*** • distribution / adequacy[16] / failure ***of ventilation*** • adequate airway / oxygenation / intubation ***and ventilation***

aufblasen, -blähen, -pumpen
Luft ablassen[1] belüften, ventilieren, beatmen[2] Überblähung[3] Ventilation, Belüftung, Beatmung[4] Respirator, Beatmungsgerät[5] Atemstillstand[6] die Blutdruckmanschette aufpumpen[7] Luft aus d. Antischockhose ablassen[8] gut belüftet[9] Atemarbeit[10] Atemhilfe, assistierte Beatmung[11] Atemminutenvolumen[12] manuelle Beatmung (m. Handbeatmungsbeutel)[13] intermittierende maschinelle B.[14] Überdruckbeatmung[15] ausreichende Belüftung[16] 5

aerate [eɚeɪt] *v term* *sim* **oxygenate**[1] [ɒːksɪdʒəneɪt] *v term* → U82-11

to supply [aɪ] a substance (esp. blood) with or expose it to oxygen or carbon dioxide

(hyper)aeration[2] *n term* • **(an)aerobic**[3] *adj* • **aerated** *adj* • **oxygenation** *n* **oxygenator** *n term* • **(de)oxygenated**[4] *adj* • **-oxia** *comb* → U125-11

» *Chest x-rays indicated lack of aeration in some areas. There were blood gas abnormalities due to perfusion of poorly aerated lung resulting in hypoxemia and a respiratory alkalosis. Maintain oxygenation by giving 100% oxygen by a cannula inside the endotracheal [eɪ] tube.*

Use alveolar ***aeration*** • ***aeration of*** the lungs • well / over/ non***aerated*** • ***aerobic*** conditions / bacteria[5] [ɪɚ]/ exercises • ***anaerobic*** microorganisms / flora / metabolism • ***anaerobic*** coverage[6] / lung abscess / infection • ***(de)oxygenated*** hemoglobin / blood[7] • to facilitate/ensure[8]/improve/impair/assess ***oxygenation*** • poor / adequate / arterial / systemic / tissue[9] ***oxygenation*** • extracorporeal membrane (*abbr* ECMO)/ fetal ***oxygenation*** • hyperbaric[10] (*abbr* HBO) ***oxygenation*** • membrane[11] / pump[12] / bubble[13] ***oxygenator*** • an/ hyper/ hyp***oxia***

(be)lüften
m. Sauerstoff anreichern, oxygenieren[1] übermäßige Belüftung[2] (an)aerob[3] sauerstoffarm, desoxygeniert[4] Aerobier[5] antibiot. Abschirmung gegen anaerobe Erreger[6] sauerstoffreiches/ arterielles Blut[7] d. Sauerstoffversorgung sicherstellen[8] Gewebeoxygenation[9] hyperbare Oxygenation[10] Membranoxygenator[11] Herz-Lungen-Maschine[12] Bubble-Oxygenator[13] 6

gasp *v & n clin* *rel* **pant**[1] **, puff**[2] [ʌ] *v & n clin,* **wheeze**[3] [ʰwiːz] *v & n term & clin*

(v) noisy, short and labored[4] breathing with the mouth open, e.g. when one is exhausted, in shock or pain

gasping *adj & n* • **panting** *adj & n* • **puffing** *adj & n* • **wheezing** *adj & n term*

» *In paroxysmal nocturnal dyspnea, the patient awakens gasping and must sit or stand to get his breath, which may be dramatic and terrifying. A pack-a-day cigarette smoker puffs[5] more than 70,000 times a year. It is simpler to use longer-acting formulas that contain high concentrations of medication/puff, so the patient can take fewer puffs throughout the day.*

Use ***to gasp*** for breath *or* air[6] / forcefully • severe ***panting*** • ***gasping*** respirations[7] • ***puffing*** of the cheeks[8] • to be out of[9] ***puff*** *(BE)* • expiratory / stridor *or* inspiratory ***wheezes*** • audible [ɒː]/ high-pitched[10] ***wheezes*** • localized / diffuse / persistent / unilateral ***wheezes*** • ***wheezing and*** dyspnea / coughing / stridor [aɪ] • ***wheezing and*** rales *or* rhonchi[11] [rɒːnkaɪ]/ crackles[12]

keuchen, schwer atmen; Keuchen, Schnappatmung
keuchen, hecheln[1] schnaufen; paffen, ausstoßen; Schnappatmung, Inhalationsstoß[2] keuchen, pfeifend atmen; pfeifendes Atemgeräusch, Giemen[3] erschwert[4] raucht[5] nach Atem ringen/ Luft schnappen[6] Schnappatmung[7] Aufblasen d. Wangen[8] außer Atem sein[9] hochfrequente Atemgeräusche[10] Giemen u. Rasselgeräusche[11] G. u. krepitierendes Knistern[12] 7

44

suffocate [sʌfəkeɪt] *v* → U123-6 *syn* **asphyxiate** [əsfɪksɪeɪt] *v term* → U111-4
rel **choke**[1] [tʃoʊk], **gag**[2] [æ] *v & n clin* → U27-16

to struggle [ʌ] for breath because of obstructed air passages or lack of oxygen (e.g. in drowning[3]) [aʊ]

suffocation[4] *n* • **suffocating**[5] *adj* • **asphyxia**[4] *n term* • **asphyxiation** *n*

» *Large amounts of blood in the airways does not only seriously disturb* [ɜː] *gas exchange but may cause the patient to suffocate. Rare cases of laryngeal* [dʒ] *obstruction with suffocation have been described. Vomiting due to gagging on tenacious* [eɪʃ] *mucus*[6] *is seen in whooping* [uː] *cough.*

Use ***to suffocate*** sb. / in the fire • impending[7] / sense or feeling of[8] / death due to[9] ***suffocation*** • ***suffocating*** sensation[8] • ***suffocative*** bronchitis [kaɪ]/ goiter[10] [ɔɪ] • to become/be ***asphyxiated*** • fetal [iː]/ neonatal[11] [eɪ]/ traumatic [ɒː] ***asphyxia*** • ***to choke*** to death / up[12] • nocturnal [ɜː] ***choking*** • ***choking*** sensation[8] / while eating • ***gag*** reflex[13] • ***gagging and*** coughing [kɒːfɪŋ]/ vomiting

ersticken
ersticken, (er)würgen; Würgen[1] würgen; Mundsperrer[2] Ertrinken[3] Erstickung, Asphyxie[4] erstickend, Erstickungs-[5] zäher Schleim[6] drohende Erstickung, Erstickungsgefahr[7] Erstickungsgefühl[8] Tod durch Ersticken[9] d. Trachea einengende Struma[10] Neugeborenenasphyxie[11] verstopfen, ersticken (Stimme)[12] Würg(e)reflex[13]

8

mucociliary clearance [mjuːkoʊsɪlɪəˑi klɪəˑənˈs] *n term*
rel **pulmonary surfactant**[1] [səˑfæktənt] *n term*

tracheobronchial [k] mechanism which cleanses[2] [e] the respiratory passages by entrapping[3] inhaled particles in airways secretions and sweeping[4] them toward the oropharynx by ciliary [sɪl] motion[5] [oʊ]

mucus[6] [mjuːkᵊs] *n term* • **mucous**[7] *adj* • **mucoid** *adj* • **mucosa**[8] *n* • **muco-** *comb*

» *Cigarette smoking, lung disease, or alcoholism impair*[9] [-eəˑ] *mucociliary clearance. His recurrent*[10] *respiratory tract infections are due to the lack of mucociliary clearance. Freshwater aspiration alters the surface tension*[11] *properties of pulmonary surfactant and causes alveoli* [aɪ] *to collapse and become atelectatic*[12]*.*

Use inadequate *or* defective ***mucociliary clearance*** • nasal ciliary / bronchopulmonary / (lower/ ineffective) airway[13] ***clearance*** • sputum[14] / mucus[15] / aerosol [eəˑ-] ***clearance*** • ***clearance*** of secretions / mechanism[16] • ***mucociliary*** transport / function / (escalator) system[17] / inflammatory [æ] mediators [iː] • production / loss ***of surfactant*** • artificial[18] / exogenous / aerosolized ***surfactant*** • ***surfactant*** production / deficiency[19] [ɪʃ]/ (replacement) therapy[20] • nasal / sinus [aɪ]/ bronchial [k]/ green ***mucus*** • tenacious[21] [eɪʃ]/ excess / hypersecretion of[22] ***mucus*** • ***mucus***-secreting glands[23] / plug[24] [ʌ] • ***mucoid*** secretions[25] / discharge[25] / rhinorrhea [aɪ]/ material • ***mucous*** cells / blanket[26] / membrane[8] / layer[26] [eɪ]/ glands[23] • ***muco***cutaneous [eɪ] /epidermoid [ɜː] /lytic [ɪ] /purulent[27] [pjʊəˑ]

mukoziliäre Clearance/ Reinigung
Surfactant, Antiatelektasefaktor[1] reinigen[2] einschließen[3] spülen, transportieren[4] Zilienbewegung[5] Schleim[6] mukös, schleimig[7] Schleimhaut, Mukosa[8] behindern[9] rezidivierend[10] Oberflächenspannung[11] atelektatisch[12] Atemwegsreinigung[13] Expektoration[14] Abtransport d. Schleims[15] Reinigungsmechanismus[16] mukoziliäres Transportsystem[17] künstliches Surfactant[18] Surfactantmangel[19] Surfactantsubstitutionstherapie[20] zäher Schleim[21] übermäßige Schleimsekretion/ -produktion[22] Schleimdrüsen, muköse Drüsen, Glandulae mucosae[23] Schleimpfropf[24] schleimiges Sekret[25] Schleimschicht[26] schleimig-eitrig[27]

9

respiratory excursion [ɪkskɜːrʒᵊn] *n term*
rel **lung expansion**[1] [ɪkspænʃᵊn], **lung compliance**[2] [kəmplaɪənˈs] *n term*

complete movement of expansion and contraction of the lungs during respiration

(re)expand[3] *v term* • **expanded** *adj* • **hyperexpansion**[4] *n* • **compliant** *adj*

» *Acute respiratory distress syndrome is best recognized by its effects, namely decreased lung compliance, arterial* [ɪəˑ] *hypoxemia* [iː]*, and reduced lung volume. Pain may cause diminished respiratory excursion (chest splinting*[5]*) on the affected side. On palpation, the symmetry* [ɪ] *of lung expansion can be assessed.*

Use inspiratory / maximum / chest / diaphragmatic[6] ***excursion*** • free / equal ***excursion*** • poor / low / decreased [iː]/ increased ***lung compliance*** • airway / pulmonary[2] / chest wall *or* thoracic[7] [æs] ***compliance*** • ventricular / bladder ***compliance*** • ***poorly compliant*** chest wall / lungs • (asymmetric/ diminished/ bilaterally equal/ full) chest[8] ***expansion*** • unilateral ***hyperexpansion*** • ***hyperexpanded*** lung fields

Atemexkursion
Lungenausdehnung[1] Dehnbarkeit/ Compliance d. Lunge[2] sich ausdehnen/ entfalten[3] Überdehnung[4] Behinderung d. Thoraxexkursion[5] Zwerchfellexkursion, -bewegung[6] thorakale Compliance, Thorax-Compliance[7] beidseitig gleichmäßige Thoraxausdehnung[8]

10

vital [aɪ] **capacity** [æs] *n term, abbr* **VC** *syn* **respiratory capacity** *n term*

greatest volume of air that can be forcibly exhaled from the lungs after maximum inspiration

» *Direct compression of abdominal contents, elevation of the diaphragm*[1] [aɪ]*, and restriction of rib cage* [keɪdʒ] *motion*[2] *all reduce vital capacity. Obstructive dysfunction is graded according to the reduction in the ratio* [ʃ] *of forced expiratory volume in 1 second (FEV1) to FVC.*

Use forced[3] (*abbr* FVC)/ decreased ***vital capacity*** • total lung (*abbr* TLC)/ residual lung (*abbr* RLC) ***capacity*** • functional residual[4] [ɪdʒ] (*abbr* FRC) ***capacity*** • inspiratory[5] (*abbr* IC)/ ventilatory ***capacity*** • carbon monoxide diffusing[6] (*abbr* DLCO)/ oxygen-carrying[7] ***capacity***

Vitalkapazität
Zwerchfellhochstand[1] Brustkorb-, Thoraxbeweglichkeit[2] forcierte Vitalkapazität[3] funktionelle Residualkapazität[4] Inspirationskapazität[5] CO-Diffusionskapazität[6] Sauerstoffbindungskapazität[7]

11

tidal [taɪdᵊl] **volume** *or* **air** *n term, abbr* **V$_t$**

rel **residual** [rɪzɪdʒʊəl] **volume**[1] *n term, abbr* **RV**

volume of air that is inspired or expired in a single breath during regular breathing

» *Respiratory rate and tidal volume are unchanged. An acute asthmatic [z] attack is associated with air trapping and increased residual volume, which result in hyperinflation of the lungs.*

Use spontaneous [eɪ]/ high / low / maximal / end-***tidal volume*** • lung / respiratory minute[2] / forced expiratory[3] (*abbr* FEV) ***volume*** • expiratory reserve[4] [ɜː] (*abbr* ERV)/ inspiratory reserve[5] (*abbr* IRV) ***volume*** • expired / humidified / insufflated / trapped ***air*** • pleural [ʊɚ] / free / compressed[6] / swallowed ***air*** • ***air***borne[7] /flow /ways[8] /tight[9] [taɪt]/ passages[8] • ***air*** exchange / sac[10] / embolism[11] / leak [iː]/ hunger[12] • ***tidal*** breathing[13] • ***residual*** air[1] / function

Atem(zug)volumen
Residualvolumen[1] Atemminutenvolumen, AMV[2] Sekundenkapazität[3] exspirator. Reservevolumen[4] inspirator. Reservevolumen[5] Druckluft[6] durch d. Luft übertragen, aerogen[7] Luft-, Atemwege[8] luftdicht[9] Alveolarsäckchen, Sacculus alveolaris[10] Luftembolie[11] Lufthunger[12] Cheyne-Stokes-Atmung[13] 12

Unit 45 Digestive Tract

Related Units: 46 Digestion, 47 Liver & Biliary System, 26 Teeth, 27 Dentition & Mastication, 21 Head & Neck, 22 Trunk, 109 Gastrointestinal Signs & Symptoms

45

digestive tract [daɪdʒestɪv trækt] *n term*

syn **gastrointestinal** *or* **alimentary tract** *or* **canal** [kənæl] *n term*

passage leading from the mouth to the anus [eɪ]

alimentation[1] *n term* • **enteral**[2] *adj* • **-enteric**[2] *adj & comb* • **enter(o)-** *comb*

» *The foreign body in the intestinal tract was directly visualized [ɪʒ] and removed with a GI endoscope. The mucosa [oʊ] in the alimentary canal was severely damaged.*

Use gastrointestinal (*abbr* GI)/ upper GI ***tract*** • upper ***GI*** series[3] [sɪɚiːz] • ***intestinal*** cells / mucosa [koʊ]/ villi[4] [aɪ]/ wall • ***intestinal*** segment / flora[5] / bacteria[6] [ɪɚ] • ***intestinal*** juice[7] [dʒuːs]/ secretions [iːʃ]/ contents[8] / glands *or* crypts[9] [ɪ] • ***intestinal*** loops[10] [uː]/ gas / motility • ***intestinal*** transit (time) / tube[11] / obstruction • ***intestinal*** hernia [ɜː]/ bleeding *or* hemorrhage[12] • ***intestinal*** perforation / infection / inflammation • ***digestive*** tract disorder / process[13] / enzymes [zaɪ]/ juices[14] • ***alimentary*** bolus[15] [oʊ]/ obesity [iː]/ edema[16] [iː] • intravenous [iː] hyper[17]/ parenteral ***alimentation*** • ***enteric*** bacteria[6] / flora[5] / infection /-coated aspirin[18] • ***entero***genic [dʒe] /toxin /colitis [-aɪtɪs]

Verdauungstrakt, -kanal, Magen-Darm-Trakt
Ernährung, Alimentation[1] enteral, intestinal, Darm-[2] Magen-Darm-Passage[3] Darmzotten, Villi intestinales[4] Darmflora[5] Darmbakterien[6] Darmsaft[7] Darminhalt[8] Darmdrüsen, Lieberkühn-Krypten, Glandulae intestinales[9] Darmschlingen[10] Darmrohr[11] Darmblutung[12] Verdauungsvorgang[13] Verdauungssäfte[14] Bolus, Bissen[15] Hungerödem[16] intravenöse Hyperalimentation[17] magensaftresistentes Aspirin[18] 1

oral cavity [kævɪti] *n term* → U46-7

the cavity of the mouth including the narrow cleft[1] between the lips and cheeks [tʃiːks], the teeth, gums[2] [gʌmz], and tongue [tʌŋ] which communicates[3] with the nasal [eɪ] and pharyngeal cavity (nasopharynx[4])

oral [ɔːrəl] *adj term* • **oro-** *comb* • **(naso-)oropharyngeal** *adj*

» *In children the tongue is quite large relative to their oral cavity. Difficulty emptying material from the oral pharynx into the esophagus [ɪ] is termed pre-esophageal dysphagia*[5] [-feɪdʒ(ɪ)ə].

Use ***oral cavity*** infection / cancer [ˈs] • proper[6] ***oral cavity*** • ***oral*** flora / mucosa[7] / secretions • ***oral*** enzyme / hygiene [aɪdʒ]/ vaccine[8] [ks]/ temperature[9] • ***oral*** intake[10] / feedings / contraceptive [se]/ dose • ***oral*** route [aʊ‖uː] of infection / thermometer / intubation • ***orally*** ingested [dʒe] • ***oro***tracheal [k] tube[11] / nasal reflux [iː]

Mundhöhle, Cavitas/ Cavum oris
Spalte[1] Zahnfleisch[2] verbunden ist mit[3] Nasenrachenraum, Nasopharynx[4] oropharyngeale Dysphagie[5] Cavum oris proprium, eigentliche Mundhöhle[6] Mundschleimhaut[7] Schluckimpfung[8] Oral-, Sublingualtemperatur[9] orale Nahrungsaufnahme[10] Orotrachealtubus[11] 2

salivary glands [sælɪvɚi glændz] *n term & clin*

saliva-secreting exocrine [aɪ] glands of the oral cavity including the parotid[1], submandibular and sublingual glands which secrete [iː] most of the saliva and the labial [eɪ], buccal [ʌ], molar, lingual, and palatine [-aɪn] glands

saliva[2] [səlaɪvə] *n term* • **salivate**[3] [sælɪveɪt] *v* • **salivation**[4] *n*

» *The minor salivary glands are widely distributed in the mucosa of the lips, cheeks, hard and soft palate*[5]*, uvula [juː], floor of mouth*[6]*, tongue and peritonsillar region. Symptoms of mushroom [ʌ] poisoning*[7] *include sweating [e], salivation, lacrimation*[8]*, vomiting, abdominal cramps, diarrhea [iː], confusion*[9] *[juː], coma, and occasionally convulsions*[10] *[ʌ].*

Use minor[11] [aɪ]/ major[12] [eɪdʒ] ***salivary glands*** • ***salivary*** duct[13] [ʌ]/ flow[4] / stones / secretion [iː] • ***salivary gland*** tumor[14] • diminished secretion of / artificial[15] [ɪʃ]/ resting / viscous[16] [sk] ***saliva*** • to drool[3] [uː]/swallow[17] [ɒː] ***saliva*** • ***saliva*** output / production / substitute[15] [ʌ] • excessive *or* hyper***salivation***[18] [aɪ]

Speicheldrüsen, Glandulae salivariae
Parotis, Ohrspeicheldrüse[1] Speichel[2] S. produzieren, sabbern[3] Speichelfluss, Salivation[4] weicher Gaumen[5] Mundboden[6] Pilzvergiftung[7] Tränensekretion[8] Verwirrtheit[9] Krämpfe[10] kl. Speicheldrüsen, Gg. salivariae minores[11] große S., Gg. salivariae majores[12] Speichelgang[13] Speicheldrüsentumor[14] Speichelsubstitution[15] zähflüssiger S.[16] S. schlucken[17] patholog. gesteigerte Speichelsekretion, Hypersalivation, Ptyalismus, Sialorrhoe[18] 3

pharynx [færɪŋks] *n term, pl* **-ges/-xes** [fərɪndʒiːz] *syn* **throat** [θroʊt] *n, sim* **fauces**[1] [fɔːsiːz] *n pl term* → U21-12

portion of the digestive tube between the esophagus and the oro- and nasopharynx [neɪzoʊ-]

pharyngeal[2] [færɪndʒiːəl||fərɪndʒ(ɪ)əl] *adj term* • **faucial**[2] [fɔːʃəl] *adj*
-pharynx, -pharyngeal, pharyngo- *comb*

» *The human swallowing apparatus [eɪ] consists of the pharynx, cricopharyngeal [kraɪk-] (upper esophageal) sphincter, and the body and lower sphincter of the esophagus. A topical anesthetic [e] is gargled[3] or sprayed into the pharynx. Herpangina [dʒaɪ] is characterized by an acute onset of fever [iː] and posterior pharyngeal ulcers [s], often linearly arranged on the anterior fauces. In severe croup [uː], fever persists, with worsening [ɜː] coryza[4] [kəraɪzə] and sore throat.*

Use laryngeal[5] / oral[6] / nasal[7] / inflamed [eɪ]/ injected[8] [dʒe] ***pharynx*** • ***pharyngeal*** reflex[9] / mucosa / tonsil / pack[10] • oro/ hypo[5]/laryngo***pharynx*** • ***pharyngo***epiglottic fold[11] /esophageal [dʒ] ***pharyngo***palatine arch[12] [tʃ] /tympanic tube[13] • naso***pharyngeal*** obstruction • ***faucial*** arch / area / tonsil[14] / isthmus[15] [ɪsməs]/ pillars[16] [ɪ] • muscles of palate and fauces • sore[17] ***throat***

Pharynx, Rachen
Fauces, Schlund(enge), Pharynx[1] pharyngeal, Rachen-[2] gurgeln mit[3] Schnupfen[4] Hypopharynx, Pars laryngea[5] Mesopharynx, P. oralis[6] Epipharynx, P. nasalis[7] geröteter/ hyperämischer Rachen[8] Würg(e)reflex[9] Halswickel[10] Plica glossoepiglottica lateralis/ mediana[11] hinterer Gaumenbogen, Arcus palatopharyngeus[12] Tuba auditiva, Ohrtrompete[13] Gaumenmandel, Tonsilla palatina[14] Schlundenge, Isthmus faucium[15] Gaumenbögen, Arcus palatoglossus u. A. palatopharyngeus[16] Halsschmerzen[17] 4

esophagus [ɪsɒːfəgəs] *n term, BE* **oesophagus** *syn* **gullet** [gʌlɪt] *n clin & inf*

tube about 25 cm in length through which food passes from the pharynx to the stomach [k]

esophageal[1] [-fədʒiːəl] *adj term* • **megaesophagus** *n* • **esophag(o)-** *comb*

» *Incompetence of the lower esophageal sphincter[2] rather than sliding hiatus [aɪeɪ] hernia[3] is the primary cause of acid reflux. Dysphagia for both solids and liquids was due to impaired [eɚ] esophageal peristalsis, which interrupted the smooth [uː] esophageal transport of a bolus.*

Use cervical[4] [sɜː]/ distal / lower / upper / thoracic[5] [æs]/ proximal ***esophagus*** • border / stretching / rupture[6] [ʌ] ***of esophagus*** • ***esophageal*** hernia [ɜː]/ opening / motility / peristalsis[7] / tube / tear[6] [teɚ] • ***esophageal*** obstruction / dysphagia [dɪsfeɪdʒ(ɪ)ə]/ varices[8] [værɪsiːz]/ reflux [iː]/ speech[9] • ***esophag***itis /ectomy • ***esophago***gastric sphincter[2] /salivary reflex[10] /scopy /stomy

Ösophagus, Speiseröhre
ösophageal, Speiseröhren-[1] unterer Ösophagussphinkter[2] Gleitbruch, -hernie[3] Pars cervicalis, Halsabschnitt d. Speiseröhre[4] P. thoracica, Brustabschnitt d. Speiseröhre[5] Ösophagusruptur[6] Ösophagusperistaltik[7] Ösophagusvarizen[8] Ösophagus(ersatz)stimme, -sprache[9] Roger-Reflex[10] 5

abdomen [æbdəmən||æbdoʊmən] *n term* → U22-4 *syn* **belly, tummy** [ʌ] *n clin,* **abdo** *n jar, abbr* **abd**

anterior part of the trunk [ʌ] between the thorax and the pelvis divided into regions (epigastric, umbilical, pubic, hypochondriac[1] [kɒː], lateral, and inguinal[2] regions) or four quadrants

abdominal [æbdɒːmɪnəl] *adj term* • **intra-abdominal** *adj*

» *The abdomen is divided into right upper and lower, and left upper and lower quadrants [ɒː] by horizontal and vertical lines intersecting at the umbilicus [ʌ]. The abdomen was supple[3] [ʌ] and without masses or organomegaly. Plain [eɪ] abdominal films[4] showed mucosal edema [iː] and an abnormal haustral [ɔː] pattern[5]. On palpation the abdomen was not tender[6].*

Use lower / protuberant[7] [(j)uː]/ pendulous[8] / surgical [ɜː]/ acute[9] ***abdomen*** • ***abdominal*** breathing[10] [iː]/ wall / cavity[11] • ***abdominal*** girth[12] [ɜː]/ aorta [eɪ]/ pain / contents • ***abdominal*** bloating [oʊ] or distention[13] / tenderness / cramps / compression • ***abdominal*** reflex[14] / aneurysm [ænjɚ-]/ muscle guarding[15] [gɑːrdɪŋ] • ***abdominal*** rigidity[16] [dʒɪ]/ straining[17] [eɪ] • ***belly***ache / tap[18] / button[19] [ʌ] • ***intra-abdominal*** pressure

Abdomen, Bauch, Unterleib
Hypochondrium[1] Leiste(ngegend)[2] weich[3] Abdomenleeraufnahme, -übersichtsaufnahme[4] Haustrenmuster, -anordnung[5] druckschmerzhaft, -dolent[6] hervortretender Bauch[7] Hängebauch[8] akutes Abdomen[9] Bauch-, Zwerchfellatmung[10] Bauchhöhle, Cavitas abdominalis[11] Bauchumfang[12] geblähtes Abdomen, Trommelbauch[13] Bauchhaut-, Bauchdeckenreflex[14] Bauchdecken-, Abwehrspannung[15] bretthartes Abdomen[16] Bauchpresse[17] Bauchpunktion[18] Bauchnabel[19] 6

peritoneum [perɪtəniːəm] *n term* *rel* **mesentery**[1], **omentum**[2] *n term*

serous [ɪɚ] sac lining the abdominal and pelvic cavities

peritoneal *adj term* • **mesenteric** *adj* • **omental** *adj* • **peritoneo-** *comb*

» *One side of the herniated [ɜː] stomach was covered by peritoneum. Long-lasting peritoneal drains tend to become infected and lead to peritonitis. Although the mesentery joins the intestine along one side, the peritoneal layer of the mesentery envelops the bowel and is called the visceral peritoneum, or serosa. The greater omentum is a double-leafed apron [eɪ] that extends from the greater curvature [ɜː] of the stomach to the transverse mesocolon.*

Use intestinal or visceral[3] / parietal[4] [aɪ]/ pelvic[5] ***peritoneum*** • double fold of[6] ***peritoneum*** • ***peritoneal*** fluid / cavity[7] / irritation • intra/ retro***peritoneal*** • ***peritoneal*** reflection[8] / lavage[9] [ɑːʒ]/ tap / dialysis[10] [daɪælɪsɪs] • pneumo[11] [n(j)uːmoʊ]/ retro***peritoneum*** • ***peritoneo***scopy /itis[12] [aɪ] • inferior ***mesenteric*** artery (*abbr* IMA) • ***mesenteric*** lymph [ɪ] nodes / plexus / vessels / (lymph)adenitis • ***mesenteric*** cyst [sɪst]/ infarction[13] / vascular occlusion[14] / vein [eɪ] thrombosis • appendiceal[15] [siː] ***mesentery*** • greater[16] / lesser[17] ***omentum*** • ***omental*** flap / bursa[18] [ɜː]/ patch / cyst / hernia[19] [ɜː]/ torsion

Peritoneum, Bauchfell
Mesenterium, Dünndarmgekröse[1] Omentum, Netz, Epiploon[2] Peritoneum viscerale[3] P. parietale[4] Beckenperitoneum[5] Peritonealduplikatur[6] Bauchfellhöhle, Cavitas peritonealis[7] peritoneale Umschlagfalte[8] Peritoneallavage, -spülung[9] Peritonealdialyse[10] Pneumoperitoneum[11] Bauchfellentzündung, Peritonitis[12] Mesenterialinfarkt[13] Mesenterialgefäßverschluss[14] Mesenteriolum, Mesoappendix[15] großes Netz, Omentum majus[16] kl. Netz, O. minus[17] Netzbeutel, Bauchfelltasche, Bursa omentalis[18] Netzbruch[19] 7

stomach [stʌmᵊk] *n clin & inf*

rel **curvature**[1] [kɜːrvətʃɚ], **pylorus**[2] [paɪlɔːrᵊs] *n term*

(i) bag-shaped reservoir for food between the esophagus and the duodenum beneath the diaphragm that consists of the cardiac opening[3], fundus [ʌ], antrum, body[4], and pylorus
(ii) the epigastric region[5]

(epi/ hypo)gastric *adj term* • **gastr(o)-** *comb* • **pyloric** *adj* • **stomach**[6] *v inf*

» *The stomach which lies just beneath the diaphragm, has a capacity of about 1 liter; its wall has a mucous* [juː]*, submucous, muscular* [ʌsk]*, and a peritoneal coat. Endoscopy revealed erosions on the ridges* [dʒ] *of thickened folds in the antrum of the stomach. Most gastric ulcers*[7] [s] *occur along the lesser curvature at the junction* [ʌ] *of antral and fundic* [ʌ] *mucosa.*

Use to cleanse [e]/upset[8] ***the stomach*** • acid [æsɪd]/ full / distended / on an empty[9] ***stomach*** • ***stomach*** trouble[10] / ache [eɪk]/ tube[11] / pump / aspirate / capacity • ***stomach*** contents[12] / lining[13] [aɪ]/ cramp / acidity • ***gastric*** fold / (acid) secretion[14] • ***gastric*** juice[15] [dʒuːs]/ motility / tube[11] • ***gastric*** emptying (rate)[16] / suction [sʌkʃᵊn]/ parietal [pəraɪətᵊl] cells[17] • greater[18] / lesser[19] ***curvature*** • ***gastro***intestinal /esophageal /duodenal /enteritis [aɪ] /scopy • ***gastr***ectomy /itis[20] • ***pyloric*** channel [tʃænᵊl]/ antrum / glands[21] • ***pyloric*** sphincter / obstruction[22] [ʌ]/ stenosis

(i) Magen, Gaster
(ii) Magengrube, Epigastrium
Curvatura, Magenkrümmung[1] Pylorus, (Magen)pförtner[2] Kardia, Mageneingang[3] Corpus ventriculi[4] Epigastrium, Oberbauchgegend, Magengrube, Regio epigastrica[5] verdauen, -tragen[6] Magengeschwüre, Ulcera ventriculi[7] sich d. Magen verderben[8] auf nüchternen/ leeren M.[9] Magenbeschwerden[10] Magensonde, -schlauch[11] Mageninhalt[12] Magenauskleidung[13] Magensekretion, -sekret[14] Magensaft[15] Magenentleerungszeit[16] Belegzellen[17] Curvatura major, linker Magenrand[18] C. minor, rechter M.[19] Magenschleimhautentzündung, Gastritis[20] Pylorusdrüsen, Glandulae pyloricae[21] Pylorusobstruktion[22]
8

gut [gʌt] *n* *syn* **bowel(s)** [baʊəlz], **intestine(s)** [ɪntestɪnz] *n clin & term*

digestive tube from the stomach to the anus distinguished into the small and the large intestine

intestinal[1] *adj term*

» *Gas is present in the gut as a result of swallowed air, bacterial metabolism of ingested*[2] [dʒe] *fermentable materials in the intestinal lumen, or diffusion from the blood into the bowel. These agents tend to stabilize the water content of the bowel and provide bulk*[3] [ʌ].

Use small[4] / large[5] ***intestine** or **bowel*** • proximal / distal / entire ***gut*** • primitive[6] / obstructed / plain[7] ***gut*** • ***gut*** wall / flora[8] / bacteria[9] / motility • ***gut*** absorption / inflammation / perforation • irritable[10] / lazy[11] / (un)prepared ***bowel*** • ***bowel*** mucosa[12] / contents / lumen / loop[13] [uː]/ gas[14] • ***bowel*** sounds[15] / tone / movement[16] / habits[17] / obstruction • ***intestinal*** absorption / anastomosis / flora[8] / bacteria[9] / gas[14] • ***intestinal*** mucosa[12] / obstruction / parasites / volvulus[18]

Darm, Eingeweide
intestinal, Darm-[1] aufgenommen[2] wirken darmfüllend[3] Dünndarm[4] Dickdarm[5] Urdarm[6] einfaches Catgut[7] Darmflora[8] Darmbakterien[9] Reizkolon, -darm, Colon irritabile[10] träger Darm[11] Darmschleimhaut[12] Darmschlinge[13] Darmgas[14] Darmgeräusche[15] Darmentleerung, Stuhlgang[16] Stuhlgewohnheiten[17] Darmverschlingung, Volvulus[18]
9

duodenum [d(j)uɒːdᵊnᵊm‖d(j)uədiːnᵊm] *n term*

first segment of the small intestine about 25 cm or 12 fingerbreadths (hence the name) in length, it extends from the pylorus to the junction [dʒʌ] with the jejunum at the level of the 1st or 2nd lumbar [ʌ] vertebra[1]

duodenal [d(j)uədiːnᵊl‖ d(j)uɒːdᵊnᵊl] *adj term* • **duodeno-** *comb*

» *The first part of the duodenum is known as the duodenal cap*[2]*. The bile* [aɪ] *duct*[3] *and the pancreatic duct*[4] *open into the descending portion of the duodenum at the ampulla of Vater*[5]*. Villous adenomas of the duodenum may obstruct the papilla of Vater*[6]*. There was a reflux* [iː] *of bile*[7] *from the duodenum to the stomach.*

Use descending[8] [s]/ proximal / distal / widened [aɪ] ***duodenum*** • ***duodenal*** loop / bulb[2] [ʌ] / ampulla[5] [ʊ]/ sphincter / glands • ***duodenal*** secretions [iːʃ]/ villi[9] / smear[10] [ɪɚ] • ***duodenal*** biopsy [aɪ]/ folds[11] / bands[12] / ulcer[13] [ʌlsɚ] • ***duodeno***jejunal junction[14] /graphy /scopy

Duodenum, Zwölffingerdarm
Lendenwirbel[1] Bulbus duodeni, Pars superior[2] Ductus choledochus[3] Ductus pancreaticus[4] Ampulla hepatopancreatica[5] Papilla duodeni major/ Vateri[6] Galle(nflüssigkeit)[7] Pars descendens[8] Zwölffingerdarmzotten[9] Duodenalabstrich[10] Plicae duodenalis superior et inferior[11] Strikturen im Duodenum[12] Zwölffingerdarmgeschwür, Ulcus duodeni[13] Flexura duodenojejunalis[14]
10

jejunum [dʒiːdʒuːnᵊm] *n term*

part of the small intestine (approx. 8 feet in length) between the duodenum and the ileum

-jejunal *adj & comb term* • **jejun(o)-** [dʒiːdʒun] *comb*

» *Bleeding lesions of the duodenum or proximal jejunum may be biopsied or coagulated enteroscopically. Magnesium* [iː] *is absorbed primarily in the jejunum and ileum.*

Use dilated [eɪ]/ distal / proximal *or* upper / mid***jejunum*** • ***jejunal*** villi / loop / ulcer / diverticula[1] / feeding (tube)[2] • ***jejunoileal*** bypass *or* shunt[3] [ʌ]/ junction • ***jejuno***ileal /gastric /plasty /tomy /stomy[4] • ***jejun***itis[5] [-aɪtɪs] /ectomy

Jejunum, Leerdarm
Jejunaldivertikel[1] jejunale Ernährungsfistel[2] jejunoilealer Bypass/ Shunt[3] Jejunostomie[4] Jejunitis, Entzündung d. Jejunums[5]
11

ileum [ɪlɪəm] *n term* *rel* **cecum**[1] [siːkəm] *n term, BE* **caecum**

portion of the small intestine extending from the jejunoileal junction to the ileocecal opening[2]

ileal [ɪlɪəl] *adj term* • **cecal** [siːkəl] *adj* • **ileocecal** *adj* • **ile(o-)** *adj*

» *Adhesions* [iːʒ], *hernias, tumors, FBs*[3] *(esp. gallstones*[4]*)* [ɔː] *are common causes of mechanical* [k] *obstruction of the duodenum, jejunum, ileum, colon, or rectum. There was no increase in mouth-to-cecum transit times in colicky*[5] *infants.*

Use distal / reflux into terminal [ɜː] ***ileum*** • ***ileal*** vein [eɪ]/ reabsorption / atresia [iːʒ] • ***ileal*** loop reservoir[6] / conduit[6] • ***ileo***rectal anastomosis[7] /gastric reflex /jejunitis • ***ileo***colic fold /cecal valve[8] [æ] • ***cecal*** size / diameter [aɪæ]/ perforation[9] • ***cecal*** volvulus / gangrene/ diverticulitis • contiguous[10] / high[11] / mobile[12] ***cecum***

Note: Mark the difference between ***ileum*** *(ileal),* ***ilium***[13] *(iliac)* and ***ileus***[14].

Ileum, Krummdarm
Zäkum, Zökum, Blinddarm[1] Ostium ileocaecale[2] foreign bodies = Fremdkörper[3] Gallensteine[4] an Koliken leidend[5] Ileum-Conduit, Ileumblase[6] Ileorektostomie[7] Ileozäkal-, Bauhin-Klappe[8] Blinddarmdurchbruch[9] angrenzendes Zäkum[10] Zäkumhochstand[11] sehr bewegl. Zäkum, Caecum mobile[12] Ilium, Darmbein[13] Ileus, Darmverschluss[14]
12

appendix (vermiformis) *n term, pl* **-ces** [əpendɪsiːz] *syn* **vermiform** [ɜː] **appendix** *n term*

wormlike [ɜː] intestinal diverticulum extending from the blind end of the cecum ending in a blind extremity

appendiceal [-siːəl] *adj term* • **appendicitis**[1] [-saɪtɪs] *n* • **append-** *comb*

» *A large inflammatory mass was found involving the appendix, terminal ileum, and cecum, requiring a resection of the entire mass and ileocolostomy. Rebound* [aʊ] *tenderness*[2] *may be suggestive of acute appendicitis.*

Use to free[3]/visualize/remove/bury [e] the stump of[4] ***the appendix*** • high-lying[5] / (acutely) inflamed[6] [eɪ]/ retrocecal[7] ***appendix*** • base / mesentery[8] / tip ***of the appendix*** • ***appendiceal*** lumen / wall / perforation / stump [ʌ]/ abscess[9] • acute[10] / chronic / (non)perforated[11] / suspected[12] ***appendicitis*** • uncomplicated / retrocecal / atypical [eɪ] ***appendicitis*** • catarrhal[13] / gangrenous ***appendicitis*** • ***appendectomy***[14]

Appendix vermiformis, Wurmfortsatz
Appendizitis, sog. Blinddarmentzündung[1] Loslassschmerz[2] die Appendix freilegen[3] den Appendixstumpf versenken[4] hochliegende Appendix[5] entzündete A.[6] retrozäkale A.[7] Mesenteriolum, Mesoappendix[8] appendizitischer Abszess[9] akute Appendizitis[10] perforierende A.[11] Verdacht auf A.[12] katarrhalische Appendizitis[13] Appendektomie, sog. Blinddarmoperation[14]
13

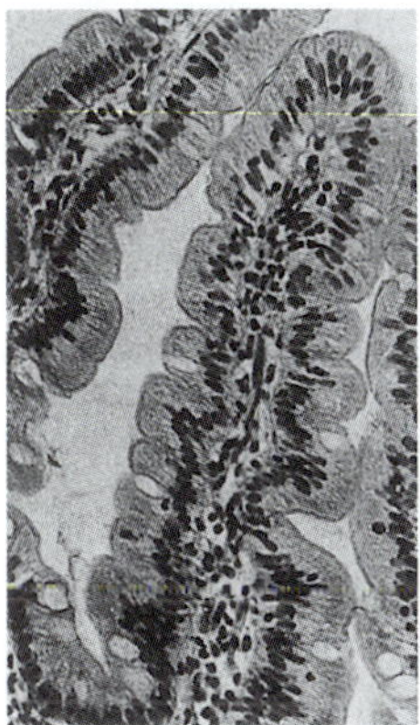
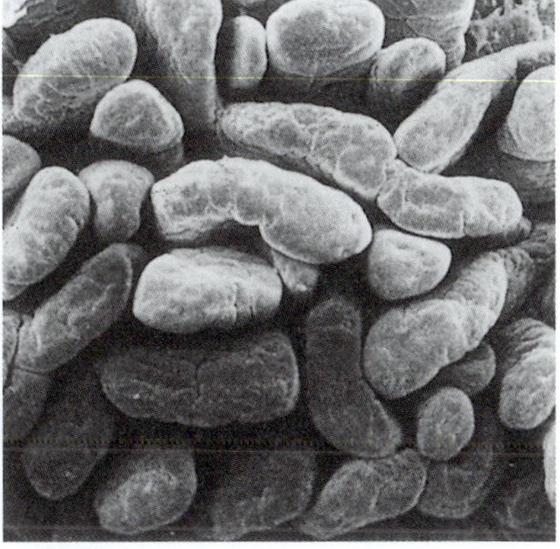

Normal-appearing jejunal villi in a 3-year-old boy:
(a) histologic section,
(b) scanning electron microscopic view

intestinal villi [vɪlaɪ] *n pl* *syn* **villi (intestinales)** *n term, sing* **villus**

projections of the mucous membrane of the intestine; they are leaf-shaped [iː] in the duodenum and become shorter, more finger-shaped, and sparser[1] in the ileum

(inter)villous[2] [vɪləs] *adj term* • **villo-** *comb* • **microvilli**[3] [maɪkroʊvɪlaɪ] *n pl*

» *Jejunal tissue may be otherwise normal or show clubbing* [ʌ] *of the villi*[4]*, dilated lymphatics, or even partial villous atrophy. Jejunal biopsy shows broadening and shortening of the villi and lengthening of the crypts* [krɪpts].

Use interstitial [ɪʃ]/ duodenal / ischemic [ɪskiːmɪk]/ shortened[5] / thickened ***villi*** • ***villous*** features [iːtʃ]/ histology / tumor • ***villous*** adenoma *or* polyp[6] [pɒːlɪp]/ surface / atrophy[7] • ***villoglandular*** polyp[6] • ***intervillous*** space[8]

Darmzotten, Villi intestinales
weniger zahlreich[1] villös, zottenreich[2] Mikrovilli[3] trommelschlägelartige Auftreibung d. Darmzotten[4] verkürzte Zotten[5] Zottenpolyp, Zottenadenom, villöser Darmpolyp[6] Zottenatrophie[7] intervillöser Raum/ Spalt[8]
14

colon [koʊlən] *n term*

rel **large intestine** *or* **bowel**[1] [baʊəl] *n clin,* **haustrum**[2] [ɔː] *n term, pl* **-a**

portion of the gut extending from the cecum to the rectum

col(on)ic [kɒːlɪk‖kəlɒːnɪk] *adj term* • **colo-** *comb* • **haustral** [hɔːstrᵊl] *adj* **haustration**[3] *n term*

» *The ascending colon extends between the ileocecal orifice and the hepatic flexure. Barium* [eɚ] *enema*[4] [enɪmə] *revealed absence of haustrations.*

Use ascending[5] [se]/ transverse[6] / descending[7] / sigmoid[8] [ɪ]/ meso/ irritable[9] ***colon*** • ***colon*** conduit / interposition[10] / cancer / massage[11] • ***colonic*** absorption / gas / motility • ***colonic*** contraction / dila(ta)tion • ***colonic*** mucosa / flora / pH / contents / transit[12] • ***colonic*** dysfunction / inertia[13] [ɪnɜːrʃə]/ obstruction / bleeding (episodes) • ***colonic*** irrigation *or* lavage[14] [-ɑːʒ]/ polyp • hepatic *or* right[15] / splenic [e] *or* left[16] ***colic flexure*** • ***haustral*** pattern • ***colo***rectal cancer /ovaginal [dʒ] /ostomy bag[17] /itis /olysis • ***colono***scope /scopy[18]

Kolon, Grimmdarm
Dickdarm[1] Haustrum[2] Haustrenbildung, Haustrierung[3] Bariumeinlauf[4] Colon ascendens[5] C. transversum[6] C. descendens[7] C. sigmoideum[8] Reizkolon, C. irritabile[9] Koloninterposition, -zwischenschaltung[10] Kolonmassage[11] Kolontransit[12] Darmträgheit[13] Kolonlavage, Dickdarmreinigung[14] rechte Kolonflexur, Flexura coli dextra/ hepatica coli[15] linke K., F. coli sinistra/ lienalis coli[16] Kolostomiebeutel[17] Kolo(no)skopie[18]

15

rectum [rektᵊm] *n term*

rel **proctoscopy**[1] [prɒːktɒːskəpi] *n term*

terminal portion of the digestive tube extending from the sigmoid colon to the anal canal

rectal[2] [rektᵊl] *adj term* • **recto-** [rektoʊ] *comb* • **proct(o)-** *comb*

» *A phosphate enema*[3] *may be given to empty the rectum. Following DRE*[4]*, the perianal area was examined, and the lubricated*[5] [uː] *scope was gently inserted 3-4 cm past the anal sphincter.*

Use per[6] (*abbr* PR)/ prolapsed / stool [uː] in / fold of / flexure [ekʃ] of ***rectum*** • ***rectal*** temperature[7] / folds / canal / examination • ***rectal*** biopsy[8] / swab[9] [ɒː]/ skin tags[10] • ***rectal*** suppository[11] / enema • ***rectal*** burning / prolapse[12] / bleeding • ***rectal*** polyp / hemorrhoids [e]/ mass • ***proct***itis /ology /ologist /osigmoidoscopy /oscope • ***recto***uterine pouch[13] [paʊtʃ] /-vesical pouch[14] • ***rectovaginal*** septum[15] / fold / examination • ***rectosigmoid*** sphincter / junction[16] • ***rectouterine*** ligament [ɪ]/ muscle

Rektum, Mastdarm
Proktoskopie[1] rektal, Rektum-[2] Einlauf[3] digitale rektale Untersuchung, DRU[4] m. Gleitmittel versehen[5] rektal[6] Rektaltemperatur[7] Rektumbiopsie[8] Rektalabstrich[9] Marisken, Analfalten[10] Rektalzäpfchen[11] Rektumprolaps[12] Excavatio rectouterina, Douglas-Raum[13] E. rectovesicalis[14] Septum rectovaginale[15] rektosigmoidale Übergangszone[16]

16

46

anus [eɪnəs] *n term, pl & gen* **ani** [eɪnaɪ] *syn* **back passage** *n clin*

opening of the digestive tract in the fold between the buttocks[1] [ʌ] through which the feces[2] [fiːsɪz] are evacuated

anal *adj term* • **perianal** *adj* • **ano-** *comb*

» *These preparations sometimes help to prevent anal irritation by increasing stool firmness. Venous* [iː] *drainage* [eɪ] *above the anorectal juncture*[3] *is through the portal system. A smear* [ɪɚ] *of the anal mucosa*[4] *was examined for WBCs*[5]*.*

Use artificial[6] / imperforate[7] [ɜː] ***anus*** • external/internal sphincter of the ***anus*** • ***anal*** canal / region / orifice[8] / verge[9] [vɜːrdʒ] • ***anal*** sphincter / tone / reflex[10] • ***anal*** fissure[11] [fɪʃɚ]/ cancer / intercourse[12] • ***anal*** atresia[7] [iːʒ]/ pruritus[13] [aɪ] • levator [eɪ]/ pruritus[13] [aɪ] ***ani*** • ***ano***coccygeal [-kɒːksɪgɪəl] /cutaneous [eɪ] • ***perianal*** area / itching[13] [tʃ]

Anus, After
Gesäß[1] Stuhl, Fäkalien[2] anorektale Übergangszone[3] Analabstrich[4] weiße Blutkörperchen, Leukozyten[5] künstlicher After, Anus praeter(naturalis)[6] Anus imperforatus, Analatresie[7] Anus, After[8] Analring[9] Analreflex[10] Analfissur[11] Analverkehr[12] Afterjucken, Analpruritus, Pruritus ani[13]

17

Unit 46 Digestion

Related Units: 2 Diet, 3 Food & Drink, 27 Mastication, 45 Digestive Tract, 47 Liver, 78 Metabolism, 79 Nutrition, 109 Gastrointestinal Signs & Symptoms

ingestion [ɪndʒestʃᵊn] *n term* → U2-1 *syn* **(food) intake** *n clin,*

rel **imbibition**[1] [ɪʃ] *n term*

introduction of food and drink into the stomach [k]

ingest[2] *v term* • **ingestants**[3] *n* • **ingesta**[3] *n pl* • **ingestive** *adj* • **imbibe** [aɪ] *v*

» *Acute toxicity can result from ingestion of massive doses of vitamin A. Patients are encouraged to ingest fluids during meals. A high intake of saturated fat*[4] *increases the risk of prostate cancer. Many drinkers occasionally imbibe to excess.*

Use food / rapid / drug[5] / barbiturate [ɪ]/ aspirin / caustic[6] [ɒː] ***ingestion*** • deliberate[7] / excessive / prolonged ***ingestion*** • oral / dietary [aɪə]/ salt ***intake*** • (excessive) fluid[1] / (adequate) water ***intake*** • increased caloric[8] / alcohol[9] ***intake*** • ***ingested*** material / food particles[10] / poison

(Nahrungs)aufnahme, -zufuhr, Ingestion
Flüssigkeitsaufnahme[1] Nahrung zu sich nehmen[2] aufgenommene Nahrung, Ingesta[3] gesättigte Fette[4] Medikamenteneinnahme[5] Ätzmitteleingestion[6] absichtl. Einnahme[7] erhöhte Kalorienzufuhr[8] Alkoholkonsum[9] ingestierte Nahrungspartikel[10]

1

swallowing [swɒːloʊɪŋ] *n* *syn* **deglutition** [-ʊtɪʃᵊn] *n term*, *rel* **suck**[1], **suckle**[2] [ʌ] *v*

passing anything through the mouth, pharynx, and esophagus into the stomach; to perform deglutition

swallow[3] *v & n* • **sucker**[4] *n* • **suction** *n* • **suckling**[5] *n* • **deglutitive** *adj term*

» *Do you have any difficulty in speaking and swallowing*[6]*? Have the patient swallow and advance the tube into the esophagus. The deglutition reflex*[7] [iː] *is a complex series* [ɪɚ] *of events that serves both to propel food through the pharynx and the esophagus and to prevent its entry into the airway.*

Use ***to swallow sth.*** down / up[8] / whole[9] • barium[10] [eɚ]/ (impaired) [eɚ] ability to[11] ***swallow*** • ***swallowing*** reflex[7] / center[12] / mechanism [ek]/ function • act of / painful[6] / impaired[11] / air[13] ***swallowing*** • normal / impaired[11] ***deglutition*** • ***deglutitive*** inhibition • ***to suck on*** candy / the bottle / the breast [e]/ fingers / a pacifier[14] [æs] • ***sucking*** reflex[15] / urge [ɜːrdʒ]/ action[16] / chest wound[17] [uː] • ***suck-swallow*** dysfunction [ɪ] • thumb[18] [θʌm]/ blanket / fist / blood-***sucking*** • thumb[19] ***sucker***

(Ver)schlucken, Schluckakt, Deglutition
(ein-, auf)saugen, nuckeln, lutschen[1] saugen, trinken; stillen, säugen[2] (ver)schlucken; Schluck[3] Sauger[4] Säugling[5] Schluckbeschwerden[6] Schluckreflex[7] verschlucken, -schlingen[8] unzerkaut/ ganz schlucken[9] Bariumschluck, Ösophagus-Breischluck[10] Schluckstörung[11] Schluckzentrum[12] Luftschlucken, Aerophagie[13] am Schnuller saugen, nuckeln[14] Saugreflex[15] Saugakt[16] offener Pneumothorax[17] Daumenlutschen[18] Daumenlutscher(in)[19] 2

belch [beltʃ] *n* *syn* **burp** [bɜːrp] *n inf*, **eructation** [ɪrʌkteɪʃᵊn] *n term* *rel* **hiccup**[1] *or BE* **hiccough** [hɪkʌp] *n clin*

bringing up gas from the stomach, sometimes with acid [æsɪd] fluid and a characteristic sound

belch[2] *v clin* • **burp**[2] *v inf* • **hiccup**[3] *v clin* • **eructate**[2] [ɪrʌkteɪt] *v term*

» *The patient presented with fatty food intolerance, belching, flatulence, a sense of epigastric heaviness* [e], *heartburn*[4] [hɑːrtbɜːrn], *and upper abdominal pain of varying intensity. Swallowed air that is not belched passes through the gut* [ʌ] *and leaves as flatus*[5] [eɪ].

Use (in)voluntary / gaseous [eɪ]/ nervous [ɜː]/ repetitive[6] ***eructation*** • ***to burp*** a baby[7] • chronic excessive ***belching*** • ***belching and*** bloating[8] [oʊ]/ indigestion[9] [ɪndɪdʒestʃᵊn] • intractable[10] ***hiccup***

Note: The expression ***burp*** is used predominantly in connection with babies.

Aufstoßen, Rülpser, Eruktation, Ruktus
Schluckauf, Singultus[1] aufstoßen, rülpsen[2] Schluckauf haben[3] Sodbrennen[4] Flatus, Wind[5] ständiges Aufstoßen[6] Bäuerchen machen lassen[7] Aufstoßen und Blähungen[8] Aufstoßen u. Verdauungsstörung[9] hartnäckiger Schluckauf[10] 3

regurgitate [rɪgɜːrdʒɪteɪt] *v term* *sim* **bring up**[1] **(food)** *phr clin*, **vomit**[1] *v*

to flow backward, esp. to bring up swallowed food spontaneously and without effort

regurgitation[2] *n term* • **vomiting** *n clin* • **vomitus**[3] *n term* → U103-12; U109-3f

» *Infants commonly regurgitate a portion of feedings. Was there any blood in what you brought up? Vomiting should be distinguished from regurgitation, which is the effortless reflux*[2] [riːflʌks] *of liquid or food stomach contents. The patient noted regurgitation of undigested food, nocturnal* [ɜː] *choking*[4] [tʃoʊkɪŋ], *and gurgling*[5] [ɜː] *in the throat.*

Use ***to bring up*** blood from the stomach[6] / phlegm [flem] from the lungs[7] • ***to vomit*** (up) food / gastric contents / bile-stained [eɪ] material[8] • ***to vomit*** spontaneously / persistently • to cause/avoid ***regurgitation*** • effortless / acid[9] / spontaneous [eɪ]/ postprandial[10] ***regurgitation*** • mild / severe / excessive ***regurgitation*** • ***regurgitated*** material / gastric contents[11] / bile[12] [baɪl]

regurgitieren, zurückströmen; erbrechen (ohne Antiperistaltik)
(er)brechen, s. übergeben[1] Rückströmen, -fluss, Regurgitation[2] Erbrochenes[3] würgendes Gefühl[4] Gurgeln[5] Blut (er)brechen[6] Schleim aushusten[7] galliges Erbrechen, Galle erbrechen[8] saures Regurgitieren[9] postprandialer Reflux[10] regurgitierter Mageninhalt[11] Gallenrückfluss[12] 4

retch [retʃ] *v clin* *sim* **heave**[1] [hiːv] *v inf* → U44-8

strong involuntary effort to vomit without actually bringing up anything

retching[2] *n clin* • **heaving**[3] *n*

» *Vomiting is often preceded* [siː] *by nausea*[4] [nɔːzɪə] *and by retching, spasmodic respiratory and abdominal movements (so-called dry heaves*[2]*). I thought I'd heard her heaving in the bathroom. My stomach heaved*[5] *at the sight of food.*

Use postoperative / preceding / vomiting and / nonproductive[2] ***retching*** • early-morning / bouts of[6] ***retching*** • vigorous[7] [ɪg]/ forceful[7] ***retching*** • ***to heave*** a sigh[8]

würgen, Brechreiz haben
Brechreiz haben, s. übergeben; (hoch)heben, ausstoßen[1] Brechreiz[2] Brechreiz, Erbrechen[3] Übelkeit[4] es drehte mir d. Magen um[5] Brechreizanfälle[6] starker Brechreiz[7] einen Seufzer ausstoßen[8] 5

peristalsis [perɪstælsɪs] *n term* *rel* **gastrointestinal motility**[1] *n term*

wave-like smooth [uː] muscle contraction that moves food through the digestive tract

antiperistalsis[2] *n term* • **peristaltic**[3] *adj*

hypo/ dysmotility[4] [ɪ] *n term* • **motile**[5] [moʊtaɪl‖-ᵊl] *adj*

» *Determine the presence of adequate esophageal peristalsis. Neuroleptics have anxiolytic* [ɪ] *and antiemetic effects*[6] *and do not inhibit gastrointestinal motility.*

Use hyperactive[7] [aɪ]/ (ab)normal / swallowing-induced ***peristalsis*** • propulsive[8] [ʌ]/ retrograde *or* reversed[2] [ɜː] ***peristalsis*** • ***peristaltic*** waves[9] / activity / movements[9] / contractions[9] • ***peristaltic*** sounds / rushes[10] [ʌ]/ unrest[7] • esophageal[11] [dʒ]/ impaired[4] ***motility*** • intestinal / gastric / esophageal ***dysmotility***

Peristaltik
Magen-Darmmotilität[1] Antiperistaltik[2] peristaltisch[3] Motilitätsstörung[4] beweglich[5] antiemetische Wirkung[6] Hyperperistaltik[7] propulsive/ vorwärtsbewegende Peristaltik[8] peristaltische Wellen[9] Borborygmen[10] Ösophagusmotilität[11] 6

aboral or **aborad** *adj term* *opposite* **orad**[1] *adj term* → U45-2

away from the mouth, usually referring to the propulsion[2] of food in the intestinal tract

» *The circular* [sɜː] *smooth muscle orad to the bolus contracts. The propulsive movement of phasic* [feɪzɪk] *and peristaltic contractions*[3] *slowly pushes chyme*[4] *in an aboral direction.*

Use ***aborad*** direction / progression • ***orad*** waves • to move ***orad***

aboral, v. Mund weg/ entfernt
adoral, mundwärts[1] Vorwärtsbewegung[2] propulsive Peristaltik[3] Speisebrei, Chymus[4]
7

gastric emptying rate or **time** *n term*
rel **orocecal** [-siːkəl] **transit time**[1] *n term*

time required for solids[2] or liquids[3] to pass on from the stomach into the small intestine
empty[4] *v & adj*

» *Dietary fiber* [aɪ] *slows transit through the jejunum* [dʒ]. *Mean orocecal transit time for a solid meal is 35 hours. The colon empties satisfactorily. You must take this on an empty stomach*[5]. *Empty the stomach by gastric lavage*[6] [-ɑːʒ] *and administer activated charcoal*[7] [tʃ].

Use early / delayed[8] [eɪ]/ rapid / inadequate ***gastric emptying*** • normal / prompt[9] / partial ***emptying*** • rapid / (postprandial) intestinal / gut [ʌ]/ colonic[10] ***transit*** • to increase/ speed ***transit time*** • small bowel[11] [aʊ]/ gastrointestinal ***transit time*** • ***transit*** study

Magenentleerungszeit
Mund-Blinddarm-Zeit[1] feste Nahrung[2] Flüssigkeiten[3] entleeren; leer, nüchtern[4] auf leeren/ nüchternen Magen[5] Magenspülung[6] Aktivkohle, Carbo medicinalis[7] verzögerte Magenentleerung[8] sofortige Entleerung[9] Kolontransit[10] Dünndarmpassagezeit[11]
8

chyme [kaɪm] *n* *rel* **bolus**[1] [boʊləs] *n term, pl* **boluses**

semi-liquid mass of partially digested food particles and gastric juices [dʒuːsiːz] passing from the stomach through the pyloric [paɪlɔːrɪk] sphincter into the duodenum

» *Gastric chyme is forced into the funnel-shaped*[2] [ʌ] *antral chamber* [tʃeɪ-] *by peristalsis. As the bolus enters the esophagus, a peristaltic wave propels it toward the stomach* [k].

Use to mix/move ***chyme*** • prolonged transit time for / gastric ***chyme*** • ***bolus of*** food / dye[3] [daɪ] • food / fluid / large / impacted[4] / meat[5] ***bolus*** • ***bolus*** feeding / injection[6] [dʒe] / therapy • ***bolus*** obstruction[7] [ʌ]/ death[8]

Chymus, Speisebrei
Bolus, Bissen; große Pille[1] trichterförmig[2] Farbbolus[3] steckengebliebener/ impaktierter Bissen[4] Fleischbolus[5] Bolusinjektion, intravenöse Schnellinjektion[6] Bolusobstruktion[7] Bolustod[8]
9

gastric juice [dʒuːs] *n clin* *rel* **intestinal juices**[1] *n clin*

digestive secretions of the gastric glands producing mainly pepsin, hydrochloric [haɪ-] acid[2], and mucin [mjuːsɪn]

» *The output of gastric juice in a fasting subject varies from 500 to 1500 mL/d. Antacids*[3] *were given to reduce acid-stimulated release* [iː] *of secretin* [iː], *which increases the flow of pancreatic juice. Take a sample of jejunal juice for microbiologic testing of the intestinal flora*[4].

Use pancreatic[5] [ɪæ]/ duodenal / jejunal[6] [dʒiːdʒuːnəl] ***juice*** • ***intestinal*** secretions[1] [iːʃ]/ fluid / tract gas[7] / loop[8] [uː]/ disturbance [ɜː] • ***intestinal*** tube[9] / hypermotility[10] / obstruction • ***intestinal*** infection / villi[11] [aɪ] • ***gastric*** mucosa [oʊ]/ mucus [mjuːkəs] / cardia[12] / distention[13] / acidity [sɪ]

Magensaft
Darmsäfte[1] Salzsäure[2] Säureblocker, Antazida[3] Darmflora[4] Pankreassaft[5] Jejunumsekret[6] Darmgas[7] Darmschlinge[8] Darmrohr[9] gesteigerte/ übermäßige Darmmotilität[10] Darmzotten[11] Mageneingang, -mund, Kardia[12] Magenblähung[13]
10

digest [daɪdʒest] *v* *rel* **break down**[1], **split up**[1] *v phr clin*,
hydrolyze[2] [haɪdrəlaɪz] *v term* → U78-10

mechanical and chemical [ke] breakdown[3] [eɪ] of food into absorbable substances in the GI tract
digestion[4] *n* • **digestive**[5] *adj & n* • **(in)digestible**[6] *adj* • **digestant**[7] *n term* • **hydrolysis** [-drɒːlɪsɪs] *n*

» *Pancreatic enzymes* [zaɪ] *digest protein to form free amino acids*[8] *and oligopeptides. Dietary fiber*[9] [aɪ] *cannot be digested by the human intestine. Fats, proteins, and carbohydrates*[10] [aɪ] *are hydrolyzed and solubilized*[11] *by pancreatic and biliary secretions*[12]. *By the action of these enzymes, lactose is split into glucose and galactose.*

Use to aid/ induce/promote[13]/accelerate [əkse-] /inhibit/be resistant to[14] ***digestion*** • protein / fat[15] / carbohydrate / lactose / proteolytic [ɪ] ***digestion*** • colonic bacterial / (intra)luminal[16] ***digestion*** • ***digestive*** system *or* tract[17] / glands / enzymes[18] • ***digestive*** process / tube[17] / tonic / disturbance[19] • easily / partially ***digested*** • pre***digest***[20] • mal[19] *or* in***digestion*** • un***digested*** • protein[21] / tissue [tɪʃjuː] ***breakdown*** • products[22] / rate ***of hydrolysis*** • fat-***splitting*** enzyme[23] [enzaɪm]

verdauen
aufspalten[1] hydrolysieren[2] Aufspaltung, Abbau[3] Verdauung, Digestion[4] digestiv, Verdauungs-; verdauungsförderndes Mittel, Digestivum[5] (un)verdaulich[6] verdauungsförd. Mittel, Digestivum[7] Aminosäuren[8] Ballaststoffe[9] Kohlenhydrate[10] löslich gemacht[11] Gallensäfte, -sekrete[12] Verdauung fördern[13] unverdaulich sein[14] Fettverdauung[15] luminale Verdauung[16] Verdauungskanal, -trakt[17] Verdauungsenzyme[18] Verdauungsstörung, Maldigestion[19] vorverdauen[20] Eiweißabbau[21] Spalt-, Hydrolyseprodukte[22] fettspaltendes Enzym, Lipase[23]
11

fermentation [fɜːrmenteɪʃᵊn] *n term*

anaerobic conversion [ɜː] of foods by the action of enzymes which split them up into simpler compounds

ferment[1] *v term* • **fermenter**[2] *n* • **fermentable**[3] *adj*

» *The majority of bacterial [ɪɚ] fermentation[4] takes place in the colon. Colonic bacteria ferment mannitol to produce hydrogen [aɪ]. Malabsorbed lactose is fermented by intestinal bacteria, producing gas and organic acids.*

Use acetic[5] / alcoholic[6] / amylic[7]/ butyric[8] [ɪ] ***fermentation*** • lactic acid[9] / ammoniacal[10] / storing / colonic[11] ***fermentation*** • ***fermentable*** fiber[12] [aɪ] • ***fermentation*** product[13]

Gärung; Fermentation, Fermentierung
(ver)gären, fermentieren[1] Fermenter, Fermentator[2] Gärungs-; fermentierbar[3] bakterielle Zersetzung[4] Essigsäuregärung[5] alkoholische G.[6] Stärkeabbau, Zuckergärung[7] Buttersäuregärung[8] Milchsäuregärung[9] ammoniakalische G.[10] Fermentation i. Dickdarm[11] fermentierbare Faserstoffe[12] Gärungsprodukt[13] 12

absorb [æbsɔːrb] *v* *syn* **incorporate** *v*, **take up** *v phr*

taking substances into the bloodstream [iː] from the bowels[1] [baʊəlz]

absorptive[2] *adj* • **(re/ mal)absorption**[3] *n* • **incorporation** *n* • **uptake**[4] *n*

» *The proximal colon absorbs electrolytes [aɪ] and water more efficiently [ɪʃ] than the descending colon. More than 80% of protein absorption occurs [ɜː] in the proximal 100cm of jejunum [dʒuː].*

Use well / efficiently / readily [e]/ rapidly / poorly ***absorbed*** • fat[5] / iron[6] [aɪ]/ carbohydrate [-haɪdreɪt] ***absorption*** • calcium [s]/ colonic / delayed[7] [eɪ] ***absorption*** • ***absorptive*** cells / surface [ɜː] • ***absorption*** rate[8] • gastrointestinal / glucose / hepatic[9] / ammonia[10] / substrate [ʌ] ***uptake*** • calcium ***incorporation*** • ***incorporation of*** amino acids [æs]/ lipid material / iodine [aɪə] • glucose-galactose / carbohydrate[11] / fat / intestinal / nutrient[12] [uː] ***malabsorption***

ab-, resorbieren, aufnehmen
Darm[1] absorbierend, Ab-, Resorptions-[2] Malabsorption, Ab-, Resorptionsstörung[3] Aufnahme[4] Fettresorption[5] Eisenresorption[6] Resorptionsverzögerung[7] Resorptionsgeschwindigkeit[8] Aufnahme in die Leber[9] Ammoniakaufnahme[10] Kohlenhydratmalabsorption[11] unzureichende Nährstoffresorption[12] 13

bowel sounds *n pl* *syn* **borborygmi** [aɪ] *n term*
rel **stomach rumbles**[1] [ʌ] *n pl inf*

high-pitched[2] bubbling[3] [ʌ] and gurgling[4] [ɜː] noises caused by the propulsion [ʌ] of chyme [kaɪm] through the lower gut [ʌ]

rumble[5] [ʌ] *v clin*

» *In the presence of distention from flatus the bowel sounds are hyperresonant and can be heard over the entire abdomen. My stomach rumbled as I hadn't eaten any breakfast.*

Use normal / (normo)active / hyperactive[6] [aɪ]/ decreased[7] [iː]/ diminished[7] ***bowel sounds*** • sluggish[7] [ʌ]/ hypoactive[7] / absent[8] / high-pitched[9] ***bowel sounds*** • ***bowel*** habits[10] / function / movement[11] / contents[12] • absence of[8] ***bowel sounds*** • audible [ɒː]/ loud [aʊ]/ high-pitched[9] ***borborygmi***

Darmgeräusche, Borborygmen
Magenknurren[1] hochfrequent[2] blubbernd[3] gurgelnd[4] knurren, kollern[5] verstärkte Darmgeräusche[6] verminderte/ träge Darmgeräusche[7] fehlende Darmgeräusche[8] hochfrequente Darmgeräusche[9] Stuhlgewohnheiten[10] Stuhlgang[11] Darminhalt[12] 14

wind *or* **gas** [gæs] *n clin* *syn* **flatus** [fleɪtəs] *n term, sim* ***fart**[1] [ɑː] *v & n inf*

clinical euphemism for gases in the intestine expelled[2] through the anus [eɪ] → U109-7

flatulence[3] [ætʃ] *n term* • **flatulent**[4] *adj* • **gaseous**[5] [eɪ] *adj* • **gaseousness**[6] *n*

» *Flatulence is caused by undigested carbohydrates reaching the lower bowel where gases are produced by bacterial flora. A major [eɪdʒ] source of intestinal gas is the fermentative action of intestinal bacteria [ɪɚ] on carbohydrates and proteins.*

Use to break[7] [eɪ] ***wind*** • to expel *or* pass[7] ***flatus*** • increased / excessive ***flatus*** • passage *or* expulsion[8] [ʌ] ***of flatus*** • to experience[9] ***flatulence*** • (overlying) [aɪ] intestinal *or* bowel[10] / stomach ***gases*** • ***gas***-forming food[11] /-distended intestinal loops [uː]/ formation[12] • ***gaseous*** eructations

Note: The expression ***fart*** should be avoided in clinical settings.

Blähung, (Darm)wind, Flatus
furzen; Furz[1] entweichend, abgehend[2] Flatulenz, Blähung(en)[3] flatulent, blähend[4] gasförmig, Gas-[5] Gasförmigkeit, -zustand[6] einen Wind/ Blähung abgehen lassen[7] Windabgang[8] Blähungen haben[9] Darmwinde, Blähungen[10] blähende Kost[11] Gasbildung[12] 15

intestinal flora *n term* *syn* **bowel** [baʊᵊl] *or* **gut** [gʌt] **flora** *n clin*

normal population of microorganisms (microbial associates, esp. bacteria) inhabiting[1] the gut

» *These organisms compete with the normal bowel flora that colonize[1] the mucosa. This gram-negative bacillus is probably part of the endogenous intestinal flora.*

Use ammonia-producing ***intestinal flora*** • ***intestinal*** bacteria / protozoa [-zoʊə]/ bacterial overgrowth[2] • bacterial[3] / oral[4] / normal mouth / colonic[5] ***flora*** • typical nasopharyngeal [dʒ]/ skin[6] / vaginal[7] [dʒ] ***flora*** • fecal[8] [fiːkᵊl]/ (an)aerobic / gram-negative ***flora*** • enteric[9] / intestinal bacterial[9] ***flora***

Darmflora
besiedeln[1] bakterielle(s) Overgrowth/ Überwucherung[2] Bakterienflora, Keimbesiedelung[3] Mundflora[4] Dickdarmflora[5] Hautflora[6] Scheidenflora[7] Stuhlflora[8] Darmflora[9] 16

putrefaction [pjuːtrɪfækʃᵊn] *n term*

syn **decomposition** *n term*, **rotting** [ɒː] *n inf*

decay[1] [dɪkeɪ] of organic matter (enzymes, proteins) by bacterial action in the gut producing foul-smelling[2] [aʊ], toxic compounds [aʊ], e.g. ammonia[3] and hydrogen [aɪ] sulfide[4] [ʌ], and mercaptans [kæ]

putrefactive[5] *adj term* • **putrefy**[6] [aɪ] *v* • **putrid**[7] *adj* • **decompose**[6] *v* • **rot**[6] *v inf*

» *Food-borne botulism can occur [ɜː] when preservation does not inactivate the spores but kills other putrefactive bacteria[8] that might inhibit their growth. Infection with B. dermatitidis appears to be acquired by inhalation of the fungus [ʌ] from soil, decomposed vegetation, or rotting wood.*

Use bacterial[9] ***putrefaction*** • anaerobic / thermic[10] / tissue / protein[11] ***decomposition*** • ***putrid*** empyema [aɪiː]/ odor[12] / sputum / lung abscess • ***rotten*** teeth[13]

Fäulnis, Zersetzung, Putreszenz
Zersetzung, Zerfall[1] faulig, übelriechend[2] Ammoniak[3] Schwefelwasserstoff[4] fäulniserregend, Fäulnis-[5] (ver)faulen, verrotten, verwesen[6] faulig[7] Fäulnisbakterien[8] bakterielle Zersetzung[9] thermische Zersetzung[10] Eiweißfäulnis[11] übler Mundgeruch, Foetor ex ore[12] kariöse Zähne[13]

17

defecate [defɪkeɪt] *v term, BE* **defaecate** *syn* **eliminate, evacuate** *v*

to empty or remove and discharge[1] material from the body, esp. via the bowels

evacuation *n* • **elimination** *n* • **defecation**[2] *n term* • **defecatory**[3] *adj*

» *Is there a change in the pattern of bowel elimination[2]? The urge [ɜːrdʒ] to defecate[4] is perceived [siː] when small amounts of feces enter the rectum and stimulate stretch receptors in the rectal wall. To decrease straining [eɪ] with defecation[5], patients should be given instructions for a high-fiber diet[6] [daɪət].*

Use ***to evacuate*** the stomach[7] / fecal material[8] • surgical[9] [ɜː] ***evacuation*** • normal pattern of[10] / altered [ɔː] ***bowel elimination*** • to attempt/initiate/perform/aid ***defecation*** • pain on[11] / (increased) frequency of / obstructed [ʌ] ***defecation*** • ***defecatory*** difficulties[12] / reflex[13] [iː] • incomplete / fecal[2] ***evacuation***

Note: The expressions ***shit*** and ***crap*** are substandard synonyms for ***defecate*** and ***feces*** which are to be avoided in clinical contexts.

(den Darm) entleeren, ausscheiden
ausscheiden[1] Darmentleerung, Stuhlgang, Defäkation[2] Stuhl-, Defäkations-[3] Stuhldrang[4] Pressen b. Stuhlgang[5] ballaststoffreiche Kost[6] den Magen aushebern[7] Stuhl/ Kot ausscheiden[8] chirurg. Entfernung, Ausräumung[9] normaler Stuhlgang[10] schmerzhafter Stuhlgang[11] Stuhlentleerungsprobleme[12] Defäkationsreflex[13]

18

bowel movement *n clin, abbr* **BM** *syn* **stool** [uː], *BE* **motion** [moʊʃᵊn] *n clin usu pl*

the solid waste products evacuated from the bowels or the act of passing fecal matter

to open one's bowels[1] [baʊᵊlz] *phr clin BE* → U109-10

» *Do your bowels open regularly? Are your motions well-formed? Fiber [aɪ] increases the bulk[2] [ʌ] of the stool and facilitates excretion [iː]. Enemas[3] [e] may be required to relieve fecal impaction, and the regular use of stool softeners and a high-fiber diet may help prevent recurrences [ɜː‖ BE ʌ].*

Use (ir)regular[4] / frequency [iː] of / (in)frequent ***BMs*** • bloody[5] [ʌ]/ loose[6] [uː]/ painful ***bowel movements*** • incontinent of[7] ***stool*** • to pass *or* evacuate[1]/hold back *or* retain[8] [eɪ] ***stools*** • pencil-shaped[9] / (semi-)formed[10] / bulky [ʌ] *or* voluminous[11] [uː] ***stools*** • clay-colored [eɪ] *or* light-colored *or* pale [eɪ] *or* acholic[12] [k] ***stool*** • dark / hard / fatty *or* greasy[13] [iː] ***stools*** • bilious [ɪ]/ impacted / residual ***stools*** • inability to control[14] / change in ***stools*** • number / digital [dʒ] removal ***of stools*** • ***stool*** collection / retention[15] • ***bowel*** training[16] / function / obstruction [ʌ]/ irrigation[17]

Stuhl(gang), Darmentleerung
Stuhlgang haben[1] Volumen[2] Einläufe[3] regelmäßiger Stuhlgang[4] Blutstuhl, blutiger S.[5] dünnflüssiger S., Durchfall[6] stuhlinkontinent[7] den Stuhl verhalten[8] Bleistiftstuhl[9] geformter Stuhl[10] voluminöse Stühle[11] kalk-/ lehmfarbener/ acholischer/ heller Stuhl[12] Fettstuhl, Steatorrhoe[13] Stuhlinkontinenz[14] Stuhlverhaltung[15] Darmtraining[16] Darmreinigung, -spülung[17]

19

feces [fiːsiːz] *n term, BE* **faeces** *syn* **excrement** *n clin*, **excreta** [iː] *n term*

body wastes [eɪ] discharged from the bowels

fecal[1] [fiːkᵊl] *adj term* • **feculent**[2] [e] *adj* • **excretion**[3] *n* • **excrementitious**[1] *adj*

» *Feces consist of water, food residue[4], bacteria, and intestinal and hepatic secretions. Fecal specimens should be examined for occult [ʌ] blood[5]. The vomitus was feculent. The usual dietary intake of calcium [s] is 1-3 g/d, most of which is excreted unabsorbed in the feces.*

Use normal / semiliquid ***feces*** • gas and / discharge of[6] ***feces*** • passed in[7] / incontinence of[8] ***feces*** • ***fecal*** material *or* matter[9] / mass / output / contents • ***fecal*** fat / flora / loss / frequency / specimens[10] • ***fecal*** impaction / incontinence[8] / softener[11] • ***fecal*** vomiting[12] / contamination • ***feculent*** vomiting[12] / odor [oʊ] • fecal[6] / urinary [jʊ]/ renal [iː] ***excretion***

Stuhl, Kot, Exkremente, Fäzes
fäkal, Kot-, Stuhl-[1] fäkulent, kotartig[2] Ausscheidung, Exkret, Excretum[3] Nahrungsreste, unverdaute Nahrungsbestandteile[4] okkultes Blut[5] Stuhlentleerung[6] im Stuhl ausgeschieden[7] Stuhlinkontinenz[8] Stuhl, Fäkalien[9] Stuhlproben[10] Laxans[11] Koterbrechen, Kopremesis, Miserere[12]

20

Unit 47 Liver & Biliary System

Related Units: 45 Digestive Tract, 46 Digestion, 54 Endocrine Glands, 78 Metabolism, 79 Nutrition, 37 Components of the Blood, 109 Gastrointestinal Signs & Symptoms

liver [lɪvɚ] *n clin & term*

largest glandular [æ] organ of the body situated in the right hypochondrium [k] and upper part of the epigastrium beneath the diaphragm [daɪəfræm]

hepatic[1] [hɪpætɪk]] *adj term* • **pre/ posthepatic** *adj* • **hepat(o)-** *comb*

» *The liver is almost entirely covered by peritoneum [iː]. So-called hepatic pain[2] is due to compression of the swelling liver by its capsule. These gallstones[3] [ɔː] result from secretion [iːʃ] by the liver of bile[4] supersaturated with cholesterol. In cirrhosis [s] the liver edge is usually firm, blunt[5] [ʌ], and irregular. The patient presents with jaundice[6] [dʒɒːndɪs] and hepatic tenderness[7].*

Use infantile / enlarged / firm [ɜː]/ hard ***liver*** • nodular / tender / congested[8] [dʒe] ***liver*** • compromised [aɪ]/ cirrhotic / shrunken[9] [ʌ] ***liver*** • bed / edge[10] / segment ***of the liver*** • central veins [eɪ]/ biopsy[11] [aɪ] ***of the liver*** • infiltration / enlargement[12] / cirrhosis[13] [oʊ] ***of the liver*** • ***liver*** edge[10] / surface [ɜː]/ cells[14] / parenchyma[15] [enkɪ]/ capsule / scan[16] • ***liver*** enzymes [zaɪ]/ function tests[17] / biopsy[11] / damage[18] / failure[19] • ***hepatic*** cells[14] / vein / arterial flow / flexure[20] • ***hepatic*** disease / cyst [sɪst]/ congestion[8] • ***hepatic*** cirrhosis[13] / failure / adenoma / coma[21] • ***hepato***cellular /cytes[14] /biliary system /megaly[12] /logist • ***hepato***toxic /duodenal [iː] ligament [ɪg] /jugular [dʒʌ] reflux[22] [iː] • ***hepat***itis[23] [-aɪtɪs] /ectomy /icojejunostomy [dʒɪdʒuː]

Leber, Hepar
hepatisch, Leber-[1] Leberschmerz[2] Gallensteine[3] Galle[4] stumpf[5] Ikterus, Gelbsucht[6] Druckschmerzhaftigkeit d. Leber[7] Stauungsleber[8] Schrumpfleber[9] Leberrand[10] Leberbiopsie[11] Lebervergrößerung, Hepatomegalie[12] Leberzirrhose[13] Leber(parenchym)zellen[14] Leberparenchym[15] Leberszintigrafie[16] Leberfunktionstests[17] Leberschaden[18] Leberversagen[19] rechte Kolonflexur, Flexura coli dextra[20] Leberkoma, hepatisches K., Coma hepaticum[21] hepatojugulärer Reflux[22] Leberentzündung, Hepatitis[23]

1

hepatic lobe [loʊb] *n term* *syn* lobe of the liver *n clin*

one of the four main portions of the liver named the right, left, caudate[1], and quadrate[2] lobes

lobar[3] [loʊbɚ] *adj term* • **uni/ bilobar** [aɪ] *adj* • **lobectomy**[4] [loʊbektəmi] *n*

» *The falciform [s] ligament[5] [ɪ] containing the ligament of teres[6] (the obliterated umbilical [ʌ] vein[7]) divides the liver into lobes. The right lobe of the liver which is subdivided into the anterior and posterior segments is six times larger than the left. The caudate lobe often becomes palpable as an epigastric mass. The left hepatic vein drains the lateral segment of the left lobe.*

Use left[8] / caudate[1] [kɔːdeɪt] / quadrate[2] [kwɒːdreɪt] ***lobe of the liver*** • right[9] ***liver lobe*** • ***lobar*** branch [æ]/ duct [ʌ]/ fissure [fɪʃɚ] • hepatic[4] ***lobectomy***

Leberlappen, Lobus hepatis
Lobus caudatus[1] Lobus quadratus[2] lobär[3] Lobektomie, Leberlappenresektion[4] Ligamentum falciforme hepatis[5] Ligamentum teres hepatis[6] obliterierte Nabelvene[7] linker Leberlappen, Lobus hepatis sinister[8] rechter Leberlappen, Lobus hepatis dexter[9]

2

hepatic lobule [lɒːbjuːl] *n term*

syn **liver lobule** *or* **acinus** *n term, pl* **–i** [æsɪnaɪ]

polygonal functional [ʌ] unit of the liver consisting of hepatocytes[1] [-saɪts] arranged around a central vein bounded [aʊ] by the preterminal [ɜː] and terminal branches of portal triad[2]

lobular[3] *adj term* • **interlobular** *adj* • **acinar** *adj*

» *Bile [aɪ] formed in the hepatic lobules is secreted into a complex network of canaliculi [-aɪ], small bile ductules, and larger bile ducts that run with lymphatics and branches of the portal vein and hepatic artery in portal tracts[2] situated between hepatic lobules. The hepatic veins represent the final common pathway for the central veins of the lobules of the liver. Small branches of the terminal portal venule and hepatic arteriole enter each acinus at the portal triad [aɪ].*

Use caudate ***lobule*** • ***lobular*** hepatitis • ***interlobular*** bile ducts[4] / veins of the liver[5]

Leberläppchen, Lobulus hepatis
Leberparenchymzellen, Hepatozyten[1] Periportalfeld(er), Glisson-Dreieck(e)[2] lobulär, läppchenförmig[3] interlobuläre Gallengänge, Ductuli interlobulares[4] Vv. interlobulares hepatis[5]

3

hepatic sinusoid [saɪnəsɔɪd] *n term* *rel* hepatic cord[1], Kupffer cells[2] *n term*

sinusoidal capillaries radiating [eɪ] from the center of the liver lobule which are lined by Kupffer cells

sinusoidal *adj* • **pre/ postsinusoidal** *adj term* • **perisinusoidal** *adj*

» *Portal venous [iː] and hepatic arterial blood becomes pooled after entering the periphery of the hepatic sinusoid. Nutrients[3] [uː] are exchanged across the spaces of Disse[4], which separate hepatocytes from the porous sinusoidal lining [aɪ]. Sinusoidal flow from adjacent[5] [dʒeɪs] acini merges [ɜː] at the terminal [ɜː] hepatic venule. Spindle-shaped Kupffer cells which line the sinusoids serve as tissue macrophages[6] [-feɪdʒiːz].*

Use blood-filled ***sinusoid*** • ***sinusoidal*** pressure[7] / resistance / hypertension [aɪ]/ dilatation[8] • ***sinusoidal*** lining[9] [aɪ] (cells) / endothelial [θiː] cells / cell damage • liver or hepatic / phagocytosing[10] [fægəsaɪ-] ***Kupffer cells*** • ***Kupffer cell*** function

Lebersinusoid
Leberzellbalken[1] Kupffer-Sternzellen, Macrophagocytus stellatus[2] Nährstoffe[3] Disse-Räume[4] benachbart[5] Gewebemakrophagen[6] intrahepatischer Druck[7] Sinusoid-Erweiterung, Dilatation der Sinusoide[8] Sinusoidauskleidung[9] phagozytierende Kupffer-Sternzellen[10]

4

portal triad [traɪæd] *or* **tract** *n term* *rel* **portal fissure** *or* **porta hepatis**[1] *n term*

branches of the portal vein, hepatic artery, and the biliary [ɪ] ducts[2] bound [aʊ] together in the perivascular fibrous [aɪ] capsule as they enter at the liver hilum[1] [aɪ] (portal fissure)

portal[3] *adj term* • **triaditis** [aɪ] *n* • **port(a)-** *comb*

» *The bile ducts[2] run with branches of the portal vein and hepatic artery in portal tracts situated between hepatic lobules. Hepatocytes are arranged in sheets or plates that radiate [eɪ] from each portal triad toward adjacent central veins. The portal vein terminates in the porta hepatis between the caudate and quadrate lobes by dividing into right and left lobar branches.*

Use ***portal*** vein [eɪ] (*abbr* PV)/ vein thrombosis[4] (*abbr* PVT)/ lobule[5] • ***portal*** pressure[6] / (venous) tract / bile duct [ʌ]/ ductules [-ju:lz] • ***portal*** venous flow (*abbr* PVF)/ inflow / system • ***portal*** circulation[7] /-systemic shunt[8] [ʌ]/ triaditis [aɪ]/ hypertension[9] • ***portal*** hypertensive gastropathy / decompression • ***portal*** of entry[10] • ***porto***renal /caval [eɪ] shunt[11] /systemic encephalopathy[12] • ***porto***graphy[13]

Periportalfeld, Glisson-Dreieck
Leberpforte, Porta hepatis[1] Gallengänge[2] portal, Pfortader-[3] Pfortaderthrombose[4] Leberläppchen[5] Pfortaderdruck[6] Pfortaderkreislauf[7] portosystemischer Shunt[8] Pfortaderhochdruck, portale Hypertension[9] Eintrittspforte[10] portokavaler Shunt[11] portokavale/ hepatoportale Enzephalopathie[12] Portografie[13]

5

hepatic duct [dʌkt] *n term*

part of the biliary [ɪ] duct system formed by the junction of right and left hepatic ducts

intrahepatic[1] *adj term* • **extrahepatic** *adj* • **ductule**[2] *n* • **ductular** *adj*

» *The left lateral and left medial segmental ducts form the left hepatic duct. At the porta hepatis the hepatic duct is joined by the cystic duct to become the common bile [aɪ] duct.*

Use right[3] / left[4] / common[5] ***hepatic duct*** • ***intrahepatic*** collecting system / microvasculature • ***intrahepatic*** hemodynamics / hematoma / abscess[6] / cava [eɪ] • ***intrahepatic*** hypertension[7] / branch of the portal vein • ***extrahepatic*** bile ducts[8] / biliary tree[8] / obstruction • ***extrahepatic*** cholestasis[9] [eɪ]/ jaundice[10] [dʒɒ:ndɪs]/ portal vein thrombosis • (terminal/ intrahepatic) bile[11] [aɪ] ***ductules*** • ***ductular*** cells [s]/ epithelium [i:]/ hypoplasia[12] [haɪpoʊpleɪʒ(ɪ)ə]/ proliferation

Lebergallengang, Ductus hepaticus
intrahepatisch[1] Kanälchen[2] Ductus hepaticus dexter[3] D. hepaticus sinister[4] D. hepaticus communis[5] Leberabszess, intrahepatischer Abszess[6] intrahepat. Pfortaderhochdruck[7] extrahepat. Gallengänge[8] extrahepat. Cholestase[9] extrahepat. Ikterus[10] Ductuli biliferi[11] Gallenganghypoplasie[12]

6

gallbladder [gɔ:lblædɚ] *n clin & term* *syn* **gall bladder** *n clin*

pear-shaped[1] [peɚ] organ on the undersurface [ɜ:] of the liver which serves as a storage reservoir for bile

(chole)cystic[2] [koʊ||kɒ:ləsɪstɪk] *adj term* • **gallstones**[3] *n* • **cholecyst(o)-** *comb*

» *The gallbladder contracts to eject [ɪdʒekt] bile through the common bile duct into the duodenum. Fever and chills[4] [tʃ] are absent in uncomplicated gallbladder colic[5] [kɒ:lɪk]. Acute cholecystitis can lead to perforation of the gallbladder. Between meals, bile is stored in the gallbladder, where it is concentrated at rates of up to 20% per hour.*

Use intact / (non)functioning / contracted[6] / distended ***gallbladder*** • enlarged[7] / palpable / (non)tender[8] ***gallbladder*** • (acutely) inflamed[9] [eɪ]/ calculous [kælkjələs]/ calcified [s] ***gallbladder*** • strawberry[10] [ɔ:]/ tumor-laden [eɪ] ***gallbladder*** • ***gallbladder*** neck[11] / musculature [ʌ]/ contraction • ***gallbladder*** emptying[12] / inflammation[9] / stasis[13] [eɪ]/ disease • ***gallbladder*** calculi [aɪ] *or* stones[3] / cancer [s]/ perforation • ***cholecyst***itis[9] /okinin (*abbr* CKK) /ogram /ectomy[14] /ostomy

Gallenblase, Vesica biliaris/ fellea
birnenförmig[1] Gallenblasen-[2] Gallensteine[3] Schüttelfrost[4] Gallenkolik[5] Schrumpfgallenblase[6] vergrößerte Gallenblase[7] druckschmerzhafte G.[8] Gallenblasenentzündung, Cholezystitis[9] Erdbeer-, Stippchengallenblase[10] Gallenblasenhals, Collum vesicae felleae[11] Gallenblasenentleerung[12] Gallestauung, Cholestase[13] Gallenblasenentfernung, Cholezystektomie[14]

7

cystic duct [sɪstɪk dʌkt] *n term*

bile duct which arises from the gallbladder and joins the hepatic duct to form the CBD

» *Postcholecystectomy cystic duct leaks [i:] may be treated with endoscopic sphincterotomy to facilitate bile flow across the sphincter of Oddi[1]. Cholecystitis occurs when a stone becomes impacted[2] in the cystic duct and inflammation develops behind the obstruction. Transient cystic duct obstruction results in colicky pain[3], while persistent obstruction usually produces inflammation and acute cholecystitis [-aɪtɪs].*

Use (markedly) narrowed[4] ***cystic duct*** • ***cystic duct*** leak [i:]/ remnant / obstruction[5]

Gallenblasengang, Ductus cysticus
Oddi-Sphinkter, M. sphincter Oddii[1] eingekeilt, impaktiert[2] kolikartige Schmerzen[3] Gallengangstenose[4] Zystikusverschluss[5]

8

common (bile) duct *n clin & term, abbr* **CBD** *syn* **choledochus** *n term rare*

bile duct formed by the union of the hepatic and cystic ducts which opens into the duodenum

choledochal [koʊlədɒ:kᵊl||koʊledəkᵊl] *adj term* • **choledocho-** *comb*

» *Determine whether the CBD is narrowed by the pancreatitis. The neck of the gallbladder tapers [eɪ] into the narrow cystic duct, which connects with the common duct. A cholangiogram should be obtained to verify patency[1] [eɪ] between the cystic and common bile ducts.*

Use distal / terminal / extrahepatic ***common bile duct*** • ***common bile duct*** exploration[2] / patency / stone[3] • ***common bile duct*** obstruction / stricture[4] [strɪktʃɚ]/ stenosis • intrahepatic[5] / hilar [aɪ]/ extrahepatic ***bile duct(s)*** • ***bile duct*** stone *or* calculus / proliferation[6] / dilation [eɪ]/ adenoma[7] • ***choledochal*** cyst[8] / sphincteric resistance • ***choledocho***lithiasis[9] [aɪə] /cele [-si:l]/scopy[10] /jejunostomy

(Ductus) choledochus, Gallengang
Durchgängigkeit[1] Choledochusrevision/ intraoperative Cholangioskopie[2] Choledochusstein[3] Choledochusstriktur[4] intrahepatische Gallengänge[5] Gallengangwucherung[6] Gallengangadenom[7] Choledochuszyste[8] Choledocholithiasis[9] Choledochoskopie[10]

9

hepatopancreatic ampulla [æmpʊlə||æmpju:lə] *n term*

syn **ampulla of Vater** *n term*

cavity formed by the CBD and the pancreatic duct[1] at their opening into the duodenum

ampullary *adj term* • **periampullary**[2] *adj* • **postampullary** *adj*

» *Gallstones impacted in the ampulla of Vater may be removed endoscopically if the pancreatitis does not resolve*[3] *quickly. The stool* [u:] *may contain occult blood, but this is more common with tumors of the pancreas or hepatopancreatic ampulla than those of the bile ducts.*

Use swollen ***ampulla of Vater*** • ***ampullary*** region [i:]/ spasm / stenosis[4] / carcinoma

Ampulla hepatopancreatica, Ampulla Vateri, Vater-Ampulle

Ductus pancreaticus[1] periampullär[2] abklingt[3] Stenose d. Ampulla hepatopancreatica[4]

10

bile [baɪl] *n clin & term*

rel **bile acid**[1] [æsɪd], **bile salt**[2], **bile pigment**[3] *n term*

fluid secreted [i:] by the liver which is discharged into the duodenum to aid in the emulsification of fats[4], increase peristalsis, and retard putrefaction[5]

biliary[6] [bɪliɚɪ] *adj term* • **bilious**[6] *adj* • **bili-** *comb*

» *During fasting*[7]*, bile holding capacity for cholesterol is more saturated than during high bile flow. Acute pancreatitis is a fairly common complication of calculous biliary disease*[8]*. Persistence of complete cholestasis warrants*[9] *diagnostic studies of the extrahepatic biliary tree. The rise in hepatic excretion of bile salts* [ɔ:] *following each meal is a function of the increased concentration of portal vein bile acids coming from the ileum* [ɪ].

Use black viscous[10] [sk]/ (extra)hepatic[11] / gallbladder[12] ***bile*** • ***bile*** duct / ductules[13] / canaliculi[14] / reflux [i:] • ***bile*** metabolism / production[15] / flow / drainage • ***bile acid*** secretion [i:]/-binding [aɪ] resin[16] / pool[17] • ***bile acid*** sequestrant[18] / breath [e] test[19] / excretion • conjugated[20] / unconjugated[21] [dʒ] ***bile acids*** • primary [aɪ]/ free / reabsorbed ***bile acids*** • ***bile salt*** uptake[22]/ metabolism / malabsorption • ***bile salt***-induced diarrhea[23] [i:]/ micelle [ɑɪ] • ***bile*** stasis[24] [eɪ]/ leak / peritonitis [aɪ] • ***bile*** ascites[25] [aɪ]/ cast[26] [æ]/-stained [eɪ] • ***biliary*** tract / system / duct (wall/ thickening/ stricture) • ***biliary*** epithelium [i:]/ cholesterol / lipids • ***biliary*** leak / obstruction / stricture • ***biliary*** pain[27] / colic[27] / cirrhosis[28] • ***bilious*** gastric residual / emesis *or* vomiting[29] • ***bili***genesis[15]

Galle(nflüssigkeit)

Gallensäure[1] Gallensalz[2] Gallenfarbstoff[3] Fettemulgierung[4] Zersetzung, Fäulnis[5] biliär, biliös, gallig, Galle-[6] Fasten, Nahrungskarenz[7] Gallensteinerkrankung[8] erfordert[9] pleiochrome zähflüssige Galle[10] Lebergalle[11] Blasengalle[12] Ductuli biliferi[13] Canaliculi biliferi, Gallenkanälchen, -kapillaren[14] Galle(n)produktion[15] gallensäurebindendes Harz[16] Gallensäurepool[17] Gallensand[18] 14C-Glykocholat Atemtest[19] konjugierte Gallensäuren[20] dekonjugierte G.[21] Gallensalzaufnahme[22] Gallensalzmangeldiarrhoe, chologene Diarrhoe[23] Galle(n)stauung[24] galliger Aszites, Cholaskos[25] Gallethromben, -zylinder[26] Gallenkolik[27] biliäre Zirrhose[28] Vomitus biliosus, Galleerbrechen[29]

11

47

cholesterol [kəlestərɔl] *n term* → U78-16

rel **cholic** [oʊ] **acid**[1], **phospholipid**[2] [ɪ] *n term*

steroid [ɪɚ] alcohol synthesized in the liver (also absorbed from animal-derived foods); it is a precursor [ɜ:] of bile salts, steroid hormones and plays a role in the formation of gallstones

cholesteatosis[3] [-stɪətoʊsɪs] *n term* • **cholester-** *comb* • **cholic** *adj* • **chol(e)-** *comb*

» *The primary bile acids, cholic and chenodeoxycholic acids*[4]*, are synthesized from cholesterol in the liver and excreted* [i:] *into the bile. Cholic acid is converted* [ɜ:] *to deoxycholic acid*[5] [æsɪd]*. The major lipids* [ɪ] *of the lipoproteins are cholesterol, triglycerides* [traɪglɪs-]*, and phospholipids.*

Use high blood[6] / biliary / dietary [aɪə]/ free[7] / low-density lipoprotein[8] / HDL[9] ***cholesterol*** • ***cholesterol***-rich / intake / lowering diet[10] / ester / crystals [ɪ] • ***cholesterol*** stones[11] / embolism[12] / elevation[13] • ***cholesterol***emia[6] [i:] • litho***cholic acid***[14] • ***chol***angioles /(e)uria • ***phospholipid***-binding plasma proteins[15] / content / synthesis / vesicles • negatively charged[16] ***phospholipids*** • anti***phospholipid*** antibody[17]

Cholesterin, Cholesterol

Cholsäure[1] Phospholipid[2] Cholesteatose, Cholesterinose, Cholesterosis[3] Chenodesoxycholsäure[4] Desoxycholsäure[5] erhöhter Serumcholesterinspiegel, Hypercholesterinämie[6] freies Cholesterin[7] LDL-C.[8] HDL-C.[9] cholesterinsenkende Diät[10] Cholesterinsteine[11] Cholesterinembolie[12] Erhöhung d. Cholesterinspiegels[13] Lithocholsäure[14] phospholipidbindende Plasmaproteine[15] negativ geladene Phospholipide[16] Antiphospholipid-Antikörper[17]

12

bilirubin [u:] *n term*

rel **biliverdin**[1] [ɜ:], **urobilinogen**[2] [-baɪlɪnədʒᵊn] *n term*

red bile pigment formed from hemoglobin during destruction of erythrocytes by the RES[3]

» *Bilirubin is excreted in bile as a mixture of degradation products*[4] *of heme* [hi:m] *compounds from worn-out RBCs. Complete bile duct obstruction blocks excretion of bilirubin into the gut*[5] [ʌ] *and results in disappearance of urobilinogen from the urine. Failure to excrete the bilirubin produced by hemolysis* [hi:mɒ:lɪsɪs] *causes jaundice*[6] [dʒɒ:ndɪs].

Use (in)direct[7] / urine / serum [ɪɚ]/ total[8] / (un)conjugated[7] [dʒə] ***bilirubin*** • ***bilirubin*** concentration *or* level / overload • ***bilirubin*** diglucuronide[7] [aɪ]/ turnover[9] • ***bilirubin***uria[10] /emia • portal / urinary / fecal [i:] *or* stool [u:] ***urobilinogen***

Bilirubin

Biliverdin[1] Urobilinogen[2] retikuloendotheliales System[3] Abbauprodukte[4] Darm[5] Gelbsucht[6] direktes/ konjugiertes Bilirubin, Bilirubindiglukuronid[7] Gesamtbilirubin[8] Bilirubinumsatz[9] Bilirubinurie, Bilirubinausscheidung im Harn[10]

13

47

glycogen [glaɪkədʒən] *n term* *syn* **liver or animal starch** [stɑːrtʃ] *n clin*

highly branched[1] glucosan of high molecular weight found in most of the tissues of the body, esp. in the liver and muscle; it is the principal carbohydrate reserve as it is readily [e] converted into glucose → U78-13f

» *The liver stores energy in the form of glycogen. Impairment of liver function in alcoholics may prevent adequate glycogen storage and promote a tendency to hypoglycemia[2] [-glaɪsiːmɪə] from inability to mobilize glucose.*

Use hepatic *or* liver[3] / muscle [ʌ]/ stored ***glycogen*** • ***glycogen*** phosphorylase[4] [eɪ]/ synthase[5] [-eɪs||z]/ synthesis[6] [ɪ]/ breakdown[7] • ***glycogen*** metabolism[8] / depletion [iːʃ]/ storage (disease)[9] • ***glycogen***ase /ic /esis[6] /olysis[7] /osis[9]

Glykogen
stark verzweigt[1] Hypoglykämie[2] Leberglykogen[3] Glykogenphosphorylase[4] Glykogensynthetase[5] Glykogenese, Glykogensynthese[6] Glykogenabbau, Glykogenolyse[7] Glykogenstoffwechsel[8] Glykogenspeicherkrankheit, Glykogenose[9]

14

alkaline [-ɪn||-aɪn] **phosphatase** *n term, abbr* **ALP**
rel **acid phosphatase[1]** [-eɪz] *n term*

enzyme produced in the liver and bone; high serum [ɪə] levels are a useful diagnostic parameter in hepatic obstruction, hepatitis [aɪ], and bone disease

» *In noncholestatic conjugated hyperbilirubinemia [iː] transaminase and alkaline phosphatase levels are usually normal. When the serum alkaline phosphatase level is elevated[2], serum 5-prime-nucleotidase [aɪ], which parallels liver alkaline phosphatase, should be measured to determine if the increase is from the liver or bone.*

Use serum/ leukocyte[3] [uː] (*abbr* LAP)/ neutrophil [(j)uː] ***alkaline phosphatase*** • liver *or* hepatic / placental[4] [se] ***alkaline phosphatase*** • ***alkaline phosphatase*** activity[5] / concentration / determination • ***alkaline phosphatase*** elevation[6] / value *or* level • serum / tartrate-resistant[7] (*abbr* TRAP)/ prostatic[8] ***acid phosphatase***

alkalische Phosphatase, AP
saure Phosphatase, SP[1] erhöht[2] alkalische Leukozytenphosphatase[3] Plazenta-AP[4] AP-Aktivität[5] AP-Erhöhung[6] tartratstabile saure Phosphatase[7] saure Prostataphosphatase[8]

15

alanine [æləniːn] **aminotransferase** [-eɪz] *n term, abbr* **ALT**
syn **(serum) glutamic pyruvic** [paɪruː-] **transaminase** *n term, abbr* **SGPT**

enzyme transferring amino groups from alanine to (alpha)-ketoglutarate or from glutamate to pyruvate

deaminase[1] *n term* • **de/ transamination[2]** *n* • **glutamine[3]** *n* • **glutamate[4]** *n*

» *Elevated SGPT (ALT) due to liver damage may be found in iron [aɪ] poisoning[5]. In cirrhosis of the liver AST is usually elevated more than ALT. Amino acids are utilized for the synthesis of liver intracellular proteins, plasma proteins, and special compounds[6] [aʊ] such as glutathione[7] [aɪ], glutamine, taurine [ɔː], and creatine [iːə].*

Use aspartate *or* serum glutamic oxaloacetic[8] (*abbr* SGOT)/ hepatic ***transaminase*** • ***transaminase*** activity / elevation • aspartate[8] (*abbr* AST) ***aminotransferase*** • ***glutamine***-containing peptide [aɪ]/ extraction • ***glutamine*** deficiency[9] [ɪʃ]/ synthetase[10] [ɪ] • ***glutamate*** dehydrogenase[11] [-dʒəneɪz]/ decarboxylase[12] / transporter / receptor • ***glutamic*** acid residues[13] / dehydrogenase[11]

Alaninaminotransferase, (Serum-)Glutamat-Pyruvat-Transaminase, (S)GPT
Desaminase[1] Transaminierung[2] Glutamin[3] Glutamat[4] Eisenvergiftung[5] Verbindungen[6] Glutathion[7] Aspartataminotransferase, Glutamat-Oxalacetat-Transaminase[8] Glutaminmangel[9] Glutaminsynthetase[10] Glutamatdehydrogenase[11] Glutamatdecarboxylase[12] Glutamatsäurereste[13]

16

ethanol [eθənɒːl] *n term*
sim **methanol[1], butanol[2]** [juː], **glycol[3]** [aɪ] *n term* → U10-2, U82-13

ethyl [eθɪl] alcohol (also called grain [eɪ] alcohol), the intoxicating agent contained in liquor[4]

» *Ethanol absorbed from the small bowel[5] is carried directly to the liver, where it becomes the preferred [ɜː] fuel. Ethanol competes with methanol for metabolism by alcohol dehydrogenase and increases the elimination half-life of methanol to 30 to 35 h. With repeated exposure to ethanol, severe changes in liver functioning are likely to occur, e.g. fatty accumulation, hepatitis, perivenular sclerosis, and cirrhosis. Oxidation of ethanol in the liver generates high concentrations of nicotinamide adenine dinucleotide[6] (NAD) which blocks gluconeogenesis[7] from pyruvate and leads to decreased hepatic glucose output and hypoglycemia.*

Use blood[8] ***ethanol*** • ***ethanol*** consumption[9] [ʌ]/ abuse[10] / intoxication / withdrawal[11] [-ɒːəl] • ***methanol*** poisoning[12]

Ethanol, Äthanol, Äthylalkohol, Alkohol
Methanol, Methylalkohol[1] Butanol, Butylalkohol[2] Glykol[3] Spirituosen[4] Dünndarm[5] Nikotinsäureamid-adenindinukleotid[6] Glukoneogenese, Neubildung v. Glukose[7] Blutalkohol[8] Alkoholkonsum[9] Alkoholmissbrauch, -abusus[10] Alkoholentzug[11] Methanolvergiftung[12]

17

ammonia [əmoʊnɪə] *n term* *rel* **urea[1]** [jʊriːə||jʊərɪə] *n term* → U49-13

toxic product of nitrogen [aɪ] metabolism[2] which readily forms ammonium compounds; it is metabolized in the liver (Krebs-Henseleit cycle[3]) and is mostly excreted by the kidney

ammoniacal[4] *adj term* • **ammonium[5]** *n* • **ammoniate[6]** [-eɪt] *v*

» *The liver removes [uː] ammonia from the body fluids by converting [ɜː] it to urea in a cyclic [saɪklɪk] process. A markedly elevated blood ammonia usually reflects severe hepatocellular injury. Unlike ammonia, urea itself does not produce CNS toxicity.*

Use serum [ɪə]/ blood ***ammonia*** • ***ammonia*** odor[7] [oʊdɚ]/ level[8] / production • ***ammonia*** concentration / excretion [iːʃ]/ intoxication[9] / water[10] • ***ammonium*** carbonate / chloride [aɪ]/ phosphate / ion [ɑɪən] / radical • ***urea*** cycle[3] [saɪkl] (enzyme) / nitrogen [aɪ]/ clearance[11] [ɪɚ]/ breath [e] test / hydrolysis[12]

Ammoniak
Harnstoff, Urea[1] Stickstoffstoffwechsel[2] Harnstoffzyklus, Krebs-Henseleit-Zyklus[3] ammoniakhaltig, ammoniakalisch[4] Ammonium[5] mit Ammoniak behandeln/ mischen[6] Ammoniakgeruch[7] Ammoniakspiegel[8] Ammoniakintoxikation[9] wässrige Ammoniaklösung, Salmiakgeist[10] Harnstoffclearance[11] Harnstoffspaltung[12]

18

Unit 48 Kidneys & the Urinary Tract

Related Units: 49 Urine Production, 50 Female Sexual Organs, 52 Male Sexual Organs, 112 Urologic Signs

urinary [jʊəˑɪneri] **tract** [æ] *or* **system** *n term* *syn* **waterworks** *n pl clin & inf*

organs and their interconnections that facilitate[1] [sɪ] elimination of excess filtered fluids from the body

urogenital[2] [jʊəˑoʊdʒen-] *adj term* • **genitourinary**[2] [dʒenɪtoʊ-] *adj*

» *Try to determine if the dilated* [daɪleɪ-] *upper urinary tract is obstructed* [ʌ]. *Obtain* [eɪ] *a detailed history focusing on the urinary tract, complemented by a physical examination including a digital rectal examination of the prostate and a focused neurologic examination.*

Use upper / lower[3] ***urinary tract*** • ***urinary tract*** infection[4] (*abbr* UTI) • ***urinary*** meatus[5] [ieɪ]/ output[6] / excretion [iː] • ***urinary*** stream[7] / flow(rate) / calcium [s]/ osmolality / sediment[8] • ***urinary*** obstruction[9] [ʌ]/ diversion[10] [ɜː]/ retention[11] / calculi[12] • ***genitourinary system*** (*abbr* GUS) assessment • ***GU*** organs / anomaly

Harntrakt, Harnorgane
ermöglichen[1] urogenital[2] ableitende Harnwege[3] Harnwegsinfektion[4] Meatus/ Ostium urethrae[5] Urinproduktion, -menge[6] Harnstrahl[7] Harnsediment[8] Harnabflussbehinderung[9] Harnableitung[10] Harnretention, -verhalt(ung)[11] Harnsteine[12]
1

kidney [kɪdni] *n clin & term*

paired [peəˑd] bean-shaped[1] [iː] organ that filters the serum [sɪəˑəm], excretes [iː] the urine [jʊəˑɪn], and helps regulate the body fluids

renal [riːnᵊl] *adj term* • **ren(o)-** *comb* • **nephr(o)-** [nefroʊ] *comb*

» *The kidneys produce and eliminate urine through a complex filtration and reabsorption system comprising* [aɪ] *more than 2 million nephrons. Ultrasound* [ʌ] *can identify the renal cortex*[2], *medulla*[3], *pyramids*[4] [ɪ] *and a dilated collecting system or ureter.*

Use contracted[5] / (poly)cystic[6] [sɪ]/ arteriosclerotic / supernumerary[7] [uː] ***kidney*** • shrunken[5] [ʌ]/ floating [oʊ] *or* hypermobile[8] [oʊ]/ fatty ***kidney*** • duplex[9] [uː]/ horse-shoe[10] / medullary sponge[11] [ʌ] ***kidney*** • contralateral / solitary[12] / poorly functioning / normal-sized ***kidney*** • unaffected[13] / cadaver[14] [æ]/ donor[15] [oʊ]/ obstructed ***kidney*** • ***kidney***-shaped lobe [oʊ]/ failure[16] / stone[17] / ureter and bladder (*abbr* KUB) film • ***renal*** sinus [aɪ]/ hilum *or* hilus[18] [aɪ]/ pedicle[18] / pole [oʊ] • ***renal*** capsule[19] / column[20] / calculus[17] [kjə]/ failure[16] • ***nephr***itis /opathy /osis /otomy /otoxic • ***reno***gram[21] /trophic factor /-vascular hypertension

Niere, Ren
bohnenförmig[1] Nierenrinde, Cortex renalis[2] Nierenmark, Medulla renalis[3] Nierenpyramiden, Pyramides renales[4] Schrumpfniere[5] Zystenniere[6] überzählige N.[7] Wanderniere, Ren mobilis[8] Nierenverdopplung, R. duplex[9] Hufeisenniere, R. arcuatus[10] (Mark)schwammniere[11] Einzelniere[12] gesunde N.[13] Leichenniere[14] Spenderniere[15] Nierenversagen[16] Nierenstein[17] Nierenhilus, -stiel, Hilum renale[18] Nierenkapsel[19] Bertin-Säulen, Columnae renales[20] Nephrogramm[21]
2

renal pelvis *n term* *syn* **pyelon** [paɪəlɒːn] *n term rare*

funnel-shaped[1] [ʌ] ureteral expansion into the kidney collecting the urine from the calices

(intra)pelvic *adj term* • **pyelo-** [paɪəloʊ] *comb*

» *The renal pelvis and calices are within the renal sinus and function as the main collecting reservoir. The renal medulla is made up of a series of pyramids the papillae*[2] [iː] *of which project into the minor calix, which join to form the major calices and in turn the renal pelvis.*

Use dilated [eɪ] *or* overdistended[3] / (non)obstructed / hydronephrotic ***renal pelvis*** • ***pyelo***plasty[4] /nephritis[5] [aɪ] /tomy /gram[6] • ***renal pelvic*** urine / pressure / stone / drainage [eɪ] • kidney / double *or* duplex ***pyelon***

Nierenbecken, Pyelon
trichterförmig[1] Nierenpapillen, Papillae renales[2] erweitertes/ dilatiertes Nierenbecken[3] Nierenbecken-, Pyeloplastik[4] Pyelonephritis[5] Pyelogramm[6]
3

(renal) calyx [kælɪks] *pl* **-ices** [kælɪsiːz] *n term* *syn* **calix** *n term*

flower-shaped recess [iː] of the pelvis into which the orifices of the renal pyramids [ɪ] project

calyceal *or* **caliceal** [kælɪsiːᵊl] *adj term*

» *The pelvis was distended and there were branching calices with a normal renal cortex.*

Use major [eɪdʒ]/ minor [aɪ] ***calyx*** • irregular ***calices*** • ***calyceal*** system[1] / infundibulum [ʌ]/ deformity / diverticulum[2] • ***calyceal*** neck stenosis[3] / fornix / stone / enlargement • lower pole [oʊ]/ anterior [ɪəˑ]/ branching / debris-filled [iː] ***calyces***

Nierenkelch, Calyx renalis
Kelchsystem[1] (Nieren)kelchdivertikel[2] renale Kelchhalsstenose[3]
4

nephron [nefrɒːn] *n term* *rel* **renal** *or* **uriniferous tubule**[1] [t(j)uːbjʊl] *n term*

long convoluted tubular functional unit of the kidney consisting of the renal corpuscle [ʌ], the proximal convoluted tubule[2], the nephronic loop [uː], and the distal convoluted tubule[3]

» *At the end of the proximal tubule*[4] *the nephron dives toward the medulla attaching to the thin limb of Henle's loop. The uriniferous tubule includes the nephron and the collecting tubule*[5].

Use (im)mature [-tjʊəˑ]/ cortical / juxtamedullary[6] [dʒʌkstə-]/ proximal / distal / surviving [aɪ] ***nephron***

Nephron (das)
Nieren-, Harnkanälchen, Tubulus renalis[1] T. contortus proximalis, proximales Konvolut[2] Pars convoluta d. distalen Tubulus, T. contortus distalis[3] proximaler Tubulus[4] Sammelrohr[5] juxtamedulläres Nephron[6]
5

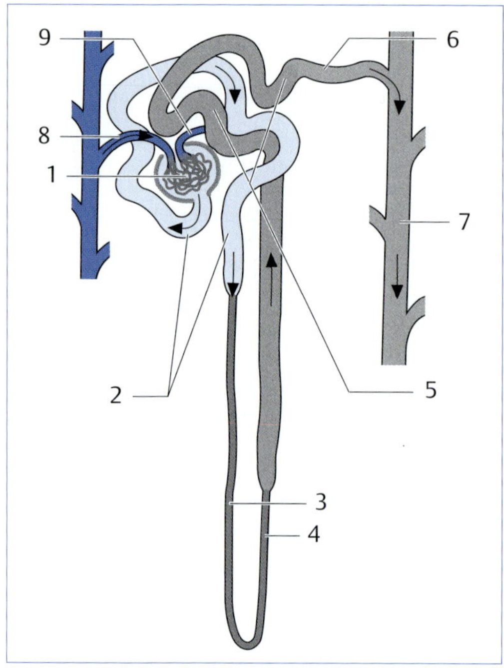

Nephron (schematic drawing): glomerulus (**1**), proximal convoluted tubule (**2**), loop of Henle, descending limb (**3**), ascending limb (**4**), distal convoluted tubule (**5**), junctional or connecting tubule (**6**), collecting duct (**7**), afferent arteriole (**8**), efferent arteriole (**9**)

48

renal *or* **Malpighian corpuscle** *n term* *rel* **glomerulus**[1] *n term, pl* **-i** [aɪ]

composed of a tuft [ʌ] of capillary loops[2] [uː] which is surrounded by Bowman's [oʊ] capsule[3]

glomerular *adj term* • **glomerul(o)-** *comb* • **juxtaglomerular** [dʒʌkstə-] *adj*

» *The renal corpuscle or body is composed of the glomerulus and the glomerular capsule*[3]*. The glomeruli which produce an ultrafiltrate of the plasma comprise the capillary, afferent and efferent arteriole, juxtaglomerular apparatus*[4] [eɪ] *and Bowman's space*[5] *and capsule.*

Use juxtamedullary ***glomeruli*** • ***glomerular*** capillary (pressure) / (capillary) tuft[6] / wall /arteriole [ɪɚ] • ***glomerular*** basement [eɪ] membrane[7] / function / filtration (rate) • ***glomerular*** filtrate[8] / damage / injury / lesion [iːʒ]/ sclerosis[9] • at the ***glomerular*** level • ***Bowman's*** capsular resistance / space[5] • ***juxtaglomerular*** cells[10] / hyperplasia [eɪʒ] • ***glomerulo***pathy /nephritis [aɪ] /sclerosis[9]

Malpighi-, Nierenkörperchen, Corpusculum renale/ renis
Glomerulus[1] Kapillarschlingen[2] Bowman-Kapsel, Capsula glomeruli[3] juxtaglomerulärer Apparat[4] Bowman-Raum[5] glomeruläres Kapillarknäuel[6] Glomerulusbasalmembran[7] Glomerulusfiltrat[8] Glomerulosklerose[9] Goormaghtigh-Zellen, juxtaglomeruläre Zellen[10]

6

convoluted tubule [t(j)uːbjʊl] *n term* *syn* **tubulus renalis contortus** *n term*

highly convoluted segments of the nephron in the renal labyrinth; the distal convoluted tubule leads from the ascending [se] limb [lɪm] of Henle's loop to the collecting tube

tubular [t(j)uːbjʊlɚ] *adj term* • **intra/ peritubular** *adj*

» *The proximal convoluted tubules transport fluid from Bowman's capsule to the descending limb of Henle's loop.*

Use distal / proximal ***convoluted tubules*** • renal or uriniferous[1] / collecting / glomerular / straight[2] ***tubules*** • ***tubular*** urine / epithelium [iː]/ lumen [uː]/ necrosis[3] • ***tubule*** function / fluid (flow) / pressure / reabsorption • ***tubule*** secretion / balance / permeability

Tubulus renalis contortus
Nieren-, Harnkanälchen[1] gerade Nierenkanälchen, Tubuli recti[2] Tubulusnekrose[3]

7

loop of Henle *n term* *syn* **nephronic** *or* **Henle's loop** [luːp] *n term*

U-shaped part of the nephron in the renal medulla consisting of a descending[1] and an ascending limb[2]

» *The longer the loop of Henle gets in children, the higher is the concentration of urea*[3] [jʊriːə] *in the renal papilla, thus improving the concentrating ability.*

Use descending[1] [dɪse-]/ ascending[2] / thin / thick / long / short ***loop of Henle*** • ***loop*** diuretic[4] [daɪjʊəretɪk]

Henle-Schleife
Pars descendens, absteigender Schenkel[1] Pars ascendens, aufsteigender Schenkel[2] Urea, Harnstoff[3] Schleifendiuretikum[4]

8

collecting tubule *or* **tube** [tjuːb] *n term* *rel* **collecting system**[1] [ɪ] *n term*

large, straight [streɪt] tubules draining the urine from the distal convoluted tubules to the renal pelvis

» *The collecting tubules play a key role in maintaining body fluid balance*[2]*. The entire collecting system is covered with a pale, white, smooth* [uː] *urothelium* [iː].

Use ***collecting*** duct[3] [ʌ] • upper / entire [aɪ]/ urinary / renal / lower pole ***collecting system*** • grossly [oʊ] dilated[4] / obstructed / duplicated[5] [uː] ***collecting system*** • ***collecting system*** surface area

Sammelrohr, Tubulus renalis colligens
Sammel-, Nierenbeckenkelchsystem[1] Flüssigkeitshaushalt[2] Sammelrohr[3] Verdopplung d. Nierenbeckenkelchsystems[4] stark erweitertes/ dilatiertes Nierenbeckenkelchsystem[5] 9

ureter [jʊəˈəṭə‖jʊriːtə] *n term*

thick-walled tube transporting the urine from the renal pelvis to the bladder

(intra-/ peri-)ureteral *adj term* • **ureter(o)-** *comb* • **ureteric** [jʊərɪterɪk] *adj BE*

» *Urine is propelled down the ureter by propagated contractions and enters the bladder in squirts*[1] [ɜː]. *Bacteria* [ɪə] *may ascend in the ureter against the flow of urine and cause upper urinary tract infection.*

Use distal / lowermost / upper / abdominal[2] ***ureter*** • pelvic[3] / intravesical / juxtavesical ***ureter*** • ectopic / (non)affected ***ureter*** • mega-[4]/ hydro-[5] [aɪ]/ mid-***ureter*** • ***ureteral*** orifice *or* opening[6] / lumen / wall / vessels • ***ureteral*** pressure / contraction / peristalsis[7] / reflux [iː] • ***ureteral*** spasm / obstruction / calculi[8] [aɪ]/ stenosis[9] [oʊ] • ***ureteral*** perforation *or* tear [teə]/ dilation • ***uretero***lysis [ɪ] /gram /scope /pelvic junction[10] [dʒʌ] (*abbr* UPJ) • ***uretero***cele [-siːl]/neocystostomy[11] • ***ureteric*** contraction / pressure / bud[12] [ʌ]/ catheter • ***ureteric*** stones[8] / stent / reimplantation • pelvi-***ureteric*** junction[10]

Harnleiter, Ureter
stoßweise[1] Pars abdominalis[2] Pars pelvina[3] Megaureter[4] Hydroureter[5] Harnleitermündung, Ostium ureteris[6] Ureterperistaltik[7] Ureter-, Harnleitersteine[8] Ureterstenose[9] Ureterabgang[10] Ureterneozystostomie, Neueinpflanzung d. Harnleiters i. d. Blase[11] Ureterknospe[12] 10

(urinary) bladder [blædə] *n term*
rel **detrusor (muscle)**[1] [dɪtruːzə mʌsl] *n term*

musculomembranous [sk] sac serving as a storage for the urine; it is lined[2] with urothelium[3] [iː] and consists of the trigone [aɪ] (urethral [iː] and ureteral orifices) at the base [eɪ] and the bladder dome[4] [oʊ] (mainly the detrusor muscle)

cystic [sɪstɪk] *adj term* • **cyst(o)-** *comb*

» *Functional bladder neck obstruction*[5] *prevents emptying even with sustained* [eɪ] *detrusor contraction. There was impaired* [eə] *detrusor contractility and abnormal bladder sensation.*

Use ***bladder*** body[6] / dome / neck *or* outlet[7] / wall / filling • ***bladder*** capacity[8] / volume / control / emptying[9] • ***bladder*** compliance [aɪ]/ distention / washout[10] / training • ***bladder*** instability / outlet obstruction[5] / stones[11] • irritable[12] / neurogenic[13] [dʒe]/ automatic[14] [ɒː]/ contracted[15] ***bladder*** • ***cysto***metry /scopy /graphy /cele • ***detrusor*** function / activity / fibers [aɪ]/ contractions • ***detrusor*** failure[16] [eɪ]/ outlet dyssynergia[17] [ɜː] • ***detrusor*** overactivity[18] / hyperreflexia[19] / instability[19] • hypotonic [aɪ]/ poorly contractile ***detrusor***

Harnblase, Vesica urinaria
M. detrusor vesicae, Detrusor, Harnblasenmuskulatur[1] ausgekleidet[2] Übergangsepithel, Epithelium transistonale, Urothel[3] Blasengrund, Fundus vesicae[4] Blasenhalsobstruktion[5] Blasenkörper, Corpus vesicae[6] Blasenhals, Cervix vesicae[7] Blasenkapazität[8] Blasenentleerung[9] Blasenspülung, Blasenspülzytologie[10] Blasensteine[11] Reizblase[12] neurogene Blase[13] Reflexblase[14] Schrumpfblase[15] Detrusorinsuffizienz[16] Detrusor-Sphinkter-Dyssynergie[17] Detrusorhyperaktivität[18] Detrusorinstabilität, hyperreflexiver Detrusor[19] 11

(bladder) trigone [traɪgoʊn] *n term* *syn* **vesical** [vesɪkᵊl] **trigone** *n term*

triangular area of the bladder between the orifices[1] [ɔrɪfisiːz] of the ureters and the urethra

trigonal *adj term* • **(-)vesical** *adj term & comb* • **vesico-** *comb*

» *Any stretch of the trigone (with bladder filling*[2]*) or any trigonal contraction (with voiding*[3]*) leads to firm* [ɜː] *occlusion* [uːʒ] *of the intravesical ureter.*

Use abnormal / superficial [ɪʃ] ***trigone*** • ***trigonal*** area / anatomy / cyst [sɪst]/ function • ***vesical*** fistula / calculi *or* stones[4] • intra/ extra/ infra/ peri***vesical*** • ***perivesical*** fat / lymphatics • ***vesico***ureteral reflux[5]

Blasendreieck, Trigonum vesicae
Ostia[1] Blasenfüllung[2] Blasenentleerung[3] Blasensteine[4] vesikoureteraler Reflux[5] 12

urethra [jʊriːθrə] *n term*

tube that drains [eɪ] urine from the bladder to the exterior [ɪə] of the body

urethral *adj term* • **urethr(o)-** *comb* • **intra/ peri/ bulbourethral** [ʌ] *adj*

» *In females the urethra (only about 4 cm in length) is in close relation with the anterior wall of the vagina, and opens into the vestibule behind the clitoris. The urethral sphincter muscle surrounds the membranous urethra.*

Use female [iː]/ male / prostatic[1] / membranous[2] / bulbous / penile *or* pendulous[3] ***urethra*** • ***urethral*** wall / valves[4] / orifice[5] / sphincter / specimen / stricture[6] / stump • ***urethral*** smear[7] [ɪə]/ smooth [uː] muscle / resistance / obstruction / inflammation[8] [eɪ] • ***urethral*** meatus / discharge[9] / dilation[10] [eɪʃ]/ (closure) pressure • ***urethr***algia [dʒ]/ectomy /itis[8] • ***urethro***spasm /perineal /rectal /cele /cystography

Harnröhre, Urethra
Pars prostatica (urethrae masculinae)[1] Pars membranacea[2] Pars spongiosa[3] Urethralklappen[4] Harnröhrenöffnung, -mündung, Ostium urethrae[5] Harnröhrenverengung, -striktur[6] Urethra(l)abstrich[7] Harnröhrenentzündung, Urethritis[8] Urethrorrhoe, Harnröhrenausfluss[9] Harnröhrenaufdehnung, -bougierung[10] 13

urethral sphincter [sfɪŋktɚ] *n term* *syn* **rhabdo(urinary)** [æ] **sphincter** *n term*

narrow omega-shaped muscle around the urethra just distal to the apex [eɪ] of the prostate gland; in the female more generally distributed around the urethra

sphincteric *adj term* • **sphincter(o)-** *comb*

» *External urethral sphincter contraction was absent. The fascia* [fæʃ(ɪ)ə] *of the striated* [aɪeɪ] *urethral sphincter was described as being inseparable from the prostatic sheath[1]* [iː].

Use internal[2] / external ***urethral sphincter*** • ***sphincter*** activity / control / spasm / tone[3] • ***sphincteric*** mechanism [k]/ muscle / ring • ***sphinctero***plasty[4] /tomy

Musculus sphincter urethrae, Rhabdosphinkter, Harnröhrenschließmuskel
periprostatische Faszie[1] Musculus sphincter vesicae internus, innerer Harnröhrensphinkter, Lissosphinkter[2] Sphinktertonus[3] Sphinkterplastik[4] 14

urogenital [dʒe] **diaphragm** *n term* *rel* **pelvic diaphragm[1]** [daɪəfræm] *n term*

muscles in the pelvic floor[2] extending between the ischiopubic [sk] rami [reɪmaɪ]; composed of the external urethral sphincter and the deep transverse [ɜː] perineal [iː] muscle[3] [ʌ]

» *The concept of the urogenital diaphragm surrounding the membranous urethra (implying an extrinsic portion of the striated[4] sphincter of the urethra) was not confirmed* [ɜː] *in these studies.*

Diaphragma urogenitale
Diaphragma pelvis[1] Beckenboden[2] Musculus transversus perinei profundus[3] quergestreift[4] 15

Unit 49 Urine Production & Elimination

Related Units: 48 **Urinary Tract,** 78 **Metabolism,** 88 **Physiology,** 50 **Female Sexual Organs,** 52 **Male Sexual Organs,** 55 **Hormones,** 112 **Urologic Signs & Symptoms**

(glomerular) filtrate [fɪltreɪt] *n term* *syn* **product of filtration** *n*

fluid containing metabolic waste [eɪ] products[1] passed through the glomerular filter

filter[2] *v & n* • **filtration[3]** *n* • **ultrafiltrate[4]** [ʌ] *n term* • **filterable[5]** *adj*

» *Glucose is freely filtered in the glomerulus and then reabsorbed. Apart from being protein-free, the composition of the glomerular filtrate[6] is about the same as that of the blood plasma.*

Use to enter/reabsorb/secrete [iː] into ***the filtrate*** • amount [aʊ]/ flow [oʊ]/ transport ***of filtrate*** • ***filtered*** (sodium) load[7] [oʊ] • ***filtration*** pressure[8] / rate[9] / fraction[10] [frækʃᵊn] • ***filtration*** membrane / barrier / process • net / plasma ***filtration*** • ***filtrate*** reabsorption[11]

(Glomerulus)filtrat
Stoffwechselendprodukte[1] filtrieren, filtern; Filter[2] Filtration[3] Ultrafiltrat[4] filtrierbar[5] Glomerulusfiltrat[6] filtrierte Natriumbelastung[7] Filtrationsdruck[8] Filtrationsrate[9] Filtrationsfraktion[10] Filtratrückresorption[11] 1

glomerular filtration rate *n term, abbr* **GFR**
rel **renal** [iː] **plasma** [æ] **flow[1]** *n term, abbr* **RPF**

amount of fluid filtered out of the plasma through glomerular capillary walls into Bowman's [oʊ] capsules per unit time; equivalent to inulin clearance yet creatinine or DTPA[2] is used for clinical assessment

» *To measure* [eʒ] *the GFR, inulin would be ideal, for it is freely filtered at the glomerulus but neither secreted or reabsorbed by the tubules. The GFR was determined by measurement of creatinine clearance. The effective renal plasma flow[3] (abbr ERPF) is the amount of plasma flowing to the parts of the kidney that have a function in urine production.*

Use changes in / drop *or* decline [aɪ] *or* reduction [ʌ] *or* decrease [ɪ] *or* fall in ***GFR*** • total / (near-) normal / elevated ***GFR*** • assessment *or* determination *or* measurement of[4] ***GFR*** • increased / effective[3] / total ***renal plasma flow***

glomeruläre Filtrationsrate, GFR
renaler Plasmafluss, RPF[1] DTPA, Kalziumtrinatriumdiäthylentriaminpentaessigsäure[2] effektiver renaler Plasmafluss[3] Bestimmung der glomerulären Filtrationsrate[4] 2

(tubular) [t(j)uːbjʊlɚ] **transport** *n term* *rel* **solvent drag[1]** [sɒːlvənt] *n term*

passage of ions [aɪənz] or molecules across a cell membrane not by passive diffusion but by energy-consuming processes within the cell

transport *v term* • **transportation** *n* • **co(-)transport[2]** *n* → U78-17

» *Transport of filtrate from the tubular lumen to interstitial* [ɪʃ] *fluid or peritubular capillaries is called reabsorption, and transport from the capillary to the tubular lumen is termed secretion* [iː]. *Many reabsorbed substances* [ʌ] *are actively transported, thus having the potential to saturate the carrier mechanism* [ek]. *The transport maximum[3] (abbr T_m) is the amount of a substance that can still be actively transported when all carriers[4] are saturated.*

Use to block/impair[5] [eɚ]/ensure[6]/be involved in[7] ***transport*** • electrolyte [-laɪt]/ sodium / urine [jʊɚ] ***transport*** • active[8] / passive / carrier-mediated[9] [iː] ***transport*** • one-way / bidirectional[10] / antegrade ***transport*** • ***transport*** capacity[11] / system • ***transport*** mechanism / properties / proteins[12]

(tubulärer) Transport
konvektiver Teilchenfluss[1] Symport, gekoppelter Transport[2] Transportmaximum, maximale tubuläre Transportleistung, Tm[3] Carrier, Träger(substanzen)[4] den Transport beeinträchtigen[5] d. Transport gewährleisten[6] am Transport beteiligt sein[7] aktiver Transport[8] Carriertransport, trägervermittelter Transport[9] bidirektionaler Transport[10] Transportkapazität[11] Transportproteine[12] 3

reabsorption *n term* *rel* **retention**[1] *n term,* *opposite* **secretion**[2] [sɪkriːʃᵊn] *n term* → U88-11

absorption of substances in the glomerular filtrate to retain them in the serum

reabsorb[3] [riːæbsɔːrb] *v term* • **retain**[4] [eɪ] *v* • **secrete**[5] [sɪkriːt] *v*

» *Water reabsorption in the proximal tubules is driven by osmotic gradients*[6]*. Urea is passively reabsorbed from the nephron. At low flow rates there is an increased reabsorption of urea.*

Use renal / selective / active ***reabsorption*** • passive / fractional[7] / tubular[8] ***reabsorption*** • electrolyte / phosphate / sodium[9] ***reabsorption*** • water / bicarbonate ***reabsorption*** • tubular[10] / distal tubule ***secretion*** • hydrogen [haɪdrədʒᵊn]/ potassium[11] / renin ***secretion*** • ***actively*** reabsorbed / secreted • sodium[12] / fluid / urinary ***retention***

> **Note:** The terms ***secretion*** and ***secrete*** are primarily used with glandular (endocrine, exocrine) function, when referring to the kidney they are used to describe the elimination of substances in the renal tubules (opposite of ***reabsorb*** and ***reabsorption***; similar to ***excrete*** and ***excretion***).

Reabsorption, Rückresorption
Retention, Verhalt, Rückstau[1] Sekretion, Absonderung, Abgabe[2] reabsorbieren, rückresorbieren[3] zurückhalten[4] sezernieren[5] osmot. Gefälle/ Gradient[6] fraktionelle Reabsorption[7] tubuläre Reabsorption[8] Natrium-Reabsorption[9] tubuläre Sekretion[10] Kaliumausscheidung[11] Natriumretention[12]

4

renal threshold [θreʃʰoʊld] *n term* → U88-7

concentration of a substance in plasma above which the substance is excreted [iː] in the urine

» *As renal failure progresses, there is an elevation in the renal threshold at which glycosuria*[1] [aɪ] *appears. Low-threshold substances include urea*[2]*, phosphates, sulfates* [ʌ]*, and creatinine* [krɪætɪniːn‖ɪn]*, while glucose* [uː]*, amino acids*[3]*, chlorine* [iː]*, sodium, potassium and calcium* [s] *are high-threshold substances.*

Use normal / reduced / decrease [iː] in / variations in ***renal threshold*** • low-/ high-***threshold*** substance[4] • glucose[5] ***threshold***

Nierenschwelle
Glukosurie, Glykosurie[1] Urea, Harnstoff[2] Aminosäuren[3] Substanz mit hoher Nierenschwelle[4] Glukoseschwelle[5]

5

diuresis [daɪjəriːsɪs] *n term* *sim* **urinary excretion**[1] *n, rel* **washout**[2] *n term*

increased urine production

(anti-)diuretic[3] *adj & n term* • **excrete** *v* • **excretory** *adj* • **wash out**[4] *v phr*

» *Urine is excreted from the collecting ducts* [ʌ] *into the renal pelvis. It is essential that the patient be well hydrated* [aɪ] *before beginning diuretic therapy and hydration be maintained* [eɪ] *after diuresis is initiated* [ɪʃ]*. This osmotic diuresis*[5] *washes out the medullary concentration gradient* [eɪ] *and subsequently* [ʌ] *causes polyuria.*

Use to induce/produce/enhance/promote[6]/reduce ***diuresis*** • tubular / physiologic / pathologic ***diuresis*** • excessive / postobstructive [ʌ]/ forced[7] ***diuresis*** • ***diuretic*** agent[8] [eɪdʒ]/ response / washout curve [ɜː] • ***diuretic*** effect / properties / therapy / renography[9] • potassium-sparing[10] [eɚ] ***diuretics*** • sodium / electrolyte / fractional[11] / impaired [eɚ]/ increased [iː]/ renal ***excretion*** • renal / bladder / Hippuran ***washout*** • ***washout*** time / studies / rate • ***excretory*** urography[12]

verstärkte Diurese, vermehrte Harnausscheidung
Harnausscheidung[1] Auswaschung, Ausschwemmung[2] diuretisch, diuresefördernd; Diuretikum[3] ausschwemmen[4] osmotische Diurese[5] Diurese fördern/ anregen[6] forcierte Diurese[7] Diuretikum, harntreibendes Mittel[8] Ausscheidungsdarstellung d. Niere(n)[9] kaliumsparende Diuretika[10] fraktionierte Ausscheidung[11] Ausscheidungs-, intravenöse Urografie[12]

6

clearance [klɪɚᵊnᵗs] *n term* *rel* **elimination**[1] [-eɪʃᵊn], **urine output**[2] *n term*

amount [aʊ] of a solute[3] or substance removed [uː] from a specific [sɪ] volume of blood per unit of time in the kidney

clear[4] *v term usu pass* • **eliminate** *v* • **clearing** *n* • **high-output** *adj*

» *Factors determining* [ɜː] *clearance are urine volume in ml/min, urine and plasma concentration. Increase the rate at which the drug is cleared from the plasma.*

Use renal[5] / tubular / (free) water[6] / creatinine[7] (*abbr* CrCl)/ urea ***clearance*** • uric [jʊɚ] acid[8] [æsɪd]/ inulin[9] / albumin / extrarenal ***clearance*** • maximum / PAH[10] / total body[11] / plasma ***clearance*** • ***clearance*** rate / determination [ɜː]/ capacity [æs] • urinary[2] / renin / nitrogen [aɪ]/ urea ***output*** • ***high-output*** renal failure

Clearance
Elimination, Ausscheidung[1] Harn-, Ausscheidungsvolumen[2] gelöster Stoff[3] reinigen, eliminieren[4] renale Clearance[5] Freiwasser-Clearance[6] Kreatinin-Clearance[7] Harnsäure-Clearance[8] Inulin-Clearance[9] Para-aminohippursäure-Clearance[10] Ganzkörper-, Gesamt-Clearance[11]

7

depletion [dɪpliːʃᵊn] *n term* *syn* **loss** [lɒːs] *n term* → U78-21

(i) removal of accumulated fluids or solids (ii) excessive loss of an essential body substance

deplete [dɪpliːt] *v term* • **depleted**[1] *adj*

» *The decrease in urinary magnesium* [iː] *excretion was attributed to replenishment*[2] [e] *of depleted magnesium stores. His elevated aldosterone secretion was due to sodium depletion.*

Use sodium[3]/ potassium / electrolyte / salt and water ***depletion*** • fluid[4]-/ volume[5]-/ nutritionally [ɪʃ] ***depleted*** • parenchymal [-kɪməl]/ (net) water / urinary nitrogen[6] [naɪtrədʒən] ***loss***

Depletion, Verlust
erschöpft, entleert[1] (Wieder)auffüllung, Ergänzung[2] Natriumverlust, -mangel[3] dehydriert[4] hypovolämisch, volumendepletiert[5] Stickstoffausscheidung/ -verlust im Harn[6]

8

osmolality [ɒːzmoʊlælɪṭi] *n term* *sim* **osmolarity**[1] *n term* → U81-21; U88-4

concentration of a solution expressed in osmoles of solute particles per kilogram of solvent[2]

osmotic[3] [ɒː] *adj term* • **(hyper)osmolar** [oʊ] *adj* • **osmolal** *adj* • **osmosis**[4] *n* [oʊ] • **osmo-** *comb*

» *Although osmolality in plasma is relatively constant, it varies considerably in the urine. Urea recycling helps maintain[5] osmolality in the medullary interstitium* [ɪʃ] *and the tubular lumen.*

Use urinary *or* urine[6] / calculated serum / extracellular ***osmolality*** • changes in plasma[7] / serum [ɪɚ]/ determination [ɜː] of ***osmolarity*** • ***low osmolality*** media [iː] • ***osmotic*** pressure[8] / gradient / diuresis[9] • high-***osmolar*** contrast agents[10] • ***hyperosmolar*** state / solution[11] [uːʃ] • ***osmo***regulation[12] /receptors[13] /metry[14]

Osmolalität
Osmolarität[1] Lösungsmittel[2] osmotisch[3] Osmose[4] aufrechterhalten[5] Osmolalität d. Harns[6] Änderungen d. Plasmaosmolarität[7] osmotischer Druck[8] osmotische Diurese[9] hochosmolare Kontrastmittel[10] hyperosmolare Lösung[11] Osmoregulation[12] Osmorezeptoren[13] Osmometrie[14]

9

countercurrent [aʊ] **mechanism** *n term* *rel* **autoregulation**[1] [ɒːṭoʊ-] *n term*

passive diffusion [uːʒ] of substances across a membrane separating two countercurrent exchanger [eɪ] streams so that at each end the fluid leaving along one side of the membrane resembles the fluid entering on the other side

autoregulatory [-regjʊlətɔːri] *adj term* • **self-regulation**[1] *n* → U88-18

» *Inability of the newborn to concentrate urine is due to an inefficient countercurrent system. Normally renal autoregulation keeps RBF and GFR relatively constant.*

Use ***countercurrent*** exchange system[2] / effect / multiplier [ʌ] system[3] • elaborate ***countercurrent*** system • renal[4] ***autoregulation***

Gegenstromsystem
Autoregulation[1] Gegenstromaustauschsystem[2] Gegenstrommultiplikation[3] Autoregulation d. Nierenfunktion[4]

10

49

renin [iː‖e]**-angiotensin-aldosterone system** *n term* *abbr* **RAAS**

mechanism stimulating aldosterone production and sodium retention as a result of volume depletion, thus raising [eɪ] renal renin production and conversion of angiotensin [dʒ] I to angiotensin II in the plasma

reninism *n term*

» *The RAAS system regulates sodium balance, fluid volume, and BP[1].*

Use ***renin*** release[2] [iː] (rate) / concentration / level / activity[3] / determination • plasma ***renin*** concentration[4] • ***angiotensin*** converting [ɜː] enzyme [enzaɪm] (*abbr* ACE)/ I • ***angiotensin*** II blocker *or* antagonist[5]

Renin-Angiotensin-Aldosteron-System
Blutdruck[1] Reninausschüttung, -freisetzung[2] Reninaktivität[3] Plasmareninkonzentration[4] Angiotensin-II-Blocker[5]

11

urine [jʊɚɪn] *n term* *syn* **water** *n clin & inf*

clear, straw-colored fluid containing urea, sodium and other substances excreted by the kidney

urinary [jʊɚɪnəri] *adj term* • **uriniferous**[1] *adj* • **urinal**[2] [jʊɚɪnᵊl] *n* • **uro-** *comb*

» *There is an overexcretion of sodium in the urine. Are there any bacteria in the urine? Do you have difficulties passing your water[3]? His blood lipids and urinary amino acids are elevated.*

Use to pass[4] ***urine/water*** • ***urine*** culture [ʌ]/ osmolality / output • ***urine*** specimen [es] *or* sample[5] • ***urine*** concentration / specific gravity / storage • cloudy[6] / blood-tinged[7] / sterile / pH / 24-hour[8] ***urine*** • dark / residual[9] / primary[10] ***urine*** • first void *or* morning[11] / midstream[12] ***urine*** • ***urinary*** tract / albumin / sphincter / stream • ***urinary*** reflux / volume / sediment[13] / stone *or* calculus[14] • ***urinary*** casts[15] / diversion[16] / dipstick[17] / dribbling[18] • ***uro***flowmetry[19] /gram /genital /thelium[20] [iː] /dynamics [aɪ] /bilinogen [-dʒən] /pathy[21]

Urin, Harn
harnableitend[1] Urinal, Urinflasche[2] Beschwerden beim Urinieren[3] Harn lassen, urinieren[4] Harnprobe[5] trüber Harn[6] blutig tingierter Harn[7] 24-Stunden-Harn[8] Restharn[9] Primärharn[10] Morgenharn[11] Mittelstrahlharn[12] Harnsediment[13] Harnstein[14] (Harn)zylinder[15] Harnableitung[16] Harnstreifentest[17] Harnträufeln[18] Uroflowmetrie[19] Übergangsepithel, Urothel[20] Harnwegserkrankung[21]

12

urea [jʊriːə‖jʊɚɪə] *n term*

chief end product of nitrogen metabolism excreted in the urine (about 32 gram a day)

» *Urea occurs as whitish odorless[1] prismatic crystals with a saline* [eɪ] *taste, is soluble in water, and forms salts with acids. The proximal tubule is not as permeable to urea as to water.*

Use ***urea*** concentration / cycle[2] [saɪkl]/ clearance test / excretion ratio [reɪʃɪoʊ]/ hydrolysis / synthesis[3] • urine / blood[4] ***urea nitrogen*** [naɪtrədʒən] (*abbr* BUN)

Urea, Harnstoff
geruchlos[1] Harnstoff-, Ornithinzyklus, Krebs-Henseleit-Zyklus[2] Harnstoffsynthese[3] Blut-Harnstoff-Stickstoff, BUN[4]

13

uric acid [jʊɚɪk æsɪd] *n term* *rel* **urate**[1] [jʊɚeɪt] *n term*

white poorly soluble crystals [ɪ] contained in solution in the urine; sometimes solidified in small masses or in larger concretions [iːʃ] as calculi [aɪ]

urico- *comb*

» *Her serum uric acid level is elevated[2]. Overproduction of uric acid is sometimes seen in gout[3]* [aʊ]*. Glucose* [uː]*, sulfate* [ʌ]*, amino acids, phosphate, uric acid, and albumin have a transport maximum.*

Use ***uric acid*** excretion / concentration[4] / metabolism / production • ***uric acid*** determination[5] / solubility[6] / crystals[7] / stone formation[8] • ***urate*** calculus[9] [kælkjʊləs]/ crystals[10] / deposition[11] / nephropathy[12] • ***urico***suria/suric drugs[13]

Harnsäure, Acidum uricum
Urat, Salz d. Harnsäure[1] erhöht[2] Gicht[3] Harnsäurekonzentration[4] Harnsäurebestimmung[5] Harnsäurelöslichkeit[6] Harnsäurekristalle[7] Harnsäuresteinbildung[8] Uratstein[9] Uratkristalle[10] Uratablagerung[11] Urat-, Gichtnephropathie[12] Urikosurika, Harnsäureausscheidung fördernde Mittel[13]

14

(urine) storage [-rɪdʒ] *n term* *rel* **bladder filling**[1], **bladder capacity**[2] *n term*

ability of the bladder to contain 400-500 ml of urine at a relatively stable [eɪ] basal [eɪ] pressure

store[3] [stɔːr] *v* • **fill** *v*

» *The first sensations [eɪʃ] of bladder filling ordinarily occur [ɜː] when 100-150 ml of urine has accumulated in the bladder. Urine output per voiding will be low when the bladder capacity is reduced. Bladder compliance [aɪ] refers to the change in detrusor pressure that accompanies an increase in bladder volume during filling.*

Use (in)adequate ***urine storage*** • (low-pressure) bladder / urinary ***storage*** • ***storage*** phase [feɪz]/ function / capacity[4] [æs] • ***bladder*** compliance / distention[5] • ***filling*** cystometry[6]

Harnspeicherung
Blasenfüllung[1] Blasenkapazität[2] speichern[3] Speicherkapazität[4] Blasendehnung[5] (Füllungs)zystometrie[6]

15

voiding [vɔɪdɪŋ] *n term & jar*
syn **bladder emptying** *n clin*, **micturition** [-ɪʃᵊn], **urination** [eɪʃ] *n term*

expulsion [ʌ] of the urine stored in the bladder

void[1] [vɔɪd] *v term* • **micturate**[2] [kʃ||ktj] *v* • **urinate**[2] [jʊəːneɪt] *v* • **postvoid** *adj*

» *The patient is unable to void. Was the bladder emptied on voiding? He has difficulty urinating. The patient experienced some discomfort during urination but often pain was most severe after voiding had ceased [siːst]. The patient was straining*[3] *[eɪ] to urinate and there was terminal [ɜː] dribbling.*

Use to initiate/trigger/(be unable to) postpone/refrain [eɪ] from ***voiding*** • ***voiding*** act / time / pressure / pattern • ***voiding*** difficulty[4] / dysfunction[5] [ɪ]/ cystourethrography[6] • normal / difficult[4] / (in)voluntary / incomplete[7] ***voiding*** • (freshly / first-)***voided*** (morning) specimen[8] • ***voided*** volume / bladder[9] • ***postvoid*** residual urine[10] / dribbling[11] • (sudden) strong urge[12] [ɜːrdʒ]/ intense desire[12] [aɪ] ***to void*** • ***micturition*** reflex[13] / center • storage / emptying ***phase of micturition*** • burning[14] [ɜː] ***on urination***

> **Note:** There are many clinical and colloquial expressions for to 'pass water' (some more polite than others): ***to go to the bathroom/toilet, to take/go for a leak, pee-(wee)*** [with children], ***spend a penny*** *(BE)*, ****piss***

(Blasen)entleerung, Miktion
(Blase) entleeren, ausscheiden[1] urinieren, Harn/ Wasser lassen[2] Pressen[3] Dysurie, erschwerte Blasenentleerung[4] Blasenentleerungsstörung[5] Miktionszystourethrografie[6] unvollständige Blasenentleerung[7] Morgenharnprobe[8] entleerte Blase[9] Restharn[10] Nachträufeln[11] imperativer Harndrang[12] Miktionsreiz, -reflex[13] Brennen beim Urinieren[14]

16

(urinary) stream *n clin* *sim* **(uro)flow**[1] *n term*, *rel* **dribbling**[2] *n clin* → U112-15

outflow of urine during the act of micturition

midstream [mɪdstriːm] *adj term*

» *Observe [ɜː] the urinary stream for caliber, deflection and straining. The midstream portion is collected to reduce contamination of the urine sample.*

Use to initiate [ɪʃ] *or* start/maintain ***the stream*** • (expulsive) [ʌ] force[3] / caliber / deflection[4] ***of stream*** • weak[5] [iː]/ strong / poor[5] / narrow[6] [æ]/ decreased / slow / interrupted[7] [ʌ] ***stream*** • ***midstream*** *or* clean-catch urine sample[8] [æ||*BE* ɑː]/ urinalysis [-ælɪsɪs]

Harnstrahl
Harnfluss[1] Harnträufeln[2] Stärke d. Harnstrahls[3] Harnstrahlabweichung[4] schwacher Strahl[5] dünner/ schwacher Strahl[6] Harnstottern[7] Mittelstrahlharn[8]

17

Unit 50 Female Sexual Organs

Related Units: 51 Menstrual Cycle, 52 Male Sexual Organs, 54 Endocrine Glands, 68 Sexuality, 69 Fertility, 48 Urinary Tract, 96 Sexually Transmitted Diseases

genitalia [dʒenɪteɪlɪə] *n term* *syn* **genitals, sexual organs** *n term*

external [ɜː] and/or internal genital organs

genital [dʒenɪtᵊl] *adj term* • **genit(o)-** *comb*

» *The external genitalia are the vulva*[1] *[ʌ] in the female, and the penis [iː] and scrotum [oʊ] in the male. There is distal loss of temperature sense below T12 including the genitals and perineum*[2] *[iː].*

Use female / male / external[1] / internal[3] / ambiguous[4] [ɪg] ***genitalia*** • ***genital*** tract / area / ridge[5] [rɪdʒ]/ folds[6] / tubercle[7] • ***genital*** phase [feɪz] *or* stage[8] / secretion [iːʃ]/ lesion [iːʒ]/ bleeding • ***genital*** infection / herpes [ɜː]/ ulcer [ʌlsɚ]/ wart[9] [ɔː]

> **Note:** Expressions used by patients to refer to the external female sexual organ are ***private parts, crotch*** [krɒːtʃ], and ***down below*** *(BE)*.

Genitalien, Genitale, Geschlechtsorgane
Vulva, äußeres weibl. Genitale[1] Perineum, Damm[2] inneres Genitale[3] intersexuelles Genitale[4] Genitalleiste[5] Genitalfalten[6] Genitalhöcker, Tuberculum genitale[7] genitale Phase[8] Feucht-, Feigwarze, Condyloma acuminatum[9]

1

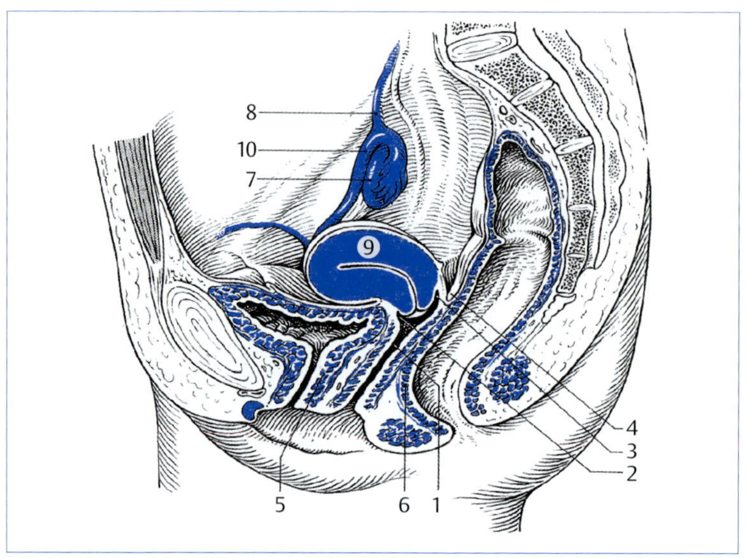

Female genitalia: vagina (**1**), anterior vaginal fornix (**2**), posterior vaginal fornix (**3**), pouch of Douglas or rectouterine cul-de-sac (**4**), anterior paracolpium (**5**), rectovaginal fascia (**6**), ovary (**7**), suspensory ligament of the ovary (**8**), uterus (**9**), Fallopian tube or oviduct (**10**)

50

female [fiːmeɪl] *adj & n clin* *sim* **feminine**[1] [e] *adj*

(adj) referring to the child-bearing [eə] sex
(n) a girl or woman (i.e. not male)

feminize [femɪnaɪz] *v term* • **feminizing** *adj* • **(de)feminization**[2] *n*

» *The length of hospital stays was higher in females than in males. The male-female gap in life expectancy*[3] *narrowed in the 90ies. Breasts* [e], *pubic* [p(j)uːbɪk] *hair*[4], *and habitus are feminine in character.*

Use ***female*** gender [dʒ] *or* sex[5] /-to-male ratio [eɪʃ]/ reproductive [ʌ] tract • ***female*** germ [dʒɜːrm] cells / orgasmic disorder[6] • white ***females*** • testicular[7] ***feminization*** • ***feminine*** appearance [ɪə] • ***feminized*** breast • ***feminizing*** state / tumor[8] / dose of estrogen [-dʒən]/ side effects

weiblich; Frau
feminin[1] (De)feminisierung[2] Lebenserwartung[3] Schambehaarung[4] weibliches Geschlecht[5] Orgasmusstörung der Frau[6] testikuläre Feminisierung[7] feminisierender Tumor[8]

2

ovary [oʊvəi] *n term* *syn* **female gonad** *n term*, *rel* **ovum**[1] *n term, pl* **ova** [oʊvə]

paired female reproductive glands containing ovarian follicles which enclose the ova; surrounding the ovary's stroma is the membrana granulosa, germinal [dʒɜː] epithelium[2] [iː], and the tunica albuginea

ovarian [eə] *adj term* • **transovarial** *adj* • **gonadal**[3] [eɪ] *adj* • **ovari(o)-** *comb*

» *Other causes of ovarian failure and amenorrhea* [iː] *include premature ovarian failure, the resistant-ovary syndrome, and ovarian failure secondary to*[4] *chemotherapy* [iː] *or radiation therapy for malignancy. The menopausal* [ɒː] *ovary continues to secrete* [iː] *testosterone, presumably formed in stromal cells. Ovulation and ovarian steroidogenesis were inhibited.*

Use polycystic[5] [sɪ]/ enlarged ***ovaries*** • ***ovarian*** follicle (development) / cells / cycle[6] [saɪkl] • ***ovarian*** cortex / function [ʌ]/ hormones[7] • ***ovarian*** estrogen [e‖iː] production / failure[8] [feɪljə] • ***ovarian*** hyperstimulation / atrophy • ***ovarian*** cyst[9] / mass[10] / tumor[10] • ***ovarian*** carcinoma / biopsy[11] [aɪ] • extra/ trans/ tubo***ovarian*** • ***transovarian*** route [aʊ‖uː]/ transmission • ***tuboovarian*** abscess[12] • ***ovari***ectomy[13] /opexy[14] /otomy

Ovar(ium), Eierstock, weibliche Keimdrüse
Ovum, Eizelle[1] Keimepithel[2] gonadal, Gonaden-[3] infolge von[4] polyzystische Ovarien[5] Ovarialzyklus[6] Ovarialhormone[7] Ovarialinsuffizienz[8] Ovarialzyste[9] Ovarialtumor[10] Ovarialbiopsie[11] Tuboovarialabszess[12] Ovarektomie, Eierstockentfernung[13] Eierstockfixierung, Ovariopexie[14]

3

(fallopian [fəloupɪ^ən] *or* **uterine) tube** [juːtərɪn‖aɪn t(j)uːb] *n term*
syn **oviduct** [ouvɪdʌkt] *n clin*, **salpinx** *n term rare, pl* **-ges** [-dʒiːz]

tubes from either side of the fundus [ʌ] of the uterus to the upper or outer extremity of the ovary; it consists of the infundibulum and the fimbriae[1] [iː], the ampulla [u], isthmus [ɪsməs], and uterine parts

tubal *adj term* • **tub(o)-** *comb* • **salping(o)-** *comb* • **intrafallopian** *adj*

» *The uterine tubes, which are loosely attached [ætʃ] to the ovaries by the ovarian fimbriae, are lined [aɪ] by ciliated [sɪl-] epithelium[2] [iː]. The severity [e] and extent of adhesions [iːʒ] in the oviduct were assessed.*

Use endo/ hydro [aɪ]/ pyo***salpinx*** [aɪ] • ***tubal*** pregnancy[3] / function / wall (thickening) / damage • ***tubal*** patency[4] [eɪ]/ occlusion [uːʒ]/ infertility • ***tubal*** ligation[5] [eɪ]/ sterilization[6] • ***tubal*** infection / rupture [ʌ]/ abortion[7] • ***tubal*** scarring [ɑː]/ implantation • distal / healthy / reconstructed[8] ***oviduct*** • ***fimbriated*** end of the tube[9] • ***salping***ectomy [dʒe] /itis[10] [aɪ] • gamete [iː] ***intrafallopian*** transfer[11] (*abbr* GIFT) • ***tubo***ovarian /plasty[8]

Eileiter, Tuba uterina (Fallopii), Tube
Fimbrien[1] Flimmerepithel[2] Tubargravidität, Eileiterschwangerschaft[3] Tubendurchgängigkeit[4] Tubenligatur[5] Tubensterilisation[6] Tubarabort[7] Tubenplastik[8] fimbrienbesetztes Tubenende[9] Eileiterentzündung[10] intratubarer Gametentransfer[11] 4

uterus [juːtərəs] *n term, pl* **uteri** *syn* **womb** [wuːm] *n clin & inf*

hollow muscular [ʌ] organ in which the impregnated ovum is implanted; it consists of the corpus or body, an upper rounded portion (fundus [ʌ]) with the cornu or horn at each extremity, and an elongated lower part (cervix or neck) at the extremity of which is the external os[1]

(intra/ extra)uterine [-ɪn‖aɪn] *adj term* • **uter(o)-**, • **hyster(o)-** [hɪstər-] *comb*

» *The uterus is supported in the pelvic cavity by the broad[2], round[3], and cardinal ligaments[4], and the rectouterine and vesicouterine folds. The upper rounded portion of the uterus is the fundus. The ovum reaches the uterine cavity through the horn or cornu of the uterus.*

Use to sound the[5] ***uterus*** • bicornuate[6] / bifid[6] / arcuate / one-horned[7] ***uterus*** • double-mouthed *or* (sub)septate[8] ***uterus*** • contracting / empty / gravid / postpartum ***uterus*** • rudimentary / infantile / retroflexed[9] ***uterus*** • ***uterus*** didelphys • ***uterine*** wall / corpus[10] / fundus • ***uterine*** size / smooth [uː] muscle cells • ***uterine*** horn / contraction / vein [eɪ] / exploration • ***uterine*** massage [ɑːʒ]/ rupture[11] [ʌ]/ prolapse[12] / suspension • ***uterine*** bleeding / cavity / contents / cervix [ɜː] • in ***utero*** • ***hyster***ectomy[13] /oscopy

Uterus, Gebärmutter
äußerer Muttermund, Ostium uteri[1] Ligamentum latum, breites Mutterband[2] Ligamentum teres uteri, rundes Mutterband[3] Ligamentum cardinale uteri[4] Gebärmutter auskultieren, Herztöne abhören[5] Uterus bicornis[6] U. unicornis[7] U. bicollis/ (sub)septus[8] retroflektierter U.[9] Uteruskörper, Corpus uteri[10] Uterusruptur[11] Uterusvorfall, Prolapsus uteri[12] Hysterektomie, Gebärmutterentfernung[13] 5

50

endometrium [iː] *n term* *rel* **perimetrium[1], myometrium[2]** [maɪə-] *n term*

mucous [mjuːk^əs] membrane that makes up the innermost layer of the uterine wall; it consists of a simple columnar [ʌ] epithelium[3] [iː] and a lamina propria that contains simple tubular uterine glands

endometrial [iː] *adj term* • **endometrioid** *adj* • **myometrial** *adj*

» *Endometrial biopsies [aɪ] are positive in gonococcal endometritis [aɪ] but not in the uninfected endometrium. Oxytocin also exerts a contractile action on the myometrium postpartum.*

Use menstrual / functional[4] / scarred[5] [ɑː] ***endometrium*** • ***endometrial*** cavity / stroma / glands • ***endometrial*** lining[6] [aɪ]/ proliferation / implant • ***endometrial*** biopsy[7] / sampling[7] / aspiration • ***endometrial*** atypia [ɪ]/ hyperplasia[8] [eɪʒ]/ ablation [eɪʃ]/ adenocarcinoma • ***myometrial*** penetration / thickness • ***endometriosis***[9] /tis

Endometrium, Gebärmutterschleimhaut, Tunica mucosa
Perimetrium, Tunica serosa[1] Myometrium, T. muscularis[2] Zylinderepithel[3] Funktionalis, Stratum functionale[4] narbiges Endometrium[5] Gebärmutterschleimhaut[6] Endometriumbiopsie[7] Endometriumhyperplasie[8] Endometriose[9] 6

cervix (uteri) [sɜːrvɪks] *n term* *rel* **cervical os[1]** [ɒːz] *n term*

portion of the uterus extending from the isthmus [ɪsməs] of the uterus into the vagina; its supravaginal and vaginal parts are marked by its passage through the vaginal wall

cervical[2] [sɜːrvɪk^əl] *adj term* • **endo/ ectocervical** *adj* • **cervic(o)-** *comb*

» *Colposcopically directed biopsy is the method of choice[3] for the diagnosis of cervical lesions. Postcoital spotting[4] was due to the cervical ooze[5] [uːz]. Although the cervix of the uterus is fixed, the body is free to rise and fall with the filling and emptying of the bladder[6].*

Use anterior / deformed / double [ʌ]/ inflamed / incompetent[7] ***cervix*** • ***cervical*** canal / mucus method[8] / smear[9] [ɪər]/ cytology [saɪt-] • ***cervical*** erosion[10] / dilation [eɪ]/ conization[11] [kounaɪ-] • internal[12] / external[13] / endo***cervical os*** • ***endocervical*** culture [ʌ]/ curettage [kuərətɪdʒ‖tɑːʒ] • ***endocervical*** exudate / gonococcal infection / carcinoma[14]

Gebärmutterhals, Cervix (uteri)
Muttermund[1] zervikal, Zervix-[2] Methode der Wahl[3] postkoitale (Schmier)blutung[4] zervikaler Ausfluss[5] Blasenentleerung[6] Zervixinsuffizienz[7] Zervixschleimmethode, Billings-Ovulationsmethode[8] Zervixabstrich[9] Portioerosion[10] (Zervix)konisation[11] innerer Muttermund[12] äußerer Muttermund, Ostium uteri[13] Zervixhöhlenkarzinom[14] 7

vagina [vədʒaɪnə] *n term*
rel **birth canal**[1] [bɜːrθ kənæl] *n*

canal from the vaginal orifice[2] [-fɪs] in the vestibule to the uterine cervix lined [aɪ] by mucosa

vaginal [vædʒɪnəl‖vədʒaɪnᵊl] *adj term* • **vagin(o)**- *comb* • **colpo**- *comb*

» *An appropriately sized, warmed speculum is gently* [dʒ] *inserted to permit inspection of the vagina and the cervix. The mucosa of the vagina is lined by stratified squamous* [eɪ] *epithelium*[3]*. Hyperflexing the mother's hips is helpful as it causes the birth canal to be straighter* [streɪtɚ]*. Uterine cramps and heavy* [e] *vaginal bleeding were noted.*

Use bulging [bʌldʒɪŋ]/ blind-ending[4] / distended / septate *or* double[5] [ʌ] ***vagina*** • hypoplastic / lower *or* distal ***vagina*** • to obstruct [ʌ]/ passage through ***the birth canal*** • infected / contaminated / colonized ***birth canal*** • ***birth canal*** secretions [iːʃ] • ***vaginal*** vault [ɒː] *or* fornix[6] / introitus[2] / bleeding • ***vaginal*** discharge[7] / flora[8] / douching[9] [duːʃɪŋ] • ***vaginal*** cream [iː]/ sponge[10] [ʌ]/ smear[11] [smɪɚ] • ***vaginal*** speculum[12] / suppository[13] / intercourse[14] [ɔː] • endo/ intra/ recto/ vulvo***vaginal*** • ***colpo***scopy /tomy /rraphy /cleisis[15] [aɪ] • ***vagin***itis [aɪ] /ismus[16]/oplasty[17]

Scheide, Vagina
Geburtskanal[1] Ostium vaginae, Scheideneingang[2] mehrschichtiges Plattenepithel[3] blind endigende Vagina[4] Vaginaverdopplung, V. duplex[5] Scheidengewölbe, Fornix vaginae[6] Fluor vaginalis, Ausfluss aus d. Scheide[7] Scheiden-, Vaginalflora[8] Scheidenspülung[9] Vaginalschwamm[10] Vaginalabstrich[11] Scheidenspekulum[12] Vaginalzäpfchen[13] Vaginalverkehr[14] Kolpokleisis, operativer Scheidenverschluss[15] Vaginismus, Scheidenkrampf[16] Scheidenplastik[17] 8

glands of Skene [skiːn] *n term* *syn* **Skene's glands** [glænds], **paraurethral** [iː] **glands** *n term*

mucous glands in the wall of the female urethra, also referred to as the female prostate

» *The peri- or paraurethral glands empty into the urethra* [iː] *just inside the meatus* [ieɪ]*. Skene's glands, which are adjacent* [ədʒeɪsᵊnt] *to the urethra, may also be the site of abscess* [æbses] *formation in the vulva.*

Use involvement of[1] ***Skene's glands*** • ***Skene's*** ducts[2] [ʌ]/ gland infection

Skene-Drüsen, Glandulae paraurethrales
Mitbeteiligung d. Skene-Drüsen[1] Skene-Gänge[2] 9

Bartholin('s) glands *n term* *syn* **greater vestibular glands** *n term*

one of two mucus-secreting glands on either side of the lower part of the vagina, the equivalent of the bulbourethral [ʌ] glands[1] in the male

» *The duct of the Bartholin's glands is about 5 mm in diameter* [æ]*. Acute inflammation* [eɪ] *of the greater vestibular gland is usually unilateral.*

Use ***Bartholin gland*** abscess / carcinoma • ***Bartholin('s)*** cyst[2] / duct • ***bartholin***itis[3]

Bartholin-Drüsen, Glandulae vestibulares majores
Cowper-Drüsen, G. bulbourethrales[1] Bartholin-Zyste[2] ein- oder beidseitige Entzündung d. Bartholin-Drüsen, Bartholinitis[3] 10

vulva [vʌlvə] *n term* *syn* **pudendum** [pjʊdendəm] **(muliebre)** *n term*

external female genitalia comprising [aɪ] the mons pubis, labia, clitoris, vestibule of the vagina[1] and its glands, and the vaginal and urethral openings

vulvar [ʌ] *adj term* • **vulval** *adj* • **vulv(o)**- *comb* • **pudendal** *adj* → U22-10

» *The clitoral prepuce* [iː] *is hidden in the small cleft of the vulva and the mucous membrane of the introitus is pink and somewhat moist. Involvement of the vulva was limited to the vestibule and labia minora, but a profuse discharge*[2] *caused inflammation of the labia majora, perineum, and adjacent*[3] *skin surfaces.*

Use to wash/contaminate/involve/spread [e] to ***the vulva*** • ***vulvar*** area / structures / skin • ***vulvar*** hair / mucosa / sweat [e] gland • ***vulvar*** varices [verɪsiːz]/ irritation / itching *or* pruritus[4] [aɪ] • ***vulvar*** vestibulitis [aɪ]/ cancer[5] • ***vulv***itis[6] /outerine /ovaginal /ovaginitis /ectomy[7] • ***pudendal*** vein/ artery / arteriography / nerve/ block[8]

> **Note:** Clinical, informal and vulgar expressions for the vulva and/or vagina include: ***front passage***, ****slit***, ****cunt***, ****pussy***.

Vulva, äußeres weibl. Genitale, Pudendum femininum
Scheidenvorhof, Vestibulum vaginae[1] starker Ausfluss[2] angrenzend[3] Pruritus vulvae, Juckreiz im Vulvabereich[4] Vulvakarzinom[5] Vulvitis, Entzündung d. Vulva[6] Vulvektomie, op. Entfernung d. großen und kl. Schamlippen[7] Pudendusblock[8] 11

clitoris [klɪtɚɪs] *n term & clin* *syn* **corpus clitoridis** [klɪtɔːrɪdiːz] *n term*

erectile body consisting of a glans, corpus, and two crura located near the top of the vulva

clitoral *adj term* • **clitoridis** *n gen* • **clitor(o)**- *comb*

» *The clitoris is homologous to the male penis* [iː] *except that it does not possess a corpus spongiosum. Enlargement of the clitoris in the newborn*[1] *is frequently associated with congenital* [dʒe] *adrenal hyperplasia. The clitoris is stimulated by indirect friction of the hood* [ʊ]*, e.g. during penile* [piːnaɪl] *thrusting*[2] [ʌ]*.*

Use erect[3] / bifid *or* split / frenulum of the[4] ***clitoris*** • ***clitoral*** hood[5] [ʊ]/ prepuce [iː]/ vein [eɪ]/ artery • ***clitoral*** enlargement *or* hypertrophy[6] / stimulation • glans[7] / crus[8] / smegma / plexus cavernosus ***clitoridis*** • ***clitori***dectomy[9]

Klitoris, Kitzler, Corpus clitoridis
beim Neugeborenen[1] Stoßen d. Penis[2] erigierte Klitoris[3] Klitorisbändchen, Frenulum clitoridis[4] Klitorishaube[5] Klitorishypertrophie[6] Glans clitoridis, Klitoriseichel[7] Klitorisschenkel, Crus clitoridis[8] Klitoridektomie, Klitorisentfernung, weibl. Beschneidung[9] 12

hymen [haɪmən] *n term* *syn* **virginal** [vɜːrdʒɪnᵊl] *or* **hymenal membrane** *n clin*

thin membrane partly occluding the vaginal orifice but usually permitting normal menstrual flow in virgins[1] [vɜːrdʒɪnz]

hymenal [aɪ] *adj term* • **hymen(o)-** *comb*

» *Inspection of the vulva revealed [iː] a dome-shaped[2], purplish-red [ɜː] hymenal membrane. After the birth of several children, the hymen may almost disappear.*

Use intact[3] / unruptured[3] [ʌ]/ imperforate[4] ***hymen*** • cribriform[5] / septate[6] / vertical ***hymen*** • ***hymenal*** orifice / band / ring • ***hymenal*** injury *or* laceration[7] [s]/ tear[8] [teɚ] • ***hymen***itis [aɪ] /otomy /ectomy

Hymen, Jungfernhäutchen
Jungfrauen[1] kuppelförmig[2] intakter/ unverletzter Hymen, Hymen intactus[3] Hymenalatresie, H. imperforatus[4] Hymen cribriformis[5] Hymen septus[6] Verletzung d. Hymens[7] Einreißen d. Hymens[8] 13

labia minora [leɪbɪə mənɔːrə] *n term* *syn* **small pudendal lips** *n clin*

paired longitudinal folds of mucous membrane enclosed in the cleft within the labia majora[1]

labial [eɪ] *adj term*

» *Posteriorly the labia minora gradually merge [mɜːrdʒ] with[2] the labia majora forming the fourchette[3] [ʃe], or frenulum[3]. Engorgement[4] [ɪngɔːrdʒ-] of the labia, which take on a deep wine color, signals the onset of climax[5] [aɪ].*

Use ***labia*** majora[6] • fused[7] / inflamed ***labia*** • ***labial*** herpes [ɜː]/ mucosa / reddening

kleine Schamlippen, Labia minora
Schamspalte, Rima pudendi[1] gehen über in[2] Frenulum labiorum majorum[3] Schwellung[4] Orgasmus, Klimax[5] große Schamlippen, Labia majora[6] Labiensynechie[7] 14

rectouterine *or* **rectovaginal pouch** [rektoʊvædʒɪnᵊl paʊtʃ] *n term* *syn* **cul-de-sac** [kʌldɪsæk] *or* **pouch of Douglas** [ʌ] *n term*

blind-ending recess[1] formed by the peritoneal fold between the rectum and the uterus

» *The anterior wall of the uterus is separated from the rectum by the rectouterine pouch. In the bottom of the cul-de-sac, the peritoneum is reflected from the bladder onto the uterus at the junction [dʒʌŋkʃᵊn] of the cervix and corpus.*

Use uterovesical *or* vesicouterine[2] ***pouch*** • pelvic / uterine / vaginal ***cul-de-sac*** • posterior ***cul-de-sac*** • ***cul-de-sac*** hernia [ɜː]/ tap[3] / culture [ʌ] • ***cul***doscopy[4]

Excavatio rectouterina, Douglas-Raum
Aussackung, -stülpung, Recessus[1] Excavatio vesicouterina[2] Douglas-Punktion[3] Kuldoskopie, Douglasskopie[4] 15

mons (pubis) [mɒːns pjuːbɪs] *n term* *syn* **mons veneris** [venəɪs] *n term*

prominence marked by a pad of fatty tissue[1] over the pubic symphysis [sɪmfɪsɪs] in the female

» *At puberty, the mons pubis enlarges and becomes covered by pubic hair[2].*

Mons pubis/ veneris, Schamhügel, Venusberg
Fettpolster[1] Schamhaare[2] 16

breast [brest] *n clin* *syn* **mamma(ry gland)** *n term*, **bosom** [bʊzᵊm] *n inf*

(i) either of the paired [eɚ] glands in the chest of pubescent[1] [es] and adult females; also the analogous organs of the male chest, especially when enlarged (ii) rarely also the chest [tʃ]

mammary[2] [æ] *adj term* • **breast-feed**[3] *v* • **mast-** *comb* • **mamm(o)-** *comb*

» *The mean age of onset of puberty for girls as defined by breast budding is 11.2±1.6 years. The patient underwent unnecessary breast biopsy[4] due to a false-positive mammogram[5].*

Use (non)lactating / contralateral ***breast*** • ***breast*** (self-)examination[6] / biopsy[4] [aɪ] • ***breast*** buds[7] [ʌ]/ size / mass *or* lump[8] [ʌ] • ***breast*** cancer[9] [ˈs]/ infection / abscess / cyst [sɪst] • ***breast*** density / engorgement[10] [ɔːrdʒ] • ***breast*** milk[11] / emptying / deformity • ***breast*** asymmetry [ɪ]/ conservation[12] / augmentation[13] [ɒːg-] • ***breast*** implant / reconstruction [ʌ] surgery[14] • ***mammary*** artery / dysplasia [eɪʒ]/ duct [ʌ] • extra/ sub [ʌ]/ infra***mammary*** • ***inframammary*** fold [oʊ] • ***mast***itis[15] [aɪ] /ectomy[16] /opexy • ***mammo***graphy /gram[5] /graphic findings[17] /plasty

weibl. Brust, Mamma, Busen
pubertierend[1] Brust-, Mamma-[2] stillen[3] Mammabiopsie[4] Mammogramm[5] Selbstuntersuchung d. Brust[6] Brustknospen[7] Brusttumor, Mammaknoten[8] Brustkrebs[9] Brustschwellung[10] Muttermilch[11] Brusterhaltung[12] Brustvergrößerung, Mammaaugmentation[13] Mammaaufbauplastik[14] Brustdrüsenentzündung, Mastitis[15] Mastektomie, Mammaamputation[16] Mammografiebefund[17] 17

nipple [nɪpl] *n clin* *syn* **mammary papilla, mamilla** *n term*, **teat** [tiːt‖tɪt] *n inf*

wartlike [ɔː] projection [dʒe] in the center of the breast onto which the lactiferous ducts[1] [ʌ] open

» *The nipple is surrounded by a circular pigmented area, termed the areola[2] [iː]. When the infant opens its mouth, rapidly insert [ɜː] as much of the nipple and areola as possible.*

Use ***nipple*** erection[3] / retraction[4] / change • ***nipple*** erosion [oʊʒ]/ tenderness[5] • ***nipple*** line[6] / discharge[7] / pigmentation • blood-filled / sore [ɔː] ***nipple*** • fissured [ʃ] *or* cracked[8] / inverted[9] [ɜː] ***nipple*** • ***nipple-areolar*** loss / preservation

Brustwarze, Mamille, Papilla mammae
Milchgänge, Ductus lactiferi[1] Areola, Warzenhof[2] Mamillenerektion[3] Brustwarzeneinziehung[4] Brustwarzenempfindlichkeit[5] Mamillarlinie, Linea mamillaris[6] Mamillensekret, Absonderung aus d. Brustwarze[7] Brustwarzenrhagade[8] Hohl-, Schlupfwarze[9] 18

51

Unit 51 Menstrual Cycle

Related Units: 50 Female Sexual Organs, 55 Hormones, 68 Sexuality, 69 Fertility, 70 Pregnancy, 71 Childbirth, 85 Embryology

menstrual cycle [menstrʊəl saɪkl] *n clin & term*

approx. 4-week period in which an ovum matures, is ovulated, and via the fallopian tubes[1] enters the uterine cavity

(post/ peri/ pre)menstrual[2] [iː] *adj term* • **midcycle**[3] [mɪdsaɪkl] *adj*

» *The menstrual cycle lasts an average of 28 days, with day 1 of the cycle designated as that day on which menstrual flow begins. In the absence of fertilization, ovarian secretions* [iːʃ] *wane*[4] [weɪn], *the endometrium* [iː] *sloughs*[5] [slʌfs], *and menstruation begins.*

Use normal / preceding [siː] ***menstrual cycle*** • ***menstrual cycle*** disturbances[6] [ɜː]/ abnormalities[6] • length / stage *or* phase ***of the menstrual cycle*** • ***menstrual*** history[7] / age / flow[8] • ***menstrual*** bleeding[8] / blood loss / cramps[9] • ***menstrual*** pain[9] / colic[9] / irregularities[6] • ***premenstrual*** period / symptoms / tension [-ʃᵊn] *or* syndrome[10] • (an)ovulatory[11] ***cycles*** • ***midcycle*** pain[12] / LH surge[13] [sɜːrdʒ]/ spotting[14]

(Menstruations)zyklus
Eileiter[1] (prä)menstruell[2] mitt(el)zyklisch[3] Produktion d. Ovarialhormone sinkt[4] wird abgestoßen[5] Zyklusstörungen[6] Zyklusanamnese[7] Menstruation, Monatsblutung[8] Menstruationsbeschwerden, Dysmenorrhoe[9] prämenstruelles Syndrom, PMS[10] anovulatorische/ monophasische Zyklen[11] Mittelschmerz[12] LH-Gipfel (i. d. Zyklusmitte)[13] Mittzyklusblutung[14]

1

menstruation [-eɪʃᵊn] *n term & clin* *syn* **menses** [mensiːz] *n term*, **menstrual flow** *or* **bleeding** *n clin*, **(menstrual) period** *n inf*

cyclic discharge of debris [iː] from endometrial shedding[1] in the nonpregnant uterus

menstruate[2] [menstrʊeɪt] *v term* • **non/ intermenstrual**[3] *adj* • **meno-** *comb*

» *Pain typically occurs* [ɜː] *on the first day of the menses, usually about the time the flow begins. Most underage*[4] *mothers were sexually precocious*[5], [-koʊʃəs] *having menstruated for several years before becoming pregnant. Girls should receive* [siː] *accurate information about menstruation before menarche* [-ɑːrkɪ].

Use to cease[6] [siːs] ***menstruating*** • to suppress / to restore / onset of[7] ***menstruation*** • regular / ovulatory / persistent / painful / retrograde ***menstruation*** • ***intermenstrual*** bleeding[8] / spotting[8] • ***meno***pause /rrhea[9] [iː] /stasis[10] [eɪ] • ***meno***static /tropin[11] • to have the[2] ***period*** • missed / last (*abbr* LMP)/ expected ***menstrual period*** • delayed [eɪ]/ heavy[12] / (ir)regular ***menstrual period*** • breakthrough[13] / withdrawal[14] [ɒː] ***bleeding***

> **Note:** Expressions used by patients to refer to menstruation are ***the time of the month, to come around, to have the days/ flux/ turns/ *curse, domestic affliction*** (BE).

Menstruation, Monats-, Regelblutung, Menses, Periode
Abstoßung d. Endometriums[1] menstruieren, d. Menstruation haben[2] intermenstruell, -menstrual[3] minderjährig[4] frühreif[5] Ausklingen d. Menstruation[6] Menstruationsbeginn[7] Zwischen-, Ovulationsblutung[8] Menstruation, Menorrhoe[9] Menostase, Ausbleiben d. Monatsblutung[10] Menotropin, Menopausengonadotropin, HMG[11] starke Regelblutung[12] Durchbruchblutung[13] Abbruchblutung[14]

2

menarche [menɑːrki‖mənɑːrki] *n term*

opposite **menopause**[1] [-pɔːz] *n term*

the time of the first menstrual period [ɪɚ] marking the onset of menstrual function [ʌ] in a girl

(pre/ post)menarch(e)al [ɑː] *adj term* • **pre/ postmenopausal** [ɔː] *adj*

» *As the child approaches* [tʃ] *menarche, a marked increase in the number and size of ovarian follicles can be observed. Early age at menarche is a known risk factor for breast cancer.*

Use to experience/undergo ***menarche*** • ***menarche*** occurs [ɜː] • onset / age / absence / failure [feɪljɚ] ***of menarche*** • early[2] / delayed [eɪ]/ at ***menarche*** • ***menarcheal*** status [eɪ‖æ] • ***postmenopausal*** women[3] [ɪ]/ hormone therapy[4] / osteoporosis

Menarche, erste Regelblutung
Menopause, letzte Regelblutung[1] Menarche praecox[2] Frauen in d. Postmenopause[3] postmenopausale Hormontherapie[4]

3

germ cell [dʒɜːrm sel] *n* *syn* **gamete** [gæ‖gəmiːt] *n term*, **sex cell** *n clin*

cell capable [eɪ] of developing into a spermatozoon [oʊ] or ovum [oʊvəm]

germinate[1] [-eɪt] *v term* • **germinal** *adj* • **germination** *n* • **gameto-** *comb*

» *The most frequent cause of ovarian failure is gonadal dysgenesis* [dɪsdʒe-], *in which the germ cells are absent and the ovary is replaced by a fibrous* [aɪ] *streak*[2] [iː]. *Ovulation is accompanied by disruption* [ʌ] *of the germinal epithelium*[3] [iː].

Use ***germ*** layers[4] / line[5] / line mosaicism[6] [moʊzeɪəsɪzᵊm] • ***germ cell*** tumor / damage[7] / mosaicism[6] • ***germ cell*** cancer / mutation [eɪ] • male / female / primordial[8] [praɪm-] ***germ cell*** • ***germinal*** epithelium[3] / spot[9] • ***gameto***genesis[10] [dʒe] /pathy

Keimzelle, Gamet
sprossen, keimen[1] fibröser Strang[2] Keimepithel[3] Keimblätter[4] Keimbahn[5] Keimbahnmosaik[6] Keimschädigung[7] Urkeimzelle[8] Keimfleck[9] Gametogenese[10]

4

(human) ovum *n term, pl* **ova** *syn* **oocyte** [oʊəsaɪt], **female gamete** *n term*

female sex cell capable of developing into a new individual of the same species [iːʃ] when fertilized by a spermatozoon; yolk[1] [joʊk] contained in the ova of different species varies greatly and influences the pattern of the cleavage [kliːvɪdʒ] division[2]

(an)ovular [ɒː‖oʊvjʊlɚ] *adj term* • **o(v)ogenesis**[3] [dʒe] *n* • **ovi-, ovo-, oo-** *comb*

» *During maturation, the ovum undergoes a halving[4] of its chromosomal set[5] so that at its union [juː] with the male gamete the number of chromosomes (46 in man) is maintained [eɪ].*

Use mature[6] [mət(ʃ)ʊɚ]/ fertilized [ɜː]/ blighted[7] [blaɪtɪd] ***ovum*** • ***ovum*** retrieval[8] [iː]/ transfer • ***ova*** donor[9] [oʊ] • ***oo***cyte /blast /lemma[10] /gonia[11]

Ei(zelle), Ovum, O(v)ozyt(e)
Dotter[1] Furchungsteilung[2] O(v)ogenese, Entwicklung d. Eizelle[3] Halbierung[4] Chromosomensatz[5] reife Eizelle[6] Abortiv-, Windei[7] Eizellengewinnung, -entnahme[8] Eizellenspenderin[9] Oolemma, Zona pellucida, Eihülle[10] Oogonien, Ureier[11] 5

graafian follicle [fɒːlɪkl] *n term* *syn* **(vesicular) ovarian follicle** *n term*

mature follicle[1] in the ovary that ruptures[2] [ʌ] during ovulation to release [iː] one or more ova

follicular[3] [fəlɪkjəlɚ] *adj term*

» *In the Graafian follicle the oocyte reaches its full size and is surrounded by an extracellular glycoprotein layer (the zona pellucida) which separates it from a peripheral layer of follicular cells. The theca [θiːkə] of the ovarian follicle develops into an internal and an external layer.*

Use uptured / mature[1] / preovulatory ***Graafian follicle*** • ***follicular*** fluid[4] / phase[5] / epithelium • ***follicular*** growth[6] / atresia[7] [iːʒ]/ cyst / adenoma / hypertrophy • primordial[8] / primary[9] [aɪ]/ secondary ***follicle*** • tertiary[10] [tɜːrʃɪeri]/ dominant / atretic[11] [e] ***follicle*** • ***follicle*** regulatory protein (*abbr* FRP)/ stimulating hormone[12]

Graaf-Follikel, Folliculus ovaricus maturus
(sprung)reifer Follikel[1] platzt[2] follikulär, Follikel-[3] Follikelflüssigkeit[4] Follikelphase[5] Follikelwachstum[6] Follikelatresie[7] Primordialfollikel[8] Primärfollikel[9] Tertiär-, Bläschenfollikel, präovulatorischer Follikel[10] atretischer Follikel[11] follikelstimulierendes Hormon, FSH[12] 6

follicular phase [feɪz] *n term* *syn* **proliferative** [ɪ] **phase** *n term*

the phase after menstruation in which the ovaries produce increasing amounts of estrogen [-dʒᵊn] (FSH induced) and cause the uterine [juː] lining[1] [aɪ] to proliferate

proliferate [prəlɪfəreɪt] *v term* • **proliferation** *n*

» *The days of the menstrual cycle are counted from the first day of the menstrual phase in which the necrotic decidual [dɪsɪdʒʊəl] layer[2] is shed. The proliferative phase is terminated [ɜː] by rupture of a mature follicle and subsequent ovulation. During the follicular phase of the cycle, progesterone [dʒe] levels are low.*

Use postmenstrual / preovulatory[3] / menstrual[4] ***phase***

Follikel(reifungs)phase, Proliferationsphase
Gebärmutterschleimhaut, Endometrium[1] Dezidua[2] präovulatorische Phase[3] Menstruation[4] 7

luteal phase [luːtɪəl feɪz] *n term* *syn* **secretory** [iː] **phase** *n term*

stage in the cycle from the release of the ovum from a mature follicle which ruptures and – stimulated by luteinizing hormone[1] (LH) – gives rise to the corpus luteum[2] until the onset of menstruation

luteinize *v term* • **luteinizing** *adj* • **luteinization** *n*

» *Near the end of the luteal phase progesterone and estrogen levels fall, and FSH levels begin to rise. The endometrium enters the secretory phase in response to rising levels of estrogen and progesterone. Her gynecologist [gaɪ-] found a low luteal phase progesterone level.*

Use premenstrual[3] / postovulatory ***phase*** • shortened / early / late[4] / mid-[5]***luteal phase*** • ***luteal phase*** deficiency [ɪʃ] *or* dysfunction *or* inadequacy[6] / pregnancy

Lutealphase, Gelbkörperphase, Sekretionsphase
luteinisierendes Hormon, Lutropin, LH[1] Corpus luteum, Gelbkörper[2] Prämenstruum[3] späte Lutealphase[4] mittlere Lutealphase[5] Lutealphasendefekt, Lutealinsuffizienz[6] 8

ovulation [oʊ‖ɒːvjʊleɪʃᵊn] *n term*
opposite **anovulation**[1] *n term*

rupture [rʌptʃɚ] and release [iː] of an ovum from the ovarian follicle

ovulate[2] [ɒːvjəleɪt] *v term* • **(pre/ post/ peri/ an/ oligo-)ovulatory**[3] *adj*

» *A non-frond-like pattern[4] on Fern [ɜː] testing[5] of the cervical mucus can be interpreted as showing that ovulation has occurred. After ovulation ceases [iː], no further secretory changes are seen. Since amenorrheic [iː] women do not ovulate, they cannot conceive[6] [siː].*

Use to induce/inhibit *or* suppress[7]/predict ***ovulation*** • to monitor/promote/restore ***ovulation*** • to fail to ***ovulate*** • paracyclic[8] [-saɪklɪk] ***ovulation*** • ***ovulation*** time / method of family planning[9] • ***ovulation*** induction[10] / inhibition[11] [ɪʃ] • ***anovulatory*** women / cycle

Ovulation, Follikel-, Eisprung
Anovulation[1] ovulieren[2] ovulatorisch, Ovulations-[3] Farnkrautmuster[4] Farnkrauttest[5] schwanger werden[6] Ovulation hemmen[7] parazyklische Ovulation[8] Ovulationsmethode[9] Ovulationsinduktion[10] Ovulationshemmung[11] 9

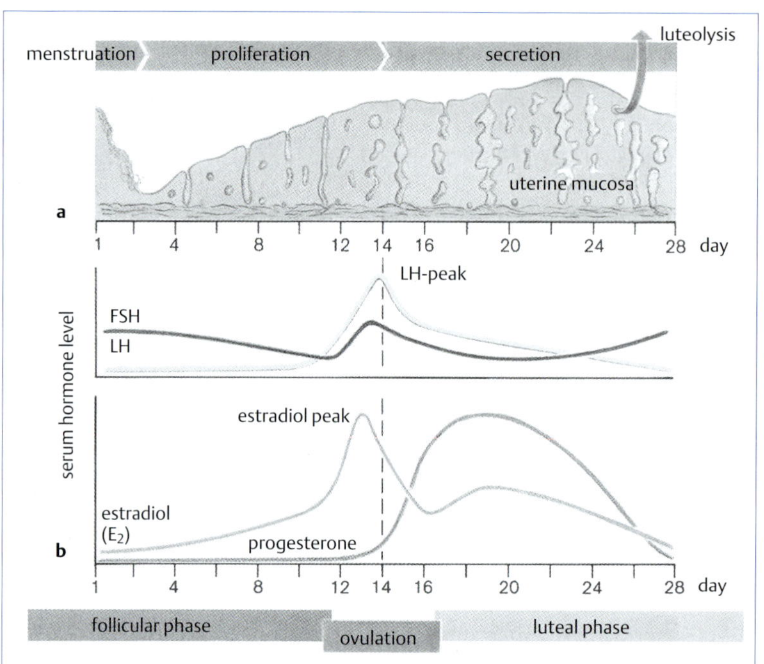

Menstrual cycle: (**a**) proliferation (follicular phase), degeneration and shedding of the decidua (luteal phase) during the menstrual cycle, (**b**) serum levels of LH, FSH, estradiol and progesterone, the hormones which regulate the menstrual cycle

menopause [me‖miːnəpɒːz] *n term & clin* *rel* **climacteric**[1] [klaɪm-] *n & adj term*

(i) final cessation[2] of menstruation (ii) broad term for the endocrine, somatic and psychic [saɪkɪk] changes marking the end of the female reproductive period

menopausal [me‖miːnəpɒːzᵊl] *adj term* • **pre/ postmenopause** *n*

» *Not all women experiencing the climacteric have symptoms of estrogen deprivation. Rectoceles*[3] [-siːlz] *may not become manifest until after the childbearing* [eɚ] *years*[4] *and frequently not until years after the menopause.*

Use to have/experience the ***menopause*** • physiologic *or* natural / artificial [ɪʃ] *or* surgical[5] [ɜː] ***menopause*** • premature[6] / late[7] ***menopause*** • ***menopausal*** status [eɪ‖æ]/ syndrome[8] [ɪ] • ***menopausal*** patient / care / transition / involution[9] [uːʃ] • ***climacteric*** symptoms • ***postmenopausal*** bleeding[10] / women / ovary / estrogen therapy • pre[11]/ post***menopausal*** • ***premenopausal*** years / breast [e] cancer [kænᵗsɚ] • male[12] ***climacteric***

Note: ***I don't regularly see any longer*** or ***the change*** (***of life***) are expressions a female patient may use to refer to the menopause.

Menopause, letzte Regelblutung
Klimakterium, Klimax, Wechseljahre; klimakterisch[1] endgültiges Ausbleiben[2] Rektozelen[3] gebärfähiges Alter[4] künstliches Klimakterium[5] Climacterium praecox[6] Climacterium tardum[7] Menopausensyndrom[8] menopausale Rückbildung[9] postmenopausale Blutung[10] prämenopausal[11] Climacterium virile[12]

10

hot flush [hɒːt flʌʃ] *n inf usu pl* *syn* **hot flash** [flæʃ] *n inf usu pl* → U56-18

typical vasomotor symptoms of the climacteric involving sudden flushing and perspiration[1]

» *A close temporal association between the occurrence* [ɜː] *of flushes and the pulsatile* [ʌ] *release of LH has been demonstrated. The actual flush is characterized as a feeling of heat or burning* [ɜː] *in the face, neck, and chest, followed by an outbreak of sweating*[2] [e].

Use to trigger/reduce/be associated with/complain [eɪ] of[3] ***hot flushes*** • vasomotor / menopausal[4] ***flushes*** • facial[5] [eɪʃ]/ sensations of ***flushing***

Hitzewallung
Transpiration, Schwitzen[1] Schweißausbruch[2] über Hitzewallungen klagen[3] Hitzewallungen[4] Gesichtsröte[5]

11

Unit 52 Male Sexual Organs

Related Units: 48 Urinary Tract, 49 Urine Production, 53 Male Sexual Functions, 68 Sexuality, 112 Urologic Symptoms

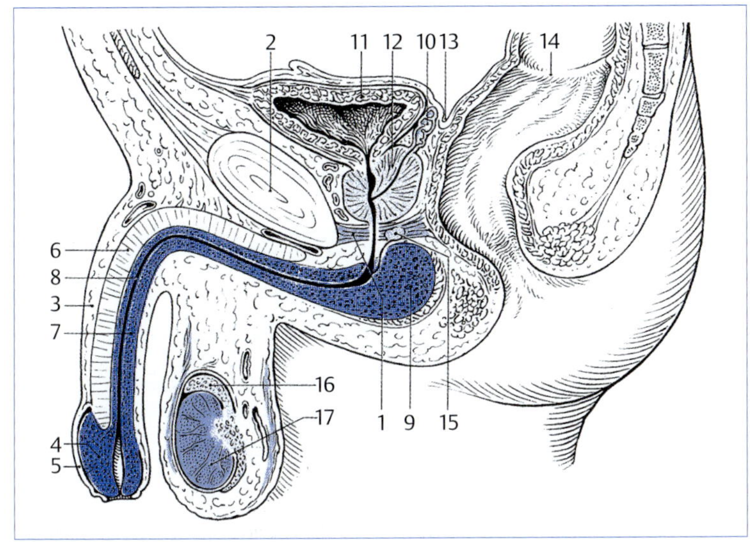

Male genitalia: urogenital diaphragm (**1**), pubic symphysis (**2**), dorsum penis (**3**), glans penis (**4**), foreskin or prepuce (**5**), corpus cavernosum (**6**), corpus spongiosum (**7**), urethra (**8**), bulb of penis (**9**), seminal vesicle (**10**), bladder dome (**11**), prostate (**12**), rectovesical pouch (**13**), Kohlrausch's fold (**14**), Cowper's glands (**15**), epididymis (**16**), testicle (**17**)

reproductive [ʌ] **system** [ɪ] *n term*

syn **genital tract, genitals** [dʒenɪtᵊlz] *n clin,* **private parts** *n inf*

male or female gonads[1], associated ducts, and external genitalia dedicated to reproduction

genito- [dʒenɪtoʊ] *comb* • **-genital** *comb* • **genitalia**[2] [dʒenɪteɪljə] *n term*

» *History of previous [iː] trauma [ɒː] to the genital tract or scrotal or inguinal surgery should be elicited[3] [ɪs]. Sexual ambiguity[4] [juː] was classified according to the gonadal defect and the impact[5] of aberrant gonadal function on the internal genital ducts and external genitalia[6].*

Use male / female ***reproductive system*** • male / female upper / lower ***genital tract*** • ***genital tract*** disease / infection • uro/ ano***genital*** [eɪ] • ***genito***urinary (*abbr* GU) system *or* tract[7] /-scrotal • uro***genital*** anomalies / sinus / tract[7] / diaphragm[8] [daɪəfræm]/ triangle[9] [aɪ] • hypo***genitalism***[10] [aɪ]

Fortpflanzungs-, Geschlechtsorgane, Genitalien
Gonaden, Keimdrüsen[1] Geschlechtsorgane, Genitalien[2] anamnestisch erhoben[3] Intersexualität[4] Auswirkungen[5] äußere(s) Geschlechtsorgane/ Genitalien/ Genitale[6] Urogenitaltrakt[7] Diaphragma urogenitale[8] Trigonum urogenitale[9] Hypogenitalismus, Unterentwicklung d. Geschlechtsorgane[10]

1

scrotum [skroʊtᵊm] *n term* *rel* **hemiscrotum**[1] [e] *n term*

pouch[2] [paʊtʃ] of thin wrinkled[3] [r] skin overlying a smooth [uː] muscle [s] layer [eɪ] (tunica dartos) that contains the male gonads

(-)scrotal [skroʊtᵊl] *adj & comb term* • **hemiscrotal** *adj*

» *In elderly males the scrotum, which is short and corrugated[4] in youth, may be elongated and flaccid[5] [-(k)sɪd]. Examination of the scrotal contents should be complete but very gentle [dʒ].*

Use ***scrotal*** swellings[6] / skin / testes / septum / raphe[7] [reɪfi]/ reflex[8] / wall • ***scrotal*** edema[9] [iː]/ hernia[10] [ɜː]/ elevation / ectopia [oʊ]/ temperature • ***scrotal*** pain / bruising[11] [uː]/ exploration / hypoplasia [eɪʒ]/ mass • hypoplastic / bifid[12] / empty ***scrotum*** • hemi/ peno [iː]/ intra/ extra/ inguino- [ɪŋgwɪnoʊ]/ genito***scrotal***

Skrotum, Hodensack
Hemiskrotum[1] Sack[2] runzlig[3] gefältelt[4] schlaff[5] Skrotalwülste[6] Raphe scroti[7] Skrotalreflex[8] Skrotalödem[9] Skrotalhernie[10] Skrotalhämatom[11] Scrotum bipartitum, zweigeteiltes Skrotum[12]

2

testis *n term, pl* **-es** *syn* **testicle** *n clin,* **(male) gonad, orchis** [ɔːrkɪs] *n term*

one of the two male reproductive [ʌ] glands in the scrotum

(intra/ para)testicular *adj term* • **orchid-** [k] *comb* • **gonadal** [eɪ] *adj*

» *High scrotal testes have an increased tendency to glide. Distention of the lower ureter may cause referred* [3ː] *pain*[1] *to the ipsilateral testis. Posteriorly the tunica albuginea reflects into the testicle to form the mediastinum* [aɪ] *testis.*

Use (intra-)abdominal[2] / cryptorchid *or* undescended[3] ***testis*** • impalpable[4] / intrascrotally located / inguinal[5] ***testis*** • retractile[6] [-aɪl]/ fertile / dystopic / ectopic / rete [riːt̬i] ***testis*** • ***testicular*** cord / vessels / duct[7] [ʌ]/ appendage[8] [-ɪdʒ]/ parenchyma [-kɪmə] • ***testicular*** size / swelling / (mal)descent[3] / mobility / self-examination • ***testicular*** shock / feminization[9] / torsion[10] [tɔːrʃᵊn]/ mass / tumor [(j)uː]/ cancer [ˈs]

Note: Informal and vulgar expressions for the testicles include: ****balls***, ****nuts***, **family jewels*, ****ballocks*** or ***bollocks***, **charleys** (BE), ****stones***.

Testis, Hoden
übertragener Schmerz[1] Bauchhoden, Retentio testis abdominalis[2] Maldescensus testis, Kryptorchismus[3] nicht tastbarer Hoden[4] Leistenhoden, Retentio testis inguinalis[5] Pendel-, Wanderhoden[6] Samenleiter, Ductus/ Vas deferens[7] Appendix testis[8] testikuläre Feminisierung[9] Hodentorsion[10] 3

seminiferous tubules [semɪnɪfərəs tjuːbjʊlz] *n term*

contorted tubules[1] in each lobe of the testis in which spermatogenesis [dʒe] occurs; they straighten just before entering the mediastinum [iː] to form the rete [riːt̬i] testis

» *Each testis contains 500 to 1,000 seminiferous tubules lined by seminiferous epithelium* [iː]. *FSH binds* [aɪ] *primarily to the Sertoli cells*[2] *within the seminiferous tubule.*

Use ***seminiferous*** cells • straight[3] [streɪt]/ convoluted ***seminiferous tubules***

Hodenkanälchen, Tubuli seminiferi
gewundene Kanälchen[1] Sertoli-(Stütz)zellen[2] Tubuli seminiferi recti[3] 4

epididymis [epɪdɪdɪmɪs] *n term, pl* **-ides** *syn* **parorchis** [pərɔːrkɪs] *n term rare*

elongated structure along the posterior border of the testis, consisting of the caput, corpus, and cauda [ɔː] epididymidis[1], whose tightly coiled[2] duct is continuous with the ductus deferens

epididymal *adj term* • **epididym(o)-** *comb* • **epididymitis**[3] *n term*

» *The epididymis is essentially a convoluted duct which acts as a reservoir for spermatozoa. Then the testes and epididymides are palpated between the thumb* [θʌm] *and finger. The solid cordlike vas is easily identified and followed to its junction with the tail of the epididymis*[1].

Use ***epididymal*** duct *or* tubule[4] / epithelial [iː] cells / sperm [3ː] maturation • ***epididymal*** dilation [eɪʃ]/ abnormality / cyst [sɪst] • distal / looped [uː]/ patent [eɪ]/ inflamed[3] [eɪ] ***epididymis*** • ***epididym***ectomy /oorchitis[5] /ovasostomy[6] • acute / chronic / bacterial [ɪə] / purulent[7] [pjʊərə-]/ suspected[8] ***epididymitis***

Epididymis, Nebenhoden
Schwanz, Cauda epididymidis[1] stark gewunden[2] Nebenhodenentzündung, Epididymitis[3] Nebenhodengang, Ductus epididymidis[4] Orchoepididymitis, Epididymoorchitis[5] Epididymovasostomie[6] eitrige Nebenhodenentzündung[7] Verdacht auf Nebenhodenentzündung[8] 5

vas [væs] *or* **ductus deferens** *n term* *syn* **spermatic** *or* **deferent duct** *n term*

secretory [iː] duct of the testis which conveys [eɪ] sperm [3ː] from the epididymis to the ejaculatory duct

vasectomy[1] [vəsektəmɪ] *n term* • **vas(o)-** [veɪzoʊ-] *comb*

» *The vas courses down along the posterior bladder, widens and becomes convoluted before it joins the ampulla of the seminal vesicle. Spermatozoa are stored in the ampulla of the vas.*

Use ampulla of / meandering [iæ]/ scrotal / hypoplastic [aɪ]/ absent / ligation [aɪ] of the[2] ***vas deferens*** • ***vas***ectomy reversal[3] [3ː] • ***vas*** atresia / activity / contractility • ***vaso***tomy /-vesiculography[4]

Ductus/ Vas deferens, Samenleiter
Vasoresektion, Vasektomie[1] Vasoligatur, Unterbindung d. Samenleiters[2] Rekanalisation, Vasovasostomie[3] Vasovesikulografie, röntgenolog. Darstellung d. ableitenden Samenwege[4] 6

spermatic [sp3ːrmæt̬ɪk] **cord** *n term* *syn* **testicular cord** [kɔːrd] *n term*

cord formed by the ductus deferens, pampiniform plexus, testicular artery, vein, lymphatics[1] [ɪ] and nerves that runs from the deep inguinal ring[2] through the inguinal canal to the scrotum

» *The posterior aspect of the testis is attached to the spermatic cord (with the epididymis lying on the posterolateral margin* [dʒ]*), while the remainder* [eɪ] *is covered by the tunica vaginalis.*

Use ***spermatic cord*** length / occlusion [uːʒ]/ torsion[3] / mobilization / tumors[4] • blind-ending[5] / intrascrotal / thickening of the / asymmetry of the ***testicular cord***

Samenstrang, Funiculus spermaticus
Lymphgefäße[1] innerer Leistenring[2] Samenstrangtorsion[3] Samenstrangtumoren[4] blindendigender Samenstrang[5] 7

inguinal canal [ɪŋgwɪnəl kənæl] *n term*

tubular passage through the muscle layers of the lower abdominal wall that contains the spermatic cord

inguin(o)- *comb*

» *As the stone is passed, pain may be felt in the inguinal or lower groin area[1]*

Use ***inguinal*** region [iːdʒ]/ (lymph) nodes [oʊ]/ ring[2] / wall / ligament[3] [ɪ]/ testis / hernia[4] [ɜː] • ***inguino***scrotal /pelvic • ilio***inguinal***

Leistenkanal, Canalis inguinalis
untere Leistengegend[1] Leistenring, Anulus inguinalis[2] Leisten-, Poupart-Band, Ligamentum inguinale[3] Leistenhernie, Hernia inguinalis[4] 8

seminal vesicle [semɪnəl vesɪkəl] *n term* *syn* **seminal gland** [æ] *n clin*

paired [eɚ] saclike, convoluted glandular structure secreting one of the components of the semen [iː]

» *Seminal vesicle secretions are usually found in the terminal portion of the ejaculate* [ɪdʒækjəlɪt]. *Fructose is produced in the seminal vesicles and if absent in the ejaculate implies obstruction of the ejaculatory ducts.*

Use soft / firm [ɜː]/ palpably enlarged[1] / obstructed [ʌ] ***seminal vesicle*** • ***seminal*** vesiculitis[2] [aɪ]/ colliculus[3] / ducts[4] [ʌ] • ***seminal vesicle*** invasion [eɪʒ]/ cyst[5] [sɪst]

Samenbläschen, Bläschendrüse, Vesicula/ Glandula seminalis
tastbar vergrößertes Samenbläschen[1] Bläschendrüsenentzündung, Vesikulitis, Spermatozystitis[2] Samenhügel, Colliculus seminalis[3] Samengänge, (ableitende) Samenwege[4] Bläschendrüsenzyste[5] 9

prostate [prɒːsteɪt] **(gland)** *n term* *syn* **prostatic gland** *n term*

chestnut-sized[1] body surrounding the urethra [iː] at the bladder neck; its tubuloalveolar glands[2], which discharge[3] a milky fluid into the semen on ejaculation, lie between abundant [ʌ] stromal tissue

(extra/ intra/ peri)prostatic *adj term* • **prostat(o)-** *comb*

» *The central zone occupies approx. 20% of the glandular prostate. At puberty the prostate, which weighs only a few grams at birth, undergoes androgen-mediated growth and reaches the adult size of about 20 g by age 20.*

Use tender[4] / acutely inflamed [eɪ]/ enlarged *or* hyperplastic[5] ***prostate*** • ***prostate*** size / weight [weɪt]/ volume • ***prostate*** cancer /-specific antigen[6] • ***prostatic*** urethra[7] [iː]/ tissue[8] / stroma • ***prostatic*** lobe [loʊb]/ duct / utricle[9] [juː] • ***prostatic*** capsule[10] [-sjuːl]/ fluid / biopsy [aɪ]/ calculus[11] / expressate[12] • ***prostatic*** massage[13] / enlargement *or* hyperplasia[14] [eɪʒ] • ***prostat***itis [aɪ] /ism[15] /ectomy • ***prostato***dynia [ɪ]/lith[11] /rrhea [iː] /vesiculitis • ***periprostatic*** fat • expressed ***prostatic*** secretion[12] [iːʃ]

Prostata, Vorsteherdrüse
kastaniengroß[1] tubuloalveoläre Drüsen[2] abgeben[3] druckdolente/ -schmerzhafte Prostata[4] vergrößerte/ hyperplastische P.[5] prostataspezifisches Antigen, PSA[6] Pars prostatica (d. Harnröhre)[7] Prostatagewebe[8] Utriculus prostaticus[9] Prostatakapsel, Capsula prostatica[10] Prostatastein[11] Prostataexprimat[12] Prostatamassage[13] Prostatavergrößerung, -hyperplasie[14] chron. Prostatabeschwerden, -leiden, Prostatismus[15] 10

> **Note:** Although ***prostatic hypertrophy*** (increase in cell size) and ***prostatic hyperplasia*** (increase in cell number) are not the same they are commonly used synonymously.

ejaculatory [ɪdʒækjələtɔri] **duct** *n term*

passage formed by the union of the vas deferens and the excretory [iː] duct[1] of the seminal vesicle which traverses [ɜː] the prostate and opens into the prostatic urethra

» *The ductal network of the prostate follows the route* [aʊ‖uː] *of the ejaculatory ducts to the urethra.*

Use ***ejaculatory duct*** obstruction / hematoma [iː]/ cyst

Ductus ejaculatorius
Ductus excretorius, Ausführungsgang d. Samenbläschens[1] 11

verumontanum [eɪ] *n term* *syn* **seminal colliculus** *or* **hillock** *n term*

portion of the prostatic urethra where the prostatic utricle and ejaculatory ducts enter

» *The ejaculatory ducts converge* [ɜː] *to open at the seminal colliculus on the floor of the urethra. An omega-shaped muscle layer envelops the urethra from the verumontanum to the striated* [aɪeɪ] *musculature[1]* [ʌ] *of the pelvic floor[2].*

Samenhügel, Colliculus seminalis
quergestreifte Muskulatur[1] Beckenboden[2] 12

bulbourethral [bʌlboʊjʊriːθrəl] **glands** *n term* *syn* **Cowper's glands** *n term*

two small compound racemose glands[1] along the membranous urethra just above the bulb of the corpus spongiosum that discharge[2] a mucoid secretion into the spongy portion of the urethra[3]

» *The numerous mucous glands[4] of the urethra include the paired bulbourethral glands of Cowper between the leaves[5] of the urogenital diaphragm[6].*

Use dilated ***Cowper's gland*** duct • ***Cowper's gland*** cyst • inflammation[7] / abscess ***of Cowper's glands***

Glandulae bulbourethrales, Cowper-Drüsen
tubuloalveoläre Drüsen[1] absondern[2] Pars spongiosa (d. Harnröhre)[3] Schleimdrüsen[4] Schichten[5] Diaphragma urogenitale[6] Entzündung d. Cowperschen Drüsen[7] 13

52

penis [piːnɪs] *n clin & term* *syn* **phallus** [fæləs], **priapus** [praɪəpᵊs] *n term,* **virile** [vɪraɪl‖ᵊl] **member** *n clin*

male organ of copulation consisting of erectile [ɪrektaɪl] tissue; the tip or glans (penis)[1] contains the urethral meatus [mieɪtəs]

penile [piːnaɪl] *adj term* • **phallic** *adj* • **phall(o)-** *comb* • **(micro/ di)phallus**[2] *n*

» *Chronic irritation of the glans penis predisposes to penile tumors. The ischiocavernosus muscle which covers the crura of the penis is attached to the the ramus [eɪ] of the ischium.*

Use clubbed[3] [ʌ]/ erect[4] / flaccid[5] [(k)s] ***penis*** • bulb[6] [ʌ]/ crus [ʌ‖uː]/ root[7] [uː]/ median raphe [reɪfi]/ tip / dorsum ***of the penis*** • ***penile*** shaft[8] / skin / urethra / growth / blood vessels / erection • ***penile*** reflex[9] [iː]/ discharge / hygiene [haɪdʒiːn]/ curvature[10] [ɜː]/ prosthesis[11] [iː]/ fracture[12] / cancer • ***penis*** envy[13] [envi] • ***phallic*** stage[14] / enlargement / tissue [tɪʃjuː]/ duplication[2] [uː]

> **Note:** Clinical, informal and vulgar expressions for the penis include: ***member, private parts, privates, *cock, *dick, *prick, *pecker, *stick, little/old man*** (BE) , ****staff, *tool, *thing.***

Penis, Phallus, Membrum virile, männliches Glied
Eichel, Glans (penis)[1] Diphallus, Penisverdopplung[2] Penisdeviation[3] erigierter Penis[4] schlaffer Penis[5] Bulbus penis[6] Peniswurzel, Radix penis[7] Penisschaft[8] Bulbocavernosus-Reflex[9] Peniskrümmung[10] Penisprothese[11] Penisfraktur[12] Penisneid[13] phallische Phase[14] 14

corpus cavernosum *n term* *syn* **cavernous** [ɜː] **body (of the penis)** *n clin*

either of two parallel columns of erectile tissue on the dorsal part of the penis forming its crura

cavernoso- [kævɚnoʊsoʊ] *comb*

» *The corpora cavernosa are engorged [ɪngɔːrdʒd] with blood[1] on sexual excitement[2].*

Use ***cavernous*** arteriole [ɪɚ]/ veins [eɪ]/ arterial (in)flow / pressure • ***cavernous*** peak [iː] flow[3] / ischemia [ɪskiː-]/ leakage[4] [liːkɪdʒ]/ fibrosis [aɪ] • ***cavernous*** nerve (stimulation)[5] / (smooth) [uː] muscle [s] • ***cavernos***ography[6] /ometry[7] /ospongiosum shunt [ʃʌnt]

Corpus cavernosum penis, Schwellkörper
blutgefüllt[1] sexuelle Erregung[2] maximale Flussrate i. Corpus cavernosum[3] Schwellkörperinsuffizienz[4] Stimulation d. Nn. cavernosi penis[5] Kavernosografie[6] Kavernosometrie[7] 15

corpus spongiosum *n term* *syn* **spongy** [spʌndʒi] **body (of the penis)** *n clin*

median [iː] column of erectile tissue located between and ventral to the two corpora cavernosa

spongiosal [spɒːndʒɪoʊsᵊl] *adj term*

» *The corpus spongiosum penis expands from the bulb of the penis posteriorly to the enlarged glans penis anteriorly. The urethra traverses the spongy body of the penis.*

Use proximal / urethral ***corpus spongiosum*** • ***spongiosal*** tissue[1] • ***spongio***fibrosis

Corpus spongiosum, Schwellkörper
spongiöses Gewebe[1] 16

prepuce [priːpjuːs] *n term* *syn* **foreskin** *n clin,* **preputium** [-pjuʃəm] *n term rare*

loose, retractable fold of skin covering the glans penis more or less completely

preputial [prɪpjuːʃᵊl] *adj term*

» *Forcible foreskin retraction may promote secondary scarring[1] and acquired phimosis[2]. Shed[3] epithelial cells accumulating between the inner prepuce and the glans are termed smegma[4].*

Use redundant[5] [ʌ]/ abundant dorsal / phimotic[6] [fɪmɒːtɪk] ***foreskin*** • ***foreskin*** surgery[7] • ***preputial*** skin / gland[8] / cicatrix [sɪkətrɪks]/ flap

Vorhaut, Präputium
Narbenbildung[1] erworbene Phimose/ Vorhautverengung[2] abgeschilfert[3] Smegma[4] überschüssige Vorhaut[5] verengte Vorhaut[6] Zirkumzision, Beschneidung[7] Glandula praeputialis[8] 17

symphysis [sɪmfɪsɪs] **(pubis)** [pjuːbɪs] *n term* *syn* **pubic symphysis** *n term*

(i) joint between the two pubic bones
(ii) sometimes used to refer to the pubic region at the symphysis

(supra/ retro)pubic [pjuːbɪk] *adj term* • **pub(o)-** *comb*

» *The suprapubic, retropubic or perineal [iː] approach[1] may be employed for open prostatectomy. Patients may localize the discomfort of lower UTI[2] to the suprapubic area or the glans.*

Use ***pubic*** ramus[3] [eɪ]/ tubercle[4] [ɜː]/ triangle [aɪ]/ bone[5] • mons[6] ***pubis*** • ***suprapubic*** pain / bladder tenderness / palpation [eɪʃ]/ catheterization / cystostomy[7] • ***pubo***coccygeal [-kɒːksɪdʒɪəl] (exercises)

Symphysis pubis/ pubica, Scham(bein)fuge
retropubischer Zugang[1] Harnwegsinfektion[2] Schambeinast (Ramus inferior od. superior ossis pubis)[3] Tuberculum pubicum[4] Schambein, Os pubis[5] Mons pubis/ veneris, Venus-, Schamberg[6] suprapubische Blasenfistel[7] 18

escutcheon [ɪskʌtʃᵊn] *n term*

pattern of distribution [juː] of pubic hair[1]

» *There was a scarred area[2] on the mons where the normal escutcheon should be.*

Use male / female ***escutcheon*** • normal ***escutcheon*** or distribution of pubic hair

Schambehaarung, Pubes
Schamhaare[1] narbige Stelle[2] 19

perineum [perɪniːəm] *n term* *rel* **pudendum**[1] [pjuːdendəm] *n term* → U22-10

(i) area between the vulva (scrotum in males) and the anus [eɪ] (ii) region between the thighs [θaɪz] from the coccyx [kɒːksɪks] to the pubis and lying below the pelvic diaphragm[2] [aɪə]

perineal [perɪniːəl] *adj term* • **pudendal** [pjuːdendəl] *adj*

» *The perineal procedure [siː] uses this area as the point of entry into the body. A pudendal block was administered to relieve the discomfort of the expulsive [ʌ] second stage of labor[3].*

Use transverse [ɜː] muscle of the ***perineum*** • ***perineal*** area / tissue / tear[4] [teɚ]/ body[5] / nerve • ***perineal*** fistula[6] / care / repair[7] • ***pudendal*** nerve / plexus / canal[8] / block[9]

Perineum, Damm
Schambereich, Schambeingegend; Pudendum femininum, weibl. Scham[1] Diaphragma pelvis[2] Austreibungsphase (bei d. Geburt)[3] Dammriss[4] Centrum tendineum perinei[5] Dammfistel[6] Dammnaht, Perineoplastik[7] Alcock-Kanal, Canalis pudendalis[8] Pudendusblock, -anästhesie[9] 20

Unit 53 Male Sexual Function

Related Units: 52 Male Sexual Organs, 68 Sexuality, 69 Fertility, 48 Urinary Tract, 49 Urine Elimination, 55 Hormones, 112 Urologic Signs & Symptoms

male [eɪ] *adj & n clin* *sim* **masculine**[1] [mæskjʊlɪn], **manly**[1], **virile**[2] [vɪraɪl] *adj clin*, **android**[3] *adj term*

(adj) referring to men and boys (n) synonym for a man; opposite of the female [iː] sex; masculine and virile refer to the characteristic traits[4] [eɪ] of the male sex (e.g. strength, body hair, deep voice, potency)

manhood[5] *n inf* • **masculinity** *n term* • **virility** *n* • **virilize**[6] *v* [-aɪz] • **andro-** *comb*

» *Lung cancer is almost twice as frequent in males as in females. Your son needs help growing from boyhood to manhood. Children are often considered proof of a man's virility. He was the ideal of manly courage [ɜː]. These androgens have dramatic virilizing effects.*

Use ***male*** infant / patient / genitalia [dʒen-]/ gonad / habitus / urethra [iː] • ***male*** intersex / sexual partner / factor infertility[7] / nurse[8] [ɜː] • prepubescent[9] [es] ***male*** • ***masculine*** features[10] [iːtʃ]/ clothing • ***manly*** looks[11] / beauty • ***virile*** strength / member[12] / voice • ***andro***logy /gen

männlich; Mann
männlich, maskulin[1] männlich, viril[2] android[3] charakterist. Merkmale[4] Männlichkeit, Mannesalter[5] virilisieren, vermännlichen[6] Zeugungsunfähigkeit[7] Krankenpfleger[8] präpubertärer Junge[9] männliche Gesichtszüge[10] maskulines Aussehen[11] männliches Glied, Penis[12] 1

potency [poʊtənᵗsi] *n term* *opposite* **impotence**[1] [ɪmpətənᵗs] *n term*

(i) capable of having sexual intercourse[2] (ii) the pharmacological activity of a substance

potent [oʊ] *adj term* • **impotent** *adj* • **potency-sparing**[3] [eɚ] *adj*

» *Advances in surgical technique [tekniːk] have led to preservation of potency in up to 80% of prostatectomy patients. The patient was potent prior to[4] and after the procedure [siː].*

Use to affect[5]/preserve[6]/restore ***potency*** • ***potency*** rate • ***potency-sparing*** surgery • fully ***potent*** • sexual / postoperative / erectile ***impotence*** • ***potent*** drug[7]

(i) Potenz;
(ii) Wirkung, Wirksamkeit
Impotenz[1] Geschlechtsverkehr[2] potenzerhaltend[3] vor[4] die Potenz beeinträchtigen[5] die Potenz erhalten[6] hochwirksames Medikament[7] 2

erection [ɪrekʃən] *n term* *syn* ⁺**stand,** ⁺**hard-on** *n inf*

hard and unyielding state of the aroused penis when the erectile tissue is engorged[1] with blood

erectile[2] [ɪrektaɪl] *adj term* • **erector**[3] *n* • **erect(ed)**[4] *adj clin*

» *Compression of the base of the penis [iː] commonly elicits[5] an erection in boys examined for hypospadias. Psychic stimulation can augment or inhibit reflex erection by local stimuli [aɪ].*

Use to have/achieve [tʃ] /produce/induce/maintain[6] [eɪ] ***an erection*** • penile [piːnaɪl]/ rigid [rɪdʒɪd]/ satisfactory / psychogenic [saɪk-] ***erection*** • reflex(ogenic) [dʒe]/ painful / persistent[7] ***erection*** • spontaneous [eɪ]/ nocturnal[8] [ɜː]/ early morning / artificial [ɪʃ] ***erection*** • ***erection*** center[9] / reflex[10] [iː] • difficulty with ***erection*** • ***erectile*** tissue[11] [ʃ||s]/ bodies[12] / dysfunction or impotence or insufficiency[13] • fully[14] ***erect***

Erektion
gefüllt[1] erektil, erigierbar[2] Musculus ischiocavernosus[3] erigiert[4] löst aus[5] Erektion aufrechterhalten[6] Dauererektion[7] nächtl. Erektion[8] Erektionszentrum[9] Erektionsreflex[10] erektiles Gewebe[11] Schwellkörper[12] Erektionsstörung, erektile Dysfunktion/ Impotenz[13] voll erigiert[14] 3

flaccid [flæ(k)sɪd] *adj* *opposite* **rigid**[1] [rɪdʒ-], **erect**[2], **engorged**[3] [ɪngɔːrdʒd] *adj*

penis [piːnɪs], bladder or muscles [mʌslz] which are relaxed, flabby[4], or without tone

flaccidity [flæ(k)sɪdɪti] *n term* • **rigidity**[5] [rɪdʒɪdɪti] *n*

» *When flaccid the penis looked normal but during erection a lateral curvature [ɜː] was noted. Axial penile rigidity and adequacy for penetration was determined by penile buckling [ʌ] testing[6].*

Use ***flaccid*** state / (penile) length[7] / midshaft circumference [ʌ] • penile / (in)adequate / lowered / sustained[8] [eɪ] ***rigidity*** • ***rigid*** erection phase [feɪz]

schlaff
steif[1] erigiert[2] angeschwollen[3] schlaff, weich[4] Rigidität[5] Rigiditätsmessung[6] Penislänge in schlaffem Zustand[7] anhaltende Rigidität/ Steifheit[8] 4

53

53

(penile) tumescence [tuːmesənᵗs] *n term* *opposite* **detumescence**[1] [iː] *n term*

penile [piːnaɪl] enlargement or erectile response to erotic stimuli [aɪ], fantasies or dreams

» *Venous [iː] outflow[2] is restricted during penile tumescence. This mechanism could divert[3] [ɜː] blood into and away from the cavernous spaces, thus inducing erection and detumescence.*

Use full / partial / nocturnal [ɜː] penile (*abbr* NPT)/ papaverin-induced ***tumescence*** • penile / premature[4] [iː] ***detumescence*** • vacuum ***tumescence*** device[5] [-aɪs]

Tumeszenz, Anschwellen
Detumeszenz, Abschwellen[1] venöser Abfluss[2] umleiten[3] vorzeitige Erschlaffung[4] Vakuumpumpe[5] 5

seminal fluid [semɪnᵊl fluːɪd] *n term* *syn* **semen** [siːmᵊn] *n clin & term*

thick, yellowish white, viscid[1] [s] fluid containing the sperm cells produced by secretions of the testes, seminal vesicles, prostate, and bulbourethral [iː] (Cowper's) glands[2]

insemination[3] [e] *n term* → U69-12 • **seminal** *adj* • **seminiferous** [semɪnɪfərᵊs] *adj*

» *The seminal fluid acts as an activator and as a diluent[4] for the spermatozoa. The key measurable parameters of semen are volume, pH, sperm count, motility and morphology.*

Use ***seminal fluid*** analysis • infected / undiluted ***seminal fluid*** • ***semen*** collection / sample / analysis[5] / culture • ***semen*** quality / volume / profile[6] • viable [aɪ]/ cryopreserved[7] [kraɪoʊ-]/ donor[8] ***semen*** • ***seminal*** emission[9] [ɪʃ]/ tract / plasma[10] / fructose • ***seminiferous*** tubules • artificial[11] / donor / intrauterine ***insemination***

Samenflüssigkeit, Samen, Sperma, Semen
zähflüssig[1] Cowper-Drüsen, Glandulae bulbourethrales[2] Insemination, Befruchtung[3] Verdünnungsmittel[4] Spermauntersuchung[5] Spermiogramm[6] Spendersamen[7] Kryosperma, tiefgefrorenes Sperma[8] Pollution, nächtl. Samenerguss[9] Samenplasma, Plasma seminis[10] artifizielle Insemination, künstl. Befruchtung[11] 6

sperm [spɜːrm] *n term & clin*
syn **spermatozoon** *n term, pl* **-zoa** [spɜːrmæt̬əzoʊə]

(i) semen
(ii) spermatozoon, a mature male germ [dʒɜːrm] cell consisting of a head, neck and a tail[1] [eɪ] for propulsion[2] [ʌ]

spermatic *adj term* • **spermatoid** *adj* • **sperm(io)-** *comb* • **-spermia** *comb*

» *Spermatozoa are not formed when the testes remain in the abdominal cavity. Their developmental stages are the spermatogonium, spermatocyte [-saɪt] and spermatid. Testicular biopsy[3] confirmed the decreased sperm count and spermatogenic arrest.*

Use ***sperm*** head[4] / tail[1] / cell / production / count[5] / concentration • ***sperm*** density[6] / bank[7] / maturation / motility[8] • ***sperm*** penetration assay[9] / aspiration / agglutination • ***spermatic*** cord[10] / vessels / vein [eɪ] • ***sperm***icide[11] /icidal [-saɪdᵊl] • oligo[12]/ hem(at)o[13] / (non)obstructive [ʌ] a(zoo)***spermia***

(i) Sperma, Spermium
(ii) reifer Samenfaden, Spermatozoon
Schwanz, Cauda[1] Fortbewegung[2] Hodenbiopsie[3] Kopf, Caput[4] Spermienanzahl; Spermienzählung[5] Spermiendichte[6] Samenbank[7] Spermienmotilität[8] Penetrationstest[9] Samenstrang[10] Spermizid, spermienabtötendes Mittel[11] Oligospermie, verminderte Spermienanzahl i. Ejakulat[12] Häm(at)ospermie, blutiges Ejakulat[13] 7

spermatogenesis [spɜːrmət̬ədʒenɪsɪs] *n term* *rel* **spermiogenesis**[1] *n term*

development of mature spermatozoa from spermatogonia including spermatogenesis and spermiogenesis

spermatogenic *adj term* • **spermatid**[2] [spɜːrmətɪd] *n* • **spermato-** *comb*

» *Spermatids are haploid cells derived from secondary spermatocytes and evolve by spermiogenesis into spermatozoa. Spermatogenesis is very sensitive to temperature.*

Use to stimulate/affect/suppress[3]/restore ***spermatogenesis*** • (ab)normal / impaired [eɚ] ***spermatogenesis*** • primary[4] [aɪ]/ secondary[5] ***spermatocyte*** • ***spermatogenic*** defects • ***spermato***cele[6] [-siːl]/gonia[7] [oʊ] /gonial /cyte [-saɪt]

Spermatogenese
Spermiogenese (Differenzierung v. Spermatiden in reife Spermien)[1] Spermatide, Spermide[2] d. Spermatogenese unterdrücken[3] primärer Spermatozyt[4] sekundärer Spermatozyt[5] Spermatozele, Samenbruch[6] Spermatogonien[7] 8

Sertoli('s) cells [sels] *n term* *syn* **cells of Sertoli** [sɜːrtəli‖sɚt̬oʊlɪ] *n term*

elongated cells in the seminiferous tubules to which spermatids are attached during spermiogenesis; they secrete androgen-binding protein and establish the blood-testis barrier[1] by forming tight junctions[2]

» *When both Sertoli (tubular) and Leydig [aɪ] (interstitial [ɪʃ]) cell elements are present in the tumor it is called an androblastoma[3]. The testis was composed of Sertoli and Leydig cells[4], but no germinal [dʒɜːrmɪnᵊl] cells[5] were present.*

Use ***Sertoli***-cell-only syndrome[6] [ɪ] / cell tumor[7] /-Leydig cell tumor[3] • adult [ʌ]/ type of / density of ***Sertoli's cells***

Sertoli (Stütz)zellen
Blut-Hoden-Schranke[1] Zonulae occludentes[2] Sertoli-Leydig-Zell-tumor, Androblastom[3] Leydig-Zwischenzellen[4] Keim-, Germinalzellen[5] Germinalzellaplasie, Castillo-Syndrom, Sertoli-cell-only-Syndrom[6] Sertoli-Zelltumor[7] 9

sperm motility [moʊtɪlɪt̬i] *n term*

ability of sperm cells to move spontaneously [eɪ]

motile [moʊt̬ᵊl‖taɪl] *adj term* • **immotile**[1] *adj* • **non-motile**[1] *adj*

» *80% of the ejaculated spermatozoa were motile. Semen analysis revealed a good sperm count with poor motility. Total motile sperm concentration was markedly [ɪ] diminished.*

Use to inhibit/affect ***sperm motility*** • normal / decreased [iː]/ poor (***sperm***) ***motility*** • ***motile*** sperm count[2] [kaʊnt]

(Spermien)motilität, -beweglichkeit
unbeweglich[1] Anzahl d. beweglichen Spermien[2] 10

ejaculate [v ɪdʒækjʊleɪt‖n ɪdʒækjʊlɪt] *v & n term* *syn* **come, shoot** *v inf*

(v) to expel semen (n) seminal fluid ejected[1] during ejaculation or emission[2] [ɪʃ]

(an)ejaculation[3] *n term* • **(an)ejaculatory** *adj* • **ejaculated** *adj*

» *Less than 10% of the ejaculate is spermatozoa, the remainder [eɪ] being seminal fluid and prostatic secretions [iː]. The patient ejaculates a few drops only.*

Use inability to ***ejaculate*** • mean [iː] motile sperm per / split[4] ***ejaculate*** • ***ejaculated*** semen [iː] • ***ejaculate*** volume[5] • antegrade / retrograde[6] [e]/ premature[7] [iː] ***ejaculation*** • difficult / spontaneous [eɪ] ***ejaculation*** • to abstain [eɪ] from[8] / to control ***ejaculation*** • to delay[9]/impair ***ejaculation*** • ***ejaculatory*** dysfunction[10] [ɪ]/ latency [eɪ]/ reflex[11] [iː]/ duct [ʌ]/ abstinence[12]

ejakulieren; Ejakulat
ausgestoßen[1] Pollution, nächtl. Samenerguss[2] Ejakulation[3] aufgetrenntes Ejakulat[4] Ejakulationsvolumen[5] retrograde Ejakulation[6] vorzeitiger Samenerguss, Ejaculatio praecox[7] enthaltsam sein[8] d. Ejakulation hinauszögern[9] Ejakulationsstörung[10] Ejakulationsreflex[11] Enthaltsamkeit, sexuelle Abstinenz[12] 11

feminization [femɪnaɪzeɪʃᵊn] *n term*

opposite **masculinization** *or* **virilization**[1] *n term, rel* **hirsutism**[2] [ɜː] *n term*

(i) development of female sex characteristics[3] by a male often resulting in sexual ambiguity[4] (ii) surgical or hormonal treatment for intersex disorders[4] in the female direction

feminize/ virilize [-aɪz] *v term* • **feminizing/ virilizing** *adj* • **masculinized** *adj*

» *Testicular feminization syndrome[5] is a type of male pseudohermaphroditism[6] characterized by female external genitalia, rudimentary vagina and uterus [juː] and intra-abdominal testes. Adrenal virilization in the female at birth is associated with ambiguous external genitalia[7] (female pseudohermaphroditism[8]). Hirsutism is limited to females and is hair growth in a male pattern of distribution.*

Use florid[9] ***feminization*** • (in)complete[10] ***testicular feminization*** • ***feminizing*** effect / genital [dʒe] reconstruction[11] [ʌ] • inadequately ***virilized*** • to prevent / partial [pɑːrʃᵊl]/ full[12] ***masculinization***

Feminisierung
Maskulinisierung, Virilisierung[1] Hirsutismus[2] Geschlechtsmerkmale[3] Intersexualität[4] testikuläre Feminisierung[5] Pseudohermaphroditismus masculinus[6] intersexuelles äußeres Genitale[7] Pseudohermaphroditismus femininus[8] sichtbare Feminisierung[9] komplette testikuläre Feminisierung[10] Geschlechtsumwandlung in weibl. Richtung, Mann-zu-Frau-Geschlechtsumwandlung[11] komplette Virilisierung[12] 12

54

Unit 54 Endocrine Glands

Related Units: 55 Hormones, 46 Digestion, 68 Sexuality, 69 Fertility, 50 Female Sexual Organs, 51 Menstrual Cycle, 52 Male Sexual Organs, 53 Male Sexual Function, 112 Urologic Signs & Symptoms

gland [glænd] *n*

term for organs having a secretory (endocrine glands) or excretory function (exocrine glands)

(intra/ extra)glandular *adj term* • **polyglandular**[1] [pɒːlɪ-] *adj*

» *The pituitary hormones regulate peripheral endocrine glands as well as growth and lactation. Hyperthyroidism is common early in the disease because of increased [iː] hormone release [iː] from the markedly inflamed [eɪ] gland.*

Use endocrine[2] [-kraɪn‖krɪn‖kriːn]/ exocrine[3] / lacrimal [æ] *or* tear[4] [tɪɚ]/ sweat[5] [e] ***gland(s)*** • salivary[6] [æ]/ sebaceous[7] [eɪʃ]/ mammary[8] ***gland(s)*** • mucous[9] [mjuːkɒs]/ seromucous / urethral[10] [iː]/ greater vestibular *or* Bartholin's[11] ***glands*** • merocrine / apocrine / holocrine ***gland*** • ***glandular*** fever[12] [iː]/ mastitis[13] [aɪ]/ (hyper)secretion / tissue[14] [ʃ‖s] • ***glandular*** mucosa / swelling / dysfunction / atrophy • ***extraglandular*** site / tissue

Note: Both in clinical jargon and colloquially the term ***gland*** is also used to refer to the lymph nodes (e.g. swollen or enlarged lymph [lɪmf] glands).

Drüse, Glandula
pluriglandulär[1] endokrine Drüsen, Glandulae endocrinae[2] exokrine D., Gg. exocrinae[3] Tränendrüse, G. lacrimalis[4] Schweißdrüsen, Gg. sudoriferae[5] Speicheldrüsen, Gg. salivariae[6] Talgdrüsen, Gg. sebaceae[7] Brustdrüse, G. mammaria[8] muköse Drüsen, Gg. mucosae[9] Littré-Drüsen, Gg. urethrales[10] Bartholin-Drüsen, Gg. vestibulares majores[11] infektiöse Mononukleose, Pfeiffer-Drüsenfieber[12] parenchymatöse Mastitis[13] Drüsengewebe[14] 1

secrete [sɪkriːt] *v* *sim* **synthesize**[1] [ɪ], **produce**[2], **express**[3], **release**[4] [iː] *v* → U88-1; U49-4

forming a physiologically useful substance [ʌ] (e.g. a hormone, enzyme [aɪ], or metabolite) by a cell and to deliver[5] it into the blood, a body cavity, either by direct diffusion [juːʒ] or by means of a duct [ʌ]

secretion[6] [iːʃ] *n term* • **secretory**[7] *adj* • **(bio)synthesis** *n* • **expression** *n*

» *Virtually all hormones produced by the hypothalamus and the pituitary are secreted in a pulsatile [ʌ] or burst-like [ɜː] fashion with brief periods of inactivity and activity interspersed[8] [ɜː]. Most endocrine organs have a limited capacity to store the hormones they synthesize.*

Use to suppress/stimulate/promote[9]/control[10] ***secretion*** • pulsatile[11] / enhanced / bile [baɪl] *or* biliary[12] [ɪ]/ glandular ***secretion*** • hormone / enzyme / exocrine / paracrine[13] / pancreatic ***secretion*** • ACTH[14]-/ hormone-/ ***secreting*** • steroid [ɪɚ]/ enzymatic / TSH[15] ***synthesis***

absondern, sezernieren, produzieren
(künstl.) herstellen, synthetisieren[1] produzieren, erzeugen[2] herausdrücken, exprimieren[3] freisetzen, abgeben[4] abgeben[5] Sekretion, Sekret[6] sekretorisch, sezernierend[7] dazwischen[8] Sekretion fördern/ anregen[9] S. regulieren/ steuern[10] pulsierende Sekretion[11] Gallenproduktion[12] parakrine Sekretion[13] Kortikotropin-produzierend[14] Thyr(e)otropin-Synthese[15] 2

regulate *v* *sim* **control**[1] *v & n*, **govern**[2] [ʌ], **mediate**[3] [iː] *v* → U88-2

to control the rate or manner of biosynthesis and/or of the physiologic products formed thereby

regulation *n term* • **(counter)regulatory**[4] [kaʊntə-] *adj* • **regulator**[5] *adj & n*

» *Aldosterone secretion is regulated by the renin-angiotensin [dʒ] mechanism and to a lesser extent by ACTH. Secretion of these hormones is governed by complex feedback loops [uː]. The b1-receptors [se] mediate the adrenergic stimulated renin release [iː].*

Use ***to regulate*** sodium excretion[6] / cellular growth[7] • renal [iː]/ enzyme[8] / auto-/ down[9]-/ up-***regulation*** • osmotic[10] / temperature / metabolic ***regulation*** • ***regulatory*** function[11] [ʌ]/ action[11] / mechanism • ***regulatory*** abnormality / cell / protein / gene[12] [dʒiːn] • ***regulator*** gene[12] • ***regulating*** hormones[13] • hormonal / (negative) feedback / homeostatic / nervous / inhibitory ***control*** • be under pituitary[14] ***control*** • hormone-/ insulin-/ receptor-/ catecholamine-[k] ***mediated*** • adrenergic- [-ɜːrdʒɪk]/ hypothalamic-***mediated***

steuern, regulieren

steuern, regulieren, unter Kontrolle bringen; Steuerung, Überwachung[1] regulieren, beherrschen[2] vermitteln[3] Gegensteuerungs-[4] Regulator-; Regler[5] Natriumausscheidung regulieren[6] Zellwachstum steuern[7] enzymat. Regulation[8] Verminderung, Down-Regulation[9] Osmoregulation[10] Steuerfunktion[11] Regulatorgen[12] Steuer(ungs)hormone[13] durch die Hypophyse gesteuert sein/ werden[14] 3

hypothalamus [haɪpoʊθæləməs] *n term*

structure beneath the thalamus which controls pituitary hormone production and regulates key body functions; it produces TSH and corticotropin-releasing hormones (*abbr* TRH, CRH), growth hormone and prolactin-regulating (i.e. releasing and inhibiting) factors (GHRF, GHIF, PRF, PIF)

hypothalamic[1] [haɪpoʊθəlæmɪk] *adj term*

» *The anterior pituitary is under hypothalamic control. The posterior lobe is the major [eɪdʒ] site for ADH storage[2], but ADH is synthesized within the hypothalamus.*

Use ***hypothalamic*** releasing[3]/inhibiting[4] ***factors*** • ***hypothalamic***-pituitary-adrenal (*abbr* HPA) axis[5] /-pituitary portal system • ***hypothalamic*** centers / neurohormones[6] / obesity [iː]

Hypothalamus

hypothalamisch, Hypothalamus-[1] Speicherung v. antidiuretischem Hormon[2] Releasing-Hormone/ -Faktoren, Liberine[3] Inhibiting-Hormone/ -Faktoren, Statine[4] Hypothalamus-Hypophysen-Nebennierenrinden-Achse[5] Hypothalamushormone[6] 4

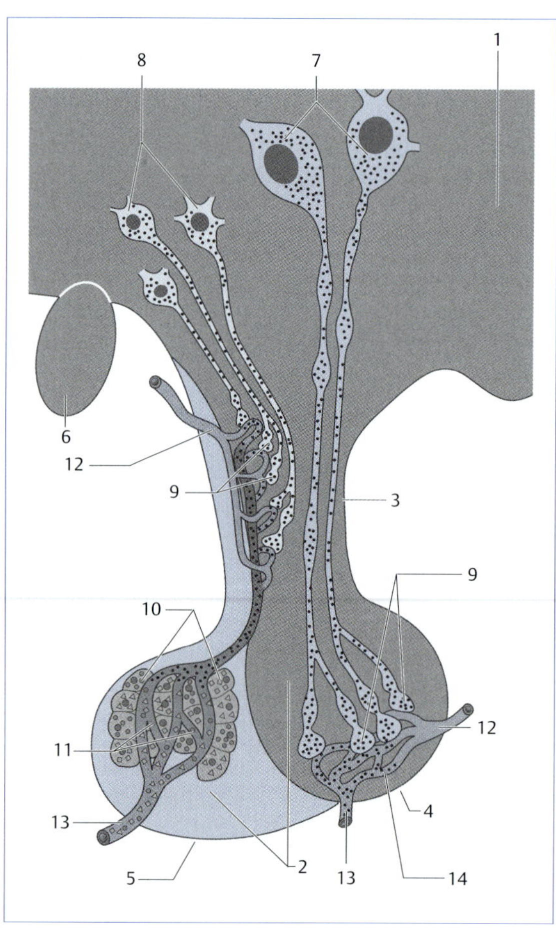

Hypothalamic-pituitary axis:
hypothalamus (**1**),
pituitary gland (**2**),
pituitary stalk or infundibulum (**3**),
posterior pituitary (**4**),
anterior pituitary (**5**),
optic nerve (**6**),
synthesis of neurohormones (**7**),
synthesis of regulatory hormones (**8**),
nerve endings (**9**),
secretory cells (**10**),
sinus (**11**),
artery (**12**),
vein (**13**),
capillaries (**14**)

pituitary (gland) [pɪt(j)uːəteri] *n term* *syn* hypophysis [haɪpɒː-] *n term rare*

master gland located in the sella turcica[1] [tɜːrkɪkə‖-sɪkə] connected to the adjacent [eɪs] hypothalamus by the pituitary stalk[2] [stɒːk], the gland is divided into the posterior pituitary lobe[3] [oʊ] (neurohypophysis[3]) and the middle[4] and anterior lobes[5] (adenohypophysis[5]) and secretes eight major hormones

(hypo)pituitary *adj term* • **hypophyseal** [ɪ] *or* **-ial** *adj* • **hypophys-** *comb*

» *The anterior pituitary hormones include growth hormone, ACTH, thyroid-stimulating hormone, FSH, LH, prolactin, and melanocyte-stimulating hormone. Anterior pituitary gland function is controlled by regulating hormones produced by the hypothalamus and by direct feedback inhibition.*

Use posterior[3] / anterior[5] ***pituitary*** • ***pituitary*** tumors[6] / dwarfism[7] [ɔː]/ fossa / lobe [oʊ]/ function • ***pituitary*** adenoma / hyperfunction[8] / lesion [iːʒ]/ stalk[2] • ***hypophyseal*** portal blood vessels / release • ***hypopituitary*** adult[9] • (pan)hypo[10]/ hyper[8]***pituitarism*** • ***hypophys***ectomy /itis[11] [aɪ]

Hypophyse, Hirnanhangdrüse, Glandula pituitaria
Türkensattel, Sella turcica[1] Hypophysenstiel[2] Hypophysenhinterlappen, Neurohypophyse[3] Hypophysenmittel-, -zwischenlappen[4] Hypophysenvorderlappen, Adenohypophyse[5] Hypophysentumoren[6] hypophysärer Klein-/ Minderwuchs[7] Hypophysenüberfunktion, Hyperpituitarismus[8] Erwachsener mit Hypopituitarismus[9] Hypopituitarismus, Hypophysenvorderlappen-/ HLV-Insuffizienz[10] Hypophysenentzündung, Hypophysitis[11] 5

thyroid (gland) [θaɪrɔɪd glænd] *n term*

large, horseshoe-shaped[1] gland (two lateral lobes connected by a narrow isthmus [s]) at the upper trachea which secretes thyroid hormone and calcitonin and acts as the body's storehouse for iodine[2] [aɪə]

thyro- *comb* • **-thyroid** *comb*

» *TSH regulates the structure and function of the thyroid and stimulates synthesis and release of its hormones. The BP[3] should be checked and the thyroid carefully palpated. The patient had painless thyroiditis [aɪ] and was hyperthyroid because of increased release of thyroid hormone from the thyroid gland.*

Use enlarged[4] / palpable / overactive ***thyroid*** • ***thyroid*** scan[5] / function (test) / stimulating hormone[6] (*abbr* TSH) • ***thyroid*** cartilage[7] [-ɪdʒ]/ thyroxine-binding globulin[8] (*abbr* TBG)/ extract • ***thyroid*** bruit[9] [bruːi‖bruːt]/ nodule[10] / storm[11] • ***thyroid*** insufficiency [ɪʃ]/ intoxication • ***thyro***iditis[12] /megaly[13] /toxin[14] /idectomy /hyoid [aɪ] • ***thyro***tropic hormone[6] /tropin[6] /globulin[15] • crico [kraɪkoʊ]/ eu [juː]/ hypo/ hyper/ anti***thyroid***

Schilddrüse, (G.) thyroidea
hufeisenförmig[1] Iod[2] Blutdruck[3] vergrößerte Schilddrüse[4] Schilddrüsenszintigrafie[5] Thyr(e)otropin, thyreotropes/ thyreoideastimulierendes Hormon, TSH[6] Schildknorpel, Cartilago thyroidea[7] thyroxinbindendes Globulin, TBG[8] Schwirren über d. Schilddrüse[9] Schilddrüsenknoten[10] thyreotoxische /hyperthyreote Krise[11] Schilddrüsenentzündung, Thyreoiditis[12] Schilddrüsenvergrößerung[13]
Thyroxin, Tetraiodthyronin[14]
Thyreoglobulin[15] 6

parathyroid (gland) [pærəθaɪrɔɪd] *n term*

four small oval glands on the posterior surface of the thyroid gland which help maintain[1] serum calcium [s] concentration and regulate blood clotting[2], neuromuscular [ʌ] excitation [ks], and cell membrane permeability [pɜːr-]

parathyroid *adj term* • **parathormone**[3] [-θɔːrmoʊn] *n* • **parathyro(id)-** *comb*

» *The parathyroid glands secrete PTH[3] that regulates the metabolism of calcium and phosphorus. When first-time parathyroid exploration is performed by an experienced surgeon, routine preoperative localization of parathyroid tissue is unnecessary.*

Use superior[4] / inferior[5] ***parathyroid*** • ***parathyroid*** hormone[3] / hyposecretion *or* insufficiency[6] • ***parathyroid*** adenoma[7] / (dys)function [ʌ] • ***parathyroid*** hyperplasia[8] [eɪʒ]/ tissue / tetany • ***parathyroid*** exploration / surgery /-vitamin [aɪ‖ɪ] D axis • ***parathyroid***ectomy • hypo[6]/ hyper***parathyroidism***

Neben-, Beischilddrüse, Epithelkörperchen, G. parathyroidea
aufrechterhalten[1] Blutgerinnung[2] Parathormon, PTH[3] Glandula parathyroidea superior, oberes Epithelkörperchen[4] G. parathyroidea inferior, unteres Epithelkörperchen[5] Hypoparathyreoidismus, Nebenschilddrüsenunterfunktion[6] Nebenschilddrüsenadenom[7] Nebenschilddrüsen-, Epithelkörperchenhyperplasie[8] 7

pancreas [pæŋkrɪəs] *n term*

rel **islets** *or* **islet** [aɪlɪt] **cells (of Langerhans)**[1], **beta** [eɪ‖iː] **cells**[2] *n term*

elongated lobulated retroperitoneal [iː] gland extending from the duodenum to the spleen[3] which consists of an exocrine (digestive enzymes) and an endocrine part (insulin, glucagon, somatostatin)

pancreatic [pæŋkriætɪk] *adj term* • **pancreat(ico)-** *comb*

» *The endocrine pancreas secretes insulin and glucagon [uː], while the exocrine part produces digestive [dʒe] enzymes, which are discharged[4] [tʃɑː] into the intestine in the pancreatic juice[5] [dʒuːs]. Before entering the systemic circulation, blood draining from the islets of Langerhans perfuses the pancreatic acini, which are exposed to high levels of hormones.*

Use endocrine[6] / exocrine / inflamed [eɪ] ***pancreas*** • swollen [oʊ]/ necrotic / annular[7] ***pancreas*** • ***pancreatic*** duct[8] [ʌ]/ head *or* caput[9] / body *or* corpus[10] • ***pancreatic*** tail [eɪ] *or* cauda[11] [ɒː]/ enzymes[12] / A cells • ***pancreatic*** stone[13] / abscess / enlargement / islet cell tumors[14] • ***pancreatic*** inflammation[15] / carcinoma / pseudocyst[16] [suːdoʊsɪst]/ polypeptide (*abbr* PP) • ***pancreas*** transplant(ation)[17] • ***pancreato***lysis [ɪ] /lith[13] /graphy /genous • ***pancreat***itis[15] [aɪ]

Pankreas, Bauchspeicheldrüse
Langerhans-Inseln[1] B-Zellen, Betazellen[2] Milz[3] sezerniert[4] Pankreassaft, -sekret[5] endokrines Pankreas[6] P. anulare, Ringpankreas[7] Pankreasgang, Ductus pancreaticus[8] Caput pancreatis, Pankreaskopf[9] Corpus p., Pankreaskörper[10] Cauda p., Pankreasschwanz[11] Pankreasenzyme[12] Pankreasstein, Pankreolith[13] Pankreasinselzelltumoren[14] Bauchspeicheldrüsenentzündung, Pankreatitis[15] Pankreaspseudozyste[16] Pankreastransplantation[17] 8

gastrointestinal (*abbr* GI) mucosa *n term* *rel* **secretin**[1] [sɪkriːtᵊn] *n term*

several hormones and releasing factors which increase or contribute to the flow of intestinal juice[2] are produced by the parietal [pəraɪətᵊl] cells[3] of the gastric glands and in the proximal small intestine[4]

mucosal [mjʊkoʊsᵊl] *adj term*

» *Cholecystokinin*[5] [aɪ] *and perhaps other GI hormone peptides (e.g., gastrin-releasing peptide*[6]*) are released from the duodenal mucosa. The entry of fat into the duodenum, plus the presence of acid, causes release of secretin and cholecystokinin, which in turn stimulate flow of bile*[7] [baɪl] *and pancreatic juice.*

Use gastric / (proximal small) intestinal / pyloric [paɪ-] ***mucosa*** • ***GI*** peptides[8]

Magen-Darmschleimhaut
Sekretin[1] Darmsaft[2] Parietal-, Belegzellen[3] Dünndarm[4] Cholecystokinin[5] gastrin-releasing peptide, GRP, gastrinsezernierendes Peptid[6] Galle[7] gastrointestinale Peptide[8] 9

adrenal (gland) [ədriːnᵊl] *n term* *syn* **suprarenal** [suːprəriːnᵊl] **(gland)** *n term*

paired [eɚ] roughly triangular gland resting upon the upper end of each kidney producing epinephrine[1] [ef] and norepinephrine from the medulla [ʌ] and steroid hormones from the cortex

adrenal[2] *adj term* • **(alpha/ beta)adrenergic**[3] *adj* • **adren(o)-** *comb*

» *Testosterone and androstenedione* [iː] *are the major functional androgens secreted by the adrenal. Due to their decreased ability to carry out gluconeogenesis* [dʒe], *patients with adrenal insufficiency* [ɪʃ] *develop hypoglycemia* [aɪsiː] *after fasting*[4]*.*

Use ***adrenal*** cortex[5] / medulla[6] [ʌ]/ steroids [ɪɚ]/ androgens [dʒ] • ***adrenal*** virilism[7] / crisis[8] [aɪ]/ insufficiency [ɪʃ] • ***adrenal*** mass / hyperplasia[9] [eɪʒ]/ adenoma • hypothalamic-pituitary-***adrenal axis*** • ***adrenal***ectomy /itis • ***adren***arche[10] [-ɑːrki] • ***adrenergic*** bronchodilator[11] [k]/ blocking agent[12] [eɪdʒ] • ***adrenergic*** receptor / drug / nerve • ***adreno***genital [dʒe] syndrome[7] [ɪ]

Nebenniere, G. suprarenalis
Adrenalin[1] adrenal, Nebennieren-[2] adrenerg[3] Fasten[4] Nebennierenrinde, Cortex glandulae suprarenalis, NNR[5] Nebennierenmark, Medulla glandulae suprarenalis, NNM[6] adrenogenitales Syndrom[7] Addison-Krise, akute Nebennierenrindeninsuffizienz[8] Nebennierenhyperplasie[9] Adrenarche[10] adrenerges Broncho(spasmo)lytikum[11] Adrenozeptorblocker, -antagonist[12] 10

54

gonad [goʊnæd] *n term* *syn* **sex gland** *n,* *rel* **hypogonadism**[1]**, agonadism**[2] *n term*

a gland that produces germ [dʒɜː] cells[3], e.g. the ovary[4] in the female and the testis[5] in the male

(a/ extra)gonadal *adj term* • **gonadotrop(h)in**[6] *n* • **gonadopathy** *n*

» *The male gonad has an inhibitory effect on the hypothalamus-pituitary-gonadal axis. The resulting hyperprolactinemia* [iː] *is often associated with hypergonadotropism and secondary hypogonadism. The prostate is the major accessory sex gland of the male.*

Use female[4] / male[5] / indifferent[7] / streak[8] [iː] ***gonad*** • ***gonadal*** sex[9] / dose[10] / shield[11] / streak[8] / steroid • ***gonadal*** function / failure / ambiguity[7] [juː] • ***gonadal*** dysgenesis[12] [dʒe]/ agenesis [eɪ]/ atrophy [æ] • ***gonadotropic*** hormone[6] / activity / cycle [saɪkl] • primary[13] [aɪ]/ secondary / hypergonadotropic[13] ***hypogonadism***

Keimdrüse, Gonade
Hypogonadismus, Keimdrüseninsuffizienz[1] Agonadismus, Fehlen d. Gonaden[2] Keimzellen[3] Eierstock, Ovar[4] Hoden, Testis[5] Gonadotropin[6] indifferente Gonadenanlage[7] rudimentärer Keimdrüsenrest, Streak-Ovar[8] gonadales Geschlecht[9] Gonadendosis[10] Gonadenschutz[11] Gonadendysgenesie[12] hypergonadotroper/ primärer Hypogonadismus[13] 11

thymus (gland) [θaɪməs] *n term, pl* **thymi, thymuses**

primary lymphoid [ɪ] organ in the superior mediastinum and lower neck that consists of two parts partially subdivided into lobules with an inner medullary and an outer cortical portion

thymic [θaɪmɪk] *adj term* • **thymus-dependent**[1] *adj* • **thym(o)-** *comb*

» *The thymus, which plays an important role in early life for the normal development of immunological function, reaches its greatest relative weight shortly after birth and begins to involute*[2] *after puberty.*

Use enlarged or hyperplastic[3] / absent[4] ***thymus*** • ***thymic*** vein [eɪ]/ humoral [ʰjuː] factor[5] • ***thymic*** cyst [sɪst]/ tumor[6] / radiation [eɪ] therapy • ***thymic*** involution[7] / tissue / transplant[8] • ***thymic*** aplasia [eɪʒ]/ hyperplasia[3] • ***thymus***-derived [aɪ] lymphocytes[9] [ɪ] /-mediated [iː]

Thymus(drüse)
thymusabhängig[1] sich zurückbilden[2] Thymusvergrößerung, -hyperplasie[3] fehlende Thymusanlage, Thymusagenesie[4] endokriner Thymusfaktor[5] Thymustumor, Thymom[6] Thymusinvolution, -rückbildung[7] Thymustransplantat[8] T-Lymphozyten[9] 12

pineal body [paɪnɪəl‖niːəl] *n term* *syn* **pineal gland** *n term*

small, cone-shaped glandular structure believed to be the major site of melatonin biosynthesis; it lies below the corpus callosum and contains concretions[1] [iːʃ] called brain sand[2]

pineal[3] *adj term* • **pineal-** *comb*

» *Plain* [eɪ] *skull* [ʌ] *films*[4] *yielded* [jiː]*changes suggestive* [dʒe] *of*[5] *raised* [eɪ]*intracranial* [eɪ] *pressure and displacement of a calcified pineal gland. His skull x-ray is normal except for a shift of a calcified pineal body to one side.*

Use ***pineal gland*** calcification • calcified ***pineal body*** • ***pineal*** peduncle[6] [ʌ]/ recess[7] [s]/ activity • ***pineal*** hypertrophy / tumor[8] • ***pineal***oma[8] /ectomy /ocytes[9]

Epiphyse, Zirbeldrüse, Corpus pineale
Konkremente[1] Hirnsand, Acervulus cerebri[2] pineal, Epiphysen-[3] Leeraufnahmen d. Schädels[4] hinweisen auf[5] Epiphysenstiel, Habenula[6] Recessus pinealis[7] Pinealom, Pinealozytom[8] Pinealzellen[9] 13

Unit 55 Hormones

Related Units: 54 Endocrine Glands, 78 Metabolism, 46 Digestion, 51 Menstrual Cycle, 53 Male Sexual Function, 68 Sexuality, 69 Fertility

hormone [hɔːrmoʊn] *n term* *sim* **factor**[1] [fæktɚ] *n term*

chemical messengers[2] mostly formed in endocrine glands and carried via the bloodstream[3] to their target organs where they trigger or regulate functional [ʌ] activity

hormonal *adj term* • **prohormone**[4] *n* • **neurohormone**[5] *n* • **hormone-** *comb*

» *Most hormones are formed by ductless [ʌ] glands, but secretin [iː] and pancreozymin [aɪ], formed in the gastrointestinal tract, by definition are also hormones. The regulatory feedback mechanisms [ek] that control hormone synthesis [ɪ] were intact.*

Use to release[6] [iː] /secrete [iː] /produce/synthesize [ɪ] ***hormones*** • circulating [sɜː] ***hormones*** • (male/ female) sex[7] / pituitary [(j)uː] trop(h)ic[8] ***hormones*** • peptide[9] / protein[10] / tissue[11] ***hormones*** • follicle-stimulating / gastrointestinal[12] ***hormones*** • placental[13] [se]/ lipid-mobilizing *or* lipotropic *or* lipolytic[14] [ɪ] ***hormones*** • pancreatotropic / hypothalamic / synthetic ***hormones*** • ***hormone*** action / assay[15] / precursor[4] [ɜː] • ***hormone*** replacement therapy[16] / withdrawal[17] [ɒː] • ***hormone*** concentration *or* level[18] / preparation[19] • ***hormone*** receptor[20] / release[21] • ***hormonal*** receptor[20] / stimulation / response / excess[22] • ***hormonal*** deficiency [ɪʃ]/ overproduction[22] / status / therapy • releasing[23] / inhibiting[24] / regulatory ***factor*** • ***hormone***-secreting /-dependent[25] /-binding • ***hormone***-resistant /-releasing

> **Note:** Messengers of established chemical identity are termed ***hormones*** while substances [ʌ] of unknown chemical nature are termed ***factors***.

Hormon
Faktor[1] Botenstoffe[2] Blutbahn[3] Prohormon[4] Neurohormon[5] Hormone freisetzen/ ausschütten[6] weibl. Geschlechts-/ Sexualhormone[7] hypophyseotrope Hormone[8] Peptidhormone[9] Proteohormone[10] Gewebehormone[11] gastrointestinale Hormone[12] Plazentahormone[13] lipotrope Hormone[14] Hormonbestimmung[15] Hormonersatz-, substitutionstherapie[16] Hormonentzug[17] Hormonspiegel[18] Hormonpräparat[19] Hormonrezeptor[20] Hormonausschüttung[21] Hormonüberschuss[22] Freisetzungsfaktor[23] Inhibiting-Hormon, -Faktor[24] hormonabhängig[25]

1

target tissue [tɑːrgɪt tɪʃ||tɪsjuː] *n term* *rel* **receptor site**[1] [rɪseptɚ saɪt] *n term*

tissue or organ having appropriate receptors upon which a hormone exerts [ɜː] its action[2]

target[3] *n & v* • **hormone-receptor complex**[4] *n term*

» *The function of all target glands will decrease [iː] when all pituitary hormones are deficient [ɪʃ]. Multiple defects [iː] were detected in receptor interaction including absent hormone binding [aɪ] to the receptor, decreased receptor affinity, deficient hormone-receptor localization, and abnormalities of the DNA-binding domain [eɪ] of the receptor.*

Use ***target*** gland / cell[5] / hormone response / organ[6] / site / enzyme [aɪ]/ protein • ***target cell*** receptor / membrane / expression • hormone / androgen[7] / epidermal [ɜː] growth factor (*abbr* EGF) ***receptor*** • estrogen (*abbr* ER)/ surface[8] / membrane[9] / intracellular[10] ***receptor*** • ***receptor*** (super)family[11] / antagonist[12] • ***receptor*** blocker *or* blocking agent[12] / occupancy[13] • ***receptor*** specificity [ɪs]/ affinity[14] / activation • ***receptor*** binding (assay) / defect / protein[15] • ***receptor*** potential[16] / density[17] • ***receptor*** scintigraphy[18] [sɪnt-]/-mediated[19] [iː]

Zielgewebe
Rezeptorstelle[1] wirken, Wirkung ausüben[2] Ziel; abzielen auf, zum Ziel haben[3] Hormon-Rezeptor-Komplex[4] Zielzelle[5] Ziel-, Erfolgsorgan[6] Androgenrezeptor[7] Oberflächenrezeptor[8] Membran-, membranständiger R.[9] intrazellulärer R.[10] Rezeptorsuperfamilie[11] Rezeptorblocker[12] Rezeptorbesetzung[13] Rezeptoraffinität[14] Rezeptorprotein[15] Rezeptorpotential[16] Rezeptordichte[17] Rezeptorszintigrafie[18] rezeptorgesteuert, -vermittelt[19]

2

uptake [ʌpteɪk] *n term*

absorption of a substance (radioactive marker, food, etc.) by a gland, organ or body system

» *Thyroidal [θaɪrɔɪdᵊl] RAI uptake[1] may be high, with a normal thyroid scan[2].*

Use thyroid [aɪ]/ T3 resin[3] / absolute iodine [aɪə] (*abbr* AIU) ***uptake*** • radioactive iodine[1] (*abbr* RAI)/ hormone / serotonin [oʊ] ***uptake*** • rapid[4] / reduced *or* decreased / increased ***uptake*** • hepatic / gallium / calcium [s] ***uptake***

Aufnahme
Radioiodaufnahme[1] Schilddrüsenszintigrafie[2] T3-, Triiodthyronin-Aufnahme[3] rasche Aufnahme[4]

3

steroid [stɪɚ||sterɔɪd] *n term* *rel* **corticosteroid**[1] [kɔːrtɪkoʊ-] *n term*

large family of chemical substances including many hormones (androgens, estrogens, ACTH[2] etc.), vitamin D, cholesterol, body constituents, and drugs which all have a steroid ring system

(non)steroidal *adj term* • **steroidogenesis**[3] *n* • **steroidogenic** *adj*

» *Plasma and urinary steroid levels were low and returned to normal[4] after ACTH treatment. Steroids diffuse passively through the cell membrane and bind to intracellular receptors.*

Use ***steroid*** hormones / secretion [iːʃ]/ (bio)synthesis[3] [ɪ] • ***steroid*** level / therapy / ointment[5] [ɔɪ] • ***steroid*** administration[6] / rage [reɪdʒ]/ rosacea[7] [eɪʃ]/ acne[8] / diabetes[9] [iː] • adrenal[1] [iː]/ adrenocortical[1] / sex ***steroids*** • gonadal [eɪ]/ androgenic[10] [dʒe] ***steroids*** • anabolic[11] / urinary [jʊɚ]/ synthetic / exogenous [ɒːdʒ] ***steroids*** • ***steroid***-treated /-resistant /-dependent /-induced[12] • topical / systemic / oral / high-potency[13] / high-dose ***steroids*** • ***non-steroidal*** anti-inflammatory drugs[14] (*abbr* NSAIDs)

Steroid
Kortiko(stero)id(e)[1] adrenokortikotropes Hormon, Kortikotropin[2] Steroid(bio)synthese[3] normalisierten sich[4] Steroidsalbe[5] Steroidapplikation[6] Steroidrosacea[7] Steroidakne[8] Steroiddiabetes[9] Androgene[10] anabole Steroide, Anabolika[11] steroidinduziert[12] hochwirksame Steroide[13] nicht-steroidale Antirheumatika[14]

4

human growth hormone *n term, abbr* **GH** *syn* **somatotropin** *n term*

protein hormone produced in the anterior lobe of the pituitary[1] which promotes body growth, fat mobilization, and inhibition of glucose utilization; excess GH may cause diabetes [iː]

growth-enhancing[2] [groʊθ ɪnhæn'sɪŋ] *adj* • **somato-** [soʊmət̬ə‖səmæt̬ə] *comb*

» *Plasma insulin-like growth factor[3] I (IGF-I), also known as somatomedin-C[3] [iː], should be measured [eʒ] in all patients with suspected acromegaly. Short stature[4] may be seen with an associated growth hormone or thyroid hormone deficiency [ɪʃ].*

Use ***growth hormone*** release-inhibiting hormone[5] / inhibiting hormone[5] (*abbr* GIH) • ***growth hormone*** releasing [iː] hormone[6] (*abbr* GHRH)/ releasing factor[6] (*abbr* GRF) • pituitary[7] ***growth hormone*** • ***somato***statin[5] /crinin[6] /medins[8] • ***somatotropin*** release-inhibiting factor[5] /-releasing hormone[6] /-mediating hormones[8] • cellular / hematopoietic[9] / myeloid [aɪ]/ neurologic ***growth factors*** • epidermal [ɜː] (*abbr* EGF)/ platelet-derived[10] [aɪ] (*abbr* PDGF) ***growth factors*** • vascular endothelial [iː] (*abbr* VEGF) ***growth factors*** • ***growth*** deficiency[4]

Wachstumshormon, somatotropes H., Somatotropin (STH)
Adenohypophyse[1] wachstumsfördernd[2] insulinähnlicher Wachstumsfaktor (+ IGF-1), Somatomedin C[3] Minderwuchs[4] Somatostatin, SST[5] Somatoliberin, SRH[6] hypophysäres Wachstumshormon[7] Somatomedine[8] hämopoetische Wachstumsfaktoren[9] Plättchenwachstumsfaktor, PDGF[10] 5

thyroid hormone [θaɪrɔɪd hɔːrmoʊn] *n term*
rel **thyrotropin** *or* **thyroid-stimulating hormone[1]** *n term, abbr* **TSH**

iodine-containing compound[2] secreted by the thyroid in the form of triiodothyronine[3] [aɪ] (T_3) and thyroxine[4] [ɒː] (T_4) which act to increase the BMR[5], control heart function, body temperature, etc.

thyroid[6] *n term* • **(hypo/ hyper)thyroid** *adj* • **thyrotropic** *adj*
hyper/ hypothyroidism[7] *n*

» *The hypothyroid state[7] associated with thyroid hormone withdrawal enhances the uptake of radioiodine [aɪ] by reducing its clearance. Thyrotropin-releasing hormone (abbr TRH) controls TSH release and also may influence prolactin release.*

Use ***thyroid hormone*** production / level / precursor[8] [ɜː]/ preparation[9] / replacement[10] • ***thyroid hormone*** binding ratio [reɪʃɪoʊ] (*abbr* THBR)/ deficiency / resistance[11] • ***thyroid*** peroxidase[12] / releasing hormone[13] / stimulating antibody • ***TSH***-secreting [iː] tumors / assay / surge[14] [sɜːrdʒ]/ concentration • ***thyrotropin*** releasing hormone[13] • long-acting ***thyroid*** stimulator[15] (*abbr* LATS) • ***thyroid***-stimulating immunoglobulin[15] • ***thyroxine***-binding globulin[16] (*abbr* TBG)

Schilddrüsenhormon
thyreoideastimulierendes Hormon, Thyr(e)otropin, TSH[1] Verbindung[2] Triiodthyronin[3] Thyroxin[4] Grund-, Basalumsatz[5] Schilddrüse, Glandula thyroidea[6] Schilddrüsenunterfunktion, Hypothyreose[7] Vorstufe e. Schilddrüsenhormons[8] Schilddrüsenhormonpräparat[9] Schilddrüsenhormonsubstitution[10] Schilddrüsenhormonresistenz[11] Schilddrüsenperoxidase[12] Thyroliberin, Thyreotropin-Releasinghormon[13] TSH-Anstieg[14] Thyreotropin-Rezeptor-Antikörper, TRAK[15] thyroxinbindendes Globulin, TBG[16] 6

55

parathyroid hormone *n term, abbr* **PTH** *syn* **parathormone** [θɔː] *n term*

peptide hormone formed by the parathyroids [aɪ] that controls serum calcium concentration by regulating calcium absorption in the gut[1] [ʌ], calcium resorption and deposition in bone and calcium excretion

» *Parathyroid hormone-related peptide[2] (abbr PTHrP) causes most cases of humoral hypercalcemia of malignancy. PTH promotes renal formation of the active metabolite of vitamin D.*

Use ***parathyroid hormone***-related protein /-like substance [ʌ] • ***parathyroid hormone***-like factor / receptor[3] / levels[4] / immunoassay • immunoreactive[5] (*abbr* iPTH)/ circulating [sɜː]/ serum [ɪɚ]/ excess[6] ***PTH***

Parathormon, Parathyrin
Darm[1] parathormonähnliches Peptid[2] Parathormonrezeptor[3] Parathormonspiegel[4] immunreaktives Parathormon[5] Parathormonüberschuss[6] 7

calcitonin [kælsɪ-] *n term* *syn* **thyrocalcitonin** *n, rel* **calcitriol[1]** [aɪ] *n term*

peptide hormone produced in the parafollicular cells[2] of the thyroid; its action is opposite to that of PTH in that calcitonin increases the deposition of calcium [s] and phosphate in bone

» *The serum level of calcitonin is increased by glucagon and by Ca^{2+}, which opposes postprandial hypercalcemia [siː]. In most patients with palpable thyroid lesions [iːʒ] basal [eɪ] calcitonin levels are elevated.*

Use ***calcitonin*** receptor / gene-related [dʒiːn] peptide[3] (*abbr* CGRP)/ administration • serum / excess / ectopic / salmon[4] [sæmən] ***calcitonin*** • ***calcitonin***-secreting *or* C-cells[5] /-secreting medullary carcinoma of the thyroid[6] • supplementary[7] / intravenous [iː]/ small doses of ***calcitriol*** • treatment *or* therapy with ***calcitriol***

Calcitonin, (CT), Kalzitonin Thyreocalcitonin
Calcitriol[1] parafollikuläre Zellen[2] CGRP[3] (synthetisches/ rekombinantes) Lachs-Calcitonin[4] C-Zellen[5] calcitoninproduzierendes medulläres Schilddrüsenkarzinom, C-Zellkarzinom[6] Calcitriol-zusatz[7] 8

adrenocorticotrop(h)ic hormone [ədriːnoʊ-] *n term, abbr* **ACTH**
syn **corticotrop(h)in** [kɔːrtɪkoʊtroʊfɪn‖pɪn] *n term*

single chain [tʃeɪn] polypeptide anterior pituitary hormone which stimulates the adrenal cortex and the secretion of corticosteroids

corticotropic *adj term* • **cortical** *adj* • **ACTH-(in)dependent** *adj*

» *Corticotropin-releasing hormone is the primary* [aɪ] *agent that stimulates ACTH release, and ACTH stimulates the adrenal cortex to secrete cortisol and several weak androgens. The CRH-ACTH-cortisol axis is central to the response to stress, and in the absence of ACTH, the adrenal cortex atrophies and secretion of cortisol virtually* [ɜː] *ceases*[1] [siːs-].

Use to inhibit/suppress/be independent of ***ACTH secretion*** • serum / pituitary / endogenous / synthetic[2] ***ACTH*** • ***ACTH*** secretion / level[3] / release / regulation / determination[4] • ***ACTH*** overproduction / stimulation test[5] / excess • ***ACTH*** therapy /-producing tumors[6] • rapid ***ACTH*** stimulation test[7] • ectopic ***ACTH*** syndrome[8] • ***corticotropin***-releasing hormone[9] (*abbr* CRH) • ***corticotropic*** cells[10]

adrenokortikotropes Hormon, Kortikotropin, ACTH
beinahe aufhört/ versiegt[1] synthetisches ACTH[2] ACTH-Konzentration[3] ACTH-Bestimmung[4] ACTH-Belastungs-/ Stimulationstest[5] ACTH-produzierende Tumoren[6] ACTH-Schnelltest[7] ektopes ACTH-Syndrom, EAS[8] Kortikoliberin, corticotropin-releasing hormone, CRH[9] ACTH-produzierende Zellen[10]

9

cortisol [kɔːrtɪ-] *n term* *syn* **hydrocortisone** [haɪdrə-] *n, rel* **cortisone**[1] *n term*

steroid hormone secreted by the adrenal cortex; it is a reduction product of cortisone and the most potent [oʊ] of the naturally occurring [ɜː] glucocorticoids[2]

11-deoxycortisol[3] [dɪɒːksɪ-] *n term* • **hypercortisolism**[4] *n* • **-cortic(o)-** *comb*

» *Endogenously, cortisone is probably a metabolite of cortisol but exhibits no biological activity until converted* [ɜː] *to*[5] *cortisol; it acts upon carbohydrate* [aɪ] *metabolism*[6] *and influences the nutrition*[7] [ɪʃ] *and growth of connective tissue.*

Use ***cortisol*** concentration / excretion [iːʃ]/ response / production rate • ***cortisol***-binding [aɪ] globulin[8] / metabolites / (bio)synthesis [ɪ] • serum / free[9] / circulating[10] / deficient / plasma[11] ***cortisol*** • urinary / protein-bound [aʊ] ***cortisol*** • fludro***cortisone*** • ***cortisone*** acetate [æs]/ eye ointment[12] • gluco***corticoid***[13] • mineralo***corticoid***[14] • adreno***cortical*** • ***cortico***sterone[15] /steroids[16]

Cortisol, Hydrocortison
Cortison, Kortison[1] natürl. Glukokortikoide[2] 11-Desoxycortisol[3] Hypercortisolismus, -cortizismus[4] umgewandelt in[5] Kohlenhydratstoffwechsel[6] Ernährung[7] cortisolbindendes Globulin, Transcortin[8] freies Cortisol[9] zirkulierendes C.[10] Plasmacortisol[11] kortisonhaltige Augensalbe[12] Glukokortikoid[13] Mineralokortikoid[14] Corticosteron[15] Kortiko(stero)ide[16]

10

epinephrine [epɪnefrɪn] *n term* *syn* **adrenaline** [ədrenəlɪn] *n term espBE*

this catecholamine [koʊ] (the chief neurohormone of the adrenal medulla [ʌ]) is the most potent stimulant of adrenergic α- and β-receptors; it acts on the heart rate, controls vasoconstriction [eɪ] and vasodilation [eɪʃ], relaxation of bronchiolar [k] and intestinal smooth [uː] muscle[1], and the metabolism of glycogen [aɪ] and lipids

norepinephrine[2] *n term* • **epinephrine-like** *adj* • **adrenergic**[3] [ædrənɜːrdʒɪk] *adj*

» *Cortisol and epinephrine induce breakdown*[4] *of muscle glycogen* [-dʒən] *into glucose, which is metabolized to lactate. In coma there may be an intermittent increase in urinary excretion of epinephrine, norepinephrine, and their metabolic products.*

Use aqueous [eɪ]/ circulating / high-dose / racemic[5] [siː] ***epinephrine*** • ***epinephrine*** metabolite / reversal[6] [ɜː]/ solution [uːʃ]/ injection / shock • nor***adrenaline***[2] • ***adrenaline*** rush[7] [ʌ] • ***adrenergic*** fibers [aɪ]/ receptors[8] / blocking agent[9] • ***adrenergic*** agonists[10] / antagonists *or* blockers[9] / bronchodilators[11] [k] • alpha-/ beta-***adrenergic***

Adrenalin, Epinephrin
glatte Muskulatur[1] Noradrenalin, Norepinephrin[2] adrenerg[3] Abbau[4] razemisches Epinephrin[5] Adrenalinumkehr[6] Adrenalinausstoß[7] adrenerge Rezeptoren[8] Adrenorezeptorantagonisten, Sympatholytika[9] Adrenozeptoragonisten, Sympathomimetika[10] adrenerge Bronchospasmolytika[11]

11

insulin [ɪnsəlɪn] *n term* *rel* **glucagon**[1] [gluːkəgɒːn] *n term*

double-chain hormone secreted by beta [eɪ‖iː] cells in the islets [aɪləts] of Langerhans[2] that promotes storage of glucose, protein and lipid synthesis, and inhibits lipolysis [-ləsɪs] and gluconeogenesis [dʒe]

proinsulin[3] *n term* • **insul(in)oma**[4] *n* • **insulinase**[5] *n* • **glucagonoma**[6] *n*

» *Following ingestion*[7] [dʒe] *of glucose, gut* [ʌ] *glucagon*[8] *is secreted into the blood and is a potent stimulus to the secretion of insulin. Glucagon, which is secreted by the alpha cells of the islet cells of Langerhans, increases serum glucose concentration.*

Use ***insulin*** secretion / receptor / antagonist / resistance[9] / release [iː] • ***insulin*** antibodies[10] / allergy[11] / shock[12] / analog *or* analogue[13] • ***insulin*** deficiency *or* lack[14] / replacement[15] / tolerance test[16] • ***insulin*** dosage / syringe[17] [sɪrɪndʒ]/ pump[18] / pen[19] • ***insulin***-secreting tumor /-like growth factor[20] (*abbr* IGF)/-dependent-diabetes [iː] mellitus[21] /-induced hyperglycemia [aɪsiː] • exogenous [ɒːdʒ]/ pork *or* porcine[22] [-saɪn]/ human / beef ***insulin*** • protamine zinc (*abbr* PZI)/ intermediate-acting[23] ***insulin*** • (ultra)lente *or* long-acting[24] / sustained [eɪ] release[25] / regular *or* short-acting *or* rapid-acting *or* unmodified[26] ***insulin*** • immunoreactive[27] ***glucagon*** • ***glucagon*** test[28]

Insulin
Glucagon[1] Langerhans-Inseln[2] Proinsulin, Insulinvorstufe[3] Insulinom, Inselzelladenom, -tumor[4] Insulinase[5] Glucagonom[6] Aufnahme[7] Enteroglucagon[8] Insulinresistenz[9] Insulinantikörper[10] Insulinallergie[11] Insulinschock[12] Insulinanalogon[13] Insulinmangel[14] Insulinsubstitution[15] Insulintoleranztest[16] Insulinspritze[17] Insulinpumpe[18] Insulin-Pen[19] insulinähnlicher Wachstumsfaktor[20] insulinabhängiger/ juveniler Diabetes mellitus, D. M. Typ 1, Insulinmangeldiabetes[21] Schweineinsulin[22] Intermediärinsulin[23] Langzeitinsulin[24] Verzögerungs-, Depotinsulin[25] Altinsulin[26] immunreaktives Glucagon[27] Glucagontest[28]

12

55

secretin [sɪkriːtᵊn] *n term* *rel* **gastrin**[1] [gæstrɪn], **pancreozymin**[2] [-zaɪmɪn] *or* **cholecystokinin**[2] [koʊləsɪstəkaɪnɪn] *n term, abbr* **CCK**

hormone secreted by the duodenal and jejunal mucosa under the stimulus of acid chyme[3] [kaɪm] from the stomach; it chiefly stimulates secretion of pancreatic juice[4] and also of bile[5] and intestinal juices

gastric inhibitory (poly)peptide[6] (*abbr* **GIP**) *n term* • **gastrinoma**[7] *n*

» *The secretin test was used to exclude a gastrinoma. Hypersensitivity to gastrin and cholecystokinin was present. Loss of antral gastrin, the gastrotropic hormone secreted in the pyloric-antral mucosa, resulted in loss of parietal* [aɪ] *and peptic cells.*

Use intravenous [iː] ***secretin*** • (fasting) serum ***gastrin*** level[8] • ***secretin***-CCK test[9] / (stimulation) test[9] / injection [dʒe] test[10] • ***secretin*** agonist / injection • ***gastrin***-secreting tumor[7] • ***secretin***-mediated [iː] • secretion of / administration of synthetic ***cholecystokinin*** • vasoactive intestinal[11] (*abbr* VIP) *(poly)peptide*

Secretin, Sekretin
Gastrin[1] Cholecystokinin, CCK, Pankreozymin[2] Chymus, Speisebrei[3] Pankreassaft[4] Galle(nflüssigkeit)[5] gastrisches inhibitor. Polypeptid, Enterogastron, GIP[6] Gastrinom, gastrinproduzierender Tumor[7] (Nüchtern)serumgastrinspiegel[8] Secretin-Pankreozymin-Test[9] Sekretininfusionstest[10] vasoaktives intestinales Polypeptid, VIP[11]

13

follicle-stimulating hormone *n term, abbr* **FSH**

anterior pituitary hormone that stimulates growth and maturation[1] of the graafian follicle[2] and the secretion of estradiol[3] [aɪ] (in females) and is essential for spermatogenesis [dʒe] (in males)

» *The pituitary glycoprotein* [aɪ] *hormones TSH, LH, and FSH and HCG are composed of identical (alpha) but different (beta) subunits.*

Use to secrete/release/check ***FSH*** • pituitary / serum / purified[4] [jʊɚ] ***FSH*** • ***FSH***-LH ratio [eɪʃ]/ activity / secretion[5] • ***FSH*** receptor / deficiency[6] / releasing factor[7] • postmenopausal [ɒː] ***FSH*** levels[8] • midcycle [saɪ] LH/FSH surge[9] [ɜː] • ***FSH***-dependent

follikelstimulierendes Hormon, Follitropin (FSH)
Reifung[1] Graaf-Follikel[2] Östradiol[3] gereinigtes FSH[4] FSH-Sekretion[5] FSH-Mangel[6] FSH-RF[7] postmenopausale FSH-Spiegel[8] LH u. FSH-Anstieg in d. Zyklusmitte[9]

14

luteinizing [luːtiː(ə)naɪzɪŋ] *or* **luteotropic hormone** *n term, abbr* **LH** *rel* **interstitial-cell-stimulating** [ɪʃ] **hormone**[1] *n term, abbr* **ICSH**

glycoprotein hormone stimulating progesterone secretion by the theca [θiːkə] cells of the ovary, maturation of the follicles to release the ovum, and corpus luteum formation (in females)

» *In males LH (also referred to as ICSH) stimulates the production of testosterone by the Leydig cells*[2] *in the testis. Increased PRL*[3] *leads to lowered LH and FSH levels. Elevated FSH and LH levels indicate ovarian failure*[4] *and early menopause.*

Use ***luteinizing hormone***-releasing hormone (*abbr* LHRH) • ***LH*** receptor / value[5] / release[6] / surge [sɜːrdʒ]/ peak[7] [iː]/ deficiency [ɪʃ] • ***LHRH*** agonist / analogue[8]

luteinisierendes Hormon, Lutropin (LH)
ICSH, Interstitialzellen-stimulierendes Hormon[1] Leydig-Zwischenzellen[2] Prolaktin[3] Ovarialinsuffizienz[4] LH-Wert[5] LH-Freisetzung[6] LH-Gipfel[7] LHRH-Analogon[8]

15

testosterone [testɒːstɚoʊn] *n term* *rel* **androsterone**[1], **androgen**[2] [-dʒən] *n term*

principal androgen produced in the Leydig [aɪ] cells of the testes in response to pituitary LH secretion as well as in the adrenal cortex (in both males and females)

androstenedione[3] [iː] *n term* • **dehydroepiandrosterone**[4] *n, abbr* **DHEA**

» *Testosterone stimulates the development of the male sexual organs and is responsible for the secondary sexual characteristics (e.g. beard*[5] [ɪɚ]*, muscle development). Excessive adrenal androgens can inhibit gonadotropin production so that the testes remain infantile in size. Androstenedione is secreted in about equal amounts by the adrenals and ovaries.*

Use to convert[6] [ɜː] ***testosterone*** • ***testosterone*** derivative[7] / binding affinity / cream[8] / injection • ***testosterone*** formation / preparation[9] / patch[10] / enanthate [æ]/ propionate[11] • dihydro***testosterone***[12] [daɪhaɪdroʊ-] (*abbr* DHT) • depot [iː]/ total plasma / low ***testosterone*** • bioavailable / free / parenteral[13] ***testosterone*** • ***androgen*** blockade / ablation [eɪʃ] therapy[14] • ***androgen*** deprivation[14] / insensitivity *or* resistance[15] • plasma / circulating ***androstenedione***

Testosteron
Androsteron[1] Androgen[2] Androstendion[3] Dehydroepiandrosteron, DHEA[4] Bart[5] Testosteron umwandeln/ metabolisieren[6] Testosteronderivat[7] Testosteroncreme[8] Testosteronpräparat[9] Testosteronpflaster[10] Testosteronpropionat[11] Dihydrotestosteron, DHT[12] parenteral verabreichtes Testosteron[13] Androgenentzugstherapie[14] Androgenresistenz[15]

16

estrogen [estrədʒən] *n term, BE* **oestrogen** [iː] *syn* **estrin** [estrɪn] *n term*

collective term for steroids formed mainly in the ovary [oʊ], placenta [se], and testes which stimulate secondary sexual characteristics[1], growth of long bones, etc.

estrogenic[2] [estrədʒenɪk] *adj term* • **anti-estrogen** *adj*

» *Estrogens promote the development of female secondary sexual characteristics. Estrogen supplementation provides symptomatic relief for menopausal* [ɒː] *complaints* [eɪ] *such as hot flushes*[3] [ʌ] *and night sweats*[4] [e].

Use conjugated[5] / esterified[6] / topical / extraglandular / synthetic[7] ***estrogens*** • oral / non-steroidal[7] / natural / cyclic [saɪklɪk] ***estrogens*** • ***estrogenic*** effect / substance / hormone / stimulation • ***estrogen*** production / level / priming[8] [aɪ]/ status / antagonist • ***estrogen***-containing contraceptive[9] [se]/ breakthrough bleeding[10] • ***estrogen*** withdrawal [ɒː] bleeding[11] / receptor / depletion [iːʃ] • ***estrogen*** preparation / replacement therapy[12] • unopposed ***estrogen*** secretion[13] • ***anti-estrogen*** therapy

Östrogen
sekundäre Geschlechtsmerkmale[1] östrogen(artig)[2] Hitzewallungen[3] Nachtschweiß[4] konjugierte Östrogene[5] veresterte Östrogene[6] nicht-steroidale/ synthetische Östrogene[7] Östrogen-Priming, Östrogenreifung[8] östrogenhaltiges Kontrazeptivum[9] Durchbruchblutung[10] Abbruchblutung[11] Östrogenersatz-, substitutionstherapie[12] ungehemmte Östrogensekretion[13]

17

estradiol [estrədaɪɔːl] *n term* *rel* **estrone**[1] [estroʊn], **estriol**[2] [aɪ] *n term*

principal estrogen secreted by the follicle; beta-estradiol is the most potent natural estrogen

» *Plasma levels of estradiol are lower in postmenopausal women than levels of estrone. Estriol is an estrogenic metabolite of estradiol usually found in urine. Peripheral production of estrone is enhanced by obesity [iː] and liver disease.*

Use ethinyl[3] / alpha-/ beta-/ micronized[4] [aɪ]/ transdermal [ɜː] ***estradiol*** • ***estradiol*** receptor / benzoate[5] [-zoʊeɪt]/ valerate[6] • ***estrone*** level / production / sulfate [ʌ] • urinary / unconjugated[7] [dʒə] ***estriol***

Östradiol, Estradiol
Östron, Estron[1] Östriol, Estriol[2] Ethinylestradiol, Äthinylöstradiol[3] mikronisiertes Östradiol[4] Estradiol-, Östradiolbenzoat[5] Estradiol-, Östradiolvalerat[6] unkonjugiertes Östriol[7] 18

progesterone [proʊdʒestəroʊn] *n term*
syn **progestational** [eɪʃ] *or* **corpus luteum** [luːtiːəm] **hormone** *n term*

antiestrogenic steroid secreted by the corpus luteum to prepare the endometrium [iː] for implantation and by the placenta to maintain [eɪ] an optimal intrauterine [juː] environment [aɪ] during pregnancy

progestational *adj term* • **progestin** *n* • **progestogen** *or* **progestagen**[1] *n*

» *Depression in women taking oral contraceptives is usually associated with their high progestogen content. The tumor did not contain progesterone receptors.*

Use ***progesterone*** receptor / challenge [tʃæləndʒ] *or* withdrawal test[2] / therapy / suppository[3] • ***progesterone***-secreting IUD[4] • ***progestational*** agents[5] / effect / activity / phase[6] [feɪz] • ***progestin***-only pill[7]

Progesteron, Gelbkörper-, Corpus-luteum-Hormon
Progestogen, Progestagen[1] Gestagen-, Progesterontest[2] Progesteronzäpfchen[3] Hormonspirale[4] Gestagenvorläufersubstanzen[5] Sekretionsphase (des Menstruationszyklus)[6] reines Gestagenpräparat[7] 19

(human) chorionic [kɔːrɪɒːnɪk] **gonadotrop(h)in** *n term, abbr* **hCG**
syn **anterior pituitary-like** *or* **chorionic gonadotropic hormone** *n term*

glycoprotein produced by the placental trophoblastic cells; its key role appears to be the stimulation of ovarian secretion of the estrogen and progesterone required for the integrity of conceptus [se] during the first trimester [aɪ]

» *hCG levels increase shortly after implantation, double approximately every 48 hours, reach a peak at 50-75 days, and fall to lower levels in the second and third trimesters. Gonadotropins are biologically active substances responsible for the development of secondary sexual characteristics. FSH and LH are two gonadotropins which are active in both sexes but with different effects in males and females.*

Use ***hCG*** assay[1] / titer [aɪ]/ determination[2] / levels[3] / stimulation /-producing tumor[4] • b- *or* β ***hCG*** subunit[5] • elevated[6] / urine *or* urinary ***hCG*** • pituitary[7] / ectopic / plasma / human menopausal[8] (*abbr* HMG) ***gonadotropin*** • ***gonadotropin*** activity / level / subunits • ***gonadotropin***-releasing hormone[9] (*abbr* GnRH)/ preparation / surge[10] [sɜːrdʒ]/ suppression • ***gonadotropic*** *or* sex hormones

humanes Choriongonadotropin, HCG
HCG-Test[1] HCG-Bestimmung[2] HCG-Werte[3] HCG-produzierender Tumor[4] HCG-Betauntereinheit[5] erhöhter HCG-Wert[6] hypophysäres Gonadotropin[7] humanes Menopausengonadotropin (HMG), Menotropin[8] Gonadoliberin, GnRH[9] Gonadotropinanstieg[10] 20

55

human placental lactogen [hjuːmən pləsentəl læktədʒən] *n term, abbr* **hPL**
syn **human chorionic somatomamotropin** *n term, abbr* **hCS**

lactogen produced by the placenta which is structurally [ʌ] similar to somatotropin

» *The biological activity of hPL weakly mimics[1] that of somatotropin and prolactin. Human placental lactogen is secreted in large amounts by the placenta during the latter part of gestation[2]. hPL disappears from the maternal [ɜː] (and fetal [iː]) circulation[3] shortly after termination of pregnancy[4].*

Use to secrete [iː]/ structural identity with / increased levels of[5] ***human placental lactogen*** • ***hPL*** gene [dʒiːn]

Plazentalaktogen (HPL)
ist ähnlich[1] letzter Schwangerschaftsabschnitt[2] mütterl. Kreislauf[3] Beendigung d. Schwangerschaft[4] erhöhte HPL-Werte[5] 21

prolactin [proʊlæktɪn] *n term, abbr* **PRL** *syn* **lactogenic** [dʒe] **hormone** *n term*

anterior pituitary [(j)uː] hormone that stimulates the secretion of milk and, during pregnancy, breast [e] growth

prolactinoma[1] *n term* • **hyperprolactinemia**[2] *n*

» *Pulsatile [ʌ] GnRH[3] may also stimulate prolactin release [iː]. Dopamine is the major regulator of PRL and inhibits its synthesis [ɪ] and release. Lactation [eɪ] may occur [ɜː] with growth hormone excess alone, because GH is a potent lactogenic hormone.*

Use basal [eɪ]/ circulating [sɜː]/ excess / serum ***prolactin*** • ***prolactin***-lowering agent[4] [eɪdʒ]/ inhibitor[5] / determination[6] • ***prolactin*** concentration / elevation[7] / insufficiency • ***prolactin***-releasing factor *or* hormone[8] (*abbr* PRH)/-inhibitory factor[9] (*abbr* PIF)/-secreting cells[10] /-secreting (pituitary) tumor[1]

Prolaktin, laktogenes Hormon, Mammotropin
Prolaktinom, prolaktinproduzierender Hypophysentumor[1] Hyperprolaktinämie[2] pulsatile GnRH-Sekretion[3] prolaktinsenkendes Mittel[4] Prolaktinhemmer[5] Prolaktinbestimmung[6] erhöhte Prolaktinkonzentration[7] prolactin-releasing hormone, Prolaktoliberin[8] die Prolaktinfreisetzung hemmendes Hormon (PIH), Prolaktostatin[9] prolaktinproduzierende Zellen[10] 22

oxytocin [ɒːksɪtoʊsɪn] *n term, abbr* **OT**

peptide hormone of the neurohypophysis structurally similar to vasopressin that causes myometrial contractions[1] at term[2] and promotes milk release[3] [iː] during lactation

» *Oxytocin has an ADH-like effect on the kidney. Therapeutically* [juː] *oxytocin is used to induce labor[4]* [eɪ], *manage postpartum hemorrhage, and relieve painful breast engorgement[5]* [dʒ].

Use human / purified[6] [jʊɚ] ***oxytocin*** • ***oxytocin*** release / concentration / challenge test[7] / drip[8]

Oxytozin, Oxytocin
Uteruskontraktionen[1] bei d. Geburt[2] Milchejektion[3] die Geburt einleiten[4] Anschwellen d. Brust[5] gereinigtes Oxytocin[6] Oxytocinbelastungstest[7] Oxytocininfusion[8] 23

antidiuretic hormone *n term, abbr* **ADH** *syn* **vasopressin** *n term, abbr* **VP**

hormone structurally related to oxytocin and vasotocin[1] [veɪzoʊtoʊsᵊn]; synthetically prepared or obtained [eɪ] from the neurohypophysis [n(j)ʊɚə-] of healthy [e] domestic animals

diuresis[2] [daɪjəriːsɪs] *n term* • **(anti-)diuretic**[3] [æntɪdaɪjəretɪk] *adj & n* → U49-6

» *In pharmacological doses vasopressin causes contraction of smooth muscle, notably that of all blood vessels. Like aldosterone, ADH plays a key role in maintaining* [eɪ] *fluid homeostasis* [eɪ] *and cellular hydration* [eɪʃ].

Use syndrome [ɪ] of inappropriate ***ADH*** secretion[4] (*abbr* SIADH) • native [eɪ]/ synthetic / ectopic ***ADH*** • unresponsive to / arginine[5] [ɑːrdʒəniːn]/ aqueous[6] [eɪkwɪəs]/ purified[7] / intravenous [iː] ***vasopressin*** • ***vasopressin*** test[8] • angiotensin-stimulated ***ADH*** release • ***ADH*** excess[9] / deficiency[10] [ɪʃ]/ administration • forced[11] / brisk[12] / osmotic[13] ***diuresis*** • to induce/promote ***diuresis***

antidiuretisches Hormon, Adiuretin, Vasopressin (ADH)
Vasotocin[1] vermehrte Harnausscheidung[2] antidiuretisch; Antidiuretikum[3] Syndrom d. inadäquaten ADH-Sekretion, SIADH, Schwartz-Bartter-Syndrom[4] Arginin-Vasopressin, Argipressin[5] verdünntes Vasopressin[6] gereinigtes Vasopressin[7] Vasopressintest[8] ADH-Überschuss[9] ADH-Mangel[10] forcierte Diurese[11] beschleunigte Diurese[12] osmotische Diurese[13] 24

aldosterone [ældɒːstɚoʊn||dəstɪɚoʊn] *n term*

rel **angiotensin[1]** [ændʒɪoʊ-], **renin[2]** *n term*

most potent[3] mineralocorticoid hormone which regulates electrolyte [-laɪt] and fluid balance[4] in the body by promoting sodium reabsorption and potassium excretion [iːʃ] by the kidney

(hyper)aldosteronism[5] *n term* • **angiotensinogen**[6] [-sɪnədʒən] *n*

» *Hyperkalemia* [iː] *and elevated BUN[7] are generally not present because of the near-normal secretion of aldosterone in these patients. This opposes the vasoconstrictive effects of angiotensin II and inhibits the Na-retaining* [eɪ] *action[8] of aldosterone. Reduction* [ʌ] *in blood volume and flow in the afferent renal arterioles* [ɪɚ] *induces secretion of renin.*

Use ***aldosterone*** action[9] / antagonist[10] / metabolism /-mediated [iː] sodium reabsorption[11] • ***aldosterone***-secreting (adrenal) adenoma[12] / deficiency • (pseudo)primary[13] [suːdoʊ-]/ secondary / overt[14] [ɜː] ***aldosteronism*** • ***renin*** release[15] / activity / suppression / determination • ***renin-angiotensin-aldosterone***-system[16] • ***angiotensin*** I / II / converting [ɜː] enzyme [enzaɪm] (*abbr* ACE) inhibitor[17]

Aldosteron
Angiotensin[1] Renin[2] wirksamstes[3] Wasserhaushalt[4] (Hyper)aldosteronismus[5] Angiotensinogen[6] Blut-Harnstoff-Stickstoff (BUN)[7] Na-retinierende Wirkung[8] Aldosteronwirkung[9] Aldosteronantagonist[10] aldosteronabhängige Na-Reabsorption[11] aldosteronproduzierendes Nebennierenadenom, Aldosteronom[12] primärer (Hyper)aldosteronismus, Conn-Syndrom[13] manifester Hyperaldosteronismus[14] Reninfreisetzung[15] Renin-Angiotensin-Aldosteron-System[16] ACE-Hemmer, -Inhibitor[17] 25

melanocyte-stimulating hormone *n term, abbr* **MSH**

syn **melanotropin** [melænətroʊpɪn], **intermedin** [iː] *n term*

peptide hormone secreted by the intermediate pituitary lobe[1] which causes dispersion [ɜː] of melanin resulting in darkening of the skin, presumably by promoting melanin synthesis [ɪ]

» *Hyperpigmentation occurs also in association with Addison's disease (due to lack of the inhibitory influence of cortisol on the production of MSH by the pituitary gland).*

Use ***MSH*** activity[2] / stimulation • (alpha)[3]-/ (beta)[4]-***MSH***

melanozytenstimulierendes Hormon, Melanotropin
Hypophysenzwischenlappen[1] MSH-Aktivität[2] Alpha-MSH[3] Beta-MSH[4] 26

thymosin [θaɪməsɪn] *n term* *rel* **thymopoietin[1]** [θaɪməpɔɪətɪn] *n term*

rel **thymic** [θaɪmɪk] **lymphopoietic** [e] **factor[1]** *n term*

thymus-produced hormone (present in greatest amount in infants) which confers immunological competence[2] on thymus-dependent cells and induces lymphopoiesis[3] [iː] (esp. differentiation of T-lymphocytes)

Use ***thymosin*** fraction V

Thymosin
Thymopo(i)etin[1] macht immunkompetent[2] Lympho(zyto)poese[3] 27

Unit 56 The Skin & its Appendages

Related Units: 25 **Build & Appearance,** 62 **Smell, Taste & Touch,** 86 **Histology,** 105 **Fever,** 114 **Skin Lesions,** 140 **Wound Healing,** 98 **Tumor Types**

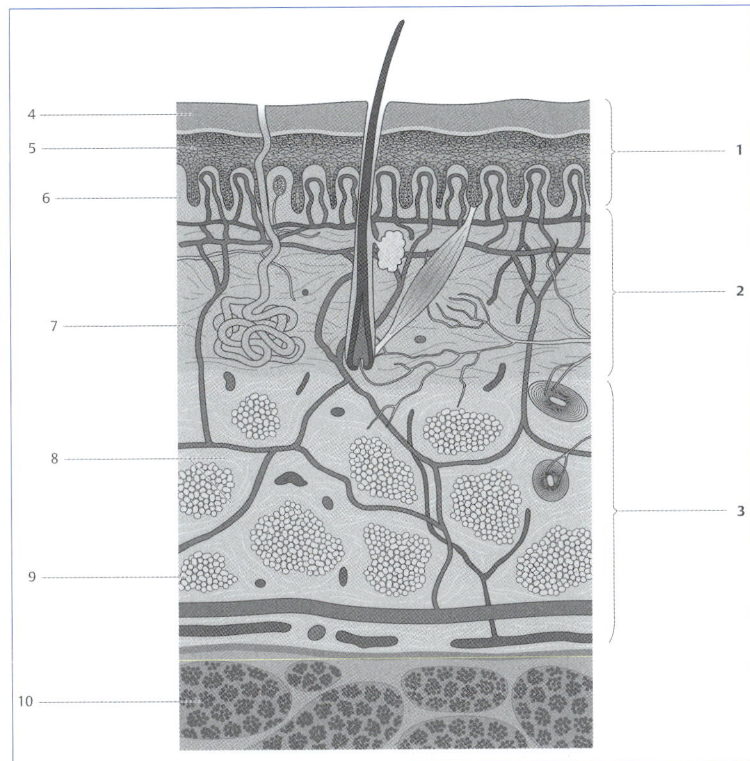

Layers of the skin:
epidermis (**1**),
dermis (**2**),
subcutaneous tissue (**3**),
horny layer or stratum corneum (**4**),
germinative layer or stratum germinativum (**5**),
papillary layer (**6**),
reticular layer or stratum reticulare (**7**),
connective tissue bands (**8**),
adipose tissue (**9**),
subcutaneous muscle layer (**10**)

skin *n* *syn* **cutis** [kjuːtɪs], **integument** *n term*

protective covering [ʌ] of the body, consisting of the epidermis and corium (dermis)

skin[1] *v clin* • **dark-skinned**[2] *adj* • **cutaneous**[3] [eɪ] *adj term* • **integumentary** *adj*

» *If the integrity of the skin is impaired [eɚ] by injury, the skin heals [iː] with scar formation*[4]. *Primary approximation of the skin and subcutaneous tissues immediately adjacent to the wound [uː] defect [iː] produced a fine-line scar [skaːr] and optimal aesthetic results in skin texture*[5] [tekstʃɚ], *thickness, and color match.*

Use soft / rough [rʌf]/ pale [eɪ]/ fair[6] [feɚ]/ dark / pigmented / clear[7] ***skin*** • overlying / healthy [e]/ normal-appearing ***skin*** • cool / warm / dry / moist ***skin*** • taut[8] [tɒːt]/ pliable[9] [aɪ]/ loose[10] ***skin*** • redundant[11] [ʌ]/ wrinkled[12] [r]/ aging / dead *or* necrotic ***skin*** • paper-thin / clammy[13] / cracked[14] / scaly[15] [eɪ] ***skin*** • charred[16] [tʃaːrd]/ blistered[17] ***skin*** • scarred [aː]/ unbroken *or* intact[18] ***skin*** • facial / nasal / scalp[19] ***skin*** • plantar / vulval [ʌ]/ scrotal ***skin*** • ***skin*** layers [eɪ]/ tag[20] / appendages[21] / care • ***skin***-deep /-tight [taɪt]/ color / perfusion[22] • ***skin*** creases[23] [iː]/ (tension) lines / temperature / retraction[24] • ***skin*** blister / reddening / irritation / rash *or* eruption[25] [ʌ] • ***skin*** lesion / burn / abrasion[26] [eɪʒ] • ***skin*** discoloration / turgor [ɜː]/ flap[27] / disease / defect • fair- *or* light-/ thick- *or* tough-[28] [tʌf]/ thin[29]-***skinned*** • ***skin***-colored • ***cutis*** laxa[30] • ***cutaneous*** tissue / layer / muscle • ***cutaneous*** nerve / vein / body surface • ***cutaneous*** cold receptor [s]/ exposure [oʊʒ]/ folds[23] • ***cutaneous*** surface / reflexes / eruption[25] • ***cutaneous*** reaction / hypersensitivity[31] / infection / lesion • ***cutaneous*** sign / ulcer [ʌlsɚ]/ wheal[32] [iː]/ scar / flushing[33] [ʌ]/ dissemination • per/ trans/ muco/ musculo***cutaneous*** • ***integumentary*** barrier[34] / changes

Haut, Kutis, Integument
abschürfen[1] dunkelhäutig[2] dermal, kutan, Haut-[3] Narbenbildung[4] Hautstruktur[5] helle Haut[6] reine H.[7] straffe H.[8] geschmeidige H.[9] schlaffe H.[10] überschüssige H.[11] runzlige/ faltige H.[12] feuchtkalte H.[13] rissige H.[14] schuppige H.[15] verkohlte/ versengte H.[16] mit Blasen bedeckte H.[17] intakte/ unverletzte H.[18] Kopfhaut[19] Hautanhängsel[20] Hautanhangsgebilde[21] Hautdurchblutung[22] Hautfalten[23] Hauteinziehung[24] Hautausschlag[25] Hautabschürfung[26] Hautlappen[27] dickhäutig, abgebrüht[28] zartbesaitet, sensibel[29] Cutis laxa, Dermatochalasis, generalisierte Elastolyse[30] Überempfindlichkeit d. Haut[31] Quaddel[32] Hautrötung[33] Hautbarriere[34]

1

56

epidermis [epɪdɜːrmɪs] *n term*

outermost portion of the skin consisting of the horny layer[1] [eɪ], clear *or* light layer[2], granular layer[3], prickle cell *or* spinous [aɪ] layer[4], and basal [eɪ] cell layer[5]

(sub)epidermal [sʌb-] *adj term* • **epidermoid**[6] [ɜː] *adj & n* • **epiderm(o)-** *comb*

» *The epidermis is a stratified squamous [eɪ] epithelium[7] [iː] whose thickness is relatively uniform in all areas of the body except in the palms [ɑː] and soles, where it is particularly thick. The outermost cells of the epidermis are dead cornified cells[8] that act as a tough protective barrier against the environment. Scales[9] [eɪ] represent excessive epidermis, while crusts [ʌ] result from an inadequate epithelial cell layer. If erythematous but unpeeled skin is rubbed sideways, superficial epidermal layers separate from deeper ones and slough[10] [slʌf].*

Use smooth [uː]/ intact / sun-exposed / superficial / overlying ***epidermis*** • ***epidermal*** cells / layers / basement membrane (zone) / keratin • ***epidermal*** pigmentation / appendages [-dɪdʒiːz]/ barrier / growth factor[11] (*abbr* EGF) • ***epidermal*** detachment[12] [ætʃ]/ denudation [uː]/ nevus[13] [iː]/ scarring / inclusion cyst[14] / cancer • ***epidermal***-dermal *or* dermal-epidermal junction[15] [dʒʌŋkʃ^ən] • ***subepidermal*** blister[16] / bullous [ʊ] lesion [iːʒ]/ vesicle / fibrosis [faɪ-] • ***epidermoid*** carcinoma • ***epidermo***dermal junction[15] /lytic [-lɪtɪk] /lysis[12] [epɪdɜːrmɒːlɪsɪs]

Oberhaut, Epidermis
Hornschicht, Stratum corneum[1] Glanzschicht, Str. lucidum[2] Körnerzellenschicht, Str. granulosum[3] Stachelzellenschicht, Str. spinosum[4] Basalzellschicht, Str. basale[5] epidermoid, epidermisähnlich; Epidermoid[6] mehrschichtiges Plattenepithel, Epithelium stratificatum squamosum[7] verhornte Zellen[8] Schuppen[9] werden abgestoßen, schilfern ab[10] epidermaler Wachstumsfaktor[11] Epidermolysis[12] epidermaler Nävus[13] epidermale Einschlusszyste[14] dermoepidermale Grenz-/ Junktionszone[15] subepidermale Blase[16]

2

dermis [dɜːrmɪs] *n term* *syn* **corium** [kɔːrɪəm] *n term*

layer of skin composed of a superficial thin layer that interdigitates[1] [ɪdʒ] with the epidermis, the stratum [eɪ||ɑː] papillare[2], and the stratum reticulare[3]

(trans/ intra/ sub)dermal[4] *adj term* • **dermatome**[5] *n* • **derm(o)-, -derma** *comb*

» *There are fewer cells and less ground [aʊ] substance [ʌ] in the reticular dermis than in the papillary dermis[2]. Deep dermal burns heal over a period of 25-35 days with a fragile epithelial covering that arises from the residual uninjured epithelium of the deep dermal sweat [e] glands and hair follicles.*

Use papillary[2] / reticular[3] / lower / upper / superficial / adult / dry ***dermis*** • ***dermal*** capillaries / lymphatics[6] / ridges[7] • ***dermal*** collagen / barrier / exposure / repair • ***subdermal*** vessels • ***derma***tological /tologist/titis[8] [aɪ] /tosis • ***dermo***epidermal junction[9] /vascular /pathy /plasty[10] • erythro/ leuko/ pyo [aɪ]/ kerato/ sclero[11]/ xero***derma*** [zɪɚə-]

Lederhaut, Dermis, Corium
ist verzahnt mit[1] Stratum papillare[2] Stratum reticulare[3] subkutan[4] Dermatom (Instr.); von einem Spinalnerv versorgtes Hautsegment[5] subkutane Lymphgefäße[6] Haut-, Papillarleisten[7] Dermatitis, Hautentzündung[8] dermoepidermale Grenz-/ Junktionszone[9] Hautplastik[10] Sklerodermie[11]

3

subcutaneous layer [leɪɚ] *or* **tissue** [tɪʃ||tɪsjuː] *n term*
syn **superficial fascia** [suːpɚfɪʃ^əl fæʃ(ɪ)ə], **subcutis** [sʌbkjuːtɪs] *n term*

loose connective tissue attached to the overlying corium by coarse[1] [ɔː] fibrous [aɪ] bands

subcutaneous[2] [sʌbkjʊteɪnɪəs] *adj term, abbr* **sub-q** • **subcuticular** *adj*

» *The subcutaneous tissue, which insulates underlying tissue and protects it from external trauma [ɒː], is composed of fatty and areolar [iː] connective tissue[3]. Except in the auricles[4] [ɔː], eyelids, and scrotum the subcutaneous layer contains fat cells.*

Use digital [ɪdʒ]/ deep / adjacent [eɪ]/ indurated ***subcutaneous tissue*** • ***subcutaneous*** fat (pad)[5] / vessels / (connective/ adipose) tissue[6] • ***subcutaneous*** lipid deposits / edema [iː]/ emphysema [iː] • ***subcutaneous*** nodule / injection[7] [dʒe]/ infusion [juːʒ]/ administration[8]

subkutanes Fett- u. Bindegewebe, Subkutis
derb[1] subkutan[2] lockeres Bindegewebe[3] Ohrmuscheln[4] Unterhautfettgewebe, Fettpolster[5] Unterhautbindegewebe[6] subkutane Injektion[7] subkutane Verabreichung/ Applikation[8]

4

subcutaneous fat layer *or* **adipose** [ædɪpoʊs] **tissue** *n term*
syn **panniculus adiposus** *n term* → U24-9

connective tissue containing a more or less fatty deposit in a meshwork[1] of areolar tissue

fatty[2] [fæti] *adj* • **adiposity**[3] [ædɪpɒːsəti] *n term* • **adip(o)-** *comb*

» *The subcutaneous layer shows great regional variations in thickness and adipose content. Insulin secretion [iːʃ] retards lipolysis of adipose tissue. Adiposis dolorosa (Dercum's disease)[4] is characterized by painful circumscribed [sɜːrkəm-] adipose tissue deposits in subcutaneous tissues of the extremities.*

Use peripheral / brown[5] / white *or* yellow[6] / feminine / excess[7] ***adipose tissue*** • ***adipose tissue*** mass / storage / lymph [lɪmf] nodes / stromal cells / deposits[8] • ***adipose*** cells[9] • ***fatty*** tissue[10] / acid [s]/ liver / stools[11] [uː]/ meal / weight gain [weɪt geɪn] • generalized[12] / truncal-type[13] [ʌ] ***adiposity*** • ***adipo***cytes[9] [-saɪts]

Unterhautfettgewebe, Panniculus adiposus
Netz(werk)[1] fett(haltig)[2] Fettsucht, Adipositas[3] schmerzhafte Adipositas/ Lipomatosis, Dercum-Krankheit[4] braunes Fettgewebe[5] (weißes) Fettgewebe[6] überschüssiges Fettgewebe[7] Fetteinlagerungen[8] Fettzellen, Adipozyten[9] Fettgewebe[10] Fettstühle[11] universelle Fettsucht[12] Stammfettsucht[13]

5

keratin *n term*

rel **keratinized** *or* **horny** *or* **cornified layer**[1] *n clin* → U114-14

scleroprotein[2] found mainly in the epidermis and cuticular appendages (hair, nails, horny tissue)

keratinization[3] *n term* • **keratinize**[4] *v* • **keratic**[5], **keratinous**[6] *adj* • **kerat(o)-** *comb*

» *Keratin acts as a barrier to pathogens and chemicals. The widely dilated follicular openings are plugged*[7] [ʌ] *with keratin. A callus shows heaped-up* [iː] *keratin, and skin markings are preserved. Warts are composed of multiple rounded or filiform keratinized projections.*

Use epidermal / soft / thickened / desquamated[8] ***keratin*** • ***keratin*** sulfate [ʌ]/-rich tissue / synthesis [ɪ]/ debris [iː]/ cyst [sɪst] • well-/ poorly / non-***keratinized*** • surface / hyper***keratinization*** • ***kerat***itis[9] [aɪ] /inocytes[10] /oconjunctivitis /ectomy[11] • ***kerat***omalacia [-məleɪʃ(ɪ)ə] /opathy /oplasty[12] /osis

Keratin, Hornsubstanz
Hornschicht, Stratum corneum[1] Gerüsteiweiß, Skleroprotein[2] Keratinisation, Verhornung[3] verhornen[4] verhornt, Horn-[5] Keratin-; Hornhaut-; hornartig, Horn-[6] verstopft[7] abgestoßenes Keratin[8] Keratitis, Hornhautentzündung[9] Keratinozyten, Hornzellen[10] Keratektomie, Hornhautabtragung[11] Keratoplastik, Hornhauttransplantation[12]

6

melanocyte [melənoʊ-‖məlænəsaɪt] *n term* *sim* **pigment cell**[1] *n clin*

pigment-producing cell in the basal [eɪ] layer[2] of the epidermis with branching processes by means of which melanosomes are transferred to epidermal cells resulting in pigmentation of the epidermis

melanin[3] *n term* • **(a)melanotic**[4] *adj* • **(de)pigmentation** *n* • **melan(o)-** *comb*

» *Uneven* [iː] *melanin deposition* [ɪʃ] *occurs* [ɜː] *in many fairhaired individuals and results in freckling*[5]*. Junctional* [dʒʌ] *nevi*[6] [niːvaɪ] *result from clustering of melanocytes at the epidermodermal junction. Increased melanin pigmentation and hyperkeratosis*[7] [haɪpɚ-] *reduce formation of vitamin* [aɪ‖ɪ] *D3 in the skin.*

Use primordial / intradermal / atypical [ɪ]/ malignant ***melanocytes*** • ***melanocyte***-stimulating hormone[8] (*abbr* MSH) • ***melanotic*** macule / freckle[9] / pigmentation • dark / yellow-brown / bile[10] [aɪ] ***pigment*** • ***melanin*** pigment production[11] / synthesis[11] [ɪ]/ granule[12] • ***melanin*** metabolism / precursor[13] [ɜː]/ deposition[14] • slight [slaɪt]/ cutaneous / excessive skin *or* hyper[15]/ hypo***pigmentation*** • spotty skin[16] / abnormal / muddy[17] [ʌ]/ nipple[18] / stasis[19] [eɪ] ***pigmentation*** • skin / hair / retinal / patchy[20] ***depigmentation*** • ***melano***some /cytic [sɪ] /genesis [dʒe] /ma[21] /sis

Melanozyt
Pigmentzelle[1] Basalschicht[2] Melanin[3] melaninhaltig, melanotisch[4] Bildung v. Sommersprossen[5] Junktionsnävi[6] Hyperkeratose, übermäßige Verhornung[7] melanozytenstimulierendes Hormon, Melanotropin[8] Lentigo praemaligna, prämaligne Melanose, Dubreuilh-Krankheit[9] Gallenfarbstoff[10] Melaninsynthese[11] Melaninkörnchen, Granulum melanini[12] Melaninvorstufe[13] Melaninablagerung[14] Hyperpigmentierung[15] fleckige/ fleckig verfärbte Haut[16] graubraune Pigmentierung[17] Mamillenpigmentierung[18] Staseflecken[19] fleckenförmige Depigmentierung[20] Melanom[21]

7

sebaceous [sɪbeɪʃəs] **gland** *n term* *syn* **oil gland** [ɔɪl glænd] *n clin*

holocrine gland in the corium that opens into the hair follicles and produces an oily secretion

sebum[1] [siːbəm] *n term* • **seborrheic**[2] [-riːɪk] *adj* • **pilosebaceous** [paɪ-] *adj* • **seb(o)-** *comb* • **oily**[3] *adj clin*

» *Acne occurs in sebaceous follicles, which, unlike hair follicles, have large, abundant* [ʌ] *sebaceous glands and usually lack hair. Retention of sebaceous secretions and dilation* [eɪʃ] *of the follicle may lead to cyst formation. Seborrheic dermatitis*[4] [aɪ] *consists of an erythematous scaly*[5] *dermatitis accompanied by overproduction of sebum occurring* [ɜː] *in areas rich in sebaceous glands*[6]*, that is, the face, scalp, and perineum* [iː]*. His body folds are oily.*

Use ***sebaceous gland*** activity • sweat / perianal [eɪ]/ meibomian[7] [maɪ-] ***glands*** • ***sebaceous*** epithelial cell / follicle / material / hyperplasia[8] [eɪʒ] • ***sebaceous*** overactivity / cyst[9] / adenoma[10] / tumors[11] • retention of / extrafollicular / incarcerated [s] ***sebum*** • ***sebum*** production[12] • ***pilosebaceous*** gland / follicle / appendage / unit / apparatus [eɪ] • ***sebo***rrhea [iː] of the scalp /rrheic dermatitis[4] /lith[13] • ***oily*** skin[14] / face

Talgdrüse, Glandula sebacea
Talg, Sebum[1] seborrhoisch[2] ölig, fettig, schmierig[3] seborrhoische(s) Dermatitis/ Ekzem, Seborrhoe[4] schuppig[5] talgdrüsenreiche Areale[6] Meibom-Drüsen, Glandulae tarsales[7] Talgdrüsenhyperplasie[8] Talgzyste[9] Talg(drüsen)adenom, Adenoma sebaceum[10] Talgdrüsentumoren[11] Talgproduktion[12] Sebolith, Talgdrüsenstein[13] fettige Haut[14]

8

lubricate [luːbrɪkeɪt] *v* → U17-14

to make smooth with an ointment or other greasy [iː] substance, e.g. to make it glide with less friction[1]

lubrication *n* • **lubricant**[2] *n & adj* • **lubricating** *adj*

» *Oils help to lubricate the skin, and emollient ointments*[3] *should be applied within 3 min after a bath, before the skin is dried, to enhance their emollient effects.*

Use ***to lubricate*** the skin / eye • adequate / vaginal[4] [dʒ] ***lubrication*** • ocular / high-viscosity / bland[5] ***lubricant*** • water-soluble / hydrophobic [haɪdroʊ-]/ anesthetic[6] ***lubricant*** • ***lubricating*** jelly[7] [dʒeli]/ cream / oil / eye drops

schmieren, gleitfähig machen
Reibung[1] Gleitmittel, Lubrikans; schmierend, Gleit-[2] pflegende Salben[3] Lubrikation[4] Gleitmittel ohne Wirkstoffe[5] schmerzstillendes Gleitmittel[6] Gleitgel[7]

9

sweat [swet] **gland** *n clin* *syn* **sudoriferous gland** *n term* → U105-12, 15

one of the coiled tubular structures deep in the corium or subcutaneous tissue found virtually all over the body which serve to promote cooling [uː] of the body by evaporation of their secretion [iːʃ] (sweat)

sudorific[1] [suːdərɪfɪk] *adj & n term* • **sudo-** *comb*

» *The depths of apocrine glands and sweat glands were devoid of*[2] *bacteria* [ɪɚ]. *Hidradenitis*[3] *is differentiated from furunculosis by skin biopsy* [aɪ], *which shows typical involvement of the apocrine sweat glands.*

Use apocrine[4] / eccrine[5] / duct [ʌ] of ***sweat glands*** • ***sweat gland*** function • ***sweat*** center[6] / duct / acinus [æs]/ stimulus • ***sweat*** electrolytes / chloride concentration • ***sweat*** production / test[7] /-producing physical effort / loss[8] / retention • axillary[9] / cold ***sweat*** • to be drenched [tʃ] in[10] ***sweat*** • ***sudo***motor [oʊ] nerves

Schweißdrüse, Glandula sudorifera
schweißtreibend; schweißtreibendes Mittel, Sudoriferum, Diaphoretikum[1] frei von[2] Schweißdrüsenentzündung, Hidradenitis[3] apokrine Schweißdrüsen[4] merokrine Schweißdrüsen[5] Schweißzentrum[6] Schweißtest[7] Schweißverlust[8] Achselschweiß[9] schweißgebadet sein[10]

10

sweat pore [swet pɔːr] *n clin*
rel **sweat duct**[1], **dermal ridges**[2] [rɪdʒiːz] *n term*

minute [maɪn(j)uːt] opening of eccrine sweat glands onto the surface of the skin

» *Sweat glands release* [iː] *their secretions into the eccrine ducts which lead to the skin surface and open into a sweat pore. Thin split-thickness grafts differ from normal skin in texture, suppleness*[3] [ʌ], *pore pattern, hair growth, etc. The distal crease* [iː] *on the 5th finger was absent and there was a low-arch dermal ridge pattern on the fingertips. He has a history of congenital* [dʒe] *dermatological defects resulting in dry, flaking* [eɪ] *skin*[4] *and minimal sweat pore function. Prickly heat*[5] *is caused by sweat pore blockage and heat edema* [iː].

Use blocked[6] / active ***sweat pore*** • ***sweat pore*** density / count • skin / eccrine duct / ectatic[7] ***pore*** • ***pore*** pattern / closure[8] [oʊʒ]/ size • ***dermal ridge*** pattern[9]

Schweißpore, Porus sudoriferus
Ductus sudoriferus, Schweißdrüsenausführungsgang[1] Haut-, Papillarleisten[2] Geschmeidigkeit, Elastizität[3] schuppige Haut[4] Miliaria rubra, Roter Hund[5] verstopfte Schweißpore[6] erweiterte Pore[7] Porenschluss[8] Hautleistenmuster[9]

11

56

hydrated *adj term* *opposite* **dehydrated**[1] *adj term,*
rel **humidity**[2] [hjuː-] *n*

being combined or supplied [aɪ] with water or fluids (of the body in general or certain tissues)

(de)hydrate[3] [haɪdreɪt] *v term* • **(de/ re/ over)hydration**[4] *n* → U82-9

» *Water is an important therapeutic* [juː] *agent* [eɪdʒ], *and optimally hydrated skin is soft and smooth. As water evaporates*[5] *readily* [e] *from the cutaneous surface, skin hydration is dependent on the humidity of ambient air, while sweating contributes little. When humidity falls below 15-20%, the stratum corneum shrinks and cracks. If sweat is prevented from evaporating (e.g. in the groin*[6]*), local humidity and hydration of the skin are increased.*

Use well / adequately / vigorously[7] ***hydrated*** • to appear / to become / moderately / severely ***dehydrated*** • ***dehydrated*** patient[8] / alcoholic / appearance / cell • skin / oral / intravenous [iː]/ parenteral ***hydration*** • satisfactory / excessive[4] / state of ***hydration*** • acute / profound [aʊ]/ cellular / cerebral / hypotonic ***dehydration*** • hypertonic[9] [haɪpɚ-]/ isotonic[10] [aɪsə-]/ hypernatremic[9] [iː] ***dehydration*** • ***dehydration*** fever [iː] • ***hydro***lyze [-laɪz] /philic /phobic[11] /static /nephrosis • ***hydro***cele [haɪdrəsiːl] /ops /cephalus /gen[12]

hydr(atis)iert
dehydriert, entwässert[1] Feuchtigkeit[2] dehydr(atis)ieren, Wasser entziehen[3] Hyperhydratation, Überwässerung[4] verdunstet[5] Leiste(nbeuge)[6] intensiv hydratisiert[7] dehydrierte(r) Patient(in)[8] hypertone/ hypernatriämische Dehydratation[9] isotone Dehydratation[10] wasserabstoßend, hydrophob; wasserscheu[11] Wasserstoff[12]

12

hair follicle [fɒːlɪkl] *n term* *rel* **hair papilla**[1] [pəpɪlə] *n term*

tube-like invagination of the epidermis lined by a cellular root sheath[2] from which the hair shaft develops

follicular [fəlɪkjəlɚ] *adj* • **papillary** *adj* • **hairy**[3] [heɚi] *adj* → U21-16; U25-15

» *Painful inflammatory swellings of a hair follicle forming an abscess are known as boils*[4]. *In ingrown hairs the stiff tips penetrate the skin before leaving the hair follicle, provoking small pustules* [ʌ] *that are more a foreign-body reaction than an infection. Anagen* [ænədʒen] *hairs*[5] *have sheaths* [ʃiːθs] *attached to their roots* [uː], *whereas telogen* [iː] *hairs*[6] *have no sheaths but tiny bulbs* [ʌ] *at their roots.*

Use hyperkeratotic / congested[7] [dʒe]/ infected ***hair follicle*** • ***hair*** root[8] (cell) / shaft[9] / fiber [aɪ] • ***hair***-bearing skin[10] / cell of the organ of Corti • ***hair*** distribution / margin [dʒ] *or* line[11] • ***hair*** growth / plucking[12] [ʌ] / removal / thinning • ***hair*** loss / dye[13] [daɪ]/ transplant • body[14] / scalp[15] / eyebrow [aʊ]/ facial / axillary[16] ***hair*** • pubic[17] [juː]/ sparse[18] ***hair*** • ***hairy*** area / skin / scalp / mole *or* nevus[19] [iː]/ tongue[20] [tʌŋ] • (pilo)sebaceous / lash[21] ***follicle*** • ***follicular*** opening *or* mouth / plugging[22] / papule / pustule • dermal / tactile[23] ***papillae***

Haarfollikel, -balg
Haarpapille, Papilla pili[1] Wurzelscheide[2] haarig, behaart[3] Furunkel[4] Anagenhaare[5] Telogenhaare[6] verstopfter Haarfollikel[7] Haarwurzel, Radix pili[8] Haarschaft, Scapus pili[9] behaarte Haut[10] Haaransatz[11] Auszupfen v. Haaren[12] Haarfärbemittel[13] Körperbehaaarung[14] Kopfhaare[15] Achselhaare, Hirci[16] Schamhaare, Pubes[17] wenig Haare[18] behaarter Naevus, N. pilosus[19] Haarzunge, Lingua villosa nigra[20] Wimpernfollikel[21] Follikelverstopfung[22] Tastpapillen[23]

13

piloerection [paɪloʊɪrekʃᵊn] *n term* *syn* **pilomotor reflex** [iː] *n term*
rel **goosepimple**[1] [uː], **gooseflesh**[1], **goosebump**[1] [ʌ] *n clin* → U105-8

raising [eɪ] of the hairs of the skin in response to skin irritation, emotional stimuli or a chilly environment

piloerector muscle *n term* • **erector pili muscle** *n* • **pilo-** *comb*

» *A rigor[2], a profound [aʊ] chill[3] [tʃ] with piloerection accompanied by chattering [tʃ] of the teeth[4] and severe shivering, is common in bacterial, rickettsial, and protozoal diseases and in influenza. In severe hypoglycemia [-glaɪsiːmɪə], the clinical diagnosis is difficult as the usual physical signs (sweating, gooseflesh, tachycardia [k]) are absent and the neurologic impairment[5] [eɚ] cannot be distinguished from that caused by malaria.*

Piloerektion, -arrektion
Gänsehaut, Cutis anserina[1]
Schüttelfrost[2] starkes Frösteln[3]
Zähneklappern[4] neurologische Störungen[5] 14

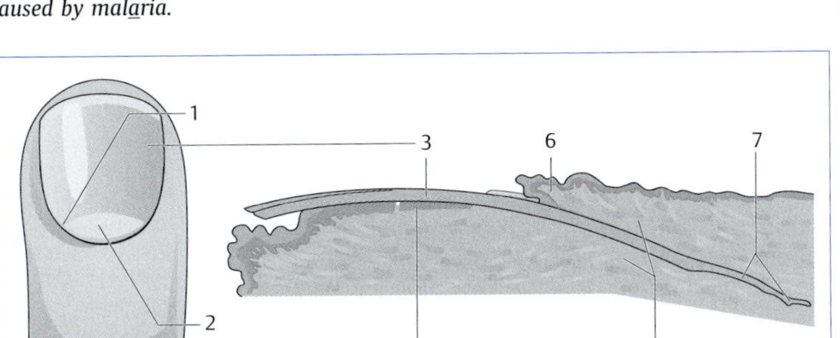

Dorsal view (**a**) and longitudinal section (**b**) of the fingernail:
cuticle (**1**), lunula (**2**),
nail plate or body (**3**),
nail bed (**4**), nail sinus (**5**),
nail wall (**6**), nail root (**7**)

nail *n* *syn* **unguis** [ʌŋgwɪs] *n term,*
rel **cuticle**[1] [kjuːtɪkl], **lunula**[2] [luːnjələ] *n term*
nailfold[3] [neɪlfoʊld], **nailbed**[4] *n clin*

hardened cutaneous plate formed of keratin on the dorsal part of the distal end of the digits

(sub/ peri)ungual [ʌŋgwəl] *adj* • **-nychia** [nɪkɪə], **onych(o)** *comb*

» *Peeling [iː] and fissuring [ʃ] of paronychial nail folds or keratotic debris [iː] under the nail edge[5] also may be evident. Nails should be kept short and clean. Thickening of the distal nail plate was followed by scaling [eɪ] and a crumbly appearance of the entire nail plate surface. The crescent-shaped [s] white area near the root of the nailbed is termed lunula.*

Use finger/ thumb [θʌm]/ hang[6]/ toe ***nail*** • ingrown[7] / spoon[8] [uː]/ avulsed [ʌ] ***nail*** • thickened / infected / dystrophic [dɪs-]/ brittle[9] / yellowish ***nails*** • ***nail*** plate[10] / matrix[11] [eɪ]/ file / polish[12] • ***nail***-biting[13] / abnormality / pitting[14] • ***subungual*** skin / hemorrhage[15] [-ɪdʒ]/ debris / toe abscess • lateral / proximal ***nail fold*** • ***periungual*** warts [ɔː]/ erythema [iː] • ***onycho***dystrophy[16] /lysis /mycosis[17] [aɪ] • paro***nychia***[18]

Nagel, Unguis
Nagelhäutchen, Eponychium[1] Halbmond, Lunula[2] Nagelfalz[3] Nagelbett[4] Nagelrand[5] Niednagel[6] eingewachsener Nagel, Unguis incarnatus[7] Hohl-, Löffelnagel, Koilonychie[8] brüchige Nägel[9] Nagelplatte[10] Nagelmatrix, Matrix unguis[11] Nagellack[12] Nägelbeißen, -kauen, Onychophagie[13] Nageleindellung[14] subunguale Blutung[15] Nagel-, Onychodystrophie[16] Nagel-, Onychomykose, Pilzerkrankung d. Nägel[17] Nagelfalzentzündung, Paronychie[18] 15

cuticle [kjuːtɪkl] *n term* *syn* **eponychium** [epənɪkɪəm] *n term*

(i) narrow band of epidermis at the nail wall[1] projecting [dʒe] onto the nail plate [pleɪt]
(ii) thin layer covering [ʌ] the free surface of epithelial cells

cuticular *adj term* • **eponychial** *adj* • **paronychial** *adj*

» *Finger clubbing[2] [ʌ] is characterized by widening of the fingertips, enlargement of the distal volar pad, convexity of the nail contour, and loss of the normal angle between the proximal nail and cuticle. Thickening of the cuticle, dull red erythema, and distortion of growth of the nail plate suggest the diagnosis of candidal paronychia.*

Use ragged[3] [rægɪd]/ thickened[4] ***cuticle*** • ***cuticular*** region of the finger • ***subcuticular*** or dermal suture[5] / skin closure / layer • ***eponychial*** fold[6] • ***paronychial*** infection

(i) Nagel(ober)häutchen, Eponychium
(ii) Kutikula, Häutchen
Nagelwall[1] Trommelschlägelfingerbildung, trommelschlägelförmige Fingerendphalangen[2] ausgefranstes Nagelhäutchen[3] verdicktes Nagelhäutchen[4] Intrakutannaht[5] Nagelfalz[6] 16

(skin) wrinkles [skɪn rɪŋklz] *n*

rel **skinfold**[1], **cleavage** [kliːvɪdʒ] *or* **Langer's lines**[2] *n term* → U129-10

furrows [ɜː] or folds in the skin, esp. those due to age, exhaustion[3] [ɒː], or distress

wrinkle[4] *v* • **(un)wrinkled**[5] *adj* • **wrinkling** *n*

» *He has marked loss of tissue turgor, with sunken* [ʌ] *eyes and wrinkling of skin on the fingers. Ask the patient to wrinkle her forehead*[6]*. During the process of aging natural wrinkle lines appear perpendicular to the direction of contraction of the muscles of facial expression*[7]*.*

Use loss of ***skin wrinkles*** • facial[8] [eɪʃ] ***wrinkles*** • ***wrinkle*** lines • ***skin*** tag / line of minimal tension • ***skinfold*** thickness[9] / measurement[10] [eʒ]/ calipers • ***wrinkled*** skin[11] / appearance [ɪə˞]/ brows [braʊz]/ hair shaft / tongue[12] • fine[13] / coarse[14] [ɔː]/ (premature) facial / forehead[15] ***wrinkling***

(Haut)fältchen, Falten, Runzeln
Hautfalte[1] Hautspalt-, Langer-Linien[2] Erschöpfung[3] runzeln, rümpfen, Falten bekommen, runzlig werden[4] runzlig, faltig[5] ihre Stirn zu runzeln[6] Gesichtmuskeln, mimische Muskulatur[7] Gesichtsfalten[8] Hautfaltendicke[9] Hautfaltenmessung[10] runzlige Haut[11] Faltenzunge, Lingua plicata/ scrotalis[12] Fältchenbildung[13] tiefe/ grobe Falten(bildung)[14] Stirnrunzeln[15] 17

flushing [flʌʃɪŋ] *n clin* *sim* **blushing**[1] [ʌ] *n clin, opposite* **blanching**[2] *n & adj term*

reddening of the skin, esp. on the face and neck, due to vasodilation sometimes associated with a sensation of heat or a rise in body temperature (e.g. on exertion[3], febrile illnesses)

flush[4] *v & n clin* • **blush** *v & n* • **flushed**[5] *adj* • **blanch** [blænᵗʃ] *v* → U51-11

» *The physical examination may be unremarkable except during an attack, when pallor*[6] [æ]*, flushing, and excess sweating* [e] *may be observed* [ɜː]*. She has a tendency to flush easily. The patient appears flushed and the skin is hot and dry. She shuns*[7] [ʌ] *social situations because of a fear of blushing*[8]*. The overlying epidermis is thin, and the lesion is friable*[9] [aɪ]*, bleeds easily, and does not blanch with pressure.*

Use to cause/have/experience/relieve [iː] ***flushing*** • cutaneous[10] / severe / transient / episodic ***flushing*** • systemic / alcohol-induced / prostaglandin-mediated [iː] ***flushing*** • facial / malar[11] [eɪ]/ diffuse / erythematous / hot[12] ***flush*** • cherry-colored / reddish / evanescent[13] [es] ***flush*** • ***flushed*** appearance [ɪə˞]/ skin / facies[14] [feɪʃiːz] • ***to blanch*** with pressure[15] / on compression / on elevation[16] • ***blanched*** patchy area / center / wound [uː] edges • digital[17] / episodic / cold-induced ***blanching*** • ***blanching*** erythema / of the knuckles[18] [nʌklz]

(Haut)rötung
Erröten[1] Erbleichen, Erblassen; abblassend[2] bei Anstrengung[3] erröten; anfallsweise Hautrötung, Flush[4] gerötet[5] Blässe[6] meidet, scheut[7] Erythrophobie[8] rissig[9] Hautrötung[10] Wangenröte[11] Hitzewallung[12] flüchtige Rötung[13] gerötetes Gesicht[14] auf Druck abblassen[15] bei Hochlagerung abblassen[16] Abblassen d. Finger/ Zehen[17] Weißwerden d. Fingerknöchel[18] 18

56

skin *or* **cutaneous turgor** [tɜːrgə˞] *n term*

rel **drooping**[1] [uː], **sagging**[1] *adj & n clin* → U89-22

measure of skin elasticity (tested by pinching[2] the skin and checking the time until it returns to normal)

turgescent[3] *adj term* • **turgid**[4] [tɜːrdʒ-] *adj* • **turg(o)-** *comb* • **sag**[5] *v clin* • **droop**[5] *v*

» *Clinical features* [iːtʃ] *of hypothyroidism may include brittle nails, thinning of hair, and pallor with poor turgor of the mucosa. If the skin does not return to normal contour but remains tented for more than 3 sec after being pinched* [tʃ]*, turgor is diminished. Loss of elasticity due to aging results in varying degrees of wrinkles and sagging of skin along the cheeks, jawline*[6] [ɒː]*, and neck. The extra weight of these sagging tissues causes the lid to droop.*

Use to assess[7] ***skin turgor*** • increased / good / poor / decreased[8] / loss of ***skin turgor*** • tissue[9] / eye globe[10] ***turgor*** • ***turgo***meter • ***sagging*** tissues / breast[11] [e] • ***drooping of the*** eyelid[12] / breast[11]

Hautturgor, Spannungszustand der Haut
herunterhängend; Hängen, Senkung[1] Kneifen, Zusammendrücken[2] anschwellend[3] (an)geschwollen[4] herabhängen, schlaff werden[5] Kinnkante[6] den Hautturgor prüfen[7] herabgesetzter/ verminderter Hautturgor[8] Gewebeturgor[9] Augenturgor[10] Hängebrust, Mastoptose[11] Ptosis, Herabhängen d. Oberlids[12] 19

exfoliate [eksfoʊlieɪt] *v term* *syn* **shed** [ʃed], **slough** [slʌf] **(off)** *v clin*

syn **desquamate** [deskwəmeɪt] *v term* → U114-7

to cast off superficial [ɪʃ] cells from the skin or any epithelial surface in scales[1] or laminae [iː]

exfoliation[2] *n term* • **exfoliative** *adj* → U27-5 • **shedding** *n* • **slough**[3] *n*
desquamative [des-‖dɪskwæmətɪv] *adj* • **desquamation**[2] *n*

» *Affected skin turns brown overnight and may blister*[4] *and exfoliate. Keratolytics* [ɪ] *are agents that soften, loosen, and facilitate* [sɪ] *exfoliation of the squamous* [eɪ] *cells*[5] *of the epidermis. In spontaneous healing, dead tissue sloughs off as new epithelium begins to cover the injured area. Shedding of the stratum corneum is increased by inflammation* [eɪʃ]*. The erythema in phototoxicity reactions resembles a sunburn that quickly desquamates or "peels"* [iː] *within several days.*

Use ***to shed*** cells / keratinocytes / dander[6] • ***to shed*** blood / tears[7] [tɪə˞z]/ teeth[8] [iː]/ viruses [aɪ] • skin[9] / tooth[10] / marked / generalized ***exfoliation*** • ***desquamated*** epithelium / keratin / skin • dry / moist[11] / fine / local / plantar[12] / palmar / widespread[13] ***desquamation*** • epithelial / cell / superficial / full-thickness ***desquamation*** • ***desquamative*** interstitial pneumonitis[14] [n(j)uː-]/ erythema • skin / grayish / necrotic ***slough*** • epidermal / mucosal[15] / conjunctival [aɪ] ***sloughing*** • extensive / local ***sloughing*** • tumor cell[16] / fecal [fiːkᵊl]/ viral [aɪ] ***shedding***

abschilfern, abschuppen, abstoßen
Schuppen[1] Abschuppung, Abschilferung[2] abgeschilferte Haut; Schorf[3] Blasen bilden[4] Plattenepithelzellen[5] Haare verlieren[6] Tränen vergießen[7] Zähne verlieren[8] Hautabschilferung[9] Zahnausfall[10] geschwürige Hautläsion[11] Schuppung d. Handflächen[12] großflächige Epidermolyse/ Hautablösung[13] Desquamativpneumonie[14] Schleimhauterosion, -abstoßung[15] Tumorzellaussaat[16] 20

Unit 57 The Senses

Related Units: 59 Vision, 61 Hearing, 62 Smell, Taste & Touch, 40 Nervous System, 42 Nerve Function, 68 Sexuality, 73 Mental Activity, 76 Mood

stimulus *n term, pl* **–i** [stɪmjʊlaɪ] *rel* **excitation[1]** [eksaɪteɪʃᵊn] *n term* → U76-8

agent which can elicit[2] [ɪs] or evoke[2] [oʊ] a response in a nerve, muscle or other excitable tissue

stimulate[3] *v* • **stimulation** *n* • **stimulant[4]** *adj & n term* • **stimulatory** *adj* • **stimulator** *n* • **excite[5]** *v* • **excitatory[6]** *adj* • **excitability[7]** *n* • **excitement[8]** *n*

» *A patient in coma normally fails [eɪ] to respond to any external stimuli, including deep pain. Sensory stimulation (by touch, chewing, etc.) of "trigger zones" about the cheek, nose, or mouth precipitates[9] [sɪ] paroxysms of pain. In excitation-contraction coupling [ʌ] excitation of the muscle leads to the depolarization of the cell membrane. An excitatory impulse from an anterior horn cell causes contraction of all the muscle fibers [aɪ] in that motor unit.*

Use visual[10] [ɪʒ]/ auditory [ɒː] *or* acoustic(al)[11] [uː]/ tactile ***stimulus*** • neural [n(j)ʊɚəl]/ neuroendocrine / verbal ***stimulus*** • physical [ɪ]/ thermal [ɜː]/ environmental[12] ***stimulus*** • adequate / conditioned[13] ***stimulus*** • weak [iː]/ light [laɪt]/ potent [oʊ]/ unpleasant [e] ***stimuli*** • painful / irritating / noxious[14] ***stimuli*** • ***stimulus*** control / duration / response[15] / intensity[16] • sensory / auditory / electrical ***stimulation*** • nerve / (para)-sympathetic / vagal [eɪ]/ CNS / hormonal ***stimulation*** • mechanical / digital [ɪdʒ]/ over[17]/ sexual ***stimulation*** • appetite[18] / CNS *or* psycho[19] [saɪkoʊ-]/ respiratory[20] ***stimulant*** • ***stimulant*** medication[4] • electrical / neural / visual ***excitation*** • pre/ sympathetic / neuromuscular [ʌ]/ sexual ***excitation*** • (skeletal/ smooth) [uː] muscle[21] ***excitation*** • nerve / hyper[22]/ neuronal ***excitability*** • reflex / membrane ***excitability*** • ***excitatory*** impulse / nerve (fiber)/ neural stimuli • ***excitatory*** neurotransmitter / response / synapses[23]

Reiz, Stimulus

Erregung, Exzitation[1] auslösen[2] anregen, stimulieren[3] stimulierend, anregend; Stimulans, Anregungsmittel[4] an-, erregen[5] erregend, exzitatorisch[6] Erregbarkeit[7] Er-, Aufregung[8] löst aus[9] optischer Reiz[10] akustischer Reiz[11] Umweltreiz[12] bedingter/ konditionierter Reiz[13] schädliche Reize[14] Reizantwort, Reaktion[15] Reizstärke[16] Hyperstimulation[17] appetitanregendes Mittel[18] Psychostimulans[19] Atemstimulans[20] Stimulation der glatten Muskulatur[21] Übererregbarkeit, Hyperexzitabilität[22] erregende/ exzitatorische Synapsen[23]

1

perceive [pɚsiːv] *v* *sim* **feel - felt - felt[1]** *v irr,* **appreciate[2]** [əpriːʃɪeɪt] *v*

to become conscious [kɒːnˈʃəs] of something through the senses

perception[3] [pɚsepʃᵊn] *n* • **perceptible[4]** *adj* • **perceptual** *adj* • **perceptive** *adj* **perceptivity[5]** *n term* • **appreciation[6]** *n* • **appreciable[7]** *adj*

» *Often patients with angina [dʒaɪ] pectoris do not perceive the discomfort as pain. The sound was perceived loudest in the affected ear. Most patients with anosmia have normal perception of salty [ɔː], sweet, sour [saʊɚ], and bitter substances [ʌ], but they lack flavor [eɪ] discrimination[8]. Bone and joint [dʒ] pain may be appreciated on examination.*

Use ***to perceive*** pain / thirst [ɜː]/ oneself • sensory / acoustic *or* auditory ***perception*** • light (*abbr* LP)/ color / pain[9] / mis***perception*** • depth / body image[10] [ɪmɪdʒ]/ time / extrasensory[11] (*abbr* ESP) ***perception*** • poor / (un)impaired[12] [eɚ] ***perception*** • normal / altered[12] [ɒː]/ dulled[12] [ʌ] ***perception*** • ***perception of*** vibration [aɪ]/ cold / sound / loudness [aʊ] • barely[13] [eɚ] ***perceptible*** • ***to feel*** hot / cold / weak / tired / relaxed • ***to feel*** uncomfortable / frustrated [ʌ]/ angry / anxiety [aɪ] • ***perceptual*** functions / competence[5] • ***perceptual*** processing[14] / motor handicap • poor / sensory[15] / pain[9] / flavor[16] / personal ***appreciation*** • ***perceptive*** deafness[17] [e]

wahrnehmen, erkennen

fühlen, spüren[1] wahrnehmen, spüren; (zu) schätzen (wissen)[2] Wahrnehmung, Perzeption[3] deutlich, spürbar[4] Wahrnehmungsvermögen, Auffassungsgabe[5] Wahrnehmung; Anerkennung, Wertschätzung[6] deutlich, merklich[7] Geschmacksunterscheidung[8] Schmerzempfindung[9] Körperschema[10] außersinnliche Wahrnehmung[11] Wahrnehmungsstörung[12] kaum wahrnehmbar[13] Wahrnehmungsverarbeitung[14] Sinneswahrnehmung[15] Geschmacksempfindung[16] Schallempfindungs-, Innenohrschwerhörigkeit[17]

2

sensation [senseɪʃᵊn] *n clin & term* *sim* **feeling[1]** [fiːlɪŋ] *n* → U76-1

an impression or a mental process resulting [ʌ] from bodily stimulation

» *Reflexes, motor power, and sensation within the upper limbs[2] [lɪmz] are normal. Exquisite pinpricking or tingling sensations[3] along a flank dermatome are typical of preeruptive [ʌ] herpes zoster. The patient complains of dryness, redness, or a scratchy feeling of the eyes.*

Use to have/experience/develop/produce[4]/transmit ***a sensation*** • auditory / gustatory [ʌ] *or* taste[5] ***sensation*** • tactile / position / proprioceptive[6] / pressure ***sensation*** • vibratory / temperature[7] / somatic ***sensation*** • cutaneous[8] [eɪ]/ facial [eɪʃ] ***sensation*** • subjective [dʒe]/ primary [aɪ]/ superficial [ɪʃ]/ deep ***sensation*** • intact / diminished[9] / impaired ***sensation*** • pleasant / aching [k]/ pain(ful) / burning [ɜː] ***sensation*** • blunted[9] [ʌ]/ foreign-body[10] / globus ***sensation*** • ***sensation of*** smell[11] / cold / heat *or* warmth[12] • ***sensation of*** stiffness / tingling[3] / falling • ***sensation of*** hunger / thirst [ɜː]/ choking[13] [tʃoʊ-]/ orgasm • loss[14] / lack[15] ***of sensation*** • to verbalize [ɜː] /express/hide ***one's feelings*** • tired / feverish [iː]/ intense / vague [veɪg]/ loss of ***feeling*** • to have no/a strange/funny ***feeling*** • ***feeling of*** tension[16] / fear / tightness[17] [taɪt-]/ heaviness [e] • ***feeling of*** numbness[18] [nʌmnəs]/ unsteadiness [e]/ helplessness • negative / mixed / aggressive / guilt[19]/ sexual ***feelings***

(Sinnes)wahrnehmung, Empfindung

Gefühl, Empfindung[1] obere Extremitäten[2] Kribbelgefühl[3] eine Empfindung hervorrufen[4] Geschmacksempfindung[5] Tiefensensibilität[6] Temperaturempfindung[7] Hautsinn, Oberflächensensibilität, Taktilität[8] herabgesetzte Sensibilität, Hypästhesie[9] Fremdkörpergefühl[10] Geruchsempfindung[11] Wärmeempfindung, -gefühl[12] Erstickungsgefühl[13] Sensibilitätsverlust[14] Gefühllosigkeit, Unempfindlichkeit[15] Spannungsgefühl[16] Engegefühl[17] Taubheitsgefühl, taubes Gefühl[18] Schuldgefühle[19]

3

notice [noʊţɪs] *v & n* *sim* **note[1], experience[2]** [ɪkspɪəiənts] *v & n*, **observe[3]** [əbzɜːrv] *v*

(v) to discover [ʌ] or become aware of something

(un)noticeable[4] *adj* • **unnoticed[5]** *adj* • **noteworthy[6]** *adj* • **notify[7]** [noʊţəfaɪ] *v*

» *The patient first noticed a lack of sensation for noxious stimuli in his fingers (a painless burn). Some patients with stones in the urinary* [jʊə-] *tract note gross* [oʊ] *hematuria[8]* [hiːmətjʊəɪə]. *Occasionally* [eɪ] *I experienced a burning sensation or tingling* [tɪŋlɪŋ] *in my lower legs. No response was observed after 1-2 minutes. The patient observed an increase in clear cervical mucus* [juː].

Use ***to notice a*** feeling / symptom [ɪ]/ condition • to come to/bring to[9]/escape ***sb.'s notice*** • to escape[10]/avoid ***notice*** • advance / on *or* at short[11] / without ***notice*** • to be/go *or* pass[10]/progress ***unnoticed*** • just / hardly / quite ***noticeable*** • ***to note*** clinical signs / abnormalities / down • to take a/be of[12] ***note*** • ***to experience*** pain[13] / cough [kɒːf]/ pleasure [pleʒə] • ***to experience*** anxiety [aɪ]/ relief [iː]/ trauma [ɒː] • ***to observe*** a patient / a process / for signs [saɪnz] of arrhythmia [ɪ]

bemerken; wahrnehmen, feststellen; Mitteilung, Benachrichtigung
bemerken, zur Kenntnis nehmen; Anmerkung, Notiz[1] erfahren, empfinden, erleben, durchmachen; Erlebnis, Erfahrung[2] bemerken, wahrnehmen, beobachten[3] erkenn-, sichtbar, deutlich[4] unbemerkt[5] beachtens-, erwähnenswert[6] benachrichtigen[7] Makrohämaturie[8] jem. aufmerksam machen[9] unbemerkt bleiben[10] kurzfristig, auf Abruf, sofort[11] wichtig/ erwähnenswert sein[12] Schmerzen haben[13] 4

sense [sents] *v & n* *rel* **awareness[1]** [əweənəs] *n* → U7-2

(v) perceive by a physical [fɪzɪkəl] sensation, e.g., coming from the skin or muscles [mʌslz]

sensing[2] *adj & n* • **senseless[3]** *adj* • **sense-datum[4]** [eɪ] *n term* • **sensor[5]** *n*

» *His principal symptoms are slow speech, decreased sense of taste and smell, and diminished auditory acuity[6]* [əkjuːəţi]. *Assess whether the patient possesses any sense of smell at all. At age 2 the child is able to sense bladder fullness and to communicate the sensation.*

Use light / color[7] / muscle / posture[8] [pɒːstʃə] ***sense*** • (joint) position[8] (*abbr* JPS)/ pressure ***sense*** • time / thermic [ɜː] *or* temperature[9] / stereognostic / visceral[10] [ɪs] ***sense*** • ***sense of*** vibration / sight [saɪt]/ smell[11] / taste • ***sense of*** equilibrium[12] / direction[13] / (abdominal) fullness • ***sense of*** self / reality • ***sense of*** well-being[14] / humor / belonging[15] / security [jʊə] • ***sense of*** personal identity / hostility / worthlessness [ɜː] • to make/talk[16]/have (more) ***sense*** • common[17] / business [ɪz] ***sense***

fühlen, empfinden, wahrnehmen; Sinn, Gefühl
Bewusstsein[1] Fühl-; Fühlen[2] bewusstlos, gefühllos; sinnlos[3] Sinnesempfindung, -eindruck[4] Rezeptor, Sensor[5] Hörschärfe[6] Farbensinn[7] Lageempfindung[8] Temperatursinn[9] viszerale Empfindung[10] Geruchssinn[11] Gleichgewichtssinn[12] Orientierungssinn[13] Wohlbefinden[14] Zugehörigkeitsgefühl[15] vernünftig sein[16] gesunder Menschenverstand[17] 5

special sense [speʃəl sents] *n term*

one of the major [meɪdʒə] senses, the sense of seeing, hearing, smell, taste, and touch [tʌtʃ]

» *Special senses and functions may be affected, e.g. in hysterical blindness[1]* [aɪ], *deafness* [e], *or aphonia* [oʊ], *and both visual and auditory hallucinations may occur* [ɜː]. *The physiology of olfaction[2] is less well understood than that of the other special senses.*

Use to test/come to[3]/take leave of[4]/believe ***one's senses*** • sixth ***sense***

Sinn, Sensus
psychogene Blindheit[1] Riechen, Geruchssinn[2] zur Vernunft kommen[3] d. Verstand verlieren[4] 6

sensorium [sensɔːrɪəm] *n term*

(i) portion of the nervous [ɜː] system concerned with the reception of sensory stimuli
(ii) the ability of a person's sensory apparatus [eɪ] to appreciate [iːʃ] stimuli [aɪ]

(hemi/ neuro)sensory[1] [sensəi] *adj term* • **sensorial** *adj* • **sens(o)-** *comb*

» *Is the patient on any medications that cloud the sensorium? His sensorium is clear, and he can walk adequately. With involvement of a sensory or mixed nerve, pain is commonly felt distal to the lesion* [iːʒ]. *Numbness* [ʌ] *occurred in the sensory distribution of the nerve root.*

Use alert [ɜː]/ clear / intact / depressed / clouded[2] [aʊ]/ altered ***sensorium*** • ***sensory*** faculty[3] / end organ / nerve[4] / root [uː] • ***sensory*** pathways[5] [æ]/ receptor / stimuli[6] • ***sensory*** threshold[7] / acuity level[8] (*abbr* SAL) • ***sensory*** deficit / deprivation[9] /-perceptual [pəseptʃuəl] overload • ***hemisensory*** loss • ***sensorial*** clouding[2] / disturbances [ɜː] • ***sensori***neural /motor[10]

(i) Sensorium, Bewusstsein
(ii) Wahrnehmungsvermögen
sensorisch, Sinnes-[1] Bewusstseinstrübung[2] Wahrnehmungsvermögen[3] sensorischer/ sensibler Nerv[4] sensorische Bahnen[5] Sinnesreize[6] sensorische Reizschwelle[7] Sinnesschärfe[8] sensorische Deprivation[9] sensomotorisch[10] 7

sensibility [sensəbɪləṭi] *n clin & term* *sim* **sensitivity**[1] *n clin & term* → U39-23

ability to perceive sensory stimuli or having an understanding of esthetic or abstract qualities

(in)sensible[2] *adj term* • **(in/ over)sensitive**[3] *adj* • **(in/ hyper)sensitivity**[4] *n*

» *The motor disturbances were accompanied by altered sensibility, especially those involving touch, pain, temperature, and position* [ɪʃ] *sense. Increased sensitivity to odors*[5] [oʊ] *usually reflects a neurotic* [n(j)ʊəˈɒːṭɪk] *personality. There was excessive sensitivity*[4] *to bright light and loud noise.*

Use to assess sb's ***sensibility*** • tactile / deep[6] / vibratory [aɪ] ***sensibility*** • joint [dʒɔɪnt] / epicritic[7] / temperature ***sensibility*** • good / extraordinary / altered ***sensibility*** • zone / loss ***of sensibility*** • ***sensitivity to*** pain / cold[8] / light[9] / pressure • ***sensitivity to*** sounds / odors / vitamin D • point / photo[9]/ olfactory[5] ***sensitivity*** • good / increased *or* heightened [haɪtᵊnd] *or* enhanced [æ]/ abnormal ***sensitivity*** • ***sensitivity*** threshold / testing[10] • ***insensible*** water loss[11] / area • ***sensitive*** to cold / pressure • highly / light-/ heat[12]-/ pain-/ hormone[13]-***sensitive***

Sensibilität, Empfindungsvermögen
Empfindlichkeit, Sensibilität; Feingefühl; Sensitivität[1] unempfindlich, gefühllos[2] sensibel, empfindlich, sensitiv[3] Überempfindlichkeit, Hypersensibilität[4] Geruchsempfindlichkeit[5] Tiefensensibilität[6] epikritische Sensibilität[7] Kälteempfindlichkeit[8] Photosensibilität, Lichtempfindlichkeit[9] Resistenzbestimmung[10] Perspiratio insensibilis, unmerkliche Wasserabgabe[11] wärme-, hitzeempfindlich[12] hormonsensitiv[13] 8

sensuous [senʃʊəs] *adj* *syn* **sensual** [senʃʊəl] *adj* → U68-9

relating to bodily or sensory pleasure rather than appealing [iː] to the intellect

sensuality[1] *n clin* • **sensuousness**[1] *n*

» *He takes such a sensual pleasure*[2] *in good food and wine. I've never neglected the sensuous pleasures*[2] *of food and sex. She is completely lacking in sensuality and intimate feeling.*

Use ***sensuous*** feeling / delights[2] [dɪlaɪts]/ woman • ***sensuous*** beauty [bjuːṭi]/ voice[3] / music • ***sensual*** mouth[4] / experience[5] / desire[6] [aɪ]/ appeal [iː]/ charm • radiant[7] [eɪ]/ male / obsessive ***sensuality***

sinnlich, lustvoll
Sinnlichkeit[1] Sinnenfreude, sinnl. Genuss/ Genüsse[2] erotische Stimme[3] sinnlicher Mund[4] sinnliche Erfahrungen[5] sinnliches Verlangen[6] erotische Ausstrahlung[7] 9

(sensory) receptor [rɪseptəʳ] *n term* *rel* **sense organ**[1] [ɔːrgən] *n term*

sensory nerve ending or sense organ that responds to a specific type of stimulus, e.g. muscle spindles

receptive[2] *adj term* • **reception**[3] [rɪsepʃᵊn] *n* • **(un)receptivity**[4] *n*

» *The bolus then activates oropharyngeal* [dʒ] *sensory receptors that initiate* [ɪʃ] *the deglutition reflex*[5]*. Each receptor has its own set of sensitivities to specific stimuli, size and distinctness of receptive fields.*

Use stretch[6] / skin / somatosensory ***receptor*** • sound / pressor[7] / hormone ***receptor*** • photo/ baro[7]/ osmo/ chemo [kiːmoʊ]/ mechano***receptor*** • ***receptor*** cell / site[8] /-mediated[9] [iː] • ***receptor*** antagonist / stimulation / blockade • olfactory / auditory / light[10] ***reception*** • ***receptive*** aphasia[11] [əfeɪʒ(ɪ)ə]

Rezeptor
Sinnesorgan[1] empfänglich, aufnahmefähig, rezeptiv, sensorisch[2] Aufnahme, Empfindung, Wahrnehmung[3] Aufnahmefähigkeit, Empfänglichkeit[4] Schluckreflex[5] Dehnungsrezeptor[6] Presso-, Baro-, Druckrezeptor[7] Rezeptorstelle[8] rezeptorvermittelt[9] Lichtempfindung[10] sensorische Aphasie, Wernicke-Aphasie[11] 10

proprioceptor [proʊprɪoʊseptəʳ] *n term* *rel* **position sense**[1] [pəzɪʃᵊn] *n clin*

sense organ in the muscles, tendons, joints inner ear mediating spatial [eɪʃ] position

proprioceptive[2] *adj term* • **proprioception**[3] *n* • **proprio-** *comb*

» *Stimulation of proprioceptors in muscles, joints, and tendons may induce a sense of dysequilibrium, but this is not true vertigo* [ɜː]*. There was reduced pinprick and thermal sensation but proprioception, motor function* [ʌ]*, and deep tendon jerks*[4] [dʒɜːrks] *were intact.*

Use ***proprioceptive*** sense[3] / (nerve) receptor / reflex[5] • ***proprioceptive*** sensation[3] / neuromuscular facilitation[6] (*abbr* PNF)/ feedback • ***proprioceptive*** deficits / sensory loss • peripheral / joint[7] / impaired ***proprioception*** • ***proprio***spinal afferents

Propriorezeptor
Lageempfindung[1] propriozeptiv[2] Propriozeption, Tiefensensibilität[3] Sehnenreflexe[4] propriozeptiver Reflex, Eigenreflex[5] propriozeptive neuromuskuläre Fazilitation, Kabat-Behandlung[6] Gelenkempfindung, -sensibilität[7] 11

muscle *or* **neuromuscular spindle** *n term* *rel* **Golgi tendon organ**[1] *n term*

proprioceptive end organ in skeletal muscle in which nerve fibers terminate[2]

» *A tap*[3] *on a tendon stretches muscle spindles and activates the primary* [aɪ] *spindle afferent fibers* [aɪ]*. The alpha motor neuron receives direct excitatory input from corticomotoneurons and primary muscle spindle afferents.*

Use neurotendinous[4] ***spindle*** • ***muscle spindle*** receptor • ***spindle*** afferents

Muskelspindel, Fusus neuromuscularis
Golgi-Sehnenorgan[1] enden[2] Beklopfen[3] Sehnenspindel, Fusus neurotendineus[4] 12

57

nociceptor [noʊsɪseptɚ] *n term* → U104-6ff

rel **thermoreceptor**[1] [ɜː] *n term*

somatic or visceral [s] free nerve ending[2] which reacts to and transmits painful stimuli

nociceptive[3] *adj term* • **noci(per)ception**[4] *n* • **noci-** *comb* • **therm-** *comb*

» *Cutaneous [eɪ] afferent innervation is subserved [ɜː] by a rich variety of receptors, including naked [neɪkɪd] endings (nociceptors and thermoreceptors) as well as encapsulated terminals [ɜː] (mechanoreceptors[5]).*

Use primary afferent / peripheral ***nociceptor*** • ***nociceptive*** stimulus / fibers / afferents • ***nociceptive*** reflex[6] / spinal [aɪ] transmission / pain[7] • ***thermo***esthesia[8] [-esθiːʒ(ɪ)ə] /sensitive /regulation

Schmerzrezeptor, Nozi(re)zeptor
Temperatur-, Thermorezeptor[1] freie Nervenendigung[2] nozizeptiv[3] Nozizeption, Schmerzempfindung[4] Mechanorezeptoren[5] nozizeptiver Reflex[6] Nozizeptorenschmerz, nozizeptiver Schmerz[7] Temperatursinn, -empfindung[8]
13

kinesthesia [kɪnəsθiːʒ(ɪ)ə] *n term* *sim* **muscle** [mʌsl] **sense**[1] *n clin*, *rel* **somesthesia**[2] [soʊməsθiːʒ(ɪ)ə] *n term*

sense mediating [iː] the perception of one's own body, esp. its movements, tension, and weight

kinesthetic[3] [e] *adj term* • **kinetics**[4] *n* • **kine(sio)-** [aɪ||ɪ] *comb* • **-esthesia** *comb*

» *The larger fibers of the spinothalamic pathway subserve tactile and position sense and kinesthesia. The parietal [aɪə] lobes integrate somesthetic stimuli for recognition and recall[5] of form, texture[6] [tekstʃɚ], and weight.*

Use ***kinesthetic*** sense[1] / memory / disorder • my[1] [maɪ]/ graph/ hyp(o)***esthesia*** • par/ syn [sɪn]/ dys [dɪs]/ an***esthesia*** • ***kinesi***algia[7] [-ældʒə] /a[8] /meter /atrics[9] • ***kinetogenic*** /therapy[9]

Kinästhesie, Bewegungsempfindung
Muskelsensibilität[1] Tiefensensibilität, Propriozeption, Eigenwahrnehmung[2] kinästhetisch[3] Kinetik, Bewegungslehre[4] Erinnerung[5] Beschaffenheit[6] Bewegungsschmerz[7] Bewegungskrankheit, Kinetose[8] Bewegungs-, Kinesiotherapie[9]
14

pacinian [pəsɪniən] *or* **Pacini's corpuscle** [pətʃiːniːz kɔːrpʌsl] *n term*

rel **Merkel's disk** *or* **corpuscle**[1] *n term*

pressure-sensitive sensory end-organ in the subcutaneous [eɪ], submucous, and subserous [ɪɚ] tissues of the palms of the hands, soles of the feet, tendons, genital organs mediating [iː] deep sensation

» *Most vesical afferent axons terminate as free nerve endings, except for sparse[2] pacinian corpuscles. Merkel's disks have a very low threshold of sensitivity and will therefore fire[3] with the faintest[4] [eɪ] touch.*

Use end bulbs [ʌ] of Krause *or* Krause('s)[5] ***corpuscles*** • Ruffini('s)[6] / tactile *or* Meissner's[7] ***corpuscles*** • Merkel ***receptor*** • ***Merkel*** cells[8]

(Vater-)Pacini-(Tast-/ Lamellen)körperchen, Corpusculum lamellosum
Merkel-Tastkörperchen, -Scheibe, Meniscus tactus[1] vereinzelte[2] reagieren auf[3] leiseste[4] Krause-Endkolben/ Kältekörperchen[5] Ruffini-Körperchen[6] Meissner-Tastkörperchen[7] Merkel-Zellen[8]
15

attitudinal [uː] *or* **postural reflex** *n term*

rel **righting** [raɪtɪŋ] **reflex**[1] *n term*

adjustment [ədʒʌst-] made by the body in motion [moʊʃᵊn] to maintain stable [eɪ] equilibrium

» *Through stimulation of the receptors in the neck muscles and semicircular canals the postural reflexes bring about movements of the limbs [lɪmz] appropriate to a given movement of the head in space. There is orthostatic hypotension resulting from a loss of attitudinal reflexes.*

Use impaired / loss of ***postural reflexes*** • body[2] / neck[3] / optical[4] / labyrinthine[5] ***righting reflex*** • static / statokinetic[6] / tonic neck[3] / tonic labyrinthine[5] / startle[7] ***reflex*** • ***reflex*** movement • ***postural*** sense / tone / stability / unsteadiness

Halte-, Haltungsreflex
Stellreflex[1] Kopfstellreflex[2] Halsstellreflex, tonischer Halsreflex[3] Augen-Kopfstellreflex[4] Labyrinth-Kopfstellreflex, tonischer Labyrinthreflex[5] statokinetischer Reflex[6] Moro-Reflex[7]
16

vibration [vaɪbreɪʃᵊn] **sense** *n clin*

rel **pressure** [preʃɚ] **sense**[1] *n clin*

ability to feel a quivering [kwɪvɚɪŋ], shaking or to-and-fro[2] [froʊ] movement

vibrate[3] *v* • **vibratory** *adj* • **vibrational** [eɪʃ] *adj* • **vibr(o)-** *comb*

» *The sense of vibration is tested with a tuning [juː] fork, preferably a large one that vibrates at 128 Hz. The decay[4] [dɪkaɪ] of vibration using this fork is slow enough to be of quantitative use because it takes 15 to 20 s to decay below threshold. His neuropathy is marked by diminished ankle reflexes[5], decreased sensitivity to vibration, pinprick, and light touch.*

Use ***vibration*** perception[6] / stimuli / testing[7] • ***vibratory*** sense loss / sensation[6] • ***vibratory*** sensibility[6] / massage / impairment[8] [eɚ] • ***vibrating*** tuning fork[9] • high-frequency / voice / coarse[10] [ɔː]/ sound / palpable ***vibrations*** • ***vibro***percussion [ʌ] • threshold of ***vibration*** perception[11]

Pallästhesie, Vibrationsempfindung
Druckempfindung[1] hin u. her[2] zittern, beben, vibrieren[3] Nachlassen[4] Achillessehnenreflexe[5] Vibrationsempfindung[6] Messung d. Vibrationsempfindung, Pallästhesiometrie[7] herabgesetzte Vibrationsempfindung[8] schwingende Stimmgabel[9] niederfrequente Schwingungen[10] Vibrationsempfindungsschwelle[11]
17

labyrinthine [ɪ] **sense** *n term* *syn* **sense of equilibrium** *or* **balance** *n clin*

perception of body position and motion mediated by utricular receptors[1] in the vestibular apparatus[2]

labyrinth *n term* • **(dys)equilibrium**[3] *n* • **equilibratory** *adj* → U60-10

» *Prolonged streptomycin [aɪ] treatment may impair vestibular function and result in inability to maintain [eɪ] equilibrium[4]. Vertigo due to disorders of the labyrinthine apparatus, such as acute labyrinthitis may be accompanied by vomiting with nausea [ɔː] and retching[5].*

Use ***labyrinthine*** apparatus [eɪ]/ fluid[6] / (dys)function / (righting) reflex[7] • ***labyrinthine*** deafness[8] [e]/ defect / concussion [ʌ]/ vertigo[9] [ɜː] • bony *or* osseous[10] / membranous[11] ***labyrinth*** • cochlear [k]/ vestibular / ethmoidal ***labyrinth*** • ***labyrinth***itis /ectomy • to maintain[4]/restore/recover ***equilibrium*** • dynamic[12] [aɪ]/ loss of ***equilibrium*** • impairment of[3] / disorder of[3] ***equilibrium*** • emotional / mental / hormonal / acid-base[13] / osmotic ***equilibrium*** • ***equilibrium and*** coordination / gait[14] • ***equilibratory*** apparatus / coordination • ***equilibratory*** disturbance[3] [ɜː]/ ataxia[15]

Gleichgewichtssinn
Utrikulusrezeptoren[1] Vestibularapparat[2] Dysäquilibrium, Ungleichgewicht, Gleichgewichtsstörung[3] Gleichgewicht halten[4] Brechreiz[5] Peri-, Endolymphe[6] Labyrinthstellreflex[7] Innenohrschwerhörigkeit[8] Labyrinth-, Vestibularisschwindel[9] knöchernes Labyrinth, Labyrinthus osseus[10] häutiges L., Labyrinthus membranaceus[11] dynamisches Gleichgewicht[12] Säure-Basen-Gleichgewicht[13] Gleichgewicht u. Gang[14] vestibuläre Ataxie[15]

18

Unit 58 Eyes

Related Units: 21 **Head & Neck,** 59 **Vision,** 57 **Senses,** 40 **Nervous System,** 41 **Brain,** 42 **Nerve Function,** 103 **Clinical Symptoms**

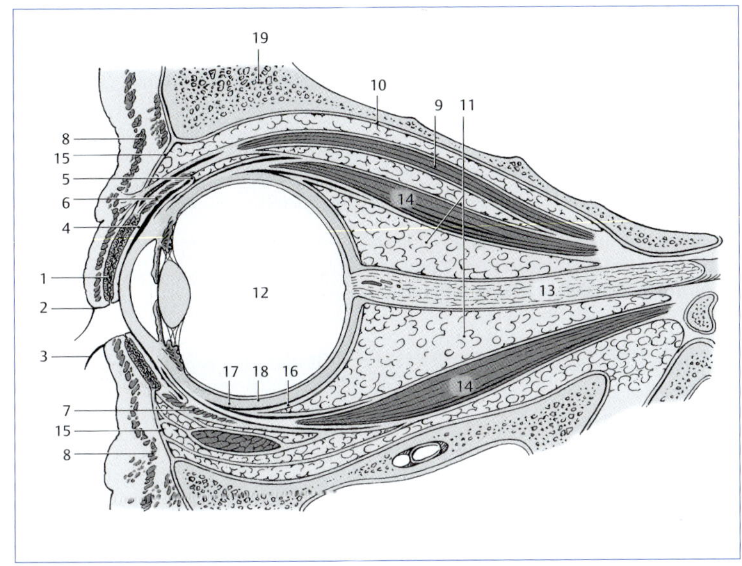

Eye socket (cross-section): Meibomian or tarsal glands (**1**), anterior lid margin (**2**), eyelashes (**3**), conjunctiva (**4**), conjunctival fornix (**5**), superior tarsal muscle (**6**), inferior tarsal muscle (**7**), eyelid closing or orbicularis muscle (**8**), levator palpebrae superioris (**9**), orbital periosteum or periorbita (**10**), orbital fat pad (**11**), eye bulb (**12**), optic nerve (**13**), extraocular muscles (**14**), orbital septum (**15**), Tenon's capsule or vagina bulbi (**16**), sclera (**17**), choroid (**18**), bony orbit (**19**)

58

(ocular) orbit [ɔː] *n term* *syn* **eye socket** [sɒːkɪt] *n clin,* **orbital cavity** *n term*

bony cavity containing the eyeball and ocular adnexa (muscles [ʌ], vessels and nerves [ɜː]) which is formed by the maxilla and the ethmoid, frontal, lacrimal, nasal [eɪ], palatine, sphenoid [iː] and zygomatic [zaɪgə-] bones

(infra/ peri/ intra/ retro)orbital[1] *adj term* • **orbit(o)-** *comb*

» *Fracture of the ethmoid bone most frequently occurs [ɜː] with blunt [ʌ] trauma[2] [ɒː] to the orbit. The exit of the supraorbital nerve[3] from the orbit is readily [e] identified by palpating the supraorbital notch[4]* [nɒːtʃ].

Use bony[5] / medial [iː]/ inferior ***orbit*** • ***orbital*** bones / floor[6] / roof[7] / apex [eɪ] • ***orbital*** rim[8] / septum / wall / contents • ***orbital*** fat / aperture[9] / veins [eɪ] • ***orbital*** trauma / fissure[10] [fɪʃɚ]/ cellulitis [aɪ] • ***infraorbital*** rim[11] / foramen [eɪ]/ nerve [ɜː]/ canal[12] • ***periorbital*** edema[13] [iː]/ swelling *or* puffiness[14] [ʌ]/ hematoma • ***intraorbital*** pressure / foreign [fɒːrᵊn] body[15] • ***retro-orbital*** pain • axis of the ***eye socket*** • ***orbito***nasal [eɪ] /temporal /meatal [miɛɪtᵊl] line

Augenhöhle, Orbita
orbital, Orbita-[1] stumpfes Trauma[2] N. supraorbitalis[3] Foramen supraorbitale, Incisura supraorbitalis[4] knöcherne Augenhöhle[5] Orbitaboden[6] Orbitadach[7] Orbita-, Augenhöhlenrand[8] Orbitaeingang, Aditus orbitae[9] Augenhöhlenspalte, Fissura orbitalis[10] unterer Augenhöhlenrand, Margo infraorbitalis[11] Canalis infraorbitalis[12] periorbitales Ödem[13] verschwollene Augen[14] intraorbitaler Fremdkörper[15]

1

eyeball [aɪbɔːl] *n* *syn* **eye bulb** [bʌlb] *n rare*, **bulbus** [ʌ] **oculi** [aɪ] *n term*

the globe [gloʊb] of the eye → U21-3

eye[1] *n & v* • **ocular**[2] [ɒːkjələ˞] *adj term* • **bulbar**[3] [ʌ] *adj* • **ophthalm(o)-** *comb*

» *In myopia the image is focused in front of the retina because the axis of the eyeball is too long or the refractive power*[4] *of the eye is too strong. Detailed examination of the ocular fundi is mandatory. Irrigate the eyes with saline* [eɪ] *or a buffered* [ʌ] *ophthalmic solution.*

Use tender[5] / softened / protruding[6] [uː]/ enlarged ***eyeballs*** • shrunken [ʌ]/ ruptured [ʌ] ***eyeballs*** • equator [eɪ] of the ***eyeball*** • ***eyeball*** axis / movement / compression reflex[7] • to open/close/roll[8]/rub [ʌ] ***one's eyes*** • infected / lackluster [ʌ] *or* dull[9] [ʌ] ***eyes*** • dry / red prominent ***eyes*** • corner[10] / muscles [ʌ]/ outer canthus[11] ***of the eye*** • globe[12] / equator / fundi[13] [fʌndaɪ] ***of the eye*** • ***eye***grounds[13] [aʊ]/ bank / contact / glasses • ***eye*** bath /drops /sight[14] [aɪsaɪt] /strain[15] [eɪ] • ***eye*** closure / movement • ***eye*** examination / chart[16] [tʃɑːrt]/ patch[17] • right (*abbr* OD)/ left (*abbr* OS)/ (un)affected ***eye*** • ***ocular*** muscles / fundi[13] / pursuit [pə˞s(j)uːt] of objects • ***ocular*** globe[12] / motility / rotation • ***ocular*** pressure / deviation[18] / irritant[19] • ***ocular*** burning [ɜː]/ tremor[20] • intra/ extra/ bin/ mon/ peri/ vestibulo***ocular*** • ***bulbar*** conjunctiva[21] [aɪ]/ muscles / palsy *or* paralysis[22] • ***ophthalm***ology /ologist[23] /ic /itis[24] /odynia [ɔːfθælmədɪnɪə]

Augapfel, Bulbus oculi
Auge; anstarren[1] okulär, Augen-[2] bulbär, Bulbus-[3] Brechkraft[4] druckschmerzhafte Augäpfel[5] hervortretende Augäpfel[6] okulokardialer Reflex, Bulbusdruckversuch[7] d. Augen rollen/ verdrehen[8] glanzlose A.[9] Augenwinkel[10] äußerer Augenwinkel[11] Augapfel[12] Augenhintergrund, Fundi oculi[13] Sehkraft, Sehen[14] Überanstrengung/ Ermüdung d. Augen[15] Sehprobentafel[16] Augenklappe[17] Schielen[18] Augenreizstoff[19] Augenzittern, Nystagmus[20] Bindehaut d. Augapfels, (Tunica) conjunctiva bulbi[21] Bulbärparalyse[22] Augenarzt/-ärztin, Ophthalmologe/-in[23] Augenentzündung[24]
2

eyelid *n* *syn* **palpebra** [pælpɪbrə‖-piːbrə] *n term, pl* **-ae** [iː]
rel **eyelashes**[1] [-læʃiːz] *n pl*, **canthus**[2] [kænθəs] *n term, pl* **-i** [aɪ]

movable fold of skin covering [ʌ] the eye with eyelashes along its margin [mɑːrdʒɪn]

(inter/ bi)palpebral[3] *adj term* • **(epi)canthal** *adj* • **blephar(o)**[3]**-** [blef-] *comb*

» *He has heavy-appearing eyelids and ptosis* [t]. *The fascia* [fæʃ(ɪ)ə] *of the eyelids join with the fibrous* [aɪ] *orbital septum to isolate the orbit from the lids. Patients with leprosy may lose eyelashes and eyebrows. The swelling was more prominent below the medial palpebral ligament* [ɪ]. *In anterior blepharitis*[4] *scales*[5] [eɪ] *must be removed from the lids daily.*

Use to raise [eɪ] /lower[6] ***one's eyelids*** • upper / lower / open / closed ***eyelids*** • sluggish [ʌ] movement / ptosis *or* drooping[7] [uː] ***of the eyelids*** • ***eyelid*** margins[8] / closure [oʊʒ] reflex[9] [iː] • ***eyelid*** swelling / blinking[10] / fluttering [ʌ] • ***palpebral*** fissure[11] / conjunctiva [dʒʌ] • upper / lower / depigmented / inturned[12] ***eyelashes*** • elongation / infestation[13] ***of the eyelashes*** • ***blephar***ospasm /itis [blefəraɪtɪs] /optosis[7] [t] • inner *or* medial[14] [iː]/ outer *or* lateral ***canthus*** • medial/lateral ***canthal*** ligament[15] • ***canthal*** area / hypertelorism[16] • ***epicanthal*** fold[17] [oʊ]

Augenlid, Palpebra
Wimpern[1] Augen-, Lidwinkel[2] Lid-[3] Lidrandentzündung, Blepharitis[4] Schuppen[5] d. Augenlider senken[6] Ptosis, Herabhängen d. Oberlider[7] Lidränder[8] Lidschlussreflex[9] Lidschlag[10] Lidspalte, Rima palpebrarum[11] einwärtsgekehrte Wimpern[12] Parasitenbefall d. Wimpern[13] innerer Augenwinkel[14] Ligamentum palpebrale laterale[15] Telekanthus[16] Epikanthus, Mongolenfalte[17]
3

conjunctiva [kɒːndʒʌŋktaɪvə] *n term, pl* **-ae** [iː]

mucous membrane lining the anterior part of the eyeball and the inner surfaces of the eyelids

(sub)conjunctival [aɪ] *adj term* • **conjunctivitis**[1] [-ɪvaɪtɪs] *n*

» *Subconjunctival hemorrhage* [-ɪdʒ] *results from rupture* [ʌ] *of small vessels bridging the potential space between the episclera and conjunctiva. To search the conjunctival fornices* [-siːz], *the lower lid should be pulled down and the upper lid everted*[2] [ɜː]. *Carcinoma of the conjunctiva arises* [aɪ] *frequently at the limbus or the inner canthus in the exposed area of the bulbar* [ʌ] *conjunctiva.*

Use palpebral[3] / (upper/ lower) tarsal[4] / bulbar ***conjunctiva*** • ***conjunctival*** surface / fornix[5] / sac[6] / vessels • ***conjunctival*** irritation / hyperemia [iː] *or* injection[7] [dʒe] • ***conjunctival*** chemosis[8] [kiː-]/ discharge / smear [ɪə˞] *or* swab[9] [ɒː] • bacterial / inclusion[10] / allergic [ɜː] ***conjunctivitis*** • hay fever[11] [heɪfiːvə˞]/ purulent[12] [pjʊə˞ə-]/ follicular ***conjunctivitis***

Bindehaut, Konjunktiva
Bindehautentzündung, Konjunktivitis[1] ausgestülpt[2] (Tunica) conjunctiva palpebrarum[3] Conjunctiva tarsi[4] Fornix conjunctivae, Umschlagfalte d. Konjunktiva[5] Bindehautsack, Saccus conjunctivae[6] konjunktivale Injektion/ Hyperämie[7] Chemosis, Bindehautödeme[8] Konjunktivalabstrich[9] Einschlusskonjunktivitis[10] allergische Konjunktivitis[11] eitrige Konjunktivitis[12]
4

cornea [kɔːrnɪə] *n term*

5-layered [eɪ] convex transparent [eə˞] coat[1] [koʊt] covering [ʌ] the anterior pole [poʊl] of the eyeball

(circum/ irido)corneal *adj term* • **-cornea, corne(o)-** *comb*

» *The cornea is steamy*[2] [iː], *the anterior chamber* [tʃeɪmbə˞] *shallow*[3] [ʃæloʊ], *and the aqueous humor*[4] *turbid*[2] [ɜː] *enough to obscure*[5] [-jʊə˞] *the fundus. Kayser-Fleischer rings*[6] *were detected by unaided visual* [ɪʒ] *inspection as a brown band at the junction* [dʒʌŋkʃᵊn] *of the iris* [aɪ] *and cornea. A corneal scar*[7] [skɑːr] *is present.*

Use anterior / dry / hazy[8] [heɪzi] ***cornea*** • cloudy [aʊ] *or* milky[8] / enlarged ***cornea*** • ***corneal*** epithelium [iː]/ curvature[9] [ɜː]/ sensation • ***corneal*** reflex[10] / luster [ʌ]/ opacity[8] [æs]/ clouding[8] • ***corneal*** foreign body / burns [ɜː]/ abrasion[11] [eɪʒ]/ erosion [oʊʒ] • ***corneal*** ulcer[12] [ʌ]/ scarring / drying / grafting[13] • ***circumcorneal*** injection • ***iridocorneal*** angle[14] • ***corneo***retinal potential /mandibular reflex[15] /scleral suture[16]

Kornea, Cornea, Hornhaut
Hülle, Schicht[1] trüb[2] flach[3] Kammerwasser[4] verdecken[5] Kayser-Fleischer-Ringe[6] Hornhautnarbe[7] Hornhauttrübung[8] Hornhautkrümmung[9] Kornealreflex[10] korneale Abrasion; Abrasio corneae, operative Hornhautabschabung[11] Hornhautgeschwür, Ulcus corneae[12] Hornhauttransplantation, Keratoplastik[13] Kammerwinkel, Angulus iridocornealis[14] mandibulopalpebrale Synkinese, Gunn-Zeichen[15] Limbus corneae[16]
5

sclera [sklɪ||eəʳə] *n term, pl* **-ae** [iː] *syn* **white of the eye** *n clin*

tough[1] [tʌf], opaque [oʊpeɪk] white coat forming the outer envelope of the eye

(epi)scleral [epɪskleəʳəl] *adj term* • **episclera**[2] *n* • **scler(o)-** *comb*

» *Mild jaundice*[3] [dʒɒːndɪs] *is best seen by examining the sclerae in natural light. Penetrating injuries may lead to disruption*[4] [ʌ] *of the cornea or sclera. Widening of the palpebral aperture* [-tʃəʳ], *with exposure*[5] *of sclera is suggestive* [dʒe] *of exophthalmos.*

Use blue[6] / icteric *or* jaundiced[7] ***sclerae*** • ***sclerae*** and conjunctivae (*abbr* S&C) • ***scleral*** bed / rim[8] / canal / hemorrhage • ***scleral*** icterus[7] / buckling[9] [ʌ]/ laceration [læs-]/ rupture[10] • ***episcleral*** blood vessels / space[11] / inflammation / injection[12] • ***sclero***corneal junction[13] • ***scler***itis /ectomy[14] /otomy

Sklera, Lederhaut
fest[1] Episklera[2] Ruptur, Zerreißung, Gelbsucht[3] Riss[4] Freilegung[5] blaue Skleren[6] Sklerenikterus, Gelbfärbung d. Skleren[7] Sklerarand[8] Vorwölbungen d. Sklera[9] Skleraruptur[10] Tenon-Raum, Spatium episclerale/ intervaginale[11] episklerale Gefäßinjektion[12] Limbus corneae[13] Sklerektomie[14] 6

uvea [juːvɪə] *n term* *syn* **uveal tract** [juːvɪəl trækt] *n term* *rel* **ciliary body**[1] [sɪlɪəʳi bɒːdi], **choroid**[2] [kɔːrɔɪd] *n term*

fibrous [aɪ] layer underlying [aɪ] the sclera formed by the ciliary body, the iris and the choroid

uveal, uveitic [ɪ] *adj term* • **uveitis**[3] [aɪ] *n* • **uve(o)-** *comb* • **choroid(al)** *adj*

» *Cystine* [sɪstiːn] *crystals* [ɪ] *are deposited in the cornea, ocular conjunctiva, or uvea. Leakage* [liːkɪdʒ] *of serous* [ɪəʳ] *fluid from the choroid causes localized detachment*[4] [tʃ] *of the retinal pigment epithelium* [iː]. *Vision became blurred*[5] [ɜː] *with ciliary body inflammation. Corneal laceration* [s] *of the sclera was associated with prolapse of uveal structures* [ʌ].

Use ***uveal*** structures / tissue [tɪʃ||sjuː]/ prolapse / melanoma • ***ciliary body*** prolapse / inflammation[6] • ***ciliary*** muscle [mʌsl]/ folds[7] / processes[8] • rupture[9] / tumors[10] / lesions [iːʒ] ***of the choroid*** • ***choroid*** layers [eɪ]/ coat of the eyes / plexus • ***choroidal*** vessels[11] / circulation • ***choroidal*** melanoma[12] / effusion[13] [juːʒ]

Uvea, Tunica vasculosa bulbi, mittlere Augenhaut
Corpus ciliare, Ziliarkörper[1] Choroidea, Aderhaut[2] Uveitis, Uveaentzündung[3] Ablösung, Ablatio[4] verschwommen[5] Ziliarkörperentzündung, Zyklitis[6] Ziliarfalten[7] Ziliarfortsätze[8] Aderhautruptur[9] Aderhaut-, Choroideatumoren[10] Aderhautgefäße[11] Aderhautmelanom[12] Aderhauteffusion[13] 7

iris [aɪrɪs] *n term, pl* **irises** *or* **irides** [aɪ||ɪrɪdiːz] *rel* **pupil**[1] [pjuːpəl], **lens**[2] *n*

circular contractile disc between the cornea and the lens of the eye

iridic [aɪ||ɪrɪdɪk] *adj term* • **aniridia**[3] *n* • **ir(id)o-** *comb* • **pupillary**[4] *adj*

» *Adhesions* [iːʒ] *of the iris to the anterior lens may produce a fixed pupil. Dilation of the pupil may push the root* [uː] *of the iris*[5] *forward against the anterior chamber* [eɪ] *angle*[6] *obstructing* [ʌ] *the outflow*[7] *of aqueous humor. Did you find a poorly reacting pupil and shallow anterior chamber in the left eye? Ophthalmoscopy*[8] *showed opacities* [æs] *of the cornea, lens, and vitreous. Altered collagen was detected in the suspensory ligament* [ɪ] *of the optic lens.*

Use peripheral / cloudy / displaced / tremulous[9] ***iris*** • ***iris*** sphincter / dilator muscle / root[5] / color • ***iris*** nodule / damage / prolapse[10] • ***iris*** coloboma[11] / scissors [s] • tonic / (mid)dilated[12] / fixed[13] ***pupils*** • poorly reacting[14] / (un)responsive / unequal[15] [iː] ***pupils*** • ***pupils*** equal, round, and reactive to light and accommodation (*abbr* PERLA) • optic *or* ocular[16] / dislocated[17] ***lens*** • (intraocular) prosthetic [e]/ contact / +2-diopter [aɪɒː] ***lenses*** • rigid[18] [dʒ]/ soft / tinted[19] [ɪ] ***lenses*** • ***lens*** nucleus / capsule[20] / fibers [aɪ] • ***lens*** fluid / dislocation[17] / opacities[21] / implantation • ***pupillary*** sphincter / muscle / membrane • ***pupillary*** function / constriction *or* miosis[22] / enlargement • ***pupillary*** light reflex *or* response *or* reaction[23] • ***pupillary*** reactivity / reflexes[24] • ***pupillary*** assessment[25] / size / equality[26] / defect • ***iridic*** muscles / folds • ***iri***ditis /docorneal angle[6] /docyclitis • ***irido***plegia[27] /dectomy

Iris, Regenbogenhaut
Pupille[1] Linse; Kontakt-, Haftlinse[2] Aniridie, Fehlen d. Regenbogenhaut[3] Pupillen-[4] Iriswurzel[5] Kammerwinkel, Angulus iridocornealis[6] Abfluss[7] Augenspiegelung, Ophthalmoskopie[8] Irisschlottern, Iridodonesis, Iris tremulans[9] Irisprolaps[10] Iriskolobom, angeb. Spaltbildung d. Iris, Coloboma iridis[11] weite/ erweiterte Pupillen[12] lichtstarre P.[13] Pupillenträgheit[14] ungleiche P.[15] Okular[16] Linsenluxation[17] harte Kontaktlinsen/ Haftschalen[18] Farblinsen[19] Linsenkapsel[20] Linsentrübung[21] Pupillenverengung, Miosis[22] Lichtreaktion[23] Pupillenreaktionen, -reflexe[24] Pupillenprüfung[25] Pupillengleichheit[26] Iridoplegie[27] 8

lacrimal gland [lækrɪməl glænd] *n term* *rel* **tear**[1] [tɪəʳ] *n clin,* **dacryon**[1] [dækrɪən] *n term*

exocrine gland located in the upper lateral part of the orbit producing the fluid that moistens the cornea and conjunctiva; it consists of a smaller palpebral and a larger orbital part and has approx. 10 ducts

tearing[2] *n clin* • **nasolacrimal** *adj term* • **(hypo/ de) lacrimation**[3] *n* • **lacrim(o)-** *comb*

» *The lacrimal sacs fill with tears secreted* [iː] *by the lacrimal glands and conveyed* [eɪ] *through the lacrimal duct. Massage of the nasolacrimal sac to express purulent discharge*[4] [-tʃɑːrdʒ] *through the punctum*[5] [ʌ] *is helpful in infants.*

Use accessory[6] [əkses-] ***lacrimal glands*** • ***lacrimal*** apparatus [eɪ]/ sac[7] / caruncle[8] [ʌ] • ***lacrimal*** bone / nerve [ɜː]/ passages[9] • ***lacrimal*** duct[10] [ʌ]/ fold[11] [oʊ]/ papilla • ***lacrimal*** outflow[12] / drainage system [ɪ]/ lake[13] • ***tear*** fluid[14] / punctum[5] / duct[10] / sac[7] • ***tear*** drops /-shaped / production[3] • artificial[15] [ɪʃ] ***tears*** • to burst [ɜː] into[16] ***tears*** • release [iː]/ overflow[2] ***of tears*** • ***lacrimo***nasal [eɪ] duct[17] /turbinal [ɜː] suture [suːtʃəʳ] • ***dacryo***cystitis[18] [aɪ] /cystocele [dækrɪəsɪstəsiːl] /adenitis

Tränendrüse, Glandula lacrimalis
Träne[1] Tränenträufeln, Epiphora[2] Tränensekretion[3] eitriges Sekret[4] Tränenpunkt, Punctum lacrimale[5] akzessorische Tränendrüsen, Gll. lacrimales accessoriae[6] Tränensack, Saccus lacrimalis[7] Tränenwärzchen, Caruncula lacrimalis[8] Tränenwege[9] Tränengang, Canaliculus lacrimalis[10] Plica lacrimalis, Hasner-Klappe[11] Tränenabfluss[12] Tränensee, Lacus lacrimalis[13] Tränenflüssigkeit[14] künstl. Tränenflüssigkeit[15] in Tränen ausbrechen[16] Tränen-Nasen-Gang, Ductus nasolacrimalis[17] Tränensackentzündung, Dacryocystitis[18] 9

58

vitreous (body) [vɪtrɪəs] *n term* *syn* **vitreous humor** [hjuːmɚ] *n term*

transparent jelly-like[1] [dʒ] substance [ʌ] composed of a delicate network enclosing a watery fluid, the vitreous fluid[2], filling the posterior chamber [tʃeɪmbɚ] of the eye behind the lens

intravitreous *adj term* • **(intra)vitreal** [ɪntrəvɪtrɪəl] *adj* • **vitre(o)-** *comb*

» *Blood in the vitreous body clots[3] rapidly. Opacities developed in the vitreous, casting shadows upon the retina. The drug's penetration into vitreous humor is poor.*

Use cloudy[4] [aʊ]/ fluid ***vitreous*** • ***vitreous*** cavity[5] / gel [dʒel]/ membrane / duct • ***vitreous*** opacity[4] / clouding[4] / hemorrhage[6] • ***vitreous*** degeneration [dʒ]/ floaters[7] [oʊ]/ bands[8] • ***vitreous*** traction[9] [trækʃᵊn]/ detachment[10] • ***vitreal*** hemorrhage[6] / inflammation / abscess • ***intravitreal*** injection • ***vitre***oretinal /ctomy[11]

Glaskörper, Corpus vitreum
gallertartig[1] Humor vitreus, Glaskörperflüssigkeit[2] koaguliert[3] Glaskörpertrübung[4] Glaskörperraum[5] Glaskörperblutung[6] Mückensehen, Mouches volantes[7] Glaskörperstränge[8] Glaskörpertraktion[9] Glaskörperabhebung, -ablösung[10] Vitrektomie, op. Glaskörperentfernung[11]

10

aqueous humor [eɪ||ækwɪəs hjuːmɚ] *n term*
rel **canal of Schlemm[1]** *n term*

transparent intraocular fluid filling the anterior and posterior chambers of the eye; secreted by the ciliary processes, it passes from the anterior chamber through the trabecular meshwork[2] and is reabsorbed at the iridocorneal angle by way of the canal of Schlemm

» *Secondary glaucoma [ɔː] is caused by interference[3] [ɪɚ] with the flow of aqueous humor from the posterior chamber through the pupil into the anterior chamber to the canal of Schlemm. Use slit-lamp[4] examination to identify inflammatory cells floating[5] in the aqueous humor.*

Use ocular / vitreous ***humor*** • hyposecretion [iːʃ]/ flow[6] / loss ***of aqueous humor***

Kammerwasser, Humor aquaeus
Schlemm-Kanal, Sinus venosus sclerae[1] Reticulum trabeculare[2] Störung[3] Spaltlampe[4] schwebend[5] Kammerwasserabfluss[6]

11

(ocular *or* **optic) fundus** [fʌndəs] *n term, pl* **-i** *syn* **eyeground** [aʊ] *n clin*

interior of the eyeball around the posterior pole as seen with the ophthalmoscope[1]

fundal *adj term* • **fundic** *adj* • **funduscopy[2]** [ɒː] *n* • **funduscopic** *adj*

» *Examination of the optic fundi [fʌndaɪ] helps to evaluate vascular disease. Inspect the eyelids, conjunctiva, cornea, anterior chamber, pupils, lens, vitreous, and fundus for breaks[3] [eɪ] in tissue and hemorrhage. Funduscopic and slit-lamp examinations may reveal[4] [iː] corneal clouding or the presence of a cherry [tʃ] red macule.*

Use pale[5] [eɪ]/ opaque / dilated ***fundus*** • ***fundus*** examination[2] / lesions • ***fundal*** signs / examination[2] / details • ***funduscopic*** examination[2] / appearance [ɪɚ]/ findings[6]

Augenhintergund, Fundus (oculi)
Augenspiegel, Ophthalmoskop[1] Augenspiegelung, Funduskopie, Ophthalmoskopie[2] Einrisse[3] ergeben[4] blasser Augenhintergrund[5] Funduskopiebefund[6]

12

retina *n term, pl* **-ae** [iː]
rel **fovea** [oʊ] **(centralis)[1], macula (lutea)[2]** *n term*

delicate semitransparent membrane that receives images of external objects and transmits visual impulses; it consists of the iridial, ciliary, and optic parts, the latter comprises [aɪ] 9 layers, among them a pigment, a ganglion cell layer, and a layer of photoreceptors [se] (the rods[3] [ɒː] and cones[4] [oʊ])

retinal *adj term* • **fovea[5]** *n* • **foveation[6]** *n* • **macular** *adj* • **retin(o)-** *comb*

» *There are approx. 100 million rods and 5 million cones in the human retina. Visual orientation and eye movements are served by retinal input to the superior colliculus[7]. At the posterior pole[8] of the visual axis is the macula, in the center of which is the fovea, the area of acute vision[9].*

Use avascular / neurosensory / temporal / inner ***retina*** • outer *or* peripheral[10] / edematous [iː]/ detached[11] [tʃ] ***retina*** • ***retinal*** layer / pigment / rods[3] / rhodopsin[12] • ***retinal*** arteriole [ɪɚ]/ fold[13] / projection [dʒe]/ image[14] • ***retinal*** edema / flecks[15] / hemorrhage • ***retinal*** vein occlusion [uːʒ]/ ischemia [kiː]/ breaks *or* tears[16] • ***retinal*** detachment[11] / degeneration[17] • central / cherry red ***fovea*** • ***macular*** degeneration / edema / hole[18] • epi/ intra/ sub/ vitreo/ corneo***retinal*** • ***retin***itis • ***retino***pathy /scopy[19] /cerebral [s] • ***retino***choroiditis /blastoma

Retina, Netzhaut
Fovea centralis[1] gelber Fleck, Macula lutea[2] Stäbchen[3] Zapfen[4] Grube[5] Foveation[6] Colliculus superior, oberer Hügel a. d. Sehbahn[7] hinterer Augenpol, Polus posterior[8] Stelle d. schärfsten Sehens[9] Netzhautperipherie[10] Netzhautablösung, Ablatio retinae[11] Rhodopsin, Sehpurpur[12] Retinafalte[13] Netzhautbild[14] Netzhautflecken, Retinopathia pigmentosa[15] Netzhautrisse[16] Nezthautdegeneration[17] Makulaloch[18] Retinoskopie, Skiaskopie[19]

13

optic disk *or* **disc** *n term* *syn* **optic papilla** *n term*, **blind spot** *n clin*

oval area in the fundus of the eye (approx. 3 mm medial [iː] to the fovea) where retinal ganglion cell axons converge[1] [-vɜːrdʒ] to form the optic nerve that is not supplied with light receptors

optic(al)[2] *adj term* • **optician[3]** [ɪʃ] *n* • **-op(s)ia, opt(ico)-** *comb*

» *Ganglion cell axons which sweep [iː] along[4] the inner surface [ɜː] of the retina in the nerve fiber layer exit the eye at the optic disc. The optic disc appears mildly plethoric[5] with surface capillary telangiectases, but no vascular leakage on fluorescein [-sɪən] angiography[6]. The entire upper pole of the optic disc seems to be damaged.*

Use ***optic disk*** pallor [æ]/ drusen[7] [uː]/ swelling / edema[8] • ***optic*** fundi / foramen [eɪ]/ pathways[9] • bi/ pre/ pan***optic*** • ***optical*** illusion[10] [uːʒ]/ activity • ***opto***metry /metrist /kinetic

blinder Fleck, Sehnervenpapille, Discus/ Papilla nervi optici
s. vereinen[1] optisch, Augen-, Seh-[2] Optiker(in)[3] entlangziehen[4] prall gefüllt[5] Fluoreszenzangiografie[6] Papillendrusen[7] Papillenödem, Stauungspapille[8] Sehbahnen[9] optische Täuschung[10]

14

optic nerve [ɒːptɪk nɜːrv] *n term* *rel* **optic chiasm**[1] [kaɪæzᵊm] *n term*

second cranial [eɪ] nerve containing purely sensory fibers carrying visual impulses from the retina to the optic chiasm where part of the fibers cross to the opposite optic tract[2]

(pre/ post/ supra)chiasmal [æ] *adj term* • **chiasmatic** *adj*

» *About half the fibers [aɪ] in the optic nerve originate [ɪdʒ] from ganglion cells serving [ɜː] the macula. The optic impulses travel through the optic nerve, optic chiasm, and optic tract to reach targets in the brain. At the optic chiasm, fibers from nasal [eɪ] ganglion cells decussate[3] [ʌ] into the contralateral optic tract.*

Use ***optic nerve*** fibers / pathways / head[4] • ***optic*** sheath [ʃiːθ]/ compression / damage[5] • ***optic nerve*** trauma/ hypoplasia/ atrophy[6] / tumor • ***optic*** tract / radiation[7] / neuropathy / neuritis[8] • ***optic chiasm*** compression[9] • compression of the[9] ***optic chiasm*** • ***chiasmal*** axons / tumor[10] • ***postchiasmal*** visual pathways / lesion

Sehnerv, Nervus opticus
Sehnervenkreuzung, Chiasma opticum[1] Tractus opticus[2] kreuzen[3] Sehnervenkopf[4] Sehnerven-, Optikusschädigung[5] Sehnerven-, Optikusatrophie[6] Radiatio optica, Gratiolet-Sehstrahlung[7] Sehnerventzündung, Neuritis nervi optici[8] Chiasmakompression[9] Chiasma opticum-Tumor[10]
15

extra- *or* external ocular muscles [mʌslz] *n term*
rel **oculomotor nerve**[1] [ɒːkjəloʊmoʊtɚ nɜːrv] *n term*

the six voluntary muscles that move the eyeball including the inferior, superior, middle and lateral rectus and the superior and inferior oblique [oʊbliːk] muscles

» *Diplopia[2] usually results from extraocular muscle imbalance. This elaborate efferent motor system is supplied by cranial nerves from the oculomotor, trochlear [k], and abducens nuclei which coordinate smooth [uː] pursuit[3], saccades[4], and gaze stabilization[5] during head and body movements. The oculomotor or 3rd cranial nerve[6] supplies the levator palpebrae superioris, the ciliary muscle[7], the sphincter pupillae, and all extrinsic muscles of the eye except the lateral rectus and superior oblique.*

Use eye[8] / orbital / orbicularis oculi / intraocular / focusing[9] ***muscles*** • ***extraocular*** (eye) movements / muscle paresis • ***extraocular*** muscle entrapment[10] / nerve palsy • ***oculomotor*** nuclei / complex / activity / (nerve) palsy[11] • abducens / trochlear[12] ***nerve*** • ***oculo***gyric crisis[13] /glandular /sympathetic palsy[14]

äußere Augenmuskeln
Nervus oculomotorius[1] Diplopie, Doppelbilder[2] glatte/ kontinuierliche Folgebewegungen[3] Sakkaden, ruckartige Augenbewegungen[4] Blickstabilisierung[5] Nervus oculomotorius, III. Hirnnerv[6] M. ciliaris[7] Augenmuskeln[8] Akkommodationsmuskeln[9] Einklemmung e. äußeren Augenmuskels[10] Okulomotorius-, Augenmuskellähmung[11] N. trochlearis, IV. motor. Hirnnerv[12] Blickkrampf[13] (Bernhard)-Horner-Syndrom, okulopupilläres Syndrom[14]
16

59

Unit 59 Vision

Related Units: 58 Eyes, 57 Senses, 42 Nerve Function, 67 Gestures, 21 Head & Neck, 40 Nervous System

see - saw - seen *v irr* *rel* **look**[1]**, view**[2]**, watch**[3]**, observe**[3] [ɜː] *v* → U57-4

(i) to use the power of sight to perceive [siː] one's surroundings [aʊ]
(ii) to understand (iii) to imagine

seeing [siːɪŋ] *n* • **look**[4] *n* → U67-14 • **view**[5] *n* • **watchful**[6] *adj* • **observation** *n*

» *Do you see halos[7] [eɪ] around electric lights? Open your eyes and look up at my finger. The act of seeing begins with the capture of images focused by the cornea and lens upon the retina, a light-sensitive membrane in the back of the eye. Watching the patient swallow[8] [ɒː] can be very helpful.*

Use ***to see*** in one's mind's eye[9] / double [ʌ] images[10] • ***to look*** hard at sth. / for sth.[11] / away • ***to look*** back / up / into the distance / good • ***to view*** from a distance • ***to watch*** (carefully) for sth.[12] / TV • to take a (good/ quick/ second) ***look*** • side-/ dreamy [iː]/ glazed[13] [eɪ] ***look*** • ***to observe*** the patient / for blood / sterile technique[14] • to allow a full[15] / overall / point of[16] ***view*** • the act of ***seeing*** • ***watchful*** eyes / care • to permit/admit or hospitalize sb. for[17]/ keep a patient under ***observation*** • visual / clinical / close / direct / period of[18] ***observation***

sehen, an-, einsehen
schauen, gucken, an-, aussehen[1] sehen, betrachten, besichtigen[2] zusehen, beobachten[3] Blick, Aussehen[4] (Aus/An)sicht[5] wachsam[6] (Licht)hof[7] schlucken[8] sich etw. vorstellen[9] Doppelbilder sehen[10] etw. suchen[11] nach etw. Ausschau halten[12] glasiger Blick[13] sich an d. aseptischen Kautelen halten[14] eine gute Darstellung ermöglichen[15] Gesichts-, Standpunkt[16] jem. zur Beobachtung (stationär) aufnehmen[17] Beobachtungszeit(raum)[18]
1

gaze [geɪz] *n clin & term* *rel* **stare**[1] [steɚ], **glare**[2] *n & v*, **peer**[3] [pɪɚ] *v*

steady [e] look with fixed eyes in one direction; normally there are six basic positions of gaze

gaze[4] *v clin* → U67-13 f • **glaring** [gleɚɪŋ] *adj & n* • **staring** *adj & n*

» *Ocular [ɒːkjəlɚ] signs include a characteristic stare with widened [aɪ] palpebral fissures[5], infrequent blinking, lid lag[6], and failure to wrinkle [r] the brow[7] [aʊ] on upward gaze. The patient is preoccupied, distracted, tense and sits motionless [oʊʃ], staring into space[8].*

Use avoidance of eye[9] / steady [e]/ listless[10] ***gaze*** • primary / (right/ left) lateral / vertical ***gaze*** • upward / down[11]/ up***gaze*** • ***gaze*** stabilization /-evoked nystagmus[12] / palsy [ɔː] • direction[13] / line / center[14] / (cardinal) fields[15] ***of gaze*** • ***to peer*** at sb. / over one's shoulder • ***to peer*** (short-sightedly) into the distance[16] / over one's glasses • ***to glare*** round the room / crossly at sb. • angry ***glare*** • blinding ***glare*** of light • motionless / confused [juː]/ blank[10] / glassy ***stare*** • ***staring*** spell[17] / into space

(starrer) Blick; Blickrichtung
starrer Blick; starren[1] stechender Blick, greller Schein; (wütend) starren, grell leuchten[2] gucken, spähen[3] (an)starren[4] Lidspalten[5] Graefe-Zeichen, Lidspaltenerweiterung bei Blicksenkung[6] die Stirn runzeln[7] vor s. hinstarrend[8] Vermeiden d. Blickkontakts[9] teilnahmsloser Blick[10] Blicksenkung[11] Blickrichtungsnystagmus[12] Blickrichtung[13] Blickpunkt[14] Blickfelder[15] angestrengt i. d. Ferne schauen[16] Absence-Anfall[17]
2

blink [blɪŋk] *v* → U67-15 *rel* **dazzle[1]** [dæzl], **shine[2]** [ʃaɪn] *v clin*

to close and open the eyes reflexively or intentionally [ɪntenʃən-]

blink[3] *n clin* • **blinking** *n & adj* • **blinkers[4]** *n pl* • **dazzling** *adj*

» *Ask the patient to blink or nod [ɒː] for an affirmative [ɜː] reply to yes/no questions. Neonatal [eɪ] seizures [siːʒ-] may consist of brief episodes of apnea, eye deviation, eye blinking, or repetitive movements of the arms and legs. He is capable [eɪ] of blinking and voluntary eye movement in the vertical [ɜː] plane, with preserved pupillary responses to light.*

Use *to blink* one's eyes[5] / spontaneously [eɪ]/ very often • *to blink* at sb.[6] / back one's tears[7] [tɪɚz] *(espBE)* • eye / weakened [iː] ***blink*** • ***blink*** reflex[8] [iː]/ of an eye / response / frequency [iː] • eyelid / involuntary[9] / rapid / infrequent[10] ***blinking*** • ***blinking*** lights / of the eyelids / and staring[11] • ***dazzle*** reflex[12] • ***dazzling*** brightness [braɪtnəs]/ lights [laɪts]/ whiteness

blinzeln, (zu)zwinkern

blenden; verblüffen[1] (hell) leuchten, strahlen, scheinen, glänzen[2] Blinzeln, flüchtiger (Augen)blick[3] Scheuklappen[4] m. d. Augen zwinkern[5] jem. zuzwinkern[6] m. d. Tränen kämpfen[7] Blinzelreflex[8] unwillkürl. Blinzeln/ Zwinkern[9] seltener Lidschlag[10] Zuzwinkern u. Anstarren[11] Lidschluss-, Blendreflex[12]

3

squint [skwɪnt] *n clin* → U67-14 *syn* **cross-eyes** *n clin & jar*, **strabismus** *n term*

deviation [eɪʃ] of one eye from parallelism with the other due to muscle imbalance, which may be manifest (tropia), latent [eɪ] (phoria [foʊrɪə]), divergent [daɪvɜːrdʒᵊnt] (exotropia[1]), convergent [ɜː] (esotropia[2] [esə-]), upward (hypertropia [haɪpɚ-]) or downward (hypotropia)

squint[3] *v clin* • **cross-eyed[4]** *adj* • **strabismic** *adj term*

» *A near-sighted person may squint to produce a pinhole effect, which improves distance vision. Sixth nerve paralysis [æ] causes convergent squint in the primary position with failure of abduction [ʌ] of the affected eye. Exophthalmic ophthalmoplegia [-pliːdʒ(ɪ)ə] refers to ocular muscle [mʌsl] weakness that results in impaired [eɚ] upward gaze, convergence [dʒ] and strabismus with varying degrees [iː] of diplopia[5] [dɪploʊpɪə].*

59

Use to have[6]/present with/develop ***a squint*** • to be associated [oʊʃ] with/outgrow[7] ***a squint*** • accommodative[8] / manifest / vertical[9] ***squint*** • divergent / latent / downward / upward ***squint*** • ***squint*** deviation[10] • (non)paralytic[11] [ɪ]/ concomitant[12] / binocular[13] ***strabismus*** • convergent[2] / corrected / pseudo***strabismus*** [suːdoʊ-] • ***strabismus*** surgery[14] • ***strabismic*** patient / deviation[10] / amblyopia[15]

Schielen, Strabismus

Auswärtsschielen, Exotropie, Strabismus divergens[1] Einwärtsschielen, Esotropie, S. convergens[2] (nach innen) schielen; blinzeln[3] schielend[4] Diplopie, Doppeltsehen[5] schielen[6] d. Schielen wächst s. aus[7] akkommodativer Strabismus[8] Höhenschielen, S. verticalis[9] Schielwinkel[10] Lähmungsschielen, Strabismus paralyticus[11] Begleitschielen, S. concomitans[12] beidseitiges Schielen[13] Strabismusoperation[14] Schielamblyopie[15]

4

visual image [vɪʒʊəl ɪmɪdʒ] *n* *rel* **afterimage[1]** *n term*

visual impression or representation of an object, person or scene [siːn] produced on a surface

» *The ganglion cells translate the visual image impinging[2] [dʒ] upon the retina into a continuously varying barrage [-ɒːʒ] of action potentials. If diplopia is reported in one direction, check whether the peripheral or the central image disappears. Sudden onset of floaters[3] [oʊ], particularly when associated with flashing lights (photopsia), necessitates dilated [eɪ] fundal [ʌ] examination to exclude a retinal tear[4] [teɚ] or detachment[5] [ætʃ].*

Use optical / retinal[6] / central / peripheral ***image*** • outer / three-dimensional[7] ***image*** • polarized / false / mirror[8] / double[9] [ʌ] ***image*** • mental / memory[10] ***image*** • positive / negative[11] ***afterimage*** • ***visual*** impression / perception[12] [se]/ memory • ***visual*** apparatus [eɪ]/ angle[13] [æŋgl]/ axis[14] • ***visual*** cortex / purple[15] [ɜː]/ stimulation • ***visual*** disturbance [ɜː]/ haze[16] [heɪz]/ aid[17] [eɪd] • ***visually*** impaired [eɚ]/ handicapped[18]

(optisches) Bild

Nachbild[1] sich abbilden[2] Mückensehen, Mouches volantes[3] Netzhautriss[4] Netzhautablösung[5] Netzhautbild[6] dreidimensionales Bild[7] Spiegelbild[8] Doppelbild[9] Erinnerungsbild[10] negatives Nachbild[11] opt./ visuelle Wahrnehmung[12] Sehwinkel[13] Sehachse, Axis opticus, Gesichtslinie[14] Sehpurpur, Rhodopsin[15] Schleier-, Nebelsehen[16] Sehhilfe[17] sehbehindert[18]

5

vision [vɪʒᵊn] *n term* *syn* **(eye)sight** [aɪsaɪt] *n clin*, *rel* **light perception[1]** [se] *n*

(i) ability to perceive visual sensations (ii) imagined mental image not elicited by visual stimuli

(in)visible[2] [vɪzɪbl] *adj* • **envision[3]** *v* • **sighted[4]** [saɪtɪd] *adj* • **visu(o)-** *comb*

» *The patient complains of pain and photophobia, blurring [ɜː] of vision[5], and eye irritation. Ocular trauma [ɒː] can lead to loss of vision[6]. He gives a history of lightheadedness, and dimming of vision[5]. Blind infants reach developmental landmarks on a different schedule [ske-||ʃe-] from that of sighted children. An intraocular lens would lead to rapid recovery [ʌ] of sight. If the patient's eyesight is poor, he should be assisted with grooming[7] [uː].*

Use to affect[8]/alter/diminish/obscure[8] ***vision*** • to lose/improve/restore/correct ***vision*** • faculty of[9] / monocular / normal[10] / clear / partial ***vision*** • twenty-twenty[10] / low or poor ***vision*** • impaired or reduced / double [ʌ]/ blurred[5] [ɜː] ***vision*** • stereoscopic[11] / (un)corrected[12] / distant / near ***vision*** • peripheral[13] / night[14] / tunnel [ʌ] ***vision*** • ***vision*** in depth[15] • to lose one's/save sb.'s ***sight*** • poor / failing[16] [eɪ] ***eyesight*** • loss[6] / preservation ***of sight*** • short[17]-/ long-/ non-***sighted*** • ***sight***-threatening [e] infection • ***visuo***sensory /auditory [ɒː] /spatial [vɪʒʊoʊspeɪʃᵊl] disorientation[18]

(i) Sehvermögen, -kraft, Sehen, Visus
(ii) Vorstellung

Lichtwahrnehmung[1] (un)sichtbar[2] s. vorstellen[3] sehend[4] verschwommenes Sehen[5] Visusverlust, Verlust d. Sehkraft[6] Körperpflege[7] die Sehkraft beeinträchtigen[8] Sehvermögen[9] Emmetropie, Normalsichtigkeit[10] stereoskopisches Sehen[11] Visus naturalis, Sehleistung[12] peripheres Sehen[13] skotopisches Sehen, Nachtsehen[14] Tiefensehen, räuml. Sehen[15] nachlassende Sehkraft[16] kurzsichtig[17] visuospatiale Störung[18]

6

visual field [vɪʒʊəl fiːld] *n term, abbr* **VF** *syn* **field of vision** *n term & clin*

area simultaneously [eɪ] visible to one eye in a straight-ahead position

visualize[1] [-aɪz] *v clin* • **visibility**[2] *n* • **hemifield**[3] [e] *n term* • **visualization** *n*

» *Disturbances in vision may consist of image distortion, photophobia, color change, spots before the eyes, visual field defects*[4] [iː], *brief loss of vision, or haloes around lights. Map visual fields by confrontation testing*[5] *in each quadrant of the visual field for each eye individually. The visual loss was described as a curtain*[6] [kɜːrtən] *passing vertically across the visual field. A hand-held direct ophthalmoscope allows visualization of the ocular fundus*[7].

Use (para)central / peripheral / lateral / binocular[8] ***visual field*** • contracted[9] / impaired ***visual field*** • ***visual field*** testing[10] / analysis[10] / perimetry[10] / target • ***visual field*** constriction[9] / disturbances [ɜː]/ loss[4] • axis[11] / line[11] / direction / (upper/ lower) half ***of vision*** • graying [eɪ]/ deterioration *or* fading[12] [eɪ]/ dimness ***of vision*** • blurring / loss / islands[13] [aɪ]/ recovery[14] [ʌ] ***of vision*** • ***to visualize*** the retina • good / poor[15] ***visibility*** • visual hemi***field***

Gesichts-, Sehfeld
s. etw. vorstellen, sichtbar machen, darstellen[1] Sichtbarkeit, Sicht(weite)[2] linkes/ rechtes Gesichtsfeld[3] Skotom, Gesichtsfeldausfall[4] Konfrontationsversuch[5] Schleier[6] Augenfundus[7] binokulares Gesichtsfeld[8] Gesichtsfeldeinengung[9] Gesichtsfelduntersuchung, Perimetrie[10] Sehachse, Gesichtslinie[11] Verminderung d. Sehkraft[12] Sehinseln[13] Wiedererlangen d. Sehkraft[14] schlechte Sicht[15]

7

visual acuity [əkjuːəti] *n term, abbr* **VA** *sim* **sharp-sightedness**[1] *n clin*

visual ability to resolve[2] fine detail [iː] in a visual image, also known as resolving power[3]

stereoacuity[4] [steərɪoʊ-] *n term* • **hyperacuity** [haɪpɚ-] *n* • **sharp-eyed** *adj clin*

» *If the patient is unable to read the top line of the chart* [tʃ], *acuity is recorded as counting fingers (CF), hand movements (HM), perception of light (PL), or no light perception (NLP). Significantly decreased corrected visual acuity (e.g. 6/30 [20/100] in a patient who normally has 6/6 [20/20] vision) generally indicates disease of the eyeball or visual pathway.*

Use to lose/test/determine[5] ***acuity*** • central[6] / near / distant[7] / corrected[8] ***visual acuity*** • ***visual acuity*** for distance[7] / chart[9] • resolution[3] [uːʃ]/ degree [iː] of ***acuity*** • superb [ɜː]/ near-normal / diminished[10] ***acuity*** • impaired[10] / poor[11] ***visual acuity*** • foveal[6]/ stereoscopic / absolute intensity / threshold[12] ***acuity*** • auditory[13]/ taste / mental[14] ***acuity*** • ***acuity*** testing[15] / level • to be[16] ***sharp-eyed***

Sehschärfe
Scharfsichtigkeit[1] auflösen[2] Auflösungsvermögen[3] binokulare Sehschärfe[4] d. Sehschärfe bestimmen[5] zentrale S.[6] Fernsehschärfe, Fernvisus[7] korrigierte S.[8] Sehprobentafel[9] herabgesetzte Sehschärfe[10] Sehschwäche[11] Minimalsehschärfe[12] Hörschärfe[13] Geistesschärfe[14] Sehschärfenbestimmung, -prüfung[15] gute Augen haben[16]

8

59

color vision *n clin & term* *rel* **night vision**[1] *n clin,* **chromatopsia**[2] *n term*

ability to perceive and discriminate colors [kʌlɚz] which is based on the cones [oʊ] in the retina that have visual pigments of differing peak [iː] spectral sensitivity

colored [ʌ] *adj* • **(mono/ di/ tri/ a)chromatic** *adj term* • **di/ trichromat**[3] *n*

» *Acquired defects in color vision*[4] *frequently result from disease of the macula. Man's color vision can distinguish up to 300,000 different hues*[5] [hjuːz]. *The cones*[6], *active under daylight conditions, are specialized for color perception and high spatial resolution*[7]. *These photoreceptor* [se] *pigments in the retina are involved in night, day, and color vision.*

Use (ab)normal / decreased[4] / impairment of[4] / loss of ***color vision*** • ***color vision*** testing / disturbance[4] • yellow[8] / day[9] / twilight[10] [aɪ] ***vision*** • to perceive[11] [iː] ***colors*** • ***colored*** halo [eɪ] • ***color*** perception (test) / match[12] / adaptation • ***color*** confusion[13] [juːʒ]/ change / blind(ness)[14] • ***monochromatic*** light • ***trichromatic*** vision[15]

Farbensehen
Nachtsehen[1] Chromatopsie, Chromopsie[2] (normaler) Trichromat, Person m. normalem Farbensinn[3] Farbenfehlsichtigkeit, -sinnstörung[4] Farbtöne[5] Zapfen[6] räuml. Auflösung[7] Gelbsehen, Xanthopsie[8] Tagessehen, photopisches S.[9] Dämmerungs-, Nachtsehen, skotopisches S.[10] Farben wahrnehmen[11] Farbabstimmung[12] Farbverwechslung[13] Farbenblindheit[14] trichromatisches S., normales Farbensehen[15]

9

light *or* **photopic adaptation** *n term* → U88-17
rel **illumination**[1], **miosis**[2] [maɪ‖miː] *n term*

adjustment to vision in bright light (photopia) by reducing the concentration of photosensitive pigments

illuminate [uː] *v* • **adapt**[3] *v* • **adaptive**[4] *adj term* • **miotic**[5] [maɪɒːtɪk] *adj & n*

» *Inadequate intake or utilization of vitamin A can impair dark adaptation*[6] *and cause night blindness. The rods*[7] *are operative under scotopic, or dim illumination*[8]. *The pupil responded poorly to direct light but constricted briskly*[9] *when the other eye was illuminated. Determine whether the anterior chamber*[10] [tʃeɪ] *is shallow*[11] *by oblique* [-liːk] *illumination of the anterior segment of the eye. The corneal light reflex* [iː] *is evaluated by shining* [aɪ] *the beam* [iː] *of a light at the patient's eyes, observing the reflections off each cornea.*

Use dark or scotopic[6] / retinal[12] / color / auditory [ɒː] ***adaptation*** • ***adaptation*** period • ***adaptive*** mechanism / response / capacity[13] [æs] • bright / room / (in)adequate / good / source [ɔː] of ***illumination*** • dark-***adapted*** • ***light***-adapted eye /-dark discrimination[14] / reflex • ***light*** examination of the eye / intensity • ***light*** threshold[15] / source / ray[16] [reɪ] • to perceive/refract[17] ***light*** • natural / pen[18] / monochromatic / full-spectrum[19] ***light*** • ultraviolet [aɪ] (*abbr* UV)/ sun ***light*** • reactive to ***light*** • perception (*abbr* PL)/ reflection ***of light*** • scattering / wavelength/ flashes[20] ***of light*** • pupillary[2] / unilateral ***miosis*** • ***miotic*** pupils/ eye drops[21] / effect

Helladaptation
Be-, Ausleuchtung[1] Pupillenverengung, Miosis[2] anpassen, adaptieren[3] anpassungsfähig[4] pupillenverengend, miotisch; Miotikum, pupillenverengendes Mittel[5] Dunkeladaptation[6] Stäbchen[7] schwache Beleuchtung[8] rasch[9] vordere Augenkammer, Camera oculi anterior[10] flach[11] Netzhautadaptation[12] Anpassungsfähigkeit[13] Hell-Dunkel-Unterscheidung[14] minimale Lichtwahrnehmung[15] Lichtstrahl[16] Licht brechen[17] Diagnoseleuchte[18] Vollspektrum-Licht[19] Lichtblitze[20] pupillenverengende Augentropfen[21]

10

59

brightness [braɪtnəs] *n* *opposite* **dimness**[1] *n, rel* **contrast**[2] [kɒːntræst] *n & v*

degree of illumination along the black-to-white continuum or the quality of emitting or reflecting light

bright[3] *adj* • **brighten** [braɪtən] **(up)** *v* • **dim**[4] [dɪm] *adj & v* • **dimming** *n*

» *The patient complains* [eɪ] *of a loss of brightness in the affected eye. Haloes around lights or bright objects are suggestive* [dʒe] *of acute angle-closure* [oʊʒ] *glaucoma*[5] [glɔːkoʊmə]. *Baring*[6] [eɚ] *of the blind spot and small scotomata above or below fixation were noted with small and dim visual field targets* [tɑːrgəts].

Use ***brightness*** control[7] / modulation • ***bright*** outdoor light / colors[8] / day / red[9] • ***bright*** light source /-eyed[10] / future • ***brightly*** colored • visual[11] ***dimness*** • ***dimness*** of vision[11] • ***dim*** vision[11] / light / illumination • ***dimmed*** vision[11] • high[12] / distinct / simultaneous / successive[13] [səksesɪv] ***contrast*** • ***contrast*** sensitivity / resolution • ***contrast*** enhancement[14] / agent [eɪdʒ] *or* dye [daɪ] *or* medium[15] [iː]

Helligkeit, Leuchten, Glanz
Halbdunkel, Trübheit, Mattheit[1] Kontrast, Gegensatz; gegenüberstellen, einen Vergleich anstellen[2] hell, strahlend; schlau[3] dunkel, dämmrig; dämpfen, trüben[4] akutes Winkelblockglaukom[5] Exkavation[6] Helligkeitsregulation, -steuerung[7] leuchtende Farben[8] leuchtend rot[9] helläugig, mit strahlenden Augen[10], Augentrübung, Sehschwäche[11] starker Kontrast[12] Sukzessivkontrast[13] Kontrastverstärkung[14] Kontrastmittel[15]

11

(ocular) accommodation [eɪʃ] *n term*
rel **refraction**[1] [rɪfrækʃən] *n term*

adjustment in focal length of the lens to focus on objects at long or short distances by contraction or relaxation of the ciliary [sɪlɪɚi] muscles which adapt the curvature [ɜː] of the anterior surface of the lens

accommodative[2] *adj term* • **(un)accommodated** *adj* • **refractive**[3] *adj*

» *The pupils should constrict promptly and equally to accommodation and to direct and indirect light. With the onset of middle age, presbyopia*[4] *develops as the lens within the eye becomes unable to increase its refractive power to accommodate upon near objects. Large refractive errors*[5] *and poor accommodative ability*[6] *may manifest as headaches.*

Use pupillary / binocular / negative / positive / muscles [mʌslz] of[7] ***accommodation*** • (impaired) visual / fixed-gaze ***accommodation*** • light and (*abbr* L & A)/ loss of[8] / disturbances of ***accommodation*** • ***accommodation*** reflex[9] • paralysis of the muscles of[10] ***accommodation*** • ***accommodative*** capacity[6] / squint *or* strabismus[11] / esotropia / asthenopia[12] • ***unaccommodated*** eye[13] • ***to refract*** light • ***refractive*** power (of the eye)[14] / eye examination[15] / index[16] • ***refractive*** error / state / amblyopia[17] / correction • hyperopic[18] [oʊ]/ errors of[5] / unequal ***refraction*** • ***refraction*** screening

Akkommodation
Lichtbrechung, Refraktion[1] akkommodativ, Akkommodations-[2] Brech(ungs)-[3] Presbyopie, Alterssweitsichtigkeit[4] Refraktionsanomalien, Brechungsfehler[5] Akkommodationsfähigkeit[6] Akkommodationsmuskeln[7] Akkommodationsverlust[8] Akkommodationsreflex[9] Akkommodationslähmung[10] akkommodativer Strabismus[11] akkommodative Asthenopie[12] nicht akkommodiertes Auge[13] Brechkraft d. Auges[14] Refraktionsbestimmung[15] Brechungsindex[16] Refraktionsamblyopie[17] Brechungshyperopie, -hypermetropie[18]

12

convergence [kənvɜːrdʒənˈs] *n term* *opposite* **divergence**[1] [daɪ-] *n term*

coordinated inclination of the visual axes toward their common point of fixation

converge [kənvɜːrdʒ] *v* • **convergent**[2] *adj term* •
diverge [daɪvɜːrdʒ] *v* • **divergent** *adj term*

» *Difficulty with convergence at near point*[3]*, however, may interfere* [-ɪɚ] *significantly with the process of reading. Check for pupillary accommodation with convergence by asking the patient to follow a small object as it moves toward the bridge of the nose*[4]*. A concomitant strabismus may be convergent (esotropia), divergent (exotropia), or vertical (hyper- or hypotropia). Near objects can be seen clearly, but distant objects require a diverging lens*[5] *in front of the eye.*

Use to preserve ***convergence*** • adaptive / near point of (*abbr* NPC)/ far point of[6] ***convergence*** • poor / absence of ***convergence*** • ***convergence*** of the eyes / at near point /-type nystagmus[7] • ***convergent*** squint[8] / rays[9] • ***converging*** lens[10]

Konvergenz (d. Augenachsen)
Divergenz, Abweichen d. Augenachsen[1] s. nähernd, zusammenlaufend, konvergent, konvergierend[2] Nahpunkt, Punctum proximum[3] Nasenrücken[4] Konkav-, Zerstreuungslinse[5] Fernpunkt[6] Konvergenznystagmus[7] Einwärtsschielen, Strabismus convergens, Esotropie[8] konvergierende Strahlen[9] Konvex-, Sammellinse[10]

13

saccade [sækɑːd] *n term* *syn* **saccadic eye movement** *n, rel* **fixation**[1] *n term*

rapid binocular movements that enable the eyes to fixate on moving or changing objects

(re)fixate[2] *v term* • **fix (on)** *v* • **refixation** *n*

» *Saccades, or quick refixation eye movements, are assessed by having the patient look back and forth between two stationary* [eɪʃ] *targets*[3]*. The patient is instructed to gaze upon a small fixation target*[4] *in the distance.*

Use consecutive / corrective[5] / downwards ***saccades*** • hypometric / hypermetric [aɪ] ***saccades*** • ***saccadic*** gaze[6] / jump / displacement • visual / point of[7] / binocular[8] / distance *or* distant[9] / near[10] ***fixation*** • ***fixation*** movement[11] / point[7] / task / shift[12] / disparity[13] • ***to fixate*** (up)on objects • ***to fix*** (up)on / an object with the eyes • to achieve [tʃ] ***fixation*** • ***refixation*** (eye) movement[14]

Sakkade, ruckartige Augenbewegung
Fixation, Einstellung d. Augen[1] fixieren[2] unbewegte Objekte[3] Fixationsobjekt[4] Korrektursakkaden[5] sakkadische Augenbewegung[6] Fixationspunkt[7] beidäugige/ binokulare Fixation[8] Fernfixation[9] Nahfixation[10] Fixationsbewegung[11] wechselnde Fixation, Fixationswechsel[12] Fixationsdisparation[13] Augenbewegung zur Refixation[14]

14

eye alignment [aɪ əlaɪnmənt] *n term* *syn* **ocular alignment** *n term*
opposite **ocular misalignment**[1], **eye deviation**[1] [diːvieɪʃᵊn] *n term*

ability to fix the gaze on a target by keeping the visual axes[2] of both eyes directed to this point

(mis)aligned[3] [aɪ] *adj term* • **deviate**[4] [diːvieɪt] *v* • **deviated** *adj* • **deviating** *adj*

» *One way of evaluating eye alignment is with the cover test*[5]*, in which the patient looks at a target while one eye is covered. Besides alignment, ocular rotations should be evaluated in the six cardinal positions of gaze. Check the alignment and convergence of the eyes and whether there are deviations or latent nystagmus*[6] [ɪ]*. His eyes are aligned orthotropically.*

Use to judge *or* test ***ocular alignment*** • normal / good ***alignment*** • correctly / well-***aligned*** • ***alignment*** of the eyes[7] / evaluation • ***misalignment*** of the visual axes[1] • ocular[1] / (dys)conjugate (gaze *or* eye[8]) / inward ***deviation*** • (concomitant) medial [iː]/ downward / latent[9] [eɪ]/ skew[10] [skjuː] ***deviation*** • ***deviation*** from parallelism / of one eye / of both eyes • ***to deviate*** inward / outward / conjugately • ***deviated*** eye[11]

Orthophorie, Normophorie
Augenfehlstellung, Fehlstellung d. Augenachsen, Strabismus, Heterophorie[1] Sehachsen[2] ausgerichtet, assoziiert[3] abweichen[4] Abdecktest, Cover-Test[5] latenter Nystagmus[6] Orthophorie[7] Deviation conjugee, konjugierte Bulbusabweichung[8] latentes Schielen, Heterophorie[9] Hertwig-Magendie-Syndrom, Magendie-Schielstellung[10] schielendes Auge[11]

15

ocular motility *n term* *rel* **conjugate** [-dʒʊgeɪt] **eye movement**[1] *n term*

movement of the eyeballs effected by the extraocular muscles to position the eyes for proper vision

monocular *adj term* • **binocular** [baɪnɒːkjələ˞] *adj* • **binocularity**[2] *n*

» *Ocular motility must be assessed and the globe*[3] *examined for injury, vascular embarrassment*[4]*, and increased intraocular pressure*[5]*.*

Use full / impaired[6] [eə˞]/ disturbance [ɜː] in / improved ***ocular motility*** • ***conjugate*** lateral gaze / gaze palsy[7] [ɔː]/ eye deviation • ***ocular*** rotation • ***monocular*** depth cues[8] [kjuːz]/ visual stimulation / ischemia [ɪskiː-] • ***monocular*** diplopia[9] [oʊ]/ visual loss / blindness • ***binocular*** (double) [ʌ] vision[2] / visual field • ***binocular*** near point / patching[10] / microscope[11] [aɪ]

Augenbeweglichkeit
konjugierte Augenbewegung, Version[1] binokulares Sehen[2] Augapfel[3] Gefäßschädigung[4] Augeninnendruck, intraokularer D.[5] eingeschränkte Augenbeweglichkeit[6] konjugierte Blicklähmung[7] monokulare Hinweisreize d. Tiefenwahrnehmung[8] monokulare Diplopie[9] Binokulusverband[10] Binokularmikroskop[11]

16

short- *or* **near-sighted** [nɪə˞saɪt̬ɪd] *adj clin* *syn* **myopic** [maɪɒː‖oʊpɪk] *adj term*

inability to focus on[1] near objects because rays [reɪz] of light entering the eye parallel to the optic axis focus[2] in front of the retina, mostly because of excessive axial length of the eyeball

nearsightedness[3] *n clin* • **far-** *or* **long-sighted**[4] *adj* • **far-sightedness**[5] *n* • **hyperopia**[5] *n term* • **hyperopic**[4] *adj* • **myopia**[3] *n* • **-opic, -opia** *comb*

» *More than 70 million people in the U.S. are nearsighted. If you are farsighted you have more trouble seeing up close than you do in the distance. Most children have a hyperopic refraction, which begins to diminish at about 8 years of age and does not require correction. Saying the hyperopic child is sighted for far (not near) is misleading, since the child can focus on near targets if the hyperopia is not excessive.*

Use ***nearsighted*** vision[3] / eye / patients / children • to cause/lead to/correct ***nearsightedness*** • to be (severely[6]/ mildly) / the ***farsighted*** • degree [iː] of / mild / extreme [iː] ***farsightedness*** • high-grade / unilateral / sudden / transient[7] ***myopia*** • axial[8] / index[9] / simple *or* primary [aɪ]/ curvature [ɜː]/ progressive[10] ***myopia*** • emmetr[11]/ presby[12]/ tr/ esotr***opia*** • exotr/ ambly[13]/ heterotr[14]/ hypotr***opia*** [haɪpətroʊpɪə] • dipl/ hemian[15]/ [hemɪənoʊpɪə] quadrantan***opia***

kurzsichtig, myop(isch)
einstellen, klar sehen[1] s. bündeln[2] Kurzsichtigkeit[3] weitsichtig[4] Weitsichtigkeit, Hyperopie, Hypermetropie[5] stark weitsichtig sein[6] vorübergehende/ passagere Myopie[7] Achsenmyopie[8] Brechungsmyopie[9] progressive Myopie[10] Normalsichtigkeit, Emmetropie[11] Presbyopie, Altersweitsichtigkeit[12] Schwachsichtigkeit, Amblyopie[13] manifestes Schielen, Heterotropie[14] Halbseitenblindheit, Hemianopsie[15]

17

blind [blaɪnd] *adj clin* *opposite* **sighted**[1] [saɪt̬ɪd] *adj clin* → U59-6

being unable to see or to suffer [ʌ] from visual impairment [eə˞] (e.g. color blindness)

blindness[2] *n clin & term* • **blind**[3] *n & v* • **blinding** *adj* • **-alopia** [-əloʊpɪə] *comb*

» *I was blinded by the lights of an approaching* [əproʊtʃ-] *car. Patients with age-related macular degeneration, though often legally blind (< 20/200 vision), have good peripheral vision and useful color vision, and they should be advised* [aɪ] *that they will not lose all sight.*

Use to go[4]/be/be born ***blind*** • legally [iː]/ color[5] ***blind*** • ***blind*** child • ***blind***fold[6] / as a bat[7] / in one eye[8] / spot[9] • acquired[10] [aɪ]/ sudden / fleeting[11] [iː] ***blindness*** • progressive / permanent [ɜː]/ bilateral ***blindness*** • total *or* absolute / irreversible [ɜː]/ curable [kjʊə˞-] ***blindness*** • cortical[12] / psychic[13] [saɪkɪk]/ night[14] / day / snow[15] ***blindness*** • sun / eclipse / (red-green/ yellow-blue) color[16] ***blindness*** • ***blinding*** eye lesion[17] [iːʒ]/ retinal detachment [ætʃ] • nyct***alopia***[14] [nɪktəloʊpɪə]

blind
sehend[1] Blindheit[2] die Blinden; Jalousie, Blende; blind machen, blenden[3] blind werden, erblinden[4] farbenblind[5] m. verbundenen Augen[6] stockblind, vollkommen blind[7] auf einem Auge blind[8] blinder Fleck[9] erworbene Blindheit[10] Amaurosis fugax[11] Rindenblindheit, kortikale B.[12] funktionelle B.[13] Nachtblindheit, Nyktalopie[14] Schneeblindheit[15] Rotgrünblindheit[16] zur Erblindung führende Augenläsion[17]

18

59

Unit 60 Ears

Related Units: 21 Head & Neck, 61 Hearing, 57 Senses, 40 Nervous System, 41 Brain, 42 Nerve Function

outer *or* **external ear** [ɪkstɜːrnəl ɪɚ] *n* *rel* **middle ear[1], inner ear[2]** *n* → U21-15

visible portion of the ear, the outer ear canal, and the outer surface of the eardrum

earshot[3] *n clin* • **(ear)wax[4]** *n* •
(bin)aural [baɪ-‖bɪnɔːrəl] *adj term* • **ot(o)-** [oʊt̬ə-] *comb*

» *Scaling[5] [eɪ] within the external ear is often mistaken for a chronic fungal [ʌ] infection. Clear or blood-tinged[6] [dʒ] fluid emerging [ɜː] from the ear must be assumed to be cerebrospinal fluid.*

Use ***external ear*** canal / cartilage [-ɪdʒ]/ injury • to have sharp/plug [ʌ] the[7] ***ears*** • prominent[8] / low-set[9] / lop[10] / plugged / tender[11] / running[12] ***ears*** • chronically discharging / bleeding from the ***ears*** • affected / ipsilateral / right / (non)tested ***ear*** • foreign body / pain / itching / fullness ***in the ear*** • to lend sb. your ***ear*** • ***ear***ache[13] [ɪɚeɪk]/ wick[14] / infection / plug[15] • ***ear*** flap[16] / nose and throat[17] [oʊ] (*abbr* ENT)/ speculum[18] • within / out of[19] ***earshot*** • ***ear***-phone /ring /splitting[20] • mon/ retro***aural*** • ***aural*** discharge[12] / fullness / pressure • ***monaural*** hearing / stimulation • ***oto***logy /genous [dʒə] /toxic /pharyngeal [ɪndʒ] /rrhea[12] [-riːə] / scope[18] /plasty • ***ot***algia[13] [-dʒ(ɪ)ə] /itis [oʊtaɪt̬ɪs]

äußeres Ohr, Auris externa
Mittelohr, Auris media[1] Innenohr, Auris interna[2] Hörweite[3] Zerumen, Ohrenschmalz[4] (Ver)schuppung, Schuppenbildung[5] blutig tingiert[6] d. Ohren zustopfen[7] abstehende O.[8] tiefsitzende O.[9] Hängeohren[10] druckschmerzempfindl. O.[11] Otorrhoe, Ohrenfluss[12] Ohrenschmerzen, Otalgie[13] Wattebausch, Gazestreifen (für d. Ohr)[14] Gehörstöpsel, Gehörschutzpfropfen[15] Ohrenschützer[16] HNO[17] Ohrenspiegel, Otoskop[18] außer Hörweite[19] ohrenbetäubend[20] 1

auricle [ɔːrɪkl] *or* **pinna** *n term* *rel* **earlobe** *or* **ear lobe[1]** [ɪɚ loʊb] *n clin*

shell-like[2] flap of the ear projecting from the side of the head; it consists of the concha[3] [kɒːŋkə], helix[4] [iː], ant(i)helix[5], tragus[6] [eɪ], antitragus[7] and the lobule [ɒː] of the auricle[1]

auricular *adj term* • **pinnal** [pɪnᵊl] *adj* • **auricul(o)-** *comb*

» *The auricle collects the sound waves and directs them to the external auditory canal. These patients present with a swollen, hot, red pinna, usually with sparing[8] [eɚ] of the lobule. Lop ear, the most common congenital [dʒe] deformity of the auricle, is the result of failure of development of the antihelical fold or excessive protrusion [uːʒ] of the conchal cartilage.*

Use tender / deformed ***pinna*** • bifid[9] / affected / contralateral / stretched[10] ***earlobe*** • post/ retro/ pre***auricular*** • ***auricular*** appendage[11] [-ɪdʒ]/ cartilage[12] / muscle [ʌ]/ nerve [ɜː] • ***auricular*** trauma [ɒː]/ deformity[13] / hillock[14] • ***auriculo***temporal nerve /palpebral [iː] reflex[15] [iː]

Ohrmuschel, Pinna, Auricula
Ohrläppchen[1] muschelartig[2] Concha auricularis, Ohrmuschel[3] Helix, Ohrleiste[4] Anthelix, Gegenleiste[5] Tragus, knorpelige Erhebung vor d. Gehörgang[6] Antitragus[7] Aussparung[8] Doppelläppchen[9] gedehntes Ohrläppchen[10] Aurikular-, Ohranhänge[11] Ohr(muschel)knorpel, Cartilago auricularis[12] angeborener Ohrmuscheldefekt, Ohrmuscheldeformität[13] Ohrmuschelhöcker[14] akust. Lidreflex[15] 2

external auditory [ɒːdɪtɔːri] **canal** *or* **meatus** [miːeɪt̬əs] *n term, abbr* **EAM**
syn **outer ear canal** [kənæl] *n clin*

passage from the pinna to the eardrum about 2.5 cm long and lined by skin which is directly attached to the periosteum of the temporal bone in the medial half (no subcutaneous [eɪ] layer)

» *Is the FB[1] lodged [dʒ] medial to the isthmus [ɪsməs] of the external auditory canal? Purulent[2] [jʊɚ] debris filling the ear canal should be gently [dʒ] removed to permit entry of the topical medication. There is an opening in the petrous portion[3] of the temporal bone through which the auditory and facial nerves and blood vessels pass.*

Use pressure in / lesions [iːʒ] in / inspection of / inflammation [eɪʃ] of[4] ***the external auditory canal*** • obstructed [ʌ]/ patent[5] [eɪ] ***external auditory canal*** • internal[6] [ɜː] ***auditory meatus*** *or* ***canal*** (*abbr* IAM) • ***external auditory canal*** bone / fluid • ***ear canal*** skin / wall / pressure / discharge[7] [-tʃɑːrdʒ] • middle ***meatus*** antrostomy

äußerer Gehörgang, Meatus acusticus externus
Fremdkörper[1] eitrig[2] Felsenbeinpyramide, Pars petrosa ossis temporalis[3] Entzündung d. äußeren Gehörgangs[4] durchgängiger äußerer Gehörgang[5] innerer Gehörgang, Meatus acusticus internus[6] Otorrhoe, Ohrenfluss[7] 3

eardrum [ʌ] *n clin* *syn* **tympanum** [ɪ], **tympanic membrane** *n term, abbr* **TM**

thin tense[1] membrane at the boundary [aʊ] between the external and middle ear which separates the tympanic cavity from the external auditory meatus

drum rupture[2] [ʌ] *n* • **hemotympanum[3]** [hiːmət̬ɪmp-] *n term* • **tympan(o)-** *comb*

» *When sound strikes [aɪ] the ear, it causes the tympanic membrane to vibrate [aɪ]. The eardrum reacts to sound waves and starts the ossicular chain [tʃeɪn] moving. Do a caloric test of the external ear canal by gently instilling ice water against the tympanic membrane. A hemotympanum gives the eardrum a blue-black color.*

Use to examine/visualize/injure/penetrate ***the eardrum*** • perforated[4] / injected [dʒe]/ immobile ***eardrum*** • perforation[4] / inspection / immobility / rupture[2] [-ptʃɚ] ***of the eardrum*** • ***tympanic*** antrum[5] / nerve [ɜː]/ vein [eɪ] • ***tympanic*** notch[6] [nɒːtʃ]/ swelling / injury / temperature • intact / normal-appearing / gray / retracted[7] ***tympanic membrane*** • mobility[8] / compliance[9] [aɪə] ***of the tympanic membrane*** • ***tympanic membrane*** perforation[4] • ***tympan***itis [aɪ] /oplasty[10] /ometry[11] /ocentesis [iː] /osclerosis[12] • sinus [aɪ]/ fundus [ʌ] / chorda [kɔːrdə]/ tegmen[13] ***tympani***

Trommelfell, Membrana tympani
straff[1] Trommelfellruptur[2] Hämatotympanon, Blutansammlung in d. Paukenhöhle[3] Trommelfellperforation[4] Antrum mastoideum[5] Incisura tympanica[6] Trommelfelleinziehung, -retraktion, retrahiertes Trommelfell[7] Trommelfellbeweglichkeit[8] Trommelfellcompliance[9] Tympanoplastik[10] Tympanometrie[11] Tympanosklerose[12] Tegmen tympani, knöchernes Dach d. Paukenhöhle[13] 4

auditory *or* **ear ossicle** [ɒːsɪkᵊl] *n term*
rel **malleus**[1] [mælɪəs], **incus**[2] [ɪŋkəs], **stapes**[3] [steɪpiːz] *n term*

small bones (hammer[1], anvil[2] [æ], stirrup[3] [ɜː]) that convey [eɪ] sound impulses from the eardrum to the oval window

ossicular[4] *adj term* • **stapedial** [iː] *adj* • **ossicul(o)-** *comb* • **staped(e)-** *comb*

» *The handle of the malleus*[5]*, the first and largest of the ossicles, is attached* [tʃ] *to the eardrum, while the head is attached to the roof of the tympanic cavity by the superior malleolar ligament, and articulates with the anvil. When moved by the incus, the stapes, the third and inner bone of the ossicular chain, vibrates in the oval window.*

Use middle ear ***ossicle*** • ***ossicular*** chain[6] / discontinuity[7] [uː]/ disruption [ʌ] • ***ossicular*** malformation[8] / erosion[9] [oʊʒ]/ implants • ***stapes*** surgery / fixation[10] • ***stapedial*** footplate[11] • ***staped***iovestibular /dius muscle[12] /otomy /ectomy[13] /iolysis /ioplasty[14]

Gehörknöchelchen
Hammer, Malleus[1] Amboss, Incus[2] Steigbügel, Stapes[3] ossikulär[4] Hammerstiel, Manubrium mallei[5] Gehörknöchelchenkette[6] Gehörknöchelchenunterbrechung[7] Gehörknöchelchendefekt, -fehlbildung[8] Arrosion der Gehörknöchelchen[9] Stapesfixation[10] Stapes-, Steigbügelfußplatte[11] Steigbügelmuskel, Musculus stapedius[12] Steigbügelentfernung, Stapedektomie[13] Stapesplastik[14]
5

middle ear cavity [kævəṭi] *n clin* *syn* **tympanic cavity** *n term rare*

portion of the hearing mechanism [ek] between the outer and inner ears formed by the eardrum, the ossicles, the opening of the eustachian tube, the oval window, and the round window

» *If no infection is present, the middle ear cavity generally contains normal mucosa* [mjuː-]. *Owing to the normal aeration of the middle ear cavity*[1]*, the tympanic membrane retained* [eɪ] *its mobility.*

Use air-filled[2] ***middle ear cavity*** • ***middle ear*** space[3] [speɪs]/ cleft[3] / structures [ʌ]/ conduction [ʌ] • ***middle ear*** pressure[4] / effusion[5] [juːʒ]/ fluid • ***middle ear*** ventilation[1] / examination / infection / deafness[6] [e] • ***middle ear*** inflammation[7] / damage[8] / tumor / aspirate / surgery

Paukenhöhle, Cavum tympani, Cavitas tympanica, Tympanum, Tympanon
Belüftung d. Paukenhöhle[1] lufthaltige Paukenhöhle[2] Paukenhöhle[3] Mittelohrdruck[4] Paukenhöhlenerguss[5] Mittelohrschwerhörigkeit[6] Mittelohrentzündung, Otitis media[7] Mittelohrschädigung[8]
6

eustachian [juːsteɪʃᵊn] **tube** *n term* *syn* **auditory tube** [ɒːdɪtɔːri t(j)uːb] *n clin*

tube connecting the nasopharynx with the middle ear which opens during swallowing[1]

» *The narrowest portion of the auditory tube is in the region of the sphenopetrosal* [iː] *fissure*[2] [ɪʃ]. *Prolonged eustachian tube dysfunction results in chronic negative middle ear pressure that draws inward the upper flaccid*[3] [(k)s] *portion of the tympanic membrane. The patient should be advised to swallow* [ɒː], *yawn*[4] [jɔːn], *and autoinflate frequently during underwater descent* [dɪsent], *which may be painful if the auditory tube collapses.*

Use ***eustachian tube*** mucosa / function (*abbr* ETF)/ pressure • ***eustachian tube*** dysfunction [ɪ]/ obstruction / inflation • ***eustachian*** muscle[5] / tonsil[6] / cartilage • ***auditory*** artery / nerve / pathway[7] • ***auditory*** cortex[8] / stimuli / perception / memory[9] / hallucinations[10] • overly patent[11] [eɪ]/ hypofunctioning / semicanal of the[12] ***auditory tube***

Ohrtrompete, Tuba auditiva/ Eustachii, Eustachische Röhre
Schlucken[1] Fissura sphenopetrosa[2] schlaff[3] gähnen[4] Musculus tensor tympani, Trommelfellspanner[5] Tubenmandel, Tonsilla tubaria[6] Hörbahn[7] Hörrinde, akust. Rindenfeld/ Cortex[8] akust. Erinnerungsfeld/ -region[9] akust. Halluzinationen[10] klaffende Ohrtrompete[11] Semicanalis tubae auditivae[12]
7

oval window *n term* *syn* **fenestra vestibuli** [-aɪ] *n*, *rel* **round window**[1] *n term*

oval opening on the medial [iː] wall of the middle ear leading to the vestibule which is closed by the footplate of the stapes

» *A less common source of posttraumatic vertigo* [ɜː] *is disruption* [ʌ] *of the oval or round window with leakage* [iː] *of perilymph*[2] [ɪ] *into the middle ear. In a perforated eardrum drugs can be absorbed into the inner ear fluids through the secondary tympanic membrane*[3] *at the round window.*

Use ***oval window*** niche [niːʃ]/ perilymph / reflex • ***round window*** reflex / injury / rupture • cochlear[1] / vestibular[4] ***window*** • ***fenestra*** ovalis[4] / cochleae *or* rotunda[1]

Vorhoffenster, ovales Fenster, Fenestra vestibuli
Schneckenfenster, rundes F., Fenestra cochleae[1] Perilymphe[2] Membrana tympani secundaria[3] Vorhoffenster, Fenestra vestibuli[4]
8

vestibule [-bjuːl] **(of the ear)** *n term* *rel* **utricle**[1] [juːtrɪkᵊl], **saccule**[2] *n term*

central cavity in the bony labyrinth of the inner ear between the cochlear and semicircular [sɜː] canals containing the otolithic apparatus[3] [eɪ], the saccule [-kjuːl] and the utricle

vestibular [vestɪbjələ˞] *adj term* • **utricular** *adj* • **vestibul(o)-** *comb*

» *The utricle is the larger of the two sacs that occupy a portion of the membranous labyrinth of the vestibule. The vestibular end organs are dynamic structures that respond to linear acceleration* [əks-] *(saccule and utricle) and to angular acceleration*[4] *(semicircular canals).*

Use ***vestibular*** apparatus[5] / system / window / scala[6] [skeɪlə]/ nerve / end organ • ***vestibular*** input / (dys/ hypo)function / damage / toxicity • ***vestibular*** loss[7] / vertigo[8] / schwannoma / nystagmus[9] • nasal [eɪ]/ (labio)buccal [ʌ] ***vestibule*** • ***utricular*** nerve / otolithic membrane • ***utriculosaccular*** duct[10] [ʌ] • ***macula acustica*** utriculi[11] [-laɪ]/ sacculi[12] • vestibular[13] ***saccule*** • ***vestibul***itis [aɪ] • ***vestibulo***ocular reflex[14] [iː] (*abbr* VOR) /cochlear nerve[15] /cerebellar • ***vestibulo***spinal [aɪ] /tomy /genic [dʒe]

Vestibulum (labyrinthi)
Utrikulus, großes Vorhofsäckchen[1] Sakkulus, kleines Vorhofsäckchen[2] Otolithenorgan, -apparat[3] Winkelbeschleunigung[4] Vestibularapparat[5] Scala vestibuli, Vorhoftreppe[6] Vestibularisausfall[7] Vestibularisschwindel[8] vestibulärer Nystagmus[9] Ductus utriculosaccularis[10] Macula utriculi[11] Macula sacculi[12] Vorhofsäckchen[13] vestibulookulärer Reflex[14] Nervus vestibulocochlearis, VIII. Hirnnerv[15]
9

semicircular canals [-sɜːrkjələʳ kənælz] *n term*

rel **labyrinth**[1] [læbərɪnθ] *n term*

three tubes in the osseous labyrinth of the ear lying in planes [eɪ] at right angles to each other which contain communicating membranous sacs that are filled with endolymph [ɪ] and surrounded by perilymph

labyrinthine[2] *adj term* • **labyrinth(o)-** *comb*

» *The head is elevated 30 degrees to bring the horizontal semicircular canal into a vertical* [ɜː] *position. Angular acceleration of the head displaces endolymph in the semicircular canals and deflects hair cell cupulae* [kjuːpjəliː] *in the cristae*[3] [krɪsti‖aɪ], *which results in either an increase or decrease in neuronal impulses to the vestibular nuclei.*

Use anterior[4] / posterior / lateral ***semicircular canals*** • bony or osseous[5] / membranous[6] / cochlear[7] ***labyrinth*** • vestibular[8] / hypofunctioning / dead ***labyrinth*** • ***labyrinthine*** apparatus [eɪ]/ (dys)function / concussion[9] [-kʌʃᵊn]/ vertigo[10] • ***labyrinthine*** sedative / ischemia [ɪskiːmɪə]/ reflex[11] [iː]/ deafness[12] [e] • ***labyrinthectomy*** /itis[13] [-aɪtɪs]

knöcherne Bogengänge, Canales semicirculares
Labyrinth[1] labyrinthär, Labyrinth-[2] Cristae ampullaris[3] Canalis semicircularis anterior, vorderer knöcherner Bogengang[4] knöchernes Labyrinth, Labyrinthus osseus[5] häutiges Labyrinth, L. membranaceus[6] Schneckenlabyrinth, L. cochlearis[7] Vorhoflabyrinth, L. vestibularis[8] Labyrintherschütterung[9] Vestibularisschwindel[10] Labyrinthreflex[11] Labyrinth-, Innenohrschwerhörigkeit[12] Labyrinthitis, Innenohrentzündung[13]
10

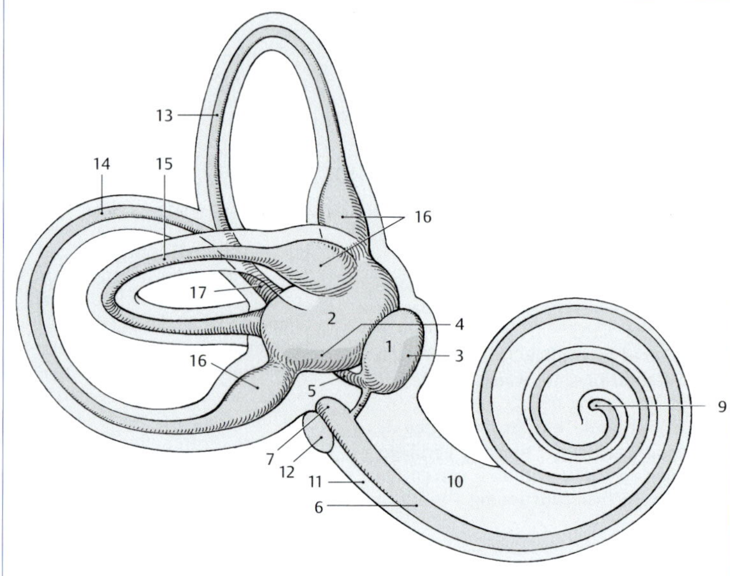

Membranous labyrinth:
saccule (**1**),
utricle (**2**),
macula sacculi (**3**),
macula utriculi (**4**),
utriculosaccular duct (**5**),
cochlear duct (**6**),
vestibular cecum (**7**),
cochlear cupula (**8**),
cupular cecum (**9**),
scala vestibuli (**10**),
scala tympani (**11**),
round window (**12**),
anterior semicircular canal (**13**),
posterior semicircular canal (**14**),
lateral semicircular canal (**15**),
membranous ampulla (**16**),
common osseous crus (**17**)

cochlea [kɒː‖koʊklɪə] *n term*

spiral [aɪ] canal in the inner ear coiled[1] [kɔɪld] into the shape of a snail [eɪ] shell containing the organ of Corti, the end-organ of hearing; it makes two and a half turns around a central core of spongy [spʌndʒi] bone, the modiolus[2] [mədaɪələs]

(intra/ endo)cochlear *adj term* • **cochle(o)-** *comb*

» *From the cochlea the vibrations are passed to the brain by the auditory nerve*[3]. *A bony plate, the spiral lamina*[4], *extends from the modiolus and partially divides the cochlea. Prolonged exposure* [oʊʒ] *to sounds exceeding* [iː] *85 dB is potentially injurious*[5] *to the cochlea.*

Use membranous[6] / bony ***cochlea*** • apex[7] [eɪ]/ cupula[7] [juː]/ canaliculus ***of the cochlea*** • spiral [aɪ] canal[8] / basilar membrane ***of the cochlea*** • ***cochlear*** duct[6] [ʌ]/ window / recess[9] • ***cochlear*** labyrinth / aqueduct[10] [æ]/ fluid / perilymph • ***cochlear*** hair cells[11] / nerve / microphonic potential[12] • ***cochlear*** artery / concussion / implant[13] • ***cochleo***stapedial reflex[14] /neural deafness [e] /vestibular neuritis [n(j)ʊəaɪtɪs] • ***cochleitis***

Schnecke, Cochlea, Kochlea
gewunden[1] Schneckenachse, -spindel, Modiolous[2] Nervus vestibulocochlearis[3] Lamina spiralis ossea[4] schädlich[5] häutiger Schneckengang, Ductus cochlearis[6] Schneckenspitze, Cupula cochleae[7] Schneckengang, Canalis spiralis cochleae[8] Recessus cochlearis[9] Ductus perilymphaticus, Aquaeductus cochleae[10] Corti-Hörzellen, -Haarzellen[11] (endocochleäres) Mikrophonpotential[12] Kochleaimplantat[13] Stapediusreflex[14]
11

organ of Corti *n term* *syn* **spiral** [aɪ] **organ** *or* **organum spirale** *n term*

specific neuroepithelial [iː] receptor organ for hearing within the vestibule and semicircular canals; its sensory hair cells (stereocilia[1] [sɪ]) are embedded in or in contact with the tectorial membrane[2] while the other end is in close contact with many nerve endings

» *The organ of Corti rests on the basilar membrane[3] within the cochlear duct [ʌ] (scala [eɪ] media [iː]) and contains the hair cells, and their supporting cells. Not only does the organ of Corti respond to acoustic [uː] stimulation, it also produces otoacoustic emissions[4] (abbr OAE) which can be evoked [oʊ] by acoustic stimulation. Aging is associated with progressive loss of outer hair cells within the organ of Corti.*

Use arch[5] [ɑːrtʃ]/ pillar[6] [ɪ]/ (hair) cells[7] ***of Corti*** • ***Corti*** ganglion[8] • ***Corti's*** tunnel[9] / membrane[2] • ***spiral*** ganglion of the cochlea[8] / vein [eɪ] of the modiolus [aɪ]

Corti-Organ, Organum spirale
Stereozilien[1] Membrana tectoria[2] Basilarmembran, Lamina basilaris[3] otoakustische Emissionen[4] Corti-Bogen[5] Corti-Pfeilerzelle[6] Corti-Hörzellen, -Haarzellen[7] Ganglion spirale cochleae[8] Corti-Tunnel, innerer Tunnel[9]

12

auditory nerve [ɜː] *n term*
syn **acoustic** [əkuːstɪk] *or* **vestibulocochlear nerve** *n term*

8th cranial nerve combining the cochlear and vestibular nerves

» *At low frequencies, individual auditory nerve fibers [aɪ] can respond more or less synchronously with the stimulating tone. Tests of hearing by air conduction[1] [ʌ] provide information about the integrity of the cochlea, acoustic nerve, and central auditory pathway.*

Use ***auditory*** cortex / neurons / artery / function / acuity[2] [juː] • ***auditory*** adaptation / brainstem evoked response[3] (*abbr* ABR) • 8th (cranial)[4] / facial [eɪʃ] ***nerve*** • ***nerve*** deafness[5] [e]/ palsy [pɔːlzi] • ***acoustic*** hair cell[6] / chamber[7] [tʃeɪ-]/ stimulus / power[8] • ***acoustic*** reflex[9] (decay) [dɪkeɪ]/ impedance[10] [iː]/ trauma [ɒː]

Nervus vestibulocochlearis/ statoacusticus, Akustikus
Luftleitung[1] Hörschärfe[2] akustisch evozierte Hirnstammpotentiale[3] VIII. Hirnnerv, N. vestibulocochlearis[4] Schallempfindungs-, Innenohr-, Labyrinthschwerhörigkeit[5] Corti-Haarzelle, Corti-Hörzelle[6] schalldichter Raum[7] Schallintensität, -stärke, Lautstärke[8] Stapediusreflex[9] akust. Impedanz[10]

13

mastoid process [mæstɔɪd prɒːses] *n term* *syn* **mastoid (bone)** *n jar & clin*

raised [eɪ], nipple-like[1] projection [dʒe] of the temporal bone behind the external [ɜː] ear

mastoidal[1] *adj term* • **(stylo** [staɪloʊ]**/ sterno** [ɜː]**)mastoid**[1] *adj* • **mastoid-** *comb*

» *Palpate the mastoid process to check if it is tender. The mastoid air cells[2] are in contiguity [juː] with[3] the middle ear space[4]. Bone conduction[5] aids [eɪ] can be implanted in the mastoid process.*

Use external ***mastoid process*** • ***mastoid*** (air) cells *or* sinuses[2] [aɪ]/ cavity *or* antrum[6] / foramen [eɪ] • ***mastoid*** wall[7] / notch [nɒːtʃ] *or* incisure[8] [ɪnsɪʒɚ]/ fontanelle[9] / canaliculus • ***mastoid*** x-ray [eksreɪ]/ abscess • ***mastoid*** ecchymosis [ekɪmoʊsɪs]/ tenderness[10] / infection • ***mastoid***ectomy[11] /itis • ***stylomastoid*** foramen[12] [eɪ] • ***sternomastoid*** muscle [mʌsl]

Warzenfortsatz, Processus mastoideus, Mastoid
warzenförmig, mastoid[1] Warzenfortsatzzellen, Cellulae mastoideae[2] in Verbindung stehen[3] Paukenhöhle[4] Knochenleitung[5] Antrum mastoideum[6] Paries mastoideus[7] Incisura mastoidea[8] hintere Seitenfontanelle, Fonticulus mastoideus/ posterolateralis[9] Druckschmerz über d. Proc. mastoideus[10] Mastoidektomie[11] Foramen stylomastoideum[12]

14

cerumen [səruːmən] *n term* *syn* **(ear)wax** [ɪɚwæks] *n clin*

yellow or brown wax-like substance secreted [iː] in the outer third of the external ear canal

ceruminous *adj term* • **waxy** *or* **wax-like**[1] *adj clin*

» *Tympanometry does not require removal of cerumen unless the canal is completely blocked. Tinnitus may be experienced by patients with noise-induced hearing loss or ceruminous impaction[2]. Parents should be advised that earwax protects the ear (cerumen contains lysozymes [laɪsəzaɪmz] and immunoglobulins that curtail[3] [eɪ] infection). Very hard wax adhering [ɪɚ] to the wall of the ear canal should be softened[4] before irrigation is attempted.*

Use to remove ***cerumen*** • soft / moist / hard(-packed) *or* inspissated[5] / excess / impacted[5] ***cerumen*** • ***cerumen*** plug[5] [ʌ]/ solvent / removal • ***ceruminous*** glands[6] / impaction[2] / deafness [e] • ***earwax*** removal • ***waxy*** material / appearance [ɪɚ]

Zerumen, Ohrenschmalz
wächsern, wachsartig[1] Zeruminalpfropf, Cerumen obturans[2] hintanhalten[3] aufgeweicht[4] impaktiertes Zerumen, Zeruminalpfropf[5] Ohrenschmalzdrüsen, Glandulae ceruminosae[6]

15

Unit 61 Hearing

Related Units: 57 Senses, 60 Ears, 41 Brain, 66 Speech, 42 Nerve Function, 59 Vision, 113 Neurologic Findings

listen [lɪsᵊn] *v* *sim* **hear**[1] [hɪɚ] - heard - heard [hɜːrd] *v irr*

to pay attention in order to hear something

overhear[2] *v irr* • **unheard** *adj* • **hearsay**[3] [hɪɚseɪ] *n* • **listening** *adj & n* • **listener**[4] *n*

» *Test hearing by determining [ɜː] whether the patient can hear soft sounds*[5] *like a watch ticking. These hearing aids [eɪ] promise substantial improvements in speech [spiːtʃ] intelligibility*[6]*, especially under difficult listening circumstances [sɜː].*

Use ***to hear*** sounds [aʊ]/ a tuning [(j)uː] fork[7] / high tones [oʊ]/ oneself speak • (un)able / difficult ***to hear*** • ***to listen*** to music / for heartbeats [hɑːrtbiːts]/ intently[8] / hard[8] / in on a conversation[9] • attentive / empathic ***listening*** • to be a good ***listener*** • ***listening*** comprehension[10]

(zu)hören, horchen (auf)
(an)hören[1] (zufällig) mithören[2] Gerüchte, Hörensagen[3] (Zu)hörer(in)[4] leise Geräusche[5] Sprachverständlichkeit[6] den Ton einer Stimmgabel hören[7] aufmerksam zuhören[8] ein Gespräch mithören[9] Hörverständnis[10] 1

hearing [hɪɚɪŋ] *n clin & term* *rel* **audibility**[1] [ɒːdɪbɪləṭi] *n*

(i) the ability to perceive [siː] sound (ii) the sensation [eɪ] of sound (as opposed to vibration [aɪ])

(in)audible [ɒːdɪbl] *adj* • **auditory**[2] *adj term* • **audiometry**[3] [ɒː] *n* • **audi(o)-** *comb*

» *You should have your hearing tested. If hearing is going to return, it is likely to do so in 10 to 14 days. Labyrinthectomy is appropriate only for patients with little or no hearing in the involved ear. Inflammation of the internal auditory artery may produce hearing loss.*

Use to maximize/preserve [ɜː] /be within[4]/be hard of[5] ***hearing*** • normal / color[6] / excellent / diminished ***hearing*** • threshold[7] / clarity [æ]/ measurement [eʒ] ***of hearing*** • (sudden [ʌ]/ permanent) [ɜː] loss[8] / sense ***of hearing*** • ***hearing*** status / level / test[9] • ***hearing*** device [dɪvaɪs] *or* aid[10] / (ear) dog / distance • ***hearing*** difficulty / disorders[11] / deficit[12] / defect [iː]/ loss[13] • ***audible*** sound / frequency[14] • ***auditory*** canal[15] / nerve / cortex • ***auditory*** perception [se]/ function [ʌ]/ cue[16] [kjuː] • ***auditory*** signal / acuity [əkjuːəṭi]/ threshold[7] • ***auditory*** evoked [oʊ] potentials[17] / impairment[12] [eɚ] • ***auditory*** hallucination [s]/ rehabilitation • ***audio***logic assessment *or* evaluation *or* testing[3] • ***audio***gram /logist /vestibular • impedance[18] / speech[19] / pure [pjʊɚ] tone[20] / serial ***audiometry*** • brain stem evoked response[21] / threshold[22] ***audiometry***

(i) Hören, Hörfähigkeit, -vermögen (ii) Gehör
Hörbarkeit, Vernehmbarkeit[1] auditiv, akustisch, Hör-, Gehör-[2] Audiometrie[3] in Hörweite sein[4] schwerhörig sein[5] Auditio colorata, Farbwahrnehmung beim Hören[6] Hörschwelle[7] akuter Hörverlust, Hörsturz[8] Hörprüfung[9] Hörgerät, -hilfe[10] Hörstörungen[11] Schwerhörigkeit[12] Schwerhörigkeit, Hörverlust[13] hörbare Frequenz[14] Gehörgang[15] akust. Signal[16] akust. evozierte Potentiale[17] Impedanzaudiometrie[18] Sprachaudiometrie[19] Ton(schwellen)audiometrie[20] elektrische Reaktionsaudiometrie (AEP)[21] Schwellenaudiometrie[22] 2

sound wave [saʊnd weɪv] *n* *rel* **tone**[1], **noise**[2], **ultrasound**[3] [ʌ] *n* → U118-16

successive patterns of compression and rarefaction[4] (pressure waves or vibrations) in a medium

(ultra)sonic *adj* • **wavelength**[5] *n* • **noisy** *adj* • **noiseless**[6] *adj* • **sono-** *comb*

» *Sound waves strike the tympanic membrane and produce in-and-out vibrations that transmit sound energy to the ossicular chain*[7]*. In conductive [ʌ] losses*[8]*, the sound appears louder in the poorer-hearing ear, whereas in sensorineural [-n(j)ʊɚəl] losses*[9] *it lateralizes to the better side.*

Use to generate/amplify/perceive[10]/reflect/transmit ***sound waves*** • ***sound waves*** propagate *or* travel[11] • speech / audible / faint [eɪ]/ low-pitched[12] / guttural [ʌ] ***sound*** • dull[13] [ʌ]/ ringing[14] / tick-tack / crackling[15] ***sound*** • ***sound*** source[16] [ɔː]/ field[17] / energy[18] / stimulation • ***sound*** perception / transmission / amplification[19] • ***sound*** level (meter) [iː]/ pressure level[20] (*abbr* SPL)/ vibration [eɪʃ] • ***sound*** recognition [ɪʃ]/ discrimination / blending /-proof room[21] • memory for / passage of ***sounds*** • bone-conducted / heart[22] / bowel[23] [baʊəl] ***sound*** • fetal [iː] heart[24] (*abbr* FHT)/ beeping[25] [iː]/ intense ***tones*** • continuous / interrupted ***tones*** • ***tone*** decay [dɪkeɪ] test[26] • pure ***tone*** audiometry • to hear/make ***a noise*** • average / peak [iː]/ high-level ***noise*** • background / rustling[27] [ʌ]/ banging / loud[28] ***noise*** • ***noise*** level / signal /-induced hearing loss[29] • ***noise*** exposure / trauma [ɒː] • ***noisy*** environment [aɪ]/ breathing [iː]

Schallwelle
Ton, Klang[1] Geräusch, Lärm[2] Ultraschall[3] Abflachung[4] Wellenlänge[5] laut-, geräuschlos[6] Gehörknöchelchenkette[7] Schallleitungsschwerhörigkeit[8] Schallempfindungsschwerhörigkeit[9] Schallwellen wahrnehmen[10] S. breiten sich aus/ pflanzen s. fort[11] niederfrequenter Ton, Brummton[12] gedämpfter Ton, dumpfer Schall[13] hoher/ klingender Ton[14] Knistern[15] Schallquelle[16] Schallfeld[17] Schallenergie[18] Schallverstärkung[19] Schalldruckpegel[20] schalldichter Raum[21] Herzton[22] Darmgeräusch[23] kindl. Herztöne[24] Piepstöne[25] Schwellenschwundtest[26] Raschelgeräusch[27] Lärm[28] Lärmschwerhörigkeit[29] 3

air conduction [ʌ] *n term, abbr* **AC** *rel* **sound transmission**[1] *n clin*

propagation of sound waves in air through the auditory canal to the tympanic [ɪ] membrane

conductive *adj term* • **conduct**[2] [kəndʌkt] *v* • **conductivity**[3] *n* • **transmit** *v*

» *The stem*[4] *of the vibrating [aɪ] tuning [t(j)uːnɪŋ] fork*[5] *is placed on the mastoid process to assess bone conduction and then the tines*[6] *[taɪnz] of the fork are held immediately lateral to the external ear to evaluate air conduction. Normally, a tone is heard louder by air conduction [ʌ] than by bone conduction.*

Use hearing by ***air conduction*** • ***air conduction*** hearing / stimulus / threshold[7] / hearing aid • bone[8] (*abbr* BC)/ nerve / impulse ***conduction*** • ***conductive*** hearing impairment[9] / loss[9] • ***conduction*** deafness[9] [e]/ velocity[10] [ɒːs] • ***transmission*** of sound (waves)[1]

Luftleitung
Schallübertragung[1] leiten; führen[2] Leitfähigkeit[3] Fuß[4] Stimmgabel[5] Zinken[6] Hörschwelle bei Luftleitung[7] Knochenleitung[8] Schallleitungsschwerhörigkeit[9] Leit(ungs)geschwindigkeit[10] 4

loudness [laʊdnəs] *n* *syn* **volume** *n, opposite* **softness**[1] *n, rel* **intensity**[2] *n*

subjective sensation of the effect of the amplitude of sound; it is measured in decibel (dB)

loud *adj* • **aloud** [əlaʊd] *adj* • **soft**[3] *adj* • **high-intensity** *adj* • **loudspeaker** *n*

» *The unit of measurement of subjective loudness is the "sone", while the unit of loudness level[4] is known as the "phon". The threshold of normal hearing is from 0 to 20 dB, which corresponds to the loudness of a soft whisper[5]. The amplitude and frequency of sound waves are related to the subjective psychoacoustic* [saɪk-] *attributes of loudness and pitch.*

Use sensation[6] / perception[6] / index ***of loudness*** • ***loudness*** level[4] (*abbr* LL)/ discomfort level / of sounds • ***loud*** spoken voice[7] / noise / bang[8] • ***intensity*** range [reɪndʒ]/ of sound[2] • performance-***intensity*** function • ***soft*** voice[9] / music • to read/think/count[10] ***aloud***

Lautstärke, Lautheit
geringe/ reduzierte Lautstärke, Gedämpftheit[1] Schallintensität[2] leise, gedämpft; weich[3] Lautstärkepegel[4] leises Flüstern[5] Lautstärkeempfindung[6] lautes Sprechen[7] lauter Knall[8] gedämpfte/ leise Stimme[9] laut zählen[10] 5

(sound) frequency [friːkwənˈsi] *n clin & term* *rel* **pitch**[1] [pɪtʃ] *n & v*

the inverse [ɜː] of wavelength measured in Hertz (*abbr* Hz)

high-/ low-frequency[2] *adj* • **medium-** [iː]**/ high-/ low-pitched**[2] *adj*

» *A 512-Hz tuning fork is employed, since frequencies below this level elicit[3] a tactile response. Pure-tone thresholds in decibels were obtained over the range of 250-8000 Hz (the main speech frequencies are between 500 and 3000 Hz) for both air and bone conduction. Hearing loss due to cochlear* [k] *damage is noted first with high-frequency tones. An audiogram is a plot[4] of intensity in dB required to achieve threshold versus frequency.*

Use audio / hearing / speech / ultrasonic[5] ***frequency*** • light / infrasonic[6] / infrared / ***frequency*** • ***frequency*** range[7] / band • fluctuation in[8] ***frequency*** • ***high-frequency*** hearing loss[9] • ***pitch*** range • perfect *or* absolute[10] ***pitch*** • ***high-pitched*** cry[11]

Schallfrequenz
Tonhöhe; anstimmen[1] tief, niederfrequent[2] auslösen[3] grafische Darstellung[4] Ultrahochfrequenz[5] Infraschall[6] Frequenzbereich[7] Frequenzschwankungen[8] Hochton-Hörsenke, Hörabfall im Hochtonbereich[9] absolutes Gehör[10] schriller Schrei[11] 6

hearing *or* **auditory threshold** [ɒːdɪtɔːri θreʃʰoʊld] *n term* *rel* **spondee** [spɒːndiː] **threshold**[1] *n term, abbr* **ST**

the intensity of the slightest perceptible [se] sound

» *Conductive hearing losses usually have a fairly equal threshold elevation for each frequency. During tympanometry[2] an intense tone (80 dB above the hearing threshold) elicits* [ɪs] *contraction of the stapedius* [iː] *muscle[3]. The audiometer[4] delivers acoustic stimuli* [aɪ] *of specific frequencies (pure tones) so the hearing threshold for each frequency can be determined.*

Use to achieve ***threshold*** • frequency-specific ***thresholds*** • pure-tone / speech reception[5] / bone-conduction[6] ***threshold*** • air-conduction / intensity[7] ***threshold*** • average / differential[8] / pain[9] / absolute / detection[10] ***threshold*** • ***threshold*** level[11] / response / of hearing[12] / audiometry[13] • ***threshold*** of vibration perception / for sound perception[12]

Hörschwelle
Spracherkennungsschwelle[1] Tympanometrie[2] Musculus stapedius[3] Audiometer[4] Sprachwahrnehmungsschwelle[5] Hörschwelle bei Knochenleitung[6] Schallintensitätsschwelle[7] (Intensitäts)diskriminationsschwelle[8] Schmerzschwelle[9] Wahrnehmbarkeitsschwelle[10] Schwellenwert[11] Hörschwelle[12] Schwellenaudiometrie[13] 7

hyperacusis [haɪpəәk(j)uːsɪs] *n term* *opposite* **hypacusis**[1] *n term* → U59-8 *rel* **presby(a)cusis**[2] [prezbɪ(ə)kjuːsɪs] *n term*

very acute sense of hearing[3] (associated with a low hearing threshold); the term is frequently used to describe painful sensitivity to loud noise

» *If the nerve to the stapedius* [iː] *is interrupted, there is hyperacusis. Presbyacusis is the progressive, predominantly high-frequency symmetric hearing loss of old age.*

Übersteigerung der Hörschärfe, Hyperakusis
vermindertes Hörvermögen, Hypakusis[1] Altersschwerhörigkeit, Presbyakusis[2] scharfes Gehör[3] 8

deaf [def] *adj & n* *rel* **deaf-mute**[1] [defmjuːt] *adj & n*

(adj) to be hard of hearing or unable to hear (n) persons with severe hearing impairments

deafen[2] [defᵊn] *v clin* • **deafening** *adj* • **deafness** *n* • **deaf-mutism**[3] *n term*

» *Cochlear implants allow deaf persons to distinguish environmental sounds and warning signals and help them to make their speech more intelligible to hearing persons. Check patients with blast injuries[4] for nerve or conduction hearing deficits or deafness.*

Use to be/go[5]/become *or* turn[5] ***deaf*** • to turn a ***deaf*** ear to sth.[6] • to fall on ***deaf*** ears[7] • tone[8]-/ stone[9]-/ profoundly [aʊ] ***deaf*** • ***deaf***-blind / and dumb[10] [dʌm]/ as a post[9] / from birth / child • acoustic trauma[11] [ɒː]/ conduction / high-tone ***deafness*** • nerve *or* sensorineural *or* perception[12] / high-frequency ***deafness*** • word[13] / cortical / hysterical[14] ***deafness*** • congenital [dʒe] *or* hereditary[15] / acquired [aɪ]/ family / sudden[16] ***deafness*** • progressive / unilateral / partial / chronic ***deafness*** • ***deafness***, vertigo [ɜː] and tinnitus [ɪ] • ***deafening*** music / sound / noise[17]

taub, schwerhörig; Gehörlose, Taube
taubstumm; Taubstumme[1] taub machen; betäuben[2] Taubstummheit[3] Explosions-, Knalltrauma[4] taub werden[5] s. taub stellen[6] kein Gehör finden[7] Tonhöhen nicht unterscheiden können[8] stocktaub[9] taubstumm[10] Lärmschwerhörigkeit[11] Schallempfindungsschwerhörigkeit[12] Worttaubheit, sensorische Aphasie[13] psychogene Schwerhörigkeit/ Taubheit[14] angeborene Taubheit[15] Hörsturz[16] ohrenbetäubender Lärm[17] 9

speech reading [spiːtʃ riːdɪŋ] *n* *syn* **lipreading** [lɪpriːdɪŋ] *n*

understanding what a person is saying by observing [ɜː] the movement of the lips

lip-read *v irr* • **read** [riːd] - read - read [red] *v irr* • **misread**[1] [mɪsriːd] *v irr*

» *In time, patients with pure word deafness teach themselves lip reading and may appear to have improved upon superficial bedside examination. Cochlear implants help with speech reading by allowing the profoundly deaf to distinguish when a word begins and ends.*

Use ***speech reading*** skills • ***speech*** sounds / discrimination[2] (*abbr* SD)/ audiometry[3] • ***speech*** reception threshold (*abbr* SRT)/ intelligibility • ***speech*** pathologist[4] / defect / therapy[5] • thought *or* mind[6] ***reading*** • ***reading*** skills / aloud / comprehension[7] /(-learning) disorder[8]

Lippenlesen
falsch lesen, missverstehen (beim Lesen)[1] Sprachdiskrimination[2] Sprachaudiometrie[3] Logopäde/-in[4] Logopädie[5] Gedankenlesen[6] Leseverständnis[7] Lesestörung, -schwäche[8] 10

mute [mjuːt] *adj & n & v* *syn* **dumb** [dʌm] *adj*, *rel* **silent**[1] [aɪ], **quiet**[2], **muffled**[3] [ʌ] *adj*

(adj) unable or unwilling to speak (n) persons who cannot speak, esp. the deaf

muteness[4] *n clin* • **muted**[3] *adj* • **silence**[5] *n & v* • **dumbness**[4] *n* • **mutism**[6] *n term*

» *For mute children, the value of learning sign* [saɪn] *language*[7] *is not yet established. Other hysterical* [ɪ] *symptoms, e.g. loss of vision* [ɪʒ], *deafness, muteness, or paralysis, may require similar treatment. Dysarthria*[8] [dɪsɑːrθrɪə] *and mutism do not, by themselves, lead to a diagnosis of aphasia* [eɪʒ].

Use to be ***mute*** • ***mute*** patient / state • total ***muteness*** • deaf-/ akinetic[9] / (s)elective[10] / hysterical[11] ***mutism*** • ***muted*** response / applause [ɒː]

stumm; Stumme; dämpfen
schweigsam, still[1] ruhig, still[2] gedämpft[3] Stummheit[4] Schweigen, Stille; zum Schweigen bringen[5] Mutismus[6] Zeichen-, Gebärdensprache[7] Dysarthrie, Artikulationsstörung, verwaschene Sprache[8] akinetischer Mutismus[9] (s)elektiver M.[10] neurotischer/ hysterischer/ psychogener Mutismus[11] 11

Unit 62 Smell, Taste & Touch

Related Units: 57 Senses, 21 Head & Neck, 42 Nerve Function, 26 Teeth, 45 Digestive Tract, 43 Lungs, 44 Respiration

smell *n & v* *syn* **olfaction** [ɒː‖oʊlfækʃᵊn] *n term*

(n, i) the sense that is able to perceive [siː] odors [oʊ]
(ii) any pleasant [e] or unpleasant odor

smelly[1] *adj* • **smelling** *adj* • **olfactory**[2] *adj term* • **osm(o)-, -osmia** *comb*

» *His breath* [e] *smells of alcohol. By one week of age, newborns recognize and discriminate the smell of their mother, not the smell of milk alone. The sense of smell determines* [ɜː] *the flavor* [eɪ] *and palatability*[3] *of food and drink.*

Use sense *or* faculty[4] / loss / disorder ***of smell*** • ***to smell*** good / of disinfectant[5] • characteristic / sweet(ish) / delicious [ɪʃ] ***smell*** • strong / penetrating / unpleasant *or* disagreeable[6] [iː] ***smell*** • aversive[7] [ɜː]/ musty[8] [ʌ]/ pungent [ʌ]/ distorted[9] ***smell*** • ***smell of*** tobacco / sweaty [e] feet • ***smell*** perception[10] [se]/ disorder *or* disturbance[11] [ɜː]/ identification test • strong-/ foul-***smelling*** [faʊl] • to affect ***olfaction*** • ***olfactory*** system [ɪ]/ placode / nerves[12] [ɜː]/ tracts *or* pathways[13] • ***olfactory*** cilia[14] [sɪlɪə]/ bulb[15] [ʌ] (defect) [iː]/ (chemo)receptor[16] [kiːmoʊ-] • ***olfactory*** nerve filaments / neuroepithelium[17] [iː] • ***olfactory*** mucosa / sensitivity[18] / loss / dysfunction[11] [ʌ] • ***smelly*** room / feet / body • ***smelling*** salt[19] • ***osmo***ceptor[16] • dys [ɪ]/ an/ hyp [aɪ]/ par(a)[20]/ cac/ hyper***osmia***

(i) Geruch(ssinn), Riechen, Olfaktus
(ii) Duft, Gestank; riechen, duften, stinken
übelriechend[1] Geruchs-, Riech-, olfaktorisch[2] Schmackhaftigkeit, Wohlgeschmack[3] Geruchssinn, -vermögen[4] nach Desinfektionsmittel riechen[5] unangenehmer Geruch[6] widerlicher G.[7] moderiger G.[8] veränderte/ gestörte Geruchsempfindung[9] Geruchsempfindung, -wahrnehmung[10] Riech-, Geruchsstörung[11] Nervi olfactorii, Riechnerven[12] Riechbahnen[13] Riechhärchen[14] Riechkolben, Bulbus olfactorius[15] Geruchsrezeptor[16] Riechepithel[17] Geruchsempfindlichkeit[18] Riechsalz[19] Parosmie, Geruchstäuschung[20] 1

sniff *v & n* → U10-18; U11-23 *sim* **sniffle**[1] [snɪfl] *v & n*, *rel* **whiff**[2] [ʰwɪf] *n*

(v) to draw air audibly [ɒː] up the nose to sense an odor or to prevent mucus [mjuːkəs] from running down the nose

sniffing[3] *adj & n* • **sniffy**[4] [snɪfi] *adj* • **sniffer**[5] *n* • **sniffling** *adj & n*

» *With the eyes closed, the patient sniffs and tries to identify the stimulus. Three to four whiffs*[6] *from an aerosol inhaler* [eɪ] *may be given at 3- to 4-minute intervals as needed.*

Use ***to sniff*** cocaine[7] [eɪ] • to take/have a deep ***sniff*** • ***sniff*** test • to be ***sniffy*** about sth. • ***to sniffle*** into one's handkerchief • to have the[8] ***sniffles*** • solvent / gasoline [gæsᵊliːn] / glue[9] [gluː] ***sniffing*** • to catch *or* get a[10] ***whiff***

schnuppern, schnüffeln, schniefen; Schniefen
schniefen, schnüffeln; leichter Schnupfen[1] Hauch, Duft(wolke)[2] schnüffelnd; Schnüffelsucht[3] hochnäsig, verschnupft, eingeschnappt[4] Schnüffler(in)[5] Sprühstöße[6] Kokain schnupfen[7] einen leichten Schnupfen haben[8] Klebstoffschnüffeln[9] d. Geruch v. etw. wahrnehmen[10] 2

odor [oʊdɚ] *n* *sim* **fragrance**[1] [eɪ], **scent**[1] [sent], **aroma**[2] *n, rel* **perfume**[3] *n*

an unpleasant smell or the sensation that results when olfactory receptors are stimulated

odorless[4] *adj* • **malodor**[5] *n* • **malodorous**[6] [mæloʊdɚəs] *adj* • **odorant**[7] *adj & n* • **fragrant** [freɪgrᵊnt] *adj* • **aromatic** *adj* • **scented**[8] *adj* • **deodorant** [oʊ] *n*

» *A bitter almond [ɒː] odor[9] can be detected on the breath. Periodontal disease, caries or tonsillitis [aɪ] cause a fetid [iː‖e] odor often accompanied by a bad taste. Fragrances contained in cosmetic products are also potent [oʊ] photosensitizers.*

Use to have/give (off)[10]/perceive [siː]/emit *or* release[10] [iː] ***an odor*** • faint[11] [eɪ]/ strong / body[12] ***odor*** • breath[13] [e]/ alcohol ***odor*** • bad *or* foul [faʊl]/ offensive / fishy[14] / fecal [fiːkᵊl] ***odor*** • urinary / ammoniacal [aɪ]/ fruity [uː]/ garlic[15] ***odor*** • ***odor*** threshold[16] / identification / control /-proof[17] [uː] • ***fragrant*** oil / perfume • ***scented*** toilet tissue • ***aromatic*** odor / flavor [eɪ]/ amino acids[18]/ hydrocarbons[19]

(übler) Geruch
Duft, Wohlgeruch[1] Duft, Aroma[2] Parfüm, Duft[3] geruchlos[4] übler Geruch[5] übelriechend[6] duftend; Duftstoff[7] (stark) duftend, parfümiert[8] Bittermandelgeruch[9] einen Duft verbreiten[10] schwacher Geruch[11] Körpergeruch[12] Mundgeruch[13] Fischgeruch[14] Knoblauchgeruch[15] Geruchsschwelle[16] geruchundurchlässig[17] aromatische Aminosäuren[18] aromat. Kohlenwasserstoffe[19] 3

stench [stentʃ] *n* *syn* **stink, reek** [riːk] *n*

a very strong unpleasant and offensive smell, esp. one that makes you want to vomit

stink[1] - **stank** - **stunk** *v irr* • **reek (of)**[1] *v* • **stinking**[2] *adj* • **stinky**[2] *adj*

» *The stench of charred[3] [tʃɑːrd] flesh was ubiquitous[4]. The whole place reeks of stale cigarette smoke[5]. Urinary incontinence is inevitably linked with shame [ʃeɪm], stink, and ostracism[6].*

Use foul / gagging[7] [æ]/ pungent[8] [ʌ]/ overpowering[9] [aʊ] ***stench*** • sickening[7] ***stink*** • ***stinking*** fish / sewer[10] [suːɚ]/ rotten food • ***to reek of*** mouthwash[11] / garlic / excrement

Gestank, (üble) Ausdünstung
stinken/ riechen (nach)[1] stinkend[2] verkohlt[3] überall[4] kalter Rauch[5] soziale Ausgrenzung[6] widerlicher/ ekelerregender Gestank[7] scharfer/ durchdringender Geruch[8] unausstehlicher Gestank[9] stinkender Abwasserkanal[10] stark nach Mundwasser riechen[11] 4

pungent [pʌndʒᵊnt] *adj* *rel* **acrid**[1], **musty**[2] [ʌ], **stale**[3] [eɪ], **putrid**[4] [pjuː-] *adj*

very strong, spicy [spaɪsi], or biting [aɪ] in taste or smell (e.g. garlicky or peppery)

» *Chloral hydrate [aɪ] is available in capsules and in solutions [uːʃ] that have a pungent, unpleasant [ez] taste. A strong putrid odor was detected, although the lesions [iːʒ] were not painful. Sodium phenylbutyrate has a strong, musty odor.*

Use ***pungent*** whiff / stool [uː] odor[5] / taste • ***acrid*** smell / fumes[6] [juː]/ smoke • ***musty*** smell / room • ***stale*** air[7] / cigarette smoke / beer[8] • ***stale*** sweat [e]/ bread[9] • ***putrid*** smell / odor / meat [iː] • ***putrid*** sputum[10] [(j)uː]/ abscess [æbses]

scharf, stechend, durchdringend
bitter, sauer, beißend[1] mufflig[2] alt, abgestanden, muffig[3] faulig[4] intensiver Stuhlgeruch[5] stechend riechende Dämpfe[6] verbrauchte Luft[7] abgestandenes Bier[8] altbackenes Brot[9] faulig riechender Auswurf[10] 5

taste [teɪst] *v & n* *syn* **gustation** [gʌsteɪʃᵊn] *n term*

(n) sensation produced by a suitable stimulus applied to the gustatory nerve endings[1]

tasty[2] *adj* • **tasteless** *adj* • **sweet-tasting** *adj* • **aftertaste**[3] *n* • **tastant**[4] *n* **(post)gustatory**[5] [ʌ] *adj term* • **gusto-** *comb* • **-geusia** [dʒuːsɪə‖gjuːzɪə] *comb*

» *Do foods taste metallic or unpleasant? At the surface [ɜː], the taste bud has a pore into which microvilli [aɪ] of the receptor cells project [dʒe]. After therapy she complained [eɪ] of diarrhea [daɪəriːə], constipation, dry mouth, and a change in taste.*

Use ***to taste*** good / strongly of wine • sense[6] / loss / distortion ***of taste*** • bitter / salty / sour [saʊɚ]/ sweet / bad ***taste*** • unpleasant / foul / metallic ***taste*** • ***taste*** bud[7] [ʌ]/ receptor cells[8] / corpuscle[7] [-pʌsl]/ pore[9] [pɔːr] • ***taste*** perception[10] [se]/ quality[11] / sensation[10] [eɪ]/ preference • ***taste*** testing[12] / provocation [keɪ]/ deficit • ***tastant***-odorant perception • bitter-/ sour-/ strong-***tasting*** • fresh-/ foul-/ food / wine[13]-***tasting*** • ***gustatory*** stimuli [aɪ]/ receptor[14] / pathways / afferents • ***gustatory*** relay [riːlaɪ]/ function / hallucinations / loss • hypo[13]/ ***ageusia*** [ə‖eɪ] • ***gusto***lacrimal /metry[12]

schmecken, kosten, probieren; Geschmack(ssinn)
Geschmacksnervenendigungen[1] schmackhaft[2] Nachgeschmack[3] Geschmacksstoff[4] Geschmacks-, gustatorisch[5] Geschmackssinn[6] Geschmacksknospe, Caliculus gustatorius[7] Schmeckzellen[8] Geschmacksporus, Porus gustatorius[9] Geschmacksempfindung[10] Geschmacksqualität[11] Geschmacksprüfung[12] Weinverkostung[13] Geschmacksrezeptor[14] herabgesetzte Geschmacksempfindung, Hypogeusie[15] 6

bland *adj* *sim* **flavorless**[1] [eɪ] *adj, opposite* **spicy**[2] [aɪ], **hot**[3], **savory**[4] [eɪ] *adj*

lacking taste, flavor or strong ingredients [iː] → U3-18f

blandness *n* • **flavor**[5] *n & v* • **(un)flavored**[6] *adj* • **flavoring**[7] *n* • **savor**[8] *v & n*

» *Bland oral feedings in small amounts at frequent intervals may be started. As distinct flavors depend on aromas to stimulate the olfactory chemoreceptors [kiːmoʊ-], taste and smell are physiologically interdependent. Increase the palatability of charcoal [tʃ] by adding a sweetener or a flavoring agent [eɪdʒ] to the suspension.*

Use ***bland*** diet[9] [daɪət]/ foods / fluids /-tasting • ***bland*** oral feedings [iː]/ ointment[10] [ɔɪ]/ suppository • ***flavorless*** fruit • to have/give ***a flavor*** • aromatic / bitter / good / delicious [ɪʃ] ***flavor*** • nutty [ʌ]/ fruity [fruːti]/ lemon / vanilla ***flavor*** • faint [eɪ]/ full / strong / rich[11] ***flavor*** • ***flavor*** recognition [ɪʃ]/ appreciation[12] [iːʃ]/ detection • ***flavor*** discrimination[13] / change / enhancer[14] [æ] • well-/ intensely / tea-/ herb[15]- [(h)ɜːrb]/ chocolate-***flavored*** • artificial[16] [ɪʃ]/ spicy ***flavoring*** • ***savory*** dish • ***spicy*** food

bland, mild, reizlos
geschmacklos, fad[1] würzig, stark gewürzt[2] scharf[3] schmackhaft, pikant[4] Geschmack, Aroma; Geschmack verleihen, würzen[5] gewürzt, geschmackskorrigiert[6] Aroma(stoff)[7] genießen, auskosten; Geschmack[8] blande Diät[9] beruhigende Salbe[10] intensiver/ voller Geschmack[11] Geschmacksempfindung[12] Geschmacksvermögen, -unterscheidung[13] Geschmacksverstärker[14] m. Kräutern gewürzt[15] künstliche Aromastoffe[16] 7

62

touch [tʌtʃ] *n & v* *sim* **tactile sensation**[1] [tæktaɪl||-ᵊl senseɪʃᵊn] *n term*

(n) sensations felt by proprioreceptors in the skin, esp. the fingers and lips which can tell the difference between[2] hard and soft, rough[3] [rʌf] and smooth[4] [smuːð], wet and dry, as well as cold and hot

touchy[5] *adj* • **touching**[6] *adj* • **tactile**[7], **tactual**[7] *adj* • **tactometer** *n* • **contact** *n & v*

» *The patient is asked to touch his index finger[8] repetitively to the nose. On examination, there is marked cutaneous [eɪ] hyperesthesia [iːʒ] to even the slightest touch. A 512-Hz tuning [juː] fork[9] is employed, since frequencies below this level elicit[10] [ɪs] a tactile response. Don't be so touchy.*

Use to be soft to the[11]/in/keep in[12] (close) ***touch*** • to have a (humorous)[13] [hjuː]/be out of[14]/lose one's ***touch*** • light *or* gentle[15] [dʒe]/ deep / coarse [ɔː] ***touch*** • fine / conscious [ʃ]/ tender to[16] ***touch*** • ***a touch*** of flu[17] • ***touch*** localization / sensation[1] / receptor • human / personal[18] ***touch*** • ***tactile*** cell *or* corpuscle[19] [ʌ]/ hairs[20] / perception[1] • ***tactile*** stimuli / contact / recognition • ***tactile*** discrimination / fremitus[21] • ***touchy*** person / subject[22] [ʌ] • ***touching*** moment / story • to be in/get into/make ***contact*** • human / casual [ʒ]/ direct / close ***contact*** • physical [ɪ]/ skin[23] / patient ***contact*** • (non)sexual[24] / animal / telephone ***contact*** • ***contact*** time / sports / lenses / allergy [ælɚdʒi]/ dermatitis[25] [aɪ] • ***tactual*** stimuli

Tastsinn, -gefühl; berühren
Tast-, Berührungsempfindung[1] unterscheiden zwischen[2] rau[3] glatt[4] empfindlich, leicht reizbar, heikel[5] bewegend, rührend[6] fühl-, tastbar, Tast-, taktil[7] Zeigefinger[8] Stimmgabel[9] auslösen[10] s. weich anfühlen[11] in Kontakt bleiben[12] einen humorvollen Anstrich haben[13] nicht auf d. Laufenden sein[14] leichte/ sanfte Berührung[15] druckdolent, -schmerzhaft[16] leichte Grippe[17] persönliche Note[18] Meissner-Tastkörperchen, Corpusculum tactus[19] Tasthaare[20] tastbarer Fremitus[21] heikles Thema[22] Hautkontakt[23] Sexualkontakt[24] Kontaktdermatitis[25] 8

palpable [pælpəbl] *adj term* → U107-7 *rel* **tangible**[1] [tændʒəbl] *adj*

capable [eɪ] of being handled or touched or felt, especially on digital [ɪdʒ] palpation[2] [eɪʃ]

non/ impalpable *adj term* • **palpate**[3] *v* • **palpation**[2] *n* • **palpatory**[4] *adj*

» *The liver and spleen[5] [iː] were both palpable. The structures are easily palpated via the rectum. Reinforce[6] acceptable behavior with praise[7] [eɪ] or tangible rewards [ɔː].*

Use ***palpable*** vibration [eɪʃ]/ lymph [lɪmf] nodes / pulse [ʌ]/ nodule[8] [nɒːdjuːl]/ tumor • ***palpable*** fear / tension [ʃ] • ***to palpate*** for the pulse[9] / the ribs for tenderness • ***tangible*** sign [saɪn]/ relief[10] / evidence[11] / outcome • light / gentle[12] [dʒ]/ firm [ɜː]/ deep ***palpation*** • one-finger / (bi)manual [aɪ] ***palpation***

tast-, fühlbar, palpabel
spürbar, greifbar; handfest[1] Abtasten, Palpation[2] abtasten, palpieren[3] Tast-, palpatorisch[4] Milz[5] verstärken[6] Lob[7] tastbarer Knoten[8] d. Puls fühlen[9] spürbare Erleichterung[10] handfester Beweis[11] vorsichtiges Abtasten[12] 9

caress [kəres] *v & n clin* *sim* **stroke**[1], **fondle**[2] [ɒː], **pat**[3] [æ], **pet**[4] *v*

(v) to touch or kiss lightly in a loving or affectionate[5] [əfekʃᵊnət] manner

caressing[6] *adj & n* • **fondling** *n* • **patting** *adj* • **petting** *n & adj* → U68-2; U67-7

» *These expressions of tenderness, fondling, caressing, and kissing usually culminate [ʌ] in orgasm. The plantar response[7] may be determined [ɜː] by pressure applied to the anterior tibia, stroking[8] toward the ankle.*

Use ***to caress*** sb.'s hair / each other • soft / gentle / soothing [uː]/ verbal ***caresses*** • ***to stroke the*** skin / throat[9] [θroʊt]/ cat • ***to fondle*** a woman / her breasts [e]/ each other • genital[10] [dʒe]/ lesbian ***fondling*** • to indulge [ɪndʌldʒ] in heavy [e] ***petting*** • ***petting*** animals / zoo[11] [zuː]

streicheln, kosen; Liebkosung
streicheln, (be)streichen[1] streicheln, schmusen[2] tätscheln[3] liebkosen[4] zärtlich, liebevoll[5] zärtlich, sanft; Schmusen[6] Plantarreflex[7] streichend[8] den Hals bestreichen[9] Streicheln d. Geschlechtsteile, Petting[10] Streichelzoo[11] 10

tickle *v & n clin* → U103-17 *rel* **rub**[1] [ʌ], **pinch**[2] [pɪnᵗʃ], → U1-20 **scratch**[3] [skrætʃ], **prick**[4] *v & n* → U5-9

(v) to touch or stroke lightly causing uneasiness [iː], laughter, or spasmodic movements

ticklish[5] *adj* • **tickling** *adj* • **pinprick**[6] *n* • **prickling**[7] *adj* • **prickly**[8] *adj*

» *I've constantly got a tickle in my throat[9] which makes me cough [kɒːf]. There is significant lack of response to stimuli such as tickling or a pinch on the back of the neck. Sensory testing is rarely contributory, but touch, tickle, and pinprick testing[10] can be used in small children.*

Use ***to tickle*** sb. / sb.'s toes / the taste buds [ʌ] • ***to rub*** in / off / hard / against sth. • back[11] ***rub*** • ***to pinch*** one's lips together / the nose closed / off / shut • pain with / thumb[12] [θʌm] ***pinch*** • ***pinch*** mark • nose ***tickling*** • ***ticklish*** task / nose • needle- [iː]/ finger[13]-/ heel-***prick*** [iː] • ***pinprick*** stimulus / sensation / loss • ***prickling*** sensation • ***prickly*** heat[14]

kitzeln, kratzen, jucken; Kitzeln
reiben, frottieren; (Ab)reiben[1] kneifen, zwicken, (ein)klemmen; Kneifen[2] kratzen; Kratzer[3] stechen; Stich[4] kitz(e)lig, heikel[5] Nadelstich[6] kribbelnd, prickelnd[7] stach(e)lig, kratzig[8] Hustenreiz, Halskratzen[9] Sensibilitätstest mit einer Nadel[10] Rückenmassage[11] Schlüsselgriff[12] Einstich i. d. Fingerbeere[13] Hitzepickel, Schweißfriesel, Miliaria[14] 11

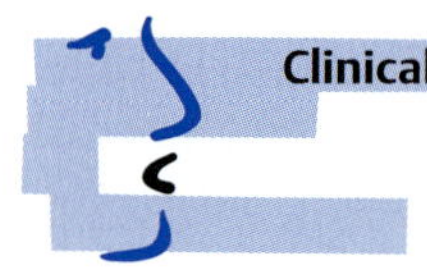

Clinical Phrases

He has a good nose for trends. Er hat einen guten Riecher für Trends. • The material is soft to the touch. Der Stoff fühlt sich weich an. • I'll never touch alcohol again. Ich werde keinen Alkohol mehr anrühren. • He has a taste for expensive sports cars. Er hat eine Vorliebe für teure Sportautos. • A sour smell hung in the air. Ein säuerlicher Geruch erfüllte den Raum. • Does this odor smell most like chocolate, banana, or onion? Riecht es am ehesten nach Schokolade, Banane oder Zwiebel? • My wife complains that my feet smell. Meine Frau beklagt sich, dass meine Füße ungut riechen.

Unit 63 Posture & Position

Related Units: 64 Body Movement, 31 Musculoskeletal Function, 107 Physical Examination, 134 Perioperative Care, 142 Physical Therapy & Rehabilitation

posture [pɒːstʃɚ] *n clin & term* *syn* **position** [pəzɪʃᵊn] *n,* **bearing** [eɚ], **carriage** *n inf*

(i) position or arrangement [eɪ] of the body (ii) way of bearing [beɚɪŋ] one's body

postural *adj* • **position**[1] *v* • **posturing**[2] *n* • **positional** *adj* • **(re)positioning**[3] *n*

» *Large breasts [e] can cause poor posture[4], back and shoulder pain. Postural therapy[5] will suffice [səfaɪs]. Ambulatory[6] patients should be instructed to assume the knee-chest position.*

Use to improve one's ***posture*** • body[7] / sitting / standing / upright *or* erect[8] ***posture*** • flexed / horizontal / good / normal ***posture*** • relaxed / rigid[9] [dʒ]/ poor / faulty[10] [ɔː] ***posture*** • ***postural*** change[11] / exercises[12] / back problem • ***postural*** instability / kyphosis [kaɪfoʊsɪs]/ vertigo[13] [ɜː] • ***postural*** hypotension[14] [haɪpoʊ-]/ correction • ***postural*** drainage[15] [eɪ]/ reflexes[16] • flexor / extensor / decorticate ***posturing*** • decerebrate[17] [se]/ unusual ***posturing*** • change in[11] / anatomic / neutral [(j)uː] ***position*** • (physiologic) resting[18] / fetal [iː] ***position*** • knee-chest [tʃ] *or* genupectoral ***position*** • knee-elbow *or* genucubital[19] [dʒ]/ head-down[20] ***position*** • juxta***position***[21] [dʒʌks-] • ***positional*** vertigo[13] • intraoperative ***positioning*** • frequent[22] ***repositioning***

(i) (Körper)haltung
(ii) (Körper)stellung
lagern, platzieren[1] Lage, Stellung[2] (Um)lagerung[3] schlechte Haltung[4] Haltungstherapie[5] gehfähig[6] Körperhaltung[7] aufrechte H.[8] starre H.[9] Fehlhaltung, Haltungsfehler[10] Lagewechsel, -veränderung[11] Haltungsschule, -übungen[12] lagebedingter Schwindel, Lageschwindel[13] orthostat. Hypotonie[14] Lagedrainage[15] Haltungsreflexe[16] Dezerebrationshaltung[17] Ruheposition[18] Knie-Ellenbogen-Lage[19] Kopftief-, Trendelenburglage(rung)[20] Juxtaposition, Anlagerung[21] häufige Umlagerung[22] 1

erect [ɪrekt] *adj term & clin* *opposite* **slouched**[1] [slaʊtʃt], **slumped**[1] [ʌ] *adj clin*

(i) upright[2] in position or straight-backed [streɪt] in posture (ii) stiff (esp. of sexual organs)

erector[3] *n term* • **slouch**[4] [aʊ] *v & n clin* • **slump**[4] [ʌ] *v & n* • **slumping** *n*

» *In the partially erect positions the neck veins [eɪ] were full. His round-shouldered, slouched posture will persist postoperatively. Sit in a straight chair with no slumping. Suddenly he straightened up from his slouch. Totally exhausted [ɒː] he slumped into a chair[5].*

Use ***erect*** position / spine [aɪ]/ penis [iː] • to sit[6]/stand ***erect*** • ***erector*** muscle [ʌ] of the spine[7] / penis • ***slouched*** against the bar[8] / on the bed • ***to slouch*** over the keyboard • postural ***slumping***

(i) aufrecht
(ii) erigiert
gekrümmt, gebeugt, zusammengesunken[1] aufrecht[2] Musculus erector[3] (herum)lümmeln, zusammensacken; krumme Haltung[4] sich in einen Sessel fallen lassen[5] gerade/ aufrecht sitzen[6] Musculus erector spinae, Rückenstrecker[7] an der Bar hängend[8] 2

stoop [uː] *v & n clin* *sim* **bow**[1] [baʊ] *v,* **bend forward**[2] *v phr irr* → U31-4

to change to a posture in which the top half of the body is inclined [aɪ] forward and downward

stooped[3] *adj* • **(un)bent**[3] *adj* • **bending** *n & adj* • **bend**[4] *n* • **bow**[5] [baʊ] *n*

» *Progression of bradykinesia is represented by a gradually worsening [ɜː] stooped posture. Doesn't he have a slight stoop[6]? When lifting heavy [e] objects, keep your back straight and just bend your knees. Typical exercises include bent-knee sit-ups and hamstring [æ] stretching[7]. Heartburn[8] [ɜː] typically occurs after a large meal, with stooping or bending*

Use ***to stoop*** down[9] / over • ***stooped*** posture[10] • to walk with a[6] ***stoop*** • ***to bend*** down / over[9] / your legs / your head[11] • on ***bended*** knees[12] • (deep) knee[13] [niː] ***bend*** • forward / backward / (left) lateral ***bending*** • forceful / limitation on[14] ***bending*** • ***bending*** exercise / maneuver [uː] • ***bent*** fracture[15] / ears[16] • ***to bow*** to sb. / one's head[17] • to give[18] ***a bow***

s. bücken/ beugen;
krummer Rücken, Buckel
s. (ver)beugen[1] s. vorneigen[2] gebeugt[3] Biegung, Krümmung[4] Verbeugung[5] leicht gebeugt gehen[6] Dehnen d. Oberschenkelbeuger[7] Sodbrennen[8] s. bücken/ vorbeugen[9] gebeugte/ gebückte Haltung[10] d. Kopf neigen[11] auf Knien[12] Kniebeuge[13] Beugeeinschränkung[14] Biegungsfraktur[15] fehlgebildete Ohren[16] d. Kopf senken, s. verneigen[17] eine Verbeugung machen[18] 3

squat (down) [skwɒːt] *v & n* *syn* **crouch** [kraʊtʃ] *v & n, rel* **kneel**[1] [niːl] *v*

(v) to sit on one's heels [iː] with one's legs bent under the body

» *I've got this awful pain in my knee when squatting on my heels. It happened when I bent to a squat. Have the patient squat and strain[2] [eɪ] to demonstrate the prolapse. Kneel astride[3] [əstraɪd] the victim's thighs [θaɪz]. Have the patient kneel on a chair with the feet hanging free over the edge.*

Use ***squatting*** position[4] / exercise[5] • to rise from a ***squat*** • to perform[5] ***squats*** • ***squat*** thrusts[5] [ʌ] • ***to kneel*** down[6] / in front of

hocken, kauern; Hocke, Hockstellung; Kniebeuge
knien[1] pressen[2] m. gespreizten Beinen knien über[3] Hockstellung[4] Kniebeugen (machen)[5] s. nieder-/ hinknien[6] 4

straddle *v* *rel* **frog-leg(ged)**[1] *adj clin,* **spread-eagled**[2] [spred iːgld] *adj inf*

(i) to stand or sit astride[3] of an object with the legs apart
(ii) to extend across a gap, junction [dʒʌŋkʃᵊn] or division

straddle[4] *n* • **spread-eagle** *n*

» *He sat down straddling the chair. The urethra [iː] may be injured as a result of falling astride an object, a so-called straddle injury[5]. AP x-rays and frog-leg lateral views were obtained.*

Use ***frog-legged*** position[1] • ***straddle*** toys[6] • ***frog-leg*** view [vjuː]/ projection [dʒe]

(i) rittlings sitzen, breitbeinig stehen (über), grätschen
(ii) überbrücken
(in) Froschstellung[1] m. ausgebreiteten Armen u. gespreizten Beinen[2] rittlings[3] Grätsche[4] Dammverletzung[5] Spielzeug z. Draufsetzen[6] 5

curl (up) [kɜːrl ʌp] *v* *syn* **huddle** [ʌ], **cower** [kaʊɚ] *v*

to twist or roll one's body into a curl [ɜː] sometimes referred to as the embryo position[1]

curled[2] *adj* • **uncurl**[3] *vt & vi*

» *The boy was fast asleep, curled up in the fetal position[1]. Point your foot downward and curl your toes. Why are you always sitting with your legs curled under[4]? In a biliary colic the patient usually curls up in bed and frequently changes positions to be more comfortable.*

Use ***to curl*** into a ball • ***to curl one's*** toes[5] / lips[6] / fingers round sth. • ***curled*** hair[7]

(zusammen)kauern, (sich) zusammenrollen
Embryostellung[1] zusammengerollt; gelockt[2] auseinanderrollen, s. strecken[3] auf d. Unterschenkeln sitzen[4] d. Zehen krümmen[5] d. Lippen kräuseln/ schürzen/ verziehen[6] lockiges/ krauses Haar[7] 6

decubitus [dɪkjuːbɪt̬əs] *n term*

(i) position in which the patient lies flat on a horizontal surface
(ii) bedsore[1] due to pressure occurring on the elbows, sacrum [eɪ], heels or shoulder blades in long-term immobilized patients (*pl* decubiti [aɪ‖iː])

decubital *adj term*

» *Place the patient in a left lateral decubitus position[2] with the head down.*

Use dorsal / lateral[3] ***decubitus*** • ***decubitus*** position / film *or* x-ray [eks reɪ]/ radiograph [eɪ] • ***decubitus*** ulcer[1] [ʌlsɚ]/ care

(i) Liegen, Liegeposition
(ii) Wundliegen, Dekubitus
Dekubitalgeschwür, Wundliegen[1] 30 Grad Seitenlage links[2] Seitenlage[3] 7

supine [suːpaɪn‖paɪn] *adj term* *syn* **dorsal decubitus position** *n term*

lying flat on one's back with the face upward

» *Obtain [eɪ] vital [aɪ] signs with the patient supine. The patient may be sitting or supine. First, have the patient lie supine, with the head raised [eɪ] about 10 degrees.*

Use three-fourths / dorso***supine*** • ***supine***-to-sit transfer[1] / view / x-rays • ***supine*** hypotension / position[2] / Heimlich (maneuver)[3] [uː]

auf d. Rücken (liegend), in Rückenlage
Umlagern v. Liegen zum Sitzen[1] Rückenlage[2] Heimlich-Handgriff beim liegenden Patienten[3] 8

prone [proʊn] *adj term* *syn* **face-down** *adj clin*

position in which the patient lies face down with the arms folded to support the face

semiprone[1] [semɪproʊn] *adj term* • **prone-lying**[2] [proʊn laɪɪŋ] *n & adj*

» *The patient is placed in a prone position with the head in the midline. A choking [tʃoʊkɪŋ] infant[3] under age 1 should be placed face-down over the rescuer's[4] arm. The best "splint[5]" for the hip is prone-lying for several hours a day on a firm [ɜː] bed.*

Use to lie/place ***prone*** • ***prone*** position[6] / positioning • ***prone***-sleeping infant[7] / in Trendelenburg position • ***semiprone*** position[1]

in Bauchlage, auf d. Bauch (liegend)
(in) Halbseitenlage[1] Bauchlage; auf d. Bauch liegend[2] Kind mit einem Erstickungsanfall[3] Retter(in), Helfer(in)[4] Schiene[5] Bauchlage[6] auf d. Bauch schlafendes Kind[7] 9

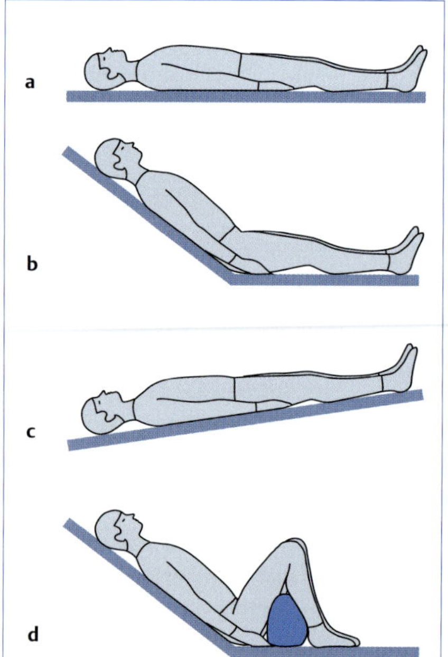

Types of patient positioning:
(**a**) supine position,
(**b**) recumbent position,
(**c**) Trendelenburg position,
(**d**) jackknife position

recumbent [ʌ] *adj term* *sim* **reclining[1]** [aɪ], **leaning back[1]** *adj*
rel **incline[2], tilt[3]** *v*

lying back with the head and upper back (slightly) propped up[4], e.g. by a pillow[5]

semi/ dorsorecumbent[6] *adj term* • **recumbency** [rɪkʌmbənˈsi] *n*

» *It occurred [ɜː] while the patient was sleeping in a recumbent position. Heartburn [ɑː] was worse [ɜː] on recumbency[7]. The patient should be kept recumbent and the injured part left open to the air. The symptoms were relieved by reclining.*

Use to keep a patient / to lie / left arm[8] ***recumbent*** • ***recumbent*** position / lateral films • dorsal / lateral ***recumbent position*** • while ***reclining*** • overnight ***recumbency*** • nocturnal [ɜː] ***recumbency*** leg cramps[9] • ***to tilt*** back(ward) forward[10] / to the side • head[11] / chin [tʃ]/ lateral / talar [eɪ] ***tilt*** • ***tilt*** table[12] / testing

liegend, sich lehnend
(s.) zurücklehnend, zurückgelehnt[1] (s.) neigen[2] (s.) neigen, kippen, schräg stellen[3] gestützt auf[4] Kissen[5] auf d. Rücken liegend[6] im Liegen[7] halbliegend auf d. linken Arm gestützt[8] nächtl. Beinkrämpfe[9] (s.) nach vorne neigen, nach vorne kippen[10] Kopfneigung, schräge Kopfhaltung[11] Kipptisch[12] 10

jackknife position [dʒækknaɪf pəzɪʃᵊn] *n clin*

semisitting position with the shoulders elevated and the thighs flexed at right angles to the abdomen

» *Evaluation of hemorrhoids [e] is best performed in the prone jackknife position[1].*

Oberkörperhochlagerung m. angezogenen Beinen
Knieellenbogenlage[1] 11

Fowler('s) position [faʊlɚz] *n term* *rel* **lithotomy position[1]** *n term*

half-sitting position obtained [eɪ] by raising [eɪ] the head of the bed and (sometimes) elevating the knees

» *Institute bed rest in the semi-Fowler position to promote [oʊ] dependent drainage after an abdominal operation. The sciatic [saɪæţɪk] nerve[2] may be damaged if the patient is in the dorsal lithotomy position with the thighs [aɪ] and legs extended outward and rotated.*

Use high / low / semi-***Fowler's position*** • Sims'[3] ***position*** • dorsal lithotomy ***position***

Fowler-Lagerung
Steinschnittlage[1] Ischiasnerv, Nervus ischiadicus[2] Sims-Position[3] 12

dependent position *n clin* *sim* **dangling[1]** [æ], **pendent[2], pendulous[2]** *adj*

supported from above with the body or part of the body hanging down

dangle *v* • **suspend[3]** *v* • **suspension[4]** [səspenʃᵊn] *n term* • **suspensory[5]** *adj* **pending[6]** *adj term* • **pendulum[7]** *n & adj*

» *Patients with ischemic [ɪskiːmɪk] rest pain experience some relief [iː] by placing their limbs [lɪmz] in a dependent position. Have the patient sit up with the legs dangling over the side of the bed. Mrs Roe's lab results are still pending[8].*

Use head[9] ***dependent position*** • ***dependent*** portion / drainage[10] [eɪ]/ swelling • ***dangling*** arm • ***pendulous*** palate[11] [æ]/ breast[12] [e]/ abdomen[13] / urethra [iː] • ventral / balanced / uterine[14] [juː] ***suspension*** • ***suspensory*** ligament[15] [ɪ] • ***pendulum*** exercise / rhythm[16] [rɪðᵊm]

Hängelage
baumelnd[1] hängend, Hänge-[2] aufhängen, suspendieren[3] Aufhängung, Suspension[4] Halte-, Stütz-[5] bevorstehend, ausständig, anhängig[6] Pendel; Pendel-[7] noch ausständig[8] Kopftieflage[9] Lagedrainage[10] (Gaumen)zäpfchen, Uvula[11] Hängebrust[12] Hängebauch[13] Uterushalteapparat[14] Lig. suspensorium, Aufhängeband[15] Pendelrhythmus[16] 13

Unit 64 Body Movement

Related Units: 31 Musculoskeletal Function, 63 Posture, 65 Walking, 107 Physical Examination, 113 Neurologic Findings, 142 Physiotherapy

motion [moʊʃᵊn] *n clin & term* *syn* **movement** [muːvmənt] *n*

(i) change of place or position [ɪʃ] of the entire [aɪ] or parts of the body
(ii) stool [uː] (iii) defecation

motionless *adj* • **move[1]** *v & n* • **(im)movable[2]** *adj* • **motor[3]** [moʊţɚ] *adj*

» *A few days of rest will be required to regain [eɪ] normal hip motion. Elbow motion is limited only in extreme [iː] flexion. Guarded[4] [gɑː-] early motion may be initiated [ɪʃ] under supervision. Ask the patient to move hands and feet spontaneously and against resistance.*

Use active / gliding [aɪ]/ twisting[5] / pain-free ***motion*** • smooth[6] [uː]/ gentle [dʒe]/ ciliary[7] [sɪ] ***motion*** • ***motion*** sickness[8] / disorder • body / joint [dʒ]/ limb [lɪm]/ hand ***movement*** • lip / head / neck / cervical [sɜː] spine [aɪ] ***movement*** • voluntary[9] / abrupt [ʌ]/ reflex [iː]/ jerky[10] [dʒɜːrki] ***movement*** • convulsive[11] [ʌ]/ spontaneous [eɪ]/ purposeful[12] [ɜː]/ limited ***movement*** • (rapid) eye[13] (*abbr* REM)/ downward / inward / backward ***movement*** • to make a[14] ***move***

(i) Bewegung
(ii, iii) Stuhl(gang)
bewegen; ergreifen, erschüttern; Bewegung; Schritt, Maßnahme[1] (un)beweglich[2] motorisch; Motor-, Bewegungs-[3] vorsichtig[4] Drehbewegung[5] fließende/ geschmeidige B.[6] Zilienbewegung[7] Reise-, Bewegungskrankheit, Kinetose[8] Willkürbewegung[9] ruckartige B.[10] spastische/ krampfartige B.[11] zielgerichtete B.[12] schnelle Augenbewegung im Schlaf[13] etwas/ Schritte unternehmen[14] 1

mobility [moʊbɪləṭi] *n* *opposite* **immobility**[1] *n* → U141-5

ability of moving freely (normal range of motion[2] (*abbr* ROM), full functional [ʌ] movement, coordination, strength [streŋkθ], endurance[3] [(j)ʊɚ], etc.)

(im)mobilize[4] [moʊbɪlaɪz] *v term* • **(im)mobilization** *n* • **(hyper/ im)mobile**[5] *adj*

» *His forearm is grossly [oʊ] swollen*[6] *[oʊ], acutely tender, and immobile. Mobility is greatest in the cervical spine and least*[7] *[iː] in the thoracic [æs] spine. Obese [iː] patients should be mobilized as soon as possible after surgery [ɜː]. The fracture was treated by immobilization in plaster*[8] *[æ] for 3 weeks. The incidence of venous [iː] thrombosis increases with periods of immobility.*

Use patient / wheelchair [iː]/ impaired [eɚ] *or* restricted[9] ***mobility*** • joint / skin / tongue [tʌŋ] ***mobility*** • relative / complete / period [ɪɚ] of ***immobility*** • cervical / gentle active / early[10] ***mobilization*** • adequate / cast [æ]/ brace[11] [breɪs]/ rigid [ɪdʒ]/ prolonged ***immobilization*** • external / neck / spine / fracture[12] / surgical ***immobilization*** • to become/lie[13] ***immobile*** • ***immobile*** patient / face[14] • ***mobile*** kidney[15] / portion • ***mobile*** arm support / meals[16] • ***hypermobile*** joints[17] / child

Mobilität, Beweglichkeit
Unbeweglich-, Bewegungslosigkeit[1] Bewegungsausmaß[2] Ausdauer[3] ruhigstellen, immobilisieren[4] immobil, unbeweglich[5] stark geschwollen[6] am geringsten[7] Gips[8] eingeschränkte Beweglichkeit[9] Frühmobilisation[10] Immobilisierung durch eine Schiene[11] Retention, Fixation, Ruhigstellung einer Fraktur[12] bewegungslos daliegen[13] unbewegtes Gesicht[14] Wanderniere, Ren mobilis[15] Essen auf Rädern[16] erhöhte Beweglichkeit/ Überstreckbarkeit d. Gelenke[17]
2

stir [stɜːr] *v & n* *sim* **budge**[1] [bʌdʒ] *v*

(i) to move very slightly
(ii) to wake up, activate, provoke or motivate, esp. after inactivity, sleep or rest

» *It hurts so much I'm afraid to stir. Don't stir her up*[2] *now, she hasn't been sleeping well. He hasn't budged from his room all week. I won't stir from the spot. Would you budge up*[3] *a bit?*

Use ***to stir up*** emotions [oʊʃ]/ the blood[4] / trouble[5] [ʌ] • ***stir-up*** regimen[6] [edʒ] • ***stirring*** movement / speech[7] • to cause a[8] ***stir*** • ***to budge*** from one's seat / a heavy desk[9] / a step

bewegen;
(sich) rühren/ regen
s. bewegen; nachgeben[1] aufwecken[2] Platz machen[3] d. Blut i. Wallung bringen[4] Unruhe stiften[5] mobilisierende Therapie[6] bewegende Ansprache[7] Aufsehen erregen[8] einen schweren Tisch verrücken[9]
3

shift [ʃɪft] *vi & vt* *sim* **displace**[1] [dɪspleɪs], **transfer**[2] [trænˈsfɜːr] *v* → U20-15

(i) to move around, esp. by changing place or direction (ii) to move abruptly [ʌ] or very slightly

shift[3] *n* • **shifting** *adj & n* •
transfer[4] *n term* • **displacement**[5] [eɪ] *n* → U106-4

» *The neck pain shifts characteristically from side to side and finally settles in one area, frequently radiating [eɪ] to the jaw and ears. The femoral head was felt to displace with a jerk. Arrange for immediate transfer of the victim to the nearest hyperbaric chamber*[6] *[eɪ].*

Use ***to shift*** your legs / arms / feet • lateral / right[7] / downward ***shift*** • fluid / mood[8] [uː]/ night[9] ***shift*** • ***shift*** in position[10] / of pain / to the right[7] • ***shift*** in sleeping pattern / worker • weight[11] ***shifting*** • ***shifting*** pattern / pain / border / dullness [ʌ] • ***displaced*** fracture[12] / anteriorly • downward / traumatic ***displacement*** • supine [aɪ] to sit / sit-to-stand ***transfer*** • interhospital / patient[13] ***transfer*** • ***transfer*** with standby assistance • ***transfer*** to the intensive care unit[14] / to the nursing [ɜː] home

(sich) verlagern, verschieben
verlagern, -schieben[1] verlegen; überstellen; übertragen[2] Verschiebung, Wechsel[3] Umlagerung; Verlegung, Überstellung[4] Verschiebung, Dislokation[5] Überdruckkammer[6] Rechtsverschiebung[7] Stimmungsschwankung[8] Nachtschicht[9] Lagewechsel[10] Gewichtsverlagerung[11] dislozierte Fraktur[12] Patientenverlegung, -überstellung[13] Verlegung auf die Intensivstation[14]
4

sway [sweɪ] *v* *rel* **swing**[1] - swung - swung *v irr,*
rock[2], **tilt**[3], **lean**[4] [iː], **wobble**[5] [ɒː] *v*

to move sideways or back and forth in an unsteady [e] way

swaying *adj* • **swinging** *adj* • **swing**[6] [swɪŋ] *n* • **tilt**[7] [tɪlt] *n* • **wobbly**[8] *adj*

» *Tilt your head this way a little. There is a reduction in automatic movements such as swinging of the arms while walking. My legs still feel a bit wobbly. Keep the airway open with the head-tilt and chin-lift maneuver*[9] *[uː]. The patient should sit up and lean forward.*

Use ***to sway*** to the music / back and forth / from side to side[10] • ***swaying*** movement / gait[11] [eɪ] • ***to swing*** from left to right / to the left / at the ball[12] / round • ***swing***-to gait[13] / door • arm[14] / mood [uː] ***swing*** • ***to rock*** a child to sleep • gentle ***rocking*** • ***to tilt*** to the left • head[15]-/ dorsal ***tilt*** • ***to lean*** forward / backward • ***wobbly*** voice[16] / legs

schwanken, torkeln
schwingen, baumeln[1] schaukeln, wiegen[2] neigen, kippen[3] (s.) lehnen, neigen[4] wackeln, schwanken[5] Schwung[6] Neigung[7] zittrig, (sch)wabblig[8] Esmarch-Handgriff[9] hin u. her schwanken[10] Watschelgang[11] (zum Schlag) ausholen (b. Golf)[12] Zu-Schwung-Gang (Krücken)[13] Armschwingen, Mitschwingen d. Arme[14] Kopfneigung[15] zitternde Stimme[16]
5

shake - shook - shaken *v irr* *sim* **tremble[1], quiver[1]** [kwɪvɚ], **shiver[1]** [ɪ] *v & n*

(i) to move back and forth (e.g. the head) (ii) to move with a tremor [e] because of fear or cold

shaky[2] [ʃeɪki] *adj* • **shaking** *adj & n* • **shakiness[3]** *n*
shivery[4] *adj* • **shivering** *n & adj* • **tremulous[5]** *adj* → U113-4

» *Hold it steady, don't move or shake! Shake the victim[6] gently. Sponging[7] [spʌndʒ-] with lukewarm [uː] water will cause shivering, which may ultimately raise the temperature.*

Use ***to shake*** one's head / one's fist[8] / hands (with) • hand***shake*** • ***to tremble*** all over[9] / slightly / with excitement [aɪ] • violent [aɪə]/ vigorous[10] [ɪ]/ head ***shaking*** • ***shaking*** chills[11] [tʃ]/ palsy[12] [ɔː] • ***shake*** lotion[13] [oʊʃ] • ***shaky*** handwriting / motion • ***to shiver*** with cold • to cause/produce/control/inhibit/block ***shivering*** • ***shivering*** attack[11] / response • ***trembling*** hands / voice[14]

schütteln, zittern, wackeln
zittern, beben, zucken; Schaudern, Zittern[1] wackelig, zittrig[2] Unsicherheit[3] fröstelnd, zittrig[4] zitternd, bebend[5] Opfer[6] Abreiben[7] mit d. Faust drohen[8] am ganzen Körper zittern[9] kräftiges Schütteln[10] Schüttelfrost[11] Schüttellähmung, Parkinson-Krankheit, Paralysis agitans[12] Schüttelmixtur[13] zitternde Stimme[14] 6

jerk [dʒɜːrk] *v & n clin & jar* *sim* **lurch[1]** [lɜːrtʃ], **jolt[2]** [dʒoʊlt] *v & n clin*

(v) to move abruptly with seemingly uncontrolled motions (n) a sudden, short move

jerky[3] [dʒɜːrki] *adj clin* • **jerkiness** *n* • **jerking[4]** *adj & n* → U113-1

» *The femoral head was felt to displace with a jerk. Some scorpion stings may cause muscle cramps, twitching and jerking and occasionally convulsions[5] [ʌ]. His gait is slow with a broadened base and lurching from side to side. I woke up with a jolt.*

Use knee (*abbr* KJ)/ ankle[6] (*abbr* AJ)/ jaw[7] [dʒɒː]/ (deep) tendon ***jerk*** • muscular[8] / convulsive / tonic ***jerking*** • clonic[9] / uncontrollable ***jerking*** • ***jerking*** eye movements / of all extremities • ***jerky*** move / respiration[10] / inspiration • ***jerky*** pulse[11] / incoordinate movement • ***to lurch*** forward • ***to jolt*** sb. into action[12] / along[13]

Note: In slang the noun **jerk*[14] (or ***jerk-off***) is also a common insult (=idiot, fool) and ***to *jerk off*** is a vulgar expression for ***to masturbate***.

zucken, sich ruckartig bewegen; Ruck, Reflex
torkeln; Ruck[1] durch-, aufrütteln; Ruck, Schock[2] ruckartig, stoßweise[3] ruckartig; Zuckung, Zucken[4] Krämpfe, Konvulsionen[5] Achillessehnenreflex[6] Masseter-, Mandibularreflex[7] Muskelzuckung[8] klonische Krämpfe[9] unregelmäßige/ schnappende Atmung[10] unregelmäßiger/ schnellender Puls[11] jem. aufrütteln[12] dahinholpern[13] Blödmann[14] 7

roll (over) *v clin* *syn* **turn** [tɜːrn] **(over)** *v*

to make a rolling motion or turn, esp. when lying down

rolled-up[1] *adj* • **eye-rolling[2]** *n* • **neck roll[3]** *n* • **turning[4]** *n*

» *Place a rolled bath towel under the left scapula. The head and trunk [ʌ] must be lifted and rolled as one unit (logroll). Avoid turning to the side or rolling over in bed too suddenly.*

Use ***to roll*** your eyes / oneself in a blanket[5] / down the hill • to toss and[6] ***turn*** • ***to turn*** around / your head away / back • ***to turn*** to the side / the patient • outward / inward / head[7] ***turning*** • rigid [ɪdʒ] *or* en bloc / frequent[8] ***turning*** • ***rolled-up*** sleeves[9] [iː]/ blanket / towel[10] [taʊəl]

(auf die Seite/ um)drehen, wenden, rollen
zusammengerollt[1] Rollen d. Augen[2] Nackenrolle[3] (Um-, Ver)drehen[4] sich in eine Decke wickeln[5] s. hin u. her wälzen[6] Kopfdrehung[7] häufiges Umlagern[8] hochgekrempelte Ärmel[9] zusammengerolltes Handtuch[10] 8

grasp *v & n* *syn* **grip** *v & n*, *rel* **hold[1]** - held - held, **cling[2]** - clung - clung [ʌ] *v irr*, **grab[3], clench[4]** [klenᵗʃ] *v*

(v, i) to hold firmly [ɜː] with the hands (ii) to understand the meaning

grasping[5] *adj* • **grasper[6]** *n* • **grip[7]** *n* • **hold[8]** *n* • **holder[9]** *n* • **handgrip[10]** *n*

» *Pain is aggravated by grasping. Evaluate the child's reach and type of grasp. Grasp the patient's feet and lift his legs. The arches [tʃ] of the hand[11] are essential for gripping, pinching and cupping[12] [ʌ]. Mary is still a very clinging[13] child.*

Use ***to grasp*** at / for / sb. by the neck[14] • to slip from one's[15] ***grasp*** • to have a good / hand / palmar / pincer[16] [ᵗs] ***grasp*** • ***grasp*** reflex[17] [iː]/ strength • ***grasping*** forceps[6] / movement / muscles [mʌslz] • to lose[18]/relax/tighten [taɪtᵊn] /strengthen ***one's grip*** • firm / loose / weak [iː] ***grip*** • precision [sɪ]/ power[19] ***grip*** • ***grip*** strength • tight ***gripping*** • ***to hold one's*** breath[20] [e]/ urine [jʊɚ] • film[21] / needle[22] [iː]/ chart [tʃɑːrt] ***holder*** • ***to cling*** to sb.[23] / together • ***to grab*** hold of[24] / at / sth. from sb.[25] • ***grab*** bar[26] • ***to clench one's*** fist[27] / teeth[28] [tiːθ]

(er-, be)greifen; Griff
halten; fassen[1] festhalten, s. klammern (an)[2] (zu)packen, schnappen[3] packen, ballen[4] Greif-, Fass-[5] Fasszange[6] Griff[7] Griff, Halt[8] Halter, Haltevorrichtung[9] (Hand)griff; Händedruck[10] Handwölbung[11] Hohlhandbildung[12] anhänglich[13] jem. am Genick packen[14] aus d. Hand rutschen, entgleiten[15] Pinzettengriff[16] Greifreflex[17] d. Halt verlieren[18] Kraft-, Grobgriff, Faustschluss[19] d. Atem anhalten[20] Filmhalter[21] Nadelhalter[22] s. an jem. hängen[23] etw. packen[24] jem. etw. entreißen[25] Haltegriff[26] d. Faust ballen[27] d. Zähne zusammenbeißen/ -pressen[28] 9

64

64

squeeze [skwiːz] *v & n* *sim* **pinch[1], compress[2], crush[3]** [ʌ], **squash[3]** [skwɒːʃ] *v* → U6-6

(v) to press together firmly (or even out of shape) between the fingers, with your hands or arms

squeezing *adj clin* • **pinch** [pɪnʹʃ] *n* • **compression** *n* • **crushing[4]** *adj* → U5-13

» *Ask the patient to squeeze the eyes shut tightly. Squeeze the relaxed calf[5] [kæf], which normally causes plantar flexion of the ankle. Pinch the victim's nose closed. Compress the bag with the right hand. Immerse [ɜː] the tube for 15 seconds in crushed ice. Ova can usually be detected in rectal biopsy specimens and are best identified by squashing a small amount of tissue between two glass slides[6] [aɪ] and viewing the tissue microscopically.*

Use ***to squeeze*** a handgrip / one's eyes shut[7] [ʌ]/ medication under the tongue [tʌŋ] • ***to squeeze*** blood out of the vessel • voluntary[8] ***squeeze*** • ***squeezing*** chest pain[9] • ***to pinch*** off[10] / shut • ***pinched*** face[11] / appearance [ɪɚ] • lateral / key[12] / stable [eɪ]/ weak ***pinch*** • tip to tip[13] / chuck[14] [tʃʌk] ***pinch*** • fingers meet in ***pinch*** • ***pinch*** stimulation[15] • ***to compress*** neural [n(j)ʊɚəl] tissue • spinal [aɪ] cord / digital [ɪdʒ]/ (nerve) root[16] [uː]/ tracheal [k] ***compression*** • ***compression*** injury [ɪndʒɚi]/ bandage *or* dressing[17] / hosiery[18] [oʊ] • ***to crush*** a tablet • ***crush*** injury[19] / wound [uː] • ***crushed*** tissue / bone / pelvis[20] / ice[21] • ***crushing*** injury / force / blow[22]

(zusammen)drücken, quetschen; (Hände)druck, Pressen
kneifen, zwicken[1] zusammendrücken, komprimieren[2] zerquetschen, -drücken, -stoßen[3] zerschmetternd[4] Wade[5] Objektträger[6] d. Augen fest schließen[7] willkürl. Pressen[8] Druckschmerz i. d. Brust[9] abknipsen, -zwicken[10] verhärmtes Gesicht[11] Schlüsselgriff[12] Spitzgriff[13] Kuppengriff[14] Kneiftest[15] Wurzelkompression[16] Kompressionsverband[17] Kompressionsstrümpfe[18] Quetschung[19] Beckenzertrümmerung[20] zerstoßenes Eis[21] zermalmender Schlag[22]

10

stroke [stroʊk] *v* *rel* **pat[1]** [pæt], **tap[2], rub[3]** [rʌb], **tickle[4]** [tɪkl] *v* → U5-9

to touch lightly [laɪtli] and with affection using brushing [ʌ] motions[5]

stroking *n & adj* • **tap[6]** *n clin & jar* • **tapping[7]** *n clin* • **rub[8]** *n* • **ticklish[9]** *adj*

» *Stroke the throat to encourage [ɜː] swallowing. After rising the skin should be patted dry[10] (not rubbed). Creams should be rubbed into the skin gently. Gentle tapping over the vein may help to distend it. Continued rubbing and scratching will lead to an itch[11]-scratch-rash-itch cycle. There was hoarseness[12] [ɔː] with a tickling sensation in the back of his throat [oʊ].*

Use gentle / firm [ɜː]/ sole[13] [oʊ] ***stroking*** • ***to tap*** the chest for fluid • spinal[14] / belly[15] / suprapubic bladder ***tap*** • fresh / plain[16] / lukewarm [uː]/ contaminated ***tap water*** • ***to rub*** in a lotion [oʊʃ] / into the skin / sth. together[17] • ***to rub*** warm / away *or* off[18] / one's eyes • face / pleural[19] [ʊɚ]/ pericardial friction [kʃ] ***rub***

> **Note:** Do not mix up ***to stroke*** with ***to strike[20]*** (struck - struck), ***stroking*** with the noun ***stroke[21]***, and ***tapping*** with ***taping[22]***.

streicheln, streichen über
klopfen, tätscheln[1] klopfen; anzapfen, punktieren[2] reiben[3] kitzeln[4] Bürstbewegungen[5] Punktion[6] (Be)klopfen, leichtes Klopfen an/ auf[7] Abreibung[8] kitz(e)lig[9] trockentupfen[10] Jucken[11] Heiserkeit[12] Bestreichen d. Fußsohle[13] Lumbalpunktion[14] Bauchpunktion[15] reines Leitungswasser[16] etwas aneinander reiben[17] wegreiben[18] Pleurareiben[19] schlagen[20] Schlag; Schlaganfall[21] Tapen, Tape-Verband (anlegen)[22]

11

push [pʊʃ] *v & n* *syn* **thrust** [θrʌst], **shove** [ʃʌv] *v & n*, *rel* **press[1]** *v*, **kick[2]** *v & n*

(v) applying force to move sth. away or press against sth. without being able to move it

pushy[3] *adj* • **pushing** *n* • **push-ups[4]** *n usu pl* • **pressing[5]** *n*

» *Avoid pushing the foreign [ɒː] body[6] farther down the tube. The distended stomach [k] pushes the diaphragm [aɪ] upward. During pregnancy the appendix is shoved farther out of the pelvis. Ask the patient to press her hands on her hips. Temper tantrums[7] are characterized by the child lying or throwing himself down, kicking and screaming [iː].*

Use ***to push*** sth. away / oneself / against the limit • abdominal[8] / tongue[9] [tʌŋ] ***thrust*** • ***to kick*** one's legs / a ball / a habit[10] • to give sb. a[11] ***kick*** • knee[12] [niː] ***kick*** • ***kick*** count[13] [aʊ] • forward ***pushing*** • ***pushy*** preschooler[14] [iː]/ nature [neɪtʃɚ]

drücken, schieben, stoßen; Druck, Stoß
drücken, pressen[1] treten, strampeln; (Fuß)tritt[2] aufdringlich[3] Liegestütze[4] Drücken, Pressen, Drängen[5] Fremdkörper[6] Wutanfälle[7] Druckstoß auf d. Bauch[8] Zungenpressen[9] e. Gewohnheit ablegen[10] jem. einen Tritt versetzen[11] Stoß mit d. Knie[12] Zählen d. Kindsbewegungen[13] aufsässige(r) Vorschüler(in)[14]

12

pull [pʊl] *v & n* *rel* **drag[1]** [æ], **tug[2]** [tʌg], **retract[3]** *v*, **tear[4]** [teɚ] - tore - torn *v irr* → U5-7

(v) applying force to move something toward the source of motion

pulling[5] *adj & n* • **pull-up[6]** *n* • **wear-and-tear[7]** *n* • **retraction[8]** *n* → U132-16

» *Pull the skin taut[9] [tɒːt]. Then the infant is pulled by the arms to a sitting position. Gently [dʒ] tug on the pinna[10] to elicit [ɪs] pain. Drag the victim carefully away using dry clothing, rubber [ʌ], or other dry non-conductive [ʌ] materials. He tore off his clothes and fell into bed. In phimosis, the foreskin cannot be retracted over the glans.*

Use ***to pull*** up / down / out / by the hand • ***to pull*** away (from) / back / through[11] / at sth. • ***to pull*** sth. apart[12] / on a rope / hard / a muscle[13] [mʌsl] • lateral / muscle ***pull*** • hair ***pulling*** • ***to drag*** one's leg[14] / the victim away • tracheal[15] [k] ***tugging*** • ***torn*** vessel[16] / tendon[17] • meniscal / cruciate [uːʃ] ligament[18] / rectal ***tear*** • ***tear of*** muscle / the capsule[19] • ***to retract the*** foreskin / eyelid • eardrum[20] [ɪɚdrʌm]/ nipple[21] ***retraction***

ziehen; Zug(kraft)
schleifen, (nach)ziehen[1] ziehen, zerren[2] zurückziehen[3] (zer)reißen[4] Zug-; Ziehen[5] Klimmzug[6] Verschleiß[7] Verkürzung, Retraktion, Einziehung[8] straffen[9] Ohrmuschel[10] durchziehen; durchkommen, sich erholen[11] etw. auseinanderziehen[12] sich einen Muskel zerren[13] ein Bein nachziehen[14] Oliver-Cardarelli-Zeichen[15] Gefäßruptur[16] Sehnenriss, -ruptur[17] Kreuzbandruptur[18] Kapselriss[19] Trommelfelleinziehung[20] Brustwarzeneinziehung[21]

13

throw - threw [θruː] **- thrown** *v irr* *syn* **toss** [tɒːs] *v*, **cast - cast - cast** *v irr* *sim* **hurl**[1] [hɜːrl] *v*, **fling**[1] **- flung - flung** [ʌ] *v irr*

to propel an object through the air with a rapid movement of the arm and wrist

throw[2] [θroʊ] *n clin & term* • **toss**[3] *n* • **cast**[4] [kæst] *n*

» *Show me how to throw a ball. Use one throw of a square knot*[5] [nɒːt] *to close the skin around the tube. He was hurling all loose objects he could find against the wall. The patient tossed his blanket aside and got up. The child flung herself face downward on the floor.*

Use ***to throw*** back (one's hair/ shoulders) • ***to throw*** (oneself) down on the floor[6] / a ball at sth. • ***to throw*** the baby out with the bath water[7] • ***to throw*** sth. away / up (food)[8] / off (a cold)[9] • overhead[10] / underhand ***throw*** • ***throwing*** movement / athlete[11] • ***to toss*** toys to the ground • ***to hurl*** away / oneself into work[12] • ***to fling*** sth. away[13]

(zu-, ab)werfen, schleudern
schleudern, stoßen[1] Wurf; Schlinge[2] Wurf[3] Wurf; Guss; Gips(verband)[4] Schifferknoten[5] sich zu Boden werfen[6] d. Kind mit d. Bad ausschütten[7] erbrechen[8] eine Verkühlung loswerden[9] Überkopfwurf[10] Werfer(in)[11] sich in d. Arbeit stürzen[12] etwas wegwerfen/ vergeuden[13]

14

drop [drɒːp] *vi & vt* *rel* **sink**[1] **- sank - sunk** *v irr*, **droop**[2] [uː], **sag**[3] *v*, **shed**[4] **- shed - shed** [ʃed] *v irr*

(i) to bring down to a lower place or level (ii) to let an object fall to the ground

drop[5] *n* • **droop**[6] *n* • **droopy**[7] [druːpi] *adj* • **sagging**[7] [sæɡɪŋ] *adj* → U113-17

» *Allow the head of the child to suddenly drop backward about 1-2cm. The injury typically results from a fall on the outstretched hand. The sternum* [ɜː] *may sink inward, leaving* [iː] *a sharp elevation at the rib margins* [dʒ]. *If you don't wear a bra*[8] *your breasts* [e] *might start drooping. Reconstructions in the face often tend to sag. The endometrial* [iː] *lining is shed as menstrual flow.*

Use ***to drop*** down / to the ground[9] / behind / one's voice / dead[10] • foot[11] / toe/ wrist[12] [r] ***drop*** • ***drop*** shoulder / hand / finger[13] / attack[14] • eye / ear / nose[15] ***drops*** • ***drop*** by drop / counter[16] [aʊ] • ***drop*** in blood pressure • ***to shed*** tears [ɪɚ]/ blood / cells[17] / light on a matter • virus[18] [aɪ] ***shedding*** • left-sided facial [eɪʃ] ***droop*** • ***drooping of the*** mouth / palate[19] • ***droopy*** ears / upper lid • ***sagging*** tissue [tɪʃ‖sjuː]/ breasts[20] [e]

fallen (lassen)
(ver)sinken, (s.) senken[1] herunterhängen, hängen lassen[2] herabhängen, s. senken[3] abwerfen, -stoßen; vergießen[4] Tropfen; (Ab)fall; Senkung[5] Herabhängen, Ptosis[6] hängend, schlaff[7] Büstenhalter, BH[8] (s.) zu Boden fallen (lassen)[9] tot umfallen[10] Spitzfußstellung (b. Peronäuslähmung)[11] Fallhand[12] Hammerfinger[13] Drop attack[14] Nasentropfen[15] Tropfenzähler[16] Zellen abstoßen, abschilfern[17] Virusausbreitung[18] Gaumensegellähmung[19] Hängebrüste[20]

15

lift *v* *sim* **elevate**[1] [eləveɪt], **raise**[2] [reɪz] *v*, *rel* **carry**[3] [keɚi], **support**[4] *v*

to move upward or raise to a higher position, esp. objects or body parts

lifting[5] *n* • **lift**[6] *n* • **elevation**[7] *n* • **support**[8] *n* • **supportive** *adj*

» *You must avoid heavy lifting and straining*[9] [eɪ] *at stool* [uː]. *Reduce tension on the Achilles* [k] *tendon by placing a heel* [iː] *lift*[10] *in the shoes. Jaw* [dʒɒː] *thrust* [ʌ] *and chin* [tʃ] *lift*[11] *were ineffective in airway opening. Instruct the patient to elevate the leg as frequently as possible. The child cannot raise the arm completely on the affected side. Immobilize the fracture and support the fingers and wrist with a dynamic splint until the fracture has healed.*

Use ***to lift*** up (one's face/ eyes) / sth. off the ground • heavy / weight[12] ***lifting*** • neck / chin / face[13] ***lift*** • ***to elevate the*** foot[14] / scapula[15] / head of the bed • ***elevated*** extremity / blood pressure[16] / diaphragm[17] [daɪəfræm] • heel / leg / head / eyelid ***elevation*** • ***to carry*** heavy loads [oʊ]/ a burden [ɜː]/ a patient / a risk[18] / an incision [sɪ] (up to) • arch[19] [ɑːrtʃ]/ brace [breɪs]/ elastic ***support*** • emotional / life[20] / ventilatory[21] ***support*** • ***supporting*** ligaments / tissues[22] • ***supportive*** appliances [aɪ]/ measures[23] [eʒ]/ care • ***support*** suture[24] / stockings / garment / group[25] • ***to raise*** your arm (overhead) / the bite[26] • leg ***raising*** • ***raised*** borders[27] / plaques [plæks]/ titer [aɪ]

Note: Mark the difference between ***to raise*** and ***to rise***[28] (rose - risen) and between ***carry*** (objects), ***wear*** (clothes) and ***bear*** (body weight).

(hoch)heben
erhöhen, hochlagern[1] (an)heben[2] tragen[3] (unter)stützen[4] Heben[5] Straffung; Aufzug, Lift[6] Anhebung, Erhöhung[7] Halt, Stütze[8] Pressen[9] Fersenpolster[10] Esmarch-Handgriff[11] Gewichtheben[12] Gesichtshautstraffung, Face lifting[13] den Fuß hochlagern[14] das Schulterblatt hochziehen/ heben[15] Bluthochdruck[16] Zwerchfellhochstand[17] mit einem Risiko behaftet sein[18] Schuheinlage[19] lebenserhaltende Maßnahmen[20] Atemhilfe[21] Stützgewebe[22] unterstützende Maßnahmen[23] Haltenaht[24] Selbsthilfegruppe[25] d. Biss heben[26] erhabene Ränder[27] aufstehen, ansteigen[28]

16

restless *adj clin & term* → U113-2 *sim* **fidgety**[1] [fɪdʒɪti], **fretful**[2] *adj inf*

(i) hyperactive, always in motion and unable to keep still
(ii) nervous [ɜː] and anxious [æŋkʃəs]

rest[3] [rest] *v & n* • **resting**[4] *adj* • **restful**[5] *adj* • **restlessness**[6] *n* • **fidget**[7] *v* → U76-8

» *Why don't you take a rest now. Put the patient on bed rest*[8] *and elevate the limb* [lɪm]. *The patient is anxious and restless, and attempts to relieve the pain by moving about in bed. The patient appears anxious, restless, and fidgety.*

Use ***restless*** patient / sleep • ***resting*** position[9] / (muscle) activity • ***resting*** pressure (*abbr* RP) tremor[10] • to be[11]/occur [ɜː] ***at rest*** • ***rest*** period / pain[12] / and exercise balance • (strict) bed / arm[13] / foot[14] ***rest*** • motor[15] / feeling of ***restlessness***

unruhig, rastlos, hyperaktiv
zappelig[1] quengelig[2] ruhen; s. auf etw. stützen; Ruhe, Pause[3] Ruhe-[4] ruhig, erholsam[5] Unruhe, Ruhelosigkeit[6] zappeln[7] Bettruhe[8] Ruhelage, -stellung[9] Ruhetremor[10] in Ruhelage sein[11] Ruheschmerz[12] Armlehne[13] Fußstütze[14] motor. Unruhe[15]

17

physical activity *n*

rel **exercise**[1], **workout**[2], **training**[2] [eɪ] *n clin* → U1-12

things people [iː] do (work, sports) involving movement, esp. exerting the muscles to keep fit

(hyper/ in)active *adj term* • **inactivity**[3] *n* • **exercise**[4] *v* • **train**[4] *v* • **trainer** *n*

» *Walking to the bus is the only exercise I get. Don't exercise to the point of fatigue*[5] [fətiːg]. *How much weight* [weɪt] *do you lose in an hour's workout? Women who engage in vigorous* [ɪ] *athletic* [e] *training often have low sex hormone levels.*

Use muscle / leisure[6] [liːʒɚ] ***activity*** • isometric / passive / active assisted ***exercise*** • warm-up[7] / progressive resistance ***exercise*** • low intensity / forward bending ***exercise*** • stretching[8] [tʃ]/ (full) weight-bearing[9] [eɚ] ***exercise*** • ***to exercise*** your muscles • aerobic / high stress / vigorous[10] / light ***workout*** • ***to train*** hard • gait[11] [eɪ]/ physical [fɪzɪkᵊl]/ endurance[12] [(j)ʊɚ]/ relaxation ***training*** • autogenic / toilet[13] / assertiveness[14] [ɜː] ***training***

Bewegung, körperliche Tätigkeit/ Aktivität
Übung, Bewegung[1] Training[2] Untätigkeit, Inaktivität[3] üben, trainieren[4] Erschöpfung[5] Freizeitbeschäftigung[6] Aufwärmübung[7] Dehnungsübung[8] Belastungsübung[9] intensives/ hartes Training[10] Gehschule[11] Ausdauertraining[12] Sauberkeitserziehung[13] Selbstbewusstseinstraining[14]
18

exertion [ɪgzɜːrʃᵊn] *n* *sim* **(physical) effort**[1] [fɪzɪkᵊl efɚt] *n*

rel **exhaustion**[2] [ɪgzɒːstʃᵊn] *n*,
strain[3] [eɪ] *n & v* → U5-17

to try or work hard, use much effort or physical or mental energy to achieve a goal [oʊ]

exert[4] [ɪgzɜːrt] *vt & ref* • **exertional**[5] *adj* • **overexertion**[6] *n* • **exhausted**[7] *adj*
inexhaustible [ɒː] *adj* • **strenuous**[8] [strenjʊəs] *adj* • **effortless** *adj*

» *Avoid exertion that involves straining* [eɪ] *the upper extremity muscles. The patient complains of feeling fatigued* [iː] *and exhausted and waking up tired. Avoid pushing yourself to the point of exhaustion and collapse.*

Use physical [ɪ]/ vigorous[9] / worsened [ɜː] by ***exertion*** • strenuous[9] / patient / respiratory[10] / (un)sustained[11] [eɪ] ***effort*** • ***effort***-dependent / fatigue [fətiːg]/ dyspnea[12] [dɪspnɪə] • ***effort*** thrombosis / migraine[13] [eɪ]/ intolerance • chest pain / shortness of breath [e] *or* dyspnea[12] ***on exertion*** • ***to exert*** your body / muscles / influence[14] • ***exertional*** activity[15] / headache • ***exertional*** muscle pain / in nature • ***strenuous*** activity[15] / exercise • physical[16] / heat[17] / nervous [ɜː] ***exhaustion*** • (low) back / muscle[18] / ligamentous[19] ***strain***

Anstrengung, Belastung
(körperl.) Anstrengung/ Einsatz, Bemühung, Mühe[1] Erschöpfung[2] Belastung; über-, belasten[3] ausüben; sich anstrengen[4] anstrengend; Belastungs-[5] Überanstrengung[6] erschöpft[7] anstrengend[8] große Anstrengung/ Belastung[9] Atemarbeit[10] anhaltende/ hartnäckige Bemühungen[11] Belastungsdyspnoe[12] belastungsbedingte Migräne[13] Einfluss ausüben[14] anstrengende Tätigkeit[15] körperl. Erschöpfung[16] Hitzeerschöpfung[17] Muskelzerrung[18] Bänderzerrung[19]
19

65

Unit 65 Walking & Locomotion

Related Units: 64 Body Movement, 31 Musculoskeletal Function, 5 Injuries
63 Posture, 113 Neurologic Findings, 142 Physical Therapy

walk [wɒːk] *v & n* *sim* **hike**[1] [haɪk] *v & n*, **ambulation**[2] [æmbjəleɪʃᵊn] *n term*

(v) to move along by alternately placing one foot in front of the other

ambulate *v term* • **ambulatory**[3] *adj* •
walking[4] *adj & n* • **walker**(ette)[5] *n*

» *You will be able to walk about*[6] *in comfort immediately* [iː] *after the procedure* [siː]. *I can tell him by his walk. If postural hypotension is detected, ambulation should be allowed with caution* [ɒːʃ]. *The patient ambulates with minimal assistance. After the fractures have healed* [iː], *we will start you on a supervised* [uː] *exercise program that includes daily walking. The patient was ambulatory with a walker within a few days after surgery.*

Use ***to walk*** barefoot [beɚfʊt]/ on level ground[7] [aʊ]/ uphill[8] / unaided [eɪ] • ***to walk*** to tolerance[9] / a straight [streɪt] line / with a cane[10] [keɪn] • to go for a[11] / to take a short / unsteady[12] [e] ***walk*** • tandem[13] / inability to / brisk[14] ***walk*** • to go on *or* take ***a hike*** • brisk[15] / difficulty[16] / toe-***walking*** [oʊ] • heel-to-toe[17] [iː]/ crutch[18] [krʌtʃ]/ sleep[19] ***walking*** • ***walking*** shoes[20] / cast[21] / heel *or* piece[22] / aid[5] • early[23] / gradual / full ***ambulation*** • (non-)weight-bearing[24] [weɪt beɚɪŋ]/ indoor / independent ***ambulation*** • ***to ambulate*** without difficulty / with crutches • to be[25]/become ***(non-)ambulatory*** • ***ambulatory*** patient / elderly / on crutches • ***ambulatory*** monitoring[26] / care[27] • baby***walker***[28]

(spazieren) gehen, laufen, wandern; (Spazier)gang, Fußmarsch
wandern; Wanderung[1] Umher-, Herumgehen[2] gehfähig, mobil; ambulant[3] Geh-, Lauf-, Schritt-; (Spazieren) gehen, Wandern[4] Gehhilfe[5] herumgehen[6] im Ebenen gehen[7] bergauf gehen[8] gehen solange es erträglich ist[9] am Stock gehen[10] spazieren gehen, e. Spaziergang machen[11] unsicherer Gang[12] Tandem-Gang[13] flotter Fußmarsch[14] rasches Gehen, Walken[15] Beschwerden b. Gehen[16] Ferse-Zehen-Gang[17] Gehen an Krücken[18] Schlafwandeln[19] Wanderschuhe[20] Gehgips[21] Gehstollen, Sohlenplatte[22] Frühmobilisation[23] Gehen ohne Belastung[24] gehfähig sein[25] ambulante Überwachung[26] ambulante Betreuung[27] Laufgestell[28] 1

gait [geɪt] *n clin & term* *rel* **locomotion**[1] [loʊkəmoʊʃᵊn] *n term*

pattern of locomotion which may be changed by altered [ɒː] weight distribution, lack of mobility, etc.

locomotor[2] *adj term*

» *Abnormalities of gait and balance were evaluated with the patient's eyes open and closed. His symptoms [ɪ] include ataxic wide-based gait[3] and footslap[4] as well as loss of position. He has trouble [ʌ] maintaining [eɪ] balance in locomotion.*

Use swaying[5] [eɪ]/ spastic [æ]/ ataxic[6] / staggering *or* reeling[5] [iː] ***gait*** • slow / waddling[7] / heel-toe ***gait*** • double-step [ʌ]/ swing-through[8] ***gait*** • scissor[9] [s]/ high-stepping *or* steppage[4] [stepɪdʒ] / antalgic[10] ***gait*** • in-toed[11] / shuffling[12] [ʌ]/ short-stepped *or* festinating[13] ***gait*** • ***gait*** analysis / disturbance[14] [ɜː]/ unsteadiness[15] [e] • ***gait*** ataxia[16] / training • cell / directed / reduced [(j)uːs] ***locomotion*** • ***locomotor*** ataxia[17]

Gang(art)

(Fort)bewegung, Lokomotion[1] lokomotorisch, Bewegungs-[2] breitbeiniger Gang[3] Steppergang, Hahnentritt[4] schwankender/ torkelnder/ taumelnder Gang[5] ataktischer G.[6] Watschel-, Entengang[7] Gang mit Durchschwingen d. Beine[8] Scherengang[9] antalgischer Gang[10] Innenrotationsgang[11] schlurfender G.[12] kleinschrittiger/ trippelnder Gang[13] Gangstörung[14] Unsicherheit b. Gehen[15] Gangataxie[16] lokomotor. Ataxie, Bewegungsstörungen[17] 2

stance [stænᵗs] *n* *sim* **station**[1] [eɪʃ] *n term*, **stand**[2] - stood - stood *n & v irr clin*

(i) the standing position at a particular moment
(ii) attitude toward a particular issue

standing *adj* • **stationary**[3] [eɪ] *adj* • **standstill**[4] *n* • **standpoint**[5] *n*

» *He altered [ɒː] his stance and stood with his feet apart. During the stance phase[6] [feɪz] (strike of the heel on the ground till lift off of the toe) the leg and foot bear all of the body weight. If postural sense[7] is deranged [eɪ], the patient is unable to stand with his feet together and eyes closed. Tandem walking and standing and hopping on each foot are tests of station and gait.*

Use to take up a[8] ***stance*** • normal / abnormality of / single limb [lɪm] ***stance*** • ***stance*** time / phase • proper / abnormal ***station*** • ***to stand*** still / straight [streɪt]/ aside[9] [aɪ] • ***to stand*** back[9] / up / by sb.[10] • ***standing*** balance / height [haɪt]/ position[11]

(i) (Körper)haltung
(ii) Einstellung

Stellung, Lage, Stand[1] Stand(punkt), Einstellung; stehen[2] stillstehend, stationär; unverändert[3] Stillstand[4] Standpunkt[5] Standphase (b. Gehen)[6] Lageempfindung[7] eine Haltung einnehmen[8] zur Seite treten, (tatenlos) danebenstehen[9] beistehen, s. bereithalten[10] aufrechte Körperhaltung, Orthostase[11] 3

step *n & v* *sim* **stride**[1] - strode - strode/stridden [straɪd stroʊd strɪdᵊn] *n & v irr*

(n, i) changing location by raising the foot and setting it down again
(ii) horizontal part of a staircase

footsteps[2] *n* • **stepping** *adj* • **stepwise**[3] *adj* • **steppage gait**[4] *n term*

» *Why don't you take a couple [ʌ] of steps on the corridor. Inability to initiate [ɪʃ] and coordinate steps in a sequential fashion is termed apraxia. Move up a step, please. He fails to swing his arms with the stride.*

Use to take a/be in[5]/be out of/mind the[6]/watch one's[7] ***step*** • ***step*** by step[3] • forward / the first (tentative)[8] / faltering [ɒː] *or* halting[9] [ɒː]/ dance ***steps*** • to follow in sb.'s[10] ***footsteps*** • ***to step*** on sb.'s foot / aside / over an obstacle • ***stepping*** reflex[11] • high ***steppage*** gait[4] • ***to stride*** off[12] / across • with long ***strides***

Schritt, Stufe; treten, steigen

(langer) Schritt, Gang; schreiten[1] Schritte, Fußstapfen[2] schritt-, stufenweise[3] Steppergang[4] im Gleichschritt/ Takt sein[5] Vorsicht Stufe[6] achtgeben[7] d. ersten (zaghaften) Schritte[8] zögernde/ zaghafte Schritte[9] in jem. Fußstapfen treten[10] Schreitreflex[11] sich mit schnellen Schritten entfernen[12] 4

tread - trod - trodden [tred] *v irr* *sim* **trample**[1], **stomp**[2] [ɒː], **stamp**[2] *v*

(i) to put down or place the foot on the ground
(ii) to step on an object (and crush [krʌʃ] it)

tread[3] *n* • **treadmill**[4] [tredmɪl] *n*

» *Unwary[5] [eɚ] victims may tread on stingrays[6] [eɪ] when they are wading[7] [eɪ] in the surf[8] [ɜː]. Stamp your feet to keep warm. He got trampled under[9] in the mass panic.*

Use ***to tread*** on sb.'s toes / water[10] / with care[11] • heavy [e]/ limping[12] ***tread*** • ***to trample*** over sth. / to death[13] • ***to stamp*** one's foot[14] / on sth. / down • ***treadmill*** exercise / testing[15]

(auf)treten, gehen

niedertreten, zertrampeln[1] (auf)stampfen[2] Schritt, Tritt[3] Laufband[4] unvorsichtig[5] Stachelrochen[6] waten[7] Brandung[8] zu Boden getrampelt[9] Wasser treten[10] vorsichtig auftreten[11] Humpeln, Hinken[12] zu Tode trampeln[13] (m. d. Fuß auf-) stampfen[14] Laufbandergometrie[15] 5

pace [peɪs] *n & v clin*

(n, i) distance covered by one step (ii) speed of walking or running

pacing[1] [peɪsɪŋ] *n & adj term* • **pacesetter**[2] *n* • **pacemaker**[2] *n* → U123-13

» *I heard him pacing up and down the waiting room. He is unable to walk at this pace for more than 3 min. You will have to pace yourself[3] carefully when you exercise. Restless patients with extrapyramidal syndromes [ɪ] often need to pace.*

Use ***to pace*** a room • to keep[4]/quicken one's[5]/take a ***pace*** • to set the[6]/walk at your own ***pace*** • ***pacing*** impulse / catheter • cardiac ***pacing*** • cardiac[7] / permanent [ɜː]/ implantable ***pacemaker***

Schritt, Tempo;
hin u. her/ auf und ab gehen

(nervöses) Herumgehen; Schrittmachertherapie; d. Rhythmus/ Tempo regulierend[1] Schrittmacher[2] d. richtige Tempo/ Belastung finden[3] Schritt halten (mit)[4] d. Schritt beschleunigen[5] d. Tempo bestimmen[6] Herzschrittmacher[7] 6

stroll [stroʊl] *v & n* *syn* **amble** [æ], **saunter** [ɔː], **wander** [ɒː] *v & n*

(v) to walk slowly and in a relaxed way (n) a relaxed walk for recreational [ieɪʃ] purposes [ɜː]

» *Just stroll along the beach after work. Why don't you go for a saunter in the park. You could just amble along the garden paths for a while.*

Use to take a[1] ***stroll*** • leisurely[2] [iːʒ‖*BE* eʒ] ***stroll*** • to go for a[1] ***saunter*** • ***to saunter*** along

schlendern, bummeln; Spaziergang, Bummel
einen Spaziergang/ Bummel machen[1] gemächliches Schlendern[2]

7

tiptoe [tɪptoʊ] *v* *rel* **sneak[1]** [sniːk], **crawl[2]** [krɒːl], **glide[3]** [glaɪd] *v*
rel **creep[4]** [kriːp] - crept - crept, **slide[5]** [slaɪd] - slid - slid [ɪ] *v irr*

to walk on the tips of one's toes, esp. in order to make as little noise as possible

sneakers[6] *n pl* • **crawling[7]** *n* • **crawl[8]** *n* • **sliding[9]** [aɪ] *adj*

» *She tiptoed out very gently [dʒe] while he slept. Can you walk over here on tiptoes? About 25% of affected infants learn to sit, and none to crawl or walk. Cautiously [ɒːʃ] slide your hand under the patient's back. The louse [aʊ] was found crawling among pubic hair. The cruciate [uːʃ] ligaments restrict anteroposterior gliding of the tibia when the knee is flexed.*

Use ***to tiptoe*** across the hall • to stand/walk[10] ***on tiptoe(s)*** • ***to sneak*** out of the room / sth. into a room[11] • ***to sneak*** a look at sth.[12] • ***to creep*** up on sb.[13] • ***crawling*** baby[14] / insect / sensation [eɪ] • ***to slide*** backward • ***sliding*** door / scale[15] / hernia[16] [ɜː]/ flap[17]

auf Zehenspitzen gehen
schleichen[1] krabbeln[2] gleiten[3] kriechen[4] rutschen, schieben, schlittern[5] Freizeit-, Tennisschuhe[6] Krabbeln[7] Kraul(en) (Schwimmart)[8] gleitend, Schiebe-[9] auf Zehenspitzen gehen[10] etw. in ein Zimmer schmuggeln[11] verstohlen auf etw. schielen[12] langsam auf jem. zukommen[13] Krabbelkind[14] Balkenwaage[15] Gleithernie, -bruch[16] Verschiebelappen[17]

8

stagger [stægɚ] *v* *rel* **lurch[1]** [lɜːrtʃ] *v & n*, **stumble[2]** [ʌ], **trip[2]** *v*

to walk in an unsteady [e] and uncontrolled way (e.g. when drunk) or with difficulty

staggering *adj & n* • **stumbling** [ʌ] *adj & n* • **tripping** *adj & n*

» *He clutched[3] [ʌ] his chest and staggered back to bed. Ankle sprains[4] are most commonly caused by stumbling on uneven[5] [iː] ground. I was lurched forward when the car came to a sudden stop.*

Use ***to stagger*** about[6] / to the nearest chair • ***to lurch*** from side to side[7] • to give a[8] ***lurch*** • ***to stumble*** and fall / about / around / on a wet surface [ɜː] • ***stumbling*** gait / block[9] • ***to trip*** over an object

torkeln; taumeln, wanken
torkeln, ruckartig bewegen; Ruck, Schlingern[1] stolpern[2] griff sich an[3] Knöchelverstauchungen[4] uneben[5] herumtorkeln[6] hin und her taumeln/ torkeln[7] einen Ruck machen[8] Stolperstein, Hindernis[9]

9

65

waddle [wɒːdl] *v* *rel* **toddle[1]** [tɒːdl], **totter[2]** [tɒːtɚ], **wriggle[3]** [rɪgl] *v*

to walk unsteadily with short steps swinging the body from one side to the other

toddler[4] *n* • **waddling** *adj* • **tottering** *adj* • **wriggle** *n*

» *The waddling gait in these children is compensated in later years. Closely supervise[5] toddlers during recreational [eɪʃ] boating. The boy is starting to wriggle in his seat. In her new high-heeled [iː] shoes[6] the girl tottered unsteadily down the stairs.*

Use ***waddling*** gait[7] • ***toddler*** years / development • ***to wriggle*** one's toes[8] / out of a tight [taɪt] pullover / free • ***tottering*** steps • ***wriggling*** movements[9]

watscheln
wackelig gehen (Kleinkind)[1] tapsen, taumeln[2] zappeln, sich winden[3] Kleinkind[4] beaufsichtigen[5] Stöckelschuhe[6] Watschelgang[7] mit d. Zehen wackeln[8] choreatische Bewegungen[9]

10

limp [lɪmp] *v & n & adj* *rel* **hobble[1]** [ɒː], **shuffle[2]** [ʃʌfl] *v*, **lame[3]** [leɪm] *adj & v*
rel **festination[4]** [festɪneɪʃᵊn] *n term*

to walk with difficulty as a result of an injured leg or a physical [ɪ] handicap or limitation

limping *n* • **shuffling** *adj* • **lameback[5]** *n* • **festinating[6]** *adj term*

» *Loss of power in the lower limb manifests itself by a limp or by a dragging[7] of the leg. She hobbled toward the ambulance. It caused pain of the hip joints and limping.*

Use ***to limp*** to the car /badly[8] • to have a (slight) [slaɪt]/ walk with a[9] ***limp*** • to feel[10]/go ***limp*** • ***limp*** wrist [rɪst]/ handshake[11] • ***festinating*** gait[4] • ***to hobble*** along / about • ***lame*** leg[12]

hinken, humpeln; Hinken; schlaff
humpeln[1] schlurfen[2] lahm; lahmen[3] Trippelgang, Festination[4] Hyperkyphose, verstärkte K.[5] trippelnd[6] Nachziehen[7] stark hinken[8] hinken, humpeln[9] s. schlapp fühlen[10] schlaffer Händedruck[11] lahmes Bein[12]

11

tumble [tʌmbl] *v* *sim* **slip[1]**, **skid[2]** [skɪd] *v*, **fall[3]** - fell - fallen *v irr* → U6-4
rel **collapse[4]** [kəlæps] *v & n*, **break down[4]** *v phr*

(i) fall suddenly or cause sb. to fall down
(ii) roll and turn on the floor skillfully (as in judo [dʒuːdoʊ] or gymnastics [dʒɪm-])

tumbling *n & adj* • **tumble[5]** *n* • **fall[5]** *n* • **breakdown** [breɪkdaʊn] *n* → U7-4

» *I lost balance, tumbled over and fell on my wrist[6]. Don't skid on the ice. Most forearm fractures are associated with a history of a fall on an outstretched arm.*

Use ***to tumble*** over / down • to have[3] ***a tumble*** • ***to slip*** away / on the ice / off one's shirt[7] • ***slipped*** disk[8] / hernia[9] [ɜː]/ meniscus • ***slipped*** capital femoral [e] epiphysis[10] • ***slipping*** ribs / patella[11] • ***to skid*** on oil • ***to collapse*** with exhaustion[12] [ɒː]/ under the weight [weɪt] • circulatory [sɜː] *or* cardiovascular[13] / respiratory / lung *or* pulmonary [ʊ‖ʌ] ***collapse*** • nervous[14] [ɜː]/ emotional [oʊʃ]/ skin[15] ***breakdown*** • to take/have[3] ***a fall***

(i) straucheln, fallen, stürzen (ii) Bodenakrobatik machen
(aus)rutschen; schlüpfen[1] schleudern, ausrutschen[2] stürzen[3] zusammenbrechen, kollabieren; Kollaps[4] Sturz[5] Handgelenk[6] d. Hemd ausziehen[7] Bandscheibenvorfall[8] Gleithernie[9] Epiphyseolysis capitis femoris[10] tanzende Patella[11] vor Erschöpfung zusammenbrechen[12] Kreislaufkollaps[13] (Nerven)zusammenbruch[14] Hautschädigung[15]

12

stalk [stɒːk] *v* *syn* **strut** [strʌt], **swagger** [swægɚ] *v*

to walk in a stiff, angry or proud [aʊ] and pompous[1] [pɒːmpəs] way

stalk[2] *n term* • **strut**[3] *n* • **swagger**[4] *n clin* • **swaggering**[5] *adj*

» *He started to yell* [jel] *at*[6] *the nurse* [ɜː] *and stalked out of the room. He was strutting around in my office as if he owned the place. He came in with his usual impertinent swagger.*

Use ***to stalk*** out of a meeting • ***to strut*** around / your stuff[7] [ʌ]/ past[8] • ***to swagger*** about[9] / forward • pituitary[10] [(j)uː]/ connective tissue ***stalk*** • stainless [eɪ] steel[11] / plastic ***strut*** • ***struts*** of bone[12] • ***swaggering*** self-confidence / youngster

stolzieren, tänzeln
arrogant[1] Stiel[2] Strebe, Pfeiler[3] Stolzieren; Großtuerei[4] forsch; angeberisch[5] anschreien[6] aufschneiden, e. Show abziehen[7] vorbeistolzieren[8] herumstolzieren[9] Hypophysenstiel[10] Edelstahlbolzen[11] Knochenbälkchen[12]

13

jog [dʒɒːg] *v & n*
sim **run**[1] - ran - run *v irr & n*, **trot**[2] [trɒːt], **march**[3] [mɑːrtʃ] *v & n*

to run at a moderately swift pace, esp. for exercise

jogger *n* • **jogging** *n* → U1-14 • **runner** *n* • **dogtrot**[4] *n*

» *Are you coming for a 30-minute jog? Neither jogging nor long-distance running*[5] *have been shown to be related to osteoarthritis* [aɪ]. *Runners push off*[6] *from their toes, which puts great stress on their first metatarsal heads.*

Use ***to jog*** down the road / in place • to go for a ***jog*** • ***jog***-trot[7] • ***to run*** about[8] / around the room • ***to run*** after sb.[9] / away from home / over sb.[10] • ***jogging*** craze[11] [eɪ]/ suit[12] [suːt]/ shoes • to break into a[13] ***run*** • long-distance / regular / fast ***running*** • uphill / downhill ***running*** • trained / marathon ***runner*** • ***march*** foot or fracture[14]

joggen, trotten; Dauerlauf
laufen; Lauf[1] traben; Trab[2] marschieren; (Fuß)marsch[3] gemächlicher Trott[4] Langstreckenlauf[5] s. abstoßen[6] gemächlicher Trab, Trott[7] herumlaufen[8] jem. nachlaufen[9] jem. überfahren[10] Lauffimmel[11] Jogginganzug[12] zu laufen beginnen[13] Deutschländerfraktur, Marschfraktur[14]

14

rush [rʌʃ] *v* *sim* **sprint**[1], **dart**[1], **dash**[1], **race**[2], **hasten**[3] [heɪsᵊn], **hurry**[3] *v*

to move fast or hurriedly or to urge [ɜːrdʒ] others to speed [iː] up

haste[4] [heɪst] *n* • **hasty**[5] *adj* • **hurry**[4] [ɜː‖*BE* ʌ] *n* • **rush**[6] *n clin & term*

» *You should not be rushing about so much. He must be rushed to the OR immediately. Don't try to rush the process. I felt a sudden rush of dizziness*[7]. *I hate to hurry you now. Early active motion* [oʊʃ] *exercises within the limits of tolerance will hasten recovery* [ʌ].

Use ***to rush*** through work[8] / for an empty seat / sb. to the doctor[9] • ***to hasten*** to say / sb.'s death[10] / recovery / elimination • to make/do sth. in a ***haste*** • ***to hurry*** up[11] / on / along / back • to be in a/no (great) ***hurry*** • to make a ***rush*** for the door[12] • adrenaline[13] ***rush*** • blood[14] [ʌ]/ obstructive [ʌ]/ peristaltic[15] ***rushes***

eilen, hetzen; drängen
sprinten, spurten[1] rasen, hetzen; um d. Wette laufen[2] s. beeilen, (zur Eile) antreiben; beschleunigen[3] Hast, Eile[4] hastig; voreilig[5] Eile; Andrang; Anfall[6] Schwindelanfall[7] d. Arbeit hastig erledigen[8] jem. mögl. rasch z. Arzt bringen[9] zu einem vorzeitigen Tod führen[10] sich beeilen[11] zur Tür drängen[12] Adrenalinausstoß[13] Wallungen[14] Bauchknurren, Borborygmus[15] 15

jump [ʌ] *v* *syn* **leap** [liːp] - le(a)pt - le(a)pt [e] *v irr*,
sim **hop**[1], **skip**[2], **startle**[3] [ɑː] *v*

(i) to move forward by leaps and bounds (ii) to move off the ground

jump[4] *n clin* • **leap**[4] [liːp] *n* • **skipping**[5] *n* • **startling**[6] *adj* • **startle**[7] *n*

» *The fracture was caused by a sudden jump on the ball of the foot*[8]. *I leapt aside to avoid a crash. At age 4 children alternate feet going up and down stairs, hop on one foot, and throw a ball overhand. Skipping is my favorite exercise. He may startle to a loud noise.*

Use ***to jump*** down from a height [haɪt]/ up / to your feet / on sb. • high / long[9] ***jump*** • ***to hop*** down a few steps / out of bed • ***skipping*** rope[10] • ***to leap*** from a window / into air / forward • to take a[11] (huge) [hjuːdʒ] ***leap*** • quantum[12] ***leap*** • easily[13] ***startled*** • ***startle*** reflex[14] / response or reaction[15] / disease[16] • ***startled*** awakening [eɪ] • ***startling*** news

springen, hüpfen
springen, hopsen[1] (über)springen; auslassen[2] auf-, erschrecken[3] Satz, Sprung[4] Seilspringen[5] bestürzend; aufregend, sensationell[6] Schreck[7] Fußballen[8] Weitsprung[9] Sprungseil[10] e. Satz machen[11] Quantensprung[12] schreckhaft[13] Moro-(Umklammerungs)reflex[14] Schreckreaktion[15] Hyperekplexie[16]

16

rise [raɪz] - rose [oʊ] - risen *v irr*
sim **stand up**[1], **get up**[1] *v phr*, *rel* **raise**[2] [reɪz] *v*→ U116-19

(i) to move from a lying or sitting position to standing (ii) to get out of bed (iii) to increase

arise[3] [əraɪz] *v irr* • **riser** [raɪzɚ] *n* • **rise**[4] *n* • **raised**[5] [reɪzd] *adj* • **raising** *n*

» *She had difficulty rising from the chair. When do you usually rise in the morning? Instruct* [ʌ] *patients to stand up gradually and use support stockings*[6]. *He had to get up to void*[7] [vɔɪd] *every two hours. The cremasteric* [kriː-] *vessels arise from the inferior epigastric vessels. These tumors typically arise in the cerebellum.*

Use ***to rise*** to your feet / from your chair / from the dead • ***Rise*** and shine![8] • ***to get up*** from bed / out of a chair • ***to raise*** the leg[9] / a question / fears [fɪɚz] • ***to raise*** the heart rate[10] / a child • late[11] / early[12] ***riser*** • ***raised*** plaque [plæk‖ɑːk]/ borders[13] / blood pressure[14] • ***raised*** toilet seat / as females • straight [streɪt] leg ***raising***

(i, ii) sich erheben, aufstehen (iii) (an)steigen
aufstehen[1] erhöhen, heben; aufziehen[2] entstehen, s. ergeben; s. erheben; ausgehen von[3] Erhöhung, Anstieg, Zunahme[4] erhöht; großgezogen; erhaben[5] Stützstrümpfe[6] urinieren[7] Raus aus den Federn![8] d. Bein heben[9] d. Herzfrequenz erhöhen[10] Langschläfer(in)[11] Frühaufsteher(in)[12] erhabene Ränder[13] erhöhter Blutdruck[14]

17

climb [klaɪm] *v* *sim* **scramble**[1] [skræmbl], **clamber**[1] [klæmbɚ] *v*

to move with difficulty (esp. upward by grasping [æ]) on a ladder, rock, hill, etc.

climber[2] *n clin* • **climbing**[3] *n & adj* • **scramble**[4] *n*

» *He can climb stairs when holding on to the rails*[5] [eɪ]. *The baby tried to climb out of his playpen*[6]. *Ann scrambled out of bed. She scrambled up the hillside and over the rocks.*

Use ***to climb*** up and down stairs / a mountain / onto the table • ***to scramble*** to one's feet[7] / up the hill • ***to clamber*** into bed / onto the bus • rock[8] / high ***climbing*** • ***climbing*** steps *or* stairs[9] / frame[10] [eɪ] • social[11] ***climber***

klettern, steigen
krabbeln, kraxeln, drängeln, s. aufrappeln[1] Bergsteiger(in), Kletterer(in)[2] Bergsteigen, Klettern; Kletter-[3] Klettertour[4] Treppen-, Stiegengeländer[5] Laufstall[6] sich aufrappeln[7] Felsklettern[8] Treppen-, Stiegensteigen[9] Klettergerüst[10] Emporkömmling[11] 18

Unit 66 Human Sounds & Speech

Related Units: 26 Teeth, 21 Head & Neck, 44 Respiration, 61 Hearing, 67 Gestures, 113 Neurologic Findings

utter [ʌ] *v* *sim* **articulate**[1] *v term*

to make a sound with your voice (includes verbal expression[2] but also shouts[3] [aʊ], laughter [læftɚ], cries[4], and other human sounds)

utterance[5] *n* • **articulation**[6] *n term* • **(in)articulate**[7] *adj*

» *His verbal utterances include unassociated rambling statements*[8]. *Their speech* [spiːtʃ] *is well-articulated but has little content. The patient is clear and articulate*[9].

Use poor / compensatory / place of ***articulation*** • compulsive / involuntary / phrase length [leŋᵏθ] ***utterances***

äußern, Laute hervorbringen
artikulieren, deutlich (aus)sprechen[1] verbale Äußerung[2] Rufe[3] Schreie[4] Sprechweise, (stimmliche) Äußerung[5] Sprechlautbildung, Artikulation[6] deutlich artikuliert, verständlich[7] unzusammenhängendes Gefasel[8] drückt s. klar u. deutlich aus[9] 1

laugh [læf] *v & n* → U67-9 *sim* **giggle**[1], **snicker**[1], **chuckle**[2] [tʃʌkᵊl], **roar**[3] [ɔː], **howl**[4] [haʊl] *v inf*

(v) to smile and make the typical guttural [ʌ] sounds[5] to express amusement or pleasure[6] [eʒ]

laughter[7] *n* • **laughable**[8] *adj* • **giggly**[9] [gɪgli] *adj*

» *The symptoms include uncontrollable crying and laughter. Coughing*[10] [kɒːf-], *straining*[11] [eɪ], *sneezing*[12] [iː] *and laughing brought on*[13] *severe* [-ɪɚ] *headaches.*

Use to have to/make sb./be a[14]/raise [reɪz] a[15] ***laugh*** • belly[16] ***laugh*** • ***to laugh*** softly[17] / out loud / one's head off[18] / at[19] sb. *or* a joke / about sth. • to burst [ɜː] out[3] ***laughing*** • ***to roar*** with laughter[20] • roaring / hysterical / nervous ***laughter***

lachen; Lachen
kichern[1] kichern, in sich hineinlachen[2] schallend lachen[3] (vor L.) brüllen; heulen[4] Guttural-, Kehllaute[5] Vergnügen, Freude[6] Gelächter[7] lächerlich[8] albern[9] Husten[10] Pressen[11] Niesen[12] verursachte[13] urkomisch sein[14] Gelächter ernten[15] dröhnendes L.[16] leise lachen[17] sich totlachen[18] lachen über[19] vor Lachen brüllen[20] 2

sob [sɒːb] *v & n* *sim* **weep** [iː] - wept - wept[1] *v irr,* **cry**[1], **whimper**[2], **wail**[3] [eɪ] *v* → U67-10

(v) to weep in convulsive [ʌ] gasps[4] with or without shedding tears[5] [tɪɚz]

» *The child was sobbing her heart out*[6]. *She called the ambulance, her voice choked* [tʃoʊkt] *with sobs*[7].

Use ***to sob*** bitterly[6] / oneself to sleep • to let out a[8] / choking / bitter ***sob*** • to have a good[9] ***weep***

> **Note:** Mark the two meanings of **cry** and **crying,** (i) to break out in tears, and (ii) to shout. → U66-14

schluchzen; Schluchzen
weinen[1] wimmern[2] jammern, klagen[3] krampfartiges Keuchen[4] Tränen vergießen[5] bitterlich/ herzzerreißend weinen[6] m. tränenerstickter Stimme[7] aufschluchzen[8] sich ausweinen[9] 3

sigh [saɪ] *v & n* *sim* **moan**[1] [moʊn], **groan**[1] [oʊ] *v & n*

(v) breathe [briːð] heavily [e] and exhale audibly[2] [ɒː] to express sadness, boredom[3], etc.

» *She sat down with a sigh. The baby's breathing movements resembled*[4] *a deep sigh. Sighing is a common sign of neurasthenic* [nuɚ-] *pain. She woke us up moaning and groaning.*

Use to let out[5]/give[5]/heave[5] [iː] ***a sigh*** • (in)audible[6] ***sigh*** • ***sigh*** of relief[7] [iː]

seufzen; Seufzer
stöhnen, klagen; Stöhnen, Ächzen[1] (deutlich) hörbar ausatmen[2] Langeweile[3] ähnlich sein[4] e. Seufzer ausstoßen[5] leiser/ lauter Seufzer[6] Seufzer der Erleichterung[7] 4

snore [snɔːr] *v & n* *rel* **snort**[1], **grunt**[2] [ʌ] *v & n*

(v) to breathe noisily while sleeping due to vibration of the soft palate[3]

» *Loud snores were coming from her bedroom. Is there a cure*[4] *for snoring? An estimated 25% of the adult male population and 15% of the adult female population snore every night. A loud snort accompanies the first breath following an apneic episode.*

Use loud / severe / severity [e] of / cyclical [saɪk-]/ habitual / chronic ***snoring*** • heavy [e] ***snorer*** • ***snore*** guard[5] [gɑːrd] • ***to snort*** with laughter

schnarchen; Schnarchen
(wütend) schnauben, prusten; Schnauben[1] knurren, ächzen, brummen, grunzen; Ächzen[2] weicher Gaumen[3] (Heil)mittel[4] Nachtschiene[5] 5

sneeze [sni:z] *v & n* *rel* **cough**[1] [kɒ:f] *v & n*, **to clear one's throat**[2] [θroʊt] *phr*

to exhale explosively because of a cold, irritants in the nose, etc.

» *The pain gets worse with sneezing. Advise the patient to avoid sneezing and blowing his nose*[3]*. The introduction of allergens into the nose is associated with sneezing, stuffiness*[4] [ʌ] *and nasal* [eɪ] *discharge*[5] [dɪstʃɑːrdʒ]*. Cats make her sneeze. When somebody sneezes you might say 'Bless you'*[6]*.*

Use to cause/have a fit *or* paroxysm of[7] ***sneezing*** • episodic / violent[8] [aɪə]/ light-induced *or* photic / irrepressible[9] ***sneezing*** • ***sneezing*** fit[7] / reflex[10] • ***sneezed*** sputum [pjuː] • ***sneeze***(-inducing) effect[11] • not to be ***sneezed*** at[12] • to have/give ***a cough*** • bad[13] / mild / productive / nonproductive *or* dry *or* hacking[14] ***cough*** • ***to cough up*** blood / phlegm[15] [flem] • ***cough*** reflex / syrup

niesen; Niesen
husten, Husten[1] sich räuspern[2] s. die Nase putzen[3] Verstopftsein (d. Nase)[4] Nasensekret[5] Gesundheit[6] Niesanfall (haben)[7] heftiges N.[8] nicht unterdrückbares N.[9] Niesreflex[10] Niesreiz[11] nicht zu verachten[12] starker Husten[13] trockener/ unproduktiver H.[14] Schleim aushusten[15] 6

gargle [gɑːrgl] *v & n*

(v) rinse[1] one's throat with mouthwash[2] and/or make bubbling[3] sounds with the fluid

» *Gargling with saline*[4] [eɪ] *may remedy*[5] *a sore throat*[6]*. In these cases gargles or sprays of lidocaine* [eɪ] *should be used before intubation.*

gurgeln; Gurgeln, Gurgelmittel
spülen[1] Mundwasser[2] blubbernd[3] Kochsalzlösung[4] helfen bei[5] Halsschmerzen[6] 7

speak [iː] - **spoke** - **spoken** *v irr* *rel* **communicate**[1], **vocalize**[2] *v*

express thoughts in language, e.g. to talk, mention[3] [-ʃᵊn], remark[3], gossip[4], observe, suggest[5] [dʒ], imply[6] [aɪ], state, report, confirm[7] [ɜː], insist (on)[8], hint[9], deny[10] [aɪ], read out loud, etc.

speech[11] [spiːtʃ] *n term* • **communication** *n* • **communicative**[12] *adj*
vocalization[13] *n*

» *Speech may have a nasal timbre*[14] [tæmbɚ] *caused by weakness of the palate. Symptoms of confusion, slurred* [ɜː] *speech*[15]*, ataxia and inappropriate behavior are common.*

Use ***to speak*** up *or* louder / fluently[16] / distinctly[17] / coherently[18] [ɪɚ]/ frankly[19] • to deliver[20] ***a speech*** • ***speaking*** aids[21] • ***speech*** development[22] / output / pattern / disturbance[23] / arrest • ***speech*** center / perception[24] / discrimination / (-language) pathologist[25] / therapist[25] • (un)clear *or* (un)intelligible [-dʒɪbl]/ clipped *or* scanning[26] / spontaneous [eɪ]/ disorganized ***speech*** • purposeful / esophageal[27] [-dʒiːəl]/ absence of ***speech*** • ***language*** development / function • spoken / written / body / sign[28] ***language*** • ***communicative*** assessment • (non)verbal / level of / to encourage [ɜː] ***communication*** • ***communication*** skills[29]

sprechen
kommunizieren, s. verständigen[1] Ausdruck verleihen, vokalisieren[2] erwähnen, bemerken[3] tratschen[4] vorschlagen[5] andeuten, implizieren[6] bestätigen[7] beharren (auf)[8] hinweisen[9] bestreiten, leugnen[10] Sprache[11] mitteilsam, gesprächig[12] Vokalisation[13] Stimmklang, Timbre[14] verwaschene Sprache[15] fließend sprechen[16] deutlich spr.[17] zusammenhängend reden[18] offen/ ehrlich sagen[19] Rede halten[20] Sprechhilfen[21] Sprachentwicklung[22] Sprach-, Sprechstörung[23] Sprachverständnis[24] Logopäde/-in[25] abgehackte Sprechweise, skandierende Sprache[26] Ösophagusstimme[27] Zeichensprache[28] kommunikative Fähigkeiten[29] 8

66

log(o)- *comb* *rel* **-phasia**[1] [feɪʒɪə], **-arthria**[2] *comb*

referring to language, speech or words

logopedics[3] [iː] *n term* • **aphasic**[4] [eɪz] *adj* • **dysarthric**[5] [ɪ] *adj* → U113-10

» *Logopedics or speech therapy*[3] *is the study and treatment of speech defects*[6]*. Speech output*[7] *is fluent but paraphasic*[8]*; comprehension of spoken language is intact. The paraphasic output in conduction aphasia interferes* [ɪɚ] *with*[9] *the ability to express meaning.*

Use ***logo****rrhea*[10] [iːə] • conduction[11] / (non)fluent transcortical / global / anomic[12] / motor[13] ***aphasia*** • ***aphasic*** deficit / patient / syndrome • dys[14]/ para***phasia*** • ***paraphasic*** speech • mild / marked / spastic[15] ***dysarthria***

Wort-, Sprach-, Sprech-, Logo-
-phasie[1] -arthrie[2] Logopädie[3] aphasisch[4] dysarthrisch[5] Sprach-, Sprechstörungen[6] Sprachproduktion[7] paraphasisch[8] beeinträchtigt[9] Rededrang, Logorrhoe[10] Leitungsaphasie[11] amnestische A.[12] motor./ Broca-A.[13] Dysphasie[14] pyramidale/ spastische Dysarthrie[15] 9

voice *n & v* *rel* **phonation**[1] [eɪ] *n term*

(n) sound produced by the vocal folds[2] and articulated in the vocal tract

voiced[3] *adj* • **voiceless** *adj* • **vocal**[4] *adj* • **vocalist**[5] *n*
phonic[6] *adj term* • **phon(o)-**[7] *comb*

» *Her voice sounded nasal and she had difficulty swallowing*[8] [ɒː]*. His voice lowered to a whisper. The voice is 'breathy" when too much air passes incompletely apposed vocal cords, as in unilateral vocal cord paralysis.*

Use hoarse[9] [ɔː]/ thick[10] / breathy [breθi]/ low[11] / deep ***voice*** • high-pitched[12] / hollow-sounding / squeaky[13] [skwiːki] ***voice*** • harsh[14] / poorly modulated / comforting[15] / (normal) spoken[16] ***voice*** • to lower[17]/raise/lose ***one's voice*** • ***voice*** is shaking *or* quivering[18] • ***voice*** box[19] / problem / change • to hear ***voices*** (within you) • ***vocal*** apparatus / folds / cords[20] / sounds • ***phonic*** tic / spasm[21] • ***phonia***trics[22] /ology /etic /etics /eme /asthenia[23] [iː]

Stimme; zum Ausdruck bringen
Stimm-, Lautbildung[1] Stimmlippen[2] stimmhaft[3] Stimm-, vokal[4] Sänger(in)[5] Stimm-, phonisch[6] Laut-, Ton-, phono-[7] beim Schlucken[8] heisere Stimme[9] belegte St.[10] leise St.[11] hohe/ schrille St.[12] piepsende St.[13] raue St.[14] beruhigende St.[15] Sprechstimme[16] d. Stimme dämpfen[17] St. zittert[18] Kehlkopf[19] Stimmbänder[20] Stimmritzenkrampf, Laryngospasmus[21] Phoniatrie[22] Phonasthenie, Stimmschwäche[23] 10

tone [toʊn] **(of voice)** *n* *sim* **sound**[1] [saʊnd] *n & v* → U61-3

quality (including pitch[2] [tʃ], timbre, loudness or volume, etc.) of a person's voice

intonation[3] *n term* • **overtone**[4] *n* • **undertone**[5] *n*

» *Suddenly his tone of voice changed. The timbre of the voice depends on the size and shape of the resonating chambers*[6] [tʃeɪ-] *(mouth, pharynx, nasal sinuses* [aɪ], *chest, etc.).*

Use ***in a(n)*** harsh[7] / normal / angry / subdued[8] [uː]/ friendly / threatening[9] [e] ***tone*** • ***high-tone*** range • ***sound*** substitution[10] / discrimination[11] • in an[8] ***undertone***

Ton(fall,-höhe), Klang, Stimme
Laut, Schall, Ton, Geräusch; klingen, sondieren[1] Tonhöhe[2] Intonation, Sprach-, Satzmelodie[3] Oberton (musik.), Unterton (fig.)[4] Unterton; gedämpft[5] Resonanzkörper[6] in barschem/ scharfem Ton[7] m. gedämpfter Stimme[8] m. drohender St.[9] Lautersatz[10] Lautunterscheidung(svermögen)[11] 11

syllable [sɪləbl] *n*

a unit of language consisting of several phonemes[1] [iː] (vowels[2] [aʊ] or consonants[3])

monosyllabic[4] *adj term & clin* • **syllable-stumbling**[5] [ʌ] *n*

» *The form of stuttering*[6] [ʌ] *in which patients halt*[7] [ɒː] *before certain syllables they find difficult to enunciate* [ʌns] *is termed syllable-stumbling or dyssyllabia*[5] [eɪ].

Silbe
Phoneme, (Einzel)laute[1] Vokale, Selbstlaute[2] Konsonanten[3] einsilbig; wortkarg[4] Silbenstolpern[5] Stottern[6] stocken[7] 12

pronunciation [ʌ] *n* *sim* **phonation**[1], **enunciation**[2] [ʌ] *n term*

production of sounds in accordance with the phonetic system of a specific language (includes emphasis[3], intonation, and accent[4] [æksənt])

pronounce[5] [aʊ] *v* • **enunciate**[6] *v term* • **phonate**[7] *v* • **phonetic** *adj*

» *The alterations in phonation were due to obstruction. He enunciates each word carefully. She had difficulty segmenting words into pronounceable components.*

Use ***to pronounce*** badly / properly • hard[8] ***to pronounce*** • word ***pronunciation*** • normal ***phonation*** • ***phonating*** structure • ***phonetically*** balanced (*abbr* PB)

Note: The word *pronounced*[9] (adj) commonly appears in medical contexts as a synonym for *marked*[9], e.g. Stiffness was more pronounced in the morning.

Aussprache
Laut-, Stimmbildung[1] Artikulation[2] Betonung[3] Akzent, Tonfall[4] aussprechen; erklären[5] artikulieren[6] Laute bilden, phonieren[7] schwer auszusprechen[8] deutlich, ausgeprägt[9] 13

shout [ʃaʊt] *v & n* *syn* **cry, yell** [jel], **scream** [iː], **holler, shriek** [iː] *v & n inf*

to raise your voice when talking or utter a loud scream (of protest, anger [ŋg], fear [fɪɚ], etc)

» *During night terrors*[1] *a child may sit up in bed screaming and thrashing* [ʃ] *about*[2]. *A weak or absent cry at birth may suggest* [dʒ] *vocal cord impairment. In laryngitis* [dʒaɪ] *vigorous* [ɪg] *use*[3] *of the voice (shouting, singing, swearing*[4] [eɚ], *roaring*[5]*) may cause vocal nodules*[6].

Use normal hunger / shrill / protracted[7] ***cry*** • ***to shriek*** in terror[8] / with laughter

schreien, brüllen, (laut) rufen; Schrei, Ruf, Gebrüll
Nachtangst, Pavor nocturnus[1] (wild) um sich schlagen[2] starke Beanspruchung[3] fluchen[4] brüllen[5] Stimmlippenknötchen[6] langgezogener Schrei[7] vor Angst kreischen[8] 14

murmur [mɜːrmɚ] *v & n* *sim* **mumble**[1] [ʌ], **mutter**[1] [ʌ] *v*

(v) to speak indistinctly[2] in a low voice
(n) constant quiet sound or voice that cannot be heard [ɜː] or understood very well

» *She mumbled something about her late husband*[3]. *She was murmuring to herself.*

murmeln, nuscheln; Gemurmel, Raunen
murmeln, nuscheln, brummeln[1] undeutlich[2] verstorbener Ehemann[3] 15

whisper [ʰwɪspɚ] *v & n* *sim* **whispering**[1] *n*

(v) speaking softly[2] in a low[2] voice without vibration [aɪ] of the vocal cords

» *There was impaired* [eɚ] *fluency*[3] *which then resolved*[4] *into a hoarse whisper. Whispered pectoriloquy*[5] *is an extreme form of bronchophony in which softly spoken words are readily heard by auscultation* [ɒːsk-].

Use ***to whisper*** into sb's ear • to speak in a / soft[6] ***whisper*** • ***whispered*** voice[7] / speech / sounds / bronchophony[5] • ***whispered*** voice test[8]

flüstern; Geflüster
Flüstern, Getuschel, Gerede[1] leise[2] Redeflussstörung[3] überging in[4] Bronchophonie, Bronchialstimme[5] leises Geflüster[6] Flüsterstimme[7] Flüsterprobe[8] 16

babble *v & n* *sim* **coo**[1] [kuː] *v*, **lallation**[2] *n term*

to produce incoherent[3], meaningless sounds, e.g. a baby or like a baby

babbling[4] *n* • **lal(o)-** *comb* • **-lalia** *comb*

» *By two months of age the child's vocalizations*[5] *include cooing, while babbling begins by 6–10 months of age.*

Use ***babble*** of voices[6] • ***lallation*** phase[7] • echo[8] [k]/ copro[9]/ rhino[10] [aɪ]/ dys***lalia***[11] • ***lalo***phobia[12]

babbeln, plappern; Babbelei, Geplapper
lallen[1] Lallen[2] unverständlich, unzusammenhängend[3] Plappern, Babbelei[4] Sprachäußerungen[5] Stimmengewirr[6] Lallphase[7] Echolalie[8] (zwanghafter) Gebrauch vulgärer Ausdrücke; Koprolalie[9] Näseln, Rhinophonie, -lalie[10] Artikulationsstörung, Dyslalie[11] Sprechangst, Lalophobie[12] 17

eloquent [eləkwent] *adj* *sim* **communicative**[1], **talkative**[1] [tɒːk-] *adj*

very articulate and able to express oneself fluently, clearly, effectively

eloquence[2] *n* • **uncommunicative** *adj* • **taciturn**[3] [æs] *adj*

» *Profoundly* [aʊ] *retarded*[4] *children (IQ < 30) are usually minimally communicative.*

wortgewandt, beredt
gesprächig, redselig, mitteilsam[1] Redegewandtheit, Eloquenz[2] schweigsam, wortkarg[3] schwerstbehindert[4] 18

ramble *v* *sim* **rant**[1], **chatter**[2] [tʃ], **blab(ber)**[3] *v*, **go on about sth.**[4] *phr*

to speak incessantly[5] [se] and in a confused way about unimportant matters

» *The patient's language was a rambling monolog. Our new patient keeps ranting on about the melting polar caps. Stop this idle* [aɪ] *chatter*[6]*, you've got work to do.*

faseln, unzusammenhängendes Zeug reden
irres Zeug reden, Tiraden loslassen[1] schwatzen[2] plappern, ausplaudern[3] stundenlang etw. erzählen[4] unaufhörlich[5] leeres Geplapper[6] 19

stutter [ʌ] *n & v* *sim* **stammer**[1] [æ] *n & v*, **pause**[2] [ɒː], **falter**[2] [ɒː] *v clin*

(n) speech disorder marked by involuntary hesitations[3] and repetitions; mispronunciation and transposition of sounds is referred to as stammering; esp. in BE usage stutter and stammer are used synonymously

stammerer[4] *n* • **stutterer**[4] *n* • **stammering**[5] *n*

» *She only stammers when she is tense*[6] *or uptight*[7] [-taɪt].

Use a severe / nervous ***stammer*** • to have a[8] ***stutter*** • syllable[9] ***stuttering***

Stottern, Dysphemie; stottern
Stammeln, Dyslalie; stammeln[1] stocken[2] Stocken[3] Stotterer(in)[4] Stottern, Gestotter[5] angespannt[6] nervös[7] stottern[8] Silbenstolpern[9] 20

lisp *v & n* *syn* **(para)sigmatism** *n term*, *sim* **hiss**[1] *v & n*

(n) speech defect in which sibilants[2] esp. [s] and [z] are distorted[3] to a hissing sound

» *She began lisping when she lost one of her front teeth. Should my 30-month-old see a speech therapist for her lisp? You may even think that your child's lisp sounds cute*[4] [kjuːt] *now.*

Use to speak with/utter with/correct ***a lisp*** • frontal ***lisp***

lispeln; Lispeln, Sigmatismus
zischen; Zischen[1] Zischlaute[2] fehlerhaft gebildet[3] klingt niedlich[4] 21

hypernasal [eɪ] *adj term* *opposite* **hyponasal**[1] [haɪpoʊ-] *adj term*

excessive nasal air emission [ɪʃ] commonly due to velopharyngeal [dʒ] incompetence[2]

» *Speech problems including hypernasality and articulation errors*[3] *are commonly associated with facial* [feɪʃəl] *clefts*[4]*.*

Use ***hyponasal*** resonance / voice • ***hypernasal*** speech[5] • momentary / intermittent[6] ***hyponasality***

hypernasal
hyponasal[1] Insuffizienz d. velopharyngealen Abschlusses[2] Artikulationsstörungen[3] Gesichtsspalten[4] näselnde Sprache, Rhinolalie[5] intermittierende/ zeitweilig auftretende Hyponasalität[6] 22

aphonia [eɪfoʊnɪə] *n term* *sim* **dysphonia**[1] [dɪs-] *n term* → U103-6

inability to vocalize[2] (except for whispered speech) because of disease or injury to organs of speech

» *These laryngeal* [-dʒiːəl] *disorders are commonly associated with hoarseness*[3]*, aphonia, and stridor*[4] [aɪ]*. Dysphonia refers to any kind of difficulty or pain in speaking.*

Use spastic / hysteric ***aphonia*** • ***aphonic*** voice[5]

Aphonie, Stimmlosigkeit
Dysphonie, Stimmstörung[1] (laut) aussprechen[2] Heiserkeit[3] Stridor, pfeifendes Atemgeräusch[4] tonlose Stimme[5] 23

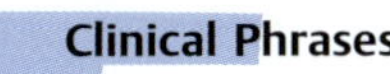

Clinical Phrases

The patient spoke in low murmurs. Der/Die Patient(in) murmelte leise vor sich hin. • He has a bad stammer. Er stottert stark. • His voice was breaking much too early. Er hatte viel zu früh den Stimmbruch. • She gave a history of marked difficulty with swallowing and a "hot-potato" voice. Sie klagte über starke Schluckbeschwerden und eine belegte Stimme. • When did you first notice the deepening and coarsening of the voice? Wann ist Ihnen erstmals aufgefallen, dass Ihre Stimme rauer und tiefer wird? • The words are phonetically balanced. Die Sprache ist phonetisch unauffällig. • The patient's spontaneous speech was fluent maintaining appropriate phrase length and melody. Die Spontansprache des Patienten war fließend; Satzlänge und Satzmelodie waren im normalen Bereich.

Unit 67 Gestures & Body Language

Related Units: 66 Speech, 21 Head & Neck, 25 Build, 31 Musculoskeletal Function, 64 Body Movement, 76 Mood, 107 Physical Examination, 113 Neurologic Findings

gesture [dʒestʃɚ] *n & v*

(n) motion [oʊʃ] of the hands or body to express thoughts or feelings or to communicate familiar signals

gesticulate[1] [dʒestɪkjʊleɪt] *v* • **gesticulation** *n* • **gestural** *adj* • **gesticulatory** *adj*

» *When assessing behavior [eɪ], gait [geɪt], gestures, and coordination of bodily movements are evaluated. Gestures and pantomime did not improve communication.*

Use ***to gesture*** toward sth.[2] / to sb. • to make/use/rely [aɪ] on[3] ***gestures*** • friendly / kind[4] / angry / fidgety[5] [dʒ] ***gesture*** • defiant[6] [aɪ]/ menacing[7] / rude[8] [uː]/ noble[9] ***gesture*** • ***gesture*** of approval[10]/ of good will[11] • ***to gesticulate*** with one's arms / wildly[12] / frantically[12] • ***gesticulatory*** functions[13] / motion • ***gestural*** language[14]

Geste, Gebärde; gestikulieren
gestikulieren[1] auf etw. deuten[2] auf Gesten angewiesen sein[3] nette Geste[4] hektische Geste[5] trotzige Geste[6] Drohgebärde[7] rüde Geste[8] noble Geste[9] zustimmende Geste[10] Geste d. guten Willens[11] wild gestikulieren[12] Gestik[13] Gebärdensprache[14]
1

signal [sɪgnəl] *v & n* *sim* sign[1] [saɪn] *n & v* → U108-1

(v, i) to indicate (ii) to communicate non-verbally [ɜː]; e.g. in sign language[2]

» *She made no show of resistance but gave a countermanding sign[3] and sank into her seat. I gave him the signal agreed on[4] between us in such a circumstance. Then he signaled to me so I joined him. Listen to and act on the signals you are getting.*

Use to give/make ***a signal*** • hand ***signal*** • ***to signal*** (to/ for) sb. to do sth.[5] • to make a ***sign*** • tell-tale[6] / clear / V[7] ***sign*** • clinical / favorable [eɪ]/ unmistakable[8] [eɪ] ***sign*** • ***sign*** of the cross[9] / language / of disease

(i, ii) anzeigen, signalisieren; Signal, Zeichen
(An)zeichen; Zeichen geben[1] Zeichensprache[2] Zeichen d. Ablehnung/ Widerrufs[3] vereinbartes Zeichen[4] jem. ein/ das Zeichen geben, etw. zu tun[5] verräterisches Z.[6] Sieges-, Victory-Z.[7] unmissverständliches Z.[8] Kreuzzeichen[9]
2

nod [nɒːd] *v & n* *opposite* shake one's head[1] *phr* → U64-6

(v, i) to lower and raise [eɪ] the head to show approval [uː]
(ii) when the head drops forward due to drowsiness [draʊzɪnəs]

» *Ask the patient to blink or nod for an affirmative [ɜː] reply to yes/no questions. Motor tics occur [ɜː] especially about the face, head, and shoulders (e.g., blinking, sniffing[2], frowning [aʊ], shoulder shrugging[3], head thrusting[4] [ʌ], etc). She shook her head in disbelief[5].*

Use ***to nod*** at or to sb.[6] / in agreement[7] • to give a quick[8] / approving ***nod*** • head ***nod-ding*** • ***nodding*** movement • ***to shake*** hands with sb. / your fist at sb.[9] / all over[10]

nicken; einnicken; Nicken; ein Nickerchen machen
d. Kopf schütteln[1] Schnüffeln[2] Schulterzucken[3] ruckartige Kopfbewegungen[4] ungläubig[5] jem. zunicken[6] zustimmend nicken[7] kurz nicken[8] jem. m. d. Faust drohen[9] am ganzen Körper zittern[10]
3

shrug one's shoulders [ʃoʊldɚz] *phr* *sim* shrug [ʃrʌg] sth. off[1] *phr*

to raise one's shoulders usually to indicate indifference[2] or resignation [eɪʃ]

» *He shrugged his shoulders in a non-committal[3] way, which might mean a lot of things. Check shoulder shrug[4] (trapezius [iː]) and head rotation to each side against resistance. Health care administrators ought to be wringing [r] their hands[5] but most are shrugging their shoulders.*

Use ***to shrug*** at an idea • a ***shrug*** of the shoulders[6] • to give a / embarrassed[7] ***shrug*** • to rub[8] [ʌ] ***shoulders with sb.*** • to give sb. the cold[9] ***shoulder*** • ***to shrug off*** one's nervousness[10] [ɜː]/ difficulties

mit d. Achseln zucken
etw. (mit e. Achselzucken) abtun, abschütteln[1] Gleichgültigkeit[2] nichtssagend[3] Schulterheben[4] d. Hände ringen[5] Achselzucken[6] verlegenes A.[7] mit jem. i. Berührung kommen[8] jem. d. kalte Schulter zeigen[9] die Nervosität ablegen[10]
4

wave [weɪv] *v* *rel* beckon[1] [bekᵊn] *v*

to signal with the hands to greet [iː] sb., say goodbye, or that sb. should move in the direction indicated

wave[2] *n* • **beckoning**[3] *adj* • **waving**[3] *adj*

» *The last I saw, she was waving her hand in farewell[4]. He beckoned me out of the room. I beckoned her to the window. Give grandma a wave, darling.*

Use ***to wave*** at / to sb. / your hand / sb. through • ***to wave*** sb. on / (sb.) good-bye[4] • to give sb. a[5] ***wave*** • ***with a wave*** of his hand[6] • ***to beckon*** to sb. / with your finger • ***to beckon*** sb. over / sb. to follow[7]

(zu)winken, herumfuchteln
winken, e. Zeichen geben[1] Handbewegung, Wink(en)[2] winkend, Zeichen gebend[3] z. Abschied winken[4] jem. (zu)winken[5] mit e. Handbewegung[6] jem. e. Zeichen geben mitzukommen[7]
5

clap one's hands *phr* *syn* **applaud** [ɒː] *v*, *rel* **cheer**[1] [tʃɪɚ] *v*, *opposite* **boo**[2] [buː] *v*

strike [aɪ] the flat of the hands together, esp. to indicate approval or encouragement [ɜː‖*BE* ʌ]

applause[3] [əplɒːz] *n* • **clap**[4] [klæp] *n* • **cheer**[5] *n* • **cheerful**[6] [tʃɪɚfʊl] *adj*

» *I don't see how you can applaud and support this. This will cheer his drooping [uː] spirits*[7] *considerably. A dozen [ʌ] times she sprang to her feet to cheer and wave.*

Use ***to clap*** loudly / in time to the music[8] / your hand over your mouth[9] • to give a big[10] ***clap*** • to give or shout a / vigorous[11] [ɪg]/ faint [eɪ] ***cheer*** • ***to cheer*** sb. on[12] / for sb. / yourself hoarse[13] [ɔː] • ***to boo*** sb. off / loudly • to say ***boo*** • ***cheerful*** disposition[14] [ɪʃ]/ manner

(Beifall) klatschen, applaudieren
zujubeln, aufmuntern[1] auspfeifen[2] Beifall, Applaus[3] (Hände-/ Beifall) klatschen[4] Beifallsruf, Jubel[5] fröhlich, vergnügt[6] aufmuntern[7] im Rhythmus mitklatschen[8] s. d. Mund zuhalten[9] begeistert Beifall klatschen[10] kräftiger Beifall[11] jem. anspornen[12] s. vor Begeisterung heiser schreien[13] fröhliche(s) Art/ Naturell[14] 6

embrace [ɪmbreɪs] *v & n* *syn* **hug** [hʌg] *v & n*, *sim* **cuddle**[1] [ʌ] *v & n*, *rel* **kiss**[2] *v & n*

(v) to take another person in the arms in greeting or to express acceptance or fondness and affection[3]

embracing[4] *adj & n* • **hugging**[4] *adj & n* • **cuddly**[5] [kʌdli] *adj*

» *As children develop a sense of self, they hug another who is in distress. The Moro reflex*[6] *[iː] is an embracing movement as a startle response*[7]*. He was not fond of*[8] *kissing children. The presence of HIV-inhibitory proteins [oʊ] in saliva*[9] *[səlaɪvə] lessens any risk of transmission by kissing.*

Use ***to embrace*** tenderly / warmly / an idea[10] • ***embracing*** movement • tight [taɪt]/ warm / passionate[11] [pæʃ-]/ strong ***embrace*** • to give sb. a[12] ***hug*** • big / bear[13] [beɚ]/ tight ***hug*** • ***to cuddle*** a baby / up together[14] • to give sb. a[15] ***cuddle*** • ***cuddly*** child / toys[16] [tɔɪz]

umarmen, i. d. Arme schließen, umfassen; Umarmung
i. d. Arme nehmen, schmusen; Liebkosung[1] küssen; Kuss[2] Zuneigung[3] umarmend; Umarmung[4] anschmiegsam; z. Liebhaben[5] Moro-(Umklammerungs)reflex[6] Schreckreaktion[7] ungern[8] Speichel[9] für eine Idee eintreten[10] leidenschaftl. Umarmung[11] jem. umarmen[12] ungestüme U., Umklammerung[13] zusammenkuscheln[14] jem. i. d. Arme nehmen[15] Kuscheltiere[16] 7

grimace [grɪməs‖eɪs] *n & v* *rel* **look**[1] *n & v*, **face**[2] *n*, **looks**[3] *n pl* → U25-10f

(n) a contorted facial expression executed with the facial muscles (v) to make a face

grimacing *adj & n* • **grim-faced**[4] *adj* • **facial** [feɪʃəl] *adj* • **sad-looking** *adj*

» *He gave a little grimace when it was suggested to him. Sustained [eɪ] contraction of the facial muscles [mʌslz] results in a grimace or sneer*[5] *[snɪɚ] (risus sardonicus). In REM sleep muscle tone is reduced, although the sleeper may twitch*[6] *and grimace.*

Use to make/give ***a grimace*** • ***to grimace*** in or with pain[7] • facial / distorted[8] / contemptuous[9] ***grimace*** • multiple [ʌ] ***grimacing*** • angry / surprised / doubtful [daʊtfəl] ***look*** • gloomy[10] [uː]/ strange / scornful[9] / miserable ***look*** • prying[11] [aɪ]/ wry [raɪ] ***look*** • ***look***-alike[12] • ***to look*** unhappy / ill • good / sickly[13] / grave [eɪ]/ saucy[14] [sɒːsi] ***looks*** • puzzled[15] [ʌ]/ stern[16] [ɜː]/ expressionless / pudding[17] [ʊ] ***face*** • to keep a straight[18]/pull a[19] ***face*** • ***facial*** appearance / expression / flushing[20] [ʌ] • ***facial*** movements / bones / asymmetry [ɪ]/ tic • normal-/ innocent[21]-/ clever-***looking*** • good-/ dreadful- [e]/ rosy-***looking*** • kind-/ strange- or odd-/ curious[22]-***looking*** [kjʊɚiəs] • guilty- [gɪlti]/ official- [ɪʃ]/ placid[23]-***looking*** [plæsɪd]

Grimasse; Gesichter schneiden, grimassieren
Blick, Miene, Aussehen; aussehen[1] Gesicht(sausdruck)[2] Blicke, Aussehen[3] finster blickend[4] hämisches Grinsen[5] Muskelzuckungen haben[6] vor Schmerz d. Gesicht verziehen[7] verzerrtes Gesicht[8] verächtl. Blick[9] finsterer Blick[10] neugieriger B.[11] Doppelgänger(in)[12] kränkliches Aussehen[13] dreiste Blicke[14] verdutztes Gesicht[15] strenge Miene[16] Mondgesicht[17] ernst bleiben, keine Miene verziehen[18] d. Gesicht verziehen[19] Gesichtsrötung[20] mit unschuldigem Blick[21] neugierig blickend[22] mit gelassener Miene[23] 8

smile [aɪ] *v & n* *rel* **grin**[1], **leer**[2] [lɪɚ], **smirk**[3] [ɜː], **beam**[4] [iː], **laugh**[5] [læf] *v*

(v) to spread [e] the lips, esp. to signal pleasure [pleʒɚ]
(n) facial expression characterized by turning up the corners of the mouth to show pleasure or amusement

smiling[6] *adj* • **grin**[7] [grɪn] *n* • **leer**[8] *n* • **smirk**[7] [smɜːrk] *n* → U66-2

» *The infant is now smiling, laughing out loud, and anticipating [ɪs] food on sight [saɪt]. Then a subtle [sʌtəl] smile crossed her face. I noticed a big grin*[9] *on the face of the old woman. He has this self-satisfied smirk*[10] *on his face.*

Use ***to smile*** sweetly / cheerfully / from ear to ear[11] / coldly • ***to smile*** wryly[12] [raɪli]/ bitterly / with satisfaction[13] / at sb. • to flash[14]/hide/repress[15]/give sb. ***a smile*** • friendly / beaming[16] / sunny [ʌ]/ happy ***smile*** • big / faint [eɪ]/ knowing ***smile*** • dirty [ɜː]/ forced[17] / radiant[16] [eɪ] ***smile*** • ***smile*** line[18] • ***to grin*** mischievously [tʃ] at sb.[19] • silly / broad[9] [ɒː]/ scared [skeɚd]/ sheepish[20] [iː]/ pleased [iː] ***grin*** • ***to beam*** at sb. / with delight[21] [dɪlaɪt] • drunken ***leer***

lächeln; Lächeln
grinsen[1] anzüglich lächeln[2] süffisant lächeln[3] strahlen[4] lachen[5] lächelnd[6] Grinsen[7] heimtückischer Blick[8] breites Grinsen[9] selbstgefälliges Lächeln[10] übers ganze Gesicht lachen[11] ironisch lächeln[12] zufrieden lächeln[13] jem. e. Lächeln schenken[14] sich d. Lachen verbeißen[15] strahlendes Lächeln[16] gezwungenes Lächeln[17] Lachlinie[18] jem. verschmitzt anlächeln[19] verlegenes Lächeln[20] vor Freude strahlen[21] 9

weep [iː] - wept - wept *v irr* *rel* **sob**[1] [ɒː], **lament**[2], **sniffle**[3], **snuffle**[3] [ʌ] *v*

(i) to shed tears [tɪɚz] because of sadness or pain
(ii) to produce an oozing[4] [uː] fluid and pus[5] [ʌ] (of a wound [uː])

weepy[6] *adj* • **weeping**[7] *adj & n* • **weep** *n* • **sobbing**[8] *adj & n* → U66-3; U12-12f

» *He did not wring his hands or weep. The skin is weepy from the inflammation. He will sob himself to sleep*[9] *as usual. Nasal secretions are increased with sniffling and loose cough.*

Use ***to weep*** with joy / bitter tears / tears of joy[10] / over *or* for sb.[2] • to feel ***weepy*** • ***weepy*** voice[11] / lesion[12] [iːʒ] • ***to sob*** one's heart [ɑː] out[13] • to give a ***sob*** • ***sob*** story[14] • ***weeping*** mourners[15] [ɔː]/ eczema [eks-]/ sore[12] [sɔːr] • to burst [ɜː] out / dry / ***sobbing*** • ***sobbing*** sniffle / scream • ***to lament*** (over) sb.'s death

(i) weinen (ii) nässen (Wunde)
schluchzen[1] beklagen, weinen/ trauern (um)[2] schniefen[3] sickernd[4] Eiter[5] weinerlich; nässend[6] weinend; nässend; Weinen[7] schluchzend; Schluchzen[8] sich i. d. Schlaf weinen[9] Freudentränen vergießen[10] weinerliche Stimme[11] nässende Wunde[12] bitterlich weinen[13] rührselige Geschichte[14] weinende Trauergäste, Klageweiber[15] 10

frown [fraʊn] *v & n* *rel* **scowl**[1] [skaʊl] *v & n*

(v) to wrinkle [r] one's forehead[2] as a sign of dislike or disapproval[3] [uː]

frowning[4] *adj* • **frowned-on**[5] *adj* • **scowling**[6] *adj*

» *She frowned, unsure whether she was being taken seriously. More muscles are needed for producing a frown than for a smile. He looked at me with a scowl. She wears* [weɚz] *a permanent* [ɜː] *scowl on her face every morning.*

Use ***to frown*** at sb. / with displeasure [eʒ]/ sternly[7] [ɜː] • ***to be frowned*** (up)on • disapproving / worried[8] [ɜː] ***frown*** • ***frowning*** glance[9] • ***to scowl*** at sb.[10]

d. Stirn runzeln; Stirnrunzeln
e. finsteres Gesicht machen; finsterer Blick[1] d. Stirn runzeln[2] Missbilligung[3] finster, missbilligend[4] verpönt[5] missmutig[6] ein finsteres Gesicht machen[7] sorgenvolles Gesicht[8] finsterer Blick[9] jem. böse ansehen[10] 11

glance [glænᵗs] *v & n clin* *sim* **glimpse**[1], **peek**[2] [piːk], **peep**[2] [piːp] *v & n*

(v) to take a quick look at something or someone and then look down or at sth. else

» *He glanced around the room to see if he could recognize anyone. I could tell at a glance*[3] *that he was in acute distress. With a right angle lens a glimpse can be obtained* [eɪ] *of the renal calyces* [kælɪsiːz]*. Close your eyes, Tommy, and don't peek.*

Use ***to glance*** at sth. or sb. / over a page[4] / up from a book / round the room • to take *or* cast[5] ***a glance*** • to give sb. a sideways[6] / at first[7] ***glance*** • to catch/obtain a ***glimpse*** • to take a ***peek***

blicken; (kurzer) Blick
e. Blick werfen; flüchtiger Blick[1] kurz/ verstohlen blicken, gucken; kurzer Blick[2] auf einen Blick[3] e. Seite überfliegen[4] e. kurzen Blick werfen[5] jem. einen Seitenblick zuwerfen[6] auf den ersten Blick[7] 12

gape [geɪp] *v* *rel* **glare**[1] [gleɚ], **glower**[2] [glaʊɚ] *v & n* → U59-2

to look at sth. or sb. in great surprise, typically [ɪ] with one's mouth wide open

» *She stood in the door gaping at the visitor in the hallway*[3] [ɔː]*. The elderly patient glared fiercely* [fɪɚsli] *at the nurse* [ɜː] *as she came in with the tray. His glower turned into a grin when he realized that the telephone call was a hoax*[4] [hoʊks].

Use ***to gape*** at sb. *or* sth. / speechlessly[5] [tʃ] • ***to glare*** at sb. / sternly [ɜː] • angry / fierce[6] ***glare*** • ***to glower*** defiantly [aɪə] at sb.[7] • ***glowering*** look

starren, gaffen, glotzen
zornig (an)starren; zorniger Blick[1] finster blicken; finsterer Blick[2] Eingangshalle, Diele[3] Streich[4] wortlos vor sich hinstarren[5] grimmiger Blick[6] jem. trotzig anfunkeln[7] 13

stare [steɚ] *v & n* *syn* **gaze** [geɪz] *v & n,* *sim* **look**[1], **squint**[2] [skwɪnt] *v & n*

(v) to look at sth. or sb. with a fixed gaze (n) fixed look with eyes wide open

staring[3] *adj & n* • **overlook**[4] *v* • **looker-on**[5] *n* • **squinting** *adj & n* → U59-2,4

» *The patient is asked to stare at a finger held directly in the line of gaze overhead with both eyes. Signs of thyrotoxicosis* [θaɪ-] *may include stare and lid lag*[6]*. The sun made me squint.*

Use ***to stare*** into space[7] / at sb. / sb. in the face • ***staring*** eyes[8] / appearance / spell • long / confused / angry / blank[9] / motionless ***stare*** • ***to gaze*** straight ahead[10] • upward / downward / horizontal ***gaze*** • vertical / lateral / listless[9] ***gaze*** • ***to look*** at sb. *or* sth. / sb. in the eyes / for evidence[11] • ***to look*** up to sb. / down (on) / back / (a)round • to take *or* have a[12] (good) ***look*** • ***to squint*** one's eyes[13] / at a picture

starren; (starrer) Blick
(an)schauen, blicken, (hin)sehen; Blick[1] blinzeln, schielen; Schielen, Silberblick[2] starrend; Starren[3] übersehen[4] Zuschauer(in)[5] Graefe-Zeichen, Zurückbleiben d. Oberlids (bei Blicksenkung)[6] ins Leere starren[7] starrer Blick[8] leerer B.[9] vor s. hinstarren[10] e. Beweis suchen[11] e. Blick werfen[12] d. Augen zusammenkneifen[13] 14

wink [wɪŋk] *v* *sim* **blink**[1] *v, rel* **raise one's (eye)brows**[2] [braʊz] *phr* → U59-3

to close one eye for a moment as a signal (of greeting [iː], friendliness [e], etc.)

» *He smiled and winked at me to show his approval. I didn't sleep a wink*[3]*. A deaf* [def] *child will not blink in response to a loud sound. Her blink, a controlled slow flutter* [ʌ] *of the lids, suggested impatience*[4] [eɪʃ].

Use ***to wink*** at sb. • to give sb. a ***wink*** • can't get a wink of sleep[3] • jaw[5] [dʒɔː] ***winking*** • ***to blink*** one's eyes / at sth.[6] • eye ***blinking*** • ***blink*** reflex[7] [iː] • to mop *or* wipe[8] [aɪ]/ wrinkle[9] [r] ***one's brow***

zuzwinkern, -blinzeln
zwinkern, blinzeln[1] d. Augenbrauen hochziehen[2] kein Auge zutun/ zugetan[3] Ungeduld[4] mandibulopalpebrale Synkinese, Marcus-Gunn-Syndrom[5] hinwegsehen über[6] Blinzel-, Kornealreflex, Lidreflex[7] s. d. Stirn abwischen[8] d. Stirn runzeln[9] 15

pout [paʊt] *v & n* *sim* **sulk**[1] [sʌlk] *v*

(v) to make an annoyed [ɔɪ] face or try to look sexually attractive, esp. by sticking out the lips (n) a disdainful[2] [eɪ] grimace

sulky[3] *adj* • **sulk**[4] *n*

» *If she doesn't get her way she just pouts. "I will not stay," she said, with a pout. He was sulky, and so I came along. I gave it up and let her sulk it out.*

Use ***to pout*** one's lips[5] • ***sulky***-looking boy • to go into a / to be in a[6] ***sulk***

schmollen, einen Schmollmund machen; Schmollmund
schmollen, beleidigt sein[1] geringschätzig, verächtlich[2] beleidigt, schmollend[3] Schmollen[4] d. Mund schmollend verziehen, e. Schmollmund machen[5] beleidigt/ sauer sein[6] 16

lick one's lips *phr* *rel* **stick out one's tongue**[1] [tʌŋ] *phr*

to pass the tongue over the lips usually indicating pleasure at the thought of sth.

» *Persistent licking and smacking of the lips was the most prominent motor phenomenon, which suggests a temporal lobe lesion. Late manifestations of tardive dyskinesia may include difficulty in sticking out the tongue, increased blink frequency, lip smacking, chewing motions, puffing [ʌ] of the cheeks[2], or disrupted [ʌ] speech[3].*

Use to move/smack[4] [æ]/ purse[5] [ɜː]/pucker[6] [ʌ]/open/bite[7] ***one's lips*** • to bite/poke [oʊ] out[1] ***one's tongue*** • to keep a stiff upper[8] ***lip*** • ***lip*** biting [aɪ]/ smacking food[9] / reading[10] [iː]

sich die Lippen lecken
d. Zunge herausstrecken[1] Aufblasen d. Wangen[2] Sprechstörung[3] schmatzen[4] e. Schmollmund machen[5] d. Lippen spitzen[6] s. auf d. Lippen beißen[7] Haltung bewahren, s. nichts anmerken lassen[8] leckeres Essen[9] Lippenlesen[10] 17

whistle [ʰwɪsl] *v & n* *rel* **hum**[1] [hʌm] *v*

(v) to produce a loud shrill sound by blowing air through the pursed lips

» *He pursed his lips up as if about to whistle but he made no sound. Wheezes[2] [iː] are continuous whistling noises caused by turbulent [ɜː] airflow through narrowed intrathoracic [æs] airways.*

Use ***to whistle*** to sb. / an old tune [tjuːn]/ softly / cheerfully[3] • to let out a[4] / to blow / to wet one's[5] ***whistle*** • wolf[6] ***whistle*** • ***whistling*** noises[7] / rales[8] [æ] • ***to hum*** a tune[9] / to yourself[10]

pfeifen; Pfiff; (Triller)pfeife
summen[1] Giemen, pfeifendes Atemgeräusch[2] vergnügt pfeifen[3] e. Pfiff ausstoßen[4] s. d. Kehle anfeuchten[5] bewundernder Pfiff[6] Pfeifgeräusche[7] pfeifende Rasselgeräusche[8] e. Melodie summen[9] vor s. hinsummen[10] 18

snap [snæp] *v* *sim* **snarl**[1] [snɑːrl], **growl**[1] [graʊl], **grumble**[2] [ʌ] *v*

to speak to sb. in an angry, unfriendly, sharp, or abrupt [ʌ] tone

snappish[3] *adj* • **grumpy**[4] [ʌ] *adj* • **snarl** *n* • **growl** *n* • **grumble** *n*

» *"I'm not returning," snapped the stout[5] [aʊ] lady and closed the door with a bang. Mr. Roe keeps grumbling about the quality of our hospital food. "You've hurt me," he growled.*

Use ***to snap*** out / back / sb.'s head off[6] / one's fingers[7] / out of sth.[8] • ***snappish*** manner[9] / answer • ***to snarl*** at sb.[10] • ***to grumble*** about sth. • your stomach[11] [k] ***grumbles*** • ***to growl*** at sb.[10] / out orders • with *or* in a menacing[12] [menɪsɪŋ] ***growl***

anfahren, -schnauzen
(wütend) knurren, brummen[1] schimpfen, murren[2] bissig[3] mürrisch, grantig[4] korpulent[5] jem. anschnauzen[6] m. d. Fingern schnippen[7] etw. bleiben lassen[8] bissige Art[9] jem. anknurren[10] d. Magen knurrt[11] mit e. drohenden Unterton[12] 19

68

Unit 68 Sexuality

Related Units: **69 Fertility, 50 Female Sexual Organs, 51 Menstrual Cycle, 52 Male Sexual Organs, 53 Male Sexual Function, 55 Hormones, 70 Pregnancy**

sex *n* *syn* **gender** [dʒendər] *n term*, **sexuality** [sekʃuæləti] *n*

(i) referring [ɜː] to men and women (ii) activities associated [oʊʃ] with sexual intercourse[1] [ɔː] **inter**[2]/ **transsexuality**[3] *n term* • **(a)sexual** [eɪsekʃuəl] *adj* • **unisexual** *adj* **sexy** *adj inf* • **sexism** *n* • **sexist**[4] *adj & n* • **oversexed**[5] *adj* • **sexology**[6] *n*

» *They wanted to know the sex of their baby before birth. The clinical risks of x-linked disorders are different for the two sexes. Is she currently [ɜː] sexually active? These gender differences decrease with advancing age. What is the exact nature of androgen action on male sexuality?*

Use to have/practice safe(r) ***sex*** • premarital[7] / the opposite[8] / chromosomal ***sex*** • gonadal[9] [eɪ]/ male / female / (un)protected / casual [æʒ] ***sex*** • ***sex*** chromosomes[10] / appeal [iː]/ life • ***sex*** role / object / hormone /-linked[11] • ***sex*** education[12] / determination / identification • ***sex*** characteristics[13] / therapist • ***sexual*** drive[14] / activity / excitement [aɪ]/ partner • ***sexual*** deviation [eɪʃ] *or* perversion[15] [ɜː]/ practices / harassment[16] / development • ***sexual*** pleasure [pleʒər]/ behavior[17] [eɪ]/ history[18] / preference / abuse • ***sexual*** differences / relationships[19] / precocity[20] [prɪkɒːsəti]/ identity[21] • ***sexually*** transmitted disease[22] (*abbr* STD)/ (in)active / mature[23] [mətʃ(j)ʊər] • ***asexual*** reproduction / parasite • hetero / homo***sexual*** • ***sexy*** women / clothes • female / male ***gender*** • ***gender*** role / difference / assignment[24] [aɪ]/ identity[21] /-related • adolescent [es]/ male / extramarital [æ]/ immature / infantile ***sexuality***

(i) Geschlecht (ii) Koitus, Geschlechtsverkehr, Sexualität
(Geschlechts)verkehr[1] Intersexualität[2] Transsexualität[3] sexistisch; Sexist(in)[4] m. übermäßig starkem Sexualtrieb, sexbesessen[5] Sexualwissenschaft, Sex(u)ologie[6] vorehelicher Geschlechtsverkehr[7] das andere Geschlecht[8] gonadales G.[9] Gonosomen, Geschlechtschromosomen[10] geschlechtsgebunden[11] Sexualerziehung[12] Geschlechtsmerkmale[13] Geschlechts-, Sexualtrieb[14] sexuelle Deviation[15] sexuelle Belästigung[16] Sexualverhalten[17] Sexualanamnese[18] sexuelle Beziehungen[19] vorzeitige Geschlechtsreife, Pubertas praecox[20] Geschlechtsidentität[21] sexuell übertragbare Krankheiten[22] geschlechtsreif[23] Geschlechtszuordnung[24] 1

sexual arousal [ərauzᵊl] *or* **excitement** [ɪksaɪtmənt] *n clin & term*
rel **foreplay**[1] [fɔːrpleɪ] *n,* **necking**[2] *n inf*

sexual stimulation prior to intercourse, e.g. kissing, hugging[3] [ʌ], cuddling[4] [ʌ], caressing[5], and petting[6]

arouse[7] [ərauz] *v* • **neck**[8] **(with)** *v inf*

» *Heterosexual women are encouraged* [ɜː] *to heighten* [haɪtᵊn] *arousal before penetration*[9] *by stimulating the clitoris, e.g. by indirect friction*[10] [ɪkʃ] *of the hood*[11] [ʊ] *being pulled back and forth over this organ. It happened when I was necking with her in the car.*

Use to cause/achieve [tʃ] /impair [ɪmpeɚ] ***arousal*** • prolonged / increased / diminished / inadequate ***sexual arousal*** • lack of / response to / vaginal [dʒ]/ emotional [oʊʃ]/ erotic ***arousal*** • ***arousal*** phase[12] [feɪz]/ response / pattern[13]

sexuelle/ geschlechtliche Erregung
Vorspiel, Präludium[1] Austausch v. Zärtlichkeiten ohne Stimulation d. Geschlechtsorgane, Necking[2] Umarmen[3] Kuscheln[4] Streicheln, Liebkosung[5] Stimulation d. Geschlechtsorgane ohne Koitus, Petting[6] wecken, erregen; bereiten, verursachen[7] schmusen[8] Eindringen (d. Penis)[9] Reibung, Friktion[10] Klitorishaube[11] Erregungsphase[12] Erregungsmuster[13] 2

turn on [tɜːrn ɒːn] *v phr inf* *rel* **sexy**[1], ***horny**[1] *adj inf, BE* ***randy**[1] [æ] *adj inf*

make sb. feel sexually excited and ready to have sex

» *Asparagus*[2] *is said to be an aphrodisiac*[3] *which effectively turns on frigid women. The patient complains* [eɪ] *of having problems of getting turned on.*

Use ***sexy*** underwear[4] [-weɚ]/ voice

anturnen, scharf/ geil machen
sexy, scharf, geil[1] Spargel[2] Aphrodisiakum, libido- u. potenzsteigerndes Mittel[3] Reizwäsche[4] 3

libido [lɪbaɪ‖iːdoʊ] *n term* *syn* **sexual desire** [dɪzaɪɚ] *or* **urge** [ɜːrdʒ] *n,*
sex drive [draɪv] *n clin, sim* **lust**[1] [lʌst] *n & v inf*

(i) conscious or unconscious sexual interest
(ii) psychic energy (esp. in Jungian/Freudian psychology)

» *If libido and erectile function are normal, the absence of orgasm is almost always due to a psychiatric* [saɪk-] *disorder. Virilization is marked by hirsutism, temporal balding*[2]*, clitoromegaly, increased libido, etc. Nymphomania*[3] [eɪ] *is an insatiable*[4] [seɪʃ] *sexual desire in a female; in males this is termed satyriasis*[5] [aɪ]. *He always looks at her with lust in his eyes.*

Use to improve or enhance/affect ***libido*** • diminished / declining[6] / change in / lack of[7]/ loss of[8] ***libido*** • libidinal [ɪ]/ sexual[9] ***drive*** • ***to lust*** after sb. • ***lust*** murderer

Libido, sexuelles Verlangen, Sexualtrieb
Begierde, Sinnes-, Wollust; begehren[1] temporale Alopezie[2] Nymphomanie[3] unersättlich[4] Satyriasis[5] Nachlassen d. Libido[6] Alibidinie[7] Libidoverlust[8] Sexualtrieb[9] 4

68

(sexual) intercourse [ɪntɚkɔːrs] *or* **act** *n clin* *syn* **coitus** *n term,* **sex** *n inf*

act of insertion [ɜː] of the penis [iː] into the vagina [dʒaɪ] and stimulation until orgasm occurs

coital *adj term* • **postcoital** *adj* • **noncoital** *adj*

» *Whether frequent intercourse promotes recurrent* [ɜː] *disease is unknown. Attacks of coital headache subside* [aɪ] *in a few minutes if coitus is interrupted* [ʌ]. *One of the oldest contraceptive methods is withdrawal of the penis before ejaculation* [ɪdʒ-] *(coitus interruptus*[1]*).*

Use to have/practice ***intercourse*** • (un)protected[2] / painful[3] / (un)planned ***intercourse*** • vaginal[4] / oral / pain on[3] / (receptive) anal[5] ***intercourse*** • duration / frequency[6] / (temporary) avoidance ***of intercourse*** • ***intercourse*** satisfaction • ***coital*** act(ivity) / positions[7] / lubricants[8] [uː] • ***postcoital*** douche [duːʃ]/ spotting[9]

> **Note:** There are many clinical and colloquial expressions for ***to have sex*** (some more polite than others): ***to sleep with, to make love to, be intimate with, to do it, to bed sb., to *fuck, *to screw, *to bang, *to get laid***

Geschlechtsverkehr, Koitus, Kohabitation, Beischlaf
Coitus interruptus[1] ungeschützter Geschlechtsverkehr[2] Dyspareunie, schmerzhafter Geschlechtsverkehr/ Koitus[3] Vaginalverkehr[4] Analverkehr[5] Koitusfrequenz[6] Koituspositionen[7] Gleitmittel, Lubrikanzien[8] postkoitale (Schmier)blutung[9] 5

orgasm [ɔːrgæzᵊm] *n* *syn* **(sexual) climax** [klaɪmæks] *n clin*

moment of most intense pleasure [pleʒɚ] in sexual intercourse

orgasmic[1] *adj term* • **anorgasmic** *adj* • **anorgasmia** *n*

» *During orgasm changes in pulse rate, blood pressure, and respiratory rate reach a peak* [iː]. *Orgasm was less intense. Some women are orgasmic with clitoral stimulation but not during intercourse. A series of rhythmic muscular* [ʌ] *contractions signals the onset of climax.*

Use to experience[2]/reach/delay [eɪ] ***orgasm*** • female / male / fake[3] [feɪk] ***orgasm*** • urinary loss at / absence of[4] ***orgasm*** • ***orgasmic*** sensation / phase[5] / pleasure • ***orgasmic*** dysfunction[6] / problems[6] / platform[7]

Orgasmus, (sexueller) Höhepunkt
orgastisch, Orgasmus-[1] einen Orgasmus haben[2] vorgetäuschter Orgasmus[3] Anorgasmie[4] Orgasmusphase[5] Orgasmusstörung(en)[6] Plateauphase[7] 6

female sexual arousal [aʊ] **disorder** *n term*
syn **frigidity** [frɪdʒɪdəti], **sexual dysfunction** [dɪsfʌŋkʃən] *n clin*

female sexual inadequacy (inability to achieve orgasm or sexual response considered unsatisfactory by either the female herself or her partner) marked by symptoms such as decreased libido, dyspareunia[1], etc.

frigid[2] [frɪdʒɪd] *adj inf*

» *Treatment in female sexual arousal disorder is primarily focused on eliminating sexual anxieties*[3] [æŋzaɪəti:z]. *My husband keeps telling me I am frigid. Frigidity and vaginismus*[4] [ædʒ] *are the most common forms of female sexual dysfunction.*

Use ***sexual dysfunction*** of the female • sexual ***frigidity*** • male sexual *or* erectile[5] / orgasmic ***dysfunction***

sexuelle Funktionsstörung/ Libido- u. Orgasmusstörung d. Frau, Frigidität
schmerzhafter Koitus[1] frigid, gefühlskalt[2] sexuelle Ängste[3] Vaginismus[4] erektile Impotenz[5]

7

masturbate [mæstəˑbeɪt] *v* *syn* ***jerk** [dʒɜ:rk] **off** *v inf,*
rel **sexual stimulation**[1] *n*

sexual gratification[2] through self-stimulation, e.g. by rubbing [ʌ] or stroking[3] [oʊ] one's genitals

masturbation[4] *n term* • **masturbatory** *adj* • **stimulate** *v*

» *The foreign body*[5] *had been inserted for masturbatory purposes. Occasionally both labia*[6] [eɪ] *are unusually large, which has been wrongly assumed to be the result of masturbation.*

Use vibratory [aɪ] ***masturbation*** • visual [ɪʒ] sexual / erotic / vibratory[7] ***stimulation*** • ***masturbatory*** activity[4]

masturbieren
sexuelle Stimulation[1] sexuelle Befriedigung[2] Streicheln[3] Masturbation, (sexuelle) Selbstbefriedigung[4] Fremdkörper[5] Schamlippen, Labien[6] Vibratorstimulation[7]

8

erotic [ɪrɒ:tɪk] *adj* *rel* **sensuous**[1], **seductive**[2] [ʌ],
flirtatious[3] [eɪʃ], **lustful**[4] *adj* → U57-9

sexually appealing [i:], arousing or gratifying

seduce[5] [sɪdu:s] *vt* • **flirt** [ɜ:] **(with)** *v inf* • **erogenous**[6] [ɒ:dʒ] *adj* • **eroticism**[7] *n*

» *The achievement* [tʃ] *of erotic pleasure by being humiliated*[8] [ɪ], *enslaved* [eɪ], *and partially asphyxiated*[9] [ɪ] *is termed bondage*[10] [bɒ:ndɪdʒ]. *She is erotically obsessed with him.*

Use ***erotic*** stimuli [aɪ]/ arousal / tension [ʃ] • ***erotic*** fantasies[11] / dreams / sensations *or* feelings[12] • ***erotic*** film / paintings • ***erogenous*** zone[13] • anal[14] [eɪ] ***eroticism*** • ***sensuous*** lips[15] • ***seductive*** behavior • ***flirtatious*** relationship • ***lustful*** thoughts

erotisch
sinnlich[1] sexy, verführerisch[2] kokett[3] lüstern[4] verführen[5] erogen[6] Erotik, Erotismus, Erotizismus[7] gedemütigt[8] erstickt[9] Sado-Maso-Fesselspiele[10] erotische Phantasien[11] erotische Gefühle[12] erogene Zone[13] Analerotik[14] sinnl. Lippen[15]

9

obscene [əbsi:n] *adj* *sim* **indecent**[1] [i:s], **dirty**[1] *adj, opposite* **prude**[2] [u:] *adj*

shocking, offensive[3], morally loose or immoral sexual behavior (exposure [oʊʒ], nudity[4] [u:], indecencies, pornography, etc.)

obscenity [əbsenəti] *n* • **prudish** [pru:dɪʃ] *adj* • **indecency**[5] [ɪndi:sənˈsi] *n*

» *I'm not prudish but I think this photo violates*[6] *the Obscene Publications Act*[7]. *It is considered indecent for women to wear hot pants in here. The rape scene at the beginning of the film is indecent, to say the least.*

Use ***obscene*** language / phone call / behavior • ***dirty*** joke[8] / old man • to shout ***obscenities*** • ***indecent*** proposal[9] [oʊ]/ exposure[10] / assault[11] [ɒ:]

obszön
unanständig, unzüchtig, schmutzig[1] prüde[2] anstößig[3] Nacktheit[4] unsittliches Verhalten[5] verstoßen gegen[6] Erlass, Verordnung[7] schmutziger Witz[8] unmoralisches Angebot[9] Erregung öffentl. Ärgernisses[10] sexuelle Nötigung[11]

10

virginity [vəˑdʒɪnəti] *n* *rel* **celibacy**[1] [selɪbəsi], **sexual abstinence**[1] *n clin*

refers to a person (mostly to women) who has never had sexual intercourse

virgin[2] [vɜ:rdʒɪn] *n* • **virginal** *adj* • **celibate**[3] [selɪbət] *adj*

» *In some cultural* [ʌ] *backgrounds virginity at marriage is an absolute requirement* [aɪ]. *Cancer of the cervix* [sɜ:] *is more frequent in prostitutes while it is unusual in celibate women.*

Use to lose[4]/preserve [ɜ:] ***one's virginity*** • periodic / ejaculatory[1] [dʒæ] ***abstinence*** • ***abstinence*** from coitus[1] • ***virginal*** women / state

Jungfräulichkeit, Unschuld
sexuelle Enthaltsamkeit[1] Jungfrau[2] enthaltsam, zölibatär[3] seine Unschuld verlieren[4]

11

promiscuity [prɒ:mɪskju:əti] *n* *opposite* **chastity**[1] [tʃæstəti] *n*

having casual [kæʒjuəl] sexual relations with various partners

promiscuous[2] [prəmɪskjuəs] *adj term* • **sleep around**[3] *v phr* • **chaste**[4] [tʃeɪst] *adj*

» *Risk factors for cervical cancer include early sexual experience* [ɪəˑ] *and promiscuity. Chastity is associated with almost total freedom from cervical cancers. Promiscuous entanglements*[5] *with many partners are typical for histrionic individuals*[6].

Use (hetero)sexual / episodic ***promiscuity*** • ***promiscuous*** sexual activity[7] / homosexual men • sexually ***promiscuous***

Promiskuität, häufiger Partnerwechsel
Keuschheit, Unberührtheit[1] promiskuitiv, promiskuös[2] mit häufig wechselnden Partnern schlafen[3] keusch[4] häufige Affären[5] Personen mit histrionischer Persönlichkeitsstörung[6] promiskuöses Sexualverhalten[7]

12

fornication [fɔːrnɪkeɪʃᵊn] *n leg* *sim* **adultery[1]** [ədʌltɚi] *n*

legal term for having extramarital sex; if one of the partners is married this is referred to as adultery

fornicate *v leg* • **adulterer[2]**, **-ess[2]** *n* • **adulterous** *adj*

» *In some states fornication is still listed as a crime. She will divorce him on grounds of adultery.*

Use to be guilty of / constitute ***fornication*** • to commit / accuse sb. of ***adultery*** • ***adulterous*** relationship / couple / affair

Unzucht
Ehebruch[1] Ehebrecher(in)[2]
13

(sexual) orientation [eɪ] *n* *syn* **sex(ual) preference** [prefɚᵊnᵗs] *n*

preferred biologic sex of sexual partner, e.g. hetero-, homosexual (gay[1]/ lesbian[2]), bisexual [aɪ]

» *The sexual history can cover sexual desire, arousal, orgasm, contraception, concerns* [sɜː] *about gender* [dʒ] *identity[3] and sexual orientation, etc.*

Use homosexually / heterosexually ***orientated*** • homosexual ***preference***

sexuelle Orientierung
schwul[1] lesbisch[2] Geschlechtsidentität[3]
14

(sexual) perversion [ɜː] *or* **deviation** [diːvieɪʃᵊn] *n clin* *sim* **paraphilia[1]** [pærəfɪlɪə] *n term*

biologically abnormal, morally wrong, or legally prohibited sexual practice, e.g. bestiality[2], pedophilia[3] [iː]

deviant[4] *adj term* • **perverse** *adj* • **pervert[5]** [*n* pɜːrvɜːrt||*v* pɚvɜːrt] *n & v* **paraphiliac[6]** *n*

» *The diagnosis of a paraphilia can be made in patients markedly distressed by recurrent sexually arousing fantasies involving a particular sexual deviation (e.g. fetishism[7]) for 6 months.*

Use ***deviant*** sexual behavior[8] [eɪ] • severe / male / treatment-resistant ***paraphilia*** • ***paraphilia***-related disorders / therapist

sexuelle Deviation, Perversion
Paraphilie[1] Sodomie[2] Pädophilie[3] deviant, abweichend[4] perverser Mensch; pervertieren[5] Paraphile(r)[6] Fetischismus[7] abweichendes Sexualverhalten[8]
15

sexual abuse [əbjuːs] *n* *sim* **child molestation[1]**, **(sexual) harassment[2]** *n*

engaging [eɪdʒ] dependent, immature children in sexual activities they do not fully understand or which violate [aɪ] the laws and taboos [uː] of a society

abuse *v* • **molest[3]** *v* • **harass[3]** *v* • **harassed** *adj* • **child molester[4]** *n*

» *Forms of sexual abuse include pedophilia and all forms of incest* [s] *and rape but also fondling[5], oral-genital contact, exhibitionism, voyeurism, and involvement of children in the production of pornography. Unwelcome sexual advances[6], e.g. by a superior[7]* [ɪɚ] *toward an employee[8]* [iː]*, are referred to as sexual harassment (experienced by 42% of females on the job). Adolescents are more commonly molested by strangers.*

Use to evaluate a patient for / evidence of / alleged[9] [edʒ]/ child ***sexual abuse*** • childhood sexual[1] / physical[10] / emotional ***abuse*** • parental[11] / elder / spousal[12] [aʊ] ***abuse*** • ***harassment*** by peers[13] • sexual[2] ***molestation***

sexueller Missbrauch
sexueller Kindesmissbrauch[1] sexuelle Belästigung[2] belästigen[3] Kinderschänder[4] Begrapschen[5] Annäherungsversuche[6] Vorgesetzte(r)[7] Angestellte(r)[8] mutmaßlicher sexueller Missbrauch[9] körperliche Misshandlung[10] Kindesmissbrauch durch e. Elternteil[11] Vergewaltigung i. d. Ehe[12] Belästigung durch Gleichaltrige/ Arbeitskollegen[13]
16

rape [reɪp] *n & v* *rel* **sexual** *or* **indecent** [iː] **assault[1]** [əsɒːlt] *n term*

crime of making (usually) a woman submit to sexual intercourse (vaginal, anal or oral penetration) against her will by force, intimidation[2], or without legal consent (e.g. with a minor[3] [aɪ])

rapist[4] *n* • **assault[5]** *vt* • **assaultive** [əsɒːltɪv] *adj*

» *Determine whether rape has occurred and proceed* [siː] *accordingly. In the acute phase humiliation[6]* [hjuː]*, revenge* [rɪvendʒ] *and self-blame[7]* [eɪ] *are typical emotional reactions of rape victims, while recurrent nightmares[8]* [eɚ] *and phobias* [oʊ] *are common in the long term.*

Use statutory[9] / acquaintance [eɪ]/ date[10] / alleged ***rape*** • ***rape*** victim[11] / counseling [aʊ]/ trauma [ɒː] • ***rape*** syndrome [ɪ]/ crisis [aɪ] intervention • ***post-rape*** medical care • ***sexual assault*** treatment center • physical [ɪ]/ victims of ***assault*** • ***assaultive*** behavior

Vergewaltigung, Notzucht; vergewaltigen, notzüchtigen
sexuelle Nötigung[1] Einschüchterung[2] Minderjährige(r)[3] Vergewaltiger[4] s. an jem. vergehen, tätlich werden[5] Demütigung[6] Selbstvorwürfe[7] Alpträume[8] Beischlaf m. Unmündigen[9] Vergewaltigung durch den Freund[10] Vergewaltigungsopfer[11]
17

Unit 69 Fertility & Reproductive Medicine

Related Units: 68 Sexuality, 51 Menstrual Cycle, 53 Male Sexual Function, 55 Hormones, 70 Pregnancy, 71 Childbirth

reproduce [riːprəd(j)uːs] *v clin & term* *syn* **procreate** [proʊkrieɪt] *v*

(i) to have offspring[1] (ii) to copy (iii) repeat

reproductive [ʌ] *adj term* • **reproduction** [ʌ] *n* • **procreation** [eɪ] *n*

» *These special medical needs and concerns[2] [sɜː] vary with the patient's reproductive status, her reproductive potential, and her desire [aɪ] to reproduce. If the hypospadias[3] [eɪ] is glandular, the penis [iː] is usually functional both for micturition [ɪʃ] and procreation.*

Use to impair [eɚ] ***reproduction*** • ***reproductive*** tract *or* system / organs[4] / glands[5] • ***reproductive*** hormones / cycle • ***reproductive*** age[6] (range) / capacity / (dys)function • ***reproductive*** mortality / counseling [aʊ]/ technology / toxicology[7] • (a)sexual / cell / assisted[8] / cytogenic [dʒe] ***reproduction***

(i) sich fortpflanzen, zeugen
Nachkommen[1] Anliegen[2] Hypospadie, untere Harnröhrenspalte[3] Geschlechtsorgane, Genitalien[4] Keimdrüsen, Gonaden[5] gebärfähiges Alter[6] Reproduktionstoxikologie[7] assistierte Reproduktion/ Fortpflanzung[8] 1

fertility [fɚtɪlɪti] *n term & clin*

opposite **infertility[1], subfertility[2]** [ʌ] *n term* → U70-1

ability to reproduce (to conceive[3] [-siːv] or impregnate[4])

(in/ sub)fertile[5] [fɜːrtᵊl||*BE* -taɪl] *adj term* • **fertilize[4]** *vt* • **fertilization[6]** *n*

» *The outlook for fertility is greatly reduced. Infertility affects about 1/6 couples [ʌ] of childbearing [eɚ] age[7]. The approach in infertile couples involves assessment of both the man and the woman. There is a modestly increased risk of primary tubal infertility with IUD[8] use.*

Use to preserve/impair[9]/decrease/lose/restore ***fertility*** • in vivo / assisted / immediate [iː]/ future ***fertility*** • in vitro[10] (*abbr* IVF)/ pre-/ post-***fertilization*** • ***fertility***-enhancing effect / factor[11] • ***fertility*** control[12] / rate[13] / statistics • ***fertile*** period / male • to treat/contribute to/correct ***infertility*** • primary / secondary / male (factor)[14] ***infertility*** • female / unexplained ***infertility*** • exercise-induced / endometriosis-related[15] ***infertility*** • ***infertility*** evaluation[16] / test / procedure [siː]

Fruchtbarkeit, Fertilität
Infertilität, Unfruchtbarkeit, Sterilität[1] Subfertilität[2] empfangen, schwanger werden[3] schwängern, befruchten[4] fruchtbar, fertil[5] Befruchtung, Fertilisation[6] gebärfähiges Alter[7] Spirale[8] d. Fertilität beeinträchtigen[9] künstl. Befruchtung, In-vitro-Fertilisation, IVF[10] Fertilitäts-, F-Faktor[11] Kontrazeption, Empfängnisverhütung[12] Fertilitäts-, Fruchtbarkeitsziffer/-rate[13] männliche Infertilität[14] endometriosebedingte Infertilität[15] Abklärung d. Infertilität[16] 2

sterilization *n term & clin* → U139-2

rel **vasectomy[1], tubal ligation[2]** *n term*

(i) procedure rendering a person incapable of reproduction (e.g. castration[3], salpingectomy[4] [dʒe]) (ii) elimination of microorganisms using physical (autoclave), chemical (alcohol) or other aseptic techniques

sterile[5] *adj term* • **sterility[6]** *n* • **sterilize** *v* • **sterilized** *adj* • **vasectomize[7]** *v*

» *Mumps [ʌ] orchitis[8] [kaɪ] may result in sterility. Sterilization in men is by vasectomy, an outpatient procedure[9] that requires only local anesthesia. Contraception or sterilization should be used to prevent unwanted pregnancy. Failure rates after tubal sterilization are approx. 0.5%.*

Use to consider/desire/confirm/reverse[10] ***sterilization*** • tubal[2] / male / female / permanent [ɜː] ***sterilization*** • elective / laparoscopic ***sterilization*** • ***sterilization*** procedure / vasectomy • to lead to/prevent/produce *or* cause ***sterility*** • male[11] / permanent / two-child ***sterility*** • prophylactic[12] / contralateral / bilateral [aɪ] ***vasectomy*** • ***vasectomy*** surgery / site • ***vasectomized*** men • ***tubal ligation*** reversal[13] [ɜː] • ***tubal*** coagulation[14]

(i, ii) Sterilisation
Vasektomie, Vasoresektion[1] Tubenligatur, -unterbindung[2] Kastration[3] Salpingektomie, Eileiterentfernung[4] unfruchtbar, steril, infertil[5] Unfruchtbarkeit, Sterilität[6] vasektomieren[7] Mumpsorchitis[8] ambulanter Eingriff[9] Tubensterilisation rückgängig machen[10] Sterilität d. Mannes[11] prophylaktische Vasektomie[12] Sterilitätsoperation, Tubenplastik[13] Tubenkoagulation[14] 3

vasectomy reversal *n term* *syn* **vasovasostomy** *n*, *rel* **tuboplasty[1]** *n term*

reanastomosis[2] of the ends of the vas deferens that were ligated[3] [laɪgeɪtɪd] in a previous [iː] vasectomy procedure

» *Pregnancy rates following vasectomy reversal range between 45 and 60%, compared to 50- 80% following reanastomosis of the oviduct[4] [oʊvɪdʌkt] (tuboplasty).*

Use to undergo[5] ***vasectomy reversal*** • to be subjected to microscopic ***vasovasostomy*** • ***postvasovasostomy*** fertility rate[6] • microsurgical epididymo***vasostomy***[7]

(Vaso)vasostomie, Refertilisierung, Rekanalisation d. Samenleiter
Eileiter-, Tubenplastik[1] Reanastomosierung[2] unterbunden[3] Eileiter[4] sich e. Vasostomie unterziehen[5] Fertilitätsrate nach Vasostomie[6] mikrochir. Epididymovasostomie[7] 4

birth control *n clin* *sim* **contraception[1]** *n term,* **family planning[2]** *n clin*

medication, device [-vaɪs] or method that prevents conception [se] or impregnation; natural family planning methods (periodic abstinence on fertile days) include the calendar[3], basal body temperature[4] (*abbr* BBT), and cervical [sɜː] mucus [mjuːkəs] methods[5]

contraceptive[6] [kɒːntrəseptɪv] *adj & n term*

» *When lactation[7] [eɪ] is used as a method of birth control, there must be no supplemental feeding. Progestogen [dʒe] implants are available for long-term contraception.*

Use to seek [iː] /use/practice **birth control** • **birth control** pill[8] / methods • **contraceptive** device[9] / jelly[10] [dʒ]/ method[11] / pill[8] • **contraceptive** implant[12] / effectiveness / use / education • oral[8] (*abbr* OC)/ injectable [dʒe]/ postcoital / barrier[9] **contraceptive** • to begin / to use / effective **contraception** • postcoital *or* emergency[13] [ɜː]/ (barrier) methods of **contraception** • natural[14] / basal-body temperature method of[4] **family planning**

Geburtenregelung, -kontrolle
Kontrazeption, Antikonzeption, Konzeptions-, Empfängnisverhütung[1] Familienplanung[2] Kalendermethode[3] Temperaturmethode[4] Zervixschleim-, Billings-Ovulationsmethode[5] kontrazeptiv; Kontrazeptivum, Verhütungsmittel[6] Stillen[7] Antibaby-Pille, orales Kontrazeptivum[8] mechan. Kontrazeptivum[9] spermizides Gel[10] Verhütungsmethode[11] kontrazeptives Implantat[12] postkoitale Kontrazeption, Notfallverhütung[13] natürliche Kontrazeption/ Geburtenregelung[14] 5

condom *n* *syn* **prophylactic, rubber** [ʌ], *BE* **sheath** [ʃiːθ], **French letter** *n inf*

thin rubber or latex sheath worn over the penis during intercourse as a prophylactic (contraceptive) device

» *Adding a small quantity of spermicide reduces the failure rate[1] if the condom breaks[2] during coitus. Semen [iː] may escape from the condom as a result of failure to withdraw before detumescence[3]. The use of condoms will protect against gonorrhea[4].*

Use to use/wear **a condom** • male / female[5] / latex-free[6] [eɪ] **condom** • **condom** use / rupture[7] [ʌ] • base / tip **of the condom**

Kondom, Präservativ
Versagerquote[1] reißt, platzt[2] Abschwellung[3] Gonorrhoe, Tripper[4] Kondom für d. Frau, Femidom[5] latexfreies Kondom[6] Reißen/ Platzen d. Kondoms[7] 6

oral contraceptive *n term, abbr* **OC** *syn* **(contraceptive) pill** *n clin sing*

compound taken orally that suppresses ovulation by duplicating [uː] the action of estrogen [e‖iː] and progesterone [dʒe]

» *Combination-type OCs, which contain both synthetic [sɪn-] estrogen and progestogen, are given continuously for 3 weeks only to allow for withdrawal [-ɒːᵊl] bleeding in the 4th wk.*

Use **oral contraceptive** use / agent[1] [eɪdʒ]/-induced colitis [aɪ] • high-dose[2] / long-term / combination *or* combined[3] **OC** • string to take the / birth control **pill** • morning after[4] / mini[5]/ missed **pill** • three-phased[6] [feɪzd]/ estrogen-containing[7] **pill** • combination[3] / progestogen-only[8] / step-up[9] **pill**

orales Kontrazeptivum, Antibabypille, Pille
orales Kontrazeptivum[1] hochdosierte Pille[2] Kombinationspräparat, Einphasenpille, Mikropille[3] Nidationshemmer, Postkoitalpille, Pille danach[4] Minipille[5] Dreiphasenpille[6] östrogenhaltige Pille[7] reines Gestagenpräparat[8] Mehrphasenpräparat[9] 7

spermicide [spɜːrmɪsaɪd] *n term* *rel* **vaginal suppository[1]** [səpɒːzɪtɔːri] *n clin*

foam[2] [oʊ], cream [iː] or jelly [dʒ] destructive [ʌ] to sperm which is inserted [ɜː] into the vagina [vədʒaɪnə] 5-10 min before intercourse[3] [ɔː]

spermicidal[4] [spɜːrmɪsaɪdᵊl] *adj term*

» *In addition to their spermicidal effect on sperm, vaginal [dʒ] suppositories also act as a mechanical [kæ] barrier to entry of sperm into the cervical canal. Spermicides may be used alone or in conjunction [dʒʌ] with a diaphragm or condom.*

Use intravaginal nonoxynol-9-containing / HIV-inhibiting **spermicide** • **spermicide**-coated [oʊ] condom[5] • **spermicidal** preparations[6] / agents[6] / property • antibacterial [ɪɚ]/ estrogen / progesterone **suppository**

Spermizid, spermienabtötende(s) Substanz/ Mittel
Vaginalzäpfchen, -suppositorium[1] Vaginalschaum[2] (Geschlechts)verkehr[3] spermizid, spermienabtötend[4] spermizidbeschichtetes Kondom[5] Spermizide[6] 8

(contraceptive) diaphragm [daɪəfræm] *n term*
rel **vaginal sponge[1]** [spʌndʒ], **cervical** [sɜː] **cap[2], pessary[3]** *n clin*

dome-shaped rubber cup fitted to the vaginal cul-de-sac [ʌ] to cover the cervix in a pool of spermicide

» *Contraceptive jelly should be used with the diaphragm to improve contraceptive effectiveness in case it is displaced during coitus. A sponge acts as a sperm barrier and releases [iː] spermicides. The cervical cap, which must be fitted by a clinician [ɪʃ], can be left in place for 48 h. Normally a pessary must be removed daily for cleaning.*

Use coil-spring / flat-spring **contraceptive diaphragm** • **contraceptive diaphragm** fitting[4] • contraceptive vaginal[1] **sponge** • vaginal / well-fitted **pessary** • donut[5] [oʊ]/ ring[5] / cup[6] **pessary** • **pessary** support[7]

(Scheiden)diaphragma, Scheidenpessar
Vaginalschwamm[1] Portiokappe, Okklusivpessar[2] Pessar, Scheidendiaphragma[3] Positionieren d. Scheidendiaphragmas[4] Ringpessar[5] Schalenpessar[6] Pessarbehandlung, -unterstützung[7] 9

intrauterine device *n term, abbr* **IUD** *syn* **coil** [kɔɪl] *n clin*

contraceptive appliance [aɪ] of varied form (e.g. coil, loop, bow) inserted into the uterus

» *There is no need to change a plastic unmedicated IUD[1] unless the patient develops increased bleeding [iː] after it has been in place for more than one year. When an IUD is removed, contraceptive counseling[2] [aʊ] is essential.*

Use to insert[3]/remove ***an IUD*** • ***IUD*** strings[4] / users or wearers [eə˞] • ***IUD*** failure / insertion / removal • coil / bow [oʊ]/ loop [uː] ***IUD*** • progesterone-releasing[5] [iː]/ dislodged[6] [dʒ] ***IUD***

Intrauterinpessar, IUP, IUD, Spirale
IUD ohne Gestagene[1] Empfängnisverhütungsberatung[2] Spirale einlegen[3] Rückholfäden[4] Hormonspirale, intrauterines System (IUS)[5] disloziertes IUS[6] 10

assisted reproductive technologies *n term* *abbr* **ART**

collective term for techniques [k] used to bring about conception without sexual intercourse and offer hope to couples with unexplained or previously untreatable infertility[1]

» *In vitro fertilization was the first ART developed and is the most commonly used ART procedure. To prepare the female for ART, hormonal medications are usually used, either alone or in combination, to stimulate the development of the ovarian follicles.*

Use ***art*** procedure / services / (specialist) provider • ***reproductive*** endocrinology[2] / tract / organs[3] • ***assisted*** reproductive medicine[4] / oocyte [oʊəsaɪt] fertilization / (embryo) hatching[5] [hætʃɪŋ]

assistierte(s) mediz. Fortpflanzung/ Reproduktion(sverfahren)
therapieresistente/ nicht behandelbare Unfruchtbarkeit[1] gynäkolog. Endokrinologie[2] Geschlechtsorgane, Genitalien, Genitale[3] Reproduktionsmedizin[4] Schlüpfhilfe, Assisted Hatching, AH[5] 11

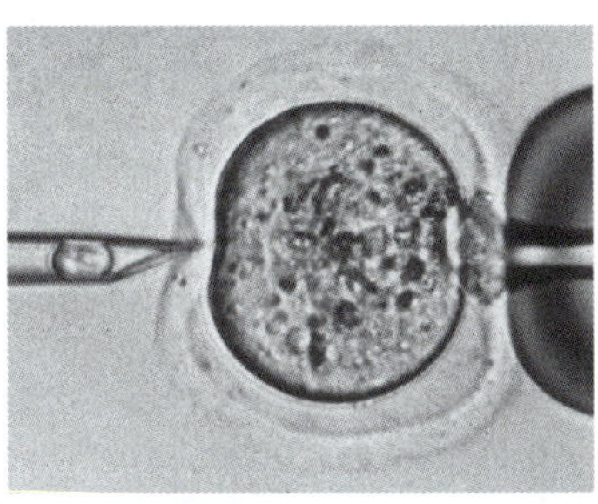

Intracytoplasmic sperm injection: the oocyte is aspirated (right) and the sperm is injected with a pointed cannula (left)

in vitro fertilization *n term, abbr* **IVF** *sim* **artificial insemination[1]** *n term*

process whereby (usually multiple) ova are placed in a medium to which sperms are added for fertilization; the zygote[2] [zaɪgoʊt] is then introduced into the uterus [juː] and allowed to develop to term[3]

prefertilization[4] *adj term* • **postfertilization** *adj*

» *IVF has been simplified by the use of ultrasound-guided [ʌ] transvaginal ovarian puncture[5] [ʌ] to collect[6] oocytes for fertilization. More than 100,000 babies have been born through IVF since the world's first test tube baby[7] was born in 1978. Aspirated oocytes in the pronuclear stage[8] were fertilized in vitro when they were mature. What makes ZIFT different from IVF is that the embryo is placed into the fallopian tube[9] via laparoscopy instead of the uterus.*

Use to perform ***IVF*** • ***IVF*** procedure / cycle[10] • (failure) to achieve ***fertilization*** • in vivo [iː]/ natural / laboratory[11] / dispermic[12] ***fertilization*** • ***in vitro*** insemination[1] • artificial donor[13] / therapeutic [juː]/ intrauterine [juː] ***insemination*** • ***fertilization*** rate[14] • ***postfertilization*** cell divisions • ***IVF with*** husband's sperm[15] (*abbr* AIH)/ donor sperm[16] (*abbr* AID)

künstliche Befruchtung, In-vitro-Fertilisation, IVF
artifizielle Insemination[1] befruchtete Eizelle, Zygote[2] bis zur Geburt[3] vor d. Befruchtung[4] ultraschallgesteuerte transvaginale Follikelpunktion[5] gewinnen, entnehmen[6] Retortenbaby[7] Pronukleus-, Vorkernstadium[8] Eileiter[9] IVF-Zyklus[10] extrakorporale B./ Reagenzglasbefruchtung, Laborb.[11] Dispermie[12] heterologe Insemination[13] Fertilisationsrate[14] homologe IVF[15] heterologe IVF[16] 12

microsurgical epididymal sperm aspiration *n term, abbr* **MESA** *sim* **testicular sperm extraction[1]** *n term, abbr* **TESE**

surgical [ɜː] sperm retrieval procedure that is timed for the same day that the woman has her egg collection as part of the IVF treatment cycle [aɪ]; if sufficient sperm are retrieved some can be prepared and used for ICSI, while any remaining sperm can be frozen for future use

» *The number of times MESA can be performed is limited due to the formation of scar tissue[2] at the surgical site. TESE is an open needle biopsy [aɪ] procedure performed under direct vision[3]. PESA is a blind procedure in which a needle is placed into the epididymis in the hope that a pocket of sperm will be found and aspirated. Unlike sperm obtained by MESA spermatozoa produced by testicular biopsy[4] are generally unsuitable for frozen storage.*

Use to perform/undergo[5] ***MESA*** • testicular (*abbr* TESA)/ percutaneous [eɪ] epididymal[6] (*abbr* PESA) ***sperm aspiration*** • retrograde[7] (*abbr* RESA) ***epididymal sperm aspiration*** • testicular fine needle[8] (*abbr* TEFNA) ***aspiration*** • ***sperm*** retrieval[9] / procurement[9] • cryo-TESE[10]

mikrochirurg. epididymale Spermienaspiration, MESA
testikuläre Spermien-/Spermatozoenextraktion, TESE[1] Narbengewebe[2] unter direkter Kontrolle[3] Hodenbiopsie[4] sich e. MESA unterziehen[5] perkutane epididymale Spermatozoenaspiration, PESA[6] retrograde epididymale S., RESA[7] testikuläre Feinnadelaspiration, TEFNA[8] Spermien-, Spermatozoengewinnung[9] Kryokonservierung testikulärer Spermatozoen, Kryo-TESE[10] 13

embryo freezing [iː] *n clin* *syn* **embryo cryopreservation** [kraɪoʊ-] *n term* *rel* **sperm bank**[1] *n* → U14-12

maintenance of the viability[2] [aɪ] of embryos at very low temperatures; also applied to sperm and oocytes

cryopreserve[3] [ɜː] *v term* • **freeze-thawing**[4] [ɒː] *n* • **frozen-thawed** [oʊ] *adj*

» *Testicular sperm do not freeze and thaw as well as epididymal sperm and are harder to work with in the andrology laboratory. Pregnancy rates have been significantly enhanced*[5] *through cryopreservation and thaw of pronuclear* [uː] *stage oocytes. Sperm retrieved* [iː] *from your epididymis is frozen and stored to be used as a backup*[6] *if your wife is unable to achieve* [tʃ] *a pregnancy*[7] *with your ejaculated sperm following your vasectomy reversal.*

Use ***cryopreserved*** ovum[8] [oʊ]/ sperm[9] / embryo / tissue • ***embryo*** thaw[10]

Kryokonservierung/ Tiefgefrieren v. Embryonen
Samenbank[1] Lebensfähigkeit[2] kryokonservieren[3] Gefrier-Tau-Zyklus[4] verbessert[5] Reserve[6] schwanger werden[7] kryokonservierte Eizelle[8] Kryosperma[9] Auftauen d. Embryos[10]

14

intracytoplasmic sperm injection *n term, abbr* **ICSI**

micromanipulation technique where a single sperm is picked up with an injection pipette [paɪ-] and introduced into the ooplasm to enable fertilization with very low sperm counts or with non-motile[1] sperm

» *ICSI has revolutionized treatment for severe male factor infertility because only one healthy sperm is required to potentially achieve fertilization. ICSI has largely replaced the previously developed micromanipulation techniques of partial zona dissection*[2] *(abbr PZD) and subzonal insertion*[3] [ɜː] *(abbr SUZI).*

Use to undergo/use/offer ***ICSI*** • sperm aspiration for / fertilization by *or* via[4] [vaɪə‖viːə]/ attempts at ***ICSI*** • ***ICSI*** procedure [siː]

intrazytoplasmat. Spermieninjektion, ICSI, Mikroinjektion
unbeweglich[1] partielle Zona-Dissektion[2] subzonale Spermieninjektion[3] künstl. Befruchtung durch Mikroinjektion[4]

15

embryo transfer *n term* *rel* **oocyte retrieval**[1] [iː], **donor oocyte**[2] *n term*

after in vitro [ɪ‖iː] insemination the fertilized ovum is transferred to the recipient's uterus or oviduct

donate[3] [doʊneɪt] *v term* • **retrieve**[4] [rɪtriːv] *v*

» *The patient's single fertilized ovum was cultured*[5] [ʌ] *for 41 hours and transferred as a four-cell embryo. Not all patients entering an IVF program progress to oocyte retrieval and embryo transfer along with cycle* [saɪkl] *outcome. Success rates for embryo and egg donation are in the range of 40% pregnancies achieved per transfer with fresh embryos.*

Use (non)operative / laparoscopic / tubal[6] [t(j)uːbəl] (*abbr* TET) ***embryo transfer*** • frozen[7] (*abbr* FET) *or* cryopreserved[7] (*abbr* CET)/ IVF[8] and (*abbr* IVF-ET) ***embryo transfer*** • tubal ovum (*abbr* TOT)/ low tubal ovum (*abbr* LTOT) ***transfer***

Embryo(nen)transfer
Eizellenentnahme, -gewinnung[1] Spendereizelle[2] spenden[3] entnehmen[4] kultiviert[5] tubarer Embryotransfer[6] Transfer/ Einsetzen von kryokonservierten Embryonen, IVF-Kryozyklus / Auftauzyklus[7] In-vitro-Fertilisation mit Embryotransfer[8]

16

ovarian (hyper)stimulation *n term* *syn* **superovulation** *n term*

administration of exogenous gonadotropins to enhance the maturation[1] of 8-10 follicles and control the timing of ovulation (thereby improving the chances for retrieval of mature eggs)

superovulatory *adj term* • **superovulated** *adj* • **pre-stimulation** [priː-] *adj*

» *The ovary can then be stimulated directly by injections of hMG*[2] *which allows control over both ovarian stimulation and timing of egg collection*[3]*. Extra oocytes harvested*[4] *from a superovulated cycle*[5] *can be cryopreserved and stored for use at a later time.*

Use ***ovarian hyperstimulation*** syndrome[6] [ɪ] (*abbr* OHSS) • controlled[7] ***ovarian hyperstimulation*** (abbr COH) • ***superovulated*** cycle[5]

ovarielle (Hyper/ Über)stimulation, Superovulation
Reifung[1] humanes menopausales Gonadotropin[2] Eizellenentnahme[3] gewonnen[4] Stimulationszyklus[5] Überstimulationssyndrom[6] kontrollierte ovarielle Stimulation[7]

17

gamete [iː] **intrafallopian (tube) transfer** *n term* *abbr* **GIFT**

involves ovarian stimulation to produce multipleoocytes, oocyte retrieval by transvaginal US-guided needle aspiration[1], and placement of sperm and ova in the oviduct[2] by laparoscopy or minilaparotomy

pre-GIFT *adj term*

» *GIFT is effective in couples* [ʌ] *with nonmechanical causes of infertility and normal fallopian tubes*[2]*. The natural process of fertilization in the Fallopian tube is mimicked*[3] *in GIFT procedures by depositing sperms and oocytes in the distal tube via the laparoscope.*

Use zygote[4] [aɪ] (*abbr* ZIFT) ***intrafallopian (tube) transfer*** • ***GIFT*** procedure / cycle / zygote / oocyte retrieval [iː] / oocyte donation / technique / program

intratubarer Gametentransfer, GIFT
ultraschallgesteuerte transvaginale Nadelaspiration[1] Eileiter[2] simuliert[3] intratubarer Zygotentransfer[4]

18

surrogate [ɜː||BE ʌ] **(gestational)** [dʒesteɪʃənəl] **mother** *n term* *rel* **host uterus**[1] [hoʊst juːtɚəs] *n term*

artificial insemination of a female whose pregnancy is carried to term[2] with the intention of giving the infant up for adoption[3] to the couple whose male partner has contributed the sperm

surrogacy[4] [sɜːrəgəsi] *n*

» *Variations of the IVF and GIFT procedures include ZIFT, use of donor oocytes, and transfer of frozen embryos to a surrogate mother. The embryos seem to have implanted in the host uterus, but only survived for about seven days. The gestational carrier*[5] *provides a host uterus for the offspring but does not contribute genetic material.*

Use ***surrogate*** motherhood[4] / ovum / IVF / GIFT / parenting • ***host uterus*** procedure • ***gestational*** carrier[5] • gestational[4] ***surrogacy*** • ***surrogacy*** contract[6] / program

Leih-, Ersatz-, Surrogatmutter
Trage-, Ammenmutter[1] ausgetragen[2] das Kind zur Adoption freigeben[3] Ersatz-, Leihmutterschaft[4] Surrogatmutter[5] Leihmutterschaftsvertrag[6] 19

Unit 70 Pregnancy

Related Units: 71 Childbirth, 69 Fertility, 68 Sexuality, 51 Menstrual Cycle, 84 Genetics, 85 Embryology

fertilize [fɜːrtəlaɪz] *v* → U69-2ff *sim* **impregnate**[1]**, inseminate**[2] [e] *v term*

penetration of the oocyte [oʊəsaɪt] by the spermatozoon [oʊ] and fusion[3] [fjuːʒən] of the male and female gametes [iː] (usually occurs in the oviduct[4]) to form a zygote [aɪ] from which the embryo develops

fertilization[5] *n* • **(un)fertilized** *adj* • **fertile**[6] *adj* • **(in)fertility**[7] *n*

» *The fertilized ovum may reach the endometrial [iː] cavity prematurely and may not achieve nidation. The ovum remains in the tube 3 days after ovulation where fertilization takes place. Tests are available to evaluate the ability of sperms to fertilize an ovum. Group A women impregnated by group O men have a 10 times greater risk of developing choriocarcinoma.*

Use to achieve [tʃ] /prevent ***fertilization*** • ***fertile*** period / couples [ʌ] • in vivo / in vitro[8] / impaired [eɚ] ***fertilization*** • ***fertilized*** ovum[9] • to affect/preserve[10]/restore/ enhance/recover ***fertility*** • normal / documented / reduced *or* impaired[11] ***fertility*** • ***fertility*** rate[12] / potential / control • to result in/contribute to ***infertility*** • long-standing / tubal / male (factor)[13] ***infertility*** • ***infertility*** evaluation / rate

Note: The expression ***fertilize*** is widely used with both humans and animals, while ***breed*** [iː] and ***mate*** [eɪ] (→ U84-30) are normally used to refer to animals only. ***Inseminate*** is often used with assisted reproductive techniques and ***impregnate*** more often relates to adding protective substances to materials. Slang expressions for ***making pregnant*** include ***to *knock up*** /(BE) ****bang up a woman.***

befruchten
eindringen (d. Spermien durch d. Zona pellucida)[1] (künstl.) befruchten, besamen[2] Verschmelzung, Konjugation[3] Eileiter, Tuba uterina[4] Befruchtung, Fertilisation[5] fruchtbar, fertil[6] (In)fertilität, (Un)fruchtbarkeit[7] In-vitro-Fertilisation[8] befruchtete Eizelle, Zygote[9] Fertilität erhalten[10] Subfertilität[11] Fertilitätsrate[12] Infertilität durch herabgesetzte Spermienqualität[13] 1

conception [se] *n term* *rel* **impregnation**[1]**, insemination**[2] *n term* → U69-5ff

(i) the beginning of pregnancy (ii) fertilization (iii) *genE*, creation of a concept or idea

conceptus[3] *n term* • **conceptive**[4] *adj* • **conceive** [iː] *v* • **contraception** *n*

» *Of these patients 30% will conceive within two years. This fluid can contain large numbers of active sperm, i.e. impregnation is possible before ejaculation. Ideally, a rudimentary horn should be resected before the woman conceives [siː] a child*[5]*.*

Use spontaneous [eɪ]/ successful / rate of ***conception*** • (retained) [eɪ] products of[6] (abbr POC) ***conception*** • ***conceptional*** age[7] • artificial[8] [ɪʃ]/ intrauterine / donor[9] ***insemination***

Note: Mark the differences between ***conceptional*** (refers to conception), ***conceptive*** (= able to conceive), and ***conceptual*** (related to concepts or ideas).

(i, ii) Empfängnis, Konzeption
Imprägnation[1] Insemination[2] Keimling, Konzeptus[3] Empfängnis-[4] Kind empfängt, schwanger wird[5] Plazentareste[6] Schwangerschaftsdauer[7] artifizielle Insemination[8] donogene Insemination, DAI[9] 2

nidation [naɪdeɪʃən] *n term* *syn* **implantation** *n term*

attachment [ætʃ], penetration and embedding of the fertilized ovum in the uterine mucosa

implant[1] *v term* • **implanting** *adj*

» *The endometrial activity goes out of phase [feɪz], so that nidation is thwarted*[2] *[ɔː] even if fertilization does occur. Luteal [luːt̬ɪəl] phase inadequacy may lead to a shortened luteal phase, an endometrium [iː] incapable [eɪ] of supporting implantation of an embryo, or both.*

Use to achieve ***nidation*** • normal ***nidation*** • ectopic / superficial[3] [ɪʃ]/ embryo ***implantation*** • (disrupted) [ʌ] placental[4] [se] ***implantation*** • ***implantation*** site[5]

Einnistung, Nidation, Implantation
s. einnisten, implantieren[1] verhindert[2] Erstkontakt bei Implantation[3] plazentare Nidationsstörung, Einnistungsstörung[4] Implantationsort[5] 3

70

fetus [fiːtəs] *n term, BE* **f(o)etus** *rel* **embryo[1]** [embrioʊ] *n term* → U85-1

unborn baby from the end of the 8th week after conception until birth

fetal [iː] *adj term* • **embryonal[2]**, **embryonic[2]** *adj* • **embryo-**, **feto-** *comb*

» *Fetal scalp sampling should be avoided. Virilization may occur* [ɜː] *in the mother as well as in female fetuses[3]. The endometrium of the hyperstimulated cycle* [saɪkl] *is thought to be not the most hospitable environment[4] to an implanting embryo.*

Use developing / male / lost / viable[5] [aɪ] ***fetus*** • ***fetal*** growth / life[6] / movements[7] • ***fetal*** age / tissue / assessment • ***fetal*** blood flow / imaging / monitoring • ***fetal*** heart tones[8] (*abbr* FHT)/ outcome / survival • ***fetal*** damage / loss *or* wastage[9] [eɪ] • ***fetal*** alcohol syndrome[10] [ɪ] (*abbr* FAS)/ demise *or* death[11] • maternal ***fetal*** barrier[12] • human / normally conceived / preimplantation ***embryo*** • healthy-appearing / frozen(-thawed) [ɒː] ***embryo*** • ***embryo*** transfer[13] / donation • ***embryonal*** growth / carcinoma[14] • ***embryonic*** cell / disk[15] / stage / life[16] • ***embryonic*** death / tissue / development[17] • ***embryo***genesis[17] /logic /toxic /pathy • ***feto***maternal /pelvic disproportion /protein /scopy[18]

Fötus, Fetus
Embryo[1] embryonal, Embryonal-[2] weibl. Feten[3] nicht das günstigste Milieu[4] lebensfähiger Fetus[5] Fetalperiode[6] Kindsbewegungen[7] kindl. Herztöne[8] Abort[9] embryofetales Alkoholsyndrom, Alkoholembryopathie[10] intrauteriner Fruchttod[11] Plazentaschranke[12] Embryonentransfer[13] Embryonalkarzinom[14] Keimscheibe[15] Embryonalperiode[16] Embryonalentwicklung[17] Fetoskopie[18]

4

expectant *adj clin* *syn* **pregnant** *adj clin*, **gravid** *adj term*
sim **to expect a baby[1]**, **to be with child[1]**, *BE* **to be gone[1]** *phr inf*

referring to parents (esp. mothers) who know they are going to have a baby

» *She's expecting another baby. Expectant mothers often have cravings* [eɪ] *for unusual foods[2]. Is she expecting again? She's two months pregnant. She's 7 months gone[3].*

Use ***expectant*** mother / father • to be/get[4]/become[4] ***pregnant*** • ***pregnant*** woman / diabetic[5] [e]/ teenager / patient • to have[6]/deliver[7] ***a baby*** • unborn / newborn / blue[8] ***baby*** • ***baby*** boy / foods[9] / talk / sitter • primi/ secundi***gravid*** • ***gravid*** uterus [juː]/ state [eɪ]

schwanger, gravid
e. Kind erwarten/ unter d. Herzen tragen[1] ungewöhnliche Essensgelüste[2] im 8. Monat schwanger[3] schwanger werden[4] schwangere Diabetikerin[5] ein Kind bekommen[6] e. Kind gebären[7] zyanotischer Säugling, blue baby[8] Baby-, Säuglingsnahrung[9]

5

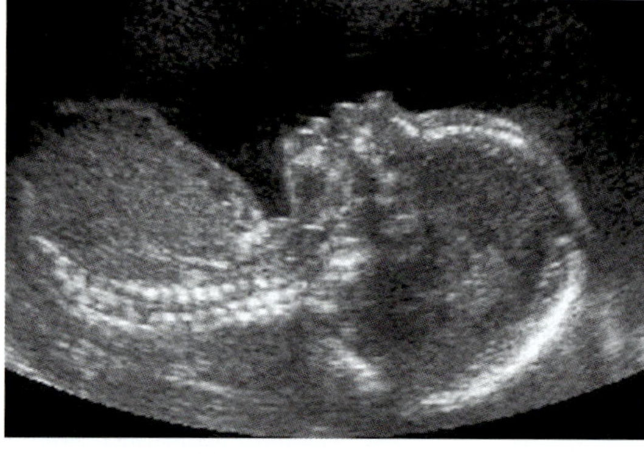

Fetal ultrasound obtained at 18 weeks of gestation: the facial profile, spine, and thorax are within normal limits

pregnancy [pregnənˈsi] *n clin, abbr* **preg** *syn* **gestation** [dʒesteɪʃᵊn] *n term*

condition of the expecting mother from conception until the birth of the baby (10 lunar [uː] months[1], 40 weeks or 280 days calculated from the first day of the last menses)

gestational *adj term* • **prepregnancy** *adj* • **pseudopregnancy[2]** [suːdoʊ-] *n & adj*

» *Usually the first sign of pregnancy is a missed menstrual period[3]. In a normal fetus, the bladder may be visualized* [ɪʒ] *at 14 weeks' gestation. Accurate maternal* [ɜː] *dates remain the best indicator of gestational age[4].*

Use to plan/prevent/avoid/fail to achieve/complicate/terminate[5]/sustain[6] [eɪ] ***pregnancy*** • multiple[7] [ʌ]/ unplanned / suspected / unwanted[8] ***pregnancy*** • (extra)uterine / ectopic / tubal[9] / abdominal[10] ***pregnancy*** • first / early / mid/ late / (post-)term[11] / high-risk[12] ***pregnancy*** • false *or* spurious[2] [jʊɚ]/ uneventful[13] ***pregnancy*** • ***prepregnancy*** weight [weɪt] • ***pregnancy***-induced /-related / test[14] / rate / urine [jʊɚ]/ • ***gestation*** period [ɪɚ]/ length[15] [leŋᵏθ] • after 28 days / in the 6th month ***of gestation*** • ***gestational*** age[4] / assessment • 36 weeks' ***gestation***

> **Note:** Informal expressions for ***being pregnant*** include ***to be having a baby, to be in the family way, to be in trouble*** (out of wedlock[16]), ***to be *large/ *big/ *heavy/ *great***, (advanced pregnancy), and ***to fall for a baby*** (unplanned pregnancy).

Schwangerschaft, Gravidität
Lunarmonate[1] Scheinschwangerschaft[2] ausgebliebene Regelblutung[3] Gestationsalter[4] Schwangerschaft abbrechen, abtreiben[5] Schwangerschaft erhalten[6] Mehrlingsschwangerschaft[7] unerwünschte Schwangerschaft[8] Eileiterschwangerschaft, Tubargravidität[9] Bauchhöhlenschwangerschaft, Abdominalgravidität[10] Übertragung, Überschreitung d. Geburtstermins[11] Risikoschwangerschaft[12] komplikationslose/ unkomplizierte Schwangerschaft[13] Schwangerschaftstest[14] Schwangerschaftsdauer[15] unehelich[16]

6

gravidity [grəvɪdɪti] *n term, abbr* **G** *rel* **reproductive** [ʌ] **history**[1] *n clin*

the number of pregnancies a female has had, including miscarriages[2], abortions, etc.

(primi)gravida[3] [praɪmɪgrævɪdə] *n term* • **multigravida**[4] [ʌ] *n* • **gravidarum** *adj*

» *Each pregnancy increases gravidity, so that a woman with two pregnancies is a gravida 2. These worries are often not voiced, especially by primigravidas.*

Use ***gravida***, para, multiple births, abortions, live births (*abbr* GPMAL) • secundi/ 4-***gravida*** • ***gravida*** 3 / 5 • hyperemesis[5] / pruritus [aɪ]/ striae[6] [straɪiː] ***gravidarum***

Note: Do not confuse ***gravidity*** with ***gravity***[7] or ***gravitation***[8].

(Anzahl d. bisherigen) Schwangerschaften
Schwangerschafts- u. Geburtenanamnese[1] Fehlgeburten[2] Primigravida[3] Multi-, Plurigravida[4] Hyperemesis gravidarum, übermäßiges Schwangerschaftserbrechen[5] Schwangerschaftsstreifen[6] Schwerkraft[7] Massenanziehung, Gravitation[8] 7

parity [peərɪti] *n term, abbr* **P** *rel* **TPAL**[1] *term*

total number of births (including stillbirths[2] and abortions at more than 28 weeks of gestation)

(nulli/ multi[3]**/ primi**[4]**)para** *n term* • **(primi/ multi/ nulli)parous**[5] *adj*

» *A multiple birth is considered a single parous experience. Record the maternal age, blood type, gravidity and parity. Menstrual pain usually decreases with parity. The TPAL system records the total number of term deliveries, premature [iː] births*[6]*, abortions or miscarriages before 28 weeks' gestation, and children living (e.g. para 1-1-1-2)*

Use to determine[7] [ɜː] /decrease with ***parity*** • maternal [ɜː]/ multi***parity*** • ***para*** 1 / 2 / 3 • ***parous*** cervix [sɜː]/ introitus • grand[8] [grænd] ***multipara***

Parität
analog zum dt. G/P/A/AR-System[1] Totgeburten[2] Mehrgebärende, Multi-, Pluripara[3] Erstgebärende[4] nullipar[5] Frühgeburten[6] Parität feststellen[7] Vielgebärende (mehr als 4 Kinder)[8] 8

trimester [aɪ] *n term* *rel* **lunar** [uː] **month**[1] *n clin*

term used to define a period of three months in pregnancy; the first trimester is 1-12 weeks, the second or mid-trimester is 13-26 weeks, and the third or last trimester is 27 weeks to delivery

» *The first trimester is often accompanied by fatigue*[2] *[fətiːg], breast [e] tenderness, nausea*[3] *[ɔː], and urinary frequency*[4]*, and an increased preoccupation with self and the growth of the fetus. Suction [ʌ] curettage*[5] *is generally preferred for carrying out first-trimester termination procedures*[6]*.*

Use late 2nd ***trimester*** • ***first-trimester*** pregnancy / bleeding / curettage [kjʊə-] • ***first-trimester*** prenatal diagnosis / exposure [oʊʒ] to • ***midtrimester*** stillbirth[7] / amniocentesis [iː]

Trimenon
Lunarmonat[1] Müdigkeit[2] Übelkeit[3] Pollakisurie, häufiges Wasserlassen[4] Saugkürettage[5] Schwangerschaftsabbruch im 1. Trimenon[6] Totgeburt im 2. Trimenon[7] 9

due date [d(j)uː] *phr clin* *syn* **expected date of delivery** *phr term, abbr* **EDD**
syn **expected date of confinement** [aɪ] *phr term, abbr* **EDC**

the date of delivery calculated from the day of conception (226 days) or the LMP[1] (280 days) or by counting back 3 months from the first day of the and adding 7 days (Naegele's rule[2])

» *Take your antenatal classes*[3] *well before your due date. The date of onset of the last normal menstrual period (abbr LNMP) is important to define. Uterine size on bimanual examination was larger than it should be by dates*[4]*. Estimate the due date and gestational age of the fetus.*

Use to estimate the ***due date*** • small[5] / large for[6] ***dates*** • maternal [ɜː]/ obstetric / embryologic / inaccurate ***dates*** • possible conception[7] / predicted delivery ***date*** • ***date of*** birth (*abbr* DOB)/ the last menstrual period[1] (*abbr* LMP)

voraussichtl. Geburtstermin
1. Tag d. letzten Menstruation[1] Naegele-Regel[2] Schwangerengymnastik, Geburtsvorbereitungskurs[3] nach d. errechneten Schwangerschaftsdauer[4] dystrophes Neugeborenes, negative Diskrepanz (zw. US-Befund und Normtabelle)[5] großes Kind, positive Diskrepanz[6] mögl. Empfängnistermin[7] 10

at term [tɜːrm] *phr clin & term*

at the expected date of delivery [dɪlɪvəi]

full-term *adj clin & term* • **preterm** [priːtɜːrm] *adj* • **post-term** *adj*

» *Nulliparous women and women whose first full-term pregnancy was after age 35 have a slightly higher incidence of breast cancer. At term, about 4/5 of the placenta is of fetal origin.*

Use ***term*** infant[1] / pregnancy *or* gestation • ***preterm*** labor[2] [leɪbə]/ delivery • ***full-term*** neonate [iː] *or* newborn[1] • ***post-term*** infant[3]

termingerecht, zum errechneten Termin, bei der Geburt
ausgetragenes Kind, Reifgeborenes[1] vorzeitige Wehen[2] übertragenes Kind[3] 11

morning sickness *n clin* *rel* **hyperemesis gravidarum**[1] *n term* → U103-11f

bouts [aʊ] of nausea and vomiting frequently experienced by expecting mothers in early pregnancy[2]

» *The morning sickness of early pregnancy is probably related to hormonal changes; if it is related to fluid disturbances [ɜː] or nutritional [ɪʃ] deficits it is termed hyperemesis [aɪ] gravidarum.*

morgendliches Erbrechen, Vomitus matutinus, Emesis gravidarum
Hyperemesis gravidarum, unstillbares Schwangerschaftserbrechen[1] Frühschwangerschaft[2] 12

(fetal) quickening *n clin & inf* *syn* **fetal movements** *n clin*

first fetal movements felt (*abbr* FFMF) by the mother-to-be[1]

» *The onset, quality, and strength of fetal quickening and the age of achievement of motor milestones[2] are helpful aspects in the history. Fetal movement often results in a greater sense of reality about the pregnancy. In the 5th month, fetal "quickening" movements may be felt as the baby moves and kicks within the amniotic fluid.*

Use onset[3] / the mother's perceptions / lack ***of fetal movements*** • (ab)normal / decreased / intrauterine ***fetal movement*** • to feel[4]/count ***fetal movements***

Kindsbewegungen
werdende Mutter[1] wichtige motorische Entwicklungsschritte[2] erste Kindsbewegungen[3] Kindsbewegungen wahrnehmen[4] 13

twin *n & adj* *sim* **triplets[1]** [ɪ], **quadruplets[2]** [ʌ||uː], **quintuplets[3]** *n term*

one of two infants born of the same pregnancy and developed either from the same ovum (identical twins[4]) or from two ova which ovulated and were fertilized simultaneously [eɪ] (fraternal [ɜː] twins[5])

twin-to-twin *adj term* • **twinning[6]** [twɪnɪŋ] *n*

» *In fraternal twins, the placentas may be two distinct chorions and amnions or fused. Twinning occurs in one of every 80 pregnancies. My doctor told me I am going to have triplets.*

Use monozygotic *or* identical[4] / dizygotic [daɪzaɪgɒːtɪk] *or* fraternal[5] ***twins*** • monochorionic / conjoined[7] [dʒɔɪ]/ Siamese[8] [aɪ] ***twins*** • ***twin*** (intrauterine) pregnancy *or* gestation[9] • ***twin*** birth / sister[10] / brother / studies • female ***twins*** • ***twin-to-twin*** transfusion [juːʒ] syndrome[11] [ɪ]

Zwilling; Zwillings-
Drillinge[1] Vierlinge[2] Fünflinge[3] eineiige Zwillinge[4] zweieiige Zwillinge[5] Zwillingsbildung[6] Doppelmissbildung[7] Siamesische Zwillinge[8] Zwillingsschwangerschaft[9] Zwillingsschwester[10] Zwillingstransfusionssyndrom[11] 14

PUPPP *abbr* **pruritic urticarial papules and plaques of pregnancy** *n term*

intensely itching[1] and sometimes vesicular eruption appearing on the trunk[2] and arms in the 3rd trimester

» *As there is no specific diagnostic test, PUPPP may be difficult to differentiate from other pruritic[3] [ɪ] eruptions [ʌ] of pregnancy. PUPPP resolved spontaneously[4] within 10 days of term.*

Schwangerschaftsdermatose
stark juckend[1] Rumpf[2] juckend[3] klang spontan ab[4] 15

striae [straɪiː] *n term pl* *syn* **stretch marks** [stretʃ mɑːrks] *n clin pl*

marks commonly seen in rapidly growing tissue as a side effect of pregnancy; usually apparent [eɚ] on the abdomen, breasts [e], thighs[1] [θaɪz], and buttocks[2] [ʌ]

» *During pregnancy adrenal [iː] hormone levels increase, probably causing the purplish [ɜː] striae[3] on the skin known as stretch marks.*

Use cutaneous[4] [eɪ]/ abdominal / purplish[3] ***striae***

Schwangerschaftsstreifen, Striae gravidarum
Oberschenkel[1] Gesäß[2] rötlich-bläuliche Striae[3] Hautdehnungsstreifen, Striae cutis distensae/ atrophicae[4] 16

Unit 71 Childbirth

Related Units: 70 Pregnancy, 69 Fertility, 50 Female Sexual Organs, 51 Menstrual Cycle, 55 Hormones, 85 Embryology

be born [bɔːrn] *v pass* *sim* **arrive[1]** [əraɪv] *v inf*

to pass from the mother's womb[2] [wuːm] at the beginning of life

newborn[3] [n(j)uːbɔːrn] *adj & n* • **arrival[4]** [aɪ] *n* • **unborn[5]** *adj* • **stillborn[6]** *adj*

» *Two of her children were born at home. She was born to poor parents. He is a natural born leader. She was born Mary Smith. The baby arrived before they reached the hospital. Smoking might harm your unborn baby.*

Use first-/ German[7]-***born*** • ***born*** on May 5 / in Rome / to sing • ***born*** with a handicap[8] / deaf[9] [def]/ free

geboren werden
auf die Welt kommen[1] Gebärmutter, Uterus[2] neugeboren; Neugeborenes[3] Neuankömmling, neuer Erdenbürger[4] noch nicht geboren, ungeboren[5] totgeboren[6] gebürtige(r) Deutsche(r)[7] von Geburt an behindert[8] taub geboren[9] 1

give birth [bɜːrθ] **(to)** *phr* *sim* **have a baby[1], become a mother[2]** [ʌ] *phr inf*

to be delivered of a baby[3] after nine months of pregnancy

birthing[4] [bɜːrθɪŋ] *adj* • **stillbirth[5]** *n* • **motherly** *adj* • **motherhood[6]** [mʌðɚhʊd] *n*

» *Your wife's given birth to a healthy boy. Having a baby will change your life completely. I was present at the births of my two children. Motherhood and career can be difficult to combine.*

Use to register [edʒ] /announce [aʊ] ***a birth*** • date / place[7] / country [ʌ] ***of birth*** • ***birth*** pangs[8] / certificate[9] [ɪ]/ injury / rate[10] / trauma [ɒː] • ***birth***right /day /mark[11] /place[7] • to be French by[12] / at ***birth*** • to lose the ***baby*** • newborn ***baby*** • ***baby*** food / clothes • high-risk / adolescent [es]/ nursing[13] [ɜː] ***mother*** • ***mother***-to be /-in-law[14] / figure / country • ***mother*** tongue [tʌŋ]/ instinct[15] / fixation • ***mother's*** milk[16] / day / lap[17] • ***motherly*** feelings • surrogate[18] [ɜː||BE ʌ] ***motherhood*** • in your birthday suit[19] [suːt] • ***birthing*** center / room[20] / chair[21]

gebären
ein Kind bekommen[1] Mutter werden[2] von e. Kind entbunden werden[3] Gebär-[4] Totgeburt[5] Mutterschaft[6] Geburtsort[7] (Geburts)wehen[8] Geburtsurkunde[9] Geburtenrate, -ziffer[10] Muttermal[11] gebürtiger/ gebürtige Franzose/ Französin sein[12] stillende Mutter[13] Schwiegermutter[14] Mutterinstinkt[15] Muttermilch[16] Mutterschoß[17] Leihmutterschaft[18] im Eva-/ Adamskostüm[19] Kreißsaal[20] Gebärstuhl[21] 2

labor [leɪbɚ] *n clin, BE* **labour** *syn* **labor pains** *n clin,* **contractions, travail** [trəveɪl‖træveɪl] *n term*

contractions [kʃ] of the uterus [juː] causing the products of conception [se] to descend [s] into the birth canal [kənæl]

contract[1] [kəntrækt‖kɒːntrækt] *v* • **toco-** [toʊkoʊ-] *comb*

» *During labor, contractions cause dilation* [eɪʃ] *and thinning of the cervix* [sɜː] *and aid in the descent*[2] *of the baby into the birth canal. There were no signs of beginning labor. The fetus* [iː] *was delivered by cesarean* [sɪzeɚɪən] *section*[3] *after 16 hours of labor and attempted vaginal* [dʒ] *delivery.*

Use to undergo/go into/be in[4]/trigger[5]/initiate[5] [ɪʃ] /precipitate[5] [sɪ] ***labor*** • to induce[6] [(j)uː] /shorten/prolong/ suppress *or* inhibit[7] ***labor*** • spontaneous [eɪ]/ abnormal[8] / false[9] [ɔː]/ induced *or* artificial [ɪʃ] ***labor*** • dry[10] / violent [aɪə]/ first-stage[11] / second-stage[12] ***labor*** • prolonged / premature *or* preterm[13] [ɜː]/ dysfunctional[8] ***labor*** • onset[14] / induction / length / cardinal movements ***of labor*** • ***labor*** ward [ɔː]/ suite [swiːt]/ and delivery room[15] / coach / record[16] • myometrial [iː] *or* uterine[17] (*abbr* UC) ***contractions*** • to produce/stimulate UC • after***pains***[18] • ***tocolytic*** [ɪ] agent[19] /lysis /graph[20]

Wehen, Geburt, Labores uteri
kontrahieren[1] Tiefertreten[2] Kaiserschnitt, Schnittentbindung, Sectio caesarea[3] i. d. Wehen liegen[4] Wehen auslösen[5] Geburt einleiten[6] Wehen hemmen[7] Wehenanomalien, -dystokie[8] Senkwehen[9] Geburt nach vorzeitigem Blasensprung, Trockengeburt, Partus siccus[10] Eröffnungswehen[11] Austreibungs-, Presswehen[12] vorzeitige Wehen[13] Einsetzen d. Wehen, Geburtsbeginn[14] Kreißsaal[15] Wehenaufzeichnung[16] Wehen[17] Nachwehen[18] wehenhemmendes Mittel, Tokolytikum[19] Wehenschreiber[20]

3

confinement [kənfaɪnmənt] *n clin* *syn* **accouchement** [əkuːʃmɔː] *n term rare*

final [aɪ] stage of pregnancy when labor and delivery begin

to lie in[1] *phr inf* • **to be brought to bed**[1] *phr dated* • **accoucheur, -euse**[2] *n*

» *Labor usually begins within 2 weeks of the estimated date of confinement. Since calculation of the EDC is subject* [ʌ] *to error, the diagnosis of postdatism*[3] [eɪ] *is uncertain.*

Use expected (*abbr* EDC)/ calculated[4] (*abbr* CDC) ***date of confinement*** • period of ***confinement***

Geburt, Entbindung, Niederkunft
niederkommen, gebären[1] Hebamme, (nichtärztl.) Geburtshelfer[2] Übertragung[3] errechneter Geburtstermin[4]

4

fetal presentation [fiːtəl prezᵊnteɪʃᵊn] *n term*
rel **fetal lie**[1] [laɪ], **fetal position**[2] [pəzɪʃᵊn], **fetal attitude**[3] [ætɪt(j)uːd] *n term*

part of the fetus first entering the birth canal; fetal lie refers to the relationship of the long axis of the fetus to the long axis of the uterus; fetal position is the relationship of the presenting part to the maternal pelvis; fetal attitude is the relationship of fetal head to the body

» *Overdistention of the vagina caused by the presenting part of the infant may cause rupture of the vaginal musculature. Cephalic presentations*[4] *include vertex*[5] [ɜː], *brow*[6] [aʊ], *or face*[7].

Use ***presenting*** part[8] • cephalic [səf-]/ breech[9] [briːtʃ]/ transverse[10] [ɜː] ***presentation*** • shoulder[11] / compound [-aʊnd] ***presentation*** • occiput[5] [ɒːksɪpət] (O)/ mentum (M)/ sacrum [eɪ] (S)/ right (R)/ left (L) ***position*** • anterior (A)/ posterior (P)/ ROP[12] (=right occiput posterior) ***position*** • low / longitudinal / oblique[13] [oʊbliːk]/ transverse ***lie***

Kindslage
Poleinstellung[1] Positio[2] Kopfhaltung[3] Kopf-, Schädellagen[4] Hinterhauptlage[5] Vorderhaupt-, Stirnlage[6] Gesichtslage[7] vorangehender Kindsteil[8] Beckenend-, Steißlage[9] Querlage[10] Schulterlage[11] Positio occipitalis posterior im zweiten Durchmesser[12] Schräglage[13]

5

rupture [rʌptʃɚ] **of membranes** *n term, abbr* **ROM** *syn* **rupture of bag of waters** *n clin*

leak [iː] or breakage [breɪkɪdʒ] in the amniotic and chorionic sac (often referred to as bag of waters) resulting in a steady [e] flow of clear, pink, or greenish-brown fluid (amniotic fluid[1]) from the vagina [dʒaɪ]

waters break[2] *phr clin* • **forewaters**[3] [fɔːrwɒːtɚz] *n* • **forebag** *n*

» *Her membranes are intact*[4]. *The fetal membranes arise from the placenta at its margin* [dʒ]. *In patients with early ruptured membranes prophylactic antibiotics are indicated. Careful examination of the membranes revealed* [iː] *torn vessels.*

Use spontaneous / premature[5] (*abbr* PROM)/ artificial[6] / prolonged ***rupture of membranes*** • fetal[7] / retention of[8] ***membranes*** • ***ruptured*** membranes[9] / bag of waters[9]

Blasensprung
Fruchtwasser[1] die Blase springt, Blasensprung[2] Vorwasser[3] intakte/ stehende Fruchtblase[4] vorzeitiger Blasensprung[5] Blasensprengung[6] Eihäute[7] Eihautretention, unvollständige Nachgeburtsteile[8] Blasensprung[9]

6

(bloody) show [blʌdi ʃoʊ] *n jar & term*

(i) vaginal discharge[1] [tʃ] (mostly mucus [mjuːkəs] tinged [dʒ] with blood[2]) that appears as labor begins, esp. the mucus plug[3] [ʌ] that dislodges[4] when the cervix [sɜːrvɪks] begins to efface[5] [eɪ] (ii) broadly, any light bleeding[6] [iː] from the vagina [dʒaɪ]

» *Bloody show may precede*[7] [siː] *the onset of labor by as much as 72 hours.*

Use to give[8] ***bloody show***

Zeichnen
Scheidenausfluss[1] blutig, blutgefärbt[2] Schleimpfropf[3] löst sich[4] Zervix ist aufgebraucht[5] leichte Blutung[6] vorausgehen[7] es zeichnet[8]

7

71

birth canal [bɜːrθ kənæl] *n clin & inf*

passage through which the infant passes during vaginal birth

» *The fetus was infected in its passage through the birth canal. Explore the uterine cavity and the birth canal for lacerations* [s] *and retained placental fragments*[1].

Use infected ***birth canal*** • ***birth canal*** secretions [iːʃ] • to give ***birth*** to[2] • at ***birth*** • live[3] / date of (*abbr* DOB)/ premature[4] ***birth*** • vaginal / multiple[5] [ʌ]/ cesarian [eɚ]/ winter ***birth*** • ***birth*** weight[6] [weɪt]/ history / records / defect [iː] • ***birth*** / mark[7] / process [ɒːs]/ attendant[8] / control[9]

Geburtskanal
unvollständige Nachgeburtsteile[1] gebären, zur Welt bringen[2] Lebendgeburt[3] Frühgeburt[4] Mehrlingsgeburt[5] Geburtsgewicht[6] Muttermal, Nävus[7] Geburtshelfer(in), Hebamme[8] Familienplanung, Geburtenregelung, Antikonzeption[9] 8

delivery [dɪlɪvɚi] *n clin* *syn* **(child)birth** *n clin*, **parturition** [pɑːrtʃɚɪʃᵊn] *n term*

expulsion [ʌ] or extraction of the fetus [iː] and the placenta [se] from the uterus at birth

deliver[1] *v term* • **parturient**[2] [(j)ʊɚ] *adj & n* • **pre-/ postpartum** *or* **-delivery** *adj*

» *I would not recommend home delivery in your case because of the risk of complications during labor and delivery. She delivered a healthy girl. Elective delivery (induction*[3] [ʌ] *or cesarean section*[4]*) prior to 39 weeks of gestation* [dʒe-] *requires confirmation of fetal lung maturity*[5]*. The patient must be monitored until the placenta is delivered intact. Hepatitis* [aɪ] *B virus may be transmitted to the infant at parturition or, less often, transplacentally.*

Use normal spontaneous [eɪ]/ full-term normal (*abbr* FTND)/ mode of ***delivery*** • vaginal / cesarean[4] / vertex[6] [ɜː]/ Lamaze / (modified) Leboyer[7] ***delivery*** • premature / complicated / assisted cephalic [sef-]/ midforceps[8] [s] ***delivery*** • (failed/ high) forceps[9] / breech[10] [briːtʃ] ***delivery*** • double footling[11] / postmortem[12] ***delivery*** • ***delivery*** room[13] / suite [swiːt]/ forceps[14] • (manually) ***delivered*** placenta • ***childbirth*** education classes[15] / technique [tekniːk] • ***childbirth*** trauma [ɒː]/ laceration [s]/ without pain (*abbr* CWP) • (un)prepared / emergency [ɜː]/ traumatic / natural[7] ***childbirth*** • ***postdelivery*** asphyxia[16] [æsfɪksɪə]/ medication [eɪʃ]

Entbindung, Geburt
entbunden werden, gebären[1] gebärend, Geburts-; Gebärende[2] Geburtseinleitung, Weheninduktion[3] Schnittentbindung, Sectio (caesarea), Kaiserschnitt[4] Lungenreife[5] Entbindung aus Hinterhauptlage[6] sanfte/ natürliche Geburt[7] Zangenextraktion aus Beckenmitte[8] hohe Zangengeburt[9] Entbindung aus Beckenendlage, Steißgeburt[10] E. aus vollständiger Fußlage[11] Sarggeburt[12] Kreißsaal[13] Geburtszange[14] Geburtsvorbereitungskurs[15] postpartale Asphyxie[16] 9

effleurage [eflərɑːʒ] *n term* *sim* **pétrissage**[1] [peɪtrɪsɑːʒ] *n term* → U142-15

rhythmic [ɪ] massage of the lower abdomen (light circular stroking [oʊ] movements) used in natural childbirth to help the parturient relax and control her breathing [iː] rhythm during uterine contractions

» *The mother may perform an effleurage of the lower abdomen during contractions.*

Use fingertip / rolling ***effleurage*** • ***effleurage*** technique / on uterus [juː]

Streichmassage, Effleurage
Knetmassage, Pétrissage[1] 10

bearing down [beɚɪŋ daʊn] *phr term*

voluntary effort by the parturient in the second stage of labor to help expel[1] the fetus by increasing the intra-abdominal pressure

» *Conduction* [ʌ] *anesthesia*[2] [iːʒ] *prevents the patient from bearing down adequately. In addition to the uterine contractions, expulsive bearing-down efforts are required for spontaneous delivery*[3].

Use ***bearing-down*** pains[4] / efforts / sensation [eɪʃ]/ type of pain

Pressen
austreiben[1] Leitungsanästhesie[2] Spontangeburt[3] Presswehen[4] 11

effacement [e‖ɪfeɪsmənt] *n term* *sim* **cervical dil(at)ation**[1] [sɜːrvɪkᵊl] *n term*

thinning of the cervix and its merging [mɜːrdʒɪŋ] with the uterus wall (estimated in percentages) which occurs [ɜː] on cervical dilation (recorded in cm of the cervical diameter [daɪæ-])

» *Delivery must not be attempted before the cervix is fully effaced. The mucous* [mjuːkᵊs] *membrane is rose-colored and lies in irregular folds that become effaced by distention.*

Use cervical / degree [iː] of / early / full *or* complete[2] ***effacement*** • no / little / gradual [ædʒ]/ advanced ***effacement*** • ***effacement*** and dilatation [daɪləteɪʃᵊn]

Muttermunderöffnung, Zervixverkürzung
Zervixdilatation[1] vollständige Eröffnung des Muttermundes[2] 12

stage [steɪdʒ] *n term* *rel* **station**[1] [steɪʃᵊn] *n term*

three stages of labor are distinguished (labor pains, expulsion[2] [ʌ], afterbirth); the level of the biparietal [aɪ] plane [eɪ] of the fetal head relative to the ischial [ɪskɪəl] spines[3] [aɪ] of the maternal pelvis is referred to as station

» *Perform a vaginal examination to determine the position and station of the head. Maternal hemorrhage* [-rɪdʒ] *must be prevented during the 3*rd *stage of labor (delivery of the placenta).*

Use first[4] / second[5] / third[6] ***stage of labor*** • zero[7] ***station*** • ***station*** plus two / minus 3

Geburtsphase
Höhenstand d. vorangehenden Kindsteils (VKT)[1] Austreibung[2] Spinae ischiadicae[3] Eröffnungsperiode[4] Austreibungsperiode[5] Nachgeburtsperiode[6] VKT auf Interspinallinie[7] 13

engagement [ɪŋgeɪdʒmənt] *n term* *rel* **descent**[1] [dɪsent], **fetal rotation**[2] *n term*

station of labor in which the fetal head (or largest diameter of the presenting part) enters the true pelvis[3]

» *In cephalopelvic disproportion, failure of engagement, and incomplete dilation of the cervix forceps delivery is contraindicated. The baby's head may need to be rotated manually or with obstetric forceps[4] to aid its descent through the birth canal.*

Use breech [briːtʃ] ***engagement*** • ***engagement*** at term • shoulder ***engaged*** • protracted[5] ***descent*** • ***descent*** of the presenting part[6]

Eintritt d. VKT in d. Beckeneingang
Tiefertreten[1] Rotation d. vorangehenden/ führenden Kindsteils[2] kleines Becken[3] Geburtszange[4] verzögertes Tiefertreten[5] Tiefertreten d. VKT[6]

14

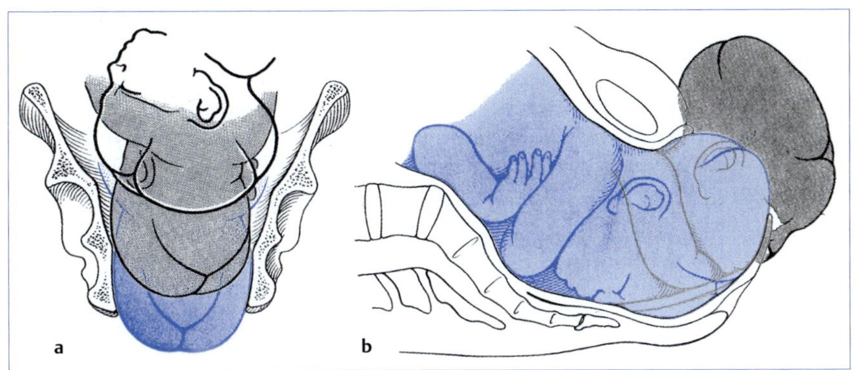

Crowning: the head of the baby rotates 90 degrees as it passes through the bony pelvis

crowning [kraʊnɪŋ] *n term* *rel* **expulsion**[1] [ɪkspʌlʃᵊn] *n term*

stage of childbirth when the fetal scalp can be seen at the introitus[2] and the largest diameter of the head is encircled by the vulvar [ʌ] ring[3]

expel[4] [ɪkspel] *v term* • **expulsive** [ʌ] *adj* • **crown-to-heel length**[5] [hiːl leŋᵏθ] *n*

» *In 80-90% of these cases, spontaneous [eɪ] labor and expulsion of the fetus and placenta occur within 48 hours. Body length is measured [eʒ] from crown to heel.*

Use ***crowning*** of infant's head • labor pains[6] ***crowning*** • ***crown***-to-rump [ʌ] length[7] • ***expelled*** fetus [iː]/ infant / afterbirth[8] • ***expulsion*** contractions[9]

Einschneiden
Austreibung[1] Scheideneingang[2] Vulvaring[3] austreiben, ausstoßen[4] Scheitel-Fersen-Länge[5] Wehenakme[6] Scheitel-Steiß-Länge[7] ausgestoßene Nachgeburt[8] Austreibungs-, Presswehen[9]

15

placenta [pləsentə] *n term* *syn* **afterbirth** [æftɚbɜːrθ] *n clin* → U85-14

organ of fetal-maternal [ɜː] metabolic exchange consisting of a uterine[1] and a fetal[2] (chorion) portion with the umbilical cord (amnion) normally attached [tʃ] near the center; diffusion [juːʒ] takes places across the placental membrane in the chorionic villi[3], so no direct mixing of fetal and maternal blood occurs; the marginal [dʒ] sinus [aɪ], a large vein [eɪ] at the periphery of the placenta returns part of the maternal blood

(utero-/ feto-/ trans)placental[4] *adj term* • **placentation**[5] *n*

» *The maternal portion[1] of the placenta amounts to less than one-fifth of the total placenta by weight. The fetal surface of the placenta is covered by the shiny amniotic membrane. At term, the human placenta is disk-shaped and averages about 1/7 the weight of the fetus.*

Use to pass/cross ***the placenta*** • fetal / uterine / fundal [ʌ] ***placenta*** • incarcerated / adherent[6] [ɪɚ]/ low lying / retention of[7] ***placenta*** • inaccessible [kse]/ battledore[8] / fused [fjuːzd] ***placenta*** • ***placenta*** delivered intact/manually[9] • ***placental*** (implantation) site / barrier *or* membrane[10] / septum / villi [vɪlaɪ]/ perfusion[11] [juːʒ]/ fragment / (dys)function / abnormality • ***transplacental*** infection / spread [e]/ passage / transmission • ***afterbirth*** pains[12]

Plazenta, Mutterkuchen, Nachgeburt
mütterl. Anteil, Pars uterina/ materna[1] kindl. Anteil, Pars fetalis[2] Chorionzotten[3] plazentar, Plazenta-[4] Plazentation, Plazentabildung[5] anhaftende/ angewachsene Plazenta, P. adhaerens[6] Plazentaretention[7] Plazenta m. randständiger Insertion[8] manuelle Plazentalösung[9] Plazentaschranke[10] Plazentadurchblutung[11] Nachgeburtswehen[12]

16

umbilical cord [ʌmbɪlɪkᵊl‖-laɪkᵊl kɔːrd] *n term & clin*

spongy [ʌ] structure that connects the fetus to the placenta carrying nourishment[1] [ɜː] and removing waste [weɪst] via two veins [eɪ] and an artery; it is formed of the yolk [joʊk] sac[2], the body stalk[3] [stɒːk], and the allantois [əlæntoʊəs]

umbilicus[4] [ʌmbɪlɪkəs‖-bɪlaɪkəs] *n term* • **umbilical** *adj* • **omphal(o)-** [ɒː] *comb* • **navel**[4] [neɪvᵊl] *n clin*

» *The umbilical cord is clamped and cut after delivery, and when the cord stump*[5] [ʌ] *falls off, the baby's umbilicus is revealed* [iː]. *Cut the umbilical cord after ligating* [laɪgeɪt̬ɪŋ] *it about 2-3 inches from the infant's abdomen.*

Use to clamp[6]/cut[7] ***the umbilical cord*** • ***umbilical cord*** blood / insertion [ɜː] site / stump[5] / compression • ***umbilical*** circulation / arterial [ɪɚ] pulse / vessels[8] • ***umbilical*** artery catheter (*abbr* UAC)/ blood (sampling) (*abbr* UBS) • ***umbilical*** venous [iː] line[9] / compression / hernia[10] [ɜː] • ***cord*** stump[5] • ***umbilical*** region • prolapsed[11] ***umbilical cord*** • ***omphal***ocele[12] [-siːl] /omesenteric duct[13] [ʌ] /itis[14]

Nabelschnur, -strang, Funiculus umbilicalis
Nährstoffe[1] Dottersack[2] Bauchstiel[3] Nabel, Umbilicus[4] Nabelschnurrest[5] Nabelschnur abklemmen[6] Nabelschnur durchtrennen, abnabeln[7] Nabelgefäße[8] Nabelvenenkatheter[9] Nabelbruch, Hernia umbilicalis[10] Nabelschnurvorfall[11] Nabelschnurbruch, Omphalozele[12] Dottergang, Ductus omphaloentericus[13] Nabelentzündung, Omphalitis[14]

17

episiotomy [ɪpɪ‖iːpiːzɪɒːt̬əmi] *n term*

rel **perineal suture**[1] [-niːəl suːtʃɚ] *n term*

incision [sɪ] of the vulva [ʌ] and perineum [iː] made when the baby's head is showing to enlarge the vaginal opening and prevent perineal rupture[2] [ʌ]

» *Early and adequate episiotomy, and avoidance of traumatic delivery tend to prevent or at least to minimize prolapse. Pain from an uncomfortable episiotomy can be relieved with hot sitz baths*[3]. *Maternal tissue fragility* [dʒɪ] *may complicate episiotomy or cesarean section.*

Use ***episiotomy*** repair[1] [rɪpeɚ]/ stitches[1] [tʃ]/ infection / scars [ɑː] • median [iː] *or* midline[4] / mediolateral[5] / early ***episiotomy***

Episiotomie, (Scheiden)dammschnitt
Dammnaht[1] Dammriss[2] Sitzbäder[3] mediane Episiotomie[4] mediolaterale Episiotomie[5]

18

meconium [mɪkoʊnɪəm] *n term*

rel **vernix (caseosa)**[1] [vɜːrnɪks kæsɪoʊsə] *n term*

sticky[2], dark-green material in the fetal intestine that forms the first stools [uː] of a newborn

» *Failure of a newborn infant to pass meconium*[3] *demands investigation. Was the amniotic fluid*[4] *contaminated with meconium or vernix? Do not wash off all the vernix caseosa which covers most of the body, as it provides some antibacterial* [ɪɚ] *protection.*

Use to pass[3] ***meconium*** • (delayed) [eɪ] passage[5] / presence / analysis ***of meconium*** • fetal / thick *or* inspissated *or* tenacious[6] [eɪʃ]/ aspirated ***meconium*** • ***meconium*** fluid / stool [uː]/ discharge[5] [dɪstʃɑːrdʒ]/ ileus[7] • ***meconium*** examination / aspiration[8] (syndrome) [ɪ] • ***meconium*** plug [ʌ] syndrome[9] [ɪ]/ stained [eɪ] amniotic fluid[10] / peritonitis[11] [aɪ]

Mekonium, Kindspech
Fruchtschmiere, Vernix caseosa[1] klebrig[2] Mekonium absetzen[3] Fruchtwasser[4] Mekoniumabgang[5] eingedicktes/ kittartiges M.[6] Mekoniumileus[7] Mekoniumaspiration[8] Mekoniumpfropfsyndrom[9] mekoniumhaltiges Fruchtwasser[10] Mekoniumperitonitis[11]

19

afterpains [æft̬ɚpeɪnz] *n clin* *sim* **afterbirth pains**[1] *n clin*

uterine contractions in the first few days postpartum[2] which resolve spontaneously [eɪ]

» *Afterpains tend to be strongest in multiparas*[3], *multiple* [ʌ] *births, and during breastfeeding*[4].

Nachwehen
Nachgeburtswehen[1] nach d. Geburt[2] Mehrgebärende[3] Stillen[4]

20

puerperium [pjuːɚpɪɚɪəm] *n term*

sim **postpartum period**[1] [pɪɚɪəd] *n term*

period (approx. 3 - 6 wks postpartum) following childbirth in which the uterus returns to prepartum[2] dimensions and the dramatic physiologic changes of pregnancy resolve

puerpera[3] [ɜː] *n term* • **puerperal** [ɜː] *adj* • **ante/ peri/ intra/ postpartum**[4] *adj*

» *The early puerperium*[5] *is accompanied by a rise in fibrinogen and several clotting factors*[6]. *Sleep disturbances* [ɜː] *during pregnancy and the puerperium are common.*

Use (ab)normal ***puerperium*** • ***puerperal*** uterus / period[7] / complications / infection • ***puerperal*** sepsis *or* fever[8] [iː]/ mastitis [aɪ]/ morbidity • immediate [iː]/ early ***postpartum period*** • to occur/develop/be/remit *or* resolve[9] ***postpartum*** • ***postpartum*** women [ɪ]/ state / days / psychosis[10] [saɪkoʊsɪs] • ***postpartum*** care / recovery [ʌ]/ hemorrhage[11] [-rɪdʒ]/ mastitis / thyroiditis[12] [aɪ] • ***antepartum*** bleeding / risk factors / diagnosis • ***intrapartum*** period / asphyxia[13] [ɪ]/ transmission • ***peripartum*** fever / cardiomyopathy[14] [aɪɒː]

Wochen-, Kindbett, Puerperium
Postpartalperiode[1] vor d. Geburt[2] Wöchnerin, Puerpera[3] postpartal, Wochenbett-[4] Frühwochenbett[5] Gerinnungsfaktoren[6] Wochenbett, Puerperium[7] Puerperal-, Kindbettfieber[8] nach d. Geburt abklingen[9] Wochenbett-, Puerperalpsychose[10] postpartale Blutung[11] Postpartum-Thyreoiditis[12] intrapartale Asphyxie[13] peripartale Kardiomyopathie[14]

21

(baby *or* **maternity) blues** [mətɜːrnəti bluːz] *n clin & inf*
sim **postpartum depression**[1] [poʊstpɑːrtəm dɪpreʃᵊn] *n term* → U77-17

mild depression (characterized by sadness, impatience[2] [eɪʃ], and restlessness[3]) resulting from the dramatic hormonal swings[4] commonly seen following childbirth

depressive *adj term* • **depressed** *adj clin* • **to feel blue/ down**[5] *phr inf*

» *If inability to care for the baby persists after 2 weeks postpartum, the condition is termed postpartum depression (a more severe form of the "baby blues"). Maternity blues are not in themselves psychopathologic, but those predisposed to mood disorders may break down.*

Use premenstrual[6] / holiday ***blues*** • reactive[7] / mild / major[8] [eɪdʒ] ***depression*** • morbid / incapacitating[9] [æs] ***depression*** • ***depressive*** phase [feɪz]/ periods • ***maternity*** ward[10] [ɔː]/ clothes[11] / girdle [ɜː]/ leave[12] [liːv]

postpartale Verstimmung, baby blues
Wochenbettdepression[1] Ungeduld[2] innere Unruhe[3] hormonelle Schwankungen[4] niedergeschlagen/ deprimiert sein[5] prämenstruelle Gereiztheit[6] reaktive Depression[7] depressive Episode[8] lähmende Depression/ Schwermut[9] Wöchnerinnenstation[10] Umstandskleider[11] Mutterschafts-, Karenzurlaub[12] 22

lochia [loʊ‖lɒːkɪə] *n term* *syn* **lochial flow** [loʊkɪəl floʊ] *n term*

vaginal flow in the puerperium made up of leukocytes [luːkəsaɪts], endometrial [iː] mucus, fetal lanugo[1] [(j)uː], meconium, etc.

» *During the first 3-4 days postpartum the lochia is red but takes on a yellowish-white color as endometrial epithelialization progresses during the 3rd week. Cessation [seseɪʃᵊn] of the flow of lochia at about 6 weeks is usual.*

Use ***lochia*** rubra[2] [uː]/ serosa[3] / flava[4] [fleɪ‖flɑːvə]/ alba[5] • foul-smelling [aʊ] *or* malodorous[6] [oʊ]/ purulent[7] [pjʊɚ-] ***lochia***

Wochenfluss, Lochien
Lanugo(haare)[1] Lochia cruenta/ rubra, blutiger Wochenfluss[2] L. serosa, wässriger Wochenfluss[3] Lochia flava, gelblicher Wochenfluss[4] L. alba, weißl. Wochenfluss[5] fötide Lochien[6] eitriger Wochenfluss[7] 23

colostrum [kəlɒːstrəm] *n term*

sticky whitish or yellowish fluid secreted [iː] by the breasts [e] during mid to late pregnancy and for the first few days postpartum before the breast milk comes in[1] which contains valuable nutrients[2] [(j)uː]

» *Colostrum contains antibodies and stimulates the passage of meconium. At delivery, the newborn may be put to breast[3] for a few minutes to receive [siː] some colostrum.*

Use ***colostrum*** feeding [iː]/ expressed from the breast

Vormilch, Kolostrum
Muttermilch schießt ein[1] Nährstoffe[2] angelegt werden[3] 24

lactation [lækteɪʃᵊn] *n term* *rel* **breast-feeding**[1] [brest fiːdɪŋ] *n clin*

(i) synthesis [ɪ] and secretion of breast milk (ii) period of time during which a child is nursed

lactate[2] [lækteɪt] *v term* • **lactating**[3] *adj* • **lactational** [eɪ] *adj* • **lactiferous**[4] *adj*

» *Lactation does not begin until at least three days after birth. This drug is contraindicated during early pregnancy and lactation. Supplemental feedings may alter both the pattern of lactation and the intensity of infant suckling [ʌ].*

Use to suppress[5] ***lactation*** • ***lactation(al)*** amenorrhea[6] [iː]/ mastitis [aɪ] • ***lactating*** women [ɪ]/ breast[7] • ***lactiferous*** duct[8] [ʌ]

Laktation, Milchproduktion; Laktationsperiode
Brusternährung, Stillen[1] Milch absondern[2] stillend[3] laktifer, milchführend[4] Laktation unterdrücken[5] Laktationsamenorrhoe[6] laktierende Mamma[7] Milchgang, Ductus lactiferus[8] 25

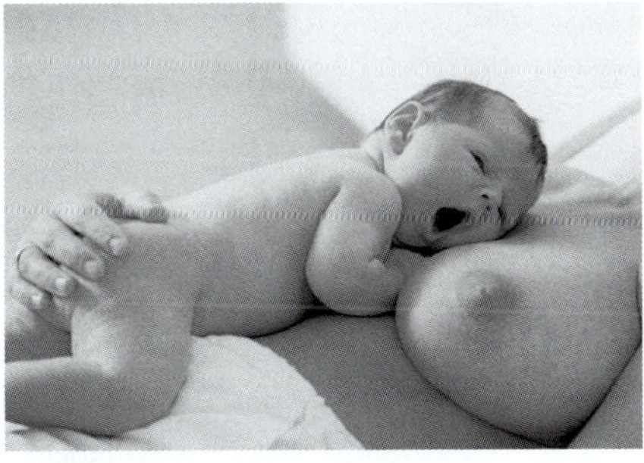

Newborn on the third postpartal day:
bonding promotes maternal-infant attachment

breast-feed, -fed, -fed [brestfiːd] *v irr clin* *syn* **nurse** [ɜː] **a baby** *v phr inf*

giving an infant milk from the breast by promoting successful latch-on[1] [lætʃ] and suckling [ʌ]

breast-/ bottle-feeding *n* • **nursing**[2] [ɜː] *adj & n* • **nursling**[3] *n* → U14-8

» *Deliberate[4] continuation of nursing after it is no longer necessary for infant nutrition has long been a widespread contraceptive method. Breastfeeding may have advantages, but women who bottle-feed their babies must not be made to feel guilty[5] [gɪlti] or inadequate.*

Use to discontinue[6] ***breastfeeding*** • (in)effective / interrupted [ʌ] ***breastfeeding*** • ***breastfed*** infant[7] • long-term ***breast-feeding*** • ***breastfeeding*** process / difficulties[8] • fullness of the ***breasts*** • ***breast*** pump[9] • ***bottlefed*** infant[10] • ***feeding*** on demand[11]

stillen
Anlegen[1] stillend, Still-; Pflege, Stillen[2] Säugling[3] bewusst[4] schuldig[5] abstillen[6] Stillkind[7] Stillschwierigkeiten[8] Milchpumpe[9] Flaschenkind[10] Stillen nach Bedarf[11] 26

let-down *or* **milk ejection reflex** [ɪdʒekʃᵊn riːfleks] *n term*
rel **breast engorgement**[1] [brest ɪngɔːrdʒmənt] *n clin*

sensation [eɪ] when milk comes in the breasts of lactating mothers, e.g. when the baby begins to suckle[2]

» *If the mother is not going to breast-feed, firm [ɜː] support of the breasts is needed, since drooping[3] [uː] stimulates the let-down reflex and encourages milk flow. There was pain and swelling of the breasts caused by edema [iː] and engorgement of the ductal [ʌ] systems.*

Use milk ***let down*** • to ingest[4] [dʒe] /consume via/secrete [iː] ***milk*** • (fortified) breast or maternal[5] [ɜː] ***milk*** • uterine[6] ***engorgement*** • ***breast milk*** jaundice[7] [dʒɒːndɪs]

Milchejektionsreflex
Anschwellen d. Brust[1] saugen[2] Hängen (d. Brust)[3] Milch zu sich nehmen/ trinken[4] nährstoffangereicherte Muttermilch[5] Anfüllung u. Schwellung d. Uterus[6] Muttermilchikterus[7]

27

weaning [wiːnɪŋ] *n clin* *syn* **ablactation** [æblækteɪʃᵊn] *n term*

(i) to discontinue breast feeding and begin nourishment with other food
(ii) to decrease dependency[1] or gradually remove a patient from therapy, esp. mechanical [k] ventilation[2]

wean [wiːn] *v*

» *Women are less fertile [ɜː] when nursing than after weaning. Some infants wean themselves.*

Use ***to wean*** onto solid food[3] / from the respirator

(i) Abstillen, Ablaktation
(ii) Entwöhnung
Abhängigkeit[1] künstliche Beatmung[2] auf feste Nahrung umstellen[3]

28

Unit 72 Sleep

Related Units: **7 States of Consciousness, 19 On the Ward, 73 Mental Activity, 103 Clinical Symptoms**

drowsy [draʊzi] *adj clin* *syn* **somnolent** *adj term*, **sleepy** *adj*,
rel **yawn**[1] [jɒːn] *v & n clin*

having difficulty in maintaining [eɪ] a wakeful state, as a result of heat, being unwell, medication side effects[2] or drinking alcohol – rather than because of physical tiredness or listlessness[3]

drowsiness[4] *n* • **drowse**[5] *v & n* • **sleepiness**[4] *n clin* • **yawning** *n clin* • **somnolence**[4] *n term*

» *I was so drowsy and just couldn't fight off the urge[6] [ɜːrdʒ] to sleep. Drowsiness is a condition that simulates light sleep from which the patient is easily aroused by touch or noise and can maintain alertness[7] [ɜː] for some time. The patient is sleepy but arouses to loud voice[8].*

Use to be/become ***drowsy*** • slightly / mildly ***drowsy*** • ***drowsy*** patient • ***somnolent*** patient / detachment[9] [tʃ] • to appear[10]/become ***sleepy*** • ***sleepy***head[11] / individual • to cause[12]/induce[12]/increase/minimize/develop ***drowsiness*** • moderate / intense / excessive ***drowsiness*** • intolerable / transient / morning / afternoon ***drowsiness*** • progressive / excessive daytime / disorder of excessive (*abbr* DOES) ***somnolence*** • ***to yawn*** wearily[13] [ɪɚ] • to be accompanied by / eye rubbing [ʌ] and[14] ***yawning***

schläfrig, somnolent
gähnen; Gähnen[1] Nebenwirkungen[2] Lust-, Teilnahmslosigkeit[3] Schläfrigkeit, Somnolenz[4] vor sich hindösen/ -dämmern; Halbschlaf[5] Drang[6] Wachheit[7] durch Zuruf weckbar[8] schläfrige Teilnahmslosigkeit[9] schläfrig wirken[10] Schlafmütze[11] schläfrig machen[12] müde gähnen[13] Augenreiben und Gähnen[14]

1

doze [doʊz] *v & n* *syn* **nap** [næp] *n*, *sim* **nod**[1] [nɒːd] *v & n*, *rel* **wink**[2] *n*

(to have) a short, light sleep, esp. on a couch [kaʊtʃ] during the daytime

(half-)dozing *adj & n* • **dozy**[3] *adj BE* • **catnap**[4] *n & v* • **nodding** *adj & n*

» *The patient becomes drowsy in the morning, dozes much of the day, and has a fitful[5], interrupted sleep at night. It's time for you to take a little nap. Try to avoid daytime naps including dozing at the TV set. He came out of his doze with a start. Last night I did not get a wink of sleep[6].*

Use ***to doze*** off[7] • to fall *or* go off into a[7] ***doze*** • to take *or* have[8] ***a nap*** • afternoon[9] / scheduled [ʃ‖sk] 1-h[10] ***nap*** • ***to nod*** off[7] • to take[8]/have[8]/catch[8] ***forty winks*** • ***a wink*** of sleep[11]

dösen; Nickerchen
ein Nickerchen machen, nicken; Nicken[1] Nickerchen, Schläfchen, Blinzeln, Zwinkern[2] schläfrig, verschlafen[3] Nickerchen; dösen[4] unruhig[5] kein Auge zugetan[6] einnicken[7] ein Nickerchen machen[8] Nachmittagsschläfchen[9] ein regelmäßiges einstündiges Schläfchen[10] Nickerchen, Schläfchen[11]

2

retire [aɪ] *v* *syn* **go to bed, turn in** *phr*,
sim **lie down**[1] *v phr*, ***hit the sack**[2] *phr inf*

formal expression for leaving a room, party or activity, esp. to go to bed, relax or take a rest

» *The patient awakened several hours after retiring despite daytime control of pain. I'm ready to go to bed. After staying up late the night before he was glad to turn in without delay [eɪ].*

Use ***to retire*** to one's bedroom / early[3] / at 11 o'clock • to send/put a child (back) to[4] ***bed*** • on / before[5] / after ***retiring*** • ***to turn in*** at midnight

sich zurückziehen, zu Bett gehen
sich hinlegen[1] sich in die Falle hauen[2] früh zu Bett gehen[3] ein Kind ins/ zu Bett bringen/ schlafen legen[4] vor dem Schlafengehen[5]

3

bedtime [bedtaɪm] *n & adj clin* *syn* **hora somni** *n term, abbr* **h.s.**

the clock time when one tries to fall asleep in the evening

» *The patient should be given commonsense[1] advice [ədvaɪs] about consistent bedtimes. This condition does not usually respond to attempts to reestablish normal bedtime hours[2]. In short-term management the usual dosage is 5-10 mg at bedtime.*

Use to be taken at[3] / 1h before / into (IBT) ***bedtime*** • ***bedtime*** regimen [edʒ]/ dose[4] / snack[5] / ritual [ɪtʃ]/ environment [aɪ]/ stories[6] • early / consistent[7] ***bedtimes***

Schlafenszeit; beim/ vor dem Schlafengehen
vernünftig[1] Schlafenszeiten[2] vor dem Schlafengehen einzunehmen[3] Medikamentendosis vor d. Schlafengehen[4] kl. Mahlzeit vor d. Schlafengehen[5] Gutenachtgeschichten[6] regelmäßige Schlafenszeiten[7]

4

sleep [sliːp] - slept - slept *n & v irr* *syn* **slumber** [slʌmbɚ] *n & v, rel* **rest[1]** *n & v*

(n) natural state of rest marked by reduced consciousness and a decrease in activity and metabolism

sleeping *adj* • **sleeper** *n* • **sleeplike[2]** *adj* • **restlessness[3]** *n* • **restless** *adj*

» *Symptoms that awaken the patient from sleep, e.g., pain or the urge to defecate[4] should be investigated. She complains of chronic inability to sleep adequately at night. Alcohol ingestion[5] [dʒe] prior to sleep is contraindicated in patients with sleep apnea. Attempting to sleep propped up on pillows[6] hardly ever succeeds. I need very little sleep, doctor.*

Use ***to sleep*** well / little / poorly / prone[7] [proʊn] • ***to sleep*** on one's side / like a log[8] / late[9] • ***to sleep*** as long as / in[10] / off a headache / through the night[11] • to go (back)/get/send sb./try/be unable ***to sleep*** • to put sb./drop off[12]/drift off[12]/cry oneself[13] ***to sleep*** • light [laɪt]/ deep[14] / sound[15] [aʊ]/ quiet / dreamless ***sleep*** • night-time *or* nocturnal[16] [ɜː]/ poor / restless[17] / beauty / disturbed [ɜː] ***sleep*** • lack[18] / duration[19] [eɪʃ] ***of sleep*** • ***sleep*** onset / pattern / period / stages[20] [eɪdʒ] • ***sleep*** time / spindles[21] / efficiency [ɪʃ]/ position • ***sleep*** hygiene [haɪdʒiːn]/-related / center / architecture [k] • ***sleep*** disorder *or* disturbance[22] / deprivation[23] • ***sleep*** latency[24] [eɪ]/ drunkenness[25] [ʌ] • ***sleep*** attacks[26] / apnea /-wake disorder • ***sleep*** log *or* diary [daɪɚi] • to be a light[27]/heavy ***sleeper*** • ***sleeping*** child / partner / pill[28] / sickness[29] / bag • motor[30] / physical [ɪ] ***restlessness*** • ***restless*** bed partner / legs syndrome [ɪ] (*abbr* RLS)

Schlaf; schlafen
Ruhe; ruhen, sich ausruhen[1] schlafähnlich[2] Unruhe, Ruhelosigkeit[3] Stuhldrang[4] Alkoholkonsum[5] auf mehreren Kissen[6] auf d. Bauch schlafen[7] wie e. Klotz schlafen[8] lange schlafen[9] aus-, verschlafen[10] durchschlafen[11] einschlafen[12] sich i. d. Schlaf weinen[13] Tiefschlaf, tiefer S.[14] tiefer/ fester S.[15] Nachtschlaf[16] unruhiger S.[17] Schlafmangel[18] Schlafdauer[19] Schlafstadien[20] Schlafspindeln[21] Schlafstörung[22] Schlafentzug[23] Schlaflatenz[24] Schlaftrunkenheit[25] Schlafanfälle, Narkolepsie[26] e. leichten Schlaf haben[27] Schlafmittel[28] Schlafkrankheit[29] motorische Unruhe[30]

5

asleep [əsliːp] *adj* *opposite* **awake[1]** [əweɪk] *adj*

» *Involuntary loss of urine while awake or asleep is extremely embarrassing[2] for most patients. A glass of fluid should be consumed [(j)uː] hourly while awake and if the patient is up at night.*

Use to be *or* lie[3]/fall[4]/stay ***asleep*** • to be fast *or* sound[5] [aʊ] ***asleep*** • to be/lie/stay/keep sb.[6] /appear ***awake*** • wide *or* fully[7] / half / not quite ***awake*** • ***awake*** patient / state[8] / and alert[9] [ɜː]/ intubation[10]

schlafend
wach[1] peinlich[2] schlafen[3] einschlafen[4] fest/ tief schlafen[5] jdn. wachhalten[6] hellwach[7] Wachzustand[8] wach und ansprechbar[9] Intubation des wachen Patienten[10]

6

awake - awoke - awoken *vi & vt irr* *syn* **awaken, wake (up)** *vi & vt, sim* **arouse[1]** *vt*

to stop sleeping spontaneously [eɪ] or due to some noise or stimulus

awakening[2] [eɪ] *n & adj* • **arousal[3]** [aʊ] *n term* • **wakeful[4]** *adj* • **wakefulness** *n*

» *It was broad daylight when she awoke and sat up in bed. Wake him up. Try to a awaken the child earlier in the morning. The headaches are present when I wake up in the morning. Numbness[5] [nʌmnəs] of the hands often wakes the patient from sleep. Attempt to arouse the patient by vigorous[6] shaking or shouting to rule out[7] sleep or a faint[8] [eɪ].*

Use ***to awaken*** sb. from sleep / early • ***awakening*** time[9] / schedule • premature *or* early morning / nocturnal [ɜː] *or* night-time / momentary[10] / frequent / (up)on[11] / final ***awakening*** • ***to arouse*** the patient / suspicion[12] [ɪʃ] • ***arousal*** mechanism [ek]/ from deep sleep / response[13] / threshold[14] / pattern • full / brief / partial [ʃ]/ transitory / autonomic / behavioral[15] [eɪ] ***arousal*** • impaired [eɚ] movement / agitated [ædʒ]/ EEG / sexual[16] ***arousal*** • ***wakeful*** period / patient • to maintain ***wakefulness*** • full / intermittent[17] / early morning[18] / reduced [(j)uːs] ***wakefulness*** • behavioral[19] / relaxed / eyes-open[20] ***wakefulness***

aufwachen, (auf)wecken
(er)wecken, erregen[1] Erwachen, erwachend[2] Arousal, Aufwachen[3] schlaflos, wachsam[4] Taubheit[5] kräftig[6] ausschließen[7] Ohnmacht[8] Aufwachzeit[9] kurzes Aufwachen[10] beim Auf-/ Erwachen[11] Verdacht erregen[12] Weckreaktion[13] Weckschwelle[14] Verhaltensaktivierung[15] sexuelle Erregung[16] nächtliche Wachperioden[17] zu frühes Erwachen, morgendl. Früherwachen[18] motor. Aktivitäten während d. Wachphasen[19] Wachzustand mit offenen Augen[20]

7

sleep-wake cycle *n term*

rel **circadian rhythm[1]** [sɚkeɪdɪᵊn rɪðᵊm] *n term*

innate[2] [eɪ], daily periodicity [ɪs] of sleeping and waking, generally tied to the 24 hour day-night cycle [saɪkl]

» *The hazards associated with night work include both circadian disruption [ʌ] and sleep deprivation. The sleep-wake cycle is governed[3] by two neurobiologic systems; one actively generates sleep and sleep-related processes while the other times sleep within the 24-h day.*

Use 24-hour *or* daily[4] ***sleep-wake cycle*** • regulation / preservation ***of the sleep-wake cycle*** • ***sleep-wake*** habits[5] / pattern / state / shift[6] / disorder *or* disturbance[7] • ***wake*** times[8] / center / after sleep onset (*abbr* WASO) • ***circadian*** rhythm disorder[9] / dysrhythmia[9] [dɪsrɪðmɪə]/ pattern / periodicity[10] [ɪs] • dark-light ***cycle***

Schlaf-Wach-Rhythmus
zirkadianer Rhythmus, Tagesrhythmus[1] endogen[2] wird gesteuert[3] 24-stündiger Schlaf-Wach-Rhythmus[4] Schlaf-Wach-Gewohnheiten[5] Wechsel v. Schlafen u. Wachen[6] Störung d. Schlaf-Wach-Rhythmus[7] Weckzeiten[8] zirkadiane Rhythmusstörung[9] zirkadiane Periodik[10] 8

dream [driːm] *v & n*

rel **nightmare[1]** [naɪtmeɚ] *n*

(n) mental images and emotions [oʊʃ] experienced while sleeping

dreamy[2] [driːmi] *adj* • **dreaming** *adj & n* • **daydream[3]** *n & v* • **dream-like** *adj*

» *The child usually becomes fully awake and can vividly recall[4] the details of the dream. There is no accompanying dream. Hypoglycemia [siː] during sleep may cause night sweats[5] [e], unpleasant [e] dreams, and early-morning headache.*

Use ***to dream*** about sb. / of doing sth. • vivid[6] / unpleasant / bad[7] / violent [aɪ]/ frightening[8] [aɪ]/ wet[9] / waking[3] ***dream*** • ***dream*** state / sleep[10] / elements / imagery[11] [ɪmɪdʒɚi]/ recall[12] [iː] • ***dream*** associations / deprivation / anxiety [aɪ] attacks[13] • ***dream-like*** images • ***dreamy*** state / eyes / gaze[14] [geɪz]/ stupor [(j)uː] • to fall into/be given to[15] ***daydreaming*** • persistent ***nightmares***

träumen; Traum
Alptraum[1] verträumt, träumerisch[2] Tag-, Wachtraum; mit offenen Augen träumen, tagträumen[3] sich erinnern[4] Nachtschweiß[5] lebhafter Traum[6] böser T.[7] Angsttraum[8] nächtl. Samenerguss[9] REM-, desynchronisierter Schlaf[10] Traumbilder[11] Traumerinnerungen[12] Alp-, Angstträume[13] verträumter Blick[14] zum Tagträumen neigen[15] 9

REM sleep *n term* *syn* **dream** *or* **D state** *or* **paradoxic sleep** *n term*

state of sleep in which rapid eye movements, alert [ɜː] EEG patterns, and dreaming occur [ɜː]

» *In REM sleep, the rate and depth of respiration are increased while muscle tone is lower than in NREM sleep. In infancy, REM sleep may comprise [aɪ] 50% of sleep time.*

Use to enter[1]/induce/delay/block ***REM sleep*** • ***REM sleep*** episode[2] / pattern[3] / dreams / motor inhibition • ***REM sleep*** onset /-suppressive effect / deprivation[4] / regulation • ***REM*** cycle / period / activity / density / rebound[5] [aʊ] • ***sleep*** state / stages[6] [eɪdʒ]/ continuity[7] / latency[8] / depth[9] • active ***sleep state*** • delta / NREM ***sleep stage*** • spindle / sleep-onset ***REMS***

REM-Schlaf, desynchronisierter/ paradoxer Schlaf
in die REM-Schlafphase eintreten[1] REM-Schlafphase[2] REM-Schlafmuster[3] REM-Entzug[4] REM-Rebound, plötzliche REM-Zunahme[5] Schlafstadien[6] Schlafkontinuität[7] Schlaflatenz[8] Schlaftiefe[9] 10

NREM *or* non-REM sleep *n term* *syn* **S stage sleep** [es steɪdʒ sliːp] *n term*

non-rapid eye movement (or slow-wave, *abbr* SWS) sleep which is characterized by delta waves and low levels of physiological activity and is interrupted [ʌ] by periods of REM sleep

» *NREM sleep can be divided into four EEG stages, with stages 3 and 4 representing the deepest sleep. The deepest NREM sleep occurs [ɜː] during the first 1-3 hours after going to sleep, with transitions [ɪʃ] to NREM stage 2 sleep and brief awakenings.*

Use stage 1/2/3/4 ***NREM sleep*** • deep[1] ***NREM sleep*** • ***NREM*** stage 3 sleep / phase[2] [feɪz] • ***sleep stage*** period / length / demarcation[3] [keɪ]

Non-REM-Schlaf, synchronisierter/ orthodoxer Schlaf
tiefer Non-REM-Schlaf[1] Non-REM-Schlafphase[2] Abgrenzung d. Schlafstadien[3] 11

nocturnal [ɜː] myoclonus [maɪɒːklənəs] *n term*

rel **body** *or* **muscle twitch[1]** [mʌsl twɪtʃ], **jerk[2]** [dʒɜːrk] *n clin* → U64-7

(i) brief contraction of muscle groups which may occur in normal persons as they fall asleep
(ii) periodic limb [lɪm] movement disorder in which extensions of the great toe and dorsiflexion of the foot recur every 20 to 40 s during NREM sleep in episodes lasting from minutes to hours

myoclonic [maɪəklɒːnɪk] *adj term* • **twitch[3]** *v clin* • **jerk[3]** *v* • **jerky[4]** *adj*

» *In nocturnal myoclonus periodic lower leg movements occur during sleep with subsequent [ʌ] daytime sleepiness, anxiety, depression, and cognitive impairment. Nocturnal myoclonus is the chief objective finding on polysomnography[5] in 17% of patients with insomnia[6].*

Use generalized / segmental / multifocal ***myoclonus*** • ***nocturnal*** leg cramps[7] / enuresis[8] [iː]/ penile [iː] tumescence[9] [es] • ***nocturnal*** emission[10] [ɪʃ]/ choking[11] [tʃ]/ dyspnea [ɪ]/ confusion[12] • brief / fine / fascicular[13] [sɪ]/ muscular ***twitching*** • spontaneous / myoclonic ***twitching*** • ***myoclonic*** movements / jerking / seizure[14] [siːʒɚ]/ epilepsy[15] • sudden / tonic / clonic[16] ***jerking*** • ***jerky*** movements

(i) Muskelzucken beim Einschlafen
(ii) nächtliches Myoklonie-Syndrom
Muskelzucken[1] ruckartige Bewegung, Zuckung[2] zucken[3] ruckartig[4] Polysomnografie[5] Schlaflosigkeit, Insomnie[6] nächtl. Beinkrämpfe[7] Bettnässen, Enuresis nocturna[8] nächtl. Erektion[9] nächtl. Samenerguss[10] nächtl. Erstickungsanfall[11] nächtl. Verwirrtheit[12] Faszikulation[13] myoklonischer Anfall[14] Myoklonusepilepsie[15] klonischer Krampfanfall[16] 12

sleep apnea [sli:p æpnɪə||æpni:ə] *n term* *rel* **snoring**[1] [snɔ:rɪŋ] *n clin*

sleep disorder marked by episodic interruption of breathing [i:] between NREM and REM sleep

apneic[2] [æpni:ɪk] *adj term* • **snore** *v & n clin* • **snorer**[3] *n clin*

» *The obstructive [ʌ] episodes of sleep apnea produce interrupted [ʌ] sleep associated with hypoxia and hypercapnia. Bed partners usually report loud cyclical snoring, breath [e] cessation[4] [ses-], and often thrashing [æʃ] movements[5] of the extremities during sleep.*

Use to experience ***apnea*** • obstructive[6] / central[7] / mixed ***sleep apnea*** • ***sleep apnea*** syndrome • adult (sleep) / prolonged infantile / recurrent ***apnea*** • ***apneic*** episodes or spells[8] / patients • habitual [ɪtʃ]/ severe[9] / heavy[9] ***snoring*** • ***snoring*** sounds[10]

Schlafapnoe(syndrom)
Schnarchen[1] apnoisch[2] Schnarcher(in)[3] Atemstillstand[4] Strampeln, Treten, Umsichschlagen[5] obstruktives Schlafapnoesyndrom[6] zentrales Schlafapnoesyndrom[7] anfallsweises Auftreten v. Atemstillständen, Atemaussetzer[8] starkes Schnarchen[9] Schnarchgeräusche[10] 13

parasomnia [ɔ:] *n term* *rel* **sleep terror**[1] *n clin or* **pavor nocturnus**[1] *n term*

abnormal behavior during sleep, such as bruxism[2] [ʌ], enuresis, night terrors or sleepwalking

» *The parasomnias include sleep terrors and sleepwalking which—unlike nightmares or dream anxiety attacks—are not associated with full arousal and memory of the episode. Sleep terror is an abrupt [ʌ], terrifying arousal from sleep, usually in pre-adolescent boys[3] [es].*

Use to suffer [ʌ] from ***parasomnia*** • ***pavor*** diurnus[4] • night[1] / day[4] ***terrors***

Parasomnie
Nachtangst, Pavor nocturnus[1] Zähneknirschen, Bruxismus[2] präadoleszente Knaben[3] Pavor diurnus, Tagangst[4] 14

somnambulism [sɔ:mnæmbjəlɪzm] *n term* *syn* **sleepwalking** *n clin*

disorder of sleep primarily seen in children involving complex motor acts like leaving one's bed and walking around during non-REM sleep with no recall of the episode on awakening

somnambulistic[1] *adj term* • **somn(i)-** *comb* • **sleepwalker**[2] *n* • **sleepwalk**[3] *v*

» *Somnambulism involves clumsy[4] [ʌ] walks during which objects usually are avoided. In predisposed children sleepwalking may be triggered[5] by febrile illnesses.*

Use persistent ***sleepwalking*** • ***somnambulistic*** trance [æ] • ***somn***ambulate /ambulant /iloquism[6] /iloquy[6] [-ɪləkwi] • ***sleep*** talking[6]

Schlaf-, Nachtwandeln, Somnambulismus
somnambul, schlafwandlerisch[1] Schlafwandler(in), Somnambule(r)[2] schlafwandeln[3] tollpatschig[4] ausgelöst[5] Somniloquie, Sprechen im Schlaf[6] 15

insomnia [ɪnsɔ:mnɪə] *n* *syn* **sleeplessness** *n clin, rel* **dyssomnia**[1] *n term*

broad term for disorders of initiating [ɪʃ] and/or maintaining sleep (*abbr* DIMS), e.g. chronic sleeplessness, difficulty falling asleep, or inability to remain asleep throughout the night

insomniac[2] *adj & n* • **sleepless** *adj* • **polysomnogram**[3] *n* • **-somnia** *comb*

» *What is the drug of choice[4] for cases of acute insomnia such as jet lag? Patients with dyssomnia associated with the restless legs syndrome [ɪ] report an irresistible[5] urge [ɜ:] to move their legs when awake and inactive, above all when lying in bed just prior to sleep.*

Use to suffer from[6] ***insomnia*** • initial or sleep onset[7] / sleep maintenance[8] / early morning[9] / long-term ***insomnia*** • conditioned [ɪʃ]/ transient (situational) [eɪʃ]/ intractable[10] / MAO-induced ***insomnia*** • psychophysiologic [saɪk-]/ altitude[11] [æ]/ unexplained / fatal [eɪ] familial[12] ***insomnia*** • ***sleepless*** night • sleep study ***polysomnogram*** • all night / diagnostic nocturnal ***polysomnography***

Schlaflosigkeit, Asomnie, Insomnie, Agrypnie
Schlafstörung, Dyssomnie[1] an Schlaflosigkeit leidend; an Schlaflosigkeit Leidende(r)[2] Polysomnogramm[3] Medikament der Wahl[4] unwiderstehlich[5] an Schlaflosigkeit leiden[6] Einschlafstörung[7] Durchschlafstörung[8] morgendliches Früherwachen[9] therapierefraktäre Schlaflosigkeit[10] höhenbedingte Schlaflosigkeit[11] fatale familiäre Insomnie[12] 16

hypersomnia [haɪpɚsɔ:mnɪə] *n term* *syn* **hypersomnolence** *n term*

disorder marked by excessive drowsiness or by sleep of excessive depth and abnormal duration

hypersomnic *adj term* • **hypersomnolent** *adj* • **hyposomnia**[1] *n*

» *He experiences hypersomnic attacks 3-4 times a year with confusion[2] on awakening. Some depressives[3] manifest initial insomnia and hypersomnia often extending into daytime hours.*

Use (semi)chronic[4] / idiopathic ***hypersomnia*** • daytime[5] / episodic ***hypersomnolence***

Schlafsucht, Hypersomnie
Hyposomnie[1] Verwirrtheit, Desorientiertheit[2] depressive Patienten[3] chronische Schlafsucht[4] Tagesmüdigkeit mit Einschlafneigung[5] 17

narcolepsy [nɑ:rkəlepsi] *n term* *syn* **paroxysmal** [ɪ] **sleep** *n clin* *rel* **Gélineau's syndrome**[1] *n term*

sudden uncontrollable sleep attacks occurring [ɜ:] during any type of activity; associated with cataplexy[2], hypnagogic hallucinations[3], and sleep paralysis[4]

narcoleptic[5] *adj & n term* • **narcotic**[6] *adj & n* • **narco-** *comb* • **paroxysm**[7] *n*

» *Apart from excessive daytime somnolence, most patients with narcolepsy also report severe disruption [ʌ] of nocturnal sleep. Careful observation of the children and siblings[8] of known narcoleptics, particularly in the second decade, can lead to early diagnosis. The patient can be aroused from narcoleptic sleep as readily[9] [e] as from normal sleep.*

Use ***narcolepsy*** syndrome [ɪ] • ***narcoleptic*** REMS nap / sleep (attack)[10] / patient / tetrad • ***narcotic*** analgesics[11] [dʒi:]/ addict • ***paroxysmal*** event / cough(ing)[12] [kɒ:fɪŋ]/ nocturnal [ɜ:] dyspnea (*abbr* PND)

Narkolepsie, Schlafanfall
Gelineau-Syndrom[1] affektiver Tonusverlust, Kataplexie[2] hypnagoge Halluzinationen[3] Schlaflähmung[4] narkoleptisch; Narkoleptikum; ein(e) an Narkolepsie Leidende(r)[5] narkotisch; Narkotikum[6] Anfall, Paroxysmus[7] Geschwister[8] leicht[9] Schlafanfall[10] Narkoanalgetika[11] Hustenanfall[12] 18

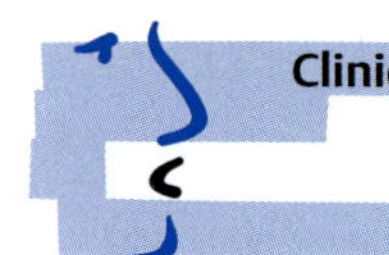

Clinical Phrases

Did you sleep well? Haben Sie gut geschlafen? • I tossed and turned for hours before I could fall asleep. Ich wälzte mich stundenlang im Bett hin und her, bis ich endlich einschlief. • I'm so excited that I can scarcely sleep. Ich bin so aufgedreht, dass ich kaum schlafen kann. • It hurts so much I can't get to sleep, doctor. Herr Doktor, es tut so weh, dass ich nicht einschlafen kann. • I did not sleep a wink. Ich habe kein Auge zugetan. • Have you noticed increased yawning? Mussten Sie vermehrt gähnen? • Get a good night's sleep and tomorrow we'll discuss it, all right? Schlafen Sie erst einmal darüber, und morgen besprechen wir das, einverstanden? • I had a sleepless night and was suffering from a headache and fever when I got up. Ich konnte die ganze Nacht nicht schlafen und in der Früh, als ich aufstand, hatte ich Kopfschmerzen und Fieber.

Unit 73 Mental Activity

Related Units: 72 **Sleep,** 7 **States of Consciousness,** 74 **Memory,** 75 **Personality & Behavior,** 76 **Mood & Attitude,** 77 **Mental Health,** 42 **Nerve Function,** 41 **Brain,** 57 **Senses,** 113 **Neurologic Findings**

mentation [-eɪʃᵊn] *n term* *rel* **reasoning¹, perception²** [se] *n clin & term* → U57-2

any type of conscious [kɒːnᵗʃəs] or unconscious mental process [ɒːs]

mentality³ *n* • **mental**⁴ *adj* • **reason**⁵ [riːzᵊn] *n* • **(un)reasonable**⁶ *adj*

» *Subarachnoid [æk] bleeding is associated with depressed mentation, ranging from lethargy to coma. The alert [ɜː] state⁷ with normal mentation requires intact interaction between the cognitive functions of the cerebral hemispheres and the reticular arousal [aʊ] mechanisms⁸.*

Use sleep / dreaming⁹ [iː]/ (ab)normal / altered [ɒː]/ impaired [eɚ] ***mentation*** • slowed / disturbances [ɜː] of ***mentation*** • abstract / conceptual¹⁰ [-septʃʊəl]/ inductive [ʌ] ***reasoning*** • deductive / arithmetical / spatial¹¹ [eɪʃ] ***reasoning*** • flaws [ɒː] in¹² / line of¹³ ***reasoning*** • ***reasoning*** skills¹⁴ / abilities¹⁴ / strategy • to be¹⁵ ***(un)reasonable***

mentale Aktivität, Mentation
logisches/ schlussfolgerndes Denken¹ Wahrnehmung, Perzeption² allgem. geistige Einstellung, Mentalität³ geistig, seelisch, mental, Geistes-⁴ Verstand, Vernunft; Grund⁵ vernünftig⁶ Wachzustand, Vigilanz⁷ Erregungsmechanismen⁸ Traumaktivität⁹ abstraktes/ begriffl. Denken¹⁰ räuml. D.¹¹ Denkfehler¹² Gedankengang¹³ Denkvermögen¹⁴ unvernünftig sein¹⁵ 1

mental faculties [fækᵊltiːz] *n term* *sim* **mental functions¹** [fʌŋkʃᵊnz] *n clin*

cognitive and perceptual powers of the mind, e.g. sensation [eɪʃ], awareness [eɚ], memory, speech, etc.

» *Other mental faculties such as attention², comprehension, orientation, cognition, learning, problem solving, and behavior [eɪ] may also be affected. The cerebral cortex and autonomic centers in the brainstem³ coordinate autonomic outflow with higher mental functions.*

Use ***mental*** activity / age⁴ (*abbr* MA)/ abilities / development⁵ • ***mental*** state *or* status⁶ [eɪ||æ]/ acuity⁷ [əkjuːəti]/ alertness⁸ [ɜː] • ***mental*** slowness⁹ / imagery¹⁰ / confusion¹¹ [juːʒ]/ stress • ***mental*** irritability / hospital *or* institution¹² / handicap¹³ / retardation¹³ • intact / complex / higher / altered ***mental functions*** • depressed / impaired¹⁴ ***mental functions*** • deterioration *or* regression in / recovery [ʌ] of ***mental function*** • ***mentally*** alert / intact / slow / retarded [ɑː] *or* handicapped¹⁵ • ***mentally*** unstable¹⁶ [eɪ]/ ill¹⁷ / incompetent¹⁸

geistige Fähigkeiten
mentale Funktionen¹ Aufmerksamkeit² Hirnstamm³ Intelligenzalter⁴ geistige Entwicklung⁵ geistige Verfassung, psychischer Zustand⁶ Denkschärfe⁷ Wachheit, Vigilanz⁸ verlangsamtes Denken⁹ mentale Vorstellung(skraft)¹⁰ geistige Verwirrtheit¹¹ Nervenheilanstalt¹² geistige Behinderung¹³ Beeinträchtigung d. geistigen Leistungen¹⁴ geistig behindert¹⁵ psychisch labil¹⁶ psych. krank¹⁷ nicht zurechnungsfähig¹⁸ 2

volition [voʊlɪʃᵊn] *n term* *sim* **will¹, willpower²** [wɪlpaʊɚ] *n*
rel **willingness³, intention⁴** [ɪntenʃᵊn] *n,* **wish⁵** *n & v*

conscious impulse, power or act of making a choice, i.e. performing or abstaining from an act

volitional⁶ *n term* • **wil(l)ful**⁷ *adj* • **(un)willing** *adj* • **(un)willingness** *n* • **(in)voluntary**⁸ *adj* • **intend**⁹ *v* • **(un)intentional** *adj* • **well-intentioned**¹⁰ *adj*

» *Schizophrenia [iː] is characterized by perturbations¹¹ [ɜː] of language, perception, thinking, social activity, affect¹², and volition. Volition is mental activity for good or for evil [iː]. Sustaining [eɪ] of respiration by this mechanical device [aɪs] is contrary to my every wish¹³.*

Use mental / passive / of one's own¹⁴ / power *or* energy of² ***volition*** • exercise of / acts of ***volition*** • free / living¹⁵ / against my / good***will*** • to have a(n) strong/iron ***will*** • strong-/ weak¹⁶-***willed*** • ***volitional*** control / movements¹⁷ / processes / activity • ***unwilling*** child / to change • self-destructive¹⁸ [ʌ] ***intention*** • ***intention*** to die / tremor¹⁹ • ***intentional*** hyperventilation / weight-loss²⁰ [weɪt]/ tort²¹ [tɔːrt] • ***unintended*** pregnancy²²

Wollen, Wille(nskraft)
Wille, Wollen; Testament¹ Willenskraft, -stärke² Bereitschaft³ Absicht⁴ Wunsch; wünschen⁵ Willens-, willentlich⁶ eigenwillig, mutwillig, vorsätzlich⁷ freiwillig, willkürlich⁸ beabsichtigen, wollen⁹ wohlmeinend, gut gemeint¹⁰ Störungen¹¹ Affekt¹² ganz gegen meinen Willen¹³ aus freiem W.¹⁴ Patientenverfügung¹⁵ willensschwach¹⁶ Willkürbewegungen¹⁷ Selbsttötungsabsicht¹⁸ Intentionstremor¹⁹ beabsichtigte Gewichtsabnahme²⁰ vorsätzliche(s) Tat/ Vergehen²¹ ungewollte Schwangerschaft²² 3

73

cognition [kɒːgnɪʃᵊn] *n term* *rel* **recognition[1], knowledge[2]** [nɒːlɪdʒ], **competence[3]** *n* → U74-3

conscious mental processes such as knowing, thinking, learning, reasoning [iː], and judging

cognitive *adj term* • **recognize** *v* • **knowledgable[4]** *adj* • **(in)competent** *adj*

» *Three components of cognition are particularly important for school learning: memory, attention[5] [ətenᵗʃᵊn], and the coordination of these processes. On occasion [eɪʒ] the drug will increase confusion [juːʒ] in cognitively impaired patients. A patient who is competent has the ability to understand his or her medical condition.*

Use impaired *or* decreased [iː] **cognition** • assessment / clouding[6] [aʊ]/ impairment[6] **of cognition** • changes / oddities[7] / deficits **in cognition** • **cognition**-impairing drugs • **cognitive** process[8] / (dys)function[6] / skills[9] / abilities[9] • **cognitive** level / performance[10] • **cognitive** development[11] / decline [aɪ]/ impairment[6] / deficit[6] / slowing • **cognitive**-behavioral therapy[12] / test • (fund [ʌ] of) general[13] / object / self-/ basic *or* working[14] **knowledge** • sound[15] [aʊ]/ thorough[15] [θɜːrə]/ up-to-date / current [ɜː] **knowledge** • cognitive[9] / rational / advanced / social[16] [oʊʃ] **competence** • **knowledgeable** therapist[17] / about sth. • mentally[18] / socially / legally[19] [iː]/ immunologically[20] **(in)competent**

> **Kognition, Erkennen**
> Wiedererkennen[1] Wissen, Kenntnis(se)[2] Fähigkeit, Kompetenz[3] kenntnisreich, mit großem Wissen[4] Aufmerksamkeit[5] kognitive Störung[6] kognitive Auffälligkeiten[7] kognitiver Prozess[8] kognitive Fähigkeiten[9] kognitive Leistung[10] kognitive Entwicklung[11] kognitive Verhaltenstherapie[12] Allgemeinwissen, -bildung[13] Grundkenntnisse[14] gründl. Kenntnisse[15] soziale Kompetenz[16] sachkundige(r) Therapeut(in)[17] zurechnungsfähig[18] geschäftsfähig[19] immunkompetent[20]
> 4

intellect *n clin & term* *rel* **comprehension[1], understanding[2], insight[3]** [aɪ] *n*

capacity [æs] for rational thought, inference[4] and/or discrimination[5] [eɪʃ]

intellectual *adj & n* • **intelligent** *adj* • **intelligence** *n* • **(un)intelligible[6]** *adj* • **comprehend[7]** *v* • **(in)comprehensible** *adj* • **misunderstanding** *n*

» *The child shows no significant discrepancy between intelligence and achievement[8] [tʃ]. The most common clinical picture is slow disintegration of personality[9] and intellect due to impaired insight and judgment and loss of affect. Confusion is a behavioral [eɪ] state of reduced mental clarity [eə˞], coherence [ɪə˞], comprehension, and reasoning [iː].*

Use normal / intact / impaired **intellect** • **intellectual** (cap)abilities[10] / level[11] / function / potential • **intellectual** flexibility / maturation[12] / decline[13] / deficit • **intellectually** disadvantaged / challenged[14] [tʃæ] • (non)verbal / performance / social / above-average[15] / overall **intelligence** • normal / borderline **intelligence** • **intelligence** test / quotient[16] [oʊʃ] (*abbr* IQ) • language / reading[17] / listening[18] / deficits of **comprehension** • full / comprehensive[19] / speech / the patient's / sympathetic[20] **understanding** • parental / better *or* greater *or* improved **understanding** • semantic **misunderstandings** • to gain[21]/develop/provide **insight** • good / greater / lack of / poor / sudden **insight** • **insight** into the illness[22] / psychotherapy [saɪkoʊ-]

> **Verstand, Denkvermögen, Intellekt**
> Verständnis, Auffassungsgabe[1] Verstehen, Auffassung, Kenntnisse[2] Einblick, -sicht, Verständnis[3] Schlussfolgerung[4] Unterscheidung, Urteilsfähigkeit[5] verständlich[6] verstehen, begreifen[7] Leistung[8] Persönlichkeitszerfall[9] geistige Fähigkeiten[10] Intelligenzgrad, -niveau[11] intellektuelle Reifung[12] geistiger Verfall[13] geistig überfordert[14] überdurchschnittliche Intelligenz[15] Intelligenzquotient[16] Leseverständnis[17] Hörverständnis[18] gründliche Kenntnisse[19] Mitgefühl, Verständnis[20] Einblick gewinnen/ bekommen[21] Krankheitseinsicht[22]
> 5

thinking *n & adj* *sim* **reflection[1]** *n*, *rel* **judgement[2]** [ʌ], **learning[3]** [ɜː] *n*

(n) using the power of reason to make inferences, decisions [sɪʒ], or arrive at a solution

think - thought - thought *v irr* • **thought[4]** [θɒːt] *n* • **thoughtful[5]** *adj* • **judge[6]** [dʒʌdʒ] *v & n*

» *Depressed patients typically present with difficulty in thinking, including inability to concentrate, ruminations[7] [eɪʃ], and lack of decisiveness[8] [saɪ]. As children enter school, they begin to develop operational thought, shifting from associative [oʊʃ] thinking[9] to use of verbal [ɜː] mediation activity in learning and thinking. He had difficulty thinking and slowness of speech and comprehension.*

Use abstract / concrete / associative[9] / critical **thinking** • clear / operational[10] [eɪʃ] **thinking** • wishful[11] / referential[12] / goal-directed[10] [oʊ] **thinking** • confused / slow(ed)[13] / (un)realistic **thinking** • (ir)rational / delusional[14] [uːʒ] **thinking** • (dis)organized[15] / psychotic [saɪkɒːtɪk] / autistic[16] [ɒːt-] **thinking** • **thinking** ability / pattern[17] / error • train of[18] / conscious **thought** • **thought** process[19] / activity / pattern[17] / content[20] / disorder[21] • **to think** about sth. *or* sb. / sth. over[22] / hard[23] • impaired[24] / faulty [ɒː]/ common sense[25] / ethical / moral **judgement** • social / cognitive[26] / word / spatial / lifelong **learning** • **learning** process / pattern / problems / (dis)ability[27] / assistance

> **Denken; denkend, vernünftig**
> Nachdenken, Überlegung, Reflexion[1] Urteil(svermögen), Meinung[2] Lernen[3] Gedanke[4] nachdenklich; rücksichtsvoll[5] beurteilen, einschätzen; Richter[6] Grübeln[7] Unentschlossenheit[8] assoziatives Denken[9] zielgerichtetes D.[10] Wunschdenken[11] Beziehungsdenken[12] verlangsamtes D.[13] wahnhaftes Denken[14] zerfahrenes D.[15] autistisches D.[16] Denkmuster[17] Gedankengang[18] Denkprozess[19] Denkinhalt[20] Denkstörung[21] etw. überdenken[22] scharf nachdenken[23] vermindertes Urteilsvermögen[24] vernünftige Meinung/ Entscheidung[25] kognitives Lernen[26] Lernfähigkeit[27]
> 6

rational [ræʃənəl] *adj* *opposite* **irrational**[1] *adj*

(i) referring to reasoning [iː] and higher thought processes
(ii) guided by the intellect rather than by emotion [oʊʃ] or experience
(iii) capable of normal reasoning, i.e. not delirious, comatose or insane[2] [eɪ]

rationale[3] [æ] *n* • **rationalize**[4] *v* • **rationality**[5] *n term* • **rationalization** *n*

» *Adolescents require both individuality and involvement with family and society to facilitate [sɪ] development of identity and of rational competence. Was the patient assaultive[6] [ɒː], irrational, deluded or abusive[7]? The child developed protracted vomiting[8] and irrational behavior. She became somewhat irrational and showed extreme emotional lability. The use of diet [daɪət] therapies should be based on a scientific rationale and sound [aʊ] data.*

Use ***rational*** thinking[9] / decision [sɪ]/ choice / justification[10] / competence • ***rational*** approach[11] [-oʊtʃ]/ impulse / emotive [oʊ] therapy[12] (*abbr* RET) • ***irrational*** behavior / idea / fear[13]

rational, vernünftig, vernunftbegabt
irrational, unvernünftig, unsinnig[1] geistesgestört[2] Grundprinzip, logische Grundlage[3] rational begründen; rationalisieren[4] Vernünftigkeit, Vernunft, Rationalität[5] aggressiv, gewalttätig[6] beleidigend, ausfallend[7] protrahiertes Erbrechen[8] rationales Denken[9] rationale Rechtfertigung[10] rationales Vorgehen, vernünftiger Ansatz[11] rational-emotive Therapie[12] irrationale Angst[13] 7

idea [aɪdɪə] *n* *sim* **notion**[1] [noʊʃən], **concept**[2] [kɒːnsept] *n*
rel **purpose**[3] [ɜː] *n*, **aim**[4] [eɪm] *n & v*

(i) a thought, impression, image or opinion
(ii) a belief, plan or suggested [dʒ] course [ɔː] of action

ideation[5] [aɪdieɪʃən] *n term* • **ideational**[6] *adj* • **conceptual**[7] [-tʃʊəl] *adj*
purposeful[8] *adj clin* • **aimless**[9] *adj*

» *Writing samples[10] should be obtained to evaluate spelling, syntax [ɪ], and fluency of ideas. In conversion [ɜː] disorders[11] vomiting may be an attempt to represent a forbidden idea or wish. Older adolescents have very rigid [dʒ] concepts of what is right and what is wrong.*

Use associated / preconceived[12] [siː]/ repressed / fixed[13] ***idea*** • disconnected[14] / persecutory[15] / grandiose ***ideas*** • suicidal [saɪ]/ obsessive-compulsive[16] [ʌ]/ flight [flaɪt] of[17] ***ideas*** • bizarre / homicidal / paranoid / phobic [foʊbɪk] ***ideation*** • ***ideas of*** reference[18] / persecution[15] [juːʃ] • ***ideational*** apraxia[19] • to be based on/support/abandon [æ]/question[20] ***a concept*** • ***conceptual*** reasoning *or* thinking[21] • ***purposeful*** movement / action / behavior • ***aimless*** wandering [ɒː]/ pacing[22] [peɪsɪŋ]/ activity

Gedanke, Idee, Einfall, Vorstellung, Ahnung
Vorstellung Ahnung[1] Vorstellung, Begriff, Konzept[2] Absicht, Zweck, Ziel[3] Absicht, Ziel; abzielen, vorhaben[4] Gedanken-, Bewegungsentwurf, Ideation[5] ideatorisch[6] begrifflich[7] entschlossen[8] ziel-, planlos[9] Schriftproben[10] Konversionsneurosen[11] vorgefasste Idee[12] fixe Idee[13] unzusammenhängende Gedanken[14] Verfolgungsideen[15] Zwangsvorstellungen[16] Ideenflucht[17] Beziehungswahn[18] ideatorische Apraxie[19] e. Konzept i. Frage stellen[20] begriffl. Denken[21] zielloses Umhergehen[22] 8

73

imagination [-dʒɪneɪʃən] *n* *sim* **fantasy**[1], **fancy**[1] [fænˈsi], **visualization**[2] *n*

act or ability of reproducing mental images of situations, activities or persons from memory

imagine[3] [ɪmædʒɪn] *v* • **imaginative**[4] *adj* • **image**[5] [ɪmɪdʒ] *n* • **imagery**[6] *n*
imaginary[7] *adj* • **fantasize** *v* • **fantasist** *n* • **visualize**[3] [ɪʒ] *v* • **fancy**[8] *v*

» *Children test new experiences [ɪɚ] in fantasy, both in their imagination and in play. The patient is unable to differentiate reality from fantasy. By first grade[9], fantasy and imagination are still strong. In early childhood male transsexuals behave [eɪ] and fantasize as if they were girls.*

Use to have a vivid[10]/capture sb's[11] ***imagination*** • lack of ***imagination*** • fact and / frightening [aɪ]/ elaborate[12] ***fantasy*** • (homo)sexual / delusional[13] [uːʒ] ***fantasy*** • ***fantasy*** world • (distorted) body[14] / (positive/ negative) self-/ mirror[15] ***image*** • visual / after[16]/ delusional ***image*** • emotive[17] / visual[2] ***imagery*** • ***imagined*** guilt [gɪlt] • ***imaginary*** line / friends

Vorstellung(skraft), Phantasie, Einbildung(skraft)
Phantasie(vorstellung), Einbildung[1] Vorstellung, Visualisierung[2] s. etw. vorstellen[3] einfallsreich, phantasievoll[4] Bild, Vorstellung[5] bildhafte Vorstellungen, Bilder(sprache)[6] eingebildet, erfunden, imaginär[7] s. etw. einbilden, glauben[8] bis z. Schuleintritt[9] e. rege Phantasie haben[10] jem. faszinieren[11] blühende Phantasie[12] Wahnvorstellung[13] Körperschema[14] Spiegelbild[15] Nachbild[16] bildl. Vorstellung[17] 9

illusion [ɪluːʒən] *n clin & term* *rel* **vision**[1] [vɪʒən],
hallucination[2] *n clin & term* → U77-20

(i) misperception of sensory stimuli [aɪ], esp. visual and auditory [ɒː] ones
(ii) idea or belief that most people would consider unrealistic or false

illusional *adj* • **illusory**[3] [uːs] *adj* • **disillusioned**[4] [uːʒ] *adj* • **visionary**[5] *adj & n*

» *In volatile solvent abuse[6] illusions, hallucinations [s], and delusions[7] develop as the CNS becomes more deeply affected. Some patients describe a sense of detachment[8] [ætʃ], depersonalization, or illusions that objects are growing smaller (micropsia) or larger (macropsia).*

Use to have ***illusions*** about sth. • perceptual[9] / interpretative[10] ***illusion*** • optical[11] / auditory / nocturnal [ɜː] ***illusion*** • ***illusions of*** hearing / smell[12] / doubles[13] [ʌ] • ***vision*** of the future • auditory / visual / tactile [æ] ***hallucinations***

(i) (Sinnes)täuschung, Trugwahrnehmung
(ii) Illusion, Einbildung
Vision[1] Halluzination[2] trügerisch, illusorisch[3] desillusioniert[4] visionär, hellseherisch; Seher(in), Phantast(in)[5] Lösungsmittelschnüffeln[6] Wahnvorstellungen[7] Loslösung, Abgewandtheit[8] Sinnestäuschung[9] subjektives Bedeutungserlebnis[10] optische Täuschung[11] Geschmackshalluzinationen[12] Capgras-Syndrom, Doppelgängerillusion[13] 10

instinct *n clin & term* *sim* **drive**[1] [draɪv], **urge**[2] [ɜːrdʒ] *n & v* → U11-2; U77-19

inborn pattern of behavior in response to specific stimuli that does not involve reason

instinctual[3] *adj term* • **instinctive**[4] *adj term & clin* • **driving force**[5] *n*

» *A compulsion*[6] [ʌ] *is an overwhelming*[7] *urge to do something aggressive, disgraceful*[8] [eɪs], *or obscene* [siː]. *Association cortex and limbic system* [ɪ] *areas integrate sensory perceptions with instinctual and acquired* [əkwaɪ-] *memories to create* [krieɪt] *learning and thought and their expression, i.e. behavior.*

Use **to act** on[9]/by *or* from[9] ***instinct*** • natural / life-preserving[10] [ɜː] ***instinct*** • maternal [ɜː] *or* mother[11] / ego [iː]/ herd[12] [ɜː] ***instinct*** • ***instinct*** control • ***instinctual*** decision • ***instinctive*** decision • basic / sex(ual)[13] / libidinal[14] / sympathetic ***drive*** • ventilatory *or* respiratory[15] / perfectionistic ***drive*** • ***drive*** development / for perfection • sucking [ʌ]/ strong *or* intense ***urge*** • compulsive[16] / irresistible[16] ***urge*** • ***urge to*** smoke / void[17] [vɔɪd]/ defecate

Instinkt, (Natur)trieb
(An)trieb, Drang; treiben[1] Drang; drängen[2] instinktgeleitet, -gesteuert[3] instinktiv, Instinkt-[4] treibende Kraft[5] Zwang[6] unwiderstehlich[7] schändlich[8] instinktiv handeln[9] Selbsterhaltungstrieb[10] Mutterinstinkt, mütterlicher I.[11] Herdentrieb[12] Geschlechts-, Sexualtrieb[13] Libido, Geschlechtstrieb; Lebenswille, -kraft[14] Atemantrieb[15] unwiderstehlicher Drang[16] Harndrang[17] 11

motivation [eɪʃ] *n clin & term* *sim* **impulse**[1] [ɪmpʌls] *n*, *rel* **desire**[2] [dɪzaɪɚ] *n & v*

sum total of all conscious or unconscious needs[3], drives and incentives[4] [se] in an individual at a given moment that influence will and arouse [aʊ] or maintain a particular behavior

(a)motivational *adj term* • **amotivation** *n* • **(de)motivate** [oʊ] *v* • **motive**[5] *n* **(un)motivated**[6] *adj* • **motivator** *n* • **impulsive**[7] [ʌ] *adj* • **impulsiveness** *n*

» *Suicidal acts usually result from multiple and complex motivations. Patients who are not adequately motivated should not be started on diet* [daɪət] *therapy.*

Use personal / poor / low / strong ***motivation*** • achievement[8] [tʃ]/ intrinsic / sustained[9] [eɪ] ***motivation*** • level *or* degree [iː]/ lack ***of motivation*** • highly[10] / well-/ un/ self-***motivated*** • ***motivational*** development / problem • ***motivational*** counseling [aʊ]/ conflict[11] / immaturity[12] • forbidden / sexual / restless ***impulse*** • ***impulsive*** response[13] / actions[14] / talking / behavior • intense[15] / strong / urgent[16] [ɜː] ***desire*** • persistent / unconscious / sexual[17] ***desire***

Motivation
Anregung, Anstoß, Impuls[1] Wunsch, Verlangen; (sich) wünschen, begehren[2] Bedürfnisse[3] Anreize[4] Motiv, Beweggrund[5] unmotiviert[6] impulsiv, spontan[7] Leistungsmotivation[8] anhaltende Motivation[9] hochmotiviert[10] Motivationskonflikt[11] motivationale Unreife[12] impulsive Reaktion[13] Spontanhandlungen[14] starkes Verlangen[15] dringender Wunsch[16] sexuelles Verlangen[17] 12

habit [hæbɪt] *n clin & term* *rel* **ritual**[1] [rɪtʃuəl], **custom**[2] [kʌstəm] *n*

(i) pattern of behavior acquired through frequent repetition (ii) substance abuse → U11-5

habitual[3] [həbɪtʃuəl] *adj term* • **habituation**[4] *n* • **habituate**[5] *v* • **ritualistic**[6] *adj*

» *Causes of glossitis* [aɪ] *include oral habits such as tongue-pressing*[7] [tʌŋ]. *Traveler's diarrhea*[8] [daɪəriːə] *is commonly due to unusual food and change in living habits*[9] *or in bowel flora.*

Use to acquire/give up *or* kick[10] ***a habit*** • healthful [e]/ hygienic [haɪdʒiːnɪk]/ sleep / nutritional[11] [ɪʃ] ***habits*** • dietary *or* eating[12] / bowel[13] [baʊəl] ***habits*** • unconscious / sexual / exercise / working ***habits*** • neurotic / smoking ***habit*** • ***habit*** spasm[14] /-forming[15] / swallowing[16] • ***habitual*** behavior / snoring / dislocation[17] / abortion[18] • alcohol / drug[19] ***habituation*** • to carry out ***rituals*** • bedtime[20] / compulsive ***ritual*** • ***ritual*** behavior[21] / practice / circumcision[22] [sɪ] • ***ritualistic*** performance of an action

(i) Gewohnheit, Habit
(ii) Sucht
Zeremoniell, Ritual[1] Sitte, Brauch[2] gewohnheitsmäßig, habituell[3] Gewöhnung, Habituation[4] s. gewöhnen, süchtig machen[5] rituell[6] Zungenpressen[7] Reisediarrhoe[8] Lebensgewohnheiten[9] s. etw. abgewöhnen[10] Ernährungsgewohnheiten[11] Essgewohnheiten[12] Stuhlgewohnheiten[13] Tic(k)[14] suchterzeugend[15] habituelles Schlucken[16] hab. Luxation[17] habitueller Abort[18] Arzneimittelgewöhnung[19] Gute-Nacht-Ritual[20] ritualisiertes Verhalten[21] rituelle Beschneidung[22] 13

74

Unit 74 Memory

Related Units: 73 Mental Activity, 42 Nerve Function, 41 Brain, 40 Nervous System, 7 Consciousness, 72 Sleep, 75 Behavior, 77 Mental Health, 113 Neurologic Findings

recall [*v* rɪkɒːl‖*n* riːkɒːl] *v & n* *syn* **remember** *v*, *sim* **come/ spring to mind**[1] *phr*

(v) to be aware [eɚ] or think of past events or reproduce facts from memory

remembrance[2] [rɪmembrᵊnᵗs] *n* • **to be mindful of**[3] *phr* • **mind**[4] [maɪnd] *v & n*

» *If the child does not recall the correct reason* [iː], *he is briefly reminded. Retentive memory*[5] *and immediate* [iː] *recall can be tested by determining* [ɜː] *the number of digits*[6] *that can be repeated in sequence* [iː]. *I can't remember seeing him before. There is poor recall of the event on waking* [eɪ] *in the morning.*

Use to try/aid/be (un)able to/fail to[7] ***recall*** • immediate[8] / poor / impaired [eɚ]/ total ***recall*** • word / information / dream[9] [iː] ***recall*** • ***to remember*** events / objects / a person • to keep *or* bear [beɚ] in[10] ***mind*** • to slip[11]/stick in[12]/read[13]/be fresh in ***one's mind*** • happy ***remembrances*** • in ***remembrance*** of sth./sb. • absent[14]-/ open[15]-/ simple[16]-/ single[17]-***minded*** • absence / frame[18] [eɪ]/ change[19] ***of mind***

s. erinnern/ ins Gedächtnis zurückrufen; Erinnerung
einfallen[1] Erinnerung, Andenken[2] etw. berücksichtigen/ bedenken[3] aufpassen/ achten auf; Geist, Verstand, Gedächtnis[4] Reproduktionsgedächtnis[5] Zahlen[6] s. nicht erinnern[7] Immediat-, Sofort-, Neugedächtnis[8] Traumerinnerung[9] nicht vergessen, im Auge behalten[10] vergessen[11] im Gedächtnis bleiben[12] Gedanken lesen[13] geistesabwesend, zerstreut[14] aufgeschlossen[15] einfältig[16] zielstrebig, unbeirrbar[17] Verfassung, Stimmung[18] Sinnesänderung[19] 1

remind sb. (of) *vt* *sim* **bring/ call to mind**[1] *phr*, **prompt**[2] *v*, **cue**[3] [kjuː] *v&n* → U19-11

to make sb. think about things (s)he has forgotten (e.g. to suggest a name, activity, etc.)

reminder[4] [aɪ] *n* • **reminisce**[5] [remɪnɪs] *v* • **reminiscence**[6] *n* • **reminiscent** *adj*

» *That reminds me of my mother. The patient should be reminded that mental clarity* [eə] *and dexterity*[7] *may remain impaired for 24-48 hours. Battered*[8] *children avoid reminders of the traumatic event. Help the patient to select a reminder cue to take his daily dose.*

Use ***to remind*** patients / oneself • ***to remind sb.*** of his duty / that ... • constant / daily / mailed[9] / unnecessary ***reminder*** • ***to prompt*** suspicion[10] [ɪʃ]/ psychiatric [saɪkɪ-] evaluation / sb. to seek [iː] medical attention[11] • ***to cue*** sb. • to recognize[12]/interpret/respond to ***cues*** • a baby's / nonverbal [ɜː]/ sensory / auditory [ɒː]/ subtle[13] [sʌtl] ***cues*** • ***to be reminiscent of*** one's childhood • ***reminiscences*** of/about the past • ***reminiscent*** look / smile / of sth.

jem. (an etwas) erinnern
in Erinnerung rufen, erinnern an[1] wecken; nahelegen[2] ein Stichwort geben; Stichwort, (Einsatz)zeichen, Signal[3] Erinnerung, Gedächtnisstütze, Mahnung[4] in Erinnerungen schwelgen[5] Erinnerung[6] Geschicklichkeit[7] misshandelt[8] Mahnschreiben[9] Verdacht erregen[10] jem. nahelegen, z. Arzt zu gehen[11] Zeichen erkennen[12] subtile Hinweise[13] 2

identify [aɪdentəfaɪ] *v* *sim* **recognize**[1] *v*, *rel* **name**[2], **place**[3], **date**[3] *v* → U73-4

to establish the identity of someone or something

identification *n* • **(un)identified**[4] *adj* • **identifiable** *adj* → U75-2
recognition *n* • **recognizable**[5] *adj*

» *The earliest symptom was vague* [eɪ] *abdominal heaviness that the patient did not identify as a pain. He failed to recognize his son. Obese patients are taught to recognize "eating cues" and how to avoid or control them. Her face looks familiar but I can't place her.*

Use ***to identify*** a person / a virus / objects / with sb. else • ***to recognize*** symptoms / a smell[6] • object / patient[7] / visual ***identification*** • diagnostic / endoscopic / accurate ***identification*** • ***identification*** bracelet[8] / tag[9] / number • ***identification*** or ID card[10] / test / methods • to promote/aid in/impede [iː]/delay [eɪ] ***recognition*** • word / sound[11] / pattern / prompt ***recognition*** • early[12] / beyond[13] ***recognition***

identifizieren, erkennen
(an)erkennen, wiedererkennen[1] benennen, mit/ beim Namen nennen[2] (örtl./ zeitl.) ein-/ zuordnen[3] unbekannt, nicht identifiziert/ erkannt/ festgestellt[4] erkennbar[5] e. Geruch erkennen[6] Patientenidentifikation[7] Erkennungs-, Identifikationsarmband[8] Erkennungsmarke[9] (Personal)ausweis[10] Geräuscherkennung[11] Früherkennung[12] Unkenntlichkeit[13] 3

realize [riːəlaɪz] *v* *rel* **understand**[1], **appreciate**[2] [əpriːʃieɪt] *v* → U57-4

(i) to become fully aware[3] of sth. or to perceive[4] [siː] sth. mentally
(ii) to make sth. real or put it into practice

realization[5] [eɪʃ] *n* • **understanding**[6] *n & adj* • **appreciation**[7] [eɪʃ] *n*

» *Patients presenting with transient global amnesia* [iːʒ] *may be unaware*[8] *of their deficit, but most realize that "something is wrong"; a few may recognize that their memory is impaired. One must be explicit*[9] [ɪs] *and make sure that the teen understands what is being asked. Do you think he is able to appreciate the consequences of refusing treatment.*

Use ***to realize*** one's limitations[10] / what's happening / the truth • ***to appreciate*** life's pleasures [eʒ]/ pressure / a heart [ɑː] murmur[11] [ɜː] • growing / sudden ***realization*** • to show/be/provide ***understanding*** • mutual[12] [mjuːtʃʊəl]/ parental / difficulty in ***understanding*** • general / clear / full ***understanding*** • thorough[13] [ɜː]/ better / impaired [eə] ***understanding***

(i) erkennen, s. klarwerden; bemerken, feststellen
(ii) verwirklichen, realisieren
verstehen, begreifen[1] spüren, wahrnehmen; ein-, wertschätzen[2] s. bewusst werden[3] wahrnehmen, erkennen[4] Erkenntnis[5] Verständnis, Auffassungsgabe, Kenntnisse; verständnisvoll[6] Erkennen, Verständnis, Sinn für[7] s. nicht bewusst sein[8] deutlich[9] seine Grenzen erkennen[10] e. Herzgeräusch feststellen[11] gegenseitiges Verständnis[12] gründliche Kenntnis[13] 4

associate [əsoʊʃieɪt] *v* *sim* **relate**[1] [rɪleɪt], **connect**[1], **link**[1] *v*

to make a logical or causal [ɒː] connection

association[2] [eɪʃ] *n term* • **associative** [ʃ||s] *adj* • **associational** *adj* • **(un)related**[3] [eɪ] *adj* • **relation(ship)**[4] [rɪleɪʃənʃɪp] *n* • **connection**[5] *n* • **link**[5] *n*

» *Dyslexics*[6] [dɪs-] *may have difficulty determining* [ɜː] *which letters in words form specific sound-symbol* [ɪ] *associations such as vowel* [aʊ] *patterns, affixes, syllables* [ɪ], *and word endings.*

Use ***to associate*** A and/with B • free[7] / word / controlled[8] / clang or klang[9] ***association*** • ***association*** test[10] / area[11] / tracts[12] / of ideas • ***associative*** learning • ***related*** to stature [stætʃə] • age-/ sex-/ drug[13]-/ alcohol-/ dose-/ school-***related*** • ***unrelated*** event / illness / to injury[14] • doctor-patient[15]-/ parent-child-/ close[16] / causal ***relationship*** • weak [iː]/ cross-/ genetic [dʒen-]/ etiologic [iːtɪə-] ***link***

assoziieren, in Verbindung bringen
verbinden, in Verbindung bringen[1] Assoziation, Verknüpfung; Zusammenhang[2] verwandt, zusammenhängend; -bedingt[3] Verwandtschaft, Beziehung, Verhältnis[4] Verbindung, Bindeglied[5] Legastheniker[6] freie Assoziation[7] kontrollierte A.[8] Klangassoziation[9] Assoziationstest[10] Assoziationsfeld[11] Assoziationsbahnen[12] arzneimittelbedingt[13] mit d. Verletzung nicht i. Zusammenhang stehend[14] Arzt-Patient-Beziehung[15] enger Zusammenhang[16] 5

rehearse [rɪhɜːrs] *v* *sim* **practice**[1] *BE* **practise, drill**[2] *v & n*

to enhance memory by repeating new information to oneself in order not to forget it

rehearsal[3] *n* • **practice** *n* • **practicable**[4] *adj*

» *Learning disorders may be associated with deficiencies [ɪʃ] in memory functions, esp. information retention, rehearsal strategies, and verbal [ɜː] retrieval[5] [iː] and production. Short-movement exercises should be practiced while seated. We had this behavior drilled into us[6].*

Use ***to rehearse*** a speech[7] (over and over) / for a show • ***to practice*** doing sth. / for sth. / the violin[8] [aɪ]/ safe sex / medicine[9] • to put into[10] / piano ***practice*** • ***to drill*** sb. in/on sth. • spelling[11] / disaster ***drills*** • maintenance ***rehearsal***

einüben, -studieren, proben
(aus)üben, praktizieren[1] einüben, pauken; Drill(übung)[2] Wiederholung, Übung, Probe[3] durchführbar[4] Wortfindung[5] wurde uns eingetrichtert[6] e. Rede einstudieren[7] auf d. Geige üben[8] als Arzt/ Ärztin praktizieren[9] in d. Praxis umsetzen[10] Rechtschreibübungen, -drills[11] 6

repeat [rɪpiːt] *v* *sim* **revise**[1] [rɪvaɪz] *v, rel* **learn**[2] [lɜːrn] *v*

to state again, to recapitulate[3] or do sth. over[4], e.g. to practice or learn it

repetition [ɪʃ] *n* • **repetitive**[5] *adj* • **revision** [ɪʒ] *n* • **re/ unlearn**[6] *vt* • **learning** *n*

» *During these episodes, the patient repeated the same questions again and again and did not recognize that her memory was impaired. There is an impairment in the ability to learn new information or recall previously [iː] learned information.*

Use ***to repeat*** words / oneself / an act • ***to revise*** a book / for an examination[7] • ***to learn*** new skills[8] / to adapt / how to do sth. • ***to learn*** from mistakes[9] / from experience[10] • word[11] / paired [eɚ] associate[12] [oʊʃ] • ***learning*** skill / spatial[13] [eɪʃ]/ social[14] ***learning*** • ***learning*** curve [ɜː]/ process[15] / pattern • ***learning*** (dis)ability[16] / disorder[17] / problem / deficit /-disabled[18] • ***learning to*** read / walk • ***learned*** behavior[19] [eɪ]/ response

wiederholen, nachsprechen
durchsehen, überarbeiten, ändern[1] (er)lernen[2] (kurz) zusammenfassen, rekapitulieren[3] noch einmal machen[4] s. wiederholend, repetitiv[5] abgewöhnen, ablegen[6] d. Stoff für e. Prüfung wiederholen[7] etw. Neues lernen[8] aus Fehlern lernen[9] aus Erfahrung lernen[10] verbales Lernen[11] assoziatives L.[12] räuml. L.[13] soziales L.[14] Lernprozess[15] Lernbehinderung[16] Lernstörung[17] lernbehindert[18] erlerntes Verhalten[19] 7

memory [meməri] *n clin & term* *sim* **recollection**[1] [rekəlekʃᵊn] *n*

(i) power of retaining and recalling past experience, facts, ideas, etc.
(ii) sth. that is remembered

memorize[2] [-aɪz] *vt* • **memorable**[3] *adj* • **commemorate**[4] *v* • **recollect** *v*

» *Then the child goes back to sleep and has no memory of the event the next day. Memory function[5] includes registration (encoding or acquisition), retention (storage or consolidation), stabilization, and retrieval [iː] (decoding or recall). Do you have a good memory for figures[6]? Memory for new information[7] is severely affected but memory of distant events[8] is less so. He has impaired recollection of the ictal phase[9] [feɪz].*

Use to have a good/poor ***memory*** • to refresh *or* brush [ʌ] up[10] ***one's memory*** • to improve or enhance/jog[11] [dʒɒːg] ***one's memory*** • to have problems with/interfere [-ɪɚ] with[12]/recover [ʌ] ***one's memory*** • to store/arouse[13] [aʊ] /relive [riːlɪv] ***a memory*** • visual [ɪʒ] *or* iconic[14] [aɪkɒːnɪk]/ auditory [ɒː] *or* echoic[15] [ekoʊɪk] ***memory*** • procedural [siː] *or* implicit[16] ***memory*** • declarative *or* explicit[17] / screen[18] ***memory*** • episodic[19] / semantic[20] ***memory*** • recent [iːs]/ secondary[21] / immediate [iː] *or* primary[22] [aɪ]/ remote[8] ***memory*** • long-term[21] (*abbr* LTM)/ short-term[22] (*abbr* STM) ***memory*** • delayed[23] / working[24] ***memory*** • impaired[25] / intact / failing[26] [eɪ] ***memory*** • fleeting[27] [iː]/ photographic / (un)conscious [ʃ] ***memory*** • ***memory for*** smells / facts / past events • ***memory for*** words / names / faces[28] • ***memory*** faculties[29] / capacity [æs] *or* skills[29] • ***memory*** retrieval[30] / disturbance[25] [ɜː] • ***memory*** aids[31] [eɪdz]/ consolidation • ***memory*** lapse[32] / loss[33] / deficit • to bring back ***memories*** • impaired / little / vague[27] [veɪg]/ conscious ***recollection***

(i) Gedächtnis, Erinnerungsvermögen (ii) Erinnerung
Erinnerung[1] s. etwas einprägen[2] unvergesslich, denkwürdig[3] gedenken[4] Gedächtnisleistung, -funktion[5] Zahlengedächtnis[6] Neugedächtnis[7] Altgedächtnis[8] Anfallsphase, iktale Phase[9] s. Gedächtnis auffrischen[10] seinem G. auf d. Sprünge helfen[11] s. Erinnerungsvermögen beeinträchtigen[12] e. Erinnerung wecken[13] visuelles Gedächtnis[14] akust. G.[15] prozedurales/ implizites G.[16] deklaratives/ explizites G.[17] Deckerinnerung[18] episod. Gedächtnis[19] semant. G.[20] sekundäres G., Langzeitgedächtnis[21] Sofort-, Immediat-, Kurzzeitgedächtnis[22] mittelfristiges G.[23] Arbeitsgedächtnis[24] Gedächtnisstörung[25] nachlassendes G.[26] schwache Erinnerung[27] Personengedächtnis[28] Gedächtnisfähigkeiten[29] Abrufung v. Gedächtnisinhalten[30] Gedächtnisstützen, -hilfen[31] Gedächtnislücke[32] Gedächtnisverlust[33] 8

encoding [ɪnkoʊdɪŋ] *n term* *rel* **register**[1] [redʒɪstɚ], **imprint**[2] *v*, **take in**[3] *v phr*

first stage in the memory process involving processes associated with acquisition [ɪʃ] of stimuli [aɪ] through one or more of the senses (i.e. briefly registering and modifying information)

de/ encode[4] *v term* • **encoded** *adj* • **code**[5] *v & n* • **registration** *n* • **imprint**[6] *n*

» *It is well known that active rehearsal facilitates [sɪ] encoding and later retrieval [iː] of stimuli. What is the role of sleep and dreams in encoding memory? Elaborate encoding refers to making associations. Loss of encoded information (a type of forgetting) occurs [ɜː] rapidly unless the next two stages in the memory process, storage and retrieval, are activated.*

Use visual[7] / verbal / structural[8] [ʌ]/ phonemic[9] [iː] ***encoding*** • semantic[10] / neural [(j)ʊɚ]/ synaptic ***encoding*** • (poor) initial [ɪʃ]/ enriching[11] / elaborate[12] ***encoding*** • ***encoding*** memory tasks / and retrieval processes • ***encoding*** efficiency [ɪʃ]/ specificity[13] [ɪs] • ***encoding***-related brain activity / transactive memory • ***memory encoding*** areas / process[14] • declarative / emotional [oʊʃ]/ neutral [(j)uː] ***memory encoding*** • to make/leave[2] ***an imprint*** • ***coded*** signal • ***to decode*** (word) meaning

Enkodierung, Gedächtnisspeicherung, Einspeicherung
ablegen, registrieren[1] (ein)prägen[2] registrieren, aufnehmen[3] codieren, verschlüsseln[4] codieren; Code[5] Gedächtnisspur, Zeichen[6] visuelles Enkodieren[7] strukturelle Enkodierung[8] phonologische Enkodierung[9] semantische Enkodierung[10] vertiefende Verarbeitung[11] elaborierte Verarbeitung[12] Enkodierungsspezifität[13] Enkodierungsprozess[14]

9

(memory) storage [stɔːrɪdʒ] *n term* *sim* **retention[1]** *n, rel* **retrieval[2]** [iː] *n term*

mental processes associated with retention of stimuli that have been registered and modified by encoding

store[3] [stɔːr] *v&n* • **stored** *adj* • **retain[4]** [rɪteɪn] *v* • **retrieve[5]** [rɪtriːv] *v*

» *Retention* [ʃ] *or retrieval problems cause dyslexics to confuse the names of letters and words that are similar in structure. Some information appears to be stored accurately for an indefinite time, whereas other items fade[6]* [eɪ] *or become distorted[7]. Declarative memory refers to facts and past personal events that must be consciously retrieved to be remembered. Long-term potentiation[8] (abbr LTP), which refers to a long-lasting enhancement of synaptic transmission, is presumed* [juː] *to be involved in memory acquisition[9] and storage.*

Use long-term *or* permanent [ɜː] ***memory storage*** • ***storage*** capacity[10] / buffer [ʌ] • ***to store*** new memories • information[11] / digit[12] [dɪdʒɪt] ***retention*** • verbal [ɜː] ***retrieval***

Gedächtnisspeicherung
Behalten, Retention, Merkfähigkeit[1] Abruf(en), Erinnern[2] speichern, ablegen; Vorrat, Speicher[3] speichern, s. merken[4] abrufen[5] verblassen, zerfallen[6] verzerrt werden[7] langfristige Aufladung[8] Gedächtnisbildung[9] Speicherkapazität[10] Informationsspeicherung[11] Zahlengedächtnis[12] 10

intrusion [ɪntruːʒᵊn] *n term* *sim* **flashback[1]** [flæʃbæk] *n clin* → U11-9

unexpected but very vivid memory of a past event (esp. of traumatic experience)

» *Children frequently reexperience[2] elements of traumatic events in nightmares[3]* [eə˞] *and intrusive daytime flashbacks. If flashbacks (mental imagery from a "bad trip" later triggered[4] by mild stimuli* [aɪ] *such as alcohol) occur* [ɜː]*, a short course* [ɔː] *of an antipsychotic[5] is usually sufficient* [ɪʃ]*. Like other posttraumatic stress responses, intrusion of previously* [iː] *avoided memory can be cued[4] by environmental stimuli[6].*

Use to produce/experience/have ***flashbacks*** • transient / distressing[7] ***flashbacks*** • ***flashback*** episodes • alpha-wave / impending / habit ***intrusion*** • ***intrusion*** error

Intrusion, belastendes Wiedererleben
Flashback, Rückblende[1] wiedererleben[2] Alpträume[3] ausgelöst[4] Neuroleptikum, Antipsychotikum[5] Umweltreize[6] belastende Flashbacks[7] 11

engram *n term* *syn* **neurogram** [n(j)ʊə˞ə-], **memory trace** [treɪs] *n term*

imprint every mental experience leaves on the brain, stimulation of which retrieves the original experience

neurogrammic *adj term* • **neurography[1]** *n* • **engrammic** *adj*

» *Encoding is the process of converting* [ɜː] *an event into an engram. The set of cells with facilitated synapses is the anatomical correlate of the memory and is called a memory trace.*

Use to establish[2]/(re)activate *or* retrieve ***an engram*** • memory / neural / biochemical / dormant[3] ***engram*** • ***engram*** (memory) pattern / selection • enduring[4] / olfactory / visual[5] / motor[6] ***memory trace***

Engramm, Gedächtnisspur
Neurografie[1] ein Engramm bilden[2] schlummerndes Engramm[3] langanhaltende/ dauerhafte Gedächtnisspur[4] Erinnerungsbild[5] Bewegungsmuster[6] 12

mnemonic(s) *n term* *syn* **mnemotechnic(s)** *n, rel* **mneme[1]** [niːmi] *n term*

systematic memory training[2] based on memory-aiding devices[3] [aɪs] linking a new item [aɪ] with one that is already established in the memory, e.g. associating a new telephone number with one's birthday

mnemonic[4] [nɪmɒːnɪk] *adj term* • **mnemic[5]** [iː] *adj* • **mnem(o)-** [niːmoʊ-] *comb*

» *Mnemonics are memory training devices or ways of making associations designed to enhance* [æ] *memory[6] and recall. Improve your memory via mnemonics. First-letter mnemonics can be useful for overcoming memory blocks[7]. Mnemonics uses associations, triggers, and rhyming* [aɪ] *methods to develop a system to remember a wide variety of information.*

Use phonetic / (alphabet/ rhyming) peg[8] / medical ***mnemonics*** • ***mnemonics memory*** technique / devices[3] / course • ***mnemonic*** devices[3] / systems / programming • ***mnem***asthenia[9] [iː]

Mnemotechnik, Mnemonik
Gedächtnis, Erinnerung, Mneme[1] Gedächtnistraining[2] Gedächtnishilfen, -stützen[3] mnemotechnisch, mnemonisch, Gedächtnis-[4] mnestisch, das Gedächtnis betreffend[5] die Gedächtnisleistung steigern[6] Gedächtnisblockaden, Blackouts[7] Gedächtnis-, Eselsbrücke[8] Gedächtnisschwäche[9] 13

forget - forgot - forgotten *v irr* *rel* **repress[1]** [rɪpres], **suppress[2]** [səpres] *v*

to fail to keep in memory or to intentionally dismiss from the mind

(un)forgetable *adj* • **long-forgotten** *adj* • **repression[3]** [eʃ] *n term*

» *Insight* [ɪnsaɪt] *fails to develop in histrionic[4] persons because they can easily repress or forget unpleasant* [e] *experiences[5]. The defense mechanisms[6]* [ek] *in hysterical conversion* [ɜː] *are repression (a barring* [ɑː] *from consciousness[7]) and isolation (a splitting of the affect from the idea).*

Use ***to forget*** (about) sth. / one's name / problems / oneself • ***to reppress*** emotions [oʊʃ]/ guilty [gɪlti] feelings[8] • ***to suppress*** memories[9] / (sexual) fantasies / respiration / secretion[10] [iːʃ] • ***repressed*** memory[11] / desire [aɪ]/ anger[12] / aggressions • unconscious[13] ***repression***

vergessen
unterdrücken, verdrängen[1] unterdrücken, verdrängen, hemmen[2] Verdrängung[3] hysterisch[4] unangenehme Erlebnisse[5] Abwehrmechanismen[6] Ausschluss aus d. Bewusstsein[7] Schuldgefühle verdrängen[8] Erinnerungen verdrängen[9] die Sekretion hemmen[10] verdrängte Erinnerung[11] unterdrückter Zorn[12] unbewusste Verdrängung[13] 14

forgetful *adj* *sim* **oblivious**[1] [əblɪviəs] *adj*, *rel* **absent-minded**[2] [aɪ] *adj*

repeatedly [iː] failing to keep something in mind or to be to mindful [aɪ] or attentive

forgetfulness[3] *n* • **oblivion**[4] *n* • **absent-mindedness** *n*

» *The patient became slightly forgetful. Patients presenting with bruxism*[5] [ʌ] *may be oblivious of the habit. Disoriented patients are often oblivious to the most obvious features* [fiːtʃɚz] *of the surrounding* [aʊ] *environment* [aɪ].

Use to be/become ***forgetful*** • ***forgetful*** confusion[6] [juːʒ] • normal / benign[7] [bɪnaɪn]/ increased [iː] ***forgetfulness*** • ***to be oblivious*** to a symptom[8] [ɪ]/ of one's habits • to be/become ***absent-minded***

vergesslich, achtlos, nachlässig
vergesslich, nicht wahrnehmend[1] geistesabwesend[2] Vergesslichkeit, Nachlässigkeit[3] Vergessen(heit)[4] (Zähne)knirschen, Bruxismus[5] Vergesslichkeit und Verwirrtheit[6] benigne Vergesslichkeit[7] e. Symptom nicht wahrnehmen[8]
15

inattentive *adj clin & term* *sim* **unconcentrated**[1], **distracted**[2] *adj clin*

not fully concentrated because of a lack of interest, negligence[3], or absent-mindedness

attentive *adj* • **attentional** [ˈʃ] *adj term* • **(in)attention** *or* **-tiveness**[4] *n* • **concentrate** *v* • **concentration** *n* • **distract**[5] *v* • **distraction**[6] *n*

» *Patients with large basal* [eɪ] *lesions* [iːʒ] *are apathetic*[7]*, inattentive to stimuli* [aɪ], *and indifferent*[8] *to the implications of their acts. Patients on large doses of depressants frequently show slowness of speech with poor memory, faulty* [ɔː] *judgment*[9] [ʌ], *and narrowed attention span.*

Use to be ***(in)attentive*** • to pay[10]/focus[11]/turn one's/lack/affect/seek [iː] ***attention*** • to warrant [ɔː] or require[12]/ attract or catch[13] ***attention*** • to receive [siː] /direct/ escape/ divert[14] [ɜː] ***attention*** • undivided[15] [aɪ]/ close[16] / scrupulous[17] [uː] ***attention*** • strict[17] / little / medical[18] ***attention*** • level / focus / impairment [eɚ]/ lapses ***of attention*** • ***attention*** span[19] / deficit (hyperactivity) disorder[20] / to drug selection • ***attentional*** mechanism / behavior[21] / abilities / distraction[22] • temporary / sensory / inappropriate ***inattention*** • visual [ɪʒ] ***attentiveness*** • ***to concentrate*** on sth. • to enhance/lose/lack ***concentration*** • powers of[23] ***concentration***

unaufmerksam
unkonzentriert[1] abgelenkt, zerstreut[2] Unachtsamkeit[3] (Un)aufmerksamkeit[4] ablenken[5] Ablenkung, Zerstreuung, Zerstreut-, Verwirrtheit[6] apathisch, teilnahmslos[7] gleichgültig[8] schlechtes Urteilsvermögen[9] Aufmerksamkeit schenken[10] seine Aufmerksamkeit richten auf[11] A. erfordern[12] A. erregen[13] ablenken[14] volle Aufmerksamkeit[15] genaue Beobachtung[16] strikte Einhaltung[17] ärztl. Behandlung[18] Aufmerksamkeitsspanne[19] Aufmerksamkeitsdefizitsyndrom, hyperkinetisches S.[20] aufmerksamkeitsheischendes Verhalten[21] Ablenkung[22] Konzentrationsfähigkeit[23]
16

amnesia [æmniːʒə] *n term* *syn* **memory loss**, *rel* **blackout**[1] *n clin*

total or partial inability to recall past experience due to loss of information stored in long-term memory

amnesic [æmniːzɪk] *or* **amnestic**[2] [e] *adj term* • **-mnesia, -mnes(t)ic** *comb*

» *Retrograde* [-eɪd] *amnesia (i.e. inability to remember events just preceding* [siː] *the accident) always indicates some degree* [iː] *of cerebral* [s] *damage*[3]*. Event-specific amnesia is particularly common after violent* [aɪ] *crimes such as sexual abuse or homicide*[4] *of a close relative or friend.*

Use to induce/produce ***amnesia*** • period / episode ***of amnesia*** • transient global[5] / partial[6] / anterograde[7] ***amnesia*** • retrograde[8] / event-specific ***amnesia*** • posttraumatic / posthypnotic[9] [ɪ]/ psychogenic[10] [saɪkə-] ***amnesia*** • hysterical / mild / profound[11] [aʊ] ***amnesia*** • isolated [aɪ]/ benign / progressive ***memory loss*** • disabling[12] [eɪ]/ early / acute short-term ***memory loss*** • to have a / alcohol-related or alcoholic[13] ***blackout*** • ***amnestic*** gap[14] / state /-confabulatory [æ] syndrome[15] • ***amnestic*** episode / disorder / aphasia[16] [eɪʒ]

Amnesie, (vorübergehender) Gedächtnisverlust
Gedächtnislücke, kurzer Bewusstseinsverlust; Blackout[1] amnestisch[2] Hirnschädigung, -schaden[3] Mord, Totschlag[4] transitorisch-globale Amnesie[5] partielle A.[6] anterograde A.[7] retrograde A.[8] posthypnotische A.[9] psychogene A.[10] vollständige A.[11] funktionell beeinträchtigende Gedächtnisstörung[12] alkoholbedingte Amnesie, Alkoholamnesie[13] Gedächtnis-, Erinnerungslücke[14] Korsakow-Syndrom, amnest. Syndrom[15] amnestische Aphasie[16]
17

paramnesia [pærə-] *n term* *rel* **deja vu**[1], **jamais-vu**[2], **confabulation**[3] *n term*

general term applied to faulty recollection in which fact and fantasy are confused, e.g. déjà vu, events that have never occurred [ɜː], mislocations in time and space, or confabulation

» *This is a case of paramnesia rather than of genuine recall. Deja vu is a paramnesia consisting of the sensation or illusion* [uːʒ] *that one is seeing what one has seen before. Temporal lobe lesions* [iːʒ] *can lead to depersonalization, behavioral disturbances, sensations of deja vu or jamais vu, visual field defects*[4]*, and auditory illusions or hallucinations. Another type of misidentification is reduplicative* [uː] *paramnesia, in which there is the belief that a familiar person, place, object or body part has been duplicated.*

Use identifying / reduplicative ***paramnesia*** • ***paramnesia*** confabulation[5] • ***deja vu*** phenomenon • sensations of[1] ***deja vu***

Paramnesie, Erinnerungsverfälschung, paramnestische Dysmnesie, Wahnerinnerung
Deja-vu-Erlebnis, vermeintliche Vertrautheit[1] Jamais-vu-Erlebnis, vermeintliche Fremdheit[2] Konfabulation[3] Gesichtsfeldausfälle[4] Pseudologia phantastica[5]
18

twilight state [twaɪlaɪt steɪt] *n term & clin*

temporary absence of consciousness seen in hysteria or epilepsy during which actions may be performed without conscious [ʃ] volition[1] [ɪʃ] and with no memory of the episode

» *Theta has been called the "twilight state," between waking and sleep which is often accompanied by dreamlike mental images. The therapist's voice is heard until the patient deepens relaxation to the "twilight state" level (defined by theta waves).*

Use traumatic[2] / psychogenic / epileptic ***twilight state*** • ***twilight*** sleep[3] / dreams

Dämmerzustand
Wille, Willenskraft[1] posttraumatischer Dämmerzustand[2] Dämmerschlaf[3] 19

fugue state [fjuːg steɪt] *n term* *syn* **psychogenic** [saɪkədʒenɪk] **fugue** *n term*

state of altered [ɔː] consciousness that may last for hours or days marked by amnesia for events occurring [ɜː] during the fugue period and physical [ɪ] flight [flaɪt] from an intolerable situation

fugue-like *adj term*

» *Psychogenic fugue is the most commonly encountered [aʊ] dissociative [oʊʃ] state[1] in the ER. On recovery [ʌ], there is a residual [ɪdʒ] amnesic [iː] gap[2] for the period of the fugue. In contrast to organic amnesia, fugue states are associated with amnesia for personal identity and events closely associated with the personal past.*

dissoziative(r)/ psychogene(r) Fugue(-Zustand)
dissoziative Störung[1] amnestische Lücke[2] 20

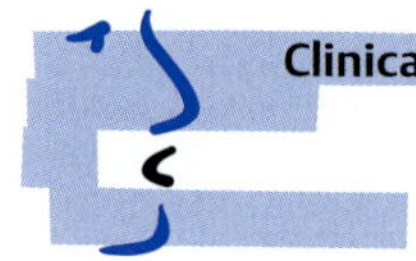

Clinical Phrases

Remember to take these drops daily before bedtime. Vergessen Sie nicht, diese Tropfen täglich vor dem Schlafengehen einzunehmen. • I don't remember that. Daran kann ich mich nicht errinnern. • Do you remember signing this?. Wissen Sie noch, ob Sie das unterschrieben haben? • I can't describe it, it slipped my mind. Ich kann es nicht beschreiben, es ist mir entfallen. • The name is on the tip of my tongue, but I can't say it. Der Name liegt mir auf der Zunge, aber er fällt mir im Moment nicht ein. • Think hard! Try to remember what the doctor told you. Denken Sie scharf nach! Versuchen Sie sich zu erinnern, was der Arzt zu Ihnen gesagt hat. • Does this ring a bell? Erinnert Sie das an etwas? • She used to be able to quote whole poems from memory. Früher konnte sie ganze Gedichte auswendig hersagen. • If my memory serves me right, that was back in 1999. Wenn ich mich recht erinnere, dann war das im Jahr 1999. • Did you suffer from pneumonia as a child? No, not that I remember/ know of. Hatten Sie als Kind einmal eine Lungenentzündung. Nein, nicht dass ich wüßte. • I'm afraid my memory is failing me. Ich fürchte, mein Gedächtnis läßt mich im Stich. • The days when I used to go to school are still fresh in my mind. Die Zeit, als ich noch zur Schule ging, ist mir noch gut im Gedächtnis. • I don't know what happened, Doctor, my mind just went blank. Ich weiß nicht was passiert ist, Herr Doktor, ich kann mich an nichts erinnern.

75

Unit 75 Personality & Behavior

Related Units: 76 Mood, 68 Sexuality, 73 Mental Activity, 77 Mental Health, 80 Aging, 113 Neurologic Findings

personality trait [treɪt] *n* *rel* **character[1], type[2]** [taɪp], **nature[3]** [eɪ] *n*

one of the behavioral, emotional and mental attributes that characterize an individual

person *n* • **(inter/ im)personal** *adj* • **characterize** *v* • **good-natured[4]** *adj*

» *These unusual personality traits are not due to epilepsy but probably result from psychosocial [saɪkoʊ-] factors. Borderline personalities are unstable in several areas, including self-image, mood [uː], behavior, and interpersonal relationships[5]. She's by nature inclined [aɪ] to be very scrupulous[6] [uː]. It's not in his nature to be so assertive[7] [ɜː]. These recent actions of hers are totally out of character[8]. He's quite nice but just not my type.*

Use premorbid[9] [ɔː] ***personality traits*** • (ab)normal / well-adjusted [ʌ]/ inadequate[10] ***personality*** • (in)dependent[10] / (un)stable[11] [eɪ]/ emotionally [oʊʃ] labile [eɪ]/ embittered ***personality*** • antisocial[12] / seclusive[13] [uː]/ hysterical[14] ***personality*** • split *or* multiple[15] [ʌ]/ compulsive[16] [ʌ] ***personality*** • strength / normalization ***of personality*** • ***personality*** profile / type / test / features[17] [fiːtʃɚz] • ***personality*** structure / development[18] / changes / disorder[19] • schizoid[20] [sk]/ schizotypal[21] [aɪ]/ paranoid / borderline ***personality disorder*** • to be in/out of[8]/a man of/quite a[22] ***character*** • to give sb. a good[23] / to have a bad/strong[24] ***character*** • ***character*** defect[25] [iː]/ problem • ***personal*** characteristics / habits / perspective[26] • ***personal*** lifestyle (change) / preference / motivation • ***personal*** hygiene[27] [haɪdʒiːn]/ contact / interaction • ***personal*** relationship / belongings[28] / loss • elderly / dominant / neatly groomed[29] [uː] ***person*** • (hyper)sensitive / (mentally) unstable ***person*** • orientation (as) to ***person*** • ***person***-to-person contact[30] • ***type*** A person • ill-***natured***

Charakter-, Wesenszug, Persönlichkeitsmerkmal, -zug
Charakter, Wesen[1] Typ[2] Natur, Wesen(sart)[3] gutmütig[4] zwischenmenschliche Beziehungen[5] gewissenhaft, genau[6] bestimmt[7] untypisch (für)[8] prämorbide Persönlichkeitszüge[9] abhängige Persönlichkeit[10] stabile P.[11] asoziale Persönlichkeit[12] eigenbrötlerisches Wesen[13] histrionische Persönlichkeit[14] multiple P.[15] anankastische/ zwanghafte P.[16] Persönlichkeitszüge[17] Persönlichkeitsentwicklung[18] Persönlichkeitsstörung[19] schizoide P.[20] schizotypische P.[21] e. Original sein[22] jem. e. gutes Zeugnis ausstellen[23] e. starke Persönlichkeit sein[24] Charakterfehler[25] persönl. (An)sicht[26] Körperpflege[27] pers. Eigentum[28] gepflegte Person[29] zwischenmenschlicher Kontakt[30] 1

identity [aɪdenˈəti] *n* *sim* **self-concept**[1] *n, rel* **individuality**[2] [æ] *n*

distinct personality by which individuals perceive [pɚsiːv] their own self

identify (with) *v* • **individual** [ɪndɪvɪdʒʊəl] *adj & n* • **selfish**[3] *adj* • **self** *n*

» *Did the patient take on a new identity? He has to establish an independent identity and separate from the family. When lack of self-confidence*[4] *and identity problems are factors in the depression, individual psychotherapy can be oriented to ways of improving self-esteem*[5] [iː], *increasing assertiveness, and lessening dependency. Except for delirium organic memory loss shows disorientation that is worse for time but never for self. Adolescents require both individuality and involvement with family and society to facilitate development of identity.*

Use to establish[6]/struggle [ʌ] with ***one's identity*** • personal / gender[7] [dʒ]/ (homo)-sexual / social ***identity*** • sense / change / loss[8] ***of identity*** • ***identity*** card / crisis[9] [aɪ]/ disorder / diffusion[10] [juːʒ] • positive / negative / improved ***self-concept*** • ***self***-image[11] /-acceptance[12] /-centered[13] • ***self***-confident *or* -assured[14] /-conscious[15] /-awareness [eɚ]/-control • sense of ***self*** • ***self***-care /-help /-mutilation[16] [mjuː-]/-reproach[17] [tʃ] • ***self***-depreciation[18] /-destructive behavior[19] /-injury • loss of ***individuality***

Identität
Selbstkonzept[1] Individualität[2] egoistisch, selbstsüchtig[3] Selbstvertrauen, -bewusstsein[4] Selbstwertgefühl[5] s. eigene Identität ausbilden/ entwickeln[6] Geschlechtsidentität[7] Identitätsverlust[8] Identitätskrise[9] Identitätsdiffusion, unklare I.[10] Selbstverständnis, -bild[11] Selbstannahme[12] egozentrisch, ichbezogen[13] selbstbewusst[14] befangen, gehemmt[15] Selbstverstümmelung[16] Selbstvorwurf[17] Selbsterniedrigung[18] selbstzerstörerisches Verhalten[19] 2

behavior [bɪheɪvɪɚ] *n* *syn* **conduct** *n, rel* **manner**[1] [æ], **attitude**[2] [æ] *n*

a person's actions, activities, and objectively observable interaction with the environment

behave[3] *v* • **manners**[4] *n* • **mannerism**[5] *n* • **behavioral** *adj term* • **behaviorism**[6] *n*

» *Psychomotor seizures* [siːʒɚz] *of temporal lobe origin are not characterized by unprovoked aggressive behavior. Out-of-control behavior may be managed through cognitive behavior modification*[7] *and behavior control training. He is known to be ill-mannered and badly dressed. The attitude of the doctor should be one of honesty, interest, and hopefulness.*

Use to modify ***behavior*** • human / (anti-)social / emotional [oʊʃ]/ motor / sexual[8] ***behavior*** • (mal)adaptive[9] / (task-/dis)oriented / coping[10] [oʊ] ***behavior*** • drunken [ʌ]/ attention getting / withdrawn [ɒː] ***behavior*** • bizarre / (ab)normal[11] / (in/ age-)appropriate[12] ***behavior*** • deviant[13] [iː]/ aggressive ***behavior*** • violent [aɪ]/ suicidal [saɪ]/ (self-)destructive ***behavior*** • criminal / health-compromising[14] ***behavior*** • ***behavior*** pattern[15] / modification (program) • ***behavior*** management (technique) [tekniːk]/ therapy[16] / problem • ***behavioral*** norms[17] / assessment / test / changes *or* alterations[18] • ***behavioral*** responses / disorder *or* disturbance[11] [ɜː] • in a calm [kaːm]/ casual[19] [kæʒʊəl]/ careless ***manner*** • pensive[20] / stiff / bedside[21] ***manner*** • conservative / hostile[22] / pessimistic / negative[23] ***attitude*** • to have no / good / bad ***manners*** • ill-***mannered***[24] • to display (bizarre/ nervous) ***mannerisms***

Benehmen, Verhalten
(Eigen)art, Weise[1] Einstellung, Haltung[2] s. benehmen/ verhalten[3] Benehmen, Umgangsformen[4] Manieriertheit, gekünsteltes Gehabe[5] Behaviorismus[6] kognitive Verhaltenstherapie[7] Sexualverhalten[8] Anpassungsverhalten[9] Bewältigungsverhalten, Coping[10] Verhaltensstörung[11] altersgemäßes Verhalten[12] abweichendes Verhalten, Devianz[13] gesundheitsgefährdendes V.[14] Verhaltensmuster[15] Verhaltenstherapie[16] Verhaltensnormen[17] Verhaltensänderungen[18] ungezwungene Art[19] nachdenkliche/ ernste Wesensart[20] Umgang (d. Arztes) m. Patienten[21] feindselige Haltung[22] negative Einstellung[23] ungezogen, ungehobelt, schlecht erzogen[24] 3

temperament *n* *rel* **(pre)disposition**[1] [ɪʃ], **composure**[2] [oʊʒ] *n* → U76-2

(i) characteristic tendency, mood [uː], or attitude of mind[3] in a person
(ii) having a tendency to openly display one's emotions [oʊʃ]

temperamental[4] *adj* • **(pre/ in)disposed**[5] [-dɪspoʊzd] *adj*

» *The Greeks proposed four temperament types: choleric, sanguine, melancholic, and phlegmatic. We are both quiet by temperament. Reduced serotonergic* [ɜː] *activity in the CNS correlated with temperament, impulsivity, and aggression. He can be very temperamental.*

Use fiery[6] [faɪɚi]/ childhood[7] / cyclothymic [aɪ]/ difficult / problems of ***temperament*** • cheerful[8] / amiable[9] [eɪ]/ nervous [ɜː] ***disposition*** • jealous [dʒeləs]/ premorbid neurotic [n(j)ʊɚ-] ***disposition*** • ***predisposition*** to behave in a certain way / to panic • to lose one's[10] ***composure*** • ***temperamental*** trait[11] / pattern / inclinations[12] / difficulties

(i, ii) Temperament, Wesen, Naturell
Veranlagung, Neigung, Hang, Naturell; Anfälligkeit, Disposition[1] Fassung; Beherrschung[2] Geisteshaltung[3] temperamentvoll; anlagebedingt[4] unpässlich, unwohl[5] feuriges Temperament[6] kindliches T.[7] fröhliche Art[8] liebenswürdiges Wesen[9] d. Beherrschung verlieren[10] Wesenszug[11] Veranlagungen, Neigungen[12] 4

pleasant [e] *adj* *rel* **friendly**[1] [e], **amiable**[2] [eɪ], **kind**[3] [aɪ], **polite**[4] [aɪ], **tactful**[5] *adj*

agreeable[6], pleasing[6] [iː] and enjoyable in manner, style or behavior

unpleasant[7] *adj* • **friendliness** *n* • **unkind** *adj* • **impolite** *adj* • **tactless**[8] *adj*

» *This depressive patient reported a pleasant elevation of mood*[9]. *Is this pleasant and energetic* [dʒe] *patient—albeit*[10] *talkative*[11], *jocular*[12] [dʒɒː], *and overly*[13] *friendly—so disordered that psychiatric* [saɪk-] *hospitalization must be considered? She has always been so kind to me.*

Use ***pleasant*** experience / woman / activity • ***pleasant*** smile[14] / sensations / smell[15] / surprise • ***to be pleasant*** to sb.[16] • ***amiable*** friend / young man • ***kind***-hearted[17] [aː]/ care / offer / brother • ***polite*** man / conversation • ***tactful*** inquiry[18] / physician [ɪʃ] • ***unpleasant*** feelings / dream (imagery) / situation • to be ***tactful***

angenehm, freundlich, nett
freundlich[1] liebenswürdig[2] freundlich, nett[3] höflich[4] taktvoll[5] angenehm[6] unangenehm[7] taktlos[8] Stimmungsaufhellung[9] obgleich[10] redselig[11] witzig[12] außerordentlich[13] freundliches Lächeln[14] angenehmer Geruch[15] zu jem. nett sein[16] gutherzig[17] taktvolle Anfrage[18] 5

cheerful [tʃɪɚfəl] *adj* *rel* **glad**[1], **optimistic**[2], **lighthearted**[3] [laɪthɑːrtɪd] *adj*

to be lively [aɪ] and happy or show good spirits

cheer (up)[4] *v* • **cheerless**[5] *adj* • **optimist** *n* • **lightheartedness** *n*

» *People with mild degrees of dementia [-ˈʃə] usually mask their intellectual impairment [eɚ] by a cheerful and cooperative manner. Hyperthymic [aɪ] individuals are characterized by the following lifelong traits: cheerful, overoptimistic, exuberant*[6] *[uː], overconfident, self-assured [əʃʊɚd], boastful*[7] *[oʊ], energetic, full of plans, uninhibited*[8]*, overtalkative, overinvolved*[9]*, meddlesome*[10]*, and stimulus-seeking [iː].*

Use ***cheerful*** person / mood / disposition[11] / manner[12] / look • to be/stay ***cheerful*** about sth. • to be ***glad*** that / to say / of sth.[13] • ***lighthearted*** attitude

heiter, fröhlich
froh, erfreut[1] zuversichtlich, optimistisch[2] unbeschwert, heiter[3] aufheitern, -muntern[4] freudlos, trübsinnig[5] überschwänglich[6] prahlerisch[7] frei von Hemmungen[8] ohne die nötige Distanz, überengagiert[9] s. in alles einmischend[10] Frohnatur[11] heitere Wesensart[12] über etw. froh sein[13]
6

witty [wɪti] *adj* *rel* **smart**[1] [ɑː], **wise**[2] [aɪ], **humorous**[3], **droll**[4] *adj*

to have or show a quick and clever mind or an amusing [juː] way of expressing oneself

wit[5] *n usu pl* • **quick-witted**[6] *adj* • **humor** [hjuːmɚ] *n* • **humorless** *adj*

» *My wife says I look like Alfred Hitchcock when I want to be witty. In retrospect I suppose we should have waited, but it is easy to be wise after the event. He has a wonderful sense of humor.*

Use ***witty*** reply [aɪ]/ comment[7] / person / idea / saying[8] • ***smart*** kid / move[9] / clothes • ***wise*** decision[10] [sɪ]/ precaution [ɒː]/ guy[11] [gaɪ] • to have a sense[12] / lack ***of humor*** • ***droll*** person / expression / laugh • sharp *or* keen[13] [iː] ***wit*** • half-/slow[14]-/ dim-***witted*** • to be at one's ***wits'*** end[15]

geistreich, witzig
gescheit, tüchtig; fesch[1] klug, weise, umsichtig[2] humorvoll, lustig[3] komisch, drollig[4] Verstand, Geist, Witz[5] aufgeweckt, schlagfertig[6] geistreicher Kommentar[7] witziger Spruch[8] geschickter Zug[9] kluge Entscheidung[10] Klugscheißer[11] (Sinn für) Humor haben[12] wacher Geist[13] schwer von Begriff[14] mit seinem Latein am Ende sein[15]
7

sympathetic *adj* *syn* **compassionate** *adj*, *opposite* **indifferent**[1], **callous**[2] *adj*

showing pity[3] and understanding for the misery[4] of others

sympathy[3] [ɪ] *n* • **sympathize (with)**[5] *v* • **compassion**[3] *n* • **indifference** *n*

» *Tact, sympathy and understanding are expected of the physician. We all sympathize [ɪ] with you for your great loss. He gave the mistaken impression of being depressed or emotionally indifferent. They did not show much compassion toward him. Patients with large basal frontal lobe lesions [iːʒ] are apathetic and indifferent to the implications*[6] *of their acts.*

Use ***sympathetic*** friend / understanding / staff behavior • ***sympathetic*** to *or* with sb. / nerve endings[7] • to arouse[8] [aʊ] /do sth. out of/seek [iː] ***sympathy*** for sb. • deep(est) / strong / heartfelt[9] [ɑː] ***sympathy*** • expression / atmosphere ***of sympathy*** • ***compassionate*** dialog [aɪə]/ physician [ɪʃ] • ***compassionate*** manner / toward sb. / use[10] (protocol) • to have/show/arouse[8] ***compassion*** • ***indifferent*** about sth. / to(ward)[11] / concerning [sɜː] sth. • to show/display/affect/feign[12] [feɪn] ***indifference to*** pain/the environment [aɪ] • ***callous*** to suffering [ʌ]/ act / disregard for ethics

Note: Do not confuse ***sympathetic*** with ***likeable***[13] (= agreeable[14]). ***Sympathetic*** is also used in connection with the nervous system (→ U40-9).

mitfühlend, verständnisvoll
gleichgültig[1] gefühllos, abgebrüht[2] Mitleid, Mitgefühl[3] Not(lage), Elend, Jammer[4] mitfühlen, Mitleid haben[5] Auswirkungen[6] sympathische Nervenendigungen[7] Mitleid erregen[8] aufrichtiges/ tiefempfundenes Mitgefühl[9] Verabreichung v. nicht zugelassenen Testmedikamenten[10] gleichgültig gegenüber[11] Gleichgültigkeit vortäuschen[12] sympathisch[13] nett, angenehm[14]
8

reliable [rɪlaɪəbl] *adj* *rel* **responsible**[1], **dependable**[2], **predictable**[3] *adj*

to be trustworthy[4] [ʌ] because of one's consistency[5] in behavior [eɪ] or performance

unreliable *adj* • **rely** [aɪ] **(on)**[6] *v* • **reliability** *n* • **irresponsible**[7] *adj* • **unpredictable**[8] *adj*

» *Is the patient reliable in terms of follow-up and sexual abstinence? Surgical excision [ɪʒ] offers the most reliable hope of cure [kjʊɚ]. The early adolescent [es] has unpredictable changes of mood and intense attachment [ætʃ] to peers*[9] *[pɪɚz].*

Use ***reliable*** information / test[10] / results • to be/hold sb. ***responsible*** for sth.[11] / to sb. • ***responsible*** adult / behavior • ***(un)predictable*** pattern / reaction / menses[12]

verlässlich, vertrauenswürdig
verantwortlich; verantwortungsvoll, -bewusst[1] zuverlässig, verlässlich[2] berechenbar[3] vertrauenswürdig[4] Beständigkeit[5] s. verlassen (auf)[6] verantwortungslos[7] unbeständig, unberechenbar[8] Gruppenbindung[9] zuverlässiger Test[10] jem. verantwortlich machen für etw.[11] (un)regelmäßige Monatsblutung[12]
9

75

consistent *adj* *rel* **conscientious**[1] [kɒːnˈʃɪenˈʃəs], **faithful**[2] [eɪ], **loyal**[3] *adj*

to behave in agreement with one's principles and/or with one's typical patterns of behavior

inconsistent[4] *adj* • **(in)consistency**[5] *n* • **disloyal**[6] *adj* • **(dis)loyalty** *n*

» *I know I should be more consistent when it comes to bedtimes and discipline. Persons with group conduct disorder demonstrate peer loyalty. The goal* [oʊ] *of management is the conscientious participation by the patient in an exercise program.*

Use ***consistent*** improvement / tendency / breast-feeding[7] [e] • ***consistent*** abstinence period / schedule [ʃ‖sk]/ bedtimes[8] • ***to be consistent with*** life-style[9] [aɪ] • to lack in[10] ***consistency*** • ***consistency*** in rules • ***loyal*** to sb. • strong / unshakable[11] [eɪ]/ blind / group ***loyalty***

Note: Mark the difference between ***consequent***[12] and ***consistent***.

konsequent, (be)ständig
gewissenhaft[1] (ge)treu[2] loyal, treu[3] unbeständig, inkonsequent[4] Beständigkeit, Konsequenz[5] treulos, illoyal[6] voll Stillen (ohne zuzufüttern)[7] gleichbleibende/ regelmäßige Schlafenszeiten[8] mit d. Lebensweise im Einklang stehen[9] unbeständig sein[10] unerschütterliche Treue[11] (darauf)folgend[12]

10

determined [dɪtɜːrmɪnd] *adj* *rel* **resolute**[1], **firm**[2] [fɜːrm] *adj*
opposite **scrupulous**[3] [uː], **indecisive**[4] [ɪndɪsaɪsɪv], **reluctant**[5] [ʌ] *adj*

to have made up one's mind, be sure of one's purpose [ɜː] and strongly motivated to succeed

determine [ɜː] *v* • **determination**[6] *n* • **irresolute**[4] *adj* • **(in)decisiveness**[7] *n* • **decide** [aɪ] *v* • **(in)decision**[7] [dɪsɪʒᵊn] *n* • **unscrupulous**[8] *adj* • **reluctance**[9] *n*

» *She seems determined to brave* [eɪ] *the matter out*[10]*. The child was sitting on her bed, pale* [eɪ] *and resolute, with tight* [taɪt] *lips and gleaming*[11] [iː] *eyes. Any response should be questioned gently* [dʒ] *but firmly. How should I convince a reluctant patient to accept the test?*

Use ***determined*** person / voice / to do sth. / on doing sth. • ***resolute*** commitment[12] / opposition • ***resolute*** sense of purpose / in one's decisions • ***firm*** conviction[13] / believer / proof [uː]/ body[14] / bed[15] • ***scrupulous*** care / attention / about hygiene [aɪ] • ***reluctant*** to seek care / smile • fierce[16] [fɪəʳs]/ firm / dogged[17] [dɒːgɪd]/ self-***determination***

entschlossen, bestimmt
resolut, entschieden, entschlossen[1] hart, fest (entschlossen)[2] penibel, sehr gewissenhaft, überängstlich[3] unentschlossen[4] zögernd, zurückhaltend, widerwillig[5] Entschlossenheit[6] Unentschlossenheit[7] skrupel-, gewissenlos[8] Widerstreben, Abneigung[9] d. Sache durchstehen[10] funkelnd[11] voller Einsatz[12] feste Überzeugung[13] straffer Körper[14] festes/ hartes Bett[15] wilde Entschlossenheit[16] Hartnäckigkeit, Verbissenheit[17]

11

honest [ɒːnɪst] *adj* *sim* **sincere**[1] [sɪnsɪəʳ] *adj*
opposite **dishonest**[2], **false**[3] [fɔːls], **mean**[4] [miːn] *adj*

to be truthful [uː] and without pretensions[5] [enˈʃ], not deceptive[6] [se], fraudulent[7] [ɒː] or disposed to cheat[8] [tʃiːt], lie or steal [iː]

honesty[9] *n* • **sincerity**[10] [e] *n* • **insincere**[2] *adj* • **falsehood**[11] *n* • **falsity**[12] *n*

» *Help the patient to cope* [oʊ] *with*[13] *his residual* [ɪdʒ] *pain by tactful, honest, informative discussions* [ʌ]*. Answer all questions as openly and honestly as possible. The family should be given a realistic, honest appraisal*[14] [eɪ] *of the severity* [e] *of the patient's condition and the prognosis. She offered a sincere apology for her behavior.*

Use to be ***honest*** with sb. • ***honest*** people / living[15] / opinion • ***honest*** face / admiration • ***sincere*** concern[16] [sɜː]/ interest / regret[17] [rɪgret] • ***sincere*** promise / sympathy[18] [ɪ] • ***dishonest*** tricks • ***false*** hopes / promises / modesty[19] / beliefs • ***false*** friends / alarm[20] / imprisonment • ***falsely*** cheerful / attributed / accused • ***mean*** look[21] / to sb.[22] / about sth.

ehrlich, aufrichtig, redlich
offen, lauter, ehrlich[1] unehrlich[2] treulos, falsch, hinterhältig[3] niederträchtig, gemein; geizig[4] Anmaßung, Dünkel[5] täuschend[6] betrügerisch[7] betrügen, schwindeln[8] Ehrlichkeit, Anständigkeit[9] Aufrichtigkeit, Lauterkeit[10] Unwahrheit[11] Unrichtigkeit, Falschheit[12] zurechtkommen mit[13] Beurteilung[14] rechtschaffenes Leben[15] ernste Bedenken[16] aufrichtiges Bedauern[17] aufrichtiges Mitgefühl[18] falsche Bescheidenheit[19] blinder Alarm[20] gehässiger Blick[21] fies zu jem.[22]

12

frank [æ] *adj* *syn* **candid** [æ], **outspoken** *adj,*
rel **outgoing**[1], **extroverted**[1] *adj*

to be open, straighforward[2] [streɪt-], truthful, and direct in manner or speech [spiːtʃ]

frankness *n* • **extrovert** *n* • **extroversion** [ɜː] *n term* • **introversion**[3] *n*

» *Did you speak frankly with the patient and the family regarding the likely course of disease? I will be frank with you at the outset. Be as candid as possible when interviewing patients with paranoid disorders. He is extroverted, warm*[4]*, and people-seeking*[5] [iː].

Use ***frank*** tone / eyes / smile / reply [aɪ]/ hostility[6] • ***frank*** bleeding [iː]/ jaundice[7] [dʒɒːndɪs] • ***candid*** criticism / nature[8] • ***to be frank*** *or* ***straight*** with sb.[9] / about sth. • ***outspoken*** views / opponent[10] / advocate • blunt[11] [ʌ]/ disarming[12] ***frankness*** • ***extroverted*** person(ality type)[13] / attitude • ***extroverted*** behavior[14] / tendencies / individual • (excessive) social ***extroversion***

offen, frei(mütig), unverhohlen
extra-, extrovertiert[1] ehrlich, direkt[2] Introvertiertheit[3] herzlich[4] gesellig[5] unverhohlene Feindseligkeit[6] klin. manifester Ikterus[7] offene Art[8] mit jem. offen sprechen[9] offene(r) Gegner(in)[10] schonungslose Offenheit[11] entwaffnende Ehrlichkeit[12] extrovertierter Typ[13] extrovertiertes Verhalten[14]

13

introverted *adj* *rel* **withdrawn**[1] [ɒː], **unsociable**[2] [oʊʃ] *adj*
coy[3] [kɔɪ], **cowardly**[4] [kaʊɚdli] *adj*

person who tends to shrink from[5] social contacts and is preoccupied[6] with his/her own thoughts

introvert [ɪntrəvɜːrt] *n* • **sociable**[7] [soʊʃəbl] *adj* • **(un)sociability** *n* • **coward**[8] *n*

» *Schizoid [skɪtsɔɪd] personalities are introverted, withdrawn, solitary*[9]*, emotionally cold, and distant. My husband is a bit of an introvert. Patients with this pattern of schizophrenia [iː] are described as isolated [aɪ], shy, and withdrawn. Depressive patients are gloomy*[10] *[uː], pessimistic, humorless, incapable [eɪ] of fun, lethargic [ləθɑːrdʒɪk], introverted; complaining [eɪ], self-reproaching*[11] *[-oʊtʃɪŋ] and self-derogatory*[12]*, and preoccupied with their own inadequacy*[13] *and negative events.*

Use ***introverted*** personality (style) / disposition[14] / child / learning style • ***withdrawn*** manner[15] / life[16] • to feel ***unsociable*** • shy[17] / quiet / agonizing[18] [æ] ***introvert*** • ***sociable*** person[19] / extrovert • ***to be coy*** about sth.[20] / with sb.[21] • to behave ***cowardly*** • diminished ***sociability***

introvertiert
verschlossen, in s. gekehrt[1] ungesellig, reserviert[2] verlegen, bescheiden, verschämt[3] feige, hinterhältig[4] s. verschließen[5] fixiert auf[6] umgänglich, gesellig[7] Feigling[8] eigenbrötlerisch[9] trübsinnig[10] machen sich Vorwürfe[11] erniedrigen sich selbst[12] Unzulänglichkeit[13] introvertiertes Wesen[14] verschlossenes W.[15] zurückgezogenes Leben[16] scheuer / introvertierter Mensch[17] an s. Introvertiertheit leidender M.[18] umgänglicher/ geselliger M.[19] verlegen sein wegen etw.[20] mit jem. kokettieren[21] 14

well-balanced *adj* *rel* **stable**[1], **steady**[2] [e] *adj*,
opposite **labile**[3] [eɪ] *adj*

to show good judgement[4] [ʌ] and be emotionally well-adjusted[5] to one's situation, station[6], etc.

(un)balanced[3] *adj* • **unstable**[3] *adj* • **unsteady** *adj* • **lability**[7] [leɪbɪləţi] *n*

» *She used to be a fun-loving, well-balanced person. An emotionally stable and encouraging [ɜː] family also fosters adjustment*[8]*. Their characters are fully formed and they are both very stable children. Depressions are more common among emotionally labile personalities.*

Use ***well-balanced*** child / mind[9] / lifestyle / training • ***well***-behaved[10] /-meaning[11] [iː] /-disposed /-intentioned[11] • ***stable*** personality / mood[12] / patient • ***stable*** infant / home situation[13] / family • ***stable*** relationship[14] / disease / weight [weɪt] • emotionally[15] / neurologically / hemodynamically[16] [aɪ] ***stable*** • ***steady*** manner / look / relationship[14] / young man • ***balanced*** life / diet [daɪət] • ***unstable*** person[17] / behavior disorder / gait[18] [eɪ]/ fracture • ***labile*** personality / patient / emotional [oʊʃ] states[19] • ***unsteady*** gait[18] / hands • emotional[19] / mood[20] [uː]/ autonomic[21] ***lability***

(innerlich) ausgeglichen
stabil[1] beständig, zuverlässig[2] labil[3] Urteilsvermögen, Einschätzung[4] angepasst[5] soziale Stellung[6] Unausgeglichenheit, Labilität[7] fördert die Anpassung[8] ausgeglichenes Gemüt[9] artig, wohlerzogen[10] wohlmeinend, -wollend[11] ausgeglichene Stimmung[12] geordnete Verhältnisse[13] feste Beziehung[14] innerlich/ seelisch ausgeglichen[15] kreislaufstabil[16] labiler Mensch[17] unsicherer Gang[18] emotionale Labilität[19] Stimmungslabilität[20] vegetative Labilität[21] 15

tolerant [tɒːlɚənt] *adj* *rel* **open-minded**[1], **forgiving**[2], **easygoing**[3] [iː] *adj*

to show respect for the opinions, rights, actions or habits of others even if one does not agree with them

(in)tolerance[4] *n* • **tolerate**[5] *v* → U121-12 • **intolerant** *adj* • **broad-minded**[6] *adj*

» *Am I being too tolerant of his smoking? He's very sympathetic, forgiving, and understanding*[7]*. My intense*[8] *2-year-old is nothing like his easygoing sister.*

Use to grow (more/less) ***tolerant*** of sb. *or* sth. • ***tolerant*** father / smile / of criticism[9] / toward children[10] • to have a/show ***tolerance*** for sth. • ***intolerant*** of milk[11] / to citrus [saɪtrəs] fruits / of temperature changes • ***open-minded*** attitude[12] • ***forgiving*** nature • ***easygoing*** couple [ʌ]/ dad / lifestyle[13] / atmosphere • ***easygoing*** pace[14] [peɪs]/ neighbors / to the point of inertia [ɪnɜːrʃə] • ***open***-hearted [ɑː] /-handed /-mouthed /-eyed • narrow[15]-***minded***

tolerant, duldsam, nachsichtig
aufgeschlossen[1] versöhnlich, nicht nachtragend[2] unbeschwert, lässig, gelassen[3] (In)toleranz[4] (v)ertragen, dulden[5] großzügig, tolerant[6] verständnisvoll[7] gefühlsbetont[8] Kritik ertragen können[9] nachsichtig m. Kindern[10] Milchunverträglichkeit[11] aufgeschlossene Haltung[12] sorgloses Leben[13] lockeres Tempo[14] engstirnig[15] 16

timid [tɪmɪd] *adj* *rel* **shy**[1] [ʃaɪ], **reserved**[2] *adj*,
opposite **confident**[3], **bossy**[4] *adj*

fearful and cautious[5] [kɒːʃəs], inhibited[6], self-conscious[6] [kɒːnʃəs], easily frightened [fraɪt-] or lacking self-confidence

intimidated[7] *adj* • **shyness** [aɪ] *n* • **reserve** [rɪzɜːrv] *n* • **confidence**[8] *n*

» *Daytime wetting*[9] *most often occurs [ɜː] in timid and shy children or in attention-deficit disorder*[10]*. Often there is overlap between reactions to developmental crises [aɪ] and temperamental traits such as oversensitiveness*[11]*, shyness, somberness*[12] *[ɒː], and reserve. The parents must feel confident that the primary [aɪ] physician*[13] *[ɪʃ] can provide the necessary follow-up care*[14]*. Children frequently become bossy or demanding when parent and child roles are not defined clearly enough.*

Use ***timid*** teenager • ***shy*** child • ***to be shy*** with girls • publicity[15]-***shy*** [ɪs] • ***reserved*** man / about sth. • to overcome one's[16] / incapacitating[17] [æs] ***shyness*** • over[18]/ self-***confident***

scheu, schüchtern, ängstlich
befangen, schüchtern, scheu[1] zurückhaltend, reserviert[2] (selbst)sicher, zuversichtlich[3] rechthaberisch, herrisch[4] vorsichtig[5] gehemmt, befangen[6] eingeschüchtert[7] Selbstvertrauen[8] Enuresis diurna[9] Aufmerksamkeitsdefizitsyndrom[10] Überempfindlichkeit[11] Trübsinnigkeit[12] Hausarzt/-ärztin[13] Nachsorge[14] publicityscheu[15] seine Schüchternheit überwinden[16] lähmende S.[17] übertrieben selbstbewusst[18] 17

rash [ræʃ] *adj* *rel* **impatient**[1] [ɪmpeɪʃᵊnt], **impulsive**[2] *adj* **choleric**[3] [kəlerɪk], **reckless**[4], **bold**[5] [oʊ] *adj*

having a tendency to act with unthinking boldness and defiant[6] [aɪ] disregard for danger or consequences

rashness *n* • **(im)patience**[7] [eɪʃ] *n* • **patient** *adj* • **recklessness**[8] *n*

» *In a rash moment*[9] *I told him we would take care of her. In patients with borderline personality disorder impulsive* [ʌ] *actions are a risk factor for suicidal* [saɪ] *behavior. Test reckless drivers for cocaine* [eɪ] *and marijuana. Excessive crying in children may be an early manifestation of an insistent, impatient personality style. Hurry up, my patience is wearing* [eɚ] *thin*[10]*!*

Use ***rash*** move / decision[11] • ***to be impatient*** with sb. / to have surgery[12] [ɜː] • ***impatient*** tone / movement / personality style • ***impulsive*** behavior / talking / spending[13] / (sexual) activity[14] • ***reckless*** driver[15] / behavior • ***bold*** step or move[16] • ***patient*** waiting / nurse [ɜː] • to be ***patient*** with sb.[17] • to have (no)/ require/test sb.'s/run out of[18] ***patience*** • endless / infinite / inexhaustible [ɒː] ***patience***

unbesonnen, überstürzt, voreilig
ungeduldig, ungehalten[1] impulsiv, spontan[2] cholerisch[3] rücksichtslos, leichtsinning, unbekümmert, fahrlässig[4] mutig, verwegen, dreist[5] trotzig, aufsässig[6] Geduld[7] Leichtsinn, Rücksichtslosigkeit[8] unbedachter Augenblick[9] allmählich verliere ich d. Geduld[10] vorschnelle Entscheidung[11] die Operation kaum erwarten können[12] Impulsivkauf[13] unbeherrschtes Sexualverhalten[14] rücksichtslose(r) Fahrer(in)[15] mutiger Schritt[16] mit jem. geduldig sein[17] d. Geduld verlieren[18]
18

stubborn [stʌbɚn] *adj* *syn* **obstinate** [ɒːbstɪnət], **pigheaded** *adj* *rel* **willful**[1], **strong-minded**[2] *adj*

marked by a tenacious[3] [eɪʃ] unwillingness to yield[4] [jiːld] in spite of all arguments and attempts at persuasion[5] [eɪʒ]

stubbornness *n* • **obstinacy** *n* • **strong-willed**[6] *adj* • **pigheadedness** *n*

» *I was faced with a stubborn and self-assured*[7] [ʃ] *lady who was determined not to compromise on the issue*[8]*. She obstinately insisted on remaining in the surgical ward* [ɔː]*. Passive-aggressive behavior is characterized by obstinacy, inefficiency* [ɪʃ]*, and sullenness*[9] [ʌ].

Use ***stubborn*** boy / refusal[10] [juː]/ about sth. / as a mule[11] [juː] • ***stubborn*** symptoms / warts [ɔː] / rash[12] [ræʃ] • out of sheer[13] [ʃɪɚ] ***stubbornness*** • ***obstinate*** nature / look[14] • ***pigheaded*** fool / about sth. / of sb. • single[15]***-minded*** • head***strong***[16] • ***willful*** child / conduct[17] / neglect / pride [praɪd]

stur, eigensinnig, halsstarrig, hartnäckig
eigensinnig, -willig[1] willensstark, energisch[2] beharrlich, hartnäckig[3] nachgeben[4] Überredungsversuche[5] eigensinnig; willensstark[6] selbstsicher[7] in diesem Punkt nicht nachzugeben[8] Missmutigkeit[9] hartnäckige Weigerung[10] störrisch wie ein Esel[11] hartnäckiger Ausschlag[12] aus purem Eigensinn[13] störrischer Blick[14] zielstrebig, beharrlich[15] eigensinnig, dickköpfig[16] eigensinniges Verhalten[17]
19

vain [veɪn] *adj* *syn* **conceited** [kənsiːtɪd], **big-headed** *adj* *rel* **snobbish** *or* **snobby**[1], **arrogant**[2], **assertive**[3] [ɜː] *adj*

having excessive confidence or pride[4] in one's qualities or an exaggerated [ædʒ] sense of self-importance

vanity[5] [vænəti] *n* • **conceit**[6] [kənsiːt] *n* • **arrogance**[7] *n* • **assertiveness** *n*

» *She has always been horribly vain over her cooking and scornfully contemptuous*[8] *of other people's aspirations. She is full of conceit* [iː]*. He had the vanity to think I would be disappointed if he did not call. She is a neatly groomed, assertive, and self-sufficient person.*

Use ***vain*** people / about one's appearance[9] [ɪɚ] • ***conceited*** fellow[10] / thoughts / fool • ***arrogant*** and self-indulgent[11] [ʌldʒ]/ look • to flatter sb.'s[12] ***vanity*** • unbearable [eɚ]/ intellectual ***arrogance*** • ***assertiveness*** training[13]

eitel, eingebildet
hochnäsig[1] überheblich, anmaßend, arrogant[2] anmaßend[3] Stolz[4] Eitelkeit, Einbildung[5] Einbildung, Dünkel[6] Arroganz, Überheblichkeit[7] verächtlich u. geringschätzig[8] eitel[9] eitler Tropf[10] anmaßend u. zügellos[11] jem. Eitelkeit schmeicheln[12] Selbstbewusstseinstraining[13]
20

self-centered *adj* *syn* **selfish, egocentric** [iːgoʊsentrɪk], **ego(t)istic** *adj* *rel* **possessive**[1] *adj*

to be interested in or care about nothing but oneself and one's own needs[2] [iː]

selfishness[3] *n* • **ego(t)ism**[3] *n* • **egoist** *n* • **possessiveness** *n* • **ego** *n*

» *In late adolescence* [s] *teenagers may become extremely self-centered and ambitious*[4] [ɪʃ]*. Persons with aggressive conduct disorder*[5] *show selfishness, failure of normal bonds*[6] *with others, and a lack of appropriate guilt*[7] [gɪlt]*. Why is she so jealous* [dʒeləs] *and possessive about me?*

Use to be ***self-centered*** in sth. • ***selfish*** child / old lady • ***egocentric*** views / personality • ***possessive*** mother[8] / about sth. / toward sb. • to boost [uː] one's[9] ***ego*** • ***ego***centricity [ɪs] /maniac[10] [eɪ] • ***self***-respect /-praise [eɪ] /-flattery[11] • ***self***-interested /-indulgent[12] [ʌ]/ -contained [eɪ] • ***self***-love /-pity /-effacing[13] [eɪs] /-denial[14] [dɪnaɪəl] • ***self***-fulfillment /-willed[15] • ***ego*** development / trip[16]

selbstsüchtig, egoistisch, egozentrisch
habgierig, besitzergreifend[1] Bedürfnisse[2] Egoismus[3] ehrgeizig[4] Verhaltensstörung[5] Bindungen, Beziehungen[6] mangelndes Schuldbewusstsein[7] besitzergreifende Mutter[8] sein Selbstvertrauen stärken, einen Auftrieb geben[9] Größenwahnsinnige(r)[10] Eigenlob[11] hemmungs-, zügellos[12] zurückhaltend[13] Selbstverleugnung[14] eigenwillig[15] Egotrip[16]
21

Unit 76 Mood & Attitude

Related Units: 75 Personality, 73 Mental Acitivty, 77 Mental Health, 113 Neurologic Findings, 142 Physical Therapy, 12 Death

76

emotion [ɪmoʊʃᵊn] *n usu pl* *rel* **feeling**[1] [fiːlɪŋ] *n usu pl* → U57-3

strong manifestation of mental unrest or arousal[2] [aʊ] directed toward a definite object

emotional[3] *adj* • **emotionless**[4] *adj* • **unfeeling**[4] *adj* • **feel**[5] - felt - felt *v irr*

» *Both hemispheres of the brain mediate [iː] emotion. Much of the emotional aspect of pain can be traced to[6] [eɪs] anxiety [aɪ]. Do you feel isolated? These support groups help patients deal [iː] with feelings of loss, grief[7] [iː], and guilt[8] [gɪlt].*

Use to experience/recognize/acknowledge[9] [əknɒːlɪdʒ] /express ***emotions*** • strong / inhibited / dulled[10] [ʌ]/ reversed [ɜː]/ covert[11] [oʊ] ***emotions*** • ***emotional*** health *or* well-being / needs / stress • ***emotional*** gratification[12] / ties[13] / response • ***emotional*** control / (in)stability / adjustment [ədʒʌ-] • ***emotional*** burden[14] [ɜː]/ barrier / explosiveness / outburst[15] [ɜː] • ***emotional*** distress *or* upset[16] / support[17] / deprivation • ***emotionally*** (un)stable [eɪ]/ charged[18] [tʃɑːrdʒd]/ depleted[19] [iː]/ mature [-jʊɚ]/ labile [eɪ] • to hurt sb.'s/hide one's ***feelings*** • ***feelings of*** guilt / despair [dɪspeɚ]/ inadequacy[20] / despondency[21]

Emotion, Gemütsbewegung
Gefühl[1] Erregung[2] gefühlvoll, gefühlsmäßig, emotional, emotionell[3] gefühl-, emotionslos[4] fühlen, spüren[5] zurückführen auf[6] Kummer, Trauer[7] Schuld[8] Gefühle eingestehen[9] abgestumpfte G.[10] versteckte G.[11] innere Genugtuung[12] emotionelle Bindungen[13] psychische/ seelische Belastung[14] Gefühlsausbruch[15] seelische Erschütterung[16] seelische Stütze[17] emotionsgeladen[18] abgestumpft[19] Gefühl d. Unzulänglichkeit[20] Niedergeschlagenheit, Mutlosigkeit[21] 1

mood [muːd] *n* *rel* **spirits**[1], **temper**[2], **humor**[3] [hjuːmɚ] *n* → U75-4

(i) a characteristic or habitual [ɪtʃ] emotional state[4] or disposition
(ii) the prevailing[5] [eɪ] psychological state

moody[6] [muːdi] *adj* • **moodiness**[7] *n* • **spirited** *adj* • **bad-tempered**[8] *adj*

» *This will put you in a good mood. Mood changes toward depression and anxiety can occur [ɜː] at the time of menopause. She's in one of her moods again. Is he subject [ʌ] to sharply varying moods? Doing some sports will help to lift your spirits. How often does she have those fits of temper[9]? What seems to be the source [sɔːrs] of his good humor?*

Use to be in a(n) good/bad/odd[10] ***mood*** • to elevate[11]/enhance[11] sb.'s ***mood*** • to throw a[12]/keep/lose one's[13] ***temper*** • ***to have a(n)*** even[14] [iː] /sweet/bad ***temper*** • lability of ***mood*** • ***mood*** disturbances [ɜː]/ swings[15] / alterations / disorders[16] • to be in low[17]/high ***spirits*** • to keep up one's[18] ***spirits*** • ***spirits*** lift[19] / sink • to have no[20]/a (good) sense of ***humor*** • hot- *or* quick[21]-/ short-/ sweet[22]-/ ill[8]-***tempered***

Stimmung, Laune
Wesen, Naturell[1] Temperament, Veranlagung[2] Stimmung, Humor[3] Gemütszustand, Stimmungslage[4] vorherrschend[5] launisch[6] Launenhaftigkeit[7] schlecht gelaunt[8] Wutanfälle[9] in einer eigenartigen Stimmung sein[10] jem. Stimmung heben[11] einen Wutanfall bekommen[12] d. Beherrschung verlieren[13] e. ausgeglichenes Wesen haben[14] Stimmungsschwankungen[15] affektive Psychosen/ Störungen[16] niedergeschlagen sein[17] d. Mut nicht verlieren[18] (neuen) Mut bekommen[19] keinen Humor haben[20] jähzornig, aufbrausend[21] sanft-, gutmütig[22] 2

affect [æfekt] *n term* → U113-3 *rel* **attitude**[1] [ætət(j)uːd] *n* → U75-3

the outward manifestation of a person's emotional feelings, tone [toʊn], and mood

affective[2] *adj term* • **affectivity**[3] *n* • **affection**[4] [əfekʃᵊn] *n clin* • **affectionate** *adj*

» *A depressed affect predominates. Typically, affect is blunted[5] [ʌ], but in the early stages it may be excessive. Phototherapy is used in seasonal [iː] affective disorder. She seems to have undergone a change of attitude over the past few months.*

Use adequate / flat(ened)[6] / shallow[6] [æ]/ inappropriate / depressed ***affect*** • ***affective*** disorder[7] / personality[8] / response / episode[9] • to feel *or* have a deep[10] ***affection***

Affekt
Einstellung, Haltung[1] affektiv, Affekt-[2] Affektivität[3] Zuneigung, Gefühl[4] verflacht[5] flacher Affekt[6] affektive Störung[7] zyklothyme Persönlichkeit[8] affektive Episode[9] e. tiefe Zuneigung empfinden, (jem.) sehr gern haben[10] 3

sensitive *adj* → U57-8 *sim* **touchy**[1] [tʌtʃi], **thin-skinned**[1] *adj inf*
opposite **insensitive**[2] [ɪnsensɪtɪv] *adj*

(i) acutely aware of interpersonal situations (ii) capable [eɪ] of perceiving [siː] sensations [eɪ] or responding to stimuli [aɪ] (iii) immunologically, a sensitized antigen or a person (or animal) rendered susceptible[3] [se] by previous [iː] exposure [oʊʒ] to the antigen concerned [sɜː]

(hyper)sensitive[4] *adj* • **sensitivity**[5] *n* • **insensitivity** *n* • **sensibility**[5] *n*

» *Parents must be sensitive to a child's needs. She is very sensitive about her skin blemishes[6]. He was too thin-skinned to cope with the criticism. Why is she so touchy about her hygiene [aɪdʒ] practices? I feel the nursing [ɜː] staff are very insensitive about my toileting problems.*

Use ***sensitive*** about one's appearance [ɪɚ]/ to criticism[7] / to pain / to cold[8] • ***sensitive*** nature / child[9] / relationship / matter[10] / nodule • over[11]/ light / pressure[12] ***sensitive*** • emotional[13] / personal / sun ***sensitivity*** • photoallergic[14] / food / salt / drug[15] ***sensitivity*** • heightened[16] [haɪt-]/ acquired [aɪ]/ induced ***sensitivity*** • ***sensitivity*** for each other's feelings / to stress • ***touchy*** about sth. / question[17] • musical[18] / esthetic ***sensibility***

> **Note:** Do not confuse ***sensitive*** and ***sensible***[19] (= rational); and ***sensory***[20] (= related to sensation) and ***sensual***[21] or ***sensuous***[21] (=love of physical, esp. sexual pleasures). While ***sensible*** is only rarely used in medical contexts, ***sensibility*** is often used as a near synonym of ***sensitivity***.

(i) empfindsam, einfühlsam, sensibel
(ii, iii) empfindlich
empfindlich, dünnhäutig[1] gefühllos, insensibel; unempfindlich[2] anfällig, empfindlich[3] überempfindlich, hypersensibel[4] Empfindsamkeit, Sensibilität; Empfindlichkeit[5] Hautunreinheiten[6] empfindlich auf Kritik reagieren[7] kälteempfindlich[8] sensibles/ empfindsames Kind[9] heikle Angelegenheit[10] überempfindlich[11] druckempfindlich[12] Feinfühligkeit, Empfindsamkeit[13] Photoallergie[14] Arzneimittelallergie[15] erhöhte Empfindsamkeit[16] heikle Frage[17] Musikalität, muskalisches Einfühlungsvermögen[18] vernünftig[19] sensorisch[20] sinnlich[21] 4

anxious [æŋkʃəs] *adj* *rel* **concerned**[1] [sɜːr], **apprehensive**[2] *adj* **fearful**[2] [fɪɚfᵊl], **tense**[3] *adj* → U77-5

(i) worried [ɜː] and tense about sth. (ii) to be eager [iː] and looking forward to sth.

anxiety[4] [aɪ] *n* • **concern**[5] *n* • **apprehension**[6] *n* • **tense up**[7] *v clin* • **tension**[8] [ʃ] *n clin & term*

» *Patients with a high heart rate usually appear anxious and are often sweating [e] excessively. Mr. Coe is anxious to know[9] the prognosis. The patient is tremulous, fearful and concerned about his well-being. She was quite tense when she came in for the exam.*

Use ***anxious*** patient / facies [feɪʃiːz] • overly[10] ***anxious*** • over***anxious***[10] • ***concerned*** about[11] / with[12] • ***tense*** feeling / with anger / muscles [s] • low / high / increased / patient ***anxiety*** • dental / presurgical [ɜː]/ separation[13] ***anxiety*** • ***anxiety*** state[14] / reaction / disorder / hysteria[15] [ɪ]/ neurosis [n(j)ʊɚoʊsɪs] • emotional / premenstrual[16] ***tension***

(i) besorgt, ängstlich
(ii) gespannt/ bedacht (auf)
besorgt[1] ängstlich[2] angespannt, nervös[3] Angst, Sorge[4] Sorge, Besorgnis[5] Besorgnis, Befürchtung[6] anspannen, straffen[7] Spannung[8] wollte unbedingt wissen[9] überängstlich[10] besorgt über[11] beschäftigt mit[12] Trennungsangst[13] Angstzustand[14] Angsthysterie[15] prämenstruelles Syndrom[16] 5

nervous [nɜːrvəs] *adj* *rel* **uneasy**[1] [ʌniːzi], **jittery**[2] [dʒɪtɚi] *adj* **edgy**[2], **highstrung**[3] [ʌ], **fidgety**[4] [fɪdʒəti] *adj*

(i) easily excited [aɪ], upset or agitated [ædʒ-] (ii) suffering [ʌ] from emotional instability

nervousness[5] *n* • **be on edge**[6] *phr* • **get on sb's nerves**[7] [ɜː] *phr*

» *He is a nervous man who does not like meeting new people. Are you nervous about something? The patient appears fidgety and squirms [ɜː] restlessly[8] in his seat. This affair really got on my nerves. He became uneasy when he heard about the delays [eɪ]. She seems a bit on edge today. The patient reports being uneasy and nervous at work and with people.*

Use ***nervous*** person / breakdown[9] [eɪ]/ tension • ***nervous*** exhaustion[10] [ɒː]/ stimuli [aɪ] • ***nervous*** instability / irritability / disturbance [ɜː]/ indigestion[11] [ɪndɪdʒe-]/ function / wreck[12] • ***uneasy*** feeling[13] • ***jittery*** mood[14]

nervös, unruhig, aufgeregt
unruhig, beklommen[1] nervös[2] überspannt[3] unruhig, zappelig[4] Nervosität[5] nervös sein[6] jem. auf d. Nerven gehen[7] rutscht unruhig hin u. her[8] Nervenzusammenbruch[9] psychovegetatives Syndrom[10] funktionelle Dyspepsie[11] nervliches Wrack[12] ungutes Gefühl[13] gereizte Stimmung[14] 6

irritable [ɪrɪtəbl] *adj* → U104-3 *syn* **testy** *adj*, *rel* **excitable**[1] [ɪksaɪtəbl] *adj*

abnormally sensitive, easily annoyed[2] [ɔɪ], and tending to react immoderately to stimuli

irritability[3] *n* • **excitability**[4] *n*

» *The patient is irritable and seeks [iː] seclusion[5] [uːʒ]. These children often react with irritability, aggressiveness, back talk, and temper outbursts[6] [ɜː]. When my husband gave up smoking he grew nervous and excitable.*

Use ***irritable*** and tense / mood[7]/ bowel [baʊᵊl] syndrome [ɪ]/ bladder • increased[8] / cyclic [saɪklɪk] ***irritability*** • ***testy*** old man[9] / comments • highly / easily ***excitable***

reizbar, gereizt
reizbar, nervös[1] verärgert[2] Reizbarkeit, Gereiztheit[3] Reizbarkeit, Erregbarkeit[4] d. Einsamkeit suchen, s. zurückziehen[5] Temperamentsausbrüche[6] gereizte Stimmung[7] erhöhte Reizbarkeit[8] mürrischer Alter[9] 7

agitated [ædʒɪteɪtɪd] *adj term* *rel* **excited**[1] [aɪ], **aroused**[1] [aʊ] *adj* *rel* **overwrought**[2] [oʊvɚrɒːt], **restless**[3] *adj* → U113-2

to be disturbed [ɜː] and/or emotionally troubled [ʌ], displaying psychomotor [saɪkə-] excitement marked by purposeless[4] [ɜː] restless activity (e.g. pacing[5] [peɪsɪŋ], crying, laughing [læfɪŋ])

agitation[6] *n term* • **agitate**[7] *v* • **excitation**[8] *n clin* • **excitement**[9] *n* • **restlessness**[10] *n*

» *Note whether the victim is calm [kɑːm], agitated, or confused [juː]. Over a period of years, memory loss, poor judgment [ʌ], agitation, and withdrawal[11] become more severe. With less severe agitation, reassurance [riːəʃʊɚ-] alone may suffice[12] [səfaɪs]. Cocaine [eɪ] causes euphoria, excitation and restlessness.*

Use ***agitated*** behavior [eɪ]/ response / patient / depression[13] • uncontrollable / intense / motor[14] ***agitation*** • ***excited*** state • psychomotor / catatonic[15] / frenzied[16] ***excitement*** • sexual[17] ***excitation*** • ***restless*** patient / sleep[18] / bed partner / leg (syndrome)[19]

agitiert, erregt, unruhig
aufge-, erregt[1] überreizt[2] unruhig, rastlos[3] sinnlos[4] Auf- u. Abgehen[5] psychomotor. Unruhe, Agitiertheit[6] aufregen, -wühlen[7] Erregung, Exzitation[8] Erregung, Begeisterung[9] Unruhe, Rastlosigkeit[10] sozialer Rückzug[11] genügen[12] agitierte Depression[13] motor. Unruhe, Agitiertheit[14] katatoner Erregungszustand[15] rasende Erregung[16] sexuelle Erregung[17] unruhiger Schlaf[18] Restless legs-Syndrom, S. d. unruhigen Beine[19] 8

upset [*v* ʌpset‖*n* ʌpset] *v & adj & n* *rel* **cheerless**[1] [tʃɪɚləs], **cranky**[2] *adj* *rel* **grouchy**[2] [graʊtʃi], **fed up**[3], **sulky**[4] [ʌ], **sullen**[5] [ʌ] *adj*

(v) to disturb the balance (adj) emotionally troubled (e.g. by grief) (n) a minor illness

cheer sb. up[6] *v phr* • **cheerful**[7] *adj* • **cheerfulness**[8] *n* • **sulkiness**[9] *n*

» *These emotional upsets may temporarily affect the person's moods and behavior. His condition is very upsetting[10] for his family and friends. I'm fed up to the back teeth with these shots[11], doctor. You cannot protect her from all upsetting and frustrating [ʌ] events. All of a sudden boy turned sulky and did not say another word.*

Use emotional[12] / gastrointestinal ***upset*** • ***to upset*** one's stomach [k] • ***to be fed up*** with sb./ sth.[13] • ***cheerless*** looks / day • ***sulky*** looks / tone / silence • ***sullen*** face • ***cheerful*** manner[14]

aufregen, aus d. Fassung bringen; betrübt, verärgert, bestürzt; Verstimmung, Ärger
trübsinnig, traurig[1] griesgrämig[2] verärgert, sauer[3] beleidigt, schmollend[4] missmutig, verdrießlich[5] jem. aufheitern[6] fröhlich, vergnügt[7] Fröhlichkeit[8] Schmollen, schlechte Laune[9] unangenehm[10] Spritzen, Injektionen[11] Aufregung[12] d. Nase voll haben von[13] fröhliche Art[14] 9

angry *adj* *syn* **enraged** *adj, rel* **outraged[1], furious[2]** [jʊə˞], **cross[3], mad[4]** *adj*

strong feeling of dislike as a reaction to behavior that is experienced as unacceptable or unfair

anger[5] [æŋgə˞] *n* • **angered[6]** *adj* • **rage[5]** [reɪdʒ] *n* • **to fly off the handle[7]** *phr* • **to see red** *phr*

» *What's making you so angry? The initial* [ɪʃ] *affective change may be dominated by irritability, with periods of anger and violence* [vaɪəlenᵗs]. *Don't be angry with[8] me.*

Use ***angry*** at or about sth.[9] / look / voice / behavior / response / teenager • to react ***angrily*** • to fly into a[10] / a fit of / violent ***rage*** • to suppress/control[11] ***one's anger*** • to cry with[12] ***anger***

zornig, verärgert, wütend
empört, entrüstet[1] wütend[2] böse, sauer[3] wütend, sauer[4] Zorn, Wut[5] verärgert[6] an d. Decke gehen[7] böse sein auf[8] böse/ ungehalten sein über[9] e. Wutanfall bekommen[10] seinen Zorn beherrschen[11] vor Zorn weinen[12]

10

bitter *adj* *syn* **embittered** [ɪmbɪtə˞d] *adj, rel* **resentful[1]** *adj* **frustrated[2]** [ʌ] *adj,* **to have a grudge[3]** [grʌdʒ] *phr*

feeling anger and disappointment, usually about situations that are difficult to accept or bear

bitterness[4] *n* • **resent[5]** [rɪsent] *v* • **resentment[6]** *n* • **frustrate** [ʌ] *v*

» *Do you still feel bitter toward your mother? The patient tolerates frustration poorly. This uncertainty was very frustrating to me. The patient looked at me somewhat resentfully.*

Use ***bitter*** experience[7] / memories / disappointment[8] / reproach[9] [-oʊtʃ] • ***resentful*** silence[10] /look / eyes / tone • sexually ***frustrated*** • patient / parental ***frustration*** • ***frustration*** tolerance[11] • to bear sb. a[12] ***grudge***

bitter, verbittert
ärgerlich, voller Groll[1] frustriert[2] einen Groll hegen[3] Bitterkeit[4] übelnehmen, s. ärgern[5] Ärger, Groll[6] schlimmes Erlebnis[7] bittere Enttäuschung[8] bitterer Vorwurf[9] beklemmende Stille[10] Frustrationstoleranz[11] jem. etw. nachtragen[12]

11

embarrassed *adj* *rel* **self-conscious[1]** [kɒːnᵗʃəs], **insecure[2]** [ɪnsɪkjʊə˞], **ashamed[3]** [eɪ] *adj*

feeling ashamed about your own inadequacy[4] or because you've made a fool of yourself[5]

embarrassment[6] *n* • **embarrass[7]** *v* • **shame[8]** [ʃeɪm] *n & v* • **shameful[9]/-less** *adj*

» *She blushed* [ʌ] *slightly when the embarrassing story was told. Instead of overprotection sympathetic support should be directed against feelings of inferiority[10], self-consciousness, and other emotional handicaps. Embarrassment and pity are devastating[11]* [e] *to the morale of a patient with Parkinson's disease. I could die of shame. He feels ashamed[12] of himself.*

Use ***embarrassing*** lapses[13] • to put sb. to[14] / be filled with ***shame*** • to feel ***insecure***

Note: Mark the difference between ***self-conscious*** and ***self-confident[15]***.

verlegen
befangen, gehemmt[1] unsicher[2] beschämt[3] Unzulänglichkeit[4] s. lächerlich gemacht[5] Verlegenheit[6] in Verlegenheit bringen, beschämen[7] Scham, Schande; beschämen, eine Schande machen[8] schändlich[9] Minderwertigkeit[10] verheerend[11] schämt sich[12] peinliche Fehler[13] jem. beschämen[14] selbstbewusst[15]

12

self-reproach [rɪproʊtʃ] *n* *rel* **remorse[1]** [ɔː], **compunction[2]** [-pʌŋᵏʃᵊn] *n* → U77-10

blaming [eɪ] oneself with a feeling of deep regret or shame[3] [ʃeɪm] usually for sth. done wrong

reproach (oneself[4]/ sb.) *v* • **reproachful[5]** *adj* • **remorseless[6]** *adj*

» *Tendencies to anxiety, self-reproach, and self-punitive* [pjuː-] *thinking[7] were magnified in the morning. Common symptoms* [ɪ] *of depression are low self-esteem[8]* [iː], *irritability, guilt[9]* [gɪlt], *confusion* [juːʒ], *indecisiveness[10]* [saɪ], *and eating and sleep disturbances* [ɜː].

Use to be beyond[11] ***reproach*** • ***self***-respect[12] /-control /-discipline • ***self***-image /-denial[13] [aɪ] /-mutilation[14] [mjuː-] • ***self***-hatred [eɪ]/-criticism[15] • ***self***-sufficient[16] [ɪʃ]/-centered /-reliant [aɪ]/-effacing[17] [ɪfeɪsɪŋ] • to feel no / be filled with ***remorse***

Selbstvorwurf
Reue[1] Schuldgefühle, Gewissensbisse[2] Scham[3] s. Vorwürfe machen[4] vorwurfsvoll[5] ohne Reue, unbarmherzig[6] selbstbestrafende Tendenzen[7] Minderwertigkeitsgefühl[8] Schuldgefühle[9] Unentschlossenheit[10] über jeden Vorwurf erhaben sein[11] Selbstachtung[12] Selbstverleugnung[13] Selbstverstümmelung[14] Selbstkritik[15] selbstständig, genügsam[16] zurückhaltend[17]

13

reluctant [rɪlʌktᵊnt] *adj* *syn* **unwilling** [ɪ] *adj, rel* **hesitant[1]** *adj*

not inclined or indecisive to participate, join in, or do something

reluctance[2] *n* • **hesitate[3]** [hezɪteɪt] *v* • **(un)willingness[2]** *n* • **hesitation** *n*

» *He's very reluctant to complain[4]* [eɪ] *about pain. Hesitations in choosing words are early signs of dyslexia* [ɪ]. *He was hesitant about giving a detailed description. Don't hesitate to contact me. Pressure sores occur in bedridden patients who are unwilling to change position.*

Use ***reluctant*** to admit sth.[5] / to express one's thoughts / toddler[6] • to show (extreme) ***reluctance*** • ***hesitant*** voice[7] / gait[8] [eɪ]/ speech[9] • ***unwilling*** child / to do sth.[10]

unwillig, widerwillig
zögernd, unentschlossen[1] Widerwillen[2] zögern, zaudern[3] es widerstrebt ihm zu klagen[4] nicht zugeben wollen[5] widerspenstiges Kind[6] zaghafte Stimme[7] unsicherer Gang[8] stockendes Sprechen[9] nicht bereit, etw. zu tun[10]

14

detached [dɪtætʃt] *adj* *rel* **apathetic**[1] [æpəθetɪk], **indifferent**[2] *adj*
uninvolved[3], **withdrawn**[4] [ɒː] *adj*

(i) showing a lack of emotional involvement (ii) separated physically [ɪ]

detachment[5] *n* • **apathy**[6] *n* • **indifference** *n* • **withdrawal**[7] *n* → U10-11f

» *Throughout the physical examination she seemed very much detached, as if she were preoccupied with*[8] *other things. The patient tends to be distractible*[9]*, euphoric, facetious*[10] [fəsiːʃəs]*, and indifferent to social niceties* [naɪsətiːz]*. The child was withdrawn, apathetic, and always whimpering*[11]*.*

Use ***detached*** manner[12] / observer [ɜː] • ***apathetic*** behavior • ***withdrawn*** behavior[7] / patient • emotional ***indifference*** • social[13] / purposeful [ɜː] ***withdrawal***

kühl, distanziert, losgelöst
apathisch, teilnahmslos[1] gleichgültig, indifferent[2] unbeteiligt[3] verschlossen, zurückhaltend[4] Distanz, Losgelöstsein, Gleichgültigkeit[5] Apathie, Teilnahmslosigkeit[6] Abkapselung, Rückzug[7] fixiert auf[8] leicht ablenkbar, unkonzentriert[9] mokant[10] weinerlich[11] distanzierte Art[12] soziale(r) Rückzug/ Abkapselung[13] 15

euphoric [juːfɔːrɪk] *adj term* *rel* **ecstatic**[1] [ɪkstætɪk], **thrilled**[2] *adj*
exulted[3] [ʌ], **exuberant**[4] [uː] *adj*

exaggerated [ædʒ] feeling of emotional well-being, exultation, rapturous delight[5], or frenzy[6]

dysphoric[7] [dɪs-] *adj term* • **euphoria**[8] *n* • **ecstasy**[9] *n* • **exultation**[10] *n*

» *Euphoria occurs in many patients with multiple sclerosis, but in others a reactive depression is present. The drug can provide a sensation of euphoria. Parental feelings right after birth may vary from ecstasy to disappointment.*

Use ***euphoric*** mood[11] / feeling / effect / patient • mild / inappropriate[12] / cocaine-induced [(j)uːs] / surface[13] ***euphoria*** • ***thrilled*** to bits[14] • ***ecstatic*** welcome / response • to be in / go into[15] ***ecstasy***

euphorisch
ekstatisch[1] freudig erregt[2] jubelnd[3] überschwänglich[4] Entzücken[5] Freudentaumel[6] verstimmt[7] Euphorie[8] Ekstase[9] Jubel(stimmung)[10] euphorische Stimmung[11] übersteigerte Euphorie[12] oberflächliche Wohlgestimmtheit[13] s. freuen wie ein Kind, aus d. Häuschen vor Freude[14] in Ekstase geraten[15] 16

energetic [enərdʒetɪk] *adj*
opposite **dull**[1] [ʌ], **inactive**[2], **sluggish**[3] [ʌ], **listless**[4] *adj*

to be full of life, enthusiasm [uː], plans and activities, dynamic [aɪ], hard-working and tireless

active *adj* • **(in/ over)activity**[5] *n* • **listlessness**[6] *n* • **sluggishness**[7] *n* → U7-12

» *Follow a daily program of energetic walking. He always sat alone, dull and irritable. Physically inactive patients with low cardiac output are at increased* [iː] *risk of developing thrombi* [aɪ] *in the veins* [eɪ] *of the lower extremities. The child is sluggish and presents with wasted*[8] [eɪ] *extremities. The patient feels listless and weak* [iː]*.*

Use ***energetic*** person / activity • ***dull*** patient / facial [eɪʃ] appearance[9] / on questioning / as ditchwater[10] • ***sluggish*** movements[11] / blood flow • ***listless*** gaze[12] [eɪ]/ feeling • to develop / onset of ***listlessness*** • mental[13] / morning ***sluggishness***

schwungvoll, tatkräftig, energiegeladen
lustlos, schwerfällig, abgestumpft[1] untätig, träge[2] schwerfällig, träge[3] lust-, teilnahmslos[4] Hyperaktivität[5] Lust-, Teilnahmslosigkeit[6] Trägheit, Schwerfälligkeit[7] abgemagert[8] stumpfer Gesichtsausdruck[9] stinklangweilig[10] schwerfällige Bewegungen[11] leerer Blick[12] geistige Trägheit[13] 17

tired (out) *adj* *syn* **weary** [ɪər], **exhausted** [ɒː], **worn out**, **burnt out** *adj*

having used up a lot of strength due to great strain[1] [eɪ], bodily overexertion[2] or stress

tiring[3] [taɪrɪŋ] *adj* • **tiredness**[4] [taɪərdnəs] *n* • **weariness**[4] [wɪərɪnəs] *n* • **exhaustion**[5] *n* → U103-8

» *The patient felt weak and tired. He reports being exhausted in the morning. Exhaustion, sleepiness* [iː]*, and neurotic fatigue*[6] [fətiːg] *must be differentiated.*

Use ***tired*** feeling / eyes • to feel/become/appear[7]/wake up ***tired*** • physical [ɪ]/ intense[8] ***tiredness*** • physically ***exhausted*** • to be ***worn out*** • ***exhausting*** exercise[9] • emotional[10] / heat [iː]/ rapid ***exhaustion*** • ***weary*** smile[11] / sigh[12] [saɪ]

müde, erschöpft
Belastung[1] körperl. Überanstrengung[2] anstrengend, ermüdend[3] Müdigkeit, Abgeschlagenheit[4] Erschöpfung[5] Müdigkeit, Ermüdung[6] müde wirken[7] große Müdigkeit[8] anstrengende Übung[9] emotionale Erschöpfung[10] müdes Lächeln[11] müder Seufzer[12] 18

relaxed [rɪlækst] *adj* → U1-11
syn **laid-back** [leɪd-], **at ease** [iːz], **unwound** [aʊ] *adj*
rel **quiet**[1] [kwaɪət], **calm**[2] [kɑːm] *adj & v & n*

to be comfortable and free from strain [eɪ], worries[3] [ɜː] or anxiety [æŋzaɪəti]

relax[4] *v* • **relaxation**[5] [eɪ] *n* • **relaxant**[6] *n* • **unwind**[4] [aɪ] *v* • **calmness** *n*

» *The mother should assume*[7] [uː] *a comfortable, relaxed position. Encourage* [ɜː] *the patient to relax by slow, deep breathing* [iː]*. I haven't had time to unwind. Why don't you relax a bit and take it easy*[8]*? This will help set your mind at ease*[9]*. Wait until the patient is calm enough* [ʌ] *to lie down. Review the patient in a calm and quiet setting*[10]*. He loves the quiet and the clean air in the mountains.*

Use ***relaxed*** body (posture)[11] / attitude / wakefulness [eɪ]/ muscles[12] [mʌslz] • ***relaxed*** patient / knee [niː]/ pace[13] [peɪs] • to keep sb. / to stay or remain[14] ***calm*** • outwardly[15] / emotionally ***calm*** • ***calm*** atmosphere / voice / manner or demeanor[16] [iː] • ***calm*** words / reassurance[17] [riːəʃʊərən's] • ***quiet*** alert [ɜː] state[18] / room / breathing[19] [iː]/ sleep • peace [iː] and ***quiet*** • ***to be laid back*** about sth. • ***laid-back*** attitude[20] / approach [əproutʃ] • muscle / mental / physical ***relaxation*** • ***relaxation*** technique [tekniːk]/ exercises[21] • to be (very much/ ill[22]) ***at ease***

locker, entspannt
ruhig, still, unauffällig; beruhigen; Ruhe[1] ruhig, gelassen, friedlich; beruhigen; Ruhe, Stille[2] Sorgen[3] (sich) entspannen, abschalten[4] Entspannung, Lockerung[5] Relaxans, entspannungsförderndes Mittel[6] einnehmen[7] s. schonen[8] s. beruhigen[9] ruhige Umgebung[10] entspannte Körperhaltung[11] entspannte Muskeln[12] lockeres (Lauf)tempo[13] ruhig bleiben[14] äußerlich ruhig[15] ruhige/ gelassene Art[16] beruhigender Zuspruch[17] ruhiger Wachzustand[18] ruhige/ regelmäßige Atmung[19] lockere Einstellung[20] Entspannungsübungen[21] s. nicht wohl fühlen[22] 19

miserable [mɪzəʳəbl] *adj* *rel* **heart-broken**[1] [hɑːrtbroʊkᵊn], **pitiful**[2] [ɪ], **sorrowful**[3] [ɔː], **despondent**[4] *adj*

in a very unhappy, hopeless, deplorable[5], and sorry state

misery[6] *n* • **sorrow**[6] *n* • **pity**[7] [pɪṯi] *v & n* • **broken-hearted**[8] *adj* • **heartache**[9] *n*

» *I just felt miserable and had a low-grade [eɪ] fever. I get increasingly despondent when the headaches don't go away for days. Don't you feel any pity for the dying?*

Use ***miserable*** life • to feel/grow[10] ***despondent*** • ***sorrowful*** sigh / glance[11] • ***heart-broken*** at his loss • ***pitiful*** sight [saɪt]/ state[12] [eɪ] • to feel / what a[13] ***pity***

elend, unglücklich
todunglücklich[1] mitleiderregend, bemitleidenswert[2] traurig[3] niedergeschlagen, mutlos[4] bedauernswert[5] Kummer, Trauer[6] bemitleiden; Mitleid[7] untröstlich[8] Kummer[9] d. Mut verlieren[10] trauriger Blick[11] erbärmlicher Zustand[12] (wie) schade![13] 20

disturbed [ɜː] *adj* → U77-13 *rel* **shaken**[1] [eɪ], **maladjusted**[2] [dʒʌ], **despairing**[3] *adj*

(i) emotionally unstable [eɪ]
(ii) afflicted by great trouble or grief[4]
(iii) neurotic [n(j)ʊəʳɒːṯɪk]

disturbing[5] *adj* • **disturbance** *n* • **maladjustment**[6] *n* • **despair**[7] [dɪspeəʳ] *n & v*

» *He may be emotionally disturbed but he's definitely not mentally retarded*[8] [ɑː]. *She was a bit shaken after the accident but unhurt* [ɜː]. *Suicide* [suːəsaɪd] *is always a concern* [sɜː] *in sad, despairing, or depressed patients.*

Use ***disturbed*** behavior[9] / child / mental status [eɪ‖æ]/ sleep • behaviorally[2] / mentally ***disturbed*** • psychosocial [saɪkə-]/ sexual ***maladjustment*** • faced with / feeling of / deep[10] ***despair***

beunruhigt; gestört
erschüttert, mitgenommen[1] unangepasst, verhaltensauffällig[2] verzweifelt[3] Kummer, Leid[4] beunruhigend, störend[5] mangelnde Anpassung, Anpassungsstörung[6] Verzweiflung; verzweifeln[7] geistig zurückgeblieben[8] gestörtes Verhalten[9] tiefe Verzweiflung[10] 21

depressed *adj* → U77-17 *syn* **down(cast), blue, low(-spirited)** *adj* *syn* **glum** [ʌ], **gloomy** [uː] *adj*, *rel* **melancholic**[1] [kɒː] *adj*

(i) despondent, despairing, and/or unable to cope with[2] or adjust to the environmental circumstances
(ii) affected by a depression

depression[3] *n term* • **depressive**[4] *adj & n clin & term* • **melancholia**[5] *n*

» *The patient had been depressed for weeks and seemed unable to adjust to the situation. The temperament types of the Greeks were sanguine, melancholic, choleric and phlegmatic. The patient is withdrawn, depressed, and apathetic.*

Use ***depressed*** mood[6] / mental status / bipolar [aɪ] patient / (level of) consciousness [ʃ] • ***depressive*** reaction[7] / state / symptoms / episode[8] / psychosis [saɪkoʊsɪs] • manic [æ]/ postpartum[9] / seasonal[10] [iː]/ masked[11] ***depression*** • ***depression***, despair, and suicide • to look[12] ***glum***

niedergeschlagen, deprimiert
schwermütig, melancholisch[1] fertigwerden mit, bewältigen[2] Depression[3] depressiv, an Depressionen Leidende(r)[4] Melancholie, Schwermütigkeit, -mut[5] depressive Verstimmung[6] depressive Reaktion, reaktive Depression[7] depressive Episode[8] Wochenbettdepression, postpartale D.[9] saisonale D.[10] larvierte/ maskierte D.[11] niedergeschlagen wirken/ aussehen[12] 22

77

Unit 77 Mental Health

Related Units: 73 Mental Activity, 75 Personality, 76 Mood, 7 States of Consciousness, 42 Nerve Function, 113 Neurologic Findings, 10 Alcohol, 11 Substance Abuse, 142 Physical Therapy

mental state *or* **status** [steɪṯəs‖stæṯəs] *n term* *sim* **mental health**[1] [helθ] *n clin* → U73-2, 76-1ff

degree of competence[2] in terms of personality as well as intellectual, psychological and emotional [oʊʃ] functions [ʌ] with reference to a statistical norm (as assessed in psychological testing, esp. by mental status examination[3])

» *There is marked fluctuation in the patient's mental state with intermittent periods* [ɪəʳ] *of lucidity*[4] [luːsɪdəṯi] *but without focal* [oʊ] *abnormalities. The first mental changes were behavioral* [eɪ], *with irritability, moodiness*[5] [uː], *antisocial behavior followed by psychiatric* [saɪkɪ-] *disturbances* [ɜː] *and signs of dementia. Assessment*[6] *was hampered*[7] *by altered* [ɔː] *mental status due to neurologic injury* [ɪndʒəʳi].

Use to determine [ɜː] the[8] ***mental status*** • quiet [kwaɪət]/ abnormal / slowed[9] / (acutely) altered[10] ***mental state*** • disinterested / depressed / (psychotic) organic[11] ***mental state*** • ***mental health*** consultation[12] / nursing [ɜː]/ center[13] / practitioner [ɪʃ] • ***mental health*** specialist / problems[14] / treatment[15] [iː] • ***mental*** hygiene[16] [haɪdʒiːn]/ age[17] (*abbr* MA)/ balance / capacity[18] [æs] • ***mental*** abilities / patient[19] / hospital[13] • ***mentally*** alert[20] [ɜː]/ clouded [aʊ]/ ill • ***mentally*** defective *or* deficient [ɪʃ] *or* disturbed [ɜː]/ handicapped[21]

Neurostatus, neurolog./ mentaler Status, psych. Zustand
psychische Gesundheit, Geisteszustand[1] Funktionsfähigkeit[2] Erhebung d. neurolog. Status[3] Klarheit[4] Stimmungsschwankungen[5] Untersuchung[6] erschwert[7] d. Neurostatus erheben[8] gedankliche Verlangsamung/ Verlangsamung d. Denkens[9] veränderter mentaler Status[10] organische Psychose[11] psychiatr. Beratung[12] psychiatr. Klinik[13] psychische Probleme[14] psychiatr. Behandlung[15] Psychohygiene[16] Intelligenzalter[17] geistige Leistungsfähigkeit[18] psychisch Kranke(r)[19] geistig wach, aufmerksam[20] geistig behindert[21] 1

psyche [saɪki] *n* *sim* **soul[1]** [soʊl], **spirit[2]** [spɪrɪt] *n*
rel **id[3], (super)ego[4]** [iː||e] *n, opposite* **soma[5]** *n term*

an individual's [ɪdʒ] vital [aɪ] mental and spiritual entity including both conscious [kɒːnʃəs] and unconscious processes

psychic[6] [aɪ] *adj & n & comb* • **spiritual[7]** *adj* • **somatic[8]** *adj term* • **psych-** *comb*

» *The instinct to avoid conflict is deeply lodged* [dʒ] *in your psyche. Has psychotherapy replaced religion as the healer* [iː] *of the soul? These strategies calm* [kaːm] *the spirit, relieve emotional constraints* [eɪ], *and increase the patient's energy. Spirit disease is a disorder of the soul in which a foreign spirit force enters the body. Stressful experiences such as these often cause suffering* [ʌ] *in body and soul. The symptoms* [ɪ] *often represent somatic manifestations of anxiety* [aɪ], *such as dizziness, nausea* [ɔː], *and stomach* [k] *distress.*

Use human ***psyche*** • human / disquieted[9] [aɪ]/ fighting / evil [iː] ***spirit*** • free[10] / team / community[11] ***spirit*** • ***spirit of*** optimism / reconciliation[12] [s]/ solidarity • to bare [beɚ] one's[13] ***soul*** • ***soul*** process / mate[14] [eɪ]/-destroying • ***soul***-searching[15] [sɜːrtʃɪŋ]/-centered /ful[16] • ***psychic*** stimuli / energy / pain[17] / conflict / factors • ***psychic*** symptoms / blindness[18] / deafness [e]/ shock • ***psychic*** trauma [ɒː]/ overlay[19] / inhibitor • ***psychic*** research[20] • ***spiritual*** condition / life[21] / needs / beliefs[22] • ***spiritual*** values[23] / distress / support[24] • ***spiritual*** comfort[25] / therapy • ***somatic*** (nerve) [ɜː] fibers [aɪ]/ reflex / disorder[26] / complaints[27] • ***psych***algia[17] [saɪkældʒ(ɪ)ə] /edelic[28] (drug) /ataxia /anopsia[18]

Psyche, Seele, Geist
Seele, Wesen, Gefühl[1] Geist, Seele, Gesinnung[2] Id[3] (Über)ich[4] Körper, Soma[5] mental, seelisch, psychogen, übersinnlich; medial veranlagte Person, Medium[6] geistig, geistlich, spirituell[7] somatisch, physisch[8] innere Unruhe[9] Freigeist, -denker[10] Gemeinschaftssinn[11] versöhnliche Haltung[12] s. Inneres öffnen[13] Seelenfreund(in)[14] Gewissenserforschung[15] gefühlvoll[16] seelischer Schmerz[17] psychogene Blindheit[18] psychogene Überlagerung[19] Parapsychologie[20] Seelen-, Gemütsleben[21] religiöse Überzeugung, Glaube[22] geistige Werte[23] geistl. Beistand[24] geistlicher Trost[25] somatische Störung[26] körperl. Beschwerden[27] psychodelisch, bewusstseinserweiternd[28]

2

sane [seɪn] *adj inf & leg* *syn* **mentally sound** [aʊ] *phr*
sim **be in one's right mind[1]** *phr inf*

to show good understanding, and judgement[2] [ʌ] and/or be free from any mental disorder

sanity[3] [æ] *n leg & inf* • **insane[4]** [eɪ] *adj* • **insanity** *n* • **mentally unsound[4]** *phr*

» *In my opinion he was sane at the time of the murder. Was she of sound mind when it happened? The court* [ɔː] *determined* [ɜː] *that the patient's sanity had not been restored. Should the therapist be asked to verify[5] a patient's sanity? In the old person who is mentally sound but physically weak* [iː], *observation of the fast[6] would further weaken the body. A 72-year-old mentally sound lady presented to her GP[7] complaining of difficulty swallowing[8].*

Use to keep ***sane*** • ***sane*** person • to question *or* doubt[9] [daʊt] /lose/keep *or* retain [eɪ] ***one's sanity*** • ***sanity*** inquest[10] • to have a *or* be of sound[1] ***mind*** • to go/be/judge [ʌ] sb.[11] ***insane*** • clinically / criminally / permanently ***insane*** • ***insane*** asylum[12] [aɪ]

> **Note:** The terms ***sane***, ***insane*** and ***insanity*** are predominantly legal [iː] terms for persons who are not capable of providing adequate self-care and cannot be held responsible for their actions. They are mostly used in medicolegal[13] rather than in clinical contexts.

(geistig) gesund/ normal; zurechnungsfähig
bei klarem Verstand sein[1] Urteilsvermögen[2] Zurechnungsfähigkeit, geistige Gesundheit[3] verrückt, geisteskrank, unzurechnungsfähig[4] bestätigen[5] weiteres Fasten[6] Hausarzt/-ärztin[7] Schluckbeschwerden[8] an jds. Verstand zweifeln[9] Prüfung d. Zurechnungsfahigkeit[10] jem. für unzurechnungsfähig erklären[11] Nervenheilanstalt[12] gerichtsmedizinisch[13]

3

(mental) confusion [kənfjuːʒᵊn] *n clin & term*
sim **bewilderment[1]** [ɪ] *n clin*, **disorientation[2]** *n term* → U7-8

mental state marked by inappropriate reactions to environmental stimuli [aɪ], abnormal orientation to time, place or person, perplexity[3], lack of orderly thought, and inability to choose or act decisively [saɪ]

confused[4] *adj* • **bewildered[5]** [ɪ] *adj* • **disoriented** *adj term* • **confusional** *adj*

» *Headache, drowsiness[6]* [aʊ], *and mental confusion are the usual sequelae* [iː] *of a convulsion[7]* [ʌ]. *Postoperative confusion and delirium are common in the aged. In confabulation[8] the bewildered patient substitutes[9]* [ʌ] *imaginary or confused experiences for those he cannot recall[10]. The patient is easily lost and confused and requires ongoing supervision[11]* [ɪʒ].

Use agitated[12] [ædʒ-]/ identity[13] / visual ***confusion*** • right-left[14] / directional[15] / forgetful ***confusion*** • postictal[16] / drug-induced / color[17] ***confusion*** • mild / increasing / marked ***confusion*** • sudden / (sub)acute [ʌ] ***confusion*** • transient / prolonged / intermittent / nighttime[18] ***confusion*** • to be/become/feel (severely) ***confused*** • ***to confuse*** two things / a person[19] • mild / acute / global / agitated[12] ***confusional state*** • organic / metabolic / psychotic[20] ***confusional state***

(geistige) Verwirrtheit
Verwirrung, Verblüffung[1] Desorientiertheit, Verwirrtheit[2] Verblüffung, Bestürzung[3] verwirrt, wirr[4] durcheinander, verwirrt[5] Schläfrigkeit, Benommenheit[6] Folgen e. Krampfanfalls[7] Konfabulation[8] ersetzt[9] erinnern[10] ständige Beaufsichtigung[11] Agitation und Verwirrtheit[12] persönl. Desorientierung[13] Rechts-Links-Störung[14] Orientierungsstörung[15] postiktale Verwirrtheit[16] Farbverwechslung[17] nächtl. Verwirrtheit[18] jem. verwechseln[19] psychot. Verwirrtheitszustand[20]

4

anxiety [æŋzaɪəti] *n* *rel* **apprehension**[1] *n*, **fear**[2], **dread**[2] [e] *n & v* → U76-5 **anguish**[3] [æŋgwɪʃ], **angst**[4] *n clin*, **phobia**[5] [foʊbɪə] *n term & comb*

vague [eɪ] uneasy[6] feeling unattached [tʃ] to a clearly identifiable [aɪ] stimulus which is often accompanied by restlessness, apprehensiveness[7], decreased attention span, clammy [æ] skin[8], quivering voice[9], tachycardia [k], and insomnia

anxious[10] [æŋkʃəs] *adj* • **anguished** *adj* • **apprehensive**[10] *adj* • **phobic** *adj term*

» *The disabling [eɪ] anxiety symptoms of irritability, worry[11] [ɜː], and hypervigilance[12] [ɪdʒ] cause long-lasting somatic complaints. The prognosis is better if the anxiety-panic-phobia-depres-sion cycle can be broken. Rape victims[13] may feel anxiety at being examined by a physician of the opposite sex. Did the patient describe his personal anguish and apprehension?*

Use to experience/feel/cause ***anxiety*** • to alleviate [iː] *or* allay [eɪ] *or* lessen[14]/exhibit/control ***anxiety*** • situational[15] / stranger[16] / inappropriate[17] ***anxiety*** • overwhelming / free-floating[18] [oʊ]/ panic ***anxiety*** • separation[19] / daytime / anticipatory[7] [ɪs] ***anxiety*** • signs / degree ***of anxiety*** • ***anxiety*** reaction / dream[20] / attack[21] / states[22] • ***anxiety*** neurosis[23] / disorder / relief • to heighten [aɪ] *or* intensify/have/master[24] ***fears*** • intense / unfounded [aʊ] *or* irrational[25] ***fear*** • paralyzing / morbid[26] / paranoid ***fear*** • ***fear of*** heights[27] [haɪts]/ flying[28] [aɪ]/ failure • ***fear of*** blushing[29] [ʌ]/ intimacy • ***fear of*** losing control / closed spaces[30] • ***fear of*** open places[31] / the dark / death *or* dying[32] • haunting[33] [ɒː]/ sense of ***dread*** • social[34] / toilet / school[35] / animal[36] ***phobia*** • claustro[30]/ agora[31]/ hydro***phobia*** • phobo/ phago[37]/ homo***phobia*** • ***phobic*** stimulus / anxiety / ideation[38] / reaction • ***phobic*** avoidance / disorder[5] / neurosis[5]

> **Note:** Mark the different usage of ***anxiety*** (=vague unpleasant [e] emotion experienced in anticipation of a usually ill-defined misfortune[39]) and ***fear*** (= apprehensions about concrete dangers).

Angst(zustand), Beklemmung
Befürchtung, Besorgnis[1] (Real)angst, Furcht[2] Qual, Pein, Angst[3] Grauen, große Furcht[4] Phobie, phobische Störung[5] unbehaglich, beklemmend[6] Ängstlichkeit, Erwartungsangst[7] feucht-kalte Haut[8] zitternde Stimme[9] ängstlich, besorgt[10] Sorge[11] Vigilanzsteigerung[12] Vergewaltigungsopfer[13] Angst(zustände) mildern[14] Situationsangst[15] Fremdeln[16] unangemessene Angst[17] frei flottierende A.[18] Trennungsangst[19] Angsttraum[20] Angstattacke[21] Angstzustände[22] Angstneurose[23] Ängste bewältigen[24] grundlose Angst[25] krankhafte A.[26] Höhenangst[27] Flugangst[28] Erythrophobie, Errötungsangst[29] A. vor geschlossenen Räumen, Klaustrophobie[30] Platzangst, Agoraphobie[31] Angst vor d. Sterben[32] quälende A.[33] soziale Phobie[34] Schulangst[35] Tierphobie[36] Schluckangst, psychogene Dysphagie[37] phobische Gedanken[38] Unglück[39]

5

hysteria [hɪstɪəʳiə] *n clin & term* *rel* **panic**[1] *n & v*, **agitation**[2] [ædʒɪteɪʃᵊn] *n term*

(i) popular expression for a state of excessive uncontrolled excitement [aɪ], fear or anger
(ii) broad and dated medical term for conversion disorder[3] and dissociative disorders[4]

hysteric(al)[5] [e] *adj* • **hysterics**[6] [e] *n* • **panicky**[7] [æ] *adj* → U6-21; U113-2

» *Patients suffering from heat exhaustion [ɒː] may be thirsty [ɜː] and weak, with symptoms such as anxiety, paresthesias [iːʒ], impaired [eəʳ] judgment [ʌ], hysteria, and in some cases psychosis. Lack of humor, feelings of dread, and fears of annihilation[8] generate higher anxiety levels, with occasional [eɪʒ] panic and suicidal [aɪ] ideation[9], as the individual fails to cope.*

Use to be close to/ affected by ***hysteria*** • conversion[10] [ɜː] ***hysteria*** • dissociative [oʊʃ]/ social / mass[11] / anxiety[12] ***hysteria*** • to be in[13]/have[13] ***hysterics*** • to get in(to) a[14] ***panic*** • ***panic***-stricken / reaction[15] / episode[16] • ***panic*** attack[16] / state / disorder • ***hysterical*** *or* histrionic personality[17] / state / symptom • ***hysterical*** fainting[18] [eɪ]/ amnesia[19] [iːʒ]/ reaction • ***hysterical*** coma / neurosis[3] • ***hysterical*** conversion (reaction) / blindness[20] • ***panicky*** expression / person

(i) Hysterie (ii) hyst. Reaktion, klass. Konversionssyndrom
Panik, panische Angst; in Panik geraten[1] Agitiertheit[2] Konversionsneurose[3] dissoziative Störungen[4] hysterisch[5] Hysterie, hyst. Anfall[6] überängstlich[7] Vernichtungsängste[8] Suizidgedanken[9] Konversionshysterie[10] Massenhysterie[11] Angsthysterie[12] e. hyst. Anfall haben[13] in Panik geraten[14] Kurzschluss-, Panikreaktion[15] Panikattacke[16] histrionische Persönlichkeit[17] hysterische Ohnmachtsanfälle[18] psychogene Amnesie[19] psychogene Blindheit[20]

6

combative *adj clin* *rel* **unruly**[1] [uː], **hostile**[2] [hɒːstᵊl‖-aɪl] *adj clin* **assaultive**[3] [ɒː], **belligerent**[3] [ɪdʒ] *adj clin*

unwilling to submit to authority[4], aggressive and showing an inclination[5] to disagree or dispute [juː]

combativeness *n clin* • **assault**[6] [ɒː] *v & n* • **hostility**[7] [ɪ] *n* • **belligerence** *n*

» *Confused patients are often uncooperative or combative, making evaluation difficult. Acute alcoholic intoxication may be manifested by flushed [ʌ] facies[8] [eɪʃ], staggering gait[9] [geɪt], combative, hostile, abusive[10] [juː], or belligerent behavior.*

Use ***combative*** patient / state • ***combative*** and confused / and uncooperative • ***unruly*** patient • ***hostile*** response / attitude[11] • ***hostile*** laughter [æ]/ intentions[12] • ***assaultive*** behavior[13] • ***belligerent*** behavior / patient • unrestrained[14] [eɪ] ***combativeness*** • physical[15] [ɪ]/ sexual ***assault*** • outbursts [ɜː] of[16] / underlying [aɪ]/ frank[17] ***hostility***

streitsüchtig, kämpferisch, aggressiv
widerspenstig, ausgelassen, ungestüm[1] feindselig[2] aggressiv, angriffslustig[3] s. unterordnen/ beugen[4] Neigung[5] tätlich werden, angreifen; Tätlichkeit, Angriff[6] Feindseligkeit[7] gerötetes Gesicht[8] torkelnder Gang[9] beleidigend, ausfallend[10] feindselige Haltung[11] böse Absichten[12] aggressives Verhalten[13] ungezügelte Streitbarkeit[14] Tätlichkeit[15] Aggressionsdurchbrüche, Raptus[16] unverhohlene Feindseligkeit[17]

7

social withdrawal [ɒː] *n* *rel* **apathy**[1] [æ] *n term*, **detachment**[2] [ætʃ] *n clin*

pattern of behavior marked by a lack of social involvement and a retreat[3] [iː] into oneself

withdraw (from)[4] *v* → U11-12 • **apathetic** *adj* → U7-12 • **detached**[5] *adj*

» *Loss of inhibitions*[6] [ɪʃ] *and belligerence may occur* [ɜː] *and alternate with passivity and social withdrawal. Apathy, social withdrawal, irritability, and intermittent disinhibition*[6] *are common in Huntington's chorea* [kəriːə]. *The patient is dull*[7] [ʌ], *confused, and apathetic. Is there a wish to avoid or withdraw from daily activities? The child tends to withdraw into an internal* [ɜː] *world of fantasy.*

Use autistic[8] / emotional / psychologic ***withdrawal*** • extreme *or* profound [aʊ]/ prominent *or* blatant [eɪ] ***apathy*** • mental[9] / sexual[10] ***apathy*** • emotional / feelings of ***detachment*** • ***detachment*** from surroundings[11] [aʊ] • ***apathetic*** state / countenance[12] [aʊ]/ hyperthyroidism[13] [aɪ] • ***withdrawn*** behavior[14] / catatonic state[15] / from friends

sozialer Rückzug
Teilnahmslosigkeit, Apathie[1] (innerer) Abstand, Distanz, Gleichgültigkeit[2] Rückzug[3] s. zurückziehen[4] losgelöst, distanziert[5] Enthemmung[6] abgestumpft, träge[7] autist. Rückzug[8] mentale Apathie[9] sexuelles Desinteresse[10] Abkapselung von d. Umwelt[11] teilnahmslose Miene[12] apathische Hyperthyreose[13] verschlossenes Verhalten[14] katatoner Sperrungszustand[15] 8

coping mechanism [koʊpɪŋ mekənɪzm] *n clin & term*
rel **adjustment**[1] [ədʒʌst-], **adaptation**[2] *n clin & term* → U88-17

cognitive and subconscious process by which individuals solve problems, deal with stress and make decisions [sɪ] that enable them to keep or regain [eɪ] their emotional equilibrium[3]

cope (with)[4] *v phr* • **(re)adjust** *v* •
(mal)adaptive[5] *adj term* • **maladjustment**[6] *n*

» *Denial*[7] [aɪ] *as a coping mechanism should not be discouraged* [ɜː]. *The process of coping with a chronic illness is an ongoing one. The patient feels inadequate to cope with situations of everyday life. Assisting patients with the psychosocial adjustments required by cystic* [sɪstɪk] *fibrosis is critical. The characteristic patterns of maladjustment were evident from childhood on.*

Use mental / (un)healthy / successful ***coping mechanisms*** • exaggerated[8] [ædʒ]/ ineffective / positive ***coping mechanisms*** • (ego-)defense[9] / escape[10] [eɪ] ***mechanism*** • ***coping*** behavior[11] / skills / patterns[12] / strategies • ***coping*** reaction / techniques [tekniːks] • family[13] / intrapsychic [-saɪkɪk]/ defensive / long-term / day-to-day[14] ***coping*** • self-defeating [iː] ***coping*** techniques[15] • to make[16] ***adjustments*** • emotional / psychosocial[17] / (inter)personal / patient-family ***adjustment*** • life / posthospital / age-appropriate[18] ***adjustment*** • poor / pathologic pattern of[19] ***adjustment*** • ***adjustment*** problems[20] / disorder • ***to cope with*** stress[21] / pain / problems • ***to cope with*** setbacks[22] / decreased self-esteem [iː] • (in)ability / to attempt / to learn ***to cope*** • ***to (re)adjust*** to a situation • emotional [oʊʃ]/ (psycho)social / sexual ***maladjustment*** • ***adaptive*** behavior[23] / social skills • ***maladaptive*** coping techniques[15] / attitudes / emotional response

Bewältigungsmechanismus, Coping-Strategie
Anpassung[1] Anpassung, Adaptation[2] seelisches Gleichgewicht[3] zurechtkommen/ fertig werden (mit), bewältigen[4] (nicht) anpassungsfähig, (mal)adaptiv[5] mangelnde Anpassung, Anpassungsstörung[6] Verleugnung, Verweigerung[7] übersteigerte Bewältigungsmechanismen[8] Abwehrmechanismus[9] Fluchtreaktion, -mechanismus[10] Coping-, Bewältigungsverhalten[11] Bewältigungsmuster[12] familiäre(s) Coping/ Bewältigung[13] Alltagskompetenz[14] maladaptives Coping[15] Korrekturen vornehmen[16] psychosoziale Anpassung[17] altersgemäße A.[18] dysfunktionales Anpassungsmuster[19] Anpassungsschwierigkeiten[20] Stress bewältigen[21] m. Rückschlägen fertig werden[22] Anpassungsverhalten[23] 9

guilt [gɪlt] *n* *rel* **compunction**[1] [ʌ] *n* → U76-13
remorse[2] [rɪmɔːrs] *n*, **blame**[3] [eɪ] *n & v*

feeling of shame[4] [ʃeɪm] and/or self-reproach[5] [-oʊtʃ] because of a real or imagined [ædʒ] misdeed[6] [iː] or offence[7]

guilty [gɪlti] *adj* • **remorseful**[8] *adj* • **blameless**[9] *adj* •
blameworthy[10] [-wɜːrði] *adj*

» *Help the suicide's family deal with their guilt feelings and sorrow. The child feels shame and guilt about his personal inadequacies*[11]. *His antisocial behavior shows little foresight*[12] [-saɪt] *and is not associated* [oʊʃ] *with remorse or guilt. The patient feels guilty for having survived* [aɪ].

Use to engender[13] [dʒe] /alleviate [iː] *or* relieve[14]/feel[15] ***guilt*** • pathologic / unconscious[16] / sexual ***guilt*** • criminal / sense of[17] / feelings of[1] ***guilt*** • ***guilt***-ridden[18] /-prone [oʊ]/ feelings[1] • ***guilt*** reaction / complex[19] • to take[20]/give sb. ***the blame*** • self[5]-***blame*** • ***to blame*** sb. for sth. / sth. on others[21] / yourself • to be bitten by[22] / deep feelings of ***remorse*** • to be/feel[15] ***guilty*** • ***guilty*** feeling / look *or* expression[23] • ***guilty*** conscience / ruminations[24] / of negligence

Schuld, Schuldgefühl
Gewissensbisse, Schuldgefühle[1] Reue[2] Schuld, Tadel; Vorwürfe machen, beschuldigen[3] Scham, Schande[4] Selbstvorwurf[5] Fehlverhalten[6] Vergehen, Straftat[7] reumütig, reuig[8] schuldlos, untadelig[9] tadelnswert, schuldig[10] Unzulänglichkeiten[11] Weitblick[12] Schuldgefühle auslösen[13] S. abbauen[14] s. schuldig fühlen[15] unbewusste Schuld[16] Schuldgefühl[17] schuldbeladen[18] Schuldkomplex[19] d. Schuld auf sich nehmen[20] d. Schuld auf andere schieben[21] tiefe Reue empfinden[22] schuldbewusste Miene[23] Grübeln über Schuldgefühle[24] 10

emotional deprivation *n term* *syn* **psychologic deprivation** *n term*, *rel* **emotional neglect[1]** [nɪɡlekt] *n term*

lack of appropriate emotional, cognitive and environmental support in the formative years[2]; typically seen in neglected[3], isolated [aɪ], and abused[4] [juː] children

deprive [aɪ] **(of)[5]** *v* • **neglect[6]** *v & n* • **negligence[7]** [neɡlɪdʒənˈs] *n* • **deprivational** [eɪʃ] *adj term*

» *Extreme [iː] emotional deprivation may retard [ɑː] growth. Disturbances [ɜː] in motor and personality development may be associated with psychologic deprivation. The most common feature [fiːtʃɚ] of emotional neglect is the absence of normal parent-child attachment[8] [ætʃ].*

Use maternal [ɜː]/ parental[9] ***deprivation*** • environmental / dietary [aɪ] *or* nutritional[10] [ɪʃ] ***deprivation*** • sensory *or* stimulus[11] / sleep[12] ***deprivation*** • ***deprivation*** dwarfism[13] [ɔː] • physical [ɪ]/ child[14] / dietary ***neglect*** • medical care / self[15]-/ wilful[16] / unilateral[17] ***neglect*** • contralesional [iːʒ]/ hemispatial[17] [eɪʃ]/ visual[18] [ɪʒ] ***neglect*** • ***neglect*** syndrome[17] [ɪ]/ of children[14] / of one's health / of duty[19] • ***deprived*** sibling [ɪ] syndrome[20] • socially[21] / (socio)economically ***deprived***

emotionale Vernachlässigung, Deprivation, Liebesentzug
mangelnde affektive Zuwendung[1] Entwicklungsjahre[2] vernachlässigt, verwahrlost[3] missbraucht, -handelt[4] entziehen, vorenthalten[5] vernachlässigen, missachten, unterlassen; Vernachlässigung, Unterlassung[6] Nach-, Fahrlässigkeit[7] Eltern-Kind-Bindung[8] Deprivationssyndrom[9] Nahrungsentzug[10] sensor. Deprivation/ Neglect[11] Schlafentzug[12] psychosozialer Minderwuchs[13] Kindesvernachlässigung[14] Selbstvernachlässigung[15] absichtl. V.[16] Neglect(-Syndrom), Halbseitenunaufmerksamkeit[17] visuelle Deprivation[18] Pflichtversäumnis[19] Syndrom d. vernachlässigten Geschwisters[20] sozial benachteiligt[21] 11

inferiority complex *n term & clin* *rel* **unconscious** [-ʃəs] **conflict[1]** *n*

acute sense of personal inferiority arising from conflict between the desire [aɪ] to be noticed and the fear of being humiliated[2] [hjuː-] which results either in extreme timidity[3] or aggressiveness through overcompensation[4]

» *A superiority complex[5] is based on a false feeling of power and security [kjʊɚ] that conceals[6] [siː] an underlying inferiority complex. Many uncomplicated depressions are a reaction to life stresses or interpersonal conflicts. Externalization[7] of internal [ɜː] conflicts often leads to clashes[8] with others in ways that bring the patient under medical observation.*

Use to have an/suffer [ʌ] from an[9]/shake off one's ***inferiority complex*** • nagging[10] [æ] ***inferiority complex*** • superiority[5] / persecution[11] [kjuː] ***complex*** • castration[12] / Oedipus[13] [e‖iː]/ Electra ***complex*** • symptom / AIDS-dementia ***complex*** • feeling *or* sense[14] ***of inferiority*** • (intra)psychic [saɪ] *or* internal[15] [ɜː]/ emotional ***conflict*** • interpersonal[16] / internalized ***conflict*** • marital[17] / family / parent-adolescent [es]/ motivational[18] ***conflict*** • psychosexual / unconscious / unresolved[19] ***conflict*** • ***conflict*** of interest / resolution[20] [uːʃ]

Minderwertigkeitskomplex
unbewusster Konflikt[1] erniedrigt, gedemütigt[2] Schüchternheit, Ängstlichkeit[3] Überkompensation[4] Überlegenheitskomplex[5] überdeckt[6] Auslagerung[7] Konflikte[8] an e. Minderwertigkeitskomplex leiden[9] ständige Minderwertigkeitsgefühle[10] Verfolgungswahn[11] Kastrationskomplex[12] Ödipus-Komplex[13] Minderwertigkeitsgefühl[14] innerer Konflikt[15] zwischenmenschl. K.[16] Ehekonflikt[17] Motivkonflikt[18] ungelöster K.[19] Konfliktlösung[20] 12

77

mentally ill *adj & n clin* *syn* **mentally deranged** *or* **disturbed** *adj clin & term*

(adj) suffering from a mental illness

derangement[1] [dɪreɪndʒmənt] *n term* • **disturbance[1]** [ɜː] *n*

» *Psychiatrists [saɪk-] have a responsibility in advising and supporting the families of the mentally ill. Most patients with sigmoid volvulus are mentally ill or bedridden[2] persons who do not evacuate stool [uː] with regularity. Seizures[3] [siːʒɚz] result from a focal or generalized disturbance of cortical function. Most overt[4] [ɜː] psychiatric derangements are observed [ɜː] after the 3rd postoperative day.*

Use ***mentally*** confused[5] / unstable [eɪ]/ cloudy[6] [aʊ]/ (in)competent[7] • ***mentally*** handicapped / defective *or* deficient[8] [ɪʃ] • mental[9] / psychiatric[9] / metabolic / immunologic ***derangement*** • ***derangement of*** personality *or* mind[10] • emotional[11] / affective *or* mood[11] [uː]/ psychomotor / memory[12] ***disturbance*** • sleep / behavioral[13] / personality[10] ***disturbance*** • family / psychiatric[9] ***disturbance***

psychisch krank, geisteskrank; psych. Kranke
Störung[1] bettlägerig[2] Krampfanfälle, epilept. A.[3] klin. manifest[4] geistig verwirrt[5] bewusstseinsgetrübt[6] (un)zurechnungsfähig[7] psych. gestört, geistig behindert[8] psychiatr. Störung[9] Persönlichkeitsstörung[10] Affektstörung, affektive Psychose[11] Gedächtnisstörung[12] Verhaltensstörung[13] 13

psychosomatic illness *n term* *syn* **psychophysiologic disorder** *n term*

dysfunction [ɪ] of an organ or group of organs controlled by the autonomic nervous [ɜː] system [ɪ] which is caused or aggravated[1] by psychic factors, e.g. peptic ulcer [ʌlsɚ]

» *Manifestations of masked depression may include recurrent [ɜː] psychosomatic complaints [eɪ], e.g. headache, lethargy, or dizziness. Most cases of myofascial [æʃ] pain syndrome[2] are psychophysiologic in origin and result from tension-relieving tooth-grinding [aɪ] habits[3].*

Use ***psychosomatic*** reaction / complaints[4] / pain / medicine[5] • ***psychophysiologic*** abnormality / manifestations • ***psychophysiologic*** symptoms / insomnia[6] / gastrointestinal reaction

psychosomat. Erkrankung
verstärkt, -schlimmert[1] myofasziales Schmerzsyndrom, Costen-Syndrom[2] habituelles Zähneknirschen[3] psychosomatische Beschwerden[4] psychosomat. Medizin, Psychosomatik[5] psychogene Schlaflosigkeit[6] 14

insane [eɪ] *adj inf & leg* *sim* **mad**[1], **crazy**[2] [eɪ], **frenzied**[3], **unhinged**[4] [-dʒd] *adj inf, rel* **demented**[5] [dɪmentɪd] *adj*

legal and social expression for being mentally ill (practically not used in clinical contexts)

insanity[6] [æ] *n inf & leg* • **madness**[7] *n* • ***madman**[8] *n inf* • **frenzy** [frenzi] *n*

» *The patient expresses fears that he is going insane. The jury found Roberts not guilty by reason of insanity. The criteria for insanity vary from state to state. Providing a clear demarcation between schizophrenia's [iː] characteristic cluster [ʌ] of signs and symptoms and other types of madness has proved difficult.*

Use to go[9]/become[9]/be ***insane*** • ***insane*** asylum[10] [aɪ]/ ward[11] [ɔː] • to drive sb.[12]/go[9] ***mad*** • raving[13] [eɪ] ***mad*** • ***to be/get mad*** at sth. *or* sb. • ****mad**house[10] /-doctor / cow disease[14] • to drive *or* make sb.[12]/go[9] ***crazy*** • ***to be crazy*** about sth. or sb. • mildly / globally / chronically / severely ***demented*** • ***demented*** patient • to plead[15] [iː] ***insanity*** • affective *or* emotional[16] / alcoholic / religious[17] ***insanity*** • senile[18] / toxic[19] / temporary ***insanity*** • myxedema[20] [mɪksɪdiːmə]/ megaloblastic ***madness*** • ***frenzied*** excitement[21] [ɪksaɪt-]/ activity / applause[22] [ɒː]

> **Note:** There are plenty of colloquialisms for ***insane***, e.g. ***not right in the head, not in one's right mind, out of one's mind, non compos mentis, to be a case, round the bend, be/go nuts, have bats in the belfry, hasn't a full sack of marbles, brainsick, feeble-minded, be a bit touched, have a screw loose***. Also note that ***mad*** and ***crazy*** are often used to mean *angry* or *out of control*.

geisteskrank, wahnsinnig, verrückt, unzurechnungsfähig

wahnsinnig, verrückt; böse, wütend[1] verrückt, wahnsinnig[2] wahnsinnig, rasend, wild, hektisch[3] verstört, übergeschnappt[4] dement, verrückt[5] Irresein, Geisteskrankheit, Unzurechnungsfähigkeit[6] Verrücktheit, Wut; Wahnsinn[7] Irrer, Verrückter[8] verrückt werden[9] Irrenanstalt[10] psychiatr. Abteilung[11] jem. auf d. Palme bringen[12] total verrückt[13] Rinderwahnsinn, BSE[14] auf Unzurechnungsfähigkeit plädieren[15] Affektstörung[16] religiöser Wahn, Theomanie[17] Alterspsychose[18] Intoxikationspsychose[19] hypothyroide P.[20] rasende Erregung[21] frenetischer Beifall[22] 15

psychiatric disease *or* **illness** [saɪkɪætrɪk dɪziːz] *n term* *syn* **mental disorder** *n clin*

emotional, mental or behavioral disturbance manifesting as maladaptive behavior, impaired functioning and/or disturbed emotional equilibrium[1] due to genetic, chemical, psychologic, or social causes

psychiatry[2] [saɪkaɪətri] *n* • **psychiatrist**[3] *n* • **psycho-** [saɪkoʊ-] *comb*

» *Check patients with frank[4] neurologic or psychiatric disease for Kayser-Fleischer rings[5]. In some psychiatric disorders the degree of withdrawal can be so substantial[6] that the noncommunicative[7] patient appears unconscious.*

Use acute / superimposed[8] ***psychiatric illness*** • ***psychiatric*** patient / admission[9] / unit[10] • ***psychiatric*** ward[10] [ɔː]/ state • ***psychiatric*** disturbance / symptoms • ***psychiatric*** interview / consultation • ***psychiatric*** assessment *or* evaluation[11] • ***psychiatric*** emergency [ɜː] (room)[12] / nursing[13] [ɜː] • emotional ***illness*** • personality / behavior *or* conduct[14] / mood ***disorder*** • seasonal [iː] affective[15] (*abbr* SAD)/ anxiety ***disorder*** • bipolar[16] / conversion[17] [ɜː]/ identity ***disorder*** • attention-deficit hyperactivity[18] (*abbr* ADHD)/ autistic[19] [ɒː] ***disorder*** • ***mental*** deterioration[20] / aberration[21] / dysfunction • community[22] / biologic / descriptive / dynamic[23] / existential ***psychiatry*** • child and adolescent[24] / geriatric [dʒerɪ-] ***psychiatry*** • ***psycho***logy /dynamics[25] /genic /motor agitation[26] [ædʒɪ-] • ***psycho***social [-soʊʃᵊl] /sexual /pathic /pathology

Geisteskrankheit, psychiatr./ psychische Erkrankung

seelisches Gleichgewicht[1] Psychiatrie[2] Psychiater(in), FA f. Psychiatrie[3] klin. manifest[4] Kayser-Fleischer-Ringe[5] stark[6] verschlossen[7] überlagerte psych. Erkrankung[8] psychiatr. Aufnahme[9] psychiatr. Abteilung[10] p. Untersuchung[11] p. Notaufnahme[12] p. Pflege[13] Verhaltensstörung[14] saisonale affektive S.[15] bipolare Psychose, manisch-depressive Krankheit[16] Konversionsstörung[17] Aufmerksamkeits-Hyperaktivitäts-Syndrom[18] autist. Störung, (frühkindl.) Autismus[19] geistiger Verfall[20] psychische Störung[21] Gemeindepsychiatrie, kommunale P.[22] psychoanalyt./ dynamische P.[23] Kinder- u. Jugendpsychiatrie[24] Psychodynamik[25] psychomotor. Unruhe[26] 16

depression [dɪpreʃᵊn] *n term & clin* *rel* **bipolar** [baɪpoʊlɚ] **disorder**[1] *n term*

(i) mood disorder marked by feelings of sadness, dejection[2] [dʒe], despair[3] [eɚ], or discouragement[4] [ɜː]
(ii) a state of feeling unhappy or disappointed

depressed[5] *adj* • **depressive**[6] *adj & n term* • **(anti)depressant**[7] *adj & n* • **repression**[8] *n term* • **repress** [rɪpres] *v*

» *Repressed anger [æŋɡɚ] is considered to be a significant factor contributing to depression. Clinical depression and mania [eɪ] are diagnosed when sadness or elation [eɪʃ] is overly intense and continues beyond the expected impact of a stressful life event. Severely depressed patients often have no desire for socializing or physical activity, have low self-esteem[9] [iː], feelings of worthlessness[10] [ɜː], and thoughts of self-injury [ɪndʒɚi] or suicidal [saɪ] ideation[11].*

Use psychotic[12] / endogenous[13] [ɒːdʒ]/ agitated[14] ***depression*** • major[15] [eɪdʒ]/ masked[16] / neurotic[17] ***depression*** • unipolar / postpartum[18] ***depression*** • reactive *or* situational[19] / transient ***depression*** • major ***depressive*** disorder[15] • ***depressive*** symptoms / phase [feɪz] *or* episode[20] / mood swings[21] • ***depressive*** state / illness / psychosis / syndrome[22] • to release [iː] a[23] / traumatic / full ***repression*** • massive / unconscious[24] ***repression*** • ***to repress*** emotions / desires[25] [aɪ] • ***to repress*** memories / unpleasant [e] experiences

(i) Depression (ii) Niedergeschlagenheit, Schwermut

manisch-depressive Krankheit[1] Niedergeschlagenheit, Melancholie[2] Verzweiflung, Hoffnungslosigkeit[3] Mutlosigkeit[4] deprimiert, bedrückt[5] depressiv, schwermütig; e. an D. leidende Person[6] beruhigend, dämpfend; Beruhigungsmittel, Sedativum[7] Verdrängung[8] Selbstachtung[9] Wertlosigkeit[10] Suizidgedanken[11] psychot. Depression[12] endogene D.[13] agitierte D.[14] schwere depressive Episode[15] larvierte/ maskierte D.[16] depressive Neurose, neurot. D.[17] postpartale D.[18] reaktive D.[19] depressive Phase[20] depressive Verstimmungen[21] depressives Syndrom[22] Verdrängtes auflösen[23] unbewusste Verdrängung[24] Wünsche verdrängen[25] 17

mania [meɪnɪə] *n term* *rel* **elation**[1] [ɪleɪʃən], **excitement**[2] [aɪ], **euphoria**[3] [juːfɔːrɪə] *n* → U76-8,16

state marked by extreme excitement [aɪ], hyperactivity, overtalkativeness[4], flight [flaɪt] of ideas[5], fleeting [iː] attention[6] and sometimes violent, destructive [ʌ] behavior

maniac[7] [meɪnɪæk] *adj & n inf* • **maniacal** *adj* • **(hypo)manic**[8] [æ] *adj term* • **elated** [ɪleɪtɪd] *adj clin* • **euphoric** [juːfɔːrɪk] *adj* • **-mania** [eɪ] *comb*

» *Atypical manic episodes can include gross [oʊ] delusions[9] [uːʒ], paranoid ideation[10] of severe proportions, and auditory [ɒː] hallucinations usually related to some grandiose perception[11]. Euphoria, elation, or aggressive behavior are commonly seen in patients with dementia.*

Use acute / dysphoric[12] / mixed ***mania*** • full-blown[13] / mild / impending[14] ***mania*** • attack / episode[15] ***of mania*** • ***manic*** episode[15] / state / patient / phase[15] • ***manic-depressive*** illness *or* disorder *or* disease[16] • mental / euphoric / psychomotor ***excitement*** • catatonic[17] / frenzied[18] ***excitement*** • mild / surface[19] [ɜː]/ cocaine-induced / inappropriate[20] ***euphoria*** • ***euphoric*** sensations[21] / response • ***manic-depressive*** psychosis[16] • hypo***mania***[22] • poto***mania***[23] • ***hypomanic*** period *or* episode[24] / personality • ***hypomanic*** symptoms / tendencies / swings *or* switches

Manie
Hochstimmung, Begeisterung[1] Er-, Aufregung[2] Euphorie[3] ungehemmter Redefluss, Logorrhoe[4] Ideenflucht[5] flüchtige Aufmerksamkeit[6] wahnsinnig; Wahnsinnige(r), Verrückte(r)[7] manisch[8] massive Wahnvorstellungen[9] paranoide Ideen[10] Größenideen[11] gereizte Manie[12] ausgeprägte M.[13] bevorstehende manische Episode[14] manische E.[15] manisch-depressive Krankheit, bipolare affektive Störung[16] katatone Erregung[17] rasende E.[18] oberflächl. Wohlgestimmtheit[19] übersteigerte Euphorie[20] euphorische Gefühle[21] Hypomanie[22] Trunksucht, Potomanie[23] hypomanische Episode[24]

18

compulsion [-pʌlʃən] *n clin & term* *sim* **obsession**[1] [ɒː‖əbseʃən] *n term & clin*

persistent irresistible urge[2] [ɜːrdʒ] to act contrary to one's ordinary judgement [dʒʌdʒ-], which usually results from an obsession and—if not completed—causes overt anxiety

compulsive[3] [kəmpʌlsɪv] *adj* • **obsessive**[4] *adj* • **obsessional**[4] *adj*

» *A compulsion has the same autonomous characteristics as an obsession, but rather than being merely [ɪɚ] an idea or image, it is an overwhelming urge[2] to do something aggressive, disgraceful[5] [eɪs], or obscene [-siːn]. Obsessive-compulsive disorder[6] is characterized by obsessive thoughts and compulsive behaviors that impair[7] [eɚ] everyday functioning [ʌ].*

Use repetition[8] / overpowering[2] [aʊ]/ obsessive[6] ***compulsion*** • ***obsession*** with food • ***compulsive*** desire / personality[9] / imperative ideas[10] / ritual [ɪtʃ] • ***compulsive*** motor activity[11] / water drinking • ***compulsive*** drug use[12] / sexual behavior / crying[13] • ***obsessive*** thoughts[10] / ruminations[14] / dieting[15] [aɪ]/ exercise • ***obsessive-compulsive*** symptoms / neurosis[6] / disorder[6] (*abbr* OCD) • ***obsessive-compulsive*** patient / behavior / personality disorder[6] • ***obsessional*** personality characteristics[16]

(innerer) Zwang, Anankasmus
Zwang, Obsession, Besessenheit[1] unwiderstehl. Drang[2] kompulsiv, zwanghaft, Zwangs-[3] obsessiv, zwanghaft[4] schändlich[5] Zwangsstörung, -neurose[6] beeinträchtigen[7] Wiederholungszwang[8] zwanghafte/anankastische Persönlichkeit[9] Zwangsgedanken, -ideen[10] Akathisie[11] Drogenabhängigkeit[12] Zwangsweinen[13] zwanghaftes Grübeln[14] zwanghaftes Fasten[15] anankastische Persönlichkeitszüge[16]

19

delusion [dɪluːʒən] *n term* *rel* **hallucination**[1] [həluːsɪneɪʃən] *n clin & term* → U73-10

persistent aberrant perception[2] [sɛ] or belief firmly [ɜː] maintained [eɪ] by a person despite evidence to the contrary

delusional[3] *adj term* • **deluded** *adj* • **hallucinate**[4] *v* • **hallucinatory**[5] *adj*

» *Paranoid disorders are usually distinguished from schizophrenia [skɪtsə-] by the absence of prominent hallucinations, incoherence[6] [ɪɚ], or bizarre delusions. The patient delusionally misinterpreted overheard scraps of conversation[7] as confirming [ɜː] his paranoid beliefs. His symptoms are not delusional in quality.*

Use depressive[8] / systematized[9] / fragmentary ***delusions*** • mixed / mood-incongruent ***delusions*** • somatic[10] / grandiose[11] [æ] ***delusions*** • paranoid / persecutory[12] [juː] ***delusions*** • ***delusion of*** grandeur[11] / reference[13] / persecution[12] • ***delusion of*** guilt[14] [gɪlt]/ jealousy[15] [dʒeləsi]/ parasitosis[16] • ***delusional*** disorder[17] / thoughts *or* ideas[18] / fantasy[18] • ***delusional*** state[19] / behavior / depression[8] / patient

Wahn(idee), -vorstellung
Halluzination, Sinnestäuschung[1] Wahrnehmungsstörung[2] eingebildet, wahnhaft, Wahn-[3] halluzinieren, H. haben[4] halluzinatorisch[5] sprunghaftes Denken, Inkohärenz[6] mitgehörte Gesprächsfetzen[7] depressiver Wahn[8] systematisierter W.[9] hypochondrischer W.[10] Größenwahn, Megalomanie[11] Verfolgungswahn[12] Beziehungswahn[13] Versündigungs-, Schuldwahn[14] Eifersuchtswahn[15] Dermatozoenwahn[16] wahnhafte Störung[17] Wahnideen[18] Wahnstimmung[19]

20

psychosis [saɪkoʊsɪs] *n term, pl* **-ses** [-siːz]

rel **neurosis**[1] [n(j)ʊəˈoʊsɪs] *n term*

major [eɪdʒ] mental disorder in which the patient's capacity to communicate, recognize reality, and cope with life demands[2] is impaired

psychotic[3] [ɒː] *adj & n term* • **neurotic**[4] *adj & n* • **psych(o)-**, **neur(o)-** *comb*

» *Atypical depressions, identity confusion, and particularly drug abuse and alcohol may mask, herald*[5]*, or compound*[6] [aʊ] *the onset of the psychosis. The patient who appeared to be suffering from paranoid psychosis was later recognized to be schizophrenic* [e].

Use acute / chronic / reactive[7] / functional ***psychosis*** • organic[8] / full-blown / drug-induced[9] ***psychosis*** • alcoholic[10] / paranoid / toxic[11] / amphetamine ***psychosis*** • childhood / late-life *or* senile[12] ***psychosis*** • postoperative / Korsakoff's[13] ***psychosis*** • brief reactive / manic(-depressive) / schizophrenic[14] ***psychosis*** • ***psychotic*** episode / reaction / disorder[15] • ***psychotic*** thinking / depression • anxiety[16] / psycho/ hysterical[17] ***neurosis*** • obsessional[18] / phobic[19] [oʊ] ***neurosis*** • ***neur***opathic /opsychiatric /asthenia [iː] • ***neur***algia [n(j)ʊərældʒ(ɪ)ə] /oma /opsychology[20] • ***psycho***active substances[21] /analytic [ɪ] /emotional /social • ***psycho***genic [dʒe] /tropic agents[21] [eɪdʒ] /somatic disorder[22] /therapy • ***psych***oanalyst[23] /pathology /pathy /pharmacology[24]

Psychose

Neurose[1] Anforderungen d. (tägl.) Lebens[2] psychotisch; Psychotiker(in)[3] neurotisch; Neurotiker(in)[4] ankündigen[5] verschlimmern[6] reaktive Psychose[7] organ./ symptomat. P.[8] pharmakogene/ medikamentös induzierte P.[9] Alkoholpsychose[10] Intoxikationspsychose[11] Alterspsychose[12] Korsakow-P., -Syndrom[13] schizophrene P.[14] psychotische Störung[15] Angstneurose[16] Konversionsneurose[17] Zwangsneurose[18] Phobie[19] Neuropsychologie[20] psychotrope Substanzen, Psychopharmaka[21] psychosomat. Störung[22] Psychoanalytiker(in)[23] Psychopharmakologie[24]

21

mental retardation *n term & clin* *sim* **mental deficiency**[1] [ɪʃ] *n clin*

subaverage intellectual capacities[2] (IQ < 70) as exhibited by learning disability, social maladjustment, lack of emotional control, and/or subnormal or backward intellectual development[3]

retard[4] *v* • **mentally retarded**[5] *adj* • **mentally deficient** *or* **disabled**[5] *adj*

» *Slowing of mental responsiveness and retardation of development of the brain was observed* [ɜː] *in both neonates* [iː]. *Although autism* [ɒː] *and mental retardation often coexist, the vast majority of mentally retarded children do not show the essential characteristics of autism. About 14% of children tested in school had IQs identified as borderline retardation*[6]*. Children with cat's cry syndrome*[7] *are slow to develop and profoundly* [aʊ] *mentally retarded*[8].

Use to have/cause ***mental retardation*** • degree of[9] / mild[10] ***mental retardation*** • moderate[11] / pronounced [aʊ] *or* severe[12] [ɪə] ***mental retardation*** • unexplained / disabling [eɪ] ***mental retardation*** • X-linked / fragile [ædʒ] X[13] ***mental retardation*** • developmental / growth[14] ***retardation*** • intellectual / psychomotor[15] ***retardation*** • familial / borderline[6] ***mental deficiency*** • mild[10] / severe[12] ***mental deficiency*** • ***mental*** decline[16] [aɪ]/ disability[1] / defect[1] [iː] • ***mental*** dysfunction / disturbance [ɜː]/ aberrations [eɪʃ] • mildly / severely *or* profoundly ***retarded***

mentale/ geistige Retardierung

geistige Behinderung, Intelligenzminderung, -störung[1] unterdurchschnittliche intellekt. Fähigkeiten[2] geistige Entwicklungsverzögerung[3] verzögern, verlangsamen[4] geistig retardiert/ zurückgeblieben[5] Grenzdebilität[6] Katzenschreisyndrom[7] schwer(st) geistig behindert[8] Schweregrad d. Intelligenzminderung[9] leichte geistige Retardierung, Debilität[10] mäßiggradige g. B., Imbezilität[11] schwer(st)e g. B., Idiotie[12] Marker-X-, fragiles X-Syndrom[13] Wachstumsverzögerung[14] psychomotorische Retardierung[15] geistiger Verfall[16]

22

dementia [dɪmenˈʃə] *n term*

rel **pseudodementia**[1] [suːdoʊ-] *n term*

general mental deterioration[2] characterized by disorientation, impaired cognitive memory, judgement[3], and intellect, aphasia[4] [eɪʒ], apraxia[5], and a shallow labile affect[6]

demented[7] *adj* • **dementing** *adj*

» *In most cases onset of dementia is insidious*[8] *over months to years. Examples of primary degenerative dementia are Alzheimer's dementia*[9] *(most common) and Pick*[10]*, Creutzfeldt-Jakob, and Huntington*[11] *dementias. The EEG findings alone cannot indicate whether a patient is demented or distinguish between dementia and pseudodementia* [suːdoʊ-].

Use to develop[12]/produce *or* lead to/diagnose/mimic[13]/manage ***dementia*** • (pre)senile[14] / (primary) [aɪ] degenerative[15] [dʒe] ***dementia*** • alcoholic[16] / toxic / substance-induced ***dementia*** • frontal lobe / frontotemporal ***dementia*** • (sub)cortical / dialysis[17] [aɪæ] ***dementia*** • HIV(-associated)[18] / multi-infarct[19] ***dementia*** • vascular[20] / posttraumatic ***dementia*** • late-onset[14] / inherited / persisting ***dementia*** • chronic progressive[21] / mild ***dementia*** • frank[22] / (ir)reversible [ɜː] ***dementia*** • ***dementia*** of the Alzheimer type[9] / paralytica [ɪ] • AIDS ***dementia*** complex[18] • ***demented*** patient / person • to be/become/appear [ɪə] ***demented*** • mildly [aɪ]/ globally / chronically ***demented*** • ***dementing*** illness[23] / process[24] / syndrome [ɪ]

Demenz, Dementia

Pseudodemenz[1] geistiger Verfall[2] Urteilsfähigkeit[3] Aphasie[4] Apraxie[5] flacher u. labiler Affekt[6] dement[7] schleichend[8] Alzheimer-Krankheit, -Demenz[9] Pick-Krankheit, -Atrophie[10] Huntington-Chorea[11] e. Demenz entwickeln[12] e. Demenz vortäuschen[13] senile D.[14] primär degenerative D.[15] Alkoholdemenz[16] Aluminium-, Dialyseenzephalopathie[17] HIV-Enzephalopathie, -Demenz, AIDS-D.[18] Multiinfarkt-D.[19] vaskuläre D.[20] chronisch progrediente D.[21] manifeste D.[22] zu Demenz führende Erkrankung[23] Demenzprozess[24]

23

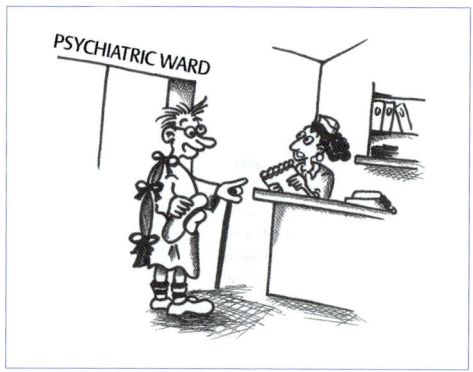

Sorry Mr. Gumley, you can't go out. Visiting hours are when people come to visit **YOU**.

mental patient *n clin* *rel* ***psycho(path)**[1] [aɪ], ***idiot**[2] *n*, ***lunatic**[3] *n & adj*

person afflicted with mental derangement or a personality disorder

psychopathy[4] *n term* • **psychopathic** *adj* • ***idiocy**[5] *n inf* • ***lunacy**[6] [uː] *n*

» *Is the mental patient accompanied by an escort*[7] *so he can be transported safely? When she was labeled* [eɪ] *a mental patient, the woman lost custody of her children. Some autistics, popularly known as idiot savants*[8]*, show extraordinary ability in a circumscribed* [sɜː] *area while functioning on a mentally retarded level in all other ways. I felt like a complete idiot.*

Use ***mental*** acuity [juː] *or* alertness [ɜː]/ distress[9] • ***mental*** slowing / exhaustion *or* fatigue [iː]/ symptoms • juvenile [dʒuː] / sexual ***psychopath*** • stupid / village ***idiot*** • (non)criminal ***lunatic*** • ***lunatic*** patient / fringe[10] / asylum[11] • cretinoid[12] ***idiocy***

Note: Colloquial expressions for mental patients (most are derogatory) include ***madman**, ***madwoman**, ***nut**, ***weirdo**, ***moron**, ***wacko**, ***looney**.

Geisteskranke(r), psychisch Kranke(r)
Psychopath(in), Geistesgestörte(r)[1] Schwachsinnige(r); Dummkopf[2] Geistesgestörte(r), Verrückte(r); geisteskrank, wahnsinnig[3] Psychopathie, Persönlichkeitsstörung[4] Idiotie, schwere geistige Behinderung[5] Wahnsinn[6] Betreuer(in)[7] hochbegabte Autisten[8] psych. Belastung[9] extreme Randgruppe[10] Nervenheilanstalt[11] Idiotie bei Kretinismus[12]

24

77

custodial care [kʌstoudiəl keɚ] *n* *syn* **maintenance** [eɪ] **care** *n*
rel **guardianship**[1] [gɑːrdiənʃɪp], **caregiver**[2] *n*

level of care which may also be provided by non-professionals, relies on supportive supervision[3] and safeguarding [eɪ] and mainly addresses deficits in activities of daily living, e.g. for the mentally disabled

custody[4] [ʌ] *n* • **custodian**[5] [ou] *n* • **custodianship**[6] *n* • **guardian**[5] *n*

» *In the 19th century the main role of psychiatry was to provide custodial care for the mentally ill. Infection rates are especially high among retarded children in custodial care. Ninety percent of all long-term care is custodial care. Alzheimer's disease exacts a heavy emotional toll*[7] [toːl] *on family members and caregivers. The best we could hope for was custodial care within the four walls of a mental asylum* [aɪ].

Use to provide/receive/be under[8] ***custodial care*** • in-home[9] / asylum-rooted [uː]/ long-term ***custodial care*** • full-time[10] / interim / purely ***custodial care*** • ***custodial*** mental health care / institution • ***custodial*** duties[11] [(j)uː]/ costs • to be (held) in[12]/have[13]/release [iː] from/take into[14] ***custody*** • parental[15] / joint[16] [dʒɔɪnt]/ police / overnight ***custody*** • ***custody*** of the child • legal[17] / court-appointed ***guardian*** • medical / primary / adult / overstressed[18] ***caregiver*** • ***caregiver*** dysfunction / guilt [gɪlt]/ burnout[19] [ɜː]

(psycho)soziale Betreuung
Vormundschaft, Obhut, Schutz[1] (Für-)sorgeberechtigte(r), Betreuer(in)[2] Beaufsichtigung, Aufsicht[3] Obhut, Pflegschaft, Vormundschaft, Gewahrsam[4] Wächter, Betreuer; Vormund[5] Vormundschaft[6] stellt e. große psych. Belastung dar[7] in psychosozialer Betreuung sein[8] häusliche/ aufsuchende B.[9] ständige B.[10] Betreuungspflichten[11] i. Gewahrsam sein[12] d. Sorgerecht haben[13] i. Gewahrsam/ Haft nehmen[14] elterliches Sorgerecht[15] gemeinsames S.[16] gesetzlicher Vormund[17] überlastete(r) Betreuer(in)[18] Burn-out-Syndrom/ Erschöpfungszustände bei Betreuern[19]

25

straightjacket *or* **straitjacket** [streɪtdʒækɪt] *n*
syn **camisole** [æ] **(restraint)** *n term*, *rel* **padded room**[1] *n clin*

jacket-like garment[2] used to tighten [taɪtᵊn] the arms against the body as a means [iː] of restraining a violent [aɪ] person

restrain[3] [eɪ] *v* • **restraint**[4] [rɪstreɪnt] *n* • **unrestrained** *adj* • **restraining** *n & adj*

» *In the unruly*[5] [uː] *patient, it is perhaps wise to consider restraints, sedation* [eɪʃ]*, local or general anesthesia* [iːʒ]*–or even to postpone*[6] [ou] *wound* [uː] *evaluation.*

Use to put sb. in a[7] ***straightjacket*** • to lock sb. up in a[8] ***padded room*** • physical [ɪ] *or* mechanical[9] / safety [eɪ] belt[10] / head / arm[11] / lateral / chemical[12] ***restraint*** • ***to restrain*** a patient / movement • ***restraining*** mitts[13] • ***padded*** restraints[14]

Zwangsjacke
Gummizelle[1] Kleidungsstück[2] einschränken, fest-, abhalten, bändigen[3] Ein-, Beschränkung; Zwangsmaßnahme[4] tobend[5] verschieben[6] jem. in e. Zwangsjacke stecken[7] jem. i. e. Gummizelle sperren[8] mechan. Fixierung[9] Sicherheitsgurt[10] Handgelenksfessel[11] chemische Zwangsjacke/ Einschränkung[12] bewegungseinschränkende Handschuhe[13] gepolsterte Fesseln[14] 26

Unit 78 Metabolism

Related Units: 88 Physiology, 81 Biochemistry, 83 Cell Biology, 79 Nutrition, 46 Digestion, 44 Respiration, 55 Hormones, 47 Liver, 49 Urine Production

metabolism [mətæbəlɪzəm] *n term* *rel* buildup[1] [ɪ], breakdown[2] [eɪ], turnover[3] [ɜː] *n clin*

chemical changes occurring [ɜː] in the body including the breakdown of large molecules into small ones, biodegradation of xenobiotics[4] [zenoʊ-] as well as reactions that build up endogenous [ɒːdʒ] molecules

(hyper)metabolic *adj term* • **metabolize**[5] *v* • **metabolizable** *adj*

» *Patients with cancer may have abnormal energy, protein, or carbohydrate [aɪ] metabolism. Production of glucose by the liver involves breakdown of stored glycogen.*

Use body / cell / tissue [ʃ||s]/ carbohydrate[6] / calcium [s]/ lipid ***metabolism*** • alcohol / water / acid-base[7] [s]/ intermediary[8] [iː]/ B12 ***metabolism*** • hyper/ hypo***metabolism*** • ***metabolic*** function / clearance [ɪə] rate • ***metabolic*** response[9] / by-product[10] / end-products[11] / control[12] • ***metabolic*** intermediates[13] / demands *or* needs / state *or* status • ***metabolic*** (im)balance / block / pathways[14] / process / step / substrates [ʌ] • ***metabolic*** acidosis / alkalosis / disorder *or* disturbance[15] [ɜː] • ***metabolic*** crisis [aɪ]/ support / derangement[15] [eɪ] • ***metabolically*** active • ***to metabolize*** sucrose • muscle ***buildup*** • cell / iron [aɪərn]/ bone[16] (calcium) / glucose / protein ***turnover*** • nucleic acid[17] / accelerated[18] / increased[18] ***turnover*** • ***turnover*** number[19] / rate[20] / time

> **Stoffwechsel, Metabolismus**
> Aufbau[1] Abbau, Aufspaltung[2] Umsatz[3] Xenobiotika[4] umwandeln, metabolisieren[5] Kohlenhydratstoffwechsel[6] Säure-Basen-Stoffwechsel[7] Intermediär-, Zwischenstoffwechsel[8] Stoffwechselreaktion[9] Stoffwechselnebenprodukt[10] Stoffwechselendprodukte[11] Stoffwechselregulation, -steuerung[12] Stoffwechselzwischenprodukte[13] Stoffwechselwege[14] Stoffwechselstörung[15] Knochenumsatz[16] Nukleinsäurenstoffwechsel[17] erhöhter Umsatz[18] mol(ekul)are Aktivität, Wechselzahl[19] Umsatzrate[20]
> 1

basal metabolic rate *n term, abbr* BMR *syn* basal [eɪ] metabolism *n term*

turnover of energy required to maintain vital functions in a fasting[1], awake individual at rest

» *Physiologic changes in body composition including loss of lean [iː] body mass[2] and lower basal metabolic rate lead to decreased energy requirements in elderly patients. A profound[3] [aʊ] hypermetabolism occurs in the postburn [ɜː] period, and in severe burns the metabolic rate may increase to double [ʌ] the basal rate.*

Use cerebral[4] / myocardial [aɪ]/ normal / elevated *or* accelerated[5] [əksel-] ***metabolic rate*** • reduced / low / fall *or* decrease [iː] in[6] ***metabolic rate***

> **Grund-, Basalumsatz**
> nüchtern[1] fettfreie Körpermasse[2] ausgeprägt[3] Hirnstoffwechselrate[4] erhöhte Stoffwechselrate[5] Sinken/ Abfall/ Senkung d. Stoffwechselrate[6]
> 2

anabolic [ænəbɒːlɪk] *adj term* *opposite* catabolic[1] *adj term*

related to the buildup of complex chemical compounds[2] [aʊ] in the body from simpler ones

anabolism[3] *n term* • **anabolite**[4] *n* • **catabolism** *n* • **catabolize**[5] *v* • **catabolite** *n*

» *Wait for the patient on long-term parenteral nutrition [ɪʃ] to move from catabolic breakdown to sustained [eɪ] anabolism. In the initial [ɪʃ] catabolic response to trauma [ɒː] body protein, fat, and carbohydrate are depleted [iː]. In cancer patients synthesis [ɪ], catabolism, and turnover of body protein are all increased, but the change in catabolism is greatest.*

Use ***anabolic*** reaction / phase [feɪz]/ state / pathways[6] • ***anabolic*** steroids[7] (*abbr* AS)/ agents[7] [eɪdʒ]/ hormones[7] • bacterial [ɪə] ***anabolism*** • ***antianabolic*** effect • ***catabolic*** process[8] / patient / disorder • ***catabolic*** rate / weight loss / pathways[9] • to inhibit/prevent/augment/ reverse[10] [ɜː] ***catabolism*** • amino acid[11] / protein / tissue / accelerated ***catabolism***

> **anabol(isch), aufbauend**
> katabol(isch), abbauend[1] chemische Verbindungen[2] Anabolismus, aufbauende Stoffwechselprozesse[3] Anabolit[4] abbauen, katabolisieren[5] anabol(isch)e Stoffwechselwege[6] Anabolika[7] Abbauprozess[8] katabol(isch)e Stoffwechselwege[9] den Katabolismus umkehren[10] Aminosäureabbau[11]
> 3

(bio)synthesis [baɪoʊsɪnθəsɪs] *n term, pl* -ses *opposite* lysis[1] [laɪsɪs] *n term*

composition or buildup of compounds [aʊ] by physiologic processes in the living organism

synthetize[2] [ɪ] *v term* • **synthetic** *adj* • **synthetase**[3] *n* • **–lysis, –lyze** *comb*

» *The release [iː] and synthesis of insulin are stimulated by activation of specific glucoreceptors [se] located on the surface [ɜː] membrane of the beta [eɪ||iː] cell. The liver synthesizes water-soluble bile acids[4] from water-insoluble cholesterol.*

Use to block *or* inhibit[5] ***synthesis*** • (glyco)protein [glaɪk-]/ albumin ***synthesis*** • fatty acid[6] / folic [oʊ] acid[7]/ cholesterol / collagen ***synthesis*** • urea[8] / enzymatic / DNA ***synthesis*** • antibody / hormone / steroid [ɪə] ***synthesis*** • ***synthesis*** inhibitor[9] / rate / defect [iː] • chemically / newly ***synthesized*** • proteo[10]/ lipo/ hydro[11]/ glycogeno/ glyco***lysis*** [glaɪkɒːlɪsɪs] • (hemo)dia/ cyto/ thrombo[12]/ fibrino/ (auto-) hemo***lysis*** • clot[12] / collagen / bone ***lysis*** • hydro[13]/ hemo/ proteo***lyze***

> **(Bio)synthese, Aufbau**
> Lyse, Lysis, Auflösung[1] synthetisieren[2] Synthetase, Ligase[3] wasserlösliche Gallensäuren[4] die Synthese hemmen[5] Fettsäuresynthese[6] Folsäuresynthese[7] Harnstoffsynthese[8] Synthesehemmer[9] Proteolyse, Eiweißabbau[10] Hydrolyse[11] Thrombolyse[12] hydrolisieren[13]
> 4

78

assimilate *v term* *syn* **take up** *v phr, sim* **absorb[1]** [ɔː] *v term* → U46-13, U88-8

to incorporate[2] digested [dʒe] nutrients into body tissue

assimilation[3] [eɪʃ] *n term* • **assimilable[4]** *adj* • **uptake[5]** *n* • **absorption[6]** *n*

» *Most organic compounds in food, although metabolized and assimilated by the body, are not essential in the sense that their deletion[7] [iːʃ] from the diet[8] [daɪət] does not cause illness. Higher intakes[9] of oral calcium permit adequate calcium assimilation despite a lower efficiency of intestinal calcium absorption. Hypophosphatemia [iː] decreases calcium uptake into bone, increases intestinal calcium absorption, and stimulates bone breakdown.*

Use to undergo[10] / rapid ***assimilation*** • carbohydrate [aɪ]/ glucose / calcium ***assimilation*** • amino acid / bilirubin / cellular potassium[11] ***uptake*** • (insulin-mediated) [iː] glucose[12] / impaired [eə] ***uptake***

assimilieren, aufnehmen
ab-, resorbieren[1] einbauen[2] Assimilation[3] assimilierbar[4] Aufnahme[5] Ab-, Resorption[6] Streichen, Weglassen[7] Nahrung[8] Zufuhr[9] assimiliert werden[10] zelluläre Kaliumaufnahme[11] insulinvermittelte Glukoseaufnahme[12]

5

convert [ɜː] *v* *sim* **transform[1]** *v*, *rel* **exchange[2]** *v & n*, **recycle[3]** [rɪsaɪkl] *v term*

to change the nature, form or property of substances or exchange or replace them with another

conversion[4] *n term* • **reconvert[5]** *v* • **transformation** *n* • **cycle[6]** *n* • **cyclic[7]** *adj*

» *Aminoglutethimide [-ɪmaɪd] inhibits the conversion of cholesterol to pregnenolone, a key step in steroid hormone biosynthesis [ɪ]. These alterations can hasten[8] [heɪsn] transformation of the fatty streak[9] [iː] into a lesion [iːʒ] richer in fibrous [aɪ] smooth [uː] muscle cells[10]. There is a continuous exchange of water and solutes across all cell membranes. Urea recycling[11] [aɪ] helps maintain osmolality in the renal medulla.*

Use ***to convert*** T4 to T3 • to enhance *or* promote/inhibit/block ***conversion*** • renal / peripheral / bilirubin / enzymatic[12] ***conversion*** • lipoxygenase[13] [-dʒəneɪz]/ prothrombin ***conversion*** • to undergo[14]/enhance/retard/suppress ***transformation*** • (reduced/ accelerated) bio[15]/ enzymatic[12] / blast ***transformation*** • genetic [dʒ]/ histologic / malignant ***transformation*** • gas *or* air / fluid / capillary ***exchange*** • ion [aɪən]/ sodium-calcium / cationic[16] [aɪɒː] ***exchange*** • citric [s] acid[17] / folic acid metabolism[18] / urea[19] ***cycle*** • Cori[20] / Krebs[17] ***cycle*** • ***cyclic***[21] AMP / guanosine monophosphate / nucleotides [-taɪdz]

umwandeln, umformen
umwandeln, transformieren[1] austauschen; Austausch[2] wiederaufbereiten, -verwerten[3] Umwandlung[4] zurückwandeln[5] Zyklus[6] zyklisch[7] beschleunigen[8] lipidhaltige Plaque[9] glatte Muskelzellen[10] Rückdiffusion v. Harnstoff[11] enzymat. Umwandlung[12] Umwandlung durch Lipoxygenase[13] transformiert werden[14] Biotransformation[15] Kationenaustausch[16] Zitronensäurezyklus, Krebs-Zyklus[17] Folsäurezyklus[18] Harnstoff-, Ornithinzyklus[19] Cori-, Glukose-Laktat-Zyklus[20] zyklisches Adenosin-3',5'-monophosphat, cyclo-AMP, cAMP[21]

6

78

esterify [esterɪfaɪ] *v term* *rel* **phosphorylate[1]**, **alkylate[2]** [ælkəleɪt], **carboxylate[3]**, **acetylate[4]** [se], **hydroxylate[5]**, **glycosylate[6]** *v term*

to convert into an ester, e.g. in the reaction of ethanol and acetic [siː] acid to form ethyl acetate

(poly)ester *n term* • **esterase[7]** *n* • **esterification[8]** *n* • **esterifyable** [aɪ] *adj*

» *These patients lack the enzyme that normally esterifies cholesterol in the plasma. In the intestinal mucosa provitamin carotenoids undergo central fission[9] [ʃ] of the molecule to form retinol, which is then esterified. In the basal ganglia levodopa is decarboxylated[10] to form dopamine and replace the missing neurotransmitter.*

Use ***ester*** bonds[11] • anticholin [k]/ (acetyl)cholin***esterase*** • ***alkylating*** agent[12] • dealk/ decarbox/ dehydrox/ dephosphor***ylation*** • glycos/ hydrox[13]/ (hypo/ re)meth***ylation*** • (tri/un)phosphor/ hydrox/ glycos/ (non)carbox***ylated*** • biotin[14]/ salic[15]/ meth***ylate***

verestern
phosphorylieren[1] alkylieren[2] carboxylieren[3] acetylieren[4] hydroxylieren[5] glykosylieren[6] Esterase[7] Veresterung[8] Spaltung[9] decarboxyliert[10] Esterbindungen[11] alkylierende Substanz, Alkylans[12] Hydroxylierung[13] biotinylieren, mit Biotin versetzen[14] Salicylat, m. Salicylsäure behandeln[15]

7

enzyme [enzaɪm] *n term* *syn* **organic catalyst** [kætəlɪst] *n term* → U81-16

protein secreted by the body acting as a catalyst[1] to promote biochemical reactions in other substances; most enzymes are named by adding **-ase** to the name of the substrate [ʌ] on which they act (e.g., glucosidase), the substance activated (e.g. hydrogenase), and/or the type of reaction (e.g. transferase)

enzymatic[2] *adj term* • **proenzyme[3]** *n* • **co-enzyme** *n* • **-ase** [-eɪz] *comb*

» *Liver enzymes and serum lipids must be checked periodically. Cigarette smoking can induce hepatic enzymes. The pancreatic enzymes are not activated in acute pancreatitis.*

Use digestive[4] / liver *or* hepatic / cardiac[5] / iso[6] [aɪsoʊ-]/ fat-splitting[7] / active ***enzyme*** • brush [ʌ] border[8] / key[9] / serum ***enzymes*** • proteolytic [ɪ]/ hydrolytic[10] [aɪ]/ restriction[11] ***enzymes*** • ***enzyme*** activity[12] / induction[13] [ʌ]/ pattern[14] / determination / assay[15] • ***enzyme***-labeled[16] [eɪ]/ inhibition[17] / defect[18] • ***enzyme*** deficiency [ɪʃ]/ replacement[19] / studies[20] • ***enzymatic*** reaction / synthesis [ɪ]/ cleavage[21] [iː]/ deficiency • glucosid/ oxidoreduct/ transfer/ hydrol[10]/ ly***ases*** [laɪeɪsɪz] • isomer/ lig/ hydrogen[22]/ synthet***ase***

Enzym, Ferment
Katalysator[1] enzymatisch[2] Proenzym, Zymogen[3] Verdauungsenzym[4] Herzenzym[5] Isoenzym[6] fettspaltendes E.[7] Bürstensaumenzyme[8] Schlüsselenzyme[9] Hydrolasen[10] Restriktionsenzyme, -endonukleasen[11] Enzymaktivität[12] Enzyminduktion[13] Enzymmuster[14] Enzymtest[15] enzymmarkiert[16] Enzymhemmung[17] Enzymdefekt[18] Enzymsubstitution[19] Enzymdiagnostik[20] enzymatische Spaltung[21] Hydrogenase[22]

8

precursor [prɪkɜːrsɚ] *n term*

rel **provitamin**[1] [aɪ||ɪ], **prohormone**[2], **(pre)proprotein**[3] *n term*

physiologically inactive substance [ʌ] or cellular component that is synthesized or converted [ɜː] to an active enzyme, vitamin, hormone, etc.

» *Each of the reactions requires the conversion of inactive precursor proteins into active proteases by limited proteolysis. Levodopa, the metabolic precursor*[4] *of dopamine, is capable of crossing the blood-brain barrier*[5].

Use immediate [iː]/ circulating [sɜː]/ vitamin A[6] / DNA / heme[7] [hiːm] ***precursor*** • ***precursor*** molecule[8] / cell[9] / protein[10] / form / synthesis • ***provitamin*** A[6] / D3

Vorstufe, Vorläufer, Precursor
Provitamin[1] Prohormon[2] (Prä)proprotein[3] Vorstufe[4] Blut-Hirn-Schranke[5] Provitamin A[6] Hämvorstufe[7] Vorläufermolekül[8] Precursorzelle, Vorläuferzelle[9] Proteinvorstufe[10]

9

(bio)degradation [baɪoʊdegrədeɪʃᵊn] *n term* → U46-11

syn **breakdown, splitting** *n clin & jar, rel* **decomposition**[1] *n term*

breakdown of complex chemical compounds in the body into smaller and/or less complex ones

degrade[2] [dɪgreɪd] *v term* • **break down**[2] *v phr* •
split (up)[2] *v phr* • **(un)split** *adj* • **(non/ bio)degradable**[3] *adj*

» *Debranching enzyme*[4] *and phosphorylase are responsible for complete degradation of glycogen*[5] [aɪ]. *Lactase is an intestinal mucosal enzyme which splits lactose to galactose and glucose. The splitting of ATP*[6] *then dissociates the myosin* [aɪ] *cross-bridge*[7] *from the actin.*

Use protein / lipid / fatty acid[8] / fibrin(-fibrinogen) [aɪ]/ purine ***degradation*** • metabolic / proteolytic[9] [ɪ]/ intracellular[10] / bacteria-produced [ɪɚ] ***degradation*** • ***degradation*** pathways / products[11] / by-product[12] / fragments / rate • metabolic / catabolic[13] / (muscle) [mʌsl] protein ***breakdown*** • glycogen[5] [-dʒən]/ fat / tissue / hepatic ***breakdown*** • ***breakdown*** products[11] • urea-/ fat[14]-***splitting*** • tissue / thermic[15] [ɜː]/ bacterial ***decomposition*** • ***split*** product[16] / fat

(biolog.) Abbau/ (Auf)spaltung
Zersetzung, Zerfall[1] abbauen, (auf)spalten[2] biolog. abbaubar[3] Amylo-1,6-Glukosidase, Debranching enzyme[4] Glykogenolyse, -abbau[5] Adenosintriphosphat[6] Querbrücke[7] Fettsäureabbau[8] Proteolyse, Eiweißabbau[9] intrazellulärer Abbau[10] Abbauprodukte[11] kataboles/ degradatives Nebenprodukt[12] Abbaustoffwechsel, Katabolismus[13] fettspaltend[14] thermische Zersetzung, Pyrolyse[15] Spaltprodukt[16]

10

metabolite [mətæbəlaɪt] *n term* *rel* **antimetabolite**[1] [æntɪ-] *n term*

substance [ʌ] produced by metabolic processes [ɒːs]

» *Higher doses of vitamin D or its metabolites increase the efficiency* [ɪʃ] *of intestinal calcium absorption. Normally, the anion* [ænaɪən] *secretory* [iː] *system eliminates metabolites that have been conjugated with glycine* [aɪs], *or glucuronic acid*[2].

Use (in)active / stable[3] [eɪ]/ reactive / endogenous [ɒːdʒ]/ drug / toxic[4] ***metabolite*** • hormone / cortisol / salicylate [ɪs]/ intermediary[5] / major[6] / minor[7] ***metabolite*** • urinary / water-soluble[8] / oxygen / excreted [iː] ***metabolites*** • ***metabolite*** of vitamin D / level / accumulation / excretion • purine[9] / systemic ***antimetabolite***

Stoffwechsel(zwischen)produkt, Metabolit
Antimetabolit[1] Glukuronsäure[2] stabiler Metabolit[3] toxischer Metabolit[4] Stoffwechselzwischenprodukt, Intermediat[5] Hauptmetabolit[6] Nebenmetabolit[7] wasserlösl. Metaboliten[8] Purinantagonist, -antimetabolit[9]

11

78

energy metabolism *n term* *rel* **energy expenditure**[1] [ɪkspendɪtʃɚ] *n term*

metabolic processes in which energy is produced or utilized [juː], e.g. ATP-dependent processes

(bio)energetics[2] [enɚdʒetɪks] *n term* • **energy-rich**[3] [enɚdʒi rɪtʃ] *adj*

» *The basal metabolic energy requirement depends on the age, sex, and lean body mass. In starvation*[4], *energy is derived* [aɪ] *principally from fat metabolism.*

Use cellular / metabolic[5] / dietary / mechanical[6] / kinetic[7] ***energy*** • electrical / thermal[8] [ɜː]/ radiant[9] [eɪ]/ muscle ***energy*** • ***energy*** requirements *or* demands *or* needs[10] • ***energy*** production / source [ɔː]/ stores / reserves [ɜː] • ***energy*** supplies[11] [aɪ]/ balance[12] / deficiency [ɪʃ] • ***energy*** cost[1] / utilization[1] [juː] • ***energy*** consumption[1] [ʌ]/-requiring process[13] / transfer[14] /-rich compounds[15] • ***high-energy*** compounds[15] [aʊ]/ bond[16] / phosphates • total (*abbr* TEE)/ resting[17] (*abbr* REE)/ basal[17] ***energy expenditure***

Energiestoffwechsel
Energieverbrauch[1] Bioenergetik[2] energiereich[3] Hungern, Nahrungskarenz[4] Stoffwechselenergie[5] mechan. Energie[6] Bewegungsenergie[7] Wärmeenergie[8] Strahlungsenergie[9] Energiebedarf[10] Energievorräte[11] Energiehaushalt, -bilanz[12] energieverbrauchender Prozess[13] Energieübertragung[14] energiereiche Verbindungen[15] energiereiche Bindung[16] Grund-, Basalumsatz[17]

12

glycogen [glaɪkədʒən] *n term* *rel* **glucose**[1] [gluːkoʊs||z] *n term* → U79-7

polysaccaride [æk] that acts as the main carbohydrate reserve [ɜː] of the body; it is readily [e] converted into glucose and released [iː] into the body as required

hypo/ eu/ hyperglycemia[2] [-glaɪsiː-] *n term* • **hyperglycemic** *adj* • **glyco-** *comb*

» *Increased fat oxidation would impair glucose uptake and glycogen synthesis. When blood glucose levels start to fall, the liver converts glycogen back into glucose and releases it into the blood. Symptoms of hypoglycemia include sweating* [e], *trembling*[3], *hunger, fast heartbeat, weakness* [iː], *mental confusion, and on occasion, seizures*[4] [siːʒɚz] *and coma.*

Use liver *or* hepatic[5] / muscle / stored ***glycogen*** • ***glycogen*** breakdown[6] [eɪ]/ metabolism / deposition • ***glycogen*** stores / storage (disease)[7] / depletion [iːʃ]/ phosphorylase[8] • diabetic [aɪ]/ chronic / fasting[9] / mild ***hyperglycemia*** • marked / early morning[10] ***hyperglycemia*** • alimentary / fasting[11] / factitious[12] [ɪʃ] ***hypoglycemia*** • alcoholic / profound[13] [aʊ]/ postprandial[14] ***hypoglycemia*** • ***glyco***lytic enzyme[15] /genosis[7] • ***glyco***lipid /protein /peptide /side /suria

Glykogen
Glukose[1] Hyperglykämie, erhöhter Blutzuckerspiegel[2] Zittern[3] Krampfanfälle[4] Leberglykogen[5] Glykogenabbau, Glykogenolyse[6] Glykogenspeicherkrankheit, Glykogenose[7] Glykogenphosphorylase[8] erhöhter Nüchternblutzucker[9] morgendl. Erhöhung d. Blutzuckerspiegels[10] Hungerhypoglykämie[11] artifizielle Hpoglykämie[12] ausgeprägte Hypoglykämie[13] postprandiale Hypoglykämie[14] glykolyt. Enzym[15]

13

glycolysis [glaɪkɒːlɪsɪs] *n term* *rel* **proteolysis**[1] [ɒː], **glycogenolysis**[2] *n term* *opposite* **glycogenesis**[3] [-dʒenəsɪs] *n term*

conversion of glucose to lactic acid (instead of pyruvate [paɪ-] oxidation products) in various tissues (esp. muscle) when sufficient oxygen is not available resulting in energy stored in the form of ATP

glycolytic [ɪ] *adj term* • **proteolytic** *adj* • **-lysis** *comb* • **-genesis** *comb*

» *The liver functions to maintain normal levels of blood sugar by a combination of glycogenesis, glycogenolysis, glycolysis, and gluconeogenesis*[4]*. Insulin decreases glycogenolysis, lipolysis, proteolysis, gluconeogenesis, ureagenesis, and ketogenesis. Some of these glycolytic enzyme deficiencies are localized to the red cells.*

Use to stimulate/enhance[5]/inhibit/block ***glycolysis*** • (an)aerobic[6] / increased[7] / terminal ***glycolysis*** • muscle / hormone / limited[8] ***proteolysis*** • ***glycolytic*** pathway[9] / phosphorylation / enzyme[10] (defect) • ***proteolytic*** enzyme / activity / degradation • keto[11]/ rhabdomyo/ ureo[12]/ thrombo***lysis*** • lipo/ gluconeo[4]/ steroido***genesis***

Glykolyse
Proteolyse, Eiweißabbau[1] Glykogenolyse[2] Glykogensynthese, Glykogenese[3] Glukoneogenese[4] d. Glykolyse verstärken[5] (an)aerobe Glykolyse[6] verstärkte/ vermehrte Glykolyse[7] limitierte Proteolyse[8] Emden-Meyerhof(-Parnas-Stoffwechsel)weg[9] glykolytisches Enzym[10] Ketolyse, Ketonkörperverwertung, -abbau[11] Harnstoffspaltung, Ureolyse[12]

14

creatine [kriːətiːn] *n term* *rel* **adenosine triphosphate**[1] *n term, abbr* **ATP**

occurs [ɜː] in muscle, (usually as phosphocreatine[2]) and in urine (usually as creatinine)

creatinine[3] [krɪætɪniːn] *n term* • **creatinemia** [iː] *n* • **creatinuria** *n*

» *The high-energy phosphate stores in ATP are in equilibrium with those in the form of creatine phosphate. Creative phosphokinase splits creatine phosphate in the presence of ADP to yield creatine and ATP.*

Use muscle / dehydrated[3] [aɪ]/ urinary ***creatine*** • ***adenosine*** diphosphate [aɪ] (ADP) • ***creatine*** phosphokinase[4] [aɪ] (*abbr* CPK)/ kinase[4] (*abbr* CK) • ***creatine*** phosphate[2] / clearance[5] [ɪə] • muscle / intracellular / exogeneous ***ATP*** • breakdown[6] / availability / analogue ***of ATP*** • ***ATP*** synthesis / degradation[6] / molecule • ***ATP***-dependent solute transport[7] • ***ATP***-sensitive potassium channel[8] [tʃ] • ***ATP***-induced contraction / depletion[9] [iːʃ]

Kreatin
Adenosintriphosphat, ATP[1] Kreatinphosphat[2] Kreatinin[3] Kreatin(phospho)kinase[4] Kreatin-Clearance[5] ATP-Abbau[6] ATP-abhängiger Transport gelöster Stoffe[7] ATP-abhängiger Kaliumkanal[8] ATP-Speicherentleerung, -Mangel[9]

15

cholesterol [kəlestərɒːl] *n term* → U47-12 *rel* **cortisol**[1] [kɔːrtɪsɒːl] *n term* → U55-10

abundant [ʌ] fat-like steroid [ɪə] normally synthesized in the liver which is essential for the production of steroid hormones (e.g. the catabolic steroid cortisol), bile acids[2], vitamin D, etc.

» *High levels of cholesterol in the blood stream are a marker for heart disease. Cholesterol circulates in the plasma complexed to proteins of various densities and is a key factor in the pathogenesis of atheromatous plaques*[3] [plæks]*. Apo AI also activates the enzyme lecithin cholesterol acyltransferase (abbr LCAT), which esterifies free cholesterol in plasma.*

Use serum / plasma / free / dietary [aɪ] ***cholesterol*** • high-density lipoprotein[4] (*abbr* HDL)/ LDL-***cholesterol***[5] • dihydro***cholesterol***[6] • ***cholesterol*** esterase[7] / ester / (micro)crystals[8] [ɪ] • ***cholesterol*** (gall)stones[9] [ɔː]/ saturation /-lowering drugs[10] • ***cholesterol*** synthesis / transport / intake[11] • ***cholesterol*** level *or* concentration[12] / content

Cholesterin, Cholesterol
Cortisol, Hydrokortison[1] Gallensäuren[2] atheromatöse Plaques, arteriosklerotische Beete[3] HDL-Cholesterin[4] LDL-Cholesterin[5] Dihydrocholesterin, Cholestanol[6] Cholesterinesterase, Cholesterase[7] Cholesterinkristalle[8] Cholesterinsteine[9] cholesterinsenkende Medikamente[10] Cholesterinzufuhr[11] Cholesterinspiegel[12]

16

carrier [kærɪə] **system** *or* **mechanism** *n term* *sim* **transport system**[1] *n term*

mechanism [k] involving carrier substances[2] [ʌ] that bind to and transport specific compounds in the blood or across cell membranes

carrier *n term* • **transport** *v & n* • **transporter** *n* • **carrier-mediated**[3] [iː] *adj*

» *The carrier mechanism accepts for transport only those substrates having a relatively specific molecular configuration, and the process is limited by the availability of carrier. Hib*[4] *vaccines* [æks] *in which PRP is conjugated to protein carrier molecules have been developed.*

Use ***carrier*** protein[5] • plasma / electron / isotope [aɪ] ***carrier*** • ***carrier-mediated*** diffusion process / (cellular) uptake • active[6] / passive[7] / amino acid[8] / glucose ***transport*** • iron [aɪən]/ sodium[9] / electrolyte [-laɪt]/ ion [aɪən]/ oxygen [-dʒən] ***transport*** • intracellular / membrane[10] / epithelial [iː]/ tubular[11] / intestinal ***transport*** • ***transport*** medium[12] [iː]/ process / maximum[13] / proteins[14] • biochemical / humoral [hjuː]/ vasoactive [veɪzoʊ-] ***mediator*** • mast cell / potent [oʊ]/ inflammatory[15] ***mediator*** • insulin-/ IgE-/ receptor- / cell[16]-***mediated*** • glucose[17] / amino acid / glutamate [uː] ***transporter***

Carrier-, Stofftransport
Transportsystem[1] Carrier, Träger(substanzen)[2] träger-, carriervermittelt[3] Haemophilus influenzae Typ b (Hib)[4] Träger-, Carrierprotein[5] aktiver Transport[6] passiver T.[7] Aminosäuretransport[8] Natriumtransport[9] Membrantransport[10] tubulärer Transport[11] Transportmedium[12] Transportmaximum[13] Transportproteine[14] Entzündungsmediator[15] zellvermittelt[16] Glukosetransporter[17]

17

albumin [ælbjə||uːmɪn] *n term & comb* *rel* **globulin**[1] [ɒː] *n term & comb*

water-soluble heat-coagulable protein produced in the liver that is the most abundant transport protein in the plasma where it contributes significantly to the colloidal osmotic pressure[2]

albuminated [juː] *adj term* • **albuminoid**[3] *adj*

» *His serum albumin is low, while gamma globulin is increased. In the portal venous* [iː] *system, fatty acids derived* [aɪ] *from medium-chain* [iː] *triglycerides*[4] [aɪ] *are transported bound* [aʊ] *to albumin.*

Use ***albumin*** A • (human) serum *or* plasma[5] / bovine[6] / heme [hiːm]/ salt-poor ***albumin*** • ***albumin*** production *or* synthesis / level /-binding [aɪ] site • ***albumin***-bound complex / content • ***albumin***-globulin (*abbr* A/G) ratio[7] [reɪʃ(ɪ)oʊ]• ***albumin*** catabolism / excretion[8] [iːʃ]/ infusion • ***albumin***uria[9] • pre***albumin***[10] • ***globulin*** fraction[11] / synthesis • alpha-1 / beta-2 / gamma[12] ***globulin*** • immune[13] / antihemophilic[14] (*abbr* AHG) ***globulin*** • antilymphocyte [ɪ] (*abbr* ALG)/ cortisol-binding (*abbr* CBG) ***globulin*** • thyroxine-binding[15] [aɪ] (*abbr* TBG) ***globulin*** • immuno[13]/ anti/ antithyro[16]/ macro/ cryo[17]/ micro***globulin*** • macro/ hyper/ cryo/ agamma***globulinemia***

Albumin
Globulin[1] kolloidosmotischer/ onkotischer Druck[2] eiweiß-, albuminähnlich[3] mittelkettige Triglyzeride[4] Serum-, Plasmaalbumin[5] Rinderalbumin[6] Albumin/ Globulin-Quotient, Eiweißquotient[7] Albuminausscheidung[8] Albuminurie, Proteinurie[9] Präalbumin[10] Globulinfraktion[11] Gammaglobulin[12] Immunglobulin[13] antihämophiles Globulin[14] thyroxinbindendes Globulin[15] Thyreoglobulin[16] Kryoglobulin[17]

18

scavenge [skævəndʒ] *v term* *rel* **(free-radical) scavenger**[1] *n term* → U39-17

(i) to cause a chemical reaction by readily [e] binding to free radicals[2]
(ii) to absorb small particles and/or destroy bacteria [ɪə·] by phagocytosis [fægəsaɪtoʊsɪs]

» *These proteins bind siderophores*[3] *that scavenge iron for transport into the bacterial cell. Adenosylcobalamin (abbr AdoCb) serves* [ɜː] *as a scavenger system for catabolism of precursors of propionate.*

Use ***scavenging*** mechanism / process • ***scavenger*** cell[4] / function / activity / receptor • monocyte-macrophage [-feɪdʒ] ***scavenger*** system[5]

(i) abräumen, (ab)fangen, (ab)binden
(ii) phagozytieren
Radikalfänger, Scavenger[1] freie Radikale[2] eisenbindende Substanzen, Siderophore(n)[3] Scavenger-Zelle, Abbauzelle[4] Monozyten-Makrophagen-System[5]

19

store [stɔːr] *v & n* *sim* **pool**[1] [puːl] *v & n,* **reservoir**[2], **depot**[2] [de-||diːpoʊ] *n* *rel* **deposit**[3], **accumulate**[4] [əkjuːmjəleɪt] *v*

(n) depot of substances [ʌ] kept as a reserve [ɜː] for future use, e.g. glycogen in the liver

storage *n* • **pooling**[5] *n term* • **accumulation** *n* • **deposit**[6] *n* • **deposition**[6] *n*

» *Fat cells also serve as a reservoir for storage of fatty acids released during the clearance of chylomicrons* [kaɪloʊ-] *and can release these stored fatty acids by the intracellular hormone-sensitive lipase. Phenytoin* [ɪ] *is cleared from body storage depots quite slowly. Aside from circulating red blood cells, the major location of iron in the body is the storage pool.*

Use (total) body-fat[7] / adipose / (hepatic/ marrow) iron[8] ***stores*** • (bone) alkaline / potassium[9] ***stores*** • energy / carbohydrate / protein / vitamin / (extra)cellular / tissue / liver / brain ***stores*** • ***to store*** fat / urine • ***store*** depletion • ***stored*** fat / vitamin A • adipose *or* fat[10] / storage ***depot*** • ***depot*** injection [dʒe]/ insulin / preparation[11] • bile [aɪ] salt / circulating [sɜː]/ calcium [s]/ total body / lymphocyte[12] [ɪ] ***pool*** • glycogen / iron / lipid *or* fat[13] ***storage*** • urine / bladder / hepatocyte ***storage*** • ***storage*** site / iron[14] / capacity[15] [æs]/ pool / protein • ***storage*** defect / function[16] / failure [eɪ] • ***storage*** disease[17] / temperature • fat(ty) / fluid[18] / glycolipid ***accumulation*** • intracellular calcium / drug ***accumulation*** • progressive / slow / rapid ***accumulation***

speichern; Speicher
(sich) ansammeln, poolen; Ansammlung, Pool[1] Speicher, Reservoir[2] ablagern[3] (sich) ansammeln, anhäufen, akkumulieren[4] Pooling, Ansammlung[5] Ablagerung[6] Körperfettdepots[7] Eisenspeicher[8] Kaliumspeicher[9] Fettdepot[10] Depotpräparat[11] Lymphozytenpool[12] Fett-, Lipidspeicherung[13] Speichereisen[14] Speicherkapazität[15] Speicherfunktion[16] Speicherkrankheit[17] Flüssigkeitsansammlung[18]

20

depletion [dɪpliːʃᵊn] *n term* *rel* **deficit**[1], **deficiency**[1], **replenishment**[2] *n term* → U49-8

excessive loss of (essential) body constituents [ɪtʃ], e.g., salt, water, etc.

deplete *v term* • **depleted** *adj* • **deficient**[3] [dɪfɪʃᵊnt] *adj* • **replenish** [rɪplenɪʃ] *v*

» *Net distal K+ secretion* [iːʃ] *or reabsorption occurs* [ɜː] *in the setting of K+ excess or depletion. Significant chronic blood loss from any cause will deplete iron stores and exceed* [iː] *the capacity* [æs] *to absorb iron from the diet. In nonrenal* [iː] *losses of water, total body sodium deficits may also be present despite the hypernatremia* [iː].

Use water / electrolyte[4] / K+ / (potassium) chloride / (skeletal) calcium ***depletion*** • salt[5] / protein / extracellular volume / ATP ***depletion*** • total body Na / lymphocyte[6] [-saɪt]/ immune-cell ***depletion*** • iron-/ sodium-/ fluid[7] / nutritionally [ɪʃ] ***depleted*** • (acid-)base / electrolyte / neurologic[8] / hearing[9] [ɪə·] ***deficit*** • nutritional[10] / trace [eɪ] metal[11] / immune[12] / vitamin A ***deficiency*** • iron / ion / lactase / selenium[13] [iː]/ folic [oʊ] acid[14] ***deficiency***

Entleerung, Verminderung, Verlust, Depletion
Mangel, Defizit[1] Auffüllung, Ergänzung[2] mangelhaft; -arm[3] Elektrolytverlust[4] Salzverlust[5] Lympho(zyto)penie[6] dehydriert, ausgetrocknet[7] neurolog. Ausfälle[8] Schwerhörigkeit[9] Mangelernährung, Nährstoffmangel[10] Mangel an metallischen Spurenelementen[11] Immundefekt, -defizienz[12] Selenmangel[13] Folsäuremangel[14]

21

dehydration [dɪhaɪdreɪʃᵊn] *n term* → U56-12
rel **fluid balance**[1] *n term* → U88-19f

loss of body fluid by sweating [e], diarrhea [iː], excessive urine output, inadequate fluid intake

(de[2]/ over[3]/ re/ well-)hydrated *adj term* • **dehydrating** *adj* • **imbalance** *n*

» *The rate at which the deficit is replaced depends on the severity [e] of dehydration. Fluid balance should be maintained [eɪ] but overhydration[4] avoided. Check the infant for signs of dehydration before instituting rehydration therapy.*

Use cellular / red cell / cerebral / isotonic[5] / hypotonic[6] [aɪ] ***dehydration*** • hypertonic[7] / hypernatremic [iː]/ profound [aʊ] ***dehydration*** • to become/appear/ be (severely) ***dehydrated*** • ***dehydrated*** patient • parenteral / IV / oral / good / inadequate / excessive[4] ***hydration*** • ***hydration*** status [eɪ‖æ] • ***dehydrating*** enteritis [aɪ]/ agent[8] [eɪdʒ] • ***oral rehydration*** therapy[9] (*abbr* ORT)/ solution[10] (*abbr* ORS) • acid-base[11] ***balance*** • to maintain ***fluid balance*** • ***fluid*** replacement[12] / overload[4]

Entwässerung, Wasserentzug, Dehydratation
Flüssigkeitshaushalt[1] dehydriert[2] hyperhydriert, überwässert[3] Hyperhydratation, Überwässerung[4] isotone Dehydratation[5] hypotone D.[6] hypertone D.[7] Entwässerungsmittel[8] orale Rehydratationstherapie[9] Rehydratationslösung[10] Säure-Basen-Gleichgewicht[11] Flüssigkeitsersatz, -substitution[12]
22

electrolyte [ɪlektrəlaɪt] *n term* *rel* **ion**[1] [aɪən] *n term* → U81-11

ionizable[2] [aɪənaɪz-] acid, base [eɪ] or salt [ɔː] which–in solution–conducts [ʌ] electricity and is decomposed (electrolyzed) by it

electrolytic [ɪ] *adj term* • **electrolyze**[3] *v* • **electrolysis**[4] [ɒː] *n* • **(non)ionic**[5] *adj*

» *Disordered electrolyte concentrations are often mistaken for primary [aɪ] neurologic [n(j)ʊəʳə-] or metabolic abnormalities. Magnesium [iː], calcium, and sodium may share some of the same carriers, since if there is an excess of one, others tend to be excreted [iː], i.e. the common pump [ʌ] is saturated by the ion in excess.*

Use plasma / serum [ɪəʳ]/ urinary *or* urine / sweat [e] ***electrolytes*** • ***electrolyte***(-containing) solution[6] [uːʃ]/ composition[7] • ***electrolyte*** determination[8] / deficit *or* deficiency[9] • ***electrolyte*** loss[10] / (im)balance[11] / derangement[12] [eɪ] • ***electrolyte*** accumulation / abnormality / therapy[13] • urea & (*abbr* U & E) ***electrolytes*** • ***fluid and electrolyte*** imbalance / replacement • hydrogen[14] [aɪ]/ mineral / metal / ammonium / (chloride) [aɪ] bicarbonate ***ion*** • ***ion*** exchange (resins)[15] / channel [tʃ] • ***ion*** trapping[16] / transport / flux[17] [ʌ] • ***ionic*** diffusion [juːʒ]/ pump[18] / gradient [eɪ]/ strength[19] / environment

Elektrolyt
Ion[1] ionisierbar[2] mittels Elektrolyse trennen, elektrolysieren[3] Elektrolyse[4] ionisch, Ionen-[5] Elektrolytlösung[6] Elektrolytzusammensetzung[7] Elektrolytbestimmung[8] Elektrolytmangel[9] Elektrolytverlust[10] Elektrolytgleichgewicht[11] Elektrolytentgleisung, Störung d. Elektrolythaushalts[12] Elektrolyttherapie[13] Wasserstoffion[14] Ionenaustauscher(harze), Resine[15] Ionentrapping, Einfangen v. Ionen[16] Ionenfluss, -wanderung[17] Ionenpumpe[18] Ionenstärke[19]
23

prostaglandin *n term, abbr* **PG** *rel* **histamine**[1], **catecholamine**[2] [koʊ] *n term*

any of a group of long-chain hydroxy [haɪdrɒːksi] fatty acids which are physiologically active in vasodilation [veɪzoʊ-] and constriction, platelet [eɪ] aggregation[3], lipid metabolism, etc.

histaminergic [-ɜːrdʒɪk] *adj term* • **histidine** [hɪstədiːn] *n*

» *Prostaglandins are prostanoic acids[4] with ortho side-chains of varying degrees of unsaturation[5] and oxidation. Thromboxane[6] is a potent prostaglandin vasoconstrictor.*

Use ***prostaglandin*** A / B / E1 (PGE1)/ I / (bio)synthesis[7] / metabolism • ***prostaglandin*** release[8] [iː]/ antagonist[9] / synthetase inhibitor[10] / analogue [ænəlɒːg] • vasoconstricting / renal [iː]/ gastric / mucosal / rectal / endogenous [ɒːdʒ] ***prostaglandins***

Prostaglandin
Histamin[1] Katecholamin[2] Thrombozytenaggregation[3] Prostansäuren[4] ungesättigte Bindungen[5] Thromboxan[6] Prostaglandin(bio)synthese[7] Prostaglandinfreisetzung[8] Prostaglandinantagonist[9] Prostaglandinsynthetase-Hemmer[10]
24

79

Unit 79 Nutrition

Related Units: 2 Diet & Dieting, 3 Food & Drink, 27 Mastication, 46 Digestion, 78 Metabolism

nourish [nɜːrɪʃ] *v* *sim* **nurture**[1] [nɜːrtʃəʳ] *v & n*, **feed**[2] [iː] *v irr & n* → U2-3

to provide babies or the seriously [ɪəʳ] ill with food or supply body tissues with nourishing substances [ʌ]

nourishment[3] *n* • **nourishing**[4] *adj* • **mal/ overnourishment**[5] *n term*

» *Make sure the children are well-nourished[6]. The child's behavior may need to be modified in order for the parent to be able to appropriately nourish and nurture the baby. Evaluate the patient's state of health, nourishment and physical development. Persistent sepsis and difficulty in nourishing the patient contributed to rapid weight [weɪt] loss.*

Use well / poorly[7] / (in)adequately / fully ***nourished*** • poorly / mal-/ well-***nourished***, *abbr* W/N patient • ***nourishing*** oral supplement • ***to feed*** a baby[8] • to breast[9]- [e] /bottle-/cup-***feed*** • oral / IV *or* drip[10] / enteral ***feeding*** • ***feeding*** difficulties

(er)nähren
aufziehen, pflegen; Pflege, Erziehung[1] füttern, ernähren, stillen; Futter, Stillen, Fütterung[2] Nahrung[3] nahrhaft[4] Unter-, Überernährung[5] gut ernährt[6] unterernährt[7] ein Kind füttern/stillen[8] stillen[9] parenterale/ künstl. Ernährung[10]
1

nutrient [nuːtriᵊnt] *n & adj* *sim* **nutriment**[1] *n*

(n) substance in food that can be metabolized by the organism to give energy and build tissue
(adj) nourishing

nutritive[2] *adj* • **nutritious**[3] [ɪʃ] *adj* • **macronutrient** *n term*

» *Nutritional requirements and tolerances can be altered [ɒː] by increased utilization of nutrients, hyper- and malabsorption, impaired metabolism of nutrients, and nutrient wastage*[4].

Use ***nutrient*** intake[5] / uptake[6] [ʌ]/ requirements [kwaɪɚ]/ content[7] / delivery / processing / vessels[8] / solution[9] / broth[10] • adequate / ingested[11] [dʒ]/ essential ***nutrients*** • ***nutritive*** value[12] / ratio [eɪʃ] • drug-***nutrient*** interaction • ***nutritious*** diet [aɪə]/ snacks[13]

Nährstoff; nahrhaft
Nahrung(smittel), Nährstoff[1] Nähr-, Ernährungs-[2] nahrhaft[3] Nährstoffverlust[4] Nährstoffzufuhr[5] Nährstoffaufnahme, -resorption[6] Nährstoffgehalt[7] ernährende Gefäße[8] Nährlösung[9] Nährbouillon[10] zugeführte Nährstoff[11] Nährwert[12] nahrhafte Zwischenmahlzeiten[13]

2

nutrition [nuːtrɪʃᵊn] *n* *syn* **alimentation** *n term*

(i) process of food uptake and metabolism
(ii) study of human food and liquid requirements

malnutrition[1] *n term* • **nutritional**[2] *adj* • **alimentary**[3] *adj* • **nutritionist**[4] *n*

» *Dietary intake and nutritional status were poor. Diet counseling*[5] [aʊ] *can help improve nutrition. He's a professor of nutrition at Yale.*

Use adequate / infant[6] / total parenteral[7] (*abbr* TPN) ***nutrition*** • ***nutritional*** needs / disorder *or* disturbance[8] [ɜː]/ assessment[9]/status • ***nutritional*** therapy / support[10] / deficiency [ɪʃ]/ habits[11] • mild [aɪ] degree of / severe [ɪɚ]/ chronic / energy protein[12] ***malnutrition*** • ***nutritionally*** balanced diet • artificial[10] [fɪʃ]/ forced[13] ***alimentation*** • ***alimentary*** tract *or* canal[14]

Ernährung(slehre)
Mangel-, Fehlernährung[1] Ernährungs-, nahrhaft[2] alimentär, Nahrungs-, Verdauungs-[3] Ernährungswissenschaft(l)er(in)[4] Ernährungsberatung[5] Säuglingsernährung[6] (totale) parenterale E.[7] Ernährungsstörung[8] Erhebung d. Ernährungszustandes[9] künstliche E.[10] Ernährungsgewohnheiten[11] Protein-Energie-Mangelsyndrom[12] Zwangsernährung[13] Verdauungstrakt[14]

3

joule [dʒuːl] *n, abbr* **J** *sim* **calorie**[1] [kæləri] *n*, *abbr* **cal**

unit of heat or energy content; for referring to food kcal has been replaced by J (4.187 J equals 1 cal).

(non)caloric[2] *adj* • **calorific**[3] *adj* • **calorimeter** *n*

» *Excess* [ɪkses] *calories*[4] *are stored in the body as fat. Every effort should be made to provide sufficient* [ɪʃ] *amounts of carbohydrate* [aɪ] *and calories.*

Use to burn[5]/count ***calories*** • empty / large *or* kilo***calories*** • ***calorie***-conscious[6] [ʃ] / content • ***caloric*** intake / expenditure[7] [-tʃɚ]/ restriction / requirement[8] / deficiency • high / low[9]-***calorie diet*** • ***caloric*** excess / deficit / recommendation[10] / value[11]

Joule
Kalorie[1] kalorisch, Kalorien-[2] wärmeerzeugend[3] überschüssige Kalorien[4] K. verbrauchen/ -brennen[5] kalorienbewusst[6] Kalorienverbrauch[7] Kalorienbedarf[8] kalorienarme Kost[9] empfohlene Kalorienzufuhr[10] Brennwert, kalorischer Wert[11]

4

carbohydrates [aɪ] *n term* *syn* **carbs** *n jar, rel* **starch**[1] [stɑːrtʃ] *n clin*

main ingredients[2] [iː] in many foods including sugar compounds[3], starches, glycogen [glaɪkədʒᵊn], and cellulose polysaccharides; starch is built up of glucose residues[4] and converted[5] into dextrin, glucose, and maltose

starchy[6] *adj clin* • **carbohydrate-rich** *adj term*

» *Much of the carbohydrate we ingest is in the form of starch. A diet with excessive nonprotein calories from starch or sugar but deficient in total protein and essential amino acids eventually results in protein-energy malnutrition. Carbohydrate-rich meals are advisable* [aɪz].

Use ***carbohydrate*** (mal)absorption / metabolism / oxidation / stores[7] • rich in / simple / complex / easily digestible[8] [daɪdʒ-] ***carbohydrates*** • to hydrolyze[9] [aɪ]/ soluble / corn[10] / potato ***starch*** • ***starch*** solutions / sugar[11] / intolerance • ***starchy*** food / vegetables

Kohlenhydrate (KH)
Stärke[1] Bestandteile[2] Zuckerverbindungen[3] Glukosereste[4] aufgespalten[5] stärkehaltig[6] KH-Depots[7] leicht verdauliche KH[8] Stärke abbauen/ spalten[9] Maisstärke[10] Stärkezucker[11]

5

saccharides [sækəraɪdz‖ɪdz] *n term pl* *syn* **sugars** [ʃʊgɚz] *n*

saccharides are classified as mono-, di- [daɪ], tri- [traɪ], and polysaccharides according to the number of monosaccharide groups they are composed of

saccharin(e)[1] *n & adj* • **saccharo-** *comb* • **sacchariferous**[2] *adj term*

» *Nonabsorbable saccharides (e.g. sorbitol) help promote the evacuation of stools*[3]*. The nonnutritive sweetener saccharin is considered safe for consumption* [ʌ] *by all people with diabetes* [daɪəbiːtɪz].

Use (un)split di[4]/ lipopoly/ mucopoly***saccharides*** • ***high-sugar*** dessert[5] • ***sugar-containing*** beverages[6] • fasting blood[7] (*abbr* FBS) / milk[8] / fruit ***sugar*** • simple / complex / triple[9] [ɪ]/ starch ***sugars*** • ***sugar-free*** gum

Saccharide, Zucker
Saccharin, Süßstoff; Zucker-[1] zuckerhaltig[2] Stuhlgang fördern[3] (un)aufgespaltene Disaccharide[4] stark gesüßte Nachspeise[5] zuckerhaltige Getränke[6] Nüchternblutzucker[7] Milchzucker, Laktose[8] Dreifachzucker[9]

6

79

glucose [gluːkoʊs] *n term* *syn* **dextrose** *n term* → U78-13

simple sugar found in certain foods; fructose and other monosaccharides are converted into glucose which is the chief source of energy for the body; its metabolism[1] is controlled by insulin; excess glucose is stored in the form of glycogen[2] [glaɪkədʒᵊn] or converted into fat

gluco- *comb* • **gluconate**[3] [eɪ] *n term* • **glucosamine**[4] [iː] *n*

» *Unlike other organs, the brain relies mainly on*[5] *glucose to supply its energy requirements.*

Use liquid ***glucose*** • ***glucose*** load[6] / threshold[7] [θreʃoʊld]/ tolerance factor (*abbr* GTF) • ***glucose*** tolerance test / administration[8] / feeding / metabolism • blood / CSF[9] / urine / postprandial[10] / fasting plasma[11] ***glucose level*** • ***glucose***-nitrogen [aɪ] ratio/ assimilation / carrier[12] • ***gluco***kinase [kaɪneɪz]/genesis [dʒen]/corticoid / suria[13]

Glukose, Traubenzucker, Dextrose
Stoffwechsel, Metabolismus[1] Glykogen[2] Glukonat[3] Glukosamin[4] abhängig sein von[5] Glukosebelastung[6] Glukoseschwelle[7] Glukosegabe[8] Liquorzucker(spiegel)[9] Glukosespiegel nach Nahrungszufuhr[10] Nüchternblutzucker[11] Glukosetransporter[12] Glukosurie[13] 7

lactose [læktoʊs] *n term* *syn* **milk sugar** *n clin,* **lactin** *n term rare*

disaccharide in mammalian [eɪ] milk[1] used in modified milk preparations and food for infants

lacto-[2] *comb* • **lactosuria**[3] *n term* • **lactose-free /-containing** *adj*

» *The drug reduces the rate of absorption of most carbohydrates such as starches, dextrins, maltose, and sucrose (but not lactose). Hereditary lactase deficiency*[4] [fɪʃ] *causes lactose intolerance.*

Use (non)metabolized / (un)hydrolized[5] [aɪ] ***lactose*** • ***lactic*** acid[6] • ***lactose*** content / ingestion / assay [æseɪ] *or* tolerance test[7] / intolerance[8] / (mal)absorption • ***lacto***ferrin /genic /vegetarian

Laktose, Milchzucker
Säugetiermilch[1] lakto-, Milch-[2] Laktoseausscheidung i. Harn, Laktosurie[3] angeborener/ kongenitaler Laktasemangel[4] aufgespaltene Laktose[5] Milchsäure[6] Laktosebelastung[7] Laktoseintoleranz[8] 8

protein [proʊtiːn] *n*

compounds of one or more polypeptides [aɪ] involved in many essential body structures and functions (hormones, enzymes [zaɪ], muscle contraction, blood clotting[1] immunological response)

proteo- *comb* • **proteinuria**[2] *n term* • **proteolytic**[3] [ɪ] *adj*

» *Reduction in physical activity results in a decrease in both energy and protein requirements.*

Use ***protein*** balance[4] / concentration / deficiency / biosynthesis [sɪn]/ efficiency ratio • structural[5] / soy [sɔɪ]/ whey[6] [weɪ]/ egg ***protein*** • basic / foreign[7] [ɒː]/ native [eɪ] *or* natural[8] / C-reactive (*abbr* CRP) ***protein*** • ***protein***-bound iodine[9] [aɪədɪn] (*abbr* PBI) / binding / denaturation[10] / kinase [aɪ] • ***proteolytic*** enzyme[11] • ***proteogly***cans[12] [aɪ]/lysis

Protein, Eiweiß
Blutgerinnung[1] Proteinurie[2] eiweißabbauend, proteolytisch[3] Proteinbilanz, -haushalt[4] Strukturprotein, Gerüsteiweiß[5] Molkeeiweiß[6] Fremdprotein[7] natives P.[8] proteingebundenes Iod[9] Proteindenaturierung[10] Protease, proteolytisches Enzym[11] Proteoglykane[12] 9

amino acids [æmiːnoʊ æsɪdz] *n* *abbr* **AA,** *syn* **aminos** *n jar*

nitrogen-bearing[1] [naɪtrədʒᵊn] organic acids absorbed in the gut[2] [ʌ] that are the building blocks of the body's own protein

aminoacidemia[3] [iː] *n term* • **aminoaciduria**[4] *n*

» *The 9 essential amino acids (among them leucine* [luːsiːn], *tyrosine* [aɪ], *valine* [eɪ‖æ], *threonine* [iː], *lysine* [aɪ]*) cannot be produced by the body and must be absorbed from the diet.*

Use (non)essential[5] (*abbr* EAA *and* NEAA) / basic[6] [eɪ]/ acidic [sɪ]/ ***amino acid*** • neutral [uː]/ aromatic / branched chain[7] (*abbr* BCAA) / BCAA-enriched ***amino acid*** • ***amino acid*** metabolism / content / composition / solution[8] / infusion / imbalance

Aminosäuren
stickstoffhaltig[1] Darm[2] Aminoazidämie[3] Aminoazidurie[4] (nicht) essentielle Aminosäure[5] basische A.[6] verzweigtkettige A.[7] Aminosäurelösung[8] 10

fat [fæt] *n & adj* *syn* **lipid** [lɪpɪd] *n & comb term*

n (i) the triglycerides [traɪglɪs-] in greasy [iː], oily and waxy substances that are insoluble[1] in water (ii) adipose or fatty body tissue
adj (i) containing or composed of fat (ii) impolite expression for being big, overweight or obese[2] [iː]

fatty[3] *adj clin* • **lip(o)-** *comb* • **lipoid**[4] *adj term*

» *You should reduce the amount of fat in your diet. Try vegetable fats*[5] *such as palm* [pɑːm] *oil instead of butter, meat or cheese. Polyunsaturated fat is a triglyceride composed of fatty acids that contain 2–4 double bonds*[6]*.*

Use ***fat*** absorption /-free / deposits[7] / pad[8] / exchange / embolism • saturated [sætʃɚ-]/ (mono/poly)unsaturated[9] ***fatty acids*** • long-/medium-chain[10] / free / triglyceride ***fatty acids*** • ***fatty*** meal / foods / tissue[11] / stool[12] • brown[13] / depot ***fat*** • simple / compound[14] ***lipid*** • ***lipo***protein /tropic • ***lipid***emia [iː]/osis

Fett, Lipid; fett(haltig), fettsüchtig, -leibig
unlöslich[1] fettleibig[2] fetthaltig, Fett-[3] fettartig, lipoid[4] pflanzliche Fette[5] Doppelbindungen[6] Fetteinlagerungen[7] Fettpolster[8] mehrfach ungesättigte Fettsäuren[9] mittelkettige F.[10] Fettgewebe[11] Fettstuhl, Steatorrhoe[12] braunes F.[13] komplexes Lipid[14] 11

essential [ɪsenˈʃᵊl] **fatty acid** [æsɪd] *n term* *abbr* **EFA**

EFAs cannot be synthesized [sɪnθəsaɪzd] by the body and must be supplied in the diet; they include linoleic [lɪnəliːɪk] acid[1], omega-3 fatty acids[2], and monounsaturated fats[3]

» *Deficiencies in EFAs can develop quickly in the infant of very low birth weight* [weɪt], *who has little body stores of essential fatty acids at the time of birth.*

essentielle Fettsäure
Linolsäure[1] Omega-3-Fettsäuren[2] einfach ungesättigte Fette[3]
12

vitamin [aɪ‖ɪ] *n* *sim* **multivitamin[1], provitamin[2]** *n*

organic substances present in small amounts in natural foodstuffs; essential to normal metabolism; insufficient amounts in the diet can cause deficiency diseases[3]

» *Disorders of vitamin excess[4] may now be more common than vitamin deficiency[5]. Retinol (vitamin A) is important for healthy skin, teeth and bones. The vitamin B complex includes thiamin* [θaɪəmɪn] *(B-1), riboflavin* [raɪboʊfleɪvɪn] *(B-2), and pyridoxine* [pɪrᵊdɒːksɪn] *(B-6).*

Use ***vitamin*** preparations[4] / level / B-12 deficiency / supplement[5] / absorption • fat soluble / water soluble[8] / high potency ***vitamin*** • excess intake / synthetic analogues[6] ***of vitamins*** • ***vitamin*** A precursor[9] [ɜː]/ derivative[10] / toxicity

Vitamin
Multivitamin[1] Provitamin[2] Mangelkrankheiten[3] Hypervitaminosen[4] Vitaminmangel[5] Vitaminpräparate[6] Vitaminzusatz, -anreicherung[5] wasserlösliches V.[8] Provitamin A[9] Vitaminderivat[10]
13

folic acid [foʊlɪk æsɪd] *n term* *syn* **folacin** [foʊləsɪn] *n term*
sim **folate[1]** [foʊleɪt] *n term*

a member of the vitamin B complex necessary for the production of red blood cells and in pregnancy

» *Folic acid can also be produced synthetically. Vitamins A, B6, B1 and B3 as well as folate (folacin or folic acid) may be deficient in apparently* [eə] *well-nourished alcoholics.*

Use ***folic acid*** deficiency anemia[2] [iː]/ supplementation[3] / antagonist / synthesis inhibitor[4]

Folsäure
Folat, Folsäuresalz[1] Folsäuremangelanämie[2] Folsäuresupplementierung[3] Folsäuresynthesehemmer[4]
14

ascorbic [əskɔːrbɪk] **acid** *n term* *syn* **vitamin C** *n clin*

a water-soluble antioxidant[1] and detoxifier[2] which must be supplemented[3] [ʌ] regularly as it cannot be stored

» *Vitamin C functions primarily in the formation of collagen* [kɒːlədʒᵊn], *the body's chief protein substance and aids in[4] the absorption of iron.*

Use L-***ascorbic acid*** deficiency / level • ***vitamin C***-deficient patients • to replenish[5] / total-body pool of[6] / long-term use of[7] ***vitamin C***

Ascorbinsäure, Vitamin C
Antioxidans[1] Entgiftungsmittel[2] ergänzt, zugeführt[3] fördert[4] Vit. C ergänzen[5] Vitamin C-Gesamtmenge i. Körper[6] Vitamin C-Langzeittherapie[7]
15

(dietary) fiber [daɪəteri faɪbɚ] *n sing, BE* **fibre** *syn* **roughage** [rʌfɪdʒ] *n espBE,*
sim **bulk[1]** [ʌ] *n clin*

largely indigestible material, e.g. bran[2] [æ], cereals [sɪɚ] and vegetable fibers serving as a stimulant of intestinal peristalsis[3]

bulky[4] *adj* • **bulkage[5]** *n* • **bulkiness[6]** *n*

» *If you ingest a diet higher in roughage, you will produce more frequent and bulkier stools[7]. Pectin is a soluble fiber found in the skins of fruits and vegetables thought to slow digestion and keep food in the stomach longer. Enhanced fiber intake increases fecal* [fiːkᵊl] *bulk[8].*

Use intake of ***dietary fiber*** • low / high[9] ***roughage diet*** • ***high-fiber*** diet[9] / content / intake • ***fiber*** supplementation / supplement • dietary[10] / intestinal / muscle[11] [mʌsl] ***bulk*** • ***bulk***-producing agent / forming laxatives[12] • ***bulky*** food[9] / tumors

Ballaststoffe
Ballaststoffe; Menge, Masse, Volumen[1] Kleie[2] Darmtätigkeit, Peristaltik[3] voluminös, raumfüllend[4] Füllmaterial (Darm)[5] Volumen; Beleibtheit[6] voluminösere Stühle[7] Kotmasse[8] ballaststoffreiche Nahrung[9] Ballaststoffe[10] Muskelmasse[11] Füllmittel, Quellstoffe[12]
16

trace [treɪs] **element** *n term* *sim* **trace mineral[1], trace metal[2],**
micronutrients[3] [uː] *n term*

inorganic molecules in food (e.g. iron[4] [aɪɚn], iodine[5] [aɪə], copper[6], fluorine[7] [iː‖ɪ], manganese[8] [iː], selenium[9] [iː], zinc[10] [z], silicon[11]) required in minute[12] [maɪnuːt] amounts (less than 1 mg/d) which are essential nutritionally and in metabolism

trace[13] *v* • **traceable[14]** *adj* • **(radio)tracer** *n term*

» *The functions of trace elements and of more abundant[15]* [ʌ] *metals (calcium[16]* [kælsɪəm], *phosphorus, potassium[17], sodium[18]* [oʊ], *chloride[19]* [aɪ], *and magnesium* [iː]*) are determined, in part, by their charges[20]* [tʃɑːrdʒɪz], *mobilities, and binding constants to biological ligands[21]* [aɪ].

Use disturbance in / absorption of ***trace elements*** • ***trace*** amounts[22] / component / concentration / metal deficiency / impurity[23] [pjʊɚ] • to be found in ***traces***[24] • to be ***traceable*** to sth.[25]

Note: Mark the difference between *silicon* and *silicone[26]* and between *manganese* and *magnesium*.

Spuren-, Mikroelement
mineralisches Spurenelem.[1] metallisches Sp.[2] essentielle Mikroelemente[3] Eisen[4] Iod[5] Kupfer[6] Fluor[7] Mangan[8] Selen[9] Zink[10] Silizium[11] sehr klein[12] aufspüren[13] nachweis-, auffindbar[14] reichlich vorhanden[15] Kalzium[16] Kalium[17] Natrium[18] Chlorid[19] Ladungen[20] Liganden[21] geringste Mengen[22] minimale Verunreinigung[23] in Spuren (vorkommen)[24] zurückzuführen auf[25] Silikon[26]
17

Unit 80 Growing Up & Aging

Related Units: 71 Childbirth, 12 Death & Mortality, 69 Fertility, 55 Hormones, 102 History Taking

age [eɪdʒ] *n & v* *rel* lifetime[1], life expectancy[2] *n*

(n) number of years sb. has lived (v) to grow older

aged[3] *adj* • **ag(e)ing**[4] *adj & n* • **life span**[1] *n* • **lifelong**[5] *adj* • **outlive**[6] *v*

» *He is quite tall for his age. Average life expectancy is now 17 years at age 65. Although they may occur at any age, these cysts* [sɪsts] *are commonest before age 20. The process of aging may be hastened*[7] [heɪsᵊnd] *by physical and social environmental factors.*

Use to live to/reach ***an age*** • at an early / of the same[8] / to be 5 years of / tender[9] ***age*** • middle / increasing [iː]/ advanced[10] / old[11] / venerable[12] ***age*** • chronological[13] / mental[14] / developmental[15] ***age*** • achievement[16] [tʃ]/ bone / childbearing[17] [eɚ]/ legal [iː] ***age*** • to look/show/act[18] ***one's age*** • ***age***-related / and sex-dependent • ***age*** group / 45 • ***aged*** 29 • ***aging*** population • people of all[19] ***ages*** • (activities of) daily / fetal / family ***life*** • (full) social / early / adult / sexual ***life*** • ***life*** event /-style / pattern • ***life***-threatening [e]/-saving • time / period / quality[20] ***of life*** • way / in the prime / quality ***of life*** • standard of ***living***

Alter; älter werden
Lebenszeit, -dauer[1] Lebenserwartung[2] alt, -jährig, betagt[3] alternd; Altern[4] lebenslang[5] überleben[6] beschleunigt[7] gleichaltrig[8] zartes Alter[9] fortgeschrittenes A.[10] hohes A.[11] ehrwürdiges A.[12] chronolog./ kalendarisches A.[13] Intelligenzalter[14] Entwicklungsalter[15] Leistungsalter[16] gebärfähiges Alter[17] (sich) altersgemäß benehmen/ handeln[18] Menschen aller Altersstufen[19] Lebensqualität[20] 1

young [jʌŋ] *adj & n* *opposite* old[1] - older/ elder - oldest/ eldest *adj & n*

to be relatively immature[2] [-ʊɚ], in an early stage of development and not advanced in years

youth[3] [juːθ] *n* • **youthful**[4] *adj* • **youngster**[5] *n* • **elderly**[6] *n & adj*

» *You still look very young for your age. How old are you now? It makes me feel incredibly old. Both the young and the elderly should avoid these foods.*

Use ***young*** people / children[7] / adults / at heart [ɑː]/ in spirit[8] • ***youth*** club / gang[9] • in my / to mourn [ɔː] one's lost[10] / misspent[11] ***youth*** • to grow/get/become/be ***older*** • ***old*** age / people's home[12] / man[13] • a 15-year-***old*** (boy) • ***youthful*** appearance [ɪɚ]/ vigor[14] [ɪ]/-looking • ***elderly*** patients[15] [eɪʃ]/ person / population[16] [eɪʃ]

> **Note:** The adjective ***old*** (to denote older than 50 or 60) is used disrespectfully (*the **old maid**[17]*) or jokingly to refer to oneself or to close friends or one's family (*my old lady/ man*). In clinical contexts it is replaced by ***elderly***. Normally ***older/ oldest*** are used for comparison, while ***elder/ eldest*** is only used in the same family (*my **elder brother**[18]*).

jung, die Jungen
alt, die Alten[1] unreif[2] Jugend; Jugendliche(r)[3] jugendlich[4] Junge, Kind[5] die Älteren; ältere(r), ältlich[6] Kleinkinder[7] geistig jung[8] Jugendbande[9] seiner Jugend nachtrauern[10] vertane Jugend[11] Alters-, Seniorenheim[12] Greis[13] jugendlicher Elan[14] ältere Patienten[15] betagte Bevölkerung[16] alte Jungfer[17] älterer Bruder[18] 2

grow up [groʊ] *vi phr* *sim* develop[1] *vi*

to develop physically, get older and more mature and gradually become an adult

growth[2] *n* • **growing**[3] *adj* • **development** *n* • **outgrow**[4] *v* • **ingrown**[5] *adj*

» *Mild asthma* [æzmə] *is more likely to be outgrown. His parents failed* [eɪ] *to provide* [aɪ] *food, clothing, shelter*[6]*, and a safe environment* [aɪ] *in which he could grow and develop normally.*

Use ***to grow*** old(er) / out of a habit[7] / to full height [haɪt] • to promote/stimulate/ impair[8] [eɚ] ***growth*** • to reach full[9]/arrest ***growth*** • pattern of / emotional [oʊʃ]/ cognitive[10] / stunted[11] [ʌ] ***growth*** • excessive / catch-up / accelerated ***growth*** • ***growth*** rate / acceleration[12] / spurt[13] [ɜː] • ***growth*** deficiency / in height[14] • ***growing*** pains[15] • well-***developed*** • ***underdeveloped*** ears • ***ingrown*** toenail[16] • ***to outgrown*** stuttering / a food allergy / bed-wetting / a problem / shyness

auf-, heranwachsen, erwachsen werden
s. entwickeln[1] Wachstum, Entwicklung[2] (heran)wachsend[3] herauswachsen aus, sich auswachsen[4] eingewachsen[5] Unterkunft[6] eine Gewohnheit ablegen[7] d. Wachstum beeinträchtigen[8] Endgröße erreichen[9] geistige Entwicklung[10] Minderwuchs[11] Wachstumsbeschleunigung, -akzeleration[12] Wachstumsschub[13] Längenwachstum[14] Wachstumsschmerzen[15] eingewachsener Zehennagel[16] 3

infant *n & adj* *sim* newborn[1] *n clin*, neonate[1] [niːoʊneɪt] *n term*

(n, i) child from the newborn period (1st mo.) to the end of the 1st year of life
(ii) in gen E, a young child

infancy[2] *n clin* • **infantile**[3] [-aɪl‖-ᵊl] *adj* • **infantilism**[4] *n* • **infanticide**[5] [-saɪd] *n*

» *Nutrition* [ɪʃ] *in pregnancy significantly affects maternal health and infant size and well-being. Cardiac failure is common in infancy and in older untreated patients; it is uncommon in late childhood and young adulthood. This field of medicine is still in its infancy*[6]*.*

Use newborn / young / healthy / preterm[7] [iː] ***infant*** • stable[8] [eɪ]/ sensitive / stillborn[9] ***infant*** • breast-fed[10] [e]/ sick / high-risk[11] / full-term[12] ***infant*** • low birth-weight [-weɪt]/ immature / malformed[13] ***infant*** • ***infant*** mortality[14] / feeding • blue / depressed / sleeping ***newborn*** • ***newborn*** baby / period / care / maturity rating[15] • early / late ***infancy*** • ***infantile*** behavior / speech / colic [kɒːlɪk] • ***infantile*** apnea [æpnɪə‖æpniːə]/ reflexes[16] [iː]/ spasms • sudden ***infant*** death syndrome[17] [ɪ] (*abbr* SIDS) • mother-***infant*** bonding[18]

(i) Säugling, Säuglings-, (ii) Kleinkind; Kindes-
Neugeborenes[1] frühes Kindesalter[2] kindlich, kindisch, infantil[3] Infantilismus[4] Kindestötung[5] steckt noch i. d. Kinderschuhen[6] Frühgeburt[7] psychisch/ gesundheitl. stabiles Kind[8] Totgeburt[9] Stillkind[10] Risikokind[11] Reifgeborenes, ausgetragenes Kind[12] missgebildetes K.[13] Säuglingssterblichkeit[14] Reifebestimmung d. Neugeborenen[15] frühkindl. Reflexe[16] plötzl. Kindstod[17] Mutter-Kind-Beziehung[18] 4

child [tʃaɪld] *n, pl* **children** *syn* **kid** *n inf, rel* **baby[1], toddler[2]** [ɒː] *n clin*

a boy or girl from birth to the onset of adolescence

childhood[3] *n* • **childlike[4]** *adj* • **childish[5]** *adj* • **childless[6]** *adj*

» *During examination, the infant or toddler is often held in the mother's lap[7]. In observing the parent-child interaction, the physician should look for reciprocity, mutual enthusiasm, and enjoyment in the relationship. Counseling* [aʊ] *focuses on poison prevention[8] for the toddler.*

Use to adopt/bring up or raise [eɪ]/ spoil or pamper[9] ***a child*** • healthy [e]/ middle / unwilling ***child*** • difficult / backward[10] ***child*** • ***child*** care[11] / abuse[12] / development / psychiatrist [saɪkaɪə-]/ welfare • small / young / older / preschool[13] / school-age ***children*** • ***child's*** age / needs / ability / motor status[14] / temperament • ***children's*** hospital • ***toddler*** years / seat[15] • ***childhood*** diseases[16] / years / fears / temperament / nutrition • ***childish*** behavior • ***childlike*** innocence[17] / trust[18] [ʌ]

Kind
Säugling, Baby[1] Kleinkind[2] Kindheit[3] kindlich[4] kindisch[5] kinderlos[6] Schoß[7] Verhütung v. Giftunfällen[8] Kind verwöhnen/ verhätscheln[9] zurückgebliebenes K.[10] Kinderbetreuung, -pflege, Jugendfürsorge[11] Kindesmisshandlung[12] Kinder i. Vorschulalter[13] motor. Entwicklungsstand d. Kindes[14] Kindersitz[15] Kinderkrankheiten[16] kindl. Unschuld[17] kindl. Vertrauen[18]

5

pediatric [piːdiætrɪk] *adj term* *syn* **paediatric** *adj term BE*

related to the development, diseases and medical care of children

pediatrics[1] *n term* • **pediatrician[2]** [-ɪʃᵊn] *n* • **pedi-, pedo-** *comb*

» *The usefulness of aspirin in pediatric practice is limited because it prolongs bleeding time and tends to cause gastric irritation. A pediatrician or neonatologist should be in attendance[3] at high-risk deliveries[4]. In recent years, pediatrics has enlarged its scope[5] to include perinatology and adolescent medicine.*

Use ***pediatric*** age group / behavior [eɪ]/ office visit[6] • ***pediatric*** (out)patient / emergency / ward [ɔː]/ care • ***pediatric*** surgeon[7] / urology / oncology / dentistry / psychiatrist[8] • ***pediatric*** drug dosage / intensive care unit / infections[9] / tumors • ambulatory / adolescent ***pediatrics*** • behavioral and developmental ***pediatrics*** • general / primary [aɪ] care / experienced ***pediatrician*** • ***pedo***philia[10] /phile /philiac[11] /dontist[12]

pädiatrisch, Kinderheilkunde-
Pädiatrie, Kinderheilkunde[1] Kinderarzt/-ärztin, Pädiater(in)[2] dabei sein[3] Risikogeburten[4] Fachbereich[5] Termin b. Kinderarzt[6] Kinderchirurg(in)[7] Kinderpsychiater(in)[8] Kinderkrankheiten[9] Pädophilie[10] pädophil; Pädophiler[11] Kinderzahnarzt -ärztin[12]

6

puberty *n clin & term* *rel* **pubescence[1], pubarche[2]** [pjubɑːrkɪ] *n term*

approach of the age of sexual maturity[3] in young adults, characterized by the beginning of gametogenesis, secretion [iː] of gonadal [eɪ] hormones, development of secondary sexual characteristics, and reproductive [ʌ] function [ʌ]

(pre/ post)pubertal[4] *adj term* • **pubescent[5]** *adj* • **midpuberty** *n*

» *In girls, the first signs of puberty may be evident at age 8 with the process largely completed by age 16. Ethnic factors may influence the time at which events typical of puberty occur.*

Use at / in early / during / precocious[6] [prikoʊʃᵊs]/ delayed[7] [eɪ]/ onset of[1] ***puberty*** • ***pubertal*** stage / changes / growth spurt[8] [ɜː]/ girl • ***pubertal*** gynecomastia[9] [dʒɪnəkoʊ-‖gaɪnəkoʊ-]/ development / progression • ***pubescent*** uterus

Pubertät, Geschlechtsreife
Pubertätsbeginn[1] Pubarche, Beginn d. Wachstums d. Schamhaare[2] Geschlechtsreife[3] pubertär, puberal, Pubertäts-[4] pubertierend[5] vorzeitige Pubertät, Pubertas praecox[6] verspätete Pubertät, Pubertas tarda[7] pubertärer Wachstumsschub[8] Pubertätsgynäkomastie[9]

7

adolescent [es] *adj & n clin* *sim* **juvenile[1]** [dʒuːvənaɪl‖-ᵊl] *n clin & adj term,* **teenager[2], youth[3]** *n*

(adj) referring to the period between the onset of puberty and adulthood (the teen years)

adolescence[4] *n term* • **teenage[5]** *adj* • **teens[2]** *n* • **teen** *adj & n*

» *A pediatrician's waiting room scattered with toddler's toys[6] make adolescent patients feel that they have outgrown the practice. During early adolescence, many teenagers may be shy* [ʃaɪ] *and modest[7], especially if examined by a physician* [ɪʃ] *of the opposite sex. Youths may be brought in for evaluation of drug or alcohol use, parent-adolescent conflict[8], school failure, depression, or a suspected eating disorder[9]. This is useful in counseling teenagers who lag behind[10] their peers[11]* [pɪɚz] *in physical development.*

Use young / older / female [iː]/ school-age / rapidly growing ***adolescent*** • obese [iː]/ body conscious / sexually active ***adolescent*** • suicidal[12] [saɪ]/ substance-abusing[13] / delinquent[14] / gay[15] [eɪ] ***adolescent*** • ***adolescent*** boy / girl / development • ***adolescent*** growth spurt[16] / behavior • ***adolescent*** acne [ækni]/ hypertension / turmoil[17] [ɜː] • ***adolescent*** rebellion / psychiatry[18] / adjustment [ʌ] • to approach [-oʊtʃ]/ early / middle / late / constitutionally delayed [eɪ] ***adolescence*** • ***teenage*** patient / health problem / pregnancy • ***teen*** years • in his ***teens*** • ***juvenile*** offenders / delinquency[19] / freckles[20] • ***juvenile*** rheumatoid [ruː-] arthritis [-aɪtɪs]/-onset diabetes [daɪəbiːtɪs]

jugendlich; Jugendliche(r)
Heranwachsende(r); juvenil, halbwüchsig, Jugend-[1] Teenager[2] Jugendliche(r); Jugend[3] Jugend, Adoleszenz[4] im Teenageralter[5] Kinderspielzeug[6] schamhaft[7] Generationskonflikt[8] Essstörung[9] zurückbleiben hinter[10] Gleichaltrige[11] suizidgefährdete(r) Jugendliche(r)[12] suchtmittelabhängige(r) J.[13] straffällige(r) J.[14] schwuler Jugendlicher[15] pubertärer Wachstumsschub[16] pubertäre Identitätskrise/ Zerrissenheit[17] Jugendpsychiatrie[18] Jugendkriminalität[19] Sommersprossen, Epheliden[20]

8

minor [maɪnɚ] *n* *sim* **under age**[1] *phr*

person who has not yet reached [iː] the age at which (s)he legally becomes an adult

to come/ be of age[2] *phr* • **minority**[3] *n* • **majority**[4] [mədʒɒːrət̬i] *n*

» *Oral contraceptives can be prescribed to minors confidentially*[5]. *Tobacco sales to minors is illegal* [iː]. *Several years ago he was accused of having sex with a minor.*

Use an emancipated / a mature[6] ***minor*** • ***under age*** drinking • ***age*** of consent[7] / of majority

Minderjährige(r)
minderjährig, unmündig[1] volljährig werden/ sein[2] Minderjährigkeit[3] Volljährigkeit, Mündigkeit[4] vertraulich[5] ein(e) strafmündige(r) Minderjährige(r)[6] Ehemündigkeit[7] 9

adult [ædʌlt] *n & adj* *syn* **grown-up** *n & adj inf, rel* **maturity**[1] [mətjʊrət̬i] *n*

(n) a fully developed person from maturity onward

adulthood[2] *n* • **grow** - grew - grown *v irr* • **grown**[3] *adj* • **(im)mature**[4] *adj* • **mature**[5] *v* • **maturation**[6] *n*

» *Clinical illness is more severe in adults than in children. The condition is seen primarily in young adults between ages 20 and 50. Scoliosis seen after skeletal maturity is termed adult scoliosis. Don't forget she's a grown woman now. Girls who mature late will attain a greater ultimate height* [haɪt] *because of the longer period of growth before the growth spurt.*

Use in healthy / average-sized[7] / young / older / aging ***adults*** • to attain ***adult*** life / growth • to reach/lack in ***maturity*** • skeletal / sexual[8] / emotional / delayed[9] ***maturity*** • fetal [iː]/ legal age of[10] ***maturity*** • ***maturity***-onset diabetes • ***adult*** age group / height[11] / patient • ***adult*** cases / ward[12] / form / immunization • ***adult*** dosage / genitalia [eɪ]/ onset diabetes[13] • ***adult*** varicella [sel]/ hemoglobin / coping patterns[14] / urology • to reach / in early / by[15] / throughout / delayed until ***adulthood*** • fully / sexually ***mature*** • ***mature*** judgement[16] [dʒʌdʒ-]/ lymphocyte [-saɪt] • ***immature*** infant[17] / skeletal age / coordination / cells

Erwachsene(r); erwachsen, adult
Reife, Maturität[1] Erwachsenenalter[2] erwachsen[3] (un)reif, (nicht) ausgewachsen[4] reifen[5] (Heran)reifen, Reifeprozess[6] durchschnittl. große Erwachsene[7] Sexualreife[8] verzögerte Reife[9] Volljährigkeit[10] Erwachsenen-, Endgröße[11] Erwachsenenstation[12] Erwachsenen-, Altersdiabetes[13] erwachsenes Copingverhalten[14] bis zum Erwachsenenalter[15] reifes Urteilsvermögen[16] unreifes Neugeborenes[17] 10

decade [dekeɪd] **(of life)** *n term* *rel* **thirties**[1] [ɜː] *n clin pl*

refers to a period of 10 years of life (the twenties, thirties, forties, fifties, sixties, etc.)

» *Whipple's disease may occur* [ɜː] *at any age but most commonly affects white men in the fourth to sixth decades. She's in her early thirties*[2]. *My father is in his late sixties*[3]. *Carol is in her mid-thirties*[4].

Use ***in the*** first days / months / second year[5] / fifth decade ***of life*** • end[6] / loss ***of life***

Lebensjahrzehnt
Dreißiger[1] Anfang dreißig[2] Ende sechzig[3] Mitte dreißig[4] im 2. Lebensjahr[5] Lebensende[6] 11

80

middle age *n* *sim* **midlife**[1] [mɪdlaɪf] *n*, **midadult life**[1] *n*

period in life between youth and old age (usually the 4th and 5th decades of life)

middle-aged[2] *n & adj* • **midlife**[3] *adj*

» *Symptoms of seasonal* [iː] *allergic* [ɜː] *rhinitis*[4] [-aɪt̬ɪs] *are usually most severe from adolescence through midadult life. This is a disorder of middle-aged adults and is rare in children.*

Use ***midlife*** (identity) crisis [aɪ] • ***middle*** life[1] • ***middle-aged*** men / women / smokers

mittleres (Lebens)alter
Lebensmitte[1] (Personen) mittleren Alters; in mittleren Jahren[2] in der Lebensmitte[3] saisonale allergische Rhinitis[4] 12

senior [siːnjɚ] *n & adj* *sim* **elderly**[1], **aged**[2] [eɪdʒd] *n & adj*

(n) person who is older or of a higher rank (adj) advanced in years

seniority[3] *n* • **senescence**[4] *n term* • **senescent** *adj* • **senile**[5] [siː‖senaɪl] *adj*

» *Senior citizens* [sɪ] *is an expression used to avoid saying old people. The lab data were the same for the elderly as for younger adults. He is 3 years my senior. He's still going strong*[6] *but his wife is beginning to look her age*[7] *and has gone a bit senile.*

Use ***senior*** doctor[8] / citizens • ***elderly*** patients / parents / relatives • in the[9] ***aged*** • ***aged*** spouse[10] [aʊ] • ***senile*** involution [uːʃ]/ memory / tremor • ***senile*** warts[11] [ɔː]/ dementia[12] / plaques[13] [æ‖*BE* ɑː]

> **Note:** The expression ***elderly*** is the polite way to refer to someone who is advanced in years, while ***old*** is not considered very tactful and is therefore avoided. The abbreviation ***sr.*** (senior) after a name refers to the father by the same name (***jr.*** = junior; the son)

Senior(in); (dienst)älter, vorgesetzt
die Älteren; ältere(r)[1] alte Menschen; alt, betagt[2] höhere(s/r) Position/ Alter/ Rang[3] Altern, Seneszenz[4] Alters-, greisenhaft, senil[5] gut in Schuss sein[6] jem. das Alter ansehen[7] Oberarzt -ärztin[8] bei alten Leuten[9] betagte(r) Gatte/-in[10] Alterswarzen, Verrucae seniles[11] senile Demenz[12] senile Plaques/ Drusen[13] 13

retiree [rɪtaɪriː] *n* *syn* **(old age) pensioner** [penˈʃənɚ] *n BE, abbr* **OAP**

person who has stopped his/her working career due to old age, illness, etc.

retirement[1] *n* • **pension**[2] *n* • **retire**[3] *vi* • **retired**[4] *adj* • **pension off**[5] *vt phr*

» *Most current [ɜː] retirees rely on the social security system for a considerable portion of their income. I am retired now. He is a retired postmaster. Any thoughts of retiring yet?*

Use to grant [æ]/award [ɔː]/receive [siː]/draw[6]/be eligible for[7] ***a pension*** • disability[8] / old-age[9] / survivor's[10] ***pension*** • ***to retire*** from one's job • to take early[11] / to live in forced / semi-***retirement*** • ***retirement*** home / age[12]

Pensionist(in), Rentner(in)
Pensionierung[1] Pension, Rente[2] in Pension/ d. Rente gehen, s. pensionieren lassen[3] pensioniert, im Ruhestand[4] vorzeitig pensionieren[5] Pension/ Rente beziehen[6] pensions-/ rentenberechtigt sein, Anspruch auf e. Pension/ Rente haben[7] Invalidenrente[8] Altersrente, -pension[9] Hinterbliebenenrente[10] in Frühpension/ die Frührente gehen[11] Pensions-, Rentenalter[12] 14

geriatric [dʒerɪætrik] *adj term*

relating to those who are advanced in years

geriatrics[1] *n term* • **geriatrician**[2] *n* • **gerontology**[3] *n* • **gero(nto)-** *comb*

» *As much as 25% of nursing time in geriatric hospitals is consumed [uː] dealing with incontinence. Geriatrics is a multidisciplinary field. The physician referred her family to a geriatrician for further evaluation. Geriatricians often become the primary [aɪ] physician for older adults. Students are required to take 27 hours in gerontology.*

Use ***geriatric*** medicine[1] / psychiatry [saɪkaɪə-]/ specialist • ***geriatric*** patient / population[4] / admission ***geriatric*** care[5] / day care / social groups[6] • clinical / outpatients ***geriatrics*** • consultant [ʌ] ***geriatrician*** • ***gero***derma[7] /psychiatry /dontology[8] • ***geronto***therapy[9] /logist /phobia

geriatrisch, alters-
Geriatrie, Altersheilkunde[1] Geriater(in)[2] Altersforschung, Gerontologie[3] betagte Bevölkerung[4] Altenpflege[5] Seniorenrunden[6] Geroderma[7] Alterszahnheilkunde, Gerodontologie[8] Behandlung älterer Patienten, Gero(nto)therapie[9] 15

octogenarian [ɒːktoʊdʒɪneərɪən] *n* *sim* **sexagenarian**[1], **septuagenarian**[2] *n*

person who is in his/her eighties (between 80 and 89 years old)

» *He is pushing 75*[3] *and is all set*[4] *to outlive*[5] *his family and become an octogenarian.*

Achtzigjährige(r)
Sechzigjährige(r)[1] Siebzigjährige(r)[2] auf die 75 zugehen[3] ist drauf und dran[4] überleben[5] 16

Unit 81 Biochemistry & Molecular Biology

Related Units: 88 **Physiology,** 78 **Metabolism,** 55 **Hormones,** 42 **Nerve Function,** 79 **Nutrition,** 83 **Cell Biology,** 84 **Genetics,** 91 **Toxicology,** 92 **Pharmacologic Agents**

chemical [kemɪkᵊl] *adj & n* *rel* **irritant**[1] *n & adj* → U104-3; U89-10, **pesticide**[2] [-saɪd] *n term* → U91-8

(n) substance [ʌ] produced by or used in a reaction involving changes in atoms or molecules

bio/ histochemical *adj term* • **(bio/ cyto)chemistry**[3] [saɪtəkemɪstri] *n* • **chem(o)-** *comb*

» *Supportive care should be directed toward removal [uː] of chemical injury by iodine [aɪə], carbolic or salicylic [sɪ] acids. Chemicals used in chemoprevention[4] [kiːmoʊ-] must be nontoxic and well tolerated by otherwise asymptomatic individuals. Obtain [eɪ] samples for CBC[5] and a serum [ɪə˞] chemistry profile[6] [-faɪl].*

Use ***chemical*** substance / compound[7] [-aʊnd]/ affinity / energy • ***chemical*** agent [eɪdʒ]/ messenger[8] / analysis • ***chemical*** abnormality / stimulus / constituents[9] [ɪtʃ]/ burn[10] [ɜː] • ***chemical*** formula[11] / equation[12] [eɪʒ]/ coupling[13] [ʌ] • organic / synthetic / irritative[1] ***chemical*** • inhaled [eɪ]/ psychoactive [saɪkoʊ-]/ hazardous[14] [æ] ***chemicals*** • corrosive[15] / toxic / radioactive ***chemicals*** • household / industrial [ʌ] ***chemicals*** • potent chemical / airways[16] ***irritants*** • ***irritant*** agent / gases / fumes [juː] • ***biochemical*** parameter / study / diagnosis / disorder / assay[17] • (in)organic[18] / medical / clinical / blood / brain ***chemistry*** • analytic [ɪ]/ applied[19] / biological[20] ***chemistry*** • physiological[21] / physical [ɪ] ***chemistry*** • (macro)molecular / pharmaceutical[22] [suː]/ nuclear / radiation[23] [eɪʃ] ***chemistry*** • ***chemistry*** lab / profile / panel[24] • (immuno)histo[25]/ neuro/ photo/ micro***chemistry*** • ***chemo***(re)ceptor [se] /attractants[26] /taxis [kiːmoʊtæksɪs] • ***chemo***suppression /prophylaxis[4] /therapeutic agents *or* drugs[27]

chemisch; Chemikalie, chemische Substanz
Reizstoff, -mittel, Irritans; reizend, Reiz-[1] Pestizid, Pflanzenschutz- u. Schädlingsbekämpfungsmittel[2] Zytochemie[3] Chemoprophylaxe[4] großes Blutbild[5] chem. Blutuntersuchung[6] chem. Verbindung[7] chem. Botenstoff[8] chem. Komponenten[9] Verätzung[10] chem. Formel[11] chem. (Reaktions)gleichung[12] chem. Kopplung[13] gefährliche Chemikalien[14] Ätzmittel[15] Atemwegsirritanzien, Reizgase[16] biochem. Untersuchung[17] (an)organische Chemie[18] angewandte C.[19] Biochemie[20] physiolog. C.[21] pharmazeutische C.[22] Strahlenchemie[23] biochemische Standarduntersuchung[24] (Immun)-histochemie[25] Chemoattraktantien, chem. Lockstoffe, Pheromone[26] Chemotherapeutika[27] 1

molecule [mɒːlɪkjuːl] *n* *rel* **atom**[1] *n*, **compound**[2] [-aʊnd] *n & v*, **micelle**[3] [maɪsel] *n term*

smallest unit of atoms that exhibits the chemical properties of an element or compound

(bio/ intra)molecular [e] *adj term* • **(bio/ macro)molecule**[4] *n* • **atomic** *adj*

» *The molecules of parathyroid [aɪ] hormone lack cysteine [sɪstiːn]. Adherence [ɪə˞] of microorganisms to host cells results from a highly specific molecular reaction between ligands [aɪ]. Cobalamin is a complex organometallic compound in which a cobalt atom is situated within a corrin ring. Bile [aɪ] acids[5] [s] are detergents[6] [ɜː] that in aqueous [eɪ‖æ] solutions and above a critical concentration form molecular aggregates[7] called micelles.*

Use carrier[8] [eə˞]/ nutrient[9] [uː]/ building block[10] ***molecule*** • (cell) adhesion[11] [iːʒ]/ acceptor ***molecule*** • cytoskeletal / parent / extracellular matrix [eɪ] ***molecule*** • albumin / hemoglobin / antibody / hydrophobic ***molecule*** • (un)charged[12] [tʃ]/ hybrid [aɪ]/ polar[13] / binding [aɪ]/ signaling ***molecule*** • ***molecular*** structure[14] / marker / mass[15] • ***molecular*** configuration / probe[16] / study • ***molecular*** biology / (cyto)genetics[17] [saɪtədʒe-]/ epidemiology • ***molecular*** pathogenesis [dʒe]/ defect / diagnosis • organic / synthetic / (un)saturated / (in)active ***compound*** • water-soluble[18] / low-viscosity / (non)toxic ***compound*** • high-energy / heat-stable[19] [eɪ]/ low-molecular weight [weɪt] ***compound*** • fluorescing [es]/ radioactively labeled[20] [eɪ] ***compound*** • aromatic / nitrogenous[21] [ɒːdʒ]/ carbon[22] ***compound*** • paraffin / phenol-containing ***compound*** • ferric hydroxide-dextran / cyanide[23] [saɪ] ***compound*** • codeine / bismuth / (di)azo[24] [aɪ] ***compound*** • oxygen / hydrogen / cobalt / sulfur[25] [ʌ]/ rare [reə˞] earth[26] / tagged[27] ***atom*** • ***atomic*** weight / mass / number[28] / structure • ***atomic*** orbit[29] / stability / radiation

Molekül
Atom[1] Verbindung; verbinden, mischen[2] Mizelle[3] Makromolekül[4] Gallensäuren[5] Tenside, Netzmittel, Detergenzien[6] Molekülaggregate[7] Träger-, Carriermolekül[8] Nährstoffmolekül[9] Bausteinmolekül[10] Adhäsionsmolekül[11] (nicht) geladenes M.[12] polares M.[13] Molekularstruktur[14] Molekularmasse[15] Molekülsonde[16] Molekulargenetik[17] wasserlösl. Verbindung[18] thermostabile/ hitzebeständige V.[19] radioaktiv markierte V.[20] Stickstoffverbindung[21] Kohlenstoffverbindung[22] Zyanid-, Blausäureverbindung[23] Diazoverbindung[24] Schwefelatom[25] Atome der seltenen Erden[26] radioaktives/ radioaktiv markiertes Atom[27] Kernladungszahl, Ordnungszahl[28] (Atom)orbital[29] 2

molecular weight *n term, abbr* **mol wt** *rel* **mole**[1] *n term, abbr* **mol, M**

total of the atomic weights of all the atoms in a molecule relative to that of a carbon-12 atom

molarity[2] *n term* • **molality**[3] *n* • **molar**[4], **molal**[5] *adj* • **millimol** *n, abbr* **mM**

» *A 1-molar solution contains 1 gram molecular weight of a compound dissolved[6] in 1 liter of fluid. Special enteral diets contain protein in the form of low-molecular-weight free amino acids or polypeptides. Factor XIII deficiency [ɪʃ] is diagnosed by showing instability of the fibrin [aɪ] clot in 8-molar urea.*

Use gram[1] (*abbr* GMW) ***molecular weight*** • high-/ low-***molecular weight*** substance[7] • ***molecular*** mass • ***mole*** fraction / ratio[8] / percent[9] • (gram) atomic / molar / specific[10] / cell ***weight*** • ***weight*** density[10] • ***molar*** volume / number[11] / concentration • ***molal*** solution • ***mM***/L[12]

Molekulargewicht, Mol. Gew., relative Molekularmasse
Mol, Grammmolekül[1] Molarität[2] Molalität[3] molar[4] molal[5] gelöst[6] niedermolekulare Substanz[7] molares Verhältnis[8] Molprozent[9] spezifisches Gewicht, Dichte[10] Molzahl[11] Millimol pro Liter[12] 3

moiety [mɔɪəţi] *n term* *sim* **subunit**[1], **fraction**[2] [frækʃᵊn] *n term*, *rel* **residue**[3] *n term*

portion of a molecule exhibiting particular chemical properties

fractionate[4] *v term* • **fractionation**[5] *n* • **fractional**[6] *adj* • **residual** [ɪdʒ] *adj*

» *Oxidation of the heme [hiːm] moiety*[7] *dissociated from the hemoglobin generates biliverdin [ɜː], which is then metabolized to bilirubin. The prime function of folate is to transfer 1-carbon moieties such as methyl groups to various organic compounds. Amino-peptidase A may then cleave [iː] the amino residue off*[8] *angiotensin [ændʒɪoʊ-] II to form angiotensin III.*

Use active / binding / enzymatic / lipid / apoprotein[9] ***moiety*** • antiviral [aɪ]/ glucuronic acid[10] / salicilate ***moiety*** • sulfa [ʌ]/ corrin / ADP ribose [aɪ] ***moiety*** • catalytic / encoding[11] / regulatory / aromatic ***subunit*** • halogenated[12] / hexon / receptor ***subunit*** • polypeptide / G protein ***subunit*** • conjugated / protein / gamma globulin[13] ***fraction*** • esterified / supernatant[14] [eɪ] ***fraction*** • (polymorphic) amino acid[15] / D-alanine ***residue*** • terminal glutamine / sialic [saɪælɪk] acid[16] ***residue*** • ethanol *or* alcohol[17] / Cohn[17] / hyper/ accelerated ***fractionation*** • ***fractionation*** process / scheme [skiːm]

Anteil, Gruppe
Untereinheit[1] Fraktion[2] Rest[3] fraktionieren, auftrennen[4] Fraktionierung[5] fraktioniert[6] Hämgruppe[7] abspalten[8] Apoproteinanteil[9] Glukuronsäurebestandteil, -anteil[10] codierende Untereinheit[11] halogenierte Untereinheit[12] Gammaglobulinfraktion[13] Überstand[14] Aminosäurerest[15] Sialinsäurerest[16] Cohn-Fraktionierung[17]

4

radical *n term* *sim* **group**[1] *n term*, *rel* **substituent**[2], **oxidant**[3] *n*, **chelate**[4] [iː] *n & v term*

group of atoms, ions or molecules with unpaired electrons which passes unchanged from one compound to another and is incapable of prolonged existence in a free state

antioxidant[5] *n term* • **chelation** [kiːleɪʃᵊn] *n* • **chelator**[6] *n* • **-yl, -ylene** [iː] *comb*

» *Radicals are groups of atoms with at least one unpaired [eɚ] electron. Prolonged application of ice causes tissue damage by increasing the release [iː] of oxidants and free radicals. Antioxidants such as selenium*[7] *[iː] and the ubiquinone*[8] *[ɪkw] group can reverse [ɜː] the symptoms of vitamin E deficiency. Like tetracyclines [saɪ], all fluoroquinolones are chelated by divalent*[9] *and trivalent [aɪ] cations [aɪ]. D-penicillamine [sɪ] has the ability to chelate copper.*

Use acid / oxidant / allyl / propyl / methylene ***radical*** • (intracellular/ oxygen-derived) free[10] / oxygen[11] / nitric [aɪ] oxide[12] ***radicals*** • electrophilic / highly-reactive chemical[13] ***radicals*** • hydroxyl / amino / methyl / phenolic[14] ***group*** • potent ***oxidant*** • ***oxidant*** reaction / drugs[15] / stress[16] / exposure [oʊʒ]/ damage • dietary [aɪ] ***antioxidant*** vitamins[17] • ***antioxidant*** substance[5] / effect *or* function[18] / defense system • water-soluble ***chelate*** • metal / copper / aluminum / iron [aɪɚn]/ citrate-mediated[19] [iː] ***chelation*** • (oral) iron / calcium ***chelator*** • ***chelation*** therapy[20] • iron-***chelated*** • ***chelating*** agent[6] • hydrox/ benz/ acet/ carbox***yl*** [kɑːrbɒːksɪl] • aden/ cholester/ (di)meth***yl*** • alk/ glucuron/ am***yl*** • sulfhydr/ (poly)vin***yl*** • (poly/trichloro)eth/ x[21]/ meth***ylene*** [meθəlɪn‖iːn]

Radikal, Radikalgruppe
Gruppe, Radikal[1] Substituent[2] Oxidans[3] Chelat(komplex); ein Chelat bilden[4] Antioxidans[5] Chelat-, Komplexbildner[6] Selen[7] Ubichinon[8] zweiwertig, bi-, divalent[9] freie Radikale[10] Sauerstoffradikale[11] Stickoxidradikale[12] stark reaktionsfähige/ hochreaktive chem. Radikale[13] Phenolgruppe[14] oxidativ wirkende Mittel[15] Oxidanzienbelastung, oxidativer Stress[16] in der Nahrung enthaltene antioxidative Vitamine[17] antioxidative Wirkung[18] zitratvermittelte Chelatbildung[19] Antidottherapie[20] Xylen[21]

5

dimer [aɪ] *n term* *rel* **monomer**[1], **trimer**[2] [aɪ], **oligomer**[3], **polymer**[4] *n term*

compound produced by the union of two radicals or similar monomeric molecules

heterodimer[5] *n term* • **dimeric**[6] *adj* • **dimerization**[7] *n* • **di-, tri-, poly-** *comb*

» *When growth factor binds to its receptor, the latter forms a dimer or oligomer with adjacent [ədʒeɪs-] counterparts [aʊ]. All polypeptides and proteins are polymers of amino acids. The complex of core protein and link protein then binds to a long chain of hyaluronic acid to form a huge copolymer called a proteoglycan [aɪ] aggregate. Fiber*[8] *is a chemically complex group of indigestible carbohydrate polymers (cellulose, pectins, gums*[9]*, and mucilages).*

Use to form[10] ***dimers*** • ionic / thymine [aɪ]/ pyrimidine / D[11]-***dimer*** • collagen / IgA / fibrin ***monomer*** • antisense[12] ***oligomer*** • complex / linear / (highly) branched[13] ***polymer*** • biodegradable[14] [eɪ]/ hydrophilic ***polymer*** • glucose / fibrin / salicylate ***polymer*** • acrylic [ɪ]/ silicone[15] / co***polymer*** • ***dimeric*** protein • ***polymer*** formation / chain[16] • ***poly***meric diet[17] /merase /merization/merize[18] • ***tri***glyceride [traɪglɪsɚaɪd] /phosphate • ***poly***ester /ethylene /amid /propylene • ***poly***vinyl [aɪ] chloride /peptide /saccharide [k] /glycolic acid[19] • ***poly***urethane dressing[20] /cyclic hydrocarbon[21]

Dimer
Monomer[1] Trimer[2] Oligomer[3] Polymer[4] Heterodimer[5] dimer[6] Dimerisation, Dimerisierung[7] Ballaststoffe[8] Gummiharze[9] Dimere bilden[10] D-Dimer[11] Antisense-Oligomer[12] stark verzweigtes Polymer[13] biolog. abbaubares Polymer[14] Silikonpolymer[15] Polymerkette[16] Polymerdiät[17] polymerisieren, ein Polymer bilden[18] Polyglykolsäure[19] Polyurethanverband[20] polyzykl. Kohlenwasserstoff[21]

6

benzene [iː] **ring** *n term* *rel* **cyclic compound**[1], **chain**[2] [tʃeɪn], **bridge**[3] *n term*

closed-chain hexagon arrangement of the carbon and hydrogen atoms in the benzene molecule

nonring *adj term* • **long-chain**[4] *adj* • **tricyclic**[5] [traɪsaɪklɪk] *adj* • **benz(o)-** *comb*

» *Cystine [sɪ] crystals [ɪ], with a characteristic hexagonal benzene ring shape, are seen only in patients with cystinuria. Tetracyclines [saɪ] consist of four aromatic rings with various substituent [ɪtʃ] groups. Glucose polymers and medium-chain [iː] triglyceride [ɪ] supplements [ʌ] can be used to increase caloric intake[6]. This peptide consists of a single-chain structure composed of 84 amino acids.*

Use porphyrin[7] / purine / aromatic[8] ***ring*** • 6-carbon hexane / 5-carbon pentane ***ring*** • side[9] / (poly)peptide / glycyl [aɪ] *or* A[10] ***chain*** • phenylalanyl *or* B[11] / branched[12]-/ 20-carbon ***chain*** • short-/ medium[13]-/ single-/ heavy-[e]/ light-***chain*** • ***chain*** termination[14] / terminator[15] • actin-myosin cross[16]-/ peptide / methylene ***bridge*** • poly/ tetra/ bi/ a/ macro/ hetero***cyclic*** • ***cyclic*** polypeptide / adenosine monophosphate[17] (*abbr* cAMP)/ GMP[18] • ***tricyclic*** antidepressants[19] • gamma ***benzene*** hexachloride[20] • ***benzene*** compound / poisoning[21] • ***benzo***ate /ic acid[22] /yl peroxide /caine /diazepine [aɪæ] • ***benz***amide /idine /quinamide /alkonium chloride

Benzolring

zykl. Verbindung[1] Kette[2] Brücke[3] langkettig[4] trizyklisch[5] Kalorienzufuhr[6] Porphyrinring[7] aromatischer Ring[8] Seitenkette[9] A-Kette (Insulin)[10] B-Kette (Insulin)[11] verzweigtkettig[12] mittelkettig[13] Kettenabbruch[14] Terminations-, Stoppcodon[15] Aktin-Myosin-Querbrücke[16] zykl. Adenosinmonophosphat, cAMP[17] zykl. Guanosinmonophosphat, cGMP[18] trizykl. Antidepressiva[19] Lindan, Gamma-Hexachlorhexan[20] Benzolvergiftung[21] Benzoesäure[22]

7

bind [baɪnd] **- bound - bound** [baʊnd] *v irr term*

opposite **detach**[1] [dɪtætʃ] *v*, **split**[2] - split - split *v irr*, **cleave**[2] [kliːv] *v term*

to combine molecules by reactive groups or with a binding chemical, i.e. a conjugate

binding[3] *n & adj term* • **bond**[4] *v & n* • **bonding** *n* • **bonded** *adj* • **split**[5] *adj* • **cleavage** [kliːvɪdʒ] *n*

» *Not all molecular sites at which drugs bind are properly designated as receptors. It binds to the pituitary[6] dopamine receptor and thus inhibits prolactin secretion from the gland. Pepsin cleaves peptide bonds, especially those containing phenylalanine, tyrosine, or leucine [luːsiːn]. The workup[7] includes determination of total iron binding capacity[8] and TSH levels[9]. The enzymatic action of renin splits angiotensin I off the alpha-2 globulin angiotensinogen.*

Use ***to bind*** calcium / to receptors / to the cell surface • ***binding*** site[10] / energy[11] / affinity / capacity / properties • complement / protein / hormone / thyroxine ***binding*** • ligand-/ matrix- [eɪ]/ loosely ***bound*** • to disrupt[12] [ʌ] /cleave[12]/form[13] /be linked by ***bonds*** • single / double / triple[14] [ɪ]/ covalent[15] [eɪ]/ electrovalent / stable[16] [eɪ] ***bond*** • intramolecular / hydrogen / (weak) peptide[17] / disulfide [ʌ]/ high-energy[18] ***bond*** • urea[19]-/ fat-***splitting*** • ***split*** products of fibrin[20] [aɪ] • ***cleavage*** product[21] / site • lactose-***cleaving*** enzyme • proteolytic[22] [ɪ] ***cleavage***

binden

(ab-, los)lösen[1] (ab-, auf) spalten[2] Bindung; Bindemittel; (ver)bindend, Bindungs-[3] binden; Bindung[4] (auf)gespalten, Spalt-[5] hypophysär[6] med. Untersuchungen[7] Eisenbindungskapazität[8] Thyreotropin-Spiegel[9] Bindungsstelle[10] Bindungsenergie[11] Bindungen spalten[12] Bindungen eingehen[13] Dreifachbindung[14] Atombindung, kovalente B.[15] stabile/ feste Bindung[16] schwache Peptidbindung[17] energiereiche Bindung[18] Harnstoffspaltung[19] Fibrinspaltprodukte[20] Spaltprodukt[21] Proteolyse, Eiweißabbau[22]

8

conjugated [kɒːndʒəgeɪtɪd] *adj term* *rel* **aggregated**[1] [ægrəgeɪtɪd] *adj term*

chemical substance combined with another compound, e.g. steroid hormones with glucuronic or sulfuric acid; this alters or terminates its biological activity to make the compound ready [e] for excretion [iːʃ]

unconjugated *adj term* • **conjugation**[2] *n* • **conjugate**[3] *v & n & adj* • **aggregate**[4] *v & n*

» *Folates in various foodstuffs are largely conjugated to a chain of glutamic acid residues[5] [-d(j)uːz]. At these concentrations the bile [aɪ] salts aggregate to form micelles[6].*

Use ***conjugated*** compound / linoleic acid[7] (*abbr* CLA)/ bilirubin / bile acids[8] • ***conjugated*** double [ʌ] bond[9] / antibodies / estrogens / to toxins • ***aggregated*** proteins / platelets[10] [eɪ] • cell(ular)[11] / molecular[12] / proteoglycan [aɪ] ***aggregate***

konjugiert

zusammengelagert, aggregiert[1] Konjugation[2] konjugieren; Konjugat; konjugiert[3] zusammenlagern, aggregieren; Aggregat[4] Glutaminsäurereste[5] Mizellen[6] konjugierte Linolsäure[7] konjugierte Gallensäuren[8] konjugierte Doppelbindung[9] Thrombozytenaggregation[10] Zellaggregat[11] Molekülaggregat[12]

9

valence (state) *or* **valency** [veɪlənˈsi] *n term* *rel* **charge**[1] [tʃɑːrdʒ] *n & v term*

combining power of one atom of an element (or radical) using the hydrogen atom as the unit of comparison; determined by the number of electrons in the outer shell of the atom[2] (valence electrons[3])

covalent [eɪ] *adj term* • **bi/ divalent**[4] *adj* • **polyvalent** *adj* • **(un)charged**[5] *adj*

» *One equivalent (eq) of an ion is equal to 1 mole (mol) multiplied by the valence of the ion. The ionic strength[6] is a measure [eʒ] of the magnitude of this electrical field and increases as the concentration of ions increases and their valence or charge increases. In HCl chlorine is monovalent, in H_2O oxygen is bivalent [aɪ], in NH_3 nitrogen [aɪ] is trivalent [aɪ]. Ethanol is a weakly [iː] charged[7] molecule that moves easily through cell membranes.*

Use negative / positive ***valence*** • ***valence*** change[8] • ***covalent*** bond[9] / complex • ***divalent*** cation / iron[10] • electric(al)[11] / electrostatic / positive ***charge*** • anionic / cell surface[12] ***charge*** • ***charge*** number[13] / transfer complex • zero[14]-/ uni- *or* mono[15]-***valent*** • penta[16]/ equi[17]/ tri***valent*** • negatively / highly[18] ***charged*** • ***charged*** molecule / particle[19] • ***uncharged*** benzene ring

Wertigkeit, Valenz

Ladung; laden[1] Atomhülle[2] Außen-, Valenzelektronen[3] zweiwertig, bi-, divalent[4] (nicht) geladen[5] Ionenstärke[6] schwach geladen[7] Valenzwechsel[8] kovalente Bindung, Atombindung[9] zweiwertiges Eisen[10] elektr. Ladung[11] Zelloberflächenladung[12] Ordnungszahl, Kernladungszahl[13] nullwertig[14] monovalent, einwertig[15] pentavalent, fünfwertig[16] gleichwertig, äquivalent[17] stark geladen[18] geladenes Teilchen[19]

10

ion [aɪən] *n term* → U78-23 *rel* **anion[1], cation[2]** [aɪ], **electron[3]** *n term* **proton[4], positron[5]** *n term* → U99-22

atom or group of atoms carrying an electric charge resulting from gain or loss of one or more electrons

(non)ionic[6] [aɪɒːnɪk] *adj term* • **ionization[7]** *n* • **ionized** *adj* • **anionic, cationic** *adj*

» *Ions charged with negative electricity* [ɪs] *(anions) travel toward a positive pole* [poʊl] *or anode, while positively charged ions (cations) travel toward a negative pole or cathode. Ions may exist in solid, liquid, or gaseous environments, although those in liquid (electrolytes) are more common and familiar.*

Use activated / hydrogen[8] [aɪ]/ mineral / metal / calcium [s] ***ion*** • (chloride) bicarbonate / ammonium ***ion*** • ***ion*** activity / exchange (resins)[9] / flux[10] • ***ion*** trapping[11] / transport / channel[12] [tʃ] • (in)organic / acid / superoxide / chloride ***anion*** • ***anion*** transport / gap[13] / exchange • ***anionic*** charge / compound / phospholipid / detergents[14] [ɜː] • extracellular / divalent ***cation*** • ***cationic*** protein • to donate[15]/pass[15]/ collect[16] ***electrons*** • outer-shell[17] / orbiting[18] / positive ***electrons*** • ***electron*** acceptor[19] / donor[20] / transfer / pair • ***electron*** density[21] / transport chain / beam[22] [iː]/ microscopy • ***proton*** number / pump [ʌ] inhibitor[23] / dissociation constant • ***ionic*** concentration / dissociation / diffusion / current[24] [ɜː] • ***ionic*** pump[25] / gradient [eɪ]/ strength[26] / compound / bond[27] • ***ionic*** content / imbalance / environment [aɪ]

Ion
Anion, neg. geladenes Ion[1] Kation, positiv geladenes Ion[2] Elektron[3] Proton[4] Positron[5] ionisch, Ionen-[6] Ionisation, Ionisierung[7] Wasserstoffion[8] Ionenaustauscher(harze), Resine[9] Ionenfluss, -wanderung[10] Ionenfang, Einfangen von Ionen[11] Ionenkanal[12] Anionenlücke[13] anionische Detergenzien[14] Elektronen abgeben[15] Elektronen aufnehmen[16] Außen-, Valenzelektronen[17] kreisende Elektronen[18] Elektronenakzeptor, -empfänger[19] Elektronendonator, -spender[20] Elektronendichte[21] Elektronenstrahl[22] Protonenpumpenhemmer[23] Ionenstrom[24] Ionenpumpe[25] Ionenstärke[26] Ionenbindung[27]

11

affinity [əfɪnət̬i] *n term* *rel* **adsorption[1], coupling[2]** [ʌ] *n term* → U88-8

tendency of atoms to bind to certain others to form strongly or weakly bound compounds

adsorbent[3] *adj & n* • **adsorptive[4]** *adj* • **adsorb[5] (on)to** *v* • **uncoupling** *n* • **couple[6]** *v & n*

» *Proteins containing this amino acid have a strong affinity for calcium ions. This permits calcium binding and adsorption onto phospholipid surfaces. Biochemical desensitization[7] of the receptor may alter* [ɒː] *the affinity for the ligand or prevent receptor coupling to downstream substrates* [ʌ]. *Salicylates* [sɪ] *uncouple cellular oxidative phosphorylation[8], resulting in anaerobic metabolism and excessive production* [ʌ] *of lactic acid.*

Use binding / receptor / proton / oxygen[9] / photo/ immuno/ residual[10] [ɪdʒ] ***affinity*** • low-/ high-/ reduced ***affinity*** • ***affinity*** for carbon monoxide[11] / to insulin • ***affinity*** chromatography[12] / testing / maturation[13] • to mediate [iː] /avoid/prevent ***adsorption*** • physical [ɪ]/ physicochemical / gastrointestinal / hem[14] [iː]/ immuno/ viral[15] [aɪ] ***adsorption*** • ***adsorbent*** material[16] • receptor-effector / excitation-contraction[17] / antigenic [dʒe] ***coupling*** • ***coupling*** reaction / agent / medium[18] [iː] • redox[19] [iː] ***couple*** • ***coupled*** with glucose transport / to enzymes

Affinität
Adsorption[1] Koppelung[2] adsorbierend; Adsorbens, adsorbierende Substanz[3] adsorbierend[4] adsorbieren[5] koppeln, verbinden; Paar[6] biochem. Desensibilisierung[7] oxidative Phosphorylierung[8] Sauerstoffaffinität[9] Restaffinität[10] Affinität zu Kohlenmonoxid[11] Affinitätschromatografie[12] Affinitätsreifung[13] Hämadsorption[14] Adsorption v. Viren, Virusanheftung[15] adsorbierende(s) Material/ Substanz, Adsorbens[16] elektromechan. Kopplung[17] Koppelmedium[18] Redoxpaar[19]

12

hydrophilic [haɪdrəfɪlɪk] *adj term* *opposite* **hydrophobic[1]** [-foʊbɪk] *adj term* *rel* **(non)polar[2]** *adj term*

having a strong affinity to water molecules, a property of polar radicals and ions

pole[3] [poʊl] *n term* • **-philic, -phobic** *comb* • **hydro-** [haɪdrə-] *comb*

» *Water-insoluble lipids, such as cholesterol, can be dissolved within the hydrophobic centers of bile salt micelles. Bile acid molecules have hydrophilic and hydrophobic poles. Nonionized* [aɪə] *forms of nonpolar weak bases tend to be reabsorbed readily* [e] *from tubular urine.*

Use ***hydrophilic*** agent[4] [eɪdʒ]/ properties[5] / colloids[6] / petrolatum [eɪ‖ɑː] • ***hydrophilic*** gel [dʒel]/ polymer / groups[7] • ***hydrophobic*** amino acid / peptide / pole[8] • ***hydrophobic*** ligand / groups[9] / interaction[10] • ***polar*** molecule / metabolite • ***nonpolar*** solvent[11] / lipid • lipo/ lyo***phobic*** • lipo[12]/ acido / baso / lyo***philic*** [laɪə-]

hydrophil, wasseranziehend
hydrophob, wasserabstoßend[1] (un/ a)polar[2] (Zell)pol[3] hydrophile Substanz[4] hydrophile Eigenschaften[5] hydrophile Kolloide[6] hydrophile/ polare Gruppen[7] hydrophober Pol[8] hydrophobe/ nichtpolare Gruppen[9] hydrophobe Wechselwirkung[10] un/ nichtpolares Lösungsmittel[11] lipophil, fettlöslich, Fett anziehend[12]

13

ligand [laɪgənd] *n term* *rel* **receptor**[1] [rɪseptɚ], **complex**[2] *n term*

(i) organic molecule attached to a metallic ion by coordinate covalent bonds
(ii) any ion or molecule reacting to form a complex with another compound

complexed (to)[3] *adj term* • **complex** *adj* • **complexation**[4] *n* → U55-2; U39-8

» *When LDL undergoes lipid peroxidation it becomes a ligand for an alternative scavenger receptor pathway. Ligand binding induces oligomerization of receptor subunits. The corrin nucleus of cobalamin functions as a ligand for the porphyrin portion of heme. In plasma 12% of calcium is present as a diffusible but undissociated* [oʊʃ] *complex with anions such as citrate, bicarbonate, and phosphate. From the liver, vitamin A is transported to the body attached* [ætʃ] *to retinol-binding protein complexed to prealbumin* [iː].

Use endogenous [ɒː]/ bacterial [ɪɚ]/ intracellular / radio/ matrix-bound[5] ***ligand*** • soluble / negatively charged[6] / hydrophobic / CD40 ***ligand*** • ***ligand***-receptor occupancy[7] / pair / activation / expression • ***receptor*** occupancy • large molecular / (in)soluble / (in)active ***complexes*** • colipase-lipase / lipoprotein / enzyme-cofactor[8] ***complexes*** • receptor / antigen-antibody[9] / immune[9] ***complexes*** • carboxyhemoglobin[10] / iron-deferoxamine ***complex*** • prothrombin[11] / plasminogen-streptokinase [aɪ] activator[12] ***complex*** • cholesterol / pyruvate dehydrogenase[13] [ɒːdʒ]/ enzyme[14] ***complex*** • ***complex*** salt / carbohydrates[15] / oligosaccharide • ***complex*** lipids / bilirubin polymers / reaction • ***complexed*** with fatty acids / to organic anions • calcium ***complexation***

Ligand
Rezeptor[1] Komplex[2] angelagert (an), verbunden (mit)[3] Komplexbildung[4] matrixgebundener Ligand[5] negativ geladener Ligand[6] Liganden-Rezeptorenbesetzung[7] Enzym-Cofaktor-Komplexe[8] Antigen-Antikörper-Komplexe, Immunkomplexe[9] Carboxyhämoglobin-Komplex[10] Prothrombinkomplex[11] Plasminogen-Streptokinase-Aktivatorkomplex[12] Pyruvatdehydrogenase-Komplex[13] Enzymkomplex[14] komplexe Kohlenhydrate[15]

14

chemical reaction [riːækʃᵊn] *n* *rel* **cycle**[1] [saɪkl] *n term*

intermolecular action of substances upon each other in which they are transformed

react *v* • **reactivity**[2] *n term* • **reactive** *adj* • **reagent**[3] [riːeɪdʒənt] *n* • **reactant**[4] *n*

» *Do not attempt to neutralize* [(j)uː] *the alkali* [-laɪ] *with acid, since the heat generated by the chemical reaction may cause further injury* [dʒ]. *Vitamins* [aɪ‖ɪ] *function not as substrates for energy production but as catalytic* [ɪ] *cofactors for biologic reactions. Phase* [feɪz] *I reactions result in chemical modification of reactive groups by oxidation, reduction* [ʌ], *hydroxylation, sulfoxidation, deamination*[5], *dealkylation, or methylation.*

Use to produce[6]/trigger[6] ***a chemical reaction*** • heat-producing [(j)uː]/ cyclic series of ***chemical reactions*** • biochemical / metabolic / enzymatic / exergonic[7] ***reaction*** • (non)synthetic / (ir)reversible[8] [ɜː]/ (self-propagating) chain[9] ***reaction*** • alkaline[10] / acid / reductive[11] [ʌ]/ methylation[12] / catalase-peroxidase ***reaction*** • chromaffin / agglutination / quellung[13] ***reaction*** • Krebs' urea *or* Krebs-Henseleit[15] / ammonia / Cori[16] ***cycle*** • chemical / metabolic / cellular / tissue [tɪʃ‖sjuː]/ immunologic / pattern of ***reactivity*** • highly / auto/ hyper/ cross-/ immuno/ photo/ non***reactive*** • ***reactive*** aldehyde [-haɪd]/ free radical / (oxygen) intermediate[17] [iː] • ***reactive*** metabolite / collagen [-dʒən] • commercially [ɜː] available [eɪ]/ dipstick[18] / Coombs' enzyme-linked / monoclonal / tissue factor ***reagent*** • ***reagent*** strip[19]

chemische Reaktion
Zyklus[1] Reaktivität[2] Reagenz, Reagens[3] Reaktionspartner[4] Desaminierung[5] eine chem. Reaktion auslösen[6] exergone Reaktion[7] (ir)reversible Reaktion[8] Kettenreaktion[9] alkalische/ basische Reaktion[10] Redoxreaktion[11] Methylierungsreaktion[12] Quellungsreaktion[13] Zitronensäure-, Zitrat-, Trikarbonsäure-, Krebs-Zyklus[14] Harnstoff-, Ornithin-, Krebs-Henseleit-Zyklus[15] Glukose-Laktat-, Cori-Zyklus[16] reaktionsfähiges Zwischenprodukt[17] Reagens auf Teststreifen[18] Reagenzstreifen[19]

15

catalyst *n term* *rel* **substrate**[1] [ʌ], **enzyme**[2], **surfactant**[3] *n term* → U78-8

substance that changes the rate of a chemical reaction without being consumed or altered

catalyze[4] [-aɪz] *v term* •**(-)catalytic** [ɪ] *adj & comb* • **catalysis**[5] *n* • **cata-** *comb*

» *Nitrites* [aɪ] *enhance detoxification by acting as a catalyst for sulfide* [ʌ] *oxidation. Conjugation of bilirubin is catalyzed by glucuronyl transferase, an enzyme on the endoplasmic reticulum. The enzyme plasmin catalyzes the lysis* [aɪ] *of fibrin. Many vitamins have catalytic functions. Surfactants increase the wetability*[6], *solubility, and dispersibility*[7] *of the active drug and thereby increase its dissolution* [uːʃ] *rate.*

Use (in)organic / negative / positive[8] / bio[9] / industrial [ʌ] ***catalyst*** • metabolic / enzyme[10] [aɪ]/ fat ***substrate*** • steroid / triglyceride [ɪs] ***substrate*** • ketone [iː]/ matrix / renin / energy / radiolabeled [eɪ]/ excess[11] / test ***substrate*** • ***substrate*** availability /-specific / specificity[12] [ɪs]/ utilization[13] • ***substrate*** mobilization / flow • ***substrate*** delivery / deficiency [ɪʃ]/ saturation[14] • ***catalytic*** activity[15] / cofactor / (sub)unit[16] [ʌ]/ protein • auto[17]/ photo***catalytic*** • ***cata***bolism[18] /bolize /lase[19] [-leɪz]

Katalysator
Substrat[1] Enzym[2] oberflächen-, grenzflächenaktive Substanz, Detergens; Surfactant[3] katalysieren, beschleunigen[4] Katalyse[5] Benetzbarkeit[6] Dispersionsfähigkeit[7] Akzelerator[8] Biokatalysator[9] Enzymsubstrat[10] überschüssiges S.[11] Substratspezifizität[12] Substratverbrauch[13] Substratsättigung[14] katalyt. Wirkung[15] katalyt. (Unter)einheit[16] autokatalytisch[17] Katabolismus, Abbaustoffwechsel[18] Katalase[19]

16

oxidation [ɒːksɪdeɪʃᵊn] *n term* *opposite* **reduction**[1] [rɪdʌkʃᵊn] *n term* *rel* **redox** [iː] **reaction**[2], **combustion**[3] [ʌ] *n term*

reaction involving an increase in the valence of a compound or ion due to a loss of electrons

oxidoreduction[2] *n term* • **oxidative**[4] *adj* • **oxidize**[5] *v* • **combustible**[6] *adj & n*

» *Oxidation of the constituent [ɪtʃ] molecules of food to CO_2 and water generates ATP[7]. Vitamin C is a potent antioxidant[8] involved in many oxidation-reduction reactions. Amino groups, which are derived [aɪ] from oxidation of BCAAs[9] or transamination of other amino acids, are donated to pyruvate to form alanine and glutamine. Lactic acid is oxidized to carbon dioxide and water in the Krebs cycle [saɪkl]. As a free radical, nitric [aɪ] oxide[10] (abbr NO) readily [e] undergoes addition, substitution, redox, and chain-terminating [ɜː] reactions.*

Use aerobic[11] / biologic[12] / hepatic / beta [eɪ‖iː] ***oxidation*** • photo/ auto[13]/ omega / per***oxidation*** • fatty (acid) / amino acid / FFA[14] / glucose ***oxidation*** • ethanol / LDL / lysine [aɪ] ***oxidation*** • sulfide [ʌ]/ substrate[15] [ʌ] ***oxidation*** • ***oxidation*** product / state[16] / rate • ***oxidation-reduction*** reaction[2] / potential / enzyme[17] • ***redox*** system[18] / couple[19] [ʌ]/ state[20] • ***redox*** potential[21] / cycle /-activated form • ***combustion*** material / of polyvinyl [aɪ] chloride • ***combustion*** of flammable [æ] material / engine[22] • (in)complete[23] / products of / heat [iː] of[24] ***combustion*** • ***oxidative*** deamination[25] / phosphorylation[26] • ***oxidative*** decarboxylation / denaturation

Oxidation

Reduktion[1] Redoxreaktion, Oxidations-Reduktions-Reaktion[2] Verbrennung[3] oxidativ[4] oxidieren[5] brennbar; Brennstoff[6] Adenosintriphosphat, ATP[7] Antioxidans[8] verzweigtkettige Aminosäuren[9] Stick(stoffmon)oxid[10] aerobe Oxidation[11] biolog. Oxidation[12] Autooxidation[13] Oxidation freier Fettsäuren[14] Substratoxidation[15] Oxidationszahl, -stufe[16] Oxidoreduktase[17] Redoxsystem[18] Redoxpaar[19] Redoxszahl[20] Redoxpotential[21] Verbrennungsmotor[22] (un)vollständige Verbrennung[23] Verbrennungswärme[24] oxidative Desaminierung[25] oxidative Phosphorylierung[26]

17

derivative [iː] *n & adj term* *rel* **intermediate**[1] *or* **intermediary**[1] *adj n & adj term*

(n) chemical compound that may be produced from another of similar structure

derivation[2] [eɪʃ] *n term* • **derived (from)**[3] [dɪraɪvd] *adj*

» *This enzyme catalyzes oxidative decarboxylation of the branched-chain keto acid derivatives[4] of leucine [luːsiːn], isoleucine, and valine. Clofazimine, a compound derived from a phenazine dye [daɪ], is highly lipophilic. Malonyl-CoA, the first committed intermediate in the synthesis of fatty acids from glucose, is a competitive inhibitor of carnitine palmitoyltransferase I.*

Use water-soluble / fluorinated / cellulose / purified protein[5] (*abbr* PPD) ***derivative*** • thiazide [aɪ]/ ergot / benzene / (semi)synthetic[6] ***derivative*** • hematoporphyrin (*abbr* HPD)/ penicillin[7] [sɪ] ***derivative*** • oxygen-/ plasmin-/ T-cell ***derived*** • metabolic[8] / reactive (oxygen) ***intermediate*** • sequential [-enʃᵊl]/ short-lived[9] ***intermediate*** • ***intermediate*** metabolism[10] • chemical ***intermediary*** • ***intermediary*** metabolism[10] / metabolite / product[11] / compound / form • hematopoetic / embryologic ***derivation***

Derivat, Abkömmling; abgeleitet

Zwischenprodukt, Intermediat; Zwischen-, intermediär[1] Derivatio, Ableitung, Ursprung[2] stammen/ s. ableiten von[3] verzweigtkettige Keto-Säurederivate[4] aufgereinigtes Eiweißderivat[5] (halb)synthetisches Derivat[6] Penicillinderivat[7] Stoffwechselzwischenprodukt[8] kurzlebiges Zwischenprodukt[9] Intermediär-, Zwischenstoffwechsel[10] Zwischenprodukt[11]

18

acid [æsɪd] *n & adj & comb term* *opposite* **alkali**[1] [-laɪ], *pl* **-li(e)s, base**[2] *n term*

(n) substance which yields [jiːldz] hydrogen [aɪ] ions when dissociated [oʊʃ] in solution [uːʃ] (adj) sour [saʊɚ]

acidity[3] *n term* • **acidic**[4] *adj* • **acidosis**[5] *n* • **acido-** *comb* • **basic**[6] [eɪ] *adj* **alkaline**[6] [-laɪn] *adj term* • **alkalinity**[7] [ɪ] *n* • **alkali(ni)zation**[8] *n* • **alkalosis**[9] *n*

» *All acids react with bases to form salts and water. Acute respiratory alkalosis caused by overventilation[10] is common. Decreased oxygen delivery caused by dehydration may lead to lactic acidosis. Metabolic alkalosis may result from retention of alkali and is indicated by an alkaline pH. The erythromycin [aɪs] base is more acid-stable[11].*

Use amino / (essential/ free) fatty[12] / hydrochloric[13] / salicylic [sɪ] ***acid*** • lactic[14] / acetic [siː]/ bile[15] [aɪ] ***acid*** • ascorbic[16] / citric[17] / uric ***acid*** • ***acid*** crystals / phosphatase /-base balance[18] • ***acid*** secretion [iːʃ]/-fast[11] / burn[19] [ɜː]/ residue[20] • to neutralize / gastric[21] ***acidity*** • uremic [iː]/ metabolic / diabetic / renal [iː] tubular[22] / nonrespiratory ***acidosis*** • ***alkali*** ingestion • ***alkaline*** urine / phosphatase[23] / pH / earth [ɜː] metals • mild / hypokalemic [iː]/ metabolic ***alkalosis*** • respiratory[24] / hypochloremic[25] ***alkalosis*** • chemical / conjugate ***base*** • ***base*** pair /-forming food / analogue[26] / excess[27]

Säure; sauer, säurehaltig

Alkali[1] Base, Lauge[2] Säuregrad, Azidität[3] säurehaltig, -bildend, sauer[4] Azidose[5] basisch, alkalisch[6] Alkalität, Alkaliengehalt[7] Alkalisierung[8] Alkalose[9] Hyperventilation[10] säurebeständig, -fest[11] freie Fettsäure[12] Salzsäure (HCl)[13] Milchsäure[14] Gallensäure[15] Ascorbinsäure, Vitamin C[16] Zitronensäure[17] Säure-Basen-Haushalt[18] Verätzung[19] Säurerest[20] Magensäuregehalt[21] renal tubuläre Azidose[22] alkalische Phosphatase[23] respirator. Alkalose[24] hypochlorämische A.[25] Basenanalogon[26] Basenüberschuss, -exzess[27]

19

buffer [bʌfɚ] *n & v term*

rel **barrier**[1] [bærɪɚ], **pH**[2] *n*, **neutralize**[3] *v term*

mixture of an acid and its conjugate base[4] (salt) that, when present in a solution, reduces any changes in pH which would otherwise occur in the solution when acid or alkali is added to it

(un/ non)buffered[5] [ʌ] *adj* • **neutralization**[6] *n* • **neutral** [n(j)uːtrəl] *adj*

» *Isolates [aɪ] were then rinsed in buffer[7] and placed in culture [ʌ] dishes[8]. The pH of the blood is maintained virtually [ɜː] constant (pH 7.45) although acid metabolites are continually being formed in the tissues. Excessive acid intake may contribute to "dissolution" of bone as the body attempts to buffer the extra acid.*

Use aqueous[9] [eɪ‖æ]/ phosphate[10] / acetate / neutralizing / temporary ***buffer*** • ***buffer*** solution[9] / base[11] / capacity[12] / system[13] • ***buffered*** saline [eɪ] solution • biologic / anatomic / blood-brain[14] / alveolocapillary ***barrier*** • (gastric) mucosal[15] / charge-selective / protective ***barrier*** • toxin / heat of[16] / partial [ʃ]/ virus ***neutralization*** • ***neutralization*** test / titer • ***neutral*** solution / pH[17] / fats[18] / to saline

Puffer, puffern
Barriere, Schranke[1] pH(-Wert)[2] neutralisieren[3] konjugierte Base[4] (un)gepuffert[5] Neutralisation[6] mit Pufferlösung gespült[7] Kulturschalen[8] Pufferlösung[9] Phosphatpuffer[10] Pufferbase[11] Pufferkapazität[12] Puffersystem[13] Blut-Hirn-Schranke[14] Magenschleimhautbarriere[15] Neutralisationswärme[16] neutraler pH-Wert[17] Neutralfette[18]

20

osmosis *n term, abbr* **osm** → U49-9

rel **diffusion**[1] [dɪfjuːʒən] *n term* → U88-4

process by which solvents tend to move through a semipermeable [ɜː] membrane from a solution of lower to one of higher osmolal solute concentration (to which the membrane is relatively impermeable)

osmotic[2] *adj term* • **osmolar** *adj* • **osmolarity**[3] *n* • **osmolality**[4] *n* • **osmo-** *comb*

» *Saline laxatives[5] contain cations and anions that exert [ɜː] an osmotic effect to increase intraluminal [uː] water content. Hypernatremia [iː] secondary to nonosmotic urinary water loss is usually due to diabetes [iː] insipidus characterized by impaired [eɚ] AVP[6] secretion.*

Use electro[7]-/ reverse [ɜː] (*abbr* RO) ***osmosis*** • ***osmotic*** pressure[8] (*abbr* OP)/ gradient [eɪ]/ threshold[9] / diuresis[10] [iː] • ***osmotic*** diarrhea [iː]/ equilibrium / fragility[11] [dʒɪ]/ imbalance • iso/ non***osmotic*** • ***osmolar*** gap[12] / concentration • hyper/ hypo/ high-/ low[13]-***osmolar*** • ***osmo***regulation[14] /receptor[15] [se] /le /lyte [-laɪt]

Osmose
Diffusion[1] osmotisch[2] Osmolarität[3] Osmolalität[4] salinische Abführmittel/ Laxanzien[5] Argipressin, Arginin-Vasopressin[6] Elektroosmose[7] osmotischer Druck[8] osmotische Schwelle[9] osmotische Diurese[10] osmotische Erythrozytenresistenz[11] Differenz zwischen gemessener und errechneter Osmolarität[12] niederosmolar[13] Osmoregulation[14] Osmorezeptor[15]

21

dissociation [dɪsoʊʃieɪʃən] *n term* → U88-4

rel **dissolution**[1], **liquefaction**[2], **dispersion**[3] [dɪspɜːrʒən] *n term*

change of chemical compounds into simpler ones by a lytic [ɪ] reaction[4] or by ionization

dissociate[5] *v* • **dissolve** *v* • **solvent**[6] *n & adj* • **liquid**[7] [lɪkwɪd] *adj & n* → U82-4 **disperse**[8] [dɪspɜːrs] *v* • **dispersal** *n*

» *Reduction in the synthesis of 2,3-bisphosphoglycerate [ɪs] causes a shift to the left of the oxygen-hemoglobin dissociation curve [ɜː]. CO_2 arising from metabolism is hydrated [aɪ] to carbonic acid[9] and dissociates into hydrogen and bicarbonate. Because of the dissociation characteristics of carbonic acid (H_2CO_3) at body pH, dissolved CO_2 is almost exclusively in the form of bicarbonate (HCO_3^-). Uric acid stones[10] occur [ɜː] because of increased urine acidity in which undissociated[11] uric acid crystallizes [ɪ].*

Use ionic ***dissociation*** • ***dissociation*** constant[12] • (hemoglobin-)oxygen ***dissociation*** curve[13] • to undergo/promote *or* hasten[14]/retard ***dissolution*** • chemical / enzymatic ***dissolution*** • gallstone[15] [ɔː]/ clot[16] / enamel[17] ***dissolution*** • ***dissolution*** rate[18] / therapy • basal cell / eosinophilic ***liquefaction*** • ***liquefaction*** of secretions[19] / necrosis • cell / aqueous[20] / colloidal[21] / pigment ***dispersion*** • ***dispersion*** of light / medium[22] [iː] • hetero***disperse***[23] • ***dispersal*** phase[24]

Dissoziation, Auftrennung, Aufspaltung, Zerfall
Auflösung[1] Verflüssigung, Liquefaktion[2] Dispersion, Verteilung[3] lytische Reaktion, Zerfallsreaktion[4] dissoziieren, zerfallen[5] Lösungsmittel; (auf)lösend[6] flüssig; Flüssigkeit[7] dispergieren, (fein) verteilen[8] Kohlensäure[9] Harnsäure-, Uratsteine[10] undissoziiert[11] Dissoziationskonstante[12] Sauerstoffdissoziationskurve[13] d. Auflösung beschleunigen[14] Gallensteinauflösung[15] Thrombolyse[16] Schmelzauflösung[17] Lösungsgeschwindigkeit (Arznei)[18] Sekretverflüssigung[19] wässrige Lösung[20] kolloidale Verteilung[21] Dispersionsmittel, Dispergens[22] heterodispers, gemischtdispers[23] disperse Phase, Dispersum[24]

22

concentration *n term* *rel* **dilution**[1] [dɪ‖daɪluːʃᵊn], **titer**[2] [taɪt̬ɚ] *n term* → U116-17

ratio [reɪʃ(ɪ)oʊ] of the volume or mass of a solute[3] to that of the solution or solvent

concentrate[4] *n & v term* • **(un)concentrated** *adj* • **dilutional** [uːʃ] *adj* **diluent**[5] [dɪljʊənt] *adj & n term* • **dilute**[6] [daɪluːt] *v & adj* • **titration**[7] *n* • **titrate**[8] *v*

» *A normal blood pH of 7.40 is equal [iː] to a hydrogen ion concentration of 40 nmol/L. A measurement [eʒ] of serum salicylate [ɪ] concentration should be obtained [eɪ] immediately. His polyuria [jʊɚ] is due to the expansion and dilution of body fluids.*

Use hydrogen ion[9] / plasma (*abbr* P)/ urine *or* urinary (*abbr* U) ***concentration*** • renin / fractional / solute ***concentration*** • molar / osmole *or* osmolal[10] ***concentration*** • normal / hypertonic / steady-state[11] [e] ***concentration*** • peak [iː]/ high[12]-/ total ***concentration*** • ***concentration*** gradient[13] [eɪ]/ ability[14] /-dependent • highly[12] / maximally ***concentrated*** • 1:10 / urinary / plasma / serum / hemo[15] [iː]/ thermo-***dilution*** [ɜː] • serial[16] [ɪɚ]/ isotope [aɪ]/ at a high[17] ***dilution*** • bacterial [ɪɚ]/ serologic / serum ***titer*** • antibody[18] / IgM / reagin [riːeɪg‖dʒᵊn] ***titer*** • elevated[19] / high / low / rising ***titer*** • ***titer*** rise[20] • ***diluted*** to a 5% solution / 1:4 in normal saline [eɪ] • ***diluted*** to half strength / 1:1 with water • ***dilute*** solution[21] / suspension / urine • passive / sterile ***diluent*** • ***dilutional*** acidosis[22] / hyponatremia[23] [iː] • chemical / serial / cross[24] / upward / dose[25] ***titration*** • ***titration*** curve[26] [ɜː]

Konzentration

Verdünnung, Dilution[1] Titer[2] gelöste Substanz[3] Konzentrat; konzentrieren[4] verdünnend; Verdünnungsmittel[5] verdünnen, diluieren; verdünnt[6] Titration[7] titrieren[8] Wasserstoffionenkonzentration[9] osmolale K.[10] Gleichgewichts-, steady-state K.[11] hochkonzentriert[12] Konzentrationsgefälle, -gradient[13] Konzentrationsfähigkeit, -vermögen[14] Hämodilution, Blutverdünnung[15] Verdünnungsreihe[16] bei starker Verdünnung[17] Antikörpertiter[18] erhöhter T.[19] Titeranstieg[20] verdünnte Lösung[21] Verdünnungs-, Dilutionsazidose[22] Schwartz-Bartter-Syndrom, Verdünnungshyponatriämie[23] Kreuztitration[24] Dosistitration[25] Titrationskurve[26] 23

saturated [sætʃəreɪt̬ɪd] *adj term* *opposite* **desaturated**[1], **unsaturated**[1] *adj term*

(i) dissolved up to that concentration beyond which the addition of more results in two phases (ii) to satisfy all the chemical affinities of a substance (as by converting all double bonds[2] to single bonds)

(de[3]/ super[4])saturation [eɪʃ] *n term* • **saturate**[5] *v* • **saturable**[6] *adj*

» *Fetal hemoglobin is 85% saturated at PO_2 levels of 42 mm Hg. Monitor O_2 saturation[7] by pulse oximetry. A lowering of PO_2 produces desaturation of hemoglobin.*

Use highly[8] / fully / super***saturated*** • (arterial) oxygen[7] / Hb[9] / cholesterol ***saturation*** • mixed venous O_2 (*abbr* SvO_2) / percent(age)[10] ***saturation*** • mono/ poly***unsaturated*** fatty acids[11] • arterial / O_2 / tissue ***desaturation*** • ***desaturated*** blood

gesättigt, saturiert

desaturiert; ungesättigt[1] Doppelbindungen[2] Desaturierung[3] Übersättigung[4] sättigen, saturieren[5] sättigungsfähig[6] Sauerstoffsättigung[7] hochgesättigt[8] Hämoglobin-Sättigung[9] prozentmäßige S., Sättigungsgrad[10] mehrfach ungesättigte Fettsäuren[11] 24

suspension [səspenʃᵊn] *n term* *sim* **solution**[1] [uː], **emulsion**[2] [ʌ] *n term*

solid dispersed [ɜː] through a liquid in finely divided particles

(re)suspend[3] *v term* • **solute**[4] [sɔːljuːt] *n & adj* • **emulsify**[5] *v* • **emulsifier**[6] *n* • **emulsification**[7] *n* → U88-5; U9-11

» *Tetracycline [aɪ] oral suspension is held in the mouth for 2 to 5 min to coat the ulcers [ʌ] before swallowing. Resistant scalp patches may respond to local superficial injection of triamcinolone [sɪ] acetonide suspension diluted with saline [eɪ] to 2.5 mg/mL. Bile [aɪ] salts have a major [eɪdʒ] role in the emulsification of fatty acids.*

Use liquid / colloid[8] / (un)diluted / turbid[9] [ɜː] ***suspension*** • crystalline [ɪ]/ oral / chlorothiazide [aɪ] ***suspension*** • petroleum jelly [dʒ]/ corticosteroid / bismuth subsalicylate ***suspension*** • aqueous / (balanced) salt / colloid ***solution*** • crystalloid / emulsified fat[10] / electrolyte[11] ***solution*** • dextrose / potassium iodide [aɪ]/ sodium bicarbonate ***solution*** • dilute[12] [uː]/ antiseptic ***solution*** • 5% amino acetate / silver nitrate [aɪ]/ lactated Ringer' (intravenous) [iː] fat[14] / 20% lipid / oily / soapy [oʊ]/ water-in-oil[15] ***emulsion*** • low-molecular-weight[16] [weɪt]/ ingested [dʒe]/ body fluid ***solute*** • ***solute*** composition / transport / concentration / load [oʊ] • ***solute*** free water / excretion [iːʃ]/ diuresis [iː]

Aufschwemmung, Suspension

Lösung[1] Emulsion[2] aufschwemmen, suspendieren[3] gelöste Substanz; gelöst, in Lösung[4] emulgieren[5] Emulgator[6] Emulgierung[7] kolloidale Suspension[8] trübe/ milchige Suspension[9] Fettemulsion[10] Elektrolytlösung[11] verdünnte Lösung[12] Ringer-Laktat-Lösung[13] intravenöse Fettemulsion[14] Wasser-in-Öl-Emulsion[15] niedermolekulare Lösung[16] 25

colloid [kɒːlɔɪd] *n & adj term* *opposite* **crystalloid**[1] [ɪ] *n & adj term* → U82-5

(n) aggregate of atoms or molecules which are finely dispersed in a gaseous, liquid, or solid medium [iː]

hydrocolloid[2] *n term* • **colloidal** *adj* • **crystalline**[3] *adj* • **crystal-** *comb*

» *Begin volume replacement with saline [eɪ] or colloid solutions and with vasopressors [veɪzoʊ-], if necessary. Patients who have inadequate urine output despite administration of a high volume of crystalloid often respond to colloid.*

Use polysaccharide [æk]/ artificial [ɪʃ] ***colloids*** • ***colloidal*** preparation / gel / dispersion / solution[4] • ***colloidal*** osmotic pressure[5] / bismuth compound[6] • ***colloid*** droplets / solution[4] / infusion • ***hydrocolloid*** dressing[7] • ***crystal*** formation[8] / aggregation / deposition[9] (disease) / lattice[10] • ***crystalloid*** fluid / salt solution[11]

Kolloid; kolloid(al)

kristalloide Lösung; kristalloid, kristallartig[1] Hydrokolloid[2] kristallartig, kristallin[3] kolloidale Lösung[4] kolloidosmotischer Druck[5] kolloidale Wismutverbindung[6] Hydrokolloidverband[7] Kristallbildung[8] Kristallablagerung[9] Kristallgitter[10] kristalloide Salzlösung[11] 26

18

precipitate [n prɪsɪpɪtət‖v -teɪt] *n & v term* → U136-17
rel **flocculation**[1], **sedimentation**[2] *n*, **supernatant**[3] [eɪ] *adj & n term*

(n) solid particles deposited from dissolved substances
(v) to cause a substance to settle out[4] of solution

precipitation[5] *n term* • **precipitin** *n* • **flocculate**[6] *v* • **flocculent**[7] *adj* • **sediment**[8] *n*

» *Sufficient uric acid in the urine may plug* [ʌ] *both ureters with precipitate. Alkali injuries* [dʒ] *are more serious, since alkalies are not precipitated by the proteins of the eye as are acids. Phosphate precipitates in an alkaline urine. A high liquid intake*[9] *will minimize urate* [jʊəeɪt] *precipitation in the urinary tract. Barium* [eə] *flocculates in the intestine. Clearing of the milky appearance from the supernatant* [eɪ] *of the centrifuged pleural* [ʊə] *fluid suggests empyema* [iː].

Use ***to precipitate*** barium sulfate [ʌ]/ bile [aɪ] acids[10] / fluoride [ʊə] • fine / amorphous / cryo[11]/ sulfosalicylic [sɪ] acid ***precipitate*** • ***flocculation*** test[12] / titer [aɪ] • erythrocyte[13] [ɪ] (*abbr* ESR)/ rapid / elevated ***sedimentation rate*** • to test/pour off[14] ***the supernatant*** • turbid [ɜː]/ clear / xanthochromic [zænθə-] ***supernatant*** • ***supernatant*** fluid • to cause[15]/facilitate/promote/prevent ***precipitation*** • cold-induced[16] / calcium phosphate ***precipitation*** • uric acid / urate crystal[17] ***precipitation*** • flocculent[18] / renal [iː] ***precipitation*** • ***precipitated*** sulfur • ***precipitating*** antibodies[19] • ***flocculent*** material • centrifuged[20] / urinary *or* urine[21] / CSF[22] ***sediment*** • ***sediment*** residue [rezɪd(j)uː]

Niederschlag, Präzipitat; ausfällen, präzipitieren
(Aus)flockung, Flockenbildung[1] Ablagerung, Sedimentbildung, Sedimentation[2] obenauf schwimmend; Überstand[3] präzipitieren, s. absetzen[4] Präzipitation, Ausfällung[5] (aus)flocken[6] flockig[7] (Boden)satz, Sediment[8] Flüssigkeitszufuhr[9] Gallensäuren ausfällen[10] Kryopräzipitat[11] Flockungstest[12] Blutkörperchensenkungsgeschwindigkeit, BSG, Erythrozytensenkungsreaktion, ESR[13] den Überstand abgießen[14] zur Präzipitation führen[15] Kältepräzipitation[16] Ausfällung v. Harnsäurekristallen[17] Ausflockung[18] präzipitierende Antikörper[19] zentrifugiertes Sediment[20] Harnsediment[21] Liquorsediment[22]
27

Unit 82 Biochemical Elements & Compounds

Related Units: **81** **Biochemistry,** **78** **Metabolism,** **79** **Nutrition,** **83** **Cell Biology,** **84** **Genetics,** **92** **Pharmacologic Agents,** **93** **Anesthetics,** **91** **Toxicology,** **99** **Radiology**

(chemical) element *n* *rel* **particle**[1], **isotope**[2] [aɪsətoʊp] *n term* → U99-22

one of the substances [ʌ] of which all matter[3] is composed that cannot be decomposed[4] by ordinary chemical means; made up of atoms each of which consists of a nucleus of protons and neutrons [(j)uː] and a cloud of negatively charged electrons[5] that are identical in configuration and chemical properties

elemental[6] *adj term* • **(non)particulate**[7] *adj* • **radioisotope**[8] *n* • **isotopic** *adj*

» *Radioactive elements do not have a balanced proton-to neutron ratio* [eɪʃ] *in their nuclei and therefore readily* [e] *give off nuclear particles. Iron, iodine* [aɪ]*, copper, manganese, zinc, and cobalt are the most important of the 13 essential trace* [treɪs] *elements. Gamma-rays* [reɪz] *are emitted during the decay*[9] [dɪkeɪ] *of radioactive isotopes.*

Use stable[10] [eɪ]/ labile [eɪ]/ electropositive / radioactive ***elements*** • transuranic[11] / rare earth[12] / macro/ trace[13] ***elements*** • elementary[14] / dissolved / colloid / aerosolized / charged[15] [tʃɑːrdʒd] ***particles*** • osmotically active / heavy / alpha[16] / beta [eɪ‖iː] ***particle*** • ***particle*** size / beam[17] [iː]/ agglutination / accelerator[18] • to take up / (non)radioactive[8] / short-lived[19] / gamma-emitting ***isotope*** • chromium / uptake of / bone-seeking[20] [iː] ***isotope*** • ***isotope*** (bone) scanning /-labeled [eɪ]/ study • ***isotope*** renogram[21] [iː]/ dilution [uːʃ] technique[22] • ***elemental*** calcium / iron / zinc • ***particulate*** matter / elements / radiation[23] / smoke / alkali / antigens

(chemisches) Element
Partikel, Teilchen[1] Isotop[2] Materie[3] zerlegt[4] Elektronenwolke[5] elementar[6] Teilchen-, Partikel-[7] Radioisotop, -nuklid[8] Zerfall[9] stabile Elemente[10] Transurane[11] seltene Erden[12] Spurenelemente[13] Elementarteilchen[14] (elektr.) geladene Teilchen[15] α-Teilchen[16] Korpuskularstrahl[17] Teilchenbeschleuniger[18] kurzlebiges Radionuklid[19] knochenaffines Isotop[20] (Radio)isotopennephrogramm, Nierenszintigramm[21] Isotopenverdünnungsmethode[22] Teilchenstrahlung[23]
1

82

gaseous [gæʃ‖gæsɪəs] *adj term* *rel* **volatile**[1] [vɑːlətəl‖-taɪl] *adj term*

in an air-like form in which the molecules are separated from one another and are capable of indefinite expansion; by compression and cold gases are also convertible [ɜː] into liquids

gas *n* • **volatilize**[2] *v term* • **volatilization** *n* • **nonvolatile** *adj*

» *The elements in the zero* [zɪəoʊ] *group in the periodic system (helium* [iː]*, neon* [niːɒːn]*, argon, krypton* [ɪ]*, xenon* [ze‖ziː-]*, and radon) are termed noble gases*[3].

Use ***gaseous*** form / environment / ethylene oxide • ***volatile*** gases / vapor / anesthetic[4] • ***volatile*** solvents / amines / nitrites [aɪ]/ oils[5] • irritant[6] / greenhouse[7] ***gases*** • inert [ɜː] *or* noble[3] / noxious[8] [ɒːkʃ]/ toxic ***gases*** • (highly) soluble / (super)heated / expansile ***gases*** • odoriferous[9] / sewer[10] [suːə]/ explosive / blood[11] ***gases*** • hydrogen[12] [aɪ]/ formaldehyde ***gas*** • radon / radiolabeled xenon ***gas*** • tear[13] [tɪə]/ mustard[14] / pressurized / intestinal ***gas*** • ***gas*** mixture[15] / exchange[16] / gangrene

gasförmig, Gas-
flüchtig, volatil, ätherisch[1] verdampfen, -dunsten (lassen), s. verflüchtigen[2] Edelgase[3] Inhalationsanästhetikum, volatiles Anästhetikum[4] ätherische Öle[5] Reizgase[6] Treibhausgase[7] schädliche Gase[8] übelriechende Gase[9] Kanalgase[10] Blutgase[11] Knallgas[12] Tränengas[13] Senfgas, Gelbkreuz, Lost[14] Gasgemisch[15] Gasaustausch[16]
2

vapor [veɪpɚ] *n* *rel* **steam**[1] [stiːm] *n*, **fumes**[2] [fjuːmz] *n pl*

substance in the gaseous state that results from heating [iː] of a liquid or solid

evaporate[3] [ɪvæpɚeɪt] *v* • **vaporize**[4] [væpɚaɪz] *v* • **vaporizer**[5] *n* • **steamy** *adj*

» *As inspired [aɪ] gas enters the upper airway, it becomes saturated [sætʃ-] with water vapor. Humidifying [hjuː-] aerosols[6] and steam inhalations [eɪʃ] exert [ɜː] an antitussive [ʌ] effect[7] by their demulcent [dɪmʌlsənt] action[8] and by decreasing [iː] the viscosity of bronchial [k] secretions [iːʃ].*

Use water[9]/ heated / mercury[10] [ɜː] ***vapor*** • metal[11] / acid [æsɪd]/ sulfur [ʌ] dioxide[12] ***fumes*** • toxic / coal tar[13] [tɑːr] ***fumes*** • zinc oxide / paint[14] / exhaust[15] [ɒː] ***fumes*** • irritant / poisonous[16] / industrial [ʌ] ***fumes*** • saturated[17] ***steam*** • ***steam*** sterilizer[18] / sterilization • ***steam*** cautery[19] [ɒː]/ inhalation

Dampf, Dunst
(Wasser)dampf[1] Dämpfe, Rauch(gas)[2] verdampfen, -dunsten, s. verflüchtigen[3] verdampfen, vernebeln, vaporisieren[4] Verdampfer, Verdampfungsgerät[5] Aerosole zum Befeuchten[6] hustenreizstillende Wirkung[7] reizlindernde W.[8] Wasserdampf[9] Quecksilberdampf[10] Metalldämpfe[11] Schwefeldioxiddämpfe[12] Teerdämpfe[13] Farbdämpfe[14] Abgase[15] giftige D.[16] gesättigter Wasserdampf[17] Dampfsterilisator[18] Elektrovaporisation[19] 3

aqueous [eɪ‖ækwɪəs] *adj term* *syn* **watery** *adj*, *rel* **fluid**[1] [fluːɪd], **liquid**[1] *adj & n*

prepared with, containing [eɪ], dissolved in, or similar to water

water *n* • **liquefy**[2] [lɪkwəfaɪ] *v* • **liquefaction**[3] *n term* • **aqua-** [æ‖ɑːkw] *comb*

» *When the reaction is performed in an aqueous medium [iː], the water-soluble conjugated bilirubin reacts directly with sulfanilic acid[4], giving a positive direct van den Bergh reaction. Conjunctival [dʒʌ] instillation of a 1% aqueous solution of silver nitrate [aɪ] is effective in preventing blindness.*

Use ***aqueous*** medium / solution[5] / environment • ***aqueous*** iodine / formalin / aerosol • ***aqueous*** acetic [siː] acid[6] / epinephrine • ***aqueous*** penicillin[7] [sɪ]/ dispersion [ɜː]/ slurry[8] [ɜː] • ***watery*** discharge[9]/ exudate • clear / hot / viscous [vɪskəs] ***liquid*** • acidic / strongly concentrated[10] ***liquid*** • flammable [æ]/ caustic[11] [ɒː]/ non/ semi***liquid*** • ***liquid*** oxygen / nitrogen[12] [aɪ] • ***liquid*** mercury[13] [ɜː]/ petrolatum [eɪ‖ɑː] (emulsion) [ʌ] • ***liquid*** soap [oʊ]/ culture [ʌ] medium[14] • ***liquid*** suspension / diet [daɪət]/ chromatography[15] • crystalloid [ɪ] / colloid ***fluid*** • body[16] / extracellular (*abbr* ECF) ***fluid*** • clear / milky / cloudy[17] [aʊ]/ blood-tinged[18] [dʒ] ***fluid*** • serous [ɪɚ]/ low-viscosity ***fluid*** • ***fluid***-filled space / balance[19] / intake[20] / accumulation • ***fluid*** overload[21] / retention / replacement[22] • mineral / distilled[23] / saline [eɪ]/ carbonated[24] ***water*** • tap[25] / fluoridated / heavy[26] [e]/ drinking[27] / potable[27] [oʊ] ***water*** • total body[28] (*abbr* TBW)/ hard / boiling ***water*** • ***water***-soluble[29] /-soaked [oʊ]/-borne[30] [ɔː] • ***aqua***fortis[31] / pura / bidestillata / regia[32] [riːdʒɪə]

wässrig, wasserhaltig
flüssig; Flüssigkeit[1] (s.) verflüssigen[2] Verflüssigung[3] Sulfanilsäure, p-Aminobenzolsulfonsäure[4] wässrige Lösung[5] verdünnte Essigsäure[6] wässrige Penicillin-Lösung[7] Aufschwemmung i. Wasser[8] wässrige(s) Sekret/ Absonderung[9] Ätzflüssigkeit[10] hochkonzentrierte F.[11] flüssiger Stickstoff[12] fl. Quecksilber[13] fl. Kulturmedium[14] Flüssigkeitschromatografie[15] Körperflüssigkeit[16] trübe F.[17] blutig tingierte F.[18] Flüssigkeitshaushalt[19] Flüssigkeitszufuhr, -aufnahme[20] Überwässerung, Hyperhydratation[21] Flüssigkeitsersatz[22] destilliertes Wasser, Aqua destillata[23] Sodawasser, kohlensäurehaltiges W.[24] Leitungswasser[25] schweres W.[26] Trinkwasser[27] Gesamtkörperwasser[28] wasserlöslich[29] durch W. übertragen[30] Scheidewasser, Salpetersäure[31] Königswasser[32] 4

normal saline [seɪliːn‖aɪn] *n term* *rel* **salt**[1] [sɔːlt] *n* → U3-18 **mineral**[2] *n & adj*, **crystal**[3] [ɪ] *n* → U81-26

isotonic solution of 0.9% sodium chloride[4] in aqueous solution (distilled water)

saline[5] *adj term* • **de/ remineralization** *n* • **crystalize**[6] *v* • **salin(o)-** *comb*

» *First a dilute[7] [daɪluːt] normal saline solution is administered at a rate of 10 mL/kg over 15 min. Cover the cut with a sterile dressing that has been soaked[8] [oʊ] in saline. Fortification[9] of foodstuffs [ʌ] with essential minerals, such as iodine [aɪ] in salt has nearly eliminated once-common deficiency [ɪʃ] states such as iodine-deficient goiter[10] [ɔɪ] and rickets[11]*

Use isotonic[12] [aɪsə-]/ hypertonic [aɪ]/ buffered[13] [ʌ]/ 3% / iced / nebulized / heparinized ***saline*** • ***saline*** solution / nasal rinses[14] / cathartic[15] / antibody[16] • ***saline*** enema[17] /-filled prosthesis [iː]/ infusion • (in)organic / (poorly) soluble / bicarbonate [baɪ-] ***salt*** • common[18] / stone / table[19] / iodized[20] [aɪədaɪzd] ***salt*** • chloride / phosphate / calcium-containing [eɪ] ***salts*** • magnesium [iː]/ aluminum[21] / copper / zinc ***salts*** • acid / neutral[22] [(j)uː]/ (mildly) alkaline *or* basic[23] [eɪ]/ buffer / bile[24] [aɪ] ***salt*** • ***salt*** solution / content / load [oʊ]/ crystals [ɪ]/ loss[25] / tablets • ***salt***-containing / wasting[25] [eɪ]/ depletion[26] [iːʃ]/ restriction /-losing nephropathy[27] • low-***salt*** diet[28] [aɪ] • trace[29] ***minerals*** • bone ***mineral*** density[30] • ***mineral*** phase [feɪz]/ ions [aɪənz]/ oil / wax • cholesterol / uric acid[31] / apatite ***crystals*** • calcium pyrophosphate dihydrate [aɪ] (*abbr* CPPD)/ calcium oxalate ***crystal*** • ***crystal*** structure / lattice[32] [lætɪs]/ deposition[33] (disease) /-associated arthritis [aɪ] • skeletal[34] / bone / tooth [uː] ***demineralization***

physiolog. Kochsalzlösung
Salz[1] Mineral; anorganisch, mineralisch[2] Kristall[3] Natriumchlorid[4] salzhaltig, salinisch, Salz-[5] (aus)kristallisieren[6] verdünnt[7] getränkt[8] Anreicherung[9] Iodmangelstruma[10] Rachitis[11] isotone Kochsalzlösung[12] gepufferte K.[13] salzhaltige Nasenspüllösung[14] salinisches Abführmittel[15] Antikörper in phys. Kochsalzlösung[16] Einlauf m. Kochsalzlösung[17] Kochsalz, Natriumchlorid[18] Tafel-, Speisesalz[19] iodiertes S.[20] Aluminiumsalze[21] Neutralsalz[22] basisches S.[23] Gallensalz[24] Salzverlust[25] Salzverlust, -mangel[26] renales Salzverlustsyndrom[27] salzarme Diät[28] mineralische Spurenelemente[29] Mineralgehalt d. K., Knochendichte[30] Harnsäure-, Uratkristalle[31] Kristallgitter[32] Kristallablagerung[33] Knochenentmineralisierung[34] 5

metal [metᵊl] *n & adj* *opposite* **nonmetal**[1] *n & adj* *rel* **solid**[2] *n & adj*, **alloy**[3] [ælɔɪ‖əlɔɪ] *n & v*

(n) chemical element marked by luster[4] [ʌ], ductility[5], malleability[6], conductivity[7] (electricity, heat), and high corrosion [oʊʒ] resistance[8] that has the tendency to lose rather than gain electrons in solution

(non)metallic *adj* • **solidify**[9] *v* • **solidity**[10] *n* • **metall(o)-** *comb*

» *Noble [oʊ] metals such as gold or platinum are highly resistant to oxidation and corrosion. Lithium is a naturally occurring [ɜː] alkali metal. Metal fume fever*[11] *[iː] results from acute exposure [oʊʒ] to fumes or smoke of zinc, copper, magnesium, and other volatilized metals.*

Use to bind ***metals*** • alkali / abundant [ʌ]/ rare earth[12] / light / hard / heavy[13] ***metals*** • trace[14] / (high/ non)noble[15] / (non)precious[15] [eʃ] ***metals*** • liquid / volatilized[16] / fusible[17] [juː] ***metal*** • colloidal / caustic / toxic ***metal*** • ***metal*** ions / chelator[18] [kiːleɪtɚ]/ particles / toxicity [ɪs] • soft / caustic ***solids*** • ***solid*** matter[19] / compound [-aʊnd]/ component[20] [oʊ]/ media [iː] • ***solid*** phase[21] / salt / foods • cobalt-chrome / gold-palladium / titanium(-based) / brass[22] [æ] ***alloy*** • ***metallic*** mercury (vapor) / surface [ɜː]/ taste[23] / sound[24] / tinkle[24] • ***metallo***protein[25] /enzymes[26] /protease[27] • ***metall***urgy [-ɜːrdʒi] /oid

Metall; metallisch
Nichtmetall, nichtmetallisch[1] fester Stoff, Festkörper; fest, massiv, dicht[2] (Metall)legierung; legieren[3] Glanz[4] Dehnbarkeit[5] (Ver)formbarkeit[6] Leitfähigkeit[7] Korrosionsfestigkeit, -beständigkeit[8] fest werden, erstarren[9] Festigkeit, Dichtheit[10] Metalldampffieber[11] seltene Erden, Lanthaniden[12] Schwermetalle[13] metallische Spurenelemente[14] Edelmetalle[15] Metalldämpfe[16] schmelzbares Metall[17] Chelatbildner[18] Feststoffe[19] fester Bestandteil[20] feste Phase[21] Messinglegierung[22] metallischer Geschmack[23] Metallklang[24] Metallprotein[25] Metallenzyme[26] Metalloprotease[27] 6

melting point *or* **temperature** *n* *rel* **boiling point**[1] *n, abbr* **b.p.**

temperature at which a solid becomes a liquid

melt[2] [melt] *v & n* • **boil**[3] [bɔɪl] *v* • **boiled** *adj*

» *The cylinder [sɪ-] is made of nonoxidizing gold alloy with a melting point of 1,280°C. Phosphorus is a potent [oʊ] oxidizing agent [eɪdʒ] which ignites*[4] *[aɪ] and melts on air contact. Non-precious [eʃ] metals cannot be used because of their high melting temperature. Precautions [ɒː] against cholera [ɒː] include using boiled water.*

Use ***melting*** process / charge[5] / furnace [ɜː] *or* crucible[6] [uːs] • freezing[7] [iː] ***point*** • surface / environmental[8] / critical[9] / solidification[10] ***temperature*** • bonding / fusion [juːʒ]/ polymerization[11] / absolute ***temperature*** • ***boiling*** water • ***to melt*** away / down[12]

Schmelzpunkt, -temperatur
Siedepunkt, -temperatur[1] schmelzen; Schmelze, Schmelzmasse[2] kochen, sieden[3] s. entzünden[4] Schmelzgut[5] Schmelzofen[6] Gefrierpunkt[7] Umgebungstemperatur[8] kritische Temperatur[9] Erstarrungspunkt[10] Polymerisationstemperatur[11] einschmelzen[12] 7

condensation *n term* *rel* **(re)sublimation**[1], **distillation**[2] *n term*

process of changing from a gaseous to a liquid or from a liquid to a solid

density[3] [densəti] *n* • **condense**[4] *vt & vi* • **condensable** *adj* • **condensate**[5] *n term* • **sublimate**[6] [sʌblɪmeɪt‖ət] *n* • **distillate**[7] [dɪstɪleɪt‖dɪstɪlət] *n*

» *The process by which water changes from a gaseous state to a liquid state is termed condensation. Alcohol is thought to promote the carcinogenic [dʒe] effects of tobacco condensates in saliva*[8] *[səlaɪvə].*

Use to undergo[9]/catalyze/result in ***condensation*** • oxidative / (non)enzymatic[10] ***condensation*** • ***condensation*** reaction / product[5] • vacuum / molecular / dry[11] / fractional[12] ***distillation*** • water / vapor / metallic / mineral / bone[13] / radiographic[14] ***density*** • petroleum[15] ***distillate***

Kondensation
(Re)sublimation[1] Destillation[2] Dichte[3] kondensieren, verdichten; kondensieren, sich niederschlagen, s. verflüssigen[4] Kondensat, Kondensationsprodukt[5] Sublimat[6] Destillat[7] Speichel[8] kondensieren[9] enzymat. Kondensation[10] trockene Destillation[11] fraktionierte D.[12] Knochendichte[13] radiolog. Dichte[14] Erdöldestillat[15] 8

hydrogen [haɪdrədʒən] *n*, **H** *rel* **(di)hydrate**[1] [daɪhaɪdreɪt], **anhydride**[2] [aɪ] *n term*

gaseous element (atomic no. 1) which exists in three isotopes, namely (protium[3] [oʊʃ‖t], deuterium[4] [ɪɚ], and tritium[5] [ɪʃ‖t]

(de)hydrogenate[6] *v term* • **hydrolysis**[7] *n* • **(an)hydrous**[8] *adj* • **hydr(o)-** *comb*

» *The lactate buffers the metabolic acidemia [iː] of shock by absorbing hydrogen ion to form lactic acid*[9]*. A hydrate is formed when water molecules combine with a drug molecule in crystal [ɪ] formation. Phospholipids are soluble in both lipid and aqueous environments.*

Use ***hydrogen*** atom / gas / dioxide / peroxide[10] / sulfide[11] [ʌ]/ ion / bond[12] • light[3] / heavy[4] [e] ***hydrogen*** • carbo[13]/ mono/ tri/ calcium / chloral[14] ***hydrate*** • uric acid / calcium pyrophosphatase (*abbr* CPPD) ***dihydrate*** • ***anhydrous*** methanol / lanolin[15] / glycerin [ɪs] • ***dehydro***genase[16] • ***hydro***genase /xide /xy acid[17] /xyl radicals /xylation[18] /xylase • ***hydro***chloride /chloric acid[19] /gel /fluoric acid[20] • ***hydro***lyze [haɪdrəlaɪz] /static pressure /carbons[21]

Wasserstoff, Hydrogenium
(Di)hydrat[1] Anhydrid[2] Protium, leichter Wasserstoff[3] Deuterium, schwerer W.[4] Tritium, radioaktiver/überschwerer W.[5] W. entziehen, dehydrieren[6] Hydrolyse[7] wasserhaltig[8] Milchsäure[9] Wasserstoff(su)peroxid[10] Schwefelwasserstoff[11] Wasserstoffbindung[12] Kohlenhydrat[13] Chloralhydrat[14] Lanolinum anhydricum, Adeps lanae anhydricus, Wollwachs[15] Dehydrogenase[16] Hydroxysäure[17] Hydroxylierung[18] Salzsäure, HCl[19] Fluorwasserstoff-, Flusssäure[20] Kohlenwasserstoffe[21] 9

carbon [kɑːrbᵊn] *n*, **C** *rel* **carboxyl group**[1], **carboxylation**[2] *n term*, **coal**[3] [oʊ] *n*

nonmetallic tetravalent[4] element (atomic no. 6, atomic wt. 12.01) which has two natural and two radioactive isotopes[5] [aɪ]

carbonyl [-nɪl] *n term* • **carbonic** *adj* • **carbonate**[6] *n & v* • **carb(o)-** *comb*

» *Prostanoic acid*[7]*, the parent compound of prostaglandins, contains a 20-carbon chain with a cyclopentane* [-teɪn] *ring. The glucose-alanine/glutamine-BCAA cycle*[8] *shuttles*[9] [ʌ] *amino groups and carbon from muscle to liver for conversion* [ɜː] *into glucose.*

Use ***carbon*** chain [tʃeɪn]/ cycle [saɪkl]/ dioxide (tension)[10] / monoxide (poisoning)[11] / tetrachloride • radioactive[12] / hydro***carbon*** • ***coal*** tar[13] [tɑːr]/ dust [ʌ]/ miner [aɪ] • ***carbonyl*** group • ***carbonic*** acid / anhydrase[14] [aɪ] (inhibitor) • calcium [s]/ lithium / bi***carbonate*** [baɪ-] • ***carbo***hydrate / (an)hydrase[14] • ***carboxy***hemoglobin[15] /peptidase / terminal [ɜː] (region) • ***carboxyl*** transferase /ic acid[16] /ase • ***carbonated*** beverages[17]

Kohlenstoff, Carboneum
Carboxylgruppe[1] Carboxylierung[2] Kohle[3] vierwertig[4] Isotope[5] Carbonat, Karbonat; mit Kohlensäure od. Kohlendioxid versetzen, karbonisieren[6] Prostansäure[7] Glukose-Alanin-Zyklus[8] transportiert[9] Kohlendioxidspannung[10] Kohlenmonoxidvergiftung[11] Radiokohlenstoff, radioaktiver K.[12] Steinkohlenteer[13] Kohlensäure-, Carboanhydrase[14] CO-, Kohlenmonoxid-, Carboxyhämoglobin[15] Carbonsäure[16] kohlensäurehaltige Getränke[17] 10

oxygen [ɒːksɪdʒᵊn] *n*, **O** *rel* **oxidation**[1], **oxidant**[2] *n term* → U81-5, U44-6

colorless, odorless[3] gaseous element found in the atmosphere; it can combine with all elements except inert [ɜː] gases and is involved in many physiologic processes, esp. combustion[4] [ʌ] and respiration

oxygenate[5] *n term* • **oxidize**[6] [-daɪz] *v* • **oxide** [ɒːksaɪd] *n* • **-oxide, oxy-** *comb*

» *Protection against oxygen radical damage appears to be important for the development and maintenance* [eɪ] *of nerve and muscle* [mʌsl] *function. Significant improvements in arterial-alveolar oxygen ratio* [reɪʃ(ɪ)oʊ] *(PaO_2/PAO_2) and inspired* [aɪ] *oxygen fraction (FIO_2) were sustained* [eɪ] *for 48 hours.*

Use to administer[7]/deliver[7]/give[7] ***oxygen*** • inspired / supplemental / liquid[8] ***oxygen*** • humidified / hyperbaric / lack of[9] ***oxygen*** • hyperbaric ***oxygen*** therapy[10] • ***oxygen*** diffusion / (de)saturation[11] / gradient[12] [eɪ]/ tension [tenᵗʃᵊn]/ delivery • ***oxygen*** carrying capacity[13] [æs]/ consumption[14] [ʌ]/ requirement [aɪ]/ tent[15] • ***oxygen*** content / supply [aɪ]/ dissociation curve[16] [ɜː] • ***oxygen*** cycle / radicals[17] / utilization / uptake[18] / transport • ***oxygen***-dependent pathways /-rich / affinity / debt[19] [det]/ toxicity [ɪs] • anti***oxidant***[20] • ***oxidant*** stress[21] • sulfur [ʌ] di[22]/ carbon mon/ nitrous[23] [aɪ]/ nitric[24] ***oxide*** • iron[25] / zinc / per/ super/ hydr***oxide*** • ***oxid***ase /oreductase[26] [ʌ] • ***oxy***hemoglobin /codone /benzone

Sauerstoff, Oxygenium
Oxidation[1] Oxidans, Oxidationsmittel[2] geruchlos[3] Verbrennung[4] oxygenieren, m. Sauerstoff anreichern[5] oxidieren[6] S. zuführen[7] flüssiger S.[8] Sauerstoffmangel[9] hyperbare Oxygenation, Sauerstoffüberdrucktherapie[10] Sauerstoffsättigung[11] Sauerstoffgefälle, -gradient[12] Sauerstofftransportkapazität[13] Sauerstoffverbrauch[14] Sauerstoffzelt[15] Sauerstoffdissoziationskurve[16] Sauerstoffradikale[17] Sauerstoffaufnahme[18] Sauerstoffschuld[19] Antioxidans[20] oxidativer Stress[21] Schwefeldioxid[22] Distickstoffoxid, Lachgas[23] Stickstoffmonoxid, Stickoxid[24] Eisenoxid[25] Oxidoreduktase[26] 11

ketone [kiːtoʊn] *n term* *rel* **acetone**[1] [æsətoʊn], **aldehyde**[2] [ældəhaɪd] *n term*

substance [ʌ] containing the carbonyl group and hydrocarbon groups bound to the carbonyl carbon

acetoacetic [siː] **acid**[3] *n term* • **keto(n)-** [kiːtoʊ-] *comb*

» *As expected, the urine of the hypoglycemic* [aɪsiː] *child was positive for ketones. Retinaldehyde is reduced by an aldehyde reductase* [ʌ] *to retinol. In diabetic ketosis*[4]*, acetone is present in the breath* [e]*. In many patients with hypoaldosteronism, the transformation of the C-18 methyl of corticosterone to the C-18 aldehyde of aldosterone is impaired.*

Use circulating [sɜː]/ urinary *or* urine / plasma ***ketones*** • ***ketone*** group[5] / bodies[6] / body transport • ***ketone*** formation *or* production[7] / level[8] / reagent [eɪdʒ] strip[9] • ***keto*** acid[10] / group[5] / analogue • ***acetone*** metabolite / odor[11] [oʊ] • form[12]/ acet[13]/ benz/ par/ glutar***aldehyde*** • ***aldehyde*** dehydrogenase [ɒːdʒ] (*abbr* ALDH)/ oxidase[14] / fuchsin [fjuːksən‖iːn]/ moiety[15] • ***keto***acidosis /nemia[16] [iː] /steroid [ɪɚ] /genesis[7] • ***keto***glutarate [ɑː] /lysis[17] [kitɒːləsɪs] /nuria[18] • ***aceto***nuria[18] /nemia[16] /nide /acetate

Keton
Propanon, Aceton, Dimethylketon[1] Aldehyd[2] Acetessigsäure, β-Ketobuttersäure[3] Ketose[4] Ketogruppe[5] Ketonkörper[6] Ketonkörperbildung, Ketogenese[7] Ketonkörperspiegel[8] Ketonreagenzstreifen[9] Ketosäure[10] Acetongeruch[11] Formaldehyd[12] Acetaldehyd, Äthanal[13] Aldehydoxidase[14] Aldehydanteil, -gruppe, -rest[15] Keton-, Acetonämie, erhöhte Ketonkörperkonzentration i. Blut[16] Ketolyse, Ketonkörperverwertung, -spaltung[17] Keton-, Acetonurie, Ketonkörperausscheidung i. Harn[18] 12

phenol [fiːnoʊl||fənɔːl] *n term* *syn* **carbolic** *or* **phenolic acid** *n term*
rel **alcohol**[1], **essence**[2] *n* → U10-2; U3-27f
glycerol[3] [glɪsəɔːl||oʊl] *n term*

highly toxic compound obtained [eɪ] by distillation[4] of coal tar[5]; used as an antiseptic and disinfectant[6]

phenolic[7] *adj term* • **carbolated**[8] *adj* • **glyceride** *n* • **-ol, glycer-** *comb*

» *Phenol precipitates [sɪ] tissue proteins and causes respiratory alkalosis followed by metabolic acidosis. Castor oil[9] dissolves phenol and may retard its absorption. Fats are esters formed by the bonding of fatty acids with glycerol.*

Use camphorated / liquefied[10] ***phenol*** • octyl/ brom/ pentachloro[11]/ dinitro***phenol*** • ***phenol*** poisoning[12] / oxidase[13] /-containing compound • ***phenol***-inactivated virus [aɪ]/ red indicator[14] • synthetic ***phenolics*** • phosphatidyl / diacyl[15] [daɪæsɪl-] (*abbr* DAG) ***glycerol*** • buffered [ʌ]/ iodinated [aɪ] ***glycerol*** • ***glycerol*** saline / kinase • ***phenolic*** ring / hydroxl group / glycolipid I • ***pheno***lphthalein[14] [-fθeɪliːn] • primary / anhydrous / trihydric[16] ***alcohol*** • denatured[17] [eɪtʃ]/ sugar[18] / wood[19] ***alcohol*** • absolute / grain[20] [eɪ]/ benzyl[21] / ethyl[20] [eθɪl] ***alcohol*** • methyl[19] / nicotinyl / isopropyl [oʊ] ***alcohol*** • ***alcohol*** solution / dehydrogenase • ***carbolated*** petrolatum • mono/ di/ tri***glyceride*** • medium-chain[22] [iː] (*abbr* MCT)/ long-chain ***triglycerides*** • endogenous [ɒːdʒ]/ circulating / VLDL[23] ***triglycerides*** • methan[19] / ethan[20] / octadecan/ mannit***ol*** • ethylene glyc/ panthen[24]/ butan***ol*** • ***glycer***aldehyde[25] /olize /yl trinitrate[26] [aɪ]

Phenol(um), Hydroxybenzol, Karbolsäure, Acidum carbolicum
Alkohol[1] Essenz[2] Glyzerin, Glycerol[3] Destillation[4] Steinkohlenteer[5] Desinfektionsmittel[6] phenolisch[7] phenolisiert[8] Rizinusöl[9] wässrige Phenollösung[10] Pentachlorphenol[11] Phenolvergiftung[12] Phenoloxidase[13] Phenolphthalein[14] Diglyzerid, Diacylglycerol[15] dreiwertiger Alkohol[16] vergällter/ denaturierter A.[17] Zuckeralkohol[18] Methanol, Methylalkohol, Holzgeist[19] Äthylalkohol, Ethanol, Äthanol, Weingeist, Spiritus[20] Benzylalkohol[21] mittelkettige Triglyzeride[22] VLDL-T.[23] (Dex)panthenol[24] Glyzerinaldehyd, Glyzeral[25] Glyceroltrinitrat, Nitroglyzerin[26]
13

ester [estə] *n term*
rel **esterification**[1], **saponification**[2] *n term* → U78-7

organic compound formed by hydrolysis between the –OH of an acid and an alcohol group

(re)esterify[3] *v term* • **esterase**[4] *n* • **soap** [oʊ] *n* • **soapy** *adj* • **sapo(n)-** *comb*

» *Cholesteryl ester transfer protein (abbr CETP) circulates in plasma in association with HDL[5]. Esterification of fatty acids to triglycerides is impaired. Detergents [ɜː] are nonsoap synthetic products used for cleaning [iː] purposes because of their surfactant properties. Strong alkali produces "liquefaction necrosis[6]," which involves dissolution of protein and saponification of fats.*

Use water-soluble / tri- [traɪ-]/ fatty acid[7] ***esters*** • cholesteryl[8] / corticosteroid / 5-phosphate / phorbol[9] ***ester*** • tryptophan [ɪ] ethyl / glycerin [ɪ]/ retinyl[10] / testosterone ***ester*** • ***ester*** bond[11] • ***saponification*** of calcium / number[12] • fatty acid ***esterification*** • ***esterified*** cholesterol[13] / carnitine / fraction / to triglyceride • cholesterol / leukocyte [uː]/ nonspecific[14] ***esterase*** • ***esterase*** deficiency[15] [ɪʃ]/ inhibitor[16] • detergent [dʒ]/ disinfectant[17] / antiseptic[18] / green[19] ***soap*** • mild / strong / neutral / surgical[18] / ionic[20] ***soap*** • ***soap*** bubble [ʌ]/ solution [uːʃ]/ substitute[21] [ʌ] • ***soapy*** water • ***sapo***naceous[22] [eɪʃ] /nified /toxin /nins[23]

Ester
Veresterung[1] Verseifung, Saponifikation[2] verestern[3] Esterase[4] High-Density-Lipoproteine, Lipoproteine hoher Dichte[5] Kolliquations-, Verflüssigungsnekrose[6] Fettsäureester[7] Cholesterinester[8] Phorbolester[9] Retinolester[10] Esterbindung[11] Verseifungszahl[12] verestertes Cholesterin[13] unspezifische Esterase[14] Esterasemangel[15] Esteraseinhibitor, -hemmer[16] Sapo medicatus, medizin. Seife[17] antiseptische Seife[18] Kali-, Schmierseife, Sapo kalinus[19] Invertseife[20] Seifenersatz[21] seifig, seifenartig[22] Saponine[23]
14

alkyl [ælkəl] *n term* *syn* **alkide** *n term,*
rel **alkene**[1] [-kiːn], **alkane**[2], **paraffin**[3] *n term*

molecular fragment of the formula C_nH_{2n+1} derived [aɪ] from an alkene by dropping a hydrogen atom

alkylator[4] *n term* • **alkylation**[5] *n* • **alkylating**[6] *adj* • **-ene, -ane** [-eɪn] *comb*

» *Anabolic steroids containing an alkyl or ethinyl group at carbon 17 may cause cholestatic reactions. Alkenes are unsaturated [ætʃ] aliphatic hydrocarbons[7] containing at least one carbon-carbon double [ʌ] bond[8]. Hepatic drug clearance is based on oxidation, reduction, hydroxylation, sulfoxidation, deamination[9], dealkylation, or methylation of reactive groups.*

Use ***alkyl*** group[10] / substitution[11] / methanearsonate compound / mercury derivative[12] • covalent[13] ***alkylation*** • ***alkylating*** agent[4] • ***alk***yne[14] [ælkaɪn] /enyl /ylamine • ethyl/ 1-prop***ene*** • liquid[15] / solid ***paraffin*** • ***paraffin***-embedded tissue /-fixed specimens[16] [es]/ bath[17]

Alkyl(gruppe, -rest, -radikal)
Alken[1] Alkan[2] Paraffin(um)[3] Alkylans, alkylierende Substanz[4] Alkylierung[5] alkylierend[6] ungesättigte aliphatische Kohlenwasserstoffe[7] C=C-Doppelbindung[8] Desaminierung[9] Alkylgruppe[10] Alkylsubstitution[11] Alkylquecksilberderivat[12] kovalente Alkylierung[13] Alkin[14] flüssiges Paraffin[15] in Paraffin eingebettete Präparate[16] Paraffinbad[17]
15

82

nitrogen [naɪtrədʒən] *n*, **N**

rel **nitrite**[1], **nitrate**[2] [naɪtreɪt] *n term*

gaseous element which makes up about 4/5 of the air we breathe [iː]; it is soluble in body fluids (esp. blood) and occurs [ɜː] in proteins and amino acids

nitric[3] [naɪtrɪk] *adj term* • **nitrous**[4] *adj* • **nitrogenous**[5] *adj* [ɒːdʒ] • **nitr(o)-** *comb*

» *About one half the nonprotein nitrogen in the blood is contained in urea [jʊəriːə]. The difference in nitrogen intake minus output estimates the 24-hour nitrogen balance*[6]*. In starvation*[7] *the main component of urine nitrogen is ammonia [oʊ] (rather than urea), which buffers the acid urine that results from ketonuria. Most urinary pathogens will convert [ɜː] nitrite to nitrate.*

Use heavy [e]/ liquid[8] / amide [-aɪd‖ɪd]/ rest *or* nonprotein[9] (*abbr* NPN) ***nitrogen*** • blood urea[10] (*abbr* BUN)/ waste [eɪ]/ fecal [fiːkᵊl] ***nitrogen*** • ***nitrogen*** (di)oxide[11] /-containing compounds / mustard[12] [ʌ] • ***nitrogen*** intake / equilibrium[13] / metabolism[14] /-fixing bacteria[15] [ɪə˞]/-end products • ***nitric*** acid[16] / oxide[11] • ***nitrogenous*** compound[17] / solutes / toxins / waste products[18] • long-acting / silver[19] / (iso)butyl / glyceryl tri[20]/ gallium ***nitrate*** • sodium[21] / amyl / butyl / dietary [aɪ] ***nitrite*** • ***nitrite*** therapy / preservatives[22] / test strip[23] • ***nitrous*** gases[24] / oxide[25] • ***nitro***glycerin[20] [ɪs] /benzene[26] /blue tetrazolium (*abbr* NBZ) /furantoin /cellulose[27] • ***nitr***azine paper[28] /itoid reaction /osamines[29] [oʊ]

Stickstoff, Nitrogenium

Nitrit[1] Nitrat[2] Stickstoff-, Salpeter-[3] nitros, salpetrig[4] stickstoffhaltig[5] Stickstoffbilanz[6] Hungern[7] flüssiger Stickstoff[8] Reststickstoff, Rest-N[9] Blut-Harnstoff-Stickstoff[10] Stick(stoffmon)oxid[11] Stickstoff-, N-Lost[12] Stickstoffgleichgewicht[13] Stickstoffstoffwechsel[14] stickstoffbindende Bakterien[15] Salpetersäure[16] Stickstoffverbindung[17] stickstoffhaltige Abfallprodukte[18] Silbernitrat, Höllenstein, Argentum nitricum[19] Glyceroltrinitrat, Nitroglyzerin[20] Natriumnitrit[21] nitrithaltige Konservierungsmittel[22] Nitrit-Teststreifen[23] nitrose Gase, Stickoxide[24] Distickstoffoxid, Lachgas[25] Nitrobenzol[26] Nitrozellulose, Zellulosenitrat[27] Charta nitrata, Salpeterpapier[28] Nitrosamine[29] 16

amine [ə‖æmiːn] *n term*

rel **amide**[1] [æmaɪd‖ɪd] *n term* → U79-10

organic substance [ʌ] derived [aɪ] from ammonia[2] [oʊ] by the replacement of one or more of the hydrogen atoms by hydrocarbon or other radicals

(trans)aminate[3] [æ] *v term* • **(trans/ de)amination**[4] *n* • **amin(o)-** *comb*

» *Some foods such as cheese contain significant amounts of vasoactive amines. Hydrogen bonds*[5] *are formed between main-chain and side-chain amides of interacting proteins. Glutamine is taken up by the small bowel*[6] *[aʊ], transaminated to form additional alanine, and released [iː] into the portal circulation*[7]*. The amino groups which are derived from transamination of other amino acids are donated to pyruvate [paɪruː-] to form alanine and glutamine.*

Use aromatic[8] / biogenic[9] [dʒe]/ primary[10] [aɪ]/ secondary[11] / tertiary[12] ***amines*** • sympathomimetic / pressor[13] / vasoactive / amphet***amines*** • ***amine*** group[14] / precursor[15] [ɜː]/ oxidase[16] / hormone • ***amine*** transmitter / uptake / transport / odor[17] • hist/ catechol[18] [kætəkoʊl-] / (dextro)amphet/ dop/ deferox***amine(s)*** • tripeptide / tetrapeptide ***amide*** • sulfon/ sulfacet [se]/ chlorprop/ carb[19]/ acetazol***amide*** • ethion/ cyclophosph/ nicotin[20]/ tolbut***amide*** [juː] • ***amino*** (side) group[14] / terminus/ acid residue[21] [-d(j)uː] • gamma-***amino***butyric acid[22] [æsɪd] • ***amin***uria

Amin

Amid[1] Ammoniak[2] (trans)aminieren[3] Desaminierung[4] Wasserstoffbrückenbindungen[5] Dünndarm[6] Pfortaderkreislauf[7] aromatische Amine[8] biogene Amine[9] primäre Amine[10] sekundäre Amine[11] tertiäre Amine[12] Vasopressoren, -konstriktoren[13] Aminogruppe[14] Aminvorstufe[15] Aminoxidase[16] Amingeruch[17] Katecholamine[18] Carbamid, Harnstoff, Urea[19] Nicotinamid, Nicotinsäureamid[20] Aminosäurerest[21] Gammaaminobuttersäure, GABA[22] 17

sodium [soʊdiəm] *n*, **Na**

rel **potassium**[1] [pətæsiəm] *n*, **K**

alkali metal element which readily [e] oxidizes in air or water and is the major cation of the extracellular fluid (*abbr* ECF); other alkali metals are lithium[2] (Li), cesium[3] [siːziəm] (Cs), and rubidium[4] (Ru)

hypernatremia [iː] *n term* • **hypo/ hyperkalemia**[5] *n* • **natr(o)-, kal(i)-** *comb*

» *Due to increased [iː] delivery of sodium to the distal nephron sodium-potassium ion [aɪən] exchange is enhanced [æ]. Drinking sodium citrate [sɪtreɪt] will raise [eɪ] the gastric pH in most patients. Long-standing hyperkalemia [iː] is best treated by dietary potassium restriction and, if necessary, sodium polystyrene [aɪ] sulfonate [ʌ].*

Use total body / serum [ɪə˞]/ urine / ipodate [aɪpədeɪt]/ mono/ di/ tri***sodium*** • ***sodium*** salts / chloride[6] [-aɪd]/ fluoride / (bi)carbonate[7] • ***sodium*** phosphate / (thio)sulfate[8] [θaɪoʊsʌl-]/ citrate • ***sodium*** urate crystals [ɪ]/ benzoate • ***sodium*** nitroprusside[9] [ʌ]/ nitrite / succinate [sʌksəneɪt] • ***sodium*** intake / reabsorption[10] / excretion[11] [iːʃ]/ loss[12] • ***sodium*** retention[13] / channel[14] [tʃ]/ pump[15] [ʌ]/ wasting [eɪ] • ***sodium*** content /-restricted diet • ***potassium*** chloride / acetate / citrate [sɪ]/ nitrate [aɪ] • ***potassium*** hydroxide / carbonate / phosphate • ***potassium*** sulfate / iodide / permanganate[16] • ***potassium*** sorbate / (bi)tartrate / oxalate • total body[17] / serum / intracellular / renal [iː]/ dietary ***potassium*** • ***potassium*** intake[18] /-containing salt substitute[19] [ʌ]/ channel • ***potassium*** stores / balance[20] / tolerance / depletion[21] [iːʃ]/ excretion • ***potassium*** wasting[22] / deficit /-sparing [eə˞] diuretic[23] /-supplemented diet • ***kali***uresis [iː] /uretic [e] • normo/ hypo/ hyper***natremia*** • ***natri***uresis /uretic[24]

Natrium

Kalium[1] Lithium[2] Cäsium[3] Rubidium[4] Hyperkaliämie[5] Natriumchlorid, Kochsalz[6] Natriumbikarbonat, Natriumhydrogenkarbonat, doppeltkohlensaures Natron[7] Natriumsulfat, Glaubersalz[8] Nitroprussidnatrium[9] Na-Rückresorption[10] Natriumausscheidung[11] Natriumverlust[12] Natriumretention[13] Natriumkanal[14] Natriumpumpe[15] Kaliumpermanganat, übermangansaures Kalium[16] Gesamtkaliumgehalt d. Körpers[17] Kaliumzufuhr[18] kaliumhaltiger Salzersatz[19] Kaliumhaushalt, -gleichgewicht[20] Kaliumverlust, -erschöpfung[21] Kaliumverarmung, -mangel[22] kaliumsparendes Diuretikum[23] Natriuretikum; die Natriumausscheidung fördernd, natriuretisch[24] 18

calcium [kælsiᵊm] *n*, Ca

rel **phosphorus**[1] *n*, **P**, **lime**[2] [aɪ] *n inf*

divalent[3] element (atomic no. 20) which is the most abundant [ʌ] mineral in the body

calcific[4] *adj term* • **calcification**[5] *n* • **phosphate** [fɒːsfeɪt] *n* • **phosphoric** *adj* • **calc-**, **phosph(o)-** *comb*

» *The oxide of calcium is quicklime*[2]*, an alkaline earth*[6]*, which on the addition of water becomes calcium hydrate/hydroxide*[7] *also known as slaked* [eɪ] *lime*[7]*. Mechanisms of hypophosphatemia include intracellular shifts of phosphorus related to the correction of respiratory acidosis and the use of drugs that increase renal phosphate excretion. When glucose is converted to lactate by glycolysis, only two high-energy phosphates are produced. Phosphatase enzymes cannot hydrolyze* [aɪ] *the central carbon-phosphorus-carbon bond.*

Use inorganic / ionized / protein-bound [aʊ]/ total body / ingested[8] [dʒe] ***calcium*** • ***calcium*** salts / ion / (pyro)phosphate / chloride / folinate[9] • ***calcium*** carbonate[10] / gluconate / oxalate / sulfate[11] [ʌ] • ***calcium*** intake / metabolism /-phosphorus ratio[12] [eɪʃ]/ receptor site • ***calcium*** stone / absorption / deposits / antagonists *or* channel blocker[13] • organic / dietary / intracellular / serum ***phosphorus*** • elemental / yellow / amorphous *or* red[14] ***phosphorus*** • ***phosphorus*** compounds[15] / ions / absorption / poisoning[16] • sulfurated / burnt[2] / air-slaked[7] / chlorinated ***lime*** • ***calcific*** deposits[17] / tendinitis [aɪ]/ stenosis • coronary / valvular [æ]/ cerebral / ligamentous ***calcification*** • (in)organic / cellulose / dihydrogen / disodium ***phosphate*** • pyridoxal[18] / glycerol / (mono)potassium / adenosine ***phosphate*** • creatine / nicotinamide adenine dinucleotide[19] (*abbr* NADP) ***phosphate*** • aluminum[20] / estramustine (*abbr* EMP) ***phosphate*** • ***phosphate*** level / clearance[21] / deficiency /-binding gels / stones[22] • ***phosphoric*** acid[23] • ***calc***ification /ifying /ified • ***phospho***lipid /(fructo)-kinase[24] /gluconate • ***phospho***rylate /rylase kinase /orylation[25] • ***phosph***atase[26]

Kalzium, Calcium
Phosphor[1] gebrannter Kalk, Kalziumoxid[2] bivalent, zweiwertig[3] kalkbildend[4] Kalzifikation, Verkalkung[5] Erdalkalimetall[6] Kalziumhydroxid, gelöschter Kalk[7] oral zugeführtes Kalzium[8] Kalziumfolinat[9] Kalziumkarbonat[10] Kalziumsulfat[11] Kalzium-Phosphor-Quotient[12] Kalziumantagonisten, -Kanalblocker[13] amorpher/ roter Phosphor[14] Phosphorverbindungen[15] Phosphorvergiftung[16] Kalkablagerungen[17] Pyridoxalphosphat[18] Nikotinamidadenindinukleotid, NAD[19] Aluminiumphosphat[20] Phosphatclearance[21] Phosphatsteine[22] Phosphorsäure[23] Phosphofruktokinase[24] Phosphorylierung[25] Phosphatase[26]

19

magnesium [mægniːziəm] *n*, Ma

rel **barium**[1] [beɚɪəm] *n*, **Ba**

silvery-white alkaline earth element that oxidizes to magnesia [mægniːʒə||ʃə]

magnesia[2] *n* • **hypo/ hypermagnesemia**[3] [iː] *n term* • **-magnes-** *comb*

» *Magnesium is essential for muscular* [ʌ] *excitability*[4]*, neurochemical transmission, and many enzyme activities. Hypomagnesemia is often treated with parenteral fluids containing magnesium sulfate or magnesium chloride. Barium sulfate* [ʌ] *is given as an oral or rectal suspension for x-ray visualization of the GI tract.*

Use dietary / total body / intracellular / serum / muscle / fecal [iː]/ elemental ***magnesium*** • ***magnesium*** salts / (ammonium) phosphate[5] / sulfate[6] / (hydr)oxide • ***magnesium***-containing / stores / wasting / deficiency[7] / replacement[8] • milk *or* magma of[9] / burnt / effervescent ***magnesia*** • ***magnesia*** magma[9] • micropulverized ***barium*** • ***barium*** sulfate[10]/ carbonate / chloride[11] / nitrate[12] / solution • ***magnes***uria /emia

Magnesium
Barium[1] Magnesia, Magnesiumoxid[2] Hypermagnesiämie[3] Muskelerregbarkeit[4] Magnesiumammoniumphosphat, Struvit[5] Magnesiumsulfat, Bittersalz[6] Magnesiummangel[7] Magnesiumsubstitution[8] Magnesiamilch[9] Bariumsulfat[10] Bariumchlorid[11] Bariumnitrat[12]

20

iron [aɪɚn] *n*, Fe

rel **selenium**[1] [səliːniəm] *n*, **Se**

82

metallic trace element that occurs in the heme of hemoglobin, myoglobin, transferrin, ferritin, and iron-containing porphyrins, and is an essential component of enzymes such as catalase

ferric *adj term* • **ferrous** [ferəs] *adj* • **seleno-** *comb*

» *In the last two trimesters of pregnancy the daily iron requirement increases to 5-6 mg. The iron of the heme* [hiːm] *must be in the ferrous state to bind oxygen. Copper is excreted primarily in the bile*[2] [aɪ]*, but selenium, chromium, and molybdenum are excreted primarily in the urine. Selenium plays a key role in the body's defenses against free radicals.*

Use total body[3] / heme(-bound)[4] / divalent[5] / elemental / free / serum / medicinal[6] ***iron*** • ***iron*** supply / stores / pool[7] / chelator / deficiency (anemia)[8] • ***iron*** excess[9] / saturation / preparation[6] / stain[10] • ***iron*** supplement / overload[11] / poisoning / utilization[12] • ***iron***-binding capacity[13] / metabolism / storage disease[14] • dietary ***iron*** intake[15] • ***ferrous*** iron[5] / salts / sulfate / carbonate / gluconate / fumarate • ***selenium*** sulfide[16] (lotion) / deficiency[17] / toxicity • ***selen***ious acid[18] /ite / ocysteine[19] /osis[20]

Eisen, Ferrum
Selen[1] Galle[2] Gesamteisenbestand (d. Körpers)[3] Hämeisen[4] zweiwertiges Eisen[5] Eisenpräparat[6] Eisenpool[7] Eisenmangel(anämie)[8] Eisenüberschuss[9] Eisenfärbung[10] Eisenüberladung[11] Eisenverwertung, -utilisation[12] Eisenbindungskapazität[13] Eisenspeicherkrankheit[14] Nahrungseisenzufuhr[15] Selensulfid[16] Selenmangel[17] selenige Säure[18] Selenocystein[19] Selenvergiftung[20]

21

iodine [aɪədɪn‖aɪn] *n*, **I** *rel* **fluorine**[1] [flʊəˑiːn‖ən] *n*, **F**

nonmetallic element essential in nutrition which occurs in sea water and is used as an antiseptic

iodinated[2] *adj term* • **iodized**[2] *adj* • **iodination** *n* • **iodide** *n* • **fluoride**[3] *n* • **iod(o)-, fluor(o)-** *comb*

» *Deficiency of iodine causes goiter[4] [ɔɪ]. Many drugs, e.g. aminosalicylic [sɪ] acid, lithium[5], and even iodine in large doses, may block thyroid [aɪ] hormone synthesis [ɪ]. Fluoride combines with some apatite crystals [ɪ] in the tooth structure to form the less soluble fluorapatite.*

Use aqueous[6] / radioactive[7] / protein-bound[8] [aʊ] (*abbr* PBI)/ titratable [aɪ] ***iodine*** • ***iodine*** complex / solution[9] / tincture[10] / (skin) disinfectant • ***iodine*** number[11] / intake / uptake / excretion • ***iodine***-deficient [ɪʃ] goiter[12] / therapy[13] • ***iodinated*** dye [daɪ]/ contrast agent[14] • ***iodized*** salt[15] / oil • ***iod***ism[16] /ophor /oform • ***fluoro***carbon /quinolone [kwɪ] /sis[17] /uracil • sodium[18] / topical ***fluoride*** • ***fluoride*** ions / inhibitor / mouth rinse[19] • ***fluor***idation[20] /inated toothpaste[21]

Iod, Jod
Fluor[1] iodiert[2] Fluorid[3] Struma, Kropf[4] Lithium[5] Iodwasser[6] Radioiod[7] proteingebundenes Iod[8] Iodlösung[9] Iodtinktur[10] Iodzahl[11] Iodmangelstruma[12] Radioiodtherapie[13] iodhaltiges Kontrastmittel[14] iodiertes Salz[15] Iodismus, chron. Iodvergiftung, Iodintoxikation[16] (Dental)fluorose, Fluorvergiftung[17] Natriumfluorid[18] fluoridhaltige Mundspüllösung[19] Fluoridierung[20] fluorhaltige Zahnpaste[21]

22

chlorine [klɔːriːn] *n*, **Cl** *rel* **chloride**[1] [-aɪd], **bromine**[2] [broʊmiːn] *n*, **Br**

toxic gaseous element which together with Br, I, F and astatine[3] (At) is a member of the halogen group[4]

chloral[5] *n term* • **chlorinated**[6] *adj* • **bromic** *adj* • **bromide**[7] *n* • **-chloric, chlor(o)-, brom(o)-** *comb*

» *Inhalation of volatile acids or gases such as chlorine, fluorine, bromine, or iodine causes severe irritation of the throat [oʊ] and larynx. Be sure that the water in hot tubs[8] [ʌ] and spas is properly treated [iː] with chlorine. Three mechanisms are responsible for sodium and chloride absorption in the small intestine.*

Use organo***chlorine***[9] • ***chlorine*** gas[10] / disinfection / water[11] • calcium / sodium[12] / potassium[13] / ferric ***chloride*** • aluminum / methyl / ammonium[14] ***chloride*** • ethyl / vinyl / sweat[15] [e] ***chloride*** • ***chloride*** ions / salt / transport / channel[16] [tʃ]/ absorption • di/ hexa/ carbon tetra[17]/ hydro***chloride*** • ***bromine*** water[18] /-containing • ***chlorinated*** lime[19] / insecticides [-saɪdz]/ bleaches[20] [bliːtʃiːz] • ***bromic*** acid[21] • ethyl / hydrogen[22] / potassium ***bromide*** • ***chloral*** hydrate[23] [haɪdreɪt] • ***chloro***form[24] /amphenicol /obutanol /hexidine /amine gas • ***brom***sulphalein[25] [æ] (*abbr* BSP) /ate /ocriptine /acetone[26] • ***brom***hexine /phenol blue /ism[27] /oderma[28] [ɜː] /ated

Chlor
Chlorid[1] Brom[2] Astat, Astatin(um)[3] Halogengruppe[4] Chloral[5] chlorhaltig[6] Bromid[7] Thermalbäder[8] organische Chlorverbindung[9] Chlorgas[10] Chlorwasser, Aqua chlorata[11] Natriumchlorid, Kochsalz[12] Kaliumchlorid, Kalium chloratum[13] Ammoniumchlorid, Salmiak[14] Chloridgehalt im Schweiß[15] Chloridkanal[16] Tetrachlorkohlenstoff, -methan[17] Bromwasser[18] Chlor-, Bleichkalk[19] chlorhalt. Bleichmittel[20] Bromwasserstoffsäure[21] Bromwasserstoff[22] Chloralhydrat[23] Chloroform, Trichlormethan[24] Bromsulfalein[25] Bromaceton[26] Brom(id)vergiftung, Bromismus[27] Bromoderma[28]

23

sulfur [sʌlfɚ] *n term*, **S** *syn* **brimstone** [ɪ] *n inf*, *rel* **sulfide**[1] [-aɪd], **sulfate**[2] [ʌ] *n term*

chemical element that occurs in the amino acids cysteine [ɪ] and methionine; also spelled sulphur in *BE*

sulfuric, -ous *adj term* • **(tran)sulfurate**[3] *v* • **sulfurize**[3] *v* • **sulfa**[4] *n* • **sulf-** *comb*

» *Sulfur combines with oxygen to form sulfur dioxide (SO_2) and SO_3, and with many metals and nonmetallic elements to form sulfides. Acute irritative bronchitis [kaɪ] may be caused by volatile organic solvents, chlorine, hydrogen sulfide, sulfur dioxide, or bromine.*

Use sublimed[5] [aɪ]/ washed[6] / colloidal[7] / precipitated [sɪ] *or* milk of[8] / radioactive ***sulfur*** • ***sulfur*** ointment[9] [ɔɪ]/ in petrolatum / dioxide (fumes)[10] [juː] • ***sulfur*** springs[11] /-containing amino acids • ***sulfuric*** acid[12] / ether • ***sulfurated*** potash / lime solution • di/ tri/ poly/ hydrogen[13] / selenium ***sulfide*** • bi/ thio/ magnesium / estrone[14] ***sulfate*** • quinine [kwaɪ‖kwɪn-]/ neomycin [aɪs]/ zinc/ iron *or* ferrous[15] ***sulfate*** • ***sulf***atide [sʌlfətaɪd] /ones[16] /oxide /onamide[4] /onate

Schwefel, Sulfur
Sulfid, Salz d. Schwefelwasserstoffes[1] Sulfat, Salz d. Schwefelsäure[2] mit Schwefel verbinden, schwefeln[3] Sulfonamid[4] Sulfur sublimatum[5] S. depuratum, gereinigter Schwefel[6] Sulfur colloidale, kolloidaler S.[7] Schwefelmilch, S. praecipitatum, Lac sulfuris[8] schwefelhaltige Salbe[9] Schwefeldioxid(dämpfe)[10] Schwefelquellen[11] Schwefelsäure[12] Schwefelwasserstoff[13] Östronsulfat[14] Eisensulfat[15] Sulfone[16]

24

chromium [kroʊmiəm] *n*, **Cr** *syn* **chrome** *n* *rel* **cobalt**[1] [koʊbɔːlt] *n*, **Co**

blue-whitish brittle[2] metallic element that is resistant to tarnishing[3] and corrosion [oʊʒ]

chromic *adj* • **chromate**[4] [kroʊmeɪt] *n* • **chromaffin**[5] *adj* • **cobaltous** *adj*

» *Protein-energy malnutrition[6] [ɪʃ] may be complicated by deficiencies [ɪʃ] in iron, zinc, copper, selenium, or chromium. Vitamin B12 is a water-soluble cobalt compound.*

Use ***chromium*** salts[7] / hydroxide / (tri)oxide • ***chromium*** oxychloride /-51 / deficiency[8] / therapy • pure [pjʊɚ]/ radiolabeled[9] [eɪ]/ sealed [iː] ***cobalt*** • ***cobalt***-60 / atom / compound /-chrome alloy[10] • ***cobalt*** chloride / blue light[11] / teletherapy[12] / irradiation[13] • ***chrome*** worker/ yellow color[14] / alloy / pigment • ***chromic*** catgut[15] [ʌ]/ acid[16] • ***chromaffin*** cells / tissue[17] [ʃ‖s]/ paraganglia[18] / tumor

Chrom
Kobalt, Cobalt[1] spröde[2] oxidationsbeständig[3] Chromat[4] chromaffin, m. Chromsalzen anfärbbar[5] Protein-Energie-Mangelsyndrom, Marasmus[6] Chromsalze[7] Chrommangel[8] Radiokobalt[9] Kobalt-Chrom-Legierung[10] kobaltblaues Licht[11] Kobalt-Teletherapie[12] Kobaltbestrahlung[13] chromgelb[14] Chromcatgut[15] Chromsäure[16] chromaffines Gewebe[17] sympathische/ chromaffine Paraganglien[18]

25

manganese [iː] *n*, **Mn** *syn* **manganum** *n term rare*, *rel* **vanadium**[1] [eɪ] *n*, **V**

metallic element found in trace [treɪs] amounts [aʊ] in body tissues where it acts as an activator of enzymes [aɪ], as a component of metalloenzymes, and is essential for normal bone structure

manganic[2] [æ] *adj term* • **manganous**[3] *adj* • **vanadic** *adj* • **vanadate** [æ] *n*

» *Manganese is the cofactor for the metalloenzymes which are involved in the initial [ɪʃ] step in gluconeogenesis [dʒe] and in cellular antioxidant capability. Manganese poisoning is usually limited to those who mine [aɪ] and refine [aɪ] ore[4].*

Use ***manganese***-superoxide dismutase / dioxide / citrate / chloride • ***manganese*** blue[5] / dust[6] [ʌ]/ deficiency[7] / poisoning[8] • ***manganous*** salt[9] • ***vanadium***ism[10] • ***vanadic*** acid[11]

Mangan
Vanadium, Vanadin[1] manganhaltig, Mangan-; dreiwertiges M. enthaltend, Mangan-III-[2] zweiwertiges M. enthaltend, Mangan-II-[3] Manganerz abbauen[4] Manganblau[5] Manganstaub[6] Manganmangel[7] Manganvergiftung[8] Mangansalz[9] chron. Vanadiumvergiftung, Vanadismus[10] Vanadinsäure[11]
26

bismuth [bɪzməθ] *n*, **Bi** *rel* **nickel**[1] *n*, **Ni**, **molybdenum**[2] [ɪ] *n*, **Mo**

trivalent metallic element; its salts, some of which contain BiO+ rather than Bi3+ are called subsalts [ʌ], are used for pharmaceutical [suː] substances, e.g. to treat peptic ulcers[3]

bismuthosis[4] *n term* • **molybdic** [ɪ] *adj* • **molybdate**[5] [məlɪbdeɪt] *n*

» *Colloidal bismuth compounds aid ulcer [ʌlsɚ] healing [iː] by forming (in an acid medium [iː]) a bismuth-protein coagulant which protects the ulcer from acid and pepsin digestion. Nickel causes more cases of allergic [ɜː] contact dermatitis [aɪ] than all other metals combined.*

Use ***bismuth*** compounds / salts / citrate [sɪ]/ subsalicylate[6] [sɪ] • ***bismuth*** (sub)nitrate[7] / tribromophenate gauze [ɒː] • ***bismuth*** gingivitis [dʒɪndʒ-]/ line[8] / stomatitis[9] [aɪ] • ***nickel*** sulfate / oxide / carbonyl[10] (vapor) [eɪ] • ***nickel*** crucible[11] [uːs]/-cadmium battery • ***nickel*** worker /-sensitive[12] / allergy[13] • ***nickel*** dermatitis / exposure [oʊʒ]/-free diet • ***molybdenum***-99 / cofactor[14] • ***molybdic*** acid[15]

Wismut, Bismut(um)
Nickel[1] Molybdän[2] Ulcera peptica, peptische Geschwüre/ Ulzera[3] (chron.) Wismutvergiftung[4] Molybdat[5] basisches Bismutsalicylat, Bismutum subsalicylicum[6] bas. Bismutnitrat, Bismutum subnitricum[7] Wismutsaum[8] Wismutstomatitis[9] Nickeltetracarbonyl[10] Nickelschmelztiegel[11] empfindl. gegen Nickel[12] Nickelallergie[13] Molybdän-Cofaktor[14] Molybdänsäure[15]
27

silver [sɪlvɚ] *n*, **Ag** *rel* **gold**[1] [oʊ] *n*, **Au**, **platinum**[2] [plætᵊnəm] *n*, **Pt**

grayish-white univalent precious [ʃ] metal which occurs in argentite[3] and is used in medicine for its caustic [ɒː], astringent[4], and antiseptic effect as well as for dental restorations (esp. in soldering[5] [ɒː])

» *Mild silver protein[6] contains between 19 and 21% silver. The use of silver nitrate [aɪ] in the treatment of burns [ɜː] may lead to metabolic alkalosis. Toxic reactions to gold include pruritus [aɪ], dermatitis, stomatitis, and albuminuria. The platinum compounds[7] cisplatin and carboplatin are the only heavy metal compounds approved for use as antitumor agents.*

Use ***silver*** salts / nitrate[8] / halide / fluoride / picrate • ***silver*** sulfadiazine [aɪ]/ protein / amalgam • ***silver*** ionization / staining[9] [eɪ]/ impregnation technique[10] • ***silver***-palladium alloy[11] • colloidal / bactericidal ***silver*** • methenamine [iː] ***silver*** staining[12] • dental / (non/ semi)cohesive[13] [iː]/ (crystalline) sponge[14] [ʌ] ***gold*** • platinized / radioactive / injectable ***gold*** • ***gold*** salts / compound / thiomalate[15] /-plated or gilded[16] / content / foil[17] • ***gold*** alloy / inlay[18] / toxicity / seeds • ***gold*** therapy /-induced thrombocytopenia [iː] • ***platinum*** group /-based chemotherapy /-sensitive tumor[19]

Silber, Argentum
Gold[1] Platin[2] Argentit, Silberglanz[3] adstringierend, zusammenziehend[4] Löten[5] Silberkolloid[6] Platinverbindungen[7] Silbernitrat[8] Silberfärbung[9] Silberimprägnationstechnik[10] Silber-Palladium-Legierung[11] Methenamin-Silbernitrat-Färbung, Grocott-Färbung[12] Stopfgold[13] Schwammgold[14] Aurothiomalat[15] vergoldet[16] Goldfolie, Blattgold[17] Goldinlay, -gussfüllung[18] platinsensitiver Tumor[19]
28

82

tin [tɪn] *n*, **Sn** *syn* **stannum** [stænəm] *n term* *rel* **copper**[1] [ɒː] *n*, **Cu**, **zinc**[2] [zɪŋk] *n*, **Zn**

silvery malleable[3] [æ] metallic element that resists corrosion; used in many alloys[4] and to coat[5] other metals to prevent corrosion; obtained chiefly from cassiterite[6] where it occurs [ɜː] as tin oxide

stannous[7] [æ] *adj term* • **cupric**[8] [k(j)uːprɪk] *adj* • **cuprous**[9] *adj* • **cupr(a)-** *comb*

» *Several inert [ɜː] dusts[10] [ʌ], including iron oxide, barium, and tin, may produce conditions known as siderosis, baritosis[11], and stannosis, respectively.*

Use ***tin*** oxide[12] / protoporphyrin / foil[13] [ɔɪ] • free / ceruloplasmin-bound[14] [aʊ] ***copper*** • serum[15] [ɪɚ]/ hepatic ***copper*** • ***copper*** sulfate[16] / citrate / arsenite [-aɪt] • ***copper***-(carrying) protein /-transporting ATPase[17] / metabolism • ***cupric*** iron / sulfate[16] • ***cupr***uresis[18] [iː] • crystalline [ɪ] ***zinc*** • ***zinc*** ore [ɔːr]/ chloride / salts[19] • ***zinc*** oxide ointment[20] / paste[20] [eɪ]/ acetate [æs] • ***zinc***-binding protein / pyrithione [aɪ] • ***zinc*** chill[21] [tʃ]/ deficiency[22] [ɪʃ]/ finger[23] / oxide fumes[24] [juː]

Zinn, Stannum
Kupfer[1] Zink[2] weich[3] Legierungen[4] beschichten[5] Kassiterit, Zinnstein[6] zweiwertiges Zinn enthaltend[7] zweiwert. Kupfer enth.[8] einwert. K. enth.[9] inerte Stäube[10] Barytose, Baryt-, Schwerspat-Staublunge[11] Zinnoxid[12] Zinnfolie, Stanniol[13] caeruloplasmingebundenes Kupfer[14] Serumkupfer[15] Kupfersulfat[16] kupfertransportierende ATPase[17] vermehrte Kupferausscheidung i. Harn[18] Zinksalze[19] Zinksalbe, -paste[20] Zink-, Gießerfieber[21] Zinkmangel[22] Zinkfinger[23] Zinkoxiddämpfe[24]
29

silicon [sɪlɪkən‖ɒːn] *n*, **Si**

rel **silicate**[1] [sɪlɪkeɪt‖ət] *n*, **silicone**[2] [sɪlɪkoʊn] *n*

tetravalent nonmetallic element occurring in nature as silica used as a semiconductor[3]

silica[4] [sɪlɪkə] *n term* • **silicosis**[5] *n* • **silicic**[6] [səlɪsɪk] *adj* • **silico-** *comb*

» *Silicon, which occurs* [ɜː] *in clay*[7] [eɪ]*, feldspar*[8]*, granite, quartz* [ɔː]*, and sand, is the most abundant*[9] *element in the earth's crust* [ʌ] *next to oxygen. Silicones, which are used as surfactants, sealants*[10] [iː]*, or implants, are organic compounds consisting of alternating silicon and oxygen atoms linked to organic radicals.*

Use ***silicon*** dioxide[4] / carbide / polymer • magnesium / potassium[11] ***silicate*** • pure[12] / soft ***silicone*** • ***silicone*** gel [dʒel]/ rubber[13] [ʌ]/ catheter / (breast) [e] implant[14] / prosthesis [θiː] • ***silica*** dust[15] [ʌ]/ gel[16] • ***silico***fluoride[17] /siderosis /tuberculosis[18]

Silizium
Silikat, Salz d. Kieselsäure[1] Silikon[2] Halbleiter[3] Kieselsäure, Quarz, Siliziumdioxid[4] Silikose, Quarzstaublunge[5] kieselsauer[6] Ton, Lehm[7] Feldspat[8] meist verbreitet[9] Dichtungsmittel, Versiegelung[10] Kaliumsilikat[11] reines Silikon[12] Silikongummi[13] Silikonimplantat[14] Quarzstaub[15] Silica-, Kieselgel[16] Silikofluorid[17] Silikotuberkulose[18]
30

aluminum [uː] *n*, **Al**

rel **titanium**[1] [eɪ‖æ] *n*, **Ti**, **boron**[2] *n*, **B**, **tungsten**[3] *n*, **W**

light-weight silvery metal obtained by purifying bauxite[4] [ɒː] to produce alumina which is reduced to aluminum; it is a component of many astringents[5] and antiseptics and is used in prosthetics[6] and dentistry

alumina[7] *n term* • **alum**[8] [æləm] *n* • **titanic**[9] *adj* • **boric** *adj* • **tungstate**[10] [ʌ] *n* • **tungstic** *adj*

» *Aluminum hydroxide*[11] *is a relatively safe, commonly used antacid*[12]*. Metals such as beryllium, aluminum powders*[13]*, cobalt, titanium dioxide, and tungsten may produce interstitial* [ɪʃ] *pneumonitis* [n(j)uː-]*. Boron carbide is a slightly harder compound than silicon carbide.*

Use ***aluminum*** oxide[7] / salts / phosphate[14] (gel) / sulfate • ***aluminum*** chloride / hydroxide[11] (gel) / hydrate[11] • ***aluminum*** acetate solution / subacetate (soak)[15] [oʊ] • ***aluminum*** chelation [kiː-]/ exposure / toxicity /-containing antacids[16] • ***aluminum*** content[17] /-induced osteomalacia [eɪʃ] • ***titanium*** dioxide *or* white[18] / implant[19] • ***boron***-10 • ***tungsten*** carbide[20] / vanadium • ***alumina*** gel • ***boric*** acid ointment[21]

Note: The *BE* equivalent is ***aluminium***.

Aluminium
Titan(ium)[1] Bor[2] Wolfram[3] Bauxit[4] Adstringenzien[5] Prothetik[6] Tonerde, Aluminiumoxid[7] Alaun, Alumen, Kaliumaluminiumsulfat[8] titansauer[9] Wolframat, Salz d. Wolframsäure[10] Aluminiumhydroxid[11] Antazidum[12] Aluminiumpulver[13] Aluminiumphosphat[14] Aluminiumsubazetatumbad[15] aluminiumhaltige Antazida[16] Aluminiumgehalt[17] Titanoxid[18] Titanimplantat[19] Wolframkarbid[20] borsäurehaltige Salbe, Borsalbe[21]
31

mercury [mɜːrkjəri] *n*, **Hg**

rel **lead**[1] [led] *n*, **Pb**

liquid metallic element used in thermometers, manometers, and other instruments

mercurial[2] [jʊ] *adj & n term* • **mercuric**[3] *adj* • **mercurous**[4] *adj* • **mercurialism**[5] *n term* • **(un)leaded**[6] *adj*

» *Mercury is avidly bound*[7] [aʊ] *to sulfhydryl* [aɪ] *groups and disrupts*[8] [ʌ] *cellular enzyme and membrane function. Most adult cases of lead poisoning are due to inhalation* [eɪ] *exposure* [oʊʒ]*. Ataxia may also be caused by toxic levels of phenytoin* [ɪ]*, lithium, bismuth, germanium* [eɪ]*, methyl mercury, and organic solvents.*

Use elemental[9] / (in)organic / metallic / liquid ***mercury*** • ammoniated[10] / bichloride[11] / ethyl ***mercury*** • chloride[12] / fulminate[13] [ʊ] ***of mercury*** • ***mercury*** vapor[14] [eɪ]/ bichloride[11] / subsalicylate [sɪ] • ***mercury*** poisoning[5] / exposure • organic / red (oxide of)[15] / black[16] / white[17] ***lead*** • tetraethyl / sugar of[18] ***lead*** • ***lead***-based paints[19] /-contaminated dust • ***lead*** chelator [k] /-exposed worker • ***lead*** (mon)oxide / tetroxide[15] / carbonate[17] / sulfide • ***lead*** acetate[18] [æs]/ poisoning or intoxication • ***lead*** line[20] / encephalopathy / palsy[21] [ɔː]/ burden[22] [ɜː] • ***lead*** colic / apron[23] [eɪ]/ equivalent[24] • ***mercurial*** tremor[25] / diuretic • ***mercurous*** mercury[26] • ***mercuric*** salt / mercury[27] / chloride / fungicide [ʌ] • ***leaded*** gasoline[28] [iː]/ paints[19] / glass[29]

Quecksilber, Hydrargyrum
Blei, Plumbum[1] quecksilberhaltig; Quecksilberverbindung, -präparat[2] zweiwertiges Q. enthaltend[3] einwert. Q. enthaltend[4] (chron.) Quecksilbervergiftung, -intoxikation, Merkurialismus[5] bleihaltig, Blei-[6] verbindet sich leicht[7] stört[8] elementares Quecksilber[9] Hydrargyrum praecipitatum album, Quecksilberamidchlorid[10] H. bichloratum, Sublimat[11] H. chloratum, Kalomel[12] Quecksilberfulminat, Knallquecksilber[13] Quecksilberdampf[14] Bleitetroxid, Mennige, rotes Bleioxid[15] Graphit[16] Bleikarbonat, -weiß[17] Bleizucker, -azetat[18] Bleifarben[19] Bleisaum[20] Bleilähmung[21] Bleibelastung[22] Bleischürze[23] Bleigleichwert, -äquivalent[24] Quecksilberzittern, Tremor mercurialis[25] einwertiges Q.[26] zweiwertiges Q.[27] bleihaltiges Benzin[28] Bleiglas[29]
32

arsenic [ɑːrsᵊnɪk] *n & adj*, **As** *syn* **arsenium** [ɑːrsiːniəm] *n term*
rel **thallium**[1] [æ] *n*, **Tl**, **cadmium**[2] [æ] *n*, **Cd**

metallic trace [eɪ] element[3] which forms a number of toxic compounds [-aʊndz] and like lead, mercury, thallium and cadmium is a leading cause of heavy metal poisoning[4]

arsenide [-aɪd] *n term* • **arsenous** *adj* • **arsenism**[5] *n* • **arsenical**[6] [e] *n & adj* • **thallous** *adj*

» *Arsenic may be detected in the hair and nails for months after exposure. Thallium is radiopaque*[7] [-peɪk]. *Acute high-dose inhalation of cadmium can cause severe respiratory irritation with pleuritic* [plʊɚɪtɪk] *chest pain, dyspnea* [ɪ], *and fever* [iː].

Use (in)organic[8] / trivalent / pentavalent / white[9] ***arsenic*** • urine *or* urinary ***arsenic level*** • ***arsenic*** compound[10] /-containing ore[11] / acid / salt / trioxide[9] / trihydride • ***arsenic*** pesticide / ingestion[12] [dʒe]/ exposure • ***arsenic*** intoxication *or* poisoning[5] / excretion [iːʃ]/ level • radioactive ***thallium*** • ***thallium***(-201) scanning[13] / uptake[14] / scintigraphy[13] / poisoning • airborne / absorbed[15] / (environmental/ occupational) exposure to[16] ***cadmium*** • ***cadmium*** exposure[16] / inhalation[17] / poisoning • ***arsenical*** melanosis[18] / keratosis / preparation[19] / agents [eɪ] • organic[20] ***arsenicals*** • ***arsenous*** sulfide / oxide • ***thallous*** chloride[21] / sulfate[22] / salts

Arsen; arsenhaltig; Arsenik
Thallium[1] Kadmium[2] metallisches Spurenelement[3] Schwermetallvergiftung[4] Arsenvergiftung[5] arsenhaltige Verbindung; arsenhaltig[6] strahlenundurchlässig, -dicht[7] anorganisches Arsen[8] weißes Arsenik, Arsentrioxid, Weißarsenik[9] Arsenverbindung[10] arsenhaltiges Erz[11] Ingestion v. Arsenik[12] Thalliumszintigrafie[13] Thalliumaufnahme[14] resorbiertes Kadmium[15] Kadmiumexposition[16] Kadmiuminhalation[17] Arsenmelanose[18] Arsenpräparat[19] organische Arsenverbindungen[20] Thalliumchlorid[21] Thalliumsulfat[22]
33

radium [reɪdiᵊm] *n*, **Ra** *rel* **iridium**[1] [ɪ] *n*, **Ir**, **cesium**[2] [siːziəm] *n*, **Ce**
technetium[3] [tekniːʃ(ɪ)əm] *n*, **Tc**

radioactive element of the alkaline earth group[4] formed by the disintegration[5] of uranium-238[6]

radon[7] [reɪdɒːn] *n term* • **radio-** [reɪdioʊ-] *comb* → U99-22

» *Commonly used radioactive sources* [ɔː] *include iridium, cesium, and iodine, while radium, radon seeds, cobalt, yttrium* [ɪ], *americium* [ɪʃ], *and palladium are used less often. Technetium* Tc^{99m} *pyrophosphate* [paɪ-] *accumulates in recently infarcted myocardium* [maɪ-].

Use ***radium***-226 / salt / therapy[8] / implantation *or* insertion[9] [ɜː] • ***iridium***-192 • ***cesium*** 137 • ***radon*** gas / 222 (Rn^{222})/ particles / daughters[10] / seeds[11] [iː] • ***radio***iodine[12] [aɪ] /strontium /phosphorus /isotope[13] [aɪ] /nuclide[13] /tracer[14] • ***technetium*** bone scan / (Tc^{99m}) pertechnetate[15] [ek] /-labeled [eɪ] red blood cells[16]

Radium
Iridium[1] Cäsium[2] Technetium[3] Erdalkaligruppe[4] Zerfall[5] Uran 238[6] Radon[7] Radiumtherapie[8] Einbringung v. Radiumstrahlern[9] Radontochternuklide[10] Radonseed[11] Radioiod[12] Radioisotop, Radionuklid[13] radioaktive(r) Tracer(substanz)[14] ^{99m}Tc-Pertechnetat[15] Technetium-markierte Erythrozyten[16]
34

Unit 83 Cytology & Cell Biology

Related Units: 81 Biochemistry & Molecular Biology, 84 Genetics, 86 Histology, 88 Physiology, 78 Metabolism, 97 Oncology, 116 Lab Studies

cytology [saɪtɒːlədʒi] *n term*
rel **cell(ular) biology**[1] [seljələ˞ baɪɒːlədʒi] *n term*

study of the anatomy, physiology, chemistry, and/or pathology of cells

cytologic(al)[2] *adj term* • **biologic(al)** *adj* • **cyto-**, **bio-** *comb* • **biologist**[3] *n*

» *Brushings*[4] [ʌ] *of the ulcer* [ʌ] *for cytology should be obtained* [eɪ] *prior to biopsy* [aɪ]. *What are the effects of growth hormone on human bone biology? New techniques in molecular biology*[5] *and biochemistry*[6] *have changed the way clinicians* [ɪʃ] *approach birth defects* [iː].

Use exfoliative[7] [oʊ]/ (fine-needle) aspiration[8] ***cytology*** • sputum [(j)uː]/ bile[9] [aɪ]/ urine *or* urinary[10] / vaginal [dʒ] ***cytology*** • cervical [sɜː]/ CSF[11] / voided[10] [ɔɪ]/ bladder wash[12] / pleural [ʊɚ] fluid ***cytology*** • ***cytology*** study[13] / specimen [es]/ brush / of scrapings[7] [eɪ] • tumor ***cell biology*** • micro/ neuro/ immuno/ radio[14]/ patho***biology*** • human / stem cell / molecular / vascular ***biology*** • developmental / reproductive [ʌ]/ tumor / radiation[14] [eɪʃ] ***biology*** • ***cytologic*** examination[13] / study[13] / smear[15] [smɪɚ]/ diagnosis[16] • ***bio***activity /chemistry /therapy • ***biologic*** activity / behavior[17] / properties • ***biologic*** cycle [saɪkl]/ signal[18] / effect / response modifiers[19] • ***biologic*** sex / fitness / half-life[20] / fluid • ***cyto***plasm[21] /skeleton[22] /logist[23] /lysis[24] [ɪ] • ***cyto***lytic [ɪ] /genetic /kine /metry /toxin /pathology • ***cyto***-adherence [ɪɚ] /genetics /diagnosis[16] /toxicity[25] [ɪs]

Zytologie; Zellkunde, -enlehre
Zellbiologie[1] zytologisch[2] Biologe/-in[3] Bürstenabstrich[4] Molekularbiologie[5] Biochemie[6] Exfoliativzytologie, Bürstenbiopsie[7] Punktionszytologie[8] Zytologie/ zytolog. Untersuchung d. Gallenflüssigkeit[9] Harnzytologie[10] Liquorzytologie[11] Lavagezytologie der Blase[12] zytolog. Untersuchung[13] Strahlenbiologie[14] zytolog. Abstrich[15] Zytodiagnostik, zytolog. D.[16] biolog. Verhalten[17] Biosignal[18] Biologic response modifiers, Modulatoren d. biolog. Antwort[19] biolog. Halbwertszeit[20] Zytoplasma, Zellleib[21] Zytoskelett[22] Zytologe/-in[23] Zellauflösung, Zytolyse[24] Zytotoxizität[25]
1

cell [sel] *n*

rel **cell** *or* **plasma membrane**[1] *n term*

basic structural [ʌ] and functional [ʌ] unit of an organism

cellular[2] *adj term* • **(cyto/ endo)plasmic**[3] *adj* • **plasm-**, **-plasm** *comb*

» *There is a focal accumulation of inflammatory cells adjacent* [dʒeɪs] *to*[4] *an epithelial* [iː] *crypt* [krɪpt]. *Adhesion* [iːʒ] *molecules determine* [ɜː] *cell shape and polarity. A structural defect in the red cell membrane is responsible for the abnormal shape.*

Use somatic[5] / germ[6] [dʒɜːrm]/ epithelial / plasma[7] / host[8] ***cell*** • acinar [æs]/ goblet[9] / fat / stem ***cell*** • blood / blast[10] / mast[11] / cancer ***cell*** • mother[12] / daughter[13] / embryonal / flagellated[14] [ædʒ]/ ciliated [sɪ] ***cell*** • ***cell*** structure / body[15] / wall *or* membrane[1] • ***cell*** mass / growth[16] / division[17] [ɪʒ]/ cycle • ***cell*** size / line[18] / motility / death[19] / bank[20] • red blood / myocardial / host ***cell membrane*** • ***cell*** adhesion [iːʒ] molecule (*abbr* CAM)/ culture[21] [ʌ] • a/ uni/ multi/ extra[22]/ intra***cellular*** • ***cellular*** components *or* constituents[23] [ɪtʃ]/ metabolism[24] / differentiation • ***cellular*** proliferation / response / immunity • ***cellular*** integrity / repair [eə˞] • ***plasma***cyte[7] /pheresis[25] [iː] • ***plasmo***lysis • proto[26]/ cyto***plasm***

Zelle
Zellmembran, Plasmalemm, Membrana cellularis[1] zellulär, Zell-, Zyto-[2] endoplasmatisch[3] anliegend[4] Körper-, Somazelle[5] Keimzelle[6] Plasmazelle, Plasmozyt[7] Wirtszelle[8] Becherzelle[9] Blast[10] Mastzelle[11] Mutterzelle[12] Tochterzelle[13] Geißelzelle[14] Zellkörper[15] Zellwachstum[16] Zellteilung[17] Zelllinie[18] Zelltod[19] Zellbank[20] Zellkultur[21] extrazellulär[22] Zellbestandteile[23] Zellstoffwechsel[24] Plasmapherese[25] Protoplasma[26]
2

eukaryote [juːkærɪət‖oʊt] *n term*

rel **prokaryote**[1] [proʊ-] *n term*

large (10-100mm) cell containing a membrane-bound [aʊ] nucleus dividing by a form of mitosis

eu/ prokaryotic[2] *adj term* • **megakaryocyte**[3] *n* • **karyo-** *comb* → U84-10

» *The interferons* [ɪə˞] *are a complex group of naturally occurring* [ɜː] *proteins produced by eukaryotic cells in response to viruses* [aɪ], *antigens, and mitogens* [aɪ]. *A fragment of the A subunit* [ʌ] *is translocated across the eukaryotic cell membrane into the cytoplasm.*

Use ***eukaryotic*** cell[4] / pathogens / parasites / gene [dʒiːn] expression / host [oʊ] factors • ***prokaryote***-type ribosomes[5] [aɪ] • ***megakaryocyte*** proliferation / production[6] • ***megakaryocyte*** differentiation / maturation[7] • micro***megakaryocyte***[8] • ***karyo***some[9] /metric measurements[10] [meʒə˞-] /gram

Eukaryo(n)t
Prokaryo(n)t[1] prokaryont(isch)[2] Megakaryozyt, Knochenmarkriesenzelle[3] eukaryont(isch)e Z., Eukaryontenzelle[4] Ribosomen v. Prokaryontentyp[5] Megakaryozytopoese[6] Megakaryozytenreifung[7] Mikrokaryozyten[8] Karyosom[9] karyometr. Untersuchungen[10]
3

nucleus [n(j)uːklɪəs] *n term, pl* **-i**

rel **nucleolus**[1] [iː], **karyoplasm**[2] *n term*

cellular organelle[3] in eukaryotes containing the genetic material

nuclear[4] *adj term* • **nucleic**[5] [eɪ‖iː] *adj* • **nucleolar** *adj* • **nucleated**[6] *adj* • **nucle(o)-** *comb* → U84-10ff

» *Nuclei* [aɪ] *vary substantially in size, with the nuclear membrane appearing irregularly thickened and the chromatin distribution* [juːʃ] *quite coarse* [ɔː]. *Leydig's cells have a prominent round nucleus with two or three nucleoli lying eccentrically.*

Use (red) cell / sperm [ɜː]/ eccentric / indented[7] / interphase[8] ***nucleus*** • ***nuclear*** membrane[9] / envelope[9] / pores[10] [ɔː]/ shape / division[11] [ɪʒ] • ***nuclear*** diameter [aɪæ]/ phosphoprotein / maturation [eɪʃ]/ pleomorphism[12] [pliːə-] • ***nuclear*** protein[13] / DNA content / chromatin [oʊ]/ residues[14] • ***nuclear***-cytoplasmic ratio[15] [eɪʃɪ]/ binding / receptor / antigen • peri/ intra/ mono***nuclear*** • ***nuclear*** import / receptor / medicine[16] / scanning[17] • ***nucleated*** cell / RBCs[18] • ***nucleic*** acid (sequence) [iː]/ core chain [kɔːr tʃeɪn]/ metabolism • ***nucleo***plasm[2] /some[19] /tide [-taɪd] /tidase /protein[13]

Zellkern, Nukleus
Nukleolus, Kernkörperchen[1] Nukleo-, Karyoplasma[2] Zellorganelle[3] Kern-, nuklear[4] Nuklein-[5] kernhaltig[6] eingedellter Kern[7] Interphasekern[8] Kernmembran[9] Kernporen[10] Kernteilung[11] Kernpolymorphie[12] Nukleoprotein[13] Kernreste[14] Kern-Plasma-Verhältnis[15] Nuklearmedizin[16] Magnetresonanz-, Kernspintomografie[17] kernhaltige Erythrozyten[18] Nukleosom[19]
4

microtubule [(j)uː] *n term* *rel* **spindle** [ɪ] **fiber**[1] [aɪ], **microfilament**[2] [ɪ], **cytoskeleton**[3] *n term*, **flagella**[4] [dʒe], **cilia**[5] [sɪlɪə] *n pl term*

hollow beam-like [iː] cytoplasmic element supporting the cytoskeleton which facilitates [sɪ] movement of chromosomes and chromatids on the nuclear spindle during nuclear division [ɪʒ]

microtubular [maɪkr-] *adj term* • **filament** *n* • **filamentous**[6] *adj* • **ciliated** *adj*

» *Centromeric regions* [iːdʒ] *are sites of microtubule attachment at metaphase. Microtubules are polymers of tubulin that originate in the centrosome and terminate* [ɜː] *variably in the cytoplasm. Spindle action segregates chromatids at mitosis.*

Use central ***microtubules*** • ***microtubule*** apparatus [eɪ]/ segment / assembly[7] / attachment [ætʃ] • ***microtubule*** organizing center[8] /-associated proteins[9] / binding motif • ***microtubular*** structures / proteins[9] • ***microtubule*** doublete[10] [ʌ]/ binding motif • nuclear[11] / mitotic[11] / cleavage [iː] *or* achromatic[11] / central ***spindle*** • ***spindle*** pole[12] / formation /-shaped cell[13] • actin[14] / intermediate[15] / myo/ neuro***filament*** • polar[16] / peritrichous[17] [-trɪkəs]/ periplasmic ***flagella*** • ***ciliated*** cells[18] / surface / epithelium[19]

Mikrotubulus
Spindelfaser[1] Mikrofilament[2] Zytoskelett[3] Flagella, Geißeln[4] Zilien, Flimmerhärchen[5] fadenförmig, filamentär[6] Zusammenbau d. Mikrotubuli[7] Mikrotubulusorganisationszentrum[8] mikrotubulusassoziierte Proteine[9] Mikrotubuliduplett[10] Kern-, Mitosespindel[11] Spindelpol[12] spindelförmige Zelle[13] Aktinfilament[14] Intermediärfilament[15] polare Begeißelung[16] peritriche Begeißelung[17] zilientragende/ -besetzte Zellen[18] Flimmerepithel[19]
5

centrosome [sentrə-] *n term* *rel* **centriole[1], kinetosome[2], lysosome[3]** *n term*

cytoplasmic organelle usually located near the nucleus which contains one or two centrioles

centrosomal *adj term* • **(intra)lysosomal** [laɪsəsoʊməl] *adj*

» *The centrosome contains two cylindrical organelles with nine triplets of microtubules arrayed[4] [eɪ] around their edges. Centrioles migrate [aɪ] to opposite poles of the cell and serve to organize the spindles. Lysosomes [aɪ] are cellular organelles in which complex macromolecules are degraded[5] [eɪ] by specific acid hydrolases [aɪ]. The basal [eɪ] body[2] is the centriole from which an axoneme [-iːm] arises; also called a kinetosome or blepharoplast.*

Use distal *or* posterior / anterior / nonfunctional[6] [ʌ] (*abbr* nfc) ***centriole*** • (intra/ extra)cellular / neutrophil ***lysosomes*** • hepatic / phago[7] [fægə-]/ primary[8] / secondary[9] / iron-laden [eɪ] ***lysosomes*** • ***centrosomal*** separation • ***lysosomal*** membrane[10] / vacuole / breakdown [eɪ] *or* degradation[11] • ***lysosomal*** enzyme[12]/ hydrolase [aɪ]/ cystine [sɪ] efflux[13] [eflʌks]/ (storage) disease[14] • dormant ***kinetosome***

Centrosom, Zentrosom
Zentriol, Centriolum, Zentralkörperchen[1] Basalkörperchen, Kinetosom[2] Lysosom[3] angeordnet[4] abgebaut[5] inaktives Zentriol[6] Phagolysosom[7] primäre Lysosomen[8] sekundäre Lysosomen[9] Lysosomenmembran[10] lysosomaler Abbau[11] lysosomales Enzym[12] lysosomaler Cystinausstrom[13] lysosomale (Speicher)krankheit[14]

6

mitochondrion [kɒː] *n term, pl* **-ia** *rel* **crista[1]** *n term, pl* **-ae** [krɪstiː]

organelle of the cell cytoplasm consisting of a smooth continuous outer coat and an inner membrane arranged in tubules or more often in folds that form double membranes (cristae)

(intra)mitochondrial[2] *adj term* • **antimitochondrial** [æntɪmaɪtəkɒːndrɪəl] *adj*

» *Mitochondria are the principal energy source [sɔːrs] of the cell and contain the cytochrome enzymes of terminal [ɜː] electron transport and the enzymes of the citric [sɪtrɪk] acid cycle[3], fatty acid oxidation, and oxidative phosphorylation[4]. The cytoplasm of primary spermatocytes is clear and contains centrioles, peripheral mitochondria with swollen crista, a small Golgi apparatus [eɪ], and a short rough [rʌf] endoplasmic system [ɪ].*

Use cytoplasmic / paranuclear / renal ***mitrochondria*** • hepatocellular / neuronal / peripheral ***mitrochondria*** • sperm [ɜː]/ short / abnormal ***mitrochondria*** • disintegrating[5] / wild-type / abundant[6] [ʌ] ***mitochondria*** • ***mitochondrial*** structure / genome [dʒiːnoʊm]/ membrane[7] • ***mitochondrial*** matrix[8] [eɪ] (swelling) / cytochrome [aɪ] oxidase • ***mitochondrial*** function / enzyme / (energy) metabolism[9] / respiratory chain[10] [tʃeɪn] • ***mitochondrial*** calcium [s]/ proteins / ATP depletion[11] [iːʃ]/ damage[12] • ***mitochondrial*** DNA[13] (mtDNA) / (DNA) mutation / swelling • ***antimitochondrial*** (*abbr* AMA) antibody[14] • swollen / vacuolated ***cristae***

Mitochondrium
Crista mitochondrialis[1] mitochondrial, Mitochondrien-[2] Zitronensäurezyklus[3] oxidative Phosphorylierung[4] zerfallende/ s. auflösende Mitochondrien[5] zahlreiche Mitochondrien[6] Mitochondrienmembran[7] Mitochondrienmatrix[8] mitochondrialer (Energie)stoffwechsel[9] mitochondriale Atmungskette[10] mitochondriale ATP-Entleerung[11] Mitochondrienschädigung[12] mitochondriale DNA[13] antimitochondrialer Antikörper, AMA[14]

7

endoplasmic reticulum *n term, pl* **-a**, *abbr* **ER** *rel* **microsome[1]** *n term*

network of cytoplasmic tubules or flattened sacs (cisternae[2]) in eukaryotes with (rough ER) or without (smooth ER) ribosomes on the surface of their membranes

reticular[3] *adj term* • **reticulate(d)[3]** *adj* • **reticulin[4]** *n* • **reticulo-** *comb*

» *These cells include enlarged and structurally pleomorphic nuclei and nucleoli, increased numbers of abnormal mitochondria, scanty endoplasmic reticulum with an increase in free ribosomes, prominent intracytoplasmic lipid droplets, and the occasional [eɪʒ] demonstration of rod-shaped intranuclear inclusions [uːʒ].*

Use smooth[5] [uː] (*abbr* SER)/ rough[6] [rʌf] (*abbr* RER)/ ribosome-rich[6] / liver ***endoplasmatic reticulum*** • ***reticulum*** cells[7] / cell sarcoma / framework[8] [eɪ] • sarcoplasmic[9] / granular[6] / blue-staining [eɪ]/ multinucleated ***reticulum*** • marrow [æ] ***reticulin*** • ***reticulin*** framework / antibodies / formation / fibers[10] • ***reticular*** tissue[11] [tɪʃ‖sjuː]/ layer [eɪ]/ pattern / network[8] • ***reticular*** activating system[12] (*abbr* RAS)/ formation[13] / density • ***reticulate*** body[14] / appearance • ***reticulo***cyte[15] /endothelial [iː] cells[16] /granular pattern • ***reticulo***nodular infiltrates /(cyto)sis

endoplasmatisches Retikulum, R. endoplasmicum, ER
Mikrosom[1] Zisternen[2] retikulär, netzförmig[3] Retikulin[4] glattes/ agranuläres ER, gER[5] raues/ granuläres/ ribosomenbesetztes ER, rER[6] Retikulumzellen[7] retikuläres Netzwerk[8] sarkoplasmatisches Retikulum[9] Retikulinfasern[10] retikuläres Bindegewebe[11] aufsteigendes retikuläres Aktivierungssystem, ARAS[12] retikuläre Formation, Formatio reticularis[13] Retikular-, Initialkörperchen[14] Retikulozyt, Proerythrozyt, unreifer Erythrozyt[15] Zellen d. Monozyten-Makrophagensystems[16] 8

83

ribosome [raɪbəsoʊm] *n term* *rel* **polysome[1]** [pɒːlɪ-] *n term* → U84-15

cell organelle that is the site of protein synthesis [ɪ] by aminoacyl-tRNAs as coded by mRNAs

ribosomal *adj term* • **ribose[2]** [aɪ] *n* • **ribosyl[3]** *n* • **ribo-** *comb*

» *Tetracyclines [saɪ] consist of 4 aromatic rings with various substituent [ɪtʃ] groups which interact reversibly [ɜː] with the bacterial [ɪɚ] 30S ribosomal subunit, blocking the binding of aminoacyl tRNA to the mRNA-ribosome complex. The recognition [ɪʃ] and association of cell ribosomes with an internal ribosome entry sequence [iː] in the viral [aɪ] genomic RNA permit the translation of a polyprotein that is a fusion [juːʒ] of many or all of the viral proteins.*

Use prokaryote-type[4] / bacterial / poly[1]/ 50S / free ***ribosome*** • ***ribosomal*** gene [iː]/ RNA[5] (sequence) / activity / protein[6] • ***ribosomal*** recognition / binding site / alterations / subunit[7] • ADP ***ribose***[8] • ***ribo***nucleoprotein /nuclease[9] /tides /zyme

Ribosom
Polysom, Polyribosom[1] Ribose[2] Ribosyl[3] prokaryontisches Ribosom[4] ribosomale RNA/ RNS[5] ribosomales Protein[6] Ribosomenuntereinheit[7] Adenosindiphosphatribose, ADP-Ribose[8] Ribonuklease[9]

9

Golgi [gɔːldʒi] **apparatus** [eɪ] *or* **complex** *n term*
rel **cis**[1] [sɪs]**/ trans**[2] **region** [riːdʒᵊn] *n term*

membranous system of flattened cisternae and vesicles located between the nucleus and secretory pole of a cell; involved in the synthesis of membrane-bound secretory proteins[3]

» *Virions are transported to the cell surface via the ER and the Golgi apparatus. Sertoli's cell cytoplasm of early pubertal testes consists of 82.4% ground* [aʊ] *substance, 7.6% mitochondria, 3.6% Golgi apparatus, 2.2% vacuoles, and 4.1% lipid droplets and ribosomes.*

Use well developed[4] / small[5] / abbreviated [iː] ***Golgi apparatus*** • ***Golgi*** vesicles[6] • genetic / Golgi[7] / HLA ***region*** • ***cis*** sequences [iː]/-acting regulatory DNA sequences[8] • ***cis***-trans model / effect[9] /retinoic acid / configuration[10] • ***trans***-acting factors[11] /retinoic acid

Golgi Apparat, -Komplex, Complexus golgiensis
cis-Region[1] trans-Region[2] Sekretproteine[3] gut ausgebildeter Golgi-Apparat[4] kleiner Golgi-Apparat[5] Golgi-Vesikel[6] Golgi-Region[7] cis-aktive regulatorische DNA-Sequenzen[8] cis-Effekt[9] cis-Konfiguration[10] trans-agierende Faktoren[11]
10

vacuole [vækjʊoʊl] *n term* *rel* **phagosome**[1] [fægəsoʊm] *n term*

clear space or cavity in the protoplasm of a cell sometimes surrounding an engulfed[2] [ʌ] foreign body and serving [ɜː] as a temporary cell stomach [k] for the digestion [dʒe] of the body

vacuolar[3] *adj term* • **vacuol(iz)ation**[4] *n* • **vacuolated** *adj*

» *The cytoplasm of basal cells is more electrondense[5] than that of glandular cells because they lack secretory* [iː] *vacuoles. Encapsulated meningococci* [-kɒːk(s)aɪ] *are transported through nonciliated epithelial cells in large, membrane-bound* [aʊ] *phagocytic* [sɪ] *vacuoles.*

Use contractile / internuclear / cytoplasmic[6] / lysosomal ***vacuole*** • neutrophil [(j)uː]/ membrane-bound ***vacuole*** • intracellular / secretory[7] ***vacuole*** • fat *or* lipid[8] / phagocytic[9] / parasitophorous ***vacuole*** • ***vacuolar*** membrane / area / proton pump[10] [ʌ] • ***vacuolar*** degeneration[11] / myelopathy [maɪə-] • fat(ty) / glycogen [aɪ]/ tubular / intracytoplasmic[12] ***vacuolization*** • ***vacuolated*** cytoplasm / cristae / macrophages [-feɪdʒɪz] • ***vacuolated*** eosinophils / inclusions[13] [uːʒ]/ appearance

Vakuole
Phagosom[1] aufgenommen, phagozytiert[2] vakuolenartig, vakuolär[3] Vakuolenbildung, Vakuolisierung[4] elektronendicht[5] Zytoplasmavakuole[6] Sekretionsvakuole[7] Fettvakuole[8] Phagozytosevakuole[9] Vakuolen-Protonenpumpe[10] vakuoläre Degeneration[11] Ausbildung von Zytoplasmavakuolen[12] vakuolisierte Einschlüsse[13]
11

cell cycle [sel saɪkl] *n term* *rel* **interphase**[1] [ɪntəˑfeɪz] *n term*

cyclic biochemical and structural events occurring [ɜː] during rapid proliferation of cells such as in tissue culture [ʌ]; the cycle is divided into periods called: G0, Gap1 (G1), synthesis [ɪ] (S1), Gap2 (G2), and mitosis[2]

» *Hyperthermia* [ɜː] *is particularly effective against hypoxic cells and cells in the S phase of the cell cycle, which are both radioresistant* [reɪdɪoʊ-].

Use to regulate/activate/enter[3] ***the cell cycle*** • meiotic / mitotic[4] / G1 *or* G1 phase of the[5] ***cell cycle*** • ***cell cycle*** time[6] / phase / status [eɪ||æ]/ progression / redistribution [juːʃ] • ***cell cycle*** regulatory proteins /-dependent • ***cell cycle***-specific (*abbr* CCS) agents[7] [eɪdʒ]/ control *or* regulation[8] • G0 (resting)[9] / S[10] / G2[11] / M[2] / Golgi / dormant[9] ***phase*** • ***interphase*** cells / nuclei[12] [aɪ]

Zellzyklus
Interphase[1] Mitose, M-Phase[2] in den Zellzyklus eintreten[3] mitotischer Z.[4] G1-Phase, initiale/ erste Zellzyklusphase[5] Zellzykluszeit[6] zellzyklusspez. Substanzen[7] Steuerung des Zellzyklus[8] G0-Phase, Ruhephase[9] S-, Synthesephase[10] G2-, prämitotische Phase, Postsynthesephase[11] Interphase-, Ruhekerne[12]
12

mitosis [maɪtoʊsɪs] *n term* *rel* **prophase**[1]**, metaphase**[2] [metəfeɪz] *n term*

cell division [ɪʒ] which results in the formation of two genetically identical daughter cells containing the diploid [dɪplɔɪd] number of chromosomes

anaphase[3] *n term* • **telophase**[4] [e||iː] *n* • **mitotic**[5] *adj* • **prometaphase**[6] *n*

» *Before mitosis the cell enters a second resting phase, in which RNA and protein synthesis continues. The phase following DNA replication but preceding* [siː] *cell division is termed metaphase. At the onset[7] of anaphase, the centromeric regions of each chromosome separate, and the two chromatids* [oʊ] *move to opposite poles of the mitotic spindle.*

Use to undergo[8]/be in ***mitosis*** • somatic cell / Sertoli' frequent / numerous [uː] ***mitoses*** • rate[10] / inhibition[11] [ɪʃ] ***of mitosis*** • ***mitosis*** promoting factor[12] (*abbr* MPF) • ***mitotic*** figure / division / spindle[13] • ***mitotic*** activity / cycle / rate *or* index[10] • ***mitotic*** arrest / error[14] / cell death / inhibitors[15] • ***metaphase*** cells / chromosome analysis • mitotic ***prophase***

Mitose, indirekte Kern- und Zellteilung
Prophase[1] Metaphase[2] Anaphase[3] Telophase[4] mitotisch, Mitose-[5] Prometaphase[6] Beginn[7] d. mitotische (Zell)teilung durchlaufen[8] atypische Mitose[9] Mitoserate, index[10] Mitosehemmung[11] mitosefördernder Faktor[12] Mitose-, Kernspindel[13] Mitosefehler[14] Mitosehemmstoffe[15]
13

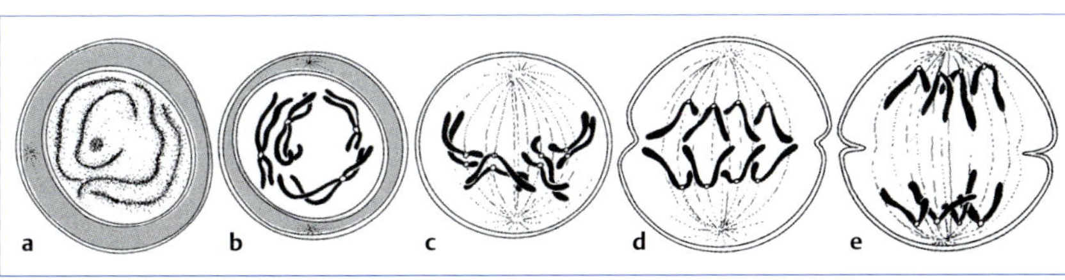

Mitosis:
(**a**) prophase,
(**b**) prometaphase,
(**c**) metaphase,
(**d**) early anaphase,
(**e**) late anaphase

meiosis [maɪoʊsɪs] *n term, pl* **-ses** *rel* **crossing-over**[1] *n term* → U84-17

cell division consisting of two nuclear divisions in rapid succession [səkseʃ-] that result in the formation of four gametocytes [iː]

meiotic[2] [maɪɒːtɪk] *adj term* • **crossover**[1] *n*

» *In meiosis, homologous chromosomes pair up*[3]*, i.e. the paternally* [ɜː] *derived with the maternally derived* [aɪ] *chromosome 1, etc. In the first meiotic division, homologous chromosomes are segregated*[4]*, and the diploid chromosome number is reduced to the haploid.*

Use to enter/undergo[5]/block/be in ***meiosis*** • gametic / onset of ***meiosis*** • ***meiotic*** pairing[6] [eə˞]/ prophase / recombination • ***meiotic*** maturation / stability / non-disjunction [dʒʌ] • ***meiosis***-inducing substance (*abbr* MIS) • first[7] / second[8] ***meiotic division*** • somatic[9] / (un)equal[10] [iː] ***crossing over***

Meiose, Meiosis, Reduktionsteilung
Cross(ing)over[1] meiotisch[2] paaren sich[3] gespalten[4] die Reifeteilung durchlaufen[5] meiotische (Chromosomen)paarung[6] erste Reifeteilung[7] zweite Reifeteilung[8] somatisches Crossing over[9] ungleiches Crossing over[10]

14

endocytosis [-saɪtoʊsɪs] *n term* *rel* **pinocytosis**[1] *n, opposite* **exocytosis**[2] *n term*

process whereby materials are engulfed[3] [ʌ] in a cell by invagination[4] [dʒ] of the plasma membrane

endocytose[5] [aɪ] *v term* • **endocytotic**[6] *adj* • **phagocytosis**[7] *n* • **-cytosis** *comb*

» *Through absorptive endocytosis, lysosomes also function in the uptake*[8] *of vitamin B12, lipoproteins, peptide hormones, and growth factors. The influx of extracellular calcium through voltage-gated* [eɪ] *calcium channels causes insulin granules to move toward the cell surface and thus facilitate exocytosis. Pinocytosis probably plays a minor* [aɪ] *role in drug transport.*

Use to initiate [ɪʃ] /be taken up by ***endocytosis*** • fluid / receptor-mediated[9] [iː]/ absorptive[10] ***endocytosis*** • to stimulate/undergo/release [iː] by[11] ***exocytosis*** • process of / increased[12] [iː] ***exocytosis*** • ***endocytotic*** process / pathways • trans[13]/ macro/ leuko/ thrombo/ pleo***cytosis*** [pliːəsaɪtoʊsɪs]

Endozytose
Pinozytose[1] Exozytose[2] aufgenommen[3] Einstülpung[4] in die Zelle aufnehmen, endozytieren[5] endozytotisch[6] Phagozytose[7] Aufnahme[8] rezeptorvermittelte Endozytose[9] absorptive Endozytose[10] exozytotisch freisetzen[11] verstärkte Exozytose[12] Transzytose[13]

15

signal transduction [ʌ] *n term* *rel* **pathway**[1]**, gene expression**[2] *n term*

activation of biochemical processes by cascades [kæskeɪdz] of gene-regulated [dʒiːn-] reactions

transduce *v term* • **signaling** *n* • **signal** *v* • **(co)express**[3] *v* • **repression** *n* → U84-26

» *GH*[4] *receptor expression declines* [aɪ] *under conditions of sepsis, and other catabolic states. The absence of methyl groups provides a signal for expression. In the polyol pathway glucose is reduced to sorbitol by the enzyme aldol reductase* [ʌ].

Use mitogenic / kinase-mediated[5] / neurotransmitter / photoreceptor ***signal transduction*** • ***signal transduction*** molecules / pathway[6] / cascade • hormonal[7] / extracellular[8] ***signal*** • ***signal*** molecule / sequence / peptide[9] • ***signal*** recognition particle (*abbr* SRP)/ transducer • juxtamembrane signal ***transducer*** • biochemical / biosynthetic / metabolic[10] ***pathways*** • enzymatic / degradation *or* degradative[11] / anabolic ***pathways*** • oxygen-dependent / anaerobic[12] ***pathways*** • glycolytic [ɪ]/ transsulfuration / lipoxygenase ***pathways*** • to induce/promote/modulate[13]/limit/ inhibit ***expression*** • biochemical / exogenous [ɒːdʒ]/ phenotypic ***expression*** • chromosome / cell surface / adhesion molecule ***expression*** • dysregulated / enhanced / defective ***expression*** • constitutive[14] / ligand [aɪ]/ antigen ***expression*** • oncogene[15] / Fc receptor / over/ auto***expression*** • disease / clinical ***expression*** • ***expression*** vector[16]

Signalübertragung, -transduktion
Weg, Bahn[1] Genexpression[2] exprimieren[3] Wachstumshormon[4] kinasevermittelte Signalübertragung[5] Signaltransduktions-, übertragungsweg[6] hormonales Signal[7] extrazelluläres Signal[8] Signalpeptid[9] Stoffwechselwege[10] Abbauwege[11] anaerobe Stoffwechselwege[12] die Expression modulieren[13] konstitutive Expression[14] Onkogenexpression[15] Expressionsvektor[16]

16

second messenger *n term* *rel* **cyclic** [saɪklɪk] **AMP**[1] *n term, abbr* **cAMP**

chemical signal generated inside a cell when a hormone becomes bound to a surface receptor

» *The classic second messenger is cyclic adenosine monophosphate*[1]*. In the absence of glucose, a complex between cAMP and its binding protein attaches to specific regions of DNA to activate transcription. Co-transmitters may interact with classical neurotransmitters at the level of the receptor and/or second messenger before evoking*[2] [oʊ] *a functional response.*

Use intracellular / G protein-coupled[3] [ʌ] ***second messenger*** • ***second messenger*** system / substance / receptor [se] • first *or* primary[4] / cell-to-cell / internal [ɜː] ***messenger*** • cellular ***cyclic AMP*** • degradation *or* breakdown [eɪ] of[5] ***cyclic AMP*** • ***cyclic AMP***-dependent protein kinase[6] [kaɪneɪz]/-independent mechanism [ek] • ***cyclic AMP*** response / production / level / stimulation • ***cyclic*** guanosine monophosphate[7] (*abbr* cGMP)/ nucleotide[8] / polypeptide

Second Messenger, sekundärer Bote(nstoff)
zykl. Adenosinmonophosphat, cAMP[1] auslösen[2] G-Protein-gekoppelter sekundärer Bote[3] First messenger, primärer Bote[4] Abbau v. cAMP[5] cAMP-abhängige Proteinkinase[6] zykl. Guanosinmonophosphat, cyclo-GMP, cGMP[7] zykl. Nukleotid[8]

17

downregulate *v term* *opposite* **upregulate**[1] *n term* → U88-2
rel **(de)activate**[2] [diːækt ɪveɪt] *v term* → U88-12

to reduce a cellular response to a molecular stimulus, esp. by reduction of surface receptors

(down/ auto/ up)regulation[3] *n term* • **(up/ down/ auto)regulatory** *adj*

» *The bile acid-binding resins cholestyramine and colestipol interfere* [ɪə] *with*[4] *reabsorption of bile acids*[5] *in the intestine*[6]*, which results in a compensatory increase in bile acid synthesis and upregulation of LDL receptors in hepatocytes. Expression of these adhesion* [iːʒ] *molecules is upregulated. Some tumors downregulate expression of class I MHC antigens.*

Use ***to downregulate*** expression • ***to upregulate*** virus [aɪ] replication[7] / receptor expression / collagen transcription • receptor / reversible [ɜː] ***downregulation*** • cytokine-mediated[8] ***upregulation***

nach unten regulieren, vermindern
hochregulieren, nach oben regulieren[1] (de)aktivieren[2] Hochregulierung[3] hemmen[4] Gallensäuren[5] Darm[6] die Virusreplikation hochregulieren[7] zytokinvermittelte Hochregulierung[8]
18

modulate [mɒːdʒəleɪt] *v term* *rel* **mediate**[1] [miːdieɪt] *v term*

to adapt in response to changing environmental conditions (e.g. cellular function), systematically vary the kinetics of an enzyme or metabolic pathway, or regulate the rate of mRNA translation, etc.

modulation[2] *n term* • **modulatory** *adj* • **modulator**[3] *n* • **mediator**[4] *n*

» *Leptin has also been proposed as a metabolic signal that modulates reproduction. Many hormone actions are mediated by effects on adenylyl cyclase to increase or decrease cellular cyclic AMP. Nitric oxide appears to be a tertiary mediator of the signaling process.*

Use ***to modulate*** cell activity / hormone secretion [iːʃ] • ***to modulate*** transmitter action / the immune responses[5] • ***to mediate*** attachment[6] [tʃ]/ fusion [juːʒ]/ immunity[7] • ***to mediate*** inflammation[8] / phagocytosis • bio/ sodium-mediated / hormonal / antigenic[9] [dʒe] ***modulation*** • ***modulatory*** neuron [(j)ʊə]/ transmitter mechanism • immuno[10]/ selective estrogen receptor[11] (*abbr* SERM)/ neuro***modulator*** • cell[12]-/ receptor-/ androgen-/ prostaglandin-/ glutamate-***mediated*** • carrier[13]-/ catecholamine- [koʊ]/ IgE-/ plasmid-***mediated*** • physiologic / inflammatory[14] / (bio)chemical ***mediator*** • protein / releasing[15] [iː] ***mediator*** • cytokine [saɪtəkaɪn]/ soluble / phospholipid-derived [aɪ]/ (non)neural ***mediator*** • ***mediator*** substance[4] [ʌ]/ release[16]

modulieren
vermitteln[1] Modulation, Veränderung, Abwandlung[2] Modulator[3] Mediator(substanz), Vermittler[4] die Immunantwort verändern[5] Anheftung/ Adhäsion vermitteln[6] Immunität vermitteln[7] im Entzündungsprozess mitwirken[8] Antigenmodulation[9] Immunmodulator[10] selektiver Östrogenrezeptormodulator[11] zellvermittelt[12] träger-, carriervermittelt[13] Entzündungsmediator[14] Freisetzungsmediator[15] Mediatorfreisetzung[16]
19

centrifugation *n term* *rel* **elution**[1] [ɪluːʃən], **wet mount**[2] [aʊ] *n term*

technique by means of which particles in suspension are separated by spinning so that they collect in layers at the levels of their densities in the periphery of the rotated vessel

centrifuge[3] [-fjuːdʒ] *v & n term* • **centrifugal** *adj* • **(un)centrifuged** *adj* • **elute** *v term* • **eluate**[4] [eljʊeɪt] *n* • **elutriation** *n*

» *Varying volumes were used for resuspension after centrifugation. Slowly thaw*[5] [ɒː] *the FFP*[6] *to precipitate* [sɪ] *the plasma proteins, which are then separated by centrifugation. Centrifuge the specimen for 10 minutes at 2,000 rpm and inspect the pellet*[7] *for sperm cells.*

Use density[8] / Percoll gradient [eɪ]/ ultra[9]/ inverted [ɜː] ***centrifugation*** • single / brief / double [ʌ]/ slow ***centrifugation*** • clinical / blood spun [ʌ] in a[10] ***centrifuge*** • ***centrifugal*** force[11] / spread [e] • ***centrifuged*** urine specimen[12] [es]/ urine / CSF / sediment / blood[10] • countercurrent[13] [ɜː] ***elutriation*** • routine / direct / india ink / saline [eɪ] ***wet mount*** • unstained[14]/ unspun / fungal [ʌ]/ stool ***wet mount***

Zentrifugierung
Elution, Eluierung, Auswaschung; Ausschlämmung[1] Nasspräparat[2] zentrifugieren; Zentrifuge[3] Eluat[4] auftauen[5] frisch eingefrorenes Plasma[6] Pellet[7] Dichtegradientenzentrifugation[8] Ultrazentrifugation[9] zentrifugiertes Blut[10] Zentrifugal-, Fliehkraft[11] zentrifugierte Harnprobe[12] Elution im Gegenstrom[13] nicht angefärbtes Nasspräparat[14]
20

cytophotometry [saɪtəfoʊtɒː-] *n term* *rel* **microspectrophotometry**[1] *n term*

analysis of organic material within cells by measuring the light intensity in stained areas of cytoplasm

(hemo)cytometer[2] *n term* • **flow cytometry**[3] *n* • **cytometric** *adj* • **spectrometry**[4] *n*

» *Flow cytometry of tumor cells to analyze DNA index and S-phase frequency aid in prognosis. DNA aneuploidy* [ænjuː-] *on flow cytometry analysis is confirmatory* [ɜː] *in cytology-negative cases. Flow cytometric cell-sorting techniques and rapid scanning microspectrophotometry have permitted the quantitation*[5] *of nuclear DNA content of prostate cancer cells.*

Use multiparameter / automated[6] [ɒː]/ DNA / immunologic[7] ***flow cytometry*** • ***flow cytometry*** techniques/ analysis[3] • ***cytometric*** study / observation • ***flow*** cytometric determination[3] / karyotyping • high-resolution[8]/ atomic absorption[9] / reflectance[10] ***spectrophotometry*** • mass / magnetic resonance[11] ***spectrometry***

Zytophotometrie
Mikrospektrophotometrie[1] Hämozytometer, Zahlkammer, Blutzellzählgerät[2] Durchflusszytometrie[3] Spektrometrie[4] Quantifizierung[5] automatisierte Durchflusszytometrie[6] immunologische Durchflusszytometrie[7] hochauflösende Spektrophotometrie[8] Atomabsorptionsspektrophotometrie[9] Reflexionsspektrophotometrie[10] Magnetresonanzspektrometrie[11]
21

(adsorption) chromatography *n term* *rel* **gel filtration**[1] *n term*

separation of chemical compounds[2] by differential movement through a two-phase system

chromatographic *adj term* • **chromatogram** *n* • **filter**[3] *v & n* • **filtrate**[4] [-eɪt] *n*

» *Gas-liquid chromatography was used for the detection of metabolic end products of bacterial* [ɪə] *fermentations. Bound* [aʊ] *materials released* [iː] *by acidification of affinity purified* [jʊə] *HLA class I crystals* [ɪ] *were analyzed by high-performance liquid chromatography.*

Use qualitative / quantitative / gas[5] / gas-liquid (*abbr* GLC) ***chromatography*** • high-performance *or* high-pressure liquid[6] (*abbr* HPLC) ***chromatography*** • affinity[7] / ion-exchange[8] [aɪən-]/ paper[9] ***chromatography*** • thin-layer[10] (*abbr* TLC)/ column[11] [ɒː]/ partition[12] [ɪʃ]/ gel[1] [dʒel] ***chromatography*** • ***filter*** paper (strips)[13]

(Adsorptions)chromatografie
Gelfiltration[1] chem. Verbindungen[2] filtern, filtrieren; Filter[3] Filtrat[4] Gaschromatografie[5] Hochdruck-Flüssigkeitschromatografie[6] Affinitätschromatografie[7] Ionenaustauschchromatografie[8] Papierchromatografie[9] Dünnschichtchromatografie[10] Säulenchromatografie[11] Verteilungschromatografie[12] Filterpapier(streifen)[13] 22

Unit 84 Clinical Genetics

Related Units: 83 Cell Biology, 81 Biochemistry, 78 Metabolism, 85 Embryology, 69 Fertility, 89 Pathology, 39 Immune System, 97 Oncology, 75 Personality

gene [dʒiːn] *n term* *rel* **genome**[1] [dʒiːnoʊm] *n term*

functional unit of heredity that occupies a particular locus on a chromosome and is able to reproduce exactly at each cell division [ɪʒ] and direct the formation of proteins

genetic [dʒənetɪk] *adj term* • **genetics**[2] *n* • **genomic** [oʊ‖ɒː] *adj* • **gen(o)-** *comb*

» *Genes occur in pairs in all cells except gametes* [iː]. *Cancer does not appear until the altered* [ɔː] *genome is expressed. Tobacco dependence may have a genetic component. Gout*[3] [aʊ] *is based on a genetically transmitted metabolic error*[4].

Use human / parental / sex-linked[5] ***genes*** • Y-linked / dominant / overlapping[6] ***genes*** • defective / mutant [juː] *or* mutated[7] / tumor-suppressor ***gene*** • regulator / structural[8] / lethal[9] [iː]/ sickle[10] ***gene*** • cancer[11] *or* onco***gene*** • ***gene*** family[12] / linkage[13] / expression[14] • ***gene*** product / structure / frequency / fusion [fjuːʒᵊn] • ***gene*** amplification[15] / therapy / transfer / duplication[16] • ***gene*** copy / library[17] [aɪ]/ pool [uː]/ function • ***gene*** mapping[18] / carrier / cloning[19] / technology[20] • ***gene*** conversion [ɜː]/ dose[21] / regulatory protein • human / mitochondrial[22] [kɒː] ***genome*** • (retro)viral [aɪ]/ double-strand(ed) DNA ***genome*** • single-stranded RNA / segmented[23] ***genome*** • paternal [ɜː]/ haploid / host cell ***genome*** • ***genome*** map[24] • human[25] / biochemical ***genetics*** • medical / clinical / molecular[26] ***genetics*** • Mendelian[27] / reproductive [ʌ] ***genetics*** • population[28] / cancer / reverse[29] [ɜː] ***genetics*** • ***genetic*** code[30] / sex[31] / marker • ***genetic*** map / traits[32] [eɪ] • ***genetic*** screening [iː]/ counseling[33] [aʊ]/ affinity • ***genetic*** transmission / therapy • ***genetic*** defect [iː]/ predisposition[34] [ɪʃ]/ abnormality / splicing[35] [aɪs] • ***genetic*** engineering[20] [ɪə]/ disorder / factors • ***genomic*** DNA / material / library / sequences / imprinting[36] • ***genomic*** expression / instability • ***genomic*** defect / analysis • ***geno***type[37] /typing /copy[38] /toxic • ***gene***ticist[39] • immuno[40]/ pharmaco[41]/ cyto***genetics***

Gen, Erbfaktor, -anlage
Genom, Erbgut, Genbestand[1] Genetik[2] Gicht[3] genetischer Stoffwechseldefekt[4] geschlechtsgebundene Gene[5] überlappende G.[6] mutiertes Gen[7] Strukturgen[8] Letalfaktor[9] Sichelzellgen[10] onc-, Onkogen[11] Genfamilie[12] Genkopp(e)lung[13] Genexpression[14] Genamplifikation[15] Genduplikation[16] Genbibliothek, -bank[17] Genkartierung[18] Genklonierung[19] Gentechnologie, -technik, -manipulation[20] Gendosis[21] mitochondriales Genom[22] segmentiertes G.[23] Genomkarte[24] Humangenetik[25] Molekulargenetik[26] Mendelsche Vererbungslehre[27] Populationsgenetik[28] reverse G.[29] genetischer Code[30] genet. Geschlecht[31] genet. (bedingte) Merkmale[32] genet. Beratung[33] genet. Prädisposition[34] Genspleißen[35] genomische Prägung[36] Genotyp, Idiotypus[37] Genkopie[38] Genetiker(in)[39] Immungenetik[40] Pharmakogenetik[41] 1

84

(genetic) locus *n term, pl* **loci** [loʊsaɪ] *rel* **genetic region**[1], **gene cluster**[2] [ʌ] *n term*

specific position of a gene or other marker on a chromosome (i.e. regions of DNA expressed)

» *Each HLA gene locus*[3] *is highly polymorphic controlling about 8-50 separate antigens. A susceptibility locus for Parkinson's disease maps to chromosome 2p13.*

Use gene / chromosomal[4] / autosomal / X-linked / ß-globin ***locus*** • ABO blood group[5] / Rb / marker / disease(-associated) ***locus*** • imprintable / regulatory ***locus*** • HLA[3] / growth-controlling / growth-suppressor ***locus*** • myc / (major) histocompatibility[3] / mutant ***locus*** • polymorphic / oncogene ***loci*** • ***locus*** heterogeneity [-iːəti]/ control region[6] • chromosomal / DNA / gene-dense[7] ***region*** • (central) core / pre-core ***region*** • (protein) coding[8] / (consensus/ antibody) binding[9] ***region*** • switch / transmembrane ***region*** • constant *or* C[10] / variable *or* V[11] / HLA (class II) ***region*** • promoter[12] / breakpoint cluster [ʌ] (*abbr* BCR) ***region*** • ***cluster*** of differentiation *or* determinant[13] [ɜː] (*abbr* CD)

Genlokus, -ort, Locus
Genregion[1] Gengruppe, -cluster[2] HLA-Locus[3] chromosomaler Locus[4] ABO Blutgruppen-Locus[5] Locus-control region[6] genreiche Region[7] proteinkodierende Region, Exon[8] Bindungsregion[9] konstante Region, C-Region[10] variable Region, V-Region[11] Promotorregion[12] Differenzierungscluster[13] 2

DNA-binding [aɪ] **motif** [iː] *n term* *rel* **functional** [ʌ] **domain**[1] [eɪ] *n term*

three-dimensional protein structure which establishes bonds[2] with the double [ʌ] helix [iː]

» *Helix-turn-helix, homeodomain*[3]*, zinc finger, leucine* [luːsiːn] *zipper*[4]*, and helix-loop-helix* [uː] *are all used as DNA-binding motifs or mediate*[5] [iː] *dimerization of factors required for DNA binding. One motif located at the N terminus*[6] [ɜː] *is rich in cysteine* [sɪstiːn] *residues*[7]*. Three functional domains have been described in the U3 and R regions* [iːdʒ].

Use structural [ʌ]/ DNA (sequence) / RNA-binding[8] (*abbr* RBM) ***motif*** • binding consensus / zinc finger[9] ***motif*** • helix-turn-helix[10] [ɜː]/ helix-loop-helix[11] ***motif*** • antigen recognition [ɪʃ] activation (*abbr* ARAM) ***motif*** • DNA-binding[12] / hormone-binding ***domain*** • antigen binding / transmembrane[13] ***domain*** • long triple-helical / homeo[3]/ death / N terminal ***domain***

DNA-/ DNS-Bindemotiv
funktionelle Domäne[1] Bindungen[2] Homöodomäne[3] Leucinzipper[4] vermitteln[5] N-Terminus[6] Cysteinreste[7] RNA/ RNS-Bindemotiv[8] Zink-Finger-Motiv[9] Helix-Turn-Helix-Motiv[10] Helix-Loop-Helix-Motiv[11] DNA-Bindungsdomäne[12] Transmembrandomäne[13]

3

allele [əliːᵊl] *n term* *syn* **allelomorph** [e‖iː] *n term*

alternative forms of a gene that occupy corresponding loci [-saɪ] on homologous chromosomes

allelic [e‖iː] *adj term* • **nonallelic** *adj*

» *Homologous copies of a gene are termed alleles. A haplotype*[1] *is a cluster of tightly* [aɪ] *linked specific alleles*[2] *on a chromosome. The maternally* [ɜː] *and paternally derived*[3] [aɪ] *autosomes that compose a pair are genetically homologous, their differences being qualitative, that is, dependent on the alleles received from each parent at polymorphic loci.*

Use (co)dominant / recessive [se]/ parental[4] / paternal [ɜː] ***allele*** • maternal[5] / maternally derived[5] ***allele*** • low-expression / silent[6] [aɪ]/ silenced[7] ***allele*** • polymorphic / HLA / MHC ***allele*** • defective / mutant / wild-type[8] / loss-of function *or* null[9] [ʌ] ***allele*** • gain of function *or* neomorphic[10] [niːə-] / hypomorphic[11] ***alleles*** • ***allele*** loss /-specific oligonucleotide[12] (*abbr* ASO) • ***allelic*** genes[13] / pairs[14] / disorder / heterogeneity [iːə] • ***allelic*** variation [eɪʃ]/ loss / mutation / deletion • ***nonallelic*** (genetic) heterogeneity[15]

Allel, Allelomorph
Haplotyp[1] gekoppelte Allele[2] paternal[3] parentales Allel, Elternallel[4] maternales Allel[5] stummes Allel[6] stillgelegtes/ inaktiviertes/ abgeschaltetes Allel[7] Wildtypallel[8] Nullallel[9] Allele mit erweiterter/ zusätzlicher Funktion[10] hypomorphe Allele[11] allelspezifisches Oligonukleotid[12] allele Gene[13] Allelenpaare[14] nicht-allelische Heterogenie[15]

4

homozygous [hoʊməzaɪgəs] *adj term* *opposite* **heterozygous**[1] *adj term*

having identical genes at one or more paired [eə˞] loci in homologous chromosomes

homo/ hetero/ hemizygote[2] [hemɪ-] *n term* • **homo/ heterozygosity**[3] [ɒː] *n*

» *Heterozygous women transmit the mutant gene to one-half of sons, who are affected, and to one-half of daughters, who are heterozygotes. If an affected male mates*[4] *with a heterozygous female, half of the male offspring*[5] *will be affected, giving the false impression of male-to-male transmission. Persons heterozygous for hemoglobin E are asymptomatic and usually not anemic* [iː]. *Homozygosity for the double-gene defect is lethal, since Hb lacking (alpha)-chains does not transport O2.*

Use ***homozygous*** female / family member / offspring / state[6] / for a null gene • ***homozygous*** defect / missense mutation[7] / hemoglobin C disease[8] • ***heterozygous*** carrier[9] / parent / deficiency / mutation • asymptomatic / obligate[10] ***heterozygote*** • ***heterozygote*** detection[11] • allelic / loss of (*abbr* LOH) ***heterozygosity***

homozygot
heterozygot[1] hemizygote Zelle[2] Heterozygotie[3] sich paaren[4] Nachkommen[5] homozygoter Zustand[6] homozygote Fehlsinnmutation[7] homozygote Hämoglobin C-Krankheit[8] heterozygoter Träger[9] obligat heterozygotes Individuum[10] Heterozygotennachweis[11]

5

chromosome [kroʊməsoʊm‖zoʊm] *n term*
rel **autosome**[1] [ɒː], **gonosome**[2], **chromatin**[3] [oʊ] *n term*

one of the gene-bearing [eə˞] bodies (normally 46 in man) in the cell nucleus [(j)uː] that is capable of reproducing its structure through successive cell divisons[4] [ɪʒ]

(extra)chromosomal *adj term* • **autosomal** *adj* • **eu**[5]**/ heterochromatin**[6] *n*

» *All chromosomes are paired except the sex chromosomes (X and Y) of the male. During interphase chromosomes have the form of a delicate chromatin filament and contract to form a compact cylinder* [sɪ] *segmented into two arms by the centromere during metaphase and anaphase stages of cell divison. In a nondividing* [aɪ] *cell, chromosomes are tightly packaged in the nucleus. Microscopically recognizable segments in the short arms of the acrocentric autosomes*[7] *are devoted to the production of ribosomal RNA and nucleoli.*

Use sex[2] / X / Y / somatic[1] / (long/ short) arm of[8] ***chromosome*** • autosomal / ring[9] / homologous[10] ***chromosomes*** • yeast [jiːst] artificial[11] (*abbr* YAC)/ Philadelphia (Ph) ***chromosomes*** • ***chromosome*** abnormality • ***autosome*** imbalance • ***chromosomal*** DNA / material / region / sex[12] • ***chromosomal*** karyotype / analysis[13] / complex / bands[14] • ***chromosomal*** instability / breakage[15] [eɪ] (site) / rearrangement / constitution • ***chromosomal*** aberration[16] / loss / translocation[17] / deletion / mosaicism[18] [eɪ] • ***autosomal*** inheritance[19] / recessive trait[20] / codominant allele • sex[21] / nuclear / functional[5] ***chromatin*** • inert[6] [ɜː]/ dense ***chromatin*** • dark / coarsely [ɔː] textured[22] / peripherally massed ***chromatin*** • ***chromatin*** structure / pattern / distribution • ***chromatin*** condensation[23] / clumping [ʌ] • ***chromatin*** mass /-positive[24] / negative • ***chromatin*** gap / fragility[25] [dʒɪ]/ receptor [se] site

Chromosom, Erbkörperchen
Autosom[1] Gono-, Heterosom, Geschlechtschromosom[2] Chromatin[3] Zellteilungen[4] Euchromatin, funktionell aktives C.[5] Heterochromatin, funktionell inaktives C.[6] akrozentrische Autosomen[7] kurzer Chromosomenarm[8] Ringchromosomen[9] homologe C.[10] künstl. Hefechromosomen[11] chromosomales Geschlecht[12] Chromosomenanalyse[13] Chromosomenbanden[14] Chromosomenbruch[15] Chromosomenaberration[16] Chromosomentranslokation[17] Chromosomenmosaik[18] autosomale Vererbung[19] autosomal rezessives Merkmal[20] Barr-Körper, X-, Geschlechts-, Sexchromatin[21] grobkörniges/ grobstrukturiertes C.[22] Chromatinkondensation, -verdichtung[23] chromatinpositiv[24] Chromatinbrüchigkeit, -fragilität[25]

6

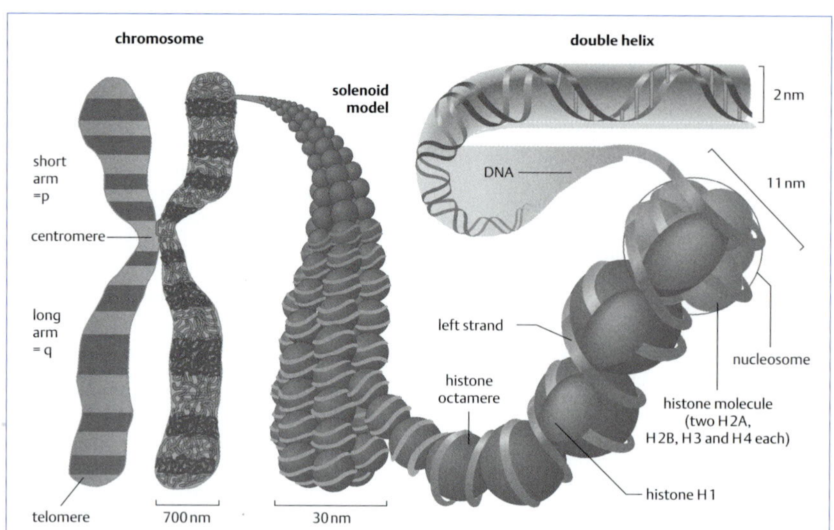

Chromosomal structures

centromere [sentrəmɪə] *n term* *rel* **telomere[1], chromatid[2], satellite[3]** *n term*

nonstaining primary constriction[4] of a chromosome forming the junction of the arms of chromatids where they are attached to spindle fibers[5] [aɪ]

(peri)centromeric *adj term* • **(sub)telomeric** *adj* • **telomerase[6]** *n*

» *Centromeres provide a mechanism for chromosome movement during cell division. Each arm consists of two identical parts, called chromatids. In isochromosomes[7] the arms on either side of the centromere have the same genetic material. The telomeres at the ends of each chromosome are replicated through an RNA-dependent DNA polymerase called telomerase. The DNA of satellites contains no genes.*

Use acrocentric / metacentric ***centromere*** • ***centromere*** position • anti***centromere*** antibody[8] (*abbr* ACA) • shortening of[9] ***telomeres*** • ***telomeric*** sequences [iː] • ***centromeric*** protein[10] / index / region / chromatin • sister[11] / exchanged ***chromatids*** • ***chromatid*** pair / segment[12] / exchange / nondisjunction [ʌ] • ***chromatid*** aberration / gap / break [eɪ] • chromosome[3] ***satellite*** • ***satellite*** DNA[13] • ***centro***some[14] /oplasm[15] /iole[16]

Zentromer, Kinetochor
Telomer, Chromosomenendstück[1] Chromatid[2] Satellit[3] primäre Konstriktion/ Einschnürung[4] Spindelfasern[5] Telomerase[6] Isochromosom[7] Anti-Zentromer-Antikörper[8] Telomerverkürzung[9] Zentromerprotein[10] Schwesterchromatiden[11] Chromatidabschnitt[12] Satelliten-DNA[13] Zentrosom[14] Zentroplasma[15] Zentriol, Zentralkörperchen, Centriolum[16]

7

plasmid [plæzmɪd] *n term* *rel* **episome[1]** [epɪsoʊm||epəzoʊm] *n term*

extrachromosomal genetic element (paragene) chiefly found in bacterial [ɪə] host cells that can replicate[2] independently from the chromosome and is not essential to cell growth

plasmid-encoded [ɪnkoʊdɪd] *adj term* • **episomal** *adj*

» *Plasmid-borne[3] penicillin resistance results from the presence of a TEM-1-type b-lactamase gene on one of five small R factors that make up a very closely related family of plasmids.*

Use bacterial / R *or* resistance[4] / F[5] / (non)conjugative[6] [dʒə]/ transferable[7] [ɜː]/ linear / circular [sɜː] ***plasmids*** • ***plasmid***-mediated[3] [iː]/-encoded resistance[8] / DNA / profile / pattern analysis • ***plasmid-encoded*** gene / enzyme [enzaɪm] / enterotoxin[9] • viral [aɪ]/ resistance-transferring [ɜː] ***episome*** • ***episomal*** DNA / form

Plasmid
Episom[1] replizieren, s. verdoppeln[2] plasmidvermittelt[3] R-Plasmide, R-Faktoren, Resistenzfaktoren[4] F-Plasmide, F-Faktoren[5] d. Konjugation übertragbare Plasmide[6] übertragbare P.[7] plasmiddeterminierte/ -vermittelte Resistenz[8] plasmidkodiertes Enterotoxin[9]

8

84

haploid [hæplɔɪd] *adj term* *opposite* **diploid**[1] [dɪplɔɪd] *adj term*

half the full set of chromosomes (23 in humans) found in reproductive cells

haploidy[2] *n term* • **aneuploid** *adj* • **aneuploidy**[3] *n* • **ploidy** *n & comb* • **hapl(o)-** *comb*

» *Secondary spermatocytes arise from primary spermatocytes after meiotic division and have a haploid number of chromosomes. The diploid human genome consists of 46 chromosomes, 22 pairs of autosomes* [ɒː], *and one pair of sex chromosomes. Hyperdiploidy*[4] *is a favorable* [eɪ] *finding, whereas near-diploid DNA content is associated with advanced disease.*

Use ***haploid*** number *or* set of chromosomes[5] / (human) genome • ***diploid*** cell (culture) [ʌ]/ state • ***aneuploid*** parent / pattern / clone [oʊ] • ***aneuploid*** stem cells[6] / tumor / liveborn • DNA / chromosomal / tumor[7] ***ploidy*** • somatic cell chromosome / parental ***aneuploidy*** • fetal [iː]/ marked[8] ***aneuploidy*** • hyperdi/ tetra***ploid*** • mixo[9]/ di/ tri***ploidy*** • ***haplo***identity[10] /identical donor [oʊ] /type[11]

haploid
diploid[1] Haploidie[2] Aneuploidie, abnormer Chromosomensatz[3] Hyperdiploidie, Hyperploidie im diploiden Chromosomensatz[4] haploider Chromosomensatz[5] aneuploide Stammzellen[6] Tumorploidie[7] ausgeprägte Aneuploidie[8] Mixoploidie[9] Haploidentität[10] Haplotyp[11]

9

karyotype [kærɪətaɪp] *n & v term* *rel* **phenotype**[1] [fiːnə-], **genotype**[2] [dʒiː‖dʒenə-] *n term*

(n) chromosome characteristics of an individual or of a cell line; by extension the systematized array of metaphase chromosomes from a photomicrograph of a single cell arranged in descending order of size

karyotypic [ɪ] *adj term* • **karyotyping**[3] *n* • **kary(o)-** *comb* • **phenotypic**[4] *adj*

» *These paired genes, called alleles, determine* [ɜː] *the genotype of an individual at a specific locus. Parental karyotypes are essential for all patients with translocation or deletion* [iːʃ] *syndromes* [ɪ] *to make sure that the rearrangement* [eɪ] *was not inherited. Sperm* [ɜː] *and ova donors*[5] *should be karyotyped to rule out*[6] *any heritable chromosome anomaly.*

Use chromosomal / female[7] / constitutional [(j)uːʃ] ***karyotype*** • blood / parental / (ab)normal[8] ***karyotype*** • 47,XXY / mutated / mosaic[9] [zeɪ]/ XO ***karyotype*** • ***karyotype*** analysis[3] / abnormality • ***karyotypic*** pattern / abnormality • ***karyotypic*** evidence / rearrangement [dʒ] • fetal[10] / leukocyte [uː] ***karyotyping*** • (ab)normal / homozygous / recessive ***phenotype*** • immunologic[11] / cytotoxic ***phenotype*** • classic / male / HLA / X-linked[12] / mutant[13] ***phenotype*** • parental[14] / 46,XY / APOE[15] ***genotype*** • ***karyo***some /metric measurements[16] [eʒ] • mega***karyo***cyte • ***phenotypic*** features [fiːtʃɚz] *or* characteristics[17] / sex • ***phenotypic*** female / differences / variability / effects • ***genotypic*** analysis / characteristics

Karyotyp; den Karyotyp ermitteln/ darstellen
Phänotyp(us), Erscheinungsbild[1] Genotyp(us), Erbbild[2] Chromosomenanalyse[3] phänotypisch[4] Eizellenspenderinnen[5] ausschließen[6] weibl. Karyotyp[7] aberranter/ abnormaler Karyotyp[8] Chromosomenmosaik[9] Chromosomenanalyse beim Fetus[10] Immunphänotyp[11] X-gekoppelter Phänotyp[12] Mutantenphänotyp[13] parentaler Genotyp[14] Apolipoprotein E Genotyp[15] karyometrische Analysen/ Untersuchungen[16] phänotypische Merkmale[17]

10

de(s)oxyribonucleic acid [dɪɒːksɪraɪbən(j)ʊkliːɪk] *n term, abbr* **DNA** *rel* **strand**[1] [æ], **double** [ʌ] **helix**[2] [hiːlɪks] *n term, pl* **–ces** [-siːz]

autoreproducing double-stranded molecule held together by weak [iː] bonds[3] between base [eɪ] pairs [peɚz] of nucleotides that encodes genetic information and is the repository of hereditary characteristics[4]

deoxyribonuclease[5] *n term, abbr* **DNase** • **nucleic** *adj* • **single-stranded** *adj* • **helical**[6] [e‖iː] *adj*

» *When bonded together the two linear strands of DNA assume the shape of a double helix. The four nucleotides in DNA contain the bases adenine (A), guanine* [ɑː] *(G), cytosine* [saɪ] *(C), and thymine* [aɪ] *(T). The base sequence* [iː] *of each single strand can be deduced* [(j)uːs] *from that of its partner because base pairs form only between A and T and between G and C. The mRNA contains a sequence of purine* [pjʊɚiːn] *and pyrimidine* [paɪrɪmədiːn] *bases that is complementary to the bases of the antisense* [æntaɪ-] *strand*[7] *of the DNA.*

Use exogenous [ɒːdʒ] *or* foreign[8] / bacterial / double-stranded[9] / single-stranded[10] ***DNA*** • complementary *or* copy[11] (*abbr* cDNA) ***DNA*** • ***DNA*** molecule / sequencing[12] / fragment / marker • ***DNA*** ligase [aɪ]/ polymerase [-eɪz]/ chain terminator [ɜː] • ***DNA*** synthesis[13] [ɪ]/ replication[14] / copy • ***DNA*** chip[15] / virus [aɪ]/ repair[16] (gene) • ***DNA*** fingerprinting (method)[17] / probe[18] • ***DNA*** damage[19] / template[20] / polymorphisms • ***DNA***-binding domain • double-stranded[2] / DNA / coiled[21] / triple[22] [ɪ]/ alpha ***helix*** • double-/ triple-***helical*** • ***helical*** filament [ɪ]/ coil[21] / DNA sequence / RNA • ***helical*** groove[23] [uː]/ nucleocapsid / pattern[24] • antisense[7] / plus-/ minus[25]-/ defective ***strand*** • complementary / (double) [ʌ] DNA[26] ***strand*** • lead[27] [iː]/ lagging *or* lag[28] ***strand*** • ***strand***-break(age)[29] • single-/ (circular) double-/ anti-double-/ plus-***stranded***

Desoxyribonukleinsäure, DNS, DNA
Strang[1] Doppelhelix[2] Bindungen[3] Träger des Erbguts[4] Desoxyribonuklease[5] Helix-, helikal[6] gegenläufiger Strang[7] fremde DNA[8] doppelsträngige DNA[9] einzelsträngige/ Einzelstrang-DNA[10] (basen)komplementäre DNA, cDNA[11] DNA-Sequenzierung[12] DNA-(Bio)synthese[13] DNA-Replikation[14] DNA-Chip[15] DNA Reparatur[16] DNA-Fingerprint-Methode/ -Verfahren[17] DNA-Sonde[18] DNA-Schaden/ -Schäden[19] DNA-Matrize/ -Template[20] Helixknäuel[21] Tripelhelix[22] Furche (d. Helix)[23] Helixstruktur[24] Minusstrang[25] DNA-Doppelstrang[26] Leitstrang[27] Folgestrang[28] Strangbruch[29]

11

nucleotide [-klɪ°taɪd] *n term* *rel* **base pair[1]** *n, abbr* **bp, sequence[2]** *n & v term*

subunit of DNA or RNA consisting of a nitrogenous base (adenine, cytosine, guanine, thymine in DNA; uracil in RNA), a phosphate molecule, and a sugar molecule (deoxyribose in DNA and ribose in RNA)

nucleotidase[3] [aɪ] *n term* • **base** [eɪ] *n* • **nucle(o)-** *comb* • **sequencing[4]** [iː] *n*

» *Thousands of nucleotides are linked to form a DNA or RNA molecule. Genes consist of a giant DNA molecule containing the proper purine and pyrimidine bases to code the sequence of amino acids needed to form a specific peptide. Cis-acting regulatory DNA sequences are part of the same duplex [uː] DNA molecule as the coding sequence.*

Use (deoxy)ribo[5]/ mono/ di[6]/ tri/ radio/ oligo/ poly/ cyclic[7] ***nucleotides*** • ***nucleotide*** position / analogue[8] / sequence • ***nucleotide*** pairing / deletion / metabolism[9] • adjacent[10] [eɪs] ***base pair*** • ***base-pair*** fragment / change / deletion • purine[11] / pyrimidine[12] [paɪrɪm-]/ kilo/ mega***bases*** • complementary ***base*** • ***base*** pairing[13] / mismatch / repeat [iː]/ substitution [(j)uːʃ] *or* replacement[14] • ***nucleo***tidyltransferase /protein /capsid[15] /side[16] • base[17] / gene ***sequence*** • (genomic/ cis-acting regulatory) DNA / complete genomic ***sequence*** • nucleotide[18] / telomeric / amino acid[19] / protein ***sequence*** • promoter / recognition / N-terminal [ɜː] ***sequence*** • double-stranded / repeat *or* repetitive[20] / tandem repeat ***sequence*** • expanded trinucleotide repeat / complementary ***sequence*** • TATA[21] / coding[22] / signal / intervening[23] [iː] ***sequence*** • flanking[24] / splice [splaɪs] site ***sequence*** • internal ribosome entry / mutant *or* mutated ***sequence*** • ***sequence*** tag[25] / tagged site (*abbr* STS)/ variation • ***sequence*** analysis[4] / homology

Nukleotid

Basenpaar[1] Sequenz; sequenzieren, eine Sequenzanalyse durchführen[2] Nukleotidase[3] Sequenzanalyse[4] (Desoxy)ribonukleotide[5] Dinukleotide[6] zyklische Nukleotide[7] Nukleotidanalogon[8] Nukleotidstoffwechsel[9] benachbartes Basenpaar[10] Purinbasen[11] Pyrimidinbasen[12] Basenpaarung[13] Basenaustausch[14] Nukleokapsid[15] Nukleosid[16] Basensequenz[17] Nukleotidsequenz[18] Aminosäuresequenz[19] repetitive Sequenz, Sequenzwiederholung[20] TATA-Sequenz, -Box[21] codierende Sequenz[22] intervenierende Sequenz[23] flankierende Sequenz[24] Markierungssequenz[25]

12

codon [koʊdɒːn] *n term* *rel* **anticodon[1]** *n term*

three continuous nucleotide bases on the DNA and mRNA encoding for a specific amino acid residue[2]

code[3] *n & v term* • **encode[4]** [ɪnkoʊd] *v* • **(en)coding** *adj & n* • **noncoding** *adj*

» *Starting at a specific signal, mRNA is translated into a protein, the amino acid sequence of which is predetermined [ɜː] by the order of codons. Both copies of the gene are defective because of the presence of a stop codon[5] that truncates [ʌ] the protein at amino acid 105. Noncoding segments are referred to as restriction fragment length polymorphisms[6] (abbr RFLPs), variable number of tandem repeats (abbr VNTRs), or polymorphic short tandem repeats of di- or tetranucleotides.*

Use (DNA/ RNA) triplet [ɪ]/ initiation[7] / terminator *or* termination[5] ***codon*** • premature termination / nonsense[8] ***codon*** • ***codon***-198 mutation • ***anticodon*** loop[9] [uː] • ***to code*** for proteins[10] • genetic / DNA / mRNA ***code*** • ***to encode*** enzymes / inhibitors / hormones • ***(non)coding*** region / sequence[11] • ***encoding*** gene / protein

Kodon, Codon, Basen-, Nukleotidtriplett

Antikodon, -codon[1] Aminosäurerest[2] Code; codieren[3] codieren[4] Stopp-, Terminationscodon[5] Restriktionsfragment-Längen-Polymorphismus, RFLP[6] Initiator-, Startcodon[7] Nonsense-Codon[8] Anticodonschleife[9] für Proteine codieren[10] codierende Sequenz[11]

13

exon [eksɒːn] *n term* *opposite* **intron[1]** *n term*

active segment of a DNA molecule encoding for a section of the mature mRNA

exonic *adj term* • **intronic** *adj*

» *Information in genes is contained in exons, which are interspersed [ɜː] with[2] stretches of DNA that do not encode any information about the protein sequence, so-called introns.*

Use coding[3] / overlapping[4] ***exons*** • ***exon***-intron sequence / skipping[5] • intervening [iː] ***intron*** • ***intronic*** sequences / region / GAA triplet repeat expansion[6] / mutation

Exon

Intron[1] unterbrochen von[2] codierende Exonen[3] überlappende Exonen[4] Überspringen/ Auslassen von Exonen[5] Expansion d. Trinukleotidrepeats GAA in einem Intron[6]

14

84

ribonucleic [iː] **acid** *n term, abbr* **RNA** *rel* **ribosome[1]** [aɪ] *n term* → U83-9

macromolecule found in both the nuclei and cytoplasm of all cells which consists of ribonucleoside residues[2]; it controls cellular protein synthesis [ɪ] and genetic transcription

ribonucleotide[3] *n term* • **ribosomal[4]** [raɪbəsoʊm°l] *adj* • **ribo-** [raɪboʊ-] *comb*

» *Protein synthesis is mediated [iː] by molecules of messenger-RNA formed on the chromosome with the gene unit of DNA acting as a template; then they pass into the cytoplasm and become oriented on the ribosomes where they in turn act as templates to organize a chain of amino acids to form a peptide.*

Use ribosomal[5] (*abbr* rRNA)/ informational *or* messenger[6] (*abbr* mRNA) ***RNA*** • transfer[7] (*abbr* tRNA)/ nuclear[8] (*abbr* nRNA) ***RNA*** • heterogeneous [dʒiː]/ (anti)genomic ***RNA*** • antisense[9] / (retro)viral ***RNA*** • ***RNA*** molecule / chain / polymerase[10] / fraction • ***RNA*** template[11] / synthesis [ɪ]/-binding proteins • ***RNA***-dependent *or* -directed DNA polymerase[12] • ***RNA*** degradation[13] [eɪʃ]/ splicing[14] [aɪ] • ***RNA*** transcription / processing[15] / virus • inhibitory ***ribonucleotides*** • ***ribonucleotide*** reductase [ʌ] • cell / bacterial [ɪɚ]/ mammalian [eɪ]/ prokaryote-type[16] ***ribosomes*** • ***ribosomal*** protein / subunit[17] [ʌ]/ activity • ***ribosomal*** binding site / recognition [ɪʃ] • ***ribosome***-rich endoplasmic reticulum[18] • ***ribo***typing[19] • ***ribonucle***oprotein /ar protein (*abbr* RNP) /ase *or* RNase[20] [-eɪz]

Ribonukleinsäure, RNS, RNA

Ribosom[1] Ribonukleosidreste[2] Ribonukleotid[3] ribosomal, Ribosomen-[4] ribosomale RNA, rRNA[5] Messenger-RNA, mRNA[6] Transfer-RNA, tRNA[7] nukleäre RNA[8] Antisense-RNA[9] RNA-Polymerase[10] RNA-Matrize/ -Template[11] RNA-abhängige DNA-Polymerase[12] RNA-Abbau[13] RNA-Spleißen[14] RNA-Prozessierung[15] Prokaryontenribosomen[16] Ribosomenuntereinheit[17] mit vielen Ribosomen besetztes endoplasmatisches Retikulum[18] Ribotypisierung[19] Ribonuklease, RNase[20]

15

replication [replɪkeɪʃᵊn] *n term* *sim* **copy**[1] [kɒːpi] *n & v term, pl* **copies**

DNA-directed synthesis of genetic material by means of duplication [uː] and autoreproduction

replicate[2] *v term* • **replicative**[3] *adj* • **replicon**[4] *n* • **replicator**[5] *n* • **copying** *n*

» *The capacity of DNA to replicate itself constitutes the basis of hereditary transmission. G1 arrest may allow the cell to repair damage before DNA replication. Some cells die when their telomeres no longer protect the integrity of DNA replication. The vector-containing human DNA insert is replicated, thus producing multiple copies of the segment of interest.*

Use to regulate/support/inhibit[6]/suppress ***replication*** • self[7]-/ asexual / DNA / cell ***replication*** • intracellular / virus [aɪ] *or* viral[8] ***replication*** • late / in vivo ***replication*** • post***replication*** repair[9] [eɚ] • ***replication*** ability /-competent[10] • ***replication***-defective / site [aɪ]/ error[11] • gene[12] / cDNA / paternal / defective ***copy*** • ***replicative*** cycle[13] [saɪkl]/ rate / phase [feɪz] • ***replicative*** marker / infection[14]

Replikation, Reduplikation, identische Verdoppelung
Kopie; kopieren, vervielfältigen, eine Kopie anfertigen[1] replizieren, sich verdoppeln[2] replikativ, Replikations-[3] Replikon[4] Replikator[5] die Replikation hemmen[6] Selbstreduplikation[7] Virusreplikation[8] Post-, Nachreplikationsreparatur[9] replikationsfähig[10] Replikationsfehler[11] Genkopie[12] Replikationszyklus[13] Infektion bei gleichzeitiger Replikation[14] 16

(genetic) recombination [eɪʃ] *n term*

rel **crossing-over**[1] *n term* → U83-14

exchange of entire segments between paternal [ɜː] and maternal chromosomes by which progeny [ɒːdʒ] derive [aɪ] a combination of genes [iː] different from that of either parent

recombinant *adj term* • **recombined**[2] [aɪ] *adj* • **recombinate**[3] *n* • **crossover**[1] *n*

» *In higher organisms, recombination can occur [ɜː] by crossing over. Genetic distance, which is expressed in centimorgans[4] (abbr cM), is a measure of the likelihood of crossover between two loci. In the germ [ɜː] line[5], additional loci are activated to undergo meiosis, which involves the pairing of homologous chromosomes, genetic recombination, and then the separation of recombined homologous chromosomes at anaphase[6] of the first division.*

Use to undergo/promote ***recombination*** • mitotic[7] / parental / homologous[8] ***recombination*** • ***recombination*** signal / distance / frequency [iː] • ***recombinant*** DNA (technique)[9] [tekniːk]/ clones / human DNase • ***recombinant*** (envelope) protein / factor VIII • ***recombinant*** tissue plasminogen activator[10] (*abbr* rtPA) • ***recombinant*** G-CSF / immunoblot assay [æseɪ] (*abbr* RIBA) • to undergo / somatic[11] / unequal[12] [iː] ***crossing-over*** • chromosomal ***crossover*** • ***crossover*** events

(genetische) Rekombination
Crossing over, Chiasmabildung, Austausch von Chromosomenabschnitten[1] rekombiniert[2] Rekombinante[3] Centi-Morgan, cM[4] Keimbahn[5] Anaphase[6] mitotische Rekombination[7] homologe Rekombination[8] Rekombinanten-DNA-Technik, Gentechnologie[9] rekombinanter humaner tPA[10] somatisches Crossing over[11] ungleiches Crossing over[12] 17

transcription [trænˈskrɪpʃᵊn] *n term*

synthesis of a single-stranded RNA with a base sequence complementary to the DNA template

transcriptase[1] *n term* • **transcript** *n* • **transcribe**[2] [aɪ] *v* • **transcriptional** *adj*

» *Late-gene transcription is continuously dependent on DNA replication. Immediate-early [iː] genes require only a component of the viral tegument[3] and preexisting cellular transcription factors to be actively transcribed.*

Use to induce/modulate/regulate *or* control[4]/stimulate/enhance/block ***transcription*** • DNA / mRNA / reverse[5] [ɜː]/ (early/ late) gene / host cell / ER-dependent[6] ***transcription*** • ***transcription*** (regulatory) factor[7] / initiation[8] [eɪʃ] • RNA / terminally redundant [ʌ]/ overexpressed ***transcript*** • ***transcript*** translation / stability / elongation[9] / splicing • ***to transcribe*** DNA[10] / RNA • ***transcriptional*** regulation *or* control[11] / repression • ***reverse transcriptase*** activity / inhibitor[12]

Transkription
Transkriptase, RNA-Polymerase[1] transkribieren[2] Virushülle, (Virus)tegument[3] die Transkription steuern/ regulieren[4] reverse Transkription[5] östrogenrezeptorabhängige Transkription[6] Transkriptionsfaktor[7] Initiation der Transkription[8] Transkriptelongation[9] DNA umschreiben[10] Transkriptionsregulation[11] reverse Transkriptase-Hemmer/ -Inhibitor[12] 18

translation [trænˈsleɪʃᵊn] *n term* → U83-9

rel **initiation**[1], **elongation**[2] [iːlɒːŋgeɪʃᵊn], **termination**[3] *n term*

synthesis of polypeptide chains using tRNA as a template[4] for the sequence of bases [eɪ]

translate[5] *v* • **(post)translational**[6] *adj term* • **initiator** [ɪʃ] *n* • **initiate** *v* • **terminator** [ɜː] *n term* • **elongate** *v* • **terminate** *v*

» *Polyribosomes [aɪ] bound [aʊ] to the rER[7] of the hepatocyte are the principal site of translation of mRNA coding for export proteins. Most mutations cause premature termination of translation. The VHL tumor suppressor protein appears to act by inhibiting the elongation of an RNA chain after transcription initiation.*

Use to facilitate [sɪ] /block/inhibit[8] ***translation*** • protein / mRNA ***translation*** • ***translational*** initiation (factor) / suppression • ***to initiate*** a cascade of events / meiotic cell division • ***initiation*** factor / site[9] / codon[10] • chain[11] / viral [aɪ] DNA / mRNA transcript ***elongation*** • ***elongation*** factor 2[12] (*abbr* EF-2) • transcript ***termination*** • ***termination*** codon[13] • DNA chain ***terminator*** • ***posttranslational*** modifications[14] / changes / processing

Translation, Übersetzung
Initiation[1] Elongation[2] Termination, Abbruch[3] Matrize[4] translatieren, übersetzen[5] posttranslational, Posttranslations-[6] raues endoplasmatisches Retikulum[7] die Translation hemmen[8] Initiationsort, Startstelle[9] Initiator-, Startcodon[10] Kettenverlängerung[11] Elongationsfaktor 2[12] Terminations-, Stoppcodon[13] Posttranslationsmodifikationen[14] 19

mutation [mjuːteɪʃᵊn] *n term* *sim* **chromosomal aberration**[1] *n term*

change in the sequence of base pairs in the chromosomal molecule which is perpetuated[2] [eɪʃ] in subsequent [ʌ] divisions [ɪʒ] of the cell in which it occurs [ɜː]

(pre)mutant[3] *n & adj term* • **mutated** *adj* • **mutational** *adj* • **aberrant**[4] *adj* • **muta-** *comb*

» *Point mutations at codons 12, 13, or 61 alter [ɒː] critical amino acids at the guanosine triphosphate binding site. The BRCA1 gene has been shown to be mutated in families with early-onset breast [e] cancer. Failure [eɪ] or delay [eɪ] in developing secondary sexual characteristics[5] occurs in chromosomal aberrations such as Klinefelter's [aɪ] syndrome [ɪ].*

Use gene *or* genetic[6] / somatic[7] ***mutation*** • X-linked / dominant ***mutation*** • new / induced[8] / spontaneous[9] [eɪ]/ silent[10] ***mutation*** • disease-associated [oʊʃ]/ single-gene ***mutation*** • point[11] / lethal[12] [iː] ***mutation*** • unstable [eɪ]/ splice site / insertional[13] [ɜː] ***mutation*** • truncation [ʌ]/ germline[14] [dʒɜː-] ***mutation*** • missense *or* nonsense[15] / loss-of-function[16] [ʌ]/ null-allele [ʌ] ***mutation*** • frameshift[17] [eɪ]/ ras / expanding triplet (repeat) ***mutation*** • ***mutation*** rate[18] • ***mutant*** gene / allele / clone / DNA / strain [eɪ] of virus[19] • chromosomal[20] / (non-)X-linked / dominant ***mutant*** • recessive [se]/ resistant ***mutant*** • ***mutational*** event / activation • ***mutational*** frequency[18] / hot spots[21] • (cyto)genetic / autosomal / sex chromosome[22] / chromatid ***aberration*** • structural[23] [ʌ]/ numerical[24] / molecular ***aberration*** • ***aberrant*** cell growth / clone / expression • ***aberrant*** phenotype / RNA splicing • ***muta***genic /genesis [dʒe] /genicity[25] [ɪs] /bility[26] /ase

(Gen)mutation, Erbänderung

Chromosomenaberration[1] beibehalten[2] Mutante; mutant, mutiert[3] abweichend, aberrierend, aberrant[4] sekundäre Geschlechtsmerkmale[5] Genmutation[6] somatische M.[7] induzierte M.[8] Spontanmutation[9] stumme/ stille M.[10] Punktmutation[11] letale M.[12] Insertionsmutation[13] Keimbahnmutation[14] Fehlsinnmutation[15] M. mit einhergehendem Funktionsverlust[16] Rastermutation[17] Mutationsrate, -frequenz[18] mutierter Virusstamm[19] Chromosomenmutante[20] Mutationshotspots, (Genom)stellen mit den höchsten Mutationsraten[21] X-chromosomale Aberration[22] strukturelle A.[23] numerische A.[24] Mutagenität, mutationsauslösendes Potential[25] Mutabilität, Veränderlichkeit[26]

20

(genetic) transformation [trænˈsfɚmeɪʃᵊn] *n term*
rel **truncation**[1], **promoter**[2] [oʊ], **initiator**[3] *n term*

changes a normal cell undergoes to become a rapidly dividing malignant cell

truncate[4] [trʌŋkeɪt] *v term* • **truncated** *adj* • **truncating** *adj*

» *Transformation is normally suppressed by tumor suppressor genes. It is unclear how induction [ʌ] of host gene expression leads to neoplastic transformation[5]. Protein truncation tests (abbr PTT) can be used to detect any mutation that results in premature termination of the peptide during protein synthesis [ɪ], i.e. primarily nonsense[6] and frameshift mutations[7].*

Use cell / DNA / enzymatic / malignant[5] / leukemic [iː] ***transformation*** • ***transformation*** event • protein ***truncation*** • transcriptional[8] / growth / tumor ***promoter*** • ***promoter*** region[9] / sequence • tumor ***initiator*** • ***initiator*** protein complex / DNA control element / RNA

Transformation

Truncation, Verstümmelung[1] Promotor[2] Initiator[3] trunkieren[4] maligne Entartung/ Transformation[5] Nonsense-Mutation, Nichtsinnmutation[6] frameshift-Mutation, (Lese)rasterverschiebung[7] Transkriptionspromotor[8] Promotorregion[9]

21

polymorphism [ɔː] *n term* *syn* **ple(i)omorphism** [pliːə-] *n term*
rel **pleiotrop(h)y**[1] [plaɪɒː-],
mosaicism[2] [moʊzeɪəsɪzᵊm] *n term*

(in genetics) occurrence of two or more genotypes in the same population in such proportions that they cannot be maintained by recurrent mutation alone, e.g. the blood groups, the Rh factor, or the sickle cell trait; pleiotropy denotes a single-gene defect [iː] producing multiple phenotypic effects that may present as various anomalies

polymorphic[3] *adj term* • **pleiotrop(h)ic**[4] *adj* • **pleio-** *comb*

» *In addition to single-base differences, insertions, deletions, and variation in numbers of tandemly repeated sequences, DNA polymorphisms include variable number tandem repeats (abbr VNTR) if the repeats are long and short tandem repeats (abbr STR) if the repeats are very short. There are many genetically neutral [(j)uː] polymorphic sites throughout the genome. The syndrome is inherited as an autosomal dominant trait with a high degree of penetrance[5], variable expressivity, and significant pleiotropism[1].*

Use genetic[6] / chromosomal[7] / (single-base / X-linked) DNA / sequence ***polymorphism*** • balanced[8] / restriction-fragment-length[9] / factor V Leiden ***polymorphism*** • ***polymorphism*** analysis • cytokine [saɪtəkaɪn] ***pleiotropy*** • ***polymorphic*** genetic system / allele / locus / site / region • ***polymorphic*** DNA sequence[10] / amino acid residue / marker • ***pleiotropic*** gene / effect[11] • ***ple(i)o***tropic /morphic

Poly-, Pleomorphismus

Polyphänie, Pleiotropie[1] Mosaik[2] polymorph, pleomorph, vielgestaltig[3] pleiotrop, polyphän[4] Penetranz, Manifestationshäufigkeit, -wahrscheinlichkeit[5] genet. Polymorphismus[6] chromosomaler Polymorphismus[7] balancierter Polymorphismus[8] Restriktionsfragment-Längen-Polymorphismus[9] polymorphe DNA-Sequenz[10] pleiotrope Wirkung[11]

22

deletion [dɪliːʃᵊn] *n term* *rel* **translocation[1], inversion[2]** [ɜː], **insertion[3]** [ɜː], **substitution[4]** [juːʃ], **duplication[5]** *n term*

spontaneous [eɪ] loss of part of the genetic material, which may be cytogenetically visible (chromosomal deletion) or can be inferred [ɜː] by phenotypic processes (point deletion)

microdeletion *n term* • **delete** *v* • **translocate[6]** *v* • **insertional** *adj* • **inverted** *adj*

» *Karyotypic evidence of a specific deletion of band p13 on chromosome 11 suggested the existence of a tumor suppressor gene at that location. Detachment* [ætʃ] *of a chromosome segment from its normal location and its attachment to another chromosome is termed translocation. In robertsonian translocations, two acrocentric chromosomes fuse* [fjuːz] *at their centromeres. Most tumors exhibit chromosomal abnormalities such as deletions, inversions, translocations, or duplications.*

Use (one-/ two-)gene / (X/Y) chromosome[7] / DNA / somatic ***deletion*** • two-locus / three-base / 2 bp / 138-nucleotide ***deletion*** • segmental / partial[8] [ʃ]/ clonal / single / double ***deletion*** • ***deletion*** mutation / mutant[9] / mapping / syndrome[10] • chromosomal / parental / inherited / (un)balanced[11] / reciprocal ***translocation*** • robertsonian[12] / nonhomologous [ɒː]/ 14/21 / t(14;18) ***translocation*** • complex / mitochondrial[13] [kɒː] ***translocation*** • ***translocation*** carrier[14] • paracentric[15] [se]/ (peri)centric ***inversion*** • chimeric [kaɪ-] gene ***duplication*** • ***insertional*** mutagenesis / mutations[16] • ***inverted*** repeat[17]

Deletion, Verlust (e-s DNA-/ Chromosomenabschnitts)
Translokation, Verlagerung (v. Genabschnitten)[1] Inversion, Drehung (e. Genabschnitts) um 180°[2] Insertion, Einbau (v. DNA-Sequenzen od. Nukleotiden)[3] Substitution[4] Duplikation, Verdoppelung (e. DNA-Abschnitts)[5] translozieren, verlagern[6] Chromosomendeletion[7] partielle Deletion[8] Deletionsmutante[9] Deletionssyndrom[10] (un)balancierte Translokation[11] Robertson-Translokation[12] mitochondriale Translokation[13] Translokationsträger[14] parazentrische Inversion[15] Insertionsmutationen[16] invertierte repetitive Sequenz[17]
23

chromosome breakage [breɪkɪdʒ] *n term* *rel* **rearrangement[1]** [eɪ], **nondisjunction[2]** [dʒʌ] *n term*

disruption [ʌ] of the continuity [(j)uː] of a chromatid due to defects in DNA repair

break(point)[3] *n term* • **nondisjunctional** *adj*

» *Defects of chromosomal division include breakage, nondisjunction, deletion, rearrangement, and translocation of genetic material. The result of chromosome breakage and rearrangement is often termed partial trisomy to indicate that segments rather than entire chromosomes are involved. Rearrangement of chromosome arms[4], e.g. in translocation, is a mutation even if breakage and reunion* [juː] *does not disrupt* [ʌ] *any coding sequence.*

Use increased ***chromosome breakage*** • ***chromosome breakage*** site[3] / factor / disorder *or* syndrome[5] • DNA strand ***breakage*** • double-stranded chromosomal[6] / single-strand[7] ***break*** • chromosome[8] / DNA / structural ***rearrangement*** • balanced[9] / productive / receptor gene ***rearrangement*** • chromosomal (mitotic) / meiotic[10] ***nondisjunction*** • double[11] / chromatid ***nondisjunction***

Chromosomenbruch
Rearrangement[1] Nondisjunction, Nichttrennung[2] Chromosomenbruchstelle[3] Chromosomenarme[4] Chromosomenbruchsyndrom[5] Doppelstrangbruch[6] Einzelstrangbruch[7] Chromosomenrearrangement, Neuanordnung v. Chromosomenabschnitten[8] balanciertes Rearrangement[9] Nondisjunction in d. Meiose[10] doppelte Nondisjunction[11]
24

trisomy [traɪsoʊmi] *n term* *rel* **monosomy[1], disomy[2]** [daɪsoʊmi] *n term*

presence of an extra chromosome in a normally diploid cell (i.e. 47 chromosomes)

trisomic *adj term* • **monosomic** *adj* • **disomic[3]** *adj*

» *Partial trisomy of the distal band of the long arm of chromosome 21 causes development of the full Down syndrome* [ɪ]. *Various combinations of these karyotypes can cause the Turner phenotype if one of them is either monosomic or partially monosomic for the X.*

Use autosomal[4] / full *or* complete[5] / partial / fetal [iː] ***trisomy*** • ***trisomy*** 8 syndrome / 13 *or* Patau's syndrome[6] • ***trisomy*** 18 *or* Edwards' syndrome / 21 *or* Down('s) syndrome[7] • partial[8] / autosomal ***monosomy*** • ***monosomy*** X / 4p • uniparental[9] ***disomy*** • ***disomic*** chromosome / gamete • ***trisomic*** pregnancy / offspring • ***trisomic*** chromosome segment[10]

Trisomie
Monosomie[1] Disomie[2] disom[3] autosomale Trisomie[4] klassische Trisomie[5] Trisomie 13, Pätau-Syndrom[6] Trisomie 21, Down-Syndrom[7] partielle Monosomie[8] uniparentale Disomie[9] trisomer Chromosomenabschnitt[10]
25

penetrance [penətrənˈs] *n term* *rel* **expressivity[1]** *n term*

proportion of individuals with a given genotype who present with phenotypic manifestations of a disease

(non)penetrant[2] *adj term* • **express[3]** *v* • **expression[4]** [ɪkspreʃᵊn] *n* → U83-16

» *MEN 1 syndrome is an autosomal dominant disorder with a high degree of penetrance and great variability in expressivity. Expressivity describes the range of phenotypic effects in individuals carrying a given mutation. The mutant gene is not penetrant if an individual carrying the mutant gene shows absolutely no phenotypic effects.*

Use gene / (in)complete[5] / high / low[6] / 100%[7] ***penetrance*** • decreased / degree of / lack of[8] ***penetrance*** • ***penetrance*** rate • variable[9] / low / limited ***expressivity***

Penetranz, Manifestationsfrequenz, -wahrscheinlichkeit
Expressivität, phänotypische Manifestationsstärke[1] penetrant[2] exprimieren[3] Expression[4] unvollständige Penetranz[5] niedrige Penetranz[6] 100%-ige Penetranz[7] fehlende Penetranz[8] variable Expressivität[9]
26

dominant *adj term* *opposite* **recessive**[1] [rɪsesɪv] *adj, rel* **X-linked**[2] *adj term*

referring to a pattern of inheritance of an autosomal mendelian trait due to a gene that always manifests itself phenotypically

(co)dominance[3] *n term* • **codominant**[4] *adj* • **recessiveness**[5] *n* • **X-linkage** *n*

» *The disease is inherited in an autosomal [ɒːt̬ə-] dominant fashion in about 80% of cases; the remainder [eɪ] are thought to be autosomal recessive or to be caused by new mutations*[6]*. In autosomes a recessive gene is expressed only when present in both chromatids. A mendelian phenotype is characterized not only in terms of dominance and recessiveness but also according to whether the determining gene is on the X chromosome or on one of the 22 pairs of autosomes.*

Use ***dominant*** trait[7] [eɪ]/ (genetic) transmission • ***dominant*** gene[8] / mutation / inheritance[9] • autosomal (*abbr* AD) ***dominant*** pattern (of inheritance)[10] • ***dominant*** condition / disorder • ***recessive*** gene / defect / familial disease[11] • ***recessive*** form / phenotype • autosomal / true ***recessive disorders*** • ***X-linked*** gene[12] / autosomal syndrome • ***X-linked*** (dominant) trait[13] / single-gene disorder • autosomal / over***dominance*** • transmitted in a Mendelian ***codominant*** manner[14]

dominant
rezessiv[1] geschlechtsgebunden[2] (Ko)dominanz[3] kodominant[4] Rezessivität[5] Neumutationen[6] dominantes Merkmal[7] dominantes Gen[8] dominante Vererbung[9] autosomal dominanter Erbgang[10] rezessive Erbkrankheit[11] X-gebundenes/ -gekoppeltes Gen[12] X-chromosomal dominant vererbtes Merkmal[13] kodominant vererbt werden[14]

27

inheritance [ɪnherɪtᵊnᵗs] *n term* *sim* **heredity**[1] [həredət̬i] *n term* → U89-7

transmission of traits or qualities from parent to offspring

inherit[2] *v* • **inherited**[3] *adj* • **inheritable**[4] *adj* • **hereditary**[4] *adj* • **heredo-** *comb*

» *Many disorders cluster [ʌ] in families*[5] *but cannot be traced to chromosomal aberrations or Mendelian [iː] inheritance*[6] *patterns. Heredity undoubtedly [au] predisposes individuals to hypertension, but the exact mechanism is unclear. If an affected person mates with an unaffected one, each offspring has a 50% chance of inheriting the affected phenotype.*

Use recessive / (X-linked/ autosomal/ co)dominant[7] ***inheritance*** • heterozygous / X-linked[8] / homozygous ***inheritance*** • sex-limited[9] / intermediate[10] / mitochondrial[11] ***inheritance*** • polygenic *or* multifactorial[12] / mode of / maternal[13] ***inheritance*** • ***inheritance*** pattern[14] • to be influenced by ***heredity*** • ***heredity*** conditions[15] / ataxia[16] • ***inherited*** traits[17] / phenotype / tendency / abnormality • ***inherited*** defect / bleeding disorder[18] • genetically / paternally / maternally / dominantly / recessively ***inherited*** • ***hereditary*** ataxia[16] / factors[17] / pattern[14] / predisposition • ***hereditary*** deficiency / conditions[15] / neuropathy • ***heredo***familial

Vererbung, Erbgang
Vererbung; Erblichkeit, Heredität[1] erben[2] erblich, Erb-[3] erblich, Erb-, angeboren[4] familiär gehäuft auftreten[5] Mendelsche Vererbung[6] dominante Vererbung[7] X-gekoppelte Vererbung[8] geschlechtsgebundene V.[9] intermediäre V.[10] mitochondriale/ mitochondrien-gekoppelte Vererbung[11] multifaktorielle/ polygene Vererbung[12] maternale Vererbung[13] Vererbungsmuster, Erbgang[14] Erbkrankheiten, -leiden[15] erbliche Ataxie[16] Erbanlagen[17] angeborene Gerinnungsstörung/ Koagulopathie[18]

28

ancestor [ænsestɚ] *n* *sim* **progenitor**[1] [proʊdʒenɪt̬ɚ] *n term* *rel* **offspring**[2]**, parent**[3]**, descent**[4] [dɪsent]**, pedigree**[5] [pedɪgriː] *n*

a precursor [ɜː] or parent of successive generations in the direct line of descent[5]

ancestry[6] *n* • **ancestral** *adj* • **progeny**[7] *n* • **parentage**[6] *n* • **descendant**[2] *n*

» *These patients probably are descendants of a common ancestor. In persons of African ancestry G6PD deficiency is usually less severe than in other ethnic groups. His parents must have a common ancestor*[8] *who carried a recessive gene. Cytokines [aɪ] that act on early lineage progenitors often act also on more mature lineage cells. A family history should always be taken in a pedigree form.*

Use ethnic / Asian [eɪʒᵊn]/ Jewish [dʒuːɪʃ] ***ancestry*** • ***ancestral*** origin[6] / gene / locus • ***ancestral*** transcription regulatory factor • ***progenitor*** cell[9] • to have/produce ***offspring*** • male / female / homozygous ***offspring*** • (un)affected[10] / retarded[11] / trisomic ***offspring*** • grand/ single ***parent*** • ***parental*** gene[12] • abnormal / differentiated ***progeny*** • to be of Native American ***descent*** • to have a ***pedigree*** • family[13] three-generation / dominant ***pedigree*** • ***pedigree*** analysis[14] / pattern

Ahne, Vorfahr(e), Mutterzelle
Vorfahre, Stammvater; Vorläufer(zelle)[1] Nachkomme, Kind, Sprössling[2] Eltern(teil)[3] Abstammung, Herkunft[4] Stammbaum, Ahnenreihe[5] Abstammung[6] Nachkommen(schaft)[7] gemeinsamer Vorfahre[8] Vorläuferzelle[9] gesundes Kind[10] behindertes Kind[11] elterliches/ parentales Gen[12] Familienstammbaum[13] genealogische Analyse, Stammbaumanalyse[14]

29

breed [iː] - bred - bred *n & v irr* *sim* **lineage**[1] [lɪniədʒ] *n, rel* **mating**[2] [eɪ] *n term*

(n) particular race or type of animals or plants (v) selected mating to produce a desired strain

breeding *adj & n* • **cross-breed**[3] *v term* • **inbreeding**[4] *n* • **mate**[5] *v* • **line** [aɪ] *n*

» *Mutant mice [maɪs] were obtained and bred to study the gene in heterozygotes and homozygotes. Affected individuals who mate with unaffected individuals who are not carriers have only unaffected offspring. In matings between individuals with the same recessive phenotypes all offspring will be affected.*

Use ***to breed*** true / randomly • half-***breed***[6] • line[7]-/ inter[8]-/ cross[8]-***breeding*** • ***breeding*** ground[9] [aʊ]/ site[9] / place[9] • mixed / germ [ɜː] cell ***lineage*** • B lymphocyte [ɪ]/ phylogenetic ***lineage*** • pure-***bred***[10] • ***inbred*** mouse strain[11] / groups / population • maternal / blood / (Y) cell[12] / germ[13] ***line*** • homozygote-heterozygote / incestuous[14] [se]/ consanguineous[14] ***mating*** • ***mating*** group / isolate[15] [aɪ]/ type

Note: The word ***breed*** is normally reserved for animals and plants.

Brut, Zucht, Rasse; züchten, brüten, sich vermehren
Geschlecht, Abstammung[1] Paarung[2] kreuzen[3] Inzucht[4] (sich) paaren[5] Mischling; Hybrid, Bastard[6] Reinzucht, -kultur[7] Kreuzung[8] Brutstätte[9] reinrassig[10] durch Inzucht entstandener Mäusestamm[11] Zelllinie[12] Keimbahn[13] Inzest[14] isoliert gehaltene Tiere[15]

30

consanguinity [gwɪ] *n term*

rel **kinship**[1], **relative**[2], **maternity**[3], **paternity**[4] *n*

blood relationship based on common ancestry

consanguineous[5] *adj term* • **kin**[6] [kɪn] *n clin* • **akin to**[7] *phr* • **kindred**[8] *n & adj* • **(un)related**[9] *adj* • **relationship**[10] [eɪʃ] *n* • **maternal** [ɜː] *adj* • **paternal** *adj*

» *Incest [ɪnsest] is an extreme form of consanguinity and may occur in the context of sexual abuse of children and teenagers. It should always be remembered that maternity is a fact, but paternity is only an assumption. Several sibships[11] have been reported in which more than one individual is affected with the 46,XX disorder, frequently the result of consanguineous matings, suggesting an autosomal recessive inheritance.*

Use parental / unknown / degree of[12] ***consanguinity*** • next of[13] ***kin*** • blood ***kinship*** • ***kinship*** by marriage • first-degree / 2nd-degree[14] / 3rd-degree ***relatives*** • close[15] / (more) distant[16] ***relatives*** • blood[17] / biological / maternal / asymptomatic ***relatives*** • affected / marriage between ***relatives*** • ***consanguineous*** families / relatives[17] • ***consanguineous*** marriage / matings • ***paternity*** testing[18] • ***maternal*** allele / genes[19] / factors • ***maternal*** inheritance[20] / in origin • ***paternal*** chromosome / copy / haplotype • ***paternal*** age / grandparents[21] / transmission

Blutsverwandtschaft, Konsanguinität

Verwandtschaft[1] Verwandte(r)[2] Mutterschaft[3] Vaterschaft[4] blutsverwandt[5] Familie, Verwandte[6] verwandt mit, ähnlich[7] Verwandtschaft; verwandt[8] verwandt; zusammenhängend[9] Verwandtschaft; Beziehung, Verbindung[10] blutsverwandte/ konsanguine Familien[11] Grad d. Blutsverwandtschaft[12] nächste(r) Verwandte(r)[13] Verwandte(r) 2. Grades[14] nahe Verwandte[15] entfernte V.[16] Blutsverwandte[17] Vaterschaftsbestimmung, -feststellung[18] mütterl. Gene[19] maternale Vererbung[20] Großeltern väterlicherseits[21]

31

restriction endonuclease [-eɪz] *n term* *syn* **restriction enzyme** *n term*

bacterial protein that recognizes specific, double-stranded nucleotide sequences and cuts[1] (hydrolyzes[1]) [aɪ] DNA at those sites; the "chemical knife" that paved the way for DNA technology

» *Each restriction endonuclease recognizes a specific nucleotide sequence consisting of 4, 6, 8, or 10 nucleotides and cleaves[1] [iː] DNA within that sequence. A genomic library[2] [aɪ] can be constructed by randomly fragmenting human genomic DNA with restriction enzymes and then inserting the fragments into a vector. Some restriction enzymes occur frequently in DNA (e.g. every 500 bp), others much less frequently (rare-cutter enzymes[3]).*

Use ***restriction endonuclease*** analysis[4] / pattern / cleavage site[5] • ***restriction enzyme*** cutting site[5] / digestion [dʒe] • ***restriction*** (recognition) site[6] / map[7] / analysis *or* mapping[8] • ***restriction*** fragment length polymorphism analysis[9]

Restriktionsendonuklease, -enzym

schneidet[1] genomische DNA-Bank[2] selten schneidende (Restriktions)-enzyme[3] Restriktionsanalyse[4] Restriktionsschnittstelle[5] Restriktionsort, Basenerkennungssequenz[6] Restriktionskarte[7] Restriktionsanalyse, -kartierung[8] Restriktions-fragment-Längen-Analyse, RFLP-Analyse[9]

32

clone [kloʊn] *n & v term*

rel **cosmid**[1], **contig**[2] *n term*

(n) colony of cells or an individual organism of identical genetic constitution [(j)uːʃ] which are derived [aɪ] from a single organism or cell by asexual reproduction [ʌ] (mitotic division)

cloning[3] [oʊ] *n term* • **clonal**[4] *adj* • **subclone** [sʌbkloʊn] *n*

» *Multiple myeloma represents a malignant proliferation of plasma cells derived from[5] a single clone. Cytotoxicity of activated lymphocytes leads to clonal deletion of allosensitized cells. Cloned DNA fragments of the gene are used as molecular probes[6] to label[7] [eɪ] it. Cosmids can be packaged in lambda phage particles for infection into E. coli [aɪ] to permit cloning of larger DNA fragments than can be introduced into bacterial hosts in plasmid vectors.*

Use stem cell[8] / cDNA / B-cell / androgen-insensitive ***clones*** • overlapping[9] / mutant / aberrant / neoplastic ***clones*** • expression / positional[10] / DNA[11] ***cloning*** • ***cloning*** vector[1] • ***clonal*** cells / growth / proliferation / marker • ***clonal*** expansion[12] / rearrangement / malignancy[13] • mono/ oligo/ poly[14]/ non***clonal*** • ***contig*** map[15] • ***cosmid*** library[16] [aɪ]/ DNA / vector

Klon; klonen

Cosmid, Klonierungsvektor[1] Contig-Sequenz[2] Klonierung, Klonieren[3] klonal, Klon-[4] stammen von[5] Molekularsonden[6] markieren[7] Stammzellenklone[8] überlappende Klone[9] Positionsklonierung[10] DNA-Klonierung[11] klonale Expansion[12] klonale Tumorerkrankung[13] polyklonal[14] fortlaufende (Gen)karte[15] Cosmid-Bibliothek[16]

33

sequencing *n term*

rel **gene mapping**[1], **homeobox**[2], **multiplexing**[3] *n term*

determination of the order of base sequences in a DNA or RNA molecule or of amino acids in a protein

sequence [siːkwənᵗs] *n & v term* • **map**[4] [mæp] *v & n*

» *DNA sequencing can be performed directly on PCR products or on individual clones. Two genes have been cloned that map to this locus[5]. The liver phosphorylase gene has been cloned and mapped to chromosome 14. Enzymes that cut the DNA infrequently can be used to prepare DNA maps over megabase distances.*

Use genetic / DNA / nucleotide ***sequencing*** • direct / amino acid ***sequencing*** • full-length[6] / primer [aɪ] extension[7] ***sequencing*** • chromosomal[8] / physical / linkage[9] ***mapping*** • restriction[10] / deletion ***mapping*** • human gene / genome[11] ***map*** • physical / restriction ***map*** • genetic ***map*** location[12]

Sequenzanalyse, Sequenzierung

Genkartierung[1] Homöobox[2] Mehrfachanalyse[3] kartieren; Karte[4] diesem Lokus zugeordnet sein[5] Sequenzierung d. gesamten DNA[6] Sequenzierung durch Primerverlängerung[7] Chromosomenkartierung[8] Kopplungskartierung, -analyse[9] Restriktionsanalyse, -kartierung[10] Genomkarte[11] Genlokus, -ort[12]

34

Southern [ʌ] blotting [ɒː] *n term* *syn* Southern blot analysis *n term* *rel* electrophoresis[1] [iː] *n term*

transfer by absorption of DNA fragments separated in electrophoretic gels to membrane filters for detection of specific base sequences by radiolabeled [eɪ] complementary probes

electrophoretic[2] [e] *adj term* • **electrophorese**[3] [ɪlektrəfəˈiːz] *v*

» *Northern blot analysis is being used increasingly to look for mRNA abnormalities. Specific changes in mRNA were detected on northern blots. Southern blotting, northern blotting, and western blotting each combines a fractionation and a detection method to provide a sensitive technique [iː] for the analysis of DNA, RNA, and protein, respectively.*

Use ***Southern*** blot technique / blot hybridization[4] • (confirmatory) [ɜː] Western[5]/ Northern / immuno***blotting*** • (negative) Southern / Northern / Western ***blot*** *(**analysis**)* • multilocus enzyme / agarose (gel)[6] [dʒel]/ starch[7] [stɑːrtʃ] ***electrophoresis*** • pulsed-field gel[8] [ʌ] (*abbr* PFGE)/ protein[9] / (carrier-)free[10] ***electrophoresis*** • serum protein (*abbr* SPEP)/ hemoglobin (*abbr* Hb) ***electrophoresis*** • immuno(fixation)[11] / disc *or* discontinuous[12] ***electrophoresis*** • ***electrophoretic*** analysis / separation[13] • ***electrophoretic*** profile / mobility[14]

Southern-Blot(ting)-Methode/ Technik
Elektrophorese[1] elektrophoretisch[2] elektrophoretisch (auf)trennen[3] Southern Blot-Hybridisierung[4] Western Blot-Bestätigungstest[5] Agarosegelelektrophorese[6] Stärkegelelektrophorese[7] Pulsfeldelektrophorese[8] Proteinelektrophorese[9] trägerfreie E.[10] Immunfixationselektrophorese[11] Disk-Elektrophorese[12] elektrophoretische Auftrennung[13] Wanderungsgeschwindigkeit im elektrischen Feld[14]

35

polymerase chain reaction [pɒːlɪməˑeɪz tʃeɪn riːækʃᵊn] *n term, abbr* PCR *rel* gene amplification[1] [dʒiːn æmplɪfɪkeɪʃᵊn] *n term*

in vitro DNA amplification technique involving successive cloning of a strand of DNA up to 200,000-fold to allow for direct sequencing of the PCR product, digesting the amplified product with a restriction enzyme, hybridization with allele-specific oligonucleotides, etc.

polymer[2] *n term* • **polymerize**[3] *v* • **(de)polymerization**[4] *n* • **amplify**[5] *v*

» *PCR can be performed starting with genomic DNA as the template[6]. RNA can be reverse [ɜː] transcribed[7] to yield [jiːld] cDNA for use as a template, a procedure [siː] known as reverse transcription-PCR. The PCR strategy requires repeated heating of the DNA to separate the two strands of the double helix, hybridization of the primer sequence to the appropriate target sequence, target amplification using the PCR for complementary strand extension, and signal detection via a labeled probe.*

Use DNA / RNA / CSF / reverse transcription[8]- (*abbr* RT-PCR)/ competitive[9] ***PCR*** • ***PCR***-based technique / analysis[10] / assay[10] • ***PCR*** test[10] / sensitivity /-amplified[11] DNA • DNA (sequence) / branched-chain DNA *or* bDNA-based (signal)[12] ***amplification*** • nucleic [eɪ|iː] acid / nested PCR[13] ***amplification*** • EGFR / myc gene / allele-specific[14] ***amplification*** • molecular / ligase [laɪgeɪz]/ oncogene ***amplification*** • ***amplification*** probe[15] [proʊb]/ assay

Polymerase-Kettenreaktion, PCR
Genamplifikation[1] Polymer[2] polymerisieren, ein Polymer bilden[3] Polymerisation[4] amplifizieren, vervielfältigen[5] Matrize[6] revers transkribiert, in cDNA umgeschrieben[7] RT-PCR, PCR nach vorheriger reverser Transkription[8] kompetitive Polymerase-Kettenreaktion/ PCR[9] PCR-Analyse[10] PCR-amplifizierte DNA[11] bDNA-Assay[12] Zweifach-PCR m. versetzten Primern[13] allelspezifische Amplifikation[14] Amplifikationssonde[15]

36

linkage analysis *or* study *n term* *rel* segregation analysis[1] *n term*

estimation of the probability of genetic recombination of genes at two or more loci [loʊsaɪ]

linkage[2] [lɪŋkɪdʒ] *n term* • **linker**[3] *n* • **link**[4] *v & n* • **linked** *adj* • **segregate**[5] *v*

» *Genes that contribute to multifactorial disorders are being isolated through linkage studies. Linkage analysis has localized the NDI[6] gene to the long arm of the X chromosome in region 28 (Xq28). In mitosis the genetic material is segregated into daughter cells. The error in segregation of chromosomes can occur in the germ line.*

Use DNA-based / genetic / human / family ***linkage analysis*** • ***linkage*** mapping / group[7] / disequilibrium[8] • genetic[9] / close[10] / clear / stable/ X-***linkage*** • HLA / pathogenic / BRCA2 gene ***linkage*** • cytogenetic / chromosomal / DNA / immunoblot[11] ***analysis*** • hybridization[12] / sib-pair[13] / restriction enzyme[14] ***analysis***

Kopplungsanalyse
Segregationsanalyse[1] Genkopplung[2] Linker[3] verbinden, -knüpfen; Bindeglied, Verbindung[4] aufspalten, trennen[5] renaler Diabetes insipidus[6] Kopplungsgruppe[7] Kopplungsungleichgewicht[8] Genkopplung, genetische K.[9] enge Kopplung[10] Immunoblot-, Westernblot-Analyse[11] Hybridisierungsanalyse[12] Analyse von Geschwisterpaaren[13] Restriktionsanalyse, -kartierung[14] 37

fluorescent [flʊəresᵊnt] in situ hybridization *n term, abbr* FISH

physical mapping technique that uses fluorescein [flʊəresɪən] tags[1] to detect hybridization of probes with metaphase chromosomes and the less-condensed somatic interphase chromatin

hybridize[2] [haɪbrɪdaɪz] *v term* • **hybrid**[3] *n & adj* • **hybridized** *adj*

» *FISH also makes possible the chromosomal localization of known DNA sequences, including specific genes, and the determination of their order. Nucleic acid hybridization is so sensitive that a single-stranded DNA molecule can be hybridized specifically to a complementary strand of RNA or DNA and detected if present at about 1 part in 10,000. Only a single step is required to hybridize the target-binding probe to the target sequence.*

Use ***FISH*** probe • Southern blot[4] / nucleic acid / allele-specific oligonucleotide[5] ***hybridization*** • DNA (molecular) / comparative genomic[6] (*abbr* CGH)/ cross ***hybridization*** • ***hybridization*** analysis / technique[7] / pattern • ***to hybridize*** to target DNA[8] • ***hybrid*** molecule / protein[9] / cells • ***hybridized*** probe[10]

in-situ-Hybridisierung mit Fluoreszenzmarkierung, FISH
Fluoreszeinmarkierung[1] hybridisieren[2] Hybrid, Kreuzung, Mischling; hybrid, gemischt[3] Southernhybridisierung[4] allelspezifische Oligonukleotidhybridisierung[5] komparative Genomhybridisierung[6] Hybridisierungstechnik[7] an die Ziel-DNA hybridisieren[8] Hybridprotein[9] Hybridisierungssonde[10]

38

transfection [trænˈsfekʃᵊn] *n term* *sim* **cotransfection**[1] *n term*

technique of gene transfer utilizing infection of a bacterial cell with purified DNA or RNA isolated [aɪ] from a virus [aɪ] resulting in subsequent [ʌ] viral replication in the transfected cell

transfect[2] *v term* • **(co)transfected** *adj* • **transfectant**[3] *n & adj*

» *Such transfected cells support in vitro replication of the intact virus and its component proteins. Defined large-scale alterations of the human CMV*[4] *genome was constructed by cotransfection of overlapping cosmids. Separating the transfectant media* [iː] *on agarose gels resulted in highly extended bands*[5] *characteristic of glycanated* [aɪ] *proteins.*

Use cell / DNA[6] / gene / PCR / stable[7] [eɪ]/ transient / in vitro ***transfection*** • in vivo / vector-mediated[8] ***transfection*** • ***transfection*** reagent[9] [eɪdʒ]/ method / protocol / rate • ***transfection***-resistant cell type / kit[10] • stable ***transfectant*** • ***transfected*** cells[11] • ***transfectant*** (tumor) cells / clone / (cell) line[12]

Transfektion
Cotransfektion[1] transfizieren[2] Transfektionsreagenz, transfizierendes Agens; transfizierend[3] Zytomegalie-Virus[4] (DNA) Banden[5] DNA-Transfektion[6] stabile Transfektion[7] vektorvermittelte Transfektion[8] Transfektionsreagenz[9] Transfektionskit[10] transfizierte Zellen[11] transfizierende Zelllinie[12] 39

Unit 85 Medical Embryology

Related Units: 84 Genetics, 86 Histology, 55 Hormones, 51 Menstrual Cycle, 50 Female Sexual Organs, 69 Fertility, 70 Pregnancy

embryo [embrɪoʊ] *n & comb term* *rel* **fetus**[1] [fiːtəs] *n term, BE* **foetus**[1]

the product of conception [se] until the 8th week of gestation[2] [dʒesteɪʃᵊn]; from this time to delivery[3] the unborn offspring is termed fetus

embryonic[4] [ɒː] *adj term* • **embryonal**[4] [-ɪoʊnᵊl] *adj* • **fetal** *adj* • **embryologic** *adj*

» *Early in embryonic development, one of the two X chromosomes in each somatic cell of a female is randomly inactivated. One or two cells were removed from a developing 8-cell human embryo without harm to*[5] *the embryo.*

Use human / (pre)somite[6] / developing / implanted / male ***embryo*** • ***embryo*** kidney / transfer[7] • ***embryonic*** tissue[8] / stage[9] / life[9] / period[9] / kidney • ***embryonic*** stem cells[10] / development[11] • ***embryonic*** remnant *or* rest[12] / pole [oʊ]/ disk[13] • ***embryonal*** cells / cyst/ tumor[14] / carcinoma • ***embryologic*** derivation *or* origin[15] / course [ɔː]/ development[11] • descriptive / comparative ***embryology*** • ***fetal*** membranes[16] / growth / abnormalities *or* anomalies • ***fetal*** circulation[17] / movements[18] / death *or* demise[19] [aɪ] • ***fetal*** heart [ɑː] tones[20] / wastage[21] [weɪstɪdʒ] • ***embryo***genesis [dʒe] /logy /logist /blast • ***embryo***toxic /toxicity[22] [ɪs] /pathy /ma[14]

Embryo, Keimling
Fötus, Fetus[1] Schwangerschaftswoche[2] Geburt, Entbindung[3] embryonal, Embryonal-[4] Schaden für[5] Präsomitenembryo[6] Embryonentransfer, -übertragung[7] embryonales Gewebe[8] Embryonalperiode[9] embryonale Stammzellen[10] Embryonalentwicklung[11] Embryonalrest[12] Keimscheibe[13] embryonaler Tumor[14] embryolog. Ursprung[15] Eihäute[16] fetaler/ kindl. Kreislauf[17] Kindsbewegungen[18] intrauteriner Fruchttod[19] kindl. Herztöne[20] Fetalverlust[21] Embryotoxizität[22] 1

gamete [gæmiːt‖gəmiːt] *n term* *rel* **zygote**[1] [zaɪgoʊt] *n term*

mature[2] male (spermatozoon) or female (ovum) reproductive [ʌ] (or germ [dʒɜːrm]) cell containing a haploid number of chromosomes[3]; the diploid cell resulting from the union of a sperm [ɜː] and an ovum [oʊ] is termed zygote

gametic [gəme‖iːtɪk] *adj term* • **gamet(o)-** *comb* • **zygotic** [ɒː] *adj* • **zygo-** *comb*

» *The union of a disomic* [daɪ-] *gamete with a nullisomic* [ʌ] *gamete from the other parent will result in a zygote with a normal karyotype* [æ]*. Does this agent* [eɪdʒ] *interfere* [-fɪɚ] *with*[4] *gamete transport or nidation*[5] [naɪ-]*? Then the zygote bursts*[6] [ɜː] *the protective shell of the zona pellucida* [uːs] *in order to make contact with the uterine* [juː] *wall.*

Use male / female [iː]/ mutant[7] [juː] ***gamete*** • ***gamete*** formation / fusion[8] [fjuːʒᵊn] • ***gamete*** intrafallopian [oʊ] transfer[9] (*abbr* GIFT) • ***gametic*** chromosome / meiosis [maɪoʊsɪs]/ fusion[8] • ***gameto***cyte [gəmiːtəsaɪt] /genesis[10] /genic • ***gameto***cide[11] [aɪ] /cidal /pathy[12] • di[13]/mono***zygotic*** • homo[14]/ hetero[15]/ hemi***zygous*** [hemɪzaɪgəs] • ***zygotic*** stage • ***zygo***tene[16] • mono/ di/ hetero[17]/ homo***zygosity***

Gamet, Keim-, Geschlechtszelle
Zygote, befruchtete Eizelle[1] reif[2] einfacher/ haploider Chromosomensatz[3] beeinträchtigen[4] Einnistung, Implantation, Nidation[5] bringt zum Platzen[6] mutierte Keimzelle[7] Gametenverschmelzung[8] intratubarer Gametentransfer, GIFT[9] Gameten-, Keimzellenbildung, Gametenentwicklung, Gametogenese[10] Gametozid, gametozytenschäd. Substanz[11] Keimzellschädigung[12] dizygot, zweieiig[13] homozygot, reinerbig[14] heterozygot, mischerbig[15] Zygotän[16] Heterozygotie[17] 2

85

cleavage [kliːvɪdʒ] **(division)** *n term* *rel* **cell division**[1] [sel dɪvɪʒᵊn] *n term*

series of cell divisions occurring [ɜː] in the ovum immediately after fertilization

cleave[2] - cleft - cleft *v irr term* • **(non-)cleaved** *adj* • **cleft**[3] [kleft] *n* • **divide**[2] [aɪ] *v*

» *During cleavage, the total embryonic mass remains relatively constant. As cleavage progresses the zygote moves down the Fallopian tube*[4]*. Errors during cell division may result in numerical or structural* [ʌ] *abnormalities of chromosomes.*

Use holoblastic *or* complete[5] / meroblastic *or* partial[6] [ʃ] ***cleavage*** • adequal[7] / discoidal / (in)determinate[8] [ɜː] ***cleavage*** • ***cleavage*** stage[9] [steɪdʒ] • to undergo ***cell division*** • meiotic[10] / mitotic[11] [maɪtɒːtɪk] ***division***

Furchung(steilung)
Zellteilung[1] (s.) teilen[2] Spalt, Furche[3] Eileiter, Tuba uterina (Fallopii)[4] holoblastische/ totale Furchung[5] meroblast./ partielle F.[6] äquale Teilung[7] (nicht) determinierte Furchung[8] Furchungsstadium[9] Reduktionsteilung, Meiose[10] mitotische Zellteilung, Mitose[11] 3

morula [mɔːrjələ] *n term*

rel **mulberry** [ʌ] *or* **morula stage**[1] *n term*

spherical mass of blastomeres[2] [ɪɚ] resulting from the early cleavage divisions of the zygote

morular [mɔːrjʊlɚ] *adj term* • **morulation**[3] [eɪʃ] *n* • **moruloid**[4] *adj*

» *At about the 16-cell stage, the individual cells of the embryo begin to adhere [ɪɚ] to one another and assume [(j)uː] a morula shape. A 12-cell morula was found in the uterine cavity.*

Use ***morular*** cells • two-cell[5] / four-cell / lacunar[6] [k(j)uː] ***stage*** • ***mulberry*** mass

Morula
Morula-, Maulbeerstadium[1] Blastomeren[2] Morulabildung[3] morulaähnlich[4] Zweizellstadium[5] lakunäres Stadium[6]

4

blastula *or* **blastocyst** [blæstəsɪst] *n term*

rel **gastrula**[1] [gæstrʊlə] *n term*

zygote in the early embryonal stage in which the blastomeres of the morula are rearranged to form a hollow sphere

blastular *adj term* • **blastulation**[2] *n* • **blasto-** *comb* • **gastrulation**[3] *n*

» *The 107-cell blastocyst contained an embryoblast[4] with 8 vacuolated cells; the remaining 99 belonged to the trophoblast[5]. Continued expansion of the blastocyst cavity[6] eventually[7] ruptures [ʌ] the protective zona pellucida shell which disappears at the end of the 4th day.*

Use ***blastocyst*** formation[2] / stage / wall • ***blasto***cele[6] [blæstəsiːl] /meres [ɪɚ] • embedded / implantation of the ***blastocyst*** • ***gastrulation*** process[3]

Blastula, Blastozyste, Keimblase
Gastrula[1] Blastulabildung, Blastulation[2] Gastrulation[3] Embryoblast[4] Trophoblast[5] Blastozystenhöhle[6] schließlich[7]

5

germ layer [dʒɜːrm] *n term*

rel **germ** *or* **embryonic disk**[1], **ectoderm**[2] *n term*

one of the three primordial (ectodermal, entodermal, mesodermal) cell layers established in an embryo during gastrulation and the immediately following stages

mesoderm [me‖miːzədʒɜːrm] *n term* • **endo-** *or* **entoderm**[3] *n* • **germinal** *adj*

» *The development and invagination [invædʒ-] of the embryonic germ layers marks the process termed gastrulation. The cloacal [eɪ] wall[4] is formed by the inner and outer germ layers. In the human embryo, the absence of yolk allows for a more rapid direct "putting in place" of the germ layers which are derived [aɪ] from the pluripotential embryonic disk.*

Use ectodermal [ɜː] *or* outer[2] / entodermal *or* inner[3] ***germ layer*** • ***germinal*** epithelium[5] [iː] • bilaminar[6] / trilaminar[7] [aɪ] ***germ disk*** • somatic *or* parietal[8] [pəraɪətl]/ splanchnic [k] *or* visceral[9] [ɪs] ***mesoderm layer*** • extra-embryonic / intermediate[10] [iː] ***mesoderm*** • ***ectodermal*** layer / ridge[11] [rɪdʒ]/ cloaca [kloʊeɪkə]

Keimblatt
Keimscheibe[1] Ektoderm, äußeres Keimblatt[2] Entoderm, inneres Keimblatt[3] Kloakenmembran[4] Keimepithel[5] zweiblättrige Keimscheibe[6] dreiblättrige Keimscheibe[7] parietales Mesoderm, Somatopleura[8] viszerales Mesoderm, Visceropleura[9] intermediäres Mesoderm[10] Ektodermleiste[11]

6

yolk *or* **vitelline sac** [vaɪtelᵊn] *n term*

rel **umbilical** [ʌ] **vesicle**[1] [vesɪkl] *n term*

entodermal membrane projecting into the chorionic cavity[2] which contains the nutritive material stored in the ovum for the nutrition [ɪʃ] of the embryo; it normally disappears in the 7th week of gestation

vitellus[3] [vaɪtelᵊs] *n term, pl* **-es** • **yolk**[3] [joʊk] *n clin* • **umbilicus**[4] [ʌmbɪlɪkəs‖laɪkəs] *n term*

» *In human embryos the primordial germ cells appear in the wall of the yolk sac at the end of the 3rd week of development. The yolk stalk[5] [stɒːk] connects the yolk sac to the midgut[6] [mɪdgʌt] of the embryo during the early stages of prenatal development. The primitive yolk sac is also termed the exocoelomic [-sɪloʊ‖ɒːmɪk] cavity[7].*

Use primitive[7] / secondary *or* definitive[8] / embryonic ***yolk sac*** • ***yolk sac*** stalk[5] / tumor[9] • ***yolk*** cells / membrane[10] / cleavage • ***vitelline*** duct[5]/ artery • egg[11] ***yolk***

Dottersack, Saccus vitellinus
Nabelbläschen, Vesicula umbilicalis[1] Chorionhöhle[2] Dotter[3] Nabel, Umbilicus, Omphalos[4] Dottergang, Ductus vitellinus/ omphaloentericus[5] Mitteldarm[6] primärer Dottersack[7] sekundärer/ definitiver Dottersack[8] Dottersacktumor[9] Dottersackmembran[10] (Ei)dotter, Eigelb[11]

7

85

primitive streak [prɪmɪtɪv striːk] *n term* *syn* **primitive line** *n term*

rel **primitive groove** [uː] *or* **pit**[1], **primitive node**[2] [oʊ] *n term*

ectodermal ridge in the midline at the caudal [ɒː] end of the embryonic disk from which arises [aɪ] the intraembryonic mesoderm; formed by inward and then lateral migration of cells

» *The primitive streak appears on day 15 and gives a cephalocaudal [sefəloʊ-] axis to the developing embryo. Then the primitive streak, or future neural [n(j)ʊɚᵊl] tube[3], begins to develop. Cells of the ectodermal layer migrate[4] [aɪ] in the direction of the primitive streak.*

Use ***primitive*** gut[5] / foregut[6] / gonad / pulmonary artery / umbilical ring / notochord

Primitivstreifen
Primitivgrube[1] Primitivknoten[2] Neuralrohr[3] wandern[4] Primitiv-, Urdarm[5] Vorderdarm[6]

8

anlage [ɑnlɑːgə] *n term, pl* **-gen** *syn* **primordium** [ɔː], **rudiment** [uː] *n term*

aggregation of cells in the embryo representing the first trace of an organ or structure

primordial[1] [praɪmɔːrdɪəl] *adj term* • **rudimentary**[2] *adj*

» *The external genital* [dʒe] *anlagen and mesonephric ducts do not respond to androgens. The gonads develop from a bipotential anlage in the genital ridge*[3] *of the celomic cavity*[4].

Use common[5] / bipotential [baɪpəten'ʃᵊl]/ urogenital / gonadal [eɪ]/ pancreatic ***anlage*** • to remain ***rudimentary*** • ***primordial*** germ cells[6] / follicle[7] / kidney[8]

> **Note:** Although basically a synomym for ***primordium*** and ***anlage***, ***rudiment*** is more commonly used for structures that have remained vestigial[2] [vestɪdʒɪəl] and are undeveloped and dysfunctional [ʌ].

Anlage
primordial, Ur-[1] anlagemäßig; rudimentär, zurückgebildet[2] Genitalleiste[3] Zölom[4] gemeinsame Anlage[5] Urkeimzellen[6] Primordialfollikel[7] Vorniere, Pronephros[8]

9

budding [ʌ] *n* *syn* **sprouting** [sprautɪŋ] *n*, **gemmation** [dʒemeɪʃən] *n term* *rel* **bulging**[1] [bʌldʒɪŋ], **swelling**[2] *n*

a form of fission[3] [fɪʃ‖ʒᵊn] in which the parent cell does not divide [aɪ] but puts out a small budlike process (an outpocketing[4] or daughter [dɒːtɚ] cell) which then separates to begin independent existence

bud[5] *v & n* • **bud-like** *adj* • **bulge** *v & n* • **sprout** [au] *v* • **gemmate** *v term*

» *Early splitting of the ureteric* [e] *bud*[6] *into two parts may result in partial or complete duplication* [duːp-] *of the ureter. The limb buds*[7] *become visible at the beginning of the 5th week.*

Use ***budding*** cells • upper limb [lɪm]/ hindlimb[8] [haɪndlɪm]/ liver / lung / pancreatic ***bud*** • ***bud*** formation[9] • heart [ɑː] *or* cardiac[10] / spinal [aɪ] cord [kɔːrd] ***bulge*** • facial [eɪʃ]/ genital[11] [dʒe]/ scrotal[12] [oʊ] ***swellings***

Knospung, Aussprossung
Vorwölbung[1] Verdickung, Wulst[2] (Zell)teilung[3] Ausstülpung[4] knospen, keimen; Knospe, Anlage[5] Ureterknospe, -anlage[6] Extremitätenknospen[7] Beinanlage,- knospe[8] Knospung, Knospenbildung[9] primitiver Herzschlauch[10] Genitalwülste[11] Skrotalwülste[12]

10

differentiate [dɪfəren'ʃieɪt] *v term* *rel* **derived** [dɪraɪvd] **(from)**[1] *v usu pass*

process in which unspecialized cells or tissues develop to achieve [tʃ] specific properties

differentiation[2] *n term* • **(un)differentiated** *adj* → U97-8 • **derivative**[3] [ɪ] **(of)** *n* • **derivation**[4] *n*

» *The embryoblast differentiates into two distinct cell layers* [eɪ]. *The second phase of sexual differentiation is the conversion* [ɜː] *of the indifferent gonad into a testis or an ovary. These flattened cells, the amnioblasts, are probably derived from the trophoblast.*

Use ***to differentiate into*** the uterine tubes[5] / spermatozoa / the epididymis [ɪ] • cell *or* cellular[6] / organ / sexual[7] ***differentiation*** • gonadal[8] [eɪ]/ early / cyto[6]/ [saɪt̬oʊ-] embryonic ***differentiation*** • ***undifferentiated*** gonad[9] / cells • endodermal / mullerian[10] ***derivatives***

differenzieren
entstanden aus, (ab)stammen, sich ableiten[1] Differenzierung[2] Abkömmling, Derivat[3] Ableitung, Ursprung[4] sich in Uterusschläuche differenzieren[5] Zelldifferenzierung[6] Sexualdifferenzierung[7] Gonadendifferenzierung[8] undifferenzierte Gonade[9] Müller-Gang-Abkömmlinge[10]

11

invagination [ɪnvædʒɪneɪʃᵊn] *n term* *rel* **groove**[1] [gruːv], **fold**[2] [foʊld] *n*

(i) infolding[3] of a part of the wall of the blastula to form the gastrula
(ii) intussusception [se]

invaginate[4] *adj & v term* • **fold**[5] *v clin & term* • **folding** *n* → U130-8

» *Once the cells have invaginated in the region of the primitive streak, they migrate between the ectodermal and entodermal layers to form the mesodermal germ layer.*

Use primary [aɪ] ***invagination*** • neural[6] ***groove*** • cephalocaudal *(**in**)**folding***

Invagination, Einstülpung
Rinne[1] Falte[2] Einstülpung[3] invaginiert, eingestülpt; (sich) einstülpen[4] falten, einstülpen[5] Neuralrinne[6]

12

(membrana) decidua [dɪsɪdʒəwə] *n term* *syn* **decidual membrane** *n term*

mucous [juː] membrane lining[1] [aɪ] the pregnant uterus (so-called because it is cast off[2] in the puerperium [ɪɚ] and periodically during menstruation)

decidual [dɪsɪdʒʊəl] *adj term*

» *The placenta was abnormally adherent* [ɪɚ] *to the myometrium* [maɪoʊ-] *because it developed where there was a deficiency* [ɪʃ] *of decidua. The maternal* [ɜː] *placenta is composed of compressed sheets of decidua basalis, remnants*[3] *of blood vessels, and, at the margin* [dʒ], *spongy* [spʌndʒi] *decidua*[4].

Use degenerated [dʒe] ***decidua*** • ***decidua*** basalis *or* serotina[5] / capsularis *or* reflexa[6] • ***decidua*** parietalis *or* vera[7] • ***decidual*** changes / plate[8] / reaction[9] • ***decidual*** cast[10] / cells / layer[11] [eɪ] / septa[12]

Dezidua, deziduale Membran
die auskleidet[1] abgestoßen[2] (Über)reste[3] Stratum spongiosum endometrii, Decidua spongiosa[4] D. basalis[5] D. capsularis[6] D. parietalis[7] Dezidua-, Basalplatte[8] deziduale Reaktion[9] abgestoßene Dezidua-anteile[10] Deziduaschicht[11] Deziduasepten[12]

13

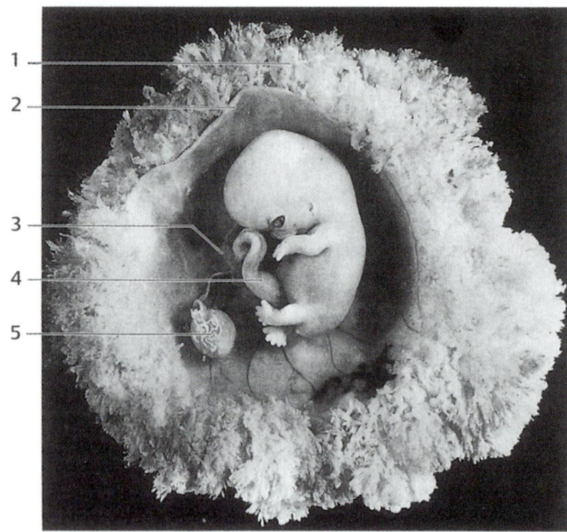

Fetus in utero at 22 weeks of gestation: chorionic villi (**1**), chorionic plate (**2**), remnants of the amnion (**3**), umbilical cord (**4**), yolk sac (**5**)

trophoblast [troʊfəblæst] *n term*

rel **placenta**[1] [pləsentə] *n term* → U71-16

mesectodermal layer of cells covering the blastocyst that erodes the uterine mucosa in implantation and contributes to the formation of the placenta and the chorionic villi[2] [vɪlaɪ]

trophoblastic *adj term* • **syncytio-**[3]**/ cytotrophoblast**[4] *n* • **trophoblastoma**[5] *n*

» *At implantation the trophoblast differentiates into two new cell types. Irregular grooves* [uː] *or clefts divide the placenta into cotyledons*[6] [kɒːt̬əliːdᵊnz].

Use syncytial[3] [sɪnsɪʃ(ɪ)əl] ***trophoblast*** • ***trophoblastic*** layer / activity / neoplasm [iː] • ***trophoblastic*** disease / cancer [ˈs]/ tumors[7] / lacunae[8] [lək(j)uːni‖aɪ] • ***cytotrophoblast(ic)*** shell[9] / cells[10]

Trophoblast
Plazenta, Mutterkuchen[1] Chorionzotten[2] Synzytiotrophoblast[3] Zytotrophoblast[4] Trophoblasttumor[5] Kotyledonen, Zottenbüschel[6] Trophoblasttumoren[7] trophoblastäre Lakunen[8] Zytotrophoblasthülle[9] Zytotrophoblastzellen[10]
14

amnion [æmnɪɒːn] *n term* *syn* **amniotic membrane, amniotic sac** *n term*

(i) innermost membrane enveloping[1] the embryo in utero
(ii) sometimes also used to refer to the cavity formed by this sac which contains the amniotic fluid

amniotic [æmnɪɒːt̬ɪk] *adj term* • **amnionic** *adj* • **amnio-** *comb*

» *The amnion provides the epithelial* [iː] *covering for the umbilical cord*[2]*. At this stage the amniotic cavity forms above the epiblast and will later engulf*[1] [ʌ] *the embryo proper. The fetal surface of the placenta is covered by the smooth* [uː] *amniotic membrane.*

Use ***amniotic*** cavity[3] / fluid (embolism)[4] / bands *or* adhesions[5] [iːʒ]/ band syndrome[6] [ɪ]/ cells • ***amnio***tomy *or* artificial [ɪʃ] rupture [ʌ] of membranes[7] (*abbr* ARM) • ***amnio***scopy[8] /centesis[9] [æmnɪoʊsentiːsɪs] /nitis [aɪ] /cyte

Amnion(sack), Fruchtsack, innere Eihaut, Schafhaut
einhüllen[1] Nabelstrang, -schnur[2] Amnionhöhle[3] Fruchtwasser(embolie)[4] Amnionbänder, -stränge, Simonart-Bänder[5] Amnionbändersyndrom[6] Amniotomie, Blasensprengung[7] Fruchtwasserspiegelung, Amnioskopie[8] Amnion-, Fruchtblasenpunktion, Amniozentese[9]
15

chorion [kɔːrɪɒːn] *n term* *syn* **chorionic sac** *or* **membrane** [membreɪn] *n term*

multilayered [ʌ], outer fetal membrane consisting of extraembryonic somatic mesoderm, trophoblast, and – on the maternal [ɜː] surface – chorionic villi

chorionic [kɔːrɪɒːnɪk] *adj term* • **chorio-** *comb*

» *As pregnancy progresses part of the chorion develops into the definitive fetal placenta*[1]*. A single chorion always represents monozygotic twinning* [ɪ].

Use ***chorionic*** plate[2] / villi[3] / cavity[4] • bushy[5] [ʊ]/ shaggy[5] / smooth[6] ***chorion*** • ***chorionic*** gonadotropin / villus sampling *or* biopsy[7] [aɪ] • ***chorio***amnionitis [aɪ] /genesis /adenoma /carcinoma[8] • ***chorion*** frondosum[5] / laeve[6]

Chorion, Zottenhaut, mittlere Eihaut
kindl. Anteil, Pars fetalis d. Plazenta[1] Chorionplatte[2] Chorionzotten[3] Chorionhöhle[4] Chorion frondosum[5] Chorion laeve[6] Chorionzottenbiopsie[7] Chorionkarzinom, (malignes) Chorionepitheliom[8]
16

allantois [əlæntəwəs] *n term* *syn* **allantoenteric diverticulum** [daɪ-] *n term* *syn* **allantoic sac** *n*, *rel* **body stalk**[1] [stɒːk], **urachus**[2] [jʊəˑəkəs] *n term*

tubular extension of the endoderm of the yolk sac extending into the body stalk; the allantoic vessels[3] develop into the umbilical vessels and chorionic villi

-allantoic [ælәntoʊɪk] *adj & comb* • **allanto-** *comb* • **urachal** [jʊəˑəkəl] *adj*

» *The urachus represents the remains* [eɪ] *of the embryonic allantois. Vesicourachal diverticula* [daɪ-] *occur when the communication*[4] *between the bladder and urachus fails to obliterate*[5]*. The body stalk connects the allantoic sac to the fetal abdomen at the umbilicus.*

Use ***allantoic*** membrane[6] / duct[7] [ʌ] • connecting ***stalk***[1] • patent[8] [eɪ]/ persistent[9] / partially obliterated ***urachus*** • ***urachal*** cyst[10] / remnant[11] / fistula[12] • ***urachal*** diverticulum[13] / sinus[14] [aɪ] • ***allanto***chorion /genesis

Allantois, Urharnsack
Haftstiel[1] Urachus, Harngang, embryon. Harnleiter[2] Allantoisgefäße[3] Verbindung[4] nicht obliteriert/ verödet[5] Plica umbilicalis medialis[6] Allantoisgang[7] offener Urachus[8] persistierender Urachus, Urachuspersistenz[9] Urachuszyste[10] Urachusrest[11] Urachusfistel[12] Urachusdivertikel[13] Urachussinus[14]
17

neural tube *n term* *rel* **neural plate**[1] [n(j)ʊəˑəl pleɪt] *n term*

tube formed from the early neuroectoderm by the closure of the neural groove which develops into the spinal cord[2] and brain

» *Defects of neural tube closure constitute the most common congenital malformations affecting the nervous system. The neural plate appears and the neural tube forms and closes during days 0-28 of gestation, the so-called period of induction.*

Use ***neural*** crest[3] / folds[4] / groove[5] • ***neural tube*** formation / defect[6] (NTD)/ closure[7]

Neuralrohr
Neuralplatte[1] Rückenmark[2] Neuralleiste[3] Neuralfalten[4] Neuralrinne[5] Neuralrohrdefekt[6] Neuralrohrverschluss[7]
18

somite [soʊmaɪt] *n term* *syn* **mesoblastic segment** *n term*

one of the 42 to 44 paired blocklike masses of mesodermal cells forming along the neural tube that give rise to the vertebrae, voluntary muscles, bones, connective tissue, and dermal layers

somitic [soʊmɪtɪk] *adj term* • **presomite**[1] [priːsoʊmaɪt] *adj*

» *The first pair of somites appears in the future occipital* [ksɪ] *region. A lateral mesenchymal* [kaɪ] *plate defect* [iː] *affects the thoracic somite buds, causing failure of differentiation and ventral and caudal migration.*

Use sacral [eɪ]/ thoracic [æs]/ occipital ***somites*** • ***somite*** wall[2] / buds • ***somitic*** mesoderm • 16-day presomite[3] / 28-somite ***embryo***

Somit, Ursegment
Präsomiten-[1] Somitenwand[2]
16 Tage alter Präsomitenembryo[3]
19

notochord [noʊtəkɔːrd] *n term* *syn* **chorda dorsalis** *or* **vertebralis** *n term*

axial fibrocellular cord about which the vertebral primordia develop; vestiges[1] [-ɪdʒiːz] of it persist in the adult as the nuclei [n(j)uːklɪaɪ] pulposi[2] of the intervertebral disks[3]

notochordal *adj term* • **prochordal** *adj*

» *Anterior to the notochord an ectodermal thickening develops, the prochordal plate. Chordomas*[4] *are tumors derived* [aɪ] *from the remnants*[1] *of the primitive notochord.*

Use definitive[5] ***notochord*** • ***notochordal*** or head process[6] / canal[7] / cells / origin • ***prochordal*** plate[8] [eɪ]

Rückensaite, Chorda dorsalis
Reste[1] Gallertkerne, Nuclei pulposi[2] Zwischenwirbelscheiben, Disci intervertebrales[3] Chordome[4] definitive Chorda[5] Chorda-, Kopffortsatz[6] Chordakanal[7] Prächordalplatte[8]
20

cloaca [kloʊeɪkə] *n term* *rel* **primitive gut**[1] [gʌt], **mesonephros**[2] *n term*

endodermally lined chamber [tʃeɪ-] in early embryos into which the hindgut[3] [aɪ] and allantois empty

cloacal [kloʊeɪkəl] *adj term* • **pronephros**[4] *n* • **metanephros**[5] *n*

» *The cloaca divides into the anorectal* [eɪnoʊ-] *canal*[6] *and the urogenital sinus*[7] [aɪ] *into which the mesonephric duct is gradually absorbed. During the 4th week, the dorsal aspect of the yolk sac is incorporated into the embryo as an endodermal tube, the primitive gut. In the 4th week of intrauterine life, the mesonephros is derived from the intermediate mesoderm.*

Use endodermal [ɜː]/ ectodermal ***cloaca*** • persistent[8] / faulty [ɒː] division of the[9] ***cloaca*** • ***cloacal*** membrane[10] / fold / plate • ***cloacal*** anomaly[11] / exstrophy[12] • pharyngeal[13] [dʒ]/ fore[14]/ mid[15]/ hind***gut*** • ***mesonephric*** or wolffian [uː] duct[16] • ***paramesonephric*** or mullerian duct[17]

Kloake
Primitiv-, Urdarm[1] Mesonephros, Urniere[2] Hinterdarm[3] Pronephros, Vorniere[4] Metanephros, Nachniere[5] Anorektalkanal[6] Sinus urogenitalis[7] Kloakenpersistenz[8] Störung d. Kloakenseptierung[9] Kloakenmembran[10] Kloakenfehlbildung[11] Kloakenekstrophie, Ecstrophia cloacae[12] Schlunddarm[13] Vorderdarm[14] Mitteldarm[15] Urnierengang, Wolff-Gang[16] Müller-Gang, Ductus paramesonephricus[17]
21

myotome [maɪətoʊm] *n term* *syn* **myomere** *n*, *rel* **dermatome**[1] *n term*

(i) in embryos, the part of the somite that develops into skeletal muscle
(ii) all muscles [mʌslz] derived from one somite and innervated by one segmental spinal nerve

myotomal *adj term* • **dermatomal** *adj* • **sclerotome**[2] *n* • **nephrotome**[3] *n*

» *Each somite forms its own myotome, sclerotome, and dermatome. After the sclerotome cells have migrated in ventro-medial* [iː] *direction where they will form the vertebral column*[4] [ɒː]*, the remaining dorsal somite wall, now referred to as the dermatome, gives rise to a new layer of cells.*

Use occipital / preotic [priːoʊtɪk] ***myotome*** • ***dermatomal*** distribution/ sensory loss

Myotom, Muskelplatte
Dermatom[1] Sklerotom[2] Nephrotom[3] Wirbelsäule[4]
22

placode [plækoʊd] *n term*

local thickening in an embryonic epithelial layer representing a primordium for an organ

» *After the neural tube closes the otic [oʊ] and the lens placodes appear as out-pocketings of the brain. The otic placode invaginates [ædʒ] to form the otic pit[1].*

Use otic *or* auditory[2] [ɒː]/ lens *or* optic[3] ***placode(s)*** • ectodermal[4] / olfactory [æ] *or* nasal[5] [eɪ] ***placode(s)***

Plakode
Ohrgrübchen[1] Ohrplakode[2] Linsenplakode[3] ektodermale Plakode[4] Riechplakode[5]

23

stem villi [stem vɪlaɪ] *n term*

primordium of the chorionic villi consisting of cytotrophoblastic and syncytical [sɪ] cells

» *The early stem villi consist of cordlike masses of trophoblast separated by blood lacunas[1].*

Use primary[2] / secondary[3] / tertiary[4] [ʃ] ***stem villi*** • ***stem*** *or* progenitor [dʒe] cells[5]

Stammzotten
Blutlakunen[1] Primärzotten, frühe Zotten[2] Sekundärzotten[3] Tertiärzotten[4] Stammzellen[5]

24

Unit 86 Histology

Related Units: **83 Cell Biology, 85 Embryology, 87 Anatomy, 89 Pathology, 98 Tumor Types, 116 Lab Studies, 118 Diagnostic Procedures**

histology [hɪstɒːlədʒi] *n term* *syn* **microscopic anatomy** [ənætəmi] *n term*
rel **cytology[1]** [saɪtɒːlədʒi] *n term* → U83-1

science [saɪənˈs] studying the minute [maɪn(j)uːt] structure of cells, tissues, and organs in relation to their function [ʌ]

histologic(al)[2] *adj term* • **histologist[3]** *n* • **histo-** *comb* → U87-1
• **microscope[4]** [maɪkrəskoʊp] *n term* • **microscopy[5]** [ɒː] *n* • **micro-** *comb*

» *Neither the symptoms [ɪ] nor the gross [oʊ] appearance[6] helped predict the histology, so biopsy [aɪ] was necessary. The injury around the missile wound[7] [uː] was evaluated microscopically. The sheath [ʃiːθ] can be seen on microscopy.*

Use normal / testicular / breast [e] ***histology*** • ***histologic*** examination / appearance [ɪɚ]/ features[8] [fiːtʃɚz] • ***histologic*** pattern / section[9] / findings[10] / diagnosis • ***histologically*** benign [bɪnaɪn]/ negative margins[11] [dʒ] • ***histo***chemical /genesis [dʒe] /compatibility[12] /pathology • to examine under (standard) light[13] ***microscopy*** • electron / polarization *or* polarizing[14] ***microscopy*** • dark-field[15] / wet-mount[16] [aʊ] ***microscopy*** • (immuno)fluorescence[17] [es]/ phase-contrast[18] ***microscopy*** • binocular / dissecting[19] / ultraviolet[20] [aɪ] ***microscope*** • fluorescent / low-power[21] / operating[22] ***microscope*** • ***microscope*** slide[23] [aɪ] • ***microscopic*** analysis / examination *or* study[24] • ***microscopic*** magnification / appearance • ***microscopic*** urinalysis / hematuria[25] [(j)ʊɚ]/ changes / field • ***microscopic*** section / trauma[26] [ɒː]/ foci [foʊsaɪ]/ tears[27] [eɚ] • ***micro***biology /flora / embolus[28] /fracture /organism

Histologie, Gewebelehre
Zytologie, Zell(en)lehre[1] histologisch[2] Histologe/-in[3] Mikroskop[4] Mikroskopie, mikrosk. Untersuchung[5] makroskop. Erscheinungsbild[6] Schusswunde[7] histolog. Merkmale[8] Gewebeschnitt, histol. S.[9] histol. Befund[10] histol. tumorfreie Resektionsränder[11] Histokompatibilität[12] lichtmikroskop. untersuchen[13] Polarisationsmikroskopie[14] Dunkelfeldmikroskopie[15] mikroskop. Untersuchung m. Immersionsobjektiv[16] Fluoreszenzmikroskopie[17] Phasenkontrastmikroskopie[18] Präpariermikroskop[19] Ultraviolettmikroskop[20] Mikroskop m. geringer Auflösung[21] Operationsmikroskop[22] Objektträger[23] mikroskop. Untersuchung[24] Mikrohämaturie[25] Mikrotrauma[26] mikroskop. kleine Risse[27] Mikroembolie, Mikroembolus[28]

1

-cyte [-saɪt] *comb*
rel **(-)blast[1]** [blæst] *comb & n*

suffix denoting a differentiated cell which has usually lost its mitotic potential, while a precursor [ɜː] cell[2], which may retain mitotic capability, is termed –blast, e.g. myeloblast [aɪ]

-cytic [-sɪtɪk] *comb* • **cyto-** *comb* • **(-)blastic** *comb & adj* • **blasto-** *comb*

» *His leukocyte [uː] count[3] [aʊ] is normal to low, with variable shift. The adult spleen[4] [iː] produces monocytes, lymphocytes [ɪ], and plasma cells. Myelodysplasias without excess bone marrow blasts[5] are termed "refractory anemia[6]" with or without ringed sideroblasts[7].*

Use osteo[8]/ lympho/ erythro[9] [ɪ] /mono/ reticulo***cyte*** • histio/ hepato/ adipo[10]/ oo[11]/ melano***cyte*** • granulo/ normo/ macro[12] ***cytic*** • micro/ nonlympho/ myelo***cytic*** • ***cyto***logy /logic /metry[13] /plasm /plasmic[14] /toxic • ***blast*** cell[15] / crisis[16] [aɪ] • chondro[17]/ osteo/ fibro [aɪ]/ lympho***blast*** • ***blasto***genesis[18] • megalo/ osteo/ sidero/ tropho***blastic*** • ***blastic*** transformation[19] / phase [feɪz]

-zyt
-blast, Blast[1] Vorläuferzelle[2] Leukozytenzahl[3] Milz[4] Myeloblasten[5] refraktäre Anämie[6] Ringsideroblasten[7] Osteozyt, Knochenzelle[8] Erythrozyt, rotes Blutkörperchen[9] Fettzelle, Adipozyt[10] Eizelle, Oo-, Ovozyt[11] makrozytär[12] Zytometrie[13] zytoplasmatisch[14] Blast(enzelle)[15] Blastenkrise, -schub[16] Chondroblast, Knorpelbildungszelle[17] Blastogenese, Blastenbildung[18] Blasttransformation[19]

2

tissue [tɪʃjuː‖tɪsjuː] *n*

collection of similar cells and the intercellular substances [ʌ] surrounding them

» *The four basic tissues in the body are epithelial* [iː], *muscle* [mʌsl], *nerve* [ɜː], *and connective tissues (including blood, bone, and cartilage* [-lɪdʒ]). *Sarcomas arise in any type of soft tissue (adipose, fibrous* [aɪ], *muscular, mesenchymal* [kaɪ], *histiocytic, neural* [n(j)ʊɚəl], *vascular, lymphatic, and synovial).*

Use subcutaneous [eɪ]/ (multilocular) adipose *or* fatty[1] / nerve *or* nervous[2] ***tissue*** • connective[3] / fibrous / fibrohyaline [aɪ]/ soft[4] / hard *or* compact[5] ***tissue*** • bone *or* osseous[6] / cancellous[7] [kæn'sələs]/ chondroid[8] / cartilaginous[9] [ædʒ] ***tissue*** • (skeletal/ smooth [uː]/ cardiac) muscle [s] *or* muscular[10] [ʌsk] ***tissue*** • lymph [ɪ] node[11] / lymphatic *or* lymphoid[11] / liver [ɪ]/ myeloid[12] [aɪ] ***tissue*** • scar[13] [skɑːr]/ granulation / interstitial[14] [ɪʃ]/ reticular ***tissue*** • periapical [eɪ]/ gingival [dʒɪndʒ-]/ erectile[15] / indifferent[16] ***tissue*** • ***tissue*** turgor[17] [tɜːrgɚ]/ oxygenation / perfusion [juː]/ plane [eɪ]/ breakdown[18] [eɪ] • ***tissue*** injury *or* damage[19] / necrosis / repair [eɚ] • ***tissue*** culture[20] [ʌ]/ engineering[21] [-ɪɚɪŋ]/ bank / typing[22]

Gewebe
Fettgewebe[1] Nervengewebe[2] Bindegewebe[3] Weichteile[4] Kompakta, Substantia compacta[5] Knochengewebe[6] Spongiosa, S. spongiosa[7] Knorpelgrundsubstanz[8] Knorpelgewebe[9] glatte Muskulatur[10] lymphat. G.[11] Markgewebe, Knochenmark[12] Narbengewebe[13] Zwischengewebe, interstitielles Gewebe[14] erektiles G.[15] undifferenziertes embryonales G.[16] Turgor, Gewebespannung[17] Gewebeabbau, -auflösung[18] Gewebeschädigung, -schaden[19] Gewebekultur[20] Tissue engineering, Gewebezüchtung[21] Gewebetypisierung[22]
3

connective tissue *n term* *sim* **fibrous** [faɪbrəs] **tissue[1]** *n term*
rel **collagen[2]** [kɒːlədʒən] *n term*

type of tissue consisting mainly of fibroblasts and elastic and collagen fibers which supports and connects internal [ɜː] organs, and forms bones, vascular walls, ligaments [ɪg], tendons, etc.

» *The fatty connective tissue is especially thick around the kidney where it forms the perinephric fat. The outermost layer of the testis contains a dense covering composed of interlacing* [eɪ] *bundles* [ʌ] *of fibrous tissue, the tunica albuginea* [dʒɪ].

Use dense *or* firm[3] [ɜː]/ loose[4] [uː]/ supporting[5] ***connective tissue*** • subcutaneous[6] / submucosal [koʊ] ***connective tissue*** • fibrous[1] / fibroelastic / collagenous[7] / hyaline / fatty ***connective tissue*** • ***connective tissue*** cells[8] / protein / strands[9] / matrix [eɪ]/ plane • ***connective tissue*** elasticity [ɪs]/ disease / nevus[10] / massage[11] / scar[12] • dense[3] / underlying [aɪ]/ lamellar[13] / granulomatous ***fibrous tissue*** • ***fibrous tissue*** bundle / hyperplasia [eɪʒ]

Bindegewebe
fibröses/ faserreiches/ straffes Bindegewebe[1] Kollagen[2] straffes Bindegewebe[3] lockeres Bindegewebe[4] Stützgewebe[5] Unterhautbindegewebe/ subkutanes B.[6] kollagenes Bindegewebe[7] Bindegewebezellen[8] Bindegewebestränge[9] Bindegewebenävus[10] Bindegewebemassage[11] Bindegewebenarbe[12] straffes paralellfasriges Bindegewebe[13]
4

collagen fiber *n term* *syn* **collagenous fiber** [kəlædʒɪnəs faɪbɚ] *n term*
rel **elastic** [ɪlæstɪk] **fiber[1], reticular fiber[2]** *n term*

most common type of fiber in the intercellular matrix of connective tissue which is arranged in parallel rows [oʊ] and adds strength to the skin, cartilage, etc.; elastic fibers allow tissues to stretch; reticular fiber, a branching network of thin fiber, forms the stroma of organs

fibrous[3] [aɪ] *adj term* • **elasticity[4]** [ɪs] *n* • **elastin[5]** *n* • **fibro-, reticulo-** *comb*

» *Within the collagen fiber layer* [eɪ] *at least two different courses* [ɔː] *of collagen fibers can be distinguished. Beneath* [iː] *the urothelium* [iː] *and separating it from the muscular coat* [oʊ] *is the lamina propria, which contains both elastic and collagenous fibers.*

Use dermal [ɜː]/ tough[6] [tʌf] ***collagen fiber*** • ***collagen*** fibrils[7] / diseases[8] / synthesis[9] [ɪ] • ***collagen*** structure / metabolism / deposition[10] /ase[11] • ***collagenous*** tissue / colitis[12] • rich in[13] / loss of / tangled[14] ***elastic fibers*** • ***elastic*** cartilage[15] / tissue / lamina • ***elastic*** structure / membrane / properties • muscle / nerve ***fiber*** • ***reticular*** dermis[16] / pattern / tissue[17] • ***reticulo***endothelial [iː] system /cyte[18]

Kollagenfaser, kollagene F.
elastische Faser[1] argyrophile/ retikuläre F., Gitterfaser, Retikulinfaser[2] faserig, fibrös[3] Elastizität[4] Elastin[5] zugfeste kollagene Faser[6] Kollagenfibrillen[7] Kollagenkrankheiten, Kollagenosen[8] Kollagensynthese[9] Kollagenablagerung[10] Kollagenase[11] kollagene Kolitis[12] reich an elastischen Fasern[13] (gitterartig) vernetzte/ verflochtene elastische Fasern[14] elastischer Knorpel, Cartilago elastica[15] Stratum reticulare, Geflechtschicht[16] retikuläres Bindegewebe[17] Retikulozyt[18]
5

areolar tissue [ərɪələ tɪʃjuː] *n term* *syn* **areolar connective tissue** *n term*

connective tissue which consists of loosely woven fibers and areolae [-liː] and has little tensile strength

» *The tail* [eɪ] *of the epididymis is loosely attached* [ætʃ] *by areolar tissue to the lower portion of the testis. Fatty areolar tissue separates the tendon[1] from its sheath[2]* [iː].

Use loose [luːs]/ fibro/ fatty[3] ***areolar tissue*** • fibro/ peri/ sub***areolar***

lockeres/ faserarmes Bindegewebe
Sehne[1] Sehnenscheide, Vagina tendinis[2] lockeres Fett-Bindegewebe[3]
6

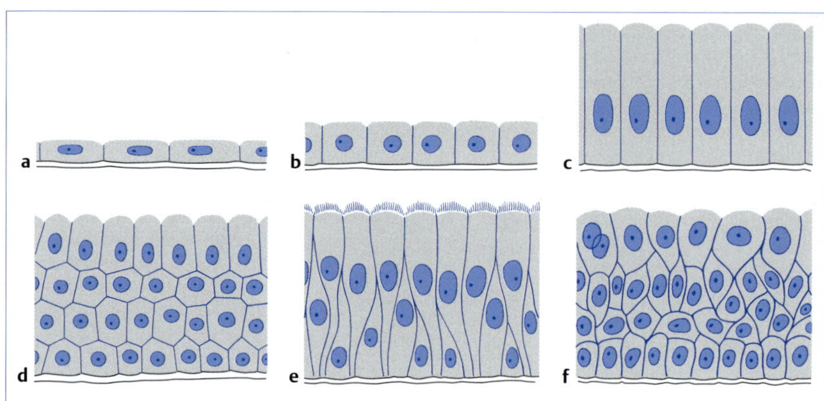

Types of epithelial tissue:
(**a**) simple squamous epithelium,
(**b**) simple cuboid epithelium,
(**c**) simple columnar epithelium,
(**d**) stratified columnar epithelium,
(**e**) pseudostratified ciliated epithelium,
(**f**) transitional epithelium

epithelium [epɪθiːlɪəm] *n term, pl* **-ia** *syn* **epithelial** [iː] **tissue** *n term*

purely cellular avascular[1] layer covering all the free surfaces [ɜː], cutaneous [kjuːteɪnɪəs], mucous [mjuːkəs], and serous [ɪə] structures

epithelial[2] *adj term* • **(re)epithelialization**[3] *n* • **reepithelialize**[4] *v* • **epithelioma**[5] *n term* • **epithelioid**[6] *adj*

» *Normally epithelium is bound* [aʊ] *tightly* [taɪt-] *to the underlying* [aɪ] *dermis through its undulating* [ʌ] *basement* [eɪ] *membrane*[7] *and epidermal* [ɜː] *appendages*[8] [-ɪdʒiːz]. *The cornea is severely* [ɪə] *damaged and epithelial strands hang from the corneal surface* [ɜː].

Use alveolar [ɪə]/ bronchial [k]/ urogenital[9] [dʒe]/ corneal / retinal pigment[10] / surface[11] ***epithelium*** • ductal [ʌ]/ glandular[12] / germinal[13] [dʒɜːr-]/ mucus-secreting [iː]/ ciliated[14] [sɪlɪeɪtɪd] ***epithelium*** • ***epithelium***-lined[15] [aɪ] • ***epithelial*** bridge[16] / appendages / barrier[17] / debris[18] [iː]/ lining[19] • ***epithelial*** denudation / defect [iː]/ damage / cyst[20] [sɪst] • ***epithelial cell*** layer [eɪ]/ membrane / renewal[21] [(j)uː]/ proliferation / loss[22] • non/ intra/ trans/ uro/ myo/ lympho/ neuro***epithelial*** • ***subepithelial*** hemorrhage[23] [-ɪdʒ]/ edema [iː]/ deposits • rate of[24] ***epithelialization*** • ***epithelioid*** cells[25] / sarcoma / granuloma • basal [eɪ] cell[26] / sebaceous [eɪʃ] ***epithelioma***

Epithel(ium), -gewebe
gefäßlos[1] epithelial, Epithel-[2] Epithelisierung, -sation, Epithelbildung[3] reepithelisieren[4] Epitheliom(a)[5] epitheloid, -ähnlich[6] wellenförmige Basalmembran[7] epidermale Anhangsgebilde[8] Urothel, Übergangsepithel, E. transitionale[9] Pigmentepithel d. Retina[10] Oberflächenepithel[11] Drüsenepithel[12] Keimepithel[13] Flimmerepithel[14] m. E. ausgekleidet[15] Epithelbrücke[16] Epithelgrenze[17] Epithelreste[18] epitheliale Auskleidung[19] Epithelzyste[20] Epithelzellerneuerung, Reepithelisation[21] Epithelzellverlust[22] subepitheliale Blutung[23] Epithelisationsrate[24] Epitheloidzellen[25] Basaliom, Epithelioma basocellulare[26]
7

lining [aɪ] *n clin & term*
rel **sheath**[1] [ʃiːθ], **envelope**[2], **coating**[3] [oʊ] *n term*

layer of cells which forms the inside surface [ɜː] of an organ or tube [t(j)uːb]

line[4] *v term* • **lined** *adj* • **(en)sheathed**[5] *adj* • **envelope**[6] *v* • **coat**[7] *v*

» *Histologically, dilated* [eɪ] *lymphatics have a thin endothelial cell lining overlying a delicate network of elastin and collagen. A layer of water lines the alveolar surface. The alveolar lining cells*[8] *are swollen. On incision* [sɪ] *of the posterior rectus sheath the peritoneum* [iː] *is exposed. Fibronectin is a glycoprotein coating the surface of the mucosa. The dorsal vein* [eɪ] *complex is enveloped within a 2 cm layer of fibroareolar tissue.*

Use epithelial[9] / smooth [uː]/ surface / serous / endothelial[10] / mucosal[11] ***lining*** • peritoneal / gut [ʌ] *or* bowel[12] [aʊ]/ uterine / rectal / synovial[13] ***lining*** • ***lining*** cells / layer[14] / membrane / of the nose[15] / of the tendon sheath • columnar-/ arachnoid- [æk]/ epithelium/ mucosally / synovial-/ squamous epithelium[16]-***lined*** • fibrous / fascial [fæʃ(ɪ)əl]/ (flexor) tendon[17] ***sheath*** • synovial / nerve [ɜː]/ myelin[18] [aɪ] ***sheath*** • fascial / cell / viral[19] [aɪ] ***envelope***

Auskleidung
Scheide, Hülle, Ummantelung[1] Hülle, Schale, Umhüllung[2] Deckschicht, Belag; Beschichtung, Überzug[3] auskleiden[4] ummantelt, -hüllt[5] einhüllen[6] überziehen, bedecken[7] Alveolarepithelzellen[8] epitheliale Auskleidung[9] Endothel[10] Schleimhaut(auskleidung)[11] Darmauskleidung[12] Synovialis, Synovialhaut[13] auskleidende Schicht[14] Nasenschleimhaut[15] mit Plattenepithel ausgekleidet[16] Sehnenscheide[17] Mark-, Myelinscheide[18] Virushülle[19]
8

serosa [sɪəroʊzə] *n term* *syn* **serosal** *or* **serous** [sɪə·əs] **membrane** *n term*

type of membrane which lines body cavities that do not open to the exterior and the organs contained [eɪ] within them

serous[1] [ɪə·] *adj term* • **subserosa**[2] *n* • **serositis**[3] [aɪ] *n* • **seroma**[4] *n* • **sero-** *comb*

» *The peritoneal [iː] layer of the mesentery envelops the bowel [aʊ] and is called the visceral [ɪs] peritoneum[5], or serosa. The esophagus has no serosal layer.*

Use intestinal / colonic ***serosa*** • diaphragmatic ***serosal membranes*** • ***serosal*** surface / tear[6] [eə·]/ fold [oʊ]/ reflection[7] • ***serosal*** inflammation[3] / cyst[8] • ***serous*** cavity[9] / fluid / discharge[10] • ***serous*** effusion[11] [juːʒ]/ otitis [aɪ] media[12] [iː] • ***sero***fibrinous [aɪ] /mucoid /muscular [ʌ] /serous suture[13] [suːtʃə·]

Serosa, Tunica serosa, seröse Haut
serös; serumartig, -haltig[1] Subserosa, subseröse Bindegewebsschicht[2] Serositis, Entzündung seröser Häute[3] Serom[4] Peritoneum viscerale, Serosa[5] Serosa(ein)riss[6] Peritonealduplikatur[7] Serosazyste[8] seröse Höhle[9] seröses Sekret[10] seröser Erguss[11] seröse Mittelohrentzündung/ Otitis media[12] seroseröse Naht[13]
9

stratified epithelium *n term*
opposite **simple epithelium**[1] *n term*

epithelial tissue consisting of two or more layers [leɪə·z] of cells

pseudostratified[2] [suːdoʊ-] *adj term* • **stratification**[3] *n* • **stratify**[4] *v*

» *These cystic [sɪstɪk] tumors contain a mass of desquamated epithelium[5] produced by stratified squamous [skweɪməs] epithelial lining. The collecting ducts [ʌ] are composed of simple cuboidal columnar epithelium, which becomes taller on examination from the cortex to the medulla [ʌ‖ʊ].*

Use ***stratified*** squamous epithelium[6] • ***pseudostratified*** epithelium[7] / columnar epithelium[8]

mehrschichtiges Epithel
einschichtiges Epithel[1] mehrreihig, pseudostratifiziert, scheingeschichtet[2] Schichtung, Schichtenbildung[3] schichten, S. bilden[4] abgeschilferte Epithelzellen[5] mehrschichtiges Plattenepithel[6] mehrreihiges/ pseudostratifiziertes E.[7] mehrreihiges Zylinderepithel[8]
10

columnar [kəlʌmnə·] **epithelium** *n term*
sim **cuboidal** [kjuːbɔɪdᵊl] **epithelium**[1] *n term*

epithelial tissue whose cells are shaped like columns [kɒːləmz]

» *Villi [aɪ] are covered [ʌ] by columnar epithelial cells that have a brush [ʌ] border[2] consisting of microvilli 1 µm in height [haɪt]. Histologically, simple mucoceles [siː] of the appendix are lined by flattened cuboidal epithelium[3] or no epithelium at all.*

Use ***columnar*** (epithelial) cells[4] /-lined esophagus / mucosa • tall / ciliated[5] [sɪ] ***columnar epithelium*** • squamo***columnar*** junction[6] [dʒʌŋkʃᵊn]

Zylinderepithel, hochprismat. E., Epithelium columnare
kubisches Epithel, E. cuboideum[1] Bürstensaum[2] flaches kubisches Epithel[3] hochprismat. Epithelzellen, Zylinderepithelzellen[4] Zylinderepithel m. Flimmerbesatz[5] Plattenepithel-Zylinderepithel-Grenze[6]
11

squamous [skweɪməs] **or pavement** [eɪ] **epithelium** *n term*

flat, scaly[1] [skeɪli] or plate-like epithelial tissue

squame[2] *n term* → U114-7 •
desquamation *n* → U56-20 • **squamo-** *comb*

» *Cuboidal type II cells and squamous epithelium covered denuded [uː] alveolar basement membranes. These tumors show both squamous and adenocarcinomatous components.*

Use simple[3] / stratified[4] / cornified[5] ***squamous epithelium*** • atypical / (non)keratinized[5] ***squamous epithelium*** • ***squamous*** cell carcinoma[6] / patches • ***squamous*** metaplasia[7] / intraepithelial lesion • papulo/ baso***squamous*** • adeno***squamous*** carcinoma[8] • ***squamo***ciliary /columnar

Plattenepithel, E. squamosum
schuppenartig[1] Schuppe, Squama[2] einschichtiges Plattenepithel[3] mehrschichtiges P.[4] verhorntes P.[5] Plattenepithelkarzinom[6] Plattenepithelmetaplasie[7] adenosquamöses Karzinom[8]
12

transitional [trænsɪʃənᵊl] **epithelium** *n term*

highly distensible[1] pseudostratified epithelium in the urinary tract with polyploid superficial [ɪʃ] cells which are cuboidal in the relaxed but broad and squamous in the distended state

transition[2] *n term* • **posttransitional** *adj* • **transit**[3] *n* • **transitory**[4] *adj*

» *Each papilla is surrounded by transitional cell epithelium, the complex referred to as a calyx. These polyps consist of a fibrous stroma covered by benign [aɪ] transitional epithelium.*

Use ***transitional*** cell (carcinoma)[5] / layer / configuration • ***transitional*** state[6] / zone[7] [zoʊn]/ period [ɪə·] • sharp / abrupt [ʌ]/ smooth[8] [uː] ***transition*** • gradual [ædʒ]/ menopausal [ɔː] ***transition*** • ***transition*** zone[7] / from stage 2 to 3

Übergangsepithel, Epithelium transitionale
dehnbar[1] Übergang[2] Durchtritt, Passage[3] vorübergehend, transitorisch[4] Übergangszell-, Transitionalzellkarzinom[5] Übergangsstadium[6] Übergangszone[7] fließender Übergang[8]
13

endothelium [endəθiːlɪəm] *n term, pl* **-ia** *rel* **mesothelium[1]** [mezə-] *n term*

layer of flat cells that line[2] the blood and lymphatic vessels[3] and the heart [ɑː]

(reticulo/ sub)endothelial[4] [iː] *adj term* • **endothel-** *comb* • **mesothelial[5]** *adj*

» *Trauma* [ɒː] *to the endothelium of the vein wall resulting in exposure of subendothelial tissues to platelets[6]* [eɪ] *in the venous* [iː] *blood may initiate* [ɪʃ] *thrombosis.*

Use capillary[7] / vascular / arterial / corneal / sinusoidal[8] ***endothelium*** • ***endothelial*** cells[9] / lining / wall / surface • ***endothelial*** permeability / (cell) adhesion [iːʒ]/ (dys)function • ***endothelial*** cell growth factor[10] / injury / swelling / cancer[11] • ***reticuloendothelial*** cells / system[12] / organs / iron stores / tumors • ***endotheli***oma[11] /iosis /ialization • diaphragmatic / c(o)elomic [sɪloʊmɪk] ***mesothelium*** • ***mesothelial*** cells[13] / cyst [sɪst]/ lining [aɪ] • ***mesotheli***oma • pleural[14] [ʊɚ] ***mesothelioma***

Endothel(ium)
Mesothel(ium)[1] auskleiden[2] Lymphgefäße[3] endothelial[4] mesothelial[5] Blutplättchen, Thrombozyten[6] Kapillarendothel[7] Sinusoidendothel[8] Endothelzellen[9] Endothelzellwachstumsfaktor[10] Endotheliom[11] retikuloendotheliales System (RES), Monozyten-Makrophagen-System (MMS)[12] Mesothelzellen[13] Pleuramesotheliom[14] 14

membrane [membreɪn] *n* *rel* **lamina[1]** *n, pl* **-ae** [iː], **-as,** **septum[2]** *n term, pl* **-a**

thin sheet [iː] or layer of pliable[3] [aɪ] tissue, serving [ɜː] as a covering [ʌ] or envelope[4] of a part, e.g. the lining[5] of a cavity, a partition [ɪʃ] or septum, or to connect two structures

(peri/ pseudo)membranous[6] *adj term* • **pseudomembrane[7]** *n* • **septal** *adj* • **laminar[8]** *adj term* • **laminated** *adj* • **lamination[9]** *n* • **septate[10]** *adj*

» *The bowel* [aʊ] *wall has a very thick, shaggy[11] membrane covering it. The ventricular defect was located in the membranous portion* [pɔːrʃᵊn] *of the septum.*

Use to pass across a / separated by a ***membrane*** • (red blood) cell / cutaneous ***membrane*** • cricothyroid[12] [kraɪkoʊθaɪrɔɪd] / synovial[13] ***membrane*** • tympanic[14] / plasma[15] ***membrane*** • mesenteric / amniotic ***membrane*** • ***membranous*** cells / septum / trachea[16] [k] • ***membranous*** urethra[17] [iː]/ labyrinth[18] / obstruction [ʌ]/ • nasal[19] [eɪ]/ atrial [eɪ] ***septum*** • interventricular[20] / vesicovaginal[21] ***septum*** • ***septal*** leaflet[22] [iː]/ cartilage [-lɪdʒ]/ defect • ***septal*** rupture [ʌ]/ deviation[23] [diːvieɪʃᵊn] • ***septate*** cells / appearance • ***septate*** hyphae [haɪfi]/ uterus[24] [juː] • ***pseudomembranous*** colitis[25] [aɪ]/ croup[26] [ʊ] • basal[27] [eɪ]/ internal / elastic ***lamina*** • intimal / orbital[28] ***lamina*** • ***lamina*** propria / cribrosa / densa • ***laminar*** fibrosis

Membran(a)
Platte, Schicht, Lamina[1] Septum, Scheide-, Trennwand[2] geschmeidig[3] Hülle[4] Auskleidung[5] membranös, häutig[6] Pseudomembran[7] laminar[8] Schichtung, Lamination[9] septiert[10] zottig[11] Conus elasticus laryngis[12] Membrana synovialis[13] Trommelfell, M. tympani[14] Zellmembran, Plasmalemm[15] membranöse Trachearückwand[16] Pars membranacea (d. männl. Harnröhre)[17] häutiges Labyrinth[18] Nasenscheidewand, Septum nasi[19] S. interventriculare, Kammerscheidewand[20] S. vesicovaginale[21] Cuspis septalis[22] Septumdeviation[23] Uterus septus[24] pseudomembranöse Kolitis[25] echter Krupp[26] Lamina basalis, Basalmembran[27] Lamina orbitalis[28] 15

basement [beɪsmənt] **membrane** *n term*

thin extracellular layer which attaches [ætʃ] the epithelium to the underlying [aɪ] connective tissue and is made up of a superficial [ɪʃ] basal lamina and an underlying reticular lamina

» *Human skin is a sandwich of two distinctive compartments, the epidermis and dermis, separated by a basement membrane. Circulating* [ɜː] *anti-basement membrane antibodies[1] were found in the serum.*

Use ***basement*** epithelium / tissue • glomerular[2] / acinar [æs]/ (dermal-)epidermal / capillary ***basement membrane*** • (sub)endothelial / tubular / alveolar[3] [ɪə] ***basement membrane*** • underlying / denuded[4] [uː]/ thin ***basement membrane*** • ***basement membrane*** zone / thickening[5]

Basalmembran, -lamina
Antibasalmembran-Antikörper[1] Glomerulusbasalmembran[2] alveoläre Basalmembran[3] freiliegende Basalmembran[4] Verdickung d. Basalmembran[5] 16

mucosa [mjuːkoʊzə] *n term* *syn* **mucous** [mjuːkəs] **membrane** *n clin*

mucus-producing tissue lining various tubular structures consisting of epithelium, lamina propria, and a layer of smooth [uː] muscle [mʌsl] in the digestive [dʒe] tract

mucosal *adj term* • **mucus[1]** [mjuːkəs] *n* • **mucoid[2]** *adj* • **mucin[3]** [mjuːsᵊn] *n term* • **mucinous[4]** *adj* • **muco-** *comb*

» *The normal relationship of parietal* [aɪ] *cell mucosa to antral mucosa was changed. Mucus is the clear viscid[5]* [s] *secretion* [iːʃ] *of the mucous membranes, consisting of mucin, epithelial cells, leukocytes* [uː], *and various inorganic salts suspended in water. Once the mucosal barrier[6] is breached* [briːtʃt] *by ulceration* [s], *the patient can become septic.*

Use small bowel[7] [aʊ]/ gastric[8] / airway ***mucosa*** • buccal[9] [ʌ]/ bladder / nasal ***mucosa*** • oral / intestinal *or* gut [ʌ] *or* bowel[10] ***mucosa*** • underlying / thickened / normal-appearing ***mucosa*** • friable[11] [aɪ]/ pale[12] [eɪ] ***mucosa*** • sub***mucosa***[13] [ʌ] • ***mucosal*** changes[14] / bleeding [iː] • ***mucosal*** edema [iː]/ tag[15] / prolapse • ***mucosal*** injury / tear[16] [teɚ]/ damage • ***mucosal*** ulcer [ʌlsɚ]/ thickening[17] / inflammation[18] • dry / pale[12] ***mucous membrane*** • irritation of the / oral ***mucous membrane*** • ***mucous*** lining[19] [aɪ]/ glands[20] / plug[21] [ʌ] • ***mucoid*** secretion[22] [iːʃ]/ sputum [(j)uː]/ discharge[22] [-tʃɑːrdʒ] • ***mucoid*** stool [uː]/ diarrhea [iː]/ impaction[23] • ***muco***ciliary [sɪ] clearance[24] /cutaneous junction [ʌ] • ***muco***purulent [jʊɚ] sputum[25] • ***muco***cele [-siːl] /lytics[26] [ɪ] /sitis [aɪ] /viscidosis[27]

Schleimhaut, Mukosa, Tunica mucosa
Schleim, Mucus[1] mukös, schleimig[2] Muzin, Mukoid, Schleimstoff[3] muzinös, schleimig[4] zähflüssig, viskös[5] Schleimhautbarriere[6] Dünndarmschleimhaut[7] Magenschleimhaut[8] Wangenschleimhaut[9] Darmschleimhaut[10] rissige S.[11] blasse S.[12] (Tunica) submucosa[13] Schleimhautveränderungen[14] Schleimhautfetzen[15] Schleimhaut(ein)riss[16] Schleimhautverdickung[17] Schleimhautentzündung[18] Schleimhautauskleidung[19] muköse Drüsen, Glandulae mucosae[20] Schleimpfropf[21] schleimige Absonderung[22] Mucoid impaction, Schleimverlegung v. Bronchien[23] mukoziliäre Clearance[24] schleimig-eitriger Auswurf[25] Muko-, Sekretolytika, Schleimlöser[26] Mukoviszidose, zyst. Fibrose[27] 17

goblet cells [gɒːblət selz] *n term*

syn **beaker** [iː] *or* **chalice** [tʃælɪs] **cells** *n term*

special epithelial cells that become distended apically [eɪ] with accumulations of mucus for lubrication

» *Like the nose, the sinuses [aɪ] are lined with respiratory epithelium that includes mucus-producing goblet cells and ciliated [sɪlɪeɪtɪd] cells[1].*

Use conjunctival[2] [dʒʌ] ***goblet cells*** • ***goblet cell*** hyperplasia [eɪʒ]/ carcinoid[3]

Becherzellen
Flimmerzellen[1] Becherzellen d. Bindehaut[2] Becherzellkarzinoid[3]

18

extracellular matrix [eɪ] *n term* *rel* **interstitium** *or* **interstice[1]** [-ɪs] *n term*

intercellular material of connective tissue made up of protein fibers [aɪ] and ground [aʊ] substance [ʌ]

intracellular[2] *adj term* • **intercellular[3]** *adj* • **interstitial[4]** [ɪʃ] *adj*

» *The interaction of cells with their scaffolding[5] (extracellular matrix and basement membrane) involves adhesion [iːʒ] through specific receptors [se]. Microscopically, edema [iː] of the interstitium was found. Complications involve airway obstruction [ʌ] or interstitial pulmonary [ʊ‖ʌ] infiltration.*

Use ***extracellular matrix*** constituents [ɪtʃ] *or* components[6] [oʊ] • ***extracellular matrix*** proteins[7] /-bound [aʊ] ligands[8] [aɪ] • (intra)cellular / organic / germinal [dʒɜː]/ connective tissue ***matrix*** • collagen / cartilage[9] / bone[10] / nail[11] ***matrix*** • ***matrix*** cells / deposition / accumulation • ***matrix*** production / repair • ***intercellular*** bridge[12] / space[13] / adhesion molecules • lung *or* pulmonary[14] / renal [iː]/ tubular [(j)uː] ***interstitium*** • ***interstitial*** space[1] / cells[15] / stroma • ***interstitial*** fluid[16] / fibrosis • ***interstitial*** infiltrate / edema[17] • ***interstitial*** emphysema [iː]/ lung disease • ***interstitial*** pneumonitis[18] [n(j)uː-]/ nephritis [aɪ] • ***interstitial*** cystitis [sɪst-]/ radiotherapy[19]

Interzellularsubstanz, extrazelluläre Matrix
Interstitium, Zwischenraum[1] intrazellulär[2] interzellulär[3] interstitiell[4] Gerüstsubstanz, Zellgerüst[5] Bestandteile d. Interzellularsubstanz[6] extrazelluläre Matrixproteine[7] extrazelluläre Liganden[8] Knorpelmatrix, -grundsubstanz, M. cartilaginea[9] Knochenmatrix, Osteoid[10] Nagelbett, -matrix, M. unguis[11] Interzellularbrücke[12] Interzellularraum[13] Lungeninterstitium[14] Leydig-(Zwischen)zellen[15] interstitielle Flüssigkeit[16] int. Ödem[17] int. Pneumonie[18] int. Strahlentherapie[19]

19

organ [ɔːrgən] *n* *rel* **organelle[1], organism[2], body[3]** *n term*

differentiated body structure such as the heart or liver performing a specific function in an organism

(in)organic[4] [æ] *adj term* • **multiorgan** *adj* • **organo-** *comb* • **bodily[5]** *adj clin*

» *Progressive sepsis led to multiple [ʌ] organ failure affecting the respiratory, renal, hepatic, and immune systems. The gallbladder [ɔː] is a pear-shaped [peɚ-] organ adherent [ɪɚ] to the undersurface of the liver. Mitochondria [k] are intracellular organelles that generate energy via a series [ɪɚ] of respiratory chain complexes. Pain has the critical signal function of alerting [ɜː] the organism to potentially harmful tissue damage. Tissue cells contain most of the body's potassium.*

Use human / paired[6] [peɚd]/ hollow[7] ***organ*** • target[8] [ɑː]/ donor[9] [oʊ]/ end[10]-***organ*** • visceral[11] [ɪs]/ pelvic / reproductive[12] [ʌ] ***organs*** • vital[13] [aɪ]/ adjacent[14] [dʒeɪs]/ internal[11] ***organs*** • ***organ*** (dys)function [ʌ]/ system [ɪ] • ***organ*** perfusion [juːʒ]/ injury • ***organ*** donation[15] / damage[16] • ***organ*** failure[17] [eɪ]/ transplantation • ***organ*** preservation[18] / rejection[19] [dʒe]/-confined [aɪ] cancer • infective / pathogenic [dʒe] *or* causative [ɒː]/ micro***organism*** • ***multiorgan*** system / failure • ***organic*** disease[20] / causes[21] / impotence[22] / acids • ***organic*** mercury [ɜː]/ solvent / chemistry [k] • ***organo***megaly[23] /genesis [dʒe] /phosphate poisoning • vertebral / vitreous[24] [ɪ]/ ciliary / carotid[25] / foreign ***body*** • cell / mamillary / corporal[26] ***bodies*** • inclusion[27] [uːʒ]/ Donovan / Heinz / ketone [iː] ***bodies*** • ***bodily*** contact / secretions [iːʃ]/ fluids[28] • ***bodily*** wastes [eɪ]/ harm[29] [ɑː] • ***body*** cavity / fluids[28] / temperature • ***body*** surface[30] / fat[31] / image[32]

Organ, Organon, Organum
(Zell)organelle[1] Organismus; Keim, Erreger[2] Körper, Corpus[3] (an)organisch[4] körperlich, physisch[5] paarig angelegtes Organ[6] Hohlorgan[7] Ziel-, Erfolgsorgan[8] Spenderorgan[9] Endorgan[10] innere O.[11] Geschlechtsorgane, Genitalien[12] lebenswichtige O.[13] Nachbarorgane[14] Organspende[15] Organschädigung, -schaden[16] Organversagen[17] Organkonservierung, -erhaltung[18] Organabstoßung[19] organ. Leiden[20] organ. Ursachen[21] organ. bedingte Impotenz[22] Vergrößerung innerer Organe, Viszero-, Organomegalie[23] Glaskörper, Corpus vitreum[24] Glomus caroticum, Karotisdrüse, -körper[25] Schwellkörper (i. Penis)[26] Einschlusskörperchen[27] Körperflüssigkeiten[28] Körperverletzung[29] Körperoberfläche[30] Körperfett[31] Körperschema[32]

20

viscera [vɪsɚə] *n term pl, sing* **viscus** [vɪskəs] *rare*

the internal organs, esp. those in the abdominal cavity

visceral[1] *adj term* • **splanchnic** [k] *adj* • **evisceration[2]** *n* • **viscer(o)-** *comb*

» *Pain referred [ɜː] to the spine [aɪ] may arise from abdominal or pelvic viscera. Inflammatory involvement of the visceral pleura resulted in a serous pleural effusion[3] [juːʒ]. Rupture [ʌ] of all layers of the abdominal wall and extrusion of abdominal viscera is called evisceration.*

Use abdominal / pelvic[4] / thoracic [æs]/ hollow[5] ***viscera*** • solid[6] / herniated [ɜː]/ adjacent [eɪ] ***viscera*** • ***visceral*** organ (involvement)[7] / cavities / peritoneum [iː]/ vessels • ***visceral*** pleura[8] [ʊɚ]/ smooth [uː] muscle / reflex[9] [iː] • ***visceral*** pain[10] / injury / parasitic disease / herniation • ***splanchnic*** nerves [ɜː]/ vessels / (vascular) bed / blood flow / viscera • ***viscero***parietal [aɪ] /peritoneal [iː] /megaly[11] • ***viscer***algia[10] [-ældʒ(ɪ)ə]

Viscera, Eingeweide
viszeral[1] Eingeweideprolaps, Eviszeration, Exenteration[2] seröser Pleuraerguss[3] Beckenorgane[4] Hohlorgane[5] parenchymatöse Organe[6] Befall innerer Organe[7] Lungenfell, Pleura visceralis[8] viszeraler Reflex[9] viszeraler Schmerz, Viszeralschmerz[10] Viszero-, Splanchnomegalie[11]

21

parenchyma [pərenkɪmə] *n term* *syn* **parenchymal tissue** *n*, *rel* **stroma**[1] *n term*

the functional tissue of an organ as opposed to the supportive (stromal) structures [ʌ]

(intra/ extra)parenchymal *or* **-matous**[2] *adj term* • **stromal**[3] [stroʊməl] *adj*

» *Leydig cell tumors often compress the surrounding parenchyma. Several layers of soft endothelial cells are supported by a sparse fibrous stroma. All patients except for those with renal parenchymal damage did well after ureteral reconstruction.*

Use brain / breast [e]/ renal[4] [iː]/ lung *or* pulmonary ***parenchyma*** • hepatic *or* liver[5] [ɪ]/ adjacent[6] ***parenchyma*** • ***parenchymal*** organs[7] / lesion [iːʒ]/ changes / involvement[8] • ***parenchymal*** infiltrate / necrosis[9] / damage[10] • endometrial[11] [iː]/ corneal / ovarian[12] / prostatic ***stroma*** • fibrous [aɪ]/ interstitial / well-vascularized ***stroma*** • ***stromal*** cells / component / compartment[13] / tissue[1] • ***stromal*** collagen / endometriosis[14] • ***stromal*** keratitis [aɪ]/ sarcoma / invasion[15] [eɪʒ]

Parenchym

Stroma[1] parenchymatös[2] stromal, Stroma-[3] Nierenparenchym[4] Leberparenchym[5] angrenzendes P.[6] parenchymatöse Organe[7] Parenchymbeteiligung[8] Parenchymnekrose[9] Parenchymschaden, -schädigung[10] Endometriumstroma[11] Ovarialstroma[12] stromales Kompartiment[13] Stromaendometriose, Stromatose[14] Stromainfiltration[15]

22

cortex *n term, pl* **cortices** [kɔːrtəsiːz] *rel* **medulla**[1] [ʌ‖ʊ] *n term*

outer portion of organs such as the kidney, as distinguished from the inner or medullary portion

cortical[2] *adj term* • **medullary**[3] [mɪdʌlə˞i‖medjələ˞i] *adj* • **cortico-** *comb*

» *Histologically, the cortex is composed of three zones of cells called, from cortex to medulla, the zona glomerulosa, the zona fasciculata, and the zona reticularis. At autopsy* [ɒː]*, the cut surface of the polycystic* [sɪ] *kidney showed extensive parenchymal replacement of cortical and medullary cysts* [sɪsts].

Use (ad)renal[4] [iː]/ bone *or* bony[5] / cerebral[6] ***cortex*** • cerebellar / motor / association ***cortex*** • temporal lobe / visual[7] [ɪʒ]/ auditory [ɒː] ***cortex*** • ***cortical*** steroids / blindness[8] / involvement • ***cortical*** thinning[9] [ɪ]/ bone[5] • outer[10] / inner / (ad)renal ***medulla*** • ***medullary*** tissue[1] / interstitium / cavity[11] • ***medullary*** center / pyramid [ɪ]/ sponge [spʌndʒ] kidney[12] • ***cortico***spinal [aɪ] tract[13] /medullary junction[14] [dʒʌŋkʃᵊn] • ***cortico***bulbar [ʌ] pathway[15] /steroid /tropin [oʊ]

Kortex, Rinde

Medulla, Mark[1] kortikal[2] markhaltig, medullär[3] Nebennierenrinde, Cortex glandulae suprarenalis, NNR[4] Kortikalis, Knochenrinde[5] Großhirnrinde, Cortex cerebri[6] Sehrinde, visueller Kortex[7] Rindenblindheit[8] Knochensubstanzverlust[9] Außenzone d. (Nieren)marks[10] Markhöhle, Cavitas medullaris[11] (Mark)schwammniere[12] Tractus corticospinalis, Pyramidenbahn[13] Mark-Rinden-Grenze[14] kortikobulbäre Bahn, Tractus corticonuclearis[15]

23

Unit 87 Anatomy

Related Units: 21 Head & Neck, 22 Trunk, 23 Extremities, 86 Histology

anatomy [ənæt̬əmi] *n term* *rel* **topography**[1] *n*, **histology**[2] *n term* → U86-1

(i) the structure [ʌ] of the body (ii) study, classification and description of body structures

anatomic(al) [ænətɒːmɪk] *adj term* • **topographic** *adj* • **anatomist**[3] [æ] *n*

» *The incision* [sɪʒ] *was closed anatomically. There are great individual variations in coronary anatomy. The anatomically short female urethra* [iː] *facilitates*[4] [sɪ] *the ascent*[5] [se] *of organisms from the introitus into the bladder. The pericardium stabilizes the heart* [ɑː] *in anatomic position* [ɪʃ]. *Topographically, the skin lesion* [iːʒ] *was irregular and partly raised* [eɪ].

Use topographic *or* regional[6] [iːdʒ]/ functional[7] [ʌ]/ descriptive *or* systematic[8] ***anatomy*** • general comparative / human ***anatomy*** • histologic[9] / pathologic / surgical [ɜː] ***anatomy*** • macroscopic *or* gross[10] [oʊ]/ microscopic[9] ***anatomy*** • ***anatomic*** location[11] / layer [eɪ]/ structure / position[12] • ***anatomic*** site / alterations *or* changes[13] / abnormality / variations / features [fiːtʃə˞z] • ***anatomical*** appearance / landmark[14] / malformation • ***topographic*** examination / location / relationships[15] / map[16]

Anatomie, Körperbau, Aufbau, Struktur

Topografie, Lageverhältnis[1] Histologie[2] Anatom[3] ermöglicht[4] Aufsteigen[5] topografische Anatomie[6] funktionelle A.[7] systematische A.[8] mikroskop. A., Histologie[9] makroskop. A.[10] anatomische Lage[11] anatom. Lage/ Stellung/ Position[12] anatom. Veränderungen[13] anatom. Orientierungspunkt[14] topograf. Verhältnisse/ Beziehungen[15] topografische Karte[16]

1

plane [pleɪn] *n & adj term* *syn* **planum** [pleɪnəm] *n*, *rel* **plate**[1] [pleɪt] *n term*

(n, i) flat surface

(ii) imaginary surface defined by three reference points or by extension through an axis

(multi/ bi)planar [baɪpleɪnə˞] *adj term* • **plate-like**[2] *adj*

» *The lesion extended deep to the plane of the facial* [eɪʃ] *nerve* [ɜː]. *The skeletal muscle* [mʌsl] *end plate*[3] *bridges the neuromuscular* [ʌ] *junction* [dʒʌŋkʃᵊn].

Use horizontal / transverse[4] [ɜː]/ sagittal[5] [ædʒ]/ median[6] [iː]/ coronal [oʊ] *or* frontal[7] / vertical [ɜː] ***plane*** • nail[8] / epiphyseal [ɪ] *or* growth[9] / volar[10] / urethral [iː]/ cribriform[11] [ɪ] ***plate*** • tarsal[12] [ɑː]/ bone[13]/ motor end[3] ***plate***

Ebene, Planum; flach

Platte[1] plattenförmig[2] Muskelendplatte, motor. E.[3] Transversalebene[4] Sagittalebene[5] Medianebene[6] Frontalebene[7] Nagelplatte[8] Epiphysenfuge[9] Palmaraponeurose[10] Siebbeinplatte, Lamina cribrosa[11] Lidplatte, Tarsus[12] Knochenplatte[13]

2

axis [æksɪs] *n term, pl* **axes** [-iːz] *rel* **pole**[1] [poʊl] *n term*

central line passing through a spherical body between its two poles

axial[2] [æksɪəl] *adj term* • **off-axis**[3] *adj* • **polar** [poʊlɚ] *adj*

» *Angulation of the esophageal* [dʒiː] *axis was noted above the tumor. The ECG shows left axis deviation* [eɪʃ]. *The lesion is located cephalad to the superior* [ɪɚ] *pole of the thyroid* [aɪ] *gland.*

Use long(itudinal)[4] / short / vertical[5] ***axis*** • central / cerebrospinal [aɪ] ***axis*** • hypothalamic-pituitary [(j)uː]/ optic *or* visual[6] [ɪʒ]/ pelvic[7] ***axis*** • ***axial*** skeleton[8] / plane / parallelism[9] / surface of a tooth • ***axial*** alignment[10] [aɪ]/ inclination[11] / view[12] / loading[13] [oʊ] • upper renal[14] [iː]/ lower / inferior / superior ***pole*** • anterior / posterior / frontal ***pole*** • temporal / occipital[15] ***pole*** • ***pole of the*** testis[16] / breast [e]/ patella

Achse, Axis

Pol[1] axial, achsenförmig, Achsen-[2] aus der Achse[3] Längs-, Longitudinalachse[4] Körperlängs-, Vertikalachse[5] Sehachse, Axis opticus[6] Beckenachse, Axis pelvis[7] Achsen-, Stammskelett[8] Achsenparallelität[9] Achsenausrichtung[10] Achsenfehlstellung, -neigung[11] Axialaufnahme[12] axiale Belastung[13] oberer Nierenpol, Extremitas superior renis[14] Polus occipitalis[15] Hodenpol, Extremitas testis[16] 3

aspect [æspekt] *n term* *sim* **surface**[1] [sɜːrfəs] *n & adj, rel* **view**[2] [vjuː] *n term*

the side of a structure facing[3] [eɪs] a specific direction

surface[4] *v* • **view**[5] *v* • **viewpoint**[6] *n* • **in view of**[7] *phr*

» *There was numbness*[8] [ʌ] *of the anterolateral aspect of the calf*[9] [kæf] *and dorsum of the foot. You should review the radiographic aspects of his condition. Aortography should include oblique* [oʊbliːk] *views*[10] *of the thigh* [θaɪ] *and leg arteries. Suggestive* [dʒe] *findings include scattered white nodules over the parietal* [aɪ] *surfaces and adhesions* [iːʒ] *between adjacent* [eɪ] *organs.*

Use internal[11] [ɜː]/ external / medial [iː] ***aspect*** • posterior / lateral / posterolateral ***aspect*** • dorsal / panoramic[12] ***view*** • lateral[13] / anteroposterior[14] ***view*** • to bring/ come into[15] ***view*** • body[16] / mucosal [mjʊkoʊzᵊl] ***surface*** • bone / joint[17] [dʒɔɪnt] ***surface*** • exposed[18] [oʊ]/ outer[19] ***surface*** • inner / cut[20] ***surface*** • ***surface*** area[21] / trauma[22] [ɒː] • ***surface*** damage [-ɪdʒ]/ tension[23]

Aspekt, Fläche, Seite, Teil

(Ober)fläche; oberflächlich[1] (An)sicht, Aufnahme[2] ausgerichtet/ zugewandt sein[3] auftauchen; verblenden, beschichten[4] betrachten[5] Sicht, Standpunkt[6] wegen[7] Taubheitsgefühl[8] Wade[9] Schrägaufnahmen[10] Innenseite, -fläche[11] Panoramaaufnahme[12] Seitenaufnahme, -ansicht[13] ap-Aufnahme[14] sichtbar werden[15] Körperoberfläche[16] Gelenkfläche[17] exponierte Fläche[18] Außenseite, -fläche[19] Schnittfläche[20] Oberfläche[21] oberflächl. Verletzung[22] Oberflächenspannung[23] 4

section [sekʃᵊn] *n & v term* *rel* **cross-section**[1] *n & v,* **transection**[2] *n term* → U126-10

(n, i) cut or division [ɪʒ]
(ii) portion [ʃ] of a structure
(iii) cut surface
(iv) thin slice [aɪ] of tissue[3], [ʃ||s] esp. for microscopic examination

cross-sectional *adj term* • **transect**[4] *v* • **dissection**[5] *n* • **dissect**[6] *v*

» *If medical measures* [eʒ] *fail, section of peripheral nerves may be necessary to relieve pain. Duodenal biopsy* [aɪ] *specimens should then be sectioned for histologic examination. The kidney was freed and exposed by blunt* [ʌ] *dissection*[7]*.*

Use abdominal[8] / serial[9] [ɪɚ]/ thin ***section*** • microscopic / histologic ***section*** • frozen[10] / sagittal / coronal ***section*** • perineal [iː]/ pituitary stalk[11] / cesarean[12] [eɚ] ***section*** • to perform a frozen[13] ***section*** • ***cross-sectional*** area[14] / view / ECG / study[15] • sharp / finger[16] ***dissection*** • en bloc / lymph node[17] [lɪmf noʊd] ***dissection*** • extensive[18] / minimal / meticulous[19] ***dissection*** • neck / axillary[20] ***dissection*** • ***to dissect*** free[21] / off[22] • ***dissecting*** microscope[23] [aɪ]

(Ab)schnitt, Durchtrennung; inzidieren, e. Schnitt machen

Querschnitt, quer durchschneiden[1] Querschnitt; Durchtrennung[2] Gewebescheibe[3] durchtrennen[4] (Dis)sektion, Obduktion, Ausräumung[5] sezieren, präparieren[6] stumpfe Präparation[7] Bauchschnitt, Laparotomie[8] Serienschnitt[9] Gefrierschnitt[10] Hypophysenstieldurchtrennung[11] Kaiserschnitt, Schnittentbindung[12] e. Gefrierschnitt anfertigen[13] Querschnittsfläche[14] Querschnittstudie[15] Fingerdissektion[16] Lymphknotendissektion, -ausräumung[17] weite Präparation[18] exakte P.[19] axilläre Lymphknotendissektion[20] freilegen[21] abpräparieren[22] Präpariermikroskop[23] 5

segment [segmənt] *n & v term* *rel* **portion**[1] [pɔːrʃᵊn] *n & v term*

(n) part of an organ or other body structure delimited[2] naturally or artificially [ɪʃ] from the remainder [eɪ], or having independent function, supply [aɪ], drainage [-ɪdʒ], etc.
(v) divide into small equal parts

segmental[3] *adj term* • **segmented** *adj* • **segmentation**[4] *n* • **midportion**[5] *n*

» *The entire* [aɪ] *distal portion of the foot is pale* [eɪ] *and cold. The chest film demonstrated air trapping*[6] *distal to the obstructed* [ʌ] *segment. The occlusion* [uːʒ] *was segmental in distribution* [juːʃ].

Use sacral [eɪ]/ renal [iː]/ skin ***segment*** • lung *or* pulmonary[7] [ʊ||ʌ] ***segment*** • spinal [aɪ] cord[8] / intestinal ***segment*** • lower uterine / diseased *or* involved[9] / stenotic ***segment*** • ***segmental*** bronchus[10] [k]/ fracture[11] • ***segmental*** resection[12] / reflex[13] [iː] • ***segmented*** polys[14] • haustral[15] [ɔː] ***segmentation*** • upper / major ***portion*** • marginal[16] [mɑːrdʒ-]/ diseased ***portion*** • dependent[17] / osseous[18] ***portion*** • membranous / tumorous[19] [(j)uː] ***portion***

Segment, Abschnitt; segmentieren

Teil, Abschnitt; auf-, zuteilen[1] abgegrenzt[2] segmentär, segmental[3] Segmentation, Segmentbildung[4] mittlerer Abschnitt[5] Lufteinschluss[6] Lungensegment[7] Rückenmarksegment[8] befallenes S.[9] Segmentbronchus, B. segmentalis[10] Etagenfraktur[11] Segmentresektion[12] Segmentreflex[13] segmentkernige Granulozyten[14] Haustrenbildung[15] marginaler Abschnitt[16] weiter peripher gelegener Teil[17] knöcherner Anteil[18] Tumoranteil[19] 6

travel *v term* *syn* **run, course** *v, rel* **traverse**[1] [ɜː], **enter**[2], **cross**[3] *v term*

• **course**[4] [kɔːrs] *n term* • **crossing**[5] *adj & n*

» *Afferents from the palate[6] travel with the greater superficial petrosal nerve to the geniculate ganglion. The nerve supply to the penis runs on the posterolateral surface of the prostate.*

Use ***to travel*** from / to / through / (with)in • ***to travel*** proximally along / via / toward • ***to run*** (superficially) [ɪʃ] along / underneath [iː]/ in a groove[7] [uː]/ anterior to • in its entire[8] ***course*** • ***crossing*** vessel[9] / point • arteriovenous [iː] ***crossing***

verlaufen, ziehen
queren[1] eintreten, münden[2] kreuzen[3] Verlauf[4] kreuzend; Kreuzung[5] Gaumen[6] in einer Furche verlaufen[7] in s. gesamten Verlauf[8] kreuzendes Gefäß[9] 7

layer [leɪɚ] *n & v* *syn* **stratum** [eɪ||ɑː] *n term, pl* **-a**
rel **plica**[1] [plaɪkə], **lamina**[2] *n term, pl* **-ae** → U86-15

sheet [iː] of a substance lying upon another from which it is different or not continuous with[3] it

layered[4] *adj* • **stratified**[4] [æ] *adj term* • **plicated**[5] *adj* • **plication**[6] *n*

» *The chest was closed in anatomic layers. A layer of corneal epithelial cells lined[7] the crater. The absorptive surface of the mucosa is multiplied by circular mucosal folds termed plicae circulares that project into the lumen.*

Use intimal[8] / deep / skin / subcutaneous fat[9] ***layer*** • fascial / muscle[10] / germ[11] / basal[12] ***layer*** • ***layer*** upon layer • closed in[13] ***layers*** • ***stratum*** granulosum / corneum • ***stratum*** germinativum[14] [aɪ]/ spinosum • single[15]-***layered*** • synovial[16] / epiglottic ***plica*** • ***plica*** ileoc(a)ecalis

Schicht, Lage; (be)schichten
Plica, Falte[1] Schicht, Platte, Lamina[2] verbunden[3] geschichtet, in Schichten[4] faltig, gefaltet[5] Faltenbildung, Faltung[6] kleidete aus[7] Intima, Tunica intima/ interna[8] subkut. Fettschicht[9] Muskelschicht[10] Keimblatt[11] Basalis, Stratum basale[12] schichtweise verschlossen[13] Keimschicht, Stratum germinativum[14] einschichtig[15] Plica synovialis[16] 8

line [laɪn] *n clin & term* *syn* **linea** [lɪnɪə] *n term*

(i) an imaginary [ædʒ] connection of reference points
(ii) long narrow mark distinguished from the adjacent [eɪ] tissues[1] by color, texture, or elevation

hairline[2] [heɚlaɪn] *n & adj* • **linear**[3] [lɪnɪɚ] *adj* • **delineate**[4] [dɪlɪnieɪt] *v*

» *The tube was inserted [ɜː] in the anterior 3rd intercostal space at the midclavicular line. Incise [saɪ] the eschar[5] [eskɑːr] along the anterior axillary line bilaterally to the costal margins[6]. Perform tube thoracostomy [ɒː] through the fifth or sixth intercostal space in the midaxillary line.*

Use nipple[7] / lip / anterior axillary[8] ***line*** • (left) midclavicular[9] (*abbr* MCL) ***line*** • median[10] [iː]/ intertrochanteric ***line*** • scratch[11] ***lines*** • skin ***lines*** of minimal tension *or* Langer' ***linea*** alba[13] / aspera / semilunaris / nigra [aɪ] • ***lines of*** cleavage[12] [kliːvɪdʒ] • ***line of*** demarcation / vision[14] • ***linear*** pattern / lesion / scar[15] • ***linear*** growth / relationship[16]

Linie, Linea
angrenzende/ benachbarte Gewebe[1] Haaransatz; haarfein, sehr dünn[2] linear, linienförmig[3] umreißen, darstellen, abgrenzen[4] Verbrennungsschorf[5] Rippenbogen[6] Mamillarlinie, Linea mamillaris[7] vordere Axillarlinie, L. axillaris anterior[8] Medioklavikularlinie, L. medioclavicularis[9] Medianlinie[10] Kratzlinien[11] Hautspalt-, Langer-Linien[12] Linea alba, weiße Linie[13] Sehachse, Gesichtslinie[14] linienförmige Narbe[15] lineare Beziehung[16] 9

boundary [baʊndɚi] *n, pl* **-ies** *syn* **border** [bɔːrdɚ] *n*
sim **margin**[1] [mɑːrdʒɪn], **edge**[1] [edʒ], **limit**[2] *n, rel* **demarcation**[3] *n*

the line separating a structure [ʌ] from adjacent ones or determining [ɜː] the limits of an area

bound[4] [aʊ] *v* • **border**[5] *v* • **borderline** *adj & n* • **delimit**[4] *v* • **demarcate**[4] [iː] *v* • **marginal**[6] *adj* • **limited** *adj* • **limitation**[7] *n* • **-edged** *comb*

» *There are signs of extension beyond the boundaries of the pancreas. The oral cavity is bounded anteriorly by the vermilion border[8] of the lips. The margin of the ulcer [ʌlsɚ] is sharply demarcated. The lesion [iːʒ] should be excised with a small margin of normal tissue[9].*

Use to define/maintain [eɪ] /breach[10] [briːtʃ] ***boundaries*** • anatomic / anterior / superior ***boundary*** • well-outlined[11] / outer / lateral ***border*** • indistinct[12] / poorly demarcated ***border*** • ill-defined[12] / irregular / left sternal [ɜː]/ raised[13] [eɪ] ***border*** • age[14] / time ***limit*** • costal[15] / liver / adjacent ***margin*** • uninvolved / clear surgical[16] ***margins*** • liver / wound[17] [uː]/ skin / lateral ***edge*** • free / cutting[18] [ʌ] ***edge*** • ragged-***edged*** filling defect[19] [iː] • smooth-***edged*** [uː] appearance [ɪɚ] • well[20] ***demarcated***

Grenze, Saum, Grenzlinie
Rand, Kante, Margo[1] Grenze, Beschränkung[2] Abgrenzung, Demarkation[3] be-, ab-, angrenzen[4] be-, angrenzen[5] rand-, wandständig, marginal[6] Begrenzung, Beschränkung[7] Lippenrot[8] gesunde Gewebemanschette[9] Grenzen überschreiten[10] deutl. erkennbare(r) Grenze/ Rand[11] unscharfe Begrenzung[12] erhabener Rand[13] Altersgrenze[14] Rippen(bogen)rand[15] tumorfreie Resektionsränder[16] Wundrand[17] Schneide[18] unscharf begrenzter Füllungsdefekt[19] gut abgegrenzt[20] 10

adjacent [ədʒeɪsᵊnt] *adj* *syn* **contiguous, adjoining** *adj, opposite* **distant**[1] *adj*

having a common boundary, lying close to each other without intervening [iː] space[2]

contiguity[3] [kɒːntɪgjuːəti] *n* • **adjoin**[4] [ədʒɔɪn] *v*

» *The pericardium may be affected by diseases of adjacent tissues. Retinal vessel sheathing[5] [ʃiːðɪŋ] may occur [ɜː] adjacent to such lesions. The disease spread [e] by contiguity to adjacent viscera[6] [ɪs].*

Use ***adjacent*** tissue / structures[7] / joints / vertebrae [ɜː]/ to the affected vessel[8] • ***contiguous*** viscera[6] / rib / structures[7] / areas / involvement • ***contiguous*** skin infection / to the involved tendon • to extend *or* spread by[9] ***contiguity*** • ***distant*** site / disease / metastases[10] / (tumor) spread • ***distant*** vision [ɪʒ]/ visual acuity[11] [juː]/ breath [e] sounds[12]

angrenzend, benachbart
entfernt, Fern-[1] Zwischenraum[2] Kontiguität, Berührung[3] angrenzen[4] postinflammatorische retinale Gefäßschädigung[5] Nachbarorgane[6] benachbarte/ angrenzende Strukturen[7] an d. betroffenen Gefäße angrenzend[8] s. durch Berührung ausbreiten[9] Fernmetastasen[10] Sehschärfe i. d. Ferne[11] ohrferne Atemgeräusche[12] 11

continuous with [kəntɪnjʊəs wɪθ] *phr*

opposite **distinct**[1] [dɪstɪŋkt] *adj*

extending in space without interruption [ʌ], break or irregularity

continuity[2] [(j)uː] *n* • **continuation**[3] *n* • **distinction**[4] *n* • **discontinuous**[5] *adj* • **distinctive**[6] *adj*

» *The fascia [fæʃ(ɪ)ə] covering the superior surface of the levator [eɪ] ani is continuous with the endopelvic fascia. There is an interruption in the continuity of the lower shaft. These fibers [aɪ] are continuous with the outer coat of the detrusor [uː] muscle.*

Use to maintain or preserve[7] [ɜː] / (re)establish ***continuity*** • gross[8] [oʊ]/ interruption in / bone ***continuity*** • anatomic / restoration of[9] ***continuity*** • ***distinct*** margin / border[10] / area • ***distinct*** neuroanatomic sites [aɪ]/ clinical entity[11]

verbunden mit, s. fortsetzend
verschieden, getrennt; deutlich[1] Zusammenhang, Kontinuität[2] Fortsetzung[3] Unterschied, Unterscheidung[4] unzusammenhängend, unterbrochen[5] auffällig, unverkennbar, charakteristisch[6] die Kontinuität erhalten[7] makroskop. Kontinuität[8] Wiederherstellung d. K.[9] deutl. Abgrenzung[10] eigenständige(s) klin. Bild/ Entität[11] 12

visceral [vɪsəʳəl] *adj term*

opposite **parietal**[1] [pəraɪətəl] *adj term, abbr* **P**

related or close to any of the large interior organs in the abdominal or thoracic [æs] cavities

viscera[2] *n pl term, sing* **viscus** [vɪskəs] • **viscerad** *adj* • **viscero-, parieto-** *comb*

» *This caused a shift of the mediastinal [aɪ] viscera to the opposite side. Parietal pain is more easily localized than visceral pain.*

Use ***visceral*** pleura[3] [ʊəʳ]/ peritoneum[4] [iː]/ pain[5] • hollow[6] / abdominal ***viscera*** • ***parietal*** lobe[7] [oʊ]/ area / bone[8] / pleura • ***parietal*** pericardium[9] / region [iːdʒ]/ surface • ***parieto***colic fold /-occipital [ksɪ] sulcus[10] [ʌ]

viszeral, Eingeweide-
parietal, seitlich, wandständig[1] Eingeweide, Viszera[2] Lungenfell, Pleura visceralis/ pulmonalis[3] Peritoneum viscerale[4] Viszeralschmerz[5] Hohlorgane[6] Parietal-, Scheitellappen[7] Scheitelbein, Os parietale[8] parietales Perikardblatt[9] Sulcus parieto-occipitalis[10] 13

proximal [prɒːksɪməl] *adj term, abbr* **prox**

opposite **distal**[1] [dɪstəl] *adj term*

closer to the center (usually the trunk[2] [ʌ] of the body), midline or any point of reference

disto-, proximo- *comb* • **interproximal**[3] *adj*

» *Total gastrectomy is required for tumors of the proximal half of the stomach. The findings on physical examination are typical of distal small bowel[4] [aʊ] obstruction.*

Use ***proximal*** interphalangeal [dʒ] (*abbr* PIP) joints / tibia / phalanx[5] • ***proximal*** colon [oʊ]/ bile [aɪ] duct[6] [ʌ]/ convoluted tubule [(j)uː] • ***distal*** aspect / phalanges[7] [fəlændʒiːz]/ pulses[8] [ʌ] • ***distal*** colonic stump[9] [ʌ]/ convoluted tubule[10]

proximal, rumpfwärts
distal[1] Rumpf, Stamm[2] approximal, interdental[3] Dünndarm[4] Grundglied, -phalanx, P. proximalis[5] proximaler Gallengang[6] Endphalangen, -glieder[7] periphere Pulse[8] distaler Kolonstumpf[9] Tubulus contortus distalis[10] 14

peripheral [pərɪfəʳəl] *adj*

opposite **central**[1] [sentrəl] *adj*

situated closer to the periphery of an organ or body part in relation to a specific reference point

periphery[2] [pərɪfəʳi] *n* • **center** [sentəʳ] *n, BE* **centre**

» *There is increased mobilization of fatty acids from peripheral adipose depots[3]. Calcification of the periphery of the hilar [aɪ] nodes was noted. The central pulmonary arteries are enlarged.*

Use ***peripheral*** blood (smear)[4] [smɪəʳ]/ vessel / resistance[5] / circulation [sɜːr-] • ***peripheral*** pulses[6] / vision[7] [ɪʒ]/ cyanosis[8] [saɪənoʊsɪs] • ***central*** lobule / canal [æ]/ face / incisor[9] [sɪ] • ***central*** nervous system / venous [iː] pressure[10] / catheter

peripher
zentral[1] Rand(zone), Peripherie[2] Fettdepots[3] peripherer Blutausstrich[4] peripherer Widerstand[5] periphere Pulse[6] peripheres Sehen[7] periphere Zyanose[8] linker mittlerer Schneidezahn[9] zentraler Venendruck, ZVD[10] 15

dorsal [dɔːrsəl] *adj term* *sim* **posterior**[1] [pɒːstɪəʳiəʳ] *adj term*

opposite **ventral**[2] *adj, sim* **anterior**[3] *adj term*

referring to the back of the body, the backside or any dorsum[4]

dorso-, postero-, ante- *comb* • **ventro-, -retro** *comb* • **dorsiflex**[5] *v* • **dorsiflexion**[6] *n*

» *Pain due to[7] cervical disk disease may involve the dorsal aspect of the thumb [θʌm]. Color blindness can occur [ɜː] from bilateral strokes[8] involving the ventral portion of the occipital lobe. Equipment now available makes it possible to obtain sonograms through openings in the skull, either through bur [ɜː] holes or via the anterior fontanelle in infants.*

Use ***dorsal*** spine[9] [aɪ]/ vertebrae[10] [eɪ||iː]/ root [uː] ganglion[11] • ***dorsal*** flexure [flekʃəʳ] of the spine • ***dorsal*** vein [eɪ]/ recumbent [ʌ] position[12] • ***posterior*** pancreas • ***ventral*** pancreas / (nerve) [ɜː] root / hernia[13] [ɜː]/ aspect • ***retro***grade [eɪ] /pubic[14] [juː] /sternal [ɜː] /peritoneum • ***retro***version [ɜː] /flexion /bulbar[15] [ʌ] • ***anterior*** fontanelle[16] / abdominal wall • ***anterior*** axillary line[17] / surface / portion

dorsal(is), rückseitig
posterior, hintere(r)[1] ventral, bauchseitig[2] anterior, vordere(r)[3] Dorsum, Rücken[4] dorsal flektieren, rückwärts beugen[5] Dorsalflexion[6] aufgrund von[7] bilateraler Insult[8] Brustwirbelsäule[9] Brustwirbel, Vertebrae thoracicae[10] Spinalganglion[11] Rückenlage m. gespreizten, angezogenen Beinen[12] Bauchwandhernie, Hernia abdominalis/ ventralis[13] retropubisch, hinter d. Schambein liegend[14] retrobulbär[15] große Fontanelle, Fonticulus anterior[16] vordere Axillarlinie, Linea axillaris anterior[17] 16

plantar [plæntɚ||-tɑːr] *adj term* *opposite* **palmar**[1] [pæl||pɑː(l)mɚ], **volar**[1] [oʊ] *adj term*

relating to the sole [soʊl] of the foot

» *Pallor [æ] is best detected on the plantar surfaces of the toes or in the nail beds. Bleomycin [aɪs] can produce edema [iː] of the interphalangeal joints and hardening of the palmar and plantar skin.*

Use ***plantar*** aspect / arch[2] [tʃ]/ flexors • ***plantar*** flexion[3] / reflex[4] / callosities • ***plantar*** nerve / warts[5] [ɔː]/ fascia [ʃ] *or* aponeurosis[6] • ***palmar*** fascia / muscle [mʌsl]/ flexion[7] • ***palmar*** arch / crease[8] [iː]/ erythema[9] [iː] • ***volar*** pad (of the fingertip)[10] / ligament[11] [ɪ]/ plate injury

plantar, sohlenwärts
palmar, handflächenwärts[1] Sohlenbogen, Arcus plantaris[2] Plantarflexion[3] Fußsohlen-, Plantarreflex[4] Fußsohlenwarze, Verruca plantaris[5] Plantaraponeurose, A. plantaris[6] Palmar-, Volarflexion[7] Handlinie[8] Palmarerythem[9] Fingerbeere, -ballen[10] Retinaculum flexorum (manus), Lig. carpi transversum[11] 17

lateral [æ] *adj term* *opposite* **medial**[1] [iː], **median**[1] [iː], **midline**[1] [ɪ] *adj term*

on the right/left side or (further) away from the median or midsagittal [ædʒ] plane[2]

contralateral[3] *adj term* • **lateralize** *v* • **lateralization**[4] *n* • **latero-** *comb*

» *The nerve courses [ɔː] just lateral to the sinus [aɪ]. Open the glottis by lateralizing a vocal cord. Anesthetize [e] the antecubital [juː] fossa[5] over the medial aspect of the forearm.*

Use ***lateral*** ventricle[6] / hemisphere [e]/ curvature [ɜː] of the spine[7] / ligament • ***lateral*** bending (exercises) / recumbent position[8] • ***lateral*** view[9] / infarction[10] • ***laterally*** reflected • ***lateral*** to the incision • ***contralateral*** aspect / breast [e]/ ear / kidney[11] • antero/ infero/ col/ ipsi***lateral*** • ***medial*** to / malleolus[12] [iː]/ epicondyle [-aɪl]/ meniscus[13] • ***median*** plane[2] / nerve[14] / eminence / sternotomy[15] • ***midline*** scar / (skin) incision[16] • movable in the ***midline***

lateral, seitlich, seitwärts
medial, mittlere(r, -s)[1] Medianebene[2] kontralateral, auf d. entgegengesetzten Seite[3] Lateralisation[4] Ellenbeuge, Fossa cubitalis[5] Seitenventrikel, Ventriculus lateralis[6] Skoliose[7] Sims-Lage[8] Seitenaufnahme, -ansicht[9] Lateralinfarkt[10] kontralaterale Niere[11] Innenknöchel, Malleolus medialis[12] Meniscus medialis[13] Nervus medianus, Medianus[14] mediane Sternotomie[15] Medianschnitt[16] 18

cephalad [sefəlæd] *adj term* *syn* **cephalic, cranial** [kreɪnɪəl] *adj term* *opposite* **caudad** *or* **caudal**[1] [ɒː] *adj term*

toward the head and away from the end(s) or tail [teɪl]

cephalo- *comb* • **caudo-** *comb* • **caudate**[2] [kɒːdeɪt] *adj term*

» *As the disease advances, symptoms progress in a cephalad direction and back motion [oʊʃ] becomes limited. CT scans show caudal displacement of the fourth ventricle. Hepatic imaging studies revealed [iː] a prominent caudate lobe[3].*

Use ***cephalad*** aspect / direction / migration [maɪ-]/ to the superior pole[4] • ***cephalic*** vein[5] / index[6] / presentation[7] • ***cephalo***caudad diameter [aɪæ] /metry[8] • ***cephalo***pelvic disproportion[9] • ***caudal*** aspect / pole / branches [tʃ] • ***caudal*** ligament / anesthesia [iːʒ] *or* block[10] • ***caudate*** process[11] / nucleus[12] [(j)uː]

kranial, kopfwärts
kaudal, schwanzwärts[1] schwanzförmig[2] Lobus caudatus[3] kranial vom oberen Pol[4] V. cephalica[5] Schädelindex[6] Schädel-, Kopflage[7] Schädelmessung, Kephalometrie[8] Schädel-Becken-Missverhältnis[9] Kaudal-, Sakralanästhesie[10] Processus caudatus (hepatis)[11] Nucleus caudatus, Schweifkern[12] 19

frontal [frʌntᵊl] *adj term* *opposite* **occipital**[1] [ɒːksɪpɪtᵊl] *adj term*

referring to the front of the head, esp. the forehead[2]

» *Frontal epidural [(j)ʊɚ] abscesses are usually quiescent[3] [kwaɪesᵊnt]. Frontal sinusitis [aɪ] that does not promptly respond to outpatient care[4] should be managed aggressively. The neurologic symptoms [ɪ] usually persist for 20 to 30 min and are generally followed by a throbbing[5] occipital headache.*

Use ***frontal*** bone[6] / lobe / sinus[7] [aɪ]/ plane[8] • ***frontal*** gyrus [dʒaɪrəs]/ balding[9] [ɒː]/ bossing[10] • ***occipital*** bone[11] / region / protuberance [(j)uː] • ***occipital*** flattening[12] / hairline[13] / artery

frontal, Stirn-
okzipital, Hinterhaupt-[1] Stirn[2] klin. stumm[3] ambulante Behandlung[4] pochend[5] Stirnbein, Os frontale[6] Stirnhöhle, Sinus frontalis[7] Frontalebene[8] Ausbildung e. Stirnglatze[9] Vorwölbung d. Stirn[10] Hinterhauptbein, Os occipitale[11] Abflachung d. Hinterkopfes[12] hinterer Haaransatz, Nackenhaaransatz[13] 20

orifice [ɔːrɪfɪs] *n term* *syn* **opening, aperture** [æpɚtʃɚ] *n clin* **os** [oʊs] *pl* **ora, ostium** [ɒːstɪəm] *n term, pl* **ostia**

the entrance or outlet of ducts [ʌ], tubes [(j)uː], and body cavities

open[1] *v* • **opening** *adj* • **orificial** [ɔːrɪfɪʃᵊl] *adj term*

» *Lesions [iːʒ] close to the orifice of the duct may be palpated manually. The anal [eɪ] opening[2] must be dilated daily for 6-8 months to prevent stricture formation. The superior aperture[3] of the thorax is also called either the thoracic [æs] inlet[3] or the thoracic outlet[3]. The placenta [se] may cover the internal os of the cervix [sɜː] completely.*

Use ureteral[4] [iː]/ anal[2] / esophagogastric[5] ***orifice*** • gastroduodenal *or* pyloric[6] [paɪlɔːrɪk] ***orifice*** • root canal[7] / mitral[8] [aɪ]/ tricuspid[9] [ʌ] ***orifice*** • aortic [eɪ]/ artificial[10] [ɪʃ]/ narrow ***opening*** • patent[11] [eɪ]/ vaginal[12] [dʒ] ***opening*** • diaphragmatic / anal[2] ***aperture*** • piriform[13] / palpebral [iː] ***aperture*** • (external[14]/ internal[15]) ***cervical os*** • coronary / vaginal[12] ***ostium*** • ***ostium*** primum [aɪ] defect[16] [iː]/ secundum defect[17] • ***to open*** up / into

Ostium, Öffnung, Mündung
öffnen, münden[1] Analöffnung[2] obere Thoraxapertur, Apertura thoracis superior[3] Harnleitermündung, Ostium ureteris[4] O. cardiacum[5] O. pyloricum[6] Wurzelkanaleingang[7] O. atrioventriculare sinistrum[8] O. atrioventriculare dextrum[9] künstl. Öffnung, Stoma[10] durchgängige Öffnung[11] Scheideneingang, O. vaginae[12] Apertura piriformis, vordere Öffnung d. (knöchernen) Nasenhöhle[13] äußerer Muttermund, Ostium uteri[14] innerer M.[15] Ostium-primum-Defekt, ASD I[16] Ostium-secundum-Defekt, ASD II[17] 21

lumen [luːmən] *n term, pl* **lumina, lumens**

space in the interior of tubular structures, e.g. blood vessels or intestines

luminal *adj term* • **intra/ transluminal** *adj*

» *Blood flowing through such a narrow, irregular, or ulcerated* [ʌ] *lumen may clot*[1]*. A luminal diameter of 14-15 mm is usually sufficient* [ɪʃ] *to relieve dysphagia*[2] [eɪdʒ].

Use arterial [ɪɚ]/ bowel *or* gut[3] [ʌ]/ bronchial [k] ***lumen*** • vascular *or* vessel[4] / tubal[5] ***lumen*** • patent / true[6] / false[7] ***lumen*** • narrowed[8] / normal ***lumen*** • ***lumen of the*** bowel[3] / vein / appendix • ***luminal*** diameter / dilatation • ***luminal*** narrowing[9] / obstruction • double-***lumen*** catheter[10] • ***intraluminal*** debris [iː]/ cyst [sɪst] • ***intraluminal*** pressure[11] / airway obstruction

Lumen, lichte Weite
Blutgerinnsel bilden[1] Schluckstörung, Dysphagie[2] Darmlumen[3] Gefäßlumen[4] Tubenlumen[5] echtes Lumen[6] falsches Lumen[7] eingeengtes Lumen[8] Lumeneinengung[9] doppellumiger Katheter[10] intraluminaler Druck[11]

22

lobe [loʊb] *n term*

rel **lobule**[1] [lɒːbjuːl] *n term* → U43-3; U47-3; U41-5

(i) subdivision of organs (e.g. the brain, lung, liver, etc.) bounded [aʊ] by fissures [ɪʃ], septa or other structural demarcations
(ii) rounded [aʊ] projecting [dʒe] part, e.g. the ear lobe[2]

lob(ul)ar[3] *adj term* • **lobulated**[4] *adj* • **lobotomy**[5] [ɒː] *n* • **lobectomy**[6] *n*

» *The stroke* [oʊ] *involved the nondominant parietal lobe. Did you find any lobar or patchy infiltrates*[7] *on chest x-ray*[8]*? Two distinct lobes are separated by a shallow* [æ] *median furrow*[9] [ɜː]*. When fibrosis is so extensive that fibrous* [aɪ] *septa surround parenchymal* [kɪ] *nodules and alter* [ɒː] *the normal architecture* [ɑːrkɪ-] *of the liver lobule the histologic lesion is defined as cirrhosis* [sərοʊsɪs].

Use frontal[10] / occipital / temporal ***lobe*** • parietal[11] [aɪ]/ left lower / right middle[12] ***lobe*** • ***lobe of the*** brain[13] / lung / liver / prostate / thyroid[14] [aɪ] • ***lobar*** bronchi [-kaɪ]/ pneumonia[15] [n(j)uː-] • pulmonary[16] [ʊ‖ʌ]/ hepatic *or* liver ***lobules*** • ***lobulated*** contour / kidney[17] / tongue[18] [tʌŋ] • ***lobular*** pattern / inflammation / carcinoma

Lobus, Lappen
Lobulus, Läppchen[1] Ohrläppchen[2] lobulär[3] gelappt[4] Lobo-, Leukotomie[5] Lobektomie, Lappenentfernung[6] fleckige Infiltrate[7] Thoraxröntgen[8] nicht sehr tiefe Furche[9] Stirn-, Frontallappen, Lobus frontalis[10] Parietal-, Scheitellappen, L. parietalis[11] (rechter) Mittellappen[12] Großhirnlappen[13] Schilddrüsenlappen[14] Lobär-, Lappenpneumonie[15] Lungenläppchen, Lobuli pulmonis[16] Ren lobatus[17] Lappenzunge, Lingua lobata[18]

23

pedicle [pedɪkᵊl] *n term* *syn* **peduncle** [piː‖pɪdʌŋkᵊl] *n term,* **stalk** [stɒːk] *n*

a narrow stem or tube attached [ætʃ] to an organ, tumor or skin flap

pedicled[1] *adj term* • **pedunculated**[1] [ʌ] *adj* • **peduncular**[2] *adj*

» *From the renal pedicle the lymphatic channels* [tʃæn-], *usually four or five trunks, drain to lymph* [ɪ] *nodes along the inferior vena cava* [viːnə keɪvə] *and to the lateral aortic nodes. In Nothnagel':] and contralateral cerebellar ataxia.*

Use renal[4] [iː]/ splenic [e]/ vascular[5] / stump [ʌ] of ***pedicle*** • ***pedicle*** graft *or* flap[6] • cerebral[7] / (superior[8]/ middle[9]/ inferior[10]) cerebellar ***peduncle*** • ***pedunculated*** polyp[11] [pɒːlɪp]/ growth[12] / fibroid [aɪ] • pituitary [(j)uː] *or* infundibular *or* hypothalamic[13] ***stalk***

Stiel
gestielt[1] stielförmig, Stiel-[2] Okulomotoriuslähmung[3] Nierenstiel[4] Gefäßstiel[5] gestielter Lappen[6] Hirnstiel, Pedunculus cerebri[7] P. cerebellaris superior/ rostralis, oberer Kleinhirnstiel[8] P. cerebellaris medialis, mittlerer K.[9] P. cerebellaris inferior/ caudalis, unterer K.[10] gestielter Polyp[11] gestielte Geschwulst[12] Hypophysenstiel, Infundibulum[13]

24

apex [eɪpeks] *n term, pl* **apexes** *or* **apices** [eɪpəsiːz]

rel **base**[1] [beɪs], **root**[2] [ruːt], **hilum** *or* **hilus**[3] [aɪ] *n term*

the top part or tip of a cone-shaped [oʊ] or pointed organ, body part or an extremity

apical [eɪpɪkəl] *adj term* • **basilar**[4] [æ‖eɪ] *adj* • **basal** [eɪ] *adj* • **hilar**[5] [haɪlɚ] *adj*

» *Pleural* [ʊɚ] *pressure at the apex is more negative when the body is erect. In Le Fort III fracture the entire facial* [eɪʃ] *skeleton is dislocated from the base of the skull* [ʌ]*. There is a marked loss of cells in the posterior root* [uː] *ganglia*[6] *and degeneration of peripheral sensory fibers* [aɪ]*. Nodal spread* [e] *was found above the renal hilum.*

Use cardiac[7]/ root[8] ***apex*** • ***apex of the*** bladder / prostate[9] / cochlea [k]/ lung[10] • ***apical*** bronchus [k]/ foramen [eɪ] • ***root of the*** lung[11] / tongue[12] • nerve[13] [ɜː]/ aortic / tooth[14] / motor[15] ***root*** • ***root*** canal / compression[16] • lung / bladder / skull[17] ***base*** • tongue[12] / narrow / broad ***base*** • ***base of the*** neck / skull[17] / aorta • ***base of the*** heart[18] [ɑː]/ brain[19] / prostate • liver *or* hepatic[20] / renal[21] ***hilum*** • ***hilum of the*** lung / spleen[22] [iː]/ kidney[21] / liver[20]

Apex, Spitze
Basis[1] Radix, Wurzel[2] Hilum, Hilus[3] basilaris, Basilar-[4] hilär[5] Spinalganglien[6] Herzspitze, Apex cordis[7] Wurzelspitze, A. radicis dentis[8] A. prostatae[9] Lungenspitze, A. pulmonis[10] Lungenwurzel, Radix pulmonis[11] Zungenwurzel, -grund, Radix linguae[12] Nervenwurzel[13] Zahnwurzel, R. dentis[14] vordere/ motorische Wurzel (d. Spinalnervs)[15] Wurzelkompression[16] Schädelbasis, Basis cranii[17] Herzbasis, Basis cordis[18] Hirnbasis, B. cerebri[19] Leberhilum, Leberpforte[20] Nierenhilus, Hilum renis/ renale[21] Milzhilus, Hilum splenicum[22]

25

fossa [ɒː] *n term, pl* **-ae** *rel* **groove[1]** [uː], **sulcus[1]** [sʌlkəs] *n term*
cleft[2], fissure[2] [fɪʃɚ] *n term*

depression or longitudinal furrow[3] [ɜː], esp. on the surface of a bone

grooved[4] *adj term* • **fissure** *v* • **fissured[5]** *adj* • **cleft[6]** [kleft] *adj*

» *The nasal* [eɪ] *cavity is divided into right and left nasal fossae by the nasal septum. These lesions* [iːʒ] *typically occur* [ɜː] *in the depths of the body folds e.g. in the groin[7] and the intergluteal* [uː] *cleft[8]. In the Sylvian fissure the middle cerebral artery in most patients divides into superior and inferior divisions. Bicipital* [baɪsɪp-] *tendinitis* [aɪ] *is produced by friction* [ɪkʃ] *on the tendon of the long head of the biceps* [aɪs] *as it passes through the bicipital groove. Superiorly, the hypothalamic sulcus of the third ventricle separates the thalamus from the hypothalamus.*

Use iliac[9] [ɪ]/ supraclavicular / antecubital[10] [(j)uː] ***fossa*** • glenoid[11] [iː]/ pituitary[12] ***fossa*** • atrioventricular[13] / condylar ***groove*** • olecranon / ulnar[14] [ʌ]/ bicipital[15] ***groove*** • ***grooved*** tongue[16] • branchial[17] [k]/ joint[18] ***cleft*** • fracture[19] / gluteal[8] ***cleft*** • ***cleft*** palate[20] / lip[21] / tongue • ***cleft*** hand / foot • gingival[22] [dʒɪ]/ costophrenic ***sulcus*** • central[23] / lateral[24] ***sulcus*** • auricular-mastoid / pulmonary / hypothalamic ***sulcus*** • lobar / (inferior/ superior) orbital ***fissure*** • palpebral / anal[25] ***fissure*** • Sylvian[24] [ɪ] ***fissure*** • ***fissured*** lips[26] / tongue[16] / skin[27]

Fossa, Grube
Furche, Rinne, Sulcus[1] Spalt(e), Furche, Fissur[2] Rinne, Furche[3] gefurcht, furchig, gerillt[4] gespalten, rissig[5] gespalten, (auseinander-) klaffend[6] Leiste(nbeuge)[7] Gesäßspalte, Rima ani[8] Fossa iliaca, Darmbeingrube[9] F. cubitalis, Ellenbeuge[10] Cavitas glenoidalis, Schultergelenkpfanne[11] Fossa hypophysialis[12] Sulcus coronarius, Kranzfurche (d. Herzens)[13] S. nervi ulnaris[14] S. intertubercularis[15] Faltenzunge, Lingua plicata/ scrotalis[16] Kiemenspalte, -gang[17] Gelenkhöhle, Cavitas articularis[18] Bruchspalt[19] Gaumenspalte, Palatoschisis, Palatum fissum[20] Lippenspalte, Cheiloschisis[21] Zahnfleischfurche, Sulcus gingivalis[22] Zentralfurche, S. centralis/ Rolandi[23] Sylvius-Furche, S. lateralis[24] Analfissur[25] aufgesprungene Lippen[26] rissige Haut[27] 26

prominence [prɒːmənənᵗs] *n term* *rel* **process[1]** [prɒːses],
protuberance[2] [(j)uː],
projection[3] [-dʒekʃᵊn] *n term*

a bulging [bʌldʒɪŋ] eminence[4]

prominent[5] *adj term* • **protuberant[6]** *adj* • **project[7]** *v* • **projecting** *adj*

» *In diabetics* [e] *the heel* [iː] *and bony prominences are particularly vulnerable[8]* [ʌ]. *The location of the supraspinatus* [eɪ] *tendon between the greater tuberosity of the humeral* [juː] *head and the overhanging acromion process renders it vulnerable to mechanical* [k] *compression. Dermatofibrosarcoma develops as a circumscribed* [sɜːr-] *protuberance arising* [aɪ] *from the skin of the trunk* [ʌ].

Use bony[9] / laryngeal[10] [dʒ] ***prominence*** • (external/ internal) occipital[11] / rounded [aʊ] ***protuberance*** • ***protuberant*** abdomen / lips / ears[12] • bony[9] / finger-like / slender ***projection*** • alveolar [ɪə]/ coracoid / mastoid[13] ***process*** • ***prominent*** scar[14] [skɑːr]/ mucous [mjuːkəs] folds • ***prominent*** spur[15] [ɜː]/ eyes[16]

Prominentia, Vorsprung, Vorwölbung
Processus, Fortsatz[1] Vorsprung, Protuberanz, Höcker[2] Vorsprung[3] Erhöhung, Vorsprung, -wölbung, Eminentia[4] vorstehend, -springend; markant[5] vorstehend, hervortretend[6] vorspringen, vorragen[7] empfindlich[8] Knochenvorsprung[9] Adamsapfel, Prominentia laryngea[10] Protuberantia occipitalis interna[11] abstehende Ohren[12] Warzenfortsatz, Mastoid, Proc. mastoideus[13] wulstige Narbe[14] Knochensporn[15] hervortretende Augäpfel[16] 27

88

Unit 88 General Physiology

Related Units: 78 **Metabolism,** 81 **Biochemistry,** 83 **Cell Biology,** 55 **Hormones,** 47 **Liver & Bile,** 49 **Urine Production,** 31 **Muscle Function,** 42 **Nerve Function**

physiologic(al) [fɪziəlɒːdʒɪk] *adj term* *opposite* **unphysiologic(al)[1]** *adj term*

related to normal vital [aɪ] processes in organisms and the physical and biochemical factors involved, esp. to normal functions not affected by drugs or disease (as opposed to pathologic)

(patho)physiology[2] [ɒː] *n term* • **physiologist[3]** *n* • **-physiologic** *comb*

» *The pancreatic A cells of diabetics are hyperresponsive to physiologic levels of epinephrine[4]. I will now discuss the anatomy of the anal* [eɪ] *sphincter and the physiology of defecation.*

Use ***physiologic*** function / activity / mechanism / response / stress(es)[5] • ***physiologic*** rest position / dead space[6] / cup[7] • ***physiologic*** effects / dose / changes *or* alterations[8] • ***physiologic*** abnormality / jaundice[9] [dʒɒːndɪs]/ saline [eɪ] (solution)[10] • molecular / cell / body / developmental[11] ***physiology*** • normal / clinical / cardiovascular / endocrine / thyroxine [aɪ] ***physiology*** • altered [ɒː] lung / morbid *or* pathologic[2] ***physiology*** • ***unphysiologic(al)*** reabsorption / angulation / concentration • ***supraphysiologic*** dose[12] / amount [aʊ]/ level • ***physio***pathology[2] • electro[13]/ neuro[14] [n(j)ʊɚoʊ-]/ patho/ psycho [saɪkoʊ-]/ sub***physiologic***

physiologisch
unphysiologisch[1] (Patho)physiologie[2] Physiologe/ -in[3] Adrenalin, Epinephrin[4] physiolog. Belastung(en)[5] physiolog. Totraum[6] physiol. Ausbuchtung (i. Netzhaut), Excavatio papillae nervi optici[7] physiolog. Veränderungen[8] physiolog. Neugeborenenikterus[9] physiolog. Kochsalzlösung[10] Entwicklungsphysiologie[11] supraphysiologische Dosis[12] elektrophysiologisch[13] neurophysiologisch[14] 1

regulation [regjʊleɪʃᵊn] *n* → U54-3; U83-18 *syn* **control** *n*, *rel* **mechanism**[1] [mekə-] *n term*

control of the rate or manner in which a process progresses or a product is formed

regulate[2] *v* • **control**[2] *v* • **regulatory** *adj* • **(un)regulated** *adj*

» *Regulation of the sodium concentration[3] in plasma or urine is intimately associated with regulation of total body water. Nitric [aɪ] oxide[4] is involved in regulating vascular tone. The gastrointestinal tract is the major site of homeostatic control for iron [aɪɚn] and zinc.*

Use feedback[5] [iː]/ down/ up/ de- *or* dys[6]/ osmotic[7] ***regulation*** • temperature / auto[8]/ metabolic[9] ***regulation*** • up/ down/ counter[10] [aʊ]/ de***regulate*** • feedback[5] / active / control[11] ***mechanism*** • autoimmune [ɒːt̬ə-]/ protective[12] ***mechanism*** • compensatory[13] / antireflux [iː]/ sweating [e]/ defense[14] ***mechanism*** • secretory [iː]/ transport *or* carrier[15] ***mechanism*** • paracrine / coping[16] [oʊ] ***mechanism*** • cellular / molecular / neurophysiologic / pathogenic [dʒe] ***mechanism*** • ***regulatory*** mechanism[11] / function / factor / protein[17] • metabolic[9] / hypothalamic / cell cycle [saɪkl]/ motor ***control*** • neuroendocrine / feedback[5] ***control*** • ***control*** mechanism[11] / system [ɪ]

Steuerung, Regulation, Regelung
Mechanismus[1] regulieren, steuern[2] Natriumkonzentration[3] Stick(stoffmon)oxid[4] Rückkopplungs-, Feedbackmechanismus[5] Fehlsteuerung, Regulationsstörung[6] Osmoregulation[7] Selbstregulation[8] Stoffwechselregulation[9] gegensteuern[10] Steuerungsmechanismus[11] Schutzmechanismus[12] Kompensationsmechanismus[13] Abwehrmechanismus[14] Carriertransport[15] Bewältigungsmechanismus[16] Regulatorprotein[17]

2

supply [səplaɪ] *v&n* *rel* **provide**[1] [aɪ], **transport**[2] *v*, **perfuse**[3] [pɚfjuːz] *v term*

(v) to transfer [ɜː] and provide with biochemical [ke] substances [ʌ]

supplying [aɪ] *adj* • **co-transport** *n term* • **perfusion**[4] [pɚfjuːʒᵊn] *n* → U36-5

» *The production of hemoglobin requires a supply of iron and synthesis of heme [hiːm] and globin. Most drug molecules are transported across a membrane by simple diffusion from a high concentration area to a low concentration area without expenditure of energy[5]. As a tumor grows, nutrients[6] are provided by direct diffusion from the circulation. In this phase of septic shock (so-called warm shock) the skin remains well perfused and warm.*

Use ***to supply*** nutrients [uː] to the tissues / the transplant with blood[7] • oxygen[8] / arterial [ɪɚ]/ (adequate) blood[9] ***supply*** • microvascular / nerve[10] [ɜː] ***supply*** • medical[11] / water / energy[12] ***supplies*** • electrolyte / amino acid / intestinal calcium [s] ***transport*** • oxygen / reverse [ɜː] cholesterol[13] ***transport*** • diffusive *or* passive[14] / active / cellular ***transport*** • carrier-mediated[15] [iː]/ bidirectional ***transport*** • cardiac / lung[16] / regional [iːdʒ] ***perfusion*** • ***perfusion*** rate

versorgen; Versorgung, Zufuhr
bereitstellen, liefern, sorgen für[1] befördern, transportieren[2] durchströmen, perfundieren[3] Durchblutung, -strömung, Perfusion[4] Energieaufwand, -verbrauch[5] Nährstoffe[6] das Transplantat mit Blut versorgen[7] Sauerstoffversorgung, -zufuhr[8] Blutversorgung, -zufuhr[9] nervale Versorgung, Innervation[10] Ärztebedarf[11] Energievorräte[12] Cholesterintransport[13] passiver Transport[14] carriervermittelter T., Carriertransport[15] Lungenperfusion, -durchblutung[16]

3

diffusion [dɪfjuːʒᵊn] *n term* *rel* **osmosis**[1] [ɒːzmoʊsɪs] *n term* → U81-21; U49-9

movement of molecules, ions [aɪənz] or solid particles in a fluid from an area of higher concentration to an area of lower concentration to reach an even [iː] distribution[2] [juːʃ]

diffuse[3] [dɪfjuːz] *v term* • **(non)diffusible**[4] *adj* • **diffusive** *adj* • **osmotic**[5] *adj*

» *Gastric mucus [juː] acts as a barrier to the diffusion of pepsin. A nonionized [aɪ] drug diffuses more readily [e] from the glomerular filtrate into the blood. Potassium[6] diffuses passively along electrical and concentration gradients [eɪ].*

Use passive / facilitated[7] [sɪ]/ immuno[8]/ carrier-mediated[9] [iː] ***diffusion*** • back[10] / exchange[11] [tʃ] ***diffusion*** • oxygen / rate of / drug / impaired[12] [eɚ] ***diffusion*** • ***diffusion*** barrier[13] / process / constant[14] / coefficient[15] [ɪʃ] • ***diffusion*** capacity[16] / defect [iː] *or* impairment[12] • agar gel [dʒel] ***diffusion*** test *or* assay[17] • ***diffusing*** capacity[16] • freely / non-***diffusible*** • ***osmotic*** gradient[18] / pressure[19] / diuresis[20] [iː]/ imbalance / regulation

Diffusion
Osmose[1] Verteilungsgleichgewicht[2] diffundieren[3] diffusionsfähig[4] osmotisch[5] Kalium[6] erleichterte Diffusion[7] Immundiffusion[8] Carrier-, carriervermittelter Transport[9] Rückdiffusion[10] Austauschdiffusion[11] Diffusionsstörung[12] Diffusionsbarriere[13] Diffusionskonstante[14] Diffusionskoeffizient[15] Diffusionskapazität[16] Diffusionstest[17] osmotisches Gefälle[18] osmot. Druck[19] osmot. Diurese[20]

4

soluble [sɒːljəbl] *adj term* *opposite* **non-** *or* **insoluble**[1] *adj term* → U81-25

capable [eɪ] of changing from a solid to a dispersed [ɜː] form, esp. by immersion[2] [ɜː] in a fluid of suitable properties

solution[3] [uːʃ] *n term* • **solvent**[4] *adj&n* • **solubility**[5] *n* • **solubilize**[6] *v* • **solubilization**[7] *n* • **dissolve**[8] *v*

» *High soluble fiber [aɪ] content in the diet may have a favorable effect on blood cholesterol levels. The number of dissolved particles per unit of water was not computed.*

Use fat- *or* lipid[9] / water-***soluble*** • ***solubility*** product[10] / test • aqueous [eɪ‖æ] *or* water[11] / lipid / low *or* poor ***solubility*** • ***(in)soluble*** compound[12] [aʊ] • saturated[13] [sætʃɚ-]/ priming[14] [aɪ]/ buffered[15] [ʌ]/ hypertonic ***solution*** • sterile / (normal) saline[16] [eɪ] (*abbr* N/S)/ irrigating[17] ***solution*** • balanced salt[18] / 5% / acetic [siː] acid ***solution*** • ***dissolved*** gases / particles / in water

löslich
unlöslich[1] Eintauchen[2] Lösung[3] (auf)lösend; Lösungsmittel[4] Löslichkeit[5] löslich machen[6] Solubilisation[7] (sich) auflösen[8] fettlöslich[9] Löslichkeitsprodukt[10] Wasserlöslichkeit[11] unlösl. Verbindung[12] gesättigte Lösung[13] Starterlösung[14] gepufferte Lösung[15] physiolog. Kochsalzlösung[16] Spülflüssigkeit[17] isotone Salzlösung[18]

5

permeable [pɜːrmiəbl] *adj term* *opposite* **impermeable**[1] *adj term*

to permit the passage of substances (liquids, gases, heat) across a membrane or other structure

permeate[2] [pɜːrmieɪt] *v term* • **(im)permeability**[3] *n* • **hyper/ semipermeable**[4] *adj*

» *Injury* [dʒ] *to the barrier renders the duct* [ʌ] *permeable to large molecules. The renal* [iː] *tubule* [(j)uː] *is impermeable to mannitol. The inability of chloride anions* [aɪ] *to permeate the cell membrane results in the transcellular exchange of H+ for K+.*

Use selectively[5] / freely / water-/ vapor[6] [eɪ] ***permeable*** • ***impermeable*** barrier [ær]/ stricture / to macromolecules • relatively ***impermeable*** • increased capillary[7] / membrane / microvascular ***permeability*** • endothelial [iː]/ intestinal / pleural [ʊɚ] ***permeability*** • glomerular / blood-brain barrier[8] ***permeability*** • ion[9] [aɪən]/ water[10] / low ***permeability***

permeabel, durchlässig
impermeabel, undurchlässig[1] durchdringen[2] Durchlässigkeit, Permeabilität[3] semipermeabel[4] selektiv durchlässig[5] dampfdurchlässig[6] erhöhte Kapillardurchlässigkeit[7] Permeabilität/ Durchlässigkeit d. Blut-Hirn-Schranke[8] Ionendurchlässigkeit[9] Wasserdurchlässigkeit[10]
6

threshold [θreʃʰoʊld] **(value** *or* **level)** *n term* → U49-5; U104-18

point at which a stimulus is great enough to produce an effect, e.g. excitation [ɪksaɪteɪʃᵊn] of any structure or to elicit[1] [ɪs] a sensation [eɪʃ], motor response, etc.

» *The lesion* [iːʒ] *in proximal renal tubular acidosis is a lowering of the renal bicarbonate threshold. The pH threshold for secretin release* [iː] *from the duodenum and jejunum is 4.5.*

Use ***threshold*** of sensation / dose[2] / pressure • ***threshold*** potential[3] / stimulus[4] / percussion[5] [ʌ] • energy / pain[6] / renal[7] / calcium excretion [iːʃ] ***threshold*** • osmotic / sensory ***threshold*** • auditory [ɒː] *or* hearing[8] / speech reception[9] (*abbr* SRT) ***threshold*** • below / above the ***threshold*** • supra[10]/ sub***threshold*** • high[11]-/ low-***threshold substance***

Schwelle, Schwellenwert
auslösen[1] Schwellendosis[2] Schwellenpotential[3] Schwellenreiz[4] Schwellenwertperkussion[5] Schmerzschwelle[6] Nierenschwelle[7] Hörschwelle[8] Sprachhörschwelle[9] überschwellig[10] Schwellensubstanz[11]
7

absorption *n term* *rel* **reabsorption**[1], **assimilation**[2], **incorporation**[2] *n term*

passage of substances across tissues, e.g. of nutrients into intestinal villi[3]

absorbent[4] [ɔː] *adj & n term* • **(re)absorb**[5] *v* • **absorptive** *adj* → U49-4; U46-13 • **as/ dissimilate**[6] [dɪsɪməleɪt] *v term* • **dissimilation**[7] *n*

» *Complete absorption of alcohol requires 30 minutes to 6 hours, depending upon the volume, the presence of food, etc. What is the best method of studying cerebrospinal* [aɪ] *fluid flow and absorption? Elemental diets* [daɪəts] *provide essential nutrients in a readily* [e] *assimilated form and require little or no active digestion. Some iron is taken up in the liver parenchyma* [-kɪmə] *for incorporation into heme* [hiːm] *enzymes* [aɪ] *and for ferritin storage.*

Use to facilitate [sɪ]/delay [eɪ] *or* retard[8]/reduce/enhance ***absorption*** • net / calcium / drug[9] / energy / nutrient[10] [uː] ***absorption*** • systemic / oral / skin *or* dermal[11] [ɜː] ***absorption*** • gut [ʌ] *or* (gastro)intestinal[12] (*abbr* GI)/ small bowel[13] [aʊ]/ colonic ***absorption*** • fat[14] / bile acid / iron / mucosal carbohydrate [aɪ] ***absorption*** • ***absorption*** rate[15] / test[16] • passive / rapid / poor / mal[17]/ impaired [eɚ] ***absorption*** • tubular / water / (avid) renal (sodium)[18] ***reabsorption*** • protein / mal***assimilation*** • ***assimilation of*** calories / information • ***absorptive*** surface [ɜː]/ function / capacity / hypercalciuria • ***to be assimilated*** by the body / in the intestine / for reutilization

Ab- Resorption, Aufnahme
Reabsorption; Rückresorption[1] Assimilation, Aufnahme[2] Darmzotten[3] saugfähig, absorbierend; Absorbens[4] ab, resorbieren[5] abbauen, dissimilieren[6] Abbau, Dissimilation, Katabolismus[7] die Resorption verzögern[8] Arzneimittelresorption[9] Nährstoffaufnahme[10] perkutane Resorption[11] enterale/ intestinale Resorption[12] Dünndarmresorption[13] Fettresorption[14] Resorptionsgeschwindigkeit[15] Resorptionstest[16] Malabsorption[17] überaus starke renale Natriumreabsorption[18]
8

humor [hjuːmɚ] *n term, BE* **humour** → U58-10f

body fluid such as blood or lymph [lɪmf]

(non)humoral[1] *adj term* • **neurohumoral** *adj*

» *Reduced cardiac output can also activate several neural* [n(j)ʊɚəl] *and humoral systems* [ɪ]. *This causes disruption* [ʌ] *of the blood-aqueous humor barrier*[2], *vasodilatation* [veɪzoʊ-], *and increased permeability.*

Use aqueous[3] / ocular / vitreous[4] [ɪ] ***humor*** • ***humoral*** immunity[5] / response[6] / factors • ***humoral*** mediator [iː]/ antibodies[7] • ***humoral*** activity / control[8] / hypercalcemia [siː]/ presensitization[9] • ***humorally*** mediated • ***neurohumoral*** adjustment [ədʒʌst-]/ factors / response[10] / stimulation

(Körper)flüssigkeit, Humor
humoral[1] Blutkammerwasserschranke[2] Kammerwasser, Humor aquaeus[3] Glaskörper, Corpus vitreum[4] humorale Immunität[5] humorale Reaktion[6] humorale Antikörper[7] humorale Regulation[8] vorangegangene humorale Immunsensibilisierung[9] neurohumorale Reaktion[10]
9

endogenous [endɒːdʒənᵊs] *adj term* *opposite* **exogenous**[1] *adj term*

arising [aɪ] from or caused by factors within the organism

» *Alterations in the host defense mechanism predispose the patient to infections from his usually nonpathogenic* [dʒe] *endogenous microflora* [aɪ]. *Exogenous steroids may be safely discontinued*[2].

Use ***endogenous*** factor / flora [ɔː]/ cycle [saɪkl]/ toxins / infection[3] • ***endogenous*** creatinine / obesity [iː]/ pyrogens[4] [aɪ]/ depression[5] • ***exogenous*** sources[6] [ɔː]/ reinfection[7] / contamination / steroid administration[8]

endogen
exogen[1] abgesetzt[2] endogene Infektion, Autoinfektion[3] endogene Pyrogene[4] endogene Depression[5] exogene Quellen[6] exogene Reinfektion[7] exogene Steroidzufuhr[8]
10

discharge [dɪstʃɑːrdʒ] *v* *rel* **secrete**[1] [sɪkriːt], **excrete**[2] [iː] *v clin & term*, → U49-4 **release**[3] [rɪliːs] *v & n term*

(i) to set free or liberate a body fluid
(ii) to release an electric charge or emotions [oʊʃ]
(iii) to release a patient from hospital → U20-16

discharge[4] *n clin* • **secretion**[5] [sɪkriːʃᵊn] *n term* • **secretory**[6] [iː] *adj* → U54-2 • **excretion**[7] [ekskriːʃᵊn] *n term* • **excretory**[8] [iː] *adj* • **excreta**[9] *n pl* → U46-20

» *Vulvovaginal candidiasis [aɪ] typically presents as a cottage cheese-like vaginal discharge. Following hydrolysis of the thyroglobulin, T4 and T3 are secreted into the plasma. Then the pustule ulcerates [ʌ], produces a milky secretion, and slowly invades the adjacent [eɪs] skin.*

Use ***to discharge*** pus[10] [ʌ] from a wound [uː]/ mucus [juː] from the rectum • ***to discharge*** a patient from the hospital • adrenergic [ɜː]/ nasal ***discharge*** • purulent [jʊə˞] aural[11] [ɔː]/ electrical ***discharge*** • urethral [iː]/ vaginal[12] / bloody / mucoid / watery[13] ***discharge*** • ***to secrete*** growth factors / sex hormones • ***to secrete*** copious [oʊ] amounts[14] [aʊ] / insulin / estrogen • ***to excrete*** urine / bilirubin / a gallstone [ɔː]• ***to excrete*** nitrogenous [ɒːdʒ] waste products[15] • gastric[16] / hormone *or* hormonal[17] ***secretion*** • bile[18] / lipid / milk / over***secretion*** • to clear[19]/evacuate/suction[20] [ʌ] ***secretions*** • airway / oral / salivary[21] / vaginal[22] / ocular ***secretions*** • clear / thick / purulent[23] / tenacious[24] [eɪʃ] ***secretions*** • hypo/hyper***secretory*** • renal / urinary albumin / fecal [iː] fat[25] / water / uric acid ***excretion***

Note: The terms ***excrete*** and ***excretion*** typically refer to evacuation or expulsion [ʌ] of material from the body or an individual cell (e.g. **feces**[26] [fiːsiːz]). Also, do not confuse ***secretion*** and ***secret***[27].

(i) ausscheiden, absondern
(ii) (sich) entladen
(iii) entlassen
absondern, sezernieren[1] absondern, ausscheiden[2] ausschütten, freisetzen; Abgabe, Freisetzung[3] Absonderung, Sekret[4] Absonderung, Sekretion; Sekret[5] sekretorisch, sezernierend[6] Ausscheidung, Exkretion[7] exkretorisch[8] Exkrete[9] Eiter absondern[10] eitriger Ausfluss aus d. Ohr[11] Scheidenausfluss, Fluor vaginalis[12] wässriges Sekret[13] große Mengen sezernieren[14] Stickstoffschlacken ausscheiden[15] Magensekretion[16] Hormonsekretion[17] Gallensekretion, -produktion[18] Sekret entfernen[19] S. absaugen[20] Speichel[21] Scheidensekret[22] eitriges S.[23] zähes S.[24] Stuhlfettausscheidung[25] Stuhl[26] Geheimnis[27]

11

stimulate [stɪmjəleɪt] *v* *sim* **activate**[1] *v*, *rel* **enhance**[2] [ɪnhænᵗs] *v*

to cause increased [iː] functional [ʌ] activity in the body or any of its parts or organs

stimulation *n term* • **stimulus**[3] *n, pl* **-i** • **stimulatory** *adj* • **activator** *n* • **(psycho)stimulant**[4] *adj & n term* • **enhancement**[5] *n* • **(un)enhanced** *adj*

» *The release of amino acids from muscle [mʌsl] is regulated by insulin, which stimulates amino acid uptake[6] and protein synthesis [ɪ]. Opioids produce analgesia [dʒiː] by activating pain-inhibitory neurons [n(j)ʊə˞-]. Intrinsic factor secretion is enhanced by stimuli that evoke [oʊ] H+ output from parietal [aɪ] cells.*

Use ***to stimulate*** growth / potassium excretion[7] [iːʃ]/ appetite[8] / nerve [ɜː] fibers[9] [aɪ] • skin / hormonal / electrical[10] / mechanical [k] ***stimulation*** • vagal[11] [eɪ]/ sympathetic / antigenic[12] [dʒe]/ over- *or* hyper***stimulation*** • sensory[13] / tactile / auditory [ɒː] ***stimuli*** • conditioned[14] / painful / noxious[15] [ɒːkʃ] ***stimuli*** • ***to activate*** cells / a muscle / receptors / neurons / platelets[16] [eɪ] • prothrombin / tissue [tɪʃ||sjuː] plasminogen[17] ***activator*** • ***to enhance*** blood supply / cardiac output[18] / analgesic [dʒiː] effects[19] • ***enhancement of*** insulin secretion / estrogen levels[20] / urinary excretion • circulatory [sɜː]/ contrast[21] ***enhancement***

stimulieren, anregen
aktivieren, anregen[1] verstärken, steigern[2] Stimulus, Reiz[3] stimulierend; Stimulans, Anregungsmittel[4] Vergrößerung, Enhancement, Steigerung[5] Aufnahme[6] d. Kaliumausscheidung anregen[7] d. Appetit anregen[8] Nervenfasern stimulieren[9] Elektrostimulation[10] Vagusstimulation[11] Antigenstimulation[12] Sinnesreize[13] konditionierte/ bedingte R.[14] schädl. Reize[15] die Blutplättchen aktivieren[16] Gewebeplasminogenaktivator[17] d. Herzminutenvolumen erhöhen[18] d. schmerzstillende Wirkung erhöhen[19] Erhöhung d. Östrogenspiegel[20] Kontrastverstärkung[21]

12

trigger [trɪgə˞] *v* *syn* **evoke** [ɪvoʊk], **elicit** [ɪlɪsɪt] *v term* → U102-3

to initiate [ɪʃ] or stimulate an action, mechanism or course [ɔː] of events

trigger[1] *n*

» *Platelets, which play a key role in thrombus formation, trigger the coagulation process. Triggered activity occurs [ɜː] when afterdepolarizations reach the threshold level required to trigger a new depolarization. The formation of intratubular casts[2] was the major trigger for his acute renal failure. Secondary hyperparathyroidism [aɪ] was evoked by urinary losses of calcium. In osteoarthritis [aɪ] of the knee joint movement commonly elicits bony crepitus.*

Use ***to trigger*** sweating [e]/ ovulation / a cough[3] [kɒːf]/ symptoms [ɪ]/ attacks[4] • ***trigger*** mechanism[5] / stimulus[6] / factors[7] / point[8] / area *or* zone[9] / • asthma[10] [æzmə]/ bacterial [ɪə˞]/ endogenous / environmental ***trigger*** • ***to evoke*** pain[11] / symptoms / muscle relaxation • ***to evoke*** an immune response[12] / inflammation [eɪʃ]/ acute exacerbations[13] [s] • ***to elicit*** a reflex [iː] *or* jerk[14] [dʒɜːrk]/ an allergic [ɜː] reaction[15] / rebound [aʊ] tenderness[16] / the patient's wishes

auslösen, triggern
Auslöser, Trigger[1] Harnzylinder[2] e. Hustenanfall auslösen[3] Anfälle auslösen[4] Triggermechanismus[5] Triggerreiz[6] Triggerfaktoren[7] Triggerpunkt[8] Triggerzone[9] Asthmaauslöser[10] Schmerzen hervorrufen[11] e. Immunreaktion/ -antwort auslösen[12] zu einer akuten Verschlechterung führen[13] e. Reflex auslösen[14] e. allergische Reaktion auslösen[15] den Loslassschmerz auslösen[16]

13

inhibit *v* *syn* **block** *v, sim* **inactivate**[1], **suppress**[2], **depress**[3] *v*

to cause a decrease, slow down or arrest of a function or process

(dis)inhibition[4] *n term* • **inhibitory**[5] *adj* • **inhibitor**[6] *n* • **(in)activation** *n* • **(in)activity**[7] *n term* • **(in/ hyper)active** *adj* • **suppression**[8] *n* • **depression** *n*

» *Estrogens inhibit the actual secretion of milk. Several drugs reduce spasticity* [ɪs] *by inhibiting the spinal cord reflexes. Hypergastrinemia is due to loss of acid inhibition of gastrin G cells. The fasting state is necessary to avoid postprandial depression of phosphate. Do not suppress cough.*

Use ***to inhibit*** enzyme activity / bone resorption / growth[9] • competitive[10] / feedback / reflex ***inhibition*** • near-complete / transient / (ir)reversible [ɜː]/ short-term ***inhibition*** • platelet-***inhibiting*** agents [eɪdʒ] *or* drugs[11] • prostaglandin / monoamine oxidase[12] (*abbr* MAO) ***inhibitor*** • ***to suppress*** androgens / insulin release[13] / a reflex / overactivity • bone marrow [æ]/ hormonal / immune[14] / T cell ***suppression*** • appetite-***suppressing*** drugs[15] • appetite-***suppressants***[15] • ***to depress*** ventilation / the CNS[16] / liver function • myocardial / respiratory[17] / bone marrow[18] ***depression*** • adrenergic / antibacterial[19] / enzyme[20] / metabolic ***activity*** • plasma renin[21] / reflex / cardiac[22] / ovarian / bladder ***activity***

hemmen, inhibieren
inaktivieren[1] unterdrücken, supprimieren, z. Stillstand bringen[2] dämpfen, herabsetzen[3] (Dis)inhibition, (Ent)hemmung[4] hemmend[5] Inhibitor, Hemmer[6] Tätigkeit, Aktivität; Wirkung[7] Suppression, Unterdrückung[8] das Wachstum hemmen[9] kompetitive Hemmung[10] Thrombozytenhemmstoffe[11] Monoaminooxidase-, MAO-Hemmer[12] Insulinausschüttung unterdrücken[13] Immunsuppression[14] Appetitzügler[15] d. ZNS dämpfen[16] Atemdepression[17] Knochenmarkdepression[18] antibakterielle Wirkung[19] Enzymaktivität[20] Plasmareninaktivität[21] Herztätigkeit[22] 14

accumulate [əkjuː-] *v* *rel* **replenish**[1] [e] *v, opposite* **deplete**[2] [iː] *v term* → U78-21

to increase in number or amount, e.g. fluids, cells, or various components collecting in a duct

accumulation *n term* • **accumulative**[3] *adj* • **depletion**[4] [iːʃ] *n* • **replenishment**[5] *n*

» *In chronic bronchitis* [kaɪ] *secretions accumulate to produce dyspnea* [ɪ] *and wheezing*[6] [iː]. *Renal shut-down*[7] [ʌ] *may increase the risk of systemic accumulation of diphenidol. Even small worm* [ɜː] *burdens* [ɜː] *can deplete iron* [aɪɚn] *reserves* [ɜː]. *Initial* [ɪʃ] *treatment should replenish fluid and electrolyte* [-laɪt] *deficits.*

Use ***to accumulate*** in the plasma / locally / to toxic levels[8] • fluid[9] / bilirubin / bacterial ***accumulation*** • (visceral) [ɪs] fat *or* lipid / drug ***accumulation*** • (extracellular/ intravascular) volume / salt[10] / water ***depletion*** • electrolyte / iron (-store)[11] / potassium[12] / nutritional[13] [ɪʃ] ***depletion*** • ***to replenish*** iron supplies[14] [aɪ]/ fluids / body stores • salt / vitamin [aɪ‖ɪ]/ volume[15] ***replenishment***

ansammeln, akkumulieren
auffüllen, ergänzen[1] entleeren, erschöpfen[2] akkumulierend, (sich) anhäufend[3] Verlust, Entleerung, Depletion[4] Auffüllung, Ergänzung[5] pfeifendes Atemgeräusch, Giemen[6] Nierenversagen[7] toxische Werte erreichen[8] Flüssigkeitsansammlung[9] Salzverlust[10] Eisenverlust, -mangel[11] Kaliummangel[12] Mangelernährung[13] d. Eisenvorräte auffüllen[14] Volumenersatz, -substitution (bei Hypovolämie)[15] 15

output [aʊtpʊt] *n term* *rel* **clearance**[1] [klɪɚənᵗs] *n term* → U49-7 **ejection**[2] [ɪdʒekʃᵊn] *n term* → U33-8

quantity of a specific substance produced, ejected, or excreted per time unit, e.g. urinary sodium output

eject[3] *v term* • **high-/ low-output** *adj*

» *Resistance to infection, trauma* [ɒː], *and other stress is diminished because of reduced adrenal* [iː] *output. Drug elimination depends on the contribution* [juːʃ] *of renal elimination to total body clearance. No ejection click*[4] *is audible* [ɒː]. *Clinical workup*[5] *demonstrated a decreased* [iː] *hepatic uptake and clearance.*

Use fluid[6] / energy / cardiac (*abbr* CO) ***output*** • cardiac minute[7] (*abbr* CMO)/ stroke[8] ***output*** • stool [uː]/ sperm [ɜː]/ urinary *or* urine[9] ***output*** • saliva [aɪ]/ intake and[10] (*abbr* I & O) ***output*** • gastric acid [æsɪd]/ basal [eɪ] acid (*abbr* BAO)/ peak [iː] *or* maximal acid (*abbr* PAO/ MAO)/ speech[11] ***output*** • ***high-output*** (heart [ɑː]/ renal) failure[12] / septic shock[13] • (endogenous) creatinine[14] / renal[15] (calcium) / airway[16] ***clearance*** • metabolic / mucociliary[16] [sɪ] ***clearance*** • hepatic (bilirubin) / drug / inulin[17] ***clearance*** • ***ejection*** rate / fraction[18] / click[4] / sound[4] / murmur[4] [ɜː]

Output, (Arbeits)leistung, Abgabe, Ausstoß
Clearance[1] Ausstoß, -wurf[2] auswerfen, -stoßen[3] Ejektionsklick, systol. Austreibungsgeräusch[4] klin. Untersuchungen[5] Flüssigkeitsausscheidung, -abgabe[6] Herzminutenvolumen, HMV[7] Schlagvolumen[8] Harnausscheidung, -volumen[9] Aufnahme u. Ausscheidung[10] Sprachproduktion[11] Herzinsuffizienz m. großem HMV[12] hyperdynam. septischer Schock[13] Kreatinin-Clearance[14] renale C.[15] mukoziliäre C.[16] Inulin-C.[17] Ejektions-, Auswurffraktion[18] 16

adaptation [ædæpteɪʃᵊn] *n term* → U77-9; U59-10 *rel* **acclimatization**[1], **accommodation**[2] *n term* → U59-12

change in function or constitution [(j)uːʃ] of tissue or an organ to meet new conditions

adaptive[3] *adj term* • **(re)adapt**[4] *v* • **adaptability**[5] *n* • **adaptational** *adj* • **acclimatize** [aɪ] *v*

» *This could cause a rapid shift of water into cells that have undergone osmotic adaptation. Chronic ingestion* [dʒe] *of ethanol leads to adaptation by the liver. Growth hormone, which rises during fasting, is important in the body's adaptation to lack of food. Individuals not acclimatized to heat may develop symptoms* [ɪ] *as a result of salt depletion*[6].

Use homeostatic / metabolic[7] / physiologic[8] / renal [iː]/ bacterial [ɪɚ] ***adaptation*** • dark[9] / light[10] / sexual / social / family ***adaptation*** • cold[11] / heat[12] [iː]/ altitude[13] [æ]/ full ***acclimatization*** • psychosocial [saɪkoʊ-]/ visual [ɪʒ] ***accommodation*** • ***to adapt to*** changes / physiologic alterations[14] / stress / challenges[15] [tʃæ] • ***adaptive*** mechanism[16] / capacity[5] [æs]/ effect / response[17] / behavior [eɪ] • non/ mal***adaptive*** • cold-/ host[18]- [oʊ]/ human-/ animal-/ highly / poorly ***adapted***

Adapt(at)ion, Anpassung
Anpassung, Akklimatisation[1] Anpassung, Akkommodation[2] anpassungsfähig, adaptiv[3] anpassen, adaptieren[4] Anpassungsfähigkeit, Adaptabilität[5] Salzverlust[6] metabol. Anpassung/ Adaptation[7] physiolog. A.[8] Dunkeladaptation[9] Helladaptation[10] Kälteakklimatisation[11] Wärmeakklimatisation[12] Höhenakklimatisation, -adaptation[13] d. veränderten physiologischen Bedingungen anpassen[14] d. Anforderungen anpassen[15] Anpassungsmechanismus[16] Anpassungsreaktion[17] wirtsspezifisch[18] 17

countercurrent [kauntə˞kɜːrənt] *n term* → U49-10

two currents [ɜː] flowing in opposite directions to effect an exchange of biochemical substances

» *Loop [uː] diuretics[1] [e] interfere [ɪə˞] with the countercurrent mechanism and produce an isoosmotic solute diuresis [iː]. Minimum edema [iː] at the papillary tip, within the renal pelvis[2], could influence the countercurrent concentrating mechanism.*

Use ***countercurrent*** principle[3] / (flow/ concentrating) mechanism[3] / exchange system[4] • ***countercurrent*** multiplier (system) / immunoelectrophoresis[5] (*abbr* CIE)

Gegenstrom
Schleifendiuretika[1] Nierenbecken[2] Gegenstromprinzip[3] Gegenstromsystem[4] Elektrosyn(h)ärese, Überwanderungs-, Gegenstromelektrophorese[5]

18

metabolic imbalance *n term* *syn* **disequilibrium** [dɪsɪkwɪlɪbrɪəm] *n term*
opposite **balance[1], equilibrium[1]** *n term*

disparity[2] in the quantities, concentrations, and proportionate amounts of bodily constituents or difference between intake and utilization, storage, or excretion of a substance

balanced[3] *adj term* • **counterbalance[4]** *n & v* • **equilibrate[5]** [ɪkwɪlɪbreɪt] *v*

» *Heat stroke[6] is a result of imbalance between production and dissipation of heat[7]. Primary [aɪ] respiratory disturbances [ɜː] in acid-base balance[8] result in minimal transcellular K+ shifts[9]. Isotonic crystalloid [ɪ] salt solution was infused to counterbalance [aʊ] the loss of plasma volume into the extravascular space. The stability of body weight [weɪt] requires that intake and expenditure of energy[10] be balanced over time.*

Use acid-base / fluid / electrolyte[11] / muscle[12] ***imbalance*** • protein / (negative) water / dietary[13] [aɪ] ***balance*** • (negative/ positive/ 24-hour) nitrogen[14] [aɪ]/ andrenergic-cholinergic [-ɜːrdʒɪk] ***balance*** • ***balanced*** salt solution[15] / diet[13] / suspension • to reach/maintain/be in ***equilibrium*** • osmotic[16] / pressure ***(dis)equilibrium*** • ***equilibrium*** state / phase / dialysis[17] [daɪæləsɪs]

Stoffwechselstörung
Gleichgewicht, Äquilibrium[1] Ungleichheit[2] ausgewogen, -geglichen[3] (ein) Gegengewicht (bilden), ausgleichen[4] ins Gleichgewicht bringen, im G. halten, äquilibrieren[5] Hitzschlag[6] Wärmeabgabe[7] Säure-Basen-Haushalt[8] Verlagerungen[9] Energieverbrauch[10] gestörter Elektrolythaushalt[11] muskuläre Dysbalance[12] ausgewogene Ernährung/ Kost[13] Stickstoffgleichgewicht, ausgeglichene Stickstoffbilanz[14] physiolog. (Koch)salzlösung[15] osmot. (Un)gleichgewicht[16] Gleichgewichtsdialyse[17]

19

steady state [stedi steɪt] *n term* *abbr* **ss**

condition in which the formation or introduction of substances just keeps pace[1] [peɪs] with their destruction or removal [uː] so that all volumes, concentrations, pressures, and flows [oʊ] remain constant

» *A drug is considered to be at steady state after it has been continuously administered at the same dosage and interval for at least five half-lives[2]. In muscle physiology, a steady state is reached when the removal of lactic acid[3] by oxidation keeps pace[1] with its production, the oxygen supply being adequate, and the muscles [ʌs] do not go into debt [det] for oxygen[4].*

Use to achieve [tʃ] /reach/be in/remain [eɪ] in/produce/maintain[5] [eɪ] ***a steady state*** • in the / time to ***steady state*** • ***steady state*** (plasma) levels[6] / concentration[7] / hematopoiesis [iː] • ***steady*** potential[8] / fluid increase / decline[9] [aɪ]

Fließgleichgewicht, dynam. Gleichgewicht, Steady state, ss
s. d. Waage/ Schritt halten[1] Halbwertszeiten[2] Laktateliminierung[3] Sauerstoffschuld[4] e. Steady state aufrechterhalten[5] Steady-state-Plasmaspiegel[6] Steady-state-Konzentration[7] Bestandspotential[8] kontinuierliche(r) Rückgang/ Abnahme[9]

20

Unit 89 General Pathology

Related Units: **5 Injuries, 104 Pain, 106 Fractures, 12 Mortality, 94 Infections Diseases, 99 Tumor Types, 117 Diagnosis, 124 Medical & Surgical Emergencies**

pathologic(al) [pæθəlɒːdʒɪk] *adj term*

related to the causes [ɒː], development, and nature of abnormal conditions, to the resulting structural and functional changes, or to pathology as a medical science and specialty

pathology[1] *n term* • **pathologist[2]** *n* • **pathogen[3]** *n* • **patho-, -opathy** *comb*

» *This condition is characterized pathologically by diffuse inflammatory changes. Psychoses [saɪkoʊsiːz] are manifested by pathology in all areas of mental function.*

Use ***pathologic*** anatomy / histology / feature[4] [fiːtʃə˞]/ changes / abnormality / condition • ***pathologic*** finding[5] / appearance [ɪə˞]/ structure / confirmation • ***pathologic*** entity[6] / examination / diagnosis / staging • anatomical / cellular[7] / clinical / comparative / functional / humoral / medical / molecular / surgical ***pathology*** • underlying[8] / characteristic / dental / endocrine [ɪ||aɪ]/ bladder / bowel [aʊ]/ speech / negative for[9] ***pathology*** • (no) evidence[9] / site / type ***of pathology*** • cyto/ histo[10]/ neuro [ʊə˞]/ immuno***pathology*** • (lymph)aden/ arthr/ coagul[11]/ nephr/ encephal***opathy*** • ***patho***genic[12] [dʒe] /genesis /physiology /psychology [-saɪk] • cyto [saɪ-]/ neuro***pathogen***

pathologisch, krankhaft
Pathologie, path. Prozess/ Befund[1] Pathologe/-in[2] (Krankheits)erreger[3] path. Merkmal[4] p. Befund[5] p. Einheit[6] Zell-, Zytopathologie[7] Grundleiden, -krankheit[8] kein path. Befund[9] Histopathologie[10] Koagulopathie, Gerinnungsstörung[11] pathogen, krankheitserregend[12]

1

morbid [ɔː] *adj term* → U120-12; U100-9 *syn* **diseased** [iː] *adj clin*

related to physical or mental diseases or pathologic conditions

morbidity[1] *n term* • **comorbidity**[2] *n* • **dys-**[3] [dɪs], **mal-**[3] *comb* • -osis, -iasis [aɪ] *comb*

» *Hypernatremia [iː] in the elderly is a heterogeneous [dʒiː], morbid, and iatrogenic [aɪæ-] entity. In most cases there is little clinical morbidity or deterioration*[4] *[ɪɚ] of global ventricular function.*

Use ***morbid*** mood[5] / depression / obesity[6] [iː]/ fear / jealousy[7] [dʒel-]/ anatomy[8] *(BE)* • cardiovascular / drug-related / fetal [iː] ***morbidity*** • ***dys***function(al) /plasia [eɪʒ] / peptic • tubercul/ acid/ cirrh [sɪr-]/ leukocyt***osis*** [uː] • ameb/ cholelith[9] [k] / psor[10] [s]/ candid***iasis*** • ***mal***formation[11] /function(ing) /position[12]

krank(haft), pathologisch, morbid
Morbidität, Krankheitshäufigkeit[1] Komorbidität, Begleiterkrankung[2] Dys-, Fehl-, gestört[3] Verschlechterung[4] Verstimmung[5] Fettsucht, Adipositas[6] krankhafte Eifersucht[7] patholog. Anatomie[8] Cholelithiasis, Gallensteinleiden[9] Psoriasis, Schuppenflechte[10] Missbildung[11] Lageanomalie[12] 2

focus *n term, pl* **-i** [foʊsaɪ] *sim* **lesion**[1] [liːʒᵊn] *n term* → U5-5

center or starting point of a pathologic process or change in the tissues; the term lesion is often used to refer to one of the sites of a multifocal disease

focal[2] [foʊkᵊl] *adj term* • **multifocal** *adj*

» *Lesions may be localized, circumscribed*[3] *[aɪ], discrete*[4] *[iː], linear, poorly demarcated*[5]*, diffuse or generalized in distribution. Were you able to determine the initial [ɪʃ] focus of infection?*

Use ***lesions*** consist of / contain / are composed of / are confined [aɪ] to[6] / are clustered [ʌ] in • ***lesions*** are centered around / begin as / spread [e] to[7] / are associated [oʊʃ] with[8] • carious[9] / upper GI tract bleeding / primary [aɪ]/ solitary[4] / elevated[10] / genetic ***lesion*** • inflammatory / chronic / pre-existing / (intracranial [eɪ]) mass[11] / obstructive / palpable[12] / painless ***lesion*** • ***focus of*** inflammation[13] • principal / contiguous[14] [-ɪgjuəs]/ external ***focus*** • multiple / metastatic[15] ***foci*** • ***focal*** abscess / infection[16] / hemorrhage / infiltrate / neurologic deficit

(Krankheits)herd, Fokus
Läsion, Schädigung, Verletzung, Tumor[1] herdförmig, fokal[2] umschrieben[3] einzelstehend, solitär[4] schlecht abgegrenzt[5] sind beschränkt auf[6] breiten sich aus[7] gehen einher mit[8] kariöse Läsion[9] erhabene L.[10] intrakranielle Raumforderung[11] tastbare L.[12] Entzündungsherd[13] Nachbarherd[14] Metastasenherde[15] Fokal-, Herdinfektion[16] 3

affect *vt clin* → U4-10f *syn* **involve** *vt*, *sim* **compromise**[1] [-maɪz], **impair**[2] [eɚ] *vt clin*

(i) to have a morbid, incapacitating[3], or otherwise damaging impact
(ii) to influence in some way

(un)affected *adj term* • **(un)involved** *adj* • **involvement**[4] *n* • **impairment**[5] *n*

» *Males and females are equally affected. Many antibiotics impair renal function.*

Use ***to affect*** adults / the bowel • adversely[6] / most commonly ***affected*** • ***affected*** joints / area / limb[7] [lɪm]/ eye / boys / first-degree relatives • ***impaired*** function / perfusion / vision[8] [ʒ] • hemodynamically / immuno[9]/ acutely ***compromised*** • cognitive / transient[10] / irreversible / neurologic ***impairment*** • nodal[11] [oʊ]/ pleural [ʊɚ]/ intestinal / systemic / metastatic[12] / secondary / concomitant renal[13] ***involvement***

(i) befallen, angreifen
(ii) betreffen
beeinträchtigen, gefährden[1] einschränken, schwächen, schädigen[2] behindernd, arbeitsunfähig machend[3] Befall, Beteiligung[4] Störung, Schwächung, Schädigung[5] geschädigt, angegriffen[6] betroffene Extremität[7] eingeschränktes Sehvermögen[8] abwehrgeschwächt[9] vorübergehende Beeinträchtigung[10] Lymphknotenbefall[11] Metastasierung[12] gleichzeitige Nierenbeteiligung[13] 4

68

anomaly *n term* *syn* **abnormality** *n, sim* **mal/ deformation**[1] *n term*

deformity[1], impairment, dysfunction or deviation[2] [iː] from the average or norm

anomalous[3] *adj term* • **abnormal**[3] *adj* • **de-/malformed** *adj* → U142-3

» *Occlusion may occur as a result of an anomalous course*[4] *of the artery. This leads to anomalies involving the eyes, brain, and kidneys.*

Use congenital[5] / chromosome / fetal / vertebral / genital / developmental ***anomaly*** • ***malformed*** fetus[6] [iː]/ teeth • ***deformed*** joint / heart [ɑː] valves[7] [æ]/ nail / ear

Anomalie, Fehlbildung
Missbildung, Deformierung, Deformität[1] Abweichung[2] abnorm, anomal[3] abnormer Verlauf[4] angeborene Fehlbildung[5] missgebildeter Fetus[6] deformierte Herzklappen[7] 5

congenital [dʒen] *or* **inborn** *adj term* *opposite* **acquired**[1] [əkwaɪɚd] *adj*

diseases, malformations, anomalies, mental or physical traits[2] [eɪ] existing at birth

hospital-[3]**/ community-/ household-/ transfusion-acquired** *adj term*

» *Rubella causes a variety [aɪə] of congenital defects, e.g. deafness*[4] *[defnəs] and mental retardation.*

Use ***congenital*** disorder / absence of the eye[5] / malformation / deficiency / infection / heart disease[6] / deafness • to occur on a ***congenital*** basis • ***inborn*** error of metabolism[7] • perinatally [eɪ]/ nosocomially / venereally [ɪɚ] *or* (hetero)sexually[8] / occupationally[9] [eɪʃ]/ domestically / acutely ***acquired***

angeboren, kongenital
erworben[1] Merkmale, Eigenschaften[2] nosokomial[3] Taubheit[4] Anophthalmus congenitus[5] angeborener Herzfehler[6] genet. Stoffwechseldefekt[7] durch Sexualkontakt erworben[8] berufsbedingt, Berufs-[9] 6

hereditary *or* **inherited** *adj clin & term* *sim* **familial[1]** *adj term* → U84-28

transmitted from parent to offspring[2] in an ancestral [se] line of descent[3] [dɪsent]

inherit (from)[4] *v* • **inheritance[5]** *n* • **heredity[5]** *n* • **inheritable[6]** *adj* • heredo- *comb*

» *Synovitis [aɪ] is frequently seen in familial forms with early onset[7]. The ancestral history[8] showed dominant inheritance of susceptibility[9] [sep] to retinoblastoma. Both disorders are inherited as autosomal [ɒ:] inherited traits[10].*

Use ***hereditary*** syndrome • ***inherited*** clotting [ɒ:] disorder[11] / trait / genetic defect • mode of / maternal[12] / Mendelian ***inheritance*** • familial / autosomal / dominant[13] / recessive / x-linked[14] ***inheritance pattern*** • ***familial*** x-linked trait / tendency / (pre)disposition *or* susceptibility[9] • ***familial*** transmission / syndrome / pattern / clustering [ʌ] *or* aggregation[15] • ***familial*** occurrence[16] [ɜ:]/ incidence / polyposis • x-linked[14] ***heredity*** • ***heredo***familial /pathology

Note: Do not confuse *familial* and *familiar* as in *to be familiar with*[17].

erblich, hereditär, Erb-
familiär[1] Kind, Nachkomme[2] von einer Generation auf die nächste[3] erben[4] Vererbung, Heredität[5] erblich, vererbbar[6] Beginn, Ausbruch[7] Ahnengeschichte[8] (fam. Prä)disposition[9] autosomal vererbte Merkmale[10] angeborene Koagulopathie/ Gerinnungsstörung[11] maternale Vererbung[12] dominante V.[13] X-chromosomaler Erbgang[14] fam. Häufung[15] familiäres Auftreten[16] vertraut sein mit[17]
7

idiopathic [ɪdɪoʊpæθɪk] *adj term*

referring to a disease of unknown cause or etiology[1] [i:]

» *The majority of cases are idiopathic in origin.*

Use ***idiopathic*** pericarditis [aɪ]/ vitiligo [aɪ||ɪ] • ***chronic idiopathic*** jaundice[2] [dʒɒ:ndɪs] / diarrhea [daɪəri:ə]

idiopathisch, genuin, essentiell
Ätiologie, (Krankheits)ursache[1] chronische(r) idiopathische(r) Gelbsucht/ Ikterus[2] 8

iatrogenic [aɪætrədʒenɪk] *adj,* **-ically** *adv term* → U121-15

induced by an unfavorable[1] [eɪ] response to medical or surgical treatment

» *Pneumothorax [nu:-] may be classified as spontaneous [eɪ], traumatic, or iatrogenic, depending on the cause. Many renal infections are iatrogenic, i.e. introduced at the time of stone manipulation.*

Use ***iatrogenic*** factor / infection / trauma [ɒ:]/ complication • ***iatrogenically*** induced / triggered[2] / compromised[3]

iatrogen, durch d. Arzt verursacht
ungünstig, unerwünscht[1] iatrogen[2] durch ärztliche Maßnahmen beeinträchtigt[3]
9

irritation [ɪrɪteɪʃᵊn] *n* → U104-3

(i) itching[1] [ɪtʃ], painful, or incipient[2] [sɪp] inflammatory reaction
(ii) overexcitation[3] [ksaɪ] or excessive sensitivity[4]

irritate *v* • **irritative** *or* **-able[5]** *adj* • **irritability[6]** *n* • **irritant[7]** *n*

» *All penicillins are irritating to the CNS. There was some local irritation at the site of injection.*

Use nerve root[8] / meningeal [-dʒɪəl] / gastric[9] / chronic / chemical ***irritation*** • (generalized/focal) nervous / neuromuscular / reflex / gastric (outlet) ***irritability*** • ***irritative*** reaction / lesion / voiding symptoms[10] • ***irritable*** mood[11] [u:]/ and tense patient[12] / bladder[13] / colon *or* bowel syndrome[14]

Reizung, Irritation
juckende[1] beginnende[2] Überreizung[3] Überempfindlichkeit[4] reizbar, Reiz-[5] Reizbarkeit, Irritabilität[6] Irritans, Reizmittel[7] Nervenwurzelreizung[8] Magenreizung[9] Reizblasen-Syndrom, irritative Blasenentleerungsstörung[10] gereizte Stimmung[11] reizbare(r) und nervöse(r) Patient(in)[12] Reizblase[13] Reizkolon[14] 10

inflammation [ɪnfləmeɪʃᵊn] *n*

dynamic cytologic and histologic reactions in response to injury or abnormal stimulation caused by physical, chemical, or biologic agents; includes local reactions and the resulting morphologic changes, destruction or removal of injurious[1] [dʒu:] materials, and responses leading to repair and healing

inflamed[2] [eɪ] *adj* • **-itis** [aɪt̬ɪs] *comb* • **(non-/ anti-)inflammatory[3]** [æ] *adj*

» *Inflammations of mucous membranes with free discharge[4] [-tʃɑ:rdʒ] are called catarrh. The so-called cardinal signs of inflammation[5] are redness, heat, swelling, pain, and inhibited function.*

Use (sub)acute / chronic / exudative[6] [u:]/ catarrhal / adhesive[7] [i:] ***inflammation*** • allergic [ɜ:]/ atrophic / degenerative ***inflammation*** • focal[8] / fibrinous [aɪ]/ fibroid / granulomatous ***inflammation*** • hyperplastic *or* proliferative[9] / interstitial [ɪʃ]/ necrotic[10] ***inflammation*** • productive [ʌ]/ sclerosing / serous[11] [ɪə]/ serofibrinous / purulent [pjʊə] *or* suppurative[12] [ʌ] ***inflammation*** • ***inflammatory*** process / reaction / eruption[13] / bowel disease / exudate / infiltrate • ***anti-inflammatory*** drugs[14]

Note: All terms for inflammations end in ***-itis***, e.g. *gastritis, bronchitis* [k], *etc.*

Entzündung
schädlich, schädigend[1] entzündet[2] entzündlich[3] (Flüssigkeits)absonderung[4] klassische Entzündungszeichen[5] exsudative E.[6] Adhäsion infolge v. E.[7] fokale E.[8] proliferative E.[9] nekrotisierende E.[10] seröse E.[11] eitrige E.[12] entzündl. Exanthem[13] entzündungshemmende Mittel, Antiphlogistika[14]
11

pus [pʌs] *n term*

a protein-rich liquid inflammation product comprised of leukocytes [uː], a thin fluid, and cellular debris[1]

purulent[2] [pjʊəəlᵊnt] *adj term* • **pyo-** [paɪoʊ] *comb* • **purulence**[3] *n*

» *An abscess is a localized collection of pus in a cavity formed by the disintegration of tissue[4].*

Use to release [iː] *or* discharge[5]/contain ***pus*** • sterile / foul-smelling[6] [aʊ]/ gross[7] [oʊ]/ frank[8] / localized / loculated ***pus*** • aspiration / drainage[9] / evacuation ***of pus*** • ***pus*** collections[10] /-forming[11] / formation / cells • ***pus*** from an abscess • ***purulent*** collections[10] / effusion[12]

Eiter, Pus
Zelltrümmer[1] eitrig, purulent[2] Eiterung, Eiterbildung[3] Gewebeeinschmelzung[4] Eiter absondern[5] übelriechender Eiter[6] makroskop. sichtbare Eiterung[7] klin. manifeste Abszedierung[8] Eiterableitung[9] Eiteransammlungen[10] eiterbildend[11] eitriger Erguss[12]

12

consolidation *n term* *rel* **infiltration**[1] *n term*

(i) solidification[2] into a firm dense mass; esp. inflammatory changes of the lung due to the presence of cellular exudate in the air spaces
(ii) stage in healing, e.g. in fractures when the callus changes into bone

consolidate[3] *v term* • **consolidated** *adj* • **infiltrate**[4] *v & n* • **infiltrative**[5] *adj*

» *Chest x-rays show consolidation in several pulmonary segments. The normal sound of underlying air-containing lung is resonant, while consolidated lung or a pleural* [ʊə] *effusion[6] sounds dull[7]* [ʌ].

Use to undergo[3] ***consolidation*** • areas[8] / (x-ray) signs[9] ***of consolidation*** • pulmonary[10] / (multi)lobar / diffuse / focal[11] / segmental ***consolidation*** • massive / patchy[12] / parenchymal / air space ***consolidation*** • ***consolidated*** pulmonary infiltrate • organ / pulmonary / metastatic / tumor / bone marrow[13] ***infiltration*** • nodular / diffuse / pulmonary / cellular / inflammatory[14] / interstitial [ɪʃ] ***infiltrate*** • ***infiltrative*** tumor / lung disease / process

(i) Verdichtung
(ii) (Ver)festigung, Ausheilung
Infiltration[1] Hart-, Festwerden[2] verdichten[3] infiltrieren; Infiltrat[4] infiltrativ[5] Pleuraerguss[6] gedämpft[7] Verdichtungsareale[8] (radiolog.) Verschattung[9] pulmonale Verdichtung[10] Verdichtungsherde[11] intrapulm. Verdichtungsbezirke[12] Knochenmarkinfiltration[13] entzündliches Infiltrat[14]

13

induration *n term*

(i) pathological process of becoming extremely firm or hard (ii) focus of indurated tissue

indurated *adj* • **indurate**[1] *v* • **indurative** *adj*

» *The rash[2] tends to be associated with muscular pain, tenderness, and induration. After rupture the tissues surrounding the ulcer* [ʌlsə] *often become indurated, reddened and tender[3].*

Use localized / extensive / focal / painful / palpable / leathery [e] *or* brawny[4] [ɒː]/ red / gray / doughy[5] [doʊi] ***induration*** • area / degree ***of induration*** • ***indurated*** borders / edges / nodules[6] / inflammatory tissue / plaque / ulcer

Induration, Verhärtung
verhärten, indurieren[1] Ausschlag, Exanthem[2] (druck)schmerzempfindlich[3] Gewebeverhärtung[4] teigige Induration[5] indurierte Knoten[6]

14

hypertrophy [haɪpɜːrtrəfi] *n term* *sim* **hyperplasia**[1] [-eɪʒ(ɪ)ə] *n term*

increase in bulk[2] [ʌ] (through increase in size not in number of cells) of an organ or tissues not due to tumor formation

hypertrophic[3] *adj term* • **hypertrophied**[4] *adj* • **hyperplastic**[5] *adj*

» *The patient presents with marked hypertrophy of the left ventricle, involving in particular the interventricular septum of the left ventricular outflow tract.*

Use cardiac[6] / left ventricular[7] (*abbr* LVH) / gastric / glomerular / benign [-aɪn] prostatic[8] (*abbr* BPH) / compensatory[9] ***hypertrophy*** • ***hypertrophic*** scar[10] / gastritis[11] / cardiomyopathy[12] • ***hypertrophied*** muscle / ventricle

Note: Although different in meaning, *hypertrophy* and *hyperplasia* are often (incorrectly) used synonymously.

Hypertrophie, Vergrößerung
Hyperplasie[1] Größe[2] hypertroph[3] vergrößert[4] hyperplastisch[5] Herzhypertrophie[6] Linksherzhypertrophie[7] benigne Prostatahyperplasie[8] kompensat./ vikariierende Hypertrophie[9] hypertrophe Narbe[10] Ménétrier-Syndrom[11] hypertroph. Kardiomyopathie[12]

15

89

nodule [nɒːdjʊl] *or* **-lus** *n term* *sim* **swelling**[1], **tumor**[1] [tjuːmə] *n term*, **lump**[1] [ʌ], **mass**[1] *n jar & clin* → U97-2f

(i) a small, palpable mass of solid pathologic tissue (ii) rarely also a node of normal tissue

nodosity[2] *n term* • **nodular** *or* **nodose**[3] [noʊdoʊs] *adj* • **nodulation**[4] *n*

» *Most multinodular goiters[5] are benign, while a solitary[6] thyroid* [aɪ] *nodule tends to be malignant.*

Use pulmonary / rheumatoid[7] [uː]/ gouty[8] [aʊ]/ solitary *or* discrete[9] ***nodule*** • subcutaneous [eɪ]/ calcified [s]/ ulcerated / mobile[10] [ᵊ‖aɪ]/ metastatic ***nodules*** • ***nodular*** aggregations[11] / lesion / hyperplasia • breast [e]/ painless[12] / firm ***lump*** • axillary / abdominal / asymptomatic / palpable ***mass***

Note: Even though the term *tumor* is generally used for any morbid enlargement or swelling, patients are more likely to associate this word with its second meaning, i.e. *neoplasia*. Therefore, the expressions *swelling*, *mass*, and *lump* should be preferred when talking to patients.

Nodulus, Knoten, Knötchen
Schwellung, Geschwulst, Tumor, Knoten[1] Knoten(bildung), Nodositas[2] knotig, knotenförmig[3] Knotenbildung[4] Kropf, Struma[5] solitär[6] Rheumaknoten, Nodulus rheumaticus[7] Gichtknoten, Tophus arthriticus[8] Solitärknoten[9] beweglicher K.[10] Knotenansammlungen[11] indolenter Knoten[12]

16

ulcer [ʌlsɚ] *n term & clin* *sim* **sore**[1] [sɔːr] *n & adj clin* → U104-11
rel **erosion**[2] [ɪroʊʒ³n] *n term* → U114-13

lesion on the surface of the skin or mucosa caused by loss of superficial[3] [ɪʃ] tissue (esp due to inflammation)

ulcerative[4] *adj term* • **ulcerated** *adj* • **ulceration**[5] *n* • **erosive** *adj*

» *A wound [uː] with superficial loss of tissue from trauma is not primarily an ulcer, but may become ulcerated if infection occurs.*

Use ***ulcer*** crater[6] [eɪ] • gastric[7] / peptic[8] / decubitus[9] / symptomatic / penetrating / inflamed / perforated[10] ***ulcer*** • varicose[11] / aphthous[12] [æfθəs]/ venereal *or* soft[13] / rodent[14] [oʊ]/ / hard[15] ***ulcer*** • groin[16] / marginal[17] [dʒ]/ chronic / indolent[18] / sloughing [ɒːf] *or* perambulating[19] ***ulcer*** • healed / herpetic / serpiginous [ɪdʒ] *or* creeping[20] ***ulcer*** • dendritic [ɪ]/ diphtheritic / distention / undermining [aɪ] ***ulcer*** • ***ulcer of the*** foot / cornea • bed *or* pressure[9] / running[21] / cold[22] / oriental[23] / plaster[24] ***sore***

Ulkus, Ulcus, Geschwür

wunde Stelle, Hautläsion, Geschwür; wund[1] Erosion[2] oberflächlich[3] ulzerös, ulzerierend[4] Geschwürbildung, Ulzeration[5] Ulkuskrater[6] Magengeschwür, U. ventriculi[7] Ulcus pepticum[8] Dekubitalgeschwür[9] perforiertes U.[10] U. varicosum, Unterschenkelgeschwür[11] Aphthe[12] weicher Schanker, U. molle venereum[13] U. rodens, exulzerierend wachsendes Basaliom[14] U. durum, harter Schanker[15] Granuloma inguinale[16] Randulkus[17] nicht heilendes Geschwür[18] U. phagedaenicum[19] kriechendes G.[20] eiternde Wunde[21] Herpes simplex[22] kutane Leishmaniase, Orientbeule[23] Druckstelle durch Gipsverband[24]

17

obstruction [ʌ] *n term* *sim* **occlusion**[1], **obturation**[2] *n term*, → U124-13
rel **obliteration**[3], **atresia**[4] [-iːʒ(ɪ)ə] *n term*

blockage or clogging[2] of vessels, ducts, and body passages, e.g. by occlusion, obturation or stenosis

obstruct[5] *v term* • **(non)obstructive**[6] *adj* • **obstructing**[6] *adj* • **occlude**[7] *v* • **occlusive** *adj* • **atretic** [e] *or* **imperforate**[8] *adj*

» *Barium enema*[9] *demonstrated an obstructing lesion in the colon. Simple mechanical [k] obstruction of the colon may develop insidiously*[10]*.*

Use to produce/cause/demonstrate/relieve ***obstruction*** • strangulating / pyloric [aɪ]/ intestinal / airway(s)[11] / nasal / extrahepatic / biliary[12] [ɪ] ***obstruction*** • bladder outlet[13] / cardiac outflow / fixed coronary / membranous ***obstruction*** • recurrent[14] / prolonged / pronounced[15] / partial ***obstruction*** • ***obstructed*** airway / vessels • ***obstructing*** foreign [fɒːrɪn] body / tumor / calculi [aɪ] • ***obstructive*** process / lung disease / shock / uropathy[16] • intestinal / choanal[17] [koʊən³l]/ biliary[18] ***atresia*** • ***atretic*** duct [ʌ] • ***imperforate*** hymen[19] [aɪ]/ anus[20] [eɪ]

Obstruktion, Verlegung, Abflussstörung

Okklusion, Verschluss[1] Verlegung[2] Obliteration, Verödung[3] Atresie[4] obstruieren, verlegen[5] obstruktiv, obturierend[6] verstopfen, -schließen[7] atretisch[8] Bariumeinlauf[9] schleichend[10] Atemwegsobstr.[11] Gallengangobstr.[12] Blasenhalsobstr.[13] rezidivierende O.[14] ausgeprägte O.[15] Harnwegsobstruktion[16] Choanalatresie[17] Gallengangatr.[18] hymenale A., Hymen imperforatus[19] Analatresie[20]

18

stricture [strɪktʃɚ] *n term* *sim* **stenosis**[1] [oʊ] *n term, pl* **-ses**

abnormal narrowing of a tube or duct due to contracture[2] [-æktʃɚ] or deposition of tissue

constrict[3] *v term* • **constriction**[4] *n* • **constrictive** *adj* • **strictured** *adj*

» *Crohn's disease may produce gastric ulceration and/or scarring*[5] *with stricture formation. Peptic esophageal [dʒɪəl] ulcers heal slowly, tend to recur, and leave a stricture upon healing.*

Use biliary / urethral[6] [iː]/ rectal / peptic / short / annular[7] / anastomotic[8] ***stricture*** • contractile / bridle[9] [aɪ]/ functional ***stricture*** • nondilatable [aɪleɪt]/ intrinsic / spasmodic[10] / permanent / temporary / recurrent ***stricture*** • ***stricture*** dilation[11] • ***constrictive*** pericarditis / edema[12]

Striktur, (hochgradige) Verengung

Stenose, Verengung[1] Kontraktur[2] verengen[3] Ein-, Verengung, Einschnürung, Konstriktion[4] Narbenbildung[5] Harnröhrenstriktur[6] anuläre Verengung[7] Anastomosenstr.[8] Bridenstriktur[9] spastische/ funktionelle Str.[10] Bougierung[11] Stauungsödem[12]

19

stenosis [stənoʊsɪs] *n term, pl* **-ses**

narrowing or constriction of a heart valve, blood vessel, or other body passages

stenose[1] *v term* • **stenotic** *or* **stenosed** *adj* • **stenosing**[2] *adj*

» *One of the arteries to the brain is markedly stenosed. The success rate in treating stenoses of small vessels are better than for complete occlusion.*

Use valvular[3] / mitral [aɪ]/ aortic[4] [eɪ]/ tracheal [k]/ artherosclerotic / carotid / ureteral[5] / pyloric[6] [aɪ]/ anal [eɪ] ***stenosis*** • partial[7] / high-grade[8] / short / degree *or* severity of ***stenosis*** • ***stenosed*** aortic valve / Eustachian [juː] tube • ***stenotic*** lesion / segment • ***stenosing*** tenosynovitis

Stenose, Verengung

stenosieren, eng werden[1] verengend[2] (Herz)klappenstenose[3] Aortenstenose[4] Harnleiterstenose[5] Pylorusstenose[6] inkomplette S.[7] hochgradige Stenose[8]

20

calculus *n term, pl* **-i** [aɪ] *syn* **stone** *n clin*, **concretion** [iː] *n term*

concretion usually composed of salts of inorganic or organic acids forming in body passages, most commonly in the biliary and urinary tracts

(a)calculous[1] *adj term* • **-lith(o)-** *comb* • **stone-free**[2] /**-forming**[3] *adj*

» *Calculi less than 1 cm in diameter may be approached endoscopically. If a stone has previously been passed or if one is recovered, its chemical composition should be analyzed.*

Use salivary[4] / biliary / urinary[5] / vesical[6] / preputial[7] [uːʃ] ***calculus*** • uterine [aɪ||ɪ]/ arthritic [ɪ]/ bronchial / cerebral ***calculus*** • lacrimal[8] / mammary[9] / intestinal[10] / pancreatic ***calculus*** • pleural [ʊɚ]/ dental[11] / pulp [ʌ]/ subgingival [dʒ] ***calculus*** • staghorn[12] / apatite [aɪ]/ struvite [-uːvaɪt]/ oxalate [eɪ]/ coral[13] / cystine [sɪ] ***calculus*** • fibrin / weddellite[14] / hematogenetic / encysted / pocketed[15] / dislodged[16] [ɒːdʒ]/ renal[17] ***calculus*** • common duct[18] / gall[19]/ kidney[17] ***stone*** • ***stone*** disease[20] / clearance[21] / impaction[22] / extraction / former[23] • gastric[24] / calcium [s] ***concretion*** • ***litho***tomy /tripsy[25] /tripter • uro/ nephro/ chole***lithiasis***

Stein, Konkrement
(nicht) steinbedingt, Stein-[1] steinfrei[2] steinbildend[3] Speichelstein, Sialolith[4] Harnstein[5] Blasenst.[6] Balanolith, Präputialstein[7] Dakrylolith[8] Milchgangst.[9] Kotstein[10] Zahnst.[11] Ausgussst.[12] Korallenst.[13] Weddelitst.[14] eingekapselter Blasenst.[15] abgegangener S.[16] Nierenstein[17] Choledochusstein[18] Gallenstein[19] Steinleiden[20] Abgang d. Steines[21] Steinimpaktion, -einklemmung[22] Steinbildner[23] Gastrolith, Magenstein[24] Lithotripsie, Steinzertrümmerung[25] 21

prolapse [*n* proʊlæps||*v* -læps] *n & v term*

sim **ptosis**[1] [toʊsɪs] *n term* → U113-17

(n) displacement or sagging[2] of an organ or structure, esp at a natural or artificial orifice

ptotic *adj term* • **prolapsing** *adj* • **prolapsed** *adj*

» *A long pedunculated [ʌ] polyp[3] had prolapsed through the anus. Ptosis, i.e. a droopy[4] [uː] upper eyelid, may be congenital or acquired.*

Use mitral valve[5] /mucosal / rectal[6] / uterine / intervertebral disk[7] ***prolapse*** • partial / first-degree / complete[8] / postpartum ***prolapse*** • fluctuating[9] / myo/ nephro/ neurogenic / progressive ***ptosis***

Vorfall, Prolaps
Ptose, Senkung[1] Senkung[2] gestielter Polyp[3] herabhängend[4] Mitralklappenprolaps[5] Rektumprolaps, Mastdarmvorfall[6] Diskushernie, Bandscheibenvorfall[7] Totalprolaps[8] intermittierende Ptose[9] 22

hernia [hɜːrnɪə] *n term* *rel* **rupture**[1] [rʌptʃɚ] *n & v term* → U5-19

protrusion[2] of a structure through the tissues normally enclosing it

herniate[3] *v term* • **herniation**[4] *n* • **hernial** *adj* • **hernio-**, **-cele** [siːl] *comb*

» *Surgery is indicated if the hernia has incarcerated[5]. The hernia sac[6] was excised [aɪ]. A ureterocele is a ballooning[7] [uː] of the distal submucosal ureter into the bladder.*

Use ***hernial*** sac[6] / canal[8] / defect • abdominal / hiatal *or* hiatus[9] [aɪeɪ]/ inguinal[10] / scrotal [oʊ]/ direct ***hernia*** • umbilical[11] [ʌ]/ diaphragmatic / orbital / cerebral ***hernia*** • epigastric / sciatic[12] [saɪætɪk]/ obturator / incisional[13] [sɪʒ] ***hernia*** • lumbar [ʌ]/ sliding *or* slipped[14] / double loop [uː]/ (ir)reducible[15] / strangulated[16] ***hernia*** • complete / concealed[17] [siː]/ retrograde / synovial [aɪ] ***hernia*** • ***hernia*** repair[18] / defect • ***hernia of the*** broad ligament of the uterus • ***herniated*** intervertebral disk[19] / bowel / material *or* mass[20] • lumbar disk / brain[21] / internal ***herniation*** • ***hernio***plasty[18] /rrhaphy • recto/ varico/ cysto[22]/ meningo/ hydro***cele***

Hernie, Bruch
Ruptur, Riss; reißen, platzen[1] Hervortreten[2] austreten[3] Einklemmung, Herniation[4] inkarzeriert, eingeklemmt[5] Bruchsack[6] ballonförmige Auftreibung[7] Bruchpforte[8] Hiatushernie[9] Leistenbruch[10] Nabelbruch[11] Hernia glutaealis/ ischiadica[12] Narbenbruch[13] Gleithernie[14] (ir)reponible H.[15] inkarzerierte H.[16] nicht palpierbare H.[17] Bruchoperation, Hernioplastik[18] Bandscheibenvorfall[19] Bruchinhalt[20] zerebrale Herniation[21] Zystozele[22] 23

cyst [sɪst] *n term* *sim* **pseudocyst**[1] [suːdoʊsɪst] *n term*

abnormal sac containing gas, fluid or semisolid material which has a membranous lining[2] [aɪ]

cystic[3] *adj term* • **cyst(o)-** *comb* • **cyst-like** *adj* • **cystitis**[4] [sɪstaɪtɪs] *n*

» *The contents of the encapsulated cyst[5] ruptured into the bronchioles.*

Use jaw[6] / ovarian / sebaceous[7] [eɪʃ]/ calcified / ruptured / multilocular[8] / solitary / sequestration[9] ***cyst*** • ***cyst*** fluid / leakage[10] [liːkɪdʒ]/ wall / cavity • ***cystic*** disease / lesion / fibrosis[11] [aɪ]/ dilation • ***cystic*** duct[12] / spaces / kidney[13] /degeneration [dʒ] • ***cysto***urethrography[14] /gram /cele /sarcoma /scopy • pancreatic ***pseudocyst***

Zyste
falsche Z., Pseudozyste[1] epitheliale Auskleidung[2] zystisch; Blasen-[3] Zystitis, Blasenentzündung[4] eingekapselte Zyste[5] Kieferzyste[6] Atherom, Talgzyste[7] mehrkammerige/ multilokuläre Z.[8] Sequesterzyste[9] Austritt v. Zystenflüssigkeit[10] zyst. Fibrose, Mukoviszidose[11] Gallenblasengang, D. cysticus[12] Zystenniere[13] Miktionszystourethrografie[14] 24

fistul(iz)ation *n term*

pathologic or therapeutic [pjuː] formation of an abnormal passage from one epithelialized [iː] surface to another

fistula[1] *n term, pl* -as *or* -ae [iː] • **fistulated** *adj* • **fistulous**[2] *adj* • **fistulo-** *comb*

» *Fistulas to the bladder or vagina [dʒ] produce recurrent infections.*

Use arteriovenous[3] [iː]/ bronchopleural [Uɚ]/ pancreatic / perilymph / (peri)anal / vesical[4] / tracheoesophageal[5] [-dʒɪəl] ***fistula*** • draining[6] / internal[7] / blind[8] / long-standing ***fistula*** • ***fistulous*** tract[9] / opening[10] / communication[11] / anomaly • ***fistul***otomy /graphy

Fistelbildung; Anlegen einer Fistel
Fistel[1] fistelartig, Fistel-[2] ateriovenöse Fistel[3] Blasenfistel[4] Ösophagotrachealfistel[5] ableitender Fistelgang[6] innere Fistel[7] blind endende F.[8] Fistelgang[9] Fistelmaul, -mund[10] fistelartige Verbindung[11] 25

hematoma [hiːmətoʊmə] *n term, pl* **-as**

rel **hemorrhage**[1] [hemərɪdʒ] *n & v term* → U5-13

localized mass of extravasated[2] blood confined [aɪ] in tissue spaces, e.g. a bruise[3] [bruːz] or a black eye[4]

hemorrhagic *adj term* • **bleeding**[1] [iː] *n clin* • **bleed**[5] *v* • **ooze**[6] [uːz] *v*

» *Some hematomas will resorb, but those that become encapsulated usually require surgical treatment. In hematomas the blood is usually clotted and may manifest various degrees of organization and discoloration. Incidentally discovered*[7] *aneurysms* [ænjɚ-] *that have not previously* [iː] *hemorrhaged have a 2–3% annual risk of bleeding.*

Use (intra)cerebral / superficial [ɪʃ]/ (intra)cranial[8] [eɪ]/ epi- *or* extradural / subdural ***hematoma*** • to control *or* arrest[9] ***a hemorrhage*** • to stop[9] ***a bleeding*** • subarachnoid [æk] / intraventricular ***bleeding*** • postpartum[10] / nasal / retinal / gastric / splenic [e]/ pelvic / subungual [ʌ] *or* splinter[11] ***hemorrhage*** • punctate[12] [ʌ]/ oozing[13] / occult / spurting[14] [ɜː]/ intermediate / internal[15] ***hemorrhage*** • primary / secondary[16] / serous [ɪɚ]/ unavoidable ***hemorrhage*** • ***hemorrhagic*** rash[17] / fever [iː]/ cystitis / shock / infarction / stroke[18] / necrosis

Hämatom, Bluterguss
Blutung, Hämorrhagie; bluten[1] (aus d. Gefäßen) ausgetreten[2] blauer Fleck, Bluterguss[3] blaues Auge[4] bluten[5] (Blut) sickern[6] zufällig entdeckt[7] intrakranielles Hämatom[8] Blutung stillen[9] Nachgeburtsblutung[10] subunguale Blutung[11] punktförm./ petechiale Blutung[12] Sickerblutung[13] pulssynchron spritzende B.[14] innere B.[15] Nachblutung[16] hämorrhagisches Exanthem[17] hämorrhagischer Insult[18]

26

petechia [pɪtekɪə] *n term, usu pl* **-ae** [iː]

sim **ecchymosis**[1] [ekɪmoʊsɪs] *n term, pl* **-ses** [siːz]

punctate purpuric[2] [pɜːrpjʊɚɪk] lesion due to extravasation of blood into tissues differing from ecchymosis only in size

petechial *adj term* • **ecchymotic** *adj* • **micropetechiae** *n*

» *The rash of scarlet fever*[3] *blanches*[4] *on pressure, may become petechial, and fades*[5] [eɪ] *in 2–5 days. Signs of coagulopathy include hematuria, easy bruising*[6]*, hematemesis, petechiae, and oozing at sites of venipuncture. Purpura and ecchymoses may also be present.*

Use palatal / discrete[7] [iː]/ linear / scattered[8] ***petechiae*** • ***petechial*** hemorrhage / lesion / rash • ***petechially*** confluent[9]

Petechie, punktförmige Hautblutung
Ekchymose, flächenhafte Hautblutung[1] purpuraartig[2] Scharlach[3] blass werden[4] verblassen, -schwinden[5] Neigung z. Hämatomen[6] einzelne Petechien[7] disseminierte P.[8] mit konfluierenden Petechien[9]

27

ischemia [ɪskiːmɪə] *n term* *opposite* **hyperemia**[1] [aɪ] *n term BE* **-aemia**

local deficiency of blood due to functional constriction or mechanical obstruction of vessels

(anti-)ischemic[2] *adj term* • **hyperemic**[3] *adj* • **ischemia-induced** *adj*

» *At laparoscopy the terminal ileum appeared hyperemic and boggy*[4]*. Obstruction was related to hyperemia and engorgement*[5] [dʒ] *of the microvasculature.*

Use to precipitate[6] [sɪ]/produce/develop[7] ***ischemia*** • cerebral / myocardial [aɪ]/ intestinal / peripheral ***ischemia*** • end-organ / limb[8] [lɪm]/ digital [dʒ] ***ischemia*** • exercise-induced / postural[9] [tʃɚ]/ focal / local / tourniquet[10] [tɜːrnɪkət] ***ischemia*** • irreversible / persistent / transient / silent / recurrent / profound[11] [aʊ]/ relative ***ischemia*** • active / passive / conjunctival [aɪ]/ pulp / congestive[12] [dʒe] ***hyperemia*** • ***hyperemic*** mucosa

Ischämie, Blutleere
vermehrte Blutfülle, Hyperämie[1] ischämisch[2] hyperämisch[3] aufgequollen[4] Anschwellen[5] Ischämie auslösen[6] ischämisch werden[7] Extremitätenischämie[8] lagebedingte I.[9] Esmarch-Blutleere[10] absolute/ totale I.[11] Stauungshyperämie[12]

28

degenerative [dɪdʒenərətɪv] *adj clin & term*

rel **atrophic**[1] [eɪtrɒːfɪk] *adj term*

marked by gradual deterioration[2] [ɪɚ] of cells and organs with concomitant[3] loss of function

degeneration[4] *n clin & term* • **degenerate** *v* • **degenerating** *adj* • **atrophy**[5] [ætrəfi] *n & v term*

» *Atrophy is a wasting* [eɪ] *of tissues*[6] *due to necrosis and resorption of cells, diminished cellular proliferation, pressure, ischemia, malnutrition, lessened function, hormonal changes, etc. At endoscopy, atrophic degeneration and scalloping*[7] *of the duodenal folds were observed.*

Use cerebellar / macular[8] / hyaline [haɪəlɪn] / arthritic / fatty / cheesy[9] [iː]/ progressive ***degeneration*** • ***degenerative*** lesion / changes / joint disease[10] • ***atrophic*** age-related macular degeneration / gastritis / skin • degenerative / scar / gingival[11] [dʒ]/ muscle *or* muscular ***atrophy*** • disuse *or* inactivity[12] / senile[13] [siːnaɪl]/ optic[14] ***atrophy***

degenerativ
atrophisch[1] allmähliche Verschlechterung[2] bei gleichzeitigem[3] Degeneration, Entartung[4] Atrophie; verkümmern, atrophieren[5] Gewebeschwund[6] Fältelung[7] Makuladegeneration[8] Verkäsung[9] degen. Gelenkerkrankung, Arthrose[10] Gingivaatrophie[11] Inaktivitätsatrophie[12] Altersatrophie[13] Sehnerven-, Optikusatrophie[14]

29

necrosis [nekrousɪs||nɪ-] *n term* *syn* **cell death** *n clin,* *rel* **gangrene**[1] [iː] *n term*

localized death of cells as a result of irreversible damage (e.g. shrinkage of tissue[2])

necrotic[3] *adj term* • **necrose**[4] [oʊs] *v* • **necrotizing** *adj* • **gangrenous**[5] *adj term*

» *The outlines of individual necrotic cells are indistinct, and cells may become merged*[6] [ɜːrdʒ], *sometimes forming a focus of coarsely* [ɔː] *granular*[7], *amorphous, or hyaline* [aɪ] *material. Swelling, edema, and then frank necrosis of the scrotal wall progressing to gangrene may occur, resulting in fever and toxemia* [iː].

Use to undergo ***necrosis*** • tissue[8] / aseptic / avascular / fat / caseation *or* caseous[9] [eɪ] ***necrosis*** • central / focal[10] / total / coagulation / bridging[11] / cystic ***necrosis*** • epiphyseal [fɪs]/ fibrinoid [aɪ]/ laminar / cortical / renal papillary / acute tubular ***necrosis*** • progressive / pressure[12] / hemorrhagic / radiation[13] / hepatic[14] / suppurative[15] [ʌ] ***necrosis*** • ***necrosis*** of the newborn • tumor ***necrosis*** factor (*abbr* TNF) • to be/become/appear ***necrotic*** • ***necrotic*** debris[16] [debriː]/ foci [foʊsaɪ] / tissue • dermal / venous [iː]/ emphysematous [iː] *or* gas[17] ***gangrene*** • (non)traumatic / distal / wet[18] / dry / incipient[19] [sɪ] ***gangrene***

Nekrose, Zell-, Gewebstod
Gangrän, Brand[1] Gewebeschrumpfung[2] nekrotisch[3] absterben, nekrotisieren[4] gangränös[5] verschmolzen[6] grobkörnig[7] Gewebstod[8] verkäsende N.[9] fokale N.[10] nekrotisierender Verbindungsgang[11] Drucknekr.[12] Strahlennekr.[13] Lebernekr.[14] eitrige N.[15] nekrot. Gewebetrümmer[16] Gasbrand, -ödem[17] feuchte Gangrän[18] beginnende Gangrän[19]

30

Unit 90 Microbes, Pathogens & Parasites

Related Units: 39 Immune System, 94 Infectious Diseases, 95 Childhood Diseases, 96 Sexually Transmitted Diseases, 89 Pathology, 91 Toxicology, 139 Asepsis

microorganisms [maɪkroʊ-] *n term usu pl* *syn* **microbes** [aɪ] *n term usu pl*

microscopic forms of life, esp. those which are capable of causing disease in humans and animals

microflora[1] *n term* • **organism** *n* • **(anti)microbial**[2] [oʊ] *adj* • **micro-** *comb*

» *At birth infants move from a sterile intrauterine environment to one teeming* [iː] *with*[3] *micro-organisms. Microbes have developed a variety of strategies for escaping host* [oʊ] *immunity. Repeat cultures* [ʌ] *yielded* [iː] *organisms different from the initial* [ɪʃ] *flora.*

Use free-living / intracellular / ubiquitous[4] [juːbɪkwət̬əs]/ predominant ***microorganism*** • infectious / pathogenic[5] [dʒe] ***microorganism*** • causative [ɒː] *or* offending[6] / virulent [ɪ]/ antibiotic-resistant[7] ***microorganism*** • to kill[8]/contain ***microbes*** • intracellular / transmissible[9] ***microbes*** • invading [eɪ]/ pathogenic ***microbes*** • ***microbial*** flora / culture[10] / growth • ***microbial*** spread[11] [e]/ population • ***microbial*** species [spiːʃɪz]/ enzyme [enzaɪm]/ infection[12] / antigens • ***microbial*** etiology / virulence / detection[13] • ***microbial*** products / debris [iː]/ suppression / clearance • oral / gut [ʌ] *or* intestinal[14] / resident[15] ***microflora*** • endogenous / causative[16] / encapsulated ***organisms*** • contaminating / pyogenic[17] [paɪə-] ***organisms*** • virulent / tuberculous/ urea-splitting ***organisms*** • dormant[18] / cultured[19] ***organisms*** • ***microbicidal***[20] [saɪ] /biologic agents /filariae /environment[21]

Mikroorganismen, Mikroben
Mikroflora[1] mikrobiell, Mikroben-[2] wimmelnd von[3] überall vorkommender/ ubiquitärer Mikroorganismus[4] pathogener M., Krankheitserreger[5] krankheitsauslösender M.[6] antibiotikaresistenter M.[7] Mikroorganismen abtöten[8] übertragbare M.[9] Mikrobenkultur[10] Ausbreitung d. Mikroorganismen[11] durch M. verursachte Infektion, mikrobielle Infektion[12] Erregernachweis[13] Darmflora[14] Residentflora[15] Erreger, verursachender Keim[16] eiterbildende Erreger[17] ruhende Organismen[18] kultivierte O.[19] mikrobenabtötend, mikrobizid[20] Mikromilieu[21]

1

protozoon [proʊt̬əzoʊɒːn] *n term* *rel* **sporozoa**[1] [spɔːrəzoʊə] *n term pl*

single-celled self-contained microorganism of the subkingdom[2] Protozoa (the lowest form of animal life) which have organelles for locomotion, respiration, attachment, etc. and are classified into 7 phyla[3] [faɪlə]

protozoal *adj term* • **protozoan**[4] *adj & n* • **sporozoite**[5] [-aɪt] *n* • **sporocyst**[6] *n*

» *Protozoa are more complex than bacteria. Tetracyclines* [saɪk] *are strongly inhibitory for the growth of mycoplasmas*[7] [maɪkə-], *rickettsiae* [-iiː], *chlamydiae* [kləmɪdiiː], *spirochetes* [aɪ], *and some protozoa (e.g. amebas* [iː]*). The cells resulting from the sexual union* [juː] *of spores during the life cycle* [saɪkl] *of a sporozoan is called sporozoites.*

Use ciliated[8] [sɪl]/ flagellated[9] [ædʒ]/ intracellular / blood ***protozoa*** • intestinal[10] / insect-borne[11] / parasitic[12] [ɪ] ***protozoa*** • free-living / opportunistic ***protozoa*** • ***protozoal*** infection[13] / diseases / flagellate / organism • to form/produce/liberate[14]/kill ***sporozoites*** • motile / plasmodial [oʊ]/ malaria ***sporozoites*** • ***sporozoite***-containing oocysts [oʊəsɪsts]

Protozoon, tierischer Einzeller, Urtierchen
Sporentierchen, Sporozoa[1] Unterreich[2] Stämme[3] Protozoen-; Protozoon[4] Sporozoit[5] Sporozyste[6] Mykoplasmen[7] Ziliaten, Wimper(n)tierchen, Ciliophora[8] Flagellaten, Geißeltierchen[9] Darmprotozoen[10] d. Insekten übertragene Protozoen[11] parasitäre P.[12] Protozoeninfektion, Protozoonose[13] Sporozoiten freisetzen[14]

2

spore [spɔːr] *n term*

rel **endospore**[1] *n term*

inactive form of certain species [spiːʃ||siːz] of bacteria that is resistant to heat

spore-forming *adj term* • **sporulate**[2] *v* • **sporulation**[3] *n* • **spor(o)-** *comb*

» *Windstorms can carry spores to adjacent*[4] [dʒeɪs] *nonendemic areas and cause case clusters*[5] [ʌ]. *Diseases caused by spore-forming bacteria include anthrax*[6], *botulism, gas gangrene*[7] [g] *and tetanus. During reheating, the organisms sporulate and germinate* [dʒɜː].

Use to inhale/ingest[8] [dʒe]/contain/propagate[9]/be contaminated with ***spores*** • to kill/ inactivate/destroy ***spores*** • dormant / budding[10] [ʌ]/ airborne ***spores*** • wind-borne / heat-resistant[11] / dry / mature[12] [-tʲʊɚ||tʃʊɚ] ***spores*** • (indoor/ outdoor) mold[13] [oʊ]/ infectious ***spores*** • ***spore*** forms / count /-forming organisms[14] • ***spore***-forming bacilli[14] [aɪ]/ stain[15] [eɪ] • Aspergillus [dʒɪ]/ anthrax[16] / botulinal [aɪ] ***spores*** • ***spore*** formers[14] • ***spor***ogony[17] /ogenous /ogenesis[18] • ***spor***ogeny[18] /icide [-saɪd] /angia[19] [-ændʒɪə] • ***endospore***-like structures

Spore
Endospore[1] Sporen bilden[2] Sporenbildung, Sporulation[3] benachbart[4] Anhäufung v. Krankheitsfällen[5] Milzbrand, Anthrax[6] Gasbrand, -ödem[7] Sporen oral aufnehmen[8] S. ausbringen/ verbreiten[9] aussprossende S.[10] hitzebeständige/ -resistente S.[11] reife Sporen[12] Schimmelpilzsporen[13] sporenbildende Bakterien, Sporenbildner[14] Sporenfärbung[15] Anthraxsporen[16] Sporogonie[17] Sporenbildung, Sporogenese[18] Sporangien, Sporenbehälter[19]

3

ameba [əmiːbə] *n term, pl* **-ae** *or* **-s**, *BE* **amoeba**

rel **trophozoite**[1], **schizont**[2] [skɪzɒːnt||skɪtsɒːnt] *n term*

one-celled, naked protozoon capable of ameboid change or movement by cytoplasmic extrusions[3] [uːʒ] (pseudopodia[4]), e.g. Entamoeba histolytica [ɪ] which causes amebic dysentery [ɪ] and hepatic amebiasis

amebic *adj term* • **ameboid**[5] *adj* • **amebiasis**[6] [aɪə] *n* • **ameb(i)-** *comb*

» *Bloodstained* [eɪ] *flecks of mucus* [juː] *in the stool were positive for amebas. Although amebic penetration is limited by the muscular coat, perforation of the mucous membrane occasionally results in regions of fecal* [iː] *stasis* [eɪ]. *Erythromycin* [aɪ] *and tetracycline are active against intestinal trophozoites, but are inactive against trophozoites in liver abscesses.*

Use to search for/be negative for[7] ***amebae*** • free-living / motile ***amebae*** • flagellated[8] / motile / protozoal ***trophozoite*** • amebic / pleomorphic [pliːə-]/ hematophagous[9] [-ɒːfəgəs] ***trophozoite*** • ***trophozoite*** stage[10] • blood / hepatic *or* liver / tissue ***schizont*** • ***amebic*** infection[6] / carrier[11] / invasion [eɪ]/ cysts [sɪsts] • ***amebic*** dysentery[12] [ɪ]/ colitis[13] [aɪ]/ (liver) abscess[14] • ***ameboid*** cell / shape / movement[15] • (extra)intestinal[12] / cutaneous [eɪ]/ hepatic[16] ***amebiasis*** • nondysenteric / (non)invasive[17] ***amebiasis*** • ***ameb***oma[18] /icide[19] /icidal

Amöbe
Trophozoit[1] Schizont[2] Protoplasmaausstülpungen[3] Scheinfüßchen, Pseudopodien[4] amöbenartig, amöboid[5] Amöbiasis, Amöbeninfektion[6] keine Amöben nachweisbar[7] geißeltragender Trophozoit[8] hämatophager T.[9] Trophozoitenstadium[10] Amöbenträger[11] Amöbendysenterie, -ruhr, intestinale Amöbiasis[12] Amöbenkolitis[13] Amöben(leber)abszess[14] amöboide Fortbewegung[15] Amöbenhepatitis, Hepatitis amoebiana[16] invasive Amöbiasis[17] Amöbom, Amöbengranulom[18] Amöbizid, amöbizides Mittel[19]

4

pathogen [pæθədʒən] *n term* *syn* **germ** [dʒɜːrm] *n clin,*

sim **bug**[1] [bʌg] *n jar*

any microorganism [maɪkroʊ-] capable [eɪ] of causing disease

pathogenic *n term* • **pathogenicity**[2] *n* → U89-1 • **germinate**[3] *v* • **germination** *n* • **germicide**[4] *adj & n*

» *Alteration of oropharyngeal* [ɪ] *normal flora with colonization by pathogens and subsequent aspiration of infected secretions* [iː] *is the most common cause of lung infections. Once a pathogen is isolated, antibiotic regimens*[5] [edʒ] *can be tailored* [eɪ] *to*[6] *in vitro sensitivities. He has constantly recurring thoughts such as fears of exposure to germs. Toxin is produced in and absorbed from the intestine after the germination of ingested* [dʒe] *spores.*

Use to identify/eradicate[7] ***pathogens*** • microbial / protozoal / bacterial / viral [aɪ] ***pathogen*** • exogenous [ɒːdʒ]/ nosocomial[8] / intracellular ***pathogen*** • respiratory / enteric / urinary ***pathogen*** • gram-positive / (an)aerobic[9] / blood-borne[10] ***pathogen*** • sexually transmitted / antibiotic-resistant[11] ***pathogen*** • opportunistic[12] / encapsulated / isolated ***pathogen*** • non/ cyto/ immuno/ entero***pathogenic*** • high / little *or* low ***pathogenicity*** • ***germ***-based contagion[13] [eɪdʒ]/-free environment[14] • kissing *or* cone-nose *or* reduviid *or* assassin[15] / bed / water ***bugs*** • airborne[16] / nocturnally [ɜː] feeding [iː]/ laboratory-reared[17] [ɪɚ] ***bugs*** • ***bug*** bite[18] / feces [iːs]/ killer[19]

(Krankeits)erreger, pathogener (Mikro)organismus
Erreger, Bazillus; Insekt, Wanze[1] Pathogenität[2] keimen, sprossen[3] germizid, keimtötend; Germizid, keimtöt. Mittel[4] Antibiotikatherapie[5] abgestimmt auf[6] Krankheitserreger ausrotten[7] Hospitalkeim[8] anaerober Erreger, Anaerobier[9] hämatogener Erreger[10] antibiotikaresistenter Erreger[11] opportunistischer Erreger[12] erregerassoziierte Infektion[13] keimfreies Umfeld[14] Raubwanzen, Reduviidae[15] aerogen übertragbare Erreger[16] in vitro gezüchtete Erreger[17] Wanzenbiss, Insektenstich[18] Insektenvernichtungsmittel[19]

5

bacterium [bæktɪə·ɪəm] *n term, pl* **–ia**

single-celled prokaryotic microorganism lacking a true nucleus and reproducing by cell division

bacterial[1] *adj term* • **bacter(o)-** *comb*

» *Autoclaving destroys all vegetative bacteria and most resistant dry spores. The commonest bacterial organisms include H influenzae* [-iː], *S pneumoniae, M catarrhalis, S aureus, and anaerobes. Topical antibiotics are commonly used to suppress bacterial growth.*

Use (an)aerobic[2] / (non)motile / filamentous ***bacteria*** • gram-negative[3] skin / mouth ***bacteria*** • intestinal[4] / pathogenic / pyogenic[5] [paɪədʒenɪk] ***bacteria*** • ***bacterial*** organism / load [oʊ] *or* burden[6] [ɜː] • ***bacterial*** counts[7] / toxin / colonization[8] • ***bacterial*** growth[9] / overgrowth[10] • ***bacterial*** proliferation / colony[11] • ***bacterial*** culture[12] [kʌltʃɚ]/ contamination • ***bacterial*** pneumonia [n(j)uː-]/ vaginosis[13] [vædʒ-] • ***bactericidal***[14] [-saɪdl] /emia [-iːmɪə] /iuria[15] /iostatic[16] /iology

Bakterium
bakteriell, Bakterien-[1] aerobe Bakterien, Aerobier[2] gramnegative B.[3] Darmbakterien[4] eiterbildende Bakterien[5] Bakterienbelastung[6] Bakterienanzahl[7] Bakterienbesiedelung, bakterielle B.[8] Bakterienwachstum[9] bakterielle(s) Überwucherung/ Overgrowth[10] Bakterienkolonie[11] Bakterienkultur[12] bakterielle Vaginose[13] bakterizid, bakterientötend[14] Bakteriurie, Bakterienausscheidung im Harn[15] bakteriostatisch, bakterienhemmend[16] 6

bacillus [bəsɪləs] *n term, pl* **-i** [bəsɪlaɪ]

genus [dʒiːnəs] of aerobic or facultatively anaerobic, spore-forming bacteria[1] (family Bacillaceae) which contain Gram-positive rods [ɒː] and are found primarily in soil[2]; broadly any rod-shaped bacterium

(strepto/ cocco/ multi/ pauci)bacillary[3] *adj term* • **bacill(o)-** *comb*

» *The viability* [vaɪə-] *and density of bacilli per milligram of vaccine* [æks] *may vary with the strain*[4] [eɪ] *used. Typhoid* [aɪ] *fever*[5] [iː] *is caused by the gram-negative bacillus Salmonella typhi* [aɪ]. *Gastric acidity*[6] *is a major factor that prevents colonization of the GI tract by nosocomial gram-negative bacillary pathogens.*

Use dormant / acid-fast[7] (*abbr* AFB)/ gram-negative ***bacilli*** • enteric spore-forming / rod-shaped[8] ***bacilli*** • coccal [kɒːkᵊl]/ pleomorphic [iː]/ fusiform[9] ***bacilli*** • anaerobic / toxin-producing ***bacilli*** • irregularly staining / dead / viable [vaɪəbl] ***bacilli*** • ***Bacille*** Calmette-Guerin[10] (*abbr* BCG) • anthrax[11] / tubercle[12] / typhoid [taɪfɔɪd] ***bacillus*** • acne [ækni]/ strepto[13]/ lacto/ actino***bacillus*** • ***bacillary*** antigen / dysentery[14] [ɪ]/ meningitis [dʒaɪ]/ angiomatosis • ***bacilli***form /emia[15] [iː] /osis /uria

Bazillus, Bacillus
fakultativ anaerob wachsende, sporenbildende Bakterien[1] Boden, Erdreich[2] bakterienarm, paucibakteriell[3] Stamm[4] Typhus abdominalis, Febris typhoides[5] Säuregrad d. Magensafts[6] säurefeste Bakterien/ Stäbchen[7] Stäbchenbakterien[8] Fusobakterien[9] Bacillus Calmette-Guerin, BCG[10] Milzbrandbazillus, B. anthracis[11] Tuberkelbazillus, Mycobacterium tuberculosis[12] Streptobacillus[13] bakterielle Ruhr, Dysenterie, Shigellose[14] Bakteriämie[15] 7

streptococcus *n term, pl* **-cocci** [kɒːkaɪ‖ksaɪ] *rel* **staphylococcus**[1] *n term*

genus of mostly nonmotile , nonspore-forming bacteria (some are pathogenic) containing Gram-positive, spherical [sferɪkᵊl] or ovoid [oʊ] cells; occur in the mouth and intestines, dairy [deᵊri] products[2], etc.

coccal [kɒːkᵊl] *adj term* • **coccoid**[3] *adj* • **cocco-**, **strept(o)-** [streptoʊ] *comb*

» *The most common infecting organisms found in splenic* [e] *abscesses are staphylococci, streptococci, anaerobes, and aerobic gram-negative rods, including salmonella. Is this drug effective for eradication of staphylococcal nasal* [eɪ] *carriage?*

Use group B / (an)aerobic / microaerophilic[4] ***streptococci*** • alpha-hemolytic[5] [ɪ]/ viridans[6] ***streptococcus*** • ***Streptococcus*** pyogenes[7] / pneumoniae / viridans[6] / faecalis [keɪ] • ***Staphylococcus*** aureus[8] / epidermidis / saprophyticus [fɪ] • (anti)strepto/ staphylo/ crypto/ gono***coccal*** • ***streptococcal*** antigen / endocarditis / sepsis[9] • ***streptococcal*** pharyngitis [dʒaɪ] *or* tonsillitis *or* sore throat[10] • ***strep*** throat[10] • ***staphylococcal*** infection[11] / food poisoning / pneumonia[12] [n(j)uː-] • ***staphylococcal*** scalded [ɔː] skin syndrome[13] (*abbr* SSSS) • ***staphylococcal*** enterotoxin / clumping test[14] • anaerobic / gram-positive[15] ***cocci*** • pneumo/ meningo/ entero/ gono/ diplo***cocci*** • ***cocco***bacilli • ***strepto***bacillus /bacillary (rat-bite) fever[16]

Streptokokkus, -coccus
Staphylokokkus, -coccus[1] Milchprodukte[2] kokkenähnlich[3] mikroaerophile Streptokokken[4] alpha-hämolysierender Streptokokkus[5] Streptococcus viridans, vergrünender S.[6] Streptococcus pyogenes, ß-hämolysierender Streptokokkus d. Gruppe A (nach Lancefield)[7] Staphylococcus aureus[8] Streptokokkensepsis[9] Streptokokkenangina[10] Staphylokokkeninfektion, -kokkose[11] Staphylokokkenpneumonie[12] staphylogenes Lyell-Syndrom, SSSS[13] Staphylokokken-Clumping-Test[14] grampositive Kokken[15] Streptobazillen-Rattenbissfieber, Haverhill-Fieber[16] 8

spirochete [spaɪrəkiːt] *n term* *rel* **spirillum**[1] [spaɪrɪləm] *n term, pl* **-a**

genus[2] of motile bacteria (order[3] Spirochaetales) [-kiːteɪliːz] containing Gram-negative, flexible, undulating [ʌ], spiral-shaped rods

spirochetal *adj term* • **spirocheticidal**[4] *adj* • **spirillary** *adj* • **spir(o)-** *comb*

» *The Spirochaetales include three genera*[2]*—Leptospira, Borrelia and Treponema* [iː]*—that are pathogenic for humans. Lyme* [laɪm] *borreliosis is a tick-transmitted*[5] *spirochetal illness. The diagnosis of relapsing fever*[6] [iː] *is confirmed most easily by the detection of spirochetes in blood. Spirillum infection causes pain and purple* [ɜː] *swelling at the site of the initial bite.*

Use to harbor[7]/detect[8] ***spirochetes*** • (non)pathogenic / anaerobic / tick-borne ***spirochetes*** • louse-borne[9] / motile / relapsing-fever ***spirochetes*** • ***Spirillum*** minus[10] • ***spirochetal*** infections *or* diseases[11] / fever[12] • ***spirillary*** rat-bite fever[12] • ***spirocheticide*** /olysis /emia

Spirochäte, schraubenförmiges Bakterium
Spirillum[1] Gattung(en)[2] Ordnung[3] spirochätenabtötend[4] durch Zecken übertragen[5] Rückfallfieber, Febris recurrens[6] Spirochäten enthalten/ haben/ beherbergen[7] Spirochäten nachweisen[8] durch Läuse übertragene Spirochäten[9] Spirochaeta muris, Spirillum minus[10] Spirochätosen[11] Spirillen-Rattenbissfieber, Sodoku[12] 9

virus [vaɪrəs] *n term, pl* **viruses** [vaɪrəsi:z]

smallest of all parasites containing either DNA or RNA (not both) usually covered by a protective protein shell or capsid[1] which is wholly dependent on host cells for reproduction

(anti)viral[2] [aɪ] *adj term* • **virulence**[3] [ɪ] *n* • **virulent** *adj* [ɪ] • **vir(o)-** *comb*

» *Hepatitis* [aɪ] *C virus is a single-stranded*[4] *RNA virus in the flavivirus family. Epstein-Barr virus infection is established by detecting a fall over several weeks of IgG antibody to the VCA*[5]*. Viruses do not produce toxins but they are highly antigenic.*

Use influenza / herpes / Epstein-Barr (*abbr* EBV) ***virus*** • pox[6] / cytomegalo/ polio/ adeno***virus*** • DNA / RNA / retro[7]/ respiratory ***viruses*** • arbo/ coxsackie/ rota/ echo [ekoʊ]/ pro[8]/ entero***viruses*** • oncogenic[9] / live[10] [aɪ]/ attenuated[11] ***virus*** • ubiquitous / latent [eɪ] ***virus*** • species-specific / rodent-borne[12] / sexually transmitted ***virus*** • ***virus*** particle / strain / reservoir[13] • ***virus*** replication[14] / culture • ***virus*** transmission / infection • ***virus*** shedding[15] [ʃe-]/ isolation / titer [aɪ] • ***viral*** enzyme / protein / genome[16] [dʒi:] • ***viral*** envelope[17] / uncoating[18] • ***viral*** capsid antigen[5] (*abbr* VCA)/ burden [ɜ:] *or* load[19] • ***virulent*** organism / bacteria / strain[20] • a[21]/ neuro***virulent*** • to confer [ɜ:] /modulate/regain ***virulence*** • gonococcal / high / low / lowered[22] ***virulence*** • ***virulence*** factor[23] / determinant [ɜ:]/ genes [dʒi:nz] • ***vir***emia [i:] /ology /ucidal[24] /ustatic agents[25]

Virus
Kapsid[1] antiviral[2] Virulenz[3] einzelsträngig[4] virales Kapsid-Antigen[5] Pockenvirus[6] Retroviren[7] Proviren[8] onkogenes V.[9] Lebendvirus[10] virulenzgeschwächtes V.[11] durch Nagetiere übertragenes Virus[12] Virusreservoir[13] Virusvermehrung, -replikation[14] Virusfreisetzung[15] Virusgenom[16] Virushülle[17] Uncoating, Freisetzung d. Virusgenoms[18] Viruslast[19] virulenter Stamm[20] nicht-, avirulent[21] abgeschwächte Virulenz[22] Virulenzfaktor[23] viruzid, Viren abtötend[24] Virostatika, Virustatika[25]

10

virion [vɪ‖vaɪrɪɒ:n] *n term* *rel* **subvirion**[1]**, viroid**[2] [aɪ]**, prion**[3] [pri:ɒ:n] *n term*

structurally intact virus particle which can survive extracellularly and infect living cells

» *Assembly*[4]*, budding*[5] [ʌ]*, and maturation of virions take place in the absence of the envelope glycoprotein* [glaɪkə-]*. On entry into the cytoplasm, virion polymerase completes DNA synthesis. Only split virus (subvirion) or purified-surface antigen preparations should be used. Viroids are simply molecules of naked, cyclical, mostly double-stranded, small RNAs. Prions are abnormal cellular proteins that can spread from cell to cell and effect changes in normal cellular proteins, thereby disrupting cellular function and propagating themselves*[6]*.*

Use ***virion*** component / particle / mass / envelope[7] / surface [ɜ:] • ***virion*** structural [ʌ] proteins[8] [oʊ]/ clearance rate[9] • rotavirus / HIV / rubella ***virion*** • intact / circulating[10] / trapped[11] / infectious ***virions*** • ***prion*** disease[12] / protein[13] / strain [eɪ]/ rods • disease-producing[14] / host-encoded ***prion protein*** • normal / protease-resistant[15] ***prion protein*** • ***subvirion*** vaccine[16]

Virion, Viruspartikel
subvirales Partikel[1] Viroid, hüllenloses Minivirus[2] Prion[3] Zusammensetzung[4] Knospung, Sprossung[5] s. vermehren[6] Virushülle[7] virale Strukturproteine[8] Virionen-Clearance, -Ausscheidung[9] zirkulierendes Virion/ Virusmaterial[10] gebundene Viruspartikel[11] Prionenkrankheit[12] Prionenprotein[13] krankheitsauslösendes Prionenprotein[14] proteaseunempfindliches Prionenprotein[15] Spaltvakzine[16]

11

rickettsia [rɪketsɪə] *n term, pl* **-ias** *or* **-iae** [rɪketsɪi:]

genus of bacteria (family Rickettsiaceae) containing nonfilterable, often coccoid to rod-shaped organisms that usually occur in lice [laɪs], fleas, ticks, and mites [aɪ]; pathogenic species are virus-like intracellular parasites[1] causing typhus[2], Rocky Mountain spotted fever[3], tsutsugamushi disease, and rickettsialpox[4]

rickettsial *adj term* • **rickettsiosis**[5] *n* • **rickettsicidal** *adj*

» *The rickettsioses are febrile exanthematous diseases caused by rickettsiae, small gram-negative obligate intracellular bacterial parasites of arthropods*[6]*.*

Use typhus-like [taɪfəs]/ pathogenic / cat-flea[7] [i:] ***rickettsia*** • ***Rickettsia*** akari / australis / rickettsii[8] • ***rickettsial*** organism / species / antigen[9] [-dʒən]/ disease[5] / infection[5] • (Eastern) tick-borne[10] [bɔ:rn] ***rickettsiosis***

Rickettsia, Rickettsie
intrazelluläre Parasiten[1] Fleckfieber[2] Felsengebirgs(fleck)fieber, amerikan. Zeckenbissfieber[3] Rickettsienpocken[4] Rickettsieninfektion, Rickettsiose[5] Arthropoden, Gliederfüßer[6] durch d. Katzenfloh übertragene Rickettsie[7] Rickettsia rickettsii[8] Rickettsienantigen[9] Zeckenbissfieber[10]

12

parasite [pærəsaɪt] *n term* *rel* **saprophyte**[1][sæprəfaɪt]**, host**[2] [oʊ] *n term*

organism harbored[3] by a host from which it derives [aɪ] energy and sustenance[4] [ʌ] → U94-5

parasitic[5] [ɪ] *adj term* • **parasitize**[6] [-aɪz] *v* • **parasitization**[7] *n* • **parasit-** *comb*

» *Like most other parasites, viruses stimulate host antibody production. The dog is the principal definitive host*[8] *and the sheep the most common intermediate. The disease is spread from host to host by fecal-oral routes, either directly or indirectly via food or water. Candida albicans is a saprophyte that normally is not invasive* [eɪ] *unless the mouth is abraded* [eɪ]*.*

Use human / active / obligate *or* obligatory[9] ***parasite*** • facultative[10] / intracellular / intestinal[11] ***parasite*** • bacterial / malarial / tissue[12] ***parasite*** • protozoal / filarial / nematode / helminthic ***parasite*** • ***parasite*** ova[13] [oʊvə]/ replication / amplification • ***parasite*** burden [ɜ:] *or* load[14] / examination / killing • ***parasitic*** (super)infection[15] / disease[15] / invasion • ***parasitic*** cycle [saɪkl]/ infestation[7] / larvae [i:‖aɪ] • ***parasit***emia /icidal /osis[15] • ***parasit***ism[16] /ology /ized cells[17] • ecto[18]/ endo[19]/ macro/ micro***parasites*** • soil / fungal [fʌŋgəl] ***saprophyte***

Parasit
Saprophyt[1] Wirt[2] beherbergt[3] Nahrung[4] parasitär[5] schmarotzen, als Parasit leben, parasitieren[6] Parasitenbefall[7] End-, Definitivwirt[8] obligater Parasit[9] fakultativer Parasit[10] Darmparasit[11] Gewebeparasit[12] Parasiteneier[13] Parasitenbelastung[14] Parasitose[15] Schmarotzertum, Parasitismus[16] parasitenbefallene Zellen[17] Ektoparasiten[18] Endoparasiten[19]

13

Chlamydia [kləmɪdɪə] *n term*

rel **C. trachomatis[1], C. psittaci[2]** [s] *n term*

genus of gram-negative, nonmotile[3] bacteria which are obligate intracellular parasites

chlamydial *adj term* • **trachoma[4]** [trəkoʊmə] *n* • **psittacosis[5]** *n* → U96-9

» *A patient with urethritis* [aɪ] *needs to be evaluated for gonorrhea* [iː], *chlamydia, and Trichomonas infection. Chlamydia is probably the leading cause of infertility in females. Mature chlamydial inclusions* [uːʒ] *were detected in infected cells with iodine* [aɪədɪn] *stains* [eɪ].

Use ***Chlamydia*** trachomatis infection / organism • ***Chlamydia*** epidemic[6] / antigen detection test[7] • ***Chlamydia*** isolate [aɪ]/-seropositive women[8] • ***Chlamydia***-induced tubal scarring[9] [ɑː]/ pneumoniae [n(j)uːmoʊnɪiː] • ***chlamydial*** (genital/ eye) infection / DNA / conjunctivitis[10] [dʒʌ]

Chlamydie, Chlamydia
Chlamydia trachomatis[1] C. psittaci[2] unbeweglich[3] Trachom, ägypt. Augenkrankheit[4] Psittakose, Papageienkrankheit[5] Chlamydienepidemie[6] Chlamydienantigentest[7] Chlamydien-seropositive Frauen[8] chlamydienbedingte Tubenvernarbung[9] chlamydieninduzierte Konjunktivitis[10]

14

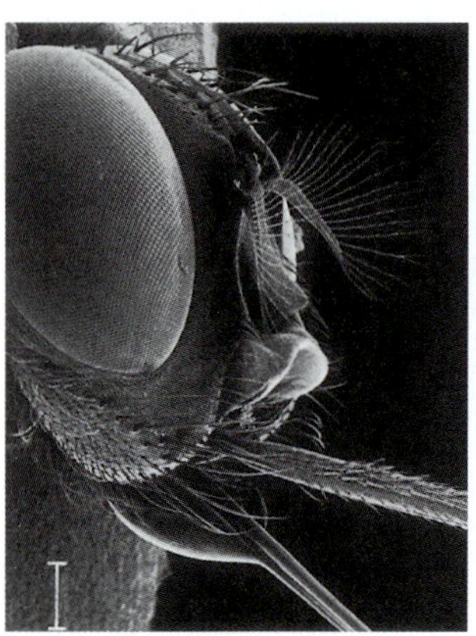

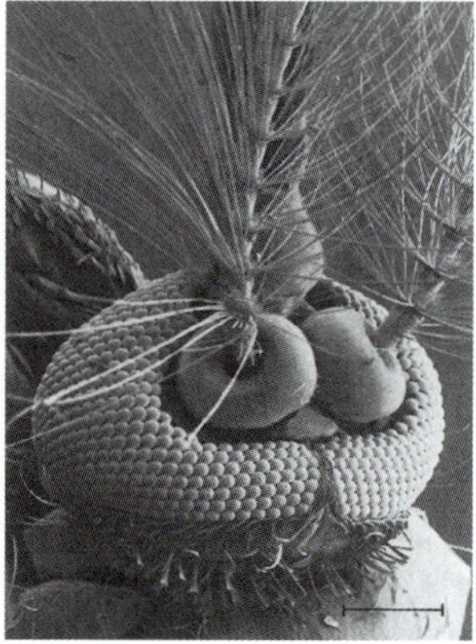

Insect carriers:
(**a**) head of the tsetse fly, which transmits trypanosomiasis commonly known as sleeping sickness
(**b**) head of the yellow fever mosquito (*Aedes aegypti*) the vector of yellow fever and dengue

true louse [laʊs] *n, pl* **lice** [laɪs] *syn* **pediculus** *n term*

rel **tick[1], mite[2]** [maɪt], **flea[3]** [fliː], **fly[4]** *n, pl* flies

wingless blood-sucking [ʌ] insect[5] parasitic on mammals[6] which also acts as a vector of diseases, e.g. typhus [taɪfəs]

pediculous *adj term* • **pediculation[7]** *n* • **pediculosis[7]** [pedɪkjəloʊsɪs] *n*

» *Head lice hatch eggs[8], so-called nits[9], in silvery oval-shaped envelopes that attach* [-ætʃ] *to the hair shafts. Rickettsia typhi is transmitted from rat to rat through the rat flea. Soft ticks[10] feed painlessly and can survive for 10 years or more with only an occasional blood meal.*

Use (human) body *or* clothes[11] / head[12] ***louse*** • crab *or* pubic[13] [pjuːbɪk]/ cat / chicken ***louse*** • biting / blood-sucking ***lice*** • adult [ʌ]/ infected / exposure [oʊʒ] to ***lice*** • ***louse*** infestation[7] /-borne typhus[14] • dog / deer / Lone Star[15] / hard-bodied[16] *or* ixodid [ɪksoʊdɪd‖ɒːdɪd] ***tick*** • soft-bodied[10] / infectious ***ticks*** • ***tick*** bite[17] /-transmitted /-infested area[18] • ***tick*** exposure /-borne relapsing fever[19] (*abbr* TBRF) • ***tick***-borne encephalitis[20] [aɪ]/ repellent[21] • Central European ***tick-borne*** encephalitis[22] • (house) dust[23] / bird / rodent ***mites*** • itch *or* scabies[24] [skeɪbiːz] ***mite*** • larval / infected ***fleas*** • human[25] / dog / cat / rat[26] ***flea*** • water / sand ***flea*** • ***flea***-infested /-bitten appearance • fruit / flesh[27] / gad[28]/ tabanid[28] [æ‖eɪ] ***fly*** • day-biting[29] / tsetse[30] / house[31]/ horse***fly***

echte Laus, Pediculus
Zecke[1] Milbe[2] Floh[3] Fliege[4] flügelloses, blutsaugendes Insekt[5] Säugetiere[6] Pedikulose, Läusebefall[7] Eier legen[8] Nissen[9] Argasidae, Lederzecken[10] Kleiderlaus, Pediculus humanus[11] Kopflaus, P. capitis[12] Scham-, Filzlaus, Phthirus pubis[13] Läusefleckfieber, epidem. F.[14] Amblyomma americanum[15] Schild-, Haftzecke, Ixodida[16] Zeckenbiss[17] zeckenverseuchtes Gebiet[18] Zeckenrückfallfieber[19] Zeckenenzephalitis[20] Zeckenschutzmittel[21] Frühsommermeningoenzephalitis, FSME[22] Hausstaubmilben[23] Krätzmilbe, Sarcoptes scabiei[24] Menschenfloh, Pulex irritans[25] Rattenfloh[26] Fleischfliege, Sarcophaga[27] Bremse, Tabanus[28] tagaktive Fliege[29] Tsetsefliege[30] Stubenfliege[31]

15

roundworm [ɜː] *n clin* *syn* **nematode** [e] *n term,*
rel **helminth(e)s**[1] *n term pl*

soft-bodied member of the phylum [faɪlᵊm] Nematoda often found as parasites in mammals

deworm[2] [dɪwɜːrm] *v* • **worm-like**[3] *adj* • **(anti)helminthic**[4] *adj & n term*

» *Nematodes are elongated, symmetric roundworms and constitute one of the largest phyla in the animal kingdom. If the acute symptoms do not subside*[5] [aɪ] *with antibiotics, attempts should be made to extricate*[6] *the worms. Most helminths and protozoa exit the body in the feces* [iːs].

Use to harbor a ***roundworm*** • intestinal ***roundworm*** • ***roundworm*** infection / infestation • hook[7]/ pin *or* thread[8] [e]/ flat[9] ***worm*** • tape[10]/ whip[11]/ guinea [gɪni] ***worm*** • microfilarial / ectopic ***worms*** • adult[12] / male / female ***worms*** • motile / dead / immature[13] ***worms*** • heavy [e]/ moderate / low ***worm*** burden *or* load[14] • ***worm*** disease[15] / migration • free-living[16] / parasitic[17] / filarial ***nematodes*** • intestinal / tissue / soil-transmitted ***helminthes*** • platy***helminth***[9] • ***helminth***iasis[15] [aɪ] /icide[4]

Note: The term ***ringworm***[18] is a synonym for ***tinea***, [tɪnɪə] a fungal infection of the skin (e.g. athlete's foot *or* tinea pedis[19]), which is not caused by worms.

Rundwurm, Fadenwurm, Nematode
Helminthen, Eingeweidewürmer[1] entwurmen[2] wurmähnlich, vermiform[3] wurmabtötend, anthelminthisch; Wurmmittel, Anthelminthikum[4] abklingen[5] abführen, entfernen[6] Hakenwurm, Ancylostoma (duodenale)[7] Madenwurm, Enterobius/ Oxyuris vermicularis[8] Plattwurm, Plathelminth[9] Bandwurm, Cestoda[10] Peitschenwurm, Trichuris trichiura[11] geschlechtsreife Würmer[12] unreife W.[13] geringer Wurmbefall[14] Wurmerkrankung, Helminthiasis[15] freilebende Nematoden[16] parasitäre N.[17] Trichophytie, Tinea[18] Fußpilz(erkrankung)[19]
16

fluke [fluːk] *n clin* *syn* **trematode** *n term,*
rel **schistosome**[1] [sk||ʃɪstəsoʊm] *n term*

one of internal [ɜː] parasitic flatworms which are characterized by complex digenetic life cycles involving a snail initial host, in which larval multiplication occurs, and the release [iː] of swimming larvae [iː||aɪ] (cercariae[2] [sɜːrk-]) which directly penetrate the skin of the final host[3] (as in schistosomes)

schistosomiasis[4] [-aɪəsɪs] *n term*

» *The large intestinal fluke, Fasciolopsis* [sɪə] *buski, is a common parasite of humans and pigs in central and South China. Flukes reside* [aɪ] *mostly in small to medium-sized biliary* [ɪ] *ducts*[5] [ʌ]. *Unlike most other trematodes, schistosomes are of two sexes, but this characteristic is evident only in the adult stage.*

Use lung[6] / intestinal[7] / blood / liver[8] / adult / fish-infesting ***fluke*** • schistosoma ***flukes*** • ***fluke*** infection[9] • adult / digenetic [daɪ-]/ lung-dwelling[6] ***trematode*** • intestine-dwelling[7] / liver-dwelling[8] ***trematode*** • ***trematode*** infection[9] / ova[10] [oʊvə] • ***Schistosoma*** haematobium[11] / japonicum / mansoni / mekongi

Trematoda, Egel, Saugwurm
Schistosoma, Saugwurm, Bilharzia[1] Zerkarien, Schwanzlarven[2] Endwirt[3] Schistosomiasis, Bilharziose[4] Gallengänge[5] Lungenegel[6] Darmegel[7] Leberegel[8] Trematodeninfektion[9] Trematodeneier[10] Schistosoma haematobium[11]
17

fungus [fʌŋgəs] *n term, pl* **fungi** [fʌŋgaɪ||fʌndʒaɪ]
rel **mold**[1], **yeast**[2] [jiːst],
mycelium[3] [maɪsiːlɪᵊm],
hypha[4] [haɪfə] *n term, pl* **-ae**

general term for parasitic organisms reproducing by budding[5] [ʌ] and/or spores used to encompass the diverse morphological forms of yeasts and molds (in *BE* spelled moulds)

(anti)fungal [g] *adj term* • **mold**[6] [oʊ] *v* • **moldy**[7] *adj* • **fung(i)-**, **myc(o)-** *comb*

» *Relatively few fungi are pathogenic for man, whereas most plant diseases are caused by fungi. Fungi that grow as yeasts include species of Candida and Cryptococcus, while fungi that grow as molds include species of Aspergillus and dermatophytes*[8] *(ringworm fungi*[8]*). Inquire* [aɪ] *about air conditioning, humidifiers*[9]*, and the presence of mold or mildew*[10] [mɪld(j)uː] *in the home.*

Use offending / pathogenic[11] [dʒe] ***fungus*** • yeast-like / dermatophyte[8] [-faɪt]/ dimorphic[12] [daɪ]***fungus*** • ergot[13] [ɜː]/ true[14] ***fungus*** • ***fungus*** infection[15] / cells / ball[16] /-like • slime[17] [aɪ]/ black[18] / airborne / hyaline [aɪ] ***molds*** • ***mold*** spores / colonies / buildup[19] • ***mold*** allergens / infections • ***moldy*** hay [heɪ]/ silage[20] [saɪlɪdʒ] • ***myco***sis[15] /bacteria /tic infection[15] /plasmal pneumonia[21] [n(j)uː-] • ***fungi***form[22] /cide[23] [saɪd] /cidal[24] • ***myce***lia [siː] /etoma[25]

Pilz, Fungus
Schimmel(pilz)[1] Hefe(pilz), Sprosspilz[2] Pilzgeflecht, Myzel[3] Pilzfaden, Hyphe[4] Sprossung[5] schimmeln, schimm(e)lig werden[6] verschimmelt[7] Dermatophyt(en)[8] Luftbefeuchter[9] Schimmel; Mehltau[10] pathogener Pilz[11] dimorpher P.[12] Mutterkornpilz[13] echter Pilz[14] Pilzinfektion, Mykose[15] Pilz-, Fungusball[16] Schleimpilze, Myxomyzeten[17] Schwärzepilze, Dermatiaceae[18] Schimmelbildung[19] schimm(e)liges Silofutter[20] Mykoplasmen-Pneumonie[21] pilzförmig, fungiform(is)[22] Fungizid, Antimykotikum[23] pilzabtötend, fungizid[24] Myzetom[25]
18

Unit 91 Toxicology

Related Units: 6 Accidents & Emergencies, 9 Drugs & Remedies, 10 Alcohol & Smoking, 11 Substance Abuse, 82 Biochemical Compounds, 122 Immunization, 90 Pathogens, 92 Pharmacologic Agents, 93 Anesthetics, 99 Radiology, 124 Medical Emergencies

noxious [nɒːkʃəs] *adj term* *syn* **injurious, deleterious** [ɪɚ], **detrimental** *adj*

tending to cause harm and/or damage or have an adverse[1] [ɜː] effect on physical or mental health

non-noxious *adj term* • **self-injurious** [ɪndʒʊɚɪəs] *adj clin*

» *Accumulation of noxious metabolites should be prevented. He should avoid or minimize inhalation of noxious particulates[2], including cigarette smoke. Ingestion of large amounts of alcohol or other injurious agents is an important causative* [ɒː] *factor of gastritis* [aɪ].

Use ***noxious*** substance[3] [ʌ]/ stimuli [aɪ]/ agent[3] • ***noxious*** exposure/ habits[4] / inhalation [eɪʃ] • ***injurious*** agent[3] / plants / noise[5] / gases / effect / to tissue[6] • ***self-injurious*** behavior • ***deleterious*** consequences / habits[4] • ***deleterious*** (side) effects / health effects[7] / influence • ***detrimental*** changes / effects / to health[8]

schädlich, schädigend
nachteilig, ungünstig, unerwünscht[1] Schadstoffpartikel[2] Schadstoff, Noxe, schädigendes Agens[3] gesundheitsschädigende Gewohnheiten[4] gesundheitsschädigender Lärm[5] gewebeschädigend[6] gesundheitsschädliche Auswirkungen[7] gesundheitsschädlich[8]

1

poison [pɔɪzᵊn] *n & v*

sim **venom**[1] [venᵊm] *n*

(n) substance that is harmful to health when ingested [dʒe], inhaled [eɪ], applied to, injected into or produced in the body; venom is the poisonous fluid secreted [iː] by spiders[2] [aɪ], snakes, scorpions, etc.

(non)poisonous[3] *adj clin* • **poisoning**[4] *n* • **venomous** *adj*

» *Alone, cathartics[5] do not prevent poison absorption. Each year, children are accidentally poisoned by household chemicals, e.g. polishes[6] or bleaches[7]* [iː]. *Management of venom poisoning by marine creatures* [iː] *is similar to that of venomous snakebite. These insects inject venom through a stinger[8] connected to a venom reservoir supplied by venom glands[9].*

Use inhaled [eɪ]/ ingested[10] [dʒe]/ systemic / contact[11] ***poison*** • vascular / neural[12] [ʊɚ]/ sedative ***poison*** • irritant *or* acrid[13] [k]/ acid [s]/ alkali [-laɪ]/ corrosive[14] ***poisons*** • insect / bee [iː]/ rat[15] / counter[16] [aʊ]/ deadly ***poison*** • ***poison*** absorption / elimination[17] / gas[18] • ***poison*** ivy[19] [aɪ]/ prevention / (control) center[20] • acute / fatal [eɪ]/ accidental[21] ***poisoning*** • food / systemic (chemical) / childhood *or* pediatric ***poisoning*** • iron [aɪ]/ lead[22] [e]/ pesticide / arsenic[23] ***poisoning*** • carbon monoxide[24] / cyanide [aɪ] ***poisoning*** • heavy metal[25] / aluminum ***poisoning*** • narcotic / barbiturate / methanol ***poisoning*** • (snake) [eɪ] venom / rattlesnake[26] / mushroom[27] [ʌ] ***poisoning*** • ***poisoning*** by amphetamines / due to barbiturates • ***poisonous*** snake[28] / substance [ʌ]/ mushrooms [uː] • (rattle) snake[29] / cobra / insect / honeybee[30] [ʌ] ***venom*** • ***venom***-filled / reservoir *or* sac[31] • ***venom*** component / hemolysis / extractor • insect ***venom*** allergy • ***venomous*** animal / sting[32] / reptile / snake(bite)[28]

Gift; vergiften
(tierisches) Gift, Zootoxin[1] Spinnen[2] giftig, toxisch, Gift-[3] Vergiftung[4] Abführmittel[5] Polituren, Lacke[6] Bleichmittel[7] Stachel[8] Giftdrüsen[9] oral aufgenommenes Gift[10] Kontaktgift[11] Neurotoxin, Nervengift[12] Reizgifte[13] Ätzgifte[14] Rattengift[15] Gegengift, -mittel[16] Giftelimination[17] Giftgas[18] Giftefeu, -sumach[19] Giftinformationszentrale[20] akzidentelle Vergiftung[21] Bleivergiftung[22] Arsenvergiftung[23] Kohlenmonoxidvergiftung[24] Schwermetallvergiftung[25] Klapperschlangenbiss[26] Pilzvergiftung[27] Giftschlange[28] Schlangengift[29] Bienengift[30] Giftsack, -blase[31] Giftstachel[32]

2

toxicology [tɒːksɪkɒːlədʒi] *n term*

sim **biotoxicology**[1] *n term*

scientific study of poisons, their source, chemical [k] composition, action, detection, and antidotes[2]

toxicologic *adj term* • **toxicologist**[3] *n* • **toxi(co)-** *comb*

» *If a toxicology screen* [iː] *is required, urine* [jʊ] *is the best specimen[4]* [es] *for broad screening. Toxicologic studies may be useful in confirmation[5] of the diagnosis but are rarely helpful in the ER[6]. Consult* [ʌ] *a medical toxicologist or regional poison control center for advice* [-aɪs].

Use clinical[7] / forensic[8] / maternal-fetal [ɜː] ***toxicology*** • food[9] / pesticide / acute / urine[10] ***toxicology*** • ***toxicology*** screen(ing) / study *or* test[11] • ***toxicologic*** emergencies[12] [ɜː]/ screening • ***toxi***cokinetics[13]

Toxikologie
Biotoxikologie[1] Gegengifte, Antidote[2] Toxikologe, -login[3] Untersuchungsmaterial[4] Bestätigung[5] Notaufnahme[6] klin. Toxikologie[7] forensische T.[8] Lebensmitteltoxikologie[9] Untersuchung auf Giftkonzentrationen im Harn[10] toxikolog. Test[11] toxikolog. Notfälle[12] Toxikokinetik[13]

3

toxin [tɒːksɪn] *n term*

rel **phytotoxin**[1] [faɪţə-], **zootoxin**[2] [zoʊə-] *n term*

noxious substance formed either by cells of the body (endotoxin[3]), as an extracellular product of certain microorganisms and some higher plant and animal species (exotoxin[4]), or a combination of both

(neuro/ non/ cyto)toxic[5] *adj term* • **toxi(co)genic**[6] [dʒe] *adj* • **toxicant**[7] *n*

» *Consider gastric lavage*[8] *if ingestion of a toxin is a diagnostic possibility. Make sure the child is not exposed to potentially toxic substances. Full information on toxicants is available* [eɪ] *for only a small percentage of chemicals. Liquid mercury* [ɜː] *is nontoxic if swallowed.*

Use anti[9]/ hemo[10] [iː]/ leuko/ entero[11]/ neuro[12]/ noso***toxin*** • bio/ plant[1] / animal[2] / myco***toxin*** [aɪ] • bacterial / tetanus / cholera[13] / diphtheria [ɪɚ] ***toxin*** • ***toxin*** exposure / neutralization • ***toxin***-producing bacteria /-mediated disease • ***toxic*** reaction / side-effects[14] / (systemic) level • ***toxic*** dose[15] (*abbr* TD)/ amount [aʊ]/ wastes [eɪ] • ***toxic*** vapors[16] [eɪ]/ chemicals / contrast agents • ***toxic*** state / edema / tremor / psychosis [saɪk-] • ***toxic*** dilation (of the colon) *or* megacolon[17] / purpura [ɜː] • ***toxic*** nodular goiter[18] / shock syndrome[19] [ɪ]/ equivalent[20] (quantity) (*abbr* TEQ) • to be/ appear ***toxic*** • ***nontoxic*** goiter[21] / drug • endo/ thyro[22]/ oto***toxic*** • plant[1] ***toxicant***

Toxin, Gift(stoff)
pflanzl. Gift, Phytotoxin[1] tierisches Gift, Zootoxin[2] Endotoxin[3] Exotoxin[4] zytotoxisch, zellschädigend[5] toxinbildend, toxigen[6] Gift, Toxikum[7] Magenspülung[8] Antitoxin[9] Hämotoxin, Blutgift[10] Enterotoxin, Darmgift[11] Neurotoxin, Nervengift[12] Choleratoxin[13] toxische Nebenwirkungen[14] toxische Dosis, Dtox.[15] giftige Dämpfe[16] toxisches Megakolon[17] hyperthyreote Knotenstruma[18] tox. Schocksyndrom, TSS[19] tox. Äquivalent, TEQ[20] blande Struma[21] thyreotoxisch[22]
4

environmental hazards [ɪnvaɪrəⁿmenţəl hæzɚdz] *n*

rel **permissible exposure** [oʊʒ] **limit**[1] *n term, abbr* **PEL**

health risks posed by the physical [ɪ] environment, esp. toxic exposure[2]

hazardous[3] *adj clin* • **expose**[4] [ɪkspoʊz] *v* • **biohazard**[5] *n term* • **pre/ postexposure** *adj*

» *This disease is an occupational* [eɪʃ] *hazard among sewer* [suːɚ] *and abattoir workers*[6]*. All employees* [iː] *must be informed about potentially hazardous exposures*[7]*.*

Use (public) health[8] / natural / occupational[9] / radiation[10] [eɪ] ***hazard*** • safety / contamination[11] / chemical ***hazard*** • environmental[12] / industrial [ʌ]/ toxin ***exposure*** • heavy metal / lead[13] [e]/ coal dust [ʌ] ***exposure*** • radiation[14] / x-ray / inhalation ***exposure*** • cumulative[15] [juː]/ route [uː‖aʊ] of / time of[16] / risk of ***exposure*** • ***exposure*** time[16] • ***exposure to*** chemical carcinogens [sɪ]/ teratogenic agents / asbestos[17] • ***environmental*** medicine[18] / quality standard (*abbr* EQS)/ concentration of CO_2 • ***hazardous*** materials[19] (*abbr* hazmat)/ chemicals • ***hazardous*** noise / exposure / waste[20] • ***biohazard*** precautions[21] [ɒː] • ***hazard*** boundary [aʊ] area[22] / line[23] / suppression[24] • control / recommended ***limit*** • short term exposure (*abbr* STEL)/ maximum residue (*abbr* MRL) ***limit***

Umweltgefahren, -schadstoffe
höchstzulässige Schadstoffkonzentration[1] Schadstoffbelastung[2] gefährlich, risikoreich, unsicher[3] exponieren, aussetzen[4] Schadstoff[5] Kanal- u. Schlachthofarbeiter[6] Gefährdung durch Schadstoffe[7] Gesundheitsrisiko[8] Berufsrisiko[9] Strahlenrisiko[10] Verseuchungsgefahr[11] Umweltbelastung[12] Bleibelastung[13] Strahlenexposition, -belastung[14] kumulative Exposition/ Gesamtdosis[15] Expositionszeit[16] Asbestbelastung[17] Umweltmedizin[18] Gefahrenstoffe, gefährliche Stoffe[19] Giftmüll[20] Schadstoffschutzmaßnahmen[21] Gefahrenbereich, Sperrgebiet[22] Gefahrengrenze, -linie[23] Gefahreneindämmung[24]
5

pollutant [pəluːţənt] *n clin & term* *sim* **contaminant**[1] *n term & clin* → U139-9

substance, esp. in sewage[2] [suːɪdʒ], dust, smoke and other waste [eɪ] matter, that contaminates the water, air or soil[3] [sɔɪl]

pollute[4] *v* • **polluted** *adj* • **pollution**[5] [pəluːʃən] *n* • **contamination**[6] [eɪʃ] *n*

» *Patients with severe asthma should be advised to stay indoors when concentrations of air pollutants are high. Ambient air pollution*[7] *with respect to levels of ozone* [oʊzoʊn] *and fine-particulate matter*[8] *has been related to increased rates of hospital admissions for respiratory diseases.*

Use air *or* atmospheric[9] / water / industrial[10] [ʌ]/ indoor ***pollutants*** • ***pollutant*** level[11] • soil / air[7] / (urban) [ɜː] noise[12] / heavy [e] ***pollution*** • ***pollution*** source [sɔːrs]/ alert [ɜː] level[13] • ***polluted*** area / (ground)water[14] [aʊ] • environmental[15] / air[9] / chemical ***contaminants*** • groundwater ***contamination***

Schadstoff (bes. i. d. Luft)
Schadstoff, Kontaminant[1] Abwässer[2] Boden, Erdreich[3] verunreinigen, -schmutzen[4] Verunreinigung, -schmutzung[5] Verunreinigung, Kontamination[6] Luftverschmutzung[7] Staubpartikel[8] Luftschadstoffe[9] Industrieschadstoffe[10] Schadstoffwert[11] Lärmbelästigung[12] Schadstoff-, Smog-Alarmstufe[13] verseuchtes/ kontaminiertes (Grund)wasser[14] Umweltschadstoffe[15]
6

dust [dʌst] *n* *rel* **aerosol**[1] [eə'əsɒːl], **smoke**[2], **smog**[3] *n* → U10-16, U82-3

suspension of solid particles of 0.1 to 5.0 microns [aɪ] in a gas (e.g., talc[4])

dust *v* • **dusty** *adj* • **dust-borne**[5] [ɔː] *adj term* • **aerosolized**[6] *adj* → U92-14

» *Standard sets of allergen extracts are available commercially for pollens, animal danders*[7]*, dust, and dust mites*[8] [aɪ]. *Silicosis may develop within 10 years when the exposure to dust is extremely high, e.g. in the tunneling industry. Acute irritative bronchitis may be caused by various vegetable dusts, fumes* [juː] *from strong acids, or nitrogen* [aɪ] *dioxide.*

Use to raise[9] [eɪ] /disperse [ɜː]/circulate [sɜː] ***dust*** • (in)organic[10] / inert [ɜː]/ mineral ***dust*** • coal[11] / manganese [-niːz]/ silica[12] ***dust*** • house / cotton[13] [ʌ]/ wood ***dust*** • grain[14] [eɪ]/ cement [s]/ asbestos[15] ***dust*** • contaminated / spore-laden[16] [eɪ]/ inhaled ***dust*** • ***dust*** particles[17] / exposure / load [oʊ]/ filter[18] • ***dust***free /-tight [taɪt] *or* -proof[19] / control[20] • small-particle[21] / coarse [ɔː]/ contaminated ***aerosol*** • infectious[22] / virus-containing [aɪ] ***aerosol*** • tobacco[23] / cigarette / mainstream[24] [eɪ] ***smoke*** • sidestream / kerosine ***smoke*** • ***smoke*** inhalation /-free environment[25] • ***smoke*** alarm[26] / constituents • murky[27] [ɜː]/ high levels of ***smog***

Staub, Pulver, Puder, Mehl
Aerosol; Spraydose[1] Rauch[2] Smog[3] Talkum[4] durch Staubpartikel übertragen[5] vernebelt[6] Tierhaare[7] (Haus)staubmilben[8] Staub aufwirbeln[9] (an)organischer Staub[10] Kohlenstaub[11] kieselsäurehaltiger S.[12] Baumwollstaub[13] Getreidestaub[14] Asbeststaub[15] sporenhaltiger S.[16] Staubpartikel[17] Staubfilter[18] staubdicht[19] Staubbekämpfung[20] feines Aerosol[21] infektiöses A.[22] Tabakrauch[23] Hauptstromrauch[24] rauchfreie Umwelt[25] Rauchmelder[26] dichter Smog[27] 7

pesticide [pestɪsaɪd] *n term* *rel* **herbicide**[1] [(h)ɜːrbɪsaɪd], **insecticide**[2] *n term* **repellent**[3], **fungicide**[4] [ʌ] *n term*

substance or mixture of substances intended for preventing, destroying or repelling pests

pest[5] *n* • **pesticidal** *adj* • **herb**[6] *n* • **repel**[7] [rɪpel] *v* • **-cidal** [-saɪdᵊl] *comb*

» *Low-level arsenic exposure is due to the commercial* [ɜː] *use of inorganic arsenic compounds in products such as wood preservatives*[8] [ɜː], *pesticides, herbicides, fungicides, and paints. Some toxins, such as PCBs*[9] *and chlorinated pesticides*[10]*, are concentrated in milk. Insect repellents and mosquito* [iː] *netting are essential precautions* [ɒː] *in malarial areas.*

Use general use (*abbr* GUP)/ restricted use (*abbr* RUP) ***pesticide*** • agricultural [ʌ]/ broad-spectrum[11] ***pesticide*** • organophosphate / arsenic-containing ***pesticide*** • ***pesticide*** absorption / residues[12] / poisoning / toxicology • organic / organophosphorus[13] / carbamate ***insecticides*** • quick-kill / botanical[14] / residual[15] [ɪdʒ] ***insecticides*** • ***insecticide*** spraying / resistance[16] • insect / mosquito[17] / tick[18] ***repellent*** • arthropod / mite [aɪ]/ DEET-containing[19] ***repellent*** • ***pest*** control[20] / mosquitoes[21] • fungi/ bacteri/ viru/ microbi***cidal***

Schädlingsbekämpfungsmittel, Pestizid
Herbizid, Unkrautbekämpfungsmittel, -vertilgungsmittel[1] Insektizid, Insektenbekämpfungsmittel[2] Repellent, Insektenschutzmittel[3] Fungizid, pilzabtötendes Mittel[4] Schädling[5] Kraut[6] abwehren, -schrecken[7] Holzschutzmittel[8] polychlorierte Biphenyle[9] chlorierte Pestizide[10] Breitband-P.[11] Pestizidrückstände[12] phosphororgan. Insektizide[13] pflanzl. I.[14] I. m. Residualeffekt[15] Insektizidresistenz[16] Anti-Mückenmittel[17] Zeckenschutzmittel[18] DEET-haltiges (Diäthyl-m-toluamid) Insektenschutzmittel[19] Schädlingsbekämpfung[20] Stechmücken[21] 8

cyanide [saɪənaɪd] *n term* *rel* **nitrile**[1] [aɪ] *n term*

extremely poisonous salt containing the radical CN; nitriles are organic cyanide compounds

cyanin *n term* • **cyanogenic** [dʒe] *adj* • **cyanic** [æ] *adj* • **cyan(o)-** *comb*

» *Cyanide is generated by the breakdown of nitroprusside*[2] [ʌ]. *Although charcoal*[3] [tʃ] *has a low affinity for cyanide, the usual doses are adequate to bind typically ingested lethal* [iː] *doses. Hydrogen* [aɪ] *cyanide*[4] *is used as a fumigant* [juː] *rodenticide*[5]*, and organic cyanide compounds* [aʊ] *(nitriles) are often used in the synthetic* [sɪn-] *rubber* [ʌ] *industry.*

Use potassium[6] / sodium[7] / mercuric [jʊə] ***cyanide*** • acetonitrile *or* methyl [ɪ]/ smoke-related ***cyanide*** • ***cyanide*** compounds[8] / salts[9] /-generating glycoside[10] [aɪ] • ***cyanide*** ingestion / poisoning[11] / toxicity / antidote kit[12] • ***cyano***genic plants /acrylate /cobalamin[13] • acrylo***nitrile***[14] [ɪ] • aceto***nitrile***[15] [s] • ***nitrile*** hydratase [-eɪz] /-coated / rubber / glove [ʌ]

Cyanid, Zyanid
Nitril[1] Nitroprussid[2] Holzkohle[3] Blausäure, Cyanwasserstoff, HCN[4] Ausräucherungsmittel f. Nager[5] Cyankali(um), Kaliumcyanid, KCN[6] Natriumcyanid[7] Cyanverbindungen[8] Cyanate[9] zyanogenes Glykosid[10] Blausäure-, Cyanidvergiftung[11] Cyanidantidot-Therapieausrüstung[12] Cyanocobalamin (INN)[13] Acrylnitril[14] Acetonitril[15] 9

caustic [kɒːstɪk] *n & adj term* *sim* **corrosive**[1] [kəroʊsɪv] *n & adj term*

(adj) having a burning or corrosive effect (n) solution [uːʃ] of a strong alkali, e.g., caustic soda[2]

corrosion [oʊʒ] *n term* • **corrode**[3] *v*

» *Corrosive esophagitis*[4] [dʒaɪ] *is caused by the ingestion of caustic agents, such as strong alkalies or acids. Do not induce vomiting if caustics have been ingested. Dishwasher detergents*[5] [ɜː] *which contain bleaching* [bliːtʃ-] *agents*[6] *can cause caustic burns*[7]*.*

Use ***caustic*** burns[7] [ɜː]/ alkali [-laɪ]/ ingestion • ***caustic*** esophageal [dʒiː] injury[4] / substance • liquid[8] ***caustic*** • ***corrosive*** ingestion / injury[7] / agent • ***corrosive*** chemical / substance / poison[9] • acid[10] [æsɪd]/ gastrointestinal ***corrosion***

ätzende Substanz, Ätzmittel, Kaustikum; ätzend, kaustisch
Ätz-, Korrosionsmittel; ätzend, korrosiv, zerfressend[1] Ätznatron, Natriumhydroxid[2] ätzen, zerfressen, korrodieren[3] Ösophagusverätzung[4] Spülmittel[5] Bleichmittel[6] Verätzung[7] Ätzflüssigkeit, ätzende F.[8] Ätzgift[9] Säureverätzung[10] 10

toxicity [tɒːksɪsəti] *n term*

rel **lethal dose**[1] [liːθəl doʊs] *n term, abbr* **LD**

having toxic effects, esp. the degree of virulence [ɪ] of poisons and toxic agents [eɪdʒənts]

dosage [doʊsɪdʒ] *n* • **overdose**[2] [oʊvɚdoʊs] *n & v* → U11-11; U121-7

» *Acute toxicity can result from ingestion of massive doses of vitamin A. The serum levels of the drug should be measured* [eʒ] *to avoid. While it may take over 100 bees* [iː] *to inflict*[3] *a lethal dose of venom in most adults, one sting*[4] *can cause a fatal* [eɪ] *anaphylactic reaction in a hypersensitive person.*

Use to minimize/avoid/exacerbate[5] [æs] /assess ***toxicity*** • clinical / acute[6] / chronic[7] / cumulative / organ[8] ***toxicity*** • digitalis [dʒ]/ mercury[9] [ɜː]/ minimal ***toxicity*** • severe / unacceptable / systemic ***toxicity*** • photo/ cyto[10]/ [saɪtə-] cardio/ hepato[11]/ neuro[12]/ nephro***toxicity*** • median[13] [iː] (*abbr* MD50)/ minimum[14] (*abbr* MLD) ***lethal dose*** • single / potentially / oral ***lethal dose*** • (sub)acute [ʌ]/ accidental / intentional[15] ***overdose*** • digoxin / narcotic / salicylate ***overdose*** • ***overdose*** syndrome [ɪ]/ patient • ***overdose*** with alcohol / with suicidal [saɪ] intent[15]

Toxizität, Giftigkeit
letale Dosis, LD od. DL[1] Überdosis, Überdosierung; überdosieren[2] verabreichen[3] Stich[4] d. Toxizität erhöhen[5] akute Toxizität[6] chronische T.[7] Organtoxizität[8] Quecksilbertoxizität[9] Zytotoxizität[10] Hepatotoxizität[11] Neurotoxizität[12] mittlere letale Dosis, Dosis letalis media[13] kleinste tödl./ letale Dosis, D. letalis minima[14] suizidale Überdosierung[15]

11

embryotoxicity *n term*

rel **fetal** [iː] **toxicity**[1], **teratogenicity**[2] *n term* → U92-33

cancerogenic, mutagenic, teratogenic and toxic effect of substances that result in disturbances in fetal growth, malformations, deformities, etc. when they enter the placental circulation

embryotoxic[3] *adj term* • **teratogenic**[4] [dʒe] *adj* • **teratology** *n* • **terato-** *comb*

» *Because ribavirin* [aɪ] *is mutagenic, teratogenic, and embryotoxic, its use is generally contraindicated in pregnancy. Teratogenicity* [ɪs] *has not been causally* [ɒː] *related to chlorpromazine, but prudence*[5] *is indicated particularly in the first trimester of pregnancy. Animal studies on the effects of this drug suggest embryotoxicity and a potential for CNS toxicity.*

Use methyl mercury[6] / peritoneal [iː] fluid-mediated [iː]/ in vitro ***embryotoxicity*** • ***embryotoxicity*** testing[7] / assay[7] / dose range [eɪ] • to produce / potential for[8] / risk of / possible ***teratogenicity*** • human[9] / animal / morphologic ***teratogenicity*** • arsenic-induced / valproic acid[10] / anesthetic ***teratogenicity*** • to be (weakly)[11] [iː] ***embryotoxic*** • ***teratogenic*** agent[12] / drug[13] / effect / potential / in humans

Embryotoxizität
Fetotoxizität[1] Teratogenität[2] embryotoxisch, d. Embryo schädigend[3] teratogen, Missbildungen verursachend[4] Umsicht[5] Embryotoxizität v. Methylquecksilber[6] Embryotoxizitätsprüfung[7] teratogenes Potential[8] teratogene Wirkung beim Menschen[9] Teratogenität d. Valproinsäure[10] schwach embryotoxisch sein[11] Teratogen[12] teratogenes Medikament[13]

12

mutagenicity [ɪs] *n term*

rel **oncogenicity**[1], **carcinogenicity**[2] *n term*

ability of a substance to induce a genetic mutation [mjuːteɪʃən] → U84-20; U97-1ff

mutagenic[3] [dʒe] *adj term* • **mutagenesis**[4] *n* • **carcinogen**[5] [sɪ] *n* • **oncogene** *n*

» *Concerns* [sɜː] *about mutagenicity and carcinogenicity from metronidazole* [aɪ] *have led to recommendations that it not be used in pregnancy.*

Use potential / short-term[6] ***mutagenicity*** • human / long-term / transplacental[7] ***carcinogenicity*** • ***oncogenicity*** study[8] • ***mutagenic*** chemicals[9] / effects / potential • insertional[10] [ɜː] ***mutagenesis***

Mutagenität
Onkogenität[1] Karzinogenität[2] mutagen, mutationsauslösend[3] Mutagenese[4] Karzinogen, Kanzerogen[5] kurzfristige Mutagenität[6] diaplazentare Karzinogenität[7] Onkogenitätsstudie[8] mutagene Chemikalien[9] Insertionsmutagenese[10]

13

envenomation [ɪnvenəmeɪʃən] *n term*

rel **intoxication**[1] *n clin & term* → U10-5

toxic effects caused by insect, scorpion or spider stings, arthropod or snakebites, venomous spines[2], etc.

envenomate[3] *v term* • **endointoxication**[4] *n* • **intoxicate** [ɪntɒːksɪkeɪt] *v*

» *Immediately after envenomation, attempts should be made to limit the dispersion*[5] [ɜː] *of venom by application of a pressure-immobilization or a venous-lymphatic pressure dressing*[6]*. In drug overdoses, intoxication precedes* [siː] *coma and is marked by prominent nystagmus in all directions of gaze*[7] [geɪz].

Use scorpion / marine [iː]/ animal / sea urchin[8] [ɜːrtʃɪn] ***envenomation*** • bee [iː]/ wasp [ɒː]/ spider [aɪ] ***envenomation*** • snake [eɪ]/ arthropod / stingray[9] / neurotoxic / trivial ***envenomation*** • life-threatening [e]/ severe *or* serious[10] / lethal ***envenomation*** • quinidine[11] [kwɪnədiːn]/ acute / cyanide / arsenic[12] ***intoxication*** • carbon monoxide[13] / methanol / vitamin D / stimulant ***intoxication*** • ***intoxication*** amaurosis[14] [ɔː]

Vergiftung (durch Gifttiere)
Intoxikation, Vergiftung; Rauschzustand[1] Giftstachel[2] vergiften[3] Autointoxikation, Selbstvergiftung[4] Verteilung[5] Druckverband[6] Blickrichtungen[7] Vergiftung durch einen Seeigel[8] Vergiftung durch einen Stachelrochen[9] schwere Vergiftung[10] Chinidinvergiftung[11] Arsenvergiftung[12] Kohlenmonoxidvergiftung[13] toxische Amaurose[14]

14

antivenin *n term* *syn* **antivenom** *n clin,*
rel **antitoxin**[1] *n term,* **antidote**[2] *n clin* → U9-15

antibodies from the serum of an immunized animal used to neutralize[3] the venom of a poisonous animal

antitoxic *adj term* • **antineurotoxin** *n* • **antidotal** [æntɪdoʊtᵊl] *adj*

» *Polyvalent* [eɪ] *crotalid antivenin*[4] *is effective against all pit vipers*[5] [aɪ] *found in the USA. Strychnine* [ɪk] *is an antidote for depressant poisons. Specific antivenin is indicated when signs of progressive envenomation are present. Antidotes counteract* [aʊ] *the effects of poisons by neutralizing* [(j)uː] *them.*

Use black widow spider / snake[6] / intravenous [iː] ***antivenin*** • equine[7] / polyvalent[8] ***antivenin*** • potential / safe / specific[9] / universal ***antidote*** • physiological / chemical / mechanical ***antidote*** • ***antitoxin*** immunity[10] / level[11] / therapy[12] • to administer[13]/inject ***antitoxin*** • botulism / tetanus / diphtheria[14] [ɪɚ] ***antitoxin*** • unit of[15] / trivalent [aɪ]/ diluted[16] [uː] ***antitoxin*** • ***antitoxic*** immunity[10] • specific ***antivenom***

Schlangengift-Antivenin, Schlangengift-Antiserum
Antitoxin[1] Gegengift, Antidot[2] neutralisieren[3] polyvalentes Vipernserum[4] Grubenvipern[5] Schlangenserum[6] Pferdeserum[7] polyvalentes Immunserum[8] spezifisches Antidot[9] antitoxische Immunität[10] Antitoxinkonzentration[11] Antitoxintherapie[12] ein Antitoxin verabreichen[13] Diphtherieantitoxin[14] Antitoxineinheit[15] verdünntes/ diluiertes Antitoxin[16] 15

portal of entry *n term* *rel* **snakebite**[1], **fang**[2] [æ], **bee sting**[3], **spine**[4] [aɪ] *n*

site or part of the body where the venom of a poisonous animal enters the body

stinger[4] [stɪŋɚ] *n* • **sting** - stung - stung *v irr* •
bite [baɪt] - bit - bitten *v irr* → U5-10

» *The venom of stingrays*[5] *is contained in the one or more spines located on the dorsum of the animal's tail* [eɪ]. *Injuries by sea urchin*[6] *spines, which break off in the skin, can give rise to local tissue* [ʃ||s] *reactions. Snake venom, when injected through the hollow fangs of the snake, can cause profound* [aʊ] *neurotoxic or hemotoxic* [iː] *systemic reactions.*

Use ***entry*** portal[7] • site[7] / route [aʊ||uː]/ point[7] / means [iː] ***of entry*** • multifocal ***entry*** • wasp[8] / hornet[9] / arthropod ***sting*** • scorpion / stonefish[10] / catfish[11] ***sting*** • pectoral / anal [eɪ]/ venom-filled[12] ***spine*** • embedded / retained[13] [eɪ]/ thick / thin ***spine*** • ***stinging*** apparatus[14] [eɪ]/ fire ant[15] / insects • insect ***stinger*** • insect / spider[16] [aɪ]/ dog ***bite*** • ***fang*** marks[17] / punctures[17] [ʌ]/ entrance site[18] [aɪ]

Eintrittspforte, -stelle
Schlangenbiss[1] Giftzahn[2] Bienenstich[3] Stachel[4] Stachelrochen[5] Seeigel[6] Eintrittsstelle[7] Wespenstich[8] Hornissenstich[9] Steinfischstich[10] Katzenwelsstich[11] Giftstachel[12] steckengebliebener Stachel/ Stechapparat[13] Stechwerkzeuge, -apparat[14] Feuerameise, Solenopsis saevissima[15] Spinnenstich[16] Bissspuren, -male[17] Bissstelle[18] 16

volume of distribution [dɪstrɪbjuːʃᵊn] *n term, abbr* **Vd**
rel **elimination half-life**[1] *n term, abbr* **t1/2** → U92-5; U121-4ff

relationship between the amount of the drug in the body and the plasma concentration at equilibrium

» *If a drug is sequestered*[2] *outside the blood and is highly tissue-bound, it will have a very large volume of distribution. TAT*[3] *is cheaper than human antitoxin but its half-life is shorter.*

Use large[4] / small / high[4] / low / initial[5] [ɪʃ]/ final / decreased ***Vd*** • drug[6] / initial / final / tissue[7] / intravascular ***distribution*** • ***distribution*** pattern[8] • to prolong[9]/reduce ***the half-life*** • circulating / plasma *or* serum ***half-life*** • intracellular / biologic[10] / physical[11] ***half-life*** • to prolong / to enhance / poison[12] / drug[13] ***elimination*** • dye[14] / route of[15] / rate of[16] (intrinsic) ***elimination*** • ***elimination*** time / rate[16]

Verteilungsvolumen
Eliminationshalbwertszeit[1] sequestriert[2] Tetanusantitoxin[3] großes Verteilungsvolumen[4] initiales Verteilungsvolumen[5] Arzneistoffverteilung[6] Gewebeverteilung[7] Verteilungsmuster[8] d. Halbwertszeit verlängern[9] biolog. H.[10] physikal. H.[11] Giftelimination[12] Arzneistoffelimination[13] Kontrastmittelausscheidung[14] Ausscheidungsweg[15] Eliminationsgeschwindigkeit[16] 17

tolerable *or* **acceptable daily intake** *n term, abbr* **TDI/ADI**
rel **threshold limit value**[1] *n term, abbr* **TLV,**
no-effect-level[2] *n term, abbr* **NEL**

dose of a chemical that can be ingested daily over a lifetime without appreciable [iːʃ] health risks

» *TDIs are applied to chemical contaminants in food and drinking water. The NEL of a pollutant is the concentration at or below which there will be no defined effect, either deleterious*[3] *or beneficial*[4] [ɪʃ], *on a member of a population exposed to the pollutant in question. Threshold limit values are developed only as guidelines* [aɪ] *to assist in the control of health hazards*[5].

Use maximum permissible[6] (*abbr* MPI)/ acceptable weekly[7] (*abbr* AWI) ***intake*** • provisional [ɪʒ] acceptable daily (*abbr* PADI) ***intake*** • no observed[2] [ɜː] (*abbr* NOEL)/ no observed adverse[2] [ɜː] (*abbr* NOAEL) ***effect level*** • lowest observed adverse[8] (*abbr* LOAEL) ***effect level*** • dose / exposure[9] [oʊʒ] ***level*** • maximum acceptable safe ***level*** • ***threshold limit*** of safe exposure[10] • ceiling[11] [siːlɪŋ] (*abbr* CV) ***value***

duldbare tägliche Aufnahme(menge), DTA
Grenzschwellenwert[1] NEL-Wert, unwirksame Dosis[2] schädlich[3] günstig[4] Gesundheitsrisiken[5] maximal tolerierbare Aufnahme[6] duldbare wöchentl. Aufnahme(menge)/ Dosis[7] niedrigste Dosis m. erkennbarer schädlicher Wirkung[8] Expositionswert, -konzentration[9] maximale Arbeitsplatzkonzentration (MAK)[10] höchster zulässiger Wert[11] 18

(bio)accumulation [eɪʃ] *n term* *rel* **potentiation**[1] *n term*

absorption (via breathing [iː], ingestion or active uptake) and tendency of a chemical to become more concentrated in the body as it passes through the food web[2] or as a result of repeated exposure

(bio)accumulate[3] [baɪoʊəkjuːmjʊleɪt] *v* • **potentiate** [poʊtenˈʃieɪt] *v*

» *In Wilson's disease[4] impairment [eɚ] of the normal excretion [iːʃ] of hepatic copper[5] results in toxic accumulations of the metal in the liver and other organs. X-ray fluorescence was investigated as a method for estimating long-term accumulation of lead[6] [e] in bone. Potentiation of the drug's anticholinergic [-ɜːrdʒɪk] and CNS depressant effects may occur [ɜː].*

Use extracellular [se]/ localized / rapid / drug[7] ***accumulation*** • halothane-induced / lithium[8] ***potentiation*** • ***to potentiate*** (toxic) effects[9] / narcotics

(Bio)akkumulation, (Stoff)kumulation i. Körper
Potenzierung[1] Nahrungskette[2] (sich) ansammeln/ -häufen, akkumulieren[3] Morbus Wilson, Wilson-Krankheit, hepatolentikuläre Degeneration[4] hepatische Kupferausscheidung[5] Blei[6] Arzneimittelanreicherung[7] Lithiumaugmentation, Wirkungsverstärkung durch Lithium[8] d. toxische Wirkung potenzieren[9] 19

toxicosis [tɒːksɪkoʊsɪs] *n term* *syn* **systemic poisoning** *n clin* → U124-5, 8

any condition or disease of toxic origin

» *Patient stabilization is the first priority in cases of zinc toxicosis[1]. Copper toxicosis[2] is a metabolic disorder in which copper is accumulated [juː] in the liver. Thyrotoxicosis [aɪ] in which serum T4 is normal or low in the absence of a deficiency of TBG[3], while the serum T3 is increased, is termed T3 toxicosis. The nature[4], reversibility, and severity of systemic poisoning[5] depend on the dose, potency, and metabolic disposition[6] of the chemical.*

Use endogenic / exogenic[7] / (inherited/ acquired) copper[2] (*abbr* CT) ***toxicosis*** • barbiturate[8] / acute / jellyfish[9] [dʒ]/ T3 / T4 / hashi[10]/ renal ***toxicosis*** • ***systemic*** poison

Toxikose, system. Vergiftung
Zinkvergiftung[1] Kupferspeicherkrankheit[2] thyroxinbindendes Globulin[3] Art[4] Schweregrad d. system. Vergiftung[5] Stoffwechselwirkung[6] exogene Toxikose[7] Barbituratvergiftung[8] Quallenvergiftung[9] Hashitoxikose[10] 20

food poisoning [fuːd pɔɪzᵊnɪŋ] *n clin* *rel* **botulism**[1] [bɒːtjəlɪzm] *n term*

poisoning from ingestion[2] of foodstuffs [ʌ] containing naturally occurring [ɜː] poisons (e.g. wild berries, mushrooms) or bacterial or other toxins (e.g. contaminated, improperly canned food[3])

botulinus [aɪ] **toxin**[4] *n term* • **botulinous** [aɪ] *adj* • **botul(in)ogenic** *adj*

» *Not all food poisoning has a bacterial [ɪɚ] cause. If symptoms [ɪ] suggest food poisoning, obtain [eɪ] a history of foods consumed during the preceding [siː] 24 hours. Botulism is food poisoning usually caused by ingestion [dʒe] of Clostridium botulinum, a spore-forming bacillus [sɪ] found in soil [sɔɪl].*

Use (non)bacterial[5] / enterotoxin / staphylococcal / self-limited[6] / classic ***food poisoning*** • fish / meat / seafood / mushroom [ʌ] ***poisoning*** • ***poisoning*** by mushrooms / by amphetamines / due to barbiturates • victims / treatment *or* management / symptoms and signs[7] [aɪ]/ prevention / severity[8] [e] ***of poisoning*** • food-borne [ɔː]/ wound[9] [uː]/ infant[10] ***botulism*** • ***botulism*** antitoxin[11] / immune globulin[11] • ***botulinum*** (neuro)toxin[4] / spores / toxoid[12] / toxin therapy[13] • ***botulinous*** toxin[4]

Lebensmittelvergiftung
Botulismus, Vergiftung durch Botulinustoxin[1] Aufnahme, Ingestion[2] unsachgemäß konservierte Nahrungsmittel[3] Botulinustoxin[4] bakterielle Lebensmittelvergiftung[5] selbstlimitierende Lebensmittelvergiftung[6] Vergiftungserscheinungen[7] Schweregrad d. Vergiftung[8] Wundbotulismus[9] Säuglingsbotulismus[10] Botulismus-Antitoxin, -Immunserum[11] Botulismus-Toxoid-Impfstoff[12] Botulinustoxintherapie[13] 21

toxemia [tɒːksiːmɪə] *n term* *syn* **blood poisoning** *n clin, rel* **toxic shock**[1] *n term*

(i) clinical syndrome [ɪ] caused by toxic substances [ʌ] in the blood (ii) clinical manifestations which are due to noxious [kʃ] substances elaborated[2] by infectious agents

toxemic [iː] *adj term* • **endotoxemia**[3] *n*

» *In these cases fetal [iː] death in utero[4] due to bacterial toxemia is not uncommon. Most cases of toxic shock syndrome[5] have been described in menstruating adolescents [es] and young women using vaginal [dʒ] tampons. Signs of toxemia and prostration[6] became prominent.*

Use alimentary / general(ized) / systemic / eclampt(ogen)ic[7] / acute ***toxemia*** • profound[8] [aʊ]/ fulminant [ʊ] *or* overwhelming[9] ***toxemia*** • ***toxemia*** syndrome / of pregnancy[7] • accidental[10] ***poisoning*** • ***toxemic*** mother / patient • ***toxic shock*** (-like) syndrome[5] (*abbr* TSS) • staphylococcal / nonmenstrual ***toxic shock***

(i) Tox(ik)ämie, Toxinämie (ii) Blutvergiftung
toxischer Schock[1] produziert[2] Endotoxämie[3] intrauteriner Fruchttod[4] toxisches Schocksyndrom, TSS[5] völlige Erschöpfung, Prostration[6] Schwangerschaftstoxikose, Gestose, Präeklampsie[7] massive Toxämie[8] fulminante T.[9] akzidentelle Vergiftung[10] 22

detoxify *v term* → U10-15 *rel* **decontaminate**[1], **degas**[2], **delead**[3] [e] *v term* → U82-32

to diminish the toxic effects of any substance or the virulence [ɪ] of pathogenic organisms

detoxification[4] *n term* • **decontamination**[5] *n* • **degassing** *n* • **deleading** *n*

» *Transfer the patient to an inpatient detoxification setting. Normally these metabolites are detoxified by combining with hepatic glutathione [aɪ]. During the pretoxic phase, prior to the onset of manifestations, decontamination is the highest priority.*

Use ***to detoxify*** venoms[6] / noxious agents • ***to decontaminate*** the victim • inpatient[7] / hepatic[8] / alcohol ***detoxification*** • drug[9] / cocaine [eɪ]/ methadone / self[10]***-detoxification*** • ***detoxification*** from opioids / treatment[11] • thorough [ɜː]/ gut [ʌ] *or* gastrointestinal[12] / victim ***decontamination***

entgiften
dekontaminieren, entgiften, entseuchen[1] entgasen[2] entbleien[3] Giftelimination, Entgiftung, Detoxi(fi)kation[4] Dekontamination, Entgiftung, -seuchung[5] Tiergifte eliminieren[6] stationäre Entgiftung[7] Entgiftung i. d. Leber[8] Arzneimittelentgiftung[9] Selbstentgiftung[10] Entgiftungstherapie[11] Entgiftung d. Magen-Darm-Trakts[12] 23

Epsom salt(s) *n* *syn* **magnesium** [iː] **sulfate** [ʌ] *n, rel* **sodium sulfate**[1] *n term*

active ingredient[2] [iː] of most natural laxatives[3] used as a cathartic[4] in certain poisonings

» *In hydrofluoric acid burns*[5] [ɜː] *which are particularly penetrating and corrosive prompt immersion*[6] [ɜː] *into Epsom salts solution is helpful. Acceptable cathartics include magnesium sulfate or sodium sulfate (250 mg/kg/dose orally).*

Magnesiumsulfat, Bittersalz
Glaubersalz, Natriumsulfat[1] Wirkstoff[2] Abführmittel, Laxanzien[3] Purgans[4] Verätzungen m. Flusssäure[5] Eintauchen[6] 24

(syrup of) ipecac [sɪrəp ɒːv ɪpəkæk] *n term*
rel **activated** *or* **medicinal** [ɪs] **charcoal**[1] [tʃɑːrkoʊl] *n term*

dried root of a shrub[2] [ʌ] (Uragoga ipecacuanha) which contains emetine [-tiːn], cephaeline [eɪ], psychotrine [saɪkə-], ipecacuanhic acid, and methylpsychotrine which is used as an expectorant[3], emetic[4], and antidysenteric[5]

» *Use the ipecac to induce vomiting and the activated charcoal to adsorb the poison. Charcoal may be given by mouth or by a stomach* [k] *tube*[6]*. Thirty grams of charcoal should be made into a slurry*[7] [ɜː] *with a minimum of 240 mL of diluent*[8] [ɪ].

Use powdered[9] [aʊ] ***ipecac*** • ***ipecac***-induced emesis *or* vomiting • to administer / animal[10] / vegetable [edʒ] ***charcoal*** • multiple-dose[11] / repeat-dose[11] / coated[12] [oʊ] ***charcoal*** • ***charcoal*** administration / solution / slurry / hemoperfusion[13] / stool [uː]

Brechwurzelsirup, Sirupus ipecacuanhae
Aktivkohle, Carbo medicinalis[1] Strauch[2] Expektorans[3] Brechmittel, Emetikum[4] Mittel gegen Amöbenruhr[5] Magenschlauch[6] Aufschwemmung[7] Verdünnungsmittel[8] gepulverte Brechwurzel[9] Tierkohle[10] Mehrfachgaben v. Aktivkohle[11] beschichtete Aktivkohle[12] Hämoperfusion m. Aktivkohle[13] 25

gastric lavage [ləvɑːʒ‖*BE* lævɪdʒ] *n term* *syn* **gastric washing** *n* → U118-10
rel **(naso)gastric tube**[1] [eɪ] *n term* → U125-18

insertion [ɪnsɜːrʃᵊn] of a gastric tube[1] to irrigate and drain [eɪ] the stomach [k]

lavage[2] *v term* • **wash** *v & n* • **washings**[3] [wɒːʃɪŋz] *n pl*

» *Empty the stomach by gastric lavage and administer activated charcoal. A large (32F) tube should be passed and the stomach* [k] *emptied of its contents and lavaged until clean.*

Use to perform/proceed [siː] with/continue ***gastric lavage*** • vigorous[4] / cautious [ɒːʃ]/ iced[5] [aɪst]/ prompt ***gastric lavage*** • early-morning ***gastric lavage*** • ***gastric lavage*** fluid[6] / solution [uːʃ]/ tube[1] • ***gastric*** emptying[7] • nasogastric [æ]/ (gastro)intestinal[8] ***lavage*** • whole-gut *or* whole bowel[8] [aʊ]/ bronchoalveolar[9] [ɪə] (*abbr* BAL) ***lavage*** • tracheobronchial [ɒː]/ pleural[10] [ʊɚ] ***lavage*** • bladder / (diagnostic) peritoneal[11] [iː]/ oral ***lavage*** • ice-water / saline[12] [eɪ] ***lavage*** • bronchial[9] [k]/ alveolar / mouth[13] / hand ***washing*** • cytologic[3] [saɪt̬ə-]/ bladder / throat[14] [oʊ] ***washings*** • to insert [ɜː] *or* place[15] ***a nasogastric tube*** • large-bore[16] [ɔːː]/ small-bore / standard ***nasogastric tube*** • orogastric[1] / stomach[1] / intestinal ***tube***

Magenspülung, -ausheberung
Magenschlauch[1] (aus)waschen, -spülen[2] Lavagematerial[3] gründliche Magenspülung[4] Magenspülung mit Eiswasser[5] Magenspülflüssigkeit[6] Magenentleerung[7] Darmreinigung[8] bronchoalveoläre Lavage, Bronchiallavage[9] Pleuraspülung[10] (diagnost.) Peritonealspülung[11] Spülung m. Kochsalzlösung[12] Mundspülung[13] Rachenspülproben[14] einen Magenschlauch einführen[15] großlumiger Magenschlauch[16] 26

Unit 92 Pharmacologic Agents

Related Units: 9 Drugs & Remedies, 121 Pharmacologic Treatment, 93 Anesthetics

pharmacology [fɑːrməkɒːlədʒi] *n term*
sim **pharmaceutics**[1] [-suːt̬ɪks] *n term*

science of natural and synthetic medicinal substances, including pharmacognosy[2], pharmacokinetics[3], pharmacodynamics[4] [aɪ], pharmacogenetics[5] [dʒ], pharmacotherapy and toxicology

pharma(co)- *comb* • **pharmacologic** *adj* • **pharmacopeia**[6] [piːə] *n esp.*

» *Pharmacokinetics is the study of the activity of drugs within the body, particularly their rates of absorption, distribution*[7]*, binding* [aɪ]*, biotransformation and elimination*[8].

Use clinical / biochemical ***pharmacology*** • ***pharmacologic*** effect / action / properties[9] / treatment / agent • ***pharmaceutical*** chemistry[10] /cologist[11] • US / British / International[12] / European ***pharmacopeia***

Pharmakologie, Arzneimittellehre
Pharmazie, -zeutik[1] Pharmakognosie[2] Pharmakokinetik[3] Pharmakodynamik[4] Pharmakogenetik[5] Arzneibuch, Pharmakopoe[6] Verteilung[7] Elimination, Ausscheidung[8] pharmakologische Eigenschaften[9] pharmazeutische Chemie[10] Pharmakologe/-in[11] internat. Arzneibuch[12] 1

agent [eɪdʒᵊnt] *n term*

broad term for any substance capable [eɪ] of triggering[1] a chemical, physical [fɪ] or biological [aɪ] effect (e.g. drugs, bacteria, chemical substances, contrast media[2] [iː] etc.)

» *Not all preparations and agents are approved*[3] [uː] *for this indication. Treatment consists of adding bulk* [ʌ] *agents*[4]*. Proteus species* [spiːʃiːz] *are common causative* [ɒː] *agents*[5].

Use rapidly/long acting / oral / sunscreen[6] ***agent*** • antipsychotic[7] [saɪkɒː]/ antiulcer [ʌls]/ antiangina [dʒaɪ]/ cholinergic[8] [kɒːlɪnɜːrdʒɪk]/ germicidal[9] [-saɪdᵊl] ***agent*** • alkylating[10] / embedding / foamy [oʊ]/ antifoaming[11] / retrovirus-like / sclerosing / nephrotoxic / mucolytic[12] [ɪ]/ contrast[2] / infectious[13] [ɪnfekʃəs] ***agent***

Mittel, Wirkstoff, Agens, Erreger
auslösen, hervorrufen[1] Kontrastmittel[2] zugelassen[3] Ballaststoffe[4] (Krankheits)erreger[5] Sonnenschutzmittel[6] Antipsychotikum, Neuroleptikum[7] Cholinergikum[8] Desinfektionsmittel, keimtötendes M.[9] Alkylans[10] Entschäumer, Antischaummittel[11] schleimlösendes M.[12] Infektionserreger[13] 2

pharmacologic activity *n term* *syn* **bioactivity, action, effect** *n term* → U121-8

activate[1] *v term* • **activator**[2] *n* • **activation**[3] *n* • **activating** *adj* • **active** *adj*

» *The balance between cholinergic and dopaminergic activity*[4] *in the basal ganglia is improved.*

Use synergistic [dʒɪ]/ specific / in vitro / peak[5] [iː]/ serotonergic[6] ***activity*** • ***activated*** charcoal[7] [tʃ] • antibacterial / site of[8] ***action*** • extension of[9] ***effect***

Arzneimittelwirkung, biologische Aktivität/ Wirkung
aktivieren, anregen[1] Aktivator[2] Aktivierung, Anregung[3] dopaminerge Wirkung[4] maximale W.[5] Serotoninaktivität[6] Aktivkohle, Carbo medicinalis[7] Wirkort[8] Wirkungsverlängerung[9]
3

biotransformation [aɪ] *n term* *sim* **biodegradation**[1] *n term*

successive[2] biochemical changes a substance undergoes as it is metabolized[3] in the body

biodegradable[4] [eɪ] *adj term*

» *The precise kinetics of metallic substances depend on their diffusibility*[5], *rate of biotransformation*[6], *availability of intracellular ligands*[7] [aɪ‖ɪ], *etc.*

Biotransformation
biologischer Abbau[1] aufeinanderfolgend[2] abgebaut, umgewandelt, metabolisiert[3] biologisch abbaubar[4] Diffusionsvermögen[5] Biotransformationsrate[6] Liganden[7]
4

pharmacologic half-life [hæf laɪf] *n term* *rel* **biologic half-life**[1] *n term*

time required for half the administered dose of a drug or radioactive substance to be eliminated by normal metabolic processes[2]

» *Multiple daily doses are required because of the drug's short half-life.*

Use elimination[3] / cellular / serum [ɪə]/ functional ***half-life*** • ***half-life*** range[4] [reɪndʒ]

pharmkolog. Halbwertszeit
biologische Halbwertszeit[1] Stoffwechselprozesse[2] Eliminationshalbwertszeit[3] Halbwertbreite[4]
5

antagonist *n term* *opposite* **agonist**[1], **synergist**[2] [sɪnɚdʒɪst] *n term*

agent (also physiologic structure or process) neutralizing [uː] or impeding[3] [iː] the action or effect of other agents

(ant)agonistic *adj term* • **antagonism** *n* • **synergistic** *adj term* • **synergism**[4] *n*

» *Some opioid antagonists have mixed*[5] *agonist/antagonist activity.*

Use calcium / competitive[6] / enzyme [zaɪ]/ folic acid[7] / insulin / narcotic / H_2 receptor ***antagonist*** • potent[8] / partial / moderate ***antagonists***

Antagonist
Agonist[1] Synergist[2] hemmen[3] Synergismus[4] sowohl ... als auch[5] kompetitiver A.[6] Folsäureantagonist[7] hochwirksame Antagonisten[8]
6

blocking agent *or* **blocker** *n term* *syn* **inhibitor** *n term*

(i) agent that interferes with[1] [ɪɚ] or retards[2] chemical, physiologic, or enzymatic [enzɪmætɪk] activity

(ii) nerve which on stimulation represses activity

» *Patients with beta-blocker*[3] [eɪ‖iː] *or ACE inhibitor*[4] *intolerance should be considered for surgery.*

Use angiotensin converting enzyme (*abbr* ACE)[4] / monoamine oxidase [eɪz] (*abbr* MAO) ***inhibitor*** • alpha / ganglionic[5] / calcium channel[6] [tʃænᵊl] ***blocker***

Hemmstoff, Hemmer, Blocker, Inhibitor
hemmen, stören[1] verzögern[2] Beta-(Rezeptoren)blocker[3] ACE-Hemmer[4] Ganglienblocker, Ganglioplegikum[5] Kalziumantagonist, -blocker[6]
7

cholinergic [kɒːlənɜːrdʒɪk] *adj & n term* *opposite* **anticholinergic** *or* **parasympatholytic**[1] [ɪ] *adj & n term*

(n) agent affecting[2] the regulation of the autonomous nervous system[3]

» *Unlike*[4] *phenothiazines* [fiːnoʊθaɪəziːnz] *(anticholinergic) the drug has powerful peripheral cholinergic effects.*

Use ***cholinergic*** stimulation / blocking agent / fibers[5] [aɪ]/ receptor • ***anticholinergic*** potency[6] [oʊ]/ preparations

cholinerg; Cholinergikum
anticholinerg, Anticholinergikum, Parasympatholytikum, -lytisch[1] beeinflussen[2] autonomes Nervensystem[3] im Gegensatz zu[4] cholinerge (Nerven)fasern[5] anticholinerge Wirkung[6]
8

antibiotic [æntɪbaɪɒːtɪk] *n & adj term* *syn* **antimicrobial/-bacterial agent** *n*, *sim* **antiviral** [aɪ] **agent**[1] *n term*

(n) drug produced from a mold[2] [oʊ] or similar bacterium which inhibits the proliferation[3] of other micro-organisms

» *Broad spectrum antibiotics*[4] *have a wide range of activity against both Gram-positive and Gram-negative organisms.*

Use broad-spectrum / bactericidal[5] [-saɪdᵊl]/ oral / IV / acquired [kwaɪ] resistance to[6] ***antibiotics*** • ***antibiotic-associated*** diarrhea [daɪəriːə] • ***antibiotic*** use / cover[7] / sensitivity test[8]

Antibiotikum; antibiotisch
Virostatikum, antivirales Mittel[1] Schimmelpilz[2] Wachstum, Proliferation[3] Breitbandantibiotika[4] bakterizide A.[5] erworbene Antibiotikaresistenz[6] antibiot. Abschirmung[7] Antibiogramm[8]
9

penicillin [penɪsɪlɪn] *n term*

(i) antibiotic substance obtained from cultures of molds
(ii) natural or synthetic variants of penicillic acid

penicillamine[1] [iː] *n term* • **penicillinase**[2] *n* • **penicillin-allergic** *adj*

» *Penicillins are mainly bactericidal in action (especially active against Gram-positive organisms). Erythromycin* [aɪs] *may be used in penicillin-allergic individuals.*

Use oral / systemic / aqueous[3] [eɪkwɪəs] ***penicillin*** • ***penicillin*** B / G / O / N / V /-sensitive /-fast[4] / derivative[5]

Penizillin, Penicillin
Penicillamin[1] Penizillinase, Beta-Laktamase[2] wasserlösliches P.[3] penizillinresistent[4] Penicillinderivat[5] 10

anti-inflammatory drugs *n term*

drugs such as glucocorticoids or aspirin capable of indirectly reducing inflammation[1] by metabolic activity[2]

» *All NSAIDs are analgesic* [dʒiː], *antipyretic*[3] [aɪ] *and anti-inflammatory in a dose-dependent fashion.*

Use non-steroidal[4] ***anti-inflammatory drugs*** (*abbr* NSAIDs) • ***anti-inflammatory*** effect

Antiphlogistika, entzündungshemmende Mittel
Entzündung[1] Stoffwechsel(prozesse)[2] fiebersenkend[3] nichtsteroidale Antiphlogistika, NSA[4] 11

emetic *n & adj term* *opposite* **antiemetic**[1] *n & adj term*, **antivomiting drug**[1] *n clin*

(n) agent such as ipecac syrup[2] that induces vomiting; used mainly after ingestion[3] [dʒe] of noxious [kʃ] substances[4]

» *The antiemetic can be delivered*[5] *IM or by rectal suppository*[6]. *Administration of emetics proved unsuccessful.*

Use ectopic / effective / weak[7] ***antiemetic*** • ***antiemetic*** medication / effect / therapy / properties

Emetikum; emetisch
Antiemetikum; Übelkeit u. Erbrechen verhindernd[1] Brechwurzelsirup[2] Einnahme[3] schädliche Substanzen[4] appliziert[5] Zäpfchen, Suppositorium[6] leichtes Antiemetikum[7] 12

laxative [æks] *n & adj term* *syn* **stool** [uː] **softener** *n clin*, *opposite* **antidiarrheal**[1] [aɪ] *n & adj term*

(n) drug stimulating bowel [aʊ] movement[2] and/or softer or bulkier [ʌ] stools[3] (ranging from mild aperients[4] [ɪə˞] to strong purgatives [pɜːrg] or cathartics[5] such as Castor oil[6]

» *Epsom salt*[7] *is used in constipation*[8] *for its purgative properties*[9].

Use chronic / osmotic / rapid-acting / oily / saline [eɪ] / oral / mild[4] ***laxatives*** • ***laxative*** abuse[10]

Abführmittel, Laxans, Laxativum; abführend, laxierend
Antidiarrhoikum, stopfendes Mittel[1] Stuhlentleerung[2] voluminösere Stühle[3] schwache Abführmittel, Aperitiva[4] Purganzien, Kathartika[5] Rizinusöl[6] Bittersalz[7] Verstopfung, Obstipation[8] abführende Wirkung[9] Laxanzienabusus[10] 13

inhalant [eɪ] *n term* *syn* **aerosol** [eə˞əsɒːl] *n term*

(i) aerosolized (combinations of) medication taken by inhalation with nebulizers[1] or metered [iː] dose inhalers[2]
(ii) generally, any substance that is inhaled, esp. allergens, narcotics, and irritants[3]

inhalation[4] [eɪ] *n term* • **inhale**[5] [eɪ] *v* • **inhaler**[6] *n*

» *In adults sympathomimetic bronchodilators*[7] [k] *should be given in aerosol form.*

Use water / particulate[8] ***aerosol*** • ***aerosol*** inhalation / generator[1] [dʒe] / therapy • broncho***aerosol***

Aerosol, Inhalat(ionsmittel)
Handzerstäuber, Nebulisator[1] Dosierinhalator[2] Irritanzien, Reizmittel[3] Inhalation, Einatmung[4] einatmen, inhalieren[5] Inhalator[6] Broncholytika, -dilatatoren[7] Trocken-, Staubaerosol[8] 14

expectorant *n & adj term* *syn* **phlegm** [flem] **loosener** [uː] *n clin*, **mucolytic** [ɪ] *n & adj term*

agent promoting bronchial [k] secretion [iː] and expulsion[1] [ʌ] of mucus[2] from the respiratory tract

expectorate[3] *v term* • **expectoration**[4] *n*

» *Treatment for mucoviscidosis* [s] *includes expectorants, and bronchodilators.*

Expektorans, Sekretolytikum; schleimlösend
Auswerfen[1] Schleim[2] aushusten, expektorieren[3] Aushusten, Expektoration[4] 15

anticoagulants *n term* *syn* **antihrombotic (agents)** *n*, *rel* **thrombolytic (agents)**[1] *n term*

anticlotting[2] drugs that can suppress or delay[3] [eɪ] coagulation

coagulate[4] [koʊægjəleɪt] *v term* • **coagulation**[5] *n*

» *The patient is on anticoagulants for coronary thrombosis. Streptokinase* [aɪ] *and urokinase are thrombolytics capable of disintegrating*[6] *thrombi* [aɪ].

Antithrombotika, Antikoagulanzien, Gerinnungshemmer
Fibrino-, Thrombolytika[1] gerinnungshemmend[2] verzögern[3] koagulieren, gerinnen[4] Koagulation, (Blut)gerinnung[5] auflösen[6] 16

vasodilators [veɪzoʊdaɪleɪtɚz] *n term*
opposite **vasoconstrictors** *or* **-pressors**[1] *n term*

agents causing dilation[2] of the blood vessels; often used for their antihypertensive[3] effect

vasodilat(at)ion[4] *n term* • **vasoconstriction**[5] *n* • **vasoconstrictive** *adj*

» *Alpha-adrenergic agonists are used as nasal decongestants*[6] [dʒe] *orally and as vasodilators conjunctivally*[7] [kəndʒʌŋktaɪ-]. *Captopril, an ACE inhibitor, acts as an arteriolar and venous* [iː] *vasodilator.*

Use arterial / pulmonary [ʊ‖ʌ]/ coronary[8] ***vasodilator*** • topical / intranasal ***vasoconstrictor***

Vasodilatanzien, -dilatatoren, gefäßerweiternde Mittel
Vasokonstringenzien, gefäßverengende Mittel[1] Erweiterung[2] blutdrucksenkend[3] Vasodilatation, Gefäßerweiterung[4] Vasokonstriktion, Gefäßverengung[5] abschwellende Mittel[6] bei konjunktivaler Applikation[7] Mittel m. koronardilatator. Wirkung[8] 17

antiarrhythmic [æntɪeɪrɪθmɪk] *n & adj term* *syn* **antiarrhythmic agent** *n term*

medication that can prevent or alleviate[1] [iː] cardiac arrhythmias[2]

» *In patients with heart failure*[3] *quinidine*[4] [kwɪnɪdiːn] *and other antiarrhythmics had a proarrhythmic effect.*

Antiarrhythmikum
lindern, vermindern[1] Rhythmusstörungen, Arrhythmien[2] Herzversagen[3] Chinidin[4] 18

antispasmodic *n & adj term* *syn* **spasmolytic** [ɪ] *n & adj term*

agent that prevents or relieves spasms, esp. of smooth [uː] muscles[1] in the arteries, bronchi, bile ducts[2] [baɪl dʌkts], intestines or sphincters

» *It exerts*[3] *a direct antispasmodic effect on smooth muscle*[1].

Use biliary[4] [bɪlɪɚi]/ urinary / bronchial / systemic ***antispasmodic*** • ***antispasmodic*** action

Spasmolytikum; spasmolytisch, krampflösend
glatte Muskulatur[1] Gallengänge[2] haben, ausüben[3] Spasmolytikum bei Gallenkolik[4] 19

anticonvulsive *or* **-ant** [ʌ] *n & adj term* *syn* **antiepileptic** *n & adj term*

agent reducing the severity[1] [e] of convulsions[2] and epileptic seizures[3] [siːʒɚz]

» *Patients on*[4] *anticonvulsants such as phenobarbital* [iː] *and phenytoin may develop osteomalacia* [eɪʃ]. *Phenytoin prevents the spread* [e] *of excessive discharges*[5] *in cerebral motor areas. The anticonvulsant properties of hydantoin* [aɪ] *derivatives are attributed to*[6] *their stabilizing effect on the cell membrane.*

Use tricyclic / long-term ***anticonvulsants***

Antikonvulsivum, -epileptikum; krampflösend, antiepileptisch
Schwere(grad)[1] Krampfanfälle[2] epileptische Anfälle[3] behandelt mit[4] Depolarisationen[5] zugeschrieben[6] 20

diuretics [daɪjəretɪks] *n term* *syn* **water pills** *n inf & clin,*
opposite **antidiuretics**[1] *n term*

agents that increase urinary excretion[2] [iːʃ] (by increasing cardiac output[3], renal perfusion[4] or decreasing reabsorption)

diuresis [iː] *n term* • **diuretic**[5] [e] *adj* → U49-6

» *Hypokalemia*[6] [iː] *may occur in hypertensives taking potassium-wasting diuretics*[7].

Use to administer ***diuretics*** • cardiac / (in)direct / rapidly acting / loop[8] [uː]/ injectable / thiazide[9] [θaɪəzaɪd]/ K+ sparing[10] [eɚ] ***diuretics*** • ***antidiuretic*** hormone[11] (*abbr* ADH) / response / therapy

Diuretika, wassertreibende Mittel
Antidiuretika[1] Harnausscheidung, Diurese[2] Herzminutenvolumen[3] Nierendurchblutung[4] diuresefördernd, harntreibend[5] Hypokaliämie[6] Saluretika[7] Schleifendiuretika[8] Thiaziddiuretika[9] kaliumsparende D.[10] antidiuret. Hormon, Adiuretin, Vasopressin[11] 21

antihistamines *n term* → U78-24

drugs used in the treatment of allergic reactions for their antagonistic action on histamine

» *Use a symptom-sign-directed approach including an* H_1 *antihistamine*[1] *for the pruritus*[2] [aɪ].

Use nonsedating[3] / IV / oral / OTC[4] / topical ***antihistamines***

Antihistaminika, Histaminantagonisten
H_1-Rezeptorenblocker, H_1-Antihistaminikum[1] Hautjucken, Pruritus[2] nicht sedierende A.[3] rezeptfreie A.[4] 22

psychoactive [saɪkoʊ-] **substances** *n term* *syn* **psychotropic agents** *n term*

agents that act on the mind or behavior and are used to treat emotional disorders; these include antidepressants, lithium carbonate (for manic [æ] episodes[1]), neuroleptics[2], antianxiety [-æŋzaɪəṭi] agents[3], stimulants[4], sedatives[5], tranquilizers[6] [aɪz], and hypnotics [ɪ] or sleeping aids[7]

» *Discontinuation*[8] *of psychotropic or anti-Parkinson drugs*[9] *should be considered*[10].

Psychopharmaka, psychotrope Substanzen
manische Phasen[1] Neuroleptika[2] Anxiolytika, angstlösende Mittel[3] Stimulanzien[4] Sedativa, Beruhigungsmittel[5] Tranquilizer[6] Hypnotika, Schlafmittel[7] Absetzen[8] Antiparkinsonmittel[9] in Betracht ziehen[10] 23

antidepressants *n term* *opposite* **barbiturates**[1] *n term,* **downers**[2] [aʊ] *n jar & inf*

agents relieving symptoms of depression (e.g. tricyclic [traɪsaɪklɪk] antidepressants[3] and MAO inhibitors[4])

» *Women have a higher frequency of ADRs*[5] *to antidepressants and anticonvulsants. Benzodiazepine* [aɪæ] *overdosage potentiates*[6] *the respiratory depressive effects of barbiturates.*

Antidepressiva
Barbiturate[1] Beruhigungsmittel[2] trizyklische A.[3] Monoaminooxidasehemmer, -inhibitoren[4] Nebenwirkungen[5] verstärken, potenzieren[6] 24

anthelmintic *n & adj term* *syn* **anthelminthic (agent)** *n term* → U90-16

drug that expells[1] or eradicates[2] parasitic worms (esp. intestinal tapeworms[3] [eɪ], roundworms[4], etc.)

» *Many anthelmintic drugs are toxic and must be given with care. If a tapeworm is the cause of vitamin deficiency*[5] [ɪʃ], *an anthelmintic agent is indicated.*

Anthelminthikum, Wurmmittel; anthelminthisch
abtreiben[1] abtöten[2] Bandwürmer[3] Rund-, Fadenwürmer, Nematoden[4] Vitaminmangel[5] 25

antifungal [-fʌŋgᵊl] *n & adj term* *syn* **antimycotic** [aɪ] *n & adj,* *sim* **fungicide**[1] [-saɪd] *n term* → U90-18

agent that destroys fungi[2] [fʌŋgaɪ] and suppresses their growth and reproduction

fungal *adj term* • **fungicidal**[3] *adj* • **fungistatic**[4] *adj*

» *The use of powders* [aʊ] *containing antifungals or chronic use of antifungal creams may prevent recurrences of athlete's foot (tinea pedis* [iː]*)*[5]*. Cutaneous* [eɪ] *candidiasis*[6] [aɪə] *responds well to topical application of an antifungal agent.*

Use systemic / topical[7] / oral / broad-spectrum ***antifungal*** • ***antifungal*** drugs / lotion / mouthwash / antibiotics / activity / prophylaxis / therapy

Antimykotikum; antimykotisch
fungizides Mittel, Fungizid (Schädlingsbekämpfungsmittel)[1] Pilze, Fungi[2] fungizid[3] fungistatisch[4] Fußpilzerkrankung, Tinea pedis[5] kutane Candidose[6] lokal wirkendes Antimykotikum[7] 26

sympatho- [sɪmpəθoʊ] *or* **adrenomimetics** *n term* *opposite* **sympatholytic (agents)**[1] *n term*

agents that mimic[2] the action of the sympathetic nervous system, esp. epinephrine[3] and norepinephrine[4]

» *Asthmatics*[5] [z] *with infrequent symptoms should be given an inhaled sympathomimetic PRN*[6]*. Some of these patients benefit from*[7] *sympatholytic drugs such as methyldopa.*

Sympathomimetika
Sympatholytika[1] nachahmen, imitieren[2] Adrenalin[3] Noradrenalin[4] Asthmatiker[5] bei Bedarf[6] profitieren von[7] 27

uricosuric drugs *n term* *syn* **urinary acidifiers** [əsɪdɪfaɪɚz], **uric acid reducers** *n term*

agents reducing serum levels of uric acid[1], e.g. to combat[2] the symptoms of gout[3] [aʊ]

» *Serum uric acid is used as an indirect measure* [eʒ] *of the therapeutic* [juː] *effect of uricosurics. In quinine* [kwɪn-] *overdose urinary elimination can be enhanced*[4] *with an acidifying agent. Because contrast agents are uricosuric, tubule obstruction by crystals of uric acid has been proposed as the pathogenic* [dʒe] *mechanism* [k].

Urikosurika
Harnsäure[1] bekämpfen[2] Gicht[3] gesteigert[4] 28

antacid [æntæsɪd] *n & adj term*

agent reducing or neutralizing [uː] acidity[1], e.g. of the gastric juice[2] [dʒuːs] in peptic ulcer[3] [ʌlsɚ]

» *Treatment of the underlying reflux* [iː] *with antacids was curative.*

Use effervescent[4] / fast-acting / high-dose / liquid / contact[5] / magnesium-containing [iː] ***antacid*** • ***antacid*** tablet / action / combinations / preparation

Antazidum; antazid, säurebindend
Azidität, Säuregrad[1] Magensaft[2] Ulcus pepticum[3] brauseförmiges Antazidum[4] schleimhautprotektives Antazidum[5] 29

92

emollient [ɪmɒːljənt] *n & adj term* *sim* **demulcent**[1] [dɪmʌlsənt] *n & adj term*

agent (e.g. mucilage[2] [mjuːsəlɪdʒ], oil) used to soothe[3] [suːð] and relieve irritation, esp. of the mucous [mjuːkəs] layer[4]

» *White petrolatum*[5] [eɪ] *and other topical emollients may be used if the itching*[6] [tʃ] *skin is dry.*

Use ***emollient*** paste [eɪ]/ dressing[7] / laxative[8] • ***demulcent*** expectorant

erweichendes Mittel, Emollienzium; lindernd, beruhigend
Demulzenzium, einhüllendes/ milderndes Mittel; lindernd[1] Schleim, Mucilago[2] lindern[3] Schleimhaut[4] weiße(s) Vaselin(e), Vaselinum album[5] juckend[6] feuchtwarmer Umschlag[7] Gleitmittel[8] 30

antineoplastic [iː] *or* **cytostatic agents** *n term* *sim* **antitumor antibiotics**[1] *n term*

various groups of agents (e.g. antimetabolites[2], alkaloids, or antihormones[3]) used in chemotherapy [kiː] for their inhibiting effect on the maturation and proliferation[4] of cancer cells[5]

» *Although little is known about distribution of antineoplastic agents into breast-milk, breast-feeding*[6] [e] *is not recommended during chemotherapy.*

Zytostatika, antineoplastische Substanzen
zytostatische Antibiotika[1] Antimetaboliten[2] Antihormone, Hormonantagonisten[3] Wucherung[4] Krebszellen[5] Stillen[6] 31

cytotoxic [saɪtoʊtɒːksɪk] *adj term* → U91-4 *sim* **cytostatic**[1] *adj & n term*

harmful to cells; used esp. to refer to antitumor drugs that selectively destroy dividing cells

cytotoxicity[2] *n term* • **cytotoxin**[3] *n* • **-toxic** *adj & comb*

» *Antimetabolites induce cytotoxicity by serving as false* [ɔː] *substrates*[4] [ʌ] *in biochemical pathways*[5] [æ].

Use ***cytotoxic*** drug[6] / antitumor agents / therapy • direct / cellular[7] / antibody-mediated[8] [iː] ***cytotoxicity*** • cardio/ hepato/ nephro[9]/ thyro [θaɪroʊ]/ myelo[10] [aɪ]/ oto***toxic***

zytotoxisch, zellschädigend
zytostatisch; Zytostatikum[1] Zytotoxizität[2] Zytotoxin, Zellgift[3] Substrate[4] biochem. Abläufe[5] zytotox. Substanz[6] Zelltoxizität[7] antikörpervermittelte Zytotoxizität[8] nephrotoxisch, nierenschädigend[9] myelotoxisch[10] 32

teratogenic [-dʒenɪk] *adj term* *sim* **embryotoxic**[1] *adj term* → U91-12

capable of inducing disturbed fetal [iː] growth, malformations[2] and deformities

teratogenicity[3] *n term* • **teratogen**[4] *n* • **teratogenesis**[5] *n*

» *Because of its teratogenicity thalidomide is contraindicated in women of childbearing age*[6] [eɚ].

Use ***teratogenic*** potential / effect / drug

teratogen
embryotoxisch[1] Missbildungen[2] Teratogenität[3] Teratogen[4] Teratogenese[5] im gebärfähigen Alter[6] 33

biologic response modifiers [mɒːdɪfaɪɚz] *n term, abbr* **BRM**
syn **immunomodulators** *n term*

chemical agents capable of modifying the response of the immune system, e.g. by stimulating antibody formation or inhibiting WBC[1] activity

» *Biologic response modifiers such as interleukin-2* [uː] *have received much attention recently.*

Immunmodulatoren
Leukozyten, weiße Blutkörperchen[1] 34

Unit 93 Anesthetics

Related Units: 9 Drugs & Remedies, 92 Pharmacologic Agents, 104 Pain, 7 States of Consciousness, 131 The Surgical Suite, 134 Perioperative Management, 135 Anesthesiology

general anesthesia [-θiːʒə] *n term, abbr* **GA**
rel **general anesthetic**[1] [e] *n term*

loss of the ability to appreciate[2] [iːʃ] pain and unconsciousness produced by anesthetic agents

» *With the patient under general anesthesia, the exteriorized bowel* [aʊ] *was rinsed*[3] *with Ringer's lactate solution*[4]*. In large amounts Midazolam (a short-acting benzodiazepine) is a general anesthetic.*

Use to undergo/require/necessitate[5]/tolerate/induce/maintain[6]/recover from/awake from ***general anesthesia*** • inhalation ***general anesthetics*** • closed manipulation / dissection[7] / rigid [dʒ] bronchoscopy / open biopsy [aɪ]/ patients ***under general anesthesia***

Allgemeinanästhesie, (Voll)narkose
Anästhetikum, Narkotikum[1] empfinden[2] Darm wurde gespült[3] Ringer-Laktat-Lösung[4] (Voll)narkose erfordern[5] Narkose aufrechterhalten[6] Präparation in/unter Vollnarkose[7] 1

balanced anesthesia *n term*

technique of GA based on the concept that administration of a mixture of small amounts of different anesthetics summates[1] [ʌ] the advantages but not the disadvantages of the individual agents

» *Following premedication*[2] *and induction by thiopentone* [θaɪə-]*, balanced anesthesia was maintained by a combination of muscle relaxants, inhalational and IV anesthetic agents.*

balancierte Anästhesie
vereint[1] Prämedikation[2] 2

local anesthesia *n term, abbr* **LA** *sim* **regional** [riːdʒ-] **anesthesia**[1] *n term*

anesthesia of the operative site produced by direct infiltration of a local anesthetic into the area of small, terminal nerve endings or, rarely, by freezing[2] (cryoanesthesia[3] [kraɪoʊ-])

» *A regional anesthetic is used when it is desirable that the patient remain conscious during the operation. If the FB*[4] *can be palpated, local anesthesia is given by means of submucosal and s.c. injections*[5] *of 0.5% bupivacaine.*

Use to be a good candidate for ***anesthesia*** • topical[6] / periodontal / axillary / sacral [eɪ]/ girdle[7] [ɜː]/ stocking[8] [ɒː]/ glove[9] [ʌ] ***anesthesia*** • pharyngeal [dʒɪəl]/ segmental / unilateral / visceral [s] *or* splanchnic[10] [k]/ corneal / infiltration[11] ***anesthesia***

Lokalanästhesie
Regionalanästhesie[1] Vereisen[2] Kälteanästhesie[3] Fremdkörper[4] subkutane Injektion[5] Oberflächen-, Lokalanästhesie[6] gürtelf. A.[7] strumpff. A.[8] handschuhförmige Anästhesie[9] Splanchnikusanästhesie[10] Infiltrationsanästhesie[11] 3

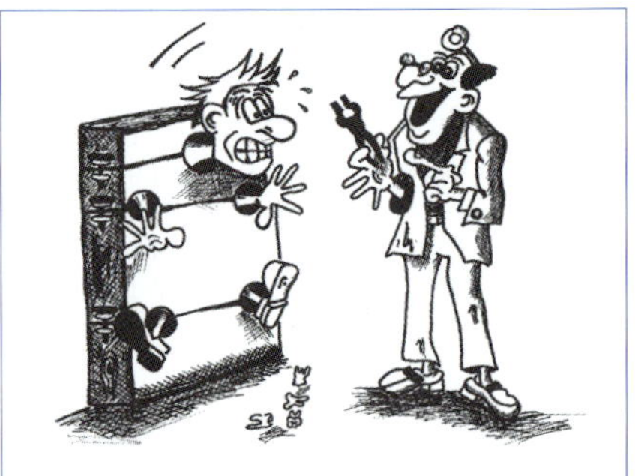

Don't worry, Mr. Pym, next week our supply of anesthetics will arrive on time again.

anesthetic [ænəsθetɪk] *n & adj term* *syn* **anesthetic agent** [eɪdʒᵊnt] *n term*

(n) compounds that reversibly depress nerve function and produce loss of ability to perceive[1] [iː] pain and/ or other sensations; also collective term for anesthetizing agents administered to an individual at a particular time
(adj, i) characterized by or capable of producing loss of sensation
(ii) associated with or due to the state of anesthesia

» *Most anesthetics delay[2] healing. If available, instill local anesthetic drops. All local anesthetics have CNS toxicities including confusion[3], coma, and seizures[4]* [siːʒɚz].

Use to give/administer ***anesthetics*** • ***anesthetic*** medication / agent / drugs / solution / gargles[5] / ether [iː] / area / block • ***anesthetic*** approach[6] / effect / properties / risk / shock / mishap *or* accident • short-acting[7] / long-acting ***anesthetics*** • general / topical / inhalation / flammable[8] / volatile[9] / gaseous[10] ***anesthetic*** • intravenous [iː]/ primary / secondary / spinal / highly potent / halogenated [dʒ] ***anesthetics*** • delivery of[11] ***anesthetics*** • ***anesthetic***-related complications /-induced convulsions[12] / cardiac arrest

Narkose-, Betäubungsmittel, Anästhetikum, Narkotikum; anästhesierend, betäubend, gefühllos, unempfindlich
empfinden, wahrnehmen[1] verzögern[2] Verwirrtheit[3] (Krampf)-anfälle[4] anästhesierendes Gurgelmittel[5] Anästhesieverfahren[6] Kurznarkotika[7] brennbare Anästhetika[8] volatile A., Inhalationsanästhetika[9] gasförm. Narkotika, Narkosegase[10] Zufuhr von Narkotika[11] anästhesiemittelbedingte Krämpfe[12] 4

lidocaine [laɪdəkeɪn] **(hydrochloride)** [aɪ] *n term* *syn espBE* **lignocaine** [ɪ] *n term*

crystalline compound[1] used as a local anesthetic with pronounced[2] [aʊ] antiarrhythmic [ɪ] and anticonvulsant [ʌ] properties[3]

» *Anesthetize the skin with 1% lidocaine with the 10mL syringe and the 25-gauge* [eɪ] *needle. Injection of a local anesthetic such as lidocaine into the trigger point[4] site often results in pain relief. Lidocaine, tetracaine and cocaine* [koʊkeɪn] *are the most common choices for topical anesthesia of the airway, while procaine is too poorly absorbed to be effective topically.*

Use topical / intranasal[5] [eɪ]/ 0.5% / viscous[6] [sk] ***lidocaine*** • ***lidocaine*** solution / infusion / periarticular infiltration / jelly[7] [dʒ]/ overdose / poisoning • to instill[8]/inject/administer ***lidocaine***

Lidocain
Verbindung[1] ausgeprägt[2] krampflösende Eigenschaften[3] Triggerpunkt[4] intranasal verabreichtes L.[5] visköses L.[6] Lidocain-Gel[7] Lidocain einträufeln/ instillieren[8] 5

93

conduction [ʌ] *or* **block anesthesia** *n term* *syn* **blockade** [-eɪd] *or* **blockage** [-ɪdʒ] *n term*

regional anesthesia in which a local anesthetic is injected about nerves[1] to inhibit nerve transmission; includes spinal, epidural, nerve block, and field block anesthesia[2], but not local or topical anesthesia

» *Local wound* [uː] *infiltration or regional nerve block with 0.5% bupivacaine will help alleviate the pain. A postpartum hemorrhage is best treated by dilation and curettage using paracervical block anesthesia[3]. In patients with mitral* [aɪ] *valve disease conduction anesthesia is preferred to preclude[4] complications during labor[5] and delivery[6]. In a combative[7] patient, use of neuromuscular blockade provides good control of the airway.*

Use sympathetic[8] / parasacral [eɪ]/ pudendal[9] / caudal [ɒː]/ nasopalatine / (sub)lingual nerve / saddle[10] / inferior [ɪɚ] alveolar ***block (anesthesia)*** • neuromuscular / ganglionic ***blocking agent** or **blocker***[11] • field[2] / cholinergic[12] [kɒːlɪnɜːrdʒɪk]/ profound[13] ***blockage***

Leitungsanästhesie
Nerven werden umspritzt[1] Feldblock[2] Parazervikalblockade[3] ausschließen[4] Wehen[5] Entbindung[6] aggressiv[7] Sympathikusblockade[8] Pudendusblock[9] Sattelblock[10] Ganglienblocker[11] Cholinrezeptorenblockade[12] stark ausgeprägter Block[13] 6

spinal [spaɪnᵊl] **anesthesia** *n term* *syn* **subarachnoid** [æk] **(block) anesthesia** *n term*

anesthesia produced by injection of local anesthetics into the spinal subarachnoid space[1]

» *Predisposing[2] factors of CNS infections include head and neck trauma, lumbar puncture[3]* [pʌŋktʃɚ], *recent neurosurgery and spinal anesthesia. Complications from epidural anesthesia are the same as those from spinal anesthesia, with the exception of headache.*

Use differential / total / high[4] / low[5] / single shot / continuous[6] / intra-***spinal anesthesia***

Spinalanästhesie
spinaler Subarachnoidalraum[1] begünstigend[2] Lumbalpunktion[3] hohe Spinalanästhesie[4] tiefe Spinalanästhesie[5] kontinuierliche Spinalanästhesie[6]

7

epidural [epɪdʊɚᵊl] **anesthesia** *or* **block** *n term* *syn* **peridural anesthesia** *n term*

regional anesthesia produced by injection of a local anesthetic into the extradural space that blocks the spinal nerve roots

» *Epidural anesthesia may be preferable when a low spinal level[1] is adequate for the procedure.*

Use spinal[2]/ fractional [ækʃ]/ postoperative / lumbar ***epidural anesthesia*** • extradural ***anesthesia*** • epidural / spinal ***block***

Epi-, Periduralanästhesie
Anästhesie im lumbalen Bereich[1] Epiduralspinalanästhesie (ESA)[2]

8

barbotage [bɑːrbətɑːʒ] *n term*

repeated alternate injection and withdrawal of fluid with a syringe[1]; for spinal anesthesia a portion of an anesthetic agent is injected into the CSF[2], and some CSF is withdrawn[3] [ɒːn] into the syringe until the entire contents of the syringe are injected; the technique is also used for gastric lavage[4]

Barbotage
Spritze[1] Liquor[2] aspiriert, abgesaugt[3] Magenspülung[4]

9

inhalation [eɪ] **anesthesia** *n term* *sim* **insufflation anesthesia[1]** *n term*

anesthesia effected by inspiration or insufflation of volatile anesthetics (gases or vapors[2] [eɪ]) into the respiratory tract using special delivery systems[3]

» *Inhalation anesthesia where the gases exhaled by the patient are rebreathed[4]* [iː] *as some carbon dioxide* [daɪɒː-] *is simultaneously* [eɪ] *removed and anesthetic gas and oxygen* [ɒːksɪdʒən] *are added so that no anesthetic escapes into the room is termed closed circuit anesthesia[5]. The advantage of inhalation anesthesia is that the anesthetics can be titrated[6]* [aɪ] *according to the patient's needs.*

Use ***inhalation*** anesthetics[7] / induction / agents[7] • combined intravenous-***inhalation anesthesia***

Inhalationsnarkose
Insufflationsnarkose[1] Dämpfe[2] Narkosesysteme[3] wieder eingeatmet[4] geschlossenes Narkosesystem[5] titriert[6] Inhalationsanästhetika, -narkotika[7]

10

nitrous [aɪ] **oxide** [aɪ] *n term* *syn* **(laughing** [læfɪŋ]**) gas** *n clin*

colorless gas (N_2O) producing loss of sensibility to pain on inhalation which is preceded [iː] by exhilaration[1] and sometimes laughter; widely used as a rapidly acting, rapidly reversible, nondepressant, and nontoxic inhalation analgesic [dʒiː] to supplement[2] [ʌ] other anesthetics and analgesics, e.g. in dentistry

» *For routine delivery[3] analgesia with 40% nitrous oxide may be used as long as verbal contact with the patient is maintained. Nitrous oxide/oxygen and local anesthesia was used in 8 patients, IV sedation in 15, and no anesthetic at all in one patient. Since nitrous oxide does not provide total anesthesia, it is given in combination with a volatile anesthetic or narcotic.*

Use ***nitrous oxide*** inhalation • oxygen-***nitrous oxide*** mix[4]

Distickstoffoxid, Lachgas
Hochstimmung[1] ergänzen, verstärken[2] Entbindung[3] Sauerstoff-Lachgas-Gemisch[4]

11

halothane [hæləθeɪn] *n term*

a widely used potent nonflammable [æ] and nonexplosive inhalation anesthetic with rapid onset and reversal; largely supplanted by[1] later-generation halogenated [dʒ] hydrocarbon[2] [aɪ] anesthetics

» *The side effects of halothane include cardiovascular and respiratory depression[3], and sensitization to epinephrine-induced[4] arrhythmias* [ɪ]. *Anesthesia was maintained with halothane and nitrous oxide.*

Use ***halothane*** administration / anesthesia / hepatotoxicity[5] / metabolites / reactions

Halothan
verdrängt durch[1] Halogenkohlenwasserstoff[2] Atemdepression[3] adrenalinbedingt[4] halothanbedingte Leberschädigung[5]

12

intravenous [iː] **anesthesia** *n term* *rel* **endotracheal** [eɪk] **anesthesia[1]** *n term*

anesthesia produced by injection of anesthetic agents into the venous [iː] circulation

» *Patients with a normal airway[2] may be intubated under intravenous anesthesia.*

intravenöse Anästhesie
Endotracheal-, Intubationsnarkose[1] Atemwege[2]

13

barbiturates [ɪtʃə] *n term* *syn* **sleeping pills** *n clin*

derivatives of barbituric acid (including phenobarbital [fiːnoʊ-]) that act as CNS depressants and are used for their tranquilizing[1], hypnotic[2] [ɪ], and anti-seizure[3] [iːʒ] effects; most barbiturates have the potential for abuse[4]

» *Sedation can be achieved[5] by barbiturates, benzodiazepine or narcotics. Long-acting barbiturates (6–8 h) also include methobarbital, barbital, and primidone.*

Use short-acting[6] / rapidly acting / IV ***barbiturates*** • ***barbiturate*** sedatives / withdrawal[7] / overdosage / intoxication / poisoning / syndrome [ɪ]/ therapy

Barbiturate, Schlafmittel
sedierend, beruhigend[1] hypnotisch, schlaffördernd[2] antikonvulsiv, antiepileptisch[3] Missbrauch[4] erzielt, erreicht[5] kurzwirkende B.[6] Barbituratentzug[7] 14

basal [eɪ] **anesthesia** *n term*

parenteral administration of one or more sedatives to produce a state of depressed consciousness prior to[1] induction [ʌ] of GA

» *A patient under basal anesthesia does not respond to words but still reacts to pinprick[2] stimulation.*

Basisnarkose
vor[1] Nadelstich[2] 15

muscle [mʌsl] **relaxants** *n term*

agents capable of relaxing striated [straɪeɪtɪd] muscle[1]; includes drugs acting at the spinal [aɪ] cord level or directly on muscle to decrease tone[2], as well as the neuromuscular relaxants

» *Muscle relaxants act mainly as CNS depressants[3], inhibiting spinal synaptic reflexes, prolonging synaptic recovery time, and reducing repetitive discharges[4].*

Use (non)depolarizing[5] / skeletal *or* striated / smooth[6] [uː] ***muscle relaxant***

Muskelrelaxanzien
quergestreifte Muskulatur[1] Muskeltonus[2] zentral dämpfende Mittel[3] wiederholte Depolarisation[4] (nicht) depolarisierendes Muskelrelaxans[5] auf die glatte Muskulatur wirkendes Relaxans[6] 16

(tubo)curare [t(j)uːboʊ-] *n term* *sim* **tubocurarine[1]** [-kjʊɚɑːrɪn] *n term*

toxic alkaloid (chief active constituent[2] of the arrow poison[3] curare) that produces nondepolarizing paralysis of skeletal muscle after IV injection by blocking transmission at the myoneural [aɪ] junction[4] [dʒʌŋkʃᵊn]; used clinically (e.g, as d-tubocurarine chloride [aɪ], metocurine iodide [aɪə]) to provide muscle relaxation during surgical operations

» *Sedation, paralysis with curare-like agents, and mechanical ventilation[5] [kæ] are often required to control tetanus spasms.*

(Tubo)curare
Tubocurarin[1] Bestandteil[2] Pfeilgift[3] motor. Endplatte, neuromuskuläre Synapse[4] maschinelle Beatmung[5] 17

acupuncture analgesia *n term* *rel* **acupressure[1]** *n term*

placement of acupuncture needles at specific points in the body to produce a loss of sensation of pain, e.g. for surgical procedures by blocking afferent nerve impulses

» *Acupuncture anesthesia and the placebo [siː] effect may be mediated[2] [iː] in part by endorphins.*

Use pressure ***analgesia*** • pressure[3] / acupuncture[4] ***anesthesia***

Akupunkturanalgesie
Akupressur[1] vermittelt[2] Akupressuranästhesie[3] Akupunkturanästhesie[4] 18

Unit 94 Infectious Diseases

Related Units: 4 Illness & Recovery, 89 Pathology, 90 Pathogens, 95 Childhood Diseases, 39 Immune System, 122 Immunization, 105 Fever, 113 Neurologic Findings, 119 Etiology, 139 Asepsis, 92 Pharmacologic Agents

infectious [-fekʃəs] **disease** *n* *sim* **communicable** *or* **contagious** [eɪdʒ] **disease[1]** *n*, *rel* **reportable** *or* **notifiable** [aɪə] **disease[2]** *n term*

illness that is capable [eɪ] of being transmitted by infection

infectiousness[3] *n* • **contagion[4]** *n* • **contagiousness[5]** *n* • **notify[6]** *v* • **report** *v*

» *Chickenpox[7], like measles [iː], is highly communicable[8]. HAV[9] spreads[10] [e] primarily by fecal-oral [iː] contact but blood and secretions [iː] are also possibly infectious. The virus [aɪ] laboratory must be notified that rubella is suspected. Patients are contagious from 1 or 2 days before the onset of symptoms[11] until 4 days after the appearance [ɪɚ] of the rash[12]. In hay fever[13] [heɪfiːvɚ] there is no contagion among close contacts.*

Use childhood / viral [aɪ]/ tropical[14] / acute ***disease*** • cat-scratch[15] / inflammatory [æ] bowel[16] [baʊᵊl] ***disease*** • pelvic inflammatory[17] (*abbr* PID) ***disease*** • ***communicable*** agent / viral infection • ***communicable*** from person to person / bacteria [ɪɚ]/ period • ***infectious*** agent[18] / organism[18] / cause / process / virus • ***infectious*** lesion [iːʒ]/ mononucleosis[19] / diarrhea[20] [iː]/ colitis [aɪ] • mildly / highly[8] ***contagious*** • ***contagious*** by touch • to reduce / duration of / degree of ***infectiousness*** • to prevent[21] / germ-based ***contagion*** • ***contagion*** among close contacts

Infektionskrankheit
ansteckende/ übertragbare Krankheit[1] meldepflichtige K.[2] Infektiosität, Übertragbarkeit[3] Ansteckung, Kontagion[4] Kontagiosität, Ansteckungsfähigkeit[5] benachrichtigen, mitteilen, melden[6] Windpocken[7] hochinfektiös[8] Hepatitis-A-Virus[9] breitet sich aus[10] Auftreten v. Symptomen[11] Ausschlag, Exanthem[12] Heuschnupfen, -fieber[13] Tropenkrankheit[14] Katzenkratzkrankheit[15] entzündl. Darmerkrankung[16] Adnexitis[17] Infektionserreger[18] infektiöse Mononukleose, Pfeiffer-Drüsenfieber[19] infektiöse Gastroenteritis[20] e. Ansteckung verhindern/ vorbeugen[21] 1

infect *v clin* *sim* **communicate**[1] [juː] *v rare, rel* **invade**[2] [eɪ], **infest**[3] *v*

to pass a pathogen to a person so they can invade and replicate[4] in body tissues

(super)infection *n* • **infective**[5] *adj* • **communicability**[6] *n term* • **infestation**[7] *n*

» *These staphylococci* [aɪ] *readily* [e] *invade the bloodstream and infect sites distant from the primary site of infection. Individuals of any age may be infected. In measles*[8] [iː] *communicability is greatest during the preeruptive* [ʌ] *stage but continues as long as the rash remains.*

Use ***to infect*** children / oneself / the fetus [iː]/ cells • ***to be infected with*** a virus / bacteria / AIDS[9] • ***infected*** material / debris [iː]/ tissue / blood / wound[10] [uː] • ***infected*** saliva [aɪ]/ foci [fousaɪ]/ joint [dʒ]/ animal / ticks[11] • acutely / perinatally / secondarily / HIV-***infected*** • ***to communicate*** a disease to sb.[12] • ***to infest*** body cavities / genital [dʒe] hair[13] / wounds / houses • tick-/ flea- [iː]/ snake-***infested*** • to fight/rule out[14]/resist/treat/lead to/eradicate[15] ***infection*** • acute / chronic / bacterial[16] ***infection*** • fungal[17] [ʌ]/ viral / wound[18] ***infection*** • airway[19] / primary / local(ized) ***infection*** • occult [ʌ] *or* latent[20] [eɪ]/ disseminated ***infection*** • systemic / ascending[21] [se]/ urinary tract[22] (*abbr* UTI) ***infection*** • upper respiratory tract[23] (*abbr* URI)/ pyogenic [aɪ]/ nosocomial[24] ***infection*** • cross[25]-/ re/ super***infection*** • risk / signs / focus[26] / source[27] [ɔː]/ spread [e] ***of infection*** • ***infection*** site / rate / control • ***infective*** droplets[28] / larvae [iː‖aɪ]/ endocarditis[29] [-aɪtɪs] • parasitic [ɪ]/ larval [ɑː]/ mite[30] [aɪ] ***infestation*** • tapeworm[31] [eɪ]/ intestinal / heavy ***infestation*** • ***infestation*** with head lice [laɪs]

anstecken, infizieren
anstecken, übertragen[1] eindringen[2] befallen[3] s. vermehren[4] infektiös, ansteckend[5] Übertragbarkeit[6] Parasitenbefall, Infestation[7] Masern[8] m. AIDS infiziert sein[9] infizierte Wunde[10] infizierte Zecken[11] jmdm./ (auf jem.) e. Krankheit übertragen[12] Schamhaar befallen[13] Infektion ausschließen[14] I. ausrotten[15] bakterielle I.[16] Pilzinfektion[17] Wundinfektion[18] Atemwegsinfektion[19] latente I.[20] aufsteigende/ aszendierende I.[21] Harnwegsinfektion[22] Infektion d. oberen Atemwege[23] Krankenhaus-, nosokomiale Infektion[24] Kreuzinfektion[25] Infektionsherd[26] Infektionsquelle[27] infektiöse Aerosole[28] infektiöse Endokarditis[29] Milbenbefall[30] Bandwurmbefall[31] 2

transmission [trænzmɪʃᵊn] *n term* *rel* **spread**[1] - **spread** - **spread** [e] *n & v irr term*

process of passing infectious agents from an infected person to a susceptible [se] individual

transmissible[2] *adj term* • **transmitted** *adj* • **transmit** *v*

» *Humans are infected as a result of tick bites*[3]*, but transmission from blood transfusion has also been reported. Contact isolation*[4] *prevents spread of highly transmissible or epidemiologically important infections that do not warrant*[5] [ɔː] *strict isolation. Streptococcal infections spread more rapidly. Head lice*[6] [aɪ] *may be transmitted by shared use of hats or combs.*

Use airborne[7] [ɔː]/ waterborne / droplet[8] / food-borne ***transmission*** • fecal-oral[9] / direct-contact[10] / nosocomial ***transmission*** • horizontal[11] / vertical[12] / germline[13] ***transmission*** • patient-to-patient / iatrogenic[14] [aɪə-] ***transmission*** • mother-to-child *or* maternal-infant ***transmission*** • perinatal / transplacental[15] [se] ***transmission*** • (hetero)sexual[16] / venereal[16] [ɪə˞]/ endemic / vector[17] ***transmission*** • mosquito [kiː]/ viral / HIV ***transmission*** • route[18] [aʊ‖uː]/ source [ɔː]/ mode / risk ***of transmission*** • means [iː]/ rate / prevention ***of transmission*** • ***transmission*** by dust [ʌ]/ by saliva[19] [aɪ]/ of germs [dʒɜː]/ from parent to child • ***transmission*** to host[20] [oʊ]/ through blood products • sexually / transfusion ***transmitted*** • sexually ***transmitted*** disease[21] (*abbr* STD) • ***transmitted by*** fleas [iː]/ skin-to-skin contact[22] • ***to transmit*** a virus to susceptible individuals / by inoculation • airborne[7] / direct / hematogenous[23] ***spread*** • lymphatic / metastatic[24] ***spread*** • droplet[7] / epidemic / infectious ***spread*** • disease / heterosexual ***spread*** • ***spread of*** virus [aɪ] / infection[25] / HIV / tumor / to the liver • ***spread*** among family members / by body contact

Übertragung, Transmission
Aus-, Verbreitung; sich ausbreiten[1] übertragbar, ansteckend[2] Zeckenbisse[3] Kontaktisolierung, -isolation[4] erfordern[5] Kopfläuse[6] aerogene Übertragung[7] Tröpfcheninfektion[8] fäkal-orale Übertragung[9] direkte Kontaktübertragung[10] horizontale Übertragung[11] vertikale Ü.[12] germinative Ü.[13] iatrogene Übertragung[14] diaplazentare Ü.[15] sexuelle Ü.[16] Vektorübertragung[17] Übertragungsweg[18] Übertragung durch Speichel[19] Übertragung auf d. Wirt[20] sexuell übertragbare Krankheit[21] durch Hautkontakt übertragen[22] hämatogene Ausbreitung[23] Metastasierung[24] Infektionsausbreitung[25] 3

vector [vektə˞] *n term* *sim* **carrier**[1] [keriə˞] *n, rel* **reservoir**[2] *n term*

animal (e.g. tick, mite [aɪ], bat[3], fly) capable of transmitting infectious agents from one host to another

» *Rubella virus is a togavirus closely related to the alphaviruses but does not require a vector for transmission. There are two types of carrier state: silent carriers retain their infectiousness, while latent carriers are not infectious. Rifampin is the drug of choice*[4] *to eradicate the meningococcal carrier state. Most rickettsiae are maintained in nature by a cycle involving an animal reservoir and an insect vector (usually an arthropod) that infects humans.*

Use ***vector***-borne transmission[5] • contaminated / food / (non/retro/adeno)viral [aɪ]/ mechanical[6] [kæ] ***vector*** • urban [ɜː]/ animal[7] / insect / mosquito / arthropod ***vector*** • ***vector*** fly / tick species [iːʃ] • asymptomatic / silent[8] / human ***carrier*** • chronic[9] / latent[10] [eɪ]/ heterozygous [zaɪ] ***carrier*** • translocation[11] / typhoid [aɪ]/ hepatitis B virus / HIV[12] ***carrier*** • ***carrier*** state / frequency / mother / detection • natural / virus ***reservoir*** • ***reservoir*** host[13] / of infection / of HBV carriers

(Krankheits)überträger, Vektor, Transportwirt
Vektor, Carrier, (Keim-, Über)träger[1] (Infektionserreger)reservoir[2] Fledermaus[3] Medikament der Wahl[4] Vektorübertragung[5] mechanischer Überträger[6] tierischer Vektor[7] klin. inapparenter Träger[8] Dauerausscheider, -träger[9] latenter Träger[10] Translokationsträger[11] HIV-Träger[12] Reservoirwirt, Parasitenreservoir[13] 4

host [hoʊst] *n term* *rel* **parasite**[1] [pærəsaɪt] *n term* → U90-13

organism that harbors[2] a parasite for which it provides energy and sustenance[3] [ʌ]

» *The dog is the principal definitive host and the sheep the most common intermediate [iː]. The disease is spread from host to host by fecal-oral routes, either directly or indirectly via food or water. Like most other parasites, viruses stimulate host antibody production.*

Use (non)human / natural / (immuno)compromised[4] / weakened [iː]/ immunocompetent[5] / susceptible[6] [se]/ preferred[7] [ɜː]/ colonization of ***host*** • primary *or* definitive *or* final[8] / intermediate[9] / transport *or* paratenic[10] / amplifier / accidental *or* dead-end[11] ***host*** • ***host*** tissue / range[12] / predilection /-parasite interaction /-specific[13] • ***host*** cell (function) / defense mechanism / change[14] / resistance /-susceptibility

Wirt, Wirtsorganismus
Parasit[1] beherbergt[2] Nahrung[3] abwehrgeschwächter Wirt[4] gesunder Wirt[5] empfänglicher Wirt[6] Hauptwirt[7] Endwirt[8] Zwischen-, Intermediärwirt[9] Transport-, Sammel-, Stapelwirt, paratenischer Wirt[10] Fehlwirt[11] Wirtsspektrum[12] wirtsspezifisch[13] Wirtswechsel[14]
5

incubation period *n term* *rel* **latency**[1] [eɪ], **dormancy**[2] [ɔː] *n term* → U116-6

period [ɪɚ] between infection and onset of the disease[3], i.e. the appearance [ɪɚ] of the first symptoms

incubating [ɪnkjʊbeɪtɪŋ] *adj term* • **latent**[4] *adj* • **dormant**[5] [dɔːrmənt] *adj*

» *In gonococcal disease the incubation period is short, usually 2-5 days. Syphilis [ɪ] is characterized by sequential clinical stages and by years of symptomless latency. The dermatitis appears after a latent period[6] of 1-2 days from the time of contact.*

Use usual / short / long[7] / prolonged / median [iː]/ 21-day ***incubation period*** • period of / 48h of / overnight ***incubation*** • ***incubation*** time / of cultures[8] • ***incubating*** infection[9] / carrier[10] / syphilis • ***latency*** period[11] • clinical / disease ***latency*** • after years of / tumor[12] ***dormancy*** • ***latent*** interval[1] / infection / stage[1] / virus / tetany[13] • to be/become/remain/lie[14] ***dormant*** • ***dormant*** pathogen / bacilli [aɪ]/ infection[15]

Inkubationszeit
Latenz, -stadium, -phase[1] Ruhezustand, Inaktivität, Latenz[2] Krankheitsbeginn, -ausbruch[3] latent, inapparent[4] ruhend, inaktiv[5] Latenzzeit[6] lange Inkubationszeit[7] Inkubation von Kulturen[8] inkubierende Infektion[9] Inkubationsausscheider[10] Latenzzeit, Inkubationszeit[11] Tumorlatenz[12] latente Tetanie[13] latent vorhanden sein[14] latente Infektion[15]
6

outbreak [aʊtbreɪk] *n clin & term* *sim* **onset**[1] [ɒːnset] *n clin & term*, → U119-5
rel **recrudescence**[2] *n term*

sudden increase in the number of occurrences of a (usually highly contagious) disease

break out[3] *v phr clin* • **recrudescent**[4] [riːkruːdesᵊnt] *adj term* • **recrudesce** *v*

» *There have been recent reports of new outbreaks in several regions. In a typical outbreak confined [aɪ] to a household or nursery[5] [ɜː], some affected children have only fever [iː], without localizing signs. Vaccine [ksiː] should be administered early in the autumn before influenza outbreaks occur. Recrudescence of old TB infections is common in insulin-dependent diabetics. Certain S. aureus infections may recrudesce after years of dormancy.*

Use ***outbreak*** of cholera [k]/ in nurseries / control • food-borne / waterborne[6] ***outbreak*** • family / common-source [ɔː]/ airborne[7] ***outbreak*** • annual / seasonally [iː] recurrent ***outbreak*** • community / classroom ***outbreak*** • hospital *or* nosocomial / localized / large-scale[8] ***outbreak*** • highly fatal [eɪ]/ massive / epidemic[9] / viral ***outbreak*** • influenza[10] / hepatitis [aɪ]/ cholera / hantavirus ***outbreak*** • abrupt[11] [ʌ]/ acute / summer ***onset*** • juvenile [dʒuː]/ insidious[12] [ɪ] ***onset*** • full / late ***recrudescence*** • ***recrudescent*** infection / typhus[13] [taɪfəs] • ***to break out in*** a rash[14] [æ]/ (cold) sweat[15] [e]

Ausbruch (einer Epidemie)
Beginn, Ausbruch[1] Rückfall, Rezidiv[2] ausbrechen[3] wiederaufflammend, rezidivierend[4] Kindergarten[5] Ausbruch einer mit d. Wasser übertragenen Infektion[6] Tröpfcheninfektion, aerogene Infektion[7] Pandemie[8] Ausbruch einer Epidemie[9] Ausbruch e. Grippeepidemie[10] plötzl./ fulminanter Krankheitsbeginn[11] schleichender (Krankheits)-beginn[12] Brill-(Zinsser)-Krankheit[13] e. Ausschlag bekommen[14] e. Schweißausbruch haben[15]
7

epidemic [epɪdemɪk] *adj & n term* *rel* **pandemic**[1], **endemic**[2] *adj & n term*

(n, i) disease whose frequency of occurrence is higher than the expected frequency in a population during a given time interval;
(ii) distinguished from endemic, since the disease is not continuously present but has been introduced from outside
(iii) temporary clustering[3] [ʌ] of cases of an endemic disease

hyperendemic [haɪpɚ-] *adj term* • **epidemiologic**[4] [epɪdiːmɪə-] *adj*

» *Epidemics occur in winter and early spring in 3- to 4-yr cycles [saɪklz] (the period required to develop a new group of susceptibles[5] [se]). How likely is a pandemic of influenza? Dengue [deŋgi‖geɪ] is endemic throughout the tropics and subtropics.*

Use to be / AIDS[6] / local / worldwide / seasonal[7] ***epidemic*** • point-source[8] / explosive[9] ***epidemic*** • ***epidemic*** measles [iː]/ typhus • ***endemic*** area *or* region[10] / population / disease[11] / foci [foʊsaɪ] • ***endemic*** transmission / infection / goiter[12] [gɔɪtɚ] • malaria-/ highly / non***endemic*** • global / acute / cholera ***pandemic*** • ***pandemic*** history / wave / years / strain[13] [eɪ]

epidemisch; Epidemie
pandemisch; Pandemie[1] endemisch; Endemie[2] Häufung[3] epidemiologisch[4] empfängl. Personen[5] AIDS-Epidemie[6] saisonale/ jahreszeitl. bedingte E.[7] v. einem Ort ausgehende E.[8] Explosivepidemie[9] Endemiegebiet[10] endemische Krankheit[11] endemische Struma[12] pandemischer Stamm[13]
8

influenza [ɪnfluˈenzə] *n term & clin* *syn* **flu** [fluː], **grippe** *n clin*
rel **common cold**[1], **acute rhinitis** [raɪnaɪtɪs] *or* **coryza**[2] [kəraɪzə] *n term*

acute respiratory disease caused by Hemophilus influenzae viruses marked by sudden onset, catarrhal inflammation, chills[3], fever of short duration, severe prostration, muscle aches[4], sneezing, and coughing

parainfluenza[5] *n term* • **flu-like**[6] *adj clin* • **influenzal** *adj*

» *Mutations [eɪ] in the influenza virus[7] are frequent and the immunity usually does not affect new, antigenically [dʒe] different strains. Influenza commonly occurs in epidemics, and sometimes in pandemics, which develop quickly and spread rapidly.*

Use to transmit/prevent ***influenza*** • ***influenza*** A virus [aɪ]/ infection / epidemic[8] / season [siːzᵊn] • ***influenza***-like illness / pneumonia[9] / vaccination *or* immunization[10] • acute / cultureconfirmed [ʌ]/ uncomplicated ***influenza*** • pandemic / type B / avian[17] ***influenza*** • to have a touch of[11]/catch (the) ***flu*** • Hongkong / swine / bird *or* avian[17] ***flu*** • ***flu-like*** illness / symptoms[12] [ɪ]/ syndrome • ***influenzal*** prodrome / pneumonia[9] • acute viral / bacterial [ɪɚ]/ vasomotor[13] [veɪzoʊ-] ***rhinitis*** • allergic[14] [ɜː]/ recurrent [ɜː]/ seasonal[15] [iː]/ perennial ***rhinitis*** • copious[16] [oʊ]/ mild ***coryza***

Influenza, Grippe
Erkältung, Schnupfen[1] Virusschnupfen, Rhinitis acuta[2] Schüttelfrost[3] Muskelschmerzen[4] Parainfluenza[5] grippeähnlich[6] Influenza-, Grippevirus[7] Influenzaepidemie[8] Grippepneumonie[9] Grippeschutzimpfung[10] eine leichte Grippe haben[11] grippeähnl. Symptome[12] vasomotor. Rhinitis, nervöser Schnupfen[13] allerg. Rhinitis, Heuschnupfen, -fieber[14] saisonale/ jahreszeitl. bedingte Rhinitis[15] starker Schnupfen[16] aviäre Influenza, Influenza A (H5N1), Vogelgrippe, Geflügelpest[17]

9

(infectious) mononucleosis *n term* *syn* **glandular fever** [iː] *n clin*

acute herpes [ɜː] virus infection caused by Epstein-Barr virus characterized by fever, sore throat, lymphadenopathy, and the presence of atypical lymphocytes; sometimes referred to as "kissing disease"

» *In children infectious mononucleosis is usually self-limited and treatment is largely supportive with bed rest, analgesics[1] [dʒiː] and saline gargles[2]. Infectious mononucleosis can be distinguished from acute lymphoblastic leukemia by the morphology of individual lymphocytes.*

Use to mimic[3] ***mononucleosis*** • acute / heterophil (antibody)-negative / cytomegalovirus[4] [saɪtə-] (*abbr* CMV) ***mononucleosis*** • ***mononucleosis***-like syndrome / (spot) test *or* Monospot[5]

infektiöse Mononukleose, Mononucleosis infectiosa, Pfeiffer-Drüsenfieber
Analgetika, Schmerzmittel[1] salzhaltige Gurgellösung[2] der Mononukleose ähnlich sein[3] CMV-Mononukleose[4] Mononukleosetest[5]

10

tetanus *n term & clin* *rel* **trismus**[1] [trɪzməs], **lockjaw**[2] [lɒːkdʒɒː] *n clin*

disease marked by painful tonic muscular [ʌ] contractions caused by the neurotropic toxin of Clostridium tetani [aɪ] which flourishes[3] [ɜː] in hypoxic wounds [uː] contaminated with soil or feces [fiːsiːz]

tetanic[4] *adj term* • **tetanoid**[5] *adj* • **tetaniform**[5] *adj* • **tetan(o)-** *comb*

» *Since immunity does not follow clinical tetanus, the patient should receive a full immunizing course of toxoid after recovery. TIG for established tetanus is given preferably in the proximal portion of the wounded [uː] extremity or in the vicinity [sɪ] of the wound.*

Use generalized / local(ized) / cephalic [sef-]/ neonatal[6] [eɪ]/ postoperative ***tetanus*** • ***tetanus*** prophylaxis[7] / immunization / antitoxin[8] • ***tetanus*** booster[9] [uː]/ immune globulin[10] (*abbr* TIG)/-prone [oʊ] wound • adsorbed ***tetanus*** toxoid[11] • ***trismus*** of the masseter [iː] muscle • ***tetanic*** muscle contractions / (muscle) spasms[12] • ***tetano***spasmin

Note: The term ***tetany***[13] refers to a state of neuromuscular hyperexcitability[14] related to hypoparathyroidism [aɪ], alkalosis or vitamin D deficiency [ɪʃ].

Tetanus, Wundstarrkrampf
Trismus, Spasmus masticatorius[1] Trismus; Tetanus[2] sich stark vermehrt[3] tetanisch, Tetanus-[4] tetanusähnlich, tetanoid, tetaniform[5] Tetanus neonatorum, Neugeborenentetanus[6] Tetanusprophylaxe[7] Tetanusantitoxin[8] Tetanusauffrischung(simpfung)[9] Tetanusimmunglobulin[10] Tetanusadsorbatimpfstoff[11] tetanische Muskelkrämpfe[12] Tetanie[13] neuromuskuläre Übererregbarkeit[14]

11

rabies [reɪbiːz] *n term & clin*

highly fatal infectious disease of the CNS that may affect most mammals including man; it is transmitted by the bite of infected animals, esp. dogs, cats, skunks [ʌ], wolves, foxes, racoons[1] [uː] and bats

rabid[2] [reɪbɪd] *adj term* • **rabiform** *adj*

» *The symptoms of rabies are characteristic of a profound [aʊ] disturbance of the nervous system, including excitement[3], hydrophobia, and rage[4] followed by paralysis and death. There is little to distinguish rabies from other viral encephalitides. Determine if the animal is rabid.*

Use animal / canine [keɪnaɪn]/ human / urban[5] [ɜː]/ bat[6] ***rabies*** • symptomatic / clinical / furious[7] [fjʊɚ-]/ dumb[8] [dʌm] ***rabies*** • ***rabies*** prevention[9] / virus[10] [aɪ]/ exposure [oʊʒ] • ***rabies*** deaths / control program • ***rabid*** state [eɪ]/ animal[11]

Tollwut, Rabies, Hydrophobie
Waschbären[1] tollwütig[2] Erregungszustände[3] Raserei[4] Haustier-, urbane Tollwut[5] Fledermaustollwut[6] rasende Wut[7] stille Wut[8] Tollwutprophylaxe[9] Tollwutvirus[10] tollwütiges Tier[11]

12

meningitis [menɪndʒaɪtɪs] *n term & clin, pl* **-itides** [-dʒɪtɪdiːz]
rel **encephalitis**[1] [ɪnsefə-], **arachnoiditis**[2] [əræk-] *n term*

inflammation of the membranes of the brain (dura mater, pia mater, arachnoid) or spinal cord[3] presenting as headache, and neck stiffness[4] sometimes preceded by fever, malaise, anorexia[5], and vomiting

meningitic[6] [dʒɪ] *adj term* • **meningeal**[7] [iː] *adj* • **mening(o)-** *comb* • **encephalitic** *adj*

» *Most bacteria cause an acute meningitis, but tuberculous and syphilitic meningitides are subacute. In meningitis Kernig's and Brudzinski's signs*[8] *are usually positive. The distinction between aseptic meningitis and encephalitis is based on the extent and severity of cerebral dysfunction, independent of signs of meningeal inflammation. Meningitis should be suspected when a child has high fever, neck stiffness, or other meningeal signs.*

Use to rule out[9]/induce/diagnose/treat/develop ***meningitis*** • (sub)acute / low-grade / purulent[10] ***meningitis*** • refractory[11] / (a)bacterial[12] / Hib[13] / meningococcal ***meningitis*** • pneumococcal / cryptococcal [ɪ] ***meningitis*** • viral *or* aseptic[14] / fungal[15] [ʌ]/ tuberculous[16] ***meningitis*** • (cerebro)spinal [aɪ] (*abbr* CSM)/ neonatal [eɪ]/ otogenic [dʒe] ***meningitis*** • lepto/pachy***meningitis*** • ***meningism***[17] /itides[18] • ***meningitic*** pneumococcal disease • ***meningeal*** involvement[19] / signs / irritation[20] • acute viral / tick-borne[21] [bɔːrn] ***encephalitis*** • (eastern/ western) equine[22] [e‖iːkwaɪn] (*abbr* EEE/ WEE) / Central European tick-borne[23] ***encephalitis*** • Japanese[24] / (multi)focal / granulomatous / necrotizing ***encephalitis*** • herpes simplex *or* HSV / toxoplasma / postvaccinal[25] [æks] ***encephalitis*** • ***encephalitic*** signs / prodrome / phase [feɪz] • ***meningo***encephalitis /(myelo)cele [-siːl] /coccemia [iː] /vascular syphilis

Meningitis, (Ge)hirnhautentzündung
Enzephalitis, Gehirnentzündung[1] Arachnoiditis, Arachnitis, Entzündung d. Arachnoidea[2] Rückenmark[3] Nackensteifigkeit[4] Appetitlosigkeit[5] meningitisch[6] Hirnhaut-, meningeal[7] Brudzinski-Nackenzeichen[8] Meningitis ausschließen[9] eitrige Meningitis, M. purulenta[10] therapieresistente M.[11] (a)bakterielle M.[12] Haemophilus influenzae B Meningitis[13] Virus-, aseptische M.[14] Pilzmeningitis[15] tuberkulöse Hirnhautentzündung, M. tuberculosa[16] Meningismus[17] Meningitiden[18] Hirnhautbeteiligung[19] Hirnhautreizung[20] Zeckenenzephalitis[21] Pferdeenzephalitis[22] Frühsommer-Meningoenzephalitis, FSME, zentraleuropäische E.[23] japanische E.[24] postvakzinale E.[25]

13

pneumonia [n(j)uːmoʊnɪə] *n* *sim* **pneumonitis**[1] [-aɪtɪs] *n term*
rel **infiltrate**[2], **pleurisy**[3] [plʊəˑəsi] *n term*

inflammation [eɪʃ] of the lungs associated with consolidation and exudation

pneumonic *adj term* • **bronchopneumonia**[4] [k] *n* • **pleuritic** [plʊəˑɪtɪk] *adj*

» *Viral pneumonias are often interstitial in their early phases. Friedlander's pneumonia is characterized by frequent upper lobe involvement, sputum that looks like currant* [ɜː] *jelly*[5] [dʒ], *tissue necrosis with early abscess formation, and a fulminant* [ʊ] *course*[6] [kɔːrs].

Use acute (bacterial) / pneumococcal[7] / streptococcal / staphylococcal ***pneumonia*** • legionella [iːdʒ]/ viral / fungal[8] / chlamydial [ɪ] ***pneumonia*** • atypical[9] / afebrile / chronic eosinophilic / tuberculous ***pneumonia*** • aspiration[10] / lip(o)id / embolic ***pneumonia*** • community-acquired / nosocomial[11] / congenital [dʒe] ***pneumonia*** • basal / lobar[12] / segmental / central ***pneumonia*** • bilateral *or* double[13] [ʌ]/ abscess-forming[14] / fatal ***pneumonia*** • radiation[15] / suppurative [ʌ] ***pneumonitis*** • (nonspecific / lymphoid [ɪ]/ desquamative) interstitial[16] [ɪʃ] (*abbr* NIP/ LIP) / hypersensitivity[17] ***pneumonitis*** • ***pneumonic*** infection / infiltrate / plague[18] [pleɪg] • acute / fibrinous [aɪ]/ adhesive [iː]/ viral ***pleurisy*** • tuberculous / wet *or* exudative[19] [uː] ***pleurisy*** • ***pleuritic*** (chest) pain / effusion[20] [juːʒ]

Pneumonie, Lungenentzündung
(interstitielle) Lungenentzündung/ Pneumonie, Pneumonitis[1] Infiltrat[2] Pleuritis, Brustfellentzündung[3] Bronchopneumonie[4] Johannisbeergelee[5] fulminanter Verlauf[6] Pneumokokken-Pneumonie[7] Pilzpneumonie[8] atypische P.[9] Aspirationspneumonie[10] nosokomiale P.[11] Lobär-, Lappenpneumonie[12] beidseitige Lungenentzündung[13] abszedierende Pneumonie[14] Strahlenpneumonitis, -pneumonie[15] Desquamativpneumonie[16] Hypersensitivitätspneumonitis, exogen allerg. Alveolitis[17] Lungenpest, Pestpneumonie[18] exsudative Pleuritis, P. exsudativa[19] Pleuraerguss[20] 14

94

hepatitis [hepətaɪtɪs] *n term*

inflammation of the liver from a viral infection or due to toxic agents, obstructive jaundice[1] [dʒɒː], etc.

» *In chronic hepatitis B, superinfection by HDV*[2] *appears to carry a more severe prognosis, often resulting in fulminant hepatitis or severe chronic hepatitis that rapidly progresses to cirrhosis.*

Use infectious / acute / viral / non-A, non-B ***hepatitis*** • NANBNC[3] / delta / alcoholic ***hepatitis*** • cholestatic [kɒːlɪ-]/ posttransfusion[4] / giant [dʒaɪ] cell[5] ***hepatitis*** • neonatal / chronic active[6] ***hepatitis*** • granulomatous / ischemic [ɪskiː]/ fulminant [ʊ]/ drug-induced ***hepatitis*** • halothane[7] [æ]/ serum[8] / toxic / autoimmune[9] ***hepatitis*** • ***hepatitis*** A virus (*abbr* HAV)/ B surface antigen[10] [-dʒən] (*abbr* HBsA) • ***hepatitis*** C infection / D /-like picture

Hepatitis, Leberentzündung
Gelbsucht, Ikterus[1] Hepatitis-D-Virus[2] Non-A-Non-B-Non-C Hepatitis[3] Transfusionshepatitis[4] Riesenzellhepatitis[5] chron. aggressive Hepatitis[6] Halothanhepatitis[7] Serumhepatitis, Hepatitis B[8] autoimmune Hepatitis[9] Hepatitis-B-Oberflächenantigen[10]

15

tuberculosis [t(j)uːbɜːrkjəlo͟usɪs] *n term & clin, abb* **TB**

chronic mycobacterial [maɪk-] infection characterized by the formation of tubercles and caseous [eɪ] necrosis[1] which may affect almost any tissue in the body (most commonly the lungs [ʌ])

tubercle[2] *n term* • **tuberculous**[3] *adj* • **tuberc(ulo)-** *comb*

» *Hematogenous dissemination[4] from the primary focus throughout the lungs (miliary TB[5]), to the pleural [ʊə˞] space, or to extrapulmonary sites is a rare complication of primary tuberculosis. Treatment of pulmonary tuberculosis is continued for 9-12 months if there is any evidence of noncompliance [aɪ] or slow bacteriologic response to therapy.*

Use (extra)pulmonary[6] [ʊ||ʌ]/ open[7] / disseminated ***tuberculosis*** • cutaneous[8] [eɪ]/ intestinal ***tuberculosis*** • spinal [aɪ]/ genitourinary / osseous *or* bony[9] ***tuberculosis*** • drug-resistant / perinatal / postprimary [aɪ] *or* reactivation[10] ***tuberculosis*** • ***tuberculosis*** of the lungs[6] • ***tuberculous*** lesion [iːʒ]/ enteritis [aɪ]/ arthritis[11] • ***tubercle*** bacillus[12] [sɪ]/ formation • ***tuberculin*** (skin) test[13]

Tuberkulose, TB
käsige Nekrose[1] Tuberkel, Knötchen[2] tuberkulös[3] hämatogene Streuung[4] Miliartuberkulose[5] Lungentuberkulose[6] offene Tuberkulose[7] kutane Tuberkulose, Tuberculosis cutis[8] Knochentuberkulose[9] postprimäre Tuberkulose[10] Gelenktuberkulose, Arthritis tuberculosa[11] Tuberkelbazillus, -bakterium, Mycobacterium tuberculosis[12] Tuberkulintest[13]

16

leprosy [leprəsi] *n clin & term* *syn* **Hansen'**kəs] membranes and peripheral nerves

lepromatous[1] [ɒː] *adj term* • **leprous**[2] *adj* • **leprotic**[2] *adj* • **lepr(o)-** *comb*

» *The deformities of leprosy are socially stigmatizing in many cultures [ʌ]; patients and their families are often ostracized[3] [-saɪzd]. Patients with polar tuberculoid leprosy have an intense cellular response to M. leprae and a low bacillary load[4], whereas those with lepromatous disease have no detectable cellular immunity to the leprosy bacillus.*

Use early *or* indeterminate[5] [ɜː]/ paucibacillary[6] [ɒː]/ multibacillary[7] ***leprosy*** • tuberculoid[8] (*abbr* TL) / borderline[9] ***leprosy*** • ***Hansen' lepromatous leprosy***[10] *(abbr* ***LL)/ disease / patient*** • ***leprous neuritis*** • ***lepromin skin test***[11] ***/logist***

Lepra, Hansen-Krankheit
lepromatös[1] leprös[2] ausgestoßen[3] Bakterienbelastung[4] indeterminierte Lepra[5] bakterienarme Lepra[6] bakterienreiche Lepra[7] tuberkuloide Lepra[8] borderline-Lepra[9] lepromatöse Lepra[10] Lepromintest[11]

17

amebic [iː] **dysentery** [dɪsəntəri] *n term* *syn* **intestinal amebiasis** [-baɪəsɪs] *n, rel* **shigellosis**[1] [ʃɪgəl-], **(gastro)enteritis**[2] [aɪ] *n term* → U91-21

diarrhea resulting from ulcerative inflammation of the colon caused chiefly by infection with Entamoeba [iː] histolytica; may be mild or severe and may also be associated with amebic infection of other organs

dysenteric[3] *adj term* • **ameboid**[4] [əmiːbɔɪd] *adj* • **shigella** *n* • **entero-** *comb*

» *Unlike those in shigellosis and salmonellosis, the stools in amebic dysentery do not contain large numbers of WBCs[5]. Prominent vomiting suggests viral enteritis or S aureus food poisoning[6]. Patients with amebiases should be placed under enteric precautions [ɒː].*

Use bacillary *or* Shigella[1] / acute / full-blown[7] / fulminant ***dysentery*** • (extra)intestinal[8] / (non)invasive [eɪ]/ nondysenteric ***amebiasis*** • cerebral / cutaneous ***amebiasis*** • bacterial / Campylobacter ***enteritis*** • Salmonella / regional / radiation[9] ***enteritis*** • epidemic / childhood / ampicillin-resistant ***shigellosis*** • acute / infectious[10] / nonbacterial ***gastroenteritis*** • eosinophilic [iːə-]/ dehydrating / protozoal ***gastroenteritis*** • ***dysenteric*** infection / bowel [aʊ] disease[11] • ***amebic*** colitis[12] / ulcer [ʌ]/ invasion [eɪʒ]/ penetration / liver abscess[13] • ***ameboid*** movement / shape • ***entero***colitis[14] /biasis /pathy[15] /toxic /virus

Amöbenruhr, -dysenterie, Amöbiasis
Bakterienruhr, Shigellose, bakterielle Dysenterie[1] (Gastro)enteritis[2] dysenterisch[3] amöbenähnlich, amöboid[4] Leukozyten[5] Lebensmittelvergiftung[6] klin. Vollbild d. Amöbenruhr[7] extraintestinale Amöbiasis[8] Strahlenenteritis[9] infektiöse Gastroenteritis[10] dysenterieähnl. Darmerkrankung[11] Amöbenruhr, -kolitis[12] Amöbenabszess[13] Enterokolitis[14] Darmerkrankung[15]

18

typhoid (fever) [taɪfɔɪd fiːvə˞] *n term & clin* *syn* **enteric fever** *n term, rel* **salmonellosis**[1] *n term*

acute generalized febrile infection caused by Gram-negative salmonella bacteria (mainly S. typhi) which is marked by a typical stepladder onset of fever[2], anorexia, vomiting, watery diarrhea [iː] or constipation[3], and a transient rose-colored rash on the trunk[4] [ʌ]

paratyphoid[5] *adj & n term* • **typhoid(al)** *adj* • **typho-** *comb* • **salmonella** *n*

» *During typhoid fever, worms [ɜː] may penetrate the weakened bowel wall. Immunization is not always effective but should be provided for household contacts of a typhoid carrier, for travelers to endemic areas, and during epidemic outbreaks.*

Use intermittent / infantile ***typhoid*** • ***typhoid*** bacilli[6] [aɪ]/ (fever) vaccine[7] / carrier[8] / perforation • ***paratyphoid*** A / B /-enteritidis group / organism • (viral) hemorrhagic [ædʒ]/ Rocky Mountain spotted[9] (*abbr* RMSF)/ relapsing[10] ***fever*** • yellow[11] / Q / Lassa / dengue [deŋgi||geɪ] (hemorrhagic) ***fever*** • ***fever*** of unknown origin[12] (*abbr* FUO) • ***typhoidal*** rash[13] / tularemia [iː] • nontyphoidal ***salmonellosis*** • ***salmonella*** infection[1]

Note: Do not mix up ***typhoid*** and ***typhus***[14].

Typhus abdominalis, Febris typhoides, Unterleibstyphus
Salmonellose, Salmonelleninfektion[1] treppenförm. Fieberanstieg[2] Obstipation[3] Rumpf[4] Paratyphus-; Paratyphus[5] Typhusbakterien[6] Typhusimpfstoff, -vakzine[7] Typhusträger[8] Felsengebirgs(fleck)-fieber, amerikan. Zeckenfleckfieber[9] Rückfallfieber, Febris recurrens[10] Gelbfieber[11] Fieber unbekannter Genese[12] typhusähnl. Ausschlag[13] Fleckfieber, -typhus[14]

19

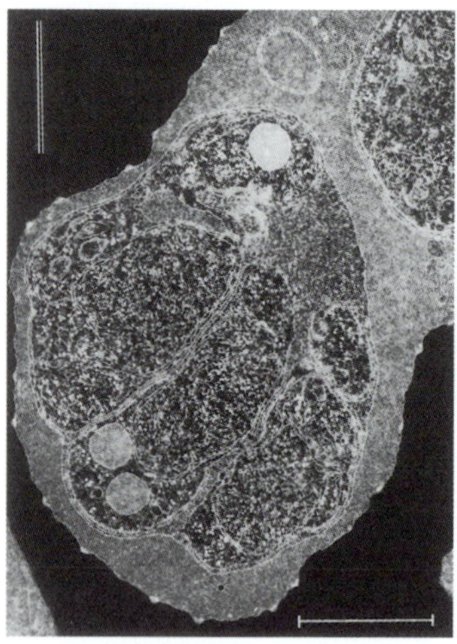

Malaria parasites (*Plasmodium falciparum*) invading an erythrocyte

malaria [məleɚɪə] *n term & clin*

disease transmitted by mosquitoes marked by paroxysms of high fever, chills[1], sweating and prostration

(anti)malarial[2] *adj term* • **malarious**[2] *adj*

» *Anemia [iː] and thrombocytopenia [iː] in a febrile traveler or immigrant are among the hallmarks[3] [ɔː] of malaria. Giemsa-stained [eɪ] thick smears[4] [ɪɚ] offer the highest diagnostic accuracy for malaria parasites.*

Use cerebral / (chloroquine-resistant) falciparum[5] / congenital ***malaria*** • quartan[6] / P. ovale[7] / P. vivax[7] ***malaria*** • ***malarial*** parasite / infection / attacks *or* paroxysms[8] / spleen [iː]/ pigment[9] • ***antimalarial*** prophylaxis[10] / agent • ***malarious*** region[11]

Malaria, Sumpf-, Wechselfieber
Schüttelfrost[1] Malaria-[2] charakterist. Merkmale[3] dicker Tropfen[4] Malaria tropica[5] Malaria quartana[6] Malaria tertiana[7] Malariaanfälle[8] Malariapigment[9] Malariaprophylaxe[10] Malariagebiet[11]

20

(Asiatic) cholera [eɪʒɪætɪk kɒːlɚə] *n term & clin* *rel* **vibriosis**[1] [vɪbrɪ-] *n term*

acute, sometimes fulminant epidemic infection (endemic in India and Southeast Asia) causing profuse watery diarrhea, effortless vomiting, dehydration, saline depletion[2], and shock

» *Cholera is spread by feces-contaminated water and food. Cholera can be a mild, uncomplicated episode of diarrhea or a fulminant, potentially lethal disease. Cholera vaccine contains a suspension of killed vibrios, including prevalent antigenic types.*

Use to catch/contract[3] ***cholera*** • acute / Bengal / epidemic / pancreatic[4] / El Tor[5] ***cholera*** • uncomplicated / life-threatening [e]/ lethal[6] [iː] ***cholera*** • ***cholera*** bacillus / strain[7] / toxin[8] / pandemic[9] • ***cholera*** vaccine[10] / control strategies /-like syndrome

(klassische) Cholera
Vibrioinfektion[1] Salzverlust[2] sich Cholera zuziehen[3] pankreatische Cholera, Verner-Morrison-Syndrom[4] Eltor-Cholera[5] tödl. verlaufende Cholera[6] Cholerastamm[7] Choleraenterotoxin, Choleragen[8] Cholerapandemie[9] Choleravakzine[10]

21

Unit 95 Childhood Diseases

Related Units: 4 Illness & Recovery, 94 Infectious Diseases, 122 Immunization, 89 Pathology, 105 Fever, 119 Etiology

childhood disease [tʃaɪldhʊd] *n* *sim* **infantile** *or* **juvenile disorder**[1] *n term*

disorders (esp. easily communicable infections) which affect children rather than adults; juvenile-onset diseases are chronic conditions that may begin in childhood (e.g. diabetes [iː])

childhood-onset[2] *adj term* • **juvenile-onset**[2] [dʒuːvənaɪl‖ᵊl] *adj*

» *Childhood asthma [z] is often related to maternal smoking. She had acquired hepatitis B infection in childhood. All children with juvenile rheumatoid [uː] arthritis need to be screened.*

Use vaccine [væksiːn]-preventable / highly communicable[3] / common ***childhood disease*** • rare / latent [eɪ]/ undiagnosed ***childhood disease*** • ***childhood*** disorder / form of the disease[4] / infection • ***childhood*** eczema[5] / fears / enuresis[6] [iː] • ***childhood*** hernia [ɜː]/ immunization / vaccine • ***childhood*** febrile convulsions [ʌ]/ myxedema [mɪks-]/ aphasia [eɪʒ] • ***juvenile*** cases / variant / rheumatoid [ruːmə-] arthritis[7] /-onset diabetes • ***infantile*** diarrhea[8] [iː]/ autism [ɒː]/ eczema[5] [eks]/ hypothyroidism[9] [aɪ]

Kinderkrankheit
juvenile Erkrankung, E. d. Kindes- u. Jugendalters[1] Krankheitsbeginn i. d. Kindheit[2] hochinfektiöse Kinderkrankheit[3] juveniler Typ d. Erkrankung[4] Säuglingsekzem[5] Einnässen im Kindesalter[6] juvenile Rheumatoidarthritis, juvenile chron. Polyarthritis[7] Sommerdiarrhö[8] Kretinismus[9]

1

(nine-day) measles [miːzlz] *n* *syn* **rubeola** [ruːbɪələ‖ɪoʊlə], **morbilli** [-aɪ] *n, rel* **roseola**[1] [roʊziːələ‖ɪoʊlə] *n term*

common childhood disease marked by fever and malaise[2] [eɪ], catarrhal inflammation of the respiratory mucous membranes, conjunctivitis, and a generalized maculopapular eruption of a dusky [ʌ] red[3] color

measles-like[4] *adj term* • **morbilliform**[4] *adj* • **roseolar** *adj*

» *The eruption [ʌ] in measles occurs early on the buccal [bʌkᵊl] mucous membrane in the form of Koplik's spots[5] (few to countless small white papules on a diffusely red base), a manifestation utilized in early diagnosis. In rubeola, the rash[6] spreads to the trunk[7] [ʌ] and arms and soon becomes confluent, while the rash of rubella usually remains discrete [iː].*

Use to have/catch/develop/mimic[8]/complicate/be exposed to ***measles*** • classic / atypical / modified ***measles*** • German *or* three-day / black *or* hemorrhagic[9] / tropical ***measles*** • epidemic[10] / clinical / mild ***measles*** • protracted / severe / fatal[11] [eɪ] ***measles*** • ***measles*** virus[12] [aɪ]/ patient / history / exposure [oʊʒ] • ***measles*** immunity / outbreak *or* epidemic[10] • ***measles*** infection / exanthema[13] [iː]/ eruption[13] [ʌ] • ***measles*** encephalitis[14] /-mumps-rubella (*abbr* MMR) vaccine[15] [væksiːn] • ***morbilliform*** rash[16] [æ]/ reaction • ***roseola***-like rash / infantum *or* sixth disease[1]

> **Note:** In medical English the term ***rubeola*** normally denotes ***measles***, while in several other languages (German, French, Spanish) ***rubeola*** is used as a synonym for ***rubella***.

Masern, Morbilli

Roseola infantum, Dreitagefieber[1] Unpässlichkeit, allgem. Krankheitsgefühl[2] dunkelrot[3] masernähnlich, morbilliform[4] Koplik-Flecken[5] Ausschlag[6] Rumpf[7] ein masernähnliches Krankheitsbild hervorrufen[8] hämorrhagische Masern[9] Masernepidemie[10] letal verlaufende Masern[11] Masernvirus[12] Masernexanthem[13] Masernenzephalitis[14] Masern-Mumps-Röteln-Impfstoff[15] masernähnlicher Ausschlag[16]

2

German measles *n clin* *syn* **rubella** [ruːbelə] *n term*, **three-day measles** *n clin*

usually mild childhood infection marked by sore throat, swollen lymph [lɪmf] nodes, slight cold, fever and a fine pink rash; maternal infection of unborn babies can cause major malformations

rubella-like[1] *adj term* • **rubelliform**[1] *adj* • **pseudorubella**[2] [suːdoʊ-] *n*

» *It is desirable for girls to catch German measles in childhood, otherwise they should be immunized. German measles also spreads from the hairline[3] downward but unlike that of measles the rash of rubella tends to clear from affected areas as it migrates and may be pruritic[4] [ɪ]. Rubella is clinically differentiated from measles by the milder, more evanescent[5] rash and by the absence of Koplik's spots, coryza[6] [aɪ], photophobia[7], and cough.*

Use to be immunized against[8] ***rubella*** • fetal / postnatally acquired[9] [aɪ] ***rubella*** • childhood / maternal / post-***rubella*** • congenital ***rubella*** syndrome[10] • ***rubella*** virus / antibody titer[11] / immunity[12] • ***rubella*** immunization / rash / infection / vaccine / outbreak • ***rubella*** arthritis[13] [aɪ]/ embryopathy[10] /-specific IgG

Röteln, Rubeola, Rubella

rötelnähnlich[1] Pseudorubella, Roseola infantum, Dreitagefieber[2] Haaransatz[3] mit Juckreiz verbunden[4] flüchtig[5] Schnupfen[6] Lichtscheu[7] gegen Röteln geimpft sein/werden[8] postnatale Röteln[9] Rötelnembryopathie, Embryopathia rubeolosa, Gregg-Syndrom, kongenitales Rubella-Syndrom[10] Rötelnantikörpertiter[11] Rötelnimmunität[12] Rötelnarthritis[13]

3

mumps [mʌmps] *n* *syn* **infectious** *or* **epidemic parotitis** [pærətaɪtɪs] *n term*

highly contagious childhood disease marked by swelling of the parotid gland[1]

» *Mumps, the incidence of which peaks[2] in late winter and early spring, is less communicable than measles or chickenpox. A history of contact to a child with parotitis [aɪ] is not proof of mumps exposure. Mumps is a classic cause of orchitis[3] [kaɪ]. Less common manifestations of mumps include meningitis, and inflammation of the testis[3] (25% of postpubertal men).*

Use to have/experience ***mumps*** • gestational [dʒest-]/ prepubertal / uncomplicated ***mumps*** • ***mumps*** live virus vaccine[4] / orchitis[5] /-induced swelling / parotitis • ***mumps*** encephalitis / meningitis [dʒaɪ]/ reinfection • acute[6] / viral [aɪ]/ bacterial[7] [ɪɚ] ***parotitis*** • submandibular / suppurative[8] [ʌ] ***parotitis*** • postoperative[9] / bilateral [aɪ]/ recurrent [ɜː] idiopathic ***parotitis***

Mumps, Ziegenpeter, Parotitis epidemica

Parotis, Glandula parotidea, Ohrspeicheldrüse[1] Höhepunkt erreichen[2] Hodenentzündung, Orchitis[3] Mumpsvirus-Lebendimpfstoff, -vakzine[4] Mumpsorchitis[5] akute Parotitis, Parotitis acuta[6] bakterielle Parotitis[7] eitrige Parotitis[8] postoperative Parotitis[9]

4

whooping cough [ʰwuːpɪŋ kɒːf] *n clin* *syn* **pertussis** [pɚtʌsɪs] *n term*

acute infectious inflammation of the respiratory tract typically affecting young children which is marked by recurrent bouts[1] [aʊ] of spasmodic coughing ending in a noisy inspiratory stridor[2] [aɪ] (the "whoop")

whoop[2] [uː] *n jar* • **whoop**[3] *v jar* • **whooping** *n* • **parapertussis**[4] [ʌ] *n*

» *The onset of pertussis is insidious[5], with catarrhal upper respiratory tract symptoms (rhinitis, sneezing, and an irritating cough[6]). The term whooping cough may mislead clinicians by implying that whoops are an essential feature [iːtʃ] of the disease. Infants with otherwise typical, severe pertussis often lack characteristic whooping.*

Use adult / clinical / severe / undiagnosed ***pertussis*** • ***pertussis***-like syndrome / control • ***pertussis*** immunization[7] / toxin[8] / toxoid / vaccine[9] / • distinctive[10] / high-pitched[11] / inspiratory[2] ***whoop***

Keuchhusten, Pertussis

Anfälle[1] inspiratorischer Stridor[2] keuchend atmen[3] Parapertussis[4] langsam-progredient, schleichend[5] lästiger Husten[6] Pertussisschutzimpfung[7] Pertussistoxin[8] Pertussisimpfstoff[9] charakteristischer Stridor[10] pfeifendes Atemgeräusch[11]

5

scarlet [skɑːrlət] **fever** *n* *syn* **scarlatina** [iː] *term rare, rel* **fourth disease**[1] *n clin*

acute infection caused by hemolytic streptococci [aɪ] marked by fever, tonsillitis, prostration[2], and a generalized eruption [ʌ] followed by desquamation[3] in large scales[4] [eɪ] or shreds[5]

scarlatinal [iː] *adj term* • **scarlatiniform**[6] *adj* • **scarlatinosa** *adj*

» *In scarlet fever the face is flushed* [ʌ] *with circumoral pallor*[7]*, the tongue is coated*[8] *with enlarged aggregated red papillae (strawberry tongue*[9]*), and there are red macules on the mucous membranes of the mouth and fauces*[10] [fɔːsiːz]*. The rash of scarlatina is diffusely erythematous, resembling a sunburn, with superimposed fine red papules, is most intense in the groin*[11] *and axillas, blanches* [ʃ] *on pressure*[12]*, and fades* [eɪ] *in 2-5 days followed by scaly desquamation. In scarlet fever, the skin is diffusely erythematous and appears roughened* [ʌ] *(sandpaper rash*[13]*).*

Use to produce/resemble ***scarlet fever*** • mild / (non)streptococcal[14] / staphylococcal ***scarlet fever*** • ***scarlet fever*** toxin[15] /-like syndrome / rash[16] • ***scarlet***-red patches[17] • ***scarlatiniform*** eruption[18] / erythema [iː]

Scharlach, Scarlatina

Scarlatinella[1] Erschöpfung[2] Schuppung[3] Schuppen[4] Hautfetzen[5] scharlachähnlich[6] periorale Blässe[7] belegt[8] Himbeerzunge[9] Rachen[10] Leiste(nbeuge)[11] blasst auf Druck ab[12] Scharlachfriesel[13] Streptokokken-Scharlach[14] Scharlachtoxin[15] Scharlachexanthem[16] scharlachrote Flecken[17] scharlachähnliches Exanthem[18]

6

chickenpox [tʃɪkᵊnpɒːks] *n clin* *syn* **varicella** [værɪselə] *n, rel* **variola**[1] [aɪ] *n term or* **smallpox**[1] *n clin,* **herpes** [ɜː] **zoster**[2] [zɒː] *n term or* **shingles**[2] [ʃɪŋglz] *n clin*

highly contagious [eɪdʒ] childhood disease caused by the varicella-zoster virus marked by crops of[3] pruritic eruptions beginning as papules[4] which turn into vesicles[5] and then pustules[6] [ʌ]

varicelliform *adj term* • **-pox** *comb* • **varioliform**[7] *adj* • **(post)herpetic**[8] *adj*

» *Unvaccinated children who lack a reliable history of chickenpox should receive varicella vaccine before the teenage years. Perinatal exposure can cause severe to fatal disseminated varicella. In varicella and variola, viremia* [iː] *precedes* [iː] *the onset of the diffuse centrifugal rash. Adult-onset shingles is usually a reemergence*[9] [ɜː] *of a dormant chickenpox virus. About 10% of patients who develop shingles suffer from postherpetic neuralgia*[10]*.*

Use nosocomial / severe / post-***chickenpox*** • ***chickenpox***-related pneumonia[11] [n(j)uː-]/ lesions [iːʒ] • childhood / bullous [ʊ]/ hemorrhagic / latent ***varicella*** • congenital[12] [dʒe]/ perinatal [eɪ]/ (primary) adult[13] ***varicella*** • ***varicella*** exposure / pneumonia[11] /-related • ***varicella***-zoster virus[14] (*abbr* VZV)/ immune globulin (*abbr* VZIG) • cow[15]/ monkey / rickettsial ***pox*** • endemic ***smallpox*** • ***smallpox*** vaccination / eradication[16] • ***variola*** virus[17] / major / minor • genital[18] / epithelial [iː] ***herpes*** • ***herpes*** infection / encephalitis[19] [aɪ] • ***herpes*** simplex virus (*abbr* HSV)/ labialis / keratitis • ***herpes***-associated erythema [iː] multiforme • ***herpetic*** lesion / stomatitis[20] • trigeminal [dʒe]/ pain from[10] ***shingles***

Varizellen, Windpocken, Schafblattern

Pocken, Blattern, Variola[1] Gürtelrose, Herpes zoster[2] gruppiert[3] Papeln[4] Bläschen[5] Pusteln[6] pockenähnlich[7] herpetisch, Herpes-[8] Wiederauftreten[9] Zosterneuralgie[10] Varizellen-Pneumonie[11] konnatale Varizellen[12] Varizellenerkrankung d. Erwachsenen, Varicellae adultorum[13] Varicella-Zoster-Virus[14] Kuhpocken[15] Ausrottung d. Pocken[16] Variolavirus[17] Herpes genitalis[18] Herpes-Enzephalitis[19] Gingivostomatitis herpetica, Stomatitis aphthosa[20]

7

polio(myelitis) [poʊlɪoʊmaɪəlaɪtɪs] *n clin & term* *syn* **infantile paralysis** *n term*

contagious disease causing inflammation of the anterior horn[1] cells of the spinal cord

poliovirus *n term* • **poliovaccine** *n* • **postpolio** *adj* • **polio-** *comb*

» *In paralytic poliomyelitis approx. 25% of patients suffer severe permanent disability while about 50% recover with no residual paralyses. Man is the only natural host for polioviruses. Siblings*[2] *and household contacts of a child who is immunodeficient*[3] *should not receive OPV unless the immunodeficient child has been immunized against poliomyelitis. The bulbar* [ʌ] *form of polio may start with difficulty swallowing*[4] [ɒː]*.*

Use acute / bulbar[5] / abortive[6] / spinal[7] [aɪ]/ nonparalytic [ɪ] ***polio*** • vaccine-associated paralytic[8] (*abbr* VAPP) ***polio*** • ***poliomyelitis***-like syndrome / immunization / eradication • inactivated[9] (*abbr* IPV)/ oral[10] (*abbr* OPV) ***poliovaccine*** • ***polio***virus (vaccine) /encephalitis

Poliomyelitis, Kinderlähmung

Vorderhorn[1] Geschwister[2] immungeschwächt[3] Schluckbeschwerden[4] bulbäre Poliomyelitis[5] abortive Poliomyelitis[6] Poliomyelitis acuta anterior, spinale Kinderlähmung[7] Impfpoliomyelitis[8] inaktivierte Poliovakzine[9] Polioschluckimpfung[10]

8

95

diphtheria [dɪfθɪəʳɪə] *n term & clin*

infectious childhood disease characterized by sore throat, fever [iː], and formation of a typical pseudo-membrane[1] at the site of infection as well as myocarditis, and neuropathy tissues

(post)diphtheritic[2] [ɪ] *adj term* • **diphtheric**[2] [e] *adj* • **diphtheroid**[3] *n & adj*

» *Laryngeal* [dʒ] *diphtheria*[4] *often presents as hoarseness*[5] *and cough. In tonsillopharyngeal diphtheria, only erythema may be noted initially, but isolated spots of gray or white exudate are common. Recovery* [ʌ] *from severe diphtheria is slow, and patients must be prevented from resuming* [uː] *activities too soon.*

Use to contract/mimic[6] ***diphtheria*** • pharyngeal[7] [dʒ]/ tonsillar[7] / faucial[7] [fɔːʃᵊl] ***diphtheria*** • nasal[8] / respiratory ***diphtheria*** • cutaneous[9] [eɪ]/ vaginal [dʒ]/ wound[10] [uː] ***diphtheria*** • malignant *or* bull-neck[11] ***diphtheria*** • ***diphtheria*** (anti)toxin[12] / toxoid[13] /-tetanus toxoids (*abbr* DT)/ bacilli[14] [aɪ] • ***diphtheritic*** infection / (pseudo)membrane / croup[15] • ***diphtheritic*** neuropathy / polyneuritis [pɒːlɪn(j)ʊəʳaɪtɪs]/ myocarditis[16]

Diphtherie

Pseudomembran[1] diphtherieähnlich, diphtherisch[2] Diphtheroid, diphtherieähnl. Erkrankung; diphtheroid[3] Kehlkopfdiphtherie[4] Heiserkeit[5] Diphtherie vortäuschen[6] Rachendiphtherie[7] Nasendiphtherie[8] Hautdiphtherie[9] Wunddiphtherie[10] maligne Diphtherie[11] Diphtherie(anti)toxin[12] Diphtherietoxoid, -impfstoff[13] Diphtheriebakterien[14] echter Krupp[15] diphtherische Myokarditis[16]

9

croup [uː] *n term* *rel* **spasmodic croup**[1] *n*, **crowing** [oʊ] **inspiraton**[2] *n term*

acute laryngotracheobronchitis in infants and young children caused by parainfluenza viruses which is characterized by difficult and noisy respiration and a hoarse cough

croupy[3] *adj* • **croupous**[3] *adj term* • **pseudocroup**[1] *n* • **croupette**[4] *n*

» *Confirm [ɜː] the diagnosis and exclude retropharyngeal abscess, foreign body, or epiglottitis, all of which may mimic croup. Spasmodic croup occurs typically at night in a child with a history of previous [iː] attacks*

Use infantile / viral [aɪ]/ supraglottic / (pseudo)membranous[5] ***croup*** • diphtheric[5] / febrile / false[1] ***croup*** • catarrhal / treatment *or* management of[6] ***croup*** • ***croup*** patient / syndrome[1] / episode[7] • ***croup*** management[6] /-associated (*abbr* CA) virus[8] /-like illness / tent[4] • ***croupy*** cough[9] • ***croupous*** conjunctivitis / bronchitis[10] [kaɪ] • ***croupous*** pneumonia / rhinitis / nephritis • to place sb. in a ***croupette***

Krupp
Pseudokrupp, Krupp-Syndrom[1] inspirator. Stridor[2] kruppartig, kruppös[3] Nebelzelt[4] echter Krupp[5] Kruppbehandlung[6] Kruppanfall[7] kruppassoziiertes Virus, Parainfluenzavirus[8] kruppartiger Husten[9] kruppöse Bronchitis[10]
10

rickets [rɪkɪts] *n* *rel* **infantile** *or* **juvenile osteomalacia**[1] [-məleɪʃ(ɪ)ə] *n term*

disease caused by vitamin-D deficiency and characterized by deficient calcification of osteoid tissue, with associated skeletal deformities, disturbances in growth, and hypocalcemia [siː]

pseudorickets[2] [suːdoʊ]- *n term*

» *Rickets is usually accompanied by irritability[3], listlessness, and generalized muscular weakness; fractures are frequently seen while tetany[4] [e] is relatively rare.*

Use acute / hemorrhagic[5] [-rædʒɪk]/ hereditary / infantile / late / adult ***rickets*** • celiac [siː]/ renal *or* vitamin D-resistant (*abbr* VDDR)[2] / nutritional[6] [ɪʃ] ***rickets***

Rachitis
Osteomalazie[1] renale/ Vitamin-D-resistente Rachitis[2] Gereiztheit[3] Tetanie[4] hämorrhagische Rachitis[5] Vitamin-D-Mangel Rachitis[6]
11

otitis media [oʊtaɪtɪs miːdɪə] *n term*

inflammation [eɪʃ] of the middle ear commonly seen in children which typically presents with rapid onset of symptoms such as earache, fever, irritability, anorexia, or vomiting

otitic *adj term* • **panotitis**[1] *n*

» *Otitis media is particularly common in infants who have had prolonged endotracheal intubation or an indwelling nasogastric feeding tube[2]. Chronic serous otitis or glue ear[3] does not require antibiotic therapy.*

Use external[4] ***otitis*** • acute[5] (*abbr* AOM)/ chronic[6] / bilateral ***otitis media*** • suppurative [ʌ] *or* purulent[7] [pjʊɚ-]/ serous [ɪɚ] *or* secretory[3] (*abbr* SOM) ***otitis media*** • ***otitis*** sclerotica / externa[4] / pathogens / episodes • ***otitic*** meningitis[8] [dʒaɪ]/ barotrauma[9] [bæroʊtrɒːmə]

Mittelohrentzündung, Otitis media
Panotitis[1] Magenverweilsonde (zur enteralen Ernährung)[2] chron. seröse/ seromuköse Otitis media[3] Entzündung d. äußeren Ohrs[4] akute Mittelohrentzündung, Otitis media acuta[5] chron. M., Otitis media chronica[6] eitrige Mittelohrentzündung[7] otogene Meningitis[8] Aerootitis, Barotitis[9]
12

strep throat [strep θroʊt] *n jar & clin* → U90-8 *rel* **peritonsillar abscess**[1] *n term*, **quinsy**[1] [kwɪnzi] *n clin*

streptococcus infection of the oral pharynx and tonsils[2] [tɒːnˈsᵊlz]

streptococcal *adj term* • **tonsillitis**[3] *n* • **tonsillar** *adj* • **tonsil-** *n & comb*

» *"Strep throat" is characterized by a sudden onset of fever, sore throat, pain on swallowing, tender[4] cervical adenopathy, malaise, and nausea. Antibiotics prevent local suppurative complications such as peritonsillar abscess, otitis media, and sinusitis. Refer patients for tonsillectomy when persistently enlarged tonsils cause chronic upper airway obstruction.*

Use ***streptococcal*** sore throat[5] / throat infection[5] / tonsillitis[5] [aɪ]/ tonsillopharyngitis[5] • ***tonsillar*** pillar[6] [ɪ]/ crypt[7] [krɪpt]/ exudate • palatine[8] [-aɪn]/ lingual[9] / pharyngeal[10] / enlarged[11] ***tonsil*** • ***peritonsillar*** space / fold / swelling / cellulitis • acute / chronic / (non)exudative ***tonsillitis*** • ***tonsillectomy***[12]

Streptokokkenangina
Peritonsillarabszess[1] Tonsillen, (Gaumen)mandeln[2] Tonsillitis, Angina, Mandelentzündung[3] druckschmerzhaft[4] Streptokokkenangina[5] Gaumenbogen[6] tonsilläre Krypte[7] Gaumenmandel, Tonsilla palatina[8] Zungenmandel, T. lingualis[9] Rachenmandel, T. pharyngealis[10] vergrößerte Tonsille[11] operative Entfernung d. Gaumenmandeln, Tonsillektomie[12]
13

96

Unit 96 Sexually Transmitted Diseases

Related Units: 94 **Infectious Diseases,** 68 **Sexuality,** 70 **Pregnancy,** 71 **Childbirth,** 112 **Urologic Symptoms,** 114 **Skin Lesions**

venereal [vənɪɚiəl] *adj term* *sim* **sexually transmitted**[1] *adj clin*

related to or resulting from sexual [sekʃʊəl] intercourse [ɔː] or genital [dʒenɪtᵊl] contact

venereology[2] *n term* • **STD**[3] *abbr* • **venereologist** *n* • **venereologic** *adj*

» *The patient was concerned[4] [sɜː] about the possibility of venereal infection. The term sexually transmitted disease[3] is used to denote disorders spread by intimate contact[5], which includes kissing, mouth-breast [e] contact, and intercourse.*

Use ***venereal*** disease[6] (*abbr* VD)/ disease clinic (*abbr* VDC)/ disease research laboratory (*abbr* VDRL) • ***VDRL*** test[7] • ***venereal*** transmission / infection / wart[8] [ɔː] • ***venereal*** ulcer [ʌlsɚ] *or* sore[9] [sɔːr]/ bubo[10] [b(j)uːboʊ] • granulomatous ***VD*** • ***STD*** history / pathogen [-dʒən]/ syndrome [ɪ] • ***venereally*** acquired [əkwaɪɚd]

Geschlechtskrankheiten betreffend, venerisch
sexuell übertragen[1] Venerologie[2] sexuell übertragbare Krankheit[3] besorgt[4] Intimkontakt[5] Geschlechtskrankheit[6] VDRL-Test[7] Kondylom, Feigwarze[8] harter Schanker, Ulcus durum[9] venerische Lymphknotenentzündung[10]
1

gonorrhea [gɒːnəriːə] *n term* *sim* **gonococcal infection**[1] *n term*

contagious [eɪdʒ] catarrhal inflammation of the genital mucous membranes chiefly transmitted by coitus

(non)gonorrheal[2] [iː] *adj term* • **gonococcemia**[3] [iː] *n* • **gonorrhoeae** *adj*

» *A detailed history of prior [aɪ] STD should not only include gonorrhea and syphilis, but also document exposure to HIV, herpes virus [aɪ], and Chlamydia [ɪ]. Gonorrhea may involve the urethra [iː], endocervix [sɜː], and uterine [juː] tubes, or spread to the peritoneum [iː]. In gonorrheal infection the appearance of the vaginal discharge[4] is thick and creamy. A presumptive [ʌ] diagnosis of gonorrhea can be made on the basis of the stained [eɪ] smear[5] [ɚ].*

Use venereal disease[6] (*abbr* VDG)/ untreated / uncomplicated ***gonorrhea*** • culture [ʌ] tests / treatment / at high risk ***for gonorrhea*** • ***gonorrheal*** infection / urethritis[7] [aɪ]/ cervicitis [sɜːrvɪsaɪtɪs]/ arthritis • ***gonococcal*** conjunctivitis[8] [dʒʌ] • disseminated ***gonococcal*** infection[9] • gram-negative Neisseria ***gonorrhoeae***

Gonorrhö, Tripper
Gonokokkeninfektion[1] gonorrhoisch[2] Gonokokkensepsis, Gonokokkämie[3] vaginaler Ausfluss[4] angefärbter Abstrich/ Ausstrich[5] genitale Gonorrhö[6] gonorrhoische Urethritis, U. gonorrhoica[7] Gonoblennorrhö, Conjunctivitis gonorrhoica[8] disseminierte Gonokokkeninfektion, benigne Gonokokkensepsis[9]

2

syphilis [sɪfɪlɪs] *n clin & term* *syn* **lues** [luːiːz] *n term rare*

chronic systemic infection (usually sexually transmitted) marked by a primary [aɪ], secondary and a tertiary [tɜːrʃɚi] stage as well as episodes of active disease interrupted [ʌ] by periods of latency [eɪ]

syphilitic[1] *adj term* • **neurosyphilis**[2] [n(j)ʊɚəsɪfɪlɪs] *n* • **luetic** [luːetɪk] *adj*

» *After an incubation period of 2-3 weeks the first symptom is a chancre[3], also called venereal sore or ulcer, followed by slight fever [iː] and other constitutional symptoms (primary syphilis), a skin eruption [ʌ] of various appearances with mucous [juː] patches[4], and then by the formation of gummas[5] [ʌ], cellular infiltration, and cardiovascular and CNS lesions [iːʒ] (tertiary syphilis). Examine the body for stigmata of syphilis at intervals of 3 to 6 weeks.*

Use primary [aɪ]/ secondary / acquired[6] [aɪ]/ congenital[7] [dʒe] ***syphilis*** • (non)venereal[8] / active / latent[9] [eɪ] ***syphilis*** • early[10] / late *or* tertiary[11] / CNS[2] ***syphilis*** • meningovascular / endemic[8] ***syphilis*** • ***syphilitic*** infection / lesion [iːʒ]/ gummas[5] • ***syphilitic*** aneurysm[12] [ænjɚɪzᵊm]/ meningitis [dʒaɪ]/ nephritis • serologic tests for[13] ***syphilis***

Syphilis, Lues (venerea), harter Schanker
syphilitisch, Syphilis-[1] Neurosyphilis, -lues[2] harter Schanker, Ulcus durum[3] Schleimhauteffloreszenzen, Plaque muqueuses[4] Gummen, Gummiknoten[5] erworbene S., S. aquisita[6] angeborene Syphilis, S. connata[7] nichtvenerische/ endemische Syphilis[8] Syphilis latens[9] Frühsyphilis[10] Spät-, tertiäre Syphilis[11] syphilitisches Aneurysma[12] Luesserologie[13]

3

chancroid [ʃæŋkrɔɪd] *n term* *syn* **soft chancre** [ʃæŋkɚ] *n term*

acute, localized, contagious STD caused by Haemophilus ducreyi which is marked by a painful genital ulcer [ʌlsɚ]

chancre[1] *n term* • **chancroidal** *adj* • **chancriform**[2] *adj*

» *The chancre of primary syphilis is an indurated[3], firm [ɜː], nontender[4] papule or ulcer with raised [eɪ] borders[5]. The early chancroid lesion is a vesicopustule [ʌ] on the pudendum, vagina [dʒaɪ], or cervix [sɜː] which turns into a saucer-shaped[6] [sɒːsɚ] ragged[7] [rægɪd] ulcer circumscribed [sɜː] by an inflammatory [æ] wheal[8].*

Use serpiginous [ɪdʒ] ***chancroid*** • rectal / hard[9] / primary[9] / painless[9] / syphilitic[9] ***chancre*** • ***chancre*** develops / appears / evolves / heals[10] [iː] • ***chancre*** sore

Ulcus molle, weicher Schanker
Schanker[1] schankrös, schankerartig[2] induriert[3] schmerzlos, indolent[4] erhabene Ränder[5] tellerförmig[6] unterminiert[7] Hof[8] harter Schanker, syphilitischer Primäraffekt[9] der Schanker heilt ab[10]

4

bubo [b(j)uːboʊ] *n term, pl* **buboes**

inflammatory swelling of inguinal lymph nodes which usually suppurates[1] and drains pus[2]

» *During the inguinal bubo[3] phase which is marked by a purplish-blue cutaneous induration the groin[4] is exquisitely tender[5]. Aspirated pus from a bubo is the best material for culture.*

Use to aspirate a ***bubo*** • fluctuant [ʌ]/ subacute / inguinal[3] / early / fully developed ***bubo*** • venereal / gonorrheal / chancroidal[6] / indolent *or* nontender[7] ***bubo***

Bubo(nen)
eitert[1] Eiter[2] Leistenbubo, Bubo inguinalis[3] Leiste[4] äußerst druckschmerzempfindlich[5] schankröser Bubo[6] indolenter Bubo[7]

5

granuloma inguinale [ɪŋgwɪneɪli‖æli] *n term* *syn* **donovanosis** *n term*

specific ulcerating granuloma presenting as small nodules, papules or vesicles in the groin [grɔɪn] and the genitalia [eɪ] caused by Calymmatobacterium granulomatis

granulomatous [grænjəloʊmət̬ᵊs] *adj term* • **Donovan body**[1] *n*

» *Granuloma inguinale most often involves the skin and subcutaneous [eɪ] tissues of the vulva [ʌ] and inguinal regions and is marked by a malodorous [oʊ] discharge[2] [dɪstʃɑːrdʒ]. The diagnosis of granuloma inguinale is made by demonstrating Donovan bodies[1] in biopsy [baɪ-] or smear [smɚ] material stained [eɪ] with Wright's, silver, or Giemsa's stain[3].*

Use ***granuloma*** pudendi / venereum / annulare [æ] • benign [bɪnaɪn]/ pyogenic[4] [paɪədʒ-]/ caseous [eɪ] ***granuloma*** • ***granulomatous*** venereal lesions[5] / ulceration/ formation / STD • ***granulomatous*** infection / tissue reaction / salpingitis [dʒaɪ]

Granuloma inguinale/ venereum, Donovanosis
Donovan-Körperchen[1] übelriechendes Sekret[2] Giemsa-Färbung[3] Granuloma pediculatum/ teleangiectaticum/ pyogenicum[4] granulomatöse venerische Läsionen[5]

6

lymphogranuloma venereum [ɪɚ] *or* **inguinale** *n term* *abbr* **LGV**
syn **lymphopathia** [lɪmfəpæθɪə] **venereum** *or* **tropical bubo** *n term*

venereal infection (usually caused by Chlamydia trachomatis) characterized by a transient genital ulcer associated with inguinal (in males) and perirectal adenopathy and rectal stricture (in females)

lymphogranulomatous [ɒː] *adj term* • **lymphogranulomatosis** *n*

» *Lymphogranuloma venereum is characterized by chronic lymphadenitis* [aɪ], *rectal stricture, vulvar* [ʌ] *elephantiasis* [aɪ], *and chronic hypertrophic changes of the vulvar skin.*

Use to produce[1] ***LGV***

Lymphogranuloma inguinale, Lymphopathia venerea
Lymphopathia venerea hervorrufen[1]
7

(vaginal) trichomoniasis [-aɪəsɪs] *n term* *syn* **trichomonas infection** *n term*

widespread venereal infection caused by Trichomonas vaginalis which is usually asymptomatic but may produce vaginitis, with vaginal and vulvar pruritus [aɪ], leukorrhea [-iːə] with frothy[1] watery discharge, and (rarely) purulent[2] [pjʊɚ-] urethritis [jʊɚɪθraɪtɪs] in males

trichomonal[3] [trɪkəmoʊnᵊl] *adj term* • **trichomonads**[4] [-ædz] *n*

» *If the smear*[5] *is examined while it is still warm, actively motile* [oʊ] *trichomonads can usually be seen. Trichomonas infection is marked by a white to grayish-green discharge*[6] *that may be frothy. Trichomoniasis tends to be worse just after menses or during pregnancy.*

Use to acquire ***trichomoniasis*** • symptomatic ***trichomoniasis*** • ***trichomonas*** vaginalis • ***trichomonal*** urethritis[7] • to harbor[8] ***trichomonads***

Trichomoniasis, Trichomonosis genitalis
schaumig[1] eitrig[2] Trichomonaden-[3] Trichomonaden[4] Abstrich[5] Ausfluss, Fluor[6] Trichomonadenurethritis[7] Trichomonaden beherbergen/ enthalten[8]
8

chlamydial infection *n term* *syn* **chlamydiosis** *n, rel* **psittacosis**[1] [sɪ-] *n term*

broad term for conditions caused by Chlamydia viruses [aɪ] which may result in very mild, so-called silent[2] [aɪ] STD and patients often seek [iː] treatment[3] only after unwitting[4] transmission has occurred [ɜː]

chlamydia [kləmɪdɪə] *n term, pl* **-diae** [dɪiː] • **chlamydial** *adj*

» *Salpingitis* [dʒaɪ] *is a common complication of gonorrheal, chlamydial, and postabortion cervicitis. Chlamydial infection during pregnancy may be associated with preterm labor*[5].

Use ***chlamydial*** cervicitis[6] [saɪ]/ cervix colonization / urethritis / inclusions[7] [uːʒ] • ***chlamydia*** trachomatis (infection) / psittaci / pneumoniae [n(j)uː-]

Chlamydieninfektion
Psittakose, Papageienkrankheit[1] klinisch stumm/ inapparent, symptomlos[2] sich i. Behandlung begeben[3] unwissentlich[4] vorzeitiger Wehenbeginn[5] Chlamydienzervizitis[6] Chlamydieneinschlusskörperchen[7]
9

genital herpes [dʒenɪtᵊl hɜːrpiːz] *n term* *rel* **herpes simplex**[1] *n term*

recrudescent [es] infections[2] caused by herpes virus [aɪ] type 2 which are marked by the eruption of groups of vesicles on the genitalia where they may reappear during febrile illnesses or even menstruation

herpesvirus *n term* • **herpetiformis** *adj* • **herpes-like** *adj* • **herpetic**[3] *adj*

» *Topical acyclovir ointment*[4] *applied several times daily can limit pain and virus shedding*[5] *and reduce healing time in primary genital herpes infections. If a regular partner has not been infected after prolonged exposure to genital herpes, no precautions are necessary.*

Use primary / symptomatic / recurrent[6] [ɜː]/ persistent ***genital herpes*** • neonatal[7] [eɪ]/ anorectal / preputial [(j)uːʃɪ]/ orofacial [eɪʃ] ***herpes*** • ***herpes***-virus infection (*abbr* HSV) / pain • ***herpes*** zoster[8] / labialis / gestationis • dermatitis[9] ***herpetiformis*** • ***herpetic*** lesion[10] / whitlow[11] [ʰwɪtloʊ]/ recurrence

Herpes genitalis
Herpes simplex[1] rezidivierende Infektionen[2] herpetisch, Herpes-[3] Salbe[4] Virusausscheidung[5] Herpes-genitalis-Rezidiv[6] Herpessepsis d. Neugeborenen, Herpes neonatorum[7] Herpes zoster, Gürtelrose[8] Dermatitis herpetiformis, Duhring-Brocq-Krankheit[9] Herpesläsion, Fieberblase[10] Herpesparonychie[11]
10

cytomegalovirus [saɪţə-] **(CMV) infection** *n term*
syn **cytomegalic inclusion** [uːʒ] **disease** *n, abbr* **CID**, *rel* **TORCH complex**[1] *n term*

primarily congenitally acquired (maternal-fetal [iː] transmission in utero) viral disease which is often asymptomatic in later life but may cause stillbirth[2], postnatal death or extensive pathology in neonates

cytomegaloviral *adj term* • **CMV-positive** *adj* • **cytomegalic**[3] *adj*

» *Microorganisms capable of crossing the placenta and causing major perinatal infections are known as TORCH agents (toxoplasmosis, rubella, cytomegalo-, and herpes viruses).*

Use ***CMV*** disease / encephalitis[4] / retinitis / pneumonia [n(j)uː-]/ mononucleosis[5] • ***CMV***-induced / immune globulin[6] (*abbr* CMVIG) • anti-***CMV*** • congenital[7] [dʒe] ***CID*** • postnatally [eɪ] acquired CMV infection • ***TORCH*** infection

Zytomegalie(virusinfektion), Einschlusskörperchenkrankheit
TORCH-Komplex[1] Totgeburt[2] Zytomegalie-[3] CMV-Enzephalitis[4] CMV-Mononukleose[5] Zytomegalievirusimmunglobulin[6] konnatale/ kongenitale Zytomegalie[7]
11

scabies [skeɪbiːz] *n clin & term* *syn* **seven-year itch** [ɪtʃ] *n clin* → U103-17

contagious skin disease caused by the itch mite[1] [maɪt] (Sarcoptes scabiei), a parasite that forms burrows[2] [ɜː] in the skin which cause intense itching about four weeks after infestation[3]

(post)scab(i)etic[4] *adj term* • **scabi(eti)cide**[5] *n & adj* • **antiscabetic**[5] *adj & n*

» *Both scabies and pediculosis*[6] *may be sexually transmitted. Scabetic papules occur* [ɜː] *predominantly on covered body areas, e.g. the male genitalia, the groin, and axillary regions. Patients with scabies report intense itching*[7] *that worsens at night.*

Use animal-transmitted / Norwegian[8] [iːdʒ]/ crusted[8] [ʌ]/ impetiginized [ɪdʒ] ***scabies*** • ***scabies*** mite[1] / infestation [eɪʃ] • ***scabetic*** infection / distribution [juːʃ] • ***post-scabietic*** papules • ***antiscabetic*** therapy[9]

Krätze, Skabies, Scabies
Krätzmilbe, S. scabiei[1] Milbengänge[2] Befall[3] skabiös, krätzig[4] Antiskabiosum, Krätzemittel; antiskabiös[5] Pedikulose, Läusebefall[6] starker Juckreiz[7] Borkenkrätze, Boeck-Skabies[8] antiskabiöse Behandlung/ Therapie[9] 12

human papillomavirus [pæpɪloʊməvaɪrəs] **(***abbr* **HPV) infection** *n term*

infection with any of the 70 strains of papovaviruses which cause cutaneous and genital warts and are associated with cervical intraepithelial neoplasia as well as anogenital

» *The list of organisms traditionally thought of as causing STD has been extended to include CMV, herpes simplex virus types I and II, Chlamydia, group B Streptococcus, molluscum* [ʌ] *contagiosum virus, Sarcoptes scabiei, hepatitis viruses, and HIV.*

Use ***HPV*** (lower) genital tract infection • genital / cervicovaginal / silent[1] ***HPV infection*** • ***HPV*** (sub)types [ʌ]/ testing /-related • oncogenic [dʒe] ***HPV*** types[2]

humane Papillomavirus-infektion
klinisch inapparente HPV-Infektion[1] onkogene HPV-Typen[2] 13

venereal wart [wɔːrt] *n term* *syn* **condyloma acuminatum** [eɪ] *n term*

benign [aɪ] projecting growth on the external genitals or at the anus [eɪ] consisting of fibrous [aɪ] overgrowths covered by epithelium showing koilocytosis[2]; due to infection by HPV

warty[2] [wɔːrti] *adj* • **wartlike** *adj* • **condylomatous** [kɒːndəloʊmətəs] *adj term*

» *Sexually transmitted genital warts*[3] *which are caused by a virus of the papovavirus group*[4] *are papillary growths that tend to coalesce* [-es] *and form large cauliflower-like*[5] [ɔː] *masses.*

Use condylomatous / anogenital[6] [eɪ]/ penile [iː] ***warts*** • urethral [iː]/ perianal [eɪ]/ dysplastic [ɪ] ***warts*** • ***condyloma*** latum[7] [ɑː]

spitze(s) Feigwarze/ Kondylom, Condyloma acuminatum
Koilozytose[1] warzig, Warzen-[2] Genitalwarzen[3] Papovaviridae[4] blumenkohlartig[5] anogenitale Warzen[6] breites Kondylom, Condyloma latum[7] 14

acquired [əkwaɪə˞d] **immunodeficiency** [ɪʃ] **syndrome** *n term, abbr* **AIDS**

infection with the human imunodeficiency virus[1] (HIV), which is spread [e] by sexual contact or exposure to contaminated blood or body fluids and causes a defect in cell-mediated [iː] immunity

» *In women with AIDS, vaginal candidiasis* [aɪ] *is usually the first and most frequent opportunistic infection*[2]*. Factor VIII concentrates are heat-treated to reduce the likelihood of transmission of AIDS. In Western countries heterosexual spread* [e] *of AIDS has been much less rapid than among homosexual men.*

Use to contract[3]/develop[4]/have/progress to ***AIDS*** • clinical[5] / symptomatic / established[6] ***AIDS*** • pediatric[7] / advanced / progression to / full-blown[8] ***AIDS*** • ***AIDS***-defining [aɪ] illness[9] /-dementia [-ˈʃ(ɪ)ə] complex[10] (*abbr* ADC) • ***AIDS***-associated retrovirus[11] [e] (*abbr* ARV)/ encephalopathy[10] • ***AIDS*** wasting[12] [eɪ]/-related complex[13] (*abbr* ARC) • ***AIDS***-associated [oʊʃ] Kaposi' ***AIDS*** virus[11] [aɪ]/ patient / cases • ***AIDS*** diagnosis / epidemic[14]

AIDS, erworbenes Immunschwäche-/ -defektsyndrom
humanes Immundefizienzvirus, HIV[1] opportunistische Infektion[2] sich m. AIDS anstecken[3] AIDS entwickeln[4] klin. manifestes AIDS[5] gesichertes AIDS[6] pädiatrisches AIDS[7] AIDS-Vollbild[8] AIDS-definierende Erkrankung[9] AIDS-Demenz, HIV-Demenzsyndrom, HIV-Enzephalopathie[10] AIDS-assoziiertes Retrovirus, AIDS-Virus[11] HIV-Kachexiesyndrom[12] AIDS-related Complex, Prä-AIDS, ARC[13] AIDS-Epidemie[14] 15

Unit 97 General Oncology

Related Units: 98 Tumor Types, 89 Pathology, 84 Genetics, 85 Embryology, 91 Toxicology, 99 Radiology, 121 Pharmacologic Treatment, 126 Surgical Treatment, 129 Reconstructive Surgery

oncology [ɒːnkɒːlədʒi] *n term*

branch of medicine concerned with the study and treatment of malignant disease

oncologic(al)[1] *adj term* • **oncologist**[2] *n* • **onco-** *comb*

» *The pediatric oncology patient should be monitored steadily* [e] *during cancer therapy. She should be referred to*[3] *a gynecologic oncologist to determine if the pregnancy can progress to fetal viability.*

Use clinical / pediatric[4] / radiation[5] [eɪ]/ head ***oncology*** • neck / neuro- [n(j)ʊə˞oʊ]/ psycho- [saɪkoʊ-]/ surgical [ɜː] ***oncology*** • medical / research / urologic ***oncologist*** • ***oncology*** ward[6] [ɔː]/ consultation[7] / patient[8] • ***oncology*** certified [sɜː] nurse [ɜː] (*abbr* OCN)/ clinical nurse specialist • ***onco***gene[9] [-dʒiːn] /genesis [dʒe] /static[10] /lysis [ɪ] • ***onco***genic viruses[11] [aɪ] /fetal antigens[12] • ***oncologic*** anatomy / emergency [ɜː]/ staging[13] [eɪdʒ]/ surgeon/history

Onkologie
onkologisch[1] Onkologe/-in[2] überwiesen werden zu[3] Kinderonkologie[4] Radioonkologie[5] onkolog. Station[6] onkolog. Sprechstunde/ Beratung[7] Tumorpatient(in)[8] Onkogen, geschwulsterzeugendes Gen[9] onkostatisch[10] onkogene Viren, Tumorviren[11] onkofetale Antigene[12] Tumorstaging[13] 1

tumor [t(j)uːmɚ] *n term, BE* **tumour**

syn **swelling, growth** [groʊθ] *n clin* → U89-16

abnormal overgrowth[1] of cells which can be either benign or malignant

tumorous[2] [t(j)uːmɚəs] *adj term* • **intratumoral** *adj* • **tumor-** *comb*

» *Although the term "tumor" originally denoted any mass or swelling, it is generally used synonymously with neoplasm. Malignant ectopic ACTH-secreting tumors tend to recur after resection. Benign growths may arise in any layer [eɪ] of the esophagus. Most growths arising within the testis are malignant.*

Use primary[3] [aɪ]/ localized / advanced / bulky[4] [ʌ] ***tumor*** • malignant / recurrent[5] / residual[6] [ɪdʒ] ***tumor*** • ***tumor*** size[7] [aɪ]/ cells / tissue / mass / bed[8] • ***tumor*** capsule / involvement[9] / activity • ***tumor*** formation / extent / growth / spread[10] [e] • ***tumor*** control / burden[11] [ɜː]/ recurrence[5] [ɜː] • ***tumor*** regression / necrosis factor[12] / site[13] / shrinkage[14] [-ɪdʒ] • debulking [ʌ] of the[15] ***tumor*** • ***tumori***genesis /cidal[16] [saɪ] • ***tumorous*** lesion • benign[17] [aɪn]/ malignant / warty[18] [ɔː]/ submucosal / polypoid ***growth***

Tumor, Geschwulst; Schwellung

Wucherung, übermäßiges Wachstum[1] tumorös, -artig, Tumor-[2] Primärtumor[3] großer/ voluminöser T.[4] Tumorrezidiv[5] Resttumor, Tumorrest[6] Tumorgröße[7] Tumorbett[8] Tumorbefall[9] Tumorausbreitung[10] Tumorlast[11] Tumornekrosefaktor[12] Tumorsitz[13] Tumorschrumpfung, -rückgang, -involution[14] Tumorverkleinerung, Debulking[15] tumorzerstörend[16] gutartige Geschwulst[17] warzenartige Wucherung[18] 2

(tumor) mass *n* *syn* **(mass) lesion** [liːʒᵊn] *n term,* **lump** [ʌ] **, nodule** *n clin*

abnormal growth that consists of a tumorous node and adjacent [dʒeɪs] areas of invasion

nodular[1] [nɒːdjəlɚ] *adj term* • **nodularity**[2] *n* • **lumpectomy**[3] *n* • **lumpy**[1] *adj clin*

» *Benign lesions are ten times as common as malignant ones. Metastatic skin lesions provide important diagnostic material in lung cancer. Breast [e] cancer usually consists of a nontender[4] lump with poorly delineated margins[5] [dʒ]. A palpable abdominal mass is a common finding in adrenal [iː] carcinoma.*

Use movable[6] / fixed / palpable[7] / discrete[8] [iː]/ ill-defined[9] [aɪ] ***mass*** • firm [ɜː] *or* solid / doughy[10] [doʊi]/ indurated[11] / benign ***mass*** • cancerous / abdominal / flank / intracranial [eɪ] ***mass*** • adnexal / renal / suprapubic ***mass*** • ***mass*** effect / lesion[12] • space-occupying[13] / tumor-like[14] / tumor[12] ***lesion*** • (palpable) breast [e]/ painless[15] ***lump*** • inflammatory [æ]/ (non)ulcerating [ʌ]/ metastatic ***nodule*** • pea-sized [iː]/ ovoid / solitary[16] / pulmonary [ʊ||ʌ] ***nodule*** • ***nodular*** swelling / lesion / infiltrate • ***nodular*** hyperplasia [haɪpɚ-]/ melanoma[17]

Tumormasse, Knoten

knotig, knotenförmig, Knoten-, nodulär[1] Nodositas, Knotenbildung[2] Lumpektomie, Tylektomie[3] nicht druckdolent[4] schlecht abgrenzbare Ränder[5] verschiebliche Tumormasse[6] tastbare(r) Tumormasse/ Knoten[7] abgrenzbare T.[8] schlecht abgrenzbare T.[9] teigige Masse[10] indurierter Tumor/ Knoten[11] Tumorläsion[12] raumfordernder Tumor, Raumforderung[13] tumorähnliche Veränderung[14] indolenter Knoten[15] Solitärknoten[16] noduläres Melanom[17] 3

neoplasia [niːəpleɪʒ(ɪ)ə] *n term*

rel **neoplasm**[1] [niːəplæzᵊm] *n term*

abnormal rapid proliferation of new tissue which may be benign or malignant

neoplastic[2] *adj term* • **-plasia** [pleɪʒ(ɪ)ə] *comb*

» *Neoplasms usually form a distinct mass of tissue and show partial or complete lack of structural organization and functional coordination with the normal tissue. The increased use of anabolic steroids by body-conscious[3] [ʃ] adolescents poses a risk of hepatic neoplasia.*

Use bronchogenic [k]/ intracranial / papillary / vascular ***neoplasm*** • gonadal [eɪ]/ cervical [sɜː] intraepithelial [iː] (*abbr* CIN) ***neoplasia*** • multiple [ʌ] endocrine[4] (*abbr* MEN) ***neoplasia*** • gestational [dʒe-] trophoblastic[5] (*abbr* GTN)/ radiation-induced[6] ***neoplasia*** • ***neoplastic*** growth / cells / disease[7] • ***neoplastic*** process / transformation / lesion[7] • ***(non)neoplastic*** polyp[8] • ana/ hypo/ hyper***plasia***

Neoplasie, Neubildung

Neoplasma[1] neoplastisch[2] körperbewusst[3] multiple endokrine Neoplasie, MEN[4] Trophoblasttumor[5] strahleninduzierte Neoplasie[6] Tumorleiden, Tumorläsion[7] (nicht-)neoplastischer Polyp[8] 4

malignant [məlɪgnənt] *adj term*

opposite **benign**[1] [bɪnaɪn] *adj term*

having the invasive and metastatic properties of cancer and tending to become worse

malignancy[2] *n term* • **premalignant**[3] *adj* • **benignancy/-ity**[4] *n*

» *Malignancy can only be diagnosed [aɪ] in the presence of metastases or invasion into surrounding tissues. These malignant cells can proliferate in the absence of the specific host [oʊ] factors (e.g. growth-promoting proteins, a vascular supply [aɪ]) seen in more typical cancers. There is a progressive change from benign to malignant and invasive.*

Use to (turn out to) be/become[5] ***malignant*** • ***malignant*** cells / lesion / transformation[6] • ***malignant*** change / degeneration[7] / behavior / melanoma • histologically / less / highly[8] ***malignant*** • ***benign*** tumor[9] / growth[9] / illness / course[10] [ɔː] • ***benign*** nodule / polyps[11] / hypertrophy • pelvic / bowel [aʊ]/ lung / underlying[12] ***malignancy*** • advanced / inoperable[13] ***malignancy***

bösartig, maligne

gutartig, benigne[1] Bösartigkeit, Malignität; bösartiger Tumor, Malignom[2] präkanzerös, präkarzinomatös[3] Gutartigkeit, Benignität[4] maligne entarten[5] maligne Transformation[6] maligne Entartung[7] hochgradig maligne, hochmaligne[8] gutartiger/ benigner Tumor[9] gutartiger Verlauf[10] benigne Polypen[11] bösartige Grunderkrankung[12] inoperables Malignom[13] 5

cancer [kænˈsɚ] *n clin & term* *rel* **carcinoma**[1] [kɑːrsɪnoʊmə], **sarcoma**[2] *n term* → U98-3

general term for various types of lesions (esp. carcinomas or sarcomas) in which malignant cells grow out of control, spread [e] to other parts of the body, tend to recur [ɜː] after attempted removal and cause death of the patient unless adequately treated

(pre)cancerous[3] *adj term* • **sarcomatous**[4] [sɑːrkoʊmətəs] *adj* • **sarco-** *comb*

» *Women [ɪ] with breast [e] cancer are at risk of developing a contralateral lesion. He has undergone curative [kjʊɚətɪv] cancer therapy. Both early and advanced carcinoma of the prostate may be asymptomatic at the time of diagnosis. Osteogenic [dʒe] sarcomas mostly involve the knees or long bones.*

Use lung / colon[5] / bone / skin / childhood / adult / latent[6] [eɪ] ***cancer*** • clinically insignificant[7] / localized[8] ***cancer*** • disseminated breast / recurrent[9] / terminal stage[10] ***cancer*** • ***cancer***-free /-prone [oʊ] family[11] / gene[12] [dʒiːn]/-ravaged [-ɪdʒd] body[13] • ***cancer***-causing gene[12] /-related mortality[14] • ***cancer*** screening[15] [iː]/ victim / deaths[16] / registry[17] [edʒ] • ***cancerous*** bone marrow[18] / tissue / growth[19] • ***precancerous*** adenomatous polyps / lesion[20] / skin lesion[21] • ***cancer***icidal [saɪ] • anaplastic / soft tissue / retroperitoneal [iː] ***sarcoma*** • ***sarco***genic /carcinoma /cele[22] [-siːl]

Krebs, maligner Tumor
Karzinom (maligner epithelialer Tumor)[1] Sarkom (maligner mesenchymaler T.)[2] präkanzerös, -karzinomatös[3] sarkomatös[4] Dickdarmkrebs[5] latentes Karzinom[6] klin. nicht signifikantes K.[7] lokalisiertes/lokal begrenztes K.[8] Karzinomrezidiv[9] Krebs i. Endstadium[10] Familie m. hohem Krebsrisiko[11] Krebs-, Onkogen[12] v. Krebs gezeichneter Körper[13] Krebssterblichkeit[14] Krebsvorsorgeuntersuchung[15] Krebstote[16] Krebsregister[17] krebsbefallenes Knochenmark[18] Krebsgeschwulst[19] Präkanzerose[20] präkanzeröse Hautveränderung[21] Sarkozele[22]

6

tumor growth *or* **proliferation** *n term* *rel* **tumor progression**[1] *n term*

division and multiplication of cells which may be slow or rapid, disorganized and aggressive

proliferate[2] *v term* • **proliferative**[3] *adj* • **progress**[4] [*n* prɒːgres‖*v* -gres] *n & v* • **progressive**[5] *adj*

» *Lipiodol [aɪ] chemoembolization [kiːmə-] reduced tumor growth but often caused liver failure and did not improve survival [aɪ]. Tumor suppressor genes inhibit tumor growth, and oncogenesis occurs when these genes are lost. It turns off the signaling pathways that drive proliferation within a tumor.*

Use to control[6]/suppress/prevent/delay/halt[7] [ɒː] /monitor ***tumor growth*** • ***tumor growth*** rate / remission[8] • tumor cell / benign / abnormal ***proliferation*** • malignant / uncontrolled (cellular)[9] ***proliferation*** • ***proliferative*** rate / potential / changes • cancer / tumorigenic[1] / neoplastic ***progression*** • local / metastatic[10] / stage ***progression*** • relentless[11] / rapid ***progression*** • slow / evidence of[12] / pattern of ***progression*** • rate of / time to ***progression*** • ***progression***-free survival (*abbr* PFS) rate[13]

Tumorwachstum, -proliferation
Tumorprogression[1] wuchern, proliferieren[2] wuchernd, proliferativ[3] Fortschritt; fortschreiten, s. (weiter)entwickeln[4] fortschreitend, progredient, progressiv[5] d. Tumorwachstum unter Kontrolle bringen/halten[6] d. Tumorwachstum z. Stillstand bringen[7] Tumorremission, -rückbildung[8] ungehemmtes Zellwachstum[9] Fortschreiten d. Metastasierung[10] ständige Progression[11] Hinweis auf Progression[12] progressionsfreie Überlebensrate[13]

7

dedifferentiation [diː-] *n term* *opposite* **differentiation**[1] [dɪfɚentʃɪeɪʃᵊn] *n term*

loss of structural differentiation seen in most, but not all, malignant neoplasms

(un)differentiated[2] *adj term* • **(de)differentiate**[3] *v*

» *Because of its role in cell differentiation, vitamin A has been postulated to have a role in cancer prevention. This dramatic reduction in differentiated smooth [uː] muscle cells in the vicinity[4] of malignant foci [saɪ] suggests dedifferentiation of smooth muscle to fibroblastic cells.*

Use to undergo malignant[5] / progressive ***dedifferentiation*** • lack / stage / pattern[6] / degree[7] ***of differentiation*** • cell(ular) or cyto[8]-***differentiation*** [saɪ] • well / poorly / fully or terminally[9] [ɜː] ***differentiated*** • ***undifferentiated*** carcinoma[10] / cells

Entdifferenzierung
Differenzierung[1] (un)differenziert[2] (ent)differenzieren[3] in d. Nähe[4] maligne entarten[5] Differenzierungsmuster[6] Differenzierungsgrad[7] Zelldifferenzierung[8] vollständig differenziert[9] undifferenziertes Karzinom[10]

8

organ-confined [aɪ] *adj term* *sim* **localized**[1], **encapsulated**[2] *adj term*

a tumor that is wholly confined to a specific area, surrounded by a capsule

capsule[3] [kæpsᵊl‖juːl] *n term* • **encapsulation**[4] *n* • **unencapsulated** *adj*

» *Organ-confined disease, by itself, does not discriminate[5] men who are expected to progress by PSA[6] from those who are not. Bladder carcinoma in situ is characterized by poorly differentiated transitional cell carcinoma[7] confined to the urothelium[8]. Nearly half of the patients treated for apparently localized breast cancer develop metastatic disease.*

Use ***organ-confined*** tumor / disease / carcinoma / cancer • capsule[9]-/ specimen-/ nonorgan-***confined*** • ***to be confined*** to the liver[10] • ***localized*** breast cancer[11] / disease / mesothelioma • ***localized*** metastases / prostate cancer • ***encapsulated*** tumor / bacteria[12] • degree of / evidence of ***encapsulation***

organbegrenzt
lokal begrenzt[1] verkapselt[2] Kapsel[3] Ein-, Verkapselung[4] unterscheiden[5] protstataspezif. Antigen, PSA[6] Übergangs-, Transitionalzellkarzinom[7] Urothel, Übergangsepithel[8] auf d. Kapsel beschränkt[9] auf d. Leber beschränkt sein[10] lokal begrenztes Mammakarzinom[11] Kapselbakterien[12]

9

carcinoma-in-situ *n term, abbr* **CIS** → U98-2 *rel* **focal involvement**[1] *n term*

an intraepithelial [iː] lesion characterized by cytologic changes associated with invasive carcinoma but limited to the epithelial lining [aɪ] and without histologic evidence of extension to adjacent structures

carcinomatous[2] *adj term* • **carcinoid**[3] *adj & n* • **focus**[4] *n, pl* **foci** [foʊsaɪ] → U89-3

» *CIS is presumed to be the histologically recognizable precursor*[5] *of invasive carcinoma, i.e. a localized stage at which it is still curable. Bronchioloalveolar cell carcinoma, a subtype of adenocarcinoma, is a low-grade lesion representing about 2% of cases of bronchogenic carcinoma. Focal areas of induration indicate malignant rather than benign prostatic growth.*

Use bladder / vaginal [dʒ]/ ductal[6] [ʌ]/ lobular[7] / diffuse / high-grade[8] ***CIS*** • sarco/ adeno/ cysto [sɪ]/ terato/ chorio***carcinoma*** [k] • localized / small-cell lung[9] / squamous [eɪ] cell ***carcinoma*** • hepatocellular / prostate *or* prostatic[10] ***carcinoma*** • ***carcinoma of the*** cervix [sɜː]/ breast[11] [e] • ***carcinoma of the*** head of the pancreas / prostate[10] • ***carcinomatous*** lesion / invasion • ***carcinoid*** malignancy[12] / tumor[12] / syndrome[13] • ***focal*** findings[14] / features[15] [iː]/ lesion[16] / growth • ***focal*** nodular hyperplasia / infection[17] • tumor / metastatic ***focus*** • multiple / microscopic ***foci*** • uni/ multi[18]/ non***focal***

Carcinoma in situ, präinvasives K., Oberflächenkarzinom
herdförm. Befall[1] karzinomartig, karzinomatös, krebsig[2] karzinoid, krebsartig; Karzinoid[3] Herd, Fokus[4] Vorläufer[5] intraduktales C.i.s.[6] lobuläres C.i.s.[7] hochgradig differenziertes C.i.s.[8] kleinzelliges Lungenkarzinom[9] Prostatakarzinom[10] Mammakarzinom[11] Karzinoid[12] Karzinoidsyndrom[13] Herdbefall[14] Herdsymptome[15] herdförmige Läsion[16] Herd-, Fokalinfektion[17] multifokal[18]

10

tumor spread [e] *or* **extension** *n term* *rel* **route**[1] [raʊt||ruːt] *n*

proliferation of cancer cells either locally into adjacent tissues[2] or to distant sites via blood or lymph vessels

spread - spread - spread[3] [spred] *v irr* • **extend**[4] *v* • **extent**[5] *n*

» *Some metastases reveal [iː] tumor spread of a single lineage [lɪnɪədʒ] to subdural tumor nodules. Has the tumor spread beyond the confines [aɪ] of resection*[6]*? Grading and staging of these sarcomas by histologic criteria, location, and metastatic spread*[7] *have prognostic value. Follicular thyroid [aɪ] cancers have a tendency to spread by the hematogenous route*[8] *to the lungs, skeleton, and liver.*

Use local / microscopic / diffuse / hematogenous[9] ***tumor spread*** • primary / extravesical / extent of[10] ***tumor spread*** • direct / malignant *or* neoplastic / local nodal[11] / regional [iːdʒ] ***extension*** • extracapsular / extramural / extraprostatic ***extension*** • disease / tumor[12] / wound ***extent*** • lymphatic[13] ***route***

Tumorausbreitung
Weg, Route[1] angrenzendes/ benachbartes Gewebe[2] s. ausbreiten[3] s. ausdehnen, erstrecken[4] Ausdehnung, Größe, Grad[5] Resektionsgrenzen, -ränder[6] Metastasierung[7] Blutbahn[8] hämatogene Metastasierung[9] Ausmaß d. Tumorausbreitung[10] lokaler Lymphknotenbefall[11] Tumorausdehnung, -größe[12] Lymphweg[13]

11

invasion [ɪnveɪʒᵊn] *n term* *rel* **infiltration**[1] *n term*

local spread of a malignant neoplasm by infiltration or destruction of adjacent [ədʒeɪsᵊnt] tissue

(non)invasive[2] *adj term* • **(non)infiltrative, -ing**[3] *adj* • **infiltrate**[4] *v*

» *With epithelial neoplasms, invasion signifies infiltration beneath the epithelial basement [eɪ] membrane*[5]*. Tumor spread is by direct invasion or blood-borne [ɔː] metastases*[6]*.*

Use depth[7] / evidence ***of invasion*** • tumor / neoplastic / vascular[8] / extracapsular ***invasion*** • local / regional / minimal / deep ***invasion*** • progressive / primary / secondary ***invasion*** • ***invasive*** tendency[9] / lesion / carcinoma[10] • micro/ pre***invasive*** • early ***invasive*** cancer[11] • ***noninvasive*** cancer / disease • intracapsular / metastatic / malignant ***infiltration*** • ***infiltrative*** tumor[12] / lesion / (lung) disease / growth[13]

Invasion
Infiltration[1] invasiv[2] infiltrierend, infiltrativ wachsend[3] infiltrieren, eindringen, durchwachsen[4] Basalmembran[5] hämatogene Metastasen[6] Invasionstiefe[7] Gefäßinfiltration[8] Invasionsneigung[9] invasives Karzinom[10] frühinvasives Karzinom[11] infiltrierender Tumor[12] infiltrierendes Wachstum[13]

12

metastasis [mətæstəsɪs] *n term, pl* **-ses** [siːz]
syn **secondary tumor** *n,* **secondaries** *n clin pl*

(i) a second tumor developing away from the site [saɪt] of the primary tumor (ii) the process by which cancer cells spread via the blood, lymph vessels or CSF[1] to distant organs

(micro/ non)metastatic[2] *adj term* • **metastasize**[3] *v* • **metastasectomy**[4] *n*

» *The most common cause of this type of anemia is carcinoma metastasizing to bone marrow from primary tumors. Metastases to distant sites, particularly the lungs, occur [ɜː] much later. Bacteremia with metastatic foci of infection may occur, often with startling rapidity. Surgical removal of the primary lesion and resectable secondaries is indicated if technically feasible [iː].*

Use to develop/have/present with/detect/exclude *or* rule out[5] ***metastases*** • blood-borne [ɔː] *or* hematogenous[6] [ɒːdʒ]/ lymphatic[7] / contact[8] ***metastases*** • axillary / nodal *or* lymph [lɪmf] node[9] [oʊ] ***metastases*** • bone *or* bony[10] / early / brain / drop[8] ***metastases*** • local / regional[11] / solitary / distant[12] ***metastases*** • multiple / widespread/ lung *or* pulmonary[13] ***metastases*** • ***metastases*** to the lungs[13] • ***to metastasize*** to bone • ***metastatic*** calcification[14] • resectable ***secondaries***

Tochtergeschwulst, Metastase(nbildung), Metastasierung, Absiedelung
Zerebrospinalflüssigkeit, Liquor (cerebrospinalis)[1] metastasierend, metastatisch, Metastasen-[2] M. bilden/ setzen, metastasieren[3] Metastasenexstirpation[4] M. ausschließen[5] hämatogene M.[6] lymphogene M.[7] Kontakt-, Abklatschmetastasen[8] Lymphknotenmetastasen[9] Knochenmetastasen[10] regionäre M.[11] Fernmetastasen[12] Lungenmetastasen[13] Calcinosis metastatica[14]

13

staging [steɪdʒɪŋ] *n term*

rel **grading[1]** [greɪdɪŋ] *n term*

evaluation of tumors based on the extent of tumor involvement at the primary site (T), lymph node involvement (N) and metastasis (M) each followed by a number starting at 0 for no evident metastasis

stage[2] *n & v term* • **under/ over/ misstaging[3]** *n* • **grade[4]** *n & v* • **graded[5]** *adj*

» *Standardized staging for tumor burden[6] at the time of diagnosis is essential. For stage I and II breast cancer, "lumpectomy" combined with radiation results in 10-year survival. Grading is based on the histologic architecture (size, pleomorphism, mitotic rate, hyperchromatism).*

Use TNM[7] (tumor, nodes, metastases) / clinical[8] / surgical[9] ***staging*** • pathologic / non-invasive / intraoperative ***staging*** • preoperative / axillary / bladder cancer ***staging*** • ***staging*** criteria [ɪɚ]/ system / laparotomy[10] / procedure [siː] • at an early[11] / advanced[12] ***stage*** • ***stage***-specific • tumor / low-/ high-/ histologic malignancy[13] ***grade*** • accurate[14] / histologic / cytologic(al) / Gleason[15] ***grading*** • ***grading*** system / scale [skeɪl]

Staging, Stadieneinteilung
Grading, Bestimmung d. Malignitätsgrades[1] Stadium; d. Stadium bestimmen[2] falsches Staging[3] (Malignitäts)grad; d. Malignitätsgrad bestimmen[4] eingestuft, klassifiziert[5] Tumorlast[6] TNM-Klassifikation[7] klin. Staging[8] Staging-Operation[9] Probelaparotomie, explorative L., Staging-Laparotomie[10] im Frühstadium[11] fortgeschrittenes Stadium[12] histolog. Malignitätsgrad[13] korrektes Grading[14] Gleason-Schema[15]

14

neovascularity [niːoʊvæskjəlærəṭi] *n term* *syn* **neovascularization** *n term*

sim **tumor angiogenesis[1]** [ændʒioʊdʒenəsɪs] *n term*

abnormal proliferation of blood vessels, e.g. in tissue [ʃ‖s] not normally containing [eɪ] them

neovascular *adj term* • **neovasculature[2]** [-væskjələtʃɚ] *n*

» *Arteriography revealed neovascularity similar to renal [iː] cancer. This is the area of highest neovascularization. To grow, a tumor must generate [dʒe] a neovasculature. Discrete [iː] steps in tumor progression lead to the production of factors by the tumor cells that permit neovascularization to supply [aɪ] nutrients[3] [(j)uː] to the growing tumor.*

Use to exhibit[4] / TNM ***neovascularity*** • ***neovascular*** glaucoma[5] [ɔː]/ pattern / membrane / vessel[6] / network • high / early / retinal[7] / tumor ***neovascularization*** • to induce/facilitate/inhibit[8] ***angiogenesis*** • ***tumor angiogenesis*** factor[9] • tumor-induced ***angiogenesis***

Neovaskularisation
Tumorangiogenese[1] neugebildete Gefäßformationen[2] Nährstoffe[3] Gefäßneubildung aufweisen[4] neovaskuläres Glaukom[5] neugebildetes Gefäß[6] retinale Neovaskularisation[7] d. Angiogenese hemmen[8] Tumorangiogenesefaktor[9]

15

tumor marker *n term*

substance found in blood or other fluids associated with the presence of a specific tumor, e.g. CEA[1] (carcinoembryonic antigen), AFP (alpha fetoprotein), or PSA[2] (prostate-specific antigen)

» *Tumor markers failed to normalize following primary chemotherapy. Mature teratomas[3] do not express[4] tumor markers. Despite their production by tumor cells, hormones are not very reliable [aɪ] tumor markers[5].*

Use to serve as a ***tumor marker*** • serum [ɪɚ]/ prostate / cancer-specific / prepubertal ***tumor marker*** • strong / particularly sensitive[6] / molecular ***marker*** • tissue-specific[7] / B cell surface[8] ***marker*** • recognition / proliferation / radiopaque[9] [-oʊpeɪk] ***marker*** • surrogate[10] [ɜː‖*BE* ʌ]/ biological response ***marker*** • (antibiotic) resistance / predictive *or* prognostic[11] ***marker*** • ***marker*** concentration[12] / status

Tumormarker
karzinoembryonales Antigen[1] prostataspezifisches Antigen[2] reife Teratome, Teratomata adulta[3] exprimieren[4] zuverlässige Tumormarker[5] hochempfindlicher Marker[6] gewebsspezifischer M.[7] B-Zell-Oberflächenmarker[8] strahlendichter Marker[9] Ersatzmarker[10] prognost. Marker[11] Markerspiegel, -konzentration[12]

16

chemotherapy [kiːmoʊ‖kiːməθerəpi] *n term* *abbr* **CHEM**

treatment of disease (esp. cancer, infectious and mental disease) with chemical [ke] agents

chemotherapeutic[1] [-pjuːṭɪk] *adj term* • **chemo-** *comb* • **chemotherapeutics[2]** *n*

» *External radiation with simultaneous [eɪ] chemotherapy (fluorouracil and cisplatin) is preferred as primary therapy. Patients with limited disease in whom local radiation fails may be effectively managed by salvage [sælvɪdʒ] chemotherapy[3]. Precise tissue diagnosis is followed by institution of an appropriate chemotherapeutic combination[4] or radiotherapy.*

Use anticancer / high-dose[5] / single-agent[6] [eɪdʒᵊnt]/ second-line ***chemotherapy*** • aggressive / cytotoxic [saɪṭə-]/ adjuvant [dʒuː] *or* adjunctive[7] [dʒʌ]/ in home ***chemotherapy*** • combination[4] / preoperative *or* neoadjuvant[8] / postoperative ***chemotherapy*** • ***chemotherapy*** treatment / regimen[9] [edʒ]/ cycles • ***chemotherapeutic*** agents *or* drugs[2] / protocol / toxicity • ***chemo***prevention *or* -prophylaxis[10] /radiation (therapy)[11] • ***chemo***radiotherapy[11] /sensitive /resistant /surgery[12]

Chemotherapie
chemotherapeutisch[1] Chemotherapeutika[2] Notfallchemo(therapie)[3] Kombinations-Chemotherapie[4] hochdosierte Chemotherapie[5] Chemomonotherapie[6] adjuvante C.[7] neoadjuvante C.[8] chemotherapeut. Behandlungsregime[9] Chemoprophylaxe[10] kombinierte Chemo- u. Strahlentherapie[11] Chemochirurgie[12]

17

98

immunomodulation *n term*

rel **immunotherapy**[1] *n term* → U92-34

alteration [ɒː] in the immune response by administration of agents (e.g. interferons[2] [ɪɚ]) which are able to enhance or suppress the body's natural defense mechanisms[3], e.g. to inhibit the growth of a tumor

immunomodulatory *or* **-ing** *adj term* • **immunomodulator**[4] *n* • **immuno-** *comb*

» *Cancer immunotherapy seeks [iː] to evoke[5] [oʊ] effective immune responses to human tumors by administration of monoclonal antibodies[6], immunomodulatory cytokines[7] [saɪt̬əkaɪnz], autologous or allogeneic [-dʒəniːɪk] immunocompetent cells, and tumor vaccines[8] [æks].*

Use cancer / active / (non)specific / passive[9] / adoptive[10] ***immunotherapy*** • adjunctive[11] / (single-)allergen / venom[12] ***immunotherapy*** • ***immunomodulatory*** therapy[1] / cytokines / effects • ***immunomodulating*** drug[4] / properties[13] • nonspecific[14] ***immunomodulators*** • ***immuno***stimulatory effect /suppression[15] /regulation • ***immuno***compromised[16] /deficiency[17] [ɪʃ] /suppressants[18]

Immunmodulation
Immuntherapie[1] Interferone[2] körpereigene Abwehrmechanismen[3] Immunmodulator[4] auslösen[5] monoklonale Antikörper[6] Zytokine[7] Tumorvakzinen[8] passive Immuntherapie[9] adoptive Immuntherapie[10] unterstützende Immuntherapie[11] Serumtherapie[12] immunmodulierende Eigenschaften[13] unspezif. Immunmodulatoren[14] Immunsuppression, Unterdrückung od. Abschwächung d. Immunreaktion[15] abwehrgeschwächt[16] Immundefekt[17] Immunsuppressiva[18]

18

Unit 98 Tumor Types

Related Units: 97 Oncology, 86 Histology, 89 Pathology, 84 Genetics, 85 Embryology

polyp [pɒːlɪp] *n term*

rel **papilloma**[1] [pæpɪloʊmə] *n term*

tumorlike growth projecting from a mucous membrane into a body cavity e.g. a rectal polyp

polypoid[2] [pɒːlɪpɔɪd] *adj term* • **polyposis**[3] *n* • **polypectomy**[4] *n* • **papillomatous**[5] *adj term* • **papillomatosis**[6] *n* • **-oma** *comb*

» *Polypoid tumors may induce peristaltic cramps or varying degrees of intussusception[7]. If the malignant polyp arises in the distal rectum radical resection may not be necessary. Inverted [ɜː] papillomas are benign [bɪnaɪn] tumors that usually arise in the common wall between the nose and the maxillary sinus [aɪ].*

Use sessile[8] [aɪ|ᵊ]/ pedunculated[9] [ʌ]/ nasal / intestinal[10] ***polyp*** • hyperplastic [haɪpɚ-]/ malignant / adenomatous [oʊ] ***polyp*** • cervical[11] [sɜː]/ inflammatory[12] [æ]/ colorectal ***polyp*** • nonneoplastic[13] / juvenile[14] [dʒuː] ***polyp*** • familial adenomatous[15] / juvenile / nasal[16] / intestinal ***polyposis*** • ***polypoid*** lesion [iːʒ]/ tumor / adenoma / growth[17] • endoscopic[18] / colonoscopic ***polypectomy*** • intraductal[19] [ʌ]/ inverted[20] [ɜː]/ choroid plexus ***papilloma*** • cauliflower-like[21] [ɔː]/ laryngeal[22] [dʒ]/ squamous cell[23] ***papilloma*** • laryngeal / respiratory ***papillomatosis***

Polyp
Papillom[1] polyp(en)ähnlich, polypös[2] Polypose, -is[3] Polypenabtragung, Polypektomie[4] papillomatös[5] Papillomatose, -is[6] Intussuszeption, Invagination[7] breitbasiger Polyp[8] gestielter P.[9] Darmpolyp[10] Zervixpolyp[11] entzündlicher P.[12] nichtneoplast. P.[13] juveniler P.[14] familiäre adenomatöse Polypose, Adenomatosis coli[15] Polyposis nasi[16] polypöse Wucherung[17] endoskop. Polypektomie[18] Milchgangpapillom[19] invertiertes P.[20] blumenkohlartiges P.[21] Kehlkopfpapillom[22] Epithelzellpapillom[23]

1

squamous (cell) carcinoma [kɑːrsɪnoʊmə] *n term, abbr* **SCC**

syn **squamous cancer** [skweɪməs kæn'sɚ] *n term*

malignant tumor of the squamous epithelium [iː]

carcinomatous *adj term* • **carcinoid** *adj & n* • **carcino-** *comb* → U97-10

» *The incidence of squamous cell carcinoma and adenocarcinoma is slightly higher among blacks compared with whites, which is the reverse [ɜː] of the situation for transitional cell carcinoma. Mucosal squamous carcinomas are sensitive to irradiation, especially if they are small and only superficially invasive [eɪ].*

Use ***squamous*** metaplasia[1] [-pleɪʒ(ɪ)ə]/ (cell) dysplasia [ɪ] • ***squamous*** epithelium[2] / intraepithelial lesion • renal[3] (*abbr* RCC)/ clear[4] / (non-)small[5] / basal[6] [eɪ] ***cell carcinoma*** • embryonal [ɪoʊ]/ transitional[7] / islet[8] [aɪlɪt] ***cell carcinoma*** • adenosquamous[9] / bronchogenic [dʒe] *or* bronchial[10] [k] / esophageal [dʒiː] ***carcinoma*** • gastric / hepatocellular / gallbladder[11] [ɔː] ***carcinoma*** • colorectal / thyroid [aɪ] ***carcinoma*** • endometrial [iː]/ poorly differentiated[12] / adrenal ***carcinoma*** • ***carcinoid*** tumor[13] / syndrome[14] / cells • bronchial / rectal / gastric / appendiceal[15] [siː] ***carcinoid*** • ***carcinomatous*** metastases[16] / meningitis[17] [dʒaɪ]/ changes • ***carcino***gen[18] /genic /genesis /sis /lysis

Plattenepithelkarzinom
Plattenepithelmetaplasie[1] Plattenepithel[2] Nierenzellkarzinom, Hypernephrom, hypernephroides K., Grawitz-Tumor[3] klarzelliges Karzinom[4] kleinzelliges K.[5] Basaliom, Basalzell(en)karzinom[6] Übergangs-, Transitionalzellkarzinom[7] Inselzellkarzinom[8] adeno squamöses K.[9] Bronchialkarzinom, Lungenkrebs[10] Gallenblasenkarzinom[11] schlecht differenziertes K.[12] Karzinoid[13] Karzinoid-, Flushsyndrom[14] Appendixkarzinoid[15] Karzinommetastasen[16] Meningitis carcinomatosa, meningeale Metastasierung[17] krebserzeugend, karzinogen, kanzerogen; Kanzerogen, Karzinogen[18]

2

98

sarcoma [sɑːrkoʊmə] *n term, pl* **-as, -ata**

rel **carcinosarcoma**[1] *n term*

malignant neoplasm of connective tissue[2] formed by proliferation of mesodermal cells

sarcomatous, -toid[3] *adj term* • **sarcomatosis**[4] *n* • **-sarcoma** *comb*

» *Soft tissue sarcomas are relatively radiosensitive. Fibrosarcoma is the second most common sarcoma of soft tissue, and histologic differentiation from benign fibromatoses may be difficult. Mixed tumors (carcinosarcoma, mixed mesodermal* [ɜː] *tumors) containing both epithelial and connective tissue malignant cells are also encountered* [aʊ] *in the uterus* [juː].

Use soft tissue[5] / osteogenic[6] [dʒe]/ (extraosseous *or* extraskeletal) Ewing's[7] ***sarcoma*** • Kaposi's[8] / giant [dʒaɪənt] cell[9] / ameloblastic ***sarcoma*** • botryoid[10] / endometrial [iː] stromal / undifferentiated[11] ***sarcoma*** • granulocytic[12] [sɪ]/ medullary / myelogenic ***sarcoma*** • myeloid[13] [aɪ]/ synovial[14] ***sarcoma*** • radiation-induced ***sarcoma*** • ***sarcomatous*** changes / degeneration[15] • lipo/ fibro/ osteo[6]/ rhabdomyo[16]/ leiomyo***sarcoma*** • chondro[17]/ lymphangio***sarcoma***

Sarkom
Karzinosarkom[1] Bindegewebe[2] sarkomartig, sarkomatös[3] Sarkomatose[4] Weichteilsarkom[5] Osteosarkom[6] (extraskelettales/ extraossäres) Ewing-Sarkom[7] Kaposi-Sarkom[8] Riesenzellsarkom[9] Sarcoma botryoides[10] undifferenziertes S.[11] Chlor(osark)om[12] Myelosarkom[13] Synovialsarkom[14] sarkomatöse Entartung[15] Rhabdomyosarkom[16] Knorpel-, Chondrosarkom[17]

3

adenoma [ædənoʊmə] *n term* *rel* **adenocarcinoma**[1], **adenosarcoma**[2] *n term*

benign tumor arising from glandular tissue[3] which may cause it to produce abnormal amounts of hormones, e.g. an adenoma of the pituitary [(j)uː] gland

cystadenoma[4] [sɪst-] *n term* • **adenomatous, -oid**[5] *adj* • **adeno-, -adenoma** *comb*

» *Adenomas are a premalignant*[6] *lesion. Enlarging pituitary adenomas may compress the optic chiasm*[7] [kaɪæzəm] *and cause headache. Islet* [aɪlɪt] *cell tumors can be part of the syndrome of multiple endocrine adenomatosis*[8] *type I. Overall, 53% of the tumors were described as adenomatoid. Adenocarcinoma and large-cell carcinoma resemble each other in their clinical behavior.*

Use flat[9] / tubular[10] [(j)uː]/ tubulovillous / villous[11] [ɪ] ***adenoma*** • follicular[12] / pleomorphic [pliːə-] ***adenoma*** • renal / pituitary[13] [(j)uː]/ hepatic / islet cell[14] ***adenoma*** • aldosterone-producing / toxic / true[15] ***adenoma*** • ***adenomatous*** polyposis coli[16] [aɪ]/ hyperplasia • ***adenomatoid*** malformation / tumor[17] • papillary / mucinous[18] [juːs] (ovarian) / serous [ɪɚ] ***cystadenoma*** • fibro[19] [aɪ]/ hidr[20] [aɪ]/ micro/ macro***adenoma***

Adenom, Epithelioma adenomatosum
Adenokarzinom, Carcinoma adenomatosum[1] Adenosarkom[2] Drüsengewebe[3] Zyst-, Kystadenom, Adenokystom[4] adenomatös[5] prämaligne[6] Chiasma opticum, Sehnervenkreuzung[7] multiple endokrine Adenomatose[8] flaches Adenom[9] tubuläres A.[10] villöses A.[11] follikuläres A.[12] Hypophysenadenom[13] Inselzelladenom[14] reines A.[15] familiäre adenomatöse Polypose, Adenomatosis coli[16] Adenomatoidtumor[17] muzinöses Kystadenom[18] Fibroadenom[19] Schweißdrüsenadenom, Hidr(o)adenom[20]

4

hemangioma [hiːmændʒɪoʊmə] *n term*

rel **angioma**[1], **angiosarcoma**[2] *n term*

congenital proliferation of vascular endothelium consisting of benign clusters [ʌ] of newly formed blood vessels most frequently noticed in the skin (often forming a birthmark[3])

hemangiosarcoma *n term* • **lymphangioma**[4] [ɪ] *n* • **lymphangio-** *comb*

» *Superficial involuting hemangiomas appear as sharply demarcated*[5]*, bright-red, slightly raised* [eɪ] *lesions with an irregular surface* [ɜː] *that has been described as resembling a strawberry*[6] [ɔː]. *Strawberry angiomas will involute after their initial* [ɪʃ] *growth.*

Use cavernous[7] / capillary *or* strawberry[8] / giant[9] ***hemangioma*** • choroidal[10] / involuting[11] ***hemangioma*** • ***hemangio***fibroma [aɪ] /blastoma /endothelioma /sarcoma /pericytoma[12] [saɪ] • spider[13] [aɪ]/ retinal / capillary *or* cherry[8] [tʃ]/ cavernous[7] ***angioma*** • cystic [sɪstɪk] ***lymphangioma***

Hämangiom, Haemangioma, gutartiger Blutgefäßtumor
Angiom(a)[1] Angiosarkom[2] Muttermal[3] Lymphangiom[4] scharf begrenzt[5] Erdbeere[6] kavernöses Hämangiom, Kavernom[7] kapillärer Blutschwamm, Haemangioma simplex[8] Riesenhämangiom[9] choroidales Hämangiom[10] Involutionshämangiom[11] Hämangioperizytom[12] Naevus araneus, Stern-, Spinnennävus[13]

5

hamartoma [hæmɑːrtoʊmə] *n term, pl* **-mata** *or* **-s**

focal malformation grossly [oʊ] resembling a neoplasm resulting from faulty development in an organ

hamartomatous[1] *adj term* • **hamartomatosis**[2] *n* • **hamartoblastoma**[3] *n*

» *Hamartoma is the most common benign lung tumor. Focal nodular hyperplasia, e.g. an adenoma-like hamartomatous lesion, may expand under the influence of oral contraceptives.*

Use fetal-renal / polypoid[4] / astrocytic ***hamartoma*** • pulmonary[5] / chondromatous[6] / iris[7] ***hamartoma*** • ***hamartoma*** of the lung[5] • ***hamartomatous*** polyp / lesion[8] • systemic ***hamartomatosis***

Hamartom, gutartige (Bindegewebs)fehlbildung
hamartomartig, hamartomatös[1] Hamart(omat)ose[2] Hamartoblastom, malignes Hamartom[3] polypöses H.[4] Hamartoma pulmonum[5] Hamartochondrom[6] Irishamartom, Lisch-Knötchen[7] hamartomartige Läsion[8]

6

myxoma [mɪksoʊmə] *n term*

benign tumor derived from connective and stromal tissue that resembles primitive mesenchymal tissue

myxomatous[1] *adj term* • **myxoid**[2] [mɪksɔɪd] *adj* • **myxo-** *comb*

» *Myxoma frequently occurs* [ɜː] *intramuscularly* [ʌ] *and in the jaw* [dʒɒː] *bones. These clicks in mid or late systole* [ɪ] *indicate myxomatous changes in the mitral* [aɪ] *valve* [æ].

Use cardiac / atrial [eɪ]/ ventricular / intracavitary / sporadic[3] ***myxomas*** • ***myxoid*** liposarcoma[4] / neurofibroma • ***myxomatous*** transformation / degeneration [dʒ] • ***myxomatous*** material / tissue[5] • ***myxo***lipoma[6] /sarcoma[7] /fibroma[8] /chondroma[9] [k]

Myxom
schleimbildend, schleimig, myxomatös[1], myxomähnlich[2] vereinzelte Myxome[3] myxoides Liposarkom[4] myxomatöses Gewebe[5] Myxolipom[6] Myxosarkom[7] Myxofibrom[8] Myxochondrom[9] 7

fibroma [faɪbroʊmə] *n term* *syn* **fibroid (tumor)** [faɪbrɔɪd t(j)uːmɚ] *n term*

benign neoplasm derived [aɪ] from fibrous [faɪbrəs] connective tissue

fibromatous[1] *adj term* • **fibromatosis**[2] *n* • **fibromyoma**[3] *n* • **fibro-** *comb*

» *Subungual* [ʌ] *or periungual fibromas are more common in the toes. Tumors of the abdominal wall are quite common but most are benign, e.g. lipomas, hemangiomas, and fibromas.*

Use (non)ossifying[4] / nonosteogenic [dʒe]/ cystic[5] [sɪstɪk] ***fibroma*** • ameloblastic / ovarian[6] / chondromyxoid [ɪ] ***fibroma*** • periungual[7] / hard[8] / soft[9] ***fibroma*** • neuro[10]/ osteo/ angio***fibroma*** • uterine[3] / serosal / intramural ***fibroid*** • palpable / prolapsed[11] ***fibroid*** • ***fibroid*** enlargement of the uterus[3] • plantar[12] [æ]/ gingival[13] [dʒ] ***fibromatosis*** • ***fibro***adenoma /sis /tic /blast /myalgia[14] [maɪældʒ(ɪ)ə] /sitis[14] [aɪ]

> **Note:** Although they are no fibroid tumors, uterine myomas are often incorrectly referred to as **fibroids** in medical jargon.

Fibrom(a), Bindegewebegeschwulst
fibromartig, -atös[1] Fibromatose, -sis[2] Fibromyom[3] (nicht-)ossifizierendes Fibrom[4] Fibroma cysticum[5] Ovarialfibrom[6] periunguales F., Koenen-Tumor[7] Fibroma durum, hartes F.[8] Fibroma molle, weiches F.[9] Neurofibrom[10] Myoma in statu nascendi[11] Plantarfibromatose, Morbus Ledderhose[12] Fibromatosis gingivae, fibröse Gingivahyperplasie[13] Fibromyalgie, Fibrositissyndrom[14] 8

myoma [maɪoʊmə] *n term* *rel* **leiomyoma**[1] [laɪə-], **rhabdomyoma**[2] [ræbdə-] *n term*

benign tumor of smooth [uː] (leiomyoma) or striated [aɪeɪ] muscle[3] (rhabdomyoma)

myomatous[4] *adj term* • **myomatosis**[5] *n* • **myom-** *comb*

» *Myoma is the most common benign neoplasm of the female* [iː] *genital* [dʒe] *tract. Full-scale dilation* [eɪ] *and curettage under anesthesia* [iː] *is recommended in cases of cervical stenosis or when endometrial* [iː] *polyps, submucous myomas*[6]*, or uterine cancer is suspected.*

Use uterine[7] [juː]/ cervical [sɜːr-]/ degenerating [dʒe] ***myoma*** • subserous[8] [ɪɚ]/ asymptomatic ***myoma*** • pedunculated[9] [ʌ]/ submucous [juː] ***leiomyoma*** • ***myomatous*** uterus[10] / enlargement[11] • cardiac[12] ***rhabdomyoma*** • ***myom***ectomy[13]

Myom
Leiomyom, Myoma laevicellulare[1] Rhabdomyom, M. striocellulare[2] quergestreifte Muskulatur[3] myomatös[4] Myomatose[5] submuköse Myome[6] Uterusmyom, M. uteri[7] subseröses M.[8] gestieltes Leiomyom[9] Uterus myomatosus, multiple Uterusmyome[10] myomatöse Vergrößerung[11] Rhabdomyom d. Herzens[12] Myomektomie, Myomenukleation[13] 9

lymphoma [lɪmfoʊmə] *n term* *rel* **lymphosarcoma**[1] *n term*

broad term for ordinarily malignant neoplasms of lymphoid and reticuloendothelial tissues presenting as apparently circumscribed solid tumors composed of cells that appear primitive or resemble lymphocytes

lymphomatoid[2] *adj term* • **lympho(sarco)matous**[3] *adj* • **lympho-** *comb*

» *Lymphomas are the most common of the noncarcinomatous malignant tumors of the large bowel*[4] [aʊ]. *In the Middle East, primary small bowel lymphoma is the most common form of extranodal lymphomatous disease. The most common gastric or small bowel cancer in children is lymphoma or lymphosarcoma.*

Use malignant[1] / diffuse histiocytic [sɪ] (*abbr* DHL) ***lymphoma*** • histiocytic *or* immunoblastic[5] / (non-)Hodgkin's[6] ***lymphoma*** • Burkitt' lymphoplasmacytic[9] / granulomatous[10] / intestinal ***lymphoma*** • ***lymphomatoid*** granulomatosis[10] • ***lymphomatous*** transformation / deposits / meningitis • follicular / lymphoblastic[8] ***lymphosarcoma*** • ***lymphosarcomatous*** nodules

Lymphadenom, Lymphknotenschwellung
malignes Lymphom, Lymphosarkom[1] lymphomähnlich, lymphomatoid[2] lymphomatös[3] Dickdarm[4] immunoblastisches Lymphom[5] (Non-)Hodgkin-Lymphom[6] Burkitt-Lymphom[7] lymphoblastisches Lymphom[8] lymphoplasmozytäres Lymphom[9] Lymphogranulomatose, Morbus Hodgkin[10] 10

lipoma [lɪpoʊmə] *n term* *syn* **fatty** *or* **adipose tumor** *n clin*
rel **liposarcoma**[1] *n term*

benign tumor of adipose tissue[2] comprised of mature fat cells

lipomatous[3] *adj term* • **lipomatosis**[4] *n* • **lipo-** *comb*

» *Lipomas are the most common benign tumors of the chest wall. Large-bowel lipomas are usually asymptomatic but can cause obstruction. Although liposarcomas occur in all body areas, they are most frequent in the retroperitoneum and the lower extremities.*

Use epidural / subcutaneous / (non)encapsulated[5] / retroperitoneal ***lipoma*** • angiomyo[6]/ mediastinal / colonic ***lipoma*** • ***lipomatous*** lesion / carcinoma / nephritis[7] • myxoid / ple(i)omorphic[8] / round cell[9] ***liposarcoma*** • well-differentiated / dedifferentiated[10] ***liposarcoma*** • pancreatic[11] / pelvic / multiple symmetric[12] / renal sinus ***lipomatosis***

Lipom, gutartige Fett(gewebe)geschwulst
Liposarkom[1] Fettgewebe[2] lipomartig, lipomatös[3] Lipomatose[4] abgekapseltes Lipom[5] Angiomyolipom[6] lipomatöse Nephritis[7] pleomorphes Liposarkom[8] rundzelliges Liposarkom[9] entdifferenziertes Liposarkom[10] Lipomatosis pancreatis[11] multiple symmetrische Lipomatose[12]

11

(en)chondroma [enkɒːndroʊmə] *n term* *syn* **true chondroma** *n term*
rel **osteochondroma**[1], **myxochondroma**[2] *n term*

benign skeletal tumor derived from mesodermal [ɜː] cells that form cartilage[3] [kɑːrtᵊlɪdʒ]

chondromatous[4] *adj term* • **(en)chondromatosis**[5] *n* • **chondro-** *comb*

» *Benign chondromas are located within the marrow cavity and on x-ray they may appear as lytic* [lɪtɪk] *lesions with areas of stippled* [ɪ] *calcification*[6]*. The common benign bone tumors include enchondroma, osteochondroma, chondroblastoma and chondromyxoid fibroma, all of cartilaginous* [ædʒ] *origin. Enchondroma is most common in the hand, including the metacarpals and phalangeals* [dʒ], *and in the proximal end of the humerus* [hjuː].

Use periosteal / extraskeletal[7] / juxtacortical[8] [dʒʌkstə-] ***chondroma*** • ***chondromatous*** hamartoma[9] • synovial[10] ***chondromatosis*** • ***chondro***malacia [eɪʃ] of the tracheal [k] rings[11] /malacia patellae[12] [iː‖aɪ]

Enchondrom, echtes Chondrom
Osteochondrom[1] Myxochondrom[2] Knorpel[3] chondromatös[4] Enchondromatose, Dyschondroplasie, Ollier-Erkrankung[5] stippchenartige Verkalkung[6] extraossäres Chondrom[7] juxtakortikales Chondrom[8] Hamartochondrom[9] Gelenkchondromatose[10] Tracheomalazie[11] Chondromalacia patellae[12]

12

schwannoma [ʃwɑnoʊmə] *n term* *syn* **neurinoma, neurilemmoma** *n term*
rel **neurofibroma**[1] [nʊəˑəfaɪbroʊmə] *n term*

benign, encapsulated tumor that arises from Schwann cells and includes portions of nerve fibers [aɪ]

ganglioneuroma[2] *n term* • **neuroblastoma**[3] *n* • **neurofibromatosis**[4] *n*

» *Schwannoma is usually solitary and is apt to*[5] *be exquisitely painful. Bilateral schwannomas of the eighth cranial nerves* [ɜː] *are diagnostic of type 2 neurofibromatosis. Most neurofibromas are multiple (Recklinghausen's disease*[6]*) and consist of thickened nerve sheath*[7] [ʃiːθ] *elements. In mononeuropathies, the entire course of the nerve trunk* [ʌ] *in question should be explored manually for focal thickening or the presence of neurofibroma.*

Use acoustic[8] [uː]/ vestibular[8] / bilateral / malignant[9] / true ***schwannoma*** • ulcerated [ʌ]/ thoracic / plexiform[10] / myxoid ***neurofibroma*** • ***neurofibromatosis*** patient / type 1[6] (*abbr* NF1)/ type 2[11] (*abbr* NF2) • von Recklinghausen's[6] / type I[6] / type II[11] / classic ***neurofibromatosis***

Schwannom, Neurinom, Neurilemmom
Neurofibrom[1] Ganglioneurom[2] Neuroblastom[3] Neurofibromatose[4] neigt dazu[5] Recklinghausen-Krankheit, Neurofibromatosis generalisata, peripherer Typ d. Neurofibromatosis, NF-1[6] Schwann-Scheide, Neurolemm[7] Akustikusneurinom[8] malignes Schwannom[9] plexiformes Neurofibrom[10] zentraler Typ d. Neurofibromatosis, NF-2[11]

13

glioma [glaɪ‖glɪoʊmə] *n term* *rel* **glioblastoma**[1],
astrocytoma[2] [æstrəsaɪtoʊmə] *n term*

various histologic types of tumors derived from the interstitial tissue of the brain or the spinal cord[3] [k]

gliomatous[4] *adj term* • **gliomatosis**[5] *n* • **gliosis**[6] *n* • **glio-**, **-glioma** *comb*

» *Most gliomas of the brainstem*[7] *are astrocytomas. Some glioblastomas appear to be radiosensitive, but survival* [aɪ] *beyond 18 months is uncommon. Astrocytoma is the most common brain tumor of childhood.*

Use malignant[1] (supratentorial) / infiltrating / optic (nerve)[8] / pontine[9] [-aɪn] ***glioma*** • indolent / spinal cord / low-grade / brain stem ***glioma*** • ***glioblastoma*** multiforme[10] • reactive / astrocytic [sɪ]/ primary / secondary[11] ***gliosis*** • oligodendro***glioma***[12] • anaplastic[10] / pilocytic[13] [aɪ]/ cerebellar / high-grade ***astrocytoma***

Gliom
Glioblastom, malignes Gliom[1] Astrozytom[2] Rückenmark[3] gliomartig, gliomatös[4] Gliomatose[5] Gliose[6] Hirnstamm[7] Optikusgliom[8] Brückengliom[9] Glioblastoma multiforme[10] sekundäre Gliose[11] Oligodendrogliom[12] pilozytisches Astrozytom[13]

14

(malignant) melanoma [məlɪgnənt meləno͟umə] *n term* → U114-3
rel **pigmented mole** [mo͟ul] *or* **nevus**[1] [ni͟ːvəs] *n term, pl* **-i** [ni͟ːvaɪ]

malignant tumor composed of melanocytes which commonly arises from pigmented moles

(non)melanomatous[2] *adj term* • **melanotic** *adj* • **melano-** *comb*

» *Patients from melanoma-prone* [pro͟un] *families who have dysplastic nevi appear to have a lifetime risk of melanoma approaching 100%. Halo* [eɪ] *nevi*[3] *are pigmented moles, usually intradermal or compound* [aʊ] *nevi*[4]*, surrounded by a ring of depigmented skin*[5]*. A hairy mole*[6] [o͟u] *may be associated with a dermoid or lipomeningocele* [-siːl].

Use cutaneous [eɪ]/ nodular malignant[7] (*abbr* NMM) ***melanoma*** • superficial spreading[8] (*abbr* SSM)/ lentigo [aɪ‖iː] maligna[9] (*abbr* LMM) ***melanoma*** • acral [eɪ] lentiginous[10] [ɪdʒ]/ disseminated ***melanoma*** • metastatic / familial ***melanoma*** • atypical[11] / brownish pigmented ***mole*** • hydatidiform[12] [haɪdə-]/ fleshy[13] / invasive [eɪ] ***mole*** • congenital [dʒe]/ benign acquired / blue[14] ***nevus*** • spider[15] / junctional[4] [dʒʌ]/ dysplastic[11] [ɪ] ***nevus*** • giant pigmented *or* bathing [eɪ] trunk[16] [ʌ] ***nevus*** • epidermal / melanocytic [sɪ]/ port-wine[17] ***nevus*** • ***melano***genesis /sis /sarcoma

Melanokarzinom, malignes Melanom
Pigment-, Muttermal, Nävuszellnävus, N. pigmentosus[1] melanomartig, melanomatös[2] Halonävus, N. Sutton[3] Junktionsnävi/ -nävus[4] depigmentierter Hof[5] Haarnävus, N. pilosus[6] noduläres Melanom[7] superfiziell spreitendes M., SSM[8] Lentigo-maligna-M.[9] akrolentiginöses M.[10] atypischer/ dysplastischer Nävuszellnävus[11] Blasenmole[12] Fleischmole[13] blauer Nävus, N. coeruleus[14] Sternnävus, Naevus araneus[15] Schwimmhosennävus[16] Feuermal, N. flammeus[17] 15

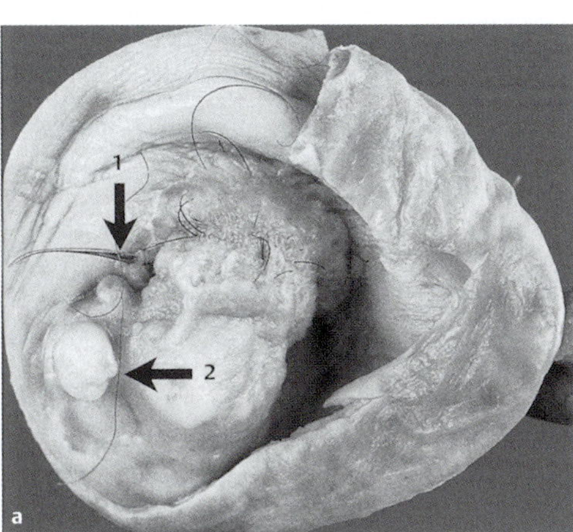

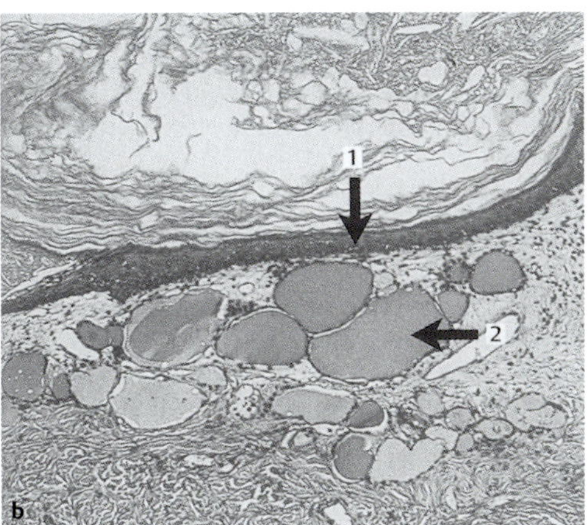

(**a**) dermoid cyst: hair follicle (**1**), teeth (**2**)
(**b**) adult teratoma: squamous epithelium (**1**), thyroid tissue (**2**)

teratoma *n term* *rel* **embryonal carcinoma**[1]**, teratocarcinoma**[2] *n term*

neoplasm [iː] composed of multiple tissues not normally found in the organ in which it arises

teratomatous[3] *adj term* • **teratology**[4] *n* • **teratologic** *adj* • **terato-** *comb*

» *Teratomas occur most frequently in the ovary* [o͟u]*, where they are usually benign and form dermoid cysts and in the testis, where they are usually malignant. Plasma levels of hCG*[5] *are elevated in all men with choriocarcinoma* [kɔːrio͟u-] *and in one third of those with embryonal carcinomas.*

Use malignant / (benign) cystic[6] [sɪstɪk]/ immature[7] ***teratoma*** • mature[8] / true / sacrococcygeal[9] [ksɪ] ***teratoma*** • ***teratomatous*** cyst[6] / neoplasm • ***terato***gen /genesis /genicity[10] /id[7] /blastoma[11] • ***embryonal*** cell carcinoma[1] / rhabdomyosarcoma

Teratom, Teratoma
embryonales Karzinom[1] Teratokarzinom[2] teratomartig, teratomatös[3] Teratologie, Lehre v. d. Fehlbildungen[4] humanes Choriongonadotropin, HCG[5] Dermoidzyste (d. Ovars), zystisches Teratom[6] unreifes T., embryonales Teratom, Teratoid[7] reifes Teratom, T. adultum[8] Steißteratom[9] Teratogenität[10] Teratoblastom[11] 16

dermoid (cyst) [dɜːrmɔɪd sɪst] *n term* *rel* **epidermoid (cyst)**[1] *n term*

tumor consisting of displaced ectodermal structures along lines of embryonic fusion [fjuː]; the wall is formed of epithelium-lined connective tissue and contains skin appendages[2], keratin, sebum[3] [iː], and hair

dermoidectomy[4] *n term* • **mucoepidermoid** [mjuːko͟u-] *adj*

» *Malignant change is rarely encountered* [aʊ] *in dermoid cysts. Dermoid cysts in the neck do not move with swallowing*[5]*. Similar to epidermoid tumors, intracranial* [eɪ] *dermoid tumors form cysts which contain skin appendages such as hair follicles or sebaceous* [eɪʃ] *glands*[6]*.*

Use ovarian / orbital[7] / intracranial / upper bulbar[8] [ʌ] ***dermoid*** • ***dermoid*** tumor • ovarian[9] / degenerative / epidermoid inclusion[10] [uːʒ] ***cyst*** • ***epidermoid*** carcinoma[11] • ***mucoepidermoid*** carcinoma / tumors[12]

Dermoid(zyste)
Epidermoid(zyste)[1] Hautanhangsgebilde[2] Talg, Sebum[3] Dermoidentfernung, -exzision[4] beim Schlucken[5] Talgdrüsen[6] Orbitadermoid[7] epibulbäres Dermoid[8] Ovarialzyste[9] epidermale Einschlusszyste[10] Plattenepithelkarzinom[11] Mukoepidermoidtumoren[12] 17

Unit 99 Radiology

Related Units: 82 Biochemical Elements, 106 Fractures, 118 Diagnostic Procedures, 141 Fracture Management, 97 Oncology

radiology [reɪdɪɒːlədʒi] *n term*

use of x-rays [eks reɪz], radioactive tracers[1] [eɪs] and high-energy radiation for diagnosis or treatment

radiologic(al) *adj term* • **radiologist**[2] *n* • **radio-** *comb*

» *Review the radiology records[3] for recent exposure to nephrotoxic contrast agents.*

Use diagnostic[4] / interventional ***radiology*** • ***radiology*** department / suite[5] [swiːt] • ***radiologic*** evaluation[6] / appearance [ɪə] / findings[7] [aɪ]/ diagnosis / sign / study / technologist[8] [knɒː] • ***radio***protective clothing[9] /active rays

Radiologie
radioaktiv markierte Substanzen, Tracer[1] Radiologe/-in[2] Röntgenberichte[3] Röntgendiagnostik[4] Röntgenbereich[5] radiol. Abklärung[6] Röntgenbefund[7] radiolog. techn./ Röntgenassistent(in)[8] Strahlenschutzkleidung[9] 1

radiation [reɪdɪeɪʃᵊn] *n term* *sim* **irradiation**[1] *n term*

(i) radiant energy or beam [iː] (ii) emanation[2] of rays (iii) irradiation

ray[3] [reɪ] *n* • **radiant**[4] *adj* • **radiate**[5] [reɪdɪeɪt] *v*

» *The gonads, blood cells, and cancer cells are particularly sensitive[6] to radiation. The radiation is delivered[7] in a single session.*

Use background / ionizing [aɪə]/ annihilation[8] / beta [eɪ||iː]/ corpuscular [ʌ] / electromagnetic / scattered[9] / hetero-/ homogeneous [dʒiː]/ K-/ L-***radiation*** • ***radiation*** sickness[10] / dose / dosimetry / energy /-induced / protection[11] • x- *or* roentgen [e]/ gamma / soft[12] / ultrahard [ʌ]/ ultraviolet ***rays*** • ***radio***therapy[13] /biology /-labeled[14] [eɪ] /curable[15] /pharmaceuticals[16] [suː] /responsive /mimetic[17] /immunoassay

(i) & (ii) Strahlung
(iii) Bestrahlung
Bestrahlung[1] Ausstrahlung, Emanation[2] Strahl[3] strahlend[4] (aus)strahlen[5] empfindlich[6] verabreicht[7] Annihilations-, Vernichtungsstrahlung[8] Streustrahlung[9] Strahlenkater[10] Strahlenschutz[11] weiche Strahlen[12] Strahlentherapie[13] radioaktiv markiert[14] durch Strahlentherapie heilbar[15] Radiopharmaka[16] Radiomimetikum[17] 2

radiograph *n term* → U118-18f

syn **radio-** *or* **roentgenogram** *n term,* **x-ray (film)** *n clin*

record or image produced on exposed[1] and processed film by radiographic means

radiography *n term* • **radiographic(ally)** *adj/adv* • **x-ray**[2] *v* • **radiographer**[3] *n, abbr* **RAD**

» *A followup contrast radiograph obtained 7 months later was unremarkable[4]. This lesion [liːʒᵊn] cannot be visualized by x-ray. This radiographic pattern is diagnostic of bacterial [ɪə] infection.*

Use to take[5] ***an x-ray*** • AP / PA[6] / lateral[7] ***chest x-ray*** • ***x-ray*** unit[8] / attenuation[9] / burn • GI[10] / radiographic / (lateral) skull[11] / plain[12] (abdominal) ***film*** • double contrast[13] ***radiography*** • panoramic / oblique [iːk] lateral jaw / cephalometric / bite-wing[14] / lateral decubitus[15] ***radiograph*** • ***radiographic*** studies / image / evidence[16] / features [iː] • ***radiographically*** benign [aɪn]/ not determined[17] / mistaken for

Röntgen(aufnahme, -bild)
belichtet[1] röntgen[2] Röntgenassistent(in)[3] unauffällig[4] Röntgenaufnahme machen[5] pa-Aufnahme d. Thorax[6] seitliches Thoraxröntgen[7] Röntgenanlage[8] Strahlungsschwächung[9] Magen-Darm-Röntgen[10] Schädelröntgen[11] Leeraufnahme[12] Doppelkontrastdarstellung[13] Bissflügelaufnahme[14] Röntgenaufnahme in Seitenlage[15] radiolog. Nachweis[16] radiolog. nicht nachgewiesen[17] 3

irradiate [ɪreɪdɪeɪt] *v term* *sim* **bombard**[1] *v term*

to expose the whole body or specific target tissues[2] to radiant energy[3]

irradiation[4] *n term* • **irradiated** *adj* • **post-irradiation** *adj*

» *Irradiation alone will only produce a temporary response[5]. Lacking other options [ɒːpʃ-], the blood products from family members should always be irradiated.*

Use heavily [e]/ selectively ***irradiated*** • ***irradiated*** tissue / food[6] / site / volume • elective / adjuvant / high-dose / total body[7] / grid[8] / ionizing / heavy ion [aɪən]/ beta-/ total nodal[9] (*abbr* TNI) / x-***irradiation*** • ***irradiation*** therapy / field[10]

bestrahlen
beschießen[1] Zielgewebe[2] Strahlungsenergie[3] Bestrahlung[4] vorübergehende Wirkung[5] bestrahlte Lebensmittel[6] Ganzkörperbestrahlung[7] Siebbestrahlung[8] Bestrahlung aller Lymphknotengruppen[9] Bestrahlungsfeld[10] 4

beam [biːm] *n & v term*

(n) unidirectional emission of electromagnetic radiation or particles from the x-ray tube

beamer[1] *n term* • **beam-splitter**[2] *n*

» *AP x-rays were taken with a horizontal x-ray beam and the patient lying on the affected side.*

Use to angle [æŋgl] the[3] ***beam*** • x-ray / divergent [ɜːrdʒ] ***beam*** • ***beam*** quality / diameter [daɪæ-]/ restrictors[4] / hardening[5] /-splitting mirror[2] • ***external beam*** radiotherapy[6]

Strahl(enbündel); (aus)strahlen
Beamer[1] Strahlentrennraster[2] Strahl richten (auf)[3] Streustrahlenraster[4] Strahlenhärtung[5] externe Hochvoltstrahlentherapie[6] 5

collimation *n term*

(i) restricting the x-ray beam to a given area by elimination of scattered radiation and back-scatter[1] (ii) in nuclear medicine, restricting the detection of emitted radiation from a given area of interest

collimate[2] *v term* • **collimator**[3] *n* • **collimated** *adj*

» *The so-called gamma knife* [naɪf] *delivers collimated radiation through multiple portals*[4] *that converge* [-vɜːrdʒ] *on the target.*

Use x-ray / fixed cone / pinhole[5] / variable aperture[6] [æpɚtʃɚ] ***collimator*** • ***collimation*** system / restrictions

Strahlenfokussierung, Kollimation
Rückstreuung[1] kollimieren[2] Kollimator[3] Bohrungen[4] Einlochkollimator[5] Mehrlochkollimator[6]

6

radiation exposure [ɪkspoʊʒɚ] *n term* *rel* **radiation burn**[1] [bɜːrn] *n term*

short-term diagnostic, therapeutic [pjuː] or accidental contact with ionization produced by x- or gamma rays

(un)exposed *adj term* • **expose** *v* • **overexposure**[2] *n*

» *Exposure of the whole body to approx. 10,000 rad (100 gray) causes neurologic* [ʊɚ] *and cardiovascular breakdown and is fatal* [eɪ] *within 24 hs. Though this procedure might be an atttractive alternative, radiation exposure to the fetus would be unavoidable.*

Use to receive / to rule out[3] / acute / lethal [liːθəl]/ natural ***radiation exposure*** • massive / excessive ***exposure*** • ***exposure*** time[4] / rate / to radiation / to sunlight / to toxins • ***radiation*** detector[5] / absorbed dose / effects / hygiene[6] [haɪdʒiːn]/ dermatitis [aɪ]/ caries

Strahlenexposition, Strahlenbelastung
akute Strahlenschädigung[1] Strahlenüberdosis[2] Strahlenexposition ausschließen[3] Expositions-, Durchleuchtungs-, Belichtungszeit[4] Strahlungsdetektor[5] Strahlenhygiene[6]

7

fluorescence [-esəns] *n term* *sim* **phosphorescence**[1] *n term*

emission of radiation by a substance exposed to a shorter wavelength radiation as long as the stimulus is present; in phosphorescence emission persists for a time after removal of the stimulus

fluorescent *adj term* • **fluoresce**[2] [-res] *v* • **fluoroscopic** *adj* • **fluoro-** *comb*

» *Fluoroscopic examination demonstrated a smoothly rounded outpouching*[3] [aʊtʃ] *in the midline. The passage of contrast material is monitored by fluoroscopy.*

Use ***under fluoroscopic*** control *or* guidance[4] [aɪ] • ***fluoro***scope /scopy[5] /meter /(photo)metry[6] /(radio)graphy • ***fluorescent*** screen[7] • videotape ***fluoroscopy*** • x-ray[8] ***fluorescence***

Fluoreszenz
Phosphoreszenz[1] fluoreszieren[2] gleichmäßig abgerundete Ausstülpung[3] unter fluoroskop. Kontrolle[4] (Röntgen)durchleuchtung[5] Fluorometrie[6] Leuchtschirm[7] Röntgenfluoreszenz[8]

8

radiation dose [doʊs] *n term*

amount of ionizing radiation of the therapeutic dosage and the penetrating power[1] of x-rays

dosimetry[2] *n term* • **dosimeter** *n* • **dosimetric** *adj*

» *The dose delivered to the target volume and the relative dose distribution*[3] *within the irradiated volume were measured.*

Use body / threshold[4] [θreʃʰoʊld]/ peak [iː]/ surface[5] / organ[6] / tissue[7] ***dose*** • breast [e]/ total lung / gonadal *or* genetically [dʒen-] significant[8] (*abbr* GSD) / negligible[9] [-dʒəbl] ***dose*** • absorbed ***dose index*** • ***dose*** rate / reduction / equivalent[10] (*abbr* DE) /-dependent • radiation / film ***dosimetry***

Strahlendosis
Eindringtiefe[1] Dosimetrie[2] Dosisverteilung[3] Schwellendosis[4] Oberflächendosis[5] Organdosis[6] Gewebedosis[7] Gonaden-/ genetisch signifikante Dosis[8] unbedeutende Dosis[9] Äquivalentdosis, Dosisäquivalent[10]

9

roentgen-equivalent man *n term, abbr* **rem** *sim* **(radiation) absorbed dose**[1] *n term, abbr* **rad**

dose of ionizing radiation producing the same effect in man as one roentgen of x- or gamma rays; in the SI nomenclature the rad has been replaced by the gray[2] (Gy; 1 rad = 0.01 Gy) and the rem by the sievert[3] (Sv; 1 rem = 0.01 Sv)

» *For x-ray or gamma radiation, rems, rads and roentgen are virtually*[4] [vɜːrtʃuəli] *the same, but for particulate radiation*[5] *emitted from radioactive materials these units may differ widely.*

REM (Einheit für Äquivalentdosis)
Rad, rd (Einheit für Energiedosis)[1] Gray[2] Sv[3] nahezu[4] Teilchenstrahlung[5]

10

radiopaque [-oʊpeɪk] *or* **-dense** *adj term* *opposite* **radiolucent**[1] [-luːsənt] *adj term*

exhibiting relative opacity[2] [oʊpæsəti] to, or impenetrability[3] by x-rays or any other form of radiation

radiopacity[4] *n term* • **radiodensity**[4] *n* • **radiolucency** *n* • **hypo-/ hyper-/ isodense**[5] [aɪ] *adj term*

» *Soft tissue films revealed a radiodense stone. The unenhanced CT scan demonstrated no radiopacity, but the urogram showed a radiolucent area surrounded by the radiopaque urine.*

Use ***radiopaque*** dye[6] [daɪ]/ catheter / foreign body • skeletal ***radiodensity*** • ***radiolucent*** zone[7] / (filling) defect[8] / mass / band / line

strahlenundurchlässig, -dicht, radiopak
strahlendurchlässig, radioluzent[1] (Strahlen)undurchlässigkeit, Verschattung, Opazität[2] Undurchdringbarkeit[3] Strahlendichte, -undurchlässigkeit[4] hyperdens[5] radiopaker Farbstoff[6] radioluzenter Bereich[7] strahlendurchlässiger Füllungsdefekt[8]
11

visualize [vɪʒ(ʊ)əlaɪz] *v* *sim* **delineate**[1], **demarcate**[2], **delimit**[2], **outline**[3] *v*

visualization[4] *n term* • **delineation**[4] *n* • **demarcation**[5] *n* • **outline**[6] *n*

» *MRI and CT can visualize neighboring [eɪ] tumor when present. Renal stones were visualized on ultrasonography. Multiple foci [foʊsaɪ] are best visualized by MRI.*

Use to allow (for)/permit/provide/ensure [-ʃʊə˞]/prevent/enhance[7] ***visualization*** • poor / excellent / direct / radiographic[8] / endoscopic / fetal [iː] ***visualization*** • adequately / clearly / readily[9] [e] ***visualized*** • distinctly[10] ***outlined***

darstellen, sichtbar machen
umreißen, darstellen[1] ab-, begrenzen, sich abheben (von)[2] skizzieren, umreißen[3] Darstellung[4] Ab-, Begrenzung, Grenze[5] Umriss[6] Darstellung verbessern[7] Röntgendarstellung[8] gut sichtbar, deutlich dargestellt[9] scharf umrissen[10]
12

artifact *also spelled* **artefact** *n term* *rel* **aliasing**[1] [əlaɪəsɪŋ] *n term*

an artificial finding (esp. in radiographic imaging or histologic specimens[2]) caused by the technique used rather than by the sample[3] or tissue studied

artifact-free *adj term* • **artifactual**[4] *or BE* **artefactitious** *adj*

» *Take abdominal x-rays before performing peritoneal lavage [-ɑːʒ] as the procedure tends to produce artifacts. Sources of technical [k] artifacts[5] are collimator shifting and tube uncoupling[6] [ʌ].*

Use motion *or* movement / muscle tension / eye twitching[7] [tʃ]/ EEG / pacemaker[8] [eɪs] ***artifact*** • ***artifactually*** distorted[9]

Artefakt
Aliasing, Umklappeffekt[1] histolog. Präparate[2] (Gewebe)probe[3] artifiziell, künstlich erzeugt[4] technisch bedingte A.[5] Röhreninstabilität[6] lidschlagbedingtes A.[7] schrittmacherbedingtes A.[8] artifiziell verzerrt[9]
13

(image) resolution *n term* *syn* **resolving power** *n*

measure [eʒ] of the degree to which the eye, lens or imaging device [-aɪs] can distinguish or display[1] detail, e.g. the perception[2] of adjacent[3] [ədʒeɪsənt] objects as separate

high-resolution[4] *adj term*

» *MRI has superior [ɪə˞] resolution and is relatively artifact-free. Problems of CT of the pituitary include artifacts due to bone and dental amalgam and limited soft tissue resolution[5].*

Use to increase / high / good / contrast[6] / spatial[7] [eɪʃ] ***resolution*** • ***resolution*** matrix [eɪ]/ of borders[8] • ***high-resolution*** images / CT / contrast / scan / ultrasound [ʌ]

Bildauflösung, Auflösungsvermögen
(an)zeigen, darstellen[1] Wahrnehmung[2] anliegend[3] hochauflösend[4] Weichteilauflösung[5] Kontrastauflösung[6] räuml. Auflösung[7] Randschärfe[8]
14

contrast agent [eɪdʒənt] *n term* *syn* **contrast material** *or* **medium** [iː], *pl* **-ia** *n term*

radiopaque material (e.g. barium [eə˞]) used to visualize soft tissues radiographically

contrast-enhanced[1] *adj term* • **unenhanced**[2] [æ] *adj* • **double-contrast**[3] *adj*

» *CT scanning and MRI may be useful, with and without contrast. Addition of IV contrast aids recognition of pancreatic necrosis. All but[4] the smallest lesions exhibit contrast enhancement.*

Use to inject/instill/excrete [iː] ***contrast material*** • liquid / water-soluble / IV / swallowed / iodinated[5] [aɪə-]/ radio***contrast agent*** • ***contrast*** administration / study / radiograph[6] / enhancement[7] / substance [ʌ]/ dye[8] [daɪ]/ enema[9] [enɪmə] • injection of / single / double / saline [seɪlaɪn‖-iːn] bubble[10] [ʌ]/ air ***contrast*** • ***noncontrast*** scan

Kontrastmittel
kontrastverstärkt[1] ohne Kontrastverstärkung[2] Doppelkontrast-[3] alle außer[4] iodiertes/ iodhaltiges Kontrastmittel[5] Kontrastaufnahme[6] Kontrastverstärkung[7] Kontrastfärbemittel[8] Kontrasteinlauf[9] Kochsalzbläschen-Kontrast[10]
15

transillumination *n term* *syn* **diaphanoscopy** *or* **-graphy** [daɪəfənɒː-] *n term*

passing light through tissues, organs or body cavities to examine them

transilluminate[1] *v term* • **diaphanoscope**[2] *n* • **diaphano-** *comb*

» *These lesions do not transilluminate. In infants transillumination of the skull with an intensely bright light may disclose[3] subdural effusions and large cystic defects.*

Use area[4] / intensity ***of transillumination*** • ***transillumination of the*** breasts [e]/ scrotum / sinuses[5] [aɪ]

Diaphanoskopie, Transillumination, Durchleuchtung
durch-, aufleuchten[1] Durchleuchtungsgerät, Diaphanoskop[2] zeigen, aufdecken[3] Durchleuchtungsfeld[4] Nebenhöhlendurchleuchtung[5]
16

scintigraphy [sɪntɪ-] *n term* *rel* **scintigram** *or* **scintiscan**[1] *n term*

imaging procedure employing IV injection of a radionuclide[2] [aɪ] with an affinity for the organ or tissue of interest to determine the distribution of the radioactivity with an external scintillation detector[3]

scintillation[4] *n term* • **scintillating** *adj* • **scinti-** *comb*

» *Serial* [ɪɚ] *scintiscans*[5] *of the right upper quadrant were obtained.*

Use stress[6] / rest[7] / perfusion / gated blood pool[8] / sequential[5] / thallium / lympho-/ hepatobiliary[9] ***scintigraphy*** • ***scintigraphic*** assessment / study • ***scintillating*** scotoma[10] • ***scintillation*** camera[11] / counter[3]

Szintigrafie
Szintigramm[1] Radionuklid[2] Szintillationsdetektor, -zähler[3] Szintillation, kurzlebige Lumineszenz[4] Serienszintigramme[5] Funktionsszintigrafie[6] statische Sz.[7] Blutpoolsz.[8] Chole-, Gallenwegssz.[9] Flimmerskotom[10] Gammakamera[11] 17

scan *n & v term* *sim* **scanning**[1] *n term*

(n, i) short for scintiscan (ii) any image, record, or data obtained by scanning (v) to examine systematically with a sensing device[2] (e.g. an electron beam)

scanner[2] *n term* • **scanography**[1] *n*

» *Encapsulated*[3] *abscesses are characterized by a faint*[4] [eɪ] *ring on the unenhanced scan.*

Use bone / brain ***scan*** •(un)enhanced / perfusion (lung)[5] / total body ***scan*** • ***scan*** width[6] / field • ultrasound / (positive) radionuclide / Meckel / ventilation-perfusion / multiplanar [eɪ]/ color[7] ***scan*** • whole body[8] / (supercam) scintillation[9] / ultrasonic ***scanner***

Scan(-Aufnahme), Szintigramm; scannen, abtasten
Scan(ning), Abtastung, Szintigrafie[1] Abtastgerät, (Szinti)scanner[2] abgekapselt[3] blass, undeutlich[4] Lungenperfusionsszintigramm[5] Scanbreite[6] Farbszintigramm[7] Ganzkörperscanner[8] Szinti(llations)scanner[9] 18

tomography *n term* *syn* **plano-, strati-, laminagraphy, sectional radiography** *n term*

taking sectional roentgenograms of serial tissue planes (slices[1]) by advancing the patient in the gantry[2] in small steps (increments[3])

tomograph *n term* • **tomographic** *adj* • **tomogram**[4] *n*

» *Tomograms should be obtained for*[5] *calcifications may be misinterpreted on plain films*[6].

Use conventional / computed[7] (*abbr* CT) *or* computerized axial[7] (*abbr* CAT) / reconstruction / positron emission[8] (*abbr* PET) ***tomography*** • linear / pluridirectional[9] / narrow angle [ɡ]/ focal plane ***tomography*** • ***tomographic*** film / imaging procedure

Tomografie, Schichtaufnahmeverfahren
Schichten[1] Gantry[2] Vorschübe[3] Tomogramm, Schichtaufnahme[4] denn[5] Leeraufnahmen[6] Computertomografie, CT[7] Positronenemissionscomputertomografie, PET[8] mehrdimensionale Tomografie[9] 19

ionization [aɪənaɪzeɪʃᵊn] *n term*

dissociation[1] of molecules into ions (cations[2] [kætaɪənz], anions[3]), e.g. by subjecting them to ionizing radiation[4]

ion [aɪən] *n term* • **ionize** *v* • **(cat/ an/ non)ionic**[5] *adj* • **(non)ionizing** *adj*

» *Ionizing radiation has sufficient energy to ionize the irradiated material.*

Use ***ionization*** chamber[6] [tʃeɪ]/ density[7] / detector / dose[8] • (ultrashort) ***ionizing*** radiation[9] • ***ionic*** contrast material[10] / bond[11] • hydrogen [aɪ]/ hydroxyl / positively charged[12] [tʃɑːrdʒd] ***ion*** • ***ion*** exchange[13]

Ionisierung, Ionisation
Aufspaltung[1] Kationen[2] Anionen[3] ionisierende Strahlung[4] (nicht)-ionisch[5] Ionisationskammer[6] Ionisationsdichte[7] Ionendosis[8] ultrakurze ionisierende Strahlung[9] ionisiertes Kontrastmittel[10] Ionenbindung[11] positiv geladenes Ion[12] Ionenaustausch[13] 20

radioactive *adj term*

spontaneously [eɪ] emitting alpha, beta [eɪ||iː], or gamma rays

radioactivity[1] *n term*

» *These thrombi* [aɪ] *can be detected by external scanning if the fibrinogen is labeled*[2] [eɪ] *with a radioactive material such as iodine-125*[3] [aɪədɪn].

Use ***radioactive*** implants[4] / seeds[4] [iː]/ beads[4] [iː]/ pellets[4] / (labeled) isotopes [aɪ]/ tracer [treɪsɚ] *or* radiotracer[5] / iodine (*abbr* RAI) uptake study[6] • induced ***radioactivity***

radioaktiv
Radioaktivität[1] markiert[2] Iod-125[3] radioaktive Implantate[4] Radiopharmakon, Tracer[5] Radioiodtest[6] 21

radionuclide [-n(j)uːklaɪd] *n term* *sim* **radioisotope**[1] [-aɪsətoʊp] *n term*

artificial or natural radioactive nuclide or isotope of iodine, cobalt, phosphorus, strontium [ʃ], etc. used as tracer substances[2], e.g. to follow the course of the normal substances in metabolism

nuclide *n term* • **nuclear**[3] *adj*

» *Radionuclide imaging*[4] *is 90% sensitive, becoming positive within two days after the onset.*

Use ***radionuclide*** angiography [dʒɪɒː]/ cystogram[5] / impurity / generator • labeled ***radioisotope*** • ***radioisotope*** angiogram / renography[6] / uptake study • ***nuclear*** medicine[7] / electron / particle[8] / charge[9] [tʃ]/ decay[10] [keɪ]/ imaging / scanner

Radionuklid
Radioisotop[1] Tracer[2] nuklear, Kern-[3] Szintigrafie[4] Blasenszintigramm[5] Radioisotopennephrografie, Nierensequenzszintigrafie[6] Nuklearmedizin[7] Kernteilchen[8] Kernladung[9] radioaktiver Zerfall[10] 22

radiosensitive *adj term* *opposite* **radioresistant**[1] *adj term*

readily affected[2] by the effects of radiation; self-renewing cells (e.g. sperm cells) are most susceptible[3] [səseptıbl] while fixed postmitotic [aı] cells (e.g. neurons [(j)ʊə]) are least [iː] sensitive to radiation

radiosensitivity[4] *n term* • radioresistance *n* • radiosensitizing *adj*

» *There was no correlation between tumor grade[5] and radiosensitivity.*

Use relative ***radiosensitivity*** • ***radiosensitizing*** agent *or* ***radiosensitizer***[6]

strahlenempfindlich
strahlenresistent, -unempfindlich[1] leicht zu schädigen[2] empfänglich, empfindlich[3] Strahlensensibilität[4] Malignitätsgrad[5] Radio-, Strahlen-sensitizer[6] 23

Unit 100 Medical Statistics

Related Units: 101 Medical Studies & Research

statistics [stətıstıks] *n term usu pl*

collection of values, facts or other items [aı] of information which are then analyzed, particularly with regard to the probability[1] that the resulting empirical findings are due to chance[2]

statistical *adj term* • **biostatistics**[3] [aı] *n* • **statistician** [-tıʃᵊn] *n*

» *Current [ɜː] statistics for amputation show improved disease-free survival rates. The statistical risk of recurrence [ɜː] is 50%. The dismal statistics[4] of out-of-hospital cardiac arrest patients may be improved by more aggressive interventions.*

Use to interpret ***statistics*** • inferential[5] / descriptive / vital[6] [aı] ***statistics*** • health / cancer / outcome / mortality[7] / survival[8] / five-year ***statistics*** • ***statistical*** analysis / study / evidence[9] / comparison / difference / likelihood[1] [ʊ]/ power[10] / genetics • to approach / achieve *or* reach[11]/be evaluated for ***statistical significance***

Statistik
(stat.) Wahrscheinlichkeit[1] Zufall[2] Biostatistik[3] schlechte Statistik[4] Inferenzstatistik[5] (Bevölkerungs)statistik[6] Mortalität(sstatistik)[7] Überleben(sstatistik)[8] stat. Nachweis[9] stat. Teststärke, Power[10] statistische Signifikanz erreichen[11] 1

subject [sʌbdʒekt] *n term* *sim* **individual** [-vıdʒʊəl], **patient** [peıʃᵊnt], **case**[1] [eı] *n term* → U20-2

object of research, treatment, observation, experimentation, or dissection[2]

» *This complication was not seen in young subjects. 41% of subjects were lost to followup[3]. This is the first reported case of increased Tc 99m uptake due to thyroid [aı] follicular carcinoma.*

Use asymptomatic *or* healthy *or* normal / severely [ıə] ill / human / clinical research ***subjects*** • well-motivated / (non)obese[4] [iːs]/ elderly / control[5] ***subjects*** • ***subject*** status[6] [eı] • affected[7] / otherwise healthy [e]/ high-risk[8] ***individuals*** • infected / susceptible[9] [sep]/ untreated [iː] ***individuals*** • ***individual case*** management / screening [iː] • ***case*** study[10] / report / series

Proband, Testperson, Untersuchungsobjekt
Fall[1] Sektion, Obduktion[2] konnten nicht weiter kontrolliert werden[3] fettleibige Probanden[4] Kontrollpersonen[5] Probandenstatus[6] betroffene Personen [7] Risikopersonen[8] anfällige P.[9] Fallstudie, Kasuistik[10] 2

population *n term* *sim* **cohort**[1], **series**[2] [sıəiːz] *sing & pl*, **(sub)group** [ʌ], **subset** *n term*

set of objects, events[3], or subjects in a particular class from which a sample is drawn

» *A contemporary[4] watchful waiting[5] population was selected as a control.*

Use ***population***-based[6] [eı] • (non)white / ag(e)ing [eıdʒıŋ]/ age-matched[7] / community-based / cell ***population*** • eligible[8] [dʒ]/ female [iː]/ general[9] / normal / pediatric [iː]/ patient / study ***population*** • placebo[10] [siː]/ prospective / screening / 1930 birth ***cohort*** • controlled / prospective / small / large / consecutive[11] / autopsy [ɒː] ***series***

> **Note:** *Series* is both a singular and plural noun and can be used with a singular verb and the indefinite article, e.g. *a large series is/was ...*

Population
Kohorte[1] Reihe[2] Ereignisse[3] gleichaltrig[4] mit Surveillance[5] bevölkerungsbasiert[6] in d. gleichen Altersgruppe[7] d. Einschlusskriterien erfüllende P.[8] Allgemeinbevölkerung[9] Placebogruppe[10] konsekutive Patientenserie[11] 3

sample [æ] *n & v term* *rel* **sampling**[1] *n term*

representative portion of a population selected for research to achieve statistically significant results

» *Selection of low-risk subsets resulted in inadequate sample size[2] [saız]. When sample size is calculated, the frequency of the condition to be prevented, the anticipated[3] [tıs] effectiveness of the treatment thought to be clinically relevant, and variables such as predicted dropouts[4] and crossovers[5] must be taken into account.*

Use to draw[6] [ɔː] ***a sample*** • random[7] [æ]/ big / small / representative / (un)biased[8] [aı] ***sample*** • ***sample*** size • estimated ***sample*** size[9] • ***sampling*** error / method[10] / with(out) replacement[11] • (quasi-)random [kweızaı]/ single *or* basic[12] / cluster[13] [ʌ]/ stratified[14] / quota [kwoʊ] ***sampling***

Stichprobe; S. erheben/ ziehen
Stichprobenerhebung, -entnahme[1] Stichprobengröße, -umfang[2] erwartete[3] Ausfälle, Therapieabbrecher[4] Therapiewechsler[5] S. ziehen[6] Zufallsstichprobe[7] (un)verzerrte S.[8] geschätzter Stichprobenumfang[9] Stichprobenverfahren[10] Stichprobenerhebung mit/ohne Zurücklegen[11] Ziehen e. einfachen Zufallsstichprobe[12] Z. e. Klumpen-/ Cluster-Stichprobe[13] Z. e. geschichteten/ stratifizierten Stichprobe[14] 4

parameter *n term* *syn* **variable** *n term, sim* **trait**[1] [eɪ], **(co)factor**[2], **phenomenon**[3], **indicator**[4], **index**[5] *n term*

a characteristic[1] of a population

uni/ multivariate[6] *adj term* • **multifactorial** *adj* • **variable**[7] *adj inf*

» *In prostate cancer disease-specific variables are poor discriminants*[8] *of general quality of life. Nodal involvement was predictable preoperatively by clinical and histological parameters.*

Use biochemical / prognostic *or* predictive / gross [oʊ] neurological[9] ***parameter*** • serologic [ɪɚ]/ laboratory / sensitive / suitable [uː]/ single ***parameter*** • random *or* chance / (in)dependent[10] / stochastic [kæ]/ baseline clinical ***variable*** • outcome / binomial [aɪ] *or* dichotomous[11] [daɪkɒːt-]/ ordinal / discrete [iː] ***variable*** • continuous[12] / intervening [iː]/ quantitative ***variable*** • growth / prognostic / risk[13] / predisposing[14] [iː] ***factor*** • etiologic [iː]/ contributing / complicating ***factor***

Parameter, Kenngröße, Variable
Merkmal[1] (Ko)faktor[2] Phänomen[3] Indikator[4] Index, Kennziffer[5] uni-/ multivariat[6] variabel, veränderlich[7] Unterscheidungsparameter[8] makroskopische neurolog. Variable[9] (un)abhängige V.[10] dichotome Variable, V. mit 2 Ausprägungen[11] stetige V.[12] Risikofaktor[13] Prädispositionsfaktor[14]

5

scale(d) [skeɪld] *or* **standard score** *n term* *opposite* **raw score**[1] [rɒː skɔːr] *n term*

statistically referenced score representing the deviation of a raw score from its mean [iː] in standard deviation units

score[2] *v term* • **score**[3] *n* • **scoring** *n* • **scale**[4] *n*

» *The study group started at a lower pretreatment score than did the placebo arms. Score the findings on a scale of 0–2. This is an objective score comprising 5 urodynamic parameters.*

Use to assign [əsaɪn] a ***score*** • age-equivalent / clinical performance ***score*** • initial prognostic / point *or* numerical[5] / percentile rank ***score*** • symptom / (Gleason) tumor / IQ / achievement [tʃiː] ***score*** • Apgar[6] / trauma / Glasgow Coma ***score*** • ***raw score*** table (comparison) / grouping / method • ***scoring*** system[7] • color / numerical[7] / self-rating ***scale*** • ***scale*** down

Standardwert(e), Z-Wert(e)
Rohwert(e)[1] verzeichnen, erzielen[2] Wert, Score, Ziffer[3] Skala, Maßstab, Schema[4] Punktezahl[5] Apgar-Wert, -Score[6] Punktesystem, -schema[7]

6

incidence [ɪnᵗsɪdᵊnᵗs] *n term* *sim* **prevalence**[1] [prevᵊləᵗns] *n term*

the number of new cases of a disease in a defined population over a specific period of time

» *It is associated with a 15% incidence of fetal* [iː] *bradycardia. The number of cases of a disease existing in a given population within a specific period* [ɪɚ] *of time is termed period prevalence*[2]*. In low-prevalence populations the ELISA test was less accurate.*

Use age-adjusted[3] [dʒʌ]/ age-specific / annual / cumulative / cancer ***incidence*** • increase in / fall in / peak [iː]/ overall[4] / reported / true[5] / worldwide ***incidence*** • ***incidence*** rate • estimated / HIV / population / smoking / point[6] ***prevalence*** • ***prevalence*** index / rate[7]

Inzidenz, Neuerkrankungsrate
Prävalenz[1] Periodenprävalenz[2] altersadjustierte I.[3] Gesamtinzidenz[4] wahre Inzidenz[5] Punktprävalenz[6] Prävalenzrate[7]

7

rate [reɪt] *n term* *sim* **ratio**[1] [reɪʃ(ɪ)oʊ], **percentage**[2] [pɚsentɪdʒ], **proportion**[3], **preponderance**[4] *n term*

proportion per 1,000 (or 100,000) of the population, e.g. number of births per 1,000 residents[5]

» *Alpha interferon has had a 15–20 % response rate. Men outnumber women* [wɪmɪn] *by a 3:1 ratio. The ratio of helper to suppressor (H/S) cells in healthy individuals is about 1.6 to 2.2. This is a sizeable*[6] [aɪ] *percentage of cases.*

Use crude[7] [uː]/ standardized / adjusted[8] ***rate*** • birth / pregnancy / complication / cure[9] / death / failure ***rate*** • recurrence[10] / retreatment / success / 5-year actuarial[11] ***rate*** • odds[12] (*abbr* OR) / likelihood / risk-benefit / birth-death ***ratio*** • ***percentage*** points • calculated / fixed high / large / small ***percentage*** • male-to-female[13] [fiːmeɪl] ***preponderance***

Rate
Quotient, Verhältnis[1] Prozentsatz[2] Verhältnis[3] Überwiegen, -hang, -gewicht[4] Einwohner[5] beträchtlich[6] rohe Rate[7] adjustierte R.[8] Heilungsrate[9] Rezidivrate[10] 5-Jahresrate[11] Chancenverhältnis, Odds Ratio[12] Überhang bei Männern[13]

8

morbidity (rate) *n term* *rel* **mortality (rate)**[1] *n term* → U89-2; U12-2

proportion of patients in a given population who have a particular disease at a given time

» *During colonoscopy polyps can usually be excised with a lower morbidity rate. The mortality rate is the number of deaths divided by the population in which they occur. They assessed mortality adjusted for age*[2] *and severity* [e] *of comorbidity*[3] *at the time of surgery.*

Use to predict/reduce/minimize[4]/cause[5]/produce[5]/carry[5]/influence ***morbidity*** • alcohol-related / asthma [z]/ cardiac / fetal [iː]/ childhood ***morbidity*** • (peri)operative / long-term / significant *or* severe [ɪɚ] *or* major [meɪdʒɚ] ***morbidity*** • minor [aɪ] *or* low / minimal associated [oʊʃ]/ trivial ***morbidity*** • crude /5-year / specific / hospital / conditional / infant[6] / perinatal [eɪ] ***mortality rate*** • standardized ***mortality*** rate *or* ratio[7] (*abbr* SMR)

Morbidität(srate)
Mortalität(srate), Sterblichkeit[1] altersadjustierte Mortalität[2] Grad der Komorbidität/ Zweiterkrankung[3] Morbidität gering halten[4] verbunden sein mit einer Morbidität[5] Säuglingssterblichkeitsrate[6] standardisierter Mortalitätsquotient[7]

9

mean [miːn] *n sing & adj term* *sim* **median[1]** [miːdɪən] *n & adj term*

(n) average[2] [ævərɪdʒ] value (usually the arithmetic mean[3] unless otherwise specified) of a sample or population

» *Mean time of narcotics use postoperatively was 4.3 days; 72 patients were considered cured* [kjʊərd] *after a mean of 18 sessions. The median value divides the probability distribution of a random variable in half.*

Use sample / population / geometric[4] ***mean*** • ***mean*** age / concentration / decrease [iː] • standard error of the[5] ***mean*** (*abbr* SEM) • ***median*** followup period[6] / hospital stay

Mittel(wert); mittlere(r)
Median, Zentralwert; median(e/r)[1] durchschnittlich[2] arithmetischer Mittelwert[3] geometrischer M.[4] Standardfehler d. Mittelwerts[5] medianer Nachuntersuchungszeitraum[6]
10

percentile [pərsentaɪl] *n term* *sim* **quartile[1]** [kwɔːr-], **fractile[2]**, **decile[3]** [es] *n term*

rank position of an individual in a serial [ɪər] array[4] [ərei] of data stated in terms of what percentage of the group (s)he equals [iː] or exceeds [iː]

» *About 30% of these children are below the third percentile for height[5]* [haɪt]. *The men in the quartile with the highest values had a 3 times higher risk of stroke than those in the lowest quartile.*

Use above/below the 5th / 95th / growth / age-matched[6] ***percentile*** • ***percentile*** curve [ɜː]/ level / rank[7] / for age and sex[8]

Perzentil(e)
Quartil(e)[1] Fraktil(e)[2] Dezil(e)[3] nach Größe geordnete Reihe[4] (Körper)größe[5] altersentsprechende P.[6] Perzentilenrang[7] Alters- u. Geschlechtsperzentile[8]
11

frequency [iː] **distribution** [-bjuːʃən] *n term* *rel* **outlier[1]** [aʊtlaɪər] *n term*

statistical description of raw data in terms of the number or frequency of items [aɪ] characterized by each of a series or range of values of a continuous variable

» *The distribution of the ratios was non-Gaussian. A reading[2], value or measurement* [eʒ] *far outside the central range of the data is termed an outlier and is considered to be in error[3].*

Use normal *or* Gaussian[4] / standardized normal / binomial [aɪ]/ probability[5] ***distribution*** • even[6] [iː]/ linear / Student's *or* t-[7] / Poisson / sex / female-to-male [iː] ***distribution*** • randomly / uniformly[8] ***distributed*** • ***distribution*** curve [ɜː]/ coefficient[9] [ɪʃ]/ free test[10]

Häufigkeitsverteilung
Ausreißer[1] Messwert[2] falsch, fehlerhaft[3] Gauß-, Normalverteilung[4] Wahrscheinlichkeitsverteilung[5] gleichmäßige V.[6] Student-, t-Verteilung[7] gleichverteilt[8] Verteilungskoeffizient[9] verteilungsunabhängiger Test[10]
12

deviation [diːvieɪʃən] *n term* *sim* **skew(ness)[1]** [skjuːnəs] *n term*

(i) departure[2] [-tʃər] from symmetry of a frequency distribution
(ii) shift[3] away from the normal course or site

deviate[4] [diːvieɪt] *v term* • **skew** *v*

» *The standard deviation is the statistical index of the variability within a distribution (the square* [skweər] *root[5]* [uː] *of the average of the squared deviation from the mean). The median, range, upper quartile and the skewness of chain code variance were most predictive of recurrence* [ɜː].

Use standard[6] ***deviation*** (*abbr* SD) / of the mean (*abbr* SDM) • measure of ***skewness*** • ***skew*** distribution[7]

Abweichung
Schiefe[1] Abweichung[2] Verschiebung[3] abweichen[4] Quadratwurzel[5] Standardabweichung[6] schiefe Verteilung[7]
13

variance [veəriənts] *n term* *sim* **variation[1]** [veərieɪʃən] *n term*

(i) variation found between a set of observations
(ii) state of being variable, different, divergent[2] [daɪvɜːrdʒənt]

variant[3] *adj & n* • **variability[4]** *n* • **covariance[5]** *n term*

» *Variance is calculated as the square of the standard deviation. Mean pressure responses and measures of variance were calculated. These findings are at variance with[6] those of Bell.*

Use analysis of[7] ***variance*** (*abbr* ANOVA) • coefficient [fɪʃ] of[8] ***variation*** (*abbr* CV) • intra-/ inter-observer[9] ***variance***

Varianz
Variation[1] unterschiedlich[2] abweichend; Abart, Variante[3] Variabilität[4] Kovarianz[5] weichen ab von[6] Varianzanalyse[7] Variationskoeffizient[8] Intra-/ Inter-Beobachter-Varianz[9]
14

range [reɪndʒ] *n term*

statistical measure [eʒ] of the variation of values determined by the endpoint values[1]

long-range[2] *adj* • **range[3]** *v term*

» *The clinical spectrum of the disease ranges from mild to life-threatening[4]* [e]. *The plasma concentrations exhibit[5] episodic increases, with values ranging up to 4 pmol/L.*

Use broad [ɒː]/ wide [aɪ]/ narrow / in the 80–90% / age / reference[6] / therapeutic[7] [pjuː] ***range*** • ***to range*** from A to B / between A and B

Spannweite, Bereich
Extremwerte[1] langfristig[2] liegen, schwanken[3] lebensgefährlich[4] weisen auf[5] Referenzbereich[6] therapeutische Breite[7]
15

degrees of freedom *n term* *abbr* **df**

the number of observations (subjects, test items and scores[1], trials[2] [aɪ], conditions, etc.) minus the number of independent restrictions[3] in the sampling undertaken

» *Patients with stress incontinence had a leak [iː] point pressure[4] of 42 cmH_2O (P=0.126, df=10).*

Freiheitsgrade, FG
Werte, Scores[1] Versuche, Untersuchungen[2] Einschränkungen, Restriktionen[3] Blasendruck bei unwillkürlichem Harnabgang[4] 16

confidence interval *n term* *abbr* **CI** *n term*

statistical measure for the range of uncertainty about the probability of an outcome

» *Actuarial disease-specific survival rates and associated 95% confidence intervals were calculated using the Kaplan-Meier method[1].*

Use ***confidence*** limit[2] / band / level[3] • disease-free / follow-up ***interval***

Konfidenzintervall, Vertrauensbereich
Kaplan-Meier Schätzung/ Methode[1] Konfidenzgrenze[2] Konfidenzniveau[3] 17

bias [bɑɪəs] *n term* *syn* **systematic error, distortion** [dɪstɔːrʃᵊn] *n*, *rel* **confounder[1]** [aʊ] *n term*

deviation [diːvɪeɪʃᵊn] of results from the truth or mechanisms [k] leading to such deviation, e.g. analysis bias, measurement bias, selection bias, withdrawal [-ɒːəl] bias[2], etc.

biased[3] *adj* • **unbiased[4]** *adj* • **confounding** *adj*

» *The common biases of screening are length, lead-time [iː] and selection biases. Lead-time bias[5] occurs when the patient is merely [ɪɚ] diagnosed at an earlier time but life expectancy[6] remains unchanged. An extreme [iː] form of length bias is overdiagnosis. The data may be biased.*

Use to minimize/be prone [oʊ] to[7]/reflect ***bias*** • selection / gender [dʒ]/ information / length / confounding / recall ***bias*** • ***biased*** study / sample[8] [æ] • to be ***biased*** toward children[9] / by personal involvement / related to patient selection • ***unbiased*** estimator[10] • sampling / standard[11] / systematic / false-positive [ɔː]/ false-negative ***error*** • ***confounding*** variable[1]

Bias, systemat. Fehler/ Verzerrung
Störgröße, verzerrender Faktor[1] Verzerrung durch abgebrochene Beobachtungen[2] verzerrt[3] unverzerrt[4] Lead-time Bias[5] Lebenserwartung[6] für/auf Biasanfällig sein[7] verzerrte Stichprobe[8] gegenüber Kindern befangen/ voreingenommen sein[9] erwartungstreue Schätzfunktion[10] Standardfehler[11] 18

event [ɪvent] *n term*

experience, incident[1], trait, or clinical condition defined by a binary [aɪ] outcome measure[2]

» *It is not relevant when the underlying event[3] took place. Ovulation or some other natural event causing mild discomfort may be experienced as an abdominal catastrophy.*

Use ***event*** rate /-driven data[4] / analysis / recorder • simple / certain[5] / (non-)excluding[6] / impossible / complementary ***event*** • clinical / random[7] / initial [ʃ]/ recurrent[8] / stressful / reportable ***event*** • perinatal [eɪ]/ negative life / traumatic / precipitating[9] [sɪp]/ isolated [aɪ] ***event*** • work-related / multicasualty[10] [-ʒʊəlti]/ (pre)terminal [ɜː] ***events***

Ereignis
Vorfall[1] dichotomer Parameter[2] ursächliches E.[3] ereignisabhängige Daten[4] sicheres E.[5] (nicht) ausschließendes E.[6] zufallsabhängiges E.[7] wiederkehrendes E.[8] auslösendes E.[9] Naturkatastrophen[10] 19

endpoint *n term* *syn* **primary** [aɪ] **outcome** *or* **event** *n term*

outcome variable used to judge[1] [dʒʌdʒ] the effectiveness of treatment

» *In terms of major endpoints the test drug did not prove superior [ɪɚ] to[2] placebo [siː]. Endpoints examined were semen [iː] analyses, sperm [ɜː] functional assessments[3], and pain scores.*

Use hard[4] / soft[5] / study / valid[6] / primary / secondary / multiple ***endpoints*** • ***endpoint*** analysis • clinical / treatment / quality-of-life[7] / overall / long-term[8] ***outcome*** • favorable [eɪ]/ poor / adverse [ɜː]/ fatal[9] [eɪ] ***outcome***

Endpunkt, Zielgröße
beurteilen[1] sich als besser erweisen als[2] Spermiogramme[3] harte Endpunkte[4] weiche E.[5] valide E.[6] Ergebnis einer Lebensqualitätsstudie[7] Langzeitergebnis[8] letaler Ausgang[9] 20

statistically significant *adj term* *opposite* **insignificant[1]** *adj term*

the statistical probability that a finding is very unlikely the result of chance alone

significance[2] *n term*

» *Raised [eɪ] alkaline phosphatase was of no prognostic value, while creatinine reached marginal [dʒ] significance[3]. The factor was found to be of significance for tumor recurrence.*

Use highly ***significant*** • statistically ***insignificant*** • least ***significant*** difference[4] (*abbr* LSD) • ***significance*** level[5] • p-value[6] • prognostic / clinical / borderline[3] ***significance***

statistisch signifikant
nicht signifikant[1] Signifikanz[2] grenzwertige S.[3] Grenzdifferenz[4] Signifikanzniveau[5] p-Wert[6] 21

false [ɔː] **positive** *adj & n term* *opposite* **false negative[1]** *adj & n term*

test result which wrongly indicates the presence of a disease, condition or finding

» *No false positives were found in the control group[2]. The two false negative results were obtained in normotensive patients[3].*

Use ***false positive*** error[4] / result [ʌ]/ rate / scan / test / cultures [ʌ] • true[5] ***positive*** / ***negative***

falsch-positiv(er Wert)
falsch-negativ(er Wert)[1] Kontrollgruppe[2] bei Normotonikern[3] falsch positiver Fehler[4] richtig positiv/ negativ[5] 22

sensitivity *n term* *rel* **specificity**[1] [spesɪfɪsəti] *n term*

proportion of individuals with a positive test result for the disease that the test is intended to reveal [iː]

» *The reliability*[2] [aɪə] *of a diagnostic test is measured by its sensitivity and specificity. The specificity of a screening test is the number of true negative results as a proportion of the total of true negative and false-positive results. The test has a sensitivity of 75% and a specificity of 95%.*

Use 95% / high / moderate / low / lack of[3] ***sensitivity*** • to increase[4] [iː]/enhance[4] [æ]/ diagnostic ***specificity***

Sensitivität
Spezifität[1] Reliabilität, Zuverlässigkeit[2] mangelnde Sensitivität[3] die Spezifität verbessern[4]
23

cut-off *or* **cutoff (point** *or* **value)** *n term* *syn* **cut-point, threshold** *n term*

point or value in an ordered sequence [iː] used to separate these values into two subgroups

» *Test sensitivity and specificity depend on the reference range used, i.e. the cutoff point above which a test is interpreted as abnormal. Many programs use age cutoffs*[1] *to select potential transplant recipients*[2] [sɪp].

Use sharp[3] / low / subgrouping ***cutoff*** • a ***cutoff*** value of 4 ng/mL

Schwellenwert, Grenzwert, Cutoff
Altersgrenzen[1] Transplantatempfänger[2] exakter Grenzwert[3]
24

survival [sɚvaɪvəl] *n term* *sim* **survivorship**[1] *n term*

period between the institution or completion of any procedure and death

survive[2] *v* • **survivor**[3] *n*

» *The limiting factor for survival was the tumor, not age. Children with Hodgkin's disease have a 75% overall survival rate at more than 20 years' followup. Median survival was 11 months.*

Use ***survival*** rate[4] / time *or* period[5] / probability / curve / benefit[6] / trial / analysis[7] • ***survival*** to adulthood[8] / to the 6th decade / to age 50 • ***survival*** from colon cancer / following bypass surgery / at 1 year • median *or* mean / disease-free / event-free[9] / cumulative ***survival*** • infarct / expected graft[10] / improved / lower ***survival*** • long-term / childhood cancer ***survivor***

Überleben(szeit)
Überleben, Gruppe der Überlebenden[1] überleben[2] Überlebende(r)[3] Überlebensrate[4] Überlebenszeit[5] Überlebensvorteil[6] Überlebenszeitanalyse[7] Ü. bis ins Erwachsenenalter[8] ereignisfreies Überleben[9] erwartete Transplantatlebensdauer[10]
25

life-table analysis [ənæləsɪs] *n term* *syn* **survival analysis** *n term*

a method of analysis that relies [aɪ] on a count of the number of events (e.g. death) observed and the time points at which those events occurred [ɜː], relative to some zero [ɪɚ] point[1]

» *In life-table analysis for clinical trials the time to an event for a patient is usually measured from the time of randomization and treatment effects are assessed by comparing event rates in the different treatment groups. Lifetable analysis to 15 years failed to yield a deterioration*[2] [ɪɚ] *in graft outcome for these patients.*

Use to run ***a life-table analysis*** • to generate [dʒen-]/prepare/create [ieɪ] ***a life table*** • period / abridged[3] [ɪdʒ]/ survivor analysis / cohort[4] ***life table*** • ***life-table*** methods / event rates / survivorship

Überlebenszeitanalyse, -statistik
Nullzeitpunkt[1] Verschlechterung aufzeigen[2] abgekürzte Sterbetafel[3] Kohortensterbetafel[4]
26

table *n term* *sim* **diagram**[1] [aɪə], **graph**[1] *n*, **chart**[1] [tʃ], **plot**[1] *n & v term*

data arranged in parallel rows [roʊz] and columns[2] to display the essential facts in an easily appreciable[3] [iːʃ] form

tabulation[4] *n term* • **tabulated**[5] *adj* • **plotter**[6] *n* • **-gram** *comb*

» *Surface area, like metabolic rate, is not a linear function of weight* [weɪt] *and requires the use of a table or nomogram. The postoperative results are summarized in the table. The pressure was plotted against the flow rate. This increase was evidenced by*[7] *a larger area under the curve (abbr AUC) in the receiver* [iː] *operating characteristic (abbr ROC) plot.*

Use ***tabulated*** results • contingency[8] [ɪndʒ]/ (cohort) life ***table*** • bar[9] / scatter[10] / block[11] / vector ***diagram*** • pie[12] [aɪ]/ bar[9] / flow[13] ***chart*** • ROC / Kaplan-Meier[14] / scatter[10] ***plot*** • ***to plot*** X against Y[15] • acid-base ***nomogram*** • histo***gram***

Tabelle, Tafel
Diagramm, Graph, grafische Darstellung; (i. Graph) eintragen, plotten[1] Spalten[2] übersichtlich[3] tabellarische Darstellung[4] tabellarisch[5] Kurvenschreiber[6] belegt durch[7] Kontingenztafel[8] Säulen-, Balkendiagramm[9] Streudiagr.[10] Blockd.[11] Kreis-, Tortendiagramm[12] Flussd.[13] Kaplan-Meier Diagramm[14] X gegen Y auftragen[15]
27

100

multivariate [-ɪɪt‖ɪeɪt] **analysis** *n term* *syn* **multivariable analysis** *n term*

statistical model in which more than one dependent variable is simultaneously [eɪ] predicted

» *Data from the Mayo Clinic using multivariate analysis indicate that only the presence of a locally advanced lesion* [iːʒ] *was independently predictive of recurrence and ultimate* [ʌ] *death from disease.*

Use ***multivariate analysis*** of variants (*abbr* MANOVA) • ***multivariate*** relative risk model • frequency / univariate / bivariate[1] / covariance[2] ***analysis*** • factor / interim / cluster[3] / correspondence / discriminant[4] ***analysis***

multivariate/ mehrdimensionale Analyse
bivariate A.[1] Kovarianzanalyse[2] Cluster-Analyse[3] Diskriminanzanalyse[4]
28

prediction [prɪdɪkʃᵊn] *n term* *sim* **estimation**[1] [estɪmeɪʃᵊn] *n term*

statement anticipating[2] [tɪs] or forecasting[3] [æ] a future event or prognosis

predictive *adj term* • **predict** *v* • **predictor**[4] *n* • **estimate**[5] *n & v*

» *A positive biopsy finding has a predictive value of about 90%. Location and thickness of primary melanoma are the most accurate predictors of prognosis.*

Use positive[6] / negative ***predictive value*** • actuarial[7] ***estimation*** • ***estimation*** of a proportion

Vorhersage, Prädiktion
Schätzung[1] vorhersehen[2] voraussagen[3] prädiktiver Parameter[4] Schätzwert; schätzen[5] positiver Vorhersagewert[6] (Sterbe)tafelmethode[7] 29

reliability [rɪlaɪəbɪləṭi] *n term* *rel* **reproducibility**[1], **validity**[2] *n term*

measure [eʒ] of the consistency of statistical data (i.e. results are reproducible on retesting)

validation[3] *n term* • **validate**[4] *v* • **valid**[5] [vælɪd] *adj* • **(un)reliable**[6] *adj*

» *Cancers can be detected with a high degree of reliability with colonoscopy. Suboptimal effort limits the validity of lung volume calculations derived* [aɪ] *from*[7] *spirometry* [aɪ].

Use test-retest[8] / interjudge[9] [-dʒʌdʒ] ***reliability*** • ***reliable*** indicator / marker / test • internal / external / predictive ***validity*** • protocol ***validation***

Reliabilität, Zuverlässigkeit
Reproduzierbarkeit[1] Gültigkeit, Validität[2] Gültigkeitsprüfung[3] validieren[4] gültig[5] (un)zuverlässig[6] basierend auf[7] Retest-Stabilität[8] Inter-Beobachter-Reliabilität[9] 30

probability *n term* *syn* **likelihood** [laɪklihʊd] *n genE*

statistical measure indicating how likely[1] a specific event is to occur [ɜː]

(im)probable[2] *adj* • **to be (un)likely to happen**[2] *phr*

» *Prosthetic replacement has the greatest probability of preventing recurrence. The probability of obtaining*[3] *a given outcome due to chance is expressed by the P value (a significance of $p < 0.05$ means that up to 5 times out of 100 the result could have occurred by chance).*

Use ***probability*** interval / curve [ɜː]/ distribution[4] / density[5] • low / high / greater / calculation of / conditional[6] ***probability*** • posttest / pretest / prior [praɪɚ]/ 1% / long-term ***probability*** • lifetime[7] / cumulative [kjuː] survival[8] ***probability*** • ***high-probability*** lung scan

Wahrscheinlichkeit
wahrscheinlich[1] (un)wahrscheinlich[2] erzielen[3] Wahrscheinlichkeitsverteilung[4] Wahrscheinlichkeitsdichte[5] bedingte Wahrscheinlichkeit[6] Lebenszeitwahrscheinlichkeit[7] kumulative Überlebenswahrscheinlichkeit[8] 31

correlation *n term* *sim* **association**[1], **relation(ship)**[2], **link**[3] *n term*

degree of relationship (positive or negative) between two sets of paired [eɚ] measurements[4] of traits [eɪ] or events

(un)correlated[5] *adj term* • **correlate** *v* • **correlative**[6] *adj*

» *There is a strong correlation with the presence of HLA-B27 antigen. The reliability of the index was high, with a test-retest correlation coefficient of r = 0.93.*

Use Spearman's rank[7] / Pearson's ***correlation coefficient*** • cross-[8]/ auto***correlation*** • ***to correlate*** with / well / better / poorly[9] / closely / strongly • ***to correlate*** directly / positively / negatively / inversely[10] [ɜː] • ***to be correlated*** with • ***correlation*** between A and B / of A and/with B • ***correlative*** study • causal [kɒːzᵊl]/ close / inverse linear[11] ***relationship*** • to be ***associated*** with[12]

Korrelation
Zusammenhang[1] Beziehung[2] Verbindung[3] zwei Wertepaare[4] (un)korreliert[5] Korrelations-[6] Spearman'scher Rangkorrelationskoeffizient[7] Kreuzkorrelation[8] schwach korrelieren[9] gegensinnig k.[10] gegensinnig lineare K.[11] in Zusammenhang stehen[12] 32

regression [rɪgreʃᵊn] *n term* *rel* **slope**[1] [sloʊp] *n term*

functional relationship between a dependent and one or more independent variables

» *Prediction of mortality was performed by logistic* [dʒ] *regression analysis*[2].

Use ***regression*** coefficient[3] / line[4] / curve • univariate[5] / bivariate [aɪ]/ linear [ɪ]/ multiple [ʌ] ***regression***

Regression
Steigung[1] logistische Regressionsanalyse[2] Regressionskoeffizient[3] Regressionsgerade[4] univariate Regression[5] 33

chi-square(d) [kaɪ-] **test** *n term* *rel* **t-** *or* **student's test**[1] *n term*

statistical technique [iːk] whereby variables are categorized to determine[2] whether a distribution of scores is due to chance or experimental factors

» *The chi-square test and ROC curves*[3] *were used for statistical analysis.*

Use significance[4] / binomial / log-rank[5] / parametric ***test*** • ***chi-square*** analysis • Pearson ***chi-square analysis*** • partition [ɪʃ] of the[6] ***sum of squares***, *abbr* SS • chi-***squared*** • nonparametric *or* distribution free[7] / Wilcoxon's rank sum[8] / Mann-Whitney U[9] ***test*** • ***test of*** independence / fit / significance[4]

Chi²-Test, χ^2 Test
t-Test[1] feststellen[2] ROC (Receiver-Operating-Characteristic) Kurven[3] Signifikanztest[4] Logrank-Test[5] Zerlegung der Quadratsummen[6] parameterfreier T.[7] Wilcoxon (Rangsummen)test[8] U-Test nach Mann und Whitney[9] 34

proportional [ɔːrʃ] **hazard model** *n term* *syn* **Cox (regression) model** *n term*

regression method for modelling censored survival data which assumes the ratio of the risks (hazard ratio)

» *The present study is aimed at updating prognosis in primary biliary cirrhosis* [sɪr-] *using a time-dependent Cox regression model. Cox regression uses the maximum likelihood method rather than the least* [iː] *squares method.*

Use linear regression[1] ***model*** • ***proportional*** odds model[2] / censorship [sen-]

Cox Regression
lineares Regressionsmodell[1] Modell m. proportionalen Ja-Nein Quotienten[2] 35

Unit 101 Medical Studies & Clinical Trials

Related Units: 100 Medical Statistics

study [stʌdi] *n & v term* → U116-2; U118-1 *sim* **clinical trial**[1] [traɪəl] *n term*

(i) research activities involving the collection, analysis, or interpretation of data
(ii) project involving several investigations or a clinical trial
(iii) diagnostic investigations (biochemical [k], imaging studies[2], etc.)

» *A prospective study is under way[3] to evaluate these two treatment options.*

Use to perform/carry out/make/undertake/launch[4] [ɒː] ***a study*** • to be under[5] ***study*** • longitudinal[6] / (quasi-)experimental / non-experimental research / cross-sectional *or* prevalence[7] / follow-up[8] / prospective[9] / retrospective ***study*** • interventional[10] / observational[11] / historical / epidemiological / parallel cohort / case-control(ed)[12] / feasibility [iː] *or* pilot[13] [aɪ] ***study*** • ***study*** participant / population / protocol / manual • randomized / (un)controlled / triple-blinded [ɪ]/ single-blind[14] / multicenter ***(clinical) trial*** • phase I / II / III / IV / open label[15] [eɪ] ***trial***

Studie, Untersuchung; untersuchen
klinische Studie/ Untersuchung[1] bildgebende Verfahren[2] im Gange[3] Studie beginnen[4] wird zur Zeit untersucht[5] Longitudinal-, Längsschnittstudie[6] Prävalenz-, Querschnittstudie[7] Verlaufsuntersuchung[8] prospektive Studie[9] Interventionsst.[10] Beobachtungsst.[11] Fall-Kontroll-Studie[12] Pilotstudie[13] einfach blinde St.[14] offene Studie[15] 1

investigation [-geɪʃən] *n term* *sim* **research**[1] [*n* riː-, *v* rɪsɜːrtʃ] *term*

(i) a thorough[2] [θɜːrə] and systematic examination or study of unknown issues[3]
(ii) a clinical study or trial

investigator[4] *n term* • **investigate** *v* • **investigational**[5] *adj* • **investigative**[5] *adj term* • **researcher**[6] *n*

» *These observations warrant[7] [ɔː] further investigation into the effects of different management approaches. Laboratory investigations revealed microhematuria [iː].*

Use to do ***research***[1] on / into • ***research*** fellow[8] / worker[6] • clinical / preliminary[9] / longitudinal / (non-)invasive [eɪ]/ multidisciplinary / parallel group ***investigation*** • principal ***investigator*** • ***investigational*** treatment[10] / new drug application[11] (*abbr* INDA *or* IND) / device [dɪvaɪs] exemption[12] (*abbr* IDE) • in an ***investigative*** stage[13] [steɪdʒ] • to be under ***investigation***

(i) (wissenschaftliche) Untersuchung (ii) klinische Studie
(Er)forschung, (er)forschen[1] gründlich[2] Zusammenhänge, Fragen[3] Untersucher(in)[4] Test-, Forschungs-, Untersuchungs-[5] Forscher(in), Wissenschaftler(in)[6] rechtfertigen[7] Forschungsstipendiat(in)[8] vorläufige U.[9] experimentelle Behandlung[10] Einsatz e. neuen Testmedikaments[11] Sondergenehmigung f. neues Medizinprodukt[12] im Forschungsstadium[13] 2

objective [dʒek] *n term* *syn* **aim** [eɪm], *sim* **purpose**[1] [pɜːrpəs] *n*

research papers[2] about medical studies are usually structured as follows: title, abstract, introduction and objectives, materials and methods, results, discussion, and conclusion(s)

aim (at)[3] *v*

» *The objective of the present study[4] was to assess[5] the response of BPH patients to doxazosin.*

Ziel, Zielsetzung
Zweck[1] wissensch. Arbeiten/ Publikationen/ Vorträge[2] abzielen auf, anstreben[3] vorliegende Studie[4] untersuchen[5] 3

patient recruitment [uːt] *n term* *sim* **enrollment**[1], **assignment**[2] [aɪn], **allocation**[2] *n term*

selecting and obtaining informed consent[3] from patients to participate in clinical trials

recruit [uːt] *v term* • **enroll in(to)**[4] *v* • **enrollee**[5] [iː] *n* • **allocate** *v* • **assign** *v*

» *It is recommended that children with brain tumors be enrolled in multicenter protocols. The study was inconclusive owing [oʊɪŋ] to problems in recruitment and low subject enrollment.*

Use ***patient recruitment*** goal [oʊ] • ***enrollment*** criteria[6] [kraɪtɪərɪə] • time of / at / prior [aɪ] to[7] ***enrollment*** • uniform *or* equal [iː] treatment / stratified[8] ***allocation*** • fixed / adaptive ***allocation design*** • randomly ***allocated*** to treatment[9]

Patientenrekrutierung
Aufnahme[1] Zuteilung[2] aufgeklärte Einwilligung einholen[3] i. d. Studie aufnehmen[4] Studien-, Versuchsteilnehmer(in)[5] Aufnahmekriterien[6] vor der Aufnahme[7] stratifizierte Zuteilung[8] randomisiert der Behandlung zugeteilt[9] 4

randomization [rændəmaɪzeɪʃən] *n term*

(i) a chance[1] [tʃæns] assignment of treatments in an experiment (ii) a statistical selection process in which all subjects or samples presumably have the same chance of being selected[2]

random[1] *adj* • **randomize**[3] *v term* • **(non)randomized** *adj* • **randomizer**[4] *n*

» *Altogether 512 patients were randomized to chemotherapy [kiː-]. The visit where a participant is randomly assigned[5] to treatment groups of a clinical trial is termed randomization visit.*

Use ***random*** number[6] / variable / process / allocation[7] / population / biopsy [aɪ] • ***randomized*** clinical trial[8] / controlled study / blocking[9] / prospective series • ***randomization*** visit / process • at[1] ***random*** • in a ***random*** fashion[1]

Randomisierung, Zufallszuteilung
zufällig[1] Rekrutierungschance[2] randomisieren[3] Zufallsgenerator[4] zugeteilt[5] Zufallszahl[6] Zufallszuteilung[7] randomis. klinische Studie[8] blockweise Randomisierung[9] 5

prospective *adj term* *opposite* **retrospective**[1] *adj term*

subjects with a specific trait [eɪ] or parameter are identified and then observed for the occurrence[2] [ɜː] of the outcome

» *This prospective two-part trial comprised*[3] [aɪ] *a pilot study of 10 men.*

Use ***prospective*** study / survey[4] [ɜː] / clinical trial / series[5] [ɪɚ] • ***prospective*** evaluation / observation protocol / data [eɪ] • ***prospective*** blood donor[6] [oʊ]/ recipient[7] [sɪ] • ***retrospective*** analysis / chart [tʃ] review[8] [iː]

prospektiv
retrospektiv[1] Eintreten[2] bestand aus[3] prospektive Erhebung[4] p. Versuchsserie[5] potentielle(r) Blutspender(in)[6] prosp. Empfänger(in)[7] retrospektive Analyse von Krankengeschichten[8] 6

protocol *n term* *sim* **study manual of operations**[1] *n term*

(i) precise plan for a clinical trial or a therapeutic [pjuː] regimen[2] [redʒ-]
(ii) guidelines (iii) official notes (e.g. at autopsy [ɒː])

» *Fifty patients were on a surveillance* [sɚveɪləns] *protocol*[3] *after orchiectomy* [k] *alone. Treatment audits*[4] [ɒː] *were performed for adherence* [ɪɚ] *to protocols*[5]*. Patients who desire more aggressive treatment should be referred*[6] *for experimental protocol therapy.*

Use ***protocol*** trial / design[7] • study / treatment / testing / chemotherapeutic [kiː-] ***protocol*** • three-drug / transfusion / field[8] / formal ***protocol*** • well-designed / followup / watchful waiting[3] / FDA-approved[9] / short-stay ***protocol***

(Studien)protokoll
Studienanleitungen[1] Behandlungsplan[2] Surveillance, Beobachtungsstrategie[3] Therapiekontrollen[4] Einhaltung d. Behandlungsprotokolle[5] überwiesen[6] Studiendesign[7] Studienprot. f. Feldversuch[8] v. d. U.S. Gesundheits- u. Lebensmittelbehörde genehmigtes Studienprotokoll[9] 7

placebo [pləsiːboʊ] *n term* *sim* **inactive control** *or* **sham treatment**[1] *n term*

(i) inert[2] [ɜː] substance (a sugar pill) identical in appearance with the drug studied which is administered under the pretense of real treatment; used in clinical trials to distinguish between the actual efficacy [-kəsi] of an experimental drug and its suggestive [dʒe] effect (ii) more generally, any ineffective treatment (usually prescribed to meet a patient's demands)

» *Eighty percent of the patients who received a placebo became asymptomatic. Prokinetic agents were superior* [ɪɚ] *to*[3] *placebo. Those initially on placebo were switched* [tʃ] *to drug at the end of the 4th week of the trial.*

Use ***placebo*** effect / control group / responder[4] / relief [iː]/ therapy /-treated patient /-controlled trial • nonmedicine ***placebo*** • ***sham***-treated controls / group / feeding[5] [iː]/ lavage [ɑːʒ]

Plazebo, Leer-, Scheinmedikament
Scheinbehandlung[1] inaktiv, unwirksam[2] wirksamer, besser[3] Placeboresponder[4] Scheinfütterung[5] 8

blind [blaɪnd] *adj term* *syn* **blinded** *adj term*

(adj) keeping study participants and/or investigators from knowing which subjects are assigned to the treatment and the placebo group in order to keep biases[1] [baɪəsiːz] or expectations from influencing the results

blind[2] *v term* • **unblind**[3] *v*

» *Our randomized double-blind study shows that administration of alpha-blockers is effective.*

Use single[4]-/ double[5]-***blind study*** • partially [ʃ] ***blinded*** • ***blind(ed)*** study[6] / sham controlled study / placebo trial / procedure

blind
verfälschende Faktoren, Verzerrungen[1] verblinden[2] offenlegen[3] einfacher Blindversuch[4] Doppelblindversuch[5] Blindversuch[6] 9

control group *n term* *opposite* **treatment** *or* **experimental group**[1] *n term*

subjects [ʌ] (e.g. healthy individuals or normals) participating in the same experiment as the treatment group but not exposed to[2] the test medication or the variable under investigation[3]

(case-)controlled *adj term* • **control** *v* • **controls**[4] *n pl*

» *There was no difference in survival between control and study groups*[1]*. The results were compared to normals*[5] *for patient age. Healthy* [e] *volunteers*[6] *served as controls.*

Use ***control*** animals / patients / population / samples • healthy *or* normal / age-matched / untreated / nonoperative[7] / unexposed / own / historical[8] ***controls*** • (in)active ***control treatment*** • ***controlled*** clinical trial[9]

Kontrollgruppe
Test-, Behandlungsgruppe[1] nicht exponiert bzgl.[2] Prüfvariable[3] Kontrollpersonen[4] Gesunde[5] gesunde Freiwillige[6] nicht operierte Kontrollpersonen[7] historische K.[8] kontrollierte klin. Studie[9] 10

101

treatment block *n term* *sim* **blocking**[1] *n*, **series**[2] [sɪɚiːz] *n sing & pl*, **cohort**[3] *n term*

prespecified[4] number of patients enrolled in a study and assigned to the various study treatments in such a way so as to satisfy a preset[4] allocation ratio [reɪʃoʊ]

Use ***treatment block*** size • ***block*** design[5] • hospitalized[6] ***cohort*** • ***cohort*** members / study[7] • ***a*** published [ʌ]/ small / large / consecutive[8] ***series***

Therapieblock
Blockbildung, blockweise Zuteilung[1] Patientenreihe, -serie[2] Kohorte[3] (vorher) festgelegt[4] Blockanlage[5] stationäre Kohorte[6] Kohortenstudie[7] konsekutive Patientenreihe[8] 11

treatment arm *n term*

term sometimes used in place of study treatment, or study group

» *Ten patients were randomized*[1] *to each arm of the study.*

Use chemotherapy [kiː-]/ therapeutic [pjuː]/ no drug / control ***arm***

Therapiearm
nach dem Zufallsprinzip zugeteilt, randomisiert[1] 12

factorial design [dɪsaɪn] *n term*

treatment structure in which one study treatment is used in combination with at least one other study arm in a trial, or where multiples of a defined dose of a specified treatment are used in the same trial

Use partial [ʃ]/ full ***factorial design*** • adaptive / parallel group / group sequential[1] [sɪkwenʃəl]/ crossover ***design*** • ***factorial*** treatment structure

faktorielles Design
gruppensequentielles Design[1]

13

(treatment) crossover *n term*

planned (e.g in a crossover trial) or unplanned switch[1] of study treatments for a patient in a clinical trial

noncrossover[2] *adj term*

» *Unplanned crossovers are called "drop out"[3] and "drop in[4]."*

Use ***crossover*** trial[5] • ***crossed*** treatments

Therapiewechsel, Crossover
Wechsel[1] ohne Therapiewechsel[2] Ausfall, Therapieabbrecher[3] Zugang, Therapiewechsler[4] Crossover-Studie[5]

14

data [deɪtə] *n term pl only* *rel* **information**[1], **documentation**[2] *n term sing only*

collection of facts on a specific patient or set of patients from which conclusions may be drawn

document[3] *v & n term* • **(un)documented** *adj* • **informative** *adj*

» *There are only few data available for comparison.*

Use to obtain [eɪ]/collect[4]/retrieve[5] [iː]/store/evaluate/analyze/process[6]/compare/confirm[7] ***data*** • scanty[8] [sk]/ abundant[9] [ʌ] ***data on*** sth. • ordinal / nominal / interval / historical ***data*** • baseline[10] [eɪ]/ (un)censored [s]/ anatomic ***data*** • ***data*** item [aɪ]/ field / form[11] / entry / base[12] / file[13] [aɪ] • ***data*** editing / protection[14] / and safety monitoring board, *abbr* DSMB • well/poorly ***documented*** • ***information*** retrieval / on sth. / about sth.

Daten(material), (Mess)werte, Angaben
Fakten, Informationen[1] Dokumentation, Unterlagen[2] dokumentieren, belegen; Dokument[3] Daten erheben[4] D. abrufen[5] D. verarbeiten[6] D. bestätigen[7] spärliche D. über[8] zahlreiche D.[9] Ausgangswerte[10] Datenerhebungsblatt[11] Datenbank[12] Datei[13] Datenschutz[14]

15

case report form *n term, abbr* **CRF** *syn* **case record form** *n term*

standardized data entry form for all information collected and used in a clinical trial

» *Even in circumstances where there is other documentation in addition to CRFs (e.g. lab slips[1]), generally all key* [kiː] *values[2] that will be analyzed appear on the CRF.*

Patientenerhebungsbogen
Laborberichte[1] Schlüsselwerte[2]

16

evidence *n & v* *sim* **confirmation**[1], **proof**[2] [uː], **verification**[3] *n*

(n) observations or findings which indicate, support or confirm [ɜː] assumptions[4] [ʌ] or conclusions [uːʒ]

evident[5] *adj* • **(un)confirmed** *adj* • **verify**[6] *v*

» *A growing body of evidence[7] supports our theory. There is no evidence of recurrent* [ɜː] *disease.*

Use to seek [iː]/provide[8]/exhibit[8]/reveal[8] [iː]/search for ***evidence*** for / in favor of / in support of / against • strong[9] / clear(-cut)[10] / conclusive[11] [uː]/ overwhelming[12] / experimental / anecdotal[13] ***evidence*** • clinical / gross[14] [oʊ]/ radiographic ***evidence***

Nachweis, Beweis, Beleg; belegen, beweisen
Bestätigung[1] Beweis[2] Verifizierung[3] Annahmen bestätigen[4] offensichtlich, evident[5] überprüfen, verifizieren[6] Beweismaterial[7] Be-/ Nachweis liefern[8] viele/ gute B.[9] eindeutige B.[10] schlüssige B.[11] schlagender B.[12] vereinzelte Belege[13] makroskopischer Nachweis[14]

17

101

in vitro [iː] *phr term* *opposite* **in vivo**[1] [iː] *phr term*

in an artificial [fɪʃ] environment [aɪ] e.g. a test tube[2] or culture [ʌ] media [iː] rather than[3] in the living body

» *These agents inhibit cellular proliferation[4] in prostate* [ɒ] *cancer* [æ] *both in vitro and in vivo.*

Use ***in vitro*** techniques [iːk]/ model / analysis / fertilization[5] • ***in vivo*** administration / experiment

in vitro
in vivo[1] Reagenzglas[2] anstatt[3] Zellwachstum[4] künstliche Befruchtung[5]

18

alternative hypothesis [haɪpɒːθəsɪs] *n term, pl* **-ses** [iːz]
opposite **null** [ʌ] **hypothesis**[1] *n term*

assumption [ʌ] that the study will yield[2] [jiːld] observations, results, differences in outcome measures [eʒ] between study groups that are not the result of chance alone

hypothesize[3] *v term* • postulate[4] *v & n* • hypothetical *adj*

» *Some authors hypothesize that a more virulent* [ɪ] *clone must be responsible.*

Use to advance[3]/develop/propose[3]/postulate ***a hypothesis*** • to put forward[3]/confirm/support/reject[5] [rɪdʒekt] /accept ***a hypothesis*** • null treatment / working[6] / (un)tenable[7] [e] ***hypothesis*** • one-tailed [eɪ] *or* one-sided / two-tailed *or* two-sided[8] ***alternative hypothesis***

Alternativhypothese
Nullhypothese[1] ergeben[2] eine H. aufstellen[3] postulieren, Postulat aufstellen; Postulat[4] H. widerlegen[5] Arbeitshypothese[6] unhaltbare H.[7] zweiseitige Alternativhypothese[8]

19

intention-to-treat analysis [ənæləsɪs] *n term*
syn **analysis by intention** [ʃ] **to treat** *n term*

data analysis in which the primary outcome data are analyzed by assigned treatment and irrespective of treatment adherence[1] [ɪə] (analysis by treatment administered)

» *The endpoint of the study was analyzed according to the intention-to-treat principle.*

Intention-to-treat Analyse
unabhängig von der Therapietreue[1]
20

treatment lag [læg] *n term*

time required (or thought to be required) for a therapy to exert[1] [ɜː] its full effect

» *The time lag[2] for a successful response may be 6–8 weeks.*

Use ***lag*** period / phase [feɪz] • ***to lag*** behind[3] • jet[4] / lid ***lag*** • ***treatment*** interaction[5] / effect / compliance[6] [aɪ]/ difference / failure[7] [feɪljə]

Wirkungsverzögerung
entfalten[1] zeitliche Verzögerung[2] sich verzögern[3] Zirkadian-, Jet-Lag-Syndrom[4] Wechselwirkung von Wirkstoffen[5] Compliance[6] Therapieversager[7]
21

expanded [æ] **access** [ækses] *n term*

broad term for methods of distributing experimental drugs to patients who are unable to participate in ongoing clinical efficacy [efikəsi] trials and have no other treatment options[1]

» *These drugs are available to selected patients via expanded access. Types of expanded-access mechanisms [k] include parallel track, IND treatment[2], and compassionate use.*

Use ***expanded access*** program / trial

erweiterter Therapiezugang
Behandlungsmöglichkeiten[1] experimentelle medikamentöse Behandlung[2]
22

compassionate [kəmpæʃənət] **use** *n term*

providing unapproved drugs to very sick patients who have no other treatment options for which case-by-case approval[1] [uː] must usually be obtained[2] [eɪ] from the FDA (Food and Drug Administration)

» *Because of toxicity, some agents have been withdrawn [ɒː] from the market[3] but are still available for compassionate use.*

Use ***compassionate use*** protocol / program / group / arm of the study

Verabreichung von nicht zugelassenen Testmedikamenten
Bewilligung[1] eingeholt[2] aus dem Verkehr gezogen[3]
23

institutional review [rɪvjuː] **board** [ɔː] *n term abbr* **IRB**
syn **hospital ethics** [eθɪks] **committee** *n term*

a committee of physicians [fɪzɪʃənz], statisticians [ɪʃ], community advocates, and others which must first approve[1] [uː] a clinical trial and ensure[2] [-ʃʊə] that it is ethical and that the rights of the study participants are protected

Ethikkommission
genehmigen[1] sicherstellen[2]
24

steering [stɪə-] **committee** *n term* *abbr* **SC**

(i) broadly, the committee responsible for directing the activities of a designated[1] project
(ii) key committee in the organizational structure of a multicenter clinical trial

» *The SC is responsible for conduct[2] of the trial and gets the reports from all other committees, except the Adverse Experience Committee[3] and Data and Safety Monitoring Board and the Advisory Review and Treatment Effects Monitoring Committee.*

Use publications / research ethics[4] (*abbr* REC) / infection control[5] (*abbr* ICC) / standing[6] / joint[7] [dʒ]/ advisory[8] [aɪ] ***committee***

Studienbegleitkommission
festgelegt[1] Durchführung[2] Beschwerdeausschuss[3] Ethikkommission[4] Arbeitsgruppe f. Seuchenbekämpfung[5] ständiger Ausschuss[6] gemeinsamer A.[7] Beratungskomitee[8]
25

efficacy [efɪkəsi] *n* *syn* **effectiveness**, *sim* **efficiency[1]** [efɪʃənˈsi] *n*

capacity or power of a procedure [iː], drug etc. to produce a desired effect

effect[2] *n & v* • **effective[3]** *adj* • **efficacious[3]** [keɪʃ] *adj* • **(in)efficient[4]** [ɪʃ] *adj*

» *Our study confirms the efficacy of patient-controlled analgesia [dʒiː]. Corticosteroid [ɪə||er] therapy alone is considered to be less efficacious than major endocrine [aɪ||ɪ] ablation [eɪʃ] .*

Use to be of/show/demonstrate ***great efficacy*** • long-term / documented / overall / therapeutic ***efficacy*** • cost-***efficient*** • to have an / carry-over[5] / beneficial[6] [fɪʃ] ***effect*** • desired[7] [aɪ]/ favorable[8] [eɪ]/ profound [aʊ]/ systemic ***effect*** on

Wirksamkeit, Effektivität
Leistungsfähigkeit, Effizienz[1] Wirkung; (be)wirken[2] wirksam, effektiv[3] (un)wirksam, (in)effizient[4] Nachwirkung[5] wohltuende/ günstige Wirkung[6] erwünschte W.[7] günstige Wirkung[8]
26

outcome [aʊtkʌm] *n term*

condition of a patient following therapeutic intervention[1]

» *Nutrition recommendations were developed to meet treatment goals[2] and desired outcomes[3]. Intracranial [eɪ] bleeding (sometimes fatal [eɪ] in outcome) occurred following hypertensive crisis.*

Use to affect[4]/alter [ɒː]/improve [uː] ***outcome*** • ***outcome*** criteria [aɪ]/ data / statement • treatment / clinical / surgical[5] / primary ***outcome*** • 3-year / long-term / censored[6] / maternal-fetal [iː] ***outcome*** • fatal[7] / (un)favorable[8] / poor[9] ***outcome*** • multiple [ʌ] ***outcomes*** • binary[10] [aɪ] ***outcome measure***

Therapieergebnis, Resultat, Folge
therapeutischer Eingriff[1] Behandlungsziele erreichen[2] angestrebte Behandlungsergebnisse[3] Behandlungsergebnis beeinflussen[4] Operationsergebnis[5] zensiertes E.[6] Tod, Exitus[7] (un)günstiges Ergebnis[8] schlechtes E.[9] binärer Ergebnisparameter[10]
27

101

censoring [sen'sərɪŋ] *n term*

term used mainly in survival [aɪ] analyses[1] to denote an individual who has not experienced the event of interest at a specific point, e.g. at the time of interim analysis, end of study, or of lost to followup[2]

» *The process by which patient outcome data cannot be obtained beyond a specific point in time is termed censoring.*

zensierte Beobachtung
Überlebenszeitanalysen[1] nicht mehr zur Verlaufskontrolle erscheinen, nicht mehr zur Verfügung stehen[2] 28

withdrawal [wɪðdrɒːəl] *n term* *sim* **drop-out** *or* **dropout[1]** *n jar*

removing an individual from a study because of inability to return for follow-up

withdraw[2] *v term* • **drop out[2]** *v inf*

» *Withdrawals were mainly due to side effects of treatment; 12 pts. withdrew [uː] during treatment, 2 dropped out because of intercurrent [ɜː] disease[3], and 3 were lost to follow-up. Patients had the option of dropping out of the study at any time. There was a steady [e] dropout of patients.*

Use ***withdrawal*** from treatment / from the study / rate • patient / systematic ***drop-out*** • ***drop-out*** rate[4]

Studienabbruch, abgebrochene Beobachtung
Drop-out, Studienabbrecher(in); Ausfall[1] ausscheiden, ausfallen[2] interkurrente Erkrankung[3] Ausfallsrate, Drop-out Rate[4] 29

stopping rule [uː] *n term* *sim* **termination[1], stop condition[2]** *n term*

rule usually set prior [aɪ] to patient recruitment [uː] that specifies[3] a limit for the observed test-control treatment difference for the primary outcome, which, if exceeded [iː], leads to termination of the test or control treatment, depending on the direction of the observed difference

» *A stop condition is encountered[4] [aʊ] when a patient enrolled [oʊ] in a trial, requires or permits clinic personnel to take some action related to that patient, such as instituting a change in treatment or terminating[5] follow-up of that patient.*

Use early ***stopping*** • premature[6] [priːmətʊə] ***termination*** • ***termination*** stage / of the procedure

Studienabbruchbestimmung
Beendigung, Abbruch[1] Studienabbruchbedingung[2] festlegen[3] liegt vor[4] abbrechen, beenden[5] vorzeitige Beendigung[6] 30

Unit 102 History Taking

Related Units: 1 Health, 2 Diet, 9 Drugs, 10 Alcohol & Smoking, 18 At the Doctor's, 107 Physical Examination, 103 Clinical Symptoms, 104 Pain, 105 Fever, 117 Diagnosis, 118 Diagnostic Procedures

present with *v phr term* *sim* **suffer** [ʌ] **(from)**[1] *v* → U104-2

to seek [iː] medical advice [-aɪs] for examination, treatment, etc. of a health problem

presentation *n* • **presenting**[2] *adj* • **present**[3] *adj* • **present as** *v phr*

» *The child presented with an unexplained [eɪ] limp[4]. The patient presented to the emergency department for pain relief. Rarely an aneurysm will present as a pulsating mass on the chest.*

Use ***to present*** with fever / symptoms[5] / to a physician[6] / in newborns[7] • at / clinical[8] / common / adult / initial[9] [ɪʃ] ***presentation*** • age[10] / mode [oʊ]/ time ***of presentation*** • ***presenting*** symptoms[11] [ɪ]/ features [iːtʃ]/ complaints [eɪ]/ manifestation / in infancy • ***present*** illness[12] / symptoms

(Symptome) präsentieren; mit Beschwerden z. Arzt kommen
leiden an[1] Haupt-[2] gegenwärtig, vorhanden[3] Hinken[4] Symptome haben/ zeigen[5] z. Arzt gehen/ kommen[6] s. bei Neugeborenen manifestieren[7] klin. Manifestation[8] Erstmanifestation[9] Manifestationsalter[10] Hauptsymptome, -beschwerden[11] vorliegende Krankheit, derzeitige Erkrankung[12] 1

experience [ɪkspɪəˈiəntˈs] *v* *sim* **notice**[1] [noʊtɪs] *v, rel* **report**[2] [rɪpɔːrt] *v*

to feel or be affected by sensations [eɪ] or symptoms, e.g. pain, dryness, tightness[3] [aɪ] or sweating [e]

experience[4] *n* • **(un)noticed**[5] *adj* • **noticeable**[6] *adj* • **report** *n* → U57-4

» *Have you ever experienced any shortness of breath[7] [e]? I first noticed it upon waking in the morning. Is this the first time you've experienced these symptoms? How long have you been noticing this? The patient experienced remissions and exacerbations[8] of pain. He did not experience any weight loss or fatigue[9] [fətiːg]. The patient reported previous [iː] episodes of tenderness[10].*

Use ***to experience*** thirst [ɜː]/ irritability / emotional outbursts[11] [ɜː]/ toxic reactions • ***to experience*** fear [ɪə] of strangers[12] / painless hematuria[13] [iː] • subjective[14] / traumatic [ɒː]/ sexual ***experience*** • to go[15]/progress ***unnoticed*** • ***noticeable*** swelling[16] / improvement [uː] • ***to report*** an unpleasant [e] taste[17] / a history of urinary [jʊ] tract infections • ***to report*** a variety [aɪə] of symptoms / a feverish [iː] feeling

(ver)spüren, empfinden, erleben
bemerken, feststellen[1] berichten, melden[2] Engegefühl[3] Erfahrung, Erleben, Erlebnis[4] unbemerkt[5] deutlich, erkennbar, sichtbar[6] Kurzatmigkeit[7] Verschlimmerung, Exazerbation[8] Müdigkeit[9] Druckschmerzhaftigkeit[10] Gefühlsausbrüche haben[11] fremdeln[12] eine schmerzlose Hämaturie haben[13] subjektives Erleben[14] unbemerkt bleiben[15] deutliche Schwellung[16] über einen unangenehmen Geschmack berichten[17] 2

elicit [ɪlɪsɪt] *v term & jar* → U88-13
sim **obtain**[1] [eɪ], **uncover**[2] [ʌ], **disclose**[2], **reveal**[2] [iː] *vt clin*

(i) to question a patient about symptoms and other details [iː] (ii) to provoke [oʊ]

elicitation[3] *n* • **(un)obtainable**[4] *adj* • **eliciting** *adj & n*

» *The sign may be elicited in the sitting position to determine if the finding is reproducible. Early elicitation of a patient's preferences and values is often helpful. Is it the chewing, swallowing[5] [ɒː], or taste of the food that elicits facial [eɪʃ] pain? Even careful efforts at eliciting a history of true as opposed to subjective weakness may fail to distinguish the two conditions.*

Use ***to elicit*** rebound [aʊ] tenderness[6] / responses / reflexes[7] [iː]/ information[8] • ***eliciting*** factor / stimulus / event[9] • ***to obtain a*** history[10] / biopsy[11] [aɪə]/ blood culture [ʌ]/ mammogram

(i) erheben, eruieren
(ii) auslösen
erheben, durchführen[1] zeigen, aufdecken[2] Erhebung, Feststellung; Auslösung[3] feststellbar, erhältlich[4] Schlucken[5] Loslassschmerz auslösen[6] Reflexe auslösen[7] Informationen erfragen[8] auslösendes Ereignis[9] die Anamnese erheben[10] eine Biopsie durchführen[11] 3

(medical) history *n term, abbr* **H_x** *syn* **health** [e] **history** *n clin*

systematic account [aʊ] of events in a patient's life and factors that may have a bearing[1] [eə] on the patient's condition which is obtained by the physician [ɪʃ] in the course [ɔː] of the interview

case history[2] *n term* • **historic(al)**[3] *adj*

» *An informative history is more than an orderly listing of symptoms. There was no history of coughing [ɒːf]. With increasing experience, the pitfalls[4] of history taking become apparent [eə].*

Use to take or obtain[5]/report/complete [iː]/compile[5] ***the patient's history*** • ***history*** and physical [fɪz-] (examination) (*abbr* HPE, H&P) • birth[6] (*abbr* BH)/ marital (*abbr* MH)/ occupational[7] / social[8] ***history*** • sexual[9] / menstrual / smoking / drug[10] ***history*** • dietary [aɪə]/ psychiatric [saɪkɪætrɪk] ***history*** • prolonged / lifelong ***history*** • complete health ***history*** • ***historic*** analysis / features [iː] • ***historical*** questions / data[11] [eɪ||æ]

Krankengeschichte, Anamnese
von Belang sein, Bezug haben[1] Fall-, Krankengeschichte[2] anamnestisch; historisch[3] Fallstricke, Tücken[4] die Anamnese erheben[5] Geburtenanamnese[6] Berufsanamnese[7] Sozialanamnese[8] Sexualanamnese[9] (Genuss- u.) Arzneimittelanamnese[10] anamnest. Daten[11] 4

history of present illness *n term, abbr* **HPI**

the patient's account of the onset, duration, and nature [eɪ] of the presenting complaints [eɪ]

» *The HPI should include information about the factors that precipitate[1] [sɪ] and/or relieve[2] the complaints and whether a similar condition has occurred in the past. First investigate the chief complaint through key questions that are included in the history of the present illness.*

Use study / features [iːtʃ]/ nature[3] ***of the present illness***

aktuelle/ jetzige Anamnese, Anamnese d. momentanen Beschwerden
auslösen[1] lindern[2] Art d. aktuellen Beschwerden[3] 5

past medical history *n term, abbr* **PMH**

overall summary [ʌ] of the patient's general health obtained from the patient or his next of kin[1] which includes past injuries, allergies, surgical procedures, hospitalizations, immunizations, major illnesses[2], etc.

» *Indications now include an active or documented past history of duodenal ulcer.*

Use past surgical / no previous [iː] (*abbr* NPH) ***history*** • (no) prior / recent[3] [iː]/ past[4] (*abbr* PH) ***history*** • ***past*** health • unremarkable[5] / noncontributory[6] ***PMH*** • ***PMH*** not remarkable

frühere Anamnese, A. d. Vorerkrankungen, Altanamnese
nächste Verwandte[1] schwere Krankheiten[2] unmittelbare Vorgeschichte[3] Vorgeschichte[4] unauffällige Vorgeschichte[5] belanglose Vorgeschichte[6] 6

family history *n term, abbr* **FH**

account of the health of the patient's immediate [iː] family members[1] in which the age and health (or cause of death) of each person is charted[2] [tʃ] paying special attention to familial and hereditary conditions[3]

familial[4] [fəmɪlɪᵊl] *adj* • **family-centered**[5] *adj* • **patient-family unit** *n term*

» *A detailed family history was obtained. A family history of heart disease should be carefully sought* [sɒːt]*, since many of these conditions tend to run in families*[6].

Use to have/report/take/uncover/give ***no/ a family history of*** allergy • strong / positive / complicated ***FH*** • negative / uninformative / first-degree[7] [iː] ***FH*** • ***family*** health / medicine / physician[8] [ɪʃ]/ contacts / conflicts / counseling[9] [aʊ] • melanoma-prone[10] [oʊ] ***families*** • ***familial*** aggregation *or* clustering[11] [ʌ]/ tendency • ***family-centered*** (maternity) [ɜː] care / obstetric unit[12]

Familienanamnese
nächste Familienangehörige[1] erfasst[2] Erbkrankheiten[3] familiär, Familien-[4] familienorientiert, -freundlich[5] familiär gehäuft auftreten[6] positive Familienanamnese b. Verwandten ersten Grades[7] Hausarzt, -ärztin[8] Familienberatung[9] Familien m. mehreren Melanomfällen[10] familiäre Häufung[11] familienfreundlich ausgestattete Kreißsäle[12] 7

pertinent [ɜː] *adj* *syn* **relevant** *adj, opposite* **noncontributory**[1] *adj term*

aspects, e.g. of a history, clinical findings, etc. that have a bearing [eɚ] on the patient's condition

contribute[2] *v* • **contribution**[3] *n* • **contributing**[4] *adj* • **contributory**[4] *adj term*

» *First review*[5] [rɪvjuː] *the pertinent history. The rest of the lab findings were noncontributory. Alcohol intoxication may be contributory. Sensory testing is rarely contributory. The diarrhea* [daɪəriːə] *may contribute to death.*

Use ***pertinent*** history (of exposures) [oʊʒ]/ physical findings[6] / physical examination • ***pertinent*** illnesses / details [iː]/ lab data[7] / (social) factors • ***noncontributory*** to present illness / family history / past history • ***contributing*** factor[8] • ***contributing to*** a problem / shock / colic [kɒːlɪk]/ sleep / death

relevant, von Bedeutung
nicht relevant, irrelevant, bedeutungslos[1] beitragen[2] Beitrag[3] mitwirkend, eine Rolle spielend[4] durchsehen, überprüfen[5] relevante/ auffällige Befunde d. klinischen Untersuchung[6] wichtige Laborwerte[7] Kofaktor[8] 8

personal data [eɪ‖æ] *n term* *syn* **patient profile** [proʊfaɪl], **particulars** *n BE*

these include the patient's name (first, last, maiden name[1]), date of birth (*abbr* DOB), race (Caucasian[2] [kɒːkeɪʒᵊn], Hispanic, Black), sex (male *abbr* M / female *abbr* F), marital status[3] (single *abbr* S / married *abbr* M / divorced[4] *abbr* D / widowed[5] *abbr* W), profession, address, health insurance[6] [ʃʊ], etc.

» *Further information to be included in the patient profile may be education, habits*[7]*, home situation, next of kin, life changes, behavior during assessment, etc. Well, first I need a few personal data. Your name, please? What's your profession? Could I have your address and phone number? Are you married? Any children?*

Use ***personal*** profile / history[8] / life[9] / interests • ***personal*** identity / inadequacy[10] / loss[11] • ***personal*** privacy [aɪ‖ɪ]/ appearance [ɪɚ]/ care *or* hygiene[12] [haɪdʒiːn]/ lifestyle • personality[13] / pain / thyroid[14] [θaɪrɔɪd] ***profile***

Personalien, Patientendaten
Mädchenname[1] Weiße(r), Kaukasier(in)[2] Familienstand[3] geschieden[4] verwitwet[5] Krankenversicherung[6] Gewohnheiten[7] Eigenanamnese[8] Privatleben[9] eigene Unzulänglichkeit[10] persönl. Verlust[11] Körperpflege[12] Persönlichkeitsprofil[13] Schilddrüsendiagnostik, -funktionsprüfung[14] 9

deny [dɪnaɪ] *v* *opposite* **admit to**[1] *v clin*

(i) (of a patient) to state that (s)he did not experience the symptoms elicited (ii) to refuse

denying *adj & n* • **denial**[2] [dɪnaɪəl] *n* • **self-denial**[3] *n*

» *Some patients steadfastly*[4] [e] *deny pain but will admit to a discomfort or may complain of difficulty in breathing*[5] [iː]*. Patients aroused*[6] [aʊ] *from that stage frequently deny having been asleep.*

Use ***to deny*** a symptom / permission / access[7] / sexual activity • ***denial of*** a deficit / illness / guilt[8] [gɪlt]/ death / emergency [ɜː] care[9] • high level of[10] ***denial***

(i) verneinen, leugnen
(ii) ablehnen, verweigern
eingestehen, zugeben[1] Leugnen, Verleugnung, Ablehnung[2] Selbstverleugnung[3] beharrlich[4] Atemprobleme, -beschwerden[5] geweckt[6] Zutritt verwehren[7] Leugnung d. Schuld[8] Verweigerung d. Erste-Hilfe-Leistung[9] starke Ablehnung[10] 10

102

review [rɪvjuː] **of systems** [ɪ] *n term , abbr* **ROS** *syn* **functional enquiry** [ɪŋkwaɪɚi] *n term BE*

system-by-system assessment of bodily functions performed at H & P; body systems evaluated include the respiratory (*abbr* RS), gastrointestinal (*abbr* GIS), cardiovascular (*abbr* CVS), genitourinary (*abbr* GUS), head, eyes, ear, nose and throat (*abbr* HEENT), and central nervous (*abbr* CNS) systems

» *The ROS should focus on signs and symptoms of possible complications. A full ROS also includes a statement about the patient's habitus, general appearance and condition as well as the psychiatric or emotional status and any additional data that may be of interest.*

Use to take a[1] / careful[2] / full / rheumatic [uː] ***ROS*** • ***functional*** assessment[3] / status

systemat. Organanamnese
eine Organanamnese erheben[1] detailierte Organanamnese[2] Funktionsdiagnostik, -prüfung, funktionsdiagnostische Untersuchung[3]

11

medical record *n term* *syn* **patient's chart** *n jar, sim* **index card[1]** *n BE*

written account including the patient's initial complaint(s) and medical history, the physician's physical findings, the results of diagnostic tests, and any therapeutic [juː] medications and/or procedures [iː]

record[2] *v* [rɪkɔːrd] • **recording[3]** *n* • **chart[4]** [tʃɑːrt] *n* • **chart[5]** *v* → U18-14

» *This requires careful review of the patient's medical records and prior contacts. Pulse and BP should be recorded daily. Recumbent* [ʌ] *length is plotted[6] on the birth to 36-month chart.*

Use a patient's medical[7] / clinical / hospital / problem-oriented ***record*** • ***medical record*** technician[8] [k] • clinical / sleep[9] / technique [-niːk] of ***recording*** • temperature[10] / visual [ɪʒ] acuity [juː] *or* Snellen[11] ***chart*** • fluid balance / growth[12] / percentile / pictorial / flow[13] ***chart*** • ***chart*** review • ***index card*** file / update

Krankenakte, -blatt
Karteikarte[1] aufzeichnen, registrieren, niederschreiben, protokollieren[2] Aufzeichnung, Registrierung[3] Tabelle, Diagramm, Kurvenblatt[4] ein-, auftragen[5] eingetragen[6] Krankenakte[7] medizinische(r) Dokumentationsassistent(in)[8] Schlafprofil[9] Fieberkurve[10] Seh(proben)tafel[11] Wachstumstabelle[12] Flussdiagramm[13]

12

case notes [keɪs noʊts] *n clin & jar* *sim* **case report[1]** *n clin*

(i) data on a patient recorded in the course [ɔː] of medical care (ii) relevant data on a patient's symptoms, findings, lab results, etc. a doctor may keep for ready reference (e.g. on index cards)

case *n* • **case finding[2]** *n*

» *Take ample time for recording the case notes and reviewing the old charts. There is at least one case report of a patient with this penile* [iː] *anomaly who has produced four children.*

Use ***case*** management / presentation[3] / book[4] / conference / study[5] • borderline[6] / coroner's[7] / (in)operable ***case*** • clinical / admit *or* admission[8] / progress[9] / transfer ***notes***

Fallaufzeichnungen, Patientendokumentation
Fallbericht, Kasuistik[1] systemat. Früherkennung, Detektion, Case-Finding[2] Fallpräsentation[3] Sammlung v. Fallbeschreibungen[4] Fallstudie, Kasuistik[5] Grenzfall[6] gerichtsmed. Fall[7] Aufnahmebericht[8] tägl. Dekurs[9]

13

consultation [kɒːnsʌlteɪʃᵊn] *n term espBE* → U18-12 *sim* **medical interview[1]** [-vjuː] *n clin, rel* **referral[2]** [rɪfɜːrᵊl] *n term*

(i) conversation between a patient and a specialist where they discuss the patient's health problem (ii) meeting of two or more physicians or surgeons to discuss a particular case

consult[3] *v* • **interview** *v* • **interviewer** *n* • **consultant[4]** *n* • **consulting[5]** *adj*

» *Children may be referred[6] to a pediatrician* [ɪʃ] *for consultation by a parent who desires a second opinion[7]. This decision should be made only after consultation with a mental health expert. The interviewer should discuss more general lifestyle questions before inquiring about use of substances. Screening by interview and observation has been found to be more sensitive.*

Use to seek [iː] *or* obtain[8]/request/require ***consultation with*** a surgeon • neurologic / telephone / patient seen in ***consultation*** • ***to consult*** with colleagues[9] [-iːgz] • ***consultation*** report • ***consulting*** room[10] / hours[11] • pediatric ***consultant*** • ***interviewing*** techniques • clinical / health / child ***interview*** • face-to-face[12] / pre-operative anesthesia[13] [iːʒ] ***interview*** • psychiatric [saɪkɪ-]/ initial [ɪʃ] *or* first / followup[14] ***interview*** • skillful[15] / tactful ***interviewing***

(i) Konsultation, ärztliche Beratung
(ii) Konsilium, konsiliar. B.
Arztgespräch[1] Überweisung[2] konsultieren, zu Rate ziehen, beiziehen[3] Konsiliararzt, -ärztin, fachärztl. Berater(in); Facharzt, -ärztin (i. brit. Krankenhaus)[4] beratend, Sprech-[5] überwiesen[6] zweite Meinung, Zweitgutachten[7] e. Chirurgen/-in konsultieren[8] sich mit Koll-leg(inn)en beraten[9] Sprechzimmer[10] Sprechstunde, Ordinationszeit[11] persönl. Gespräch[12] präop. anästhesiolog. Visite[13] Nachsorgegespräch[14] geschickte Fragestellung[15]

14

questionnaire [kwestʃənɛɚ] *n term* *rel* **questioning[1]** *n clin & inf*

list of questions submitted orally or in writing to obtain medical information

» *A shorter, questionnaire version of the HOME interview, the Home Screening Questionnaire (HSQ), provides most of the information obtained from the longer interview version* [ɜː] *and can be administered and scored[2] by the pediatrician during a clinic or office visit[3].*

Use standardized[4] / written / screening / study entry ***questionnaire*** • direct / systematic / detailed[5] [iː]/ repeated[6] [iː]/ nonjudgmental[7] [dʒ] ***questioning***

Patienten-Fragebogen
Befragung[1] ausgewertet[2] während d. Arztbesuchs[3] standardisierter Fragebogen[4] eingehende Befragung[5] wiederholte Befragung[6] unvoreingenommene Befragung[7]

15

rapport [rəpɔːr] *n term*

rel **physician-patient relationship**[1] *n* → U18-8

sense of mutual[2] [mjuːtʃuəl] understanding, trust[3] [ʌ], and respect between two people

» *Primary care physicians*[4] *are generally more familiar with patients and have a greater rapport with the family. Hospitalization of a child depends on how well rapport can be established with the parents. Rapport can be enhanced by asking about the child's favorite toys or pets.*

Use to establish *or* build/have good ***rapport with*** a patient[5]

Vertrauensverhältnis, gutes Einvernehmen, Rapport
Patient-Arzt-Beziehung[1] gegenseitig[2] Vertrauen[3] Hausärzte, -ärztinnen[4] eine Vertrauensbasis schaffen[5] 16

medical transcriptionist [trænskrɪpʃənɪst] *n term*

secretary who performs machine transcription of physician-dictated medical reports

» *A certified*[1] [sɜːr-] *medical transcriptionist (abbr CMT) has satisfied the requirements for certification by the American Association of Medical Transcription.*

medizin. Schreibkraft
geprüfte[1] 17

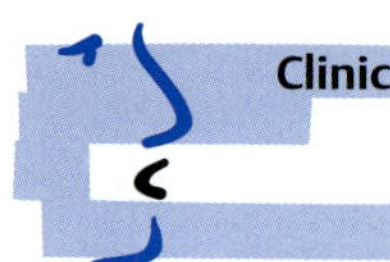

Clinical Phrases

Hello, I'm Dr. Hillard. What seems to be your trouble? Was fehlt Ihnen? • What's brought you along? (BE) Was führt Sie zu mir? • Do you have a lot of sneezing? Müssen Sie oft niesen? • Have you had a tetanus shot recently? Wurden Sie in der letzten Zeit gegen Tetanus geimpft? • Have you been to a doctor lately? Waren Sie in der letzten Zeit in ärztlicher Behandlung? • How much do you smoke? Wie viele Zigaretten rauchen Sie? • Have you ever been diagnosed with heart disease? Wurde bei Ihnen jemals eine Herzkrankheit festgestellt? • Did you ever have scarlet fever as a child? Hatten Sie als Kind einmal Scharlach? • Has anyone in your family had strokes? Hatte jemand in Ihrer Familie schon einmal einen Schlaganfall? • Have you been troubled with headaches? Haben Sie öfter Kopfschmerzen? • Are you on any medication? Nehmen Sie irgendwelche Medikamente? • Is there anything else bothering you? Haben Sie noch irgendwelche andere Beschwerden?

Unit 103 Nonspecific Clinical Symptoms

Related Units: 4 Illness & Recovery, 89 Pathology, 102 History Taking, 108 Clinical Signs, 109 GI Symptoms, 110 Cardiovascular Symptoms, 111 Respiratory Symptoms, 112 Urologic Symptoms, 113 Neurologic Findings, 114 Skin Lesions, 117 Diagnosis

symptom [sɪmᵖtəm] *n term*

rel **sign**[1], **syndrome**[2] [sɪndrəm] *n term* → U108-1

abnormality in body appearance, function, or sensation experienced by the patient that indicates the presence of a disease

(pre/ a)symptomatic[3] *adj term* • **symptom-free**[4] *adj* • **symptomatology**[5] *n*

» *Pain is the most common symptom causing patients to seek medical attention*[6]*. There are no benefits from oral agents that are potentially suitable for long-term symptom relief. In a few patients trigeminal neuralgia is symptomatic of*[7] *an underlying lesion, e.g. multiple sclerosis.*

Use to have/present with/show *or* exhibit/cause *or* produce[8]/develop[9] ***symptoms*** • to worsen *or* aggravate[10]/improve [uː] /lessen/reduce ***symptoms*** • to ease [iːz] *or* relieve[11]/ameliorate [iː] *or* alleviate[11] [iː] /palliate[11] ***symptoms*** • ***symptoms are*** precipitated [sɪ] *or* brought on[12]/reported • symptoms and signs[13] • mild / minor [aɪ]/ severe / local(ized) ***symptoms*** • systemic *or* generalized / (non-)specific ***symptoms*** • initial [ɪʃ]/ prodromal[14] [oʊ]/ late ***symptoms*** • chronic / intermittent / presenting[15] ***symptoms*** • cardinal[16] / subjective [dʒe]/ objective / associated[17] [oʊʃ] ***symptoms*** • to be/become ***(a)symptomatic*** • ***symptomatic*** improvement / relief [iː]/ treatment[18] • ***(a)symptomatic*** patients / disease / episodes • ***asymptomatic*** carriers[19] / carrier state [eɪ]/ disease

Note: Although clinical ***symptoms*** (patient's subjective experience) and ***signs*** (the doctor's observation) are two different things, many symptoms are accompanied by objective signs. The expression ***clinical features*** is often used to refer to both signs and symptoms.

Symptom, Krankheitszeichen
Zeichen, objekives Krankheitszeichen[1] Symptomenkomplex, Syndrom[2] symptomlos, asymptomatisch[3] symptomlos, beschwerdefrei[4] Symptomatologie, Lehre v. Krankheitssymptomen[5] einen Arzt aufsuchen[6] symptomatisch für[7] Symptome verursachen/ hervorrufen[8] S. entwickeln[9] S. verschlimmern[10] S. lindern[11] S. werden ausgelöst[12] Symptomatik[13] Prodrom(alsymptome)[14] Hauptbeschwerden, -symptome[15] Leitsymptome[16] Begleitsymptome[17] symptomatische Behandlung[18] symptomlose/ asymptomatische Träger[19] 1

complaints [kəmpleɪnts] *n clin usu pl*

(i) health problems identified by the patient or his/her next of kin[1], esp. those that cause the person to seek [iː] medical advice (ii) broadly, any bodily disorder, ailment[2] [eɪ] or disease

complain (of)[3] [eɪ] *v, abbr* **c/o**

» *The patient complains of redness and a scratchy feeling[4] of the eyes. Transient vertigo [ɜː] following changes in head position is a frequent complaint. Patients with skeletal complaints should have bone x-rays. Most complaints of wheezing[5] [iː] are due to asthma [z].*

Use chief (*abbr* CC) *or* presenting[6] (*abbr* PC)/ multiple / unexplained ***complaints*** • poorly defined / focal / minor[7] ***complaints*** • physical[8] / functional [ʌ]/ (psycho)somatic[9] [saɪkoʊsəmæt̬ɪk] ***complaints*** • ***complaints of*** headache [hedeɪk]/ numbness[10] [nʌmnəs]/ weakness [iː]/ back pain / neck stiffness[11]

Note: Use ***to complain of*** with physical symptoms and ***to complain about***[12] when referring to a situation you are not satisfied with.

Beschwerden, Symptome
nächste(r) Verwandte(r)[1] Leiden[2] klagen über[3] Fremdkörpergefühl[4] Giemen, pfeifendes Atemgeräusch[5] Hauptbeschwerden[6] leichte Beschwerden[7] körperliche Beschwerden[8] psychosomatische Beschwerden[9] Taubheitsgefühl[10] Nackensteifigkeit[11] sich beklagen über[12]

2

(clinical) features [fiːtʃɚz] *n usu pl* *syn* **manifestations** [eɪʃ] *n term pl*

(i) the signs and symptoms of a disease (ii) the characteristics, e.g. of clinical findings (iii) *features*[1] also refers to the appearance of a person's face (pl only) → U25-10

manifest[2] *v & adj term*

» *Typical [ɪ] clinical features are low-grade [eɪ] fevers [iː] and weight loss. Many patients do not manifest all features of hypersplenism[3] [e‖iː]. Sinus [aɪ] disease may manifest as headache. An inflammatory [æ] response became manifest 12 hours after injury [ɪndʒɚi].*

Use presenting / characteristic[4] / typical [ɪ]/ dominant ***features*** • distinctive *or* distinguishing[5] / classic / early[6] ***features*** • radiologic / histologic / laboratory ***features*** • pathologic / diagnostic ***features*** • coarse [ɔː] facial[7] [eɪʃ] ***features*** • ***to manifest*** clinical signs / as anemia [iː] • (clinically) ***manifest*** coronary heart disease[8] • late / rare / terminal [ɜː]/ first ***manifestation of*** HIV infection[9] / sepsis / angina [dʒaɪ]

klin. Symptome/ Manifestationen/ Erscheinungsbild
Gesichtszüge[1] s. manifestieren/ zeigen; (klinisch) manifest, erkennbar[2] Hyperspleniesyndrom, Hypersplenismus[3] charakterist. Merkmale/ Kennzeichen[4] Unterscheidungsmerkmale[5] Frühsymptome[6] grobe Gesichtszüge[7] klin. manifeste koronare Herzkrankheit[8] Erstmanifestation einer HIV-Infektion[9]

3

bout [baʊt] *n* *syn* **episode** *n jar, sim* **attack[1], spell[1]** *n clin,* **fit[1]** *n inf*

period of time marked by the appearance [ɪɚ] of a symptom or a disease

episodic[2] [epɪsɒːdɪk] *adj term*

» *She had intermittent bouts of back pain radiating [eɪ] down the thighs[3] [θaɪz]. Aspirin should be avoided, as it may precipitate [sɪ] a severe episode of bronchospasm [k].*

Use episodic / repeated[4] / recurrent[4] [ɜː‖ʌ] ***bouts*** • ***bouts of*** diarrhea [daɪəriːə]/ fever[5] [iː] • ***episodic*** *or* sporadic in occurrence[2] [ɜː] • acute / recurrent[4] / transient / stroke-like[6] ***episodes*** • arrhythmic [ɪ]/ life-threatening [e]/ panic[7] / painful[8] ***episodes*** • to have *or* throw a[9] / collapse in a / epileptic[10] ***fit*** • ***fits of*** crying[11] / laughter [æf] / anger • cyanotic [saɪə-] *or* hypoxemic [iː]/ choking[12] [tʃoʊkɪŋ] ***spells*** • dizzy[13] / fainting[14] [eɪ]/ coughing[15] [kɒːfɪŋ] ***spells*** • ***spells of*** unconsciousness[14] / vertigo[13] [ɜː]

Note: The expression ***attack*** tends to be used with more severe conditions and symptoms, e.g. ***attacks of asthma/biliary colic***[16]***/malaria*** or ***transient ischemic attacks***[6].

Anfall, Schub, Episode
Anfall, Schub, Attacke[1] episodisch (auftretend)[2] Oberschenkel[3] (immer) wiederkehrende Anfälle[4] Fieberattacken, -schübe[5] transitorische ischämische Attacken, TIAs[6] Panikattacken[7] Schmerzattacken[8] einen (Wut)anfall haben[9] epilept. Anfall[10] Weinkrämpfe[11] Erstickungsanfälle[12] Schwindelanfälle[13] Ohnmachtsanfälle[14] Hustenanfälle[15] Gallenkoliken[16]

4

sore throat *n clin* *rel* **coated** *or* **furry** [ɜː] **tongue**[1] *n clin* → U21-11

pain or discomfort on swallowing[2] [ɒː] due to inflammation of the tonsils, pharynx, or larynx

» *The tongue [tʌŋ] was dry and furred. Use antibiotics in patients with a sore throat if the probability of streptococcal involvement (strep throat[3]) is greater than 25%.*

Use scratchy[4] / dry / inflamed [eɪ]/ strep / injected[5] [dʒe] ***throat*** • ***throat*** swab[6] [ɒː]/ infection / culture [ʌ] • bald[7] [ɒː]/ clean / fissured[8] [ʃ] ***tongue*** • bitten / thick / enlarged ***tongue*** • burning [ɜː] *or* sore / beefy red / strawberry[9] ***tongue*** • to clear one's[10] ***throat*** • to put out one's ***tongue***

Halsentzündung, -schmerzen
belegte Zunge[1] beim Schlucken[2] Streptokokkenangina[3] Halskratzen[4] geröteter Hals[5] Rachenabstrich[6] Lackzunge[7] Faltenzunge[8] Himbeer-, Erdbeerzunge[9] sich räuspern[10]

5

hoarseness *n clin* *rel* **painful phonation[1], dysphonia[1]** *n term*

the voice is unnaturally deep, harsh[2] or irritated; commonly seen in laryngitis [dʒaɪ]

hoarse[3] *adj clin* • **aphonia**[4] *n term* • **a/ dysphonic** *adj* → U66-13,23

» *Peritonsillar abscess and cellulitis present with severe sore throat, odynophagia[5], trismus, and hoarseness ("hot potato" voice). The voice may be hoarse or aphonic[6].*

Use to produce[7]/experience/check for ***hoarseness*** • persistent / progressive / stridor [aɪ] **and *hoarseness*** • ***hoarse*** voice[8] / cry • spastic ***dysphonia*** • hysteric / paralytic [ɪ] ***aphonia***

Heiserkeit
Stimmstörung, Dysphonie[1] rau[2] heiser, rau[3] Stimmlosigkeit, Aphonie[4] schmerzhaftes Schlucken, Odynophagie[5] ton-, klanglos[6] Heiserkeit verursachen[7] heisere Stimme[8]

6

malaise [məlez||eɪz] *n clin* → U4-5 *sim* **discomfort**[1] *n clin* → U104-1
to feel out of sorts[2] *phr inf & clin*

vague feeling of uneasiness [iː] or weakness often marking the onset of diseases

» *The fever, productive* [ʌ] *cough*[3], *myalgia*[4], *and malaise usually resolve within a month. Malaise may be marked*[5]. *The patient experienced malaise, sweating* [e], *chills*[6] [tʃ], *anorexia*[7] *and prostration. Motion* [moʊʃᵊn] *sickness may be associated with dizziness, headache, and general discomfort.*

Use general(ized feeling of)[8] / mild[9] ***malaise*** • fever / myalgia [maɪældʒ(ɪ)ə]/ weakness **and *malaise*** • general(ized) / vague [veɪg]/ local / slight *or* little[10] / persistent feeling of / tolerable[11] ***discomfort***

Unpässlichkeit, Unwohlsein
(leichte körperl.) Beschwerden[1] s. unwohl fühlen[2] produktiver Husten, H. mit Auswurf[3] Muskelschmerz(en), Myalgie[4] stark ausgeprägt[5] Schüttelfrost[6] Appetitlosigkeit[7] allgem. Krankheitsgefühl[8] leichte Unpässlichkeit[9] leichte Beschwerden[10] erträgliche Beschwerden[11] 7

fatigue [fətiːg] *n term* *sim* **tiredness**[1], **lassitude**[2] *n clin*,
rel **prostration**[3] *n term* → U4-6

(i) generalized weariness[4] [ɪɚ], sleepiness and/or abnormal lack of energy for normal routines
(ii) exhaustion[5] [ɒː] after strenuous[6] physical activity

fatigued *adj clin* • **fatig(u)ability**[7] *n* • **prostrate** [prɒːstreɪt] *adj*

» *Ordinary physical activity did not cause undue*[8] *fatigue or anginal* [dʒ] *pain. Mr Cohn presented with fatigue related to anemia* [iː]. *The patient woke up fatigued. In radiation sickness nausea, vomiting, exhaustion, lassitude, and in some cases prostration may occur. She became progressively prostrate as the disease advanced.*

Use ***fatigue*** reaction / state / fracture[9] • chronic ***fatigue*** syndrome[10] • muscle[11] [mʌsl]/ daytime / excessive *or* extreme [iː] ***fatigue*** • auditory [ɒː]/ functional vocal ***fatigue*** • to experience / feeling of / post-therapy ***lassitude*** • marked *or* severe / extreme / heat[12] ***prostration*** • easy[13] ***fatiguability***

(i) Müdigkeit
(ii) Ermüdung, -schöpfung
Müdigkeit[1] Mattigkeit, Abgeschlagenheit[2] extreme Erschöpfung/ Kraftlosigkeit, Prostration[3] Müdigkeit, Lustlosigkeit[4] Erschöpfung[5] anstrengend[6] Ermüdbarkeit[7] übermäßig[8] Ermüdungsbruch, -fraktur[9] chron. Müdigkeits-, Erschöpfungssyndrom[10] Muskelermüdung[11] Hitzeerschöpfung[12] leichte Ermüdbarkeit[13] 8

weakness [wiːknəs] *n clin*
sim **feebleness**[1] [iː], **fragility**[2] [dʒɪ] *n clin* → U4-7

reduction [ʌ] in normal power of one or more muscles; patients often use the word to refer to increased fatiguability or limitation of motor function due to pain

weak *adj clin* • **weaken**[3] *vi & vt* • **feeble**[4] *adj* • **fragile** *adj*

» *Weakness may result from disuse of muscles, malnutrition*[5] [ɪʃ], *electrolyte disturbances* [ɜː], *anemia, neurologic disorders, or myopathies. Arterial occlusion in an extremity usually results in pain, numbness* [ʌ], *tingling*[6], *weakness, and coldness. The skeletal weakness caused by osteoporosis manifests clinically as bone fractures.*

Use physical[7] / motor / (subjective) muscular[8] [ʌ]/ triceps [aɪ] ***weakness*** • left-sided / generalized / diffuse / (right) facial ***weakness*** • upper arm / leg / lower limb[9] / focal[10] ***weakness*** • fluctuating [ʌ]/ progressive spastic[11] / exercise-dependent[12] ***weakness*** • bilateral / asymmetric / flaccid[13] [(k)s] ***weakness*** • easy fatiguability / lethargy / wasting[14] [eɪ] ***and weakness*** • skin / bone[15] / vascular / capillary ***fragility*** • to feel[16]/be ***weak*** • ***weak*** leg / hand muscles / stomach[17] [k]/ cry • ***feeble*** pulse[18] [ʌ]/ respirations / heart[19] / urinary stream • ***fragile*** health[20] / bones[21] / tissue

Schwäche(gefühl)
Schwäche, Kraftlosigkeit, Mattigkeit[1] Ge-, Zerbrechlichkeit; Brüchigkeit[2] (ab)schwächen, schwach/ schwächer werden[3] schwach, matt[4] Mangel-, Fehlernährung[5] Kribbeln[6] körperl. Schwäche[7] Muskelschwäche, Myasthenie[8] Schwäche d. Beine[9] fokale Schwäche[10] progrediente Spastik[11] belastungsbedingte Schwäche[12] schlaffe Lähmung[13] Auszehrung u. Schwäche[14] Knochenbrüchigkeit[15] sich schwach fühlen[16] empfindlicher Magen[17] schwacher Puls[18] schwaches Herz[19] schwache Gesundheit, Anfälligkeit[20] brüchige Knochen[21] 9

anorexia [ænəreksɪə] *n term* *syn* **loss of appetite** [æpətaɪt] *n clin* → U2-11

diminished appetite; the patient is 'off his food', i.e. dislikes what (s)he enjoyed eating before

anorexic[1] *adj & n term* • **anorectic** *adj*

» *AIDS patients frequently suffer from anorexia, nausea and vomiting, all of which contribute to weight loss. In infants diarrhea* [iː] *is usually accompanied by loss of appetite, failure to gain weight, and irritability. She reported an increased appetite for salt.*

Use to experience[2]/complain of[3] ***anorexia*** • history / episodes ***of anorexia*** • ***anorexia***, nausea [ɔː] & vomiting[4] • ***anorexic*** patient / behavior • good / poor[5] / diminished ***appetite*** • change in / (inability) to control[6] / return [ɜː] of[7] ***appetite*** • to affect/ increase *or* improve *or* stimulate[8]/lose[9] ***appetite*** • ***anorexic*** drug *or* agent[10] • ***anorectic*** state or disease

> **Note:** The term ***anorexia*** denotes ‚decreased appetite' and must be distinguished from the eating disorder termed ***anorexia nervosa***[11] (***anorexic*** can refer to both).

Appetitlosigkeit, Anorexie
appetitlos, anorektisch; Pat. m. Anorexia nervosa[1] an Appetitlosigkeit leiden, keinen Appetit haben[2] über Appetitlosigkeit klagen[3] Appetitlosigkeit, Übelkeit u. Erbrechen[4] schlechter Appetit[5] den Appetit zügeln[6] sich (wieder) bessernder A.[7] den Appetit anregen[8] den Appetit verlieren[9] Appetitzügler, -hemmer, Anorektikum[10] Anorexia nervosa, Magersucht[11] 10

nausea [nɔːzɪə||nɒːʒə] *n clin & term* *rel* **sickness**[1] *n clin & inf* → U4-1

unpleasant [e] sensation in the abdominal region that may be associated with an urge [ɜːrdʒ] to vomit; typical causes include seasickness, early pregnancy, or food poisoning[2]

nauseated[3] *adj clin* • **nauseating**[4] *adj* • **nauseous**[4] *adj* • **sea-sick**[5] *adj*

» *The patient had nausea with two episodes of vomiting. A rectal suppository*[6] *may be useful for patients who are too nauseated to swallow pills without experiencing further emesis* [eməsɪs]. *The morning sickness of early pregnancy is another instance of nausea and vomiting possibly related to hormonal changes.*

Use to cause/be accompanied by ***nausea*** • ***nausea and*** vomiting (*abbr* N & V)/ heart-burn[7] • ***nausea and*** diarrhea [aɪ]/ lethargy • postprandial / evening / postoperative ***nausea*** • persistent / transient ***nausea*** • ***nauseated*** patient / and dizzy • to feel[8] ***nauseous*** • motion[9] [oʊʃ]/ car / air[10] / sea / high altitude [æ] *or* mountain[11] / x-ray *or* radiation[12] / serum [ɪɚ]/ morning[13] ***sickness***

> **Note:** In ***British*** usage ***to feel sick*** means 'to be nauseated' and ***to be sick*** 'to vomit' while ***to be ill*** means 'not healthy'; so ***to be sick two times*** refers to two episodes of vomiting. ***Sickness*** is a synonym for ***illness*** and ***disease*** as well as ***nausea***.

Übelkeit, Brechreiz, Nausea
Übelkeit, Brechreiz; Krankheit, Erkrankung[1] Lebensmittelvergiftung[2] an Übelkeit/ Brechreiz leidend[3] ekelerregend, Übelkeit verursachend[4] seekrank[5] Rektalzäpfchen[6] Übelkeit u. Sodbrennen[7] Brechreiz verspüren[8] Reise-, Bewegungskrankheit, Kinetose[9] Luft-, Flugkrankheit[10] Höhen-, Bergkrankheit[11] Strahlenkater[12] morgendl. Übelkeit[13]

11

vomiting *n clin* *syn* **emesis** *n term,* *rel* **regurgitation**[1] [ɜː] *n clin & term* → U46-4

the act of bringing or spitting up material from the stomach [k]

vomit[2] *v & n clin* • **vomitus** *n term* • **(anti)emetic**[3] *adj & n* • **-emesis** *comb*

» *Continuous suction* [ʌ] *via a nasogastric tube*[4] *is begun to prevent vomiting and aspiration of vomitus. What did the patient vomit? Do not induce emesis because of the risk of seizures* [iːʒ]. *Antiemetics clearly reduce nausea in these patients. The patient presents with heartburn*[5] [ɜː] *and regurgitation due to gastroesophageal* [dʒiː] *reflux and esophagitis* [dʒaɪ].

Use to induce/eliminate ***vomiting*** • ***vomiting*** begins / occurs [ɜː]/ subsides [aɪ]/ is present • mild / repeated / protracted[6] / persistent ***vomiting*** • intractable[7] / (non)bilious [ɪ] *or* bile-stained[8] [aɪ]/ copious[9] [oʊ] ***vomiting*** • pronounced [aʊ]/ dry / forceful / self-induced[10] / feculent[11] [ek] ***vomiting*** • ***vomiting*** of blood[12] • bloody *or* black *or* coffee-ground[13] [aʊ] ***vomitus*** • anticipatory / spontaneous [eɪ] ***emesis*** • delayed [eɪ]/ acute / induced ***emesis*** • hemat[12] [iː]/ hyper***emesis*** [aɪ] • effortless[14] / postprandial ***regurgitation*** • ***regurgitation of*** undigested [dʒe] food

> **Note:** The polite clinical expression for vomiting is ***to bring up food***. So when taking a history you might ask: *Did you bring up anything on these occasions?* ***Throw up***[15] may be used in clinical situations while ****puke***[16] [pjuːk] should be avoided by physicians. Note that to ***bring up*** can also be used to mean ***expectorate*** (sputum, phlegm[17] [flem], etc. from the lungs).

Erbrechen, Emesis, Vomitus
Rückströmen, (passives) Zurückströmen, Regurgitation, Reflux[1] erbrechen, s. übergeben; Erbrochenes, Vomitus[2] emetisch; Brechmittel, Emetikum[3] Magenschlauch[4] Sodbrennen[5] protrahiertes Erbrechen[6] unstillbares E.[7] galliges E.[8] starkes E.[9] selbstinduziertes E.[10] Koterbrechen, Miserere[11] Bluterbrechen, Haematemesis[12] kaffeesatzartiges Erbrochenes[13] Erbrechen ohne Antiperistaltik, passives Zurückfließen v. Mageninhalt[14] erbrechen, sich übergeben[15] kotzen[16] Schleim[17]

12

dizziness [dɪzɪnəs] *n clin* *syn* **giddiness** *n, sim* **light-headedness**[1] *n clin*

broad term used by patients to describe symptoms such as faintness[2] [eɪ], spinning[3], and unsteadiness[4]

dizzy[5] *adj clin & inf* • **giddy**[5] [gɪdi] *adj* • **light-headed** [laɪthedɪd] *adj* → U113-6

» *A careful history is necessary to determine exactly what the patient complaining of dizziness is experiencing (is it true vertigo, a sensation that the surroundings are spinning around the patient, or nonspecific lightheadedness). The drug makes some patients dizzy or drowsy*[6].

Use to cause/produce/develop/complain of ***dizziness*** • ***dizzy*** spells[7] • episodes of[7] / transient / postural[8] / drug-induced / paroxysmal[9] [ɪ] ***dizziness*** • ***lightheadedness*** and confusion

Schwindel(gefühl)
Schwindel, (leichte) Benommenheit[1] Schwächegefühl[2] Drehschwindel[3] Schwanken, Unsicherheitsgefühl[4] schwind(e)lig[5] schläfrig[6] Schwindelanfälle[7] lagebedingter Schwindel, Lageschwindel[8] Anfallschwindel[9]

13

blurred vision [blɜːrd vɪʒən] *n clin* *syn* **blurring of vision, visual blurring** *n clin*

visual [vɪʒʊəl] disturbances[1] [ɜː] marked by inability to see objects clearly; the image seen is distorted[2]

» *Side effects such as dry mouth*[3], *blurred vision, urinary obstruction may limit the drug's utility.*

Use to cause/have an episode of ***blurred vision*** • short-lived[4] / incipient [sɪ] ***blurred vision*** • slight [slaɪt]/ temporary[4] ***blurring of vision*** • ***vision*** was ***blurred***

verschwommenes Sehen
Sehstörungen[1] verzerrt[2] Mundtrockenheit[3] kurze Episode von verschwommenem Sehen[4]

14

photophobia [foʊtəfoʊbɪə] *n term* *syn* **sensitivity to light** *phr clin*

abnormal visual intolerance to light[1]; e.g. when a patient reports that (bright) light hurts his/her eyes

light-sensitive[2] *adj clin* • sensitive to light[2] *phr* • **photophobic**[2] *adj term*

» *She complained of photophobia, spots before the eyes[3], and blurring of vision. The patient developed persistent sensitivity to light, necessitating long-term avoidance of sun exposure[4].*

Use to produce/develop/exhibit/relieve ***photophobia*** • mild / severe ***photophobia*** • hyper[1] [aɪ]/ persistent ***sensitivity to light*** • in[5]/ photo/ chemo/ radio***sensitive***

Lichtscheu, Photophobie
Überempfindlichkeit gegen Licht[1] lichtscheu, -empfindlich[2] Augenflimmern[3] Meiden von Sonnenlicht[4] unempfindlich[5] 15

cough [kɒːf] *v & n clin*
rel **snort**[1], **sneeze**[2] *v*, **to blow one's nose**[3] *phr clin*

(n) sudden expulsion [ʌ] of air from the lungs that clears the air passages

coughing *n & adj clin* • **sneezing** *n* • **snorting** *n* → U44-2; U10-20

» *In acute sinusitis nasal discharge or postnasal drip[4] and daytime cough usually persist longer than 10 days. Dry cough, dyspnea [ɪ], and a flu-like illness are commonly seen at the onset. Coughing associated with rhinitis [aɪ] may be an allergic [ɜː] response. The patient has been coughing up frothy[5], pinkish material.*

Use to give a/develop/experience/control *or* suppress ***cough*** • ***to cough*** up[6] • bad *or* severe[7] / dry / wet[8] / persistent / irritating ***cough*** • hacking *or* staccato[9] / barking[10] / brassy[11] ***cough*** • episodic / persistent / nagging[12] / chronic ***cough*** • nocturnal [ɜː] *or* night / morning / mild[13] ***cough*** • loose[14] / (non/ un)productive[8] / whooping[15] [uː]/ croupy [uː] ***cough*** • ***cough*** reflex / tenderness[16] / with expectoration[8] • ***cough*** fracture[17] / suppressant[18] / syrup [ɪ] • to trigger *or* provoke / (severe) bouts [aʊ] *or* fits of[19] ***coughing*** • severe / vigorous[20] / violent [aɪə]/ reflex [iː]/ daytime / incessant[21] [se] ***coughing*** • ***coughing*** efforts / spells *or* paroxysms[19] [-ɪzᵊmz] • ***coughing*** spasm / and wheezing [iː] • paroxysmal[22] [ɪ]/ frequent ***sneezing*** • nose[23] ***blowing***

husten; Husten
schnauben, schnupfen[1] niesen[2] sich d. Nase putzen, s. schnäuzen[3] Schleimstraße im Nasenrachenraum[4] trüb, schaumig[5] aushusten[6] starker Husten[7] Husten m. Auswurf, produktiver Husten[8] Stakkatohusten[9] bellender Husten[10] metallisch klingender Husten[11] hartnäckiger Husten[12] leichter Husten[13] lockerer Husten[14] Keuchhusten, Pertussis[15] Hustenschmerz[16] Hustenfraktur[17] Antitussivum, Hustenmittel[18] Hustenanfälle[19] starkes Husten[20] ständiges Husten[21] Niesanfall[22] Schnäuzen[23] 16

expectorate [ɪkspektᵊreɪt] *v term* *syn* **cough up** *or* **out** *v phr clin*
sim **bring up**[1] *v phr clin*,
rel **hawk**[2] [hɒːk] *v*,
spit[3] *n & v irr inf* → U27-10

to eject [ɪdʒekt] saliva, mucus, or other fluid from the throat [oʊ] or lungs by coughing or clearing one's throat[2] and spitting

expectoration[4] *n term* • **expectorant**[5] *adj & n* • **hemoptysis**[6] *n* → U111-7

» *Ask the patient to expectorate a sputum specimen during the evaluation. When you bring up any material again, I'd like you to save a sample in this container. Expectoration of hard mucous plugs [ʌ] or hemoptysis [hɪmɒːptɪsɪs] may occur. Did you cough up any blood?*

Use to encourage[7] [ɜː] /ease [iː] ***expectoration*** • ***expectorated*** material[8] / respiratory secretions / sputum[8] • spontaneous ***expectoration*** • ***expectorant*** cough mixture[9] • ***to cough up*** (frothy) sputum / (a few streaks of) blood / retained secretions • ***to bring up*** secretions / food • blood[6] ***spitting*** • to hawk and ***spit*** • ***to spit*** out[10]

aus-, abhusten, auswerfen, expektorieren
aushusten; erbrechen[1] sich räuspern[2] Spucke; spucken[3] Expektoration, Aushusten; Auswurf, Sputum[4] d. Expektoration férdernd; Expektorans, auswurfförderndes/ schleimlösendes Mittel[5] Hämoptoe, -ptyse, Bluthusten, -spucken[6] d. Expektoration fördern[7] Auswurf, Sputum[8] schleimlösender Hustensaft[9] ausspucken[10] 17

sputum [sp(j)uːtəm] *n term*
sim **phlegm**[1] [flem] *n clin*

expectorated matter, esp. mucus or mucopurulent [jʊɚ] matter brought up in diseases of the air passages

» *He has a chronic cough with scanty[2] sputum production. These low-pitched rhonchi [kaɪ] are caused by sputum in large airways. Do you bring up any phlegm when you cough?*

Use to produce/obtain [eɪ] *or* collect[3]/clear ***sputum*** • clear[4] / blood-tinged [dʒ] *or* -streaked[5] [iː]/ rusty-colored[6] [ʌ] ***sputum*** • frothy[7] / (non-/muco)purulent / foul-smelling[8] [aʊ] ***sputum*** • ***sputum*** analysis *or* examination[9] / specimen *or* sample[10] • ***sputum*** smear[11] [ɪːɚ]/ culture [ʌ] • ***sputum*** cytology[12] / Gram stain [eɪ]/ production • ***sputum*** viscosity [kɒː]/ induction • to bring up[13] ***phlegm***

Sputum, Auswurf
Schleim[1] wenig[2] Sputum gewinnen[3] klares Sputum[4] blutig-tingierter Auswurf[5] rotbraunes Sputum[6] schaumiger Auswurf[7] fötider/ übelriechender Auswurf[8] Sputumuntersuchung[9] Sputumprobe[10] Sputumabstrich[11] Sputumzytologie[12] Schleim aushusten[13] 18

itching [ɪtʃɪŋ] *n & adj clin* *syn* **pruritus** [prʊəraɪtəs] *n term*
rel **formication**[1] [keɪ] *n term*

tingling[2], irritating sensation on an area of the skin that arouses [aʊ] the desire to scratch[3]

itch[4] *v & n clin & inf* • **itchy**[5] *adj* • **pruritic** *adj term*

» *Her chief complaints were headache, photophobia and itching of the eyes. Her itch was severe. Chronic otitis externa causes pruritus rather than ear pain. The boy's rash does not itch. The presence of formication and stereotypy*[6] *may be suggestive of stimulant abuse.*

Use to relieve/aggravate *or* exacerbate[7] [æs] ***itching*** • nasal / intense *or* severe[8] / generalized / transient ***itching*** • ***itchy*** swelling / area / skin • ***itching*** skin lesion[9] [iːʒ]/ sensation [eɪʃ]/ rash[10] / dermatitis [aɪ] • dryness / lacrimation ***and itching*** • vaginal[11] [dʒ]/ perianal[12] [eɪ] ***itching*** • (peri)anal[12] / vulvar [ʌ]/ chronic / severe[8] ***pruritus***

Jucken, Juckreiz, Pruritus; juckend
Ameisenlaufen, Kribbeln, Formicatio[1] kribbelnd[2] kratzen[3] jucken; Juckreiz; Krätze, Skabies[4] juckend[5] Stereotypie[6] den Juckreiz verschlimmern[7] starker Juckreiz[8] juckende Hautläsion[9] juckender (Haut)ausschlag[10] Scheidenjucken[11] Afterjucken, Pruritus ani[12] 19

neck stiffness *n clin* *syn* **nuchal rigidity** [n(j)uːkəl rɪdʒɪdɪti] *n term*
rel **cramp**[1] *n & v clin,* **spasm**[2] *n & comb,* **spasticity**[3], **rigor**[4] [aɪ] *n term* → U12-15

contraction of the neck muscles [ʌ], which may produce torsion of the head with the chin [tʃ] pointing to the other side (also termed wry [raɪ] neck *or* torticollis[5])

stiff[6] *adj* • **rigid**[6] *adj* • **stiffening**[7] *n* • **cramping** *n & adj* • **spastic**[8] *adj term*

» *Rigidity of the neck or torticollis toward the opposite side may develop. Spasticity is distinct from rigidity and paratonia*[9]*, two other types of increased tone* [oʊ]*. Extensive spasm of skeletal muscle causes cramps and tetany*[10]*.*

Use muscle / morning / generalized / joint[11] [dʒ] ***stiffness*** • ***stiffness of*** joints[11] / extremities • to be/feel/become ***stiff*** • ***stiff*** neck • muscle / board-like[12] / cogwheel[13] / decerebrate[14] [se]/ fluctuating [ʌ] ***rigidity*** • abdominal / chest [tʃ] ***wall rigidity*** • overall body / progressive / arterial [ɪɚ] ***stiffening*** • muscle / writer's[15] / (nocturnal) [ɜː] leg / heat[16] ***cramp*** • abdominal / calf[17] [kæf] ***cramping*** • ***spastic*** bladder[18] / colon[19] [oʊ]/ weakness / torticollis / paraplegia[20] [iːdʒ] • blepharo[21]/ laryngo [ɪŋg]/ vaso[22] [eɪ]/ broncho***spasm*** [k]

Nackensteifigkeit, Genickstarre
(Muskel)krampf; (ver)krampfen, K. auslösen[1] Krampf, Verkrampfung, Spasmus, Konvulsion[2] Spastizität, Spastik[3] Rigidität, Rigor[4] Schiefhals, Torticollis[5] starr, (ver)steif(t), unbeweglich, rigid[6] Versteifung[7] spastisch, krampfartig[8] Paratonie[9] Tetanie[10] Gelenksteifigkeit[11] bretthartes Abdomen[12] Zahnradphänomen[13] Enthirnungsstarre[14] Schreibkrampf[15] Hitzschlag[16] Wadenkrampf[17] Reflexblase[18] Reizdarmsyndrom, Reizkolon[19] spast. Paraplegie[20] Lidkrampf[21] Vasospasmus[22] 20

Unit 104 Pain

Related Units: 135 Anesthesiology, 93 Anesthetics, 5 Injuries, 89 Pathology

discomfort *n clin*

sligthly painful feeling, e.g. after a minor injury[1] or being in an uncomfortable[2] position; often used as a clinical understatement

(un)comfortable[3] *adj* • **comfort**[4] *n & v*

» *Does this cause any discomfort? There was some discomfort but no real pain.*

Use to cause/feel/experience[5]/tolerate[6]/control/aggravate[7]/ameliorate[8] [iː]/ minimize ***discomfort*** • migratory [aɪ]/ postprandial / vague [veɪg] ***abdominal discomfort*** • aching / acute / mild / chest / pelvic / epigastric / postural[9] [pɒːstʃɚəl]/ local / residual[10] ***discomfort***

(leichte körperliche) Beschwerden, Unpässlichkeit
leichte Verletzung[1] unbequem, unangenehm[2] angenehm[3] Trost, Beruhigung, Bequemlichkeit; trösten[4] sich unwohl fühlen[5] B. ertragen[6] B. verstärken[7] B. lindern[8] haltungsbedingte B.[9] Restbeschwerden[10] 1

distress *n & v clin* *sim* **suffering**[1] [ʌ] *n clin* → U4-3

(i) being affected by worries, extreme sadness, pain (ii) to be in danger or in urgent [ɜːrdʒənt] need of help

distressed[2], **-ing, -ful** *adj* • **suffer (from)**[3] *v* • **sufferer**[4] *n*

» *The patient was in acute distress because of central chest pain. Distress mostly refers to emotional suffering. He is suffering from severe malnutrition. He did not suffer at all and died peacefully. For some death may represent an escape from unbearable* [eɚ] *suffering*[5]*.*

Use ***to be in*** (no) acute[6] / minimal ***distress*** •signs of ***distress*** • emotional / physical / family[7] / respiratory[8] / fetal [iː] ***distress*** • ***distressing*** experience / symptom[9] • ***distressed*** child / family[10] • hay [heɪ] fever[11] [iː]/ chronic tinnitus ***sufferer***

Note: Mark the difference between *to suffer from*[12] *an illness* and *to suffer a stroke*[13]*, a heart attack, an injury, etc.*

Not(lage), Leid, Kummer; bedrücken, beunruhigen
Leid(en)[1] notleidend, bekümmert[2] (er)leiden[3] Leidende(r), Patient(in)[4] unerträgliche(s) Leiden[5] dringend Hilfe benötigen[6] familiäre Sorgen[7] Atemnot[8] beunruhigendes Symptom[9] besorgte Familienangehörige[10] Heuschnupfenpatient(in)[11] leiden an[12] e. Schlaganfall erleiden[13] 2

hurt - hurt - hurt [hɜːrt] *v irr & adj* *sim* **irritate[1], bother[2]** [ɒː] *v*

v (i) to feel physical or emotional pain (ii) injure oneself or sb. else or be injured → U5-1

to get/ be hurt *phr* • **irritating[3]** *adj* • **irritation[4]** *n* • **bothersome[5]** *adj*

» *Where does it hurt most? The light hurts my eyes. Are you hurt? I was deeply hurt by his remarks. His irritating rash[6] [æ] has become extremely bothersome. It does not bother me that much.*

Use to cause/avoid ***irritation*** • skin / mucosal[7] / gastric / local ***irritation*** • to (be) ***bother(ed)*** about sth.[8]

schmerzen, weh tun; (sich) verletzen; verletzt
irritieren, stören[1] zu schaffen machen, stören[2] unangenehm, störend[3] Irritation, Reizung[4] lästig, beeinträchtigend[5] Hautirritation[6] Schleimhautreizung[7] sich Sorgen machen[8] 3

ache [eɪk] *v & n & comb* → U113-16

(v) to hurt constantly (n) a continuous, not very intense, often not precisely localized pain

headache[1] *n* • **toothache[2]** *n* • **earache** *n* • **aching[3]** *adj*

» *My arm is giving me much less pain but still aches when I carry something heavy. Low abdominal pain is usually crampy[4] or colicky but may be a dull constant ache.*

Use dull[5] [ʌ]/ vague / mild / generalized [dʒen-]/ deep-seated[6] ***ache*** • muscle / stomach-[7] [k]/ belly***ache***[8] • throbbing[9] head***aches*** • ***aching*** feet / pains[10] • to be ***aching*** all over[11]

schmerzen, weh tun; Schmerz(en); -weh
Kopfschmerzen[1] Zahnschmerzen[2] schmerzhaft[3] krampfartig[4] dumpfer S.[5] tiefsitzender S.[6] Magenschmerzen[7] Bauchschmerzen[8] klopfende/ pochende Kopfschmerzen[9] Schmerzen am ganzen Körper, Wehwehchen[10] alles tut weh[11] 4

aches and pains *phr clin* *syn* **aching pains** *n clin*

refers to minor pains all over the body, esp. in muscles or joints, after excessive exercise

» *Prostration[1] and generalized aches and pains are commonly the first manifestations of influenza. It's no problem – just the aches and pains of old age[2].*

Use vague / widespread [e]/ disseminated / generalized[3] ***aches and pains*** • growing[4] ***pains***

Gliederschmerzen, S. am ganzen Körper, Wehwehchen
Erschöpfung(szustand), Prostration[1] Altersbeschwerden, -wehwehchen[2] Schmerzen am ganzen Körper[3] Wachstumsschmerzen[4] 5

pain *n usu sing* *syn* **dolor** *n term rare*

(i) unpleasant sensation[1] [eɪ] related to tissue damage, conveyed[2] [eɪ] to the brain by nerve fibers where its conscious appreciation[3] [iːʃ] may be modified by various factors
(ii) painful uterine contraction in childbirth (usu pl)

painful[4] *adj* • **pained[5]** *adj* • **painless, pain-free** *adj* • **indolent[6]** *adj term*

» *How long have you had this pain? You won't feel any pain. This is a completely painless procedure.*

Use to cause *or* arouse [aʊ] *or* evoke *or* give rise to[7]/aggravate ***pain*** • ***pain*** arises / spreads / persists[8] / recurs • to be in/feel ***pain*** • to have a ***pain*** in the chest • a ***pained*** face[9] / expression • ***pain-free*** intervals • ***pain*** therapy • ***pain on*** palpation / coughing[10] [kɒːfɪŋ]/ urination • menstrual *or* period / labor[11] [eɪ] ***pains*** • (in)sensitivity to ***pain***[12] • ***painful*** stimuli [aɪ]/ sensation / joints / swallowing[13] / lesion • ***painless*** swelling / mass[14] • ***indolent*** ulcer[15] [ʌlsɚ]

> Note: *Pain* is normally singular. When used in the *plural* it refers to the pain related to menstruation or childbirth or to show that it recurs. It can also mean *to try very hard* , e.g. in *painstaking*[16] and *to take* or *go to great pains*[17].

(i) Schmerz(en) (ii) Wehen
Empfindung[1] übertragen[2] bewusste Wahrnehmung[3] schmerzhaft[4] schmerzerfüllt[5] langsam heilend, schmerzlos, indolent[6] S. verursachen[7] S. halten an/ persistieren[8] schmerzverzerrtes Gesicht[9] S. beim Husten[10] Wehen[11] Schmerzunempfindlichkeit[12] Schluckbeschwerden[13] indolenter Tumor[14] schlecht abheilendes/ indolentes Geschwür[15] sorgfältig, gewissenhaft[16] sich Mühe geben[17] 6

character *or* **nature of pain** *n clin*

» *What kind of pain is it? Ulcer pain is typically described as "aching discomfort". Colicky pain[1] is usually promptly alleviated[2] [əliːvieɪt-] by analgesics. Tearing [eɚ] pain is characteristic of a dissecting aneurysm[3] [-jarɪzᵊm].*

Use ***pain*** of a colicky nature[1] • burning / crampy / cutting / lancinating[4] / stabbing *or* piercing[5] / shooting[6] [uː]/ boring[7] ***pain*** • stinging[5] / gnawing[8] [nɒːɪŋ] / dragging *or* tearing[9] ***pain*** • disabling[10] / psychogenic [saɪkoʊdʒenɪk]/ hunger[11] / rest[12] ***pain***

Schmerzqualität
kolikartige Schmerzen[1] gelindert[2] Aneurysma dissecans[3] lanzinierender S.[4] stechender S.[5] plötzlich einschießende S.[6] bohrender Schmerz[7] nagender S.[8] ziehende Schmerzen[9] starke (funktionell beeinträchtigende) S.[10] Nüchternschmerz[11] Ruheschmerz[12] 7

duration [eɪ] *and* **periodicity of pain** *n clin*

» *When did you first notice this pain? How long did it last? The episodes of pain became more frequent, remissions[1] became shorter, and a dull ache persisted between the episodes of stabbing pain.*

Use fleeting[2] [iː]/ intermittent / chronic / steady [e] *or* persistent[3] ***pain*** • lingering[3] [ŋg]/ unremitting *or* stubborn[4] [ʌ]/ nagging[5] [æ]/ night / delayed[6] [eɪ]/ postprandial ***pain***

Schmerzdauer
Remissionen, Besserung[1] flüchtiger Schmerz[2] anhaltende Schmerzen[3] hartnäckige S.[4] dumpfe S.[5] Spätschmerz[6] 8

intensity of pain *n clin*

» *Doctor, this pain is killing me. Does anything make it worse? How do you get relief? Lidocaine is ineffective for prevention or relief of this intense pain. Agonizing pain is a sign of serious* [ɪɚ] *or advanced disease.*

Use mild[1] [aɪ]/ dull[2] [ʌ]/ moderate / intense *or* sharp[3] / acute ***pain*** • intractable[4] / severe[3] / intolerable[5] / violent [aɪə] *or* killing[6] / excruciating [uːʃ] *or* exquisite *or* agonizing[7] [aɪz] ***pain***

Schmerzintensität
leichte Schmerzen[1] dumpfer Schmerz[2] heftige/ starke S.[3] therapierefraktäre S.[4] unerträgliche S.[5] rasende S.[6] qualvolle Schmerzen[7]
9

site [saɪt] *or* **loc(aliz)ation of pain** *n*

» *Could you point to the spot where it hurts most. A history of renal stones might be a cause of referred back pain.*

Use deep(-seated)[1] / superficial[2] / (poorly) localized[3] / diffuse / radiating[4] [eɪ] ***pain*** • spreading [e]/ migratory[5] [aɪ]/ generalized / non-specific / referred[6] [ɜː] ***pain*** • chest / flank[7] / phantom limb[8] [lɪm]/ joint / suprapubic [pjuː]/ upper abdominal / epigastric / low(er) back[9] ***pain***

Schmerzlokalisation
Tiefenschmerz[1] oberflächl. S.[2] schwer abgrenzbarer S.[3] ausstrahlende S.[4] wandernder S.[5] Synalgie, übertragener S.[6] Flankenschmerz[7] Phantomschmerz[8] Kreuzschmerzen[9]
10

tender *adj clin* *sim* **sore[1]** [sɔːr], **painful[2]** *adj inf & clin*

sensitive or painful as a result of pressure or contact which normally does not cause discomfort

tenderness[3] *n clin* • **soreness, painfulness** *n rare*

» *The cardinal manifestations are fever, pain (continuous, stabbing, or pleuritic* [ʊ]*) and an enlarged and tender liver. Bursitis* [-aɪtɪs] *is likely to cause focal tenderness[4] and swelling.*

Use ***tender*** point / swelling / mass[5] • ***tender(ness)*** to palpation / to motion[6] / over the injury • abdominal / costovertebral angle [ŋg]/ exquisite[7] ***tenderness*** • diffuse / point *or* pencil[8] / localized[4] / rebound[9] ***tenderness*** • ***sore*** throat[10] [oʊ]/ muscles[11] / nipples[12]

(druck)schmerzhaft, druckempfindlich
wund, entzündet[1] schmerzhaft[2] Druckschmerz, Schmerzhaftigkeit[3] lokalisierter Schmerz[4] schmerzhafter Knoten[5] Bewegungsschmerz[6] überaus starke Schmerzen[7] Punktschmerz[8] Loslassschmerz[9] Halsschmerzen[10] Muskelschmerzen, -kater[11] empfindliche Brustwarzen[12]
11

wince [wɪnᵗs] *v & n* *syn* **flinch** [flɪntʃ] *v rare*

to move back, tighten[1] [aɪt] the muscles because of pain or make a pained face[2]

» *The boy watched me stick in the needle without wincing. "Ouch[3]," [aʊtʃ] he said with a wince. The pain may be so intense that the patient winces, hence[4] the condition is termed tic[5].*

(vor Schmerz) zusammenzucken; Zucken
anspannen[1] schmerzverzerrtes Gesicht[2] au (weh)[3] daher[4] Tic(k), Muskelzucken[5]
12

stitch [stɪtʃ] *n & v* *syn* **twinge** [twɪndʒ], **pang** *n inf*

sharp pain of short duration, e.g. a stitch in the side[1] which is due to excessive physical exercise

» *Suddenly I felt this slight twinge in my hamstring[2] again. If you are prone* [oʊ] *to[3] stitches[1] do your exercise with an empty stomach[4].*

Use breast[5] [e]/ hunger ***pang***

Stich, (kurzer) stechender Schmerz; stechen
Seitenstechen[1] Beinbeuger[2] neigen zu[3] mit leerem Magen, nüchtern[4] stechender Brustschmerz[5]
13

paroxysm [pærəksɪzᵊm] *n term & clin* *sim* **attack[1]** *n*

recurrent bouts[2] [aʊ] of sharp pain or symptoms such as chills[3] [tʃ], colics or cramps that are sudden in onset[4]

paroxysmal[5] *adj term*

» *Certain maneuvers* [uː] *triggered paroxysms of pain. His infection was characterized by paroxysms of chills, fever, and sweating* [e]*. A transient, paroxysmal disturbance of cardiac rhythm* [ɪ] *was suspected.*

Use ***paroxysmal*** pain[6] / symptoms / tachycardia[7] [k]/ cough[8] [kɒːf] / nocturnal dyspnea [dɪspniːə] (*abbr* PND) / vertigo[9] [ɜː]/ hypertension • spasmodic[10] ***paroxysm***

Anfall, Paroxysmus
Anfall, Attacke[1] wiederkehrende Anfälle[2] Schüttelfrost[3] plötzlich auftretend[4] anfallsartig, paroxysmal[5] Schmerzattacken[6] paroxysmale Tachykardie[7] Hustenanfälle[8] Schwindelanfälle[9] anfallsartiger Muskelkrampf[10]
14

colic [kɒːlɪk] *n clin & term*

paroxysmal pain in the abdomen typical of gastrointestinal disorders, stone disease[1], and in infants

colicky[2] *adj clin*

» *He complained of colicky flank pain[3] radiating to the groin[4]. Biliary colic[5] may be precipitated[6] by eating a fatty meal. She was a colicky baby[7] who had 3–6 loose stools[8]* [uː] *per day.*

Use gastric / biliary [bɪlɪɚi] *or* hepatic[5] / renal[9] [iː]/ menstrual / pancreatic / tubal ***colic***

Kolik
Steinleiden[1] kolikartig[2] Flankenschmerz[3] Leiste(nbeuge)[4] Gallenkolik[5] ausgelöst[6] von Bauchkrämpfen geplagtes Baby[7] breiige Stühle[8] Nierenkolik[9]
15

lumbago [lʌmbeɪgoʊ] *n term* *sim* **sciatica**[1] [saɪætɪkə] *n term & clin*

lower back pain[2] caused by muscle strain[3] [eɪ], arthritis [aɪ] or a ruptured intervertebral disk[4]

sciatic[5] [saɪætɪk] *adj clin*

» *Sciatica is characterized by low back pain radiating [eɪ] down[6] the buttock[7] [ʌ] and down the knee [niː].*

Use ***sciatic*** pain / nerve (distribution)

Lumbago, Hexenschuss
Ischias(syndrom)[1] Kreuzschmerzen[2] Muskelhartspann, -verspannung[3] Bandscheibenvorfall[4] Ischias-[5] ausstrahlen[6] Gesäß[7] 16

paresthesia(s) [pæresθiːʒ(ɪ)ə] *n term* *rel* **pins-and-needles**[1] *n clin*

abnormal sensation such as tingling [ŋg] pain[2], numbness[3] [nʌmnəs], prickling[4] or burning

paresthetic [e] *adj term* • **dysesthesia** *n* • **hyperesthesia** *n*

» *Severe pain, numbness, paresthesia and coldness developed.*

Use general / perioral / distal limb / painful ***paresthesia***

subjektive Missempfindung, Parästhesie
Kribbeln, Ameisenlaufen[1] schmerzhaftes Brennen[2] taubes Gefühl[3] Prickeln[4] 17

pain threshold [θreʃʰoʊld] *n term* *rel* **pain tolerance**[1] *n clin*

the threshold of pain refers to the smallest intensity of pain the patient is able to appreciate[2] [iːʃ], while pain tolerance is the maximum (s)he can endure[3]; the unit of pain intensity is dol

» *Assess[4] joint swelling and functional activity and the patient's pain tolerance.*

Use low / high ***pain threshold*** • to appreciate/induce[5]/produce[5] ***pain*** • to bear[3] [beɚ]/endure/put up with[6] ***pain***

Schmerzschwelle
Schmerztoleranzgrenze[1] empfinden[2] ertragen[3] abklären[4] Schmerzen verursachen[5] s. mit den Schmerzen abfinden[6] 18

pain relief [rɪliːf] *n clin* *sim* **palliative therapy**[1] *n term*

to deaden pain[2] [e] and obtund [ʌ], dull [ʌ] or blunt [ʌ] sensation[3]

relieve[4] *v clin* • **palliate**[4] *v term* • **palliation**[5] *n* • **palliative**[6] *adj & n*

» *How do you get relief? The pain was well controlled. Radiotherapy for palliation of pain significantly improves the quality of life of patients suffering from incurable malignancies. The drug failed to relieve suffering.*

Use to relieve [-iːv] *or* ease [iːz] *or* soothe [suːð] *or* alleviate [iː] *or* mitigate[7] / abolish / suppress ***pain*** • ***pain*** subsides [aɪ] *or* resolves[8] • ***palliative*** needs / home care / drug[9] / measures [eʒ]/ surgery[10]

Schmerzlinderung, -beseitigung
Palliativtherapie[1] Schmerz stillen[2] Sensibilität herabsetzen[3] mildern, lindern[4] Linderung[5] palliativ, lindernd; Palliativum[6] Schmerz lindern[7] S. lässt nach[8] Palliativum[9] Palliativoperation[10] 19

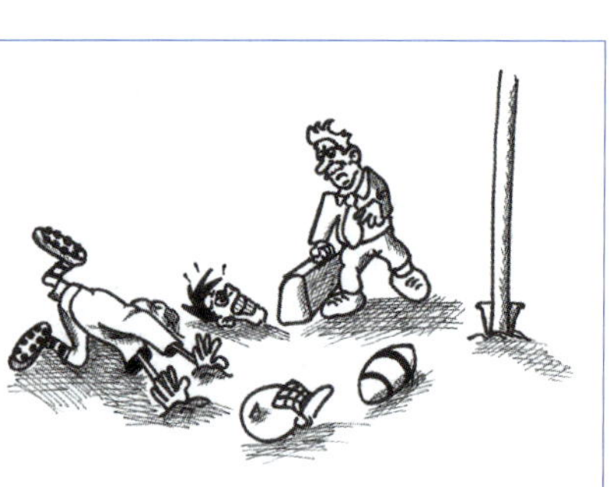

Don't say you've forgotten that pain-killing spray again!

analgesic [ænəldʒiːzɪk||sɪk] *n & adj term* *syn* **pain killer** *n inf & jar*

(n) drug to render a patient pain-free[1] without clouding [aʊ] of consciousness[2]
(adj) deadening pain sensation

analgesia[3] [ænəldʒiːzɪə] *n term* → U135-7

» *Will this kill the pain, doc? The patient required very large amounts of analgesics for relief.*

Use to obtund / dull / blunt ***pain sensation*** • ***pain*** receptor / sensitive pathways[4] • ***pain***-transmission neurons [ʊɚ] • ***analgesic*** receptor / nephropathy[5]

schmerzstillendes Mittel, Analgetikum; schmerzstillend, analgetisch
d. Patient(in) schmerzfrei machen[1] Bewusstseinstrübung[2] Aufheben der Schmerzempfindung, Analgesie[3] Schmerzbahnen[4] Analgetikanephropathie[5] 20

-algia [ældʒ(ɪ)ə] *comb* *syn* **-(o)dyn(o)** [dɪn] *comb*

refers to pains all over the body, esp in muscles or joints or after excessive exercise

» *Acute jaw [dʒɒː] or throat pain after therapy may be due to glossopharyngeal [-færɪndʒiːəl] neuralgia [nʊɚældʒ(ɪ)ə].*

Use my[1] [aɪ] / (trigeminal) [aɪdʒe] neur[2]/ ot/ caus/ arthr***algia*** • prostato[3]/ pleuro [ʊɚ]/ teno***dynia***[4] [tenədɪnɪə]

-schmerz
Muskelschmerzen, Myalgie[1] Trigeminusneuralgie[2] Prostatodynie[3] Sehnenschmerz, Ten(d)odynie, Tenalgie[4] 21

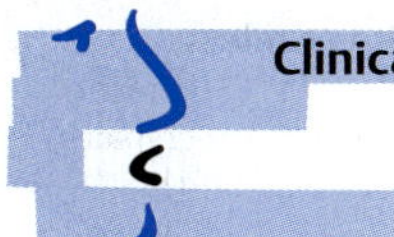

Clinical Phrases

Doctor, I have an awful pain in my shoulder. Herr Doktor, ich habe schreckliche Schmerzen in der Schulter. • When did you first notice this pain? Wann traten diese Schmerzen erstmals auf? • What brings it on? Wodurch werden sie ausgelöst? • Did it come on suddenly? Sind die Schmerzen plötzlich aufgetreten? • Does anything make it worse? Werden sie durch irgendetwas verstärkt? • Did you notice pins and needles? Spürten Sie ein Kribbeln? • He won't feel the pain. Er wird keine Schmerzen haben. • I've had this pain on and off for the past three months. Ich hatte diese Schmerzen immer wieder in den letzten 3 Monaten. • How much are you bothered by the urinary symptoms? Wie sehr fühlen Sie sich durch die Beschwerden beim Harnlassen beeinträchtigt? • Take care to avoid any skin irritation. Hautreizungen sollten Sie nach Möglichkeit vermeiden. • He went on to suffer multiple relapses. Er hatte immer wieder einen Rückfall. • She continued to suffer from stiffness and joint pain for several years. Sie litt noch mehrere Jahre lang an Gelenkschmerzen und Steifigkeit. • I usually drink a glass of milk to soothe the pain. Normalerweise trinke ich zur Schmerzlinderung ein Glas Milch. • She is without pain now. Sie ist jetzt schmerzfrei. • Freedom from pain was achieved on postoperative day 5. Schmerzfreiheit bestand ab dem 5. postoperativen Tag.

Unit 105 Fever & Sweating

Related Units: 108 Clinical Symptoms, 56 Skin, 44 Respiration, 94 Infectious Diseases

temperature [tempɚətʃɚ] *n*

(i) relative measure [eʒ] of body heat [iː] or degree [iː] of hotness of air, water, etc.
(ii) hyperthermia [ɜː]
(iii) colloquially used to refer to elevated temperature

» *What's her temperature? His temperature is still up[1]. When the temperature is greater than 40 °C, esp. if prolonged, symptomatic treatment may be required.*

Use to take[2]/measure[2]/record/cool[3]/lower[3] ***the temperature*** • to have/run ***a temperature*** • basal [eɪ] body[4] / core [kɔːr] *or* internal[5] [ɜː]/ axillary[6] / oral[7] / rectal ***temperature*** • skin[8] / surface / limb ***temperature*** • (sub)normal[9] / elevated[10] / high[11] ***temperature*** • stable [eɪ]/ peak [iː] ***temperature*** • ambient *or* environmental[12] / room ***temperature*** • change / rapid rise / drop / abrupt [ʌ] fall[13] ***in temperature*** • ***temperature*** sensation [eɪʃ] *or* appreciation[14] [iːʃ]/ reading[15] [iː] • ***temperature*** sense[16] / (-time) curve [ɜː]/ chart[17] [tʃɑːrt] • ***temperature*** instability / spike[18] [aɪ]/ regulation • ***temperature*** control / compensation[19] / spots[20]

> **Note:** In the US temperature is measured in ***Fahrenheit degrees*** (°F) rather than ***Celcius degrees*** or ***centigrade*** (°C). To convert °F into °C subtract 32 and divide by 9/5. Here are some clinically important equivalents: 96°F = 35.56°C; 98.6°F = 37°C; 100.4°F = 38°C; 102.2°F = 39°C; 104°F = 40°C.

(i) (Körper)temperatur
(ii, iii) erhöhte Temperatur
noch erhöht[1] Temperatur/ Fieber messen[2] Temperatur senken[3] Basal-, Aufwach-, Morgentemperatur[4] (Körper)kerntemperatur[5] Axilla-, Achsel(höhlen)temperatur[6] Oral-, Sublingualtemperatur[7] Hauttemperatur[8] Untertemperatur[9] erhöhte T.[10] Fieber[11] Umgebungstemperatur[12] Temperatursturz, rascher Temperaturabfall[13] Temperaturempfindung[14] Temperaturanzeige, -ablesung[15] Temperatursinn[16] Fieberkurve, Kurvenblatt[17] Fieberzacke, -spitze[18] Temperaturausgleich[19] Thermorezeptoren[20]

1

thermogenesis [θɜːrmoʊdʒenɪsɪs] *n term*

opposite **thermolysis[1]** [θɜːrmɒːlɪsɪs] *n term*

physiologic process of heat production by the cells in the body

thermogenetic[2] [θɜːrmoʊdʒenetɪk] *adj term* • **thermo-** *comb*

» *This receptor in adipose tissue[3] was found to be involved in lipolysis and thermogenesis. In healthy adults, energy expenditure[4] is primarily determined by three factors: basal energy expenditure [-tʃɚ], thermic effect of food, and physical activity.*

Use regulatory / increased[5] / perinatal [eɪ] ***thermogenesis*** • moderate / profound[6] [aʊ]/ local ***thermolysis*** • general / induced / accidental ***thermolysis*** • ***thermo***graphy[7] /stat /therapy[8] /stable[9] • ***thermo***cautery[10] [ɒː] /labile /coagulation[11] /inhibitory • ***thermo***regulation[12] /dynamic [aɪ] /receptor[13]

Thermogenese, Wärmebildung
Thermolyse, Wärmeabgabe[1] thermogenetisch, wärmebildend[2] Fettgewebe[3] Energieverbrauch[4] erhöhte Wärmebildung[5] verstärkte Wärmeabgabe[6] Thermografie[7] Wärme-, Thermotherapie[8] thermostabil, wärmebeständig[9] Thermokaustik[10] Thermokoagulation[11] Wärme-, Temperaturregulation[12] Thermorezeptor[13]

2

105

fever [fiːvɚ] *n* → U94-10,19 *syn* **pyrexia** [paɪreksɪə] *n term*

(i) body temperature above the normal of 98.6°F or 37°C
(ii) disease marked by an elevation of the body temperature above the normal

feverish[1] [fiːvɚɪʃ] *adj clin* • **febrile**[1] [fe||fiːbraɪl] *adj term* • **subfebrile**[2] [ʌ] *adj* • **afebrile**[3] [eɪ] *adj term* • **apyrexia** [eɪ] *n* • **hyperpyrexia**[4] [aɪ] *n* • **subfebrility** *n*

» *Not all fevers are due to infection. He's been afebrile for 48 hours. High doses of cocaine may induce lethal* [iː] *pyrexia. After 7 days the fever reached a plateau and the patient appeared exhausted* [ɒː] *and prostrated*[5] [eɪ]. *Patients should be isolated* [aɪ] *and kept at bed rest until afebrile* [eɪfebraɪl||eɪfiːbraɪl].

Use to present with/reduce/suppress[6] ***fever*** • to develop/have/produce *(a)* ***fever*** • low-grade[7] [eɪ]/ mild[7] / high(-grade)[8] ***fever*** • intermittent[9] / spiking[13] / relapsing[10] / remittent[11] ***fever*** • sustained[12] [eɪ]/ hemorrhagic [hemərædʒɪk] ***fever*** • onset / absence *or* lack / bouts[13] [aʊ] ***of fever*** • ***fever*** abates[14] [eɪ]/ persists / subsides[14] [aɪ]/-free periods[15] • thirst[16] [ɜː]/ artificial[17] [ɪʃ]/ dehydration[16] [aɪ] ***fever*** • rheumatic[18] [ruː-]/ scarlet[19] / yellow[20] / typhoid[21] [taɪfɔɪd] ***fever*** • trench[22] [tʃ]/ catarrhal / hay[23] [heɪ] ***fever*** • catheter[24] / unexplained[25] ***fever*** • ***fever*** sore *or* blister[26] / spikes[27] • ***febrile*** patient / illness / response • ***febrile*** episodes[13] / urine [jʊɚɪn]/ UTI[28] • ***febrile*** convulsions [ʌ] *or* seizures[29] [siːʒɚz]/ delirium[30] • ante/ post***febrile*** • mild / extreme ***hyperpyrexia*** • ***feverish*** feeling / child

Fieber, Pyrexie
febril, fiebernd, fieberhaft, fiebrig[1] subfebril, leicht fieberhaft[2] fieberfrei, afebril[3] Hyperpyrexie, hohes Fieber[4] völlig erschöpft[5] Fieber unterdrücken[6] leichtes F.[7] hohes F.[8] intermittierendes F., Febris intermittens[9] Rückfallfieber, F. recurrens[10] remittierendes F.[11] anhaltendes F., Febris continua[12] Fieberschübe[13] d. Fieber fällt (ab)/ geht zurück[14] fieberfreie Intervalle[15] Durstfieber[16] künstl. F.[17] rheumat. F.[18] Scharlach[19] Gelbfieber[20] Typhus[21] wolhynisches F., Fünftagefieber[22] Heufieber, -schnupfen[23] Katheterfieber[24] Fieber unbekannter Ursache[25] Fieberblase, Herpes simplex[26] Fieberzacken[27] fieberhafte Harnwegsinfektion[28] Fieberkrämpfe[29] Fieberwahn, -delir[30] 3

antipyretic [ɪ||aɪ] *adj term* *syn* **antifebrile, antithermic** [ɜː] *adj*
opposite **febrifacient**[1] [febrɪfeɪʃənt] *adj & n term*

lowering body temperature to prevent or alleviate [iː] fever

febricide[2] [febrɪsaɪd] *n term* • **febrifuge**[2] [-fjuːdʒ] *n* • **antipyretic**[2] *n*

» *In most instances, antipyretic therapy by itself is not needed except for reasons of comfort or in patients with marginal* [mɑːrdʒ-] *hemodynamic status* [eɪ||æ].

Use ***antipyretic*** drug[2] / agent[2] [eɪdʒ]/ effect[3] / properties / therapy / measures[4] [eʒ]

fiebersenkend
fiebererzeugend; fiebererzeugendes Mittel, Pyrogen, Pyretikum[1] Antipyretikum, fiebersenkendes Mittel[2] fiebersenkende Wirkung[3] fiebersenkende Maßnahmen[4] 4

hyperthermia [haɪpɚθɜːrmɪə] *n term*
opposite **hypothermia**[1] *n term*

(i) markedly elevated body temperature
(ii) therapeutically [juː] induced hyperpyrexia

thermic[2] [ɜː] *adj term* • **thermal**[2] *adj* • **hypothermal** *or* **hypothermic** *adj*

» *Severe hyperthermia (40-41°C) may rapidly cause brain damage and multiorgan failure. Hypotension with tachycardia indicates profound fluid and electrolyte depletion, and mild hypothermia is usually present. Treat hyperthermia with aggressive cooling.*

Use malignant[3] / life-threatening [e]/ microwave[4] [aɪ]/ regional [iːdʒ] ***hyperthermia*** • moderate / severe[5] / local / general ***hypothermia*** • systemic / induced *or* artificial[6] / accidental[7] ***hypothermia*** • ***thermic*** sense[8] / fever[9] • ***thermal*** radiation[10] / conductivity[11] • ***thermal*** energy / comfort / water[12] / burn[13] [ɜː]

(i) Hyperthermie, Überwärmung (ii) Fiebertherapie
Hypothermie, Unterkühlung[1] thermisch, Wärme-[2] maligne Hyperthermie[3] Mikrowellenhyperthermie[4] starke Unterkühlung[5] künstl. Hypothermie/ Winterschlaf, artifizielle Hibernation[6] akzidentelle Hypothermie[7] Temperatursinn[8] Hitzschlag[9] Wärmestrahlung[10] Wärmeleitfähigkeit[11] Thermalwasser[12] Verbrennung[13] 5

thermometer [θɜːrmɒːmət̬ɚ] *n*
rel **centigrade scale**[1] [sent̬ɪgreɪd] *n term*

instrument for measuring the temperature; usually a sealed [iː] vacuum tube containing mercury[2] [ɜː], which expands with heat and contracts with cold, the exact degree of variation being indicated by a scale [skeɪl]

» *Digital thermometers measure quickly and are more accurate than glass thermometers. The thermometer must be left in place for 2 min for rectal, and 3 min for oral temperatures.*

Use standard clinical / extended-range / low-reading ***thermometer*** • glass[3] / sterile / clinical ***thermometer*** • oral / tympanic membrane[4] ***thermometer*** • electronic[5] / digital[6] [ɪdʒ]/ Fahrenheit / Centigrade ***thermometer*** • Fahrenheit / Kelvin ***scale***

Thermometer, Fiebermesser
Celsius-Skala[1] Quecksilber[2] Glasthermometer[3] Ohrthermometer[4] elektron. Thermometer[5] Digitalthermometer[6] 6

shiver [ʃɪvɚ] *v&n* *sim* **shake**[1] [ʃeɪk] - shook - shaken *v*, **tremble**[2], **shudder**[3] [ʌ] *v&n*

(v) reflexive muscle activity in response to cold, fear, excitement[4] and other stressors[5]

shivering *n clin* • **shivery**[6] *adj* • **shaky**[7] *adj* • **tremulous**[8] *adj* • **tremor** *n term*

» *He is shivering with cold. I felt shivers up and down my spine* [aɪ]. *He's feeling hot and cold and he's shivery. She's still a bit shaky on her legs*[9]. *Attempt to arouse*[10] [aʊ] *the patient by vigorous* [ɪg] *shaking. When shivering begins, heat production increases.*

Use to produce/begin/control/inhibit ***shivering*** • ***to shiver with*** fear[11] • to get[12]/give sb. ***the shivers*** • ***shaken*** baby syndrome[13] • ***shaking*** injury / palsy[14] [ɔː] • gentle[15] [dʒe] ***shaking*** • ***to tremble*** all over[16] / with anger • ***tremble*** in my voice • chin[17] [tʃɪn] ***trembling***

zittern; Schauer
schütteln, zittern, wanken[1] (er)zittern; Zittern, Beben[2] schaudern, beben, zittern; Schau(d)er[3] Auf-, Erregung[4] Stressfaktoren[5] zittrig, fröstelnd[6] zittrig, wack(e)lig[7] zitternd, bebend[8] wack(e)lig auf d. Beinen[9] (auf)wecken[10] vor Angst zittern[11] e. Gänsehaut kriegen[12] Shaken-Baby-Syndrom, Schütteltrauma[13] Schüttellähmung, Parkinson-Krankheit[14] leichtes Schütteln[15] am ganzen Körper zittern[16] Kinnzittern[17] 7

gooseflesh [guːsfleʃ] *n* *syn* **goose pimples** *or* **bumps** [ʌ] *n clin* *rel* **piloerection**[1] [paɪloʊɪrekʃᵊn] *n term*

skin reaction to chilly sensations, fear, excitement [aɪ] or irritation causing erection of the hairs on the skin and the follicular orifices [ɔːrɪfɪsiːz] to become prominent

goose-pimply *adj clin* • **pilomotor reflex**[1] *n term* → U56-14

» *The chilly breeze brought her arms out in gooseflesh. A prodrome including dizziness*[2], *nausea*[3] [ɔː], *chills and gooseflesh of the chest and arms is occasionally seen in heatstroke*[4].

Gänsehaut, Cutis anserina
Pilomotorenreaktion, Piloerektion[1], Schwindel[2] Übelkeit[3] Hitzschlag[4] 8

chills [tʃɪlz] *n clin usu pl* *sim* **rigor**[1] [rɪ‖raɪgɚ] *n term* → U103-20; U12-15

attack of shivering with a feeling of coldness typically marking the start of an infection and the development of a fever

chilly[2] [tʃɪli] *adj* • **chilliness**[3] *n* • **chilled**[4] *adj* • **chill**[5] *v*

» *This was followed by an abrupt onset of chills, high fever and prostration. Septic shock is suspected when a febrile patient has chills associated with hypotension. Chills or chilliness usually marks an acute onset. The rigors are suggestive of appendiceal perforation.*

Use ***chills and*** fever / rigors[6] / prostration / piloerection • shaking[7] / nervous[8] / periodic / intermittent ***chills*** • to feel[9] ***chilly*** • ***chilly*** sensation • ***chilling*** effect[10] • to catch a[11] ***chill***

Frösteln, Kältegefühl, Schüttelfrost
Schüttelfrost; Rigor, Steifigkeit[1] kühl, fröstelnd[2] Kältegefühl; Kühle, Frostigkeit[3] gekühlt, unterkühlt[4] (ab)kühlen[5] starker Schüttelfrost[6] Schüttelfrost[7] nervöses Zittern[8] frösteln[9] kühlende Wirkung[10] sich erkälten[11] 9

cold intolerance *n term* *opposite* **heat intolerance**[1] *n term*

inability to withstand[2] cold marked by a tendency to be easily chilled when exposed to cool temperatures

» *His extremity became cool and clammy*[3] *and intolerant of temperature changes (particularly cold). The patients exhibited severe emaciation*[4] [ɪmeɪsɪeɪʃᵊn] *and complained of cold intolerance.*

Use ***cold*** exposure [oʊʒ]/ injury[5] • (fatty) food[6] / glucose / exercise ***intolerance*** • ***heat*** loss / gain / production[7] • ***heat*** regulation / balance[8] / wave / urticaria[9] [ɜː] • to apply external ***heat*** • ***heat***-stable[10] [eɪ]

Kälteintoleranz
Wärmeintoleranz, -unverträglichkeit[1] aushalten[2] feuchtkalt, klamm[3] Abmagerung, Auszehrung[4] Kälteschaden[5] Nahrungsmittelunverträglichkeit[6] Wärmebildung[7] Wärmehaushalt[8] Wärmeurtikaria[9] hitzebeständig, thermostabil[10] 10

heat stroke [hiːt stroʊk] *n clin* *syn* **heat hyperpyrexia** *n term*, *rel* **sunstroke**[1] *n clin*

severe, often fatal [eɪ] illness produced by exposure to high temperatures, characterized by headache, vertigo, confusion, hot dry skin, and a rise in body temperature; in severe cases collapse and coma, very high fever, and tachycardia [tækɪ-] develop

» *Heat exhaustion* [ɒː] *may progress to heat stroke if sweating ceases* [siːsɪz]. *Heat stroke is imminent when the core (rectal) temperature approaches 41 °C.*

Use ***heat*** exhaustion *or* prostration[2] / acclimatization[3] / rash[4] [æ]/ cramps[5] • ***heat*** syncope[6] / stress[7] / shock proteins[8] • ***heat*** edema [iː]/ sensitivity[9] • body / exposure to ***heat*** • prickly[4] ***heat*** • exertional[10] [ɜː] ***heat stroke*** • ***heat stroke*** victim

Hitzschlag, Hitzehyperpyrexie
Sonnenstich[1] Hitzeerschöpfung[2] Hitzeakklimatisierung[3] Roter Hund, Miliaria (rubra)[4] Hitzekrämpfe[5] Hitzekollaps, -synkope[6] Hitze-, Wärmebelastung[7] Hitzeschock-, Stressproteine[8] Hitze-, Wärmeempfindlichkeit[9] belastungsbedingter Hitzschlag[10] 11

sweat [swet] *v* *syn* **perspire** [pɚspaɪɚ] *v*

to excrete [iː] salty fluid through the pores [ɔː] of the skin

sweat[1] [e] *n* • **perspiration**[2] [pɜːrspɪreɪʃᵊn] *n* • **sweaty**[3] [sweti] *adj* • **sweating**[2] *n*

» *She mopped[4] his sweaty forehead with a tissue[5]. I was literally drenched [tʃ] in sweat[6]. The fever was associated with rigors and sweats[7]. The sweat glands on the palms [ɑː] do not participate in thermal sweating[8] [e]. Perspiration serves as a mechanism for regulating body temperature. The skin is hot and initially covered with perspiration.*

Use ***sweat*** gland[9] / pore / duct [ʌ]/ production / retention • ***sweat*** chloride determination / test[10] • cold / bloody / fetid[11] ***sweat*** • clammy / night[12] ***sweats*** • to break out in a[13] / to be soaked in[6] [oʊ]/ beads [iː] of[14] ***sweat*** • ***to sweat*** buckets[15] [ʌ]/ a lot / like a pig • (in)sensible[2] / excessive / unexplained ***perspiration*** • ***to perspire*** heavily [e]/ freely / readily[16] [e] • profuse[17] [juː]/ increased [iː]/ diminished ***sweating*** • ***sweaty*** palms [pɑːmz]/ feet[18] / handshake[19] / clothes

schwitzen, transpirieren
Schweiß[1] Transpiration, Schweiß(sekretion), Perspiratio sensibilis[2] verschwitzt, schweißbedeckt, Schweiß-[3] wischte ab[4] Taschentuch[5] schweißgebadet (sein)[6] thermisches Schwitzen[7] Schweißausbrüche[8] Schweißdrüse, Glandula sudorifera[9] Schweißtest[10] übelriechender Schweiß[11] Nachtschweiß[12] e. Schweißausbruch haben[13] Schweißperlen[14] stark/ viel schwitzen[15] leicht/ sofort schwitzen[16] starke(s) Schwitzen/ Schweißsekretion[17] Schweißfüße[18] feuchter Händedruck[19] 12

moist [mɔɪst] *adj* *syn* **damp** [æ] *adj*, *sim* **dampish**[1], **humid**[2] [hjuːmɪd] *adj*

slightly wet and not quite dry

moisture[3] [mɔɪstʃɚ] *n* • **moisten**[4] [mɔɪsᵊn] *v* • **moisturize**[5] [-aɪz] *v* • **moisturizer**[6] *n* • **damp(en)**[4] *v* • **dampness**[3] *n* • **damp**[3] *n* **humidity**[7] [hjumɪdəti] *n* • **humidify**[4] *v* • **humidifier**[8] *n*

» *Pat the skin dry[9] with a damp towel. The skin was cool and moist, and the pulse was weak. Intertrigo[10] [aɪ] is caused by the effect of heat, moisture, and friction[11], esp. in humid climates.*

Use ***moist*** skin / heat[12] / dressing[13] / compresses / packs[14] / environment • ***moist*** air / conditions / climate [aɪ] • ***moist*** rales[15] [æ‖ɑː]/ gangrene[16] [iː] • ***moisture*** chamber[17] [tʃeɪmbɚ]/ content[18] • facial [feɪʃᵊl] ***moisturizer*** • ***damp*** clothes / soil[19] [sɔɪl]/ weather / cold • relative[20] / high ***humidity***

feucht
etwas feucht[1] feucht[2] Feuchtigkeit[3] an-, befeuchten[4] mit e. Feuchtigkeitscreme behandeln, Feuchtigkeit verleihen[5] Feuchtigkeitscreme[6] (Luft)feuchtigkeit[7] (Luft)befeuchter[8] ab-, trockentupfen[9] Wundsein, Wolf, Intertrigo[10] Reibung[11] feuchte Wärme[12] feuchter Verband[13] feuchte Packungen/ Wickel[14] feuchte Rasselgeräusche[15] feuchte Gangrän[16] feuchte Kammer[17] Feuchtigkeitsgehalt[18] feuchter Boden[19] relative Feuchtigkeit/ Feuchte[20] 13

evaporate [ɪvæpɚeɪt] *vt & vi term* *sim* **volatilize**[1] [vɒːlətᵊlaɪz], **dissipate**[2] *vt & vi term* → U82-2f

to lose fluid volume by conversion into vapor[3] [veɪpɚ] or change from a liquid to volatile[4] form

evaporation[5] *n term* • **evaporative** *adj* • **dissipation**[6] *n*

» *Local humidity and hydration of the skin are increased if sweat is prevented from evaporating. Evaporation can be accelerated by fanning[7]. Failure of the heat dissipation[8] mechanism may result in dizziness, blurred [ɜː] vision[9] [ɪʒ], diarrhea [iː], confusion, or collapse.*

Use water / fluid ***evaporates*** • heat / gas / (drug) effect ***dissipates*** • to enhance/ prevent ***evaporation*** • surface[10] / water ***evaporation*** • ***evaporative*** heat loss[11] / cooling / fluid loss • ***evaporated*** milk[12] • ***volatilized*** mercury[13] [ɜː]

verdampfen, verdunsten
(sich) verflüchtigen, verdampfen[1] (sich) auflösen, verschwinden[2] Dampf[3] flüchtig, gasförmig, volatil, ätherisch[4] Verdunstung, -dampfung, Evaporation[5] Auflösung[6] Fächeln[7] Wärmeabgabe[8] verschwommenes Sehen[9] Schweißverdunstung durch d. Haut[10] Wärmeabgabe durch Verdunstung[11] Kondensmilch[12] verdampftes Quecksilber[13] 14

diaphoresis [daɪəfəriːsɪs] *n term* *syn* **hidrosis** [aɪ‖ɪ] *n term* *rel* **sudor**[1] [uː] *n term*

production and secretion [iː] of sweat, above all profuse sweating associated with elevated body temperature, strenuous[2] [e] physical exercise, mental or emotional stress or exposure to heat

diaphoretic[3] [e] *adj & n term* • **sudorific**[3] *adj & n* • **sudoriferous**[4] *adj* **an(h)idrosis**[5] *n term* • **(an)hidrotic**[3] *adj & n* • **hidr(o)-** *comb*

» *Typical malarial attacks show sequentially shaking chills, fever to 41 °C or higher, and marked diaphoresis. His skin was clammy, pale, and diaphoretic.*

Use excessive / intense[6] / marked[6] / prostration and ***diaphoresis*** • ***diaphoretic*** skin[7] / patient • ***sudorific*** drug[3] • ***sudoriferous*** glands[8] / duct • ***hidr***opoiesis [-pɔɪiːsɪs] /adenitis[9] [aɪ] • ***hidr***adenoma /ocystoma /oschesis[10] [-skiːsɪs] • dys [ɪ]/ hyper-***hidrosis***

Schweißsekretion, -absonderung
Schweiß, Sudor[1] anstrengend[2] schweißtreibend; schweißtreibendes Mittel, Diaphoretikum, Hidrotikum, Sudoriferum[3] Schweiß-, schweißbildend[4] fehlende Schweißsekretion, Anhidrose[5] starke Schweißsekretion[6] schweißbedeckte/ schwitzende Haut[7] Schweißdrüsen, Glandulae sudoriferae[8] Schweißdrüsenentzündung, Hidradenitis[9] Hidroschesis, Verhinderung d. Schweißabgabe[10] 15

105

fever *or* **pyrexia of unknown origin** *n term, abbr* **FUO** *or* **PUO**

term applied to a febrile illness marked by a temperature of 101°F or more persisting over at least 3 weeks without diagnosis of the cause despite intensive hospital evaluation

» *Evaluation of patients with FUO includes a chest radiograph, sinus* [aɪ] *films, upper GI series*[1] *with small bowel* [aʊ] *follow-through*[2], *barium enema*[3], *proctosigmoidoscopy, and gallbladder function studies. Many cancers can present as FUO. Because infection is the most common cause of FUO, urine, sputum, stool* [uː], *and CSF*[4] *are usually cultured.*

Use ***fever*** of undetermined/ unidentified origin[5] • to cause ***FUO*** • classic ***FUO***

Fieber unklarer Genese
Magen-Darm-Passage[1] Dünndarm-passage[2] Bariumeinlauf[3] Liquor (cerebrospinalis), Hirn-Rücken-markflüssigkeit[4] Fieber unbekannter Ursache[5] 16

fastigium [fæstɪdʒɪəm] *n term rare* *sim* **acme**[1] [ækmi] *n term rare*

climax[2] [aɪ] or most pronounced [aʊ] phase in the course [ɔː] of a disease, esp. of a febrile illness

fastigial [fæstɪdʒɪəl] *adj term*

» *The steadiness* [e] *of the fever for a week or longer after reaching the fastigium is an important point. Typhoid* [aɪ] *fever is characterized by diarrhea, prostration and muscular* [ʌ] *debility, gradually increasing and often becoming profound at the acme of the disease.*

Fastigium, Gipfel, Höhepunkt
Akme, Höhepunkt im Krankheitsverlauf od. einer Fieberkurve[1] Gipfel, Höhepunkt[2] 17

defervescence [dɪfɚvesəns] *n term* *rel* **crisis**[1] [aɪ], **lysis**[2] [laɪsɪs] *n term*

period of abatement[3] [eɪ] or resolution of fever when elevated temperatures fall and/or return to normal

defervesce[4] [-ves] *v term* • **defervescent**[5] *adj* • **lytical** [ɪ] *adj* → U124-1

» *In viral* [aɪ] *hepatitis* [aɪ] *defervescence often coincides* [aɪ] *with the onset of jaundice*[6] [dʒɒːndɪs]. *Relapses may occur up to two weeks after the patient defervesces. A sudden change, usually for the better, in the course of an acute disease is termed crisis (in contrast to the gradual improvement by lysis). The decrease of fever may be lytical or critical.*

Use ***defervescence*** stage[7] • rapid[1] / through 3 days of / gradual[2] [ædʒ] ***defervescence*** • infection-related / life-threatening ***crisis*** • acute / hypertensive[8] / gastric[9] ***crisis*** • tumor[10] / cell[11] / adhesio***lysis***

Entfieberung, Deferveszenz
Krisis, Krise, kritische Entfieberung, abrupter Fieberabfall[1] Lysis, lytische Deferveszenz, allmähl. Fieberabfall[2] Nachlassen, Rückgang[3] abfiebern[4] fiebersenkend, antipyretisch[5] Gelbsucht, Ikterus[6] Stadium d. Fieberabfalls, Stadium decrementi[7] hypertensive Krise, Blutdruck-, Hochdruckkrise[8] gastrische Krise[9] Tumorzerfall[10] Zytolyse[11] 18

flush [ʌ] *v&n* *sim* **blush**[1] [ʌ] *v&n*

(n, i) sudden, subjective sensation of heat (ii) reddening of the face
(iii) sudden, rapid flow of a liquid

flushed[2] *adj* • **flushing** *n&adj* • **blushing**[3] *n&adj*

» *The patient complained of burning with episodes of flushing. She reported a tendency to flush easily. Toxic manifestations of the drug include hyperactivity, incoordination, diaphoresis*[4], *flushing, rigidity, and wild movements.*

Use facial / malar[5] / erythematous / hot[6] / hectic[7] ***flush*** • ***flushed*** face *or* complexion[8] / cheeks / appearance / skin • to experience/produce/relieve ***flushing*** • alcohol-induced ***flushing*** • ***flushing of*** the upper body / the face • tumor[9] ***blush***

erröten, rot werden; spülen; Hautröte, Flush, anfallsweise Hautrötung
erröten; Erröten[1] rot, gerötet[2] Erröten; errötend[3] Diaphorese, Schweißsekretion[4] Wangenröte[5] Hitzewallung[6] hektische Röte[7] Gesichtsröte[8] Rubor[9] 19

Unit 106 Fractures

Related Units: 5 Injuries, 99 Radiology, 141 Fracture Management

fracture [fræktʃɚ] *v term* → U5-20
syn **break** [eɪ] - broke - broken *v irr, sim* **crack**[1] *v&n clin*

to cause a break in the continuity of a bone

fracture[2] *n term, abbr* **Frx** •**refracture**[3] *v&n* • **fractured**[4] *adj*

» *Direct root* [uː] *compression may be relieved by reduction*[5] [ʌ] *of the dislocation or by removal of fractured bone or disrupted disk. Most fractures of the clavicle occur in the middle third. Oblique* [-iːk] *views may also help identify and evaluate fractures of the tibial plateau*[6] [oʊ].

Use ***to fracture*** a bone / one's shin[7] • simple / closed[8] / isolated [aɪ]/ (in)complete[9] / subperiosteal / pathologic[10] / spiral[11] [aɪ] ***fracture*** • (radial [eɪ]) neck / (femoral [e]) shaft / transverse[12] / oblique[13] ***fracture*** • (sub)trochanteric [k]/ supracondylar / growth plate or epiphyseal [ɪ]/ articular[14] / (un)stable [eɪ] ***fracture*** • nasal / pelvic ***fracture*** • ***fracture of the*** patella • micro***fracture*** • exposure of / motion at / separation at ***the fracture site*** • ***fracture*** healing[15] [iː]/ cleft[16] • ***fractured*** pelvis / rib / clavicle / tooth[17] / nose / base of skull[18]

(Knochen) brechen/ frakturieren
(zer)brechen; e. Sprung bekommen; Riss, (Knochen)fissur[1] (Knochen)fraktur, -bruch[2] erneut brechen; Refraktur[3] gebrochen, frakturiert[4] Einrichtung, Reposition[5] Tibiakopf[6] s. d. Schienbein brechen[7] geschlossene Fraktur[8] (un)vollständige/ (in)komplette F.[9] pathol. F., Spontanfraktur[10] Dreh-, Spiralbruch, Torsionsfraktur[11] Querfraktur[12] Schrägfraktur[13] Gelenkfraktur[14] Knochenbruch-, Frakturheilung[15] Bruchspalt[16] Zahnfraktur[17] Schädelbasisbruch[18] 1

fragment *n term* *sim* **chip[1]** [tʃɪp] *n*, **splinter[2]** *n & v clin*

fragmentation[3] *n term* • fragment[4] *v* • to chip (off)[5] *v clin*

» *A displaced free fragment may tear* [teɚ] *the overlying lateral meniscus. A cartilage* [-ɪdʒ] *was chipped and fragments floated in the joint. If the bones are fragmented the fracture is said to be comminuted.*

Use (nasal) bone / fracture / cartilage[6] / osteochondral [kɒː] ***fragment*** • articular / butterfly[7] / styloid [aɪ]/ (extruded) disk / femoral head ***fragment*** • devascularized / necrotic / displaced[8] / free ***fragment*** • (cancellous [kæn'ls-]) bone[9] / grafted ***chips*** • ***chip*** fracture[10] • ***chipped*** ankle / cartilage / knee [niː] • buried[11] [e]/ wood ***splinter***

(Knochen)fragment, Bruchstück
(Knochen)splitter, -fragment[1] Splitter; (zer)splittern[2] Fragmentation, Zersplitterung[3] in Stücke brechen, fragmentieren[4] absplittern, -sprengen[5] Knorpelfragment[6] Biegungskeil[7] verschobenes/ disloziertes F.[8] Spongiosaspäne[9] Absprengungs-, Abrissfraktur[10] verschobener Splitter[11] 2

closed fracture *n term* *sim* **simple fracture[1]**, *opposite* **open** *or* **compound** [aʊ] **fracture[2]** *n term*

bone fracture that is not associated with a break or laceration[3] [s] in the overlying skin

» *Open fractures require operative reduction, but closed fractures should be managed with a posterior plastic splint[4]. As occult* [ʌ] *fracture[5] is a common underlying cause, arthrocentesis for posttraumatic joint effusions might result in a compound fracture.*

Use ***closed*** (Colles'/ uncomminuted) fracture / disruption / (head) injury[6] / reduction *or* manipulation[7] • ***open*** (tibial/ forearm/ contaminated/ comminuted) fracture[8] / dislocation[9] • ***compound*** dislocation[9] / depressed skull fracture[10] / wound[11] [uː]

geschlossener Bruch
einfacher Bruch[1] offener B.[2] Zerreißung[3] Schiene[4] i. Röntgen nicht nachgewiesene Fraktur[5] stumpfe (Schädel)verletzung[6] geschlossene Reposition/ Einrichtung[7] offene Trümmerfraktur[8] offene Luxation[9] Schädelimpressionsfraktur[10] offene Wunde[11] 3

(sub)luxation [ʌ] *or* **dislocation** *n term*
rel **displacement[1]**, **angulation[2]** *n term* → U5-20

displacement of a bone from its articulation

luxate[3] [ʌ] *v term* • **dislocate[4]** *v* • **subluxated[5]** *adj* • **redisplacement[6]** *n* • **angulate[7]** *v* • **angular[8]** *adj*

» *Small elevators[9] were used to carefully luxate[10] the teeth to be extracted. Unstable fracture-dislocations of the middle and upper thirds of the ulnar shaft complicated by dislocation of the radial head are termed Monteggia* [-edʒa] *fracture.*

Use fracture-[11] / partial[12] [ʃ]/ closed / complete / habitual[13] / pathologic[14] [ɒːdʒ]/ obturator ***dislocation*** • ***dislocation of the*** hip (joint) / radial head / distal fragment • fracture / congenital [dʒe] (hip)[15] / elbow / (posterior) facet[16] [fæset]/ atlanto-axial ***subluxation*** • ***subluxated*** digit [dɪdʒɪt] • ***displaced*** fracture[17] • (in)significant / (un)acceptable[18] / 10-degree / late ***angulation*** • ***angulated*** radial [eɪ] neck fracture[19] / lesion [iːʒ] • ***angular*** displacement[2] / deformity / stress

(Teil)verrenkung, (Sub)luxation
Verschiebung, Dislokation, Fehlstellung[1] Achsenknickung, -fehlstellung[2] verrenken, luxieren[3] verschieben, dislozieren[4] subluxiert[5] neuerliche Verschiebung[6] einen Winkel bilden[7] Winkel-, Achse betreffend[8] Hebel[9] heraushebeln[10] Luxationsfraktur[11] Teilverrenkung[12] habituelle L.[13] Spontanluxation[14] angeborene (Hüftgelenk)subluxation[15] S. des Facettengelenks[16] dislozierte Fraktur[17] (nicht) tolerierbare Achsenknickung[18] (ad axim) verschobene Radiushalsfraktur[19] 4

avulsion [əvʌlʃᵊn] **(chip fracture)** *n term*
sim **disruption[1]** [ʌ] *n term* → U5-19

fracture that occurs when soft tissue (joint capsule, ligament, muscle insertion or origin) is pulled away from the bone; fragments of the bone may come away with it

avulse[2] *v term* • **avulsed[3]** *adj* • **disrupted[4]** *adj*

» *Avulsion of the ulnar* [ʌ] *styloid* [aɪ] *may accompany the distal radius* [eɪ] *fracture. X-rays* [eks] *may show a bit of bone avulsed from the fibular head.*

Use traumatic / cortex / tooth / minor [aɪ] ***avulsion*** • ***avulsion*** (flap) injury[5] • ***avulsed*** teeth[6] / (bone) fragment[7] • traumatic / bone[8] / articular / wound[9] [uː] ***disruption*** • ligamentous / (soft) tissue[10] / pelvic / intimal[11] ***disruption*** • ***disrupted*** muscle[12] [mʌsl]/ disk[13] / operative wound

Ab-, Ausrissfraktur, knöcherner Ausriss
Ruptur, Riss[1] ab-, ausreißen[2] ab-, ausgerissen[3] zer-, (auf)gerissen[4] Ausrissverletzung[5] ausgeschlagene/ luxierte Zähne[6] Knochenabsprengung[7] Knochenbruch[8] Klaffen d. Wunde, Wunddehiszenz[9] Weichteilzerreißung[10] Intimaruptur[11] Muskelriss[12] rupturierte Bandscheibe[13] 5

impacted fracture *n term* *sim* **compression fracture[1]** *n term*

fracture with one of the fragments driven into the cancellous tissue[2] of the other fragment

impaction[3] [impækʃᵊn] *n term* • **impact[4]** *n*

» *Impacted and minimally angulated fractures can be treated by means of a shoulder immobilizer. Most surgeons prefer to use internal fixation for impacted fractures. Closed manipulation is justifiable* [aɪ]*, but if possible impaction or locking of the fragments is desirable* [aɪ].

Use ***impacted*** tooth[5] / foreign [fɒːrᵊn] bodies / gallstone [ɔː]/ cerumen[6] [sɪruːmᵊn] • lateral / multiple / stable[7] [eɪ] ***compression fractures*** • dorsal / food[8] ***impaction***

Stauchungsbruch
Kompressionsfraktur[1] Spongiosa[2] Impaktion, Einkeilung[3] Auswirkung, Einfluss[4] impaktierter Zahn[5] Zeruminalpfropf, Cerumen obturans[6] stabile Kompressionsfrakturen[7] Retention/ Impaktion v. Speiseresten[8] 6

comminuted fracture *n term* *sim* **splinter(ed) fracture[1]** *n term*

fracture in which the bone is crushed [ʌʃ] or broken into several fragments

comminution[2] *n term* • **non/ uncomminuted** *adj* • **splinter[3]** *v & n*

» *Comminuted fractures of the clavicle with displacement can usually be managed successfully by closed reduction. First the severity[4] [e] of comminution and magnitude[4] of the displacement were determined by x-rays. Often the fracture line[5] will splinter to reach the medial [iː] wall of the inner ear.*

Use to check for ***comminution*** • ***comminuted*** bone fragments • minor [aɪ]/ extensive / severe[6] [ɪɚ] ***comminution*** • spiral / butterfly[7] ***fracture*** • ***splintered*** to pieces / fragments

Note: *Butterfly fracture* is not equivalent with the German term *Schmetterlingsfraktur* (= bilateral fracture of the pubic rami).

Trümmerbruch
Splitterbruch[1] Zertrümmerung, -splitterung[2] zersplittern; Splitter[3] Ausmaß[4] Frakturlinie[5] starke Zertrümmerung[6] (Schaft)fraktur m. beidseitigen Biegungskeilen[7]
7

skull [ʌ] **fracture** *n clin* *syn* **cranial** [eɪ] **fracture** *n term* → U124-19

break of the cranium [eɪ] resulting from trauma [ɒː] which may be associated with injury to underlying brain

» *These skull fractures may also injure* [ɪndʒɚ] *cranial nerves that course* [ɔː] *through the skull base. Basal skull fractures may be recognized by the presence of CSF rhinorrhea[1]* [raɪnəriːə] *or otorrhea.*

Use simple / closed / open / compound / comminuted / stellate[2] [eɪ]/ basal [eɪ] *or* basilar[3] / depressed[4] / expressed[5] ***skull fracture*** • ***fracture of the*** skull vault[6] [vɔːlt]/ base [eɪ] of the skull[3] • temporal bone[7] / blow-out[8] ***fracture***

Schädelbruch, -fraktur
nasale Liquorrhoe[1] Sternfraktur, sternförmige F.[2] Schädelbasisbruch[3] Impressionsfraktur[4] Berstungsfraktur[5] Schädeldach-, Kalottenfraktur[6] Schläfenbeinfraktur[7] Blow-out F.[8]
8

fracture by contrecoup [kɒːtrəkuː] *n term*

fracture of the skull at a point opposite to where the blow[1] [oʊ] was received

» *Deceleration* [s] *of the brain against the inner skull causes contusions* [t(j)uː], *either under a point of impact[2] (coup lesion) or in the antipolar area (contrecoup lesion).*

Use ***contrecoup*** lesion [liːʒᵊn] / injury [ɪndʒɚi]/ contusion[3]

Gegenstoß-, Contrecoup-Fraktur
Schlag, Stoß[1] Stoßherd[2] Contrecoup-Hirnprellung[3]
9

Colles' [kɒːlɪs] **fracture** *n term*
sim **silver-fork fracture** *or* **deformity[1]** *n term*

fracture of the lower end of the radius with displacement of the distal fragment dorsally

» *Colles' fracture is typically caused by falls on the outstretched* [tʃ] *hand, the wrist* [rɪst] *in dorsi-flexion, and the forearm in pronation so that the force is applied to the palm* [pɑːm] *of the hand[2].*

Use Smith's or reversed[3] ***Colles' fracture*** • Pott's[4] ***fracture*** • bony / gross [oʊ]/ buttonhole[5] [ʌ]/ cloverleaf skull[6] / ulnar [ʌ] drift[7] / Volkmann's compression-type[8] ***deformity***

Radiusfraktur an typischer Stelle, Fractura radii loco classico
F. radii loco classico m. Bajonettfehlstellung[1] Handfläche[2] Smith-, Radiusflexionsfraktur[3] Pott-, Bimalleolarfraktur[4] Knopflochdeformität[5] Kleeblattschädel[6] Ulnardeviation[7] Volkmann-Sprunggelenkdeformität[8]
10

fissure(d) [fɪʃɚ] *or* **hairline** *or* **linear fracture** *n term* *sim* **crack[1], cleft[2]** *n clin*

fracture in which there is a crack in the cortex but not through the entire [aɪ] bone

fissure[1] *n term* • **fissured[3]** [fɪʃɚd] *adj*

» *A fissure fracture can be treated by immobilization* [aɪz] *in plaster for 3 weeks. Fracture of the lunate[4]* [luːneɪt] *may be manifested by a crack, by comminution, or by impaction. Linear fractures usually extend from the point of impact toward the base of the skull.*

Use multiple [ʌ] ***fissure fractures*** • ***linear*** skull fracture • direction / obliteration / extension[5] / configuration ***of the fracture cleft*** • widened [aɪ]/ oblique [-iːk]/ facial[6] [feɪʃᵊl]/ palatal[7] ***cleft*** • ***crack*** fracture[1]

Fissur, Haarbruch
Riss, Fissur[1] Spalt[2] gespalten, rissig[3] Os lunatum, Mondbein[4] Frakturausläufer[5] Gesichtsspalte[6] Gaumenspalte[7]
11

greenstick fracture *n term* *sim* **bending fracture[1]** *n term*

bending of a bone with incomplete fracture involving the cortex on the convex side (typically seen in children)

» *If angulation of a greenstick fracture exceeds* [iː] *15 degrees, reduction should be carried out. An undisplaced valgus greenstick fracture of the proximal tibia had caused the deformity.*

Use bent[1] ***fracture***

Grünholzfraktur
Biegungsfraktur[1]
12

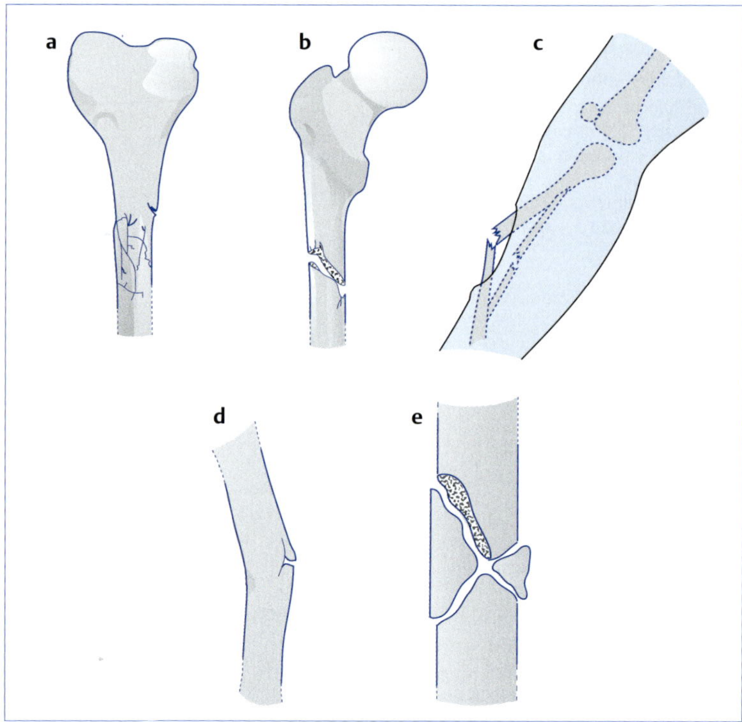

Types of fractures
a comminuted fracture
b spiral fracture
c compound fracture
d greenstick fracture
e butterfly fracture

fatigue [fəti:g] **fracture** *n term* *syn* **stress fracture** *n clin & term*
sim **march** [mɑ:rtʃ] **fracture**[1] *n clin*

mostly transverse crack in bones that are subjected to excessive or unusual endogenous stress

» *Fatigue fracture of the shafts of the metatarsals has been given various names (e.g. march, stress, strain and insufficiency fracture). Patients with march fractures typically have pain and* point tenderness[2] *but do not always have a history of dramatically increased activity.*

Ermüdungsbruch
Marschfraktur[1] punktuelle Druckschmerzhaftigkeit[2]
13

crepitation *n term* *syn* **crepitus, crepitance** *n term* → U111-9

(i) crackling sound or sensation produced by the grating[1] [eɪ] of the fragments at a fracture site[2]
(ii) sound heard on auscultation [ɒ:] over areas of consolidation in lung inflammation

» *Fracture is suggested* [dʒe] *by crepitance or palpably mobile bony segments. Did you note any tenderness, crepitation, or movement of the fractured bones on palpation?*

Use leathery[3] [e] ***crepitation*** • subcutaneous [eɪ]/ soft tissue / joint[4] [dʒ]/ marked[5] / bony[6] ***crepitus***

(i) Krepitation, Crepitatio, Reibegeräusch
(ii) Knisterrasseln
Reiben[1] Bruchstelle[2] lederartiges Reibegeräusch[3] Gelenkreiben[4] deutl. Reibegeräusch[5] ossäre Krepitation[6]
14

bone *or* **bony union** *n clin* *rel* **callus** [kæləs] **formation**[1] *n term*

growing together of the ends of fractured bone as fibrous [aɪ] callus[2] forms between the fragments

(un/ mal)united[3] *adj term* • **callous**[4] [kæləs] *adj* • **callosity**[5] *n*

» *A persisting fibrous callus forming between fractured bone is termed fibrous union. The callus holding the break* [eɪ] *firm until new bone is remodeled eventually turns into bone. Callus bridging a fracture may deform plastically and angulate if the fracture is loaded too early.*

Use to be in (direct)[6] ***union*** • ***bone*** formation / healing[7] [i:] • postfracture bone[7] / fibrous / faulty[8] [ɒ:]/ delayed[9] [eɪ]/ stable [eɪ] ***union*** • cartilaginous [ædʒ]/ advancing [æ]/ mal[8]/ non[10]-***union*** • exuberant [u:] ***callus*** formation[11] • provisional[12] / definitive[13] ***callus*** • ***malunited*** fracture[8] • to avoid/treat/repair [eə] ***nonunion*** • complete / partial [ʃəl]/ tibial / infected[14] ***nonunion*** • ***nonunion*** site [aɪ]/ of bone / of the fracture[10]

Knochen-, Frakturheilung
Kallusbildung[1] bindegewebiger Kallus[2] vereinigt[3] kallös; schwielig[4] Callositas, Schwiele[5] Knochen ist verheilt[6] Frakturheilung[7] Frakturheilung in Fehlstellung[8] verzögerte Heilung[9] Pseudarthrose[10] überschießende Kallusbildung, Callus luxurians[11] provisor. K., Intermediärkallus[12] knöcherner K., Sekundärkallus[13] Infektpseudarthrose, infizierte P.[14]
15

106

Unit 107 Physical Examination

Related Units: 102 History Taking, 17 Medical Equipment, 18 At the Doctor's, 103 Clinical Symptoms, 108 Clinical Signs, 116 Lab Studies, 117 Diagnosis, 118 Diagnostic Procedures

examine [ɪgzæmɪn] *v clin* *sim* **test**[1], **explore**[2] [ɔː], **evaluate**[3] *v*, **check**[4] [tʃek] *clin & inf* → U18-9

to look at and investigate the condition and bodily functions[5] [ʌ] of a patient for abnormalities or evidence of disease; the expression is also used for diagnostic investigations (e.g. ECG) and lab tests

examiner[6] *n* • **re(-)examine** *v* • **test** *n* → U118-2 • **examining table**[7] *n* • **check-up**[8] *n*

» *Now I'm going to examine your groin*[9] [grɔɪn]. *Did you examine the legs for edema* [iː]? *After a local anesthetic* [e] *was instilled, the eye was examined with the aid of a hand flashlight*[10]. *Crescent-shaped*[11] *retinal tears*[12] [teɚz] *are usually present and can be seen by an experienced examiner.*

Use ***to examine*** carefully / thoroughly[13] [θɜːrəli]/ promptly • ***to examine*** cytologically [saɪţə-]/ endoscopically[14] • ***to examine for*** abnormalities / swelling / hepatomegaly • ***examined by*** immunohistochemistry [ke]/ MRI[15] / culture [ʌ]/ a pathologist • ***examined*** at intervals • ***to test*** coordination / hearing / olfaction[16] / blood • ***to test*** the urine for blood[17] / the function [ʌ] of nerves [ɜː] • ***to test*** strength / for incontinence • ***to explore*** the abdomen / the wound [uː] • ***to evaluate*** breath [e] sounds[18] / bleeding / the airway • ***to evaluate*** the extent of the tumor[19] [(j)uː]/ the patient thoroughly • ***to check*** the blood pressure[20] / the pulse • ***to check*** vital [aɪ] signs [saɪnz]/ pupillary size • ***to check*** the position of the catheter / for swelling • ***examining*** room[21] / finger / physician [fɪzɪʃᵊn]

untersuchen

untersuchen, testen, prüfen[1] untersuchen, erforschen[2] untersuchen, prüfen, abklären[3] kontrollieren, (über)prüfen[4] Körperfunktionen[5] Untersucher(in)[6] Untersuchungstisch[7] Vorsorge-, Kontrolluntersuchung[8] Leiste(nbeuge)[9] Taschenlampe[10] halbmond-, sichelförmig[11] Netzhautrisse[12] gründl. untersuchen[13] endoskop. untersuchen[14] kernspintomografisch/ mittels Magnetresonanztomografie untersucht[15] d. Geruchssinn überprüfen[16] d. Harn auf Blut untersuchen[17] d. Atemgeräusche auskultieren/ abhören[18] d. Tumorausdehnung abklären[19] d. Blutdruck kontrollieren[20] Untersuchungszimmer, -raum[21]

1

physical exam(ination) *n clin, abbr* **PE** *syn* **physical** [fɪzɪkᵊl] *n jar* → U18-9

evaluation of a patient's condition for diagnostic purposes [ɜː] by inspection, palpation, etc.

on examination[1] *phr, abbr* **O/E** • **self-examination**[2] *n*

» *What did you find on the physical? This condition may not be suspected on the basis of the history and physical examination. Physical examination was unrevealing*[3] [iː]. *On examination the patient was well nourished and hydrated but appeared older than the stated age.*

Use to perform/carry out/be given a ***PE*** • entrance[4] / comprehensive[5] / inconclusive [uː]/ careful[5] ***PE*** • repeat / routine[6] / preemployment / thorough[5] ***PE*** • history[7] & ***PE*** (*abbr* HPE) • digital rectal (*abbr* DRE)/ auscultatory[8] ***examination*** • laboratory / x-ray ***examination*** • gross[9] / microscopic / neurologic ***examination*** • pathologic / mental status ***examination*** • breast[10] [e] (*abbr* BSE)/ testicular ***self-examination*** • ***physical*** assessment / manifestations / sign • ***physical*** diagnosis / findings[11] [aɪ]/ condition[12]

klinische/ körperliche Untersuchung

bei der Untersuchung[1] Selbstuntersuchung[2] unauffällig[3] Aufnahmestatus, Erstuntersuchung[4] gründl. körperl. Untersuchung[5] klinische Routineuntersuchung[6] Anamnese- und Statuserhebung[7] Auskultation[8] makroskop. Untersuchung[9] Selbstuntersuchung d. Brust[10] klinischer Befund[11] körperl. Verfassung, Gesundheitszustand[12]

2

instructions [ɪnstrʌkʃᵊnz] *n pl* *rel* **order**[1] *n* → U20-7

directions given and polite requests made e.g. by the physician when examining a patient

instruct[2] [ʌ] *v* • **instructive** *adj* • **order**[3] *v*

» *Instruct the patient to take a deep breath*[4] [e] *and hold it*[5]. *Lie down on the couch, please. Would you roll over on the left side now. Now I'd like you to lie flat on your stomach* [k].

Use to give/receive [siː] /comprehend[6]/execute[7] ***instructions*** • written[8] / routine / general ***instructions*** • specific / pretreatment ***instructions*** • therapeutic [pjuː]/ discharge[9] / aftercare / dosing[10] [oʊ] ***instructions***

Anweisungen

Anordnung[1] anweisen, instruieren[2] an-, verordnen[3] tief Atem holen[4] nicht mehr atmen[5] Anweisungen verstehen[6] Anweisungen ausführen[7] schriftl. Anweisungen[8] Anweisungen bei d. Entlassung[9] Dosierungsvorschriften[10]

3

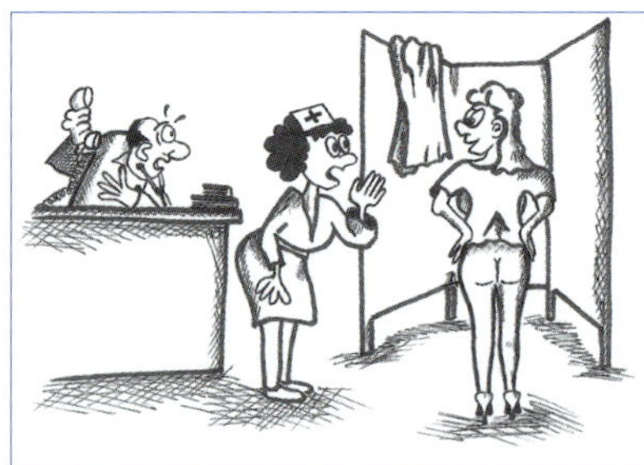

Uhm, Miss Bluebell ... I don't think that's what the doctor was talking about when he asked you to strip to the waist!!

strip *v* *syn* **take/ slip off clothes** *phr,* **undress** *v clin & inf*

to remove (part of) one's clothing, e.g. to enable the doctor to examine certain parts of the body

» *Strip down to your waist*[1] [eɪ], *please! Would you mind taking off all your clothes except for your underwear*[2] [eɚ]. *Could you just slip off your pants for a moment. And now roll up your sleeve*[3]. *All right, Mr. Bell you can get dressed now and I'll write up*[4] *some medicine for you.*

sich ausziehen/ freimachen
Oberkörper freimachen[1] Unterwäsche[2] Ärmel[3] aufschreiben[4]

4

cubicle [kjuːbɪkl] *n*

small division of a larger room (mostly partitioned [ɪʃ] off[1] with curtains [kɜːrtᵊnz] only) for examining patients in privacy [aɪ||*BE* ɪ]

» *Let me examine you briefly in the cubicle over there; nurse* [ɜː] *will you draw the curtains*[2] *please and prepare Mrs Pym for a physical.*

Untersuchungskabine
abgetrennt[1] Vorhänge zuziehen[2]

5

inspection [ɪnspekʃᵊn] *n term*

rel **exploration**[1] [eksplərеɪʃᵊn] *n term*

visual observation[2], e.g. of the throat, external genitals for detection of clinical features [iːtʃ] perceptible[3] to the eye

inspect[4] *v term* • **inspected** *adj* • **exploratory**[5] *adj*

» *On inspection his tongue was smooth*[6] [uː] *and beefy red. The laceration*[7] *should be cleansed*[8] [e] *and inspected for the presence of foreign bodies*[9]. *Increased cardiac activity was noted on inspection. General inspection disclosed the odor of tobacco smoke. Inspect the spine*[10] [aɪ] *with the shirt pulled up and the child bent over for evaluation of scoliosis.*

Use to facilitate[11]/permit/allow ***inspection*** • visual [ɪʒ]/ manual / direct / gross[12] [oʊ] ***inspection*** • general / throat [oʊ]/ perianal [eɪ] ***inspection*** • close[13] / daily ***inspection*** • thoroughly / periodically ***inspected*** • manual[14] / wound [uː]/ surgical[15] [ɜː] ***exploration*** • ***exploratory*** incision / biopsy[16] [aɪ]/ surgery[15] / laparotomy[17]

Inspektion
Untersuchung, Exploration[1] Betrachtung[2] sicht-, feststellbar[3] inspizieren, betrachten[4] explorativ, Probe-[5] glatt[6] Risswunde[7] gereinigt[8] Fremdkörper[9] Wirbelsäule[10] Inspektion ermöglichen/ erleichtern[11] makroskop. Untersuchung[12] genaue Betrachtung, sorgfältige Untersuchung[13] Palpation[14] operative Exploration, explorativer Eingriff[15] Probeexzision[16] Explorativ-, Probelaparotomie[17]

6

palpate [pælpeɪt] *v term* *syn* **feel for** *v phr jar & clin*

to examine with the hands by applying the fingers with light pressure to the body surface [ɜː]

palpation[1] *n term* • **palpable**[2] *adj* • **palpatory**[3] *adj* • **palpating** *adj*

» *Examination of the skin requires that the entire surface of the body be palpated and inspected in good light. The physical revealed icterus and a palpable spleen*[4] [iː]. *Palpation of the breast* [e] *for masses should be performed with the ipsilateral arm abducted* [ʌ].

Use to perform/examine by/be detectable by ***palpation*** • to appreciate [iːʃ] by[5]/elicit with ***palpation*** • light-touch[6] [laɪt tʌtʃ]/ deep / digital [ɪdʒ] ***palpation*** • bimanual[7] / kidney [kɪdni]/ neck ***palpation*** • pain on[8] ***palpation*** • ***palpable*** mass[9] / radial [eɪ] pulse [ʌ]/ stone • ***palpatory*** findings[10] / evidence • ***palpably*** enlarged / mobile • ***palpating*** finger[11]

Note: Do not mix up ***palpation*** and ***palpitation***[12].

palpieren, (ab)tasten
Palpation, Abtasten[1] tastbar, palpabel[2] Palpations-, Tast-, palpatorisch[3] Milz[4] palpatorisch feststellen[5] Fingerspitzenpalpation[6] bimanuelle Untersuchung/ Palpation[7] Druckschmerz[8] palpable Tumormasse[9] Palpations-, Tastbefund[10] Tastfinger[11] Palpitation, Herzklopfen[12]

7

percussion [pɚkʌʃᵊn] *n term* → U17-9

tapping of the body surface (esp. over the chest and the abdomen) with the fingers or a pleximeter[1] to determine the location, size and density of the underlying organs by the pitch of the sound[2] produced

percuss[3] [pɚkʌs] *v term* • **percussion note**[4] *n*

» *Bibasilar percussion dullness [ʌ] and reduced breath sounds[5] were noted. The chest is clear to percussion and auscultation. Percuss and palpate all joints and vertebrae [eɪ‖iː].*

Use auscultatory[6] [ʌ]/ palpatory[7] ***percussion*** • digital[8] / fist / chest[9] / bimanual[10] [æ] ***percussion*** • instrumental[11] / threshold[12] / light[13] / deep ***percussion*** • dullness[14] [ʌ]/ tenderness[15] / hyperresonance[16] / clear[17] ***to percussion*** • ***percussion*** tympany[18] [tɪmpəni] • tympany[18] / shifting dullness[19] ***on percussion*** • ***percussion*** sound[4] / tenderness[15] • tympanitic[18] [ɪ] ***percussion note***

Perkussion, Beklopfen
Plessimeter[1] Tonhöhe[2] perkutieren, ab-, beklopfen[3] Perkussions-, Klopfschall[4] Atemgeräusche[5] auskultator. Perkussion[6] palpator. P.[7] Finger-Perkussion[8] Thoraxperkussion[9] Finger-Finger-P.[10] indirekte/ mittelbare P.[11] Schwellenwertperkussion[12] leichte/ leise P.[13] gedämpfter Perkussionsschall, perkutor. Dämpfung[14] Perkussionsempfindlichkeit[15] hypersonorer Klopfschall[16] perkutorisch frei[17] tympanitischer Klopfschall[18] Schallwechsel[19] 8

auscultation [ɒːskʌlteɪʃᵊn] *n term*

listening to the patient's heart [hɑːrt] and bowel [aʊ] sounds[1], respiration, etc. (with a stethoscope → U17-2)

auscultate[2] [ɒː] *v term* • **on auscultation** *phr* • **auscultatory**[3] [ʌ] *adj*

» *During auscultation of the lungs the patient is instructed to take deep, slow breaths through the mouth. Cough [kɒːf], dyspnea [ɪ], and crackles[4] on chest auscultation are typical findings. Clinical evaluation includes auscultation over the subclavian [eɪ] vessels to determine whether there are any bruits[5] [bruːiːz]. Aortic insufficiency may be auscultated in up to 5% of patients.*

Use lungs[6] / chest ***clear to auscultation*** • direct[7] / (im)mediate[7] [iː]/ cardiac / obstetric ***auscultation*** • detected by / heard on ***auscultation*** • ***auscultation*** of the heart • ***auscultatory*** examination / percussion / monitoring / findings[8] • ***to auscultate*** for air entry / the chest for breath [e] sounds

Auskultation, Abhorchen
Darmgeräusche[1] auskultieren, abhorchen[2] auskultatorisch, Auskultations-[3] Rasseln, Knistern[4] Strömungsgeräusche[5] Lungen/ Pulmo auskultatorisch frei[6] direkte Auskultation[7] Auskultationsbefund[8] 9

general appearance [ɪɚ] *n clin, abbr* **GA** *sim* **body habitus**[1] *n term*

general aspects O/E, e.g. build[2] (height, weight), posture[3], physical condition, nutritional [ɪʃ] status[4] (wasted[5] [eɪ]/ well-nourished [ɜː]/ emaciated[5]), skin color and texture[6], hydration [eɪ] (well-/ dehydrated), personal hygiene [haɪdʒiːn] (unkempt[7]), consciousness, compliance (cooperative/ uncooperative), etc.

appear [əpɪɚ] *v* • **apparent**[8] [eɚ] *adj* • **disappear** *v* • **disappearance** *n*

» *Note the patient's general appearance, mental status [eɪ], volume status, and the presence of abdominal tenderness. It gives the skin a rough [rʌf] texture or appearance. The child appears acutely ill. These lesions appear as a lump[9] [ʌ] in the breast [e].*

Use clinical / gross[10] [oʊ]/ endoscopic / radiologic[11] ***appearance*** • milky / waxy / innocuous[12] ***in appearance*** • ***to appear*** cachectic [kəkektɪk]/ healthy / cyanotic [saɪə-]/ comatose[13] / dehydrated [aɪ]

allgem. Erscheinungsbild
Habitus, Konstitution[1] Körperbau[2] Haltung[3] Ernährungszustand[4] abgemagert, ausgezehrt[5] Hautbeschaffenheit, -struktur[6] ungepflegt[7] offensichtlich[8] Knoten[9] makroskop. Aussehen[10] radiolog. Erscheinungsbild[11] harmlos aussehend[12] komatös sein[13] 10

acute distress *n clin, abbr* **AD** → U104-2

state of severe physical or mental pain, suffering, concern [sɜː], sorrow, misery or discomfort

distressing[1] *adj* • **distressed** *adj* • **distressful** *adj* • **distraught**[2] [dɪstrɒːt] *adj*

» *On admission the patient was in acute distress. Do not underestimate the degree of distress[3]. The patient is in obvious distress. Tachycardia [k] is a nonspecific sign of distress.*

Use to be in[4]/cause/demonstrate/disclose/relieve [iː] ***acute distress*** • respiratory[5] / fetal[6] [iː]/ emotional / no apparent [eɚ] ***distress*** • great / extreme ***distress*** • severely / mildly [aɪ] ***distressed*** • ***distressing*** symptoms[7] [ɪ]/ experience

akut krank, akute Schmerzen
besorgniserregend[1] verzweifelt[2] Not, Qual[3] akut krank sein, akute Schmerzen haben[4] Atemnot[5] fetale Hypoxie, fetaler Gefahrenzustand, fetal distress[6] belastende Beschwerden[7] 11

orientation *n term* *opposite* **disorientation**[1] *n term* → U7-8

awareness of one's physical environment with regard to time, place and person

(well-)oriented *adj* • **disoriented** *adj* • **reorientation**[2] *n* • **orienting** *adj*

» *Orientation as to time[3] was lost. As a quick screen, assessing orientation by asking the patient to draw a clock with the hands[4] at a set time can be very informative.*

Use to assess/facilitate ***orientation*** • temporal[3] / (false) spatial[5] [eɪʃ] ***orientation*** • level / disturbance[6] [ɜː] ***of orientation*** • spatially / alert [ɜː] and ***oriented*** • ***oriented to*** time, place and person[7] • ***oriented*** in all spheres [sfiɚz] • complete / right-left ***disorientation*** • ***orienting*** reflex [iː] (*abbr* OR) *or* response[8]

Orientierung
Desorientiertheit[1] Neuorientierung[2] zeitl. Orientierung[3] Zeiger[4] räumliche Orientierung[5] Orientierungsstörung[6] zeitl., örtl. u. zur eigenen Person orientiert[7] Orientierungsreaktion[8] 12

107

pulse [pʌls] *n clin & term, abbr* **P** → U36-9

rhythmic [ɪ] dilation [eɪ] of the arteries; O/E it can be palpated at the wrist[1] [r] (radial pulse[2]), neck (carotid), or the back of the knee (popliteal [ɪ]); the rate (beats/min), rhythm and amplitude are recorded

pulsation[3] [eɪʃ] *n term* • **pulsatile**[4] *adj* • **pulse rate**[5] *n* • **pulse wave**[6] *n*

» *Let me take your pulse; hold out your wrist. The pulse is 80 and regular. Check the adequacy of the heart rate and the peripheral pulses. The appearance of a high resting pulse[7] may herald[8] overt [ɜː] cardiac toxicity[9]. The pulse has a rapid rise and fall, with an elevated systolic and low diastolic* [aɪ] *pressure. There is no impairment* [eɚ] *of arterial pulsations.*

Use to take the[10] ***pulse*** • ***pulse*** amplitude[11] / pressure[12] / deficit[13] / oximetry[14] / quality[15] • femoral [e]/ jugular [dʒʌ] venous[16] [iː] (*abbr* JVP)/ popliteal [ɪ] ***pulse*** • (diminished) peripheral[17] / bounding[18] [aʊ]/ exaggerated [ædʒ] ***pulse(s)*** • DP/PT (dorsalis pedis, posterior tibial) ***pulses*** • ***pulses*** 2+ and equal bilaterally • regular[19] / rapid / full / strong ***pulse*** • hard[20] / soft[21] / weak [iː] *or* feeble[22] [iː]/ thready[23] [e] ***pulse*** • rapidly rising / irregular *or* jerky[24] [dʒɜː] ***pulse*** • paradoxic(al)[25] / dicrotic[26] [daɪ-] ***pulse*** • precordial / decreased [iː]/ absent ***pulsations***

Puls(schlag), Pulsus
Handgelenk[1] Radialispuls[2] Pulsieren, Pulsation[3] pulsierend[4] Pulsfrequenz[5] Pulswelle[6] Ruhepuls[7] ankündigen[8] akute Kardiotoxizität[9] Puls fühlen/ messen[10] Pulsamplitude[11] Pulsdruck[12] Pulsdefizit[13] Pulsoximetrie[14] Pulsqualität[15] Jugularvenenpuls[16] periphere Pulse[17] schnellender Puls, Pulsus celer[18] regelmäßiger Puls[19] harter Puls, P. durus[20] weicher Puls, P. mollis[21] schwacher Puls[22] fadenförm. Puls, P. filiformis[23] unregelm./ arrhythmischer Puls, P. irregularis[24] paradoxer Puls, P. paradoxus[25] dikroter/ doppelschlägiger Puls, P. dicrotus[26]
13

blood pressure reading [iː] *n clin*

syn **sphygmomanometry** [sfɪgmoʊ-] *n term* → U17-8; U36-8

pressure of the blood within the arteries (usually the systolic and diastolic pressures expressed as mm of mercury[1]) measured with a sphygmomanometer[2]; the BP is influenced mainly by cardiac output[3], peripheral vascular resistance and elasticity, blood volume and viscosity

» *Initially elevated BP readings[4] may decline* [aɪ] *if the patient is allowed to relax and rest. This helps to normalize BP in 1-5 minutes. Some normovolemic* [iː] *patients may demonstrate an orthostatic fall in blood pressure, but without associated increase in pulse rate.*

Use to take *or* measure[5] [eʒ] /check[6]/record/lower/raise [eɪ] /control[7] ***the BP*** • ***BP*** cuff [ʌ] (inflated)[8] [eɪ]/ test / monitoring • ***BP*** control / medication[9] • low[10] (*abbr* LBP)/ high[11] / elevated[12] / labile ***BP*** • (un)stable [eɪ]/ stabilized / rise in[13] / fall in ***BP*** • systolic[14] (*abbr* SBP)/ diastolic[15] (*abbr* DBP) ***BP*** • end-diastolic (*abbr* EDP)/ arterial (*abbr* ABP)/ central venous[16] [iː] (*abbr* CVP) ***pressure***

Blutdruckmessung
Quecksilber, Hg[1] Sphygmomanometer, Blutdruckmessgerät[2] Herzminutenvolumen[3] Blutdruckwerte[4] Blutdruck messen[5] B. kontrollieren[6] B. regulieren[7] Blutdruckmanschette (aufgeblasen)[8] blutdrucksenkendes Mittel[9] niedriger Blutdruck, Hypotonie[10] Bluthochdruck, Hypertonie[11] erhöhter Blutdruck[12] Blutdruckanstieg[13] systol. Blutdruck[14] diastol. Blutdruck[15] zentraler Venendruck, ZVD[16]
14

pupils equal & reactive to light *phr jar, abbr* **PERL** → U108-3

normal finding on examination of the eyes during a vital [aɪ] sign check

pupillary[1] [pjuːpəlɚi] *adj term* • **pupil** [pjuːpᵊl] *n, pl* **pupils**

» *The pupils do not respond to light. The pupils should be examined for absolute and relative size* [saɪz] *and reactions to both light and accommodation. A large, poorly reacting pupil may be due to third nerve palsy[2]* [ɔː].

Use ***pupils*** equal [iːkwəl] & reactive to light and accommodation (*abbr* PERLA)/ round and regular (*abbr* PRR) • (fixed) dilated[3] [eɪ]/ pinpoint[4] ***pupils*** • poorly *or* sluggishly [ʌ] reacting[5] ***pupils*** • (brisk / un/non)reactive / unequal[6] ***pupils*** • ***pupil*** reaction and size • ***pupillary*** aperture[7] [-tʃʊɚ]/ reflex *or* reaction *or* response[8] / dilation *or* dilatation[9] [eɪ] • ***pupillary*** enlargement / equality[10] / light reaction *or* reflex[11] • ***pupillary*** changes / size / constriction[12] • sluggish ***pupillary*** reaction[5]

Pupillen seitengleich & konsensuell/ prompt & isochor
Pupillen-, Pupillar-[1] Okulomotoriuslähmung[2] (lichtstarre) erweiterte/ weite Pupillen[3] ganz enge P.[4] verzögerte Pupillenreaktion[5] ungleiche Pupillen[6] Pupillenöffnung[7] Pupillarreflex, Pupillenreaktion[8] Pupillenerweiterung[9] Pupillengleichheit[10] Lichtreflex, -reaktion[11] Pupillenverengung[12]
15

chest *or* respiratory excursion *n term*

sim **chest (wall) expansion**[1] *n term* → U44-3

functional respiratory movement of the rib cage[2] [keɪdʒ] on inspiration and expiration

excursive [ɜː] *adj term* • **expand**[3] [æ] *v* • **expanded** *adj* • **expandable**[4] *adj*

» *Respiratory excursions* [ɜː] *were not visible. Chest pain was associated with respiratory excursion that reflexively inhibited respiration. The chest expands adequately bilaterally. There was chest expansion but collapse of the abdomen on inspiration.*

Use adequate / full / bilaterally [aɪ] equal / asymmetric / limited *or* restricted ***chest expansion*** • ineffective / diminished[5] ***respiratory excursion*** • inspiratory [aɪ]/ free / equal[6] / diaphragmatic[7] [daɪəfræg-] ***excursion*** • ***respiratory*** embarrassment[8] / effort[9]

Atemexkursion
Thorax(wand)expansion[1] Brustkorb[2] s. ausdehnen, s. ausbreiten[3] dehnbar[4] eingeschränkte Atemexkursion[5] seitengleiche Exkursion[6] Zwerchfellexkursion[7] Atembehinderung, -störung[8] Atemarbeit[9]
16

107

reveal [iː] *vt* *syn* **show, disclose, demonstrate** *vt,* *sim* **display[1], exhibit[1]** *vt clin*

to make previously [iː] secret or unknown facts, information or features [fiːtʃɚz] known or obvious

(un)revealing[2] [iː] *adj* • **display[3]** *n* • **demonstration** *n*

» *Physical examination reveals profound* [aʊ] *jaundice[4]* [dʒɒːndɪs]. *It is difficult to predict which patients will show clinical improvement. Physical activity has been shown to reduce anxiety* [æŋzaɪəṭi]. *In this situation full disclosure* [oʊʒ] *to the patient might be harmful. Pelvic examination disclosed tender indurated nodules in the cul-de-sac[5]* [ʌ]. *These children display a wide range of deficits in social and language skills.*

Use to fail [eɪ] ***to reveal*** clues[6] [uː] • ***to display*** indifference[7] / emotion / peculiar interests • ***to display*** mannerisms / sth. on the chart[8] [tʃ] • ***to disclose*** a neoplasm [iː]/ no abnormalities[9] • ***to disclose*** basilar fracture[10]

ergeben, zeigen
zeigen, aufweisen[1] aufschlussreich[2] Demonstration, Anzeige[3] starke Gelbsucht[4] Douglas-Raum[5] keine Hinweise ergeben[6] sich gleichgültig zeigen[7] etw. in d. Tabelle hervorheben; etw. in die Fieberkurve eintragen[8] keine Anomalien ergeben[9] eine Schädelbasisfraktur ergeben[10]

17

unremarkable *adj clin* *rel* **uneventful[1], uncomplicated[1]** *adj clin* → U134-9

(of physical findings or a patient's course[2] [ɔː] or progress) to show no abnormalities

» *The CSF[3] is unremarkable except for mild protein elevation. The patient's HEENT (head, eyes, ears, nose and throat) are unremarkable. She had significant proteinuria but an otherwise unremarkable urinary sediment[4]. Most children with viral* [aɪ] *croup* [kruːp] *have an uneventful course and improve within a few days.*

Use ***unremarkable*** findings[5] / plasma levels / results[5] [ʌ] • ***uneventful*** (postoperative) course[6] / pregnancy • ***uneventful*** recovery [ʌ]/ neurologic examination / monitoring • ***uncomplicated*** burn [ɜː]/ infection / fracture / ulcer [ʌlsɚ]/ pregnancy • ***uncomplicated*** delivery[7] / course[6] / case / patient

unauffällig, ohne Befund, o. B.
komplikationsfrei, -los[1] Krankheitsverlauf[2] Liquor (cerebrospinalis)[3] unauffälliges Harnsediment[4] unauffällige(r) Befund/ Ergebnisse[5] komplikationsfreier Verlauf[6] komplikationslose Entbindung[7]

18

within normal limits *phr jar, abbr* **WNL** *syn* **in the normal range** *phr jar*

(of physical findings or lab data) to be unremarkable (i.e. not decreased [iː] or elevated)

» *Is the gas pattern in the colon within normal limits? Otherwise speech and language were WNL. Patients with frontal lobe tumors may present with changes in motivation and personality while the results of the neurologic examination remain within normal limits.*

Use above / below ***the normal limit*** • at the upper/lower limit of[1] ***normal*** • ***normal*** temperature and pressure (*abbr* NTP)/ in size[2] • ***normal*** to palpation[3] / BP / contours[4] / affect

im Norm(al)bereich
im oberen Norm(al)bereich[1] normal groß[2] palpatorisch unauffällig[3] normale Umrisse[4]

19

no abnormality *or* **nothing abnormal detected** *phr jar espBE, abbr* **NAD**

(of physical findings or lab data) to show no appreciable [iːʃ] signs of disease

» *No abnormalities were detected by intraoperative ultrasonography. The general physical examination revealed no abnormalities. Look for markedly abnormal hemodynamics. A sudden fluctuation in electrolyte levels without frankly abnormal serum values was observed.*

Use ***abnormal*** physical findings / gait[1] [eɪ]/ position • ***abnormal*** growth / heart sound[2] / gene [dʒiːn] • no significant / mild / laboratory ***abnormality*** • metabolic[3] / endocrine / hemodynamic [hiːmədaɪ-]/ neurologic ***abnormalities*** • ***abnormally*** undersized [aɪ] person / sensitive[4] / low / high concentration[5]

ohne Befund, o.B., unauffällig
auffälliger Gang[1] Herzgeräusch[2] Stoffwechselanomalien[3] überempfindlich[4] abnorm hohe Konzentration[5]

20

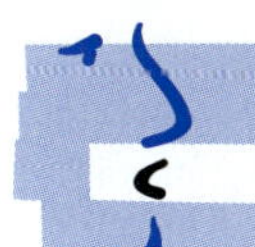

Clinical Phrases

Nurse, would you prepare Mrs. Knight for a physical, please. Schwester, bereiten Sie bitte Frau K. für die Untersuchung vor. • Would you lie flat on the couch for a moment. Bleiben Sie bitte kurz auf dem Rücken liegen. • Please roll up your sleeve and let me take your blood pressure. Schieben Sie bitte den Ärmel hoch, damit ich Ihren Blutdruck messen kann. • Would you mind taking off your shoes and socks. Würden Sie bitte Schuhe und Socken ausziehen. • Open your mouth wide and say ‚ah'. Mund bitte weit öffnen und "Aaaah" sagen. • Now I'd like to examine your ears. Jetzt möchte ich Ihre Ohren untersuchen. • Let me see you walk across the room. Gehen Sie bitte ein paar Schritte. • Bend your arm this way as far as you can. Beugen Sie den Arm so weit wie möglich. • There's nothing wrong with your lungs, Mr. Cohn. Herr C., Ihre Lunge ist völlig in Ordnung. • There's nothing to be worried about. Es gibt keinen Grund zur Sorge. • Okay, Mrs. Bentham, we're done. You can get dressed now and then we can talk further. Das war alles, Frau B. Sie können sich anziehen, dann besprechen wir alles Weitere.

Unit 108 Common Clinical Signs

Related Units: 4 **Illness & Recovery,** 89 **Pathology,** 103 **Clinical Symptoms,** 105 **Fever,** 107 **Physical Examination,** 109-114 **Specific Signs & Symptoms**

sign [saɪn] *n term & clin*

rel **stigma**[1] [stɪgmə] *n term, pl* **stigmas, -ata** *n*

physical [fɪz-] abnormality recognized by a doctor as an indication of a disease → U103-1

stigmatized [stɪgmətaɪzd] *adj*

» *Pallor[2] usually indicates anemia [iː] but may be a sign of low cardiac output[3]. Physical examination revealed stigmata of alcoholic liver disease. AIDS is still a very stigmatized disease.*

Use to produce/look for/search for/show[4] ***signs of*** • clinical / physical / presenting ***sign*** • useful diagnostic / neurologic [n(j)ʊɚ-]/ early[5] ***sign*** • first[6] / cardinal[7] / classic / pathognomonic[8] ***sign*** • reliable [aɪ]/ danger *or* alerting[9] [ɜː] ***sign*** • Babinski('s)[10] / Kernig's[11] ***sign*** • ominous *or* unfavorable [eɪ] prognostic[12] / radiologic ***sign*** • cutaneous [eɪ]/ physical / characteristic ***stigma*** • ***stigmata of*** alcohol abuse / chronic liver disease / Turner's syndrome [ɪ] • to carry a[13] / social ***stigma***

> **Note:** In English there is a difference between ***signs*** and ***symptoms***. The latter refer to the patient's subjective complaints. For instance ***dyspnea*** is a symptom not a sign. Many typical signs are named after the physicians [ɪʃ] who first described them.

(objektives) Krankheitszeichen, (klinisches) Zeichen, Symptom
Zeichen, Symptom, Stigma[1] Blässe[2] Herzminutenvolumen[3] Anzeichen von ... aufweisen[4] Frühsymptom[5] erstes Anzeichen[6] Leitsymptom[7] pathognomonisches Zeichen/ Symptom[8] Warnzeichen, Warnsignal[9] Babinski-Zeichen, -Reflex[10] Kernig-Zeichen[11] ungünstiges/ schlechtes prognostisches Zeichen[12] mit einem Stigma behaftet sein[13] 1

clinical picture *n term*

rel **clinical entity**[1] [klɪnɪkəl entɪti] *n term*

overall presentation of the symptoms [ɪ], signs, history, etc. of a patient or disorder

» *The clinical picture suggests systemic involvement. Diabetes [iː] can produce the same clinical picture. Hypoprolactinemia [iː] is another clinical entity that may be associated with hypogonadotropism.*

Use to produce/develop/show ***a clinical picture*** • classic[2] / (a)typical / characteristic ***clinical picture*** • similar / mixed ***clinical picture*** • radiographic *or* x-ray[3] / histologic / gross [oʊ] pathologic ***picture*** • distinct *or* well-defined[4] / idiopathic ***clinical entity*** • (specific) disease / pathologic / well-recognized[5] ***entity*** • ***clinical*** status[6] / spectrum / setting[7] / presentation • ***clinical*** observations[8] / assessment *or* analysis[9] / findings[10] [aɪ]

Krankheitsbild, klin. Erscheinungsbild/ Manifestation
klin. Entität, eigenes Krankheitsbild[1] klassisches Krankheitsbild[2] radiolog. Befund[3] eigenständiges Krankheitsbild[4] bekanntes Krankheitsbild[5] klin. Status[6] klin. Situation/ Lage[7] klin. Beobachtungen[8] klin. Untersuchung[9] klin. Befund[10] 2

vital signs [vaɪtəl saɪnz] *n term, abbr* **VS** → U107-13,15; U105-1ff

measurement of the respiratory rate (18 per min, labored[1] [eɪ] / unlabored), body temperature (98.6° F[2], afebrile[3]/ febrile), pulse rate (80/min), and sometimes BP (120/80 mm Hg) and pupillary reflexes, etc.

» *Monitoring the patient's vital signs before and during the transfusion is important to identify hemolytic [ɪ] reactions promptly. The vital signs are within normal limits.*

Use to assess[4]/determine/obtain [eɪ] /record/monitor[5]/check[4] ***vital signs*** • complete[6] / normal / stable[7] [eɪ] ***vital signs*** • change in / orthostatic *or* postural ***vital signs*** • ***vital sign*** check[8]

Vitalfunktionen, -zeichen
erschwert[1] entspr. 37°C[2] fieberfrei, afebril[3] Vitalfunktionen prüfen[4] Vitalfunktionen überwachen[5] alle Vitalfunktionen[6] stabile Vitalfunktionen[7] Prüfung d. Vitalfunktionen[8] 3

jaundice [dʒɒːndɪs] *n clin & term* *syn* **icterus** [ɪktɚəs] *n term*

yellowish discoloration[1] of the skin and the whites of the eyes due to an accumulation of bile [baɪl] pigment[2] in the body tissues

jaundiced[3] *adj clin* • **icteric**[3] [ɪkterɪk] *adj term*

» *Clinical deterioration was noted as jaundice developed. Infants who appear excessively jaundiced require evaluation. In patients with hepatitis [aɪ] dark urine and light stools[4] [uː] occur before the appearance [ɪɚ] of scleral [e] or skin icterus[5].*

Use cholestatic [kɒːlɪ-] *or* obstructive[6] [ʌ]/ prehepatic[7] ***jaundice*** • posthepatic / hemolytic[8] / neonatal[9] [eɪ] ***jaundice*** • mild[10] / deep[11] / deepening ***jaundice*** • clinical / physiologic / prolonged[12] ***jaundice*** • drug-induced / breast-feeding *or* breast [e] milk[13] ***jaundice*** • ***jaundice*** of pregnancy[14] • degree / onset ***of jaundice*** • be/become ***jaundiced*** • ***jaundiced*** *or* ***icteric*** patients • scleral[15] / skin ***icterus*** • ***icteric*** skin

Gelbsucht, Ikterus
Gelbverfärbung[1] Gallenfarbstoff[2] ikterisch[3] helle/ acholische Stühle[4] Hautikterus[5] cholestatischer Ikterus, Verschlussikterus[6] prähepatischer Ikterus[7] hämolyt. Ikterus, Icterus haemolyticus[8] Neugeborenenikterus, Icterus neonatorum[9] leichte Gelbsucht[10] ausgeprägte Gelbsucht[11] Icterus prolongatus[12] Muttermilchikterus[13] Schwangerschaftsikterus, Icterus gravidarum[14] Sklerenikterus[15] 4

pallor [pælɚ] *n term* *syn* **paleness** [peɪlnəs] *n clin & inf*

the face looks a lighter color than usual often because of fear, shock, or illness

pale[1] [peɪl] *adj clin* • **pale**[2] *v* • **pallid**[1] [pælɪd] *adj rare*

» *Physical examination revealed pallor and splenomegaly*[3]*. On examination, these patients are usually pale and mildly icteric. Didn't you notice his paleness when he heard the news.*

Use to turn *or* become[2]/appear ***pale*** • skin is ***pale*** and gray [eɪ] • ***pale*** red / yellow / mucous [juːk] membranes[4] / stools[5] [uː] • central / extreme / cold-induced / ashen[6] [æʃən] ***pallor*** • facial [eɪʃ]/ optic disk / circumoral *or* perioral[7] ***pallor*** • ***pallor*** of the foot on elevation

Blässe, Pallor
blass, bleich, fahl[1] blass werden[2] Milzvergrößerung[3] blasse Schleimhäute[4] acholische/ helle Stühle[5] aschfahle Hautfarbe[6] periorale Blässe[7]

5

cyanosis [saɪənoʊsɪs] *n term*

rel **acrocyanosis**[1] *n term*

bluish discoloration of the skin and mucous membranes due to insufficient [ɪʃ] perfusion with oxygen

cyanotic[2] [saɪənɒːtɪk] *adj term* • **cyanosed**[2] [saɪənoʊzd] *adj* • **a/ noncyanotic** *adj*

» *There is slight cyanosis of the lips and cheeks. In a small percentage of patients the toes, appear cyanotic and clubbed*[3] [ʌ] *in contrast to normally pink fingers. Acrocyanosis is characterized by persistent cyanosis of the hands and feet.*

Use to cause/develop ***cyanosis*** • generalized / peripheral[4] / central[5] ***cyanosis*** • cutaneous [eɪ]/ perioral / digital ***cyanosis*** • mild / marked / mottled[6] ***cyanosis*** • increasing / deepening of / intense ***cyanosis*** • to become/appear ***cyanotic*** • deeply *or* severely ***cyanotic*** • ***cyanotic*** discoloration[7] / spells / congenital [dʒe] heart disease[8]

Zyanose
Akrozyanose[1] zyanotisch[2] trommelschlägelförmig[3] periphere Zyanose[4] zentrale Zyanose[5] fleckige Zyanose[6] Blaufärbung[7] angeborener Herzfehler[8]

6

erythema [erəθiːmə] *n term* *syn* **redness** *n clin & inf*, **rubor** [ruːbɚ] *n term*

inflammatory [æ] redness of the skin

erythematous[1] [e‖iː] *adj term* • **erythematosus** *adj* • **ruborous** *adj* → U114-2

» *Administration of NSAIDs*[2] *is more effective in reducing erythema evoked by UV-B. The rash of scarlet fever*[3] *is diffusely erythematous, resembling a sunburn with superimposed fine red papules. Patients with a generalized erythematous exanthem are more likely to have a drug eruption*[4] *than those with a similar rash limited to the sun-exposed portions of the face.*

Use bright [braɪt]/ blotchy[5] [ɒː]/ local / diffuse ***erythema*** • blanchable[6] [tʃ]/ intense / drug associated ***erythema*** • skin / facial[7] / lid / palmar ***erythema*** • sunburn[8] [ɜː]/ light-sensitive[9] ***erythema*** • ***erythema*** nodosum / induratum / multiforme • ***erythematous*** lesion / eruption [ʌ]/ papules[10] / plaque [plæk] • ***erythematous*** nodule / border / halo[11] [eɪ] • systemic lupus[12] [uː] (*abbr* SLE)/ pemphigus [f] ***erythematosus*** • generalized / marked / visible[13] ***redness*** • acute / patchy[5] ***redness*** • intense / dependent[14] ***rubor***

Erythem, (Haut)rötung
erythematös[1] nichtsteroidale Antiphlogistika[2] Scharlach[3] Arzneimittelexanthem[4] fleckförmige Rötung[5] wegdrückbares Erythem[6] Gesichtserythem[7] Sonnenbrand, Erythema solare[8] Lichterythem[9] erythematöse Papeln[10] entzündl. geröteter Hof[11] systemischer Lupus erythematodes[12] sichtbare Rötung[13] Rötung der weiter distal gelegenen Areale[14]

7

facial flush [feɪʃəl flʌʃ] *n clin* *sim* **malar** [eɪ] **flush**[1] *n term* → U51-11

sudden blush [ʌ] of the face or subjective feeling of heat due to exertion or vasomotor instability

flushing[2] [flʌʃɪŋ] *n & adj clin* • **flush**[3] *v* • **flushed** *adj*

» *In scarlet fever patients typically have a facial flush and a "strawberry" tongue*[4]*. The patient appears flushed and her skin is hot and dry. Some patients experience cutaneous flushing.*

Use to experience[5]/cause *or* produce ***hot flushes*** • erythematous ***flush*** • cutaneous [eɪ]/ systemic / diffuse red / transient *or* episodic ***flushing*** • ***flushed*** face[6] / skin[7]

Gesichtsröte
Wangenröte[1] Erröten, Hitzewallung; errötend[2] rot werden, erröten[3] Himbeerzunge[4] Hitzewallungen haben[5] gerötetes Gesicht[6] gerötete Haut[7]

8

rash [ræʃ] *n term & clin* *syn* **skin eruption** [ɪrʌpʃən] *n term* → U114-2, U103-19

temporary exanthema [-θiːmə] or eruption on the skin

» *The rash resolved*[1] *promptly after treatment with doxycycline was begun. The pertinent features of rashes include their configuration (i.e. annular*[2] *or target), the arrangement of their lesions, and their distribution (i.e. central or peripheral).*

Use to break out in[3]/produce/develop[3] ***a rash*** • butterfly[4] [ʌ]/ malar / diaper[5] [aɪ] ***rash*** • petechial [ek]/ pruritic[6] [prʊərɪtɪk] ***rash*** • urticarial[7] [ɜːr-]/ scaly[8] [eɪ] ***rash*** • acute fever and (*abbr* AFR)/ skin ***rash*** • centrally distributed / diffuse ***rash*** • mild[9] / hemorrhagic [-rædʒɪk] ***rash*** • maculopapular / scarlatiniform[10] / vesicular / drug[11] ***rash***

Hautausschlag, Exanthem
klang ab[1] ringförmig[2] e. Ausschlag bekommen/ entwickeln[3] schmetterlingsförm. Ausschlag[4] Windelausschlag, -dermatitis[5] juckender A.[6] Nesselausschlag[7] schuppiger A.[8] leichter A.[9] scharlachähnliches Exanthem[10] Arzneimittelexanthem[11]

9

edema [ɪdiːmə] *n term* *syn* **swelling, puffiness** [ʌ] *n clin*
rel **dropsy**[1] [ɒː] *n BE*, **hydrops**[2] [haɪdrɒːps] *n term*

excessive accumulation of fluid in the tissue; in British English spelled oedema

edematous[3] *adj term* • **swell**[4] - swelled - swollen *v irr* • **puffy**[5] *adj* • **dropsical** *adj*

» *Diuretics are usually not indicated unless edema is associated with heart failure. The swelling over the eyelids was confined to*[6] *the left side. The edema started as a puffiness about the ankle made worse by long periods of activity.*

Use peripheral / ankle[7] / pulmonary *or* lung[8] ***edema*** • pitting[9] / bilateral leg / lid[10] ***edema*** • ***edematous*** lesions [iːʒ]/ mucosa [mjuːkoʊzə] • periorbital / local / inflammatory [æ] ***swelling*** • joint / eyelid[10] ***swelling*** • soft tissue[11] / brain / optic disk ***swelling*** • spinal cord / scrotal ***swelling*** • ***swollen*** ankles[7] / lymph [lɪmf] nodes / and tender[12] • ***swelling*** subsides[13] [aɪ] • facial[14] [eɪʃ]/ diffuse / periorbital ***puffiness*** • ***puffy*** face[14] / swelling • fetal[15] [iː]/ meningeal [-dʒiːəl]/ endolymphatic ***hydrops*** • ***hydrops*** fetalis[15]

Ödem, Schwellung
Hydrops, Wassersucht; Ödem[1] Hydrops, Wassersucht[2] ödematös[3] anschwellen[4] aufgedunsen, verschwollen[5] beschränkt auf[6] Knöchelödem[7] Lungenödem[8] Dellen bildendes/ eindrückbares Ödem[9] Lidödem[10] Weichteilschwellung[11] geschwollen u. druckschmerzempfindlich[12] Schwellung geht zurück[13] aufgedunsenes/ verschwollenes Gesicht[14] Hydrops connatalis[15]

10

(digital *or* finger) clubbing [ʌ] *n term* *rel* **drumstick** [ʌ] **appearance**[1] *n clin*

abnormal enlargement of the fingers, characterized by broadening [ɔː] of the nail-beds, abnormally curved [ɜː] and shiny [ʃaɪni] nails, and sometimes excoriation [eɪʃ]

clubbed[2] [klʌbd] *adj term*

» *Finger clubbing may be associated with cyanotic heart disease, advanced chronic pulmonary disease, biliary* [ɪ] *cirrhosis*[3] [oʊ], *colitis, or thyrotoxicosis*[4] [aɪ]. *When clubbing is advanced, the finger may have a drumstick appearance.*

Use advanced / early / symmetric [sɪm-] ***clubbing*** • fingers appear ***clubbed*** • ***clubbed*** fingers *or* digits[5] [dɪdʒɪts]

Bildung von Trommelschlägelfingern
trommelschlägelartiges Aussehen[1] trommelschlägelförmig, -artig[2] biliäre Zirrhose[3] Hyperthyreose, Schilddrüsenüberfunktion[4] Trommelschlägelfinger[5]

11

organomegaly *n term* *rel* **hypertrophy**[1] *n & v*, **hyperplasia**[2] [eɪʒ] *n term*

abnormal enlargement of the viscera[3] [ɪs], such as may be seen in acromegaly[4]

-megaly, mega(lo)- *comb* • **hypertrophic**[5] *adj* • **hyperplastic**[6] [æ] *adj* → U89-15

» *On examination, jaundice and splenomegaly were noted. The liver was examined for hepatomegaly to exclude liver metastases. The ECG revealed right ventricular hypertrophy.*

Use hepato/ spleno[7] [e]/ hepatospleno/ acro[4]/ cardio***megaly*** • cardiac / left ventricular[8] ***hypertrophy*** • muscle *or* muscular / benign prostatic[9] ***hypertrophy*** • benign [bɪnaɪn] prostatic[9] / gingival [dʒ]/ endometrial [iː] ***hyperplasia***

Viszeromegalie
Hypertrophie; hypertrophieren, s. vergrößern[1] Hyperplasie[2] innere Organe[3] Akromegalie[4] hypertroph[5] hyperplastisch[6] Milzvergrößerung, Splenomegalie[7] Linksherzhypertrophie[8] benigne Prostatahyperplasie[9]

12

irritability *n clin* → U76-6f *syn* **jitteriness** [dʒɪ] *n inf & clin*, *rel* **lability**[1] *n clin*

having a tendency to be unduly [(j)uː] sensitive[2], nervous, and react immoderately[3] to stimuli

irritate *v* • **irritable**[4] *adj* • **irritation** *n* • **jittery**[4] *adj* • **jitters**[5] *n pl inf*

» *Extremes of irritability and even frank aggressive behavior rather than depressed mood per se are quite common in childhood depressions. Are there any signs of tension*[6] [ʃ], *irritability, or apathy on either side of the parent-child relationship. The patient complains of mild CNS side effects, primarily jitteriness, anxiety, insomnia*[7], *and difficulty in concentrating*[8].

Use emotional / (focal) [oʊ] nervous [ɜː]/ neuromuscular[9] ***irritability*** • reflex / aggressive[10] / labile [eɪ] ***irritability*** • airway / gastric[11] / vesical ***irritability*** • skin[12] / eye / nerve root[13] [uː]/ GI ***irritation*** • ***irritable*** bowel [baʊəl] syndrome[14] [ɪ] • emotional / mood[15] [uː]/ autonomic ***lability***

Reizbarkeit, Gereiztheit, Nervosität
Labilität[1] überempfindlich[2] überreagieren[3] (leicht) reizbar, gereizt, nervös[4] Zittern, Bammel, Tatterich[5] Spannungen[6] Schlaflosigkeit[7] Konzentrationsschwäche[8] neuromuskuläre Übererregbarkeit[9] aggressive Gereiztheit[10] Reizmagen[11] Hautreizung[12] Irritation d. Nervenwurzel[13] Reizkolon[14] Stimmungslabilität[15]

13

wasting [eɪ] *n term* *rel* **weight loss**[1] [weɪtlɒːs] *n clin* → U24-10; U25-7
rel **emaciation**[2] [-sɪeɪʃən], **cachexia**[3] [kəkeksɪə], **inanition**[4] [ɪʃ] *n term*

gradual deterioration [ɪɚ] of a patient associated with weakness [iː] and loss of muscle mass

wasting *adj* • **wasted** *adj* • **emaciated**[5] [ɪmeɪsɪeɪtɪd] *adj* • **cachectic** *adj*

» *In progressive muscular atrophy, muscle wasting and marked weakness begin in the hands. Severe weight loss to the point of cachexia in a person who seems unconcerned*[6] *about the obvious emaciation is a prominent feature of anorexia nervosa*[7]. *Parenteral alimentation*[8] *is indicated in catabolic wasting states such as tumors when gastric feedings are inadequate.*

Use generalized / muscle / extremity[9] / renal salt ***wasting*** • potassium[10] / profound [aʊ] *or* severe [ɪɚ] ***wasting*** • ***wasting*** disorder / of affected muscles • to lose *or* take off[11]/gain [eɪ] *or* put on ***weight*** • mild / marked[12] / significant / rapid / progressive ***weight loss*** • ***weight*** gain / control /-for-height[13] [haɪt]/ problem • extreme [iː] ***emaciation*** • to become / severely ***emaciated*** • cancer[14] [ˈs]/ HIV-related / cardiac / progressive[15] ***cachexia*** • ***cachectic*** patient • general / exogenous[16] [ɒː] ***inanition***

Kräfteverfall, Auszehrung, (Muskel)schwund
Gewichtsverlust[1] Abmagerung, Auszehrung[2] Kachexie[3] Inanition[4] ausgezehrt[5] gleichgültig[6] Magersucht, A. nervosa[7] parenterale Ernährung[8] Muskelschwund i. d. Extremitäten[9] (verstärkter) Kaliumverlust[10] (Gewicht) abnehmen[11] starker Gewichtsverlust[12] Körpergröße-Gewicht-Verhältnis[13] Krebskachexie[14] progrediente Kachexie[15] Hungerdystrophie[16]

14

108

Unit 109 Gastrointestinal Signs & Symptoms

Related Units: 103 Clinical Symptoms, 108 Clinical Signs, 46 Digestion, 47 Liver, 2 Diet, 3 Food, 79 Nutrition

indigestion [ɪndɪdʒestʃᵊn] *n clin* *syn* **dyspepsia** [dɪspepsɪə] *n term,* **upset stomach** [ʌpset stʌmək] *n inf*

broad term for vague [veɪg] abdominal discomfort, e.g. nausea[1] [ɔː], bellyache, epigastric fullness[2], bloating[3] [oʊ], gaseousness[4] or food intolerance resulting from failure of proper digestion [aɪ] and absorption

dyspeptic *adj term* • **indigestible**[5] *adj clin* • **stomach**[6] *v inf*

» *When given a history of indigestion, determine the location, duration and temporal relation of the symptoms to the ingestion of food[7]. Did his indigestion respond to antacids? Patients often interpret the pain of infarct as indigestion. The term dysmotility-like dyspepsia is used when belching[8] [tʃ], abdominal distention[3], and early satiety[9] [aɪ] are prominent symptoms.*

Use to suffer from/get ***indigestion*** • gastric[10] / fat[11] / acid / nervous ***indigestion*** • functional[12] / chronic / postprandial ***indigestion*** • ***indigestion*** associated with fatty food[11] / and belching • nonspecific / flatulent / (non)ulcer[12] [ʌlsɚ]/ ulcer-like ***dyspepsia*** • ***dyspeptic*** symptoms / patient • ***stomach*** upset[10] / spasms /ache [-eɪk]/ ulcer[13] • to upset one's[14] ***stomach*** • gastric[10] / gastrointestinal[15] / GI tract[15] ***upset*** • hemodynamic [aɪ]/ emotional[16] [oʊ] ***upset***

Verdauungsstörung, Magenverstimmung, Indigestion, Dyspepsie
Übelkeit[1] Völlegefühl[2] Bauchauftreibung, geblähtes Abdomen[3] Blähungen[4] un-/ schwer verdaulich[5] vertragen[6] Nahrungsaufnahme[7] Aufstoßen[8] vorzeitiges Sättigungsgefühl[9] Magenverstimmung[10] Störung d. Fettverdauung[11] funktionelle/ nichtulzeröse Dyspepsie[12] Magengeschwür, Ulcus ventriculi[13] s. den Magen verderben[14] Verdauungsstörung[15] Aufregung[16] 1

halitosis [hælɪtoʊsɪs] *n term* *syn* **bad breath** [e], **breath odor** [oʊ] *n clin,* **stomatodysodia** *n term*

foul[1] [aʊ] and/or offensive[2] odor from the mouth also termed fetor [iː] oris

stomatitis [stoumətaɪtɪs] *n term* • **stomat(o)-** *comb* • **malodorous**[3] *adj* → U62-3

» *Extensive dental caries [eɚ], periodontal disease, or tonsillitis causes halitosis often accompanied by a bad taste. Fetid [e‖iː] breath odor[4] and blood-tinged [dʒ] saliva [aɪ] may accompany any ulcerative lesions [iːʒ] of the oral mucosa. The patient's breath smells of alcohol.*

Use chronic / imagined / psychogenic ***halitosis*** • unpleasant[5] [e]/ fruity / mousy / characteristic[6] ***breath odor*** • to have/be aware of one's own ***bad breath*** • ***breath*** freshener[7] • aphthous [æfθəs] *or* herpetic[8] ***stomatitis*** • ***stomat***ology /algia[9] [-ældʒ(ɪ)ə] /oglossitis

(übler) Mundgeruch, Halitose, Foetor ex ore
faulig, übel(riechend)[1] widerlich, abstoßend[2] übelriechend[3] übler Mundgeruch[4] unangenehmer Mundgeruch[5] charakteristischer Mundgeruch[6] Mundwasser[7] Stomatitis aphthosa, Gingivostomatitis herpetica[8] Stomatodynia[9] 2

water brash *n clin* *rel* **hypersalivation**[1], **rumination**[2] *n term*

sudden appearance of a mouthful of salty or sour fluid due to reflex salivary hypersecretion in response to acid reflux into the lower esophagus (occasionally accompanying heartburn and dyspepsia); also spelled **waterbrash**

saliva *n term* • **salivate**[3] *v* → U27-9f • **ruminate**[4] *v* • **ruminative** *adj*

» *Water brash is an unusual symptom of gastro-esophageal reflux disease[5] (abbr GERD). Water brash is reflex hypersalivation in response to peptic esophagitis and should not be confused with regurgitation[6]. Patients with severe regurgitation often report that bitter or sour-tasting fluid may regurgitate as far as the throat and mouth (water brash), especially when they are supine [aɪ].*

Use reflex[7] / profuse / excessive[1] / decreased[8] / impaired ***salivation*** • swallowed / thick / tenacious[9] [eɪʃ]/ artificial[10] ***saliva***

maulvoller Rückfluss d. Speiseröhreninhalts
gesteigerte Speichelsekretion, Hypersalivation, Sialorrhoe[1] Rumination, Wiederkäuen; Grübeln[2] Speichel produzieren[3] wiederkäuen[4] Refluxkrankheit[5] Rückströmen, Regurgitation[6] reflektorische Speichelsekretion[7] verminderte S., Oligosialie[8] zähflüssiger Speichel[9] Speichelsubstitution[10] 3

heartburn [hɑːrtbɜːrn] *n clin* *syn* **pyrosis** [paɪroʊsɪs] *n term* *rel* **(gastro)esophageal** [-dʒiːəl] **reflux**[1] [riːflʌks] *n term*

substernal [ɜː] pain or burning [ɜː] typically associated with regurgitation [dʒ] of gastric juice[2] into the esophagus which is occasionally accompanied by eructation[3] [ʌ] of an acid fluid

» *His heartburn is worse on recumbency[4] [ʌ]. The patient gives a history of nausea, burping[3] [ɜː], early satiety [aɪ], bloating [oʊ], heartburn, and regurgitation [ɜː]. A prolonged history of heartburn and reflux preceding [siː] dysphagia indicates peptic stricture. Acid [æsɪd] reflux[5] was due to lower esophageal sphincter incompetence.*

Use occasional / nocturnal [ɜː]/ severe / long-standing[6] / persistent ***heartburn*** • ***esophageal*** motility[7] / acid exposure [oʊʒ] • ***esophageal*** spasm[8] [æ]/ obstruction [ʌ]/ webs[9] • ***esophageal*** foreign body[10] / stricture / achalasia[11] [ækəleɪʒ(ɪ)ə] • ***esophageal*** atresia [iːʒ]/ chest pain / varices[12] [veɚəsiːz] • gastroesophageal[1] (abbr GER)/ acid[5] ***reflux*** • ***reflux*** (erosive) esophagitis[13] [ɪsɒːfədʒaɪtɪs]

Sodbrennen, Pyrosis
gastroösophagealer Reflux[1] Magensaft[2] Aufstoßen, Rülpsen[3] im Liegen[4] Säurereflux[5] langjähriges Sodbrennen[6] Ösophagusmotilität[7] Ösophagospasmus[8] intraösophageale Membranen[9] Ösophagusfremdkörper[10] (Ösophagus)achalasie[11] Ösophagusvarizen[12] Refluxösophagitis[13] 4

dysphagia [dɪsfeɪdʒ(ɪ)ə] *n term* *syn* **difficulty swallowing** [ɒː] *phr clin,*
rel **globus sensation**[1] [eɪ] *n term*

inability to pass an ingested bolus [oʊ] or liquids down the esophagus, which may range from a sensation of having a lump [ʌ] in the throat[1] to severe obstruction

dysphagic *adj term* • **-phagia** *comb* • **swallow**[2] *v* → U46-1

» *Difficulty in swallowing may lead to aspiration pneumonia*[3] [n(j)uː-]. *With a lower esophageal ring*[4], *dysphagia is intermittent. Dysphagia should not be confused with globus sensation, a feeling of having a lump in the throat*[1] *that is unrelated to swallowing and occurs without impaired transport. Globus sensation may result from esophageal reflux or from frequent swallowing and drying of the throat*[5] *associated with anxiety* [aɪ] *or other emotional states.*

Use to develop/produce[6]/report/relieve[7] [iː] ***dysphagia*** • sudden / gradually progressive ***dysphagia*** • transient / long-standing ***dysphagia*** • mechanical [k]/ motor / oropharyngeal[8] ***dysphagia*** • (pre-)esophageal[9] / sideropenic[10] [iː] ***dysphagia*** • to initiate/have difficulty (in)[11] ***swallowing*** • impaired[12] [eɚ]/ pain on[13] / forceful / air[14] ***swallowing*** • ***swallowing*** mechanism[15] [ek]/ disorder *or* dysfunction[12] • odyno[13]/ a/ aero[14]/ hyper***phagia*** • ***globus*** hystericus[1] [ɪ]/ pharyngeus[1] [fərɪndʒɪəs]

Schluckstörung, Dysphagie
Globusgefühl, -syndrom[1] schlucken[2] Aspirationspneumonie[3] Schatzki-Ring[4] Austrocknen d. Rachens[5] Schluckstörungen hervorrufen[6] Schluckstörungen lindern[7] oropharyngeale Dysphagie[8] ösophageale Dysphagie[9] sideropenische Dysphagie, Plummer-Vinson-Syndrom[10] Schluckbeschwerden haben[11] Schluckstörung[12] schmerzhaftes Schlucken, Odynophagie[13] Luftschlucken, Aerophagie[14] Schluckmechanismus, -bewegung, -akt[15]

5

constipation *n clin & term* *sim* **obstipation**[1] *n term rare*
rel **obstruction**[2], **ileus**[3], **volvulus**[4] *n term*

condition marked by infrequent bowel movements[5] or difficult evacuation of the feces[6] [fiːsiːz]

(non)constipated[7] *adj term* • **obstipated**[8] *adj* • **pseudo-obstruction** *n*

» *A history of alternating constipation and diarrhea* [iː] *suggests an underlying motility disorder, e.g. irritable bowel syndrome*[9]. *Because of the wide range of normal bowel habits*[10], *constipation is difficult to define precisely. In volvulus of the sigmoid, there are intermittent cramp-like pains, increasing in severity* [e] *as obstipation becomes complete. Peristaltic rushes*[11], *gurgles* [ɜː], *and high-pitched tinkles*[12] *are audible during attacks of cramping pain in distal obstruction.*

Use to have/report/prevent/cause ***constipation*** • bowel [aʊ]/ mild[13] / intermittent / marked / severe[14] ***constipation*** • slow-transit[15] / acute / intractable[16] / persistent / chronic ***constipation*** • retentive[17] / atonic / spastic[18] / functional / psychogenic [dʒe] ***constipation*** • (upper/ small/ partial) intestinal / esophageal / pyloric *or* gastric outlet[19] ***obstruction*** • distal small bowel / closed-loop[20] / luminal / mechanical ***obstruction*** • adynamic *or* paralytic[21] / dynamic *or* spastic ***ileus*** • gallstone[22] / meconium ***ileus*** • reflex / postoperative / gastric / colonic ***ileus*** • midgut / cecal / sigmoid[23] / gastric[24] ***volvulus*** • to be/feel/remain ***constipated*** • ***constipated*** patient / bowel / stool

> **Note:** In English ***obstipation*** refers to extreme constipation marked by absence of passage of both stool and flatus (verging on complete obstruction).

Obstipation, (Stuhl)verstopfung, Darmträgheit
ausgeprägte Obstipation[1] Obstruktion, Verlegung[2] Ileus, Darmverschluss, -lähmung[3] Darmverschlingung, Volvulus intestini[4] Stuhlgang[5] Stuhl, Kot[6] obstipiert[7] vollkommen verstopft[8] Reizkolon, Colon irritabile[9] Stuhlgewohnheiten[10] Bauchknurren, Borborygmen[11] hochfrequente Darmgeräusche[12] leichte Verstopfung[13] starke V.[14] Obstipation durch verlangsamten Kolontransit[15] therapierefraktäre O.[16] Kotstauung[17] spast. O.[18] Pylorusobstruktion, Verlegung d. Magenausgangs[19] Adhäsions-, Strangulationsileus[20] paralyt. Ileus[21] Gallensteinileus[22] Sigma-, Sigmoidvolvulus[23] Magenvolvulus, Volvulus ventriculi[24]

6

flatulence [flætʃələnˈs] *n term* *syn* **gaseousness** [gæsɪəsnəs||geɪʃ-] *n clin*
rel **meteorism**[1] [iː] *n rare,*
tympany[2] [tɪmpəni] *n term* → U46-15

excessive amount of gas formed in the intestines which may be expelled through the anus

flatus[3] [eɪ] *n term* • **flatulent**[4] [æ] *adj* • **gaseous** *adj* • **gas**[3] [æ] *n*

» *Patients complaining of excessive gas, bloating* [oʊ], *distention, and flatulence should be carefully questioned about dietary preferences. Plain* [eɪ] *x-rays of the abdomen*[5] *show marked gaseous distention of the colon. Rectal examination in infants may be followed by expulsion of stool and flatus. Bloating was not due to excessive quantities of intestinal gas*[6]. *Physical examination revealed*[7] *abdominal distention with tympany, and visible peristalsis.*

Use to cause/experience[8]/complain of ***flatulence*** • increased / burping [ɜː] and[9] ***flatulence*** • (extra)intestinal[6] / colonic ***gas*** • ***gas*** production /-filled intestinal loops[10] • it gives me[11] ***gas*** • to expel *or* pass[12] ***flatus*** • voluminous [uː]/ excessive ***flatus*** • ***gaseous*** distention[13] / eructations[14] [ʌ]

Flatulenz, Blähung(en)
Blähsucht, Meteorismus[1] Tympanie, Trommelbauch; trommelartiger Klopfschall[2] Blähung, Wind, Flatus[3] blähend, flatulent[4] Abdomenübersichtsaufnahme, Leeraufnahme[5] Darmgas[6] ergab[7] Blähungen haben[8] Eruktation u. Flatulenz[9] gasgefüllte Darmschlingen[10] ich bekomme davon Blähungen[11] einen Wind abgehen lassen[12] Auftreibung[13] Aufstoßen, Eruktation[14]

7

(abdominal) bloating [oʊ] *or* **distention** [dɪstenʃᵊn] *n clin* *rel* **fullness**[1] *n clin*

(i) subjective feeling of being stuffed [ʌ] after meals (ii) protuberant [uː] abdomen[2] due to an increase in intra-abdominal content, poor muscle tone, excessive subcutaneous [eɪ] fat, etc.

bloated[3] *adj clin* • **(non)distended**[4] *adj* • **distensible**[5] *adj* • **full** *adj*

» *Belching, bloating, fullness, and nausea may be associated with gallstones [ɔː], peptic ulcer disease, or functional distress. Persistent bloating after eating and loss of appetite are suggestive of*[6] *GI obstruction. The patient complains of flatulence, abdominal bloating, heartburn, nausea, and dysphagia. If the aortic aneurysm [jɚ] ruptures [ʌ] in the retroperitoneum [iː], a poorly defined midabdominal fullness can be felt, and shock becomes profound [aʊ].*

Use upper / diffuse / mild / marked / tense[7] ***abdominal distention*** • progressive / gross [oʊ] *or* severe[8] ***abdominal distention*** • gaseous[9] / (epi)gastric[10] / (small) bowel / colonic ***distention*** • visceral [ɪs]/ hepatic / venous[11] [iː] ***distention*** • ***distended*** abdomen[12] / stomach[10] / colon • ***distended*** loop [uː] of bowel[13] / with air / with fluid • painful ***abdominal bloating*** • functional / postprandial[14] ***bloating*** • ***bloating and*** flatulence[15] / belching / constipation[16] / tenderness • feeling of[1] / epigastric[17] / left upper quadrant [ɒː]/ postprandial[14] ***fullness*** • ***fullness*** after meals[14] • ***bloated*** abdomen[12] / sensation[1] • to feel[18] ***bloated*** • ***full*** stomach[19] [k]

(i) Völlegefühl
(ii) Bauchauftreibung, geblähtes Abdomen
Völle(gefühl), Blähung[1] vorgewölbtes Abdomen[2] gebläht, aufgetrieben[3] gedehnt, erweitert[4] dehnbar[5] hindeuten auf[6] (brett)hartes geblähtes Abdomen[7] starke Bauchauftreibung[8] Blähung, Auftreibung[9] aufgeblähter Magen[10] Erweiterung d. Jugularvenen[11] Bauchauftreibung, geblähtes Abdomen[12] erweiterte Darmschlinge[13] postprandiales Völlegefühl[14] Völlegefühl u. Blähungen[15] Völlegefühl/ Blähungen u. Verstopfung[16] Völlegefühl i. Oberbauch[17] ein Völlegefühl haben[18] voller Magen[19]
8

ascites [əsaɪtiːz] *n term* *syn* **abdominal** *or* **peritoneal dropsy** *n term espBE* *rel* **abdominal girth**[1] [ɜː], **ballottement**[2] [ɒː] *n term*

swollen, protuberant abdomen due to accumulation of serous fluid in the peritoneal cavity

ascitic[3] [ɪ] *adj term* • **dropsical**[4] *adj BE* • **pseudoascites**[5] *n* • **ballottable** *adj*

» *A tensely distended abdomen with tightly stretched skin, bulging [dʒ] flanks, and everted [ɜː] umbilicus [ʌ] is characteristic of ascites. The blood-ascitic fluid albumin gradient is greater than 1.1 g/dL. Determine whether ascitic fluid is present by testing for "shifting dullness*[6]*".*

Use fatty / bile[7] [aɪ]/ pancreatic / chylous[8] [kaɪləs]/ cirrhotic [sɪr-] ***ascites*** • portal hypertensive / urinary [jʊ]/ congenital [dʒe] ***ascites*** • postoperative / exudative [uː]/ malignant[9] / gross ***ascites*** • uro/ bacter***ascites*** • neutrocytic [sɪ]/ tense / infected / turbid[10] [ɜː] ***ascites*** • blood-stained [eɪ] *or* blood-tinged[11] [dʒ]/ intractable *or* refractory[12] ***ascites*** • ***ascitic*** fluid / effusion [juːʒ]/ leak[13] [iː] • ***ascitic*** patient / white blood count[14] • ***ballottable*** mass • increasing [iː] abdominal[15] ***girth*** • ***girth*** measurement[16] [eʒ]

Aszites, Bauchwassersucht
Bauchumfang[1] Ballottement[2] aszitisch, Aszites-[3] ödematös, aszitisch[4] Pseudoaszites[5] Schallwechsel[6] galliger Aszites, Cholaskos[7] chylöser Aszites[8] maligner Aszites[9] trüber Aszites[10] blutiger/ hämorrhagischer Aszites[11] therapierefraktärer Aszites[12] Austritt v. Aszitesflüssigkeit[13] Leukozytenzahl in der Aszitesflüssigkeit[14] zunehmender Bauchumfang[15] Messung d. Bauchumfangs[16]
9

diarrhea [daɪəriːə] *n term & clin* *syn* **loose stools** *n clin*, **to have the runs** *phr inf* *rel* **maldigestion**[1] [æ], **malabsorption**[2] *n term*

abnormally frequent passage of semisolid or fluid fecal [iː] matter from the bowel

diarrheal *adj term* • **steatorrhea**[3] *n* • **stooling**[4] *n* • **malabsorbed** *adj*

» *She developed severe chronic diarrhea leading to malnutrition. The onset of fulminant [ʊ], catastrophic diarrhea results in massive fluid loss which may rapidly lead to dehydration [aɪ].*

Use to produce/experience/develop/exacerbate[5] [ɪgzæs-] ***diarrhea*** • acute / explosive / episodic / mild[6] ***diarrhea*** • chronic / protracted[7] / massive / severe ***diarrhea*** • self-limited[8] / watery / mucous [mjuːkəs]/ blood-tinged[9] ***diarrhea*** • traveler's[10] / allergic [ɜː]/ infectious[11] / antibiotic-associated ***diarrhea*** • watery[12] / liquid / foul-smelling[13] ***stools*** • soft / semi-solid[14] / mucoid ***stools*** • intestinal / nutrient[15] [uː]/ fat ***malabsorption*** • carbohydrate[16] [aɪ]/ glucose-galactose ***malabsorption*** • amino acid / vitamin B12 / bile salt ***malabsorption*** • ***malabsorption*** syndrome

Diarrhoe, Durchfall
Maldigestion, Verdauungsstörung[1] Malabsorption, Absorptionsstörung[2] Fettdurchfall, Steatorrhoe[3] Stuhlgang[4] Durchfall verschlimmern[5] leichter D.[6] protrahierte/ anhaltende Diarrhoe[7] spontan abklingende D.[8] blutiger Durchfall[9] Reisediarrhoe[10] infektiöse D.[11] wässrige Stühle[12] übelriechende Stühle[13] breiige S.[14] Nährstoffmalabsorption[15] Kohlenhydratmalabsorption[16]
10

melena [məliːnə] *n term* *syn* **tarry stool** *n*, *rel* **gastrointestinal bleeding**[1] *n clin*

passage of dark-colored stools stained [eɪ] with blood[2] that has been altered by the intestinal juices [dʒuːsiːz]; passage of bright red blood per rectum is termed hematochezia[3] [-kiːzɪə]

melenic [məliːnɪk] *adj term* → U46-19

» *Melena usually is due to bleeding from the upper GI tract. Seemingly melenic stool should always be tested for occult blood, since many substances (iron, spinach*[4]*, etc) may cause dark stools. Stool analysis may be positive for blood even though melena is not observed.*

Use hematemesis [e]/ steatorrhea [ɪə] ***and melena*** • bright red / bloody[3] / blood-streaked[3] [iː] ***stools*** • blood-tinged[3] [dʒ]/ guaiac-positive[3] [g(w)aɪæk]/ heme-positive[3] ***stools*** • melenic[5] / black[5] / occult [ʌ] blood in[6] ***stools*** • small-caliber[7] / ribbon(-like)[7] / color of[8] ***stools*** • ***stool*** specimen *or* sample[9] • ***stool*** fat / smear[10] [smɪɚ]/ culture[11] [ʌ]/ softener[12] • ***stool*** analysis *or* examination[13] / consistency[14]

Melaena, Teerstuhl
gastrointestinale Blutung[1] blutig tingiert[2] blutiger Stuhl, Blutstuhl, Hämatochezie[3] Spinat[4] Teerstuhl[5] okkultes Blut i. Stuhl[6] Bleistiftstuhl[7] Stuhlfarbe[8] Stuhlprobe[9] Stuhlabstrich, -ausstrich[10] Stuhlkultur[11] Laxans[12] Stuhluntersuchung[13] Stuhlbeschaffenheit[14]
11

rebound [riːbaʊnd] **tenderness** *n term* → U104-11 *rel* **epigastric pain**[1] *n term*

sensation of pain on deep palpation of the abdomen with abrupt [ʌ] release[2] [iː]

» *Localized rebound tenderness in the RUQ is a common feature [iː] of acute cholecystitis [kɒːlɪ-]. If the perforated duodenum has given rise to peritonitis [aɪ], rebound tenderness and a rigid [ɪdʒ] abdomen[3] are present. The patient experienced sudden, intense, steady [e] epigastric pain spreading [e] rapidly throughout the abdomen.*

Use to elicit[4] [ɪs] /test for ***rebound tenderness*** • direct / generalized / referred[5] [ɜː]/ lower abdominal ***rebound tenderness*** • right lower quadrant [ɒː] (*abbr* RLQ)/ intense / true[6] ***rebound tenderness*** • focal [oʊ]/ costovertebral angle[7] (*abbr* CVAT) ***tenderness*** • right upper quadrant (*abbr* RUQ) ***tenderness*** • flank / point[8] / local / localized / marked[9] ***tenderness*** • ***tenderness to/on*** pressure[10] / palpation[10] • cramping[11] (abdominal) / periumbilical [ʌ]/ RLQ ***pain*** • midabdominal / groin[12] [ɔɪ]/ loin[13] / right iliac [ɪ] fossa ***pain*** • ***epigastric*** discomfort[14] / tenderness / tightness[15] [aɪ] • ***epigastric*** distress / mass / hernia [ɜː]

Loslassschmerz, Blumberg-Zeichen
Schmerzen i. Oberbauch[1] bei plötzlichem Loslassen[2] bretthartes Abdomen[3] Loslassschmerz auslösen[4] übertragener Loslassschmerz[5] echter L.[6] Nierenlagerschmerzen[7] Punktschmerz(haftigkeit)[8] deutl. Druckschmerzhaftigkeit[9] Druckschmerzhaftigkeit, -dolenz[10] krampfartiger Schmerz[11] Leistenschmerz[12] Lendenschmerz[13] Beschwerden i. Oberbauch[14] Druckgefühl i. Oberbauch[15] 12

(abdominal) guarding [gɑːrdɪŋ] *n term*

rel **abdominal muscle** *or* **wall rigidity**[1] *n term*

spasm of abdominal wall muscles detected on palpation avoiding pressure on or agitation[2] [dʒ] of abdominal viscera [s] affected by injury or disease, e.g. in appendicitis [saɪ]

guard (against)[3] *v*

» *I suspect that abdominal guarding is masking an acutely inflamed [eɪ] gallbladder[4] [ɔː]. Tenderness, guarding, distention, lack of bowel sounds, or hemodynamic [aɪ] instability mandates immediate evaluation[5] for blunt [ʌ] abdominal trauma[6] [ɒː]. The patient usually guards against palpation and limits movement.*

Use (in)voluntary / muscle[7] [mʌsl]/ diffuse [juː] ***guarding***

Abwehrspannung der Bauchdecke
Bauchdeckenspannung[1] Bewegung[2] schützen (gegen), bewahren (vor)[3] akute Gallenblasenentzündung[4] erfordert sofortige Abklärung[5] stumpfes Bauchtrauma[6] Muskelanspannung[7] 13

board-like (abdominal) rigidity [rɪdʒɪdɪti] *n term*

rel **colic**[1], **(abdominal) cramping**[2] *n clin*

contraction of abdominal muscles typically seen in abdominal injury, inflammation or bleeding

rigid[3] *adj* • **colicky**[4] *adj* → U104-15 • **cramp-like** *adj* • **cramp**[5] *n & v*

» *Patients with a perforated peptic ulcer [ʌ] typically present with tenderness accompanied by board-like rigidity of the abdomen. In volvulus of the sigmoid, there are intermittent cramp-like pains, increasing in severity [e] as obstipation becomes complete. Staphylococcal food poisoning commonly presents as diarrhea, nausea, vomiting, and abdominal cramping.*

Use generalized / muscle or muscular[6] ***rigidity*** • mild / severe / muscular[7] / uterine ***cramping*** • ***cramping*** pain[8] • lower ***abdominal cramps*** • abdominal / intestinal[9] / biliary[10] [ɪ] ***colic*** • gallstone[10] / renal [iː]/ infantile ***colic*** • ***colicky*** infant[11] / abdominal pain[12]

bretthartes Abdomen
Kolik[1] Bauchkrämpfe[2] starr, steif, rigid[3] kolikartig[4] Krampf; Krämpfe verursachen/ auslösen[5] Muskelsteifigkeit, -steife[6] Muskelkrämpfe[7] krampfartiger Schmerz[8] Darmkolik[9] Gallenkolik[10] von Koliken geplagtes Baby[11] kolikartige Bauchschmerzen[12] 14

tenesmus [tənezməs] *n term* *rel* **fecal** [iː] *or* **stool** [uː] **impaction**[1] *n term*

painful, ineffective straining[2] [eɪ] accompanied by an urgent [ɜː] desire [aɪ] to evacuate[3] the bowel (or bladder)

tenesmic *adj term* • **impacted**[4] *adj*

» *Chronic recurrent diarrhea, alternating with constipation, is most common, but severe dysentery [ɪ] with bloody mucoid [juː] stools, tenesmus, and colic [ɒː] may occur intermittently. The onset of fecal impaction in bedridden[5] patients is often heralded[6] by a feeling of rectal distention, urgency [ɜː] of defecation, or tenesmus.*

Use rectal / vesical[7] ***tenesmus*** • bolus / meat / (dental/ esophageal) food[8] ***impaction*** • ***impacted*** gallstone[9] [ɔː]/ stool[1] / foreign body[10] / fracture / tooth[11]

Tenesmus, schmerzhafter (Stuhl/ Harn)drang
Kotstauung, Koprostase[1] Pressen[2] entleeren[3] eingekeilt, impaktiert[4] bettlägrig[5] kündigt s. an[6] schmerzhafter Harndrang[7] Retention/ Impaktion v. Speiseresten[8] eingeklemmter Gallenstein[9] festsitzender Fremdkörper[10] impaktierter Zahn[11] 15

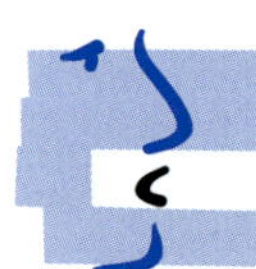

Clinical Phrases

Have your bowels been moving all right? Haben Sie regelmäßig Stuhl? • I've been off my food lately. In der letzten Zeit hatte ich keinen Appetit. • You should avoid eating large meals and eliminate things from your diet that increase acid secretion in your stomach. Sie sollten nur kleine Mahlzeiten zu sich nehmen und Speisen meiden, die die Säureproduktion im Magen anregen. • Have you ever had any heartburn? Hatten Sie schon einmal Sodbrennen? • I've got the runs. Ich habe Durchfall. • There is tenderness to gentle palpation in the right upper quadrant and the umbilical region. Das Abdomen ist paraumbilikal und im rechten oberen Quadranten bei leichter Palpation schmerzhaft. • Did you get a history of vomiting after meals? Ergab die Anamnese einen Hinweis auf postprandiales Erbrechen? • Have you ever passed blood from your rectum? Hatten Sie jemals Blut im Stuhl? • Have your bowel movements ever been this black before? Hatten Sie vorher schon einmal einen derart schwarzen Stuhl? • Now I would like to examine your back passage. Ich möchte Sie jetzt rektal untersuchen.

Unit 110 Cardiovascular Signs & Symptoms

Related Units: 33 Cardiac Function, 36 Blood Circulation, 103 Clinical Symptoms, 108 Clinical Signs, 102 History Taking, 107 Physical Examination

(cardiac) palpitation [pælpɪteɪʃən] *n clin & term usu pl*

abnormal pounding[1] [aʊ] or racing [eɪs] of the heart[2] associated with strong emotions or heart disease

palpitate[3] *v clin*

» *Chronic hyperventilation may present with various nonspecific symptoms, including fatigue*[4] [fətiːg], *dyspnea* [ɪ], *anxiety* [aɪə], *palpitations, and dizziness*[5]. *Ask the patient to check the radial* [eɪ] *pulse during episodes of palpitation to assist in the diagnosis* [aɪ]. *Palpitations may occur* [ɜː] *because of awareness* [eə] *of the heart due to LV enlargement. I felt faint*[6] [eɪ] *and my heart began to palpitate.*

Use to have[7]/experience[7]/complain of/cause/be unaware of ***palpitations*** • physiologic / benign [aɪ]/ postdosing[8] [oʊ] ***palpitations*** • tachycardia with / chest discomfort and ***palpitations*** • rapid[2] / (ir)regular / continuous / arrhythmia-induced [ɪ] ***palpitations***

Note: Do not mix up ***palpitation*** with ***palpation***[9].

Palpitation, Herzklopfen, Palpitatio cordis
Pochen[1] Herzrasen[2] (heftig) klopfen, pochen[3] Müdigkeit[4] Schwindel[5] schwach[6] Herzklopfen haben[7] Palpitationen nach Medikamenteneinnahme[8] Palpation, Ab-, Betasten[9]

1

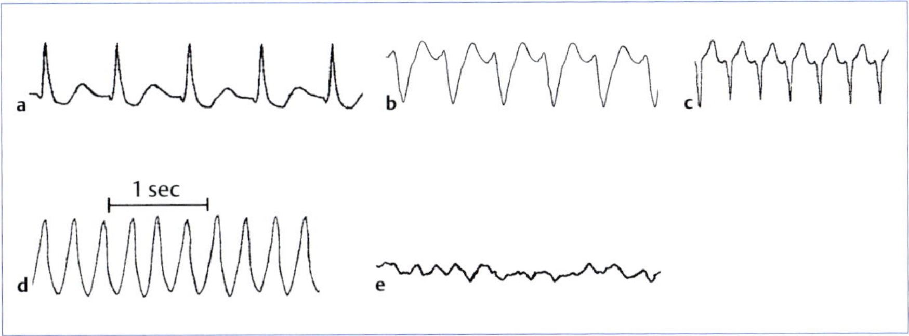

ECG findings in different types of tachycardia:
(**a**) atrial tachycardia, (**b**) ventricular tachycardia, (**c**) paroxysmal AV node tachycardia, (**d**) ventricular flutter, (**e**) ventricular fibrillation

tachycardia [tækɪ-] *n term*

opposite **bradycardia**[1] [brædɪ-] *n term* → U33-5

abnormally rapid beating of the heart, usually applied to heart rates over 100 per minute

tachycardi(a)c *adj term* • **bradycardi(a)c** *adj* • **brady/ tachyarrhythmia**[2] *n*

» *Preexcitation arrhythmia may present as an episode of paroxysmal* [ɪ] *supraventricular tachycardia or atrial* [eɪ] *fibrillation* [ɪ‖aɪ] *with an excessively rapid ventricular response*[3]. *Bradycardia is usually defined as a rate of less than 60 beats per minute. Closely monitor his heart rate and BP*[4], *as excessive tachycardia and ventricular ectopy may occur.*

Use to develop/cause/lead to/trigger/control ***tachycardia*** • atrial[5] [eɪ]/ sinus[6] [aɪ]/ paroxysmal[7] [ɪ] ***tachycardia*** • nonparoxysmal junctional [dʒʌ]/ ectopic *or* automatic[8] ***tachycardia*** • supraventricular[9] (*abbr* SVT)/ paroxysmal supraventricular (*abbr* PST *or* PSVT) ***tachycardia*** • atrioventricular reciprocating (*abbr* AVRT)/ compensatory / antidromic[10] ***tachycardia*** • multifocal *or* chaotic [keɪ-] atrial [eɪ]/ (A-V) nodal[11] ***tachycardia*** • wide (-complex) QRS[12] / pacemaker-induced[13] ***tachycardia*** • sinus (node)[14] / fetal[15] [iː]/ reflex [iː]/ symptomatic ***bradycardia*** • transient / relative ***bradycardia*** • marked[16] / life-threatening [e] ***bradycardia*** • ***bradycardiac*** spells / effect[17]

Tachykardie, erhöhte Herzfrequenz, Herzjagen, rasen
Bradykardie, verlangsamte Herzschlagfolge/ Herztätigkeit[1] Tachyarrhythmie[2] Kammeraktion, -tätigkeit[3] Blutdruck[4] Vorhoftachykardie[5] Sinustachykardie[6] paroxysmale T.[7] heterotope T.[8] supraventrikuläre T.[9] gegenläufige/ antidrome Tachykardie[10] AV-Knotentachykardie[11] Tachykardie bei breitem Kammerkomplex[12] schrittmacherinduzierte T.[13] Sinusbradykardie[14] fetale Bradykardie[15] deutliche/ ausgeprägte Bradykardie[16] frequenzsenkende Wirkung[17]

2

110

(heart) murmur [ɜː] *n term & clin* *rel* **thrill[1], hum[2]** [ʌ], **rumble[3]** [ʌ] *n term*

atypical [eɪ] sound heard on auscultation of the heart which is due to altered [ɔː] cardiac blood flow; thrills are fine abnormal vibrations [aɪ] in the vascular or the respiratory system noted on palpation

» *Heart murmurs are graded [eɪ] according to intensity. Grade VI murmurs are loud and can be heard with the stethoscope off the chest. These systolic ejection [dʒe] murmurs[4] are of grade I-II intensity and are high-pitched. A grade 4/6 or louder murmur (with a thrill) implies [aɪ] severe mitral [aɪ] regurgitation [ɜː].*

Use holosystolic *or* pansystolic[5] [ɪ]/ (pre[6]/mid[7])systolic / pandiastolic [aɪə] ***heart murmur*** • valvular [æ]/ aortic [eɪ]/ late systolic[8] (*abbr* LSM) ***murmur*** • (mitral/ tricuspid [ʌ]) regurgitation *or* regurgitant[9] ***murmur*** • aortic ejection / diastolic flow[10] ***murmur*** • to-and-fro[11] / hemic [iː] ***murmur*** • high-pitched[12] / continuous / harsh[13] / soft[14] ***murmur*** • innocent[15] / loud [aʊ]/ faint [eɪ]/ audible [ɒː] ***murmur*** • crescendo-decrescendo[16] [ʃ]/ blowing[17] / rumbling [ʌ] ***murmur*** • ***murmur*** radiating [eɪ] to the axilla • palpable / coarse [ɔː]/ prominent / systolic[18] ***thrill*** • apical [eɪ]/ parasternal / precordial / thyroid [aɪ]/ carotid[19] ***thrill*** • (cervical/ innocent) venous[20] [iː] ***hum*** • presystolic [iː]/ middiastolic filling[21] / apical crescendo ***rumble***

Herzgeräusch
Schwirren[1] Summen, Brausen[2] Kollern[3] Austreibungs-, Ejektionsgeräusche[4] holosystol. Herzgeräusch[5] präsystolisches H.[6] mesosystol. H.[7] spätsystol. H.[8] kardiales Refluxgeräusch[9] diastol. Strömungsgeräusch[10] Duroziez-Zeichen/ Doppelgeräusch[11] hochfrequentes Herzgeräusch[12] raues H.[13] weiches H.[14] funktionelles H.[15] Spindelgeräusch, Crescendo-Decrescendo-Geräusch[16] blasendes Herzgeräusch[17] systol. Schwirren[18] Karotis-, Halsschwirren[19] Nonnengeräusch, -sausen[20] mesodiastolisches Füllungsgeräusch[21]

3

bruit [brʊiː‖bruːt] *n term* *rel* **souffle[1]** [suːfl], **heave[2]** [iː] *n term*

abnormal vascular sound heard on auscultation of an artery, organ or gland (e.g. thyroid)

» *All pulses should be palpated, and the presence of bruits should be sought. A thrill and bruit lasting throughout systole and diastole are present over the fistula. Left ventricular hypertrophy produces a sustained thrust at the apex that is easily differentiated from the precordial heave of right ventricular hypertrophy.*

Use vascular[3] / self-audible / soft / systolic ***bruit*** • diastolic / epigastric / splenic [e] ***bruit*** • arterial / subclavian / carotid[4] ***bruit*** • ***bruit*** de moulin[5] • femoral [e]/ abdominal / hepatic ***bruit*** • cardiac[6] / carotid / splenic ***souffle*** • mammary / uterine[7] / umbilical[8] ***souffle*** • right ventricular / left-sided / sternal ***heave*** • central precordial / thyroid ***heave***

(Strömungs)geräusch, Bruit
blasendes Geräusch[1] Heben[2] Gefäßgeräusch[3] Strömungsgeräusch über d. Arteria carotis[4] Mühlradgeräusch[5] Herzgeräusch[6] Uterinageräusch[7] Nabelschnurgeräusch[8]

4

systolic [sɪstɒːlɪk] **click** *n clin* *rel* **snap[1], knock[2]** [nɒːk] *n term*

sharp high-pitched extra heart sound of short duration occurring [ɜː] during systole [sɪstəliː]

» *Late systolic murmurs following midsystolic clicks are due to late systolic mitral [aɪ] regurgitation[3] caused by prolapse of the mitral valve[4]. The mitral opening snap follows S2 by 40-120 ms, which is typical of mitral stenosis. An S3 that is earlier (0.10 - 0.12 s after A2) and higher-pitched than normal (a pericardial knock) often occurs in patients with constrictive pericarditis[5]. A diastolic knock occurs at the same point in early diastole as an S3.*

Use ejection[6] [ɪdʒe-]/ (late /mid/ early) systolic[7] / prosthetic ***click*** • mitral (valve)[8] [æ]/ (delayed/ tricuspid [ʌ]) opening[9] (*abbr* OS)/ closing ***snap*** • pericardial[10] / diastolic / precordial ***knock***

systolischer Klick
Klappenton[1] Krachen, grobes Geräusch[2] Mitral(klappen)insuffizienz[3] Mitralklappenprolaps[4] konstriktive Perikarditis, Pericarditis constrictiva[5] Ejektionsklick[6] frühsystolischer Klick[7] Mitralöffnungston, MÖT[8] Trikuspidalöffnungston[9] Perikardton[10]

5

gallop (rhythm) [rɪðᵊm] *n term* *rel* **cardiac arrhythmia[1]** [eɪrɪðmɪə], **ectopic beat[2], extrasystole[2]** *n term*

triple cadence to the heart sounds on auscultation usually due to an abnormal third or fourth heart sound[3] (S_3, S_4) being heard in addition to S_1 and S_2 → U33-6

dysrhythmia[4] [ɪ] *n term* • **(anti)arrhythmic** *adj & n* • **(post)extrasystolic** *adj*

» *Cardiogenic shock is suggested by engorged [gɔːrdʒ] neck veins[5], signs of pulmonary congestion, and a gallop rhythm. A summation gallop occurs when both S3 and S4 are present in a patient with tachycardia. By palpation there is a presystolic gallop accentuated [əksentju-] during inspiration. Chronic suppression of ventricular arrhythmias with antiarrhythmic drugs[6] has many side effects . Severe MR may cause palpitations owing to the frequency of ectopic beats and post-extrasystolic hyperdynamic action of the enlarged left ventricle.*

Use (right-sided) cardiac / S3[7] / ventricular diastolic (*abbr* VDG)/ atrial[8] ***gallop*** • presystolic *or* S4[8] / protodiastolic[7] / summation[9] [eɪ] ***gallop*** • ***gallop*** sound • to be prone to[10]/precipitate/exacerbate ***arrhythmias*** • brady/ tachy/ pro***arrhythmia*** • self-limiting / (a)symptomatic / new-onset ***arrhythmia*** • worsening / malignant / life-threatening [e] ***arrhythmia*** • fixed / (non)sustained[11] [eɪ]/ paroxysmal / sinus[12] [aɪ] ***arrhythmia*** • (supra)ventricular[13] / reperfusion / pediatric ***arrhythmia*** • ***arrhythmia*** evaluation[14] /-induced syncope • ventricular (*abbr* VEBs)/ atrial[15] / AV nodal[16] ***ectopic beats*** • atrial premature[15] ***beats*** • occasional / atrial[15] / ventricular / coupled[17] [ʌ] ***extrasystoles*** • idioventricular[18] / junctional[19] [dʒʌ]/ escape[20] / pacemaker ***rhythm*** • ***rhythm*** disturbance[4]

Galopp(rhythmus)
Herzrhythmusstörung[1] Extrasystole, ES[2] Vorhofton, S4, IV. Herzton[3] (Herz)rhythmusstörung, Dysrhythmie[4] hervortretende/ prominente Halsvenen[5] Antiarrhythmika[6] Dritter-Ton-Galopp, protodiastolischer G.[7] präsystolischer Galopprhythmus[8] Summationsgalopp[9] zu Herzrhythmusstörungen neigen[10] anhaltende/ persistierende Arrhythmie[11] Sinusarrhythmie[12] supraventrikuläre A.[13] Herzrhythmusanalyse[14] Vorhofextrasystolen[15] AV-Extrasystolen[16] Bigeminie[17] idioventrikulärer Rhythmus, (z.B. Kammerautomatie)[18] Rhythmus a. d. atrioventrikulären Übergangszone[19] Ersatzrhythmus[20]

6

atrial *or* **auricular flutter** *n term*

rel **atrial fibrillation**[1] [ɪ||aɪ] *n term, abbr* **AF**

very rapid but regular atrial arrhythmia [eɪrɪðmɪə] with rates of 230-400 per minute

fluttering [ʌ] *n term* • **(anti)fibrillatory**[2] *adj* • **defibrillator**[3] [ɪ||aɪ] *n* → U123-12f

» *The bradycardia-tachycardia syndrome is manifested on the standard ECG as tachyarrhythmias, mostly atrial flutter or fibrillation. High-frequency atrial ectopic beats may presage*[4] [-eɪdʒ] *atrial fibrillation but are neither specific nor sensitive predictors. Digitalis* [dʒ] *is less effective than calcium antagonists in converting atrial flutter into atrial fibrillation.*

Use conversion [ɜː] of / pure [pjuːɚ]/ postoperative / recurring[5] [ɜː]/ chronic ***atrial flutter*** • ventricular[6] / heart ***flutter*** • ***flutter*** waves[7] /-fibrillation[8] / with 4:1 conduction[9] • fixed / paroxysmal[10] [ɪ]/ recurrent / chronic ***atrial fibrillation*** • recent-onset / lone / persistent[11] / episodes of ***atrial fibrillation*** • ventricular[12] (*abbr* VF) ***fibrillation*** • high-frequency[13] / muscle [mʌsl]/ eyelid[14] ***fluttering***

Vorhofflattern
Vorhofflimmern[1] fibrillierend, flimmernd[2] Defibrillator[3] ankündigen[4] rezidivierendes Vorhofflattern[5] Kammerflattern[6] Flatterwellen[7] Flimmerflattern, Flatterflimmern[8] Flattern mit 4:1 Überleitung[9] paroxysmales Vorhofflimmern[10] persistierendes Vorhofflimmern[11] Kammerflimmern[12] hochfrequentes Flattern[13] Lidflattern, Blepharoklonus[14]

7

pericardial (friction) rub [ʌ] *n clin*

rel **cardiac tamponade**[1] [-neɪd] *n term*

scratchy sound heard on auscultation due to rubbing of inflamed pericardial membranes

tamponade[2] [tæmpᵊneɪd] *v term* • **pericard-** *comb*

» *Pericarditis* [aɪ] *is typically manifested by a pericardial friction rub or evidence of pericardial effusion. Paradoxical pulse*[3]*, a hallmark* [ɔː] *of cardiac tamponade, occurs in only approximately one-third of patients with constrictive pericarditis.*

Use audible [ɒː] friction[4] / pleural [ʊɚ] friction *or* pleuritic[5] [ɪ] ***rub*** • acute / frank / (de)compensated ***cardiac tamponade*** • life-threatening[6] / fatal [eɪ] ***cardiac tamponade*** • pericardial[1] / (non/ post)traumatic / balloon[7] [uː] (tube) ***tamponade*** • ***pericardial*** effusion[8] [juːʒ]/ disease • ***pericard***itis /iocentesis[9] [-sentiːsɪs]

perikardiales Reiben, Perikardreiben
Herzbeutel-, Perikardtamponade[1] tamponieren[2] paradoxer Puls, Pulsus paradoxus[3] hörbares Reibegeräusch[4] Pleurareiben[5] lebensbedrohliche Perikard-/ Herz(beutel)tamponade[6] Ballontamponade[7] Perikarderguss[8] Perikardpunktion[9]

8

cardiomegaly *n term* *syn* **cardiac enlargement** *n clin* → U108-12; U89-15

rel **cardiac hypertrophy**[1] [haɪpɜːrtəfi] *n term*

enlargement of the heart, e.g. due to volume overload

enlarged[2] *adj* • **hypertrophic**[3] *adj term* • **cardio-** *comb* • **-megaly** *comb*

» *Chest x-rays reveal marked cardiomegaly with pulmonary venous* [iː] *congestion* [dʒe]. *In many patients with cardiac hypertrophy and dilatation* [aɪ], *systolic and diastolic failure coexist as the ventricle empties and fills abnormally. Palpation of local arterial enlargement is adequate for diagnosing popliteal* [ɪ] *aneurysms.*

Use asymptomatic / borderline[4] / persistent / generalized / right-sided[5] ***cardiomegaly*** • progressive / marked[6] ***cardiac enlargment*** • right heart[5] / left atrial / chamber[7] [tʃeɪ-]/ biventricular ***enlargment*** • myocardial [aɪ]/ left ventricular[8] (*abbr* LVH) ***hypertrophy*** • asymmetric septal[9] (*abbr* ASH) ***hypertrophy*** • ***hypertrophic*** obstructive cardiomyopathy[10] (*abbr* HOCM)/ subaortic stenosis (*abbr* HSS) • ***cardio***logist /(myo)pathy /gram /centesis • ***cardio***pulmonary resuscitation[11] [sʌs] /version[12] [ɜː] • organo/ spleno[13] [e]/ ventriculo/ hepato***megaly***

Kardiomegalie, Herzvergrößerung
Herzhypertrophie[1] vergrößert[2] hypertroph(isch)[3] geringfügige Kardiomegalie[4] Rechtsherzvergrößerung[5] deutliche Herzvergrößerung[6] Kammervergrößerung[7] Linksherzhypertrophie[8] asymmetrische Septumhypertrophie[9] hypertrophobstruktive Kardiomyopathie[10] kardiopulmonale Reanimation/ Wiederbelebung[11] Kardioversion[12] Splenomegalie, Milzvergrößerung[13]

9

aortic regurgitation [rɪgɜːrdʒɪteɪʃᵊn] *n term, abbr* **AR**

syn **aortic** [eɪ] **insufficiency** [ɪʃ] *n term*→ U124-12

reflux of blood through an incompetent aortic valve into the left ventricle during diastole

regurgitant[1] *adj term* • **insufficient** *adj*

» *The murmur* [ɜː] *of aortic regurgitation was best heard in the 2nd intercostal space at the left sternal* [ɜː] *edge. Dilatation of the root of the aorta can cause aortic regurgitation, dissection of the aorta, and rupture. Murmurs due to functional tricuspid and pulmonic insufficiency may occur in cor pulmonale* [pʌlmənеɪli].

Use chronic / severe / congenital[2] [dʒe]/ isolated ***aortic regurgitation*** • tricuspid (valve)[3] / mitral[4] [aɪ] (*abbr* MR)/ atrioventricular valve ***regurgitation*** • pulmonic *or* pulmonary[5] / low-volume ***regurgitation*** • ***regurgitation*** murmur[6] / and stenosis / of food • ***aortic*** stenosis • cardiac / (left-sided) valvular / mitral[4] / cardiopulmonary ***insufficiency*** • coronary[7] / cerebrovascular[8] ***insufficiency*** • (peripheral/ acute) arterial / basilar artery ***insufficiency*** • chronic venous [iː]/ renal [iː] ***insufficiency*** • ***regurgitant*** murmur[6] / flow[9] • ***regurgitant*** (stroke) volume[10] / fraction / wave[11] • ***insufficient*** blood supply[12] [aɪ]

Aorten(klappen)insuffizienz
rückfließend, regurgitierend[1] angeborene Aorteninsuffizienz[2] Trikuspidal(klappen)insuffizienz[3] Mitral(klappen)insuffizienz[4] Pulmonal(klappen)insuffizienz[5] Reflux-, Regurgitationsgeräusch[6] Koronarinsuffizienz[7] zerebrovaskuläre Insuffizienz[8] Rückfluss, -strom[9] Regurgitationsvolumen[10] Regurgitationswelle[11] unzureichende Blutversorgung[12]

10

syncope [sɪŋkəpi] *n term* *syn* **fainting** [feɪntɪŋ] *n clin* → U7-4

sudden fainting or swooning[1] [uː] due to a fall in BP or failure of the cardiac systole which results in cerebral ischemia [ɪskiːmɪə] and a short-lived loss of consciousness[2] [kɒːnˈʃəsnəs]

presyncope *n term* • **(pre/ post)syncopal** [sɪŋkəpᵊl] *adj* • **faint**[3] *n & v*

» *The patient usually does not recall presyncopal symptoms. Cardiac faints[4] of this type may recur several times a day. Rising too soon may precipitate[5] [sɪ] another faint. The patient is warned of the impending faint by a sense of "feeling bad," of giddiness[6], and of movement or swaying[7] [eɪ] of the floor or surrounding objects.*

Use brief [iː]/ impending[8] / near-/ recurrent [ɜː‖*BE* ʌ] ***syncope*** • vasomotor[9] [eɪ]/ cardiac[4] / neurocardiogenic [dʒe] ***syncope*** • vasovagal [eɪ] *or* vasodepressor[10] ***syncope*** • neurovascular / postural[11] [stʃ] ***syncope*** • hypovolemic [iː]/ carotid sinus / cough *or* tussive[12] [ʌ] ***syncope*** • hyperventilation / heat[13] ***syncope*** • quinidine [kwɪnɪdɪn]/ micturition(al) [ɪʃ] ***syncope*** • (adolescent) stretch[14] / Stokes-Adams[15] ***syncope*** • exertional [ɜː] *or* effort / cerebrovascular ***syncope*** • sudden / vasovagal[10] ***faint*** • to feel close to / simple / hysterical [hɪst-] ***fainting*** • ***fainting*** spell *or* episode[16] • ***presyncopal*** symptoms / anxiety [zaɪə] • ***syncopal*** attack *or* episode[16]

Synkope, Ohnmacht, kurze Bewusstlosigkeit
ohnmächtig werden[1] Bewusstlosigkeit[2] Ohnmacht, Synkope; ohnmächtig werden[3] kardiale Synkopen[4] auslösen[5] Schwindelgefühl[6] Schwanken[7] drohende Ohnmacht[8] Vasomotorenkollaps[9] vasovagale/ vasodepressorische Synkope[10] orthostatische/ lageabhängige Synkope[11] Hustensynkope, -schlag[12] Hitzekollaps[13] Kollaps aufgrund wachstumsbedingter Hypotonie[14] Adams-Stokes-Anfall, -Synkope[15] Ohnmachtsanfall[16]

11

cardiovascular *or* **circulatory collapse** *n term* *rel* **heart failure**[1] *n term*

loss of effective blood flow due to dysfunction [ɪ] of the heart and/or peripheral vasculature

collapse[2] *v clin* • **collapsed** *adj* • **collapsing** *n & adj* • **fail** [feɪl] *v*

» *Lactic acidosis is often present in diabetic [e] patients who have suffered severe cardiovascular collapse. Hypovolemia [iː] should not be overlooked, especially if there is no other explanation for the collapsed state. Congestive [dʒe] heart failure[3] [feɪljɚ] in infancy is usually associated with large left-to-right shunts[4] [ʌ].*

Use acute / early / fatal [eɪ] ***cardiovascular collapse*** • hemodynamic [hiːmoʊ-]/ (hypovolemic [iː] ***collapse*** • (peripheral) vascular / vasomotor / lung[5] ***collapse*** • ***collapsed*** state / neck veins • ***collapsing*** pulse[6] • congestive[3] / left[7] / right[8] / chronic ***heart failure*** • compensated / mild / severe ***heart failure*** • (low-output) cardiac[1] / pump / forward[9] ***failure*** • backward[10] / left ventricular[7] ***failure*** • multiple organ[11] / pulmonary / treatment[12] ***failure***

Kreislaufkollaps, -zusammenbruch
Herzinsuffizienz, -versagen, Myokardinsuffizienz[1] zusammenbrechen, kollabieren[2] Stauungsinsuffizienz, dekompensierte (Rechts)-herzinsuffizienz[3] Links-Rechts-Shunts[4] Lungenkollaps[5] Wasserhammer-, Corrigan-Puls, Pulsus celer et altus[6] Linksherzinsuffizienz[7] Rechtsherzinsuffizienz[8] Vorwärtsinsuffizienz[9] Rückwärtsinsuffizienz[10] multiples Organversagen[11] Therapieversagen[12]

12

hypertension [haɪpɚtenˈʃᵊn] *n term* *opposite* **hypotension**[1] *n term* → U36-8

persistently high blood pressure (in adults 140/90 [read: 140 over 90])

hyper/ hypo/ normotensive[2] *adj & n term & clin* • **antihypertensive**[3] *adj & n*

» *The hyperthyroid [aɪ] patient undergoing surgery is apt to[4] develop hypertension, severe cardiac dysrhythmias, and congestive heart failure. Palpitations, tachycardia, and systolic hypertension with increased pulse pressure are common findings in hyperthyroidism. Untreated hypertension may cause stroke[5], myocardial [aɪ] infarction, and renal failure.*

Use to have/cause/aggravate ***hypertension*** • (right/ left) atrial / arterial[6] / venous [iː] ***hypertension*** • systolic / diastolic / systemic ***hypertension*** • portal[7] / pulmonary[8] (arterial) / intracranial [eɪ] ***hypertension*** • renal / pregnancy-induced[9] / upper extremity ***hypertension*** • labile [leɪbaɪl‖ᵊl]/ essential[10] / malignant *or* accelerated[11] ***hypertension*** • long-standing[12] / chronic ***hypertension*** • asymptomatic [eɪ]/ episodic / moderate ***hypertension*** • mild / poorly controlled ***hypertension*** • postural [pɒːstʃɚᵊl] *or* orthostatic[13] / systemic / symptomatic[14] ***hypotension*** • ***hypertensive*** patient[15] / episode / crisis[16] [kraɪsɪs]

Hypertonie, -tension, Bluthochdruck
Hypotonie, -tension, niedriger Blutdruck[1] normoton; Normotoniker(in)[2] antihypertensiv, blutdrucksenkend; Antihypertensivum, -tonikum[3] neigt dazu[4] Schlaganfall, Gehirnschlag, Apoplexie[5] arterielle Hypertonie, Bluthochdruck[6] portale H., Pfortaderstauung[7] pulmonale H.[8] Schwangerschaftshypertonie[9] essentielle/ primäre H.[10] maligne H.[11] langjährige H.[12] orthostatische Hypotonie[13] sekundäre/ symptomat. H.[14] Hypertoniker(in)[15] Blut-, Hochdruckkrise[16]

13

cardiogenic [-dʒenɪk] **shock** *n term* → U124-4f *rel* **pump** [ʌ] **failure**[1] *n jar*

circulatory failure marked by inadequate tissue perfusion from abnormal cardiac function

shocking *adj clin* • **shock**[2] *v* • **countershock**[3] [aʊ] *n term* • **antishock** *adj*

» *Patients in shock may demonstrate normal mental status [eɪ‖æ] or may be restless, agitated, confused, lethargic, or comatose as a result of inadequate perfusion of the brain. Is there a cardiac cause of shock? Early in septic shock the extremities may be warm and dry, but as shock progresses, they become cold and clammy[4] [æ].*

110

Use to be in[5]/produce/suspect/treat ***shock*** • distributive / cardiac compressive / hemorrhagic[6] [-ædʒɪk] ***shock*** • hemodynamic / hypovolemic[7] / obstructive ***shock*** • neurogenic [(j)ʊɚ]/ anaphylactic[8] ***shock*** • (high-output/ low-output) septic[9] / spinal [aɪ]/ surgical ***shock*** • impending[10] / delayed[11] [eɪ]/ persistent / worsening ***shock*** • profound / decompensated / irreversible [ɜː] ***shock*** • ***shock***(-like) state[12] / syndrome / phase / treatment[13] • synchronized DC[14] ***countershocks*** • military ***antishock*** trousers[15] (*abbr* MAST) • ***antishock*** garment[15]

kardiogener Schock
Pumpversagen[1] schockieren, e. Schock versetzen; e. Schockbehandlung durchführen, schocken[2] Elektroschock[3] feucht[4] unter Schock stehen, e. Schock haben[5] hämorrhag. Schock[6] hypovolämischer Schock[7] anaphylaktischer Schock[8] septischer Schock[9] drohender Schock[10] Spätschock[11] Schockzustand[12] Schockbehandlung[13] synchrone Gleichstromimpulse[14] Antischockhose[15]

14

venous congestion [kəndʒestʃᵊn] *n clin* → U124-12
rel **vasocongestion**[1] [veɪzoʊ-] *n term*

engorgement[2] of veins with blood due to obstructive disease or right ventricular failure

congestive[3] *adj term* • **(de)congest**[4] *v* • **congested** *adj* • **vaso-** *comb*

» *If there is venous obstruction* [ʌ] *and the extremity is congested, as with stagnation of blood flow, cyanosis* [saɪə-] *is also present. Obstruction of the appendix leads to increased intraluminal pressure, venous congestion, infection, and thrombosis of intramural vessels. Following head trauma* [ɒː], *intracranial* [eɪ] *pressure may rise quickly to very high levels as a result of vascular congestion, extravasation, and cerebral edema*[5].

Use vascular / pulmonary[6] / hepatic[7] / peripheral ***congestion*** • genital [dʒe]/ penile [piːnaɪl] ***vasocongestion*** • ***congestive*** heart failure (*abbr* CHF)/ cardiomyopathy[8] (*abbr* CCM) • ***congestive*** splenomegaly [e]/ cirrhosis[9] [s] • ***congested*** blood vessels / liver[7] / nose[10] • ***vaso***constriction /dilator [eɪ] /motor tone[11] /-occlusive [uː] episode • ***vaso***spasm[12] /vagal [eɪ] syncope /active drug

Venenstau(ung), venöse Stauung, Venostase
Vasokongestion[1] Schwellung[2] kongestiv, Stauungs-[3] stauen[4] Hirnödem[5] Stauungslunge[6] Stauungsleber[7] kongestive/ dilatative Kardiomyopathie[8] Stauungszirrhose[9] verstopfte Nase[10] Vasomotorentonus[11] Vaso-, Angiospasmus, Gefäßkrampf[12]

15

neck vein [veɪn] **distention** [dɪstenᵗʃᵊn] *n clin, also spelled* **distension**
syn **jugular** [dʒʌgjələ˞] **venous** [iː] **distention** *n term, abbr* **JVD**

distend *v* • **distensible**[1] *adj* • **distensibility** *n*

» *Signs of heart failure or neck vein distention accompanied by fever* [iː] *and distant heart sounds generally suggest pericardial involvement. Jugular venous distention, sacral or peripheral edema , pleural effusions, and ascites* [əsaɪtiːz] *are typical signs of fluid overload*[2].

Use pronounced[3] [aʊ]/ massive[3] ***neck vein distention*** • (systemic) venous / abdominal / bladder ***distention*** • ***neck vein*** collapse[4] / examination • ***jugular venous*** pulse[5] (*abbr* JVP)/ pressure / pulsations • ***jugular venous*** catheter / cutdown[6] / hypertension • ***jugular*** notch[7] / vein[8] • ventricular / myocardial [aɪ]/ chest wall ***distensibility***

Jugularvenenerweiterung, -dilatation
dehnbar[1] Überwässerung, Hyperhydratation[2] starke/ deutliche Erweiterung d. Jugularvene(n)[3] Halsvenenkollaps[4] Jugularvenenpuls[5] Jugularispunktion[6] Incisura jugularis (sterni)[7] Drosselvene, Vena jugularis[8]

16

varix [værɪks] *n, usu pl* **varices** [værɪsiːz] *n term*
sim **varicosity**[1] [værɪkɒːsɪti] *n, rel* **phlebitis**[2] [flɪbaɪtɪs] *n term*

a dilated [eɪ], enlarged and often knotted[3] [nɒːtɪd] and tortuous[4] [tɔːrtʃʊəs] vein, usually in the superficial veins of the lower legs

(peri)varicose[5] *adj term* • **variceal** *adj* • **varico-, phleb(o)-** *comb*

» *Patients with asymptomatic varicosities often seek cosmetic treatment. Endoscopy allows for several therapeutic* [juː] *options such as sclerotherapy*[6] *of varices and coagulation of bleeding vessels. Consult a vascular or general surgeon about elective stripping of varicose veins*[7].

Use extensive / visible / ruptured [rʌptʃə˞d] venous ***varicosities*** • saphenous [iː]/ secondary / asymptomatic ***varicosities*** • large-sized[8] / (acutely) bleeding / prominent / starburst[9] [ɔː] ***varices*** • fragile [-dʒaɪl]/ submucosal [oʊ]/ gastric / esophageal[10] [-dʒiːəl]/ scrotal [oʊ]/ rectal ***varices*** • ***variceal*** (re)bleeding or hemorrhage[11] / ligation [eɪʃ] • ***varicose*** veins[12] / ulcer[13] [ʌlsə˞] • ***varico***cele[14] [-siːl] /celectomy /sis[15] • superficial[16] / deep / migratory[17] [aɪ] ***phlebitis*** • portal / suppurative[18] [ʌ]/ septic ***phlebitis*** • ***phlebo***graphy[19] /otomy[20] • pyle[21]/ thrombo[16]/ endo***phlebitis***

Krampfader, Varize, Varix
Varikosität; Varize[1] Phlebitis, oberflächl. Venenentzündung[2] knotenförmig[3] geschlängelt[4] varikös, krampfaderartig[5] Sklerotherapie, Sklerosierung, Verödung[6] Varizenstripping[7] voluminöse V.[8] Besenreiservarizen[9] Ösophagusvarizen[10] Varizenblutung[11] varikös veränderte Venen, Varizen[12] Ulcus varicosum/ cruris[13] Varikozele, Krampfaderbruch[14] Varikose, ausgedehnte Krampfaderbildung[15] oberflächl. Phlebitis, Thrombophlebitis[16] Phlebitis migrans/ saltans[17] eitrige Phlebitis/ Venenentzündung[18] Phlebo-, Venografie[19] Phlebotomie, Venae sectio[20] Pylephlebitis, Pfortaderentzündung[21]

17

aneurysm [ænjə˞ɪzᵊm] *n term* → U124-15

circumscribed dilation [eɪʃ] of the vascular wall most commonly in the aorta or the major arteries

aneurysmal[1] *adj term* • **micro/ macro/ pseudoaneurysm**[2] [suːdoʊ-] *n*

» *Most aneurysms are considered to be a manifestation of atherosclerosis. Intracranial aneurysms may be divided into five types: "berry" or saccular*[3]*, arteriosclerotic, mycotic*[4] [aɪ], *traumatic, and dissecting. In heavyset*[5] [e] *individuals even large aneurysms may be difficult to detect on physical examination. Determine the extent of aneurysmal involvement of the iliac arteries.*

Use false[2] [ɔː]/ true[6] / dissecting[7] / rapidly expanding / ruptured ***aneurysm*** • leaking / giant [dʒaɪ]/ large / congenital ***aneurysm*** • aortic arch [tʃ]/ aortic[8] / intracranial[9] ***aneurysm*** • popliteal [ɪ]/ coronary / left ventricular ***aneurysm*** • ***aneurysmal*** dilatation [aɪ]/ disease / wall • ***aneurysmal*** segment[10] / sac[11] / rupture / bleeding

Aneurysma
aneurysmatisch, Aneurysma-[1] falsches Aneurysma, A. spurium[2] sackförmiges Aneurysma, A. sacciforme[3] mykotisches Aneurysma[4] untersetzt, korpulent[5] echtes Aneurysma, A. verum[6] A. dissecans, dissozierendes Aneurysma[7] Aortenaneurysma[8] intrakranielles Aneurysma[9] aneurysmat. Gefäßabschnitt[10] Aneurysmasack[11]

18

intermittent claudication [ɒː] *n term* *syn* **calf** [kæf] **claudication** *n term* *rel* **amaurosis fugax**[1], **Raynaud's phenomenon**[2] *n term*

transient pain or fatigue [fətiːg] in the muscles [ʌs] of the lower leg secondary to inadequate peripheral [pərɪfəˑl] perfusion

» *Patients also should be advised [aɪ] to walk for 30 to 45 min daily, stopping at the onset of claudication and resting until the symptoms resolve before resuming [uː] ambulation. Fleeting [iː] blindness[1] (amaurosis fugax) is characteristically caused by retinal emboli [aɪ] from ipsilateral carotid disease.*

Use to mimic/relieve ***claudication*** • vascular / venous[3] / mild / incapacitating ***claudication*** • crescendo [ʃ]/ neurogenic [n(j)ʊəˑ-]/ intestinal[4] / jaw[5] [dʒɒː] ***claudication*** • vasospastic ***amaurosis fugax*** • unilateral / hysteric[6] / intoxication / traumatic / congenital[7] ***amaurosis*** • ***Raynaud's*** disease[8] / syndrome

Claudicatio intermittens, intermittierendes Hinken, Schaufensterkrankheit
Amaurosis fugax, flüchtige Blindheit[1] Raynaud-Phänomen, sekundäres Raynaud-Syndrom[2] Claudicatio venosa[3] Claudicatio intestinalis[4] Kieferschmerzen b. Kauen[5] psychogene Blindheit[6] angeborene A., Amaurosis congenita[7] primäres Raynaud-Syndrom, Raynaud-Krankheit[8] 19

epistaxis [epɪstæksɪs] *n term, pl* **-es** *syn* **nosebleed** [noʊzbliːd] *n clin*

bleeding [iː] from the nasal [eɪ] mucosa [mjuːkoʊzə]

» *Control epistaxis with nasal packing[1] or cautery [ɒː]. Factors predisposing to epistaxis include nasal trauma [ɒː] (nose picking[2], foreign bodies, forceful nose blowing), rhinitis [aɪ], drying of the nasal mucosa from low humidity[3], deviation of the nasal septum, and alcohol use. Bleeding from Kiesselbach's plexus[4], a vascular plexus on the anterior nasal septum[5], is by far the most common type of epistaxis encountered.*

Use spontaneous [eɪ]/ (non)traumatic / mild[6] [aɪ]/ minimal ***epistaxis*** • brisk[7] / excessive / severe[7] ***epistaxis*** • intractable[8] / frequent / prolonged / recurrent / posterior ***epistaxis*** • persistent[9] ***nosebleed***

Nasenbluten, Epistaxis
Nasentamponade[1] Nasenbohren[2] Luftfeuchtigkeit[3] Locus Kiesselbachi[4] Nasenscheidewand, -septum[5] leichtes Nasenbluten[6] starkes Nasenbluten[7] unstillbares Nasenbluten[8] lang anhaltendes Nasenbluten[9] 20

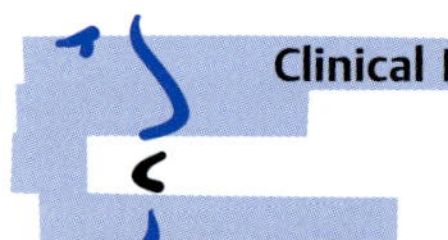

Clinical Phrases

Have you ever experienced faints or blackouts? Haben Sie schon einmal das Bewusstsein verloren? • I felt a tightness in my chest. Ich hatte ein Engegefühl in der Brust. • Have you noticed any swelling of your legs? Haben Sie manchmal geschwollene Beine? • Now I would like to listen to your heart and lungs. Ich möchte Sie jetzt abhören. • We are going to run another ECG tomorrow morning. Morgen früh werden wir noch ein EKG machen • His ECG shows a little left ventricular strain. Sein EKG zeigt eine leichte Linksherzbelastung. • I'd recommend an IVP if you fail to control his BP with simple measures. Wenn sein Blutdruck durch einfache Maßnahmen nicht unter Kontrolle zu bringen ist, würde ich ein Ausscheidungsurogramm empfehlen. • First obtain the blood gases and then ventilate the patient appropriately. Bestimmen Sie zuerst die Blutgase und beatmen Sie dann den Patienten entsprechend.

Unit 111 Respiratory Signs & Symptoms

Related Units: 108 Clinical Signs, 103 Clinical Symptoms, 107 Physical Examination, 44 Respiration, 66 Human Sounds

dyspnea [dɪspnɪə||dɪspniːə] *n term* *syn* **shortness of breath** [e] *n, abbr* **SOB,** *rel* **nasal** [eɪ] **flaring**[1] [eəˑ] *n clin*

subjective difficulty or distress in breathing due to disease rather than physical exertion[2] or high altitude[3]

dyspneic[4] [iː] *adj term* • **short of breath**[4] *adj clin* • **breathlessness**[5] *n* • **breathless** *adj*

» *The severity [e] of dyspnea can usefully be assessed by the amount of physical exertion [ɜː] required to produce the sensation (e.g. flights of stairs). Have you been short of breath at all? Fatigue[6] [-iːg] and dyspnea on effort[7] are typical clinical signs of left ventricular failure. Increased ventilatory effort induces dyspnea even at rest, and breathing [iː] is labored[8] and retarded, especially during expiration. He reported several episodes of flushing[9] [ʌ], chest tightness [aɪ], dyspnea, palpitations[10], and anxiety [aɪə]. He's too short of breath for speech.*

Use to experience/have/develop/suffer from[11]/cause/precipitate [sɪ] ***dyspnea*** • to exhibit/complain of[12]/alleviate [iː] /relieve ***dyspnea*** • acute / effort or exertional[7] [ɜː] ***dyspnea*** • obstructive [ʌ]/ restrictive / orthostatic[13] ***dyspnea*** • ***dyspnea*** on recumbency[13] [ʌ] • paroxysmal [ɪ] nocturnal[14] [ɜː] (*abbr* PND)/ pulmonary[15] ***dyspnea*** • cardiac[16] / functional / psychogenic [dʒe]/ unexplained ***dyspnea*** • episodic / mild / moderate / one-flight[17] / intolerable ***dyspnea*** • ***dyspnea*** on exertion[7] (*abbr* DOE)/ at rest[18] • ***shortness of breath*** on exertion[7] (*abbr* SOBOE) • ***dyspneic*** infant / episode

Kurzatmigkeit, Atemnot, Dyspnoe
Nasenflügelatmen[1] körperl. Anstrengung[2] Höhenlage[3] dyspnoisch[4] Atemnot, Kurzatmigkeit, Atemlosigkeit[5] Müdigkeit[6] Belastungsdyspnoe[7] erschwert[8] Hitzewallung[9] Herzjagen, -rasen[10] an Kurzatmigkeit leiden[11] über Kurzatmigkeit klagen[12] Orthopnoe[13] paroxysmale nächtl. Dyspnoe[14] pulmonale Dyspnoe[15] kardiale Dyspnoe[16] Atemnot nach einer Treppe[17] Ruhedyspnoe[18] 1

orthopnea [ɔːrθɒːpnɪə‖-θəpniːə] *n term*

rel **labored** [leɪbɚd] **respiration**[1] *n clin & jar*

dyspnea which is brought on or aggravated [æg] in a recumbent position[2]

orthopneic[3] [ɔːrθəpniːɪk] *adj term* • **unlabored** *adj*

» *Patients with orthopnea must elevate their heads on several pillows[4] at night and frequently awaken short of breath. Patients with edema due to renal failure[5] usually do not develop orthopnea. Nocturnal cough* [kɒːf], *orthopnea, dyspnea on exertion, and ankle swelling[6] are commonly seen in mild heart failure.*

Use simple / pronounced[7] [aʊ]/ two-pillow ***orthopnea*** • ***orthopnea*** position / breathlessness and insomnia • ***orthopneic*** episode • ***labored*** breathing[1] [iː] • ***laboring*** to breathe[8] [briːð] • noisy / gasping[9] [æ]/ irregular / shallow[10] [ʃæ]/ sighing[11] [saɪɪŋ] ***respirations*** • stertorous[12] / Kussmaul[13] / Cheyne-Stokes[14] ***respiration(s)***

Orthopnoe, schwere Dyspnoe
erschwerte Atmung[1] im Liegen[2] orthopnoisch[3] Kissen[4] Nierenversagen[5] Knöchelödeme[6] massive Orthopnoe[7] schwer atmen[8] Schnappatmung[9] flache Atmung[10] Seufzeratmung[11] röchelnde Atmung, Stertor[12] Kussmaul-Atmung[13] Cheyne-Stokes-Atmung[14]

2

hypoxia [haɪ‖hɪpɒːksɪə] *n term* → U123-8

rel **hypoventilation**[1], **hypercapnia**[2], **hypercarbia**[2] [ɑː] *n term*

decreased levels of oxygen in inspired gases, arterial [ɪɚ] blood, or tissue [ʃ‖s]

hypoxic *adj term* • **hypoxemia**[3] [iː] *n* • **hypoxemic** *adj* • **-oxia** *comb*

» *Hypoxia causes pulmonary arterial constriction, which shunts* [ʌ] *blood away[4] from poorly ventilated areas toward better-ventilated portions of the lung. The most common cause of respiratory hypoxia is ventilation-perfusion mismatch[5], which results from perfusion of poorly ventilated alveoli* [aɪ]. *Arterial blood gas studies revealed hypoxemia. Because of the role of hypoxic pulmonary vasoconstriction in pulmonary hypertension, the hypoventilating "blue bloater[6]" with alveolar hypoxia and hypercarbia more frequently suffers from pulmonary hypertension than does the emphysematous "pink puffer[7]" without alveolar hypoxia.*

Use respiratory[8] / alveolar / circulatory[9] / anemic[10] [iː] ***hypoxia*** • perinatal [eɪ]/ neonatal / histotoxic[11] / cerebral ***hypoxia*** • systemic / local / tissue[12] / birth ***hypoxia*** • severe / prolonged / chronic ***hypoxia*** • alveolar[13] / secondary / frank[14] / chronic ***hypoventilation*** • ***hypoxic*** patient / episode • ***hypoxic*** ventilatory drive[15] /-ischemic [ɪskiː-] damage • chronic / arterial[16] / nocturnal [ɜː] ***hypoxemia*** • exercise-induced[17] / life-threatening [e] ***hypoxemia*** • hyper/ an***oxia*** • hypoxemia and / acute / hypercarbic / permissive[18] ***hypercapnia*** • ***hyper***oxidation /capnic

Sauerstoffmangel, -not, Hypoxie
Hypoventilation[1] Hyperkapnie[2] Hypoxämie[3] Blut ableitet[4] abnormes Ventilations-Perfusions-Verhältnis[5] B-Typ/ zyanot.-plethor.-bronchialer Typ d. Emphysematikers, Blue bloater[6] Pink-puffer, A-Typ[7] respirator./ ventilator. Hypoxie[8] zirkulator. H.[9] anämische Hypoxie[10] histotoxische H.[11] Gewebehypoxie[12] alveoläre Hypoventilation[13] klin. manifeste Hypoventilation[14] hypoxischer Atemantrieb[15] arterielle Hypoxämie[16] belastungsbedingte Hypoxämie[17] zulässige/ tolerierbare Hyperkapnie[18]

3

asphyxia [æsfɪksɪə] *n term* → U44-8 *rel* **(pulmonary) aspiration**[1] *n term*

severe hypoxia that causes hypoxemia [iː], hypercapnia, and loss of consciousness[2] [ʃ]; common causes include drowning[3] [aʊ] and aspiration of vomitus[4] into the respiratory tract

asphyxiated [ɪ] *adj term* • **asphyxiation**[5] *n* • **aspirate**[6] *v & n* → U127-16

» *Spasm of the respiratory muscles caused acute asphyxia. Cough helps protect the lungs against aspiration. Acute aspiration of gastric contents[7] may be catastrophic. Asphyxiated infants which are small for gestational* [dʒ] *age are prone to[8] early hypoglycemia* [ɜːɪ].

Use to cause or produce/prevent ***asphyxia*** • acute / birth or intrapartum[9] / traumatic ***asphyxia*** • nocturnal / neonatal[10] [eɪ] / life-threatening [e] ***asphyxia*** • partial / death by ***asphyxiation*** • tracheobronchial / foreign-body[11] / fluid / acid / micro***aspiration*** • meconium[12] / recurrent / chronic ***aspiration*** • risk of ***aspiration*** • ***aspiration*** pneumonia[13] [n(j)uː-]/ prophylaxis[14] / of saliva [aɪ]/ of gastric contents / of toxic materials

Asphyxie, Atemdepression
Aspiration[1] Bewusstlosigkeit[2] Ertrinken[3] Erbrochenes[4] Erstickung(szustand)[5] aspirieren; Aspirat[6] Mageninhalt[7] neigen zu[8] intrapartale Asphyxie[9] Asphyxie d. Neugeborenen[10] Fremdkörperaspiration[11] Mekoniumaspiration[12] Aspirationspneumonie[13] Aspirationsprophylaxe[14]

4

tachypnea [tækɪ(p)niːə] *n term* *rel* **hyperventilation**[1] *n term*

opposite **bradypnea**[2] *n term*

very rapid rate of respiration associated with respiratory distress[3] typically seen in pneumonia [n(j)uː-], high fever, respiratory insufficiency, or compensatory respiratory alkalosis

tachypneic *adj term* • **hyperventilate**[4] *v* • **apnea**[5] [æpnɪə‖-niːə] *n* • **apneic** *adj*

» *In pneumonia tachypnea and respiratory distress may be present either with a clear chest on auscultation[6] or with discrete rales in affected lung segments. Evaluate him for respiratory distress by assessing vital signs, use of accessory muscles of respiration[7], retractions[8], nasal flaring, and pulse oximetry. Acute hyperventilation lowers the PCO_2 without changing the plasma bicarbonate concentration, thereby lowering the hydrogen* [aɪ] *ion* [aɪən] *concentration.*

Use transient[9] / mild / marked / severe / increasing ***tachypnea*** • acute / chronic / central (neurogenic) / psychogenic[10] ***hyperventilation*** • alveolar / reflex[11] / compensatory[12] / anxiety ***hyperventilation*** • intentional / isocapnic [aɪ]/ controlled ***hyperventilation*** • ***hyperventilation***-induced respiratory alkalosis[13] / syndrome[14] / tetany[15] • to be/become (mildly/ increasingly) ***tachypneic*** • central / sleep[16] / traumatic [ɒː] ***apnea*** • ***apneic*** episodes[17] / spells[17]

Tachypnoe, beschleunigtes Atmen, erhöhte Atemfrequenz
Über-, Hyperventilation[1] Bradypnoe, verlangsamte Atmung[2] Atemnot[3] hyperventilieren[4] Atemstillstand, Apnoe[5] auskultator. freie Lungen[6] Atemhilfsmuskulatur[7] Einziehungen[8] transitorische Tachypnoe[9] psychisch bedingte Hyperventilation[10] reflektor. Hyperventilation[11] kompensator. Hyperventilation[12] Hyperventilationsalkalose[13] Hyperventilationssyndrom[14] Hyperventilationstetanie[15] Schlafapnoe[16] Apnoeanfälle, -attacken[17]

5

lung *or* **pulmonary hyperinflation** [haɪpɚɪnfleɪʃᵊn] *n term*

syn **overinflation** *n, rel* **air trapping**[1] *n term*

excessive inflation or excursion [ɜː] of the lungs [ʌ] or pulmonary lobes

hyperinflate *v term* • **(auto)inflation**[2] *n* • **trap** *v* • **trapped**[3] *adj*

» *Air trapping and hyperinflation of the affected lobes was found on chest x-ray film*[4]. *The chest may appear quite hyperinflated owing to*[5] *air trapping. Air trapping (a high ratio* [eɪʃ] *of residual volume*[6] *to total lung capacity*[7]*) and reduction in pulmonary diffusing capacity were noted.*

Use acute[8] / chronic / bilateral [aɪ]/ lobar[9] [oʊ]/ emphysematous ***hyperinflation*** • compensatory[10] / residual [ɪdʒ]/ postobstructive ***hyperinflation*** • ***hyperinflation*** of the lung[11] • ***inflation*** of the lungs[12] • alveolar ***inflation*** pressure • generalized / localized / distal / bilateral / progressive ***air trapping*** • ***air trapping*** on expiration • ***trapped*** alveolar gas[13] / air / fluid / blood

Lungenüberblähung
Air-trapping, Lufteinschluss[1] Aufblähung[2] eingeschlossen[3] Thoraxröntgen[4] aufgrund von[5] Residualvolumen[6] Totalkapazität[7] akute Lungenüberblähung[8] lobäre Überblähung[9] kompensatorische Lungenüberblähung[10] Lungenüberblähung[11] Belüftung/ Ventilation der Lungen[12] eingeschlossene Alveolarluft[13]

6

hemoptysis [hɪmɒːptəsɪs] *n term*

rel **cough**[1] [kɒːf], **expectoration**[2] *n clin & term* → U103-16f

bringing up blood or blood-stained sputum from the lungs or bronchial tubes

cough (up)[3] *v phr clin* • **coughing** *n* • **expectorate**[3] *v clin & term* • **expectorant**[4] *n*

» *Exposure to irritant gases induces marked cough, hemoptysis, wheezing*[5], *retching*[6], *and dyspnea, the severity of these symptoms being dose-related. Expectoration of hard mucous plugs*[7] *or hemoptysis may occur. How do you differentiate hemoptysis from hematemesis*[8]*?*

Use to have/exhibit/evaluate[9] ***hemoptysis*** • small-volume / frank *or* gross[10] [oʊ]/ massive *or* brisk / persistent ***hemoptysis*** • recurrent[11] [ɜː‖ʌ]/ cryptogenic[12] / cough with ***hemoptysis*** • unproductive *or* dry / painful / barking[13] ***cough*** • ***cough*** headache[14] / syncope[15] [ɪ]/ mechanism • ***cough*** relief / mixture / suppressant[16] • to cause/ease[17] [iː] /allow/encourage [ɜː‖ʌ] ***expectoration*** • effective / increased / spontaneous [eɪ] ***expectoration*** • oral ***expectorant*** • ***expectorant***-mucolytic [ɪ] therapy

Hämoptoe, -ptysis, Bluthusten, -spucken
Husten[1] Aushusten, Expektoration[2] aus-, abhusten[3] Expektorans, auswurfförderndes Mittel[4] Giemen[5] Brechreiz[6] Schleimpfropfen[7] Bluterbrechen, Hämatemesis[8] Hämoptoe abklären[9] makroskop. H.[10] rekurrierende Hämoptoe[11] kryptogenetische H.[12] bellender Husten[13] Hustenkopfschmerz[14] Hustensynkope[15] hustenstillendes Mittel, Antitussivum[16] d. Aushusten erleichtern[17]

7

rhonchus *n term, pl* **-i** [rɒːŋkaɪ] *rel* **wheezing**[1] [ʰwiːzɪŋ] *n term*

abnormal sound heard on auscultation of airways obstructed by secretions, spasm, neoplasm, etc.

wheeze[2] *v term* • **wheezes**[3] *n, usu pl* • **wheezy** *adj* • **rhonch(i)al** *adj*

» *The patient complains of chest tightness*[4] [aɪ] *and wheezing associated with sneezing*[5] [iː], *rhinorrhea* [aɪ], *and other upper respiratory symptoms. Asthma* [æzmə] *is characterized by episodic wheezing, feelings of tightness in the chest*[4], *dyspnea, and cough. He presents with coarse* [ɔː] *wheezing*[6], *a prolonged expiratory phase, and a croupy* [kruːpi] *cough*[7], *all of which increase with agitation*[8] [ædʒɪ-].

Use rales and / loud *or* prominent / bilateral / sibilant[9] [ɪ] ***rhonchi*** • expiratory / low-pitched[10] / occasional [eɪʒ]/ coarse[6] ***rhonchi*** • chronic / focal / diffuse ***wheezing*** • audible[11] [ɒː]/ monophonic ***wheezing*** • ***rhonchal*** fremitus[12]

Rasselgeräusch, RG, Rhonchus
Giemen, Keuchen[1] keuchen, pfeifend atmen[2] pfeifende Atemgeräusche[3] Engegefühl i. d. Brust[4] Niesen[5] grob-/ großblasige Rasselgeräusche[6] kruppartiger Husten[7] Er-, Aufregung[8] pfeifende Rasselgeräusche[9] nichtklingende/ ohrferne RG[10] deutlich hörbares Giemen[11] Bronchialfremitus[12]

8

crackles *n pl jar & clin* *syn* **rales** [æ‖ɑː] *n pl jar,* **crepitation, crepitus** *n term*

bubbling [ʌ] sounds heard on auscultation [ɒːskʌl-] during inspiration

crackling[1] *adj clin & jar* • **crepitant**[1] *adj term* → U106-14

» *Rales are heard widely over both lung fields. Abnormal sounds on auscultation can be classified as continuous (wheezes, rhonchi) or discontinuous (crackles, crepitations, or rales). Any combination of crackles, rhonchi, and wheezes may be heard over an area of bronchiectasis.*

Use (end-)inspiratory[2] / diffuse / posttussive[3] [ʌ] ***crackles*** • ***crackles*** on chest auscultation[4] • ***crackles*** on inspiration[2] / at the (lung) bases[5] • inspiratory[2] / coarse[6] / fine[7] / dry[8] / moist[9] ***rales*** • mucous [juː]/ amphoric / atelectatic[10] / bubbling[6] ***rales*** • cavernous / clicking / (sub)crepitant[11] ***rales*** • whistling / guttural [ʌ]/ gurgling [ɜː] ***rales*** • metallic[12] / audible / palpable ***rales*** • sibilant[13] / sonorous[14] / (bi)basilar[5] ***rales*** • scattered / diffuse ***rales*** • coarse[6] / fine[7] / dry[8] / moist[9] ***crepitation*** • subcutaneous [eɪ] ***crepitus*** • ***crackling*** sound on auscultation[4] / rales[11]

Knisterrasseln, Rasselgeräusche, Krepitation, Crepitatio
knisternd[1] inspiratorisches Rasseln[2] posttussives Knisterrasseln[3] auskultatorisch wahrnehmbares Knisterrasseln[4] Rasselgeräusche über d. Lungenbasis[5] grob-/ großblasige Rasselgeräusche[6] fein-/ kleinblasige Rasselgeräusche[7] trockene R.[8] feuchte R.[9] Entfaltungsknistern[10] Knisterrasseln[11] metallisch klingende Rasselgeräusche[12] pfeifende Rasselgeräusche[13] klingende Rasselgeräusche[14]

9

stridor [straɪdɚ] *n term* *rel* **laryngospasm**[1] [lərɪŋgəspæzəm] *n term*

high-pitched, noisy respiration in the upper airways typically seen in laryngeal obstruction [ʌ]

stridulous[2] [strɪdʒələs] *adj term* • **bronchospasm** [brɒːŋkə-] *n*

» *Examination reveals [iː] stridor, gurgling [ɜː] sounds*[3] *and ineffective respiratory excursion*[4] *[ɜː]. His hoarseness [ɔː] progressed to stridor over several weeks. Laryngospasm with stridor can obstruct the airway, causing fatal [eɪ] asphyxia [æsfɪksɪə].*

Use to have/develop/listen for ***stridor*** • congenital[5] [dʒe]/ expiratory / inspiratory[6] / soft ***stridor*** • high-pitched / laryngeal / frank ***stridor*** • ***stridulous*** breathing[7]

Stridor, pfeifendes Atemgeräusch
Laryngospasmus[1] stridulös, stridorös, pfeifend[2] großblasige Rasselgeräusche[3] Atemexkursion[4] Stridor connatus/ congenitus[5] inspiratorischer Stridor[6] pfeifendes Atmen[7]
10

fremitus *n term*
rel **hoarseness**[1] [ɔː] *n clin*, **aphonia**[2] [eɪfoʊnɪə] *n term* → U103-6

tremulous vibration [aɪ] of the chest wall that can be palpated and auscultated [ɒː] on physical examination

hoarse[3] *adj clin* • **aphonic** *adj term* • **-phonic** *adj & comb* → U66-23

» *Dullness [ʌ], increased fremitus, egophony*[4]*, bronchial breath sounds are signs of pulmonary consolidation. Physical findings in pneumothorax [n(j)uː-] include decreased tactile fremitus*[5]*, hyperresonance, unilateral chest expansion, and mediastinal [aɪ] shift.*

Use to assess[6] ***fremitus*** • increased / (decreased/ absent) tactile[5] / coarse [ɔː] ***fremitus*** • vocal[7] [oʊ]/ rhonchal *or* bronchial[8] [k] ***fremitus***

Fremitus
Heiserkeit[1] Stimmlosigkeit, Aphonie[2] heiser[3] Ägophonie, Ziegenmeckern[4] tastbarer Fremitus[5] den Fremitus prüfen[6] Stimmfremitus[7] Bronchialfremitus[8]
11

pleural [plʊɚəl] **(friction) rub** [ʌ] *n clin*
rel **pleural effusion**[1] [ɪfjuːʒən] *n term*

sound produced by friction[2] of the roughened[3] [ʌf] pleural surfaces that is typical of pleurisy[4] [plʊɚəsi]

» *The classic signs of pulmonary embolism–hemoptysis, pleural friction rub, gallop rhythm [ɪ], cyanosis [saɪənoʊsɪs], and chest splinting*[5]*–are present in only 20% of patients. Thoracentesis*[6] *[iː] should be performed if pleural effusion develops.*

Use pericardial / audible / leathery [e]/ high-pitched[7] ***friction rub*** • ***pleural*** fluid / fibrosis *or* peel[8] [iː] • ***pleural*** suppuration[9] / exudate / pain / thickening[8] • ***pleural*** scarification / tapping[6] / drainage • chylous[10] [kaɪləs]/ asbestos / massive / early ***pleural effusion*** • transudative [uː]/ hemorrhagic[11] [ædʒ]/ exudative / left-sided ***pleural effusion*** • drug-induced / purulent[9] [jʊɚ] ***pleural effusion*** • pericardial ***effusion***

Pleurareiben
Pleuraerguss[1] Reibung[2] rau, entzündet[3] Ripp-, Brustfellentzündung, Pleuritis[4] Behinderung d. Atemexkursion[5] Thorakozentese, Pleurapunktion[6] hochfrequentes Reibegeräusch[7] Pleuraschwarte, -schwiele[8] Pleuraempyem, eitriger Pleuraerguss[9] chylöser Pleuraerguss[10] hämorrhagischer P.[11]
12

pulmonary edema [ɪdiːmə] *n term*

accumulation of extravascular fluid in the lung most commonly from left ventricular failure[1]

edematous[2] *adj term* • **angioedema**[3] [ændʒɪoʊ-] *n* • **lymphedema**[4] [limf-] *n*

» *Then she developed full-blown clinical pulmonary edema with bilateral wet rales and rhonchi, and the chest radiograph showed diffuse haziness*[5] *[eɪ] of the lung fields with greater density in the more proximal hilar [aɪ] regions.*

Use to cause or lead to/exacerbate [æs] or worsen/treat ***pulmonary edema*** • acute / marked / frank[6] ***pulmonary edema*** • unilateral / episodic / recurrent [ɜː] ***pulmonary edema*** • (non)cardiogenic[7] [dʒe]/ neurogenic [n(j)ʊɚə-]/ hydrostatic [aɪ] ***pulmonary edema*** • high altitude[8] [æ] (*abbr* HAPE)/ drug-induced / reexpansion[9] ***pulmonary edema*** • (upper/ rebound) [aʊ] airway / (nasal) mucosal ***edema*** • laryngeal [dʒ]/ bronchial / bronchiolar ***edema*** • alveolar[6] [ɪə]/ interstitial[10] [ɪʃ]/ cerebral ***edema*** • inflammatory[11] [æ]/ latent [eɪ]/ profound[12] [aʊ] ***edema***

Lungenödem
Linksherzinsuffizienz[1] ödematös[2] Angioödem[3] Lymphödem[4] diffuse Verschattung[5] alveoläres/ manifestes Lungenödem[6] kardiales Lungenödem[7] Höhenlungenödem[8] Reexpansionsödem[9] Prälungenödem, interstitielles Lungenödem[10] entzündl. Ödem[11] massives Ödem[12]
13

empyema [empaɪiːmə] *n term* *syn* **pyothorax** [paɪoʊθɔːræks] *n*,
rel **lung abscess**[1] *n term*

accumulation of pus[2] [ʌ] in a body cavity; when used without qualification, it refers to thoracic empyema

empyemal[3] *adj term* • **microabscess** *n* • **hemothorax**[4] [iː] *n* • **chylothorax**[5] [kaɪloʊ-] *n*

» *Empyema is an exudative [uː] pleural effusion caused by direct infection of the pleural space, causing the pleural fluid to appear purulent [pjʊɚ] or turbid*[6] *[ɜː]. Since carcinoma underlies 10-20% of lung abscesses, this should always be excluded.*

Use acute / pyogenic [dʒe]/ streptococcal / tuberculous[7] [ɜː]/ anaerobic ***empyema*** • loculated[8] / pleural [ʊɚ]/ interlobar[9] [oʊ]/ chronic ***empyema*** • ***empyema*** cavity[11] / thoracis[10] • pulmonary[1] / (peri)tonsillar / mediastinal[12] [aɪ] ***abscess*** • (retro)pharyngeal [dʒ]/ nasal [eɪ] septal ***abscess***

(Pleura)empyem
Lungenabszess[1] Eiter[2] empyematös[3] Hämothorax[4] Chylothorax[5] trüb[6] tuberkulöses Pleuraempyem[7] gekammertes Pleuraempyem[8] interlobäres Pleuraempyem[9] Pleuraempyem, Pyothorax[10] Empyemhöhle[11] Mediastinalabszess[12]
14

(pulmonary) atelectasis [æţəlektəsɪs] *n term* *rel* **lung collapse**[1] *n term*

collapsed, airless state of (portions of) the lung, esp. of the alveoli [aɪ], associated with failure of expansion[2] and alveolar [ɪə] gas exchange due to airway obstruction or pressure from fluid or air in the pleural space

atelectatic[3] [ætəlektætɪk] *adj term* • **collapse**[4] *v* • **collapsed** *adj*

» *Atelectasis is alveolar collapse that is not due to pneumothorax* [n(j)uː] *or hydrothorax*[5] [aɪ]. *Pulmonary atelectasis is common in respiratory failure*[6], *and often requires bronchoscopy and aspiration. If severe enough, atelectasis can be diagnosed by x-ray confirmation of platelike collapse of pulmonary parenchyma. Tension pneumothorax*[7] *may result in complete lung collapse and mediastinal shift*[8].

Use acute / partial / complete / focal / lobar[9] / segmental[10] ***atelectasis*** • (diffuse) bilateral / (right-sided) basilar ***atelectasis*** • micro/ macro***atelectasis*** • fetal *or* primary[11] [aɪ] / massive ***atelectasis*** • rounded / resorption *or* obstructive[12] ***atelectasis*** • asymptomatic / compression *or* compressive[13] / postoperative ***atelectasis*** • massive / unilateral ***lung collapse*** • respiratory *or* pulmonary[1] /(large-)airway ***collapse*** • alveolar[14] / (peripheral) lobar ***collapse*** • ***atelectatic*** lung (areas) / rale[15] / air sacs[16] / alveoli[16] • ***collapsed*** lung[17] / alveoli [aɪ]/ neck vein [eɪ]/ person

Atelektase
Lungenkollaps[1] fehlende Entfaltung[2] atelektatisch[3] kollabieren[4] Hydrothorax[5] Ateminsuffizienz[6] Spannungspneumothorax[7] Mediastinalverziehung[8] Lappenatelektase[9] Segmentatelektase[10] fetale Atelektase[11] Obstruktions-, Resorptionsatelektase[12] Kompressionsatelektase[13] Alveolarkollaps[14] Entfaltungsrasseln, -knistern[15] atelektatische Alveolen[16] kollabierte Lunge[17]

15

(pulmonary) emphysema [-siːmə] *n term* *rel* **airway(s) obstruction**[1] *n term*

abnormal distention due to destruction of alveolar septa in the air spaces distal to the terminal bronchioles

emphysematous[2] *adj term* [emfɪsiːmətəs‖-seməţəs] • **(non)obstructive**[3] [ʌ] *adj*

» *Chronic bronchitis* [aɪ] *and emphysema, which often occur together and are collectively known as chronic obstructive pulmonary disease*[4] *(abbr COPD), have a high correlation with smoking. Orthopnea, though mainly characteristic of congestive* [dʒe] *heart failure, may also occur in some patients with asthma* [z] *and chronic obstruction of the airways.*

Use acute / chronic / advanced[5] / diffuse[6] ***emphysema*** • bullous[7] / centrilobular[8] / basilar ***emphysema*** • hypoplastic / obstructive[9] / panacinar[6] [æs] ***emphysema*** • mediastinal[10] / congenital [dʒe] lobar ***emphysema*** • pulmonary interstitial[11] / paracicatricial [-ɪʃəl] *or* scar[12] / compensatory[13] ***emphysema*** • ***emphysematous*** lesion [iːʒ]/ lobe / bleb *or* bulla[14] [ʊ] • ***emphysematous*** hyperinflation / pink puffer [ʌ] • airflow / nasal / (upper/ lower/ progressive/ total) (endo)bronchial ***obstruction*** • foreign body / chronic / expiratory ***obstruction*** • ***obstructive*** lung disease / pneumonitis[15] [n(j)uːmənaɪţɪs]

Lungenemphysem, -blähung
Atemwegsobstruktion[1] emphysemartig, emphysematös[2] blockierend, verschließend, obstruktiv[3] chronisch-obstruktive Lungenkrankheit, COLD, COPD[4] fortgeschrittenes Lungenemphysem[5] panlobuläres/ panazinäres/ diffuses L.[6] bullöses L.[7] zentrilobuläres L.[8] obstruktives L.[9] Mediastinalemphysem[10] interstitielles Lungenemphysem[11] Narbenemphysem[12] kompensatorisches (Lungen)emphysem[13] Emphysemblase[14] Obstruktionspneumonie[15]

16

bronchiectasis [-ektəsɪs] *n term* *opposite* **bronchial constriction**[1] *n term*

irreversible [ɜː] dilatation [eɪʃ] and destruction of the walls in the bronchial [brɒːŋkɪəl] tree[2]

bronchiectatic[3] [brɒːŋkɪektætɪk] *adj term* • **constrictive**[4] *adj*

» *Symptoms of bronchiectasis typically include a constant productive cough, copious* [oʊ] *purulent sputum*[5], *moist rales, and finger clubbing*[6] [ʌ]. *Good pulmonary hygiene* [haɪdʒiːn] *and avoidance of infectious complications may reverse* [ɜː] *cylindric* [sɪ-] *bronchiectasis*[7]. *Acetylcholine increases tracheobronchial secretions and stimulates bronchial constriction.*

Use congenital[8] / central / proximal / diffuse ***bronchiectasis*** • localized / saccular[9] / varicose[10] ***bronchiectasis*** • bronchiolar[11] / pulmonary arteriolar ***constriction*** • ***bronchiectatic*** changes / airways / area / cavity[12] • ***constrictive*** airway disease / pulmonary dysfunction / pericarditis [aɪ] • broncho***constrictive***

Bronchiektase, Bronchiektasie
Bronchokonstriktion[1] Bronchialbaum[2] bronchiektatisch[3] einschnürend, konstriktiv[4] maulvolles eitriges Sputum[5] Bildung von Trommelschlägelfingern[6] zylindrische Bronchiektas(i)e[7] angeborene Bronchiektas(i)e[8] zystische Bronchiektas(i)e[9] variköse B.[10] Verengung der Bronchiolen[11] Bronchiektasenhöhle[12]

17

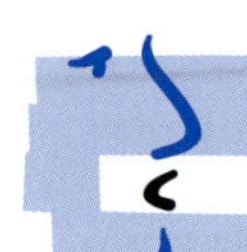

Clinical Phrases

Breathe in, ... and out, ... hold your breath, ... and breathe away with your mouth open. Bitte einatmen, ... ausatmen, ... nicht mehr atmen, ... mit offenem Mund weiteratmen. • Give a cough, please. Husten Sie bitte einmal. • Does it hurt when you take a deep breath? Tut es weh, wenn Sie tief einatmen? • He complained of a dry hacking cough which was unrelenting. Er klagte über einen hartnäckigen trockenen Husten. • Are you bringing anything up when you cough? Kommt etwas herauf, wenn Sie husten? • She has very scanty sputum production. Sie hat nur wenig Auswurf • Have you ever experienced any shortness of breath? Leiden Sie hin und wieder an Atemnot? • How many steps can you climb before getting short of breath? Nach wie vielen Treppen müssen Sie stehenbleiben, um Atem zu holen? • Have you ever had to get up to catch your breath at night? Müssen Sie sich nachts manchmal aufsetzen, um besser Luft zu bekommen? • How many pillows do you sleep on? Wie viele Kissen brauchen Sie beim Schlafen? • Is he using his accessory muscles of respiration? Verwendet er die Atemhilfsmuskulatur? • Her breath sounds are distant over the right basis. Die Atemgeräusche über der rechten Lungenbasis sind ohrfern. • The chest is clear to auscultation. Die Lungen sind auskultatorisch frei. • We'll have to administer oxygen by mask. Wir werden den Patienten über eine Maske beatmen müssen.

Unit 112 Urologic Signs & Symptoms

Related Units: 102 History Taking, 103 Clinical Symptoms, 108 Clinical Signs, 48 Urinary Tract, 49 Urine Production, 52 Male Sexual Organs, 53 Male Sexual Function, 55 Hormones, 68 Sexuality, 69 Fertility

dysuria [dɪsjʊɚɪə] *n term* *syn* **painful urination** *n*, **pain on urination** *phr clin*

painful or difficult urination, e.g. irritative voiding [vɔɪdɪŋ] symptoms[1]

dysuric [dɪsjʊɚɪk] *adj term* • **-uria** [jʊɚɪə] *comb* • **-uric** *comb*

» *Pain and dysuria are often seen in bladder involvement. He complains of low back and flank pain, dysuria and ill-defined [aɪ] perineal [iː] discomfort. Pain on urination is usually caused by inflammation [eɪʃ] of the lower urinary tract.*

Use spastic / postoperative / severe / mild / acute ***dysuria*** • ***dysuria***-frequency syndrome[2] • bacteri/ crystall [ɪ]/ glyco*suria* [aɪ] • hypercalci [aɪ]/ hyperuricos[3]/ protein/ py***uria*** • heavy / sterile[4] / unexplained / microscopic ***pyuria*** • (a)symptomatic [eɪ]/ low-level / significant[5] ***bacteriuria*** • lower tract / recurrent[6] [ɜː] ***bacteriuria*** • absorptive[7] / renal [iː]/ idiopathic[8] ***hypercalciuria***

erschwerte/ schmerzhafte Blasenentleerung/ Miktion, Dysurie
irritative Miktionsbeschwerden[1] Pollakisurie[2] erhöhte Harnsäureausscheidung im Harn[3] abakterielle/ sterile Pyurie[4] signifikante Bakteriurie[5] rezidivierende B.[6] absorptionsbedingte Hyperkalz(i)urie[7] idiopathische H.[8]
1

polyuria [pɒːlɪjʊɚɪə] *n term* *opposite* **oliguria**[1] *n term*, *rel* **anuria**[2] [æn(j)ʊɚɪə] *n term*

abnormally high urine [jʊɚɪn] output (greater than 2,000 to 2,500 mL per 24 hours)

polyuric *adj term* • **(non)oliguric** [ɒːlɪg(j)ʊɚɪk] *adj* • **anuric** *adj*

» *Total body potassium loss from polyuria as well as from vomiting[3] may be greater than 200 meq. Type I diabetes [iː] is characterized by polyuria, polydipsia[4], and rapid weight loss associated [oʊʃ] with unequivocal hyperglycemia[5] [aɪsiː]. Anuria suggests complete urinary tract obstruction but may complicate severe cases of intrinsic renal azotemia [iː].*

Use to result in/cause/be accompanied by/improve [uː]/complicate ***polyuria*** • hypotonic / lithium-induced ***polyuria*** • excessive / chronic / nocturnal[6] [ɜː]/ protracted ***polyuria*** • mild / acute / transient ***oliguria*** • prolonged[7] / progressive / prerenal ***oliguria*** • abrupt [ʌ]/ total *or* complete ***anuria*** • irreversible [ɜː]/ calculus[8] ***anuria*** • ***polyuric*** stage / phase[9] [feɪz] • ***oliguric*** patient / phase / renal failure [feɪljɚ]

Polyurie, übermäßige Harnausscheidung
Oligurie, verminderte Harnausscheidung[1] Anurie[2] Erbrechen[3] gesteigertes Durstempfinden u. vermehrte Flüssigkeitsaufnahme, Polydipsie[4] manifeste Hyperglykämie[5] nächtl. Polyurie[6] länger anhaltende Oligurie[7] steinbedingte Anurie[8] polyurische Phase[9]
2

hematuria [hiːmət(j)ʊɚɪə] *n term* *syn* **bloody** *or* **bloodstained** [eɪ] **urine** *n clin*

red pigmentation of urine because of blood or red blood cells

microhematuria[1] [aɪ] *n term* • **hematuric** *adj*

» *Patients who develop hematuria on long-term dialysis should be screened for RCC[2]. Gross hematuria[3] is visible to the naked eye (i.e. blood-stained urine). Her hematuria cleared within 2 days. The urine may be grossly bloody or show a blood tinge[4] [dʒ] at the end of micturition.*

Use gross [oʊ] *or* macroscopic[3] / microscopic[1] / essential[5] ***hematuria*** • post-traumatic [ɒː]/ self-limiting[6] ***hematuria*** • false[7] [ɔː]/ benign[8] [bɪnaɪn]/ initial [ɪʃ]/ terminal[9] [ɜː] ***hematuria*** • total / painful / painless[10] ***hematuria*** • urethral [iː]/ vesical / renal ***hematuria*** • endemic *or* Egyptian[11] [ɪdʒɪpʃᵊn] ***hematuria***

Hämaturie, Erythrozyturie, Blut im Harn
Mikrohämaturie[1] Nierenzellkarzinom, Hypernephrom, hypernephroides Karzinom[2] Makrohämaturie[3] blutig tingiert[4] essentielle Hämaturie[5] spontan abklingende H.[6] Pseudohämaturie[7] gutartige/ benigne H.[8] terminale H.[9] schmerzlose H.[10] Urogenitalschistosomiasis, ägyptische Hämaturie[11]
3

(urinary) urgency [ɜːrdʒᵊnˈsi] *n term* *rel* **frequency-urgency syndrome**[1] *n term*

sudden, strong urge to void [vɔɪd] accompanied by a fear of leakage [liːkɪdʒ] or the sensation [eɪ] of bladder fullness; may be due to a failure to fill or store urine or to detrusor hyperreflexia secondary to bladder outlet obstruction[2]

urge[3] [ɜːrdʒ] *v & n* → U73-11 • **urgent**[4] [ɜːrdʒᵊnt] *adj*

» *The patient was unable to quickly enough respond to urinary urgency. She had the typical symptoms of urinary tract infection (frequency, urgency, and dysuria). Leakage was preceded [iː] by the abrupt [ʌ] onset of an intense urge to urinate that could not be forestalled[5].*

Use a sense of / motor / sensory / fecal[6] [fiːkᵊl] ***urgency*** • ***urge*** incontinence *or* leakage[7] • ***urge to*** void *or* urinate[8] [jʊɚ]/ defecate[9] • to feel the / first[10] / strong ***urge (to void)*** • irresistible *or* uncontrollable[11] ***urge (to void)***

imperativer Harndrang, Urge
Frequency-Urgency-Syndrom, Reizblase[1] Blasenhalsobstruktion[2] drängen; Drang, Bedürfnis[3] dringend[4] nicht unterdrückt werden[5] imperativer Stuhldrang[6] Drang-, Urgeinkontinenz[7] Harndrang[8] Stuhldrang[9] beginnender Harndrang[10] nicht unterdrückbarer/ imperativer Harndrang[11]
4

urinary frequency [iː] *n term* *syn* **frequent voiding** *n term*, **frequency** *n jar*

abnormal frequency (at intervals <2 hs) of the urge to void without increase in urinary output[1]

» *Reduced bladder capacity and polyuria are the two main causes of urinary frequency. Many enuretic [e] patients have significant urinary frequency, voiding about twice as often as normal children. Anincrease in daytime urinary frequency may simply be psychogenic in origin.*

Use to evaluate[2]/deny [aɪ] /cause/note ***urinary frequency*** • daytime *or* diurnal [daɪɜːrnᵊl]/ increased ***urinary frequency*** • nonpsychogenic [-saɪkoʊdʒenɪk] / intolerable ***urinary frequency*** • painful / (non)psychogenic[3] / nocturnal[4] [ɜː] ***frequency*** • bowel [baʊᵊl]/ breathing [iː] ***frequency*** • ***frequency*** rate / of voiding[5]

Pollakisurie, häufige Blasenentleerung
Harnmenge[1] Pollakisurie abklären[2] vermehrtes nächtl. Wasserlassen, Nykturie[3] psychisch bedingte Pollakisurie[4] Miktionsfrequenz[5] 5

nocturia [nɒːkt(j)ʊᵊrɪə] *n term* *syn* **nycturia** [nɪkt(j)ʊᵊrɪə] *n term*

(i) frequent awakening at night because of voiding sensations; may result from increased urinary output, lower urinary tract obstruction, detrusor instability, etc.
(ii) occasionally used as a synonym for enuresis

» *The complex of irritative (frequency, nocturia, urge incontinence, etc.) and obstructive symptoms (e.g. straining[1], urinary retention) is termed prostatism[2].*

Use to cause/develop/lead to/prevent/lessen ***nocturia*** • frequency / history[3] / development ***of nocturia***

Nykturie, (vermehrtes) nächtl. Wasserlassen
Pressen[1] chron. Prostatabeschwerden, -leiden, Prostatismus[2] positive Anamnese bzgl. Nykturie[3] 6

(urinary) hesitancy [hezɪtᵊnᵗsi] *n clin*
syn **difficulty** *or* **trouble starting (the stream)** *phr clin*

undue delay[1] in starting the urinary stream often associated with other obstructive symptoms such as straining to void, terminal dribbling[2], urinary retention, and intermittent, slow or weak stream[3]

» *Urethral polyps may cause micturition symptoms such as dysuria, hesitancy, decreased urinary stream[3], gross hematuria, frequency, or day and night wetting[4].*

Miktions-, Startverzögerung
beträchtliche Verzögerung[1] Nachtröpfeln, -träufeln[2] schwacher Harnstrahl[3] nächtl. Einnässen, Bettnässen, Enuresis nocturna[4] 7

detrusor instability *or* **hyperreflexia** *n term*
rel **spasticity[1]** [-ɪsɪṭi] *n term*

state of increased contractility and hypertonicity[2] [aɪ] of the bladder muscle with exaggeration [ɪgzædʒ-] of the reflexes[3] [iː]

unstable[4] [-steɪbl] *adj* • **spasm[5]** [spæzᵊm] *n term* • **spastic[6]** [æ] *adj* → U103-20

» *Outlet obstruction which was associated with detrusor hyperreflexia gave rise to hesitancy. Urethral [iː] instability refers to a total loss of urethral closure [oʊʒ] pressure provoked by bladder filling without a corresponding increase in intravesical pressure. In patients with obstructive unstable bladders the instability may resolve after relief [iː] of obstruction.*

Use ***detrusor*** contractility / areflexia[7] / overactivity *or* hyperactivity[8] • ***detrusor*** spasticity /-sphincter dyssynergia[9] [ɜː] • (painful) bladder *or* detrusor[10] / ureteral ***spasm*** • ***spastic*** *or* reflex *or* automatic bladder[11]

Detrusorinstabilität, hyperreflexiver Detrusor
Spastik, Spastizität[1] Tonuserhöhung[2] gesteigerte Reflexantworten, übersteigerte Reflexe[3] instabil[4] Spasmus, Krampf[5] spastisch, krampfartig[6] Detrusorareflexie[7] Detrusorhyperaktivität[8] Detrusor-Sphinkter-Dyssynergie[9] Detrusorspasmus[10] Reflexblase, autonome/spastische Blase[11] 8

intermittency *n term* *syn* **(urinary) stammering** *or* **stuttering** [ʌ] *n clin & jar*

frequent involuntary interruption [ʌ] occurring [ɜː] during the act of micturition [-ɪʃᵊn]

» *This symptom score also evaluates the severity [e] of intermittency, terminal [ɜː] dribbling[1], urgency, impairment [eᵊ] of size and force of stream [iː], dysuria, and sensation of incomplete voiding[2].*

Harnstottern
Nachtröpfeln[1] unvollständige Blasenentleerung[2] 9

urinary *or* **urine retention** [rɪtenᵗʃᵊn] *n term* *syn* **retention of urine** *n clin*

incomplete bladder emptying[1] which may be associated with a sensation of bladder fullness

» *The patient had urinary retention secondary to[2] bladder outlet obstruction. Obstructive symptoms such as diminution [uːʃ] in the caliber and force of the urinary stream, hesitancy in initiating voiding, postvoid dribbling, the sensation of incomplete emptying, and urinary retention must be distinguished from irritative symptoms such as dysuria, frequency, and urgency.*

Use to induce *or* precipitate/prevent/treat/reverse [ɜː] ***urinary retention*** • acute / complete[3] [iː] ***urinary retention*** • painful / refractory[4] / long-term ***urinary retention*** • chronic / hyperkalemic [iː]/ postoperative / postpartum[5] ***urinary retention*** • water / uric acid[6] [jʊᵊrɪk æsɪd]/ sodium[7] [oʊ]/ fluid ***retention***

Harnverhalt(ung), -retention
unvollständige Blasenentleerung[1] infolge von[2] absolute Harnretention, komplette Harnsperre[3] therapieresistente Harnretention[4] postpartale Harnverhaltung[5] Harnsäureretention[6] Natriumretention[7] 10

postvoid residual (urine) *n term abbr* **PVR** *syn* **residual** [rizɪdʒʊᵊl] **urine** *n jar*

urine remaining in the bladder at the end of micturition due to incomplete emptying

» *The residual volume after voiding was determined. The finding of a PVR is more a sign of detrusor decompensation than of the outlet obstruction that caused it.*

Use ***residual***-free micturition[1] / disease • ***postvoid*** residual (urine) volume / dribbling[2] • ***postvoid*** wetting[3] / incontinence[3] / (bladder) film

> **Note:** The term ***residual volume*** (*abbr* RV) is more often used in connection with lung capacity and spirometry than with bladder emptying and uroflowmetry.

Rest-, Residualharn
restharnfreie Blasenentleerung[1] postmiktionelles Nachtröpfeln/ Nachträufeln[2] Harnträufeln/ Harnverlust nach d. Miktion[3]
11

(urinary) reflux [riːflʌks] *n term* *rel* **bladder neck obstruction[1]** [ʌ] *n term*

backward flow of urine from the bladder into the ureter (vesicoureteral) or renal pelvis (ureteropelvic)

(non)refluxing, -ive[2] [ʌ] *adj term* • **anti-reflux** *adj* • **(post)obstructive[3]** *adj*

» *The reflux was categorized into grades of severity on the basis of a voiding cystourethrogram[4] [sɪstoʊ-]. Transurethral [iː] prostatectomy[5] (abbr TURP) was performed to relieve bladder neck obstruction.*

Use primary [aɪ]/ persistent / intrarenal[6] / sterile ***reflux*** • high-grade[7] / (vesico)ureteral[8] ***reflux*** • ***reflux*** nephropathy[9] • ***(non)refluxing*** megaureter • ***anti-reflux*** anastomosis / surgery[10] • bi-/unilateral / congenital [dʒe]/ upper urinary tract / ureteral ***obstruction*** • ureteropelvic junction[11] [dʒʌ] (*abbr* UPJ)/ infravesical[12] ***obstruction*** • BPH / supravesical ***obstruction*** • (bladder) outflow *or* bladder outlet[13] / ejaculatory [dʒæk] duct ***obstruction*** • extrinsic / intrinsic ***obstruction*** • ***obstructive*** uropathy[14] / megaureter / symptom (score)

Reflux, Rückfluss
Blasenhalsobstruktion[1] refluxiv[2] obstruktiv[3] Miktionszystourethrogramm[4] transurethrale Prostatektomie[5] intra-, pyelorenaler Reflux[6] hochgradiger R.[7] vesikoureteraler R.[8] Refluxnephropathie[9] Antirefluxplastik[10] Ureterabgangsenge, -stenose[11] subvesikale Obstruktion[12] Blasenhalsobstruktion[13] obstruktive Harnwegserkrankung[14]
12

uremia [jʊriːmɪə] *n term* *rel* **azotemia[1]** [eɪzoʊtiːmɪə] *n term*

excess of nitrogenous [naɪtrɒːdʒənᵊs] wastes[2] in the serum [ɪɚ] observed e.g. in chronic renal failure that requires dialysis [daɪæləsɪs]

(hyper/ non)uremic[3] [iː] *adj term* • **azotemic** [eɪzoutiːmɪk] *adj*

» *Malnutrition [ɪʃ] leading to generalized tissue wasting [eɪ] is a prominent feature [iːtʃ] of chronic uremia. Patients with bilateral ureteral obstruction secondary to trigonal compression by tumor may exhibit azotemia and uremia.*

Use acute[4] / chronic[5] / terminal [ɜː]/ severe *or* advanced ***uremia*** • unexplained / untreated / overt[6] [ɜː] ***uremia*** • ***uremic*** coma [koʊmə] / acidosis [oʊ]/ fetor[7] [iː] • ***uremic*** poisoning[8] / toxins[9] • prerenal / extrarenal[10] / postrenal ***azotemia***

Urämie, Harnvergiftung
Azotämie[1] stickstoffhaltige Abbauprodukte[2] urämisch[3] akute Urämie[4] chronische Urämie[5] klin. manifeste Urämie[6] Foetor uraemicus[7] urämische Intoxikation[8] Urämiegifte[9] extrarenale Azotämie[10]
13

(urinary *or* **renal) cast** [kæst] *n term & jar*
rel **pseudocast** [suːdoʊkæst] *or* **spurious** [spjʊɚɪəs] **cast[1]** *n term*

particles (e.g. from albumin, blood cells) in the urine formed in the renal tubule [(j)uː]

» *If RBC or WBC casts are detected in the urinary sediment, the presence of renal disease is established. Many of the dilated [aɪ] tubules contained colloid casts.*

Use white cell (*abbr* WBC) *or* leukocyte[2] / (finely/coarsely) granular[3] ***casts*** • waxy[4] / red-cell *or* RBC *or* erythrocyte[5] ***casts*** • epithelial[6] / fatty[7] / hyaline[8] [aɪ] ***casts***

Harnzylinder
Pseudozylinder[1] Leukozytenzylinder[2] grobgranulierte Zylinder[3] Wachszylinder[4] Erythrozytenzylinder[5] Epithelzylinder[6] Fettzylinder[7] hyaline Zylinder[8]
14

(urinary) incontinence *n term* *syn* **urine** *or* **urinary leakage** [liːkɪdʒ] *n,*
rel **(urinary) dribbling[1]** *n clin*

trouble [ʌ] holding one's water and involuntary loss of urine[2] as a result of coughing [kɒːfɪŋ], straining [eɪ], weakness [iː] of the bladder neck, detrusor instability, etc.

(in)continent[3] *adj term* • **continence** *n* • **(anti)incontinence** *adj* • **leak[4]** *v & n*

» *Reflex incontinence[5], i.e. loss of urine due to detrusor hyperreflexia and/or involuntary urethral relaxation in the absence of the desire to void, occurs in neurogenic [dʒe] disorders. The patient leaks urine with major stress which requires 2 pads[6]/day for protection.*

Use (motor *or* sensory) urge[7] / stress[8] (*abbr* SUI)/ overflow *or* passive[9] ***(urinary) incontinence*** • bladder[10] / bowel [aʊ] *or* fecal[11] [iː]/ anal [eɪ]/ posttraumatic ***incontinence*** • total / transient / occasional ***incontinence*** • urethral / stress urinary[8] / diffuse capillary ***leakage*** • continuous / postvoid *or* postmicturition[12] ***dribbling*** • terminal[12] / overflow ***dribbling*** • daytime *or* diurnal [ɜː]/ nighttime *or* nocturnal ***continence*** • complete / appliance-free [aɪ] ***continence*** • to achieve/ affect/restore ***urinary continence*** • to improve/maintain[13]/preserve[13] [ɜː] ***urinary continence*** • ***incontinent*** of urine[14] / of stool [uː]/ patient

(Harn)inkontinenz
Harnträufeln[1] unwillkürl. Harnabgang/ -verlust[2] (in)kontinent[3] undicht sein, auslaufen; undichte Stelle, Leck[4] Reflexinkontinenz[5] Einlagen[6] (sensorische) Dranginkontinenz, Urge-Inkontinenz[7] Stress-, Belastungsinkontinenz[8] Überlaufinkontinenz[9] Harninkontinenz[10] Stuhlinkontinenz[11] Nachträufeln, -tröpfeln[12] die Harnkontinenz erhalten[13] harninkontinent[14]
15

enuresis [enjəriːsɪs] *n term* *syn* **(bed-)wetting** *n clin*

repeated involuntary loss of urine due to lack of bladder control, esp. during sleep in young children

(non)enuretic [enjəretɪk] *adj term* • **wet**[1] *v & adj clin* • **bedwetter**[2] *n*

» *If enuresis follows a significant dry interval[3] it is termed secondary enuresis[4]. Bedwetting spontaneously [eɪ] ceased [siːst] at age 7. Children who wet may have urinary tract damage.*

Use diurnal[5] [daɪɜːrnəl]/ nocturnal[6] / persistent[7] / primary[8] / adult-onset ***enuresis*** • ***enuretic*** child / patient / episode • childhood ***bedwetting*** • postvoid / refractory[9] ***wetting*** • ***wetting*** incident • ***wet*** pad[10]

Enuresis, Ein-, Bettnässen
einnässen, nass machen; nass, feucht[1] Bettnässer(in)[2] Kontinenzperiode, -interval[3] sekundäre Enuresis[4] Einnässen am Tag, Enuresis diurna[5] Enuresis nocturna[6] fortbestehende/ persistierende Enuresis[7] primäre Enuresis[8] therapierefraktäres Einnässen[9] Einlage[10]

16

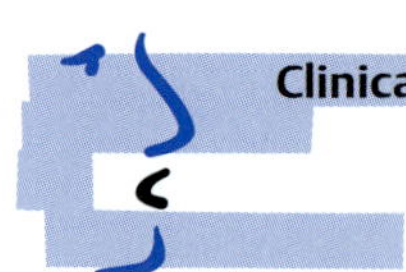

Clinical Phrases

What about your waterworks? Haben Sie Beschwerden beim Urinieren? • Does your water burn when you have to pass it? Brennt es beim Harnlassen? • Do you have any difficulty starting your stream? Haben Sie Startschwierigkeiten? • Do you ever have to push or strain to begin urination? Müssen Sie pressen, um urinieren zu können? • I've got a weak bladder, doctor. I sometimes leak. Ich habe eine schwache Blase, Herr Doktor. Manchmal verliere ich etwas Harn. • How many times a night do you have to get up to urinate? Wie oft müssen Sie in der Nacht zum Wasserlassen aufstehen? • Over the past month how often have you found it difficult to postpone urination? Wie oft hatten Sie im letzten Monat Probleme, den Harn zu halten? • Have you had a sensation of not emptying your bladder completely after finishing urination? Hatten Sie nach dem Urinieren jemals das Gefühl, dass Ihre Blase nicht ganz leer ist? • Do you sometimes have a weak urinary stream? Haben Sie manchmal einen schwachen Harnstrahl?

Unit 113 Neurologic Findings

Related Units: 103 Clinical Symptoms, 108 Clinical Signs, 7 States of Consciousness, 42 Nerve Function, 57 Senses, 59 Vision, 61 Hearing, 64 Body Movement, 65 Walking, 66 Speech, 72 Sleep, 73 Mental Activity, 74 Memory, 75 Personality, 76 Mood, 77 Mental Health

plantar reflex [iː] *n term*

rel **Babinski's sign**[1] *n term*, **ankle jerk**[2] [dʒɜːrk] *n jar*→ U42-12f; U64-7

response to tactile stimulation of the ball of the foot which normally triggers plantar flexion of the toes

(a/ hyper)reflexive[3] *adj term* • **a/ hyper/ hyporeflexia** *n* • **jerky**[4] *adj clin*

» *The plantar reflex is elicited [ɪs] by stroking the lateral surface of the foot beginning near the heel [iː] and moving toward the toes. Symmetric motor signs (hemiparesis, hyperreflexia, and Babinski's sign) may be present. The destruction [ʌ] of the sciatic [saɪætɪk] nerve[5] always leads to loss of the ankle [æŋkl] jerk.*

Use to test/trigger *or* elicit[6] ***reflexes*** • flexor / extensor ***plantar reflex*** • corneal (light) / oculomotor / red[7] / acoustic[8] [uː] ***reflex*** • deglutition [uː] *or* swallowing[9] [ɒː]/ pharyngeal [dʒ] *or* gag[10] ***reflex*** • cough [kɒːf]/ suck(ing)[11] [ʌ]/ letdown ***reflex*** • blink / Achilles [k] *or* ankle[2] / patellar[12] / positive *or* upgoing Babinski[13] ***reflex*** • ***reflex*** activity / response[14] / testing / irritability • ***reflex*** salivation[15] / eye movement / micturition[16] [ɪʃ]/ bladder[17] • baro***reflex*** • ***reflex***-induced /-stimulated • (focal/ lateralizing) neurologic / Romberg('s) ***sign*** • meningeal[18] [dʒiː]/ Homan's / Brudzinki's ***sign*** • Kernig('s) / straight-leg-raising[19] [eɪ] (*abbr* SLR)/ iliopsoas[20] [s] ***sign*** • knee[12] / jaw[21] [dʒɒː]/ tendon[22] ***jerk*** • deep tendon[22] (*abbr* DTR) / muscle [mʌsl] stretch[22] / postural ***reflex*** • superficial [ɪʃ]/ vasoconstriction / brain stem[23] ***reflex*** • unconditioned[24] (*abbr* UCR)/ acquired[25] [aɪ] ***reflexes*** • intact / hyperactive / brisk[26] / depressed / absent[27] ***reflexes*** • ***reflexes*** equal & active bilaterally[28] • ***jerky*** movements[29]

Plantar-, Fußsohlenreflex
Babinski-Zeichen, -Reflex[1] Achillessehnenreflex, ASR[2] reflektorisch[3] ruckartig[4] N. ischiadicus[5] Reflexe auslösen[6] Fundusreflex[7] Stapediusreflex[8] Schluckreflex[9] Würg(e)reflex[10] Saugreflex[11] Patellarsehnenreflex[12] positiver Babinski-R.[13] Reflexantwort[14] reflektor. Speichelsekretion[15] reflektor. Blasenentleerung[16] Reflexblase[17] meningeales Zeichen[18] Lasegue-Zeichen[19] Psoaszeichen[20] Masseterreflex[21] Sehnenreflex[22] Hirnstammreflex[23] unbedingte/ angeborene Reflexe[24] erworbene/ bedingte Reflexe[25] lebhafte Reflexe[26] nicht auslösbare Reflexe[27] Reflexe seitengleich auslösbar[28] ruckartige Bewegungen[29]

1

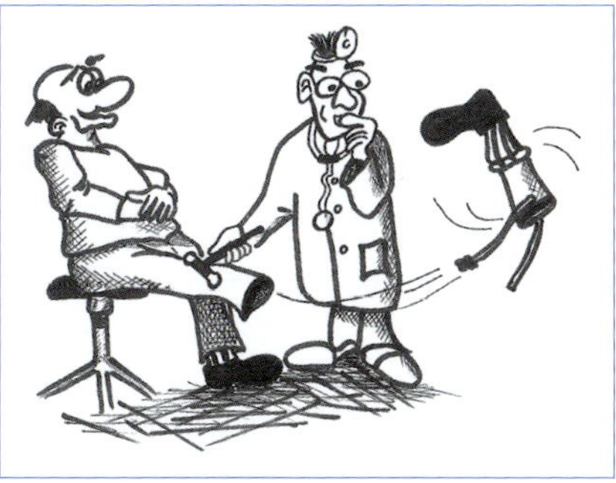

Mr. MacPhearson's knee jerk on the right was quite brisk.

agitation [ædʒɪteɪʃᵊn] *n term* sim **restlessness**[1], **hyperactivity**[2] *n clin & term* rel **anxiety**[3] [æŋzaɪəti], **distress**[4] *n clin* → U104-2

(mental) state of excessive psychomotor excitation and/or activity usually due to emotional tension

agitated[5] *adj term* • **agitate**[6] *vt* • **agito-** *comb* • **restless** *adj* → U76-8

» *During an attack of transient global amnesia* [iːʒ], *agitation is not a clinical feature* [iːtʃ]. *Note whether the victim*[7] *is calm* [kɑːm], *agitated, or confused* [juː]. *Restless activity which may include pacing*[8] [eɪs], *shaking*[9] [eɪ], *sobbing*[10] *or laughing without apparent* [eɚ] *cause serves to release nervous tension*[11] *associated with anxiety, fear or other mental stress.*

Use to produce[12]/control/reduce/decrease [iː] ***agitation*** • (psycho)motor [saɪk-]/ severe / moderate / extreme [iː]/ uncontrolled ***agitation*** • ***agitated*** patient • ***restless*** legs / sleep[13] • motor[14] / nocturnal[15] [ɜː]/ inner sense of[16] ***restlessness*** • ***agito***phasia [ædʒɪtəfeɪʒ(ɪ)ə] /lalia /graphia

Agitiertheit, psychomotorische Unruhe
Unruhe, Ruhelosigkeit[1] Hyperaktivität, -kinese[2] Angst, Beklemmung[3] Schmerz, Kummer, Not(lage)[4] agitiert, unruhig[5] aufregen, -wühlen[6] Opfer[7] hin u. her gehen[8] Zittern[9] Schluchzen[10] Nervenanspannung[11] psychomotor. Unruhe hervorrufen[12] unruhiger Schlaf[13] motor. Unruhe[14] nächtl. Unruhe[15] innere Unruhe[16]

2

flat affect *n term* → U76-3 rel **listlessness**[1] *n clin*, **lethargy**[2] *n term & clin*

absence or decrease in the amount of typical emotional tone, outward emotional reaction, or mood

affective[3] [əfektɪv] *adj term* • **listless** *adj clin* • **lethargic** *adj* [ləθɑːrdʒɪk] → U7-12

» *He shows no overt* [ɜː] *psychotic* [saɪk-] *symptoms but there is social withdrawal*[4] [ɒː], *flat affect, and eccentric* [ks] *behavior. Up to 50% of cases of impotence are related to psychogenic* [dʒe] *factors, e.g. affect disturbances* [ɜː] *like anxiety, anger, guilt* [gɪlt], *or fear. She presents with listlessness, easy fatigability*[5] [iː], *and sensations of coldness.*

Use normal / (in)appropriate[6] / shallow[7] [ʃælou]/ blunted[7] [ʌ] ***affect*** superficial [ɪʃ]/ labile[8] [eɪ]/ pseudobulbar[9] [ʌ] ***affect*** • ***affect*** memory / and emotion [ouʃ] • ***affective*** changes in personality / response[10] / symptoms • ***affective*** episodes / psychosis[11] [kou]/ illness or disorder[12] • major / seasonal[13] [iː] (*abbr* SAD)/ episodic ***affective disorder*** • ***listless*** gaze[14] [geɪz] • mental / mild / noticeable ***lethargy*** • profound [au]/ extreme ***lethargy*** • ***lethargy and*** irritability / anxiety / confusion[15] / stupor / coma

flacher Affekt, Affektabflachung, -verflachung
Teilnahms-, Lustlosigkeit[1] Lethargie[2] affektiv[3] sozialer Rückzug[4] leichte Ermüdbarkeit[5] inadäquater Affekt[6] flacher A.[7] Affektlabilität[8] pseudobulbärer Affekt, Zwangsweinen, -lachen[9] affektive Reaktion[10] affektive Psychose[11] affektive Störung[12] saisonale affektive Störung[13] teilnahmsloser Blick[14] Lethargie u. Verwirrtheit[15]

3

tremor [tremɚ] *n term* syn **trembling** *n clin*, rel **titubation**[1] [eɪʃ] *n term rare*

involuntary rhythmic [ɪ], alternating [ɔː] shaking [eɪ] movements produced by repetitive patterns of muscle [mʌsl] contraction and relaxation

tremulous[2] [tremjələs] *adj term* • **tremulousness**[3] *n*

» *Panic attacks typically present with trembling, visible as a fine tremor*[4] *of the outstretched hands, sweating* [e], *generalized motor weakness* [iː] *and dizziness*[5]. *Titubation is a gross* [ou] *tremor of the head and body and is a form of sustention tremor*[6] *evident on assuming the upright position and disappearing with recumbency*[7] [ʌ]. *Delirium tremens is a profoundly delirious* [ɪɚ] *state associated with tremulousness and agitation.*

Use muscle[8] / ocular / rest(ing)[9] / passive[9] ***tremor*** • active or action[10] / cerebellar / essential[11] ***tremor*** • fine[4] / coarse or gross[12] / postural[6] ***tremor*** • ataxic / pill-rolling[13] / persistent ***tremor*** • intention[14] / sustention[6] / flapping[15] ***tremor*** • involuntary / fine[4] / chin[16] [tʃɪn] ***trembling*** • ***trembling*** with fear [fɪɚ]/ to shock[17] / of hands • truncal [ʌ] ***titubation*** • alcoholic / severe ***tremulousness***

Tremor, Zittern
Wackeltremor, Titubation[1] zitternd, bebend[2] Zittrigkeit, Zittern[3] feinschlägiger Tremor[4] Schwindelgefühl[5] Haltetremor, posturaler Tremor[6] im Liegen[7] Muskelzittern[8] Ruhetremor[9] Aktionstremor[10] essentieller Tremor[11] grobschlägiger Tremor[12] Pillendrehertremor[13] Intentionstremor[14] Flapping tremor, Flattertremor, sog. Flügelschlagen, Asterixis[15] Kinnzittern[16] Zittern vor Schreck[17]

4

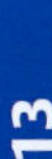

seizure [siːʒɚ] *n clin & term* *syn* **convulsion** [kənvʌlʃᵊn] *n clin,* **ictus** *n term rare*

(i) sudden occurrence [ɜː] or recurrence of a disease
(ii) paroxysmal[1] [ɪ] involuntary contractions of major muscle groups due to hyperexcitation of neurons [(j)ʊɚ] in the CNS, esp. epileptic seizures

convulsive[2] [ʌ] *adj term* • **(anti)convulsant**[3] *n* • **(inter/ post)ictal** *adj*

» *Every case of suspected seizure disorder warrants*[4] [ɔː] *an EEG. Partial seizures begin focally with a specific sensory, motor, or psychic* [aɪ] *aberration that reflects the affected part of the cerebral hemisphere where the seizure originates* [ɪdʒ]. *Infants of opioid-dependent mothers may present with tremors, a high-pitched*[5] *cry, jitters*[6] [dʒɪtɚz], *convulsions, and tachypnea* [iː]. *Syncope* [sɪŋkəpiː] *due to seizures is abrupt* [ʌ] *in onset and associated with muscular jerking*[7] *or convulsions, incontinence, and tongue biting*[8] [tʌŋ baɪtɪŋ].

Use to have/cause/precipitate[9] [sɪ] /develop/be accompanied by/control ***seizures*** • alcohol withdrawal [ɒː]/ (non)febrile[10] / generalized ***seizures*** • hysterical / post-traumatic / neonatal[11] [eɪ] ***seizures*** • brief / prolonged / single / unprovoked[12] ***seizures*** • persistent / adult-onset / intractable[13] ***seizures*** • convulsive[14] / epileptic / grand mal / (multi)focal[15] ***seizures*** • temporal lobe / psychomotor / (minor/ major) motor ***seizures*** • tonic-clonic[16] / myoclonic [aɪ]/ akinetic / absence[17] ***seizures*** • hemi/ pseudo***seizure*** [suːd-]• ***seizure*** episodes /-like disorder / threshold[18] • ***seizure*** activity / recurrence[19] [ɜː]/-free[20] / frequency[21] • childhood febrile ***convulsion*** • ***convulsive*** movements / jerking[22] / motor activity • ***convulsive*** status [eɪ] epilepticus / shock therapy • ***ictal*** phase [feɪz]/ patterns • ***interictal*** period[23] / behavior • ***postictal*** state / confusion [juːʒ]/ paralysis [pəræləsɪs] • ***postictal*** coma / aphasia[24] [eɪ]/ EEG

(i) (plötzlicher) (Krampf)anfall (ii) epileptischer Anfall, Iktus
anfallsartig[1] krampfartig[2] Antikonvulsivum, Antiepileptikum[3] erfordert[4] schrill[5] Zittern[6] Muskelzuckungen[7] Zungenbiss[8] Anfälle auslösen[9] Fieberkrämpfe[10] Neugeborenenkrämpfe[11] Spontananfälle, A. ohne Auslöser[12] therapierefraktäre A.[13] Krampfanfälle[14] fokale Anfälle[15] tonisch-klonische Krämpfe/ Anfälle[16] Absence-Anfälle[17] Krampfschwelle[18] rezidivierende Anfälle[19] anfallsfrei[20] Anfallshäufigkeit[21] ruckartige Muskelzuckungen[22] interiktale Periode, anfallsfreies Intervall[23] postiktale Aphasie[24]

5

vertigo [vɜːrtɪgoʊ] *n term* *sim* **dizziness**[1], **giddiness**[1] *n clin* → U103-13

abnormal spinning sensation either of oneself or of external objects whirling[2] [ɜː] about in any plane [eɪ]

(non)vertiginous[3] [ɪdʒ] *adj term* • **dizzy**[4] [dɪzɪ] *adj clin* • **giddy**[4] [gɪdi] *adj*

» *Bed rest may help reduce the severity of acute vertigo. Dizziness, light-headedness*[5], *vertigo, tinnitus, and dimmed vision*[6] *or syncope occur frequently in patients with hypertension. The first attack of vertigo*[7] *was associated with nausea*[8] [ɔː] *and vomiting.*

Use to experience/produce ***vertigo*** • subjective / objective / central / epileptic ***vertigo*** • visual [ɪʒ] *or* ocular[9] / organic / vestibular[10] ***vertigo*** • rotatory *or* spinning[11] / positional [ɪʃ] *or* postural[12] / height[13] [haɪt] ***vertigo*** • intermittent / continuous[14] / mild / episodic[15] ***vertigo*** • spell *or* bout[7] [aʊ]/ severity [e]/ absence ***of vertigo*** • control / relief [iː] ***of vertigo*** • ***vertiginous*** patient / episode[7] / attack[7] • ***vertiginous*** imbalance / ataxia • ***nonvertiginous*** dizziness • to feel ***dizzy*** • ***dizzy*** patient / sensation[16] / spell[7] • sense of[16] / paroxysmal[15] [ksɪ]/ persisting[14] ***dizziness*** • postural[12] / whirling[11] ***dizziness*** • ***giddy*** euphoria [juːfɔːrɪə]

Schwindel, Vertigo
Schwindelgefühl, -anfall, Benommenheit[1] sich drehend[2] schwindlig, vertiginös[3] benommen, schwindlig[4] Benommenheit[5] verschwommenes Sehen[6] Schwindelanfall[7] Übelkeit[8] visueller Schwindel, Vertigo ocularis[9] Vestibularisschwindel[10] Drehschwindel[11] Lage-, Lagerungsschwindel[12] Höhenschwindel[13] Dauerschwindel[14] Anfallschwindel[15] Schwindelgefühl[16]

6

neurologic deficits *n pl* *rel* **paresis**[1] [iː], **paralysis**[2] [æ], **palsy**[2] [ɔː] *n term*

symptoms or signs of impaired [eɚ] nerve function that may range from paresthesias [iːʒ], sensory impairment, memory loss, motor weakness, dysarthria, cranial [eɪ] nerve palsies to complete paralysis

hemiparesis *n term* • **paretic** [e] *adj* • **paralytic**[3] [ɪ] *adj* • **paralyze** *v* • **palsied**[4] *adj term* • **-plegia** [-pliːdʒ(ɪ)ə], **-plegic** *comb* → U135-11

» *Neurologic deficit involving S2-4 is particularly significant. Total palsy of the oculomotor nerve causes ptosis* [toʊsɪs] *and a dilated pupil* [juː]. *Neck stiffness*[5] *may be accompanied by focal findings such as cranial nerve palsies, ataxia, or hemiparesis. Asymmetric flaccid* [(k)s] *limb paralyses*[6] *without sensory loss in a child with an acute febrile illness suggests poliomyelitis.*

Use focal / (in)complete / long-term / full ***neurologic deficits*** • ischemic [kiː]/ residual[7] / rapidly evolving ***neurologic deficits*** • progressive / disabling[8] [eɪ]/ permanent [ɜː] ***neurologic deficits*** • sensory / (lower) motor[9] (neuron) ***deficits*** • ***neurologic(al)*** abnormalities / disturbance[10] [ɜː]/ impairment [eɚ]/ footdrop[11] • spastic / sympathetic / general[12] ***paresis*** • oculomotor (nerve) / gaze [eɪ]/ limb [lɪm]/ tongue ***paresis*** • respiratory[13] / bladder[14] / vocal cord[15] / neuromuscular ***paralysis*** • sensory / partial / symmetric / (ascending) [se] motor[16] ***paralysis*** • bilateral / tick-bite[17] / sleep[18] ***paralysis*** • facial[19] [eɪʃ]/ cerebral (*abbr* CP)/ (pseudo)bulbar[20] [suːdoʊ-]/ Bell's ***palsy*** • ***paralytic*** bladder[14] / ileus / polio(myelitis) [aɪ]/ strabismus[21] • ***palsied*** muscle / child • hemi/ di/ para/ quadri[22]/ ophthalmo***plegia*** • para/ gastro/ ophthalmo/ quadri***paresis*** • acute / motor / contralateral / right ***hemiparesis*** • facial[23] ***diplegia***

neurologische Ausfälle
Parese, unvollständige Lähmung[1] Paralyse, (vollst.) Lähmung[2] gelähmt, Lähmungs-, paralytisch[3] gelähmt[4] Nackensteifigkeit[5] schlaffe Lähmung d. Extremitäten[6] Restdefizite, neurolog. Residuen[7] funktionell beeinträchtigende neurolog. Ausfälle[8] motor. Ausfälle[9] neurolog. Störung[10] neurolog. bedingter Spitzfuß[11] progressive Paralyse[12] Atemlähmung[13] Blasenlähmung[14] Stimmbandlähmung[15] aufsteigende Muskellähmung[16] Zeckenlähmung, -paralyse[17] Schlaflähmung[18] Fazialislähmung[19] (Pseudo)bulbärparalyse[20] Lähmungsschielen, Strabismus paralyticus[21] Quadri-, Tetraplegie, vollst. Lähmung aller 4 Extremitäten[22] Diplegia facialis, Lähmung beider Gesichtshälften[23]

7

113

ataxia [ətæksɪə] *n term* *syn* **incoordination** *n clin* → U31-19f
rel **cerebellar gait**[1] [eɪ] *n term* → U65-2

impaired ability to coordinate voluntary movements manifesting as staggering gait[2] [eɪ] and postural imbalance[3], unclear speech, blurred [ɜː] vision[4], altered hand coordination, or tremor with movement

ataxic *or* **atactic**[5] *adj term* • **coordination** *n clin* • **(un/ dys)coordinated** *adj*

» *Spastic paraparesis and sensory ataxia[6] were detected on neurologic examination. Ataxic gait[7], muscular weakness [iː], incoordination, intention tremor and other signs of cerebellar dysfunction followed, which produced unsteadiness[8] [e] with rapid movements. Coordination can be further tested with finger-to-nose or knee-to-shin maneuvers [uː].*

Use hereditary / autosomal recessive [se]/ acquired [əkwaɪə˞d]/ chronic progressive ***ataxia*** • spinocerebellar[9] [aɪ] (*abbr* SCA)/ optic / oculomotor ***ataxia*** • truncal[10] [ʌ]/ extremity / gait[11] ***ataxia*** • spastic / vertiginous [ɪdʒ]/ static[12] ***ataxia*** • symmetrical / sensory[6] / Friedreich's[13] ***ataxia*** • ***ataxia***-telangiectasia [eɪʒ] • ***ataxic*** signs / syndrome [ɪ]/ weakness • ***ataxic*** gait[7] / speech / aphasia[14] / tremor • festinating[15] ***gait*** • ***gait*** disorder[16] / disturbance[16] [ɜː]/ impairment[16] / unsteadiness[17] • muscular / limb / visuomotor ***coordination*** • hand-eye / fine motor[18] / reflex ***coordination*** • impaired / poor / proper[19] ***coordination*** • ***coordination and*** strength / equilibrium[20] [ɪ] • neuromuscular [ʌsk]/ motor ***incoordination***

Ataxie, Koordinationsstörung
zerebellarer Gang[1] schwankender Gang[2] Gleichgewichtsstörungen[3] verschwommenes Sehen[4] unkoordiniert, ataktisch[5] sensorische Ataxie[6] ataktischer Gang[7] Unsicherheit[8] spinozerebellare Ataxie[9] Rumpfataxie[10] Gangataxie[11] Standataxie[12] Friedreich-A., spinozerebellare Heredoataxie[13] Broca-, motor. Aphasie[14] Trippelgang[15] Gangstörung[16] Gangunsicherheit[17] feinmotor. Koordination[18] richtige Koordination[19] Koordination u. Gleichgewicht[20]

8

apraxia [eɪpræksɪə] *n term*
sim **dyspraxia**[1] [ɪ] *n*, *rel* **agraphia**[2], **alexia**[3] *n term*

loss of the ability to manipulate familiar objects and execute purposeful movements that is not attributable to pyramidal, extrapyramidal, cerebellar, or sensory impairment or failure to understand the task

apraxic *or* **apractic**[4] *adj term* • **dyslexia** *n* • **dyslexic**[5] *adj & n* • **-praxia** *comb*

» *Buccofacial [ʌ] apraxia[6] involves apraxic deficits in movements of the face and mouth. Abnormalities of higher cortical function—e.g. aphasia, apraxia, dyslexia, dysgraphia, agnosia [oʊʒ‖z], left-right disorientation, and unilateral neglect[7]—are commonly seen. Dyspraxia and developmental maladroitness[8] [ɔɪ] should also be considered if writing problems exist.*

Use motor *or* cortical / ideational[9] [eɪʃ]/ limb-kinetic[10] / ideomotor[11] ***apraxia*** • unilateral / left body / construction(al)[12] [ʌ]/ dressing[13] ***apraxia*** • ***apraxic*** patient / deficits / gait disturbance • speech / dressing ***dyspraxia*** • developmental ***dyslexia*** • echo[14] [ekoʊpræksɪə] / neura/ para***praxia***

Apraxie
Dyspraxie, leichte Apraxie[1] Agrafie, Schreibunfähigkeit[2] Alexie, Leseunfähigkeit[3] apraktisch[4] legasthenisch; Legastheniker(in)[5] Gesichtsapraxie[6] einseitige Vernachlässigung[7] Ungeschicklichkeit[8] ideatorische Apraxie[9] gliedkinet. A.[10] ideomotor. Apraxie[11] konstruktive A.[12] Ankleideapraxie[13] Echopraxie, -kinese, Nachahmung v. Bewegungen[14]

9

dysarthria [dɪsɑːrθrɪə] *n term* → U66-9
sim **aphasia**[1] [əfeɪʒ(ɪ)ə], **dysphasia**[2] *n term*

slurred [ɜː] speech[3] (poorly articulated) due to incoordination, spasticity [ɪs], or paralysis [pərælɪsɪs] of the muscles of speech [spiːtʃ]

dysarthric[4] *adj term* • **aphasic** [əfeɪzɪk] *adj* • **paraphasia**[5] [pærəfeɪʒ(ɪ)ə] *n*

» *Dysarthria and dysphagia[6] [eɪdʒ] are due to involvement of brainstem nuclei [aɪ] and pathways. Speech is labored[7] [eɪ], dysarthric, and interrupted by many word-finding pauses [ɒː]. Anomic aphasia[8] is the single most common language disturbance seen in head trauma [ɒː] and metabolic encephalopathy. Her symptoms include facial weakness, dysphagia, dysphonia[9], difficulty in chewing [uː], and inability to swallow [ɒː] or expel saliva [aɪ].*

Use cerebellar / spastic / paroxysmal / stuttering[10] [ʌ]/ mild / prominent ***dysarthria*** • conduction[11] [ʌ]/ fluent transcortical *or* transcortical sensory[12] ***aphasia*** • nonfluent transcortical *or* transcortical motor[13] / amnestic[8] ***aphasia*** • global[14] / primary progressive / receptive [se] *or* sensory *or* Wernicke's[15] ***aphasia*** • expressive *or* motor *or* Broca's[16] / postictal ***aphasia*** • expressive ***dysphasia*** • semantic[17] / phonemic[18] [iː] ***paraphasia*** • ***paraphasic*** errors

Dysarthrie, Artikulationsstörung
Aphasie[1] Dysphasie[2] verwaschene Sprache[3] schlecht artikuliert, dysarthrisch[4] Paraphasie[5] Dysphagie, Schluckstörung[6] angestrengt[7] Wortfindungsstörung, Wortamnesie[8] Dysphonie, Stimmstörung[9] Stottern[10] Leitungsaphasie[11] transkortikal-sensorische A.[12] transkortikal-motor. A.[13] globale A.[14] Wernicke-, sensorische A.[15] Broca-, motor. A.[16] semant. Paraphasie[17] phonematische P.[18]

10

diplopia [dɪplo͟ʊpɪə] *n term* *syn* **double vision** [dʌbl vɪʒᵊn] *n clin* → U59-6ff
rel **gaze palsy**[1] [ɡeɪz pɔːlzi], **scotoma**[2] [skətoʊmə] *n term*

impaired vision in which a single object is perceived [siː] as two objects

hemianopia[3] [hemɪənoʊpɪə] *n term* • **-op(s)ia** *comb* • **visual** [vɪʒʊəl] *adj*

» *Clarify whether diplopia persists in either eye after covering the fellow eye*[4]. *Her cardinal symptoms are lid retraction, conjunctival* [aɪ] *injection, restriction of gaze* [ɡeɪz], *diplopia, and visual loss from optic nerve compression.*

Use to cause/alleviate [iː]/correct ***diplopia*** • monocular[5] / binocular[6] / horizontal / vertical ***diplopia*** • ampho[6]/ mono***diplopia***[5] • blurred [ɜː] *or* hazy[7] [eɪ]/ foggy [ɒː] *or* dim[7] / yellow[8] / impaired ***vision*** • ***vision*** blurring[7] / defect [iː]/ loss / testing • conjugate[9] [kɒːndʒəɡət]/ supranuclear [uː] ***gaze palsy*** • ***gaze*** paresis[1] / preference / deficit • ***visual*** field defect / changes / distortion[10] / loss • ambly/ ametr/ esotr/ exotr***opia*** • hyper/ presby/ my***opia*** [maɪoʊpɪə] • chromat/ phot/ micr/ macr***opsia*** • bilateral / central / arcuate[11] ***scotoma*** • ring[12] / scintillating[13] [sɪnt-] ***scotoma***

Diplopie, Doppeltsehen
Blicklähmung[1] Skotom, Gesichtsfeldausfall[2] Hemianopsie, Halbseitenblindheit[3] kontralaterales Auge, Gegenauge[4] monokulare Diplopie[5] binokulare Diplopie[6] verschwommenes Sehen[7] Gelbsehen, Xanthopsie[8] konjugierte Blicklähmung[9] visuelle Verzerrung[10] bogenförmiges Skotom, Bjerrum-Skotom[11] Ringskotom[12] Flimmerskotom[13]

11

nystagmus [nɪstæɡməs] *n term* *syn* **uncontrolled eye movements** *n clin*

involuntary rhythmical [ɪ] oscillation [ɒːsɪ-] of one or both eyes from side to side, up and down, or rotary

nystagmic[1] *adj term* • **nystagmoid**[2] *adj* • **nystagmography**[3] [ɒː] *n*

» *The pattern of nystagmus may vary* [veəˑri] *with gaze position* [ɪʃ]. *Horizontal nystagmus is best assessed*[4] *at 45° and not at extreme lateral gaze*[5]. *Jerk* [dʒɜːrk] *nystagmus*[6], *which is characterized by a slow drift off the target followed by a fast corrective saccade*[7] [ɑː], *can be downbeat, upbeat* [iː], *horizontal (left or right), and torsional* [tɔːrʃənᵊl].

Use to develop/be accompanied by/produce[8]/reveal [iː] ***nystagmus*** • physiologic[9] / gaze evoked[10] [oʊ]/ congenital [dʒe] ***nystagmus*** • pendular[11] / symmetric / disconjugate[12] / bilateral ***nystagmus*** • horizontal / lateral gaze / downbeat[13] ***nystagmus*** • vertical [ɜː]/ rotary[14] ***nystagmus*** • opticokinetic[15] / vestibular[16] / positional[17] [ɪʃ] ***nystagmus*** • rapid / fine[18] / mild / jerk[6] / latent [eɪ] ***nystagmus*** • pattern / degree[19] ***of nystagmus*** • ***nystagmoid*** movement / jerk • ***nystagmic*** response • ***electronystagmography***[20] (*abbr* ENG)

Nystagmus, Augenzittern
nystagtisch[1] nystagmusartig[2] Nystagmografie[3] festgestellt[4] extrem seitl. Blickrichtung[5] Rucknystagmus[6] Sakkade[7] Nystagmus hervorrufen[8] physiologischer Nystagmus[9] Blick(richtungs)nystagmus[10] Pendelnystagmus[11] dissoziierter Nystagmus[12] Down-beat-N.[13] Drehnystagmus, rotatorischer N.[14] optokinet. N.[15] vestibulärer N.[16] Lagenystagmus[17] feinschlägiger N.[18] Nystagmusintensität[19] Elektronystagmografie[20]

12

tinnitus [tɪnɪ‖tɪnaɪtəs] *n term* *rel* **hearing** [hɪəˑɪŋ] **loss**[1], *abbr* **HL**,
deafness[2] [e] *n clin* → U61-9

subjective sensation of constant or intermittent ringing, humming [ʌ], or buzzing [ʌ] noises in the ears

» *Vertebral artery spasm following whiplash injury*[3] *may cause tinnitus, dizziness, and vertigo. Unilateral deafness and tinnitus indicate cochlear* [k] *nerve involvement.*

Use to have/experience/cause/aggravate[4] ***tinnitus*** • pulsatile[5] [ʌ]/ tonal / high-pitched[6] ***tinnitus*** • high-frequency[6] / intermittent ***tinnitus*** • ***tinnitus*** sufferer [ʌ]/ suppression / masker[7] • acute / complete / bilateral ***hearing loss*** • (a)symmetric / mild / profound [aʊ]/ degree [iː] of[8] ***hearing loss*** • sensory / neural [(j)ʊəˑ]/ noise-induced[9] / conductive[10] [ʌ] ***hearing loss*** • isolated [aɪ]/ transient / sudden[11] ***deafness*** • partial [ʃ]/ permanent / high-tone ***deafness*** • 8th nerve [ɜː]/ conduction[10] / labyrinthine[12] / pure [pjʊəˑ] word[13] ***deafness***

Tinnitus aurium, Ohrenklingen, -sausen, Ohrgeräusch
Hörverlust, -störung, Schwerhörigkeit[1] Schwerhörigkeit, Taubheit[2] Schleudertrauma[3] d. Tinnitus verstärken[4] pulssynchrone Ohrgeräusche[5] hochfrequente/ pfeifende O.[6] Tinnitus-Masker[7] Schwerhörigkeitsgrad[8] Lärmschwerhörigkeit[9] Schallleitungsschwerhörigkeit[10] Hörsturz[11] Innenohrschwerhörigkeit[12] Worttaubheit[13]

13

neuralgia [n(j)ʊrældʒ(ɪ)ə] *n term* *syn* **nerve pain** *n clin*, *rel* **neuropathy**[1] *n term*

sharp pain that is throbbing or stabbing[2] in character in the course or distribution[3] of one or more nerves

neuralgic[4] *adj term* → U104-21 • **neuropathic** *adj* • **neur(o)-** *comb*

» *Detection of a sensory abnormality or cranial nerve dysfunction rules out*[5] *trigeminal* [aɪdʒe] *neuralgia as the cause of pain. Tricyclics*[6] [saɪ] *are of particular value in the management of neuropathic pains such as painful diabetic* [e] *neuropathy and postherpetic neuralgia*[7].

Use cranial [eɪ]/ facial [eɪʃ] ***neuralgia*** • glossopharyngeal [dʒ]/ trigeminal[8] / postoperative ***neuralgia*** • intercostal[9] / zoster-associated[7] ***neuralgia*** • ***neuralgic*** pain • ***neuropathic*** pain states[10] / arthropathy[11] / deficit / bowel [aʊ] • ***neuropathic*** bladder / voiding dysfunction[12] / ulcer [ʌ]/ joint disease[11] • cranial / optic / autonomic / acute motor axonal (*abbr* AMAN) ***neuropathy*** • brachial [eɪk] plexus / peripheral ***neuropathy*** • (multi)focal / motor / sensory / compression *or* entrapment[13] ***neuropathy*** • ischemic [kiː]/ demyelinating[14] [aɪ]/ traumatic / toxic ***neuropathy*** • poly(radiculo)/ mono/ adrenomyelo***neuropathy*** • ***neuro***pathology / pathogenesis

Neuralgie, Nervenschmerz
Neuropathie, Nervenleiden[1] stechend[2] Versorgungsgebiet[3] neuralgisch[4] schließt... aus[5] trizykl. Antidepressiva[6] Zosterneuralgie[7] Trigeminusneuralgie[8] Interkostalneuralgie[9] neurogene Schmerzzustände[10] Arthropathia neuropathica[11] neurogene Blasenentleerungsstörung[12] Kompressions-, Engpassneuropathie[13] Entmarkungsneuropathie, demyelinisierende Neuropathie[14]

14

impingement [-pɪndʒ-] *n term* *syn* **nerve entrapment** *or* **encroachment** [oʊtʃ] *n*

narrowing[1] and compression of nerves, tendons or organs at critical sites due to pathologic processes

impinge/ encroach (on/ upon)[2] *v* • **impinging** *adj* • **entrap**[3] *v*

» *A torn rotator cuff*[4] [ʌ] *is a potential outcome of shoulder impingement. Misalignment*[5] [aɪ] *of the joint surfaces may cause subluxation and capsular and synovial impingement with eventual destruction of joint cartilage. Impingement between the lateral malleolus and talus of the anterior talofibular ligament resulted in persistent synovitis. Entrapment of the nerve at the wrist (carpal tunnel* [ʌ] *syndrome*[6]*) may be secondary to overuse*[7] *of the wrist.*

Use to cause/be due to ***impingement*** • nerve root[8] [uː]/ osseous ***impingement*** • osteoarthritic [ɪ]/ subacromial / femoroacetabular ***impingement*** • ***impingement*** lesion[9] [iːʒ]/ sign / syndrome[10] / surgery • ***impingement*** of the rotator cuff / on tendons • cranial nerve / muscle / vascular ***entrapment*** • ***entrapment*** neuropathy[11] • capsular / nerve root[8] / soft tissue ***encroachment*** • ***to impinge on*** a nerve / the brain stem[12] / neighboring structures • ***to encroach on*** the spinal canal[13] / vascular lumen • ***impinging*** soft tissue

Engpasssyndrom, Impingement

Einengung[1] einengen, drücken (auf)[2] einklemmen[3] Rotatorenmanschettenruptur[4] Fehlstellung[5] Karpaltunnelsyndrom[6] Überbeanspruchung[7] eingeklemmte/ eingeengte Nervenwurzel[8] Engpassgeschehen[9] Impingement-/ Engpass-Syndrom[10] Nervenkompressionssyndrom[11] auf d. Hirnstamm drücken[12] auf den Wirbelkanal drücken[13]

15

migraine [maɪgreɪn‖miː] *n term & clin* *rel* **cluster** [ʌ] **headache**[1] *n term*

a complex of symptoms occurring [ɜː] periodically which are characterized by headache (usually unilateral), vertigo, nausea [ɔː] and vomiting, photophobia[2] [oʊ], and scintillating [sɪntɪ-] appearances of light

migrainous[3] [aɪ] *adj term* • **migraineur**[4] [miːgrənɜːr] *n* → U104-4

» *Photophobia is prominent with migraine headache but occurs also with meningitis* [dʒaɪ]. *Rhinorrhea* [iː] *and lacrimation during headache typify the cluster variant of migraine and are ipsilateral to the pain. Cluster headaches*[1] *frequently awaken patients from sleep. Myalgia* [maɪældʒ(ɪ)ə] *of posterior neck muscles often accompanies tension* [tenᵗʃᵊn] *headaches*[5].

Use to precipitate/mimic[6]/alleviate [iː] *or* ameliorate [iː] /be associated with ***migraine*** • ***migraine***(-like) headache(s) [eɪk]/ attacks[7] • ***migraine*** sufferer[4] [ʌ]/ pattern / with aura[8] [ɔːrə] • classic / common / ophthalmoplegic [iːdʒ] ***migraine*** • cortical / basilar[9] / ophthalmic[10] ***migraine*** • familial hemiplegic[11] / disabling [eɪ]/ childhood ***migraine*** • acute / chronic / daily / episodic / morning / mild / dull[12] [ʌ] ***headache*** • intense / throbbing[13] [ɒː]/ persistent / intractable ***headache*** • frontal / occipital [ksɪ]/ generalized / stress-related[14] ***headache*** • tension[5] / vascular / posttraumatic / brain tumor ***headache*** • ***headache and*** neck stiffness / eyestrain[15] [eɪ]/ dizziness / malaise[16] [məleɪz] • ***headache and*** flushing [ʌ]/ chills[17] [tʃ]/ disorientation / vomiting • ***migrainous*** neuralgia[1] / episodes[7] / syndrome [ɪ]

Migräne

Bing-Horton-Syndrom/ -Neuralgie, Erythroprosopalgie, Histaminkopfschmerz, cluster headache[1] Lichtscheu[2] migräneartig, Migräne-[3] Migräne-Patient(in)[4] Spannungskopfschmerz[5] einer Migräne ähnlich sein[6] Migräneanfälle[7] Migräne m. Aura[8] Basilarismigräne[9] Migraine ophthalmique, Hemicrania ophthalmica[10] familiäre hemiplegische M.[11] dumpfer Kopfschmerz[12] pochende Kopfschmerzen[13] stressbedingte Kopfschmerzen[14] Kopfschmerzen u. Überanstrengung d. Augen[15] Kopfschmerzen u. allgem. Unwohlbefinden[16] Kopfschmerzen u. Schüttelfrost[17]

16

ptosis [toʊsɪs] *n term, pl* **-ses** *syn* **droop** [uː] *n clin & jar, rel* **prolapse**[1] *n term*

(i) drooping of the upper eyelid often caused by paralysis of the 3rd cranial nerve
(ii) sagging of an organ

ptotic [tɒːtɪk] *adj term* • **proptosis**[2] *n* • **-ptosis** *comb* • **droop**[3] *v clin* • **drooping** *adj & n* → U89-22

» *The patient presented with amaurosis fugax, diplopia, scotomata, ptosis, and vision blurring* [ɜː]. *Neurologic causes of ptosis include Horner's syndrome and third nerve palsy* [ɔː]. *Proptosis is an abnormal forward protrusion* [uːʒ] *of one or both eyes.*

Use neurogenic / lid[4] / unilateral / partial ***ptosis*** • complete / fluctuating [ʌ]/ congenital[5] ***ptosis*** • ***ptosis*** of the eyelid[4] • lip ***drooping*** • facial ***droop*** • ***ptotic*** kidney[6] • painless / mild / massive ***proptosis*** • blepharo[4]/ nephro[6]/ glosso***ptosis***

(i) Ptosis, Ptose, Herabhängen des Oberlids
(ii) Senkung

Vorfall, Prolaps[1] Exophthalmus, Protrusio bulbi[2] (schlaff) herab-/ herunterhängen[3] Ptosis[4] Ptosis congenita[5] Nephroptose, Senkniere[6]

17

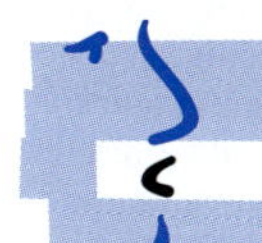

Clinical Phrases

Have you noticed any weakness or rigidity in your limbs? Hatten Sie jemals Muskelsteifigkeit oder ein Schwächegefühl in den Armen oder Beinen? • Do you sometimes see spots in front of your eyes? Sehen Sie manchmal Punkte vor den Augen? • When did you first experience these dizzy spells? Wann hatten Sie erstmals solche Schwindelanfälle? • On physical examination she was found slightly confused. Bei der klinischen Untersuchung wirkte sie leicht verwirrt. • His deep tendon reflexes are slightly diminished. Die Sehnenreflexe sind etwas abgeschwächt. • There were no ocular symptoms and the fundi appeared normal. Es wurden keine Sehstörungen festgestellt und der Augenhintergrund war unauffällig. • The patient lapsed into unconsciousness for a short time but told her husband she felt alright when she came out of it. Die Patientin verlor kurz das Bewusstsein, doch als sie wieder zu sich kam, sagte sie zu ihrem Mann, es sei alles in Ordnung. • Muscle tone was increased but the cranial nerves were unremarkable. Der Muskeltonus war erhöht, doch die Hirnnerven waren unauffällig.

Unit 114 Skin Lesions

Related Units: 5 Injuries, 25 Build & Appearance, 56 The Skin, 103 Clinical Symptoms, 108 Clinical Signs, 89 Pathology, 95 Childhood Diseases, 98 Tumor Types

eczema [eksə||ɪgziːmə] *n term*

sim **dermatitis**[1] [dɜːrmətaɪtɪs] *n term*

inflammatory condition of the skin often accompanied by sensations of itching[2] and burning, typically erythematous, edematous [iː], papular, vesicular, and crusting[3]; followed often by lichenification [aɪk] and scaling[4] [eɪ] and occasionally by duskiness[5] [ʌ] of the erythema and hyperpigmentation

eczematous[6] [ɪgzemətᵊs] *adj term* • **eczematoid**[7] *adj* • **derma-** *comb*

» *As the child grows older, the eczema tends to wax and wane*[8] [weɪn], *sometimes disappearing completely for months. Psoriasis* [sɚraɪəsɪs] *should be distinguished from seborrheic* [iː] *dermatitis and eczema.*

Use localized / hand / flexural[9] / weeping[10] [iː]/ atopic[11] [eɪ] ***eczema*** • infantile *or* childhood[12] / adolescent [es]/ dyshidrotic [dɪshaɪ-]/ allergic [ɜː] ***eczema*** • impetiginous[13] [ɪdʒ]/ asteatotic [æstɪə-] ***eczema*** • nummular[14] [ʌ]/ contact[15] / seborrheic[16] ***eczema*** • ***eczema***-like rash / herpeticum • ***eczematous*** skin / eruption / plaque [plæk] • ***eczematoid*** skin rash[17]/ lesion [iːʒ] • contact[15] / seborrheic[16] ***dermatitis*** • ***derma***tologic /tologist /tome /tosis[18] /tomyositis [-maɪəsaɪtɪs]

Ekzem, Ekzema
Hautentzündung, Dermatitis[1] Jucken, Juckreiz[2] krustenbildend, krustös[3] Schuppung[4] livide Verfärbung[5] ekzematös, exzematisiert[6] ekzemartig[7] kommt u. vergeht[8] Ekzema flexurarum[9] nässendes Ekzem[10] atopisches/ endogenes E.[11] Kinderekzem, E. infantum[12] E. impetiginosum[13] nummuläres/ diskoides Ekzem[14] Kontaktekzem[15] seborrhoisches Ekzem[16] ekzemartiger Hautausschlag[17] Hautkrankheit, Dermatose[18] 1

exanthem(a) [eksænθəm||egzænθiːmə] *n term*

syn **rash** [ræʃ],
eruption [ɪrʌpʃᵊn] *n clin*
rel **erythema**[1] [erəθiːmə] *n term*

a skin lesion that may have specific features [fiːtʃɚz] of an infectious disease

exanthematous[2] [e] *adj term* • **(pre)eruptive** [ʌ] *adj* • **erythematous** [e||iː] *adj*

» *Acute onset of a symmetrical erythematous skin eruption associated with systemic signs may suggest a drug hypersensitivity rash, viral* [aɪ] *exanthem, or scarlet fever*[3] [iː]. *After several days of itching and burning* [ɜː] *in a dermatomal distribution a vesicular eruption appears consisting of clear vesicles on an erythematous base.*

Use infectious / febrile / viral / measles [iː]/ childhood / truncal[4] [ʌ] ***exanthem*** • ***exanthematous*** disease / rash • ***exanthema*** subitum[5] • cutaneous *or* skin[6] / drug[7] / generalized ***eruption*** • exudative [uː]/ creeping[8] [iː]/ serpiginous[9] [ɪdʒ] ***eruption*** • nodular / maculopapular[10] / acne-like ***eruption*** • scaly[11] / petechial [ek]/ blistering[12] / pustular [ʌ] ***eruption*** • herpetic / urticarial[13] [ɜːrtɪ-]/ pruritic [ɪ]/ phototoxic / chronic ***eruption*** • ***eruptive*** nodule / stage / psoriasis[14] / xanthoma [zænθ-] • ***erythematous*** skin / exanthema / papules / patches / halo[15]

Exanthem, Hautausschlag
Erythem(a), Hautrötung[1] exanthematös, -tisch[2] Scharlach[3] Exanthem am Rumpf[4] Dreitagefieberexanthem, Exanthema subitum, Roseola infantum[5] Hautausschlag[6] Arzneimittelexanthem[7] Hautmaulwurf, Larva migrans cutanea[8] geschlängeltes Exanthem[9] makulopapulöses Exanthem[10] schuppiges Exanthem[11] blasiges Exanthem[12] urtikarielles Exanthem[13] akute exanthematische Psoriasis guttata[14] geröteter Hof[15] 2

pigmented mole [oʊ] *n term* → U25-19

syn **pigmented nevus** *n term, pl* **nevi** [niːvaɪ]

benign pigmented groups of raised[1] [eɪ] or level melanocytes either present at birth or arising early in life

pigment[2] *n & v* • **pigmentary** *adj term* • **(hyper/ hypo/ re/ de)pigmentation**[3] *n*

» *Intradermal nevi are the typical dome-shaped, sometimes pedunculated*[4] [ʌ], *fleshy to brownish pigmented moles that are characteristically seen in adults. In general, a benign mole is a small (< 5 mm), well-circumscribed* [sɜːrkəm-] *lesion with a well-defined* [aɪ] *border and a single shade of pigment from beige* [beɪʒ] *or pink to dark brown.*

Use (giant) [dʒaɪᵊnt] hairy[5] / flat / benign [-aɪn]/ atypical[6] ***mole*** • bathing [eɪ] trunk[7] / melanocytic [sɪ]/ epidermal ***nevus*** • vascular / junctional[8] [dʒʌ]/ dysplastic[6] / spider[9] ***nevus*** • compound / blue[10] ***nevus*** • ***nevus*** cells / comedonicus / araneus[9] [eɪ]/ flammeus[11] • needle / puncture[12] [ʌ] / suture [suːtʃɚ] ***marks*** • scratch / pinch[13] [tʃ]/ birth[14] [ɜː]/ bluish ***marks*** • ***pigmentary*** changes / disorder / retinopathy[15] • darkly / deeply *or* heavily[16] [e] ***pigmented*** • skin / hair / nipple[17] / brownish / increased ***pigmentation*** • altered [ɒː]/ melanin / stasis [eɪ]/ cafe au lait[18] ***pigmentation*** • degree / lack[19] ***of pigmentation*** • secondary / postinflammatory / diffuse / generalized ***hyperpigmentation***

Pigmentmal, -fleck, (Mutter)mal, (Pigment)nävus, N. pigmentosus
erhaben[1] Farbstoff, Pigment; färben, pigmentieren[2] Depigmentierung[3] gestielt[4] behaarter Nävus, N. pilosus[5] dysplastischer N.[6] Schwimmhosennävus[7] Junktionsnävus[8] Stern-, Spinnennävus, N. araneus[9] blauer Nävus, N. coeruleus[10] Feuermal, Weinfleck, Nävus flammeus[11] Punktionsnarben[12] Kneifmale[13] Muttermale, Nävi[14] Retinopathia pigmentosa[15] stark pigmentiert[16] Mamillenpigmentierung[17] milchkaffeefarbene Pigmentflecken, Cafe-au-lait-Flecken[18] Pigmentmangel[19] 3

vitiligo [vɪt̬əlaɪgoʊ] *n term* *rel* **leukoderma**[1] [luːk-], **albinism**[2], **piebaldism**[3] [aɪ] *n term*

appearance of irregular patches of skin which are totally unpigmented due to destruction of melanocytes

vitiliginous[4] [ɪdʒ] *adj term* • **albino**[5] [ælbaɪnoʊ] *n* • **piebald** [paɪbɔːld] *adj*

» *In contrast to idiopathic vitiligo, melanoma-associated leukoderma often begins on the trunk, and its appearance should prompt*[6] *a search for metastatic disease. Piebaldism is a localized hypomelanosis that is manifested by a white forelock*[7]*. Pigmentation does not occur in the skin of albinos because of a defect in melanin metabolism, nor in areas of vitiligo because of the absence of melanocytes. Vitiligo tends to cause pruritus in anogenital folds.*

Use areas of[8] / patchy / extensive / generalized[9] ***vitiligo*** • vitiligo-like / chemical[10] / melanoma-associated / syphilitic[11] ***leukoderma*** • pseudo***leukoderma***[12] [suːdoʊ-] • ocular[13] / oculocutaneous[14] (*abbr* OCA) ***albinism*** • ***vitiliginous*** areas[8]

Vitiligo, Weißfleckenkrankheit
Leukoderm[1] Albinismus[2] Piebaldismus[3] vitiliginös[4] Patient(in) m. Albinismus, Albino[5] veranlassen[6] Stirnlocke[7] Vitiligoflecken[8] generalisierte/ komplette Vitiligo[9] durch Chemikalien verursachtes Leukoderm[10] syphilit. Leukoderm, Halsband d. Venus[11] Pseudoleukoderm[12] okulärer Albinismus[13] okulokutaner Albinismus[14]

4

lentigo [lentaɪ||iːgoʊ] *n term, pl* **-gines** [lentɪdʒəniːz] *syn* **liver spot** *n clin* *rel* **freckles** *n or* **ephelides**[1] [efe||iːlədiːz] *n term*

flat or brownish spot on the skin due to an increased number of melanocytes at the epidermodermal junction[2] in sun-exposed areas of middle-aged or elderly individuals, particularly the dorsa of the hands[3]

lentiginous[4] [lentɪdʒənᵊs] *adj term* • **freckled**[5] *adj clin* • **freckling** *n* → U25-18

» *Lentigines are darker, sparser*[6]*, and more scattered*[7] *than freckles, and do not darken or multiply* [ʌ] *with sun exposure. Freckles first appear in young children, darken with ultraviolet exposure despite use of sunscreens, and fade*[8] [eɪ] *with cessation* [ses-] *of sun exposure.*

Use solar[9] / atypical [ɪ]/ juvenile [dʒuː]/ multiple[10] ***lentigines*** • ***lentigo*** senilis[11] [ɪ]/ maligna (melanoma)[12] • juvenile[1] / senile[9] / melanotic *or* Hutchinson's[13] [ʌ]/ dark ***freckle(s)*** • multiple / axillary ***freckle(s)*** • acral [æ] ***lentiginous*** melanoma[14]

Lentigo, Linsen-, Leberfleck
Epheliden, Sommersprossen[1] dermoepidermale Junktionszone[2] Handrücken[3] lentiginös[4] sommersprossig[5] weniger zahlreich[6] verstreut[7] blasser werden[8] Leberflecken[9] multiple Lentigines, Leopard-Syndrom[10] Alterspigmentierungen, Lentigo senilis[11] Lentigo-maligna(-Melanom)[12] prämaligne Melanose[13] akrolentiginöses Melanom[14]

5

comedo *n term, pl-* **-ones** [kɒːmɪdoʊniːz] *syn* **blackhead** *n clin* *rel* **milium**[1] [mɪlɪəm] *n term, pl* **–ia** *or* **whitehead**[1] *n clin*

dilated opening of a hair follicle filled with keratin and sebum[2] [iː]

comedonal[3] *adj term* • **microcomedo** *n* • **miliaria** [eə˞] *n* • **comedo-** *comb*

» *Superficial acne* [ækni] *is characterized by comedones, either open (blackheads) or closed (whiteheads). Open comedones are the predominant clinical lesion in early adolescent acne. Intrafollicular hyperkeratosis leads to blockage of the pilosebaceous* [eɪʃ] *follicle with consequent formation of the comedo, composed of sebum, keratin, and microorganisms.*

Use closed[4] / open[5] ***comedo*** • ***comedo*** extraction / extractor[6] • acne / infected ***comedones*** • ***comedonal*** acne[7] / component • ***comedo***genic /carcinoma[8] /-like • to extrude *or* remove[9] / (un)inflamed [eɪ] ***blackheads*** • facial [eɪʃ]/ pigmented ***milia*** • colloid[10] ***milium***

Mitesser, Komedo, Comedo
Hautgrieß, Milium, Milie[1] Talg[2] von Komedonen ausgehend[3] geschlossener Komedo[4] offener Komedo[5] Komedonenquetscher[6] Acne comedonica[7] Komedokarzinom[8] Mitesser entfernen[9] Kolloidmilium, Pseudomilium colloidale[10]

6

(skin) scales [skeɪlz] *n* *syn* **squames** [skweɪmz] *n term* → U56-20 *rel* **dandruff**[1] [dændrəf], **scurf**[1] [ɜː] *n clin*

dry, platelike flakes[2] [eɪ], usually composed of excessive or abnormally shed[3] epithelial cells

scale (off)[4] *v clin* • **scaling** *n* • **scaly**[5] *adj* • **scurfy**[5] *adj* • **squamous**[6] [eɪ] *adj*

» *The lesion may be covered by dry, horny, adherent* [ɪə˞] *scales. Scales are typically found in seborrhea*[7] [iː]*, pityriasis*[8] [pɪtəraɪəsɪs]*, and psoriasis*[9] [s]*. Patients with pemphigus foliaceus* [eɪʃ] *rarely demonstrate intact blisters but rather exhibit shallow erosions associated with scale and crust formation.*

Use epidermal [ɜː]/ (greasy) [iː] scalp[10] / thick / yellowish / silvery[11] / dry[12] ***scales*** • ***dandruff*** shampoo[13] [uː] • ***scale***-like • ***scaling*** of the scalp / disease • ***squamous*** epithelium[14] [iː]/ lesions

(Haut)schuppen
Kopfschuppen[1] Schuppen[2] abgestoßen, abgeschilfert[3] (ab)schuppen, abschilfern[4] schuppig, geschuppt[5] schuppig, schuppenförmig, squamös[6] Seborrhoe[7] Pityriasis[8] Schuppenflechte, Psoriasis[9] (fettige) Kopfschuppen[10] silbergraue Schuppen[11] trockene S.[12] Schuppenshampoo[13] Plattenepithel, Epithelium squamosum[14]

7

crust [krʌst] *n* *sim* **scab**[1] [skæb] *n*, *rel* **scar**[2] *n clin*, **eschar**[3] [eskɑːr] *n term* → U140-9

deposit of dried exudates or secretions, cellular debris[4] and bacteria found on skin lesions

crust (over)[5] *v clin* • **(en)crusted**[6] *adj* • **crusting** *adj & n* • **incrustation** *n term*

» *Crusts are the result of an inadequate or inconsistent epithelial cell layer. Picking the crust*[7] *covering an opened lesion* [iːʒ] *may delay* [eɪ] *healing* [iː] *for several weeks and produce a pitted scar*[8]*. Crusting occurs* [ɜː] *in a wide variety* [aɪ] *of inflammatory* [æ] *and infectious diseases. These crusts heal without scarring*[9] [ɑː].

Use to produce or form[10]/clear away or remove[11] ***crusts*** • dry / dark / thick[12] / foul-smelling [aʊ] ***crust*** • honey-colored / serosanguineous / keratotic ***crust*** • ***crust*** formation[13] • ***encrusted*** lesion • ***crusted*** surface / ulcer [ʌ]/ skin lesion[14] • ***crusted*** plaque / eschar • ***crusted*** infection / impetigo [aɪ||iː]/ scabies[15] [skeɪbiːz] • chronic / purulent [jʊɚ]/ weeping [iː] and[16] / oozing [uː] and[16] ***crusting***

Kruste, Borke, Crusta
(Wund)schorf, Kruste[1] Narbe[2] Verbrennungs-, Ätzschorf[3] Zelltrümmer[4] verkrusten[5] verkrustet, mit e. Kruste überzogen[6] d. Kruste wegkratzen[7] tiefe Narbe[8] Narbenbildung[9] e. Kruste bilden, verkrusten[10] Krusten entfernen[11] dicke Kruste[12] Krustenbildung[13] verkrustete Hautläsion[14] Scabies crustosa[15] nässend u. krustenbildend[16]

8

macule *or* **macula** [mækjʊl||lə] *n term* *sim* **spot**[1] [spɒːt] *n clin* → U25-18f

small discolored[2] patch on the skin which is neither raised[3] above nor depressed below the skin's surface

macular[4] *adj term* • **maculo-** *comb* • **spotted**[4] *adj* • **spotty**[5] *adj clin*

» *The rashes generally occur* [ɜː] *in crops*[6] *as macules, papules, pustules* [ʌ]*, or squamous lesions. Koplik's spots*[7] *are tiny, grayish-white macules with red margins* [dʒ] *occurring during the late prodromal and early eruptive* [ʌ] *stages of measles* [iː]*. Should she use makeup to conceal* [-siːl] *spots, scars and other skin blemishes?*

Use depigmented / pink-red / tan[8] / faint [eɪ] ***macules*** • blanching[9] [ˈʃ]/ oval / facial [eɪʃ] ***macules*** • truncal [ʌ]/ widely scattered / circumscribed[10] [aɪ]/ nontender[11] ***macules*** • ***macular*** erythema[12] / seborrhea / rash • flat / discolored / cafe au lait / rose / yellowish ***spot*** • purpuric [jʊɚ]/ cotton-wool[13] / hypopigmented ***spot*** • ***maculo***-papular[14] • ***spotted*** fever[15] [iː] • ***spotty*** distribution [juːʃ]

Makula, Macula, Fleck
Fleck, Pickel[1] verfärbt[2] erhaben, die Hautoberfläche überragend[3] gefleckt, fleckig, makulös[4] fleckig, voller Pickel[5] gruppiert[6] Koplik-Flecken[7] pigmentierte Flecken[8] auf Druck abblassende Flecken[9] umschriebene Flecken[10] nicht druckschmerzhafte Flecken[11] Roseola[12] Cotton-wool-Herd[13] makulopapulös[14] Fleckfieber, -typhus[15]

9

papule *or* **papula** [pæpjʊl||lə] *n term* *sim* **plaque**[1], **patch**[2] [pætʃ] *n clin & jar*

circumscribed [ɜː], small, solid elevation on the skin less than 1 cm in diameter [aɪæ]

papular *adj term* • **papulo-** *comb* • **papulation**[3] *n* • **plaquelike** [plæk] *adj*

» *The lesions consist of dusky red*[4]*, well-localized, single or multiple plaques, 5-20 mm in diameter, usually on the face. In lichen planus a recurrent, pruritic, inflammatory eruption characterized by small discrete*[5] [iː] *angular papules that may coalesce*[6] [-es] *into rough* [rʌf] *scaly patches*[7] *is often accompanied by oral lesions. Primary lesions may include papules, erythematous macules, and vesicles, which can coalesce to form patches and plaques.*

Use moist / pinhead-sized[8] / dome-shaped[9] ***papules*** • flat-topped[10] / bluish-red / pink ***papules*** • deep / painless / pruritic [ɪ]/ umbilicated[11] [ʌm-]/ erythematous ***papules*** • urticarial / hyperkeratotic / excoriated / scaly ***papules*** • facial / grouped[12] / confluent[13] / discrete [iː]/ split ***papules*** • ***papular*** lesion / rash / eruption / mucinosis[14] [mjuːs-] • ***papular*** urticaria [ɜːrt-]/ scaling disease • reddish / scaly / papulosquamous ***plaque*** • eczematous / herald[15] / bluish-black ***patch*** • leukoplakic [luːkə-]/ shagreen[16] / salmon[17] [æ] ***patch*** • poorly demarcated[18] [iː]/ discrete / circular / scaly / leathery [e] ***patch*** • ***plaque***-like • ***papulo***squamous eruptions /nodular /pustular /vesicular

Papula, Papel
Plaque, flach erhabene (plattenförm.) Hautveränderung[1] Fleck, Plaque[2] Papelbildung[3] livid[4] einzelstehend[5] konfluieren[6] schuppige Plaques[7] stecknadelkopfgroße Papeln[8] kuppelförmige Papeln[9] pyramidenstufenartige Papeln[10] zentral genabelte Papeln[11] gruppierte Papeln[12] zusammenfließende/ konfluierende Papeln[13] Skleromyxödem, Mucinosis papulosa[14] Primärmedaillon, -plaque[15] Chagrinlederhaut[16] Storchenbiss[17] schlecht abgegrenzter Fleck[18]

10

wheal [ʰwiːl] *n term & clin* *syn* **hive** [haɪv] *n clin & jar* *rel* **urticaria** [ɜːrtɪkeɚɪə] *or* **nettle rash**[1] *n term*

evanescent[2] [es] edematous urticarial lesion accompanied by intense itching that disappears within hours; produced by exposure to allergenic substances in susceptible[3] [se] persons

» *These well-circumscribed wheals with erythematous raised serpiginous borders and blanched centers may coalesce to become giant hives. For diagnosis of cold urticaria*[4]*, an ice cube is applied to the skin for 4-5 minutes, and as the skin rewarms a wheal appears.*

Use to produce[5]/develop ***a wheal*** • skin *or* cutaneous / edematous [iː]/ erythematous ***wheal*** • urticarial / linear / blotchy[6] [tʃ]/ pruritic ***wheal*** • ***urticarial*** eruption[7]/ plaque / papule / rash[7] / vasculitis[8] [aɪ] • to suffer / scattered / recurrent[9] [ɜː] ***hives*** • ***wheal***(-and-flare) [fleɚ] reaction[10]

Quaddel, Urtica
Urtikaria, Nesselsucht[1] flüchtig[2] empfindlich[3] Kälteurtikaria, Urticaria e frigore[4] eine Quaddel hervorrufen[5] unregelmäßig begrenzte Quaddel[6] urtikarielles Exanthem[7] Urtikariavaskulitis[8] rezidivierende Urtikaria[9] Quaddelbildung mit gerötetem Hof[10]

11

vesicle [vesɪkl] *n term* *syn* **bleb** *n*,
rel **blister**[1] *n clin*, **bulla**[2] *n*, *pl* **–ae** [bʊli‖aɪ],
pustule[3] [pʌstʃʊl] *n term*

circumscribed lesion less than 5 mm in diameter which is elevated and contains fluid

vesicular[4] *adj term* • **vesiculation** *n* • **(vesiculo)pustular** *adj* • **bullous**[5] *adj* • **blister**[6] *v clin* • **blistering**[7] *n & adj*

» *Depending on their size, cutaneous blisters are referred to as vesicles (<0.5 cm) or bullae (>0.5 cm). The blisters were linear and of acute onset. First-degree burns are not blistered initially. The typical chickenpox*[8] *lesions progress from macule to papule to vesicle and begin crusting within 6 to 8 h. Relapsing crops of bullae appeared on normal skin.*

Use skin *or* cutaneous / fluid-filled / clear[9] / bloody / itchy *or* pruritic ***vesicles*** • deep-seated / superficial / crusting ***vesicles*** • weeping[10] / linear / confluent / grouped ***vesicles*** • subepidermal / oral / hemorrhagic [ædʒ]/ purulent[11] ***blister*** • intact / flaccid[12] [(k)s]/ tense[13] / ruptured [ʌ] ***blister*** • ***blister*** formation / cavity / roof[14] • ***blister*** fluid / debridement [iː] • ***vesicular*** lesion / eruption / rash / flare-up[15] / keratitis / dermatitis • emphysematous / isolated / (non-)inflammatory / mucous [juːk] membrane ***bullae*** • ***bulla*** formation[16] • ***bullous*** fluid / drug eruption / keratopathy • ***bullous*** impetigo[17] / lichen [aɪk] planus [eɪ]/ pemphigoid (*abbr* BP) • scattered / superficial / subcorneal / (peri)follicular ***pustules*** • sterile[18] / foul-smelling / ulcerated / necrotic ***pustules*** • ***pustular*** lesion / rash / acne / psoriasis[19] / folliculitis

Bläschen, Vesicula
Bläschen, Blase[1] Blase, Bulla[2] Pustel, Pustula[3] bläschenförmig, vesikulär[4] großblasig, bullös[5] Blasen hervorrufen, B. bekommen/ bilden[6] Blasenbildung; blasenbildend[7] Windpocken, Schafblattern, Varizellen[8] seröse Bläschen[9] nässende Bläschen[10] eitriges Bläschen[11] schlaffe Blase[12] pralle Blase[13] Blasendach[14] Aufschießen von Bläschen[15] Blasenbildung[16] großblasige Impetigo, Impetigo bullosa[17] sterile Pusteln[18] Psoriasis pustulosa[19]

12

erosion [ɪroʊʒᵊn] *n term* *rel* **excoriation**[1], **denudation**[2],
ulcer[3] [ʌlsɚ] *n term* → U89-17

(i) a moist, circumscribed, usually depressed lesion that results from destruction or progressive wearing [eɚ] away[4] of superficial tissue layers, esp. the epidermis
(ii) a shallow ulcer which may heal without scarring[5]; an excoriation is a traumatic erosion or ulcer which is often linear, e.g. a deep scratch

(non)erosive [ɪroʊsɪv] *adj term* • **erode**[6] [ɪroʊd] *v* • **denude** [dɪnuːd] *v*

» *Tying the tape too tightly can cause erosion of the skin and venous* [iː] *congestion* [dʒe] *above the tie. The painless silver-gray erosion surrounded by a red periphery on the glans is suggestive of syphillis. Erythema multiforme major with extensive denudation of skin is best treated in a burn unit. Skin irritation caused itching and severe excoriation from scratching.*

Use cutaneous / superficial / deep / punctate[7] [ʌ]/ inflammatory[8] / crusted ***erosion*** • bony / joint / duodenal / oral ***erosion*** • gastric[9] / mucosal[10] / corneal[11] / cervical[12] [sɜː] ***erosion*** • epidermal / endothelial / superficial / extensive[13] ***denudation*** • skin / severe / perineal [iː] ***excoriation*** • ***erosive*** lichen planus[14] / lesions • ***erosive*** gastritis / arthritis / esophagitis[15] [dʒaɪ] • ***denuded*** skin / area[16] • ***denuding*** endothelial injury

Erosion
Exkoriation, Abschürfung[1] Denudation, Abschwimmen d. Epidermis[2] Geschwür, Ulkus[3] Abschwimmen[4] Narbenbildung[5] erodieren, zerfressen[6] punktförm. Erosion[7] entzündl. Erosion[8] Magenerosion[9] Schleimhauterosion[10] Hornhauterosion, Erosio corneae[11] Portioerosion[12] großflächige Freilegung d. Dermis[13] erosiver Lichen ruber[14] erosive Ösophagitis[15] (von d. Epidermis) entblößtes Areal[16]

13

lichenification [laɪkᵊn-] *n term* *rel* **keratinization** *or* **cornification**[1] *n term*

leathery induration and thickening of the skin with hyperkeratosis, due to a chronic inflammation caused by scratching[2] or long-continued irritation

lichenoid, -ified[3] *adj term* • **lichen**[4] *n* • **kera(tino)-** *comb* • **corn**[5] *n clin*

» *Pruritus* [aɪ] *ani* [eɪnaɪ] *may present as erythema, fissuring*[6] [ʃ], *maceration*[7] [s] *lichenification, and fibrosis of the perianal skin. Scratching or rubbing* [ʌ] *may lead to lichenification.*

Use flexural[8] [flekʃʊɚᵊl] ***lichenification*** • ***lichen*** planus[9] [eɪ]/ sclerosus / simplex chronicus • surface / marked[10] ***keratinization*** • ***kerat***itis /osis /olytic /oderma /omalacia [eɪʃ] /oconjunctivitis • ***lichenoid*** reaction / papule / infiltrate • ***lichenified*** plaque / amyloidosis[11]

Lichenifikation
Verhornung, Keratinisierung[1] Kratzen[2] lichenoid, lichenartig[3] Lichen, Flechte[4] Hühnerauge, Clavus[5] Fissurenbildung[6] Mazeration, Aufweichung d. Haut[7] lichenifiziertes Beugeekzem[8] Lichen ruber planus[9] starke Verhornung[10] lichenoide Amyloidose[11]

14

impetigo [ɪmpətaɪ‖iːgoʊ] *n term*

contagious [eɪdʒ] superficial pyoderma [aɪ], caused by cocci [aɪ] most commonly occurring on the face, beginning with a superficial flaccid [(k)s] vesicle which ruptures and forms a thick yellowish crust

impetiginous[1] [ɪdʒ] *adj term* • **impetiginization**[2] *n* • **impetiginized** [ɪdʒ] *adj*

» *Erosions covered by honey-colored crusts are diagnostic of impetigo. Perianal* [eɪ] *scratching may result in excoriation and impetigo. We first have to exclude underlying* [aɪ] *dermatosis with secondary impetiginization.*

Use bullous [ʊ]/ crusted / streptococcal ***impetigo*** • ***impetigo*** contagiosa[3] [eɪdʒ]/-like lesion • ***impetiginous*** lesion / eczema • ***impetiginized*** area / scabies [eɪ]

Impetigo, Eiterflechte
impetigoartig, impetiginös[1] Impetiginisation[2] Impetigo contagiosa[3]

15

furuncle [fjʊəʌŋkl] *n term* *syn* **boil** *n clin, rel* **abscess**[1], **whitlow** *or* **felon**[2] *n clin*

painful nodule caused by a suppurative[3] [ʌ] staphylococcal infection originating in a hair follicle

furunculosis[4] *n term* • **furunculous** *adj* • **carbuncle**[5] *n* • **boil-like** *adj clin* • **gumboil**[6] [gʌmbɔɪl] *n*

» *Furuncles usually start in infected hair follicles. Carbuncles develop more slowly than single furuncles and may be accompanied by fever and prostration. Herpetic whitlow may occur [ɜː] by inoculation of virus via a break in the epidermal surface or by direct introduction of virus into the hand, e.g. through occupational [eɪʃ] exposure. A felon should be drained where it points—usually in the mid pad—by a central longitudinal incision [sɪʒ].*

Use to pick/squeeze[7] [iː] /incise [aɪ]/drain ***a furuncle*** • nasal[8] / labial[9] [eɪ] ***furuncle*** • to produce/form/arise [əraɪz] from ***boils*** • recurrent[10] [ɜː]/ Aleppo[11] ***boil*** • acute / chronic *or* cold[12] / subcutaneous[13] ***abscess*** • collar-button[14] [ʌ]/ deep neck ***abscess*** • brain / perianal[15] / pyogenic [paɪədʒenɪk] ***abscess*** • bacterial [ɪə]/ micro/ macro***abscess*** • ***abscess***-forming[16] / lancet [ˈs]/ drainage[17] • herpetic[18] [hɜːr-] ***whitlow*** • ***whitlow*** lesion / on the thumb [θʌm] • finger / bacterial ***felon***

Furunkel
Abszess[1] Panaritium, Nagelgeschwür[2] eitrig, purulent[3] Furunkulose[4] Karbunkel[5] submuköser Zahnfleischabszess, Parulis[6] e. Furunkel ausdrücken/ -quetschen[7] Nasenfurunkel[8] Lippenfurunkel[9] rezidivierender Furunkel[10] Orient-, Aleppobeule, kutane Leishmaniose[11] chronischer/ kalter/ tuberkulöser Abszess[12] subkutaner Abszess[13] Kragenknopfpanaritium[14] perianaler Abszess[15] abszessbildend, abszedierend[16] Abszessdrainage[17] Herpesparonychie[18]

16

verruca [vəruːkə] *n term, pl* **-ae** [iː] *syn* **wart** [wɔːrt] *n clin, rel* **skin tag**[1] *n*

flesh-colored growth characterized by circumscribed hypertrophy of the papillae of the corium, with a horny surface due to thickening of the malpighian, granular, and keratin layers of the epidermis

verrucous[2] [vəruːkəs] *adj term* • **verruciform**[2] *adj* • **warty**[2] *adj clin*

» *Verrucae (common warts) are round or oval elevated lesions with rough surfaces composed of multiple rounded or filiform keratinized projections, commonly on the fingers and hands. Flesh-colored or hyperpigmented pedunculated tags[3] on the neck, axilla or groin may become irritated and can be removed with a curette or by freezing with liquid nitrogen[4] [aɪ].*

Use ***verruca*** plana juvenilis / vulgaris / plantaris[5] • common[6] / viral [aɪ]/ plantar[5] / venereal[7] [ɪə] ***wart*** • (ano)genital[7] [dʒe]/ periungual [ʌ]/ flat / filiform[8] ***wart*** • ***wart*** virus[9] /-like lesion /-free interval / removal / therapy • ***verrucous*** skin lesion / papules / carcinoma • ***warty*** growth[10] / surface • superficial / external ***skin tag*** • hypertrophic / mucosal / cutaneous[1] [eɪ] ***tag***

Warze, Verruca
Hautanhängsel[1] warzenartig, verrukös[2] gestielte Anhängsel[3] flüssiger Stickstoff[4] Fußsohlenwarze, Verruca plantaris[5] gewöhnliche Warze, Verruca vulgaris[6] Condyloma acuminatum, spitze(s) Feigwarze/ Kondylom[7] Verruca filiformis, fadenförm. Warze[8] Warzen-, Papillomavirus[9] warzenähnliche Wucherung[10]

17

Unit 115 Clinical Abbreviations & Acronyms

Important Note: The entries in this unit are **listed alphabetically**. Additional abbreviations and acronyms can be found in all other units with the respective entries. To look them up please refer to the **index** where all are listed alphabetically.

a	**arterial**	arteriell
a.m.	**in the morning**	Vormittag; vormittags
A/O	**alert and oriented**	wach und orientiert
A_2	**aortic second sound**	2. Herzton
AA	**amino acid**	Aminosäure
	African-American	Amerikaner(in) afrikanischer Abstammung
AAA	**abdominal aortic aneurysm**	abdominelles Aortenaneurysma
AAOx3	**awake, alert, oriented x 3** *(to person, place, time)*	wach und orientiert
abn, ABNL	**abnormal**	abnorm, gestört
ABP	**arterial blood pressure**	arterieller Blutdruck
ABW	**actual body weight**	derzeitiges Körpergewicht
ac	**before meals** *(ante cibum)*	vor den Mahlzeiten
AC	**alternating current**	Wechselstrom
ACLS	**advanced cardiac life support**	erweiterte kardiolog. Reanimationsmaßnahmen
AGA	**appropriate gestational age**	der Schwangerschaftswoche entsprechende Reifung
AED	**automatic external defibrillator**	automatischer externer Defibrillator
ALL	**acute lymphatic leukemia**	akute lymphatische Leukämie
All.	**allergies**	Allergien
ALS	**amyotrophic lateral sclerosis**	amyotropische Lateralsklerose
AMI	**acute myocardial infarction**	akuter Herzinfarkt
amt.	**amount**	Menge
AGF	**angle of greatest flexion**	max. Beugewinkel
AOB	**alcohol on breath**	Atemalkohol
APE	**acute pulmonary edema**	akutes Lungenödem
	acute pulmonary embolism	akute Lungenembolie
APLS	**advanced pediatric life support**	erweiterte pädiatr. Reanimationsmaßnahmen
APH	**ante-partum hemorrhage**	Blutung vor der Geburt
	anterior pituitary hormone	Hypophysenvorderlappenhormon
ARC	**American Red Cross**	Amerikan. Rotes Kreuz
ARD	**acute respiratory distress**	akute Atemnot
ARF	**acute renal failure**	akutes Nierenversagen
AROM	**artificial rupture of membranes**	Blasensprengung
aROM	**active range of motion**	aktive Beweglichkeit
ASA	**acetylsalicylic acid** *(aspirin)*	Azetylsalizylsäure

ASAP	as soon as possible	ehestmöglich
ASHD	arteriosclerotic (or atherosclerotic) heart disease	koronare Herzkrankheit, KHK
AST	aspartate aminotransferase *(formerly SGOT)*	Aspartataminotransferase, AST, ASAT
ATLS	advanced trauma life support	erweiterte traumatolog. Reanimationsmaßnahmen
av	average	Durchschnitt; durchschnittlich
AWL	absence without leave	unerlaubte Abwesenheit
B/C	blood cultures	Blutkulturen
BAT, B.A.T	blunt abdominal trauma	stumpfes Bauchtrauma
BBP	blood-borne pathogen	hämatogen übertragbarer Erreger
BHT	blunt head trauma	stumpfes Schädeltrauma
bib	drink	trinke
BIBA	brought in by ambulance	mit d. Rettungswagen eingeliefert
BID	brought in dead	tot eingeliefert
BNTI	blind nasotracheal intubation	blinde nasotracheale Intubation
BRBPR	bright red blood per rectum	frische rektale Blutung
BS, B/S	blood sugar	Blutzucker
	bowel sounds	Darmgeräusche
	breath sounds	Atemgeräusche
BSA	body surface area	Körperoberfläche
	bovine serum albumin	Rinderserumalbumin
BSE	bovine spongiform encephalopathy	BSE, Rinderwahnsinn
BSI	body substance isolation	Entnahme v. Gewebeproben, Blut u. Körperflüssigkeiten
BSO	bilateral salpingo-oophorectomy	beidseitige Salpingo-oophorektomie
BTLS	basic trauma life support	traumatolog. Basismaßnahmen zur Reanimation
BVM	bag-valve mask	Beatmungsbeutel
C	centigrade, Celsius	Celsius
c	with *(cum)*	mit
cc	cubic centimeter	Kubikzentimeter
c.m.	tomorrow morning	morgen früh
c.p.s	cycles per second	Umdrehungen/Sekunde
c/min	cycles per minute	Umdrehungen/Minute
CA, Ca	carcinoma	Karzinom
CCU	coronary/cardiac care unit	kardiolog. Intensivstation
CF	cardiac failure	Herzversagen
	cystic fibrosis	Mukoviszidose, zystische Fibrose
CHB	complete heart block	totaler Herzblock
Charr.	Charrière *(see also F)*	Charrière *(= 1/3 mm)*
CHI	closed head injury	gedecktes Schädeltrauma
CJD	Creutzfeldt-Jakob disease	Creutzfeldt-Jakob-Krankheit
CME	continuing medical education	medizinische Fortbildung
CN 2–12	cranial nerves 2–12	Hirnnerven 2–12
CP	chest pain	Schmerzen i. Brustraum
CS	Cesarean section	Kaiserschnitt
C & S	culture & sensitivity	Kultur & Resistenzbestimmung
CTA	clear to auscultation	auskultatorisch frei
CTD	close to death	im Sterben

CY	calendar year	Kalenderjahr
d/c, dc	discontinue	(Therapie) absetzen
	discharge	Entlassung; Sekret, Ausfluss, Absonderung
	diarrhea/ constipation	Durchfall/ Obstipation
D/W	dextrose in water	Dextrose-Infusionsflüssigkeit
D5 W	dextrose 5% in water	5% Dextrose in Wasser
dbl	double	doppelt
DC	direct current	Gleichstrom
D & C	dilatation & curettage	Dilatation & Kürettage, Ausschabung d. Gebärmutter
deg	degree	Grad, Ausmaß
	degeneration	Degeneration
devel	develop(ment)	entwickeln; Entwicklung
DH_x	drug history	Arzneimittelanamnese
DIC	disseminated intravascular coagulation	Verbrauchskoagulopathie
DIU	death in utero	intrauteriner Fruchttod
DNI	do not intubate *(cf. DNR)*	keine Intubation
DoH	Dept. of Health *(UK)*	Gesundheitsministerium
doz	dozen	Dutzend
DM	diabetes mellitus	Zuckerkrankheit, D.m.
DP	distal pulses	periphere Pulse
dsg	dressing	Verband
DPOA	durable power of attorney	ständige Sachwalterschaft *(bei Geschäftsunfähigkeit)*
DR	delivery room	Kreißsaal
DRT	dead right there	tot am Unfallort
dT	tetanus booster with diphtheria booster	Tetanus-Diphtherie-Auffrischung(simpfung)
DTV	due to void by .... *(time)*	Harnblase entleeren bis ... (bei Z.n. Op i. Harntrakt)
DUI	driving under the influence *(of alcohol)*	Trunkenheit am Steuer
DVT	deep vein thrombosis	tiefe Venenthrombose
DWAI	driving while ability impaired	Inbetriebnahme e-s KFZ trotz eingeschränkter Fahrtüchtigkeit
EBL	estimated blood loss	geschätzter Blutverlust
EDP	emotionally disturbed person	psychisch Kranke(r)
EENT	ears, eyes, nose, throat	Ohren, Augen, Nase, Hals
EHS	extremely hazardous substance *(= hazmat)*	Gefahrengut, -stoff
EMB	eosin-methylene blue	Eosin-Methylenblau
EMD	electromechanical dissociation *(see PEA)*	elektromechanische Entkoppelung/ Dissoziation
EMD	emergency medical doctor	Notarzt/-ärztin
EOA	esophageal obturator airway	Ösophagusobturator
EOH	ethyl alcohol	Ethanol, Äthylalkohol
EOMI	extraocular muscles intact	Augenbewegungen normal
EP	ectopic pregnancy	ektopische Schwangerschaft
	electrophysiologic	elektrophysiologisch
	emergency physician	Notarzt/-ärztin
epith	epithelial	d. Epithel betreffend
EPS	extrapyramidal symptoms	extrapyramidale Symptome
equiv	equivalent	Entsprechung; entspricht
ESRD	end-stage renal disease	terminale Niereninsuffizienz
est	estimate / estimation	bewerten, (ein)schätzen; Beurteilung

ETI	**endotracheal intubation**	endotracheale Intubation
ETT	**exercise treadmill test**	Belastungsergometrie
EUA	**examination under anesthesia**	Untersuchung in Vollnarkose
EW	**emergency ward**	Notaufnahme
F	**Fahrenheit**	Fahrenheit
	French scale *(cf. Charr.)*	Charrière-Skala
f/	**female**	Frau, weiblich
F&R	**force & rhythm**	Pulsstärke & -rhythmus
FD	**fatal dose**	letale Dosis
	freeze-dried	gefriergetrocknet
FHR	**fetal heart rate**	fetale Herzfrequenz
fl	**fluid**	Flüssigkeit
FL	**flatline** *(EEG)*	Nullinien-*(EEG)*
FMP	**final menstrual period**	letzte monatliche Regelblutung, Menopause
FOS	**full of stool** *(esp. on x-ray)*	obstipiert, verstopft
FROM	**full range of motion**	frei beweglich
ft	**foot** *(= 12 inches)*	Fuß *(= 30,48 cm)*
FTT	**failure to thrive**	Gedeihstörung
FU, F/U	**follow-up**	Nachsorge, -untersuchung
FWB	**full weight-bearing**	volle Belastung
F_x	**fracture**	Knochenbruch, Fraktur
FYI	**for your information**	zu Ihrer Information
G/W	**glucose in water**	Glukoselösung
G6PD	**glucose-6-phosphate dehydrogenase**	Glukose-6-Phosphat-Dehydrogenase
gal	**galactose**	Galaktose
GCS	**Glasgow Coma Scale**	Glasgow-Koma-Skala
gm, g	**gram**	Gramm
GOMER, Gomer	**get out of my emergency room** *(originally a problem patient seeking treatment for minor complaints – now a hospital slang term for elderly patients with multiple medical problems unable to communicate their complaints)*	schwierige(r) ältere(r) Patient(in)
h, hr, H	**hour**	Stunde
h.d.	**at bedtime** *(hora decubiti)*	vor dem Schlafengehen
HCVD	**hypertensive cardiovascular disease**	Hochdruckherz, Hochdruck-Herzkrankheit
HBC	**hyperbaric chamber**	Überdruckkammer
HD	**hearing distance**	Hörweite
HEMS	**Helicopter Emergency Medical Services** *(UK)*	Flugrettung mit Rettungshubschrauber
HI	**hemagglutination inhibition (test)**	Hämagglutinationshemmtest
HSM	**hepatosplenomegaly**	Hepatosplenomegalie
HTN	**hypertension**	Bluthochdruck, Hypertonie
HVD	**hypertensive vascular disease**	hypertonische Gefäßerkrankung
H_x	**history**	Vorgeschichte, Anamnese
Hz	**hertz (cycles/ second)**	Hertz
HZ	**hazard zone**	Gefahrenzone
I&D	**incision & drainage**	Drainage durch Inzision
IA	**incurred accidentally**	unfallbedingt, akzidentell
IBW	**ideal body weight**	Idealgewicht
ICS	**intercostal space**	Zwischenrippen-, Interkostalraum
ICT	**inflammation of connective tissue**	Bindegewebsentzündung
IDA	**iron deficiency anemia**	Eisenmangelanämie
IDDM	**insulin-dependent diabetes mellitus**	insulinpflichtiger Diabetes

IHSS	**idiopathic hypertrophic subaortic stenosis**	IHSS
IM	**internal medicine**	innere Medizin
in d.	**daily**	täglich
in	**inch**	Inch *(ca. 2,5 cm)*
inj	**injury**	Verletzung
	inject, injection	injiziere; Injektion
inop	**inoperable**	inoperabel
int	**internal**	innere
IOP	**intraocular pressure**	Augeninnendruck
IPPB	**intermittent positive pressure breathing**	intermittierende Überdruckbeatmung
IU	**international units**	internationale Einheiten
IVR	**idioventricular rhythm**	idioventrikulärer Rhythmus
kcal	**kilocalorie**	Kilokalorie
KVO	**keep veins open**	langsamste Infusionsgeschwindigkeit
L	**liter**	Liter
lb	**pound** *(weight)*	Pfund *(= 0,45 kg)*
LBP	**low(er) back pain**	Kreuzschmerzen
LCTA	**lungs clear to auscultation**	Lungen auskultatorisch frei
LDH	**lactic dehydrogenase**	Laktat-Dehydrogenase
LE	**lower extremities**	Beine
	lupus erythematosus	Lupus erythematodes
LET	**lidocaine, epinephrine and tetracaine** *(topical anesthetic)*	Lidocain, Adrenalin & Tetracain
LGIB	**lower gastrointestinal bleeding**	untere Gastrointestinalblutung
LIF	**left iliac fossa**	linke Fossa iliaca, linker unterer Quandrant
LMA	**laryngeal mask airway**	Larynxmaske
LMD	**local medical doctor**	niedergelassene(r) Arzt/ Ärztin
LOC	**level of consciousness**	Bewusstseinslage
	loss of consciousness	Bewusstlosigkeit, Ohnmacht
LPM	**liters per minute**	Liter pro Minute
LR	**lactated Ringer's** *(solution)*	Ringer-Laktat-Lösung
lt	**left**	links
LV	**left ventricle**	linke Herzkammer
LVEDP	**left ventricular end-diastolic pressure**	linksventrikulärer enddiastolischer Druck
Lx	**laxative**	Abführmittel
M.	**mix**	mische
m.dict.	**as directed** *(= modo dictu)*	wie angegeben
mμ	**millimicron** *(= nanometer)*	Millimikron, Nanometer
MAE	**moves all extremities**	kann alle Glieder bewegen
MCI	**mass casualty incident**	Massenunfall
ME	**medical examiner**	Gerichtsmediziner(in)
mEq, meq	**milligram equivalent**	Milliäquivalent
MIC	**minimum inhibitory concentration**	minimale Hemmkonzentration
micro	**microscopic**	mikroskopisch
mL	**milliliter**	Milliliter (ml)
mo, mos.	**month(s)** *also* **3/12**	Monat(e); drei Monate
MO	**mental observation** *(psychiatr. patients)*	Beobachtung bei Verdacht auf psychische Krankheit
MOI	**mechanism of injury**	Verletzungsmechanismus
mol wt	**molecular weight**	Molekulargewicht
mOsm	**milliosmole**	Milliosmol

MR	**mental retardation**	Intelligenzminderung
MRG	**murmurs, rubs or gallops**	Herz-, Reibegeräusche oder Galopprhythmus
MS	**mental status**	Neurostatus
	multiple sclerosis	multiple Sklerose, MS
	mitral stenosis	Mitralstenose
MVA	**motor vehicle accident**	Verkehrsunfall
MVC	**motor vehicle collision**	Verkehrsunfall
MVO_2	**myocardial oxygen demand**	myokardialer Sauerstoffverbrauch
MVP	**mitral valve prolapse**	Mitralklappenprolaps
n.r., non rep.	**do not repeat** *(= non repetatur)*	nicht wiederholen
N/V/D/C	**nausea/ vomiting/ diarrhea/ constipation**	Übelkeit/ Erbrechen/ Diarrhö/ Obstipation
NABS	**normoactive bowel sounds**	Darmgeräusche unauffällig
NAD	**no acute distress**	keine Akutbeschwerden
	no apparent distress	keine offensichtliche akute Symptomatik
NC	**nasal cannula**	Nasenkanüle
NC/AT	**normocephalic/ atraumatic**	keine Kopfverletzungen
ND	**non-distended**	nicht gebläht *(bes. Abdomen)*
NGT	**nasogastric tube**	Nasen-Magen-Sonde
NH	**nursing home**	Pflegeheim
NK(D)A	**no known (drug) allergies**	keine (Arzneimittel)allergien bekannt
NL, nml norm	**normal**	unauffällig
NPO, n.p.o	**nothing by mouth** *(nil per os)*	nüchtern
NPN	**nonprotein nitrogen**	Nicht-Protein-Stickstoff
NR	**normal range**	(im) Norm(al)bereich
NRB NR(F)M	**non-rebreathing (face) mask**	Sauerstoffmaske ohne Rückatmung
NS	**not significant**	nicht signifikant
	normal saline *(0,9% NaCl)*	physiol. Kochsalzlösung
NSD	**normal spontaneous delivery**	normale Spontangeburt
NT	**non-tender**	nicht druckdolent
NTG	**nitroglycerin**	Nitroglyzerin
NYD	**not yet diagnosed**	noch nicht diagnostiziert
o.s., OS	**left eye**	linkes Auge
OBS	**obstetrics**	Geburtshilfe
	organic brain syndrome	organ. Psychosyndrom
OOB	**out of bed**	nicht mehr bettlägrig
Op., op	**operation**	Operation, Eingriff
OPA	**oropharyngeal airway**	oropharyngealer Tubus
	outpatient appointment	Ambulanztermin
OPV	**outpatient visit**	Ambulanzbesuch
org	**organism**	Erreger
ORIF	**open reduction & internal fixation**	offene Reposition & innere Fixation
oz.	**ounce**	Unze *(= 28,35 g)*
P&A	**percussion & auscultation**	Auskultation & Perkussion
PAC	**premature atrial contraction**	supraventrikuläre atriale Extrasystole
$PaCO_2$	**arterial carbon dioxide partial pressure**	arterieller Kohlendioxidpartialdruck
PACU	**postanesthesia care unit**	anästhesiolog. Intensivstation
PALS	**pediatric advanced life support** *(also APLS)*	erweiterte pädiatr. Reanimationsmaßnahmen
PaO_2	**partial arterial oxygen pressure**	arterieller Sauerstoffpartialdruck
PASG	**pneumatic anti-shock garment**	Antischockhose
PAT	**paroxysmal atrial tachycardia**	paroxysmale Vorhoftachykardie
	pre-admission testing	ambulante präoperative Abklärung
PCD	**pacing cardioverter/ defibrillator** *(cf. ICD)*	implantierbarer Kardioverter-Defibrillator
pCO_2	**partial pressure of CO_2**	Kohlendioxidpartialdruck
PCP	**pneumocystis carinii pneumonia**	Pneumocystis carinii-Pneumonie
	primary care physician	Hausarzt, -ärztin
PCR	**patient care record/ report**	Pflegebericht; Pflegerapport
PDA	**patent ductus arteriosus**	offener Ductus arteriosus
PDR	**physician's desk reference**	Arzneimittelverzeichnis *(Rote Liste, Austria-Codex)*
PE	**pulmonary edema**	Lungenödem
	pulmonary embolism	Lungenembolie
PEA	**pulseless electrical activity**	pulslose elektrische Herzaktivität
pen	**penetrating**	durchdringend, penetrierend
pend	**pending**	noch ausstehend
perf	**perforating, perforated**	perforierend; perforiert
PDU	**perforated duodenal ulcer**	perforiertes Duodenalulkus
PG	**pregnant**	schwanger
	postgraduate	nach d. Diplom/ Promotion
PIA	**personal injury accident** *(= MVA w/ injuries)*	Unfall mit Personenschaden
PJC	**premature junctional contraction**	vorzeitige junktionale (AV-)Kontraktion
pl, PLT	**platelets**	Thrombozyten
p.m.	**in the afternoon**	nachmittags
PNB	**pulseless non-breathing**	pulslos & ohne Atmung
PO, p.o.	**orally, by mouth** *(per os)*	oral
POD	**postoperative day**	postoperativer Tag
PO_2	**oxygen pressure/ tension**	Sauerstoffdruck
POLST	**physician's orders for life-sustaining treatment**	ärztl. Anweisungen bzgl. lebenserhaltender Therapie
PPD	**purified protein derivative**	gereinigtes Proteinderivat *(Tuberkulinprobe)*
	packs per day	Zigarettenpackungen pro Tag
ppm	**parts per million**	Milligramm pro Kilogramm
ppt	**precipitate**	Niederschlag; ausfällen
p.r.	**per rectum**	rektal
prep	**preparation** *(esp. for surgery)*	Vorbereitung; Zubereitung
pt./pts.	**patient(s)**	Patient(en)
PTA	**prior to admission**	vor der Aufnahme, präklinisch
PT(C)A	**percutaneous transluminal (coronary) angioplasty**	perkutane transluminale Angioplastie (d. Koronararterien)
PTC	**percutaneous transhepatic cholangiography**	perkutane transhepatische Cholangiografie
PTX	**pneumothorax**	Pneumothorax
p.v.	**vaginal** *(per vaginam)*	vaginal
PVC	**premature ventricular contraction** *(cf. VPB)*	ventrikuläre Extrasystole
P-Y	**pack years** *(smoking)*	Jahre i. d. jem. tägl. 1 Pkg. Zigaretten geraucht hat
qt	**quart**	Quart *(= 0,95 Liter)*
RA	**right atrium**	rechter Vorhof
	rheumatoid arthritis	progredient chronische Polyarthritis
RBBB	**right bundle branch block**	Rechtsschenkelblock

RCM	**right costal margin**	rechter Rippen(bogen)rand
req	**require**	benötigen
RF	**renal failure** **rheumatic fever** **rheumatoid factor**	Nierenversagen rheumatisches Fieber Rheumafaktor
RIND	**reversible ischemic neurologic deficit**	reversibles ischämisches neurolog. Defizit
RL	**Ringer's lactate** *(also LR)*	Ringer-Laktat-Lösung
RM	**respiratory movements**	Atembewegungen
RMA	**refuses medical assistance**	verweigert ärztliche Hilfe
ROT	**rule of thumb**	Faustregel
RRR	**regular rate & rhythm**	Puls unauffällig
RSI	**rapid sequence induction** *(anesthesia)*	Anästhesie mit kurzer Anflutungszeit
RSR	**regular sinus rhythm**	regelmäßiger Sinusrhythmus
rt	**right**	rechts
RTC	**return to clinic**	ambulanter Wiederbestelltermin
RVH	**right ventricular hypertrophy**	Rechtsherzhypertrophie
RVR	**rapid ventricular response**	schnelle Kammerüberleitung
R_x	**prescription, take** *(medicine)*	Verordnung, Rp
s	**without** *(sine, cf. W/O)*	ohne
S/E	**systematic enquiry** *(BE)*	systemat. Organanamnese
s/p	**status post**	Zustand nach
S/S	**signs and symptoms**	Symptomatik
SaO_2	**arterial oxygen saturation**	arterielle Sauerstoffsättigung
SARS	**servere acute respiratory syndrome**	schweres akutes respiratorisches oder Atemwegssyndrom
SBE	**subacute bacterial endocarditis**	subakute bakterielle Endokarditis
SFM	**simple face mask**	Notfallbeatmungsmaske
SH, SH_x	**social history**	Sozialanamnese
SI(L)	**seriously ill (list)**	schwer krank, Liste der Schwerkranken
Sig.	**write on label**	Signatur *(pharm.)*
SITREP	**situation report**	Lagebericht
SOL	**space-occupying lesion**	Raumforderung
SOP	**standard operating procedures**	standardisierte Operationsrichtlinien
sp gr, SG	**specific gravity**	spezifisches Gewicht
spec	**specimen**	(Gewebe)probe
sq	**square**	Quadrat-
stat	**immediately** *(statim)*	unverzüglich
std	**standard**	Standard, Standard-
STS	**serologic test(s) for syphilis**	serologischer Syphilistest, Lues-, Syphilisserologie
SVT	**supraventricular tachycardia**	supraventrikuläre Tachykardie
S_x	**symptoms**	Symptome
SXR	**skull x-ray**	Schädelröntgen
sym	**symmetrical**	symmetrisch
TA	**traffic accident**	Verkehrsunfall
TAH	**total abdominal hysterectomy**	totale abdominelle Hysterektomie
TB	**tuberculosis**	Tuberkulose
TBF	**total body failure**	Multiorganversagen

Td	**tetanus toxoid without diphtheria booster**	Tetanus-Diphtherie-Impfstoff mit verringertem Diphtherietoxoid-Gehalt
TKO	**to keep open**	IV Nadel durch langsame Infusion offenhalten
TLC	**tender loving care**	fürsorgliche Pflege
T_{max}	**maximal temperature**	Maximaltemperatur
TPR	**temperature, pulse, respiration**	Temperatur, Puls und Atemfrequenz
tsp	**teaspoon**	Teelöffel *(= 5 g)*
TT	**thrombin time**	Thrombinzeit
TTS	**transdermal therapeutic system**	transdermales therapeutisches System
TU	**tuberculin unit**	Tuberkulineinheit
TV	**tidal volume**	Atemzugvolumen
TVH	**transvaginal hysterectomy**	vaginale Hysterektomie
U, u	**unit**	Einheit
U/P	**urine/plasma ratio**	Plasma-Harn-Konzentration
UCHD	**usual childhood diseases**	übliche Kinderkrankheiten
UA, U/A	**urine analysis**	Urinuntersuchung
UGIB	**upper gastrointestinal bleeding**	obere Gastrointestinalblutung
unk	**unknown**	unbekannt
US, U/S	**ultrasound**	Ultraschall
ut.dict.	**as directed**	wie angegeben
V, vol	**volume**	Volumen
vag hyst	**vaginal hysterectomy**	vaginale Hysterektomie
VFIB	**ventricular fibrillation**	Kammerflimmern
VPB	**ventricular premature beats**	ventrikuläre Extrasystolen
VPC	**ventricular premature contraction**	ventrikuläre Extrasystole
V/Q scan	**ventilation-perfusion scan**	Ventilations- u. Perfusionsszintigrafie
vs.	**versus**	gegen, gegenüber
VSA	**vital signs absent**	Vitalfunktionen fehlen
VSS	**vital signs stable**	Vitalfunktionen stabil
VT	**ventricular tachycardia**	ventrikuläre Tachykardie
WB	**whole blood**	Vollblut
w/c	**wheelchair**	Rollstuhl
w/o	**without** *(cf. s)*	ohne
WDWN	**well-developed, well-nourished**	gut entwickelt u. in gutem Ernährungszustand
W/F	**white female**	Patientin weißer Hautfarbe
wk, /52	**week, e.g. 3/52**	Woche, z. B. drei Wochen
W/M	**white male**	Patient weißer Hautfarbe
WPD	**warm, pink, dry** *(skin signs)*	(Haut) warm, rosa & trocken
WPW	**Wolff-Parkinson-White Syndrome**	WPW-, Präexzitationssyndrom
W/R	**ward round**	Stationsvisite
wt	**weight**	Gewicht
x	**times, fold** *(8x = eight-fold)*	-fach, z. B. 8-fach
Y/O	**years old**	Jahre alt
YOB	**year of birth**	Geburtsjahr
yr	**year**	Jahr
ZE	**Zollinger-Ellison syndrome**	Zollinger-Ellison-Syndrom
ZN	**Ziehl-Neelsen**	Ziehl-Neelsen-Färbung
?	**query ...**	Verdacht auf ...
µg	**microgram**	Mikrogramm
µmol	**micromole**	Mikromol

Unit 116 Routine Lab Studies

Related Units: 117 **Diagnosis**, 118 **Diagnostic Procedures**, 89 **Pathology**, 86 **Histology**, 81 **Biochemistry**, 83 **Cell Biology**, 84 **Genetics**

pathology laboratory *n term* *syn* **path lab** [pæθ læb] *n jar* → U89-1

unit in a hospital where histopathologic, microbiologic [aɪ], biochemical, hematologic, microscopic and immunologic investigations are performed; in Britain pathologists also perform autopsies [ɒː]

pathologic(al)[1] *adj term* • **pathologist**[2] [pəθɒːlədʒɪst] *n* • **pathology**[3] *n*

» *Other groups at high risk of hepatitis [aɪ] B include staff at hemodialysis [-daɪæləsɪs] centers, and physicians [ɪʃ], nurses [ɜː], and personnel working in clinical and pathology laboratories and blood banks[4].*

Use hematology / bacteriology[5] / oncology / research[6] / microbiology[7] [aɪɒː] ***laboratory*** • toxicology / clinical ***lab*** • ***laboratory*** medicine / examination[8] / techniques [tekniːks]/ procedures [siː] • ***laboratory*** evaluation / technician [ɪʃ] on-call[9] / pathologist • ***laboratory*** animals[10] / apparatus [eɪ] • ***laboratory*** parameter / values[11] • clinical[12] / surgical [sɜːrdʒ-]/ cellular[13] [se] ***pathology***

Pathologielabor
krankhaft, pathologisch[1] Pathologe/-in[2] Pathologie, patholog. Befund[3] Blutbanken[4] bakteriolog. Labor[5] Forschungslabor(atorium)[6] mikrobiolog. Labor[7] Laboruntersuchung[8] diensthabende(r) Laborant(in)[9] Versuchs-, Labortiere[10] Laborwerte[11] klin. Pathologie[12] Zellularpathologie[13] 1

lab(oratory) study *n term* *syn* **lab test** *n jar, rel* **reaction**[1] *n* → U81-15

procedure evaluating secretions [iːʃ], blood samples[2], smears[3] [smɪɚz], tissue [ʃ||s] specimens[4] or for the purpose of providing data for the prevention, diagnosis or treatment of diseases

study[5] [stʌdi] *v* • **test**[5] *v* • **testing** *n* • **react** [riækt] *v* • **(non-)reactive** *adj*

» *The recent [iːs] availability of rapid laboratory tests for detection of streptococci [-k(s)aɪ] (elimi-nating the delay [eɪ] caused by culturing) have made this approach feasible[6] [iː]. A strong reaction at a dilution [uːʃ] exceeding [iː] 1:1 is presumptive [ʌ] evidence for ketoacidosis.*

Use ***laboratory*** findings[7] / abnormality / workup[8] / diagnosis / error • cultures [ʌ] sent to the ***lab*** • ***lab*** data[9] / slip[10] / results[7] • cardiac / agglutination / hemodynamic ***study*** • in vitro[11] / animal[12] ***study*** • enzyme / albumin-globulin (*abbr* A/G)/ pH ***test*** • lactic dehydrogenase [ɒːdʒ] (*abbr* LDH)/ glucose [uː] tolerance[13] ***test*** • indirect bilirubin [uː]/ positive washout / blood[14] ***test*** • bedside laboratory[15] / daily urine / antibiotic sensitivity[16] ***testing*** • oxidative / flocculation[17] / seropositive ***reaction***

labordiagnost. Untersuchung
chem./ phys. Reaktion[1] Blutproben[2] Abstriche[3] Gewebeproben[4] untersuchen, testen, prüfen[5] möglich[6] Laborergebnisse, -befund[7] Laboruntersuchungen, -diagnostik[8] Laborwerte, -daten[9] labordiagnostisches Untersuchungsformular[10] In-vitro-Studie[11] Tierstudie[12] Glukosetoleranztest[13] Blutuntersuchung[14] labordiagnost. Untersuchung am Krankenbett, Bedside-Diagnostik[15] Antibiotikaaustestung[16] Flockungsreaktion[17] 2

assay [æseɪ] *n & v term* *sim* **bioassay**[1] [baɪoʊæseɪ] *n, rel* **immunoassay**[2] *n term*

quantitative assessment of the purity[3] [pjʊɚəti] or activity of biologic substances [ʌ]

» *Several new assays for cardiac enzymes [aɪ] have been developed which are quite specific for cardiac necrosis. A 24-hour urine collection was assayed for creatinine.*

Use diagnosed / established[4] ***by assay*** • biochemical / quantitative / qualitative ***assay*** • functional[5] [ʌ]/ (competitive/ complement) binding[6] [aɪ] ***assay*** • enzyme / serologic [ɪɚ] ***assay*** • clotting factor / (latex [eɪ]/ microhem)agglutination[7] ***assay*** • antigen (detection) / hormone ***assay*** • estrogen receptor (*abbr* ER)/ (ligase/ polymerase) chain reaction ***assay*** • immunoradiometric[8] (*abbr* IRMA)/ recombinant immunoblot (*abbr* RIBA) ***assay*** • sensitive TSH / C-terminal [ɜː]/ (double) antibody / fluorescent [es] antibody[9] ***assay*** • Western blot[10] / enzyme-linked immunosorbent[11] (*abbr* ELISA) ***assay*** • cytotoxin/ sperm penetration ***assay*** • enzyme-linked[11] ***immunoassay*** • ***assay*** kit / technique[12] • ***interassay*** variation

Analyse, Test, Bestimmung, Nachweis, Assay; analysieren, testen, bestimmen
Bioassay[1] Immunassay[2] Reinheit[3] durch einen Test gesichert[4] Funktionstest[5] Bindungstest, -assay[6] Latex(agglutinations)test[7] immunradiometrische(r) Bestimmung/ Assay[8] Immunfluoreszenztest[9] Westernblot-Methode[10] Enzym Immunassay, ELISA[11] Nachweismethode[12] 3

stain [steɪn] *n & v term* *syn* **dye** [daɪ] *n & v term*

(n, i) substance used to give color to tissues which are to be examined under the microscope
(ii) area of discoloration of the skin
(v, i) using dye or a combination of dyes and reagents [eɪdʒ] to color tissues in order to examine them under the microscope for diagnostic purposes (ii) to discolor

staining[1] *adj & n* • **(un)stained** *adj* • **stainable**[2] *adj*

» *The ulcer [ʌlsɚ] stained green with fluorescein [-esɪᵊn]. Examinations of stained conjunctival scrapings[3] [eɪ] are recommended in severe cases. Demonstration of mycobacteria [maɪkə-] by acid-fast staining[4] (of material taken by fine-needle aspiration[5]) will confirm [ɜː] the diagnosis. Stain the sediment with a basic dye, e.g. toluidine blue, to demonstrate the bacteria.*

Use acid-fast[4] [s]/ Gram('s)[6] / hematoxylin-eosin[7] [iː] ***stain*** • methylene blue / Prussian [ʌ] blue[8] ***stain*** • Wright's / Ziehl-Neelsen[9] / iron [aɪɚn]/ silver[10] ***stain*** • trichrome [aɪ]/ India ink / Giemsa('s)[11] ***stain*** • C-banding / differential / double ***stain*** • fluorescent / caustic [ɒː]/ (intra)vital[12] [aɪ] ***stain*** • negative / neutral / nuclear / selective ***stain*** • ***staining*** technique[13] / properties[14] / time • Gram-***stained*** • oil / radiopaque[15] [-peɪk]/ supravital[16] ***dye*** • administration / concentration / excretion ***of dye***

(n, i) Farbstoff, Färbung
(ii) Mal, Fleck;
(v, i) (an)färben
(ii) verfärben
Färbe-; Färbung[1] färbbar[2] Konjunktivalbiopsien[3] säurefeste Färbung, F. auf säurefeste Stäbchen[4] Feinnadelaspiration[5] Gram-Färbung[6] Hämatoxylin-Eosin-F.[7] Berliner-Blau-F.[8] Ziehl-Neelsen-F.[9] Silberimprägnation[10] Giemsa-F.[11] Vitalfärbung[12] Färbetechnik[13] Färbeeigenschaften[14] strahlendichter Farbstoff[15] Supravitalfarbstoff[16] 4

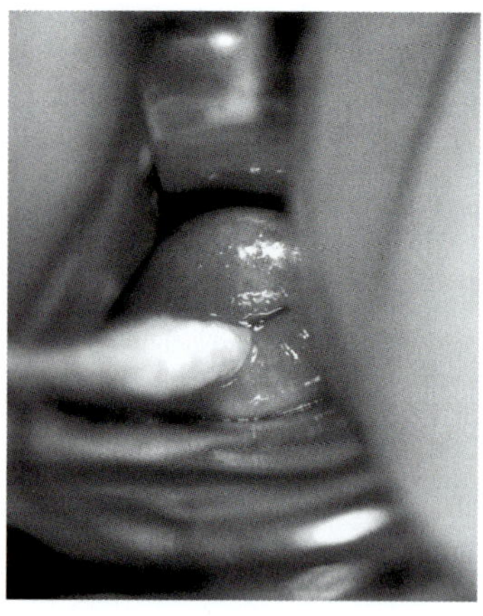

Intravaginal view of the external os in a 29-year-old para 2 at routine Pap smear: cells are obtained from the cervix to screen for cancer and other cervical abnormalities

smear [smɪɚ] *n & v term* *sim* **brushing**[1] [ʌ], **washing**[2] *n*, → U118-10
swab[3] [swɒːb] *n & v term* → U17-13

thin specimen prepared by spreading [e] it onto a glass slide[4] [aɪ] and fixing it for microscopic study

» *A peripheral blood smear[5] can be stained with supravital dyes to demonstrate the presence of hemoglobin H. Thrombocytopenia [iː] was present, and platelets[6] [eɪ] on smear were abnormally large. Smears of ascitic [əsɪtɪk] fluid for acid-fast bacilli[7] [bəsɪlaɪ] are rarely positive.*

Use cytologic / blood[5] / sputum [(j)uː]/ Gram-stained ***smear*** • esophageal [dʒiː]/ gastric ***smear*** • duodenal / colonic / Pap[8] ***smear*** • vaginal [dʒ], cervical [ɜː], endocervical (*abbr* VCE)/ endometrial [iː] ***smear*** • fast[9] / vaginal[10] / urinary[11] [jʊɚ]/ stool [uː] ***smear*** • abnormal / atypical / direct ***smear*** • wet / repeat[12] / air-dried[13] ***smear*** • sterile cotton[14] / pre-moistened / throat[15] [θroʊt] ***swab*** • (endo)cervical [sɜː]/ urethral [iː] ***swab*** • cytologic[16] ***brushings*** • bronchial[17] [brɒːŋkɪəl] ***washing***

Aus-, Abstrich, Zellabstrich; ausstreichen, auftragen
Bürstenabstrich[1] Waschung, Spülung, Lavage[2] Abstrich; Tupfer; abtupfen[3] Objektträger[4] Blutausstrich[5] Blutplättchen, Thrombozyten[6] säurefeste Bakterien[7] Pap(anicolaou)-Abstrich[8] Schnellabstrich[9] Scheidenabstrich[10] Harnausstrich[11] Kontrollabstrich[12] luftgetrockneter Ausstrich[13] steriler Watteträger, -tupfer[14] Rachenabstrich[15] Bürstenabstriche[16] Bronchiallavage[17]

5

culture [kʌltʃɚ] *n term*
rel **incubator**[1] [ɪnkjʊbeɪt̬ɚ] *n term*

lab test which involves the propagation[2] of microorganisms or cells on or in a special growth medium[3] [iː]

culture[4] *v term* • **culturable**[5] *adj* • **incubate**[6] *v* • **incubation** *n*

» *High-dose corticosteroids [ɪɚ] are instituted as well as empiric [ɪɚ] antibiotics pending culture results[7]. Scraping [eɪ] and culture for Candida in body folds will distinguish psoriasis [s] from candidiasis [-daɪəsɪs]. These blood agar [ɑː] plates need to be incubated at 37°C.*

Use to obtain [eɪ] /shake ***cultures*** • viral [aɪ]/ bacterial / fungal[8] [fʌŋgəl] ***culture*** • (an)aerobic / cell[9] ***culture*** • tissue[10] / blood[11] [ʌ]/ urine ***culture*** • stool[12] / throat / pure[13] [pjʊɚ]/ broth[14] [ɒː] ***culture*** • identified / confirmed [ɜː]/ established ***by culture*** • ***culture*** medium[3] / plates[15] [eɪ] • ***culture*** bottle *or* flask[16] / solution[17] / techniques[18] • ***culture***-proven /-negative endocarditis [aɪ] • ***to culture*** cells[19] / organisms / viruses [aɪ] • ***to culture*** fungi [-dʒaɪ‖-gaɪ]/ samples / stools [uː] • overnight ***incubation***

Note: In lab contexts the verb ***to culture*** is much more commonly used than its synonym ***to cultivate***.

Kultur, Züchtung
Inkubator[1] Vermehrung, Fortpflanzung[2] Nährmedium, -boden[3] kultivieren, anzüchten, eine Kultur anlegen[4] kultivierbar[5] inkubieren[6] bis d. Kulturergebnisse vorliegen[7] Pilzkultur[8] Zellkultur[9] Gewebekultur[10] Blutkultur[11] Stuhlkultur[12] Reinkultur[13] Kultur in Nährmedium[14] Kulturschale[15] Kulturflasche, -gefäß[16] Nährlösung[17] Kulturverfahren[18] Zellen kultivieren[19]

6

blood chemistry *n term*

rel **serum electrolytes[1]** [ɪlektrəlaɪts] *n term*

lab study of the concentration of various substances in the serum, e.g. acid/ alkaline phosphatase, lipids (HDL/ LDL cholesterols, triglycerides [ɪs]) creatinine [ɪæ], amylase, glucose, phosphates, BUN[2], etc.

biochemical [baɪoʊkemɪkᵊl] *adj term* • **immunohistochemistry[3]** *n*

» *Electrolytes are substances which dissociate* [oʊʃ] *into positively or negatively charged* [tʃɑːrdʒd] *ions[4]* [aɪənz] *when dissolved in fluids, e.g. sodium[5], potassium[6]* [æ], *calcium* [s], *magnesium* [iːz] *(cations* [kætaɪənz]*) and chloride* [klɔːraɪd], *bicarbonate, phosphate (anions).*

Use routine / body / brain / serum [ɪɚ] ***chemistry*** • serum ***chemistry*** graph (*abbr* SCG) • clinical / nutritional[7] [ɪʃ] ***biochemistry*** • ***biochemical*** analysis and culture / results • ***biochemical*** study / monitoring • ***electrolyte*** (im)balance[8] / profile / determination[9] • ***electrolyte*** composition[10] [ɪʃ]/ concentration / derangement[11] [eɪndʒ] • ***electrolyte*** deficit[12] / depletion [iːʃ] *or* loss[13] / therapy • urea [jʊriːə] & (*abbr* U & E) ***electrolytes*** • ***blood*** smear *or* film[14] / culture / count[15]

chem. Blutuntersuchung
Serumelektrolyte[1] Blut-Harnstoff-Stickstoff(wert)[2] Immunhistochemie[3] negativ geladene Ionen[4] Natrium[5] Kalium[6] Ernährungsbiochemie[7] (Störung d.) Elektrolythaushalt(s)[8] Elektrolytbestimmung[9] Elektrolytzusammensetzung[10] Elektrolytentgleisung[11] Elektrolytmangel[12] Elektrolytverlust[13] Blutausstrich[14] Blutbild[15]

7

white blood count *n term, abbr* **WBC** *syn* **white count** *n jar*

determination [ɜː] of the number of white blood cells (WBCs) per cmm of blood

» *Skin rashes[1]* [ræʃiːz] *and a mild reduction in white count are common. The conventional laboratory investigations[2] such as complete blood count[3], serum chemistries, and urinalysis usually reveal* [iː] *the cause. Investigations for primary cancer elsewhere in the body are not indicated unless abnormal signs and results of simple lab studies[2] (e.g. CBC[3] and differential[4], stool sample[5] for occult* [ʌ] *blood) suggest an extrapulmonary* [ʊ‖ʌ] *lesion* [iːʒ].

Use to obtain a ***WBC*** • complete *or* full[3] (*abbr* CBC *or* FBC)/ (differential) [-enˈʃᵊl] white[4] / red ***blood count*** • white / reticulocyte[6] [-saɪt]/ platelet[7] [eɪ] ***count***

Leukozytenzählung, -(gesamt)zahl, weißes Blutbild
Hautausschläge[1] Laboruntersuchungen[2] komplettes/ großes Blutbild[3] Leukozytendifferentialzählung[4] Stuhlprobe[5] Retikulozytenzählung, -zahl[6] Thrombozytenzählung, -zahl[7]

8

hemoglobin [hiːməgloʊbɪn] *n term, BE* **haemo-** *abbr* **Hb** *or* **Hgb**

protein-iron compound in the RBCs that carries oxygen to the cells and CO_2 back to the lungs

oxyhemoglobin[1] *n term* • **carboxyhemoglobin[2]** *n* • **hemoglobin(o)-** *comb*

» *The reference ranges[3] for hemoglobin are age- and sex-dependent. Each molecule of hemo-globin contains several molecules of heme[4]* [hiːm], *each of which can carry one molecule of oxygen. Oximetry provides a noninvasive means of monitoring oxyhemoglobin saturation with oxygen[5].*

Use total circulating[6] [sɜːr-]/ oxygenated / oxidized / adult[7] ***hemoglobin*** • fetal[8] [iː]/ admission[9] / sickle[10] / abnormal ***hemoglobin*** • ***hemoglobin*** concentration / saturation • ***hemoglobin*** derivatives[11] /-oxygen-dissociation curve[12] [ɜː]/ A / C disease[13] • ***hemoglobin***emia /uria /opathy

Blutfarbstoff, Hämoglobin, Hb
Oxyhämoglobin[1] Carboxy-Hämoglobin[2] Referenzbereiche[3] Häm[4] Sauerstoffsättigung[5] Gesamthämoglobin d. Blutes[6] adultes Hämoglobin, HbA[7] fetales H, HbF[8] Hb bei Aufnahme (des Patienten)[9] Sichelzellen-Hämoglobin, HbS[10] Hämoglobinderivate[11] Sauerstoffdissoziationskurve[12] Hämoglobin-C-Krankheit[13]

9

hematocrit [hɪmætəkrɪt] *n term, abbr* **Hct**

syn **packed cell volume** *n term, abbr* **PCV**

rel **mean** [iː] **corpuscular** [-pʌskjələɚ] **volume[1]** *n term, abbr* **MCV**

percentage of total blood volume occupied by packed red cells centrifuged [se] at 2000 rpm

» *WBC and differential counts, hematocrit or hemoglobin, and platelet counts were obtained regularly. The normal MCV is between 82 and 92 μm^3. Packed cell volume is determined by centrifuging the blood sample after adding an anticoagulant.*

Use whole [hoʊl] blood[2] / large vessel ***hematocrit*** • mean circulatory / venous [iː] ***hematocrit*** • ***hematocrit*** reading[3] [iː] • ***mean corpuscular*** hemoglobin[4] (*abbr* MCH) • ***mean corpuscular*** hemoglobin concentration[5] (*abbr* MCHC)

Hämatokrit, Zellpackungsvolumen, HK(T)
mittleres korpuskuläres Erythrozytenvolumen[1] Vollbluthämatokrit[2] Hämatokritwert[3] Färbekoeffizient, MCH[4] mittlere korpuskuläre Hämoglobinkonzentration, MCHC[5]

10

blood gas analysis [blʌd gæs ənæləsɪs] *n term*

lab studies of arterial [ɪɚ] and venous [iː] blood determining the partial pressure of oxygen[1] (*abbr* PaO_2), and of carbon dioxide (*abbr* $PaCO_2$) in arterial blood, the percentage of oxygen-saturated [ætʃ] hemoglobin (*abbr* SaO_2), bicarbonate[2] (HCO_3) and the pH

» *Physicians* [ɪʃ] *must maintain a high index of suspicion* [ɪʃ] *and request an ABG study if a clinically important acid-base disturbance[3], hypoxemia* [iː], *or hypercapnia[4] is suspected.*

Use arterial[5] [ɪɚ] (*abbr* ABG) ***blood gases*** • ***arterial blood gas*** measurement [eʒ]/ sample / profile • determination[6] / assessment[6] / monitoring ***of blood gases***

Blutgasanalyse
Sauerstoffpartialdruck[1] Hydrogenkarbonat, Bikarbonat[2] Störung d. Säure-Basen-Haushalts[3] Hyperkapnie, Hyperkarbie, Erhöhung d. arteriellen CO_2-Partialdrucks[4] art. Blutgase[5] Blutgasanalyse[6]

11

(erythrocyte) [ɪ] sedimentation rate *n term, abbr* **ESR** *syn* **sed rate** *n jar*

rate at which RBCs settle[1] in a calibrated glass column[2] of anticoagulated blood

» *Elevated sed rates indicate the presence of inflammation. The lab studies included a CBC and sedimentation rate, serum protein electrophoresis [iː], U&E[3], liver and thyroid [aɪ] function tests, tests for antinuclear [(j)uː] antibody, and fasting blood glucose[4] level.*

Use high / elevated[5] / rapid / normal ***ESR*** • corrected / Wintrobe's / Westergren's[6] ***ESR*** • ***sedimentation*** reaction / index • ***sedimented*** red cells

Blutkörperchensenkungsgeschwindigkeit, BKS, BSG
sedimentieren, sich absetzen[1] Glaspipette[2] Harnstoff u. Elektrolyte[3] Nüchternblutzucker[4] erhöhte BSG[5] BSG-Bestimmung nach Westergren[6] 12

bleeding [iː] time *n term* *rel* **platelet aggregation[1]** *n term* → U38-11

screening [iː] test to detect platelet [pleɪtlɪt] disorders[2] in which the time required [aɪ] for a standardized wound [uː] to stop bleeding (normally 2-9 min) is assessed

» *The bleeding time does not predict surgical bleeding, so patients with positive bleeding histories require a platelet count[3], PT[4], PTT[5], and hematology consultation. Aspirin interferes [ɪɚ] with[6] platelet function and prolongs bleeding time.*

Use shortened / prolonged ***bleeding time*** • coagulation[7] / whole blood clotting ***time*** • activated clotting time / thrombin[8] / prothrombin[4] (*abbr* PT) ***time*** • partial thromboplastin[5] (*abbr* PTT) ***time*** • to suppress or inhibit/stimulate ***platelet aggregation*** • ADP-induced ***platelet aggregation*** • ***platelet aggregation*** study / inhibitor[9] • ***platelet*** count[3] / activation / adhesion[10] [iːʒ] • ***platelet*** (dys)function / destruction [ʌ] *or* consumption[11] [ʌ]

Blutungszeit
Thrombozytenaggregation[1] Thrombozytopathien[2] Thrombozytenzählung[3] Prothrombin-, Thromboplastinzeit, TPZ, Quick-Wert[4] Partialthromboplastinzeit, partielle T.[5] stört, hemmt[6] Blutgerinnungszeit[7] (Plasma)thrombinzeit, (P)TZ[8] Thrombozytenaggregationshemmer[9] Thrombozytenadhäsion[10] Thrombozytenabbau[11] 13

liver function tests *n term, abbr* **LFTs** *syn* **liver function studies** *n term pl*

evaluation of the storage, filtration and excretion ability of the liver [ɪ] by assessment of the serum bilirubin [uː], alkaline phosphatase[1] [-eɪz], prothrombin time, AST (formerly SGOT[2]) and ALT (SGPT[3]) levels

» *Whether routine monitoring of liver function tests helps to avoid this side effect is not known. Liver function studies showed mildly elevated bilirubin, aspartate and alanine aminotransferase as well as abnormal albumin levels.*

Use lung *or* pulmonary[4] [ʊ‖ʌ]/ renal[5] [iː]/ pituitary[6] [(j)uː] ***function tests*** • ***LFT*** abnormality

Leberfunktionstests
alkal. Phosphatase[1] Serum-Glutamat-Oxalacetat-Transaminase, Aspartataminotransferase[2] Serum-Glutamat-Pyruvat-T., Alaninaminotransferase[3] Lungenfunktionsprüfung[4] Nierenfunktionsprüfung[5] Hypophysenfunktionstests[6] 14

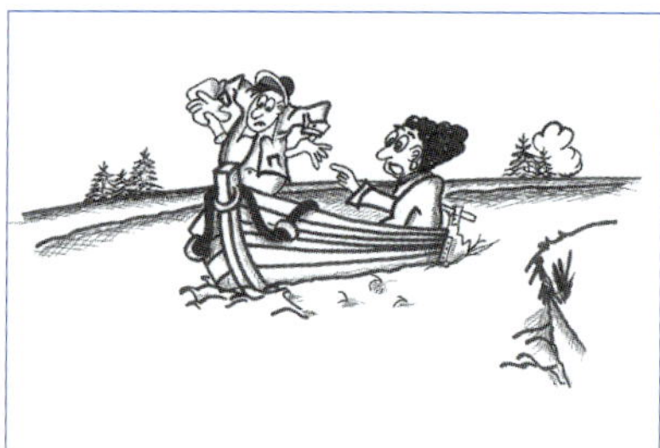

Are you absolutely sure if this is what the doc had in mind when he asked for a midstream urine sample?

urinalysis [jʊɚɪnæləsɪs] *n term, pl* **-ses** *syn* **urine analysis** *n*
rel **urine sample** [æ] *or* **specimen[1]** [spesɪmən], **urine culture[2]** *n*

collecting a urine specimen for physical, microscopic (bacteria, crystals [ɪ], pus[3] [ʌ], casts[4], etc. in the sediment) and chemical examination (for ketones [iː], sugar, proteins, etc.)

» *The macroscopic findings on urinalysis include pH, specific gravity, color (straw-colored[5], dark), turbidity[6] (clear, cloudy) and odor[7] (slightly aromatic, foul-smelling[8]) of the urine. Lab studies in children with reflux[9] [iː] should include urinalysis and urine culture at each visit.*

Use to obtain [eɪ] a/send urine for[10]/detect on ***urinalysis*** • dipstick[11] / routine / (clean-catch) midstream[12] [iː] (*abbr* MSU) ***urinalysis*** • fractionated / 3-glass[13] ***urinalysis*** • ***urinalysis*** findings • to collect[14]/examine/evaluate ***a urine sample*** • first-voided [ɔɪ] *or* (first-)morning[15] / random ***urine sample*** • catheterized[16] / fresh(ly voided)[17] ***urine sample*** • 24-hour[18] / post-ejaculate [dʒæ] ***urine specimen*** • obtained for / put in ***culture*** • alkaline / concentrated / casts [æ] in[4] ***urine*** • ***urine*** collection[19] / glucose [uː] level / cytologic study[20] • ***urine*** ketones / creatinine [æ]/ electrolytes • ***urine*** concentration[21] / bile acids [baɪl æsɪdz]/ specific gravity [æ]

Harnuntersuchung, Harnanalyse
Harn-, Urinprobe[1] Harn-, Urinkultur[2] Eiter[3] Harnzylinder[4] strohgelb[5] Trübung[6] Geruch[7] übelriechend[8] Reflux, Rückfluss[9] Urin zur Analyse einschicken[10] klin. Harnuntersuchung (m. Teststreifen)[11] Untersuchung v. Mittelstrahlurin[12] Dreigläserprobe[13] e. Harnprobe entnehmen[14] Morgenharn[15] Katheterharn, -urin[16] frisch gelassener Harn[17] 24-Stunden-Harn[18] Harngewinnung[19] Harnzytologie[20] Harnkonzentrierung, -konzentration[21] 15

level *n* *syn* **value** [vælju:], **concentration** [kɒ:nˈsᵊntreɪʃᵊn] *n* → U81-23

quantity of an amount [aʊ] measured [meʒɚd]

level off[1] *v phr* • **(un)concentrated** *adj* • **concentrate**[2] *n & v* • **low-level** *adj*

» *The serum cortisol level generally remains elevated for 1-3 days postoperatively. Cellular immunity may be impaired when the blood glucose concentration exceeds*[3] *[i:] 250 mg/dL.*

Use urine / blood[4] / peak [i:] serum[5] ***level*** • iron [aɪɚn]/ dose / toxic ***level*** • ***level of*** calcium / toxins / consciousness[6] (*abbr* LOC) • ***level of*** anxiety [ŋzaɪ]/ anesthesia [i:ʒ]/ tolerance / diaphragm[7] [daɪəfræm] • diagnostic / religious / nutritional[8] [ɪʃ] ***value*** • reference[9] / mean[10] [i:]/ baseline[11] [eɪ] ***value*** • to be of (no/ little/ great/ clinical/ diagnostic[12]) ***value*** • low / high / increased / reduced ***concentration***

Spiegel, Wert, Gehalt, Pegel, Konzentration
ausgleichen; abflachen, s. einpendeln[1] Konzentrat; anreichern, konzentrieren[2] übersteigt[3] Blutspiegel[4] Serumhöchstwert[5] Bewusstseinslage[6] Zwerchfellstand[7] Nährwert[8] Referenzwert[9] Mittelwert[10] Ausgangswert[11] von diagnostischem Wert sein[12]

16

titer [taɪtɚ||*espBE* ti:-] *n term, BE* **titre** *rel* **dilution**[1] [daɪlu:ʃᵊn] *n* → U81-23

strength of a solution or concentration of a solute[2] as determined by volumetric assessment (titration[3])

titrate[4] *v term* • **microtiter** *n* • **titration**[3] *n* • **high-titer** *adj* • **titratable** *adj*

» *An agglutination titer of 1:160 or higher is considered positive. Seroconversion [3:] (a two- to fourfold rise in titer*[5]*) is useful in previously [i:] nonimmune individuals. The infusion dosage must be titrated upward*[6] *to achieve [tʃ] the desired [aɪ] effect.*

Use blood / antibody[7] (*abbr* Ab)/ IgG / (serum) complement fixation ***titer*** • (indirect) hemagglutination / serum reagin [ri:eɪgɪn] ***titer*** • hemolytic [ɪ]/ cerebrospinal [aɪ] fluid ***titer*** • low / rising / elevated[8] / high ***titer*** • ***titer*** rise[9] / of 1:5 / of agglutinins • ***to titrate*** the dose (to response/ to effect[10]) • ***microtiter*** plate[11] [eɪ]/ wells[12] • dose / serial[13] [ɪɚ]/ upward ***titration*** • ***titration*** curve[14] [3:]/ steps / period / test[15] • ***high-titer*** antiserum / inhibitor / vaccine [ks] • ***titratable*** acid[16] [æsɪd]/ iodine

Titer
Verdünnung, Dilution[1] gelöste Substanz[2] Titration[3] titrieren[4] vierfacher Titeranstieg[5] hinauftitriert[6] Antikörpertiter[7] erhöhter Titer[8] Titeranstieg[9] d. Dosierung nach Wirkung titrieren[10] Mikrotiterplatte[11] Vertiefungen in der Mikrotiterplatte[12] Serientitration[13] Titrationskurve[14] Titrationsanalyse[15] titrierbare Säure[16]

17

yield [ji:ld] *v & n* *sim* **result**[1] [rɪzʌlt] *v & n*

(v, i) to produce results (ii) to bend or give up resistance under pressure

low-yield[2] *adj* • **unyielding**[3] *adj* • **result in**[4]/ **from** *v phr*

» *Aspiration failed to yield gross [oʊ] pus*[5] *[pʌs]. Pericardial biopsy [aɪ] has a higher yield but may also be negative. Throat [oʊ] cultures from carriers usually yield only small numbers of organisms. His alkalosis may result from fluid and electrolyte losses.*

Use ***to yield*** good results / a diagnosis • diagnostic / maximum / low ***yield*** • ***unyielding*** fascia [fæʃ(ɪ)ə] • ***low-yield*** procedure[6] [si:]

(i) ergeben, liefern; Ergebnis, Ertrag
(ii) nachgeben
sich ergeben, resultieren; Ergebnis[1] unergiebig[2] nicht nachgebend, unelastisch[3] führen zu[4] makroskopisch sichtbarer Eiter[5] Verfahren mit geringer Ausbeute[6]

18

elevated *adj* *syn* **increased** [i:], **raised** [eɪ] *adj*, *rel* **high**[1] *adj*, **rise**[2] [aɪ] *vi irr & n* → U64-17

elevation[3] [eɪʃ] *n* • **elevate** *v* • **increase**[2] [*v* ɪnkri:s||*n* ɪn-] *vi & vt & n* • **raise**[4] *vt*

» *Leisure [i:] time physical activity*[5] *levels seem to increase with income and education and to decrease with age. Including smoking status in the history can result in a significant increase in stop-smoking messages. Fasting blood sugar*[6] *was elevated.*

Use grossly[7] / initially [ɪʃ] ***elevated*** • ***elevated*** triglycerides[8] [ɪ]/ body temperature • ***elevated*** ST segment[9] / sed rate / skin lesion [i:ʒ]/ position [ɪʃ] • transient / intermittent / persistent ***elevation*** • ***increased*** risk[10] / • small / great / twofold[11] ***increase*** • ***increase in*** size[12] / number • ***rise in*** pressure[13] / antibody titer • 6 fold / pulse [ʌ]/ temperature[14] ***rise***

> **Note:** Mark the difference between ***to rise*** - *rose - risen*[2] (e.g. the blood pressure rises to high levels) and ***to raise***[4] (e.g. the leg/ the BP).

erhöht
hoch, erhöht[1] (sich) erhöhen, ansteigen; Erhöhung, Anstieg[2] Erhöhung; Hochlagerung[3] erhöhen, (an)heben[4] Freizeitsport[5] Nüchternblutzucker[6] stark erhöht[7] erhöhte Triglyzeridwerte[8] ST Streckenhebung[9] erhöhtes Risiko[10] Anstieg auf das Doppelte[11] Vergrößerung[12] Druckanstieg[13] Temperaturanstieg[14]

19

decreased [i:] *adj* *syn* **reduced, diminished, depressed** *adj*, *rel* **low**[1] *adj*

decrease[2] *v & n* • **decline**[3] [aɪ] *vi & n* • **reduce**[4] *vt* • **reduction** [ʌ] *n* • **lower**[4] *v*

» *Laboratory abnormalities include decreased concentrations of serum proteins. The calculated gain [eɪ] in life expectancy from modest*[5] *decreases in blood cholesterol is low. Nasal polyps may result in a diminished sense of smell. She had depressed levels of LH and FSH.*

Use slightly [slaɪtli]/ considerably / markedly[6] / dramatically ***decreased*** • ***decreased*** activity / air entry / breath [e] sounds[7] • ***decreased*** glucose content / bile [aɪ] salts [ɔ:] • ***decreased*** cardiac output / blood flow [oʊ] • ***decreased*** reflexes[8] [i:]/ hearing [ɪɚ] • ***reduced*** blood flow / cell count / lung volume • ***diminished*** breath sounds[7] / cardiac output / GH secretion [i:ʃ] • ***depressed*** plasma level / tubular reabsorption / thyroid function • ***low*** concentration / intensity / density / WBC[9]

herabgesetzt, vermindert
niedrig[1] abnehmen, sinken; verringern, senken; Abnahme, Rückgang[2] abnehmen, sinken; Abnahme, Rückgang[3] reduzieren, senken[4] geringfügig[5] deutlich herabgesetzt/ niedriger[6] abgeschwächte Atemgeräusche[7] verminderte Reflexe[8] niedrige Leukozytenzahl[9]

20

normal *adj* *opposite* **abnormal**[1], **atypical**[1] *adj* → U107-19f

in agreement with the norm, an average or a particular statistically defined range in a large population

norm[2] *n* • **normalize**[3] *v* • **abnormality**[4] *n* • **typical** *adj* • **normo-** *comb*

» *His blood glucose level has returned to normal. A respiratory rate of 18/min is normally considered WNL*[5]*, though some would set the limit of normal at 16 or 25 breaths/min. A high central venous pressure suggests volume expansion exceeding the upper limit of normal*[6]*.*

Use to return to[3]/be/appear ***normal*** • within[5] (*abbr* WNL)/ beyond[7] ***normal limits*** • completely / nearly / otherwise[8] ***normal*** • (to be) above *or* below / grossly[9] ***normal*** • at the lower limit of[10] ***normal*** • ***normal*** range[11] / tissue / temperature • ***normal*** living / size / assay volume • ***normally*** developed / functioning • ***abnormally*** low / high / sensitive / fast[12] • adult / age-specific / social / cultural [ʌ] ***norm*** • ***normo***tensive[13] /tensives[14] /active • ***normo***thermia [ɜː] /volemia[15] [iː]/ chromic anemia

normal, im Norm(al)bereich
anomal, abnorm, atypisch, von d. Norm abweichend[1] Norm(wert)[2] (sich) normalisieren[3] Anomalie[4] im Normalbereich[5] oberer Normalwert[6] außerhalb des Norm-/ Normalbereichs[7] sonst ohne Befund[8] makroskopisch normal[9] im unteren Normalbereich[10] Normalbereich[11] ungewöhnlich schnell[12] normoton[13] Normotoniker[14] Normovolämie[15]

21

positive *adj term, abbr* **+ive, pos.** *opposite* **negative**[1] *adj term, abbr* **–ive, neg.**

(of lab tests or clinical signs) indicating that a substance or finding is present, which is usually a pathologic sign

» *Strongly positive*[2] *results were obtained in 23% of patients. This group had more results that were truly positive*[3]*, that is the patients had more advanced disease. A highly sensitive test will render*[4] *few false* [ɔː] *negative results*[5]*. Two sputum* [(j)uː] *specimens were positive for acid-fast bacilli*[6] [bəsɪlaɪ].

Use weakly [iː]/ skin[7]-/ sero[8]/ gram-***positive*** • ***positive*** reaction / x-ray [eksreɪ] findings[9] / washout test / family history[10] • ***negative*** cytology [saɪ-]/ charge[11] [tʃɑːrdʒ]/ response[12] / for occult [ʌ] blood[13]

positiv
negativ[1] stark positiv[2] eindeutig positiv[3] ergeben[4] falsch-negative Ergebnisse[5] d. Test auf säurefeste Bakterien war positiv[6] m. pos. Hauttest[7] seropositiv[8] positiver Röntgenbefund[9] pos. Familienanamnese[10] negative Ladung[11] negative Reaktion[12] kein Nachweis v. okkultem Blut[13]

22

borderline *adj term & jar* *sim* **equivocal**[1], **doubtful**[1] [daʊtfəl], **suspicious**[2] [ɪʃ] *adj*

(of findings, symptoms or status) to be questionable[1] or inconclusive[1] (i.e. slightly but not quite abnormal)

suspect[3] *v & n* • **suspicion**[4] [ɪʃ] *n* • **suspected**[5] *adj* • **undoubtedly**[6] *adv*

» *These drugs should be avoided in patients with borderline or elevated blood pressure. Is this mole*[7] *suspicious? A prolonged clinical course* [ɔː] *should raise the suspicion of possible cancer. In doubtful cases bone marrow examination is indicated. Laparoscopic evaluation is of considerable value in evaluation*[8] *in patients with a suspected anomaly of the GU tract.*

Use ***borderline*** case[9] / hypertension[10] [haɪpɚ-]/ curve [ɜː]/ glucose tolerance test • ***borderline***-low value / malignancy[11] / syndrome [ɪ] • ***equivocal*** response / findings[12] / diagnosis • ***doubtful*** cases / results • ***suspicious*** cells / lesion [iːʒ]/ mass / area[13] • ***suspected*** acute myocardial [maɪ-] infarction/ diagnosis[14] / appendicitis

grenzwertig, borderline
unklar, nicht eindeutig[1] verdächtig[2] vermuten, Verdacht haben; Verdächtige(r)[3] Verdacht[4] Verdacht auf[5] zweifellos[6] Leberfleck, Nävus[7] Abklärung[8] Grenzfall[9] Grenzwert-, Borderline-Hypertonie[10] Borderline-Tumor[11] nicht eindeutiger Befund[12] verdächtiges Areal[13] Verdachtsdiagnose[14]

23

Unit 117 Diagnosis

Related Units: 118 Diagnostic Procedures, 102 History Taking, 107 Physical Examination, 116 Lab Studies, 119 Etiology

assess [əses] *vt* *sim* **evaluate**[1] [ɪvæljueɪt] *vt*

to collect, check and verify information about a patient's condition (history, physical, lab data)

assessment[2] *n* • **assessible** *adj* • **reassess**[3] *vt* • **evaluation**[4] [ɪvæljueɪʃən] *n*

» *This technique* [tekniːk] *is likely to be most useful in patients whose symptom severity*[5] [e] *cannot be assessed by history or exercise testing*[6]*. The history*[7] *is also very important in assessing therapeutic* [juː] *failure*[8]*. Clinical and laboratory evaluation must include assessment for heart disease and hematologic disorders.*

Use ***to assess*** a patient's needs / adequacy of circulation[9] • ***to assess*** neurologic status[10] / bladder function [ʌ] • clinical / functional[11] / quantitative [ɒː]/ primary [aɪ]/ bedside[12] ***assessment*** • preoperative / (non)invasive [eɪ]/ (cardiac) risk[13] / psychiatric[14] [saɪkɪætrɪk]/ nutritional [ɪʃ] ***assessment*** • ***assessment*** technique / of health status • baseline [eɪ]/ outpatient[15] / speech [spiːtʃ]/ personality ***evaluation*** • home / infertility / disability[16] ***evaluation***

bestimmen, beurteilen
beurteilen, auswerten, abklären[1] Beurteilung, Bestimmung[2] erneut bestimmen[3] Auswertung, Abklärung[4] Stärke, Schweregrad[5] Belastungstest[6] Anamnese[7] Therapieversagen[8] die Kreislauffunktion prüfen[9] den Neurostatus erheben[10] Funktionsprüfung[11] Statuserhebung am Krankenbett[12] Risikoeinschätzung, -beurteilung[13] psychiatr. Untersuchung[14] ambulante Untersuchung/ Abklärung[15] Beurteilung des Invaliditätsgrades[16]

1

determine [dɪtɜːrmɪn] *vt* *rel* **estimate[1]** [*v* estɪmeɪt‖*n* estɪmət] *v & n*

to establish the exact nature [eɪ] of a clinical feature [fiːtʃɚ] or parameter by means of a test or investigation

determination[2] *n term* • **determinant[3]** *adj & n* • **indeterminate[4]** *adj* • **estimation[5]** *n*

» *The size of the aneurysm* [ænjɚɪzəm] *is best determined by ultrasound* [ʌ] *examination. The volume deficit* [defɪsɪt] *can be estimated from clinical signs and changes in body weight. The patient and family should be given an estimate of prognosis and expected quality of life.*

Use ***to determine*** kidney size [aɪ]/ vital [aɪ] signs[6] • clinical / prognostic / antigenic[7] [dʒe] ***determinant*** • risk-benefit[8] / dose / rough[9] [rʌf]/ accurate ***estimate*** • ***estimated*** blood loss[10] (*abbr* EBL)/ date of delivery[11] • ***estimated*** time of arrival [aɪ] (*abbr* ETA)/ rate • pH / blood glucose[12] [uː]/ chemical [ke-]/ serial [sɪɚɪəl]/ monthly [ʌ] ***determination*** • ***indeterminate*** mass / number [ʌ]/ time / ELISA test[13]

feststellen, -legen, bestimmen, ermitteln
einschätzen, bewerten, beurteilen; Schätzung, Beurteilung[1] Bestimmung, Feststellung[2] entscheidend; Determinante, entscheidender Faktor[3] unbestimmt, unklar, nicht determiniert[4] Bestimmung, (Ein)schätzung[5] die Vitalfunktionen prüfen[6] Antigendeterminante, Epitop[7] Risiko-Nutzen-Abwägung[8] grobe Schätzung[9] geschätzter Blutverlust[10] voraussichtl. Geburtstermin[11] Blutzuckerbestimmung[12] nicht eindeutiger/ zweifelhafter ELISA-Test[13] 2

obtain [əbteɪn] *vt* *sim* **collect[1]** [kəlekt] *vt*

to gather information or come into possession of data, qualities, or objects

obtaining[2] *n jar* • **(un)obtainable** *adj* • **collection[3]** *n*

» *The cells were obtained from a fresh tumor specimen[4]. Baseline levels must be obtained before starting therapy. Pulse and BP were unobtainable. Collect a small amount of urine in a sterile container.*

Use ***to obtain*** x-rays[5] / a biopsy [baɪɒːpsi]/ footprints / adequate rest • ***to obtain*** pain relief[6] [iː]/ stability / a complete remission[7] • ***to obtain*** surgical consultation / written consent[8] / skin grafts[9] • readily [e] ***obtainable*** • ***to collect*** secretions [iːʃ]/ urine[10] / specimens [es] • blood / stool / urine / data / time of / method of ***collection*** • ***collection*** technique / jar [dʒɑːr]/ device [dɪvaɪs] • ***collection*** system [ɪ]/ error / of pus[11] [ʌ]/ of specimens[12] • blood ***collection*** bag

erhalten, gewinnen, erzielen
(an)sammeln, entnehmen[1] Anamneseerhebung[2] (An)sammlung, Entnahme[3] Tumorgewebeprobe[4] Röntgenaufnahmen machen[5] Schmerzlinderung erzielen[6] e. Vollremission erzielen[7] schriftl. Einwilligung einholen[8] Hauttransplantate entnehmen[9] Harn sammeln[10] Eiteransammlung[11] Probenentnahme[12] 3

miss *v term* *opposite* **identify[1]** [aɪdentəfaɪ], **recognize[2]**, **localize[3]** [loʊkəlaɪz] *v*

to overlook a diagnostically helpful clinical feature [iːtʃ] or fail to diagnose a condition correctly

missing[4] *adj* • **identification** *n* • **identifiable[5]** [-aɪəbl] *adj* • **recognition** [ɪʃ] *n* • **(well-/ un)recognized[6]** *adj* • **localization** *n*

» *For confirming equivocal[7] findings Doppler ultrasound is superior to phlebography, which may miss small thrombi* [aɪ] *in the calf* [kæf] *veins[8]. The rash[9] may suggest the diagnosis but is often missed because it chiefly occurs during the night. No specific source* [ɔː] *of pain was identified. MRI may be necessary to identify and localize the site of cord compression.*

Use ***missed*** diagnosis / menses[10] / polyps / abortion[11] • ***to identify*** abnormalities / injuries / inflammation[12] / pathogens • ***to identify*** patients with ureteral [iː] obstruction [ʌ]/ risk factors • ***to recognize*** symptoms[13] [ɪ]/ signs • ***to localize*** pain[14] / a tumor / polyps / focal lesions [iːʒ] • ***missing*** secretions / teeth / link / neurotransmitters[15] • early[16] / microscopic[17] ***identification*** • intraoperative / endoscopic / accurate ***identification*** • to be/go[18]/pass ***unrecognized*** • clinical / prompt / early[16] / delayed [eɪ]/ timely[19] / under-/ self-***recognition*** • ***unrecognized*** disease / trauma [ɒː]/ measles[20] [iː]

übersehen, nicht bemerken
feststellen, nachweisen, identifizieren, erkennen[1] (wieder)erkennen[2] lokalisieren, festlegen, bestimmen[3] fehlend[4] feststell-, nachweisbar[5] unerkannt[6] unklar, nicht eindeutig[7] Venae fibulares[8] Ausschlag[9] ausgebliebene Monatsblutung[10] Missed abortion, verhaltener Abort[11] eine Entzündung feststellen/ nachweisen[12] Symptome erkennen[13] Schmerz lokalisieren[14] fehlende Neurotransmitter[15] Früherkennung[16] mikroskop. Nachweis[17] unbemerkt bleiben[18] rechtzeitiges Erkennen[19] nicht erkannte Masern[20] 4

detect [dɪtekt] *vt* *sim* **ascertain[1]** [æsɚteɪn], **encounter[2]** [aʊ], **appreciate[3]** [əpriːʃieɪt] *vt*

to find or determine pathologic abnormalities, esp. in the diagnostic process

detection *n* • **(un)detectable[4]** *adj* • **appreciable[5]** *adj* • **(un)appreciated** *adj*

» *Thyroid* [θaɪrɔɪd] *dysfunction is difficult to detect clinically. Antibodies were detected in two women with known breast* [e] *cancer, and in a third, finding the antibody led to the detection of underlying breast cancer. A2[6] is best appreciated at the left sternal* [ɜː] *border.*

Use ***to detect*** emboli [aɪ]/ anemia [iː]/ gallstones[7] [ɔː]/ metastases / antibodies • ***to detect*** pathogens / recurrences[8] [ɜː]/ occult [ʌ] disease[9] • ***to ascertain the*** exact diagnosis[10] / cause of occlusion [uːʒ]/ origin of nerves • ***to encounter*** a situation / difficulties / evidence of mania [eɪ] • ***to encounter*** resistance[11] / complications / patients with similar complaints [eɪ] • ***to appreciate*** a heart murmur[12] [ɜː]/ on chest x-ray[13] • to permit or allow (for)/improve/escape[14] ***detection*** • prenatal [eɪ]/ early[15] / antigen[16] / carrier / cancer ***detection*** • ***detection*** rate[17] / test / method / threshold[18] • ***appreciable*** rise[19] / amount [aʊ]

entdecken, feststellen
ermitteln, feststellen[1] stoßen auf[2] feststellen, erkennen, wahrnehmen[3] nicht feststellbar[4] feststellbar; deutlich, nennenswert[5] zweiter Aortenton, A_2[6] Gallensteine feststellen[7] Rezidive feststellen[8] einen okkulten Tumor entdecken[9] eine Abschlussdiagnose stellen[10] auf Widerstand stoßen[11] e. Herzgeräusch feststellen[12] auf d. Thoraxröntgen erkennen[13] unbemerkt bleiben[14] Früherkennung[15] Antigennachweis[16] Entdeckungsrate[17] Wahrnehmungsschwelle[18] deutlicher Anstieg[19] 5

117

finding [fɪndɪŋ] *n clin & term, usu pl* *sim* **result**[1] [rɪzʌlt] *n*

observation or result of examinations, tests, or diagnostic procedures[2] [siː]

find[3] - found - found [faʊnd] *v irr* • **result in**[4]/ **from** *v phr*

» *The findings on examination included pain and numbness*[5] [ʌ] *of the toes. The most common finding is the presence of a cystic* [sɪstɪk] *mass. Treatment should be started on the basis of clinical findings without waiting for laboratory confirmation. These drugs have definite effects on the lab results.*

Use to have/record[6] ***findings*** • clinical[7] / physical / auscultatory[8] [ɒːskʌl-]/ laboratory[9] ***findings*** • biopsy / CT / radiographic *or* radiologic[10] ***findings*** • (ab)normal / common / rare / solitary / focal ***findings*** • prominent *or* striking[11] [aɪ]/ pertinent[12] [ɜː] ***findings*** • suggestive [dʒe]/ negative[13] / positive ***findings*** • diagnostic / ominous[14] [ɒː]/ early ***findings*** • late / chance *or* incidental[15] ***findings*** • ***findings of*** pleural [ʊɚ] effusion [juːʒ]/ metastases • ***findings on*** gross [oʊ] examination[16] / diagnostic workup • ***findings on*** ultrasound [ʌ]/ barium enema[17] / admission[18] • test[19] / treatment / (ab)normal / spurious[20] [jʊɚ] ***results*** • interim[21] / final [aɪ] *or* conclusive[22] [uː]/ long-term[23] ***results***

Befund, Beobachtung
Ergebnis[1] diagnostische Verfahren[2] (heraus)finden, feststellen[3] führen zu[4] Taubheitsgefühl[5] den Befund protokollarisch festhalten/ protokollieren[6] klin. Befund[7] Auskultationsbefund[8] Laborbefund[9] Röntgenbefund[10] auffällige Ergebnisse[11] klin. relevante Ergebnisse[12] negativer Befund[13] schlechter Befund[14] Zufallsbefund[15] makroskop. B.[16] Befund nach Bariumeinlauf[17] Aufnahmebefund[18] Untersuchungs-, Testergebnisse[19] falsche E.[20] Zwischenergebnisse[21] endgültige E.[22] Langzeitergebnisse[23] 6

alert [əlɜːrt] *v* *rel* **watch** [wɒːtʃ] **for**[1] *v phr*, → U8-7; U7-2
opposite **allay**[2] [əleɪ] *v*

to call the physician's [ɪʃ] attention to the possibility of health risks or complications

alertness[3] *n* • **alert**[4] *adj* • **alert**[5] *n* • **watchful**[4] *adj* • **watchfulness**[3] *n*

» *These findings should alert the physician. Be alert for delayed development of upper airways obstruction. Clinicians should be alert to this diagnostic possibility. The results depend on the physician's alertness to physical clues*[6] [kluːz]*. An enlarged lymph* [ɪ] *node that persists may warrant* [ɔː] *aspiration biopsy in order allay concern* [sɜː] *about malignancy.*

Use ***to be alert*** to complications • ***to be on the alert*** for sth. • medical ***alert*** bracelet[7] [eɪs] • ***to watch for*** potential side effects[8] / circulatory overload / airway obstruction [ʌ] • ***watchful*** waiting[9] / approach [-oʊtʃ] • ***to allay*** fear [fɪɚ]/ concerns *or* anxiety[10] [æŋzaɪəti]/ apprehension[11] / doubts[12]

warnen, aufmerksam machen
Ausschau halten nach, achten auf[1] beruhigen, beschwichtigen[2] Wachsam-, Aufmerksamkeit[3] wachsam, aufmerksam[4] Alarm[5] klinische Anzeichen[6] medizin. Informationsarmband[7] auf mögl. Nebenwirkungen achten[8] Surveillance, Beobachtungsstrategie[9] Ängste nehmen[10] Sorgen vertreiben[11] Zweifel zerstreuen[12] 7

suspect [*v* səspekt‖*n & adj* sʌspekt] *v & n & adj* *rel* **doubt**[1] [daʊt] *v & n*

(v) to assume [(j)uː] sth. without definite proof or to be uncertain [sɜː] about sth.

suspicion[2] [səspɪʃᵊn] *n* • **suspected**[3] *adj* • **suspicious**[4] *adj* • **doubtful**[5] *adj* • **dubious**[5] [duːbiəs] *adj*

» *This should lead the physician to suspect bladder injury. Nodules suspicious* [ɪʃ] *for malignancy should be biopsied. Patients with documented or suspected heart disease should be excluded. If the diagnosis remains in doubt, repeated careful reappraisal*[6] [eɪ] *of the patient's progress is necessary.*

Use to arouse[7] [aʊ] /raise[7] [eɪ] /prompt[7] ***suspicion*** • (high/ low) clinical / a high index of / strong / inappropriate[8] ***suspicion*** • ***suspicion of*** infection / cancer • ***suspicious*** lesion / nodule[9] • ***suspected*** hearing loss / lung disease[10] / diagnosis[11] / case / carrier[12] • ***suspected*** cause [kɒːz]/ abnormality / malignancy[13] / offending agent [eɪdʒ] • to be in[14] / there is no ***doubt*** • ***doubtful*** cases[15] / results[16] • ***dubious*** reputation / accuracy • to be of ***dubious*** diagnostic value[17]

vermuten, einen Verdacht haben; Verdächtige(r); verdächtig, suspekt
(an)zweifeln; Zweifel[1] Verdacht[2] Verdachts-, Verdacht auf[3] verdächtig[4] unsicher, zweifelhaft[5] Neubeurteilung[6] Verdacht erregen[7] unbegründeter Verdacht[8] verdächtiger Knoten[9] Verdacht auf Lungenkrankheit[10] Verdachtsdiagnose[11] vermutl. Keimträger[12] Verdacht auf e. bösartigen Tumor[13] anzweifeln, Zweifel haben[14] fragl. Fälle[15] zweifelhafte/ unklare Ergebnisse[16] von zweifelhaftem diagnost. Wert sein[17] 8

evidence [evɪdᵊnᵗs] *n* *sim* **proof**[1] [pruːf] *n*, *rel* **manifestation**[2] *n* → U103-3

facts and observations which support a concept, diagnosis, treatment plan or hypothesis

evident[3] *adj* • **prove** [pruːv] *v* • **biopsy-proven** [baɪɒːpsi] *adj* • **manifest**[4] *adj & v*

» *There was no evidence of recurrent* [ɜː] *disease*[5]*. However, these observations have been difficult to confirm* [ɜː] *and must be considered anecdotal evidence. A blood test will provide* [aɪ] *proof of diagnosis*[6]*. Crepitus was manifest with motion* [oʊʃ].

Use to find/obtain [eɪ] /collect/provide[7] [aɪ] /show ***evidence*** • clinical / experimental / little[8] / strong / growing ***evidence*** • recent [iːs]/ radiographic[9] / laboratory / irrefutable[10] [juː] ***evidence*** • ***(no) evidence of*** disease[11] (*abbr* NED)/ pathology / invasion [eɪʒ]/ metastases • a growing body of ***evidence*** • irrefutable[10] / clinical / definite[12] ***proof*** • ***to manifest*** itself[13] / as headaches / symptoms / suicidal [saɪ] tendencies • early / cardinal / clinical / cutaneous[14] [eɪ] ***manifestations*** • neurologic / systemic / disease ***manifestations*** • to be/become[13] ***manifest*** • clinically[15] ***manifest*** • ***manifest*** deviation [eɪ]/ coronary heart disease[16]

Anzeichen, Hinweis, Beweis
Be-, Nachweis[1] Anzeichen, Symptom, Manifestation[2] offensichtlich, klar[3] deutl. erkennbar, manifest; auftreten, s. manifestieren[4] Rezidiv[5] Diagnose bestätigen[6] Hinweise liefern[7] wenig Hinweise[8] radiolog. Nachweis[9] unwiderlegbarer Beweis[10] tumorfrei[11] eindeutiger Beweis[12] sich manifestieren[13] Hautmanifestationen[14] klin. manifest[15] manifeste/ symptomatische koronare Herzerkrankung[16] 9

diagnose [daɪəgnoʊz] *v term* *opposite* **misdiagnose**[1] *v term*

to identify the cause and type of a disease on the basis of the history, physical, lab data, etc.

over/ self-diagnose *v term* • **(un)diagnosed**[2] *adj* • **diagnosable**[3] *adj*

» *In its early stages, cor pulmonale [-ɑːli] can be diagnosed on the basis of radiologic evidence. He was diagnosed with lung cancer a year ago. The lesion [iːʒ] was clinically diagnosed as chancroid*[4] *[ʃ]. Urethral [iː] carcinoma may be frequently misdiagnosed as stricture.*

Use to be ***diagnosed with*** certainty / AIDS[5] • (in)correctly / reliably [aɪ]/ timely[6] ***diagnosed*** • not yet (*abbr* NYD)/ erroneously[7] [oʊ]/ mistakenly[7] / newly[8] ***diagnosed*** • impossible[9] / difficult / failure [feɪljɚ] ***to diagnose*** • ***undiagnosed*** fracture / malignancy • clinically[10] ***diagnosable***

diagnostizieren, eine Diagnose stellen
e. Fehldiagnose stellen[1] (un)erkannt, (nicht) diagnostiziert[2] feststell-, diagnostizierbar[3] weicher Schanker, Ulcus molle[4] bei jem. AIDS diagnostizieren[5] rechtzeitig diagnostiziert[6] fälschlich/ irrtümlich diagnostiziert[7] neu diagnostiziert[8] nicht diagnostizierbar[9] klinisch diagnostizierbar[10] 10

diagnosis *n term, pl* **-ses**, *abbr* **Dx** *rel* **(diagnostic) workup**[1] *n jar*

(i) outcome of the diagnostic workup
(ii) process of clinical assessment and decision-making

(non-)diagnostic *adj* • **diagnostician**[2] [-ɪʃ^ən] *n* • **diagnostics**[1] *n rare*

» *Most patients are incurable at the time of diagnosis. Blood tests are a key part of the diagnostic workup. The diagnostic procedures were well tolerated. The workup was not diagnostic.*

Use to make[3]/establish[4]/verify[5]/confirm[5]/support/suggest ***a diagnosis*** • clinical / physical / laboratory ***diagnosis*** • antenatal [eɪ]/ neonatal / differential[6] / suspected[7] ***diagnosis*** • admission[8] / working *or* provisional[9] / (un)equivocal / missed ***diagnosis*** • preliminary *or* presumptive [ʌ] *or* tentative[9] / most likely / transfer ***diagnosis*** • discharge / final *or* definitive[10] / accurate[11] / pathologic ***diagnosis*** • at the time of[12] ***diagnosis*** • ***diagnostic*** evaluation / staging / aid[13] [eɪ]/ tool[13] [uː] • ***diagnostic*** study / imaging[14] / surgery / indicators • ***diagnostic*** abnormality / value / purpose • means [iː] of[15] ***diagnostics***

(i) Diagnose
(ii) Diagnostik
diagnostische Untersuchungen, Diagnostik[1] Diagnostiker(in)[2] eine Diagnose stellen[3] die D. sicherstellen/ absichern[4] die D. bestätigen[5] Differentialdiagnose[6] Verdachtsdiagnose[7] Einweisungsdiagnose[8] vorläufige D., Erstdiagnose[9] Abschlussdiagnose[10] exakte D.[11] bei Diagnosestellung[12] diagnost. Hilfsmittel[13] bildgebende Diagnostik[14] diagnost. Maßnahmen/ Mittel[15] 11

confirm [kənfɜːrm] *vt* *syn* **verify** [verɪfaɪ] *vt*
sim **corroborate**[1] [ɒː], **support**[1], **substantiate**[1] [səbstænʃieɪt] *vt*

to make a diagnosis, suspicion, or concept more definite, e.g. by additional clinical evidence

confirmation[2] *n* • **verification**[2] *n* • **support**[3] *n* • **confirmatory**[4] *adj*

» *The diagnosis is usually confirmed by plain [eɪ] films*[5]*. Family members were able to provide confirmation of weight loss. Challenge [tʃ] tests*[6] *to confirm the diagnosis are risky. Electron microscopy is confirmatory in equivocal cases.*

Use to require/provide ***confirmation*** • unequivocal[7] / diagnostic / laboratory ***confirmation*** • serologic / x-ray [eksreɪ] *or* radiologic[8] ***confirmation*** • ***confirmatory*** tests[9] / culture [ʌ]/ laboratory studies • ***confirmatory*** serologic assays[10]/ data

bestätigen
erhärten, untermauern[1] Bestätigung[2] Unterstützung[3] bestätigend, Bestätigungs-[4] Leeraufnahmen[5] Provokationstests[6] eindeutige Bestätigung[7] radiolog. Bestätigung[8] Bestätigungstests[9] bestätigende serolog. Untersuchungen/ Tests[10] 12

mimic [mɪmɪk] *vt* *syn* **masquerade** [mæskəreɪd] *vt*, *rel* **mask**[1] *vt*

to resemble, esp. a disease that produces symptoms that can easily be mistaken for those of another

masked[2] *adj term* • **masquerading** *adj* • **mimicry**[3] [mɪmɪkri] *n*

» *Preeclampsia-eclampsia can mimic and be confused with many other conditions. Swelling may mask a palpable defect [iː] in the tendon*[4]*. Nasal [eɪ] diphtheria may be mimicked by a foreign body*[5]*. The cutaneous lesions*[6] *of syphilis [ɪ] may masquerade as skin tumors.*

Use rarely / initially / occasionally [eɪʒ]/ closely[7] ***mimic*** • molecular[8] / mechanisms [ek] of[9] ***mimicry*** • ***mimicry*** of other diseases • ***to masquerade*** as pneumonia [n(j)uː-]/ as allergic [əlɜːrdʒɪk] rhinitis [aɪ] • ***masked*** depression[10]

ähnlich sein, vortäuschen
verdecken, überlagern[1] verdeckt, larviert[2] Nachahmung, Mimikry[3] Sehne[4] Fremdkörper[5] Hautläsionen[6] sehr ähnlich sein[7] molekulares Mimikry[8] Nachahmungsmechanismen[9] larvierte Depression[10] 13

rule out [ruːl aʊt] *vt phr*, *abbr* **R/O** *syn* **exclude** [ɪkskluːd] *vt*

to eliminate possible causes of the patient's condition and dismiss them from consideration[1]

exclusion[2] [uːʒ] *n* • **exclusive**[3] *adj* • **excludable** *adj*

» *Neither MRI nor CT scan is diagnostic of Alzheimer's disease, but both are useful in ruling out frontal lobe tumor, stroke*[4] *or hemorrhage*[5]*. All possible known causes have been ruled out. A normal sedimentation rate does not exclude the diagnosis of polymyalgia [aɪ] rheumatica. After exclusion of organic causes, the patient was diagnosed with idiopathic anal [eɪ] pain.*

Use to require[6]/warrant[6] [ɔː] /permit ***exclusion*** • serologic / genetic / careful ***exclusion*** • ***exclusion*** of secondary causes • diagnosis of *or* by[7] ***exclusion*** • ***excludable*** diagnosis[8]

ausschließen
nicht mehr berücksichtigen[1] Ausschluss[2] ausschließlich, alleinig, ausschließend, Ausschluss-[3] Schlaganfall[4] Blutung[5] den Ausschluss erfordern[6] Ausschlussdiagnose[7] auszuschließende Diagnose[8] 14

differential [dɪfərenˈʃəl] **diagnosis** *n term, abbr* **DD, DD$_x$**
rel **distinguish**[1] [dɪstɪŋgwɪʃ], **discriminate**[1] *v*

determination by systematic comparison of the diagnostic findings which of two or more conditions causing similar clinical features is the one from which the patient is suffering

differentiate[1] [dɪfərenˈʃieɪt] *v* • **differentiation**[2] *n* • **distinction**[2] [dɪstɪŋkʃən] *n* • **discrimination**[2] *n* • **indiscriminate**[3] *adj* • **(in)distinguishable**[4] *adj*

» *The main differential diagnosis is between impetigo and acute allergic contact dermatitis [aɪ]. Differential diagnostic considerations[5] relate chiefly to the specific pulmonary [ʊ‖ʌ] disease. The primary differential diagnoses are restrictive cardiomyopathy and tamponade. A history of contact helps distinguish contact dermatitis from other skin lesions.*

Use to perform/make[6]/narrow[7]/be crucial [uːʃ] to[8]/be part of ***the differential diagnosis*** • to aid *or* assist *or* be helpful[9] ***in DD*** • to be considered in *or* to enter into *or* to be included[10] in ***the DD*** • clinical clue to / major *or* main / accurate / precise [saɪ]/ difficult / radiologic *or* radiographic ***DD*** • ***DD of*** hepatitis / breast cancer / esophagitis[11] [dʒaɪ]

Differentialdiagnose
unterscheiden, differenzieren[1] Unterscheidung, Differenzierung[2] unkritisch, willkürlich, wahllos[3] (nicht) zu unterscheiden[4] differentialdiagnostische Überlegungen[5] eine Differentialdiagnose stellen[6] die Differentialdiagnose eingrenzen[7] für die Differentialdiagnose überaus wichtig sein[8] bei d. Differentialdiagnose hilfreich sein[9] in d. Differentialdiagnose miteinbezogen werden[10] Differentialdiagnose der Ösophagitis[11]
15

hallmark [hɔːlmɑːrk] *n* *sim* **cornerstone**[1] *n*

the most prominent, distinctive or diagnostic clinical feature [fiːtʃɚ] of a disease

» *Severe pain radiating [eɪ] to the back[2] and weight loss are hallmarks of pancreatic cancer. For mild to moderate preeclampsia-eclampsia, bed rest[3] is the cornerstone of therapy. Endocrinologic profiles are the cornerstones of laboratory investigations.*

Use clinical[4] / pathologic / histologic / cytogenetic [saɪt̬ə-] ***hallmark*** • ***cornerstone of*** diagnosis[5] / nutritional [ɪʃ] assessment / prevention / treatment

Kennzeichen, charakterist. Merkmal
Eckpfeiler, wichtigstes Kriterium[1] der in d. Rücken ausstrahlt[2] Bettruhe[3] klin. Merkmal[4] entscheidendes diagnost. Kriterium[5]
16

outweigh [aʊtweɪ] *v* *rel* **weigh (against)**[1] [weɪ] *v*

to be of greater importance, benefit, or relevance than something else

weighty[2] [weɪt̬i] *adj*

» *Consider this approach [-oʊtʃ] only when the benefits[3] clearly outweigh the risks. When ordering this test, clinicians must weigh the anticipated [ɪs] costs[4] against the potential benefit.*

Use clearly[5] / far ***outweigh*** • ***weighty*** argument / matters / issue[6] [ɪʃjuː‖*BE* ɪsjuː] • carefully[7] ***weigh***

überwiegen, gewichtiger sein, etw. aufwiegen
(gegeneinander) abwägen[1] schwerwiegend, gewichtig[2] Vorteile[3] voraussichtl. Kosten[4] deutlich überwiegen[5] schwerwiegendes Problem[6] sorgfältig abwägen[7]
17

clinical judgement [dʒʌdʒmənt] *n* *rel* **decision-making**[1] [dɪsɪʒən meɪkɪŋ] *n*

thinking process involved in making decisions in order to arrive at a definite diagnosis and treatment plan

judge[2] [dʒʌdʒ] *v* • **judicious**[3] [dʒuːdɪʃəs] *adj* • **decide** [saɪ] *v* • **decisive**[4] [aɪ] *adj*

» *It is not relevant how mild the disease is judged to be. Enemas[5] may be administered judiciously. Laparoscopy may be an adjunct[6] [ædʒʌŋkt] to decision-making in the acute abdomen.*

Use surgical [ɜː]/ good / impaired[7] / moral / common sense[8] ***judgement*** • ***judicious*** use of drugs[9] / exercise / fluid management • ***decision-making*** process[10] / skills[11] • ***decision*** tree[12] • clinical / therapeutic [juː]/ informed / emergency [ɜː] ***decision*** • critical *or* difficult / (don't) treat[13] / do not resuscitate[14] [ʌs] (*abbr* DNR) ***decision***

ärztl. Urteil, klin. Beurteilung
Entscheidungsfindung[1] (be)urteilen, einschätzen[2] klug, umsichtig[3] entscheidend[4] Einläufe[5] Hilfsmittel[6] beeinträchtigtes Urteilsvermögen[7] vernünftige Einschätzung[8] umsichtiger Einsatz v. Medikamenten[9] Entscheidungsprozess[10] Entschlusskraft[11] Entscheidungsbaum[12] Behandlungsverzicht[13] Reanimationsverzicht[14] 18

Unit 118 Diagnostic Procedures & Investigations

Related Units: 117 Diagnosis, 116 Lab Studies, 107 Physical Examination, 99 Radiology, 17 Medical Equipment, 20 Hospital Routines, 127 Operative Techniques, 128 Minimally Invasive Surgery, 125 Critical Care

investigate [ɪnvestɪgeɪt] *v term* *syn* **examine, study** [stʌdi] *v* → U101-1

to carry out a systematic search in order to find diagnostic evidence, shed light on a clinical setting[1], etc.

investigation[2] *n term* • **investigator** *n* • **investigative** *adj term* • **investigational**[3] *adj*

» *Laboratory investigations disclosed[4] microhematuria, eosinophilia, and an accelerated sed rate[5] early in the clinical course* [ɔː]. *Symptoms* [ɪ] *in the CNS should be investigated by brain CT or MRI. Heavier or irregular intermenstrual bleeding[6] warrants[7]* [ɔː] *investigation.*

Use to perform/carry out/conduct [ʌ] /undertake/undergo[8]/terminate [ɜː] ***an investigation*** • to be under[9] ***investigation*** • clinical / radiologic / ultrasonographic ***investigation*** • experimental / thorough[10] [ɜː] ***investigation*** • controlled / careful[10] / limited ***investigation*** • extensive[11] / non-invasive[12] [eɪ] ***investigation*** • preliminary[13] / preoperative ***investigation*** • thoroughly / closely / routinely ***investigated*** • ***investigative*** study / surgery[14] [ɜː] • ***investigational*** therapy[15] / agent *or* drug[16] / tests

untersuchen, abklären, erforschen
klin. Erscheinungsbild[1] Abklärung, Untersuchung, Erforschung[2] experimentell, Test-[3] ergaben[4] erhöhte Blutsenkung[5] Zwischenblutung[6] erfordert[7] sich e. Untersuchung unterziehen[8] untersucht/ überprüft werden[9] gründliche U.[10] eingehende/ umfangreiche U.[11] nichtinvasive U.[12] Voruntersuchung[13] explorativer Eingriff[14] experimentelle Therapie[15] Test-, Versuchsmedikament[16]

1

patch test [pætʃ test] *n term*
rel **skin test[1], scratch** [skrætʃ] **test[2], prick test[3]** *n term*

skin test designed to document sensitivity to a specific antigen; suspected substances [ʌ] are applied to an adhesive[4] [iː] which is placed on the patient's skin and checked for a reaction after 24 or 48 hours

(re)testing *n term* • **(pre)test** [priːtest] *v & adj* • **untested** *adj*

» *A positive patch test reaction does not necessarily identify the agent causing the contact dermatitis* [aɪ]. *As patch testing may yield ambiguous results during the acute phase of the dermatitis, patch testing should be done after the eruption* [ʌ] *subsides[5]* [aɪ]. *A scratch test should precede* [siː] *an intradermal* [ɜː] *test in very sensitive patients. The prick test is useful to confirm a suspected food allergy* [-dʒi] *or to identify a previously unrecognized allergen.*

Use negative / positive ***patch test*** • ***patch test*** reaction / site • hypersensitivity / tuberculin[6] / intradermal[7] ***skin test*** • purified [jʊə] protein derivative[8] (*abbr* PPD) ***skin test*** • ***skin test*** antigen / response[9] • sensitive[10] / noninvasive / screening[11] / provocation[12] ***test*** • glucose tolerance[13] / (Mono)spot / Rinne tuning [juː] fork[14] ***test***

Epikutantest, Läppchenprobe
Hauttest[1] Skarifikations-, Scratchtest[2] Prick-Test[3] Testpflaster[4] d. Ausschlag abklingt[5] Tuberkulintest[6] Intrakutantest[7] Tuberkulintest m. gereinigtem Tuberkulin[8] Hauttestreaktion[9] empfindlicher Test[10] Screening-Test[11] Provokationstest[12] Glukosetoleranztest[13] Rinne-Stimmgabelversuch[14]

2

spirometry [spaɪrɒː-] *n term*
rel **lung** *or* **pulmonary function tests[1]** *n term*

measurement of airflow rates and forced vital [aɪ] capacity[2] to assess pulmonary function

spirometer[3] *n term* • **spirometric** *adj* • **spirogram**[4] *n* • **-metry** *comb*

» *If there is any question about the respiratory status, simple spirometry is an excellent screen. The most helpful screening pulmonary function tests are forced vital capacity (abbr FVC) and forced expiratory volume in 1 sec (abbr FEV1). VC, expiratory reserve volume (abbr ERV), and inspiratory capacity (abbr IC) are measured* [eʒ] *by having the patient breathe* [iː] *into and out of a spirometer.*

Use routine / preoperative / baseline [eɪ]/ ergo/ incentive[5] [se] ***spirometry*** • standard or routine / specialized / baseline / abnormal ***pulmonary function tests*** • incentive[6] ***spirometer*** • liver (LFTs)/ thyroid[7] [aɪ]/ pituitary[8] ***function tests*** • renal [iː]/ platelet[9] [eɪ]/ vestibular ***function tests*** • ***spirometric*** measurement [eʒ]/ screening [iː]/ findings[10] • cysto/ uroflow/ bone densito[11]/ radiation dos***imetry*** • esophageal mano[12]/ pulse oxi[13]/ audio[14]/ mass spectro***metry***

Spirometrie
Lungenfunktionsprüfung[1] forciertes Exspirationsvolumen[2] Spirometer[3] Spirogramm[4] Messung d. Vitalkapazität[5] Incentive-Spirometer[6] Schilddrüsenfunktionsprüfung[7] Hypophysenfunktionsprüfung[8] Thrombozytenfunktionsprüfung[9] Spirometriebefund[10] Knochendichtemessung, Osteodensiometrie[11] Ösophagusmanometrie[12] Pulsoximetrie[13] Audiometrie[14]

3

specimen [spesɪmən] *n term* *syn* **sample** [sæmpl] *n term* → U100-4

small, representative part of a substance or clinical material collected for testing and diagnosis

sampling[1] *n term* • **sample**[2] *v* • **sample** *adj*

» *A standard culture [ʌ] should be done on specimens testing negative. Draw [ɒː] a sample of venous [iː] blood for CBC*[3]*. Knowing when the specimen was collected is important.*

Use to collect/obtain [eɪ] /take/stain[4] [eɪ]/ culture [ʌ] ***a specimen*** • sputum [(j)uː]/ urine [jʊɚ]/ catheterized ***specimen*** • stool [uː]/ (diseased) tissue[5] [ʃ||s]/ swab[6] [ɒː]/ skin-punch[7] [ʌ] ***specimen*** • surgical[8] [ɜː]/ biopsy[9] / fasting[10] [æ] ***specimen*** • sterile / fresh / (formalin) fixed[11] ***specimen*** • cytologic [saɪt̬ə-]/ pathologic / uncontaminated ***specimen*** • potentially infectious / biohazard[12] [æ] ***specimen*** • ***specimen*** slide[13] [aɪ]/ collection / tube[14] • ***specimen*** contamination / labeling[15] [eɪ] • to take/obtain/ draw a ***sample*** • (arterial [ɪɚ]/ venous [iː]/ capillary) blood[16] ***sample*** • arterial gas / lymph [ɪ] node[17] / selective endometrial[18] [iː] ***sampling*** • ***sample*** size / analysis • ***to sample*** material / tissue / nodes [oʊ]/ blood • ***sample*** history / questionnaire[19]

Untersuchungsmaterial, Probe, Präparat
Probenentnahme; Stichprobenerhebung[1] e. Probe entnehmen, e. Stichprobe ziehen[2] großes Blutbild[3] e. Probe anfärben[4] Gewebeprobe[5] Abstrichmaterial[6] Stanzbiopsie[7] Operationspräparat[8] Biopsie(material)[9] Nüchternblutprobe[10] formalinfixiertes Präparat[11] Schadstoffprobe[12] Objektträger[13] Abstrichröhrchen[14] Probenkennzeichnung[15] Blutprobe[16] Lymphknotenbiopsie[17] hysteroskopisch geführte Endometriumbiopsie[18] Musterfragebogen[19] 4

biopsy [baɪɒːpsi] *n term, abbr* **B_x**

(i) small samples of tissue from living patients obtained for diagnostic examination
(ii) removal [uː] of a small piece of living tissue for microscopic examination

bioptic[1] [ɒː] *adj term* • **biopsy**[2] *v* • **biopsy-proven** [uː] *adj* • **biopsied** *adj*

» *The diagnosis was established by biopsy of the erosion [oʊʒ]. A 25-gauge [geɪdʒ] needle*[3] *[iː] was used to biopsy suspicious [ɪʃ] nodules. The lesion [iːʒ] was biopsied for histologic examination.*

Use to obtain *or* take[4]/perform *or* do[5]/plan ***a biopsy*** • needle / fine-needle (aspiration)[6] / aspiration[7] / punch[8] [pʌntʃ] ***biopsy*** • cone [oʊ]/ core [ɔː]/ wedge[9] [dʒ] ***biopsy*** • excisional[10] [ɪʒ]/ incisional[11] [sɪ]/ brush[12] [ʌ] ***biopsy*** • surface / sponge[13] [spʌndʒ]/ percutaneous [eɪ]/ open[11] ***biopsy*** • skin / liver / sternal ***biopsy*** • cytological / blind[14] / endoscopic / ultrasound-guided[15] [aɪ]/ random[14] ***biopsy*** • liver / lung / gastric mucosal ***biopsy*** • ***biopsy*** specimen / material[16] / examination • ***biopsy*** findings[17] / forceps[18] [fɔːrseps]/ gun[19] [ʌ] • ***biopsy under*** local anesthesia [iːʒ]/ ultrasound [ʌ] guidance[15]

(i) Biopsie, Gewebeprobe
(ii) Gewebeentnahme
bioptisch, Biopsie-[1] biopsieren[2] 25er Nadel[3] e. Gewebeprobe entnehmen[4] e. Biopsie durchführen[5] Feinnadelbiopsie[6] Aspirations-, Saugbiopsie[7] Stanzbiopsie[8] Keilexzision[9] Probeexzision[10] offene Biopsie, Probeinzision[11] Bürstenbiopsie[12] Schwammbiopsie[13] Blind-, Zufallsbiopsie[14] ultraschallgezielte Biopsie[15] Biopsie-, Probematerial[16] Biopsiebefund[17] Biopsiezange[18] Biopsiepistole, Schussapparat[19] 5

stool guaiac test [stuːl g(w)aɪæk] *n term* *syn* **Hemoccult®** [hiːməkʌlt] **test** *n* *syn* **fecal** [iː] **occult blood test** *n term, abbr* **FOBT**

screening test for occult fecal blood in which glacial acetic acid and guaiac are mixed with the specimen; the presence of blood in the stool is indicated by a blue stain[1] [eɪ] on addition of hydrogen [aɪ] peroxide[2]

» *Close monitoring by regular stool guaiac examinations for blood loss is essential. Annual fecal Hemoccult screening should be initiated [ɪʃ] at age 50. Perform rectal examination, and obtain stool for occult blood testing. Obtain a stool sample for occult blood testing to check for posttraumatic intraperitoneal [iː] bleeding [iː].*

Use ***stool examination for*** occult blood[3] / fat / ova [oʊ] and parasites[4] • ***Hemoccult***-positive stools • annual ***FOBT*** • negative / positive[5] ***fecal occult blood test*** • ***stool*** collection / sample[6] / check / examination *or* analysis[7] • ***stool*** weight [weɪt]/ color / osmolality / consistency[8] • ***stool*** occult blood (testing) / culture[9] [ʌ] • ***guaiac-positive*** stool / (slide) test[5]

Guajaktest, Hämoccult®-Test
Blaufärbung[1] Wasserstoffsuperoxid[2] Stuhluntersuchung auf okkultes Blut[3] Stuhluntersuchung auf Wurmeier und Parasiten[4] positiver Hämoccult-Test[5] Stuhlprobe[6] Stuhluntersuchung[7] Stuhlbeschaffenheit, -konsistenz[8] Stuhlkultur[9] 6

lumbar puncture [lʌmbɚ pʌŋktʃɚ] *n term, abbr* **LP** *syn* **spinal tap** [spaɪnᵊl] *n jar,* *rel* **myelography**[1] [maɪəlɒːgrəfi] *n term* → U127-16

insertion of a needle into the subarachnoid [æk] space of the lumbar spine [aɪ] for withdrawing [ɒː] CSF[2], measuring [eʒ] CSF pressure[3], or injecting [dʒe] anesthetics [e] and contrast media [iː]

puncture[4] *v & n term* • **venipuncture**[5] *n* • **myelographic** *n* • **tap**[6] *v & n* → U5-10

» *Use a small-diameter [aɪæ] needle for the spinal tap. Lumbar puncture is to be avoided in patients with bleeding [iː] disorders. Although myelography is helpful in evaluating patency [eɪ] of the spinal canal, it should only be done if warranted*[7] *by noninvasive [eɪ] x-ray studies.*

Use to consider/perform/undergo[8]/avoid ***a lumbar puncture*** • diagnostic / traumatic ***LP*** • repeat / pediatric / therapeutic[9] [juː] ***LP*** • conventional / contrast[10] / CT ***myelography*** • lumbar / cervical [sɜː]/ emergency [ɜː] ***myelography*** • ***myelographic*** study / dye [daɪ]/ evidence[11] • sternal [ɜː]/ exploratory[12] / arterial [ɪɚ] ***puncture*** • ***puncture*** site[13] [aɪ]/ wound [uː]/ marks[14] / tray[15] • jugular[16] [dʒʌgjələ] ***venipuncture*** • ***venipuncture*** site / needle • aqua[17]/ acu***puncture*** • prick-***puncture*** testing[18] • suprapubic (bladder) / subdural / bloody[19] ***tap***

Lumbalpunktion
Myelografie[1] Zerebrospinalflüssigkeit, Liquor[2] Liquordruck[3] (durch-/ein)stechen, punktieren; Punktion[4] Venenpunktion[5] punktieren, anzapfen; Punktion; (Zapf)hahn[6] falls erforderlich[7] sich e. Lumbalpunktion unterziehen[8] therapeutische L.[9] Kontrast-Myelografie[10] myelograf. Nachweis[11] Probepunktion[12] Punktionsstelle[13] Punktionsnarben[14] Punktionsschale[15] Jugularispunktion[16] Wasserinjektion[17] Pricktest[18] blutiger Liquor[19] 7

paracentesis [pærəsentiːsɪs] *n term*

rel **thora(co)centesis**[1] *n term*

passage of a trocar and cannula, catheter, needle or other hollow instrument via a percutaneous [eɪ] incision into a body cavity in order to withdraw fluid[2]; termed according to the cavity punctured

paracentetic *adj term* • **-centesis** *comb*

» *Large-volume paracentesis was repeated daily until her ascites* [əsaɪtiːs] *had resolved. What were the diagnostic findings on thoracentesis* [θɔːrəkoʊ-]*?*

Use abdominal[3] / thoracic[1] [æs]/ diagnostic / therapeutic / repeat ***paracentesis*** • arthro/ amnio[4]/ culdo[5] [ʌ]/ pericardio***centesis***

Parazentese
Thorakozentese[1] Flüssigkeit absaugen[2] Abdominozentese[3] Amnionpunktion, Amniozentese[4] Douglas-Punktion, Punktion d. Douglas-Raums[5]

8

bone marrow aspiration [boʊn mæroʊ æspɪreɪʃᵊn] *n term* → U127-16

removal of tissue from the punctured marrow by means of a special needle for histologic examination

aspirate[1] [*v* æspɪreɪt‖*n* æspɪrət] *v & n term* • **aspirational** [eɪʃ] *adj* • **aspirator**[2] *n*

» *Leukemia* [iː] *and lymphoma are diagnosed by bone marrow aspiration, lymph node biopsy, white count and differential. The bone marrow aspirate and the bone marrow biopsy*[3] *appear hypocellular, with only scant amounts of normal hematopoietic progenitors*[4] [ʒe].

Use ***bone marrow*** examination / aspirate / needle / biopsy[3] • ***bone marrow*** / morphology / purging[5] [pɜːrdʒɪŋ]/ culture[6] / transplantation[7] • ***aspiration*** biopsy[8] / needle / port[9] /-irrigation • fine-needle ***aspiration*** cytology[10] • nasogastric / tracheal [k] ***aspirate*** • ultrasonic tissue / meconium [koʊ] ***aspirator***

Knochenmarkaspiration
an-, absaugen; aspirieren; Aspirat[1] Aspirator, Sauger[2] Knochenmarkbiopsie[3] Vorläuferzellen[4] Knochenmark-Aufreinigungstechnik, (Tumorzell-)Purging[5] Knochenmarkkultur[6] Knochenmarktransplantation[7] Aspirationsbiopsie[8] Aspirationskanal[9] Feinnadel-Aspirations-/ Punktionszytologie[10]

9

lavage [ləvɑːʒ‖*BE* lævɪdʒ] *n term*

syn **washing** *n*, *rel* **brushing**[1] [ʌ] *n term* → U91-26

washing out of a cavity or viscus[2] [ɪsk] by copious irrigation[3] for diagnostic or therapeutic purposes

lavage[4] *v term* • **wash**[4] *v* • **brush** *v & n* • **washout**[5] *n* • **brushings** *n* • **washings**[6] *n*

» *Maxillary sinus* [aɪ] *puncture and aspiration frequently provides a sample for culture; endoscopic sinus lavage may accomplish the same purpose. The area was lavaged with sterile saline*[7] [eɪ]. *Multiple washings were taken for examination. Invasive diagnostic procedures such as bronchial brushing or washing should be undertaken in critically ill patients when other means do not adequately define* [aɪ] *etiology.*

Use to perform ***a lavage*** • gastric[8] / bronchial [k] *or* bronchoalveolar[9] [ɪə] ***lavage*** • intra-operative colonic[10] / whole bowel[11] [aʊ] ***lavage*** • (diagnostic) peritoneal[12] [iː]/ joint[13] / closed-needle joint ***lavage*** • tap water[14] / ice-water ***lavage*** • ***lavage*** solution[15] / fluid[15] • endoscopic / bronchial ***brushing*** • nasal [eɪ]/ throat / tracheal [k]/ bronchial[16] ***washings*** • mucosal / bronchial / cytologic / tumor ***brushings***

Lavage, Spülung
Bürstenbiopsie[1] Hohlorgan[2] gründliche Spülung[3] spülen[4] Auswaschung, -spülung[5] Lavagematerial[6] physiolog. Kochsalzlösung[7] Magenspülung[8] Bronchiallavage, bronchoalveoläre L.[9] intraoperative Kolonlavage[10] Darmspülung, -reinigung[11] Peritoneallavage,- spülung[12] Gelenkspülung[13] Spülung m. Leitungswasser[14] Spülflüssigkeit[15] Bronchiallavagematerial[16]

10

gastroscopy [gæstrɒːskəpi] *n term* *rel* **bronchoscopy**[1] [kɒː], **cystoscopy**[7] [sɪst-] *n term*

visual [ɪʒ] examination of the stomach [k] by means of an endoscope

gastroscopic[3] *n term* • **gastroscope** *n* • **-scope, -scopy** *comb* → U128-2

» *All patients with a newly discovered gastric ulcer* [ʌlsɚ] *should undergo gastroscopy*[4] *and gastric biopsy. Arrange* [eɪ] *for rigid bronchoscopy under general anesthesia* [iːʒ] *to remove the foreign object. The involved ureter needs to be catheterized under cystoscopic control.*

Use to require/prompt/perform/appear normal by ***gastroscopy*** • fiberoptic / repeat ***gastroscopy*** • ***gastroscopic*** biopsy • emergency[5] / flexible / rigid[6] [ɪdʒ]/ fiberoptic[7] ***bronchoscopy*** • ***bronchoscopy*** techniques / aspirate / instruments / suite [swiːt] • ***bronchoscopic*** findings[8] / drainage [-ɪdʒ]/ removal [uː] • ***bronchoscopic*** specimen / evaluation[9] • conventional / flexible / preoperative / followup[10] ***cystoscopy*** • ***cystoscopic*** examination / inspection / visualization[11] • ***cystoscopic*** evidence / maneuver [uː]/ basket retrieval [iː] • endo/ arthro/ colpo/ colono***scopy*** • ano [eɪnɒːskəpi]/ laparo/ esophago***scopy*** • broncho/ laryngo/ cysto[12]/ duodeno***scope*** • fiberoptic endo[13]/ procto/ uretero/ ophthalmo[14]/ oto***scope***

Gastroskopie, Magenspiegelung
Bronchoskopie[1] Zystoskopie, Blasenspiegelung[2] gastroskopisch[3] sich einer Gastroskopie unterziehen[4] Notfallbronchoskopie[5] Bronchoskopie m. starrem Instrument[6] Fiberbronchoskopie[7] Bronchoskopiebefund[8] bronchoskop. Abklärung[9] Kontrollzystoskopie[10] zystoskopische Darstellung[11] Zystoskop[12] Fiber(endo)skop, Glasfaserendoskop[13] Augenspiegel, Ophthalmoskop[14]

11

electroencephalogram [ɪlektrəensefələɡræm] *n term, abbr* EEG

recording of the brain waves[1] in various regions of the cerebrum by means of electrodes placed on the scalp and intracranially [eɪ]; the type, localization, frequency and amplitude of the waves are evaluated

electroencephalography *n term* • **electroencephalographic** *adj* → U7-17f; U125-14

» *In cases of repeated apneic [iː] episodes, 24-hour electroencephalographic monitoring may be helpful in detecting a seizure [siːʒɚ] disorder[2]. The postictal state produces a pattern of continuous, generalized slowing of the background EEG activity.*

Use to take/obtain [eɪ] /warrant[3] [ɔː] /confirm [ɜː] by ***an EEG*** • (ab)normal / baseline[4] [eɪ]/ awake [eɪ] ***EEG*** • sleep / cortical[5] / scalp-recorded[6] ***EEG*** • video / ictal[7] / isoelectric *or* flat[8] ***EEG*** • ***EEG*** leads[9] [iː]/ tracing [eɪs] *or* recording[10] / delta waves / alpha activity • ***EEG*** findings[11] / pattern / changes[12] / technologist[13] / monitoring[14]

Elektroenzephalogramm, EEG
Hirnströme[1] Anfallserkrankung[2] e. EEG erfordern/ notwendig machen[3] Ausgangs-EEG[4] Elektrokortikogramm[5] Standard-, Kopfhaut-EEG[6] iktuales EEG[7] Nulllinien-EEG, isoelektrisches EEG[8] EEG-Ableitungen[9] EEG-Registrierung[10] EEG-Befund[11] EEG-Veränderungen[12] EEG-Assistent(in)[13] EEG-Überwachung[14] 12

electromyography [aɪɒː] *n term, abbr* EMG

rel **electroneurography**[1] *n term*

recording of the electrical activity in skeletal muscle via a needle electrode[2] inserted [ɜː] into the muscle

electromyogram *n term* • **electromyographic** *adj* • **myo-** [maɪə-] *comb*

» *EMG may be used to demonstrate denervation of the muscles [mʌslz] in the appropriate nerve root [uː] distribution [juːʃ]. The electromyogram shows continuous discharge[3] of motor units and shortening of the silent [aɪ] interval normally seen after an action potential.*

Use surface[4] [ɜː]/ needle / single-fiber[5] [aɪ]/ pelvic floor ***electromyography*** • periurethral [iː]/ intra-anal [eɪ]/ sphincter ***electromyography*** • ***electromyographic*** response / pattern[6] / findings[7] / evidence / sampling • ***electro***neuromyography[8] (*abbr* ENMG)

Elektromyografie (EMG)
Elektroneurografie[1] Nadelelektrode[2] Entladung[3] Oberflächenelektromyografie[4] Einzelfaserelektromyografie[5] elektromyografisches Aktivitätsmuster[6] Elektromyografiebefund[7] Elektroneuromyografie[8] 13

electrocardiogram [elektroʊkɑːrdɪəɡræm] *n term, abbr* ECG, EKG

graphic recording of the heart's electric activity via electrodes (leads[1] [iː]) that are placed in specific anatomic points with an adhesive [iː] gel to facilitate impulse transmission to the electrocardiograph[2]

electrocardiography [ɒː] *n term* • **electrocardiographic** *adj*

» *The resting ECG[3] is often insensitive to ischemia [iː]. The ECG revealed [iː] left ventricular hypertrophy. The diagnosis was an incidental finding on electrocardiographic monitoring.*

Use admission / serial [ɪɚ]/ borderline[4] ***ECG*** • exercise *or* stress[5] / fetal [iː]/ 12-lead[6] [iː] ***ECG*** • precordial[7] / signal-averaged[8] (*abbr* SAECG) ***ECG*** • ***electrocardiographic*** lead / monitoring / pattern / signs • ***ECG*** tracing[9] [eɪs]/ findings[10] / machine[2] [ʃiː] • intracardiac ***ECG*** recording[11]

Elektrokardiogramm, EKG
Ableitungen[1] Elektrokardiograph, EKG-Gerät[2] Ruhe-EKG[3] grenzwertiges EKG[4] Belastungs-EKG[5] EKG m. 12 Kanalableitungen[6] Brustwandableitungen[7] Signalmittelungs-EKG, SAEKG[8] EKG-Registrierung[9] EKG-Befund[10] intrakardiale Elektrokardiografie[11] 14

echocardiogram [ekoʊkɑːrdɪəɡræm] *n term*

ultrasound [ʌ] recording of the morphology and motion [oʊʃ] of the heart and great vessels to diagnose cardiovascular lesions [iːʒ] such as mitral [aɪ] disease, pericardial effusion[1] [juːʒ], and abdominal aortic aneurysm [ænjɚɪzᵊm]

echocardiography[2] [ɒː] *n term* • **echocardiographic** *adj* • **echo**[3] *n & v & comb*

» *Tamponade [eɪ] calls for immediate echocardiography and pericardiocentesis[4] [iː]. TEE is more sensitive than surface echocardiography[5] for detecting valvular [æ] lesions[6].*

Use to obtain [eɪ] ***an echocardiogram*** • emergency / two-dimensional[7] (*abbr* 2D)/ M-mode[8] ***echocardiogram*** • transthoracic[9] [æs] (*abbr* TTE)/ transesophageal[10] [-dʒiːəl] (*abbr* TEE) ***echocardiogram*** • bedside / fetal [iː]/ contrast(-enhanced)[11] [æ] ***echocardiography*** • color flow Doppler[12] / stress *or* exercise[13] ***echocardiography*** • ***echocardiographic*** imaging[2] / studies • ***echocardiographic*** detection / evidence • ***echo***encephalography[14] • ***echo***gram /genicity [ɪs]/ pattern[15] /dense[16] • ***echo***density /lucent[17] [ekoʊluːsᵊnt]/-free • hypo[18]/ hyper[16]/ iso***echoic*** [aɪsoʊekoʊɪk]

Echokardiogramm
Perikarderguss[1] Echokardiografie, Ultraschall-Kardiografie, UKG[2] Echo, Widerhall; zurückwerfen, widerhallen[3] Perikard-, Herzbeutelpunktion[4] Standard-Echokardiografie[5] (Herz)klappenfehler[6] zweidimensionales (2-D) Echokardiogramm[7] eindimensionales/ M-Mode-E.[8] transthorakales E.[9] transösophageales E.[10] kontrastmittelverstärkte Echokardiografie[11] farbcodierte Doppler E.[12] Stress-E.[13] Echoenzephalografie[14] Schallmuster[15] schalldicht[16] schalldurchlässig[17] schallarm[18] 15

angiography [ændʒɪɒːgrəfi] *n term* *rel* **angiogram**[1] [ændʒɪəgræm] *n term*

X-ray visualization of the internal anatomy of the heart [hɑːrt] and blood vessels after the injection [dʒe] of radiopaque [reɪdɪoʊpeɪk] contrast medium [iː]

angiographic *n term* • **angio-** [ændʒɪə‖oʊ] *comb*

» *Angiography is essential in the diagnostic evaluation of patients with vascular pathology. The angiogram demonstrates embolic occlusion [uːʒ] of the superior [ɪɚ] mesenteric artery. Digital [ɪdʒ] subtraction angiography electronically digitizes x-ray signals and enhances the images using computer subtraction techniques [tekniːks].*

Use cardiac / (selective) coronary[2] / pulmonary [ʊ‖ʌ] ***angiography*** • carotid[3] / cerebral[4] / spinal[5] [aɪ]/ hepatic ***angiography*** • mesenteric / vertebral[6] / CT ***angiography*** • conventional / magnetic resonance (*abbr* MRA) ***angiography*** • digital subtraction[7] (*abbr* DSA) ***angiography*** • retrograde / (super)selective[8] ***angiography*** • fluorescein [-esɪən]/ radionuclide[9] [(j)uː] ***angiography*** • ***angiographic*** demonstration / confirmation • ***angiographic*** embolization / findings • ***angio***plasty /catheter /cardiography[10] • ***angio***dysplasia [-dɪspleɪʒ(ɪ)ə] /edema [iː] /pathy[11]

Angiografie
Angiogramm[1] Koronarangiografie[2] Karotisangiografie[3] zerebrale Angiografie[4] spinale Angiografie[5] Vertebralisangiografie[6] digitale Subtraktionsangiografie[7] (super)selektive Angiografie[8] Radionuklidangiografie[9] Angiokardiografie[10] Angiopathie, Gefäßkrankheit[11]

16

ultrasound (imaging) [ʌltrəsaʊnd ɪmədʒɪŋ] *n term, abbr* **US**
syn **(ultra)sonography** [ʌltrəsənɒːgrəfi] *n term*

use of high-frequency or ultrasound waves[1] ranging from 1.6 - 10 MHz for diagnostic visualization, measurement [eʒ], or delineation[2] of deep structures

ultrasonographic[3] *adj term* • **ultrasonic**[3] *adj* • **(ultra)sonogram**[4] *n* • **(ultra)sonographer** *n term* • **endosonography** *n*

» *The liver biopsy was performed under ultrasound guidance[5] [aɪ]. Bilateral small kidneys on US are diagnostic. Renal US performed prior [aɪ] to catheterization is important to exclude obstruction [ʌ]. Endorectal ultrasonography provides very accurate information about the depth of penetration of rectal cancer into or through the bowel [aʊ] wall.*

Use ***US*** image[4] / screening • diagnostic / transrectal / transvaginal [dʒ] ***US*** • color duplex[6] [uː]/ pulsed[7] [ʌ]/ continuous-wave[8] ***US*** • Doppler[9] / real-time[10] / grayscale[11] [eɪ] ***US*** • three-dimensional[12] / high-resolution[13] [uːʃ] ***US*** • cardiac / renal [iː]/ fetal / prenatal [eɪ] ***US*** • A-mode / B scan[14] ***ultrasonography*** • ***ultrasonographic*** echo [ekoʊ] • ***ultrasonic*** waves[1] / nebulizer[15] / mist • ***ultrasonic*** scanner[16] / microscope • ***ultrasound*** examination *or* study[17] / scan[4] • ***ultrasound***-guided[5] [aɪ]/ probe[18] [oʊ]/ transducer[18] [(j)uːs] • A-mode[19] / B scan ***ultrasonogram***

Ultraschall(diagnostik), US, USD, Sonografie
Ultraschallwellen[1] Darstellung[2] sonografisch, Ultraschall-[3] Sonogramm[4] unter sonografischer Kontrolle, ultraschallgezielt[5] farbcodierte Duplexsonografie, Farb-Doppler Darstellung[6] Impulsechoverfahren[7] nicht gepulster US[8] Doppler-Ultraschall, -Sonografie, -Verfahren[9] Echtzeitsonografie, -darstellung[10] Grauwert-Sonografie[11] 3-D-Ultraschall[12] hochauflösende Sonografie[13] B-Mode Darstellung[14] Ultraschallvernebler[15] Sonograph[16] Ultraschalluntersuchung[17] Schallkopf[18] A-Scan Ultraschall, Amplituden-Scan[19]

17

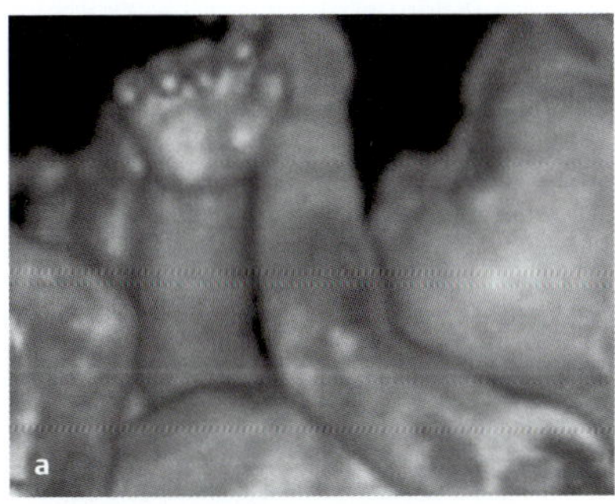

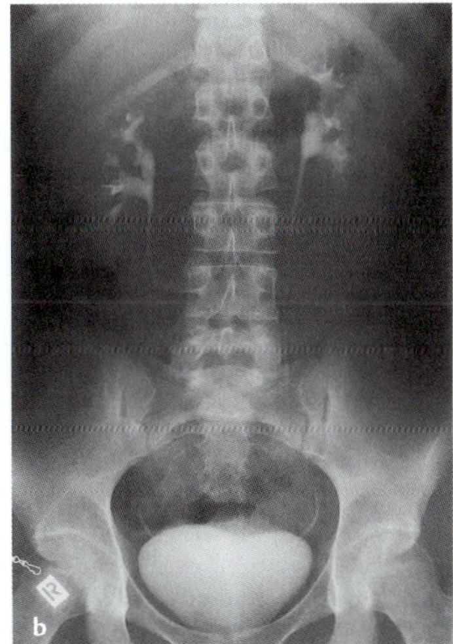

(**a**) Three-dimensional fetal ultrasound obtained at 26 weeks of gestation
(**b**) Intravenous pyelography (IVP)

chest x-ray [tʃest eksreɪ] *n term & clin, abbr* **CXR**
syn **chest film** *n jar,* **chest radiograph** [eɪ] *n term* → U99-3

roentgenogram of the thoracic cavity and its viscera [ɪs] (esp. the heart and lungs)

radiography[1] *n term* • **radiographic** *adj* • **radiologic(al)** *adj* • **-gram** *comb*

» *Chest x-ray reveals [iː] evidence of cardiac enlargement primarily involving the right ventricle. Abdominal shielding must be used if a chest film is obtained [eɪ]. Would you pin these x-rays onto the light box[2], please? Excessive exposure [oʊʒ] to x-rays can cause radiation sickness[3]. The right knee should also be x-rayed.*

Use erect / plain[4] [eɪ]/ frontal / posteroanterior[5] [ɪɚ] (*abbr* PA) ***CXR*** • anterior-posterior (*abbr* AP)/ lateral[6] ***CXR*** • inspiratory / expiratory / portable ***CXR*** • preoperative / follow-up[7] / normal *or* negative ***CXR*** • suspicious [ɪʃ]/ visible on ***CXR*** • ***CXR*** findings / abnormalities • to take[8]/ perform[8]/ obtain[8] [eɪ] ***x-rays*** • ***x-ray*** film / picture[9] / tube[10] / machine[11] • ***x-ray*** unit[12] / department / technician[13] [k] • ***x-ray*** study / examination / findings / therapy[14] • plain abdominal[15] / serial / barium[16] ***x-ray*** • anteroposterior[17] (*abbr* AP)/ bone / skull ***x-ray*** • sinus [aɪ]/ upper GI[18] / small bowel[19] [aʊ] ***x-rays*** • ***x-ray*** pelvimetry / fluoroscopy[20] / film viewer[2] • roentgeno/ veno/ arterio/ cysto/ mammo/ reno***gram*** • ***radiologic*** technologist[13]

Thorax-Röntgen(aufnahme)
Röntgen(untersuchung)[1] Röntgenbildbetrachter[2] Strahlenkrankheit, -kater[3] Thorax-Nativaufnahme[4] pa-Aufnahme d. Thorax[5] seitl. Thoraxröntgen[6] Thorax-Kontrollröntgen[7] Röntgenaufnahmen machen[8] Röntgen(aufnahme, -bild)[9] Röntgenröhre[10] Röntgenstrahler[11] Röntgenanlage[12] radiolog.-techn./ Röntgenassistent(in)[13] Röntgentherapie[14] Abdomen-Leer-/ Übersichtsaufnahme[15] Bariumkontrastmittelaufnahme, -darstellung[16] ap-Aufnahme[17] Magen-Darm-Passage[18] Dünndarmröntgenaufnahmen, Sellink-Passage[19] Röntgenfluoroskopie[20] 18

intravenous pyelography [ɪntrəviːnəs paɪəlɒːgrəfi] *n term, abbr* **IVP**
syn **IV** *or* **excretory** [iː] **urography** *n, abbr* **IVU**,
rel **KUB film**[1] *n term*

serial x-rays of the urinary [jʊɚ] system taken as an IV contrast medium is cleared by the glomeruli [aɪ]; KUB stands for kidney, ureter and bladder

pyelogram, urogram [jʊɚə-] *n term* • **urographic** *adj* • **-graphy** *comb*

» *In addition to hydroureteronephrosis the IVP revealed poor concentrating ability. For small stones renal ultrasound is not as sensitive as excretory urography. Since GI and GU diseases tend to mimic[2] each other, the KUB film may be helpful in differential diagnosis.*

Use to obtain an/confirm [ɜː] by/appear normal on ***IVP*** • postpartum ***IVP*** • antero-grade[3] / retrograde[4] ***pyelography*** • emergency / follow-up ***excretory urography*** • ***excretory urographic*** evaluation[5] • ***KUB*** study[1] / equipment • ***pyelographic*** contrast / abnormalities • antegrade[3] / retrograde[4] ***urography*** • ***urographic*** features [fiːtʃɚz]

intravenöse Pyelo-/ Urografie, Ausscheidungsurografie
Leeraufnahme d. Harntraktes (Nieren, Ureteren, u. Blase)[1] ähnliche Symptome hervorrufen wie[2] antegrade Pyelografie/ Urografie[3] retrograde Pyelografie/ Urografie[4] Abklärung mittels Ausscheidungsurografie[5] 19

percutaneous [eɪ] **transhepatic cholangiography** *n term, abbr* **PTC**
rel **endoscopic retrograde cholangiopancreatography**[1] *n term, abbr* **ERCP**

radiographic imaging of the bile [aɪ] ducts following direct needle injection of contrast medium

cholangiogram [kəlændʒɪəgræm] *n term* • **cholangiographic** *adj*

» *PTC or ERCP provides [aɪ] the most direct and accurate means of determining [ɜː] the cause, location, and extent of biliary [ɪ] obstruction [ʌ]. The need for preoperative ERCP is expected to decrease further as laparoscopic techniques improve.*

Use oral / intravenous [iː]/ endoscopic retrograde[2] ***cholangiography*** • direct[3] / (intra)operative[4] / MR[5] ***cholangiography*** • retrograde / IV ***cholangiogram*** • preoperative[6] / urgent [ɜː] ***ERCP*** • endoscopic / magnetic resonance (*abbr* MRCP) ***cholangiopancreatography***

perkutane transhepatische Cholangiografie
endoskopische retrograde Cholangiopankreatografie[1] endoskop. retrograde Cholangiografie[2] direkte Cholangiografie[3] intraoperative Cholangiografie[4] MR-Cholangiografie[5] präoperative ERCP[6] 20

barium (meal) examination *n term* *syn* **barium meal** [beɚɪəm miːl] *n jar*
sim **upper GI series**[1] *n, abbr* **UGI**,
rel **barium enema**[2] *n term*

ingestion[3] of barium sulfate [ʌ], a contrast medium, for radiographic examination of the alimentary canal

» *Barium meal examination of the upper GI tract reveals the large gastric folds, which are readily [e] confirmed [ɜː] by endoscopy. Double contrast barium enema can detect up to 90% of polyps [ɪ], especially those larger than 1 cm.*

Use double-contrast[4] [ʌ]/ small bowel [aʊ] ***barium meal examination*** • ***barium*** swallow [ɒː] *or* esophagography[5] / (x-ray/ contrast) study • ***barium*** radiography / upper GI series[1] • to perform an/detect on ***upper GI series*** • small bowel[6] ***series*** • double-contrast *or* air-contrast[7] / nondiagnostic ***barium enema*** • ***barium enema*** examination / x-ray / study

Barium(brei)-Untersuchung
Magen-Darm-Passage[1] Bariumeinlauf[2] orale Gabe[3] Barium-Doppelkontrastuntersuchung[4] Bariumbreischluck[5] (Magen-Duodenal-)Dünndarm-Passage (MDDP)[6] Bariumdoppelkontrasteinlauf[7] 21

118

perfusion lung scan *n term* *rel* **perfusion** [juːʒ] **scintigraphy**[1] [sɪnt-] *n term* **radionuclide** [reɪdɪoʊn(j)uːklaɪd] *or* **nuclear scanning**[2] *n term*

x-ray of the lungs [lʌŋz] performed after intravenous injection of a contrast medium which is used to aid [eɪd] in the diagnosis of pulmonary embolism

lung scanning [lʌŋ skænɪŋ] *n term* • **scanner** *n* • **(re)scan** *v*

» *Ventilation/perfusion lung scans*[3] *are interpreted as being normal, low, indeterminate* [ɜː] *or high probability for the presence of a pulmonary thromboembolism. Sonography and radionuclide scanning are helpful in establishing the diagnosis*[4] *of cholelithiasis* [aɪ].

Use radionuclide / isotopic / Xenon [ze||ziːnɒːn] ***lung scan*** • ***lung scan*** interpretation • bone[5] / (radionuclide) brain[6] ***scan*** • abdominal CT / ultrasound ***scan*** • pulmonary[7] / high-probability ***perfusion scan*** • exercise *or* stress / rest / myocardial[8] [aɪ] ***perfusion scintigraphy***

Lungenperfusions-szintigramm
Perfusionsszintigrafie[1] Szintigrafie[2] Lungenventilations- und perfusionsszintigramme[3] Sicherstellung d. Diagnose[4] Knochen-, Skelettszintigramm[5] Hirnszintigramm[6] Lungenperfusionsszintigramm[7] Myokardperfusionsszintigrafie[8]

22

arthrography [ɑːrθrɒːgrəfi] *n term*

rel **arthrogram**[1], **arthroscopy**[2] *n term*

radiography of a joint (e.g. the TMJ[3]) usually following injection of contrast media [iː]

» *Arthrography revealed* [iː] *a contracted joint capsule and no bursal* [ɜː] *filling. MRI is more sensitive than arthrography or CT for the diagnosis of soft tissue* [ʃ||s] *injuries.*

Use air[4] / hip / opaque [-eɪk] ***arthrography*** • double-contrast[5] ***arthrogram***

Arthrografie
Arthrogramm[1] Arthroskopie[2] Kiefergelenk, Art. temporomandibularis[3] Pneumarthrografie[4] Doppelkontrastarthrogramm[5]

23

(nuclear) magnetic resonance imaging *n term* *abbr* **MR(I)** *or* **NMR**

noninvasive [eɪ] (nonionizing [aɪ]) diagnostic imaging modality using magnetic fields and radiofrequency pulses [ʌ] to scan for abnormalities of the soft tissues[1] and body fluids

» *MRI demonstrated changes of portal hypertension. Multiple foci* [foʊsaɪ] *are best visualized*[2] *by MRI. In this context the relative merits of MRI versus CT scanning remain controversial.*

Use diagnostic / radiologic[3] / ultrasound ***imaging*** • radioisotope[4] [aɪ]/ cardiac / cerebral ***imaging*** • ***imaging*** modality[5] / technique[5] [iː] • ***MRI*** scan *or* image[6] / study / findings • ***MR*** angiography / brain scan / scanner • contrast-enhanced[7] / side-view ***MRI*** • T1-weighted [weɪtɪd]/ T2-weighted[8] ***MRI***

Kernspin-, Magnetresonanz-tomografie, MRT
Weichteile[1] dargestellt[2] Röntgendarstellung[3] Szintigrafie[4] bildgebendes Verfahren[5] Kernspintomogramm, MRT[6] kontrastmittelverstärkte Kernspintomografie[7] T2-gewichtetes Kernspintomogramm/ MRT[8]

24

Unit 119 Etiology, Course & Prognosis

Related Units: 4 Illness & Recovery, 89 Pathology, 103 Clinical Symptoms, 108 Clinical Signs, 117 Diagnosis, 134 Perioperative Management

predisposed (to) *adj* *syn* **prone** [proʊn]**/ susceptible/ liable** [laɪəbl] **to** *adj*

to have a tendency to develop a particular condition or be sensitive to[1] a type of pathogenic agent

predisposition[2] *n term* • **predisposing**[3] *adj* • **susceptibility**[2] [səseptɪbɪləti] *n*

» *Smoking predisposes a person to lung cancer. An underlying predisposition to thrombosis was detected. The elderly in particular are predisposed to constipation*[4]*. Diabetics* [e] *seem somewhat less prone to develop this syndrome* [ɪ]*. Patients susceptible to gastric or duodenal ulceration should receive other treatment.*

Use ***predisposed*** to infection[5] / to venous [iː] thrombosis / to sudden [ʌ] death • ***predisposed*** to form gallstones[6] [ɔː]/ to lung infections • genetically[7] / racially [eɪʃ] ***predisposed*** • ***predisposition*** to(ward) pneumonia [n(j)uː-]/ to breast [e] cancer / for the development of meningitis [dʒaɪ] • genetic *or* inherited *or* hereditary[8] / familial[9] ***predisposition*** • ***suceptibility to*** infection[10] / autoimmune disease[11] • ***predisposing*** factor[12] / cause / condition / genes [dʒiː]/ illness • accident[13]-/ cancer-***prone*** • ***liable to*** injury / digestive [dʒe] disorders[14] / compression / episodes of dehydration [aɪ]

prädisponiert/ anfällig für
empfindlich gegen(über)[1] (Prä)disposition, Anfälligkeit, Veranlagung[2] prädisponierend, begünstigend[3] Verstopfung, Obstipation[4] infektionsanfällig[5] prädisponiert für Gallensteine[6] genetisch prädisponiert[7] genet. Bereitschaft/ Prädisposition[8] familiäre Prädisposition[9] Infekt(ions)anfälligkeit[10] Prädisposition für Autoimmunkrankheiten[11] prädisponierender Faktor[12] unfallgefährdet[13] anfällig für Krankheiten d. Verdauungstrakts[14]

1

etiology [iːtiɒːlədʒi] *n term, BE* **aetiology**
rel **pathogenesis**[1] [pæθədʒenəsɪs], **causation**[2] [kɒːzeɪʃᵊn] *n term* → U89-1

(i) the cause(s) of a disease
(ii) study of factors contributing to the development of a condition, e.g. the nature of the causative organism, predisposing factors, susceptibility, route of transmission[3], etc.

etiologic[4] *adj term* • **causative**[5] *adj* • **causal**[6] [kɒːzᵊl] *adj* • **pathogen**[7] *n*

» *Establishing a specific etiologic diagnosis of pneumonia is often difficult. From an etiologic standpoint, she probably has type I diabetes* [iː], *but her present clinical status is "non-insulin-dependent." The etiology of urge* [ɜːrdʒ] *urinary incontinence*[8] *includes urethral* [iː] *or detrusor instability or a combination of these mechanisms.*

Use viral [aɪ]/ organic / multifactorial / (un)known[9] ***etiology*** • ***etiologic*** factor / classification / features [fiːtʃɚz] • ***etiologic*** role / diagnosis / considerations • underlying / unknown ***pathogenesis*** • ***causative*** agent [eɪdʒ] *or* organism[10] / mechanism • genetic / postoperative / viral ***causation*** • ***causal*** association[11] / relationship[11] / role • bacterial [ɪɚ]/ cultured[12] [ʌ]/ blood-borne / enteric ***pathogens*** • nosocomial [oʊ]/ opportunistic[13] / spread [e] of / growth of ***pathogens***

Ätiologie, Krankheitsursachen
Pathogenese[1] Entstehung, Verursachung[2] Übertragungsweg[3] ätiologisch[4] verursachend[5] kausal, ursächlich[6] Krankheitserreger, pathogener (Mikro)organismus[7] Drang-, Urgeinkontinenz[8] unbekannte Ätiologie[9] (Krankheits)erreger[10] kausaler Zusammenhang[11] gezüchtete Erreger[12] opportunistische Krankheitserreger[13] 2

herald [herᵊld] *v* *syn* **presage** [prɪseɪdʒ||presɪdʒ] *v, rel* **harbinger**[1] [ɑː] *n term*

to foreshadow[2] the development or worsening of a disease by a warning sign or symptom [ɪ]

herald[1] *n* • **heralding** *adj*

» *Failure to respond to treatment usually heralds a prolonged series of relapses*[3]. *Recurrent attacks*[4] *are frequently heralded by a prodrome consisting of local itching*[5] [tʃ] *and pain. Transient ischemic* [kiː] *attacks may be a harbinger of impending stroke*[6]. *Developing hip disease within the first 2 years of disease onset presages a worse prognosis.*

Use ***to herald*** progression / tumor recurrence[7] [ɜː]/ massive hemorrhage [-rɪdʒ]/ death • ***to herald*** an impending myocardial [aɪ] infarction[8] • ***to herald*** the development of postoperative complications • ***to presage*** complications / acute liver failure [feɪljɚ]/ a worse prognosis • ***herald*** patch[9] • ***harbinger of*** pancreatic carcinoma [s]/ clinical improvement

ankündigen, andeuten
Vorbote, Vorzeichen[1] andeuten, hindeuten auf[2] Rezidive, Rückfälle[3] rezidivierende Anfälle[4] Juckreiz[5] Vorbote eines Schlaganfalls[6] (auf) ein Tumorrezidiv hinweisen/ anzeigen[7] einen Herzinfarkt ankündigen[8] Primärmedaillon (b. Pityriasis rosea)[9] 3

precursor [prɪkɜːrsɚ] *n term* *sim* **prodrome**[1] *n term,* **forerunner**[2] *n clin*

(i) symptom [ɪ] which precedes[3] [siː] a disease
(ii) substance [ʌ] (enzyme [enzaɪm], vitamin [aɪ||ɪ], hormone, etc.) from which another usually more active one is derived [dɪraɪvd]

prodromal[4] *adj term*

» *Respiratory exercises, deep breathing* [iː], *and coughing* [kɒːfɪŋ] *help prevent atelectasis, which is a precursor of pneumonia* [n(j)uː-]. *There is little or no prodrome in this condition.*

Use ***precursor of*** acne [ækni]/ cancer[5] / dopamine[6] [oʊ] • protein / RBC[7] / estrogen ***precursor*** • ***precursor*** cell[8] / protein / molecule • mild / short / febrile / flu-like[9] ***prodrome*** • ***prodromal*** illness / phase *or* stage *or* period[10] [ɪɚ]/ manifestations / fever [iː] • ***forerunner of*** asthma [æzmə]

(erstes) Anzeichen, Vorbote, -läufer, -stufe
Prodrom, Vorzeichen, Frühsymptom[1] Vorbote, (erstes) Anzeichen[2] vorausgeht[3] prodromal, vorausgehend[4] Frühsymptom v. Krebs[5] Dopaminvorstufe[6] Retikulozyt, Proerythrozyt[7] Vorläuferzelle[8] grippeähnliche Frühsymptome[9] Prodromal-, Vorläuferstadium[10] 4

onset [ɔːnset] *n term* *syn* **inception** [ɪnsepʃᵊn] *n term rare* → U94-7

the beginning of a disease, development, process or activity

adult-/ late-/ early-/ new-onset[1] *adj term* • **incipient**[2] [ɪnsɪpɪənt] *adj clin*

» *Pain may be mild at onset and is usually worse at night. Alzheimer's has an insidious onset and is steadily* [e] *progressive. Psoriasis* [səraɪəsɪs] *mostly precedes* [siː] *the onset of arthritis* [aɪ]. *The pain is sudden in onset, sharp, and does not radiate* [eɪ].

Use rapid[3] / acute / gradual / slow / simultaneous [eɪ]/ sudden[3] / abrupt[3] [ʌ] ***onset*** • recent / delayed [eɪ]/ clinical / insidious[4] [ɪ]/ late ***onset*** • adult- *or* maturity-***onset*** diabetes[5] [iː] • childhood-***onset*** obesity [iː] • ***juvenile-onset*** diabetes[6] / hypertension / spondyloarthropathy • mode / speed / time / rapidity ***of onset*** • ***onset of*** symptoms / asthma / labor[7] [eɪ]/ action[8] • ***onset of*** puberty [juː]/ menstruation[9] / sleep • ***incipient*** renal [iː] failure / cataract[10] / gangrene [iː]/ herniation / pain

Krankheitsbeginn, Ausbruch
de novo[1] beginnend, einsetzend[2] plötzl. Ausbruch/ Beginn[3] schleichender Beginn[4] nicht-insulinabhängiger/ Typ II Diabetes mellitus, Erwachsenen-, Altersdiabetes[5] insulinabhängiger/ Typ I/ juveniler Diabetes mellitus[6] Wehenbeginn[7] Wirkungseintritt[8] Menstruationsbeginn[9] beginnender grauer Star, Cataracta incipiens[10] 5

119

latent [leɪtᵊnt] *adj term* *syn* **silent** [saɪlənt], **covert** [koʊvɜːrt] *adj clin*
sim **occult**[1] [əkʌlt], **inactive**[2], **quiescent**[3] [kwiesᵊnt] *adj term*

signs or symptoms of a disease which are dormant, not (yet) manifest, or detected

latency[4] [leɪtᵊnˈsi] *n term* • **quiescence**[4] *n* • **active** *adj* • **(in)activity** *n*

» *There is a latent period between the onset of symptoms and the initial positive radiographic finding. Detection of latent, nonprogressive cancers exposes patients to unnecessary treatment. Spinal malalignment*[5] [aɪ] *may persist after the disorder has become quiescent.*

Use ***latent*** period[6] / infection / syphilis[7] / virus • clinically[8] ***silent*** • ***silent*** ischemia [iː]/ mutation[9] / episodes • ***silent*** gallstones[10] / abdomen / carrier • ***covert*** bacteriuria[11] / embryopathy • ***occult*** blood[12] / cancer / fracture / bleeding [iː] • ***quiescent*** state[13] / cells[14] / interval / period *or* phase[15] • clinical / relative / apparent [eə]/ period of[15] ***quiescence*** • ***latency*** period *or* stage[6] • ***(in)active*** ulcer [ʌlsɚ]/ tumor[16] / (lung) disease

latent, symptomlos
okkult, verborgen[1] inaktiv, ruhend[2] ruhig, Ruhe-[3] Ruhe[4] Fehlstellung[5] Latenzzeit[6] Syphilis latens, latenter Verlauf d. Syphilis[7] klin. inapparent/ stumm[8] stille Mutation[9] stumme Gallensteine[10] asymptomatische Bakteriurie[11] okkultes Blut[12] Ruhezustand[13] inaktive Zellen[14] Ruhephase[15] inaktiver Tumor[16]

6

insidious [ɪnsɪdiəs] *adj* *opposite* **frank**[1], **overt**[1] [oʊvɜːrt] *adj term*

refers to a disease which develops slowly and does not produce noticeable symptoms in its early course

» *The saddle nose deformity may develop insidiously without overt inflammation. Screening procedures* [siː] *are capable of detecting disorders before frank symptoms of disease exist.*

Use ***insidious*** development / clinical presentation[2] • to begin/progress ***insidiously*** • ***frank*** diabetes[3] [iː]/ infection / coma / arthritis [aɪ] • ***overt*** shock / anemia [iː]/ uremia[4] [iː]/ clinical signs • ***overt*** blood loss / heart failure [feɪljɚ]

schleichend
klinisch manifest[1] schleichende Symptomatik/ Manifestation[2] klin. manifester Diabetes[3] klinisch manifeste Urämie[4]

7

precipitate [prɪsɪpɪteɪt] *v term* *syn* **bring on** *v phr*, **cause** [kɒːz] *v*
syn **provoke** [prəvoʊk], **trigger** [trɪgɚ], **induce** [ɪnd(j)uːs] *v*

precipitating[1] *adj term* • **precipitant**[2] *n* • **drug-induced**[3] *adj*

» *Her vomiting was precipitated by ambulation*[4]*. Attacks of angina* [dʒaɪ] *may be brought on by a heavy meal or emotional stress. Physical exertion*[5] [ɜː] *can also trigger the onset of acute myocardial* [maɪə-] *infarction, particularly in persons who are habitually* [ɪtʃ] *sedentary*[6]*.*

Use ***precipitating*** factor / cause / event[7] / condition / stress • alcohol-/ aspirin-/ virus-***induced*** • catheter-/ cold-/ exercise[8]-/ self[9]-***induced***

auslösen, herbeiführen, induzieren, verursachen
auslösend[1] Auslöser[2] arzneimittelinduziert[3] Umhergehen[4] körperl. Anstrengung[5] viel sitzen[6] auslösendes Ereignis[7] belastungsbedingt[8] selbstverursacht[9]

8

course [kɔːrs] *n term* *rel* **natural history**[1] [nætʃɚᵊl hɪstɚi] *n term*

(i) progression of a disease (ii) series of drugs administered or sessions of treatment

» *The patient pursued* [(j)uː] *a rapid downhill course*[2]*. These measures* [eʒ] *have no effect on the natural course of the disease. The postoperative course was complicated by severe pulmonary hypertension. Let the episode run its course*[3]*. Anti-inflammatory* [æ] *agents*[4] *do not affect the natural history of uremic pericarditis.*

Use to follow/run[5]/have[5] ***a course*** • clinical / benign [bɪnaɪn]/ (pre)hospital[6] ***course*** • uneventful[7] / waxing and waning[8] [eɪ] ***course*** • protracted[9] / relentlessly downhill / stormy ***course*** • stabilized / febrile / neonatal [eɪ] ***course*** • ***course*** of therapy[10] • aggressive / benign[11] / malignant / long-term / rapid ***natural history***

(i) (Krankheits)verlauf
(ii) Kur, Behandlung
natürlicher Verlauf[1] ging es schnell bergab[2] seinen Lauf nehmen[3] entzündungshemmende Medikamente, Antiphlogistika[4] e. Verlauf nehmen/ haben[5] präklin. V.[6] komplikationsloser V.[7] wechselhafter Verlauf[8] protrahierter Verlauf[9] Behandlungszyklus[10] gutartiger Verlauf[11] 9

acute [əkjuːt] *adj term & clin* *opposite* **chronic**[1], **long-standing**[2],
protracted[3] *adj term & clin*

illness which is sudden in onset, usually consists of a single episode only and runs a short course; chronic conditions are of long duration and patients are incapacitated[4] over an extended period of time

subacute[5] [sʌbəkjuːt] *adj term* • **chronicity**[6] [krɒːnɪsəti] *n*

» *For patients with chronic heart failure, the risk-benefit may be more favorable* [eɪ]*. The patient presented with prolonged acute chest pain consistent with myocardial ischemia* [kiː]*.*

Use ***acute*** bleeding / attack / abdomen[7] / exacerbation[8] [ɪgzæsɚ-]/ illness / form • ***acute*** stage[9] / life-threatening [e] episode / renal failure[10] • ***acutely*** ill / poisoned / infected • ***chronic*** cough[11] [kɒːf]/ anemia / bronchitis [kaɪ]/ carrier[12] • ***chronic*** care facility[13] [sɪ]/ abuse / alcoholism • ***long-standing*** obstruction [ʌ]/ diabetes [iː] mellitus / hypertension[14] • ***protracted*** vomiting[15] / diarrhea [daɪəriːə]/ polyuria [pɒːlɪjʊɚɪə]

akut
chronisch[1] langjährig[2] protrahiert, langdauernd[3] arbeitsunfähig[4] subakut[5] Chronizität, chron. Verlauf[6] akutes Abdomen[7] akute Verschlimmerung[8] akutes Stadium[9] akutes Nierenversagen[10] chronischer Husten[11] Dauerausscheider[12] Pflegeheim f. chronisch Kranke[13] langjähriger Bluthochdruck[14] protrahiertes Erbrechen[15]

10

persistent *or* **persisting** *adj* *opposite* **intermittent**[1], **episodic**[2] *adj term*
off and on[3], **come and go**[3] *phr clin*

(of symptoms or conditions that) continue without interruption [ʌ] for some time and do not go away

persist[4] [pɚsɪst] *v* • **persistence**[5] *n* • **intermittency**[6] [ɪntɚmɪtᵊnˈsi] *n term*

» *Loss of body fluids occurs in persistent vomiting, severe diarrhea, or copious [oʊ] sweating[7] [e]. These patients often have a good premorbid history, a precipitous [sɪ] onset[8], and an episodic course with symptom-free intervals. The burning [ɜː] sensation [eɪ] comes and goes. I've had these headaches off and on for the past two months.*

Use ***persistent*** hoarseness[9] [ɔː]/ cough [kɒːf]/ tremor / epigastric pain • ***episodic*** symptom / coughing spells[10] / amnesia[11] [iːʒ] • ***intermittent*** fever[12] [iː]/ claudication [klɒːdɪkeɪʃᵊn]/ hypertension

persistierend, anhaltend
intermittierend, in Schüben/ periodisch auftretend[1] episodisch[2] ab und zu, immer wieder (auftreten)[3] anhalten, persistieren[4] Fortbestehen, Persistenz[5] Aussetzen, Unterbrechung[6] starkes Schwitzen[7] plötzlicher Beginn[8] anhaltende Heiserkeit[9] episodisch auftretende Hustenanfälle[10] episodische Amnesie[11] intermittierendes Fieber, Febris intermittens[12]

11

progressive [prəgresɪv] *adj* *opposite* **stable**[1] [steɪbl],
stabilized[2] [eɪ], **self-limiting**[3] *adj term*

refers to a disease taking an unfavorable course[4] (i.e. the complaints[5] become more intense or severe)

progression[6] *n term* • **progress**[7] [*v* prəgres‖*n* prɒːgres] *v & n* • **stabilize**[8] *v term* • **stability** *n*

» *His condition was characterized by progressive muscle weakness and wasting[9] [eɪ]. The patient is progressing satisfactorily. He felt he was making poor progress and had thoughts of "giving up." The patient's condition is stable enough to permit evaluation. The arthritis is commonly self-limiting after several weeks or months.*

Use ***progressive*** swelling[10] / dyspnea [ɪ]/ cirrhosis [sɪr-]/ neurologic deficits[11] • ***progressive*** intellectual decline[12] [aɪ]/ deterioration *or* worsening[13] [ɜː] • ***stable*** health patient / status[14]/ angina[15] [dʒaɪ]/ vital [aɪ] signs[16] • hemodynamically [hiːm-]/ emotionally [oʊʃ]/ clinically[17] ***stable*** • slow / tumor / gradual ***progression*** • rapid disease[18] / neurologic ***progression*** • to tend/continue[19]/be likely ***to progress*** • ***progress*** note[20] • ***stabilized*** critically ill infant / blood pressure / fracture • clinical / hemodynamic / emotional / fracture ***stability***

Note: Mark the difference between **progress** and **progression** in medical contexts. While *progression* usually refers to disease (esp. cancer) and denotes a worsening, *progress* is often used to refer to the patient's course, e.g. *progress report, developmental progress* or *to make progress.*

fortschreitend, progredient
stabil, gleichbleibend[1] stabilisiert[2] spontan abklingend, selbstlimitierend[3] ungünstiger Verlauf[4] Beschwerden[5] Fortschreiten, Progression, Progredienz[6] s. weiterentwickeln, fortschreiten; Fortschritt[7] (sich) stabilisieren[8] Kräfteverfall[9] zunehmende Schwellung[10] progrediente neurolog. Ausfälle[11] fortschreitender geistiger Verfall[12] zunehmende Verschlechterung[13] stabiler Zustand[14] stabile Angina pectoris[15] stabile Vitalfunktionen[16] klin. stabil[17] rasches Fortschreiten d. Krankheit[18] weiter fortschreiten, s. weiterentwickeln[19] Verlaufsbericht[20]

12

fulminant [ʊ] *or* **fulminating** *adj term*
rel **overwhelming**[1] *adj*, **florid**[2] *adj term*

a condition (fever, infection, hemorrhage) which is very sudden in onset, severe and rapidly progressive

fulminate[3] [fʊlmɪneɪt] *v term*

» *The resulting colitis [aɪ] may vary in severity [e] from chronic and indolent to acute and fulminating. The clinical course ranges from asymptomatic, with moderate mitral [aɪ] regurgitation[4] [ɜːrdʒ] remaining stable for years, to a fulminant progression of overwhelming congestive [dʒe] heart failure[5]. The more florid symptoms fade[6] [feɪd] within a few days.*

Use ***fulminant*** course[7] / attack / presentation[8] / hepatitis • ***fulminating*** shock / fatal [eɪ] dysentery [ɪ]/ colitis [aɪ] • ***overwhelming*** sepsis[9] • ***florid*** picture[10] / delirium / pneumonitis [n(j)uː-] • ***florid*** stool [uː] abnormalities / papule / exacerbations

fulminant, foudroyant, blitzartig auftretend
überwältigend stark[1] florid, voll ausgeprägt[2] plötzl. auftreten/ ausbrechen[3] Mitral(klappen)insuffizienz[4] dekompensierte Herzinsuffizienz[5] klingen ab[6] fulminanter Verlauf[7] fulminante Symptomatik[8] perakut verlaufende Sepsis, Sepsis acutissima[9] florides klin. Bild[10]

13

full-blown *adj term* *syn* **massive** *adj*,
opposite **early**[1], **incipient**[1] [sɪ] *adj clin*

a disease exhibiting all characteristic clinical features [fiːtʃɚz] in a fully developed form

» *Eventually her symptoms escalated into a full-blown manic [æ] episode. Therapeutic [juː] thoracentesis[2] [iː] is indicated only if massive effusion[3] [juːʒ] causes dyspnea.*

Use ***full-blown*** syndrome / ulcer [ʌlsɚ]/ infection / AIDS[4] / psychosis [saɪk-] • ***massive*** bleeding *or* hemorrhage[5] [-rɪdʒ]/ blood loss[6] • ***massive*** embolism / edema [iː]/ trauma • ***massive*** proteinuria / transfusion [juːʒ]/ swelling[7] / splenomegaly • ***early*** infection / stage[8] / childhood • ***early*** breast [e] cancer / ambulation[9] / abortion[10] • ***early*** onset of menses[11] / detection[12] • ***early*** symptom[13] / pregnancy[14]

-Vollbild, massiv, stark
Früh-, beginnend[1] Thorakozentese[2] Erguss[3] AIDS-Vollbild[4] massive Blutung, Massenblutung[5] starker Blutverlust[6] starke Schwellung[7] Frühstadium[8] Frühmobilisation[9] Frühabort[10] Menarche praecox[11] Früherkennung[12] Frühsymptom[13] Frühschwangerschaft[14]

14

state [steɪt] *n clin* *syn* **status** [steɪtəs||stæ-] *n term* → U107-10
rel **stage**[1] [steɪdʒ] *n term & clin* → U97-14

referring to the state of health, the condition or situation of a patient

» *Keep the patient's comorbid conditions*[2] *and her overall state of health*[3] *in mind. Emphasis is placed on the assessment of functional* [ʌ] *status, exercise tolerance*[4]*, and cardiac symptoms.*

Use ***state of*** consciousness[5] [kɒːnʹʃəsnəs]/ shock / relaxation • clinical / asymptomatic / quiet alert[6] [ɜː]/ agitated[7] [ædʒ] ***state*** • confusional[8] [juːʒ]/ mood[9] [uː]/ metabolic ***state*** • acid-base[10] [s]/ fasting[11] / in the resting ***state*** • steady[12] [e]/ carrier / euthyroid [juːθaɪrɔɪd]/ anxiety[13] [aɪ] ***state*** • shock(-like) / (non)pregnant / persistent vegetative[14] [edʒ] (*abbr* PVS) ***state*** • physical [ɪ]/ functional / activity ***status*** • mental[15] / marital[16] / neurologic[17] ***status*** • at an early / at an advanced[18] ***stage*** • end-stage renal [iː] disease[19]

Zustand, Status
Stadium[1] Begleiterkrankungen[2] Allgemeinzustand[3] physische Belastbarkeit[4] Bewusstseinslage[5] ruhiger Wachzustand[6] Erregungszustand[7] Verwirrtheit(szustand)[8] Stimmungslage[9] Säure-Basen-Status[10] Nüchternzustand[11] Fließgleichgewicht, dynam. G., steady state[12] Angstzustand[13] apallisches Syndrom[14] Geisteszustand, geistige Verfassung[15] Familienstand[16] neurolog. Status[17] im fortgeschrittenen Stadium[18] terminale Niereninsuffizienz[19] 15

concomitant [kəŋkɒːmɪtᵊnt] *adj term* *syn* **concurrent** [ɜː||*BE* ʌ], **coexisting** *adj*

disease, therapy or situation that occurs at the same time as or is associated [oʊʃ] with[1] another

coexist (with) *v* • **coexistence**[2] *n* • **coexistent** *adj* • **concomitant**[3] *n term*

» *This finding is indicative of portal hypertension but does not exclude concomitant malignancy. False-negative reactions may be due to concurrent infection. Detrusor overactivity may be due to coexisting urethral* [iː] *obstruction* [ʌ].

Use ***concomitant/concurrent*** disease[3] / drug therapy[4] / strabismus *or* squint[5] [skwɪnt]/ administration[6] • ***coexisting*** lesion [iːʒ]/ nausea [nɔːzɪə]/ iron deficiency[7] [ɪʃ]

begleitend, Begleit-, gleichzeitig bestehend/ auftretend
vergesellschaftet mit[1] Nebeneinanderbestehen, Koexistenz[2] Begleitkrankheit, Komorbidität[3] medikamentöse Begleittherapie[4] Begleitschielen, Strabismus concomitans[5] gleichzeitige Verabreichung[6] gleichzeitiger Eisenmangel[7] 16

remission [rɪmɪʃᵊn] *n term* *sim* **regression**[1] [rɪgreʃᵊn] *n term*
opposite **exacerbation**[2] [ɪgzæsəʳbeɪʃᵊn] *n term,* **flare(-up)**[3] [fleəʳ] *n clin*

partial [pɑːrʃᵊl] or complete, temporary or lasting disappearance of clinical signs

remit *v term* • **remittent**[4] *adj* • **regress** *v* • **exacerbate** *v* • **flare up** *v phr clin*

» *This regimen* [edʒ] *has been shown to be effective in inducing regression of advanced cancers. In osteomyelitis* [aɪ] *a flare-up can occur* [ɜː] *after decades of inactivity. Her arthritis* [-aɪtɪs] *flared up and produced new symptoms.*

Use to achieve[5]/induce/have/produce ***a remission*** • to be/remain ***in remission*** • full or complete[6] / partial[7] / spontaneous[8] [eɪ]/ lasting ***remission*** • ***remittent*** fever[9] [iː]/ symptoms / disease • symptomatic / acute[10] / brief / intermittent / intense ***flare-up*** • to elicit a[11] [ɪs] ***flare-up***

Remission, Nachlassen, vorübergehende Besserung
Rückbildung, Regression[1] Exazerbation, Verschlimmerung[2] Aufflackern[3] vorübergehend nachlassend, remittierend[4] eine Remission erzielen[5] Vollremission[6] Teilremission[7] Spontanremission[8] remittierendes Fieber, Febris remittens[9] Akutwerden[10] einen erneuten Ausbruch auslösen[11] 17

relapse [riːlæps] *n term* *syn* **setback, recurrence** [ɜː||*BE* ʌ] *n clin*
recrudescence [rɪkruːdesᵊnᵗs] *n term*

reappearance of the signs and/or symptoms of a condition after a period of remission

relapse[1] [rɪlæps] *v term* • **recur**[2] [rɪkɜːr] *v* • **recurrent**[3] *adj* • **set back**[4] *v phr*

» *Relapse may occur after discontinuing*[5] *therapy. This is a regimen*[6] [edʒ] *for the treatment of Hodgkin's disease in relapse. The clinical course may be acute or chronic and relapsing. Radiotherapy can provide local palliation*[7] *for recurrent tumors. About 1/3 of cyclosporine* [saɪklɔspɔːrɪn] *responders relapse*

Use to suffer or have[1] ***a relapse*** • symptomatic / silent ***relapse*** • ***relapse*** rate[8] /-free survival[9] [aɪ] • ***relapsing*** disorder / fever[10] / diarrhea [iː]/-remitting course[11] • a minor[12] / serious ***setback*** • ***recurrent*** stricture / attacks[13] / bouts[13] [aʊ] • ***recurrent*** tumor[14] / urinary tract infection[15] • risk of / rate of[8] / late[16] / local ***recurrence***

Rückfall, Rezidiv
Rückfall erleiden[1] wieder auftreten, rezidivieren[2] rekurrent, rezidivierend[3] zurückwerfen, verzögern[4] Absetzen[5] Behandlungskonzept, -strategie, -schema[6] Linderung[7] Rückfall-, Rezidivrate[8] rezidivfreie Überlebenszeit[9] Rückfallfieber, Febris recurrens[10] schubweiser Verlauf[11] leichter Rückfall[12] rezidivierende Anfälle[13] Tumorrezidiv[14] rezidivierende Harnwegsinfektion[15] Spätrezidiv[16] 18

prognosis [prɒːgnoʊsɪs] *n term, pl* **-ses** *syn* **outlook** *n, rel* **prediction**[1] *n clin*

estimate of a patient's probable course, prospects[2] of recovery [ʌ], and/or outcome[3] of a disease

prognostic[4] *adj term* • **prognosticate**[5] *v* • **predict** *v* • **predictive**[6] *adj*

» *The prognosis in any individual case is guarded*[7] *at the onset, since sudden changes for the worse are common. The long-term outlook is poor, but treatment may at least delay the onset of major disability. Estrogen receptors are of prognostic significance in breast cancer.*

Use to give a[8]/alter[9] [ɒː] /determine/estimate ***prognosis*** • good[10] / favorable[10] [eɪ]/ poor[11] ***prognosis*** • adverse[11] [ɜː]/ grave[12] [eɪ]/ dismal[13] ***prognosis*** • medical / nursing [ɜː]/ functional[14] / long-term / guarded[15] [ɑː] ***prognosis*** • ***prognostic*** factors / value / indicators / index[16] • grim[11] / bleak[13] [iː]/ gloomy[13] [uː] ***outlook*** • ***predictive*** value[17]

Prognose
Vorhersage[1] Aussichten[2] Folge(n), Zustand nach[3] prognostisch[4] vorhersagen, prognostizieren[5] Vorhersage-[6] vorsichtig, zurückhaltend[7] eine Prognose stellen[8] d. Prognose ändern[9] gute/ günstige Prognose[10] schlechte P.[11] sehr schlechte P.[12] infauste P.[13] funktionelle Prognosis[14] vorsichtige P.[15] Prognoseindex[16] Vorhersagewert[17] 19

Unit 120 Therapeutic Intervention

Related Units: 121 **Pharmacologic Treatment,** 126 **Surgical Treatment,** 140 **Wound Healing,** 141 **Fracture Management,** 142 **Physical Therapy**

treatment [iː] *n clin, abbr* **T_x** *syn* **therapy** [θerəpi] *n term,* **management** *n jar*

care for the sick or injured [ɪndʒɚd] by conservative measures [eʒ], medical treatment, surgical intervention, etc.

treat[1] *v clin* • **manage**[1] *v* • **manageable**[2] *adj* • **treatable**[2] *adj*

» *Patients with positive tests are treated as having syphilis. Microbial infections are best treated early. Many of these patients will gradually improve without treatment. Treatment consists of administering magnesium. This does not require further treatment. The patient was managed symptomatically*[3]*. The patient refused to submit to treatment*[4]*.*

Use to be under[5]/start/initiate [ɪʃ]/discontinue[6]/interrupt [ʌ]/undergo[4] ***treatment*** for a disease • preferred[7] / primary [aɪ] *or* first-line[8] / definitive / long-term ***treatment*** • life-long / operative / gold standard / multimodality / drug[9] ***treatment*** • a course [ɔː] of[10] / emergency[11] [ɜː]/ post/ self-/ over***treatment*** • ***treatment*** of choice[7] / of sepsis / failure[12] [eɪ]/ center / room • ***to treat*** on an outpatient basis[13] / at an early stage / in hospital[14] • ***treated*** for 2 weeks / for gastritis[15] [aɪ]/ acutely / topically[16] • ***treated*** conservatively *or* medically / surgically / adequately • ***treated*** with 0.45 % saline [eɪ]/ with cold compresses / by fixation / by a physician / as indicated[17] • insulin-/ placebo-***treated*** • vigorously[18] [ɪg]/ promptly / successfully / previously[19] ***treated*** • prehospital[20] / patient / dietetic / home[21] ***management***

Behandlung, Therapie
behandeln[1] behandelbar[2] symptomatisch behandelt[3] sich einer Behandlung unterziehen[4] in B. sein[5] B. absetzen[6] B. der Wahl[7] Primärbehandlung[8] medikamentöse B.[9] Kur, Behandlungszyklus[10] Notfallversorgung[11] Therapieversagen[12] ambulant behandeln[13] stationär behandeln[14] auf Gastritis behandeln[15] lokal behandeln[16] laut Indikation behandeln[17] intensiv behandeln[18] vorbehandelt[19] präklinische Versorgung[20] häusliche Pflege[21] 1

cure [kjʊɚ] *v & n* *sim* **heal**[1] [hiːl] *v* → U140-4

(v) to restore health by treating successfully
(n) a promising drug or course of treatment[2] (also at a spa[3])

curative[4] *adj term* •
(in)curable[5] *adj clin* • **curability**[6] *n* • **healing**[7] *adj & n*

» *Physicians should attempt to achieve a cure at least in some patients, relieve symptoms as often as possible and always comfort*[8] *the patient. This is a promising new drug which may cure 60–80% of patients in first remission. The only cure for eclampsia is termination of pregnancy*[9]*. The outlook for cure*[10] *remains poor for children with high-grade gliomas* [aɪ]*. Hysterectomy alone is usually curative.*

Use to effect a[11]/be treated with intent to/have a chance of ***cure*** • water / clinical / complete / permanent ***cure*** • ***cure*** rate[12] • ***curative*** approach [oʊtʃ]/ intent[13] / resection / treatment[14] • ***curable*** cancer[15] / by surgery

heilen; Behandlung, Heilung, Kur, Heilmittel
(ab-, ver)heilen[1] Kur[2] Kurort[3] kurativ, heilend[4] (un)heilbar[5] Heilbarkeit[6] heilsam, -end; Heilung[7] beruhigen[8] Schwangerschaftsabbruch[9] Heilungsaussichten[10] Heilung bewirken[11] Heilungsrate[12] Heilungsabsicht[13] kurative Behandlung[14] heilbarer Krebs[15] 2

treatment *or* **therapeutic** [juː] **modality** *n term* *sim* **tool**[1] [uː] *n jar*
rel **option**[2] [ɒːpʃən] *n clin & jar*

the drug(s), operation, or approach chosen to treat a patient

» *Lithotripsy combined with salt therapy is a valuable treatment modality for single gallstones* [ɔː]*. No therapeutic modality has been shown to be superior*[3] [ɪɚ].

Use preferred treatment[4] / chemotherapeutic [iː] ***modality*** • combined ***modality*** therapy[5] • treatment[6] ***options***

Behandlungsmethode, Behandlungsmodalität
(Hilfs)mittel, Instrument[1] Wahl, Möglichkeit[2] besser, überlegen[3] Methode der Wahl[4] Kombinationstherapie[5] Behandlungsmöglichkeiten[6] 3

therapy [θerəpi] *n term*

any of the various treatment modalities, e.g. immunotherapy, genetic, operative therapy, etc.

therapeutic [juː] *adj term* • **therapist**[1] *n* • **-therapy** *comb*

» *In elderly patients digitalis* [dʒ] *has a narrow therapeutic window*[2]*.*

Use physical[3] [ɪ]/ antiviral [aɪ]/ laser / electroshock / speech ***therapy*** • adjuvant[4] [ædʒə-]/ occupational[5] [eɪʃ]/ standby[6] / high-dose[7] ***therapy*** • to institute[8]/discontinue[9] ***therapy*** • ***therapeutic*** approach[10] / strategy • behavior[11] / rehabilitation nurse[12] / home / speech[13] [spiːtʃ] ***therapist*** • physio/ chemo[14] [iː]/ radio***therapy***

Therapie, Behandlung
Therapeut(in)[1] therapeutisches Fenster[2] Physiotherapie, physikal. Therapie[3] medikam. Zusatztherapie, adjuvante Therapie[4] Beschäftigungstherapie[5] Therapiereserve[6] hochdosierte Therapie[7] Therapie einleiten[8] Behandlung absetzen[9] therap. Ansatz[10] Verhaltenstherapeut(in)[11] Krankengymnast(in)[12] Logopäde/-in[13] Chemotherapie[14] 4

120

regimen [redʒɪmᵊn] *n term* *sim* **course**[1] [kɔːrs] *clin*, **protocol**[2] *n term*

systematic course of treatment (esp. prescribed medication, diet, exercise, change in life-style)

» *Progress in drug therapy has resulted in the development of curative chemotherapy regimens for several tumors. A protocol or treatment plan is an outline of care.*

Use treatment / split course[3] / prescribed[4] /(multi)drug ***regimen*** • combination / dosage[5] [ɪdʒ] / initial / curative[6] / preparative[7] / recommended ***regimen*** • 2-dose / low-dose / 5-day / 3-drug / alternate [ɒː] day ***regimen*** • ***regimen*** of drugs / for herpes • a ***course*** of estrogens[8] [e‖iː]

Note: Sometimes **regimens** are incorrectly referred to as *regime.*

therapeut. Maßnahme(n), Diät, Behandlung(sschema)
Kur, Behandlung(szyklus)[1] Behandlungsplan, -protokoll[2] Sequenztherapie[3] verordnete Behandlung[4] Dosierungsschema[5] kurative Behandlung[6] Vorbehandlung, vorbereitende Maßnahmen[7] Östrogenbehandlung, -kur[8] 5

prophylactic [prɒːfəlækt ɪk] *adj & n term & clin* *syn* **preventive** *adj clin*

(adj) preventing the onset or spread [e] of disease (preventive medicine[1]) or pregnancy

prophylaxis[2] *n term* • **prevention**[2] [prɪvenᵗʃᵊn] *n*

» *Broad-spectrum antibiotics[3] should never be given for prophylaxis. Routine or prophylactic use of penicillins is not required. Prophylactic therapy consists of increasing renal [iː] output[4].*

Use to require/receive ***prophylaxis*** • ***prophylactic*** administration[5] / measures[6] [eʒ]/ agent / antibiotics / use • effective for / used as / postexposure[7] [oʊʒ]/ antibiotic[8] / long-term ***prophylaxis*** • oral / stress ulcer[9] [ʌlsɚ]/ chemo[10] [iː]/ single-dose ***prophylaxis*** • ***prophylaxis*** against *or* for malaria / with antacids

prophylaktisch, vorbeugend, präventiv; vorbeugende Maßnahme; Kondom
Präventivmedizin[1] Prophylaxe, Prävention, Vorbeugung[2] Breitbandantibiotika[3] Harnproduktion[4] prophyl. Verabreichung[5] vorbeugende Maßnahmen[6] postexpositionelle Prophylaxe[7] Antibiotikaprophylaxe[8] Stressulkusprophylaxe[9] Chemoprophylaxe[10] 6

surveillance [sɚveɪlənᵗs] *n term* *syn* **watchful waiting, expectant therapy** *n clin*

active observation and ongoing monitoring of a patient without actual treatment; a wait-and-see strategy[1]

» *Close contacts of patients with diphtheria [ɪɚ] must be kept under surveillance for one week. Continuous surveillance for long-term complications is neccessary. The postoperative management options include either surveillance or 2 cycles of adjuvant chemotherapy.*

Use close[2] / ongoing[3] / immune[4] / endoscopic / wound[5] [uː] ***surveillance***

Beobachtungsstrategie, Surveillance, Überwachung
abwartende Strategie[1] strenge Überwachung[2] ständige Überwachung[3] immunologische Überwachung[4] Wundkontrolle[5] 7

adjuvant [ædʒəvᵊnt] *n & adj term* *syn* **adjunct** [ædʒʌŋkt] *n & adj clin & inf*

(n) additional treatment to increase the efficiency of primary therapy, e.g. chemotherapy following surgery

neoadjuvant[1] *n & adj term* • **adjunctive**[2] *adj*

» *We generally use radiation treatment as an adjunct to surgery for these patients. Cytokine [aɪ] immunotherapy has shown promise as an adjunctive measure. Regimens that are not effective against bulky[3] [ʌ] tumors may be curative when used in an adjuvant setting.*

Use ***adjuvant*** regimen / chemotherapy / irradiation[4] • pharmacologic[5] ***adjunct*** • ***adjunctive*** nephrectomy / medication[5] / measure[6] / management

Zusatztherapie, Adjuvans; adjuvant
Neoadjuvans, neoadjuvant[1] unterstützend[2] groß, raumfordernd[3] adjuvante Strahlentherapie[4] medikamentöse Zusatztherapie[5] unterstützende Maßnahme[6] 8

palliative [æ] *adj & n term* *opposite* **curative**[1] [kjʊɚətɪv] *adj clin & term*

(adj) supportive treatment alleviating[2] [iː] or relieving[2] [iː] symptoms without curing the underlying [aɪ] disease[3]

palliate[2] *v term* • **palliation**[4] *n*

» *Strictures at the hilum [aɪ] may be difficult to palliate endoscopically. Surgery may be used for palliation in patients for whom cure is not possible. A smooth [uː] transition[5] in treatment goals[6] [oʊ] from curative to palliative is difficult to achieve in all cases.*

Use ***palliative*** (home) care[7] / needs / procedure / drugs / surgery[8] • to provide / pain / effective / long-term ***palliation*** • ***curative*** measure / dose[9] / intent[10] / approach[10]

palliativ, lindernd; Palliativum
kurativ[1] lindern, erleichtern[2] Grundkrankheit, zu Grunde liegendes Leiden[3] Linderung[4] fließender Übergang[5] Behandlungsziele[6] palliative (häusliche) Pflege[7] Palliativoperation[8] kurative Dosis[9] kurativer Ansatz[10] 9

indication [eɪ] *n term & clin* *opposite* **contra-indication**[1] *n term*

(i) diagnostic basis for initiation[2] of a therapeutic course or for performing a clinical investigation (ii) sign

indicate[3] *v* • **indicative (of)**[4] *adj* • **(contra-)indicated**[5] *adj* • **indicator**[6] *n*

» *Breast* [e] *feeding*[7] [iː] *is not a contraindication for vaccination*[8] [ks]. *Heart-lung transplants have been performed for a variety* [aɪ] *of indications. The ECG changes are indicative of an infarct.*

Use clear[9] / clinical / vital[10] [aɪ]/ excellent / principal[11] / emergency ***indication*** • major / compelling or absolute[12] / relative ***contraindication*** • ***to be (contra)indicated*** in patients / in pregnancy • diagnostic / prognostic ***indicator***

(i) Indikation
(ii) (An)zeichen
Kontraindikation, Gegenanzeige[1] Einleitung, Beginn[2] anzeigen, indizieren[3] hinweisen(d) auf[4] (kontra)indiziert[5] Indikator[6] Stillen[7] Impfung[8] eindeutige Indikation[9] vitale I., Vitalind.[10] Hauptindikation[11] absolute Kontraindikation[12] 10

response *n term*

(i) reaction of the patient's body to therapy
(ii) reaction to stimuli [aɪ], viruses [aɪ], questions, etc.

respond (to)[1] *v term* • **(non)responder**[2] *n* • **(un)responsive(ness)**[3] *adj/n*

» *Fifty percent of patients failed to respond to*[4] *this regimen. The tumor was found to shrink in response to tamoxifen withdrawal*[5] [-ɒːəl]. *His diarrhea* [iː] *was unresponsive to fasting*[6].

Use clinical / (durable) complete / poor / partial[7] [ʃ]/ immune[8] ***response*** • ***response*** rate • ***to respond*** well[9] / poorly / inadequately / partially • placebo[10] [siː] ***responder*** • to be ***responsive*** to treatment

Ansprechen, Reaktion
ansprechen (auf), reagieren[1] Responder[2] ansprechend; Ansprechen[3] sprachen nicht an auf[4] Absetzen von Tamoxifen[5] persistierte trotz Nahrungskarenz[6] Teilreaktion[7] Immunantwort, -reaktion[8] gut ansprechen[9] Plazeboresponder[10] 11

morbidity *n term* → U89-2; U100-9

undesirable[1] [aɪ] consequences and complications resulting from treatment

» *Morbidity is lower if transplantation is performed before the patient is critically ill. This technique is associated with considerable morbidity*[2], *above all in bilateral procedures.*

Use high / low / increased / minimal / long-term[3] / late[4] / septic[5] / infective ***morbidity***

Morbidität
unerwünscht[1] beträchtliche Morbidität[2] Langzeitmorbidität[3] Spätmorbidität[4] sepsisbedingte M.[5] 12

refractory *adj term* *syn* **intractable, resistant, recalcitrant** [kælsɪ] *adj term*

showing little or no response to treatment

intractability[1] *n term* • **refractoriness**[1] *n* • **resistance**[1] *n*

» *Hypotension can progress to refractory shock. Notable features*[2] [fiːtʃɚz] *of this tumor include refractoriness to cytotoxic agents. Abdominal pain and vomiting may become intractable.*

Use ***refractory*** cases / symptoms / period[3] / anemia [iː]/ heart failure • ***intractable*** pain[4] / ascites [əsaɪtiːz]/ insomnia[5] / to treatment[6] • drug[7] ***resistance*** • ***recalcitrant*** disease / case / lesion [iːʒ]

refraktär, (therapie)resistent, hartnäckig
(Therapie)resistenz[1] auffällige Merkmale[2] Refraktärzeit[3] therapieresistente(r) Schmerz(en)[4] therapieresistente Schlaflosigkeit[5] therapieresistent[6] Arzneimittelresistenz[7] 13

aftercare [æftɚkeɚ] *n term*

sim **followup**[1] [fɒːloʊʌp] *n term, abbr f/u* → U134-15

management (treatment, help, supervision[2] [ɪʒ]) of a patient in the postoperative or convalescent [es] period[3]; followup is also spelled follow-up

» *Aftercare following psychiatric* [saɪkɪætrɪk] *hospitalization involves a continuing program of rehabilitation to reinforce*[4] [riːɪn-] *the effects of the therapy by partial* [ʃ] *hospitalization*[5], *outpatient treatment*[6], *etc.*

Use ***aftercare*** treatment / plan[7] • long-term[8] ***aftercare*** • ***followup*** period[9] / examination[10] • ***followup*** at 6 months postoperatively[11]

Nachsorge, -behandlung
Nachuntersuchung, Verlaufskontrolle[1] Überwachung[2] Rekonvaleszenz, Genesungszeit[3] unterstützen[4] teilstationäre Behandlung[5] ambulante Beh.[6] Nachbehandlungsplan[7] Langzeitnachbetreuung[8] Nachuntersuchungszeitraum[9] Kontroll-, Nachuntersuchung[10] postop. Verlaufskontrolle nach 6 Monaten[11] 14

(patient) compliance [kəmplaɪənᵗs] *n term* *sim* **adherence**[1] [ɪɚ] *n clin*

consistency[2] and accuracy[3] with which a patient follows the prescribed[4] treatment regimen

(non)compliant[5] *adj term* • **noncompliance** *n* • **(un)cooperative**[5] *adj*

» *The importance of adherence to the recommended regimens for diet, exercise and glucose monitoring should be stressed. Patient compliance is essential if surveillance is to work.*

Use to ensure[6] [-ʃʊɚ]/monitor[7] ***compliance*** • poor[8] / strict[9] / patient ***compliance*** • ***adherence*** to treatment[10] • ***compliance*** with therapy[10] / rate

(Patienten-)Compliance
Befolgung, Einhaltung[1] Konsequenz, Beständigkeit[2] Genauigkeit[3] verordnet[4] (nicht) kooperativ[5] Compliance sicherstellen[6] C. überwachen[7] mangelnde Einhaltung/ Compliance[8] genaue Befolgung[9] Therapietreue[10] 15

120

Unit 121 Pharmacologic Treatment

Related Units: 9 Drugs & Remedies, 92 Pharmacologic Agents, 93 Anesthetics, 91 Toxicology

prescribe [aɪ] *v term* *sim* **order[1], schedule[2]** [skedjuːl||ʃed-] *v clin*

ordering (in writing) the preparation, dispensing[3] and/or administration[4] of medication or treatment for a particular patient; some medications are available only on prescription[5] others without (over-the-counter[6] [aʊ])

prescription[7] *n term, abbr* **R_x** • **nonprescription**[6] *adj*

» *Prescriptions include the sign R_x (i.e. take), the names and quantities of the drugs ordered, directions[8] for compounding[9]* [aʊ] *the ingredients[10]* [iː] *and designation of the form (pill, powder, solution, etc.) in which the drug is to be made, directions for the patient regarding the dose, route* [uː||aʊ] *of administration and times of taking the drug. Drugs are effective only if the patient takes them as prescribed[11].*

Use ***to prescribe*** drugs / baths[12] / a diet [daɪət]/ exercises • ***prescribed*** dose / regimen [edʒ] *or* course [ɔː] of therapy[13] • to write out a[14] ***prescription*** • vitamin / dietary[15] / eyeglass[16] ***prescription*** • ***prescription*** drugs *or* medications[17] / preparation / error

> **Note:** Common *abbr* for the dosage and administration of drugs include: b.i.d. [biːaɪdiː] (twice a day), q.d. (every day), t.i.d. (3 times/day), q.i.d. (4 times/day), q.h. *or* o.h. (every hour), p.r.n. *or* qrs. *or* q.l. *or* q.p. (at will, as needed), a.c. (before meals [iː]), o.n. *or* h.s. (every night), alt.noct. (every other night) and q4 (every 4 hs). These may also be written in upper case letters, e.g. PRN.

verschreiben, verordnen
ver-, anordnen[1] planen, ansetzen[2] Zubereitung, Abgabe[3] Verabreichung[4] auf Rezept, rezeptpflichtig[5] rezeptfrei[6] Verordnung, Rezept[7] Anleitungen[8] (ver)mischen[9] Bestandteile[10] nach Vorschrift, vorschriftsmäßig[11] Bäder verordnen[12] verordnete(s) Therapie(schema)[13] Rezept ausstellen[14] Diätvorschrift[15] Brillenverordnung[16] rezeptpflichtige Medikamente[17]
1

proprietary [prəpraɪəterɪ] *adj term* *opposite* **non-proprietary[1], generic[1]** [dʒənerɪk] *adj term*

proprietary drug names are protected trade names or trademarks[2] (e.g. Zovirax®) while generic drug names[3] (e.g. acyclovir) are those recognized by official organizations and recommended for general use (unlike trademarks they are not capitalized)

» *Many proprietary antacids[4] contain both magnesium and aluminum hydroxides* [aɪ].

patentrechtlich geschützt
generisch, allgemein[1] geschützte Handelsnamen/ Warenzeichen[2] Freinamen[3] Antazida, säurebindende Mittel[4]
2

administration *n term* *sim* **application[1]** *n term*

the act of giving a patient medication

administer[2] *v term* • **apply**[3] [əplaɪ] *v* • **applicator**[4] *n*

» *These preparations can be swallowed whole[5]* [hoʊl] *or chewed* [tʃuːd] *or administered as a patch[6] or paste* [eɪ] *via the transdermal route[7]. Heparin is administered to patients with acute thrombosis. This drug must be administered under close supervision* [ʒ] *of a physician.*

Use ***to administer*** an enema[8] / a local anesthetic • ***administered by*** infusion / the parenteral route[9] / inhalation / jet [dʒet] nebulizer[10] • ***administered*** at full dose / in doses of • acute / chronic / continuous[11] / lifelong[11] / long-term / simultaneous [eɪ] ***administration*** • oral / intravaginal [dʒ]/ systemic / oxygen / once-daily / self-/ patient-***administration*** • for ease[12] [iːz]/ safest route[13] / preferred method[14] / frequency / timing ***of administration***

> **Note:** Common *abbr* for the route of administration include: p.o.[15] (by mouth), i.m. (intramuscular), i.v. (intravenous), i.a. (intra-arterial) and sub-q *or* s.c. (subcutaneous). These *abbr* may also be written in upper case letters, e.g. IV.

Verabreichung, Gabe
Anwendung, Applikation[1] verabreichen[2] applizieren, anwenden, auftragen[3] Applikator[4] unzerkaut geschluckt[5] Pflaster[6] per-, transkutan[7] Einlauf machen[8] parenteral verabreicht[9] mit Düsenaerosolgerät verabreicht[10] Dauermedikation[11] zur leichteren Anwendung[12] sicherste Applikationsart[13] bevorzugte Applikationsart[14] peroral[15]
3

drug delivery *n term* *sim* **drug targeting[1]** [g], *rel* **drug release[2]** [iː] *n term*

(i) route of supplying or providing therapeutic agents
(ii) transport of substances to the target tissue[3]

deliver[4] *v term* • **target**[5] *v* • **release**[6] *v*

» *Drugs for transdermal delivery[7] must have suitable* [uː] *skin penetration characteristics and high potency[8]. Clonidine diffusion through a membrane provides controlled drug delivery over a period of 1 wk.*

Use ***drug delivery*** system[9] / device [aɪ] • slow-***release*** drug[10]

Applikation(sart)
Drug targeting (gezielte Konzentr. e. Arzneistoffes am Wirkort)[1] Arzneistoff-, Wirkstofffreisetzung[2] Wirkort, Zielgewebe[3] zuführen, applizieren[4] abzielen auf[5] freisetzen[6] transdermale Applikation[7] Wirkungsstärke[8] therapeut. System[9] Depot-, Retardpräparat[10]
4

topical *adj term* *opposite* **systemic**[1] *adj term*

applied or restricted to a specific area (usually the skin)

» *Newer, very potent[2] topical corticosteroids [ɪɚ] may be applied less often.*

Use ***topical*** application[3] / agents [eɪ]/ anesthetic[4] / stimulant / steroids / ointments[5]

Note: Topical creams [iː], ointments, etc. are *applied* to the skin, while oral, IV drugs, etc. are *administered.*

topisch, lokal
systemisch, generalisiert[1] stark, (hoch)wirksam[2] topische/ lokale Anwendung[3] Lokalanästhetikum[4] Salben z. lokalen Anwendung[5] 5

discontinue *v term* *sim* **withdraw**[1] [wɪðdrɒː] -drew [uː] -drawn *v irr term*

discontinuation *or* discontinuance[2] *n term*

» *First nonessential medication should be discontinued. Whether to discontinue or switch [ɪtʃ] a drug[3] depends on the severity [e] of the skin eruption [ʌ]. The dose is gradually tapered[4] [eɪ] and discontinued over several days.*

Use ***to discontinue*** drug therapy[5] / all oral intake[6] / application of heat • ***discontinuation of*** therapy / life support[7]

absetzen, -brechen
entziehen, absetzen[1] Abbruch, Unterbrechung[2] Medikament wechseln[3] allmählich reduziert[4] medikamentöse Behandlung absetzen[5] Nahrungsaufnahme einstellen[6] Intensivtherapie absetzen, lebenserh. Maßnahmen einstellen[7] 6

dose [doʊs] *n & v term* *syn* **dosage** [doʊsɪdʒ] *n clin* → U91-11; U11-11

n (i) quantity [ɒː] of medication to be taken at a time
(ii) radiation administered or absorbed

overdose[1] *n & v term, abbr* **OD** • **dose-dependent**[2] *adj* • **dosimeter** *n*

» *The dose-effect curve[3] of a drug results from its potency (location of curve along the dose axis), peak [iː] efficacy or ceiling [iː] effect[4] (greatest attainable response), slope[5] (change in response per equivalent dose[6]), and biologic variation of response among tested individuals.*

Use to adjust [ʌ] the[7] ***dosage*** • oral / missed[8] / minimal effective / tolerance[9] ***dose*** • curative [kjʊɚ] *or* therapeutic[10] [uː]/ recommended ***dose*** • single[11] / initial[12] [ɪʃ]/ maintenance[13] / lethal[14] [iː] (*abbr* LD) ***dose*** • ***dose*** fractionation / calculation / distribution /-response curve[3] • ***high dose*** therapy[15] • liberal / in divided[16] ***doses***

Dosis, Dosierung, Gabe; dosieren
Überdosis; überdosieren[1] dosisabhängig[2] Dosis-Wirkungs-Kurve[3] Wirkungsmaximum[4] Steilheit d. Dosis-Wirkungs-K.[5] Dosisäquivalent[6] D. anpassen[7] vergessene Einnahme[8] Toleranzdosis (radiolog.)[9] kurative D., D cur[10] Einzelgabe, -dosis[11] Anfangs-, Initialdosis[12] Erhaltungsd.[13] letale D.[14] hochdosierte Therapie[15] in Teildosen[16] 7

action [ækʃᵊn] *n term* *sim* **activity**[1], **effect**[2] *n term* → U92-3

» *It is important to better understand the mechanism [k] of action[3] of these new drugs. These cephalosporins [s] have good activity against most gram-positive cocci [kaɪ||ksaɪ]. These drugs reach their peak action[4] in 4 h. Each agent possesses a distinct[5] pharmacodynamic profile of action[6].*

Use bactericidal [saɪ]/ broad spectrum of[7] / gram-positive / in vitro ***activity*** • onset of[8] / pharmacologic / selective / cytoprotective [saɪt̬oʊ-]/ hypotensive[9] ***action*** • on-off[10] / wearing-off[11] ***effect***

Wirkung
Wirksamkeit, Wirkung[1] Effekt, (Aus)wirkung[2] Wirkungsmechanismus[3] maximale Wirkung[4] charakteristisch[5] pharmakodynam. Wirkprofil[6] breites Wirkungsspektrum[7] Wirkungseintritt[8] blutdrucksenkende W.[9] Wirkungsfluktuation, On-off Effekt[10] verkürztes Ansprechen, Wearing-off Effekt[11] 8

potency [poʊtənˈsi] *n term* → U53-2 *sim* **efficacy**[1] [efɪkəsi] *n term*

(i) pharmacological effectiveness of a drug (ii) opposite of sexual impotence

potent[2] *adj term* • **low-/ high-potency**[3] *adj*

» *Unfortunately the potency of inhaled steroids is not measurable [eʒ] by improvements in asthma [æzmə] activity. Levorphanol has good oral potency. This patient must not be placed on high potency agents. Nitroglycerin [aɪ] loses potency unless stored in a tightly [aɪt] sealed[4] [iː] light-resistant[5] container.*

Use clinical / carcinogenic [dʒen]/ antiarrhythmic [ɪ] ***potency*** • highly / moderately[6] ***potent drugs***

(i) Wirksamkeit, Wirkungsstärke
(ii) sexuelle Potenz
Effektivität, Wirksamkeit[1] stark, wirksam[2] hochwirksam, -potent[3] (luft)dicht verschlossen[4] lichtundurchlässig[5] Medikamente mittlerer Wirkungsstärke[6] 9

bioavailability [baɪoʊ-] *n term* *sim* **rate of absorption**[1] *n term*

extent and rate at which a given amount of a drug is absorbed and made available to the target tissue

bioavailable[2] *adj term*

» *The concept of bioavailability relates to the efficiency [ɪfɪʃənˈsi] of the dosage formulation as an extravascular drug delivery system and permits comparison of drug products for relative availability or bioequivalence[3]. Although bioavailability generally refers to the extent of input only, it includes consideration of both the amount and rate of absorption into the systemic circulation[4] [sɜːr] following extravascular administration.*

Use level of ***bioavailability*** • low[5] / high / reduced / decreased / poor[5] ***bioavailability***

Bioverfügbarkeit, biolog. Verfügbarkeit
Resorptionsgeschwindigkeit[1] biologisch verfügbar[2] Bioäquivalenz[3] Körper-/ großer Kreislauf[4] geringe Bioverfügbarkeit[5] 10

drug interactions *n term usu pl* *sim* **cross-reaction[1]** *n term*

harmful[2] or desirable[3] [aɪ] pharmacological effects of drugs interacting with other drugs or themselves, (non)physiologic chemical agents, components of the diet[4] [daɪət], etc.

interact with[5] *v phr* • **cross-react** *v term* • **cross-reactivity** *n*

» *Unwanted interactions can cause adverse [ɜː] drug reactions[6] or therapeutic failure[7] [eɪ]. Pharmacokinetic interactions are mainly due to alteration of absorption, distribution, metabolism, or excretion [iːʃ], which changes the amount and duration of a drug's availability at receptor sites[8]. If a formulation[9] has the potential to interact with food the drug should be administered apart from meals[10].*

Use drug-drug / drug-food / nutrient-drug[11] / pharmacokinetic[12] / pharmacodynamic ***interactions*** • adverse ***drug interaction*** • ***cross***-reaction /-reactive antigen

(Arzneimittel)wechselwirkungen, -interaktionen
Kreuzreaktion[1] schädlich[2] erwünscht[3] Nahrungsstoffe[4] s. gegenseitig beeinflussen[5] Nebenwirkung(en)[6] Therapieversagen[7] Rezeptorstellen[8] Arzneiform[9] nicht mit Mahlzeiten eingenommen werden[10] Wechselwirkung zw. Nahrungsmitteln u. Medikamenten[11] pharmakokinet. Interaktionen[12] 11

tolerate *v term & clin* → U75-16

able to endure or resist the action of a drug, poison[1], radiation [eɪ] or food without untoward [ʌntᵊwɔːrd] effects[2]

(in)tolerance[3] *n term* • **cross-tolerance[4]** *n* • **(in)tolerable[5]** *adj*

» *Parenteral quinidine[6] [kwɪn-] is generally well tolerated by most patients. The patient developed unacceptable symptoms despite medical therapy to its tolerable limits[7]. The initial dosage of 2 mg tid is increased as tolerated[8].*

Use well[9] / better / poorly / not[10] ***tolerated*** • short-term[11] / acquired[12] [əkwaɪɚd] ***tolerance*** • drug[13] / food / exercise / cold ***intolerance*** • minimal / organ[14] / tissue ***tolerance dose*** • ***tolerance*** test[15] / to opioids • ***intolerable*** pain / side effects

vertragen
Gift[1] schädliche Auswirkungen[2] (Un)verträglichkeit, (In)toleranz[3] Kreuztoleranz[4] (un)verträglich[5] Chinidin[6] max. verträgliche Dosis[7] nach Verträglichkeit[8] gut vertragen, verträglich[9] nicht vertragen, unverträglich[10] kurzfristige Verträglichkeit[11] Toleranzentwicklung[12] Arzneimittelunverträglichkeit[13] Organtoleranzdosis (radiol.)[14] Toleranztest[15] 12

toxic level *or* **range** [reɪndʒ] *n term* → U91-18
opposite **therapeutic** [juː] **range[1]** *n term*

dosage of any substance that is beyond[2] the maximal therapeutic dose and produces overdosage[3] toxicity

nontoxic[4] *adj term* • **toxicity[5]** [tɒːksɪsɪt̬i] *n* • **toxicology** *n*

» *This dosage produces a toxic response on chronic administration. Overdosage toxicity is the predictable toxic effect that occurs with dosages in excess of[2] the therapeutic range for a particular patient. Equivalent mg/kg doses well tolerated by adults can result in serious [ɪɚ] toxicity in neonates[6] [iː]. These drugs are particularly toxic to the organ of Corti.*

Use drug / side-effect[7] / digitalis[8] [dʒ]/ local / systemic / hepatic[9] / long-term ***toxicity*** • ***toxic*** reaction / manifestations[10] / shock / agent / effect • ***toxicity*** test[11] / study

toxischer Wirkungsbereich
therapeutische Breite[1] (liegt) über[2] Überdosierung[3] ohne toxische Wirkung, ungiftig[4] Toxizität, Giftigkeit[5] Neugeborene[6] toxische Nebenwirkungen[7] Toxizität v. Digitalis[8] Lebertoxizität[9] Intoxikationszeichen[10] toxikologischer Test[11] 13

adverse [ɜː] **drug reaction** *n term, abbr* **ADR**
syn **side** *or* **untoward effect** *n clin*

secondary effects of a drug not normally seen in the therapeutic range that may cause minor[1] [aɪ], significant and even life-threatening[2] [e] morbidity

» *Serious[3] [ɪɚ] adverse reactions are uncommon. Adverse effects should be discussed with patients to encourage [ɜː] them to mention them to the physician [fɪzɪʃᵊn] prior [aɪ] to stopping medication[4].*

Use to cause or provoke[5] [oʊ] / minimize ***adverse effects*** • ***adverse*** response to[6] / effect on

unerwünschte Arzneimittelwirkung, Nebenwirkung
gering(fügig)[1] lebensbedrohlich[2] ernsthaft, schwer(wiegend)[3] vor dem Absetzen d. Medikamente[4] Nebenwirkungen auslösen[5] unerwünschte Reaktion auf[6] 14

drug-induced [(j)uːs] *adj clin* *sim* **iatrogenic[1]** [aɪə-] *adj* → U89-9,
rel **nosocomial[2]** [koʊ] *adj term*

resulting from the administration of a drug, e.g. a drug rash, psychosis, or liver disease

» *Predisposing[3] iatrogenic factors include cancer chemotherapy [kiː], genitourinary instrumentation or catheterization, recent surgery, steroid therapy, and antibiotic administration.*

Use ***drug-induced*** disease / hepatitis / gingivitis • ***drug***-fast *or* -resistant /-related fever /-associated /-free • ***iatrogenic*** illness[4] / fracture / factors / injury[5] / infection[6]

arzneimittelinduziert, -bedingt
iatrogen, durch d. Arzt verursacht[1] nosokomial, Krankenhaus-[2] prädisponierend[3] iatrogene Erkrankung[4] iatrogene Verletzung/ Schädigung[5] iatrogene Infektion[6] 15

Unit 122 Immunization

Related Units: 39 The Immune System, 91 Infectious Diseases, 91 Childhood Disease, 94 Pathogens & Parasites, 95 Toxicology, 4 Illness & Recovery

inoculate [ɪnɒːkjəleɪt] *v term* *syn* **vaccinate** [æks] *v, rel* **immunize**[1] [-aɪz] *v clin & term*

to introduce a substance into the body which produces or increases immunity to a specific disease

inoculation *n term* • **inoculable**[2] *adj* • **inoculant** *or* **inoculum**[3] *n, pl* **-a**

» *HBV[4] is usually transmitted by inoculation of infected blood or blood products. The most frequent adverse [ɜː] complication of vaccination is inadvertent[5] [ɜː] inoculation (usually autoinoculation) at other sites. In most cases, failure to vaccinate susceptible[6] [se] persons, not vaccine failure, is responsible for the outbreak.*

Use ***to inoculate*** organisms into the skin / a test strain[7] [eɪ]/ rickettsiae [-sɪiː] • ***to vaccinate*** against HBV / children / high-risk populations[8] • ***to immunize*** sb. against tetanus/wasp [ɒː] stings / contacts of vaccine recipients [sɪ] • direct / primary [aɪ]/ protective[9] / cutaneous[10] [eɪ] ***inoculation*** • nasal [eɪ]/ conjunctival [aɪ]/ virus [aɪ] ***inoculation*** • self- *or* auto[11]/ mosquito ***inoculation*** • tick-bite[12] / site of[13] ***inoculation*** • ***inoculation*** eschar[14] [eskɑːr]/ of cell cultures [ʌ] • infecting / bacterial [ɪɚ]/ virus ***inoculum*** • rickettsial / exogenous [ɒːdʒ] ***inoculum*** • ***inoculum*** size[15]

impfen, inokulieren, vakzinieren
immun machen, immunisieren[1] inokulierbar, durch Impfung übertragbar/ infizierbar; impfbar[2] Impfmaterial, Inokulum[3] Hepatitis-B-Virus[4] unbeabsichtigt, akzidentell[5] anfällig, empfindlich[6] einen Teststamm inokulieren[7] Risikopopulationen impfen[8] Schutzimpfung[9] Kutanimpfung[10] Autoinokulation[11] Zeckenschutzimpfung[12] Impfstelle[13] Impfschorf[14] Inokulummenge[15] 1

vaccine [væksiːn] *n term & clin* *rel* **antiserum**[1] [æntɪsɪɚəm] *n term, pl* **-a**

suspension of inactivated microorganisms administered to induce active immunity to this agent

(un)vaccinated[2] *adj term* • **vaccino-** *comb* • **vaccinal** *adj* • **(re)vaccinee**[3] *n*

» *Vaccines directed against poliovirus infections have largely eliminated the disease in developed countries. Unvaccinated or partially vaccinated children younger than 2 years of age should receive a complete series of vaccinations. A bite by a bat[4] mandates antiserum.*

Use active / passive / recombinant[5] / influenza *or* flu [uː] ***vaccine*** • hepatitis [aɪ] B / genetically engineered[6] [ɪɚ] ***vaccine*** • Bacille Calmette-Guerin[7] (*abbr* BCG)/ smallpox[8] ***vaccine*** • oral polio[9] (*abbr* OPV)/ Salk[10] [sɔːk]/ live[11] [laɪv] ***vaccine*** • whole-virus[12] / inactivated / booster [uː] ***vaccine*** • combination *or* conjugate[13] [kɒːndʒ-]/ sub-unit / adsorbed[14] ***vaccine*** • (type-/mono)specific[15] / heterologous / polyvalent [eɪ]/ (anti)rabies[16] [reɪbiːz] ***antiserum*** • equine[17] [e‖iːkwaɪn]/ saline-active [eɪ]/ high-titer[18] [aɪ] ***antiserum*** • fully / previously [iː]/ recently ***vaccinated*** • ***vaccinal*** areola [ɪə]/ fever[19] [iː]/ encephalomyelitis • adult / healthy / primary / seropositive ***vaccinee*** • hetero[20]/ entero***vaccine*** • ***vaccino***phobia /therapy[21]

Impfstoff, Vakzine
Antiserum[1] geimpft[2] Impfling, Geimpfte(r)[3] Fledermaus[4] rekombinanter Impfstoff[5] gentechn. hergestellter I.[6] BCG-Vakzine[7] Pockenimpfstoff[8] Polio-, Sabin-Schluckvakzine[9] Polioformolimpfstoff, Salk-Vakzine[10] Lebendimpfstoff, -vakzine[11] Ganzvirusimpfstoff[12] Kombinationsimpfstoff[13] Adsorbatimpfstoff[14] monospezifisches Antiserum[15] Tollwut-Antiserum[16] Pferdeserum[17] Antiserum m. hohem Antikörpertiter[18] Impffieber[19] Heterovakzine[20] Vakzinetherapie[21] 2

vaccination *n term, abbr* **vacc** *syn* **inoculation** *n, rel* **immunization**[1] *n term*

administration of an immunizing substance producing a mild form of the disease followed by immunity

revaccination[2] *n term* • **pre/ postvaccination** *adj* • **immunity**[3] *n*

» *Stimulation of the immune system by vaccination may elicit[4] unanticipated responses, above all hypersensitivity reactions[5]. Measles [iː] vaccination[6] prevents the disease in susceptible exposed individuals if given within 72 hours. Update[7] diphtheria immunization of all contacts[8], including hospital personnel. Vaccination is no guarantee of immunization.*

Use to recommend/advise/seek/require/postpone[9] [oʊ] ***vaccination*** • initial[10] / routine / oral[11] / active / passive ***vaccination*** • prophylactic[12] / mass / repeat[2] / annual ***vaccination*** • pre-exposure[13] / postpartum / (universal) childhood / depot ***vaccination*** • measles [iː]-mumps [ʌ]-rubella (*abbr* MMR) / pneumococcal [n(j)uː-]/ rabies ***vaccination*** • (primary/ full) course *or* schedule[14] [ʃ‖skedjuːl]/ mode[15] ***of vaccination*** • ***vaccination*** for tetanus / against smallpox[16] / technique[15] • ***vaccination*** site / scar[17] / reaction / schedule[14] / program / requirement • ***prevaccination*** level / era [ɪɚə] • ***postvaccination*** serologic testing • mandatory[18] / mass[19] / intranasal / polio / basic[20] ***immunization*** • primary[21] / active / passive / travel[22] ***immunization*** • ***immunization*** status [eɪ‖æ]/ procedure [siː]/ coverage [kʌvɚɪdʒ] • ***immunization*** schedule[14] / history[23] • to confer [ɜː] lifelong[24] ***immunity***

Schutzimpfung, Vakzination
Immunisierung[1] Revakzination, Wiederholungsimpfung[2] Immunität[3] auslösen[4] Überempfindlichkeitsreaktionen[5] Masernschutzimpfung[6] auffrischen[7] Kontaktpersonen[8] die Impfung verschieben[9] Erstimpfung[10] Schluckimpfung[11] Schutzimpfung[12] präexpositionelle Impfung[13] Impfschema[14] Impfmethode[15] Pockenschutzimpfung[16] Impfnarbe[17] obligatorische Impfung[18] Massenimmunisierung[19] Grundimmunisierung[20] Erstimmunisierung[21] Reiseimpfung[22] Impfanamnese[23] lebenslange Immunität verleihen[24] 3

vaccine injection [ɪndʒekʃᵊn] *n term*

rel **shot**[1] *n jar* → U11-8,
jab[1] [dʒæb] *n inf BE*

introduction of a preparation of inactivated organisms into the subcutaneous or muscular [ʌ] tissue with a hypodermic [ɜː] needle[2] and a syringe[3] [sɪrɪndʒ] → U17-10f

inject[4] *v term* • **postinjection** *adj* • **(auto)injectable**[5] *adj* • **jab**[6] *v inf*

» *Injection of DTP vaccine containing the whole-cell pertussis [ʌ] component is associated with high rates of local reactions and fever. For adults, a complete course of hepatitis A vaccine consists of two IM injections given 6 to 12 months apart. Ask patients who cannot be depended on to take oral medication to come to your office for a "shot."*

Use to give an[7] ***injection*** • intravenous [iː] (*abbr* IV)/ subcutaneous[8] [eɪ] (*abbr* sub-q *or* SC) ***injection*** • intramuscular (*abbr* IM)/ intradermal[9] [ɜː] ***injection*** • vaccination by / booster [uː]/ drug / local ***injection*** • intraperitoneal [iː]/ single morning / jet[10] [dʒet]/ pain on ***injection*** • bolus[11] / depot / dye[12] [daɪ] ***injection*** • intraarterial / intracardiac[13] / intrathecal [iː]/ insulin ***injection*** • lactated Ringer's[14] / saline [eɪ]/ sensitizing[15] ***injection*** • ***injection*** site / technique / equipment[16] / therapy • ***injectable*** (poliovirus) vaccine • ***injection of*** vaccines / sera / contrast (media)[17] • tetanus[18] / subcutaneous / booster[19] ***shot*** • insulin / single / golden[20] / evening ***shot*** • flu[21] / insulin ***jab*** *(BE)* • ***postinjection*** flare[22] [fleɚ] • ***to jab*** the needle in(to) the thigh [θaɪ]

parenterale Impfung/ Vakzination
Spritze; Injektion[1] Injektionsnadel[2] Spritze[3] injizieren, (ein)spritzen[4] injizierbar[5] stechen, stoßen, eine Spritze geben/ verpassen[6] eine Injektion verabreichen[7] subkutane Injektion[8] intradermale I.[9] nadellose (Jet)injektion[10] Bolusinjektion, intravenöse Schnellinjektion[11] Farbstoffinjektion[12] intrakardiale I.[13] Ringerlaktatinjektion[14] Desensibilisierungsspritze[15] Injektionsbesteck[16] Kontrastmittelinjektion[17] Tetanusimpfung[18] Auffrischung(simpfung)[19] goldener Schuss[20] Grippe(schutz)impfung[21] postvakzinale Hautrötung[22]

4

exposure [ɪkspoʊʒɚ] *n term* → U91-5

sim **contact**[1] *n*, *rel* **sensitization**[2] *n term* → U94-2f

being subjected to infectious microorganisms, radiation [eɪ] or other toxic or harmful agents

exposed[3] *adj* • **pre-/ post-exposure**[4] *adj term* • **sensitize**[5] [sensɪtaɪz] *v*

» *If a child is seen within 72 hours of exposure to measles virus, vaccination is the preferred method of protection. If they have not been exposed to the virus or are low risk, immunization should be initiated [ɪʃ]. All sexual contacts of the patient should be traced*[6] [treɪst].

Use measles / rabies [eɪ]/ drug / environmental / dust[7] [ʌ]/ industrial [ʌ] ***exposure*** • toxin / lead[8] [led]/ prolonged[9] / chronic / skin / fetal [iː] ***exposure*** • level / risk[10] / history[11] ***of exposure*** • ***exposure to*** (foreign) antigens / infectious *or* transmissible agents • ***exposure to*** contaminated water / infected food • ***exposure to*** infections / irritants / allergens[12] • ***exposure to*** (ionizing) [aɪə] radiation[13] / stress / heat • ***pre-exposure*** booster dose • ***post-exposure*** vaccination / (rabies) prophylaxis[14] • (close) bodily[15] / skin(-to-skin)[16] / oral-fecal [iː] ***contact*** • sexual / household / patient ***contacts*** • family / sibling[17] [ɪ]/ social ***contacts*** • ***contact*** with blood / with an infected person / tracing • ***contact*** ulcer [ʌlsɚ]/ allergy / dermatitis[18] [dɜːrmə-]/ isolation[19] • skin / primary / allergic[2] [ɜː] ***sensitization***

Exposition
Kontakt, Kontaktperson[1] Sensibilisierung[2] ausgesetzt, exponiert[3] postexpositionell[4] sensibilisieren[5] ausfindig gemacht/ eruiert werden[6] Staubexposition[7] Bleibelastung[8] Langzeitexposition[9] Expositionsrisiko[10] Expositionsanamnese[11] Allergenexposition[12] Strahlenexposition[13] postexpositionelle Prophylaxe[14] Körperkontakt[15] Hautkontakt[16] im gleichen Haushalt lebende Geschwister[17] Kontaktdermatitis[18] Isolierung[19]

5

attenuated [ətenjueɪt̬ɪd] live virus *n term* *syn* live attenuated virus *n term*

living microorganism that has been cultured [kʌltʃɚd] under conditions which deprived[1] [aɪ] it of its virulence [ɪ] but not of its ability to induce protective immunity[2] [ɪmjuːnɪt̬i]

attenuation[3] *n term* • **attenuate** *v* • **unattenuated** *adj*

» *In mid 1995, a live attenuated vaccine for varicella [se] was approved and released commercially. The vaccine consists of live, unattenuated virus of types 4 and 7 administered in enteric-coated capsules*[4]*, which stimulate local and systemic antibodies that are protective against subsequent acute respiratory disease due to those serotypes [ɪɚ].*

Use whole[5]-/ live[6] ***virus vaccine*** • ***attenuated live virus*** measles [iː]-mumps [ʌ]-rubella (*abbr* MMR) vaccine[7] / immunization • ***live attenuated*** varicella-zoster [zɒː] vaccine (*abbr* VZV)/ oral poliovirus vaccine (*abbr* OPV) • ***attenuated*** poliovirus / strain[8] [eɪ]/ illness[9] • ***attenuation*** of infection

abgeschwächtes/ attentuiertes lebendes Virus
nehmen, entziehen[1] Impfschutz[2] Attenuierung, Virulenzabschwächung[3] magensaftresistente Kapseln[4] Ganzvirusimpfstoff[5] Lebendimpfstoff, -vakzine[6] attenuierte Masern-Mumps-Röteln-Lebendvakzine[7] attenuierter Stamm[8] abgeschwächte Erkrankung[9]

6

inactivated vaccine *n term* *syn* **killed(-virus) vaccine** *n term*

strains of virus whose pathogenic potential has been destroyed by heat, suspension in formalin[1], etc.

inactivation *n term* • **inactive** *adj* • **activation** *n* • **activity**[2] *n*

» *The influenza vaccine is a trivalent inactivated vaccine containing antigens from two strains*[3] *of influenza A and one strain of influenza B. Inactivated vaccines (with the exception of cholera and yellow fever*[4]*) can be given simultaneously or at any time after a different vaccine. This vaccine consists of a purified inactive subunit of the virus and is therefore not infectious.*

Use ***inactivated*** polio vaccine (*abbr* IPV)/-virus vaccine / anti-HIV antisera • completely / partially / heat[5]-***inactivated*** • phenol- [fiːnoʊl]/ acetone- [æs]/ formalin[6]-***inactivated*** • ***killed*** whole-cell preparations[7] / bacterial toxins / cholera [kɒːləә] vaccine • heat[5]-/ phenol-***killed*** • complement[8] / heat ***inactivation*** • biologically[9] ***inactive*** • ***inactive*** infection / drug[10] / patient

inaktivierter Impfstoff, Totimpfstoff, -vakzine
Formalin[1] Aktivität, Wirkung[2] Stämme[3] Gelbfieber[4] hitzeinaktiviert[5] formalininaktiviert[6] inaktivierte zelluläre Vakzine[7] Komplementinaktivierung[8] biolog. inaktiv, bioinert[9] unwirksames Medikament[10]

7

toxoid [tɒːksɔɪd]] *n term* *syn* **anatoxin** *n*, *rel* **antitoxin**[1] *n term* → U91-15

toxin of a pathogenic microorganism which has been treated so that it loses its virulence [ɪ] but retains its ability to induce protective immunity

(cyto)toxin[2] [saɪt̬ətɒːksɪn] *n term* • **toxic**[3] *adj* • **toxi(co)-** *comb*

» *Td (tetanus toxoid combined with adult-dose diphtheria toxoid) is preferable to tetanus toxoid*[4] *alone. A tetanus toxoid booster is indicated for any questionable wound* [uː]*. The 2nd and 3rd doses of toxoid are given at monthly intervals. Diphtheria toxoid*[5] *is prepared by formaldehyde* [fɔːrmældəhaɪd] *inactivation of diphtheria toxin*[6]*.*

Use diphtheria [ɪɚ]-tetanus (*abbr* DTT) ***toxoid*** • pertussis [ʌ]/ single-antigen / maternal [ɜː] ***toxoid*** • ***toxoid*** immunization / vaccine[7] / content / series • ***toxoid***-antitoxin mixture (*abbr* TAM)/ antitoxin floccules • diphtheria[8] / botulism[9] / gangrene / trivalent [aɪ] ***antitoxin*** • equine[10] [aɪ]/ maternal IgG ***antitoxin*** • ***antitoxin*** unit[11] / immunity[12] • ***antitoxic*** immunity[12]

Toxoid(impfstoff), Anatoxin
Antitoxin[1] Toxin[2] giftig, toxisch[3] Tetanustoxoid[4] Diphtherietoxoid[5] Diphtherietoxin[6] Toxoidimpfstoff[7] Diphtherieantitoxin[8] Botulismusantitoxin[9] Pferdeantitoxin[10] Antitoxineinheit[11] antitoxische Immunität[12]

8

booster [uː] **(vaccination)** *n term* *syn* **booster (re)immunization** *n term*

administration of a vaccine or toxoid to maintain the immune response at the desired level

» *Check the date of the most recent booster shot*[1]*. Those previously immunized should receive a booster dose*[2] *of vaccine. Adult-formulation Td boosters are recommended every 10 years thereafter.*

Use ***booster*** injection or shot[3] / toxoid / response[4] /-positive reaction[4] / policy • pertussis vaccine / tetanus toxoid / second[5] ***booster*** • preexposure[6] / periodic / routine ***booster dose*** • single[7] / intramuscular ***booster dose***

Auffrischung(simpfung)
letzte Auffrischungsimpfung[1] Auffrischungs-, Booster-Dosis[2] Auffrischung(simpfung)[3] Booster-Effekt[4] zweite Auffrischung(simpfung)[5] präexpositionelle Booster-Dosis[6] einmalige Booster-Dosis[7]

9

diphtheria-pertussis-tetanus vaccine *n term, abbr* **DPT** *syn* **triple** [ɪ] *n jar*

combination vaccine administered to healthy children at 6-8 weeks of age in three doses

» *The FDA*[1] *has licensed* [aɪs] *use of two DTaP vaccines for use as a 4th and 5th dose in children 12 months to 7 years of age, only after they receive three primary doses of DPT, and if 6 months have elapsed*[2] *since the third DPT. Fever* [iː] *occurred* [ɜː] *within 48 hours of a diphtheria* [dɪfθɪɚɪə]*-pertussis* [ʌ]*-tetanus vaccine.*

Use ***DPT*** vaccination[3] / immunization[3] / injection / booster[4] • third[5] ***DPT***

DPT-Impfstoff/ -Vakzine
U.S. Arznei- u. Lebensmittelbehörde[1] vergangen sind[2] Dreifachschutzimpfung[3] DPT-Auffrischung/ -Boosterung[4] dritte DPT-Teilimpfung[5]

10

seroconversion [sɪɚoʊkənvɜːrʒᵊn] *n term* *rel* **serotype**[1], **seroresponse**[2] *n term*

development of detectable antibodies in the serum [sɪɚəm] in response to immunization or infection

seroconvert[3] *v term* • **serologic(al)**[4] *adj* • **serology**[5] [sɪrɒːlədʒi] *n* • **sero-** *comb*

» *The vaccine is very immunogenic as seroconversion occurs in 95% of children after a single dose. Repeat the test to observe* [ɜː] *for seroconversion or for a rising titer* [aɪ]*. Two distinct clinical syndromes can be distinguished by the serotype of the infecting strain* [eɪ]*.*

Use to show / HIV / asymptomatic ***seroconversion*** • ***seroconversion*** reaction / rate / syndrome[6] • ***serologic*** immunity / immune marker / assay or test[7] / typing[8] / titer • ***serologic*** evidence[9] / diagnosis[10] / reaction or response[2] / follow-up • ***serotype***-specific / III • ***sero***logist /logic test[7] /typing /survey [sɜːrveɪ] • ***sero***group /positive[11] /negative • ***sero***converter /diagnosis[10] /positivity[12] • ***sero***immunologic abnormalities /therapy[13]

Serokonversion
Serotyp, Serovar[1] Seroreaktion[2] serokonvertieren[3] serologisch[4] Serologie[5] Serokonversionskrankheit[6] serolog. Untersuchung/ Test[7] serolog. Typisierung[8] serolog. Nachweis[9] Serum-, Serodiagnostik[10] seropositiv[11] Seropositivität[12] Serumtherapie[13]

11

Unit 123 Resuscitation

Related Units: 6 Accidents, 8 First Aid, 7 Consciousness, 44 Respiration, 110 Cardiovascular Signs, 111 Respiratory Symptoms, 125 Critical Care, 136 Blood Transfusion, 134 Perioperative Care, 135 Anesthesiology

lifesaving [laɪfseɪvɪŋ] *adj & n*

opposite **life-threatening**[1] [laɪf θretᵊnɪŋ] *adj*

(n) recovering [ʌ] or preserving [ɜː] from loss or danger, e.g. saving the lives of drowning [aʊ] persons

save[2] [seɪv] *v* • **lifeless**[3] *adj* • **life-endangering**[1] [ɪndeɪndʒɚɪŋ] *adj* • **life-saver**[4] *n*

» *In tension pneumothorax*[5] [n(j)uːmə-], *quick removal of air may be life-saving. After emergency* [ɜː] *lifesaving treatment, such as airway control, has been provided, the emphasis is on providing definitive treatment rapidly for those who are likely to survive* [aɪ] *as a result. Treat metabolic disorders, drug ingestion* [dʒe], *or other potentially life-threatening medical conditions first.*

Use ***lifesaving*** maneuver [uː]/ measures[6] [eʒ]/ therapy *or* treatment • ***lifesaving*** care / drug[7] / equipment[8] • ***life-threatening*** condition / crisis [aɪ]/ (medical) emergency [dʒ] • ***life-threatening*** event / episode[9] / manifestations • ***life-threatening*** morbidity / complication / (head) injury[10] • ***life-threatening*** bleeding [iː]/ blood loss[11] / infection • ***life-threatening*** sepsis / poisoning [ɔɪ]/ airway obstruction[12] [ʌ] • ***life-threatening*** asthma [æzmə]/ bronchospasm [k]/ arrhythmia [ɪ]/ cardiac tamponade[13] [eɪ] • ***to save*** lives / a limb [lɪm]/ vision [ɪʒ]/ a tooth [uː] • limb-***saving*** • ***life***-jeopardizing[1] [dʒepɚdaɪz-]/ belt[14] / jacket[15] /-support measures[16] • ***life***-sustaining [eɪ] therapy[17]-and-death situation[18]

lebensrettend; Lebensrettung, Rettungsschwimmen
lebensbedrohlich, -gefährdend, -gefährlich[1] retten; (er)sparen, aufbewahren[2] leblos[3] Lebensretter(in), Rettungsschwimmer(in)[4] Spannungs-, Ventilpneumothorax[5] lebensrettende Maßnahmen[6] lebensrettendes Medikament[7] Notfallausrüstung[8] lebensbedrohl. Episode[9] lebensgefährl. Kopfverletzung[10] lebensbedrohlicher Blutverlust[11] lebensbedrohl. Atemwegsobstruktion[12] lebensbedrohl. Herz(beutel)tamponade[13] Rettungsring[14] Schwimmweste[15] lebenserhaltende Maßnahmen[16] lebenserhaltende Therapie[17] lebensbedrohliche/ kritische Situation[18] 1

cardiac arrest *or* **standstill** *n term abbr* **CA**

rel **heart block**[1] *n term*

sudden cessation [ses-] of effective heart action often associated with ventricular fibrillation (*abbr* VF) and ventricular standstill; CPR may be attempted to avoid sudden cardiac death[2] (*abbr* SCD)

arrest[3] [ərest] *v term* • **arrested** *adj* • **pre/ postarrest** *adj*

» *Begin CPR for cardiac arrest due to profound* [aʊ] *hypothermia* [ɜː]. *Cardiac emergencies commonly present as chest pain, dyspnea* [ɪ], *respiratory distress, syncope* [ɪ], *cardiac arrest, or shock. What are the effects of hypothermia and cardiac arrest on outcome of near-drowning* [aʊ] *accidents?*

Use to develop/cause/diagnose/resuscitate from ***cardiac arrest*** • brief[4] / clinically evident[5] / out-of-hospital[6] ***cardiac arrest*** • in-hospital / prehospital / impending[7] ***cardiac arrest*** • primary [aɪ]/ secondary hypovolemic [iː]/ asystolic[8] [eɪsɪs-] ***cardiac arrest*** • hypothermic / hypoxic / anesthetic(-induced) ***cardiac arrest*** • ***cardiac arrest*** survivor [aɪ] • atrial [eɪ]/ bradycardiac / arterial [ɪɚ] ***arrest*** • sinus [aɪ] (node) *or* cardiac sinus ***arrest*** • ***to arrest*** (a) hemorrhage [-ɪdʒ] *or* bleeding[9] / the progression of infection • ventricular / atrial / transient[10] ***standstill*** • second-degree / congenital [dʒe]/ complete[11] / Wenckebach[12] ***heart block*** • (first-degree) A-V[13] / left bundle [ʌ] branch[14] (*abbr* LBBB) ***block*** • sinoatrial[15] [eɪ]/ (sɪnoatrial/ ventricular) exit[16] ***block*** • conduction[17] [ʌ]/ fascicular[18] [sɪ] ***block*** • ***arrested*** heartbeat[19] [hɑːrtbiːt]/ respiration / growth / disease • ***prearrest*** sign • ***postarrest*** assessment

Herz(-Kreislauf)stillstand
Erregungsleitungsstörung[1] akuter Herztod[2] unterbrechen, stillen, hemmen, z. Stillstand bringen[3] kurzer Herzstillstand[4] klin. manifester H.[5] präklin. Herzstillstand[6] drohender H.[7] Asystolie[8] e. Blutung stillen[9] temporärer Herzstillstand[10] totaler Herzblock[11] Wenckebach-Block, AV-Block II. Grades Typ I[12] AV-, atrioventrikulärer Block[13] Linksschenkelblock[14] sinuatrialer/ sinuaurikulärer B., SA-Block[15] Ausgangsblockierung, Exit-Block[16] Leitungsblock[17] Faszikelblock[18] Herzstillstand[19] 2

resuscitate [rɪsʌsɪteɪt] *vt* *syn* **revive** [aɪ] *vt*, **bring back to life** *phr clin*

rel **bring (a)round**[1] *v phr clin*

to help a collapsed, unconscious or apparently [eɚ] dead person to regain [eɪ] consciousness[2]

» *Rapid fluid administration failed to resuscitate the patient. Shouting and gentle* [dʒ] *shaking are usually enough to revive or awaken* [eɪ] *victims who have fainted*[3] [eɪ] *or are just sleeping. The lifeguard*[4] *succeeded* [iː] *in reviving the swimmer with oxygen. Perhaps a sniff of smelling salts*[5] *will bring her around. We were unable to resuscitate the patient.*

Use ***to resuscitate*** victims / from sudden [ʌ] death / severely bleeding patients • ***to resuscitate*** acutely ill patients / a drowned [aʊ] person[6] • ***to resuscitate*** promptly / successfully[7] • do not ***resuscitate*** (*abbr* DNR) order[8] • ***resuscitated*** patients

wiederbeleben, reanimieren
jem. wieder zu sich bringen[1] das Bewusstsein wiedererlangen[2] in Ohnmacht fielen, ohnmächtig wurden[3] Rettungsschwimmer(in), Bademeister(in)[4] Riechsalz[5] e. Ertrunkene(n) wiederbeleben[6] erfolgreich wiederbeleben/ reanimieren[7] Anweisung, keine Wiederbelebung durchzuführen, DNR-Order[8] 3

resuscitation *n*

rel **Code Blue**[1] *n*, **basic life support**[2] *n term, abbr* **BLS**

reviving a person in cardiac and/or respiratory arrest by sustaining vital functions by means of cardiac massage[3], artificial respiration[4], stabilization of acid-base balance by IV infusion, etc.

resuscitator[5] [ʌ] *n term* • **resuscitative** *adj* • **postresuscitation** *adj*

» *The speed with which defibrillation/ cardioversion is carried out is an important element for successful resuscitation. Cardiac arrest patients who survive initial resuscitation attempts*[6] *always require hospitalization. The patient is in need of immediate resuscitative measures*[7].

Use to start/perform/require/attempt ***resuscitation*** • to achieve[8] [ətʃiːv] /withhold[9]/delay [eɪ] ***resuscitation*** • acute / emergency / cardiopulmonary[10] [ʊ‖ʌ] (*abbr* CPR) ***resuscitation*** • closed chest[11] [tʃ]/ mouth-to-mouth[12] / aggressive ***resuscitation*** • newborn / fluid[13] / electrolyte [-laɪt] ***resuscitation*** • burn [ɜː]/ cerebral *or* brain ***resuscitation*** • need for ***resuscitation*** • ***resuscitation*** team / room[14] / protocol / efforts[6] / skills • ***resuscitative*** efforts[6] / attempts[6] / phase [feɪz]/ procedure [siː] • ***resuscitative*** maneuver [uː]/ technique [tekniːk]/ devices[15] [aɪs]/ equipment[15] • mechanical [kæ]/ heart-lung[16] ***resuscitator*** • ***resuscitator*** bag[17] / mask • advanced[18] (*abbr* ALS) ***life support*** • ***Code*** Red[19] / Pink[20] / White[21] • no ***code*** *or* ***DNR***[22]

Note: In English terminology the expression ***reanimation*** is practically never used in connection with CPR.

Reanimation, Wiederbelebung

Herzalarm[1] lebensrettende Sofortmaßnahmen, primäre Reanimationsmaßnahmen, Basismaßnahmen z. CPR, Ersthilfereanimation[2] Herzmassage[3] künstl. Beatmung[4] Beatmungsgerät; Reanimator[5] Reanimationsversuche[6] Reanimationsmaßnahmen[7] erfolgreich wiederbeleben[8] keine Reanimation durchführen[9] kardiopulmonale R., CPR[10] Herzdruckmassage[11] Mund-zu-Mund-Beatmung[12] Volumenersatz[13] Schockraum[14] Reanimationsgeräte, -ausrüstung[15] Herz-Lungen-Maschine[16] Atembeutel[17] erweiterte Reanimationsmaßnahmen, ALS[18] Feueralarm[19] Kindesentführung[20] Bombendrohung[21] keine Wiederbelebung, DNR-Order[22]

4

cardiac massage [məsɑːʒ] *n term*

rel **precordial thump**[1] [θʌmp] *n term*

manual rhythmic [ɪ] compression of the heart applied through the chest wall to maintain the circulation

massage[2] [məsɑːʒ] *v* • **massaging** *n* → U142-15

» *If heart beat and carotid pulse cannot be detected, closed chest cardiac massage is initiated* [ɪʃ] *as soon as artificial* [ɪʃ] *ventilation*[3] *is started. If respiratory arrest precipitating* [sɪ] *cardiac arrest is suspected, a second precordial thump is delivered after the airway is cleared*[4].

Use to perform ***cardiac massage*** • internal *or* open[5] / direct[5] / closed-chest[6] ***cardiac massage*** • carotid (sinus)[7] ***massage*** • ***precordial*** blow[1] [oʊ] • chest[1] ***thump***

Herzmassage

präkordialer Faustschlag[1] massieren[2] künstl. Beatmung[3] nach Freimachen d. Atemwege[4] offene Herzmassage[5] externe Herzmassage, Herzdruckmassage[6] Karotissinusdruckmassage[7]

5

respiratory arrest *n clin* *syn* apnea *n term*,

rel **respiratory failure**[1] *n clin*

cessation[2] of breathing due to airway obstruction, decreased respiratory drive, or respiratory muscle weakness (primary) or as a result of ventricular fibrillation, asystole [ɪ], or cardiac arrest (secondary)

apneic[3] [æpniːɪk] *adj term* • **fail**[4] *v clin* • **failing** [feɪlɪŋ] *adj* • **failed** *adj*

» *Respiratory failure or apnea may require mechanical ventilation. Symptoms* [ɪ] *and signs of anaphylactic reactions include difficulty breathing*[5]*, coughing, nausea*[6] [ɔː]*, vomiting, bronchospasm, respiratory arrest, shock, and loss of consciousness. Complete respiratory arrest may develop acutely in a conscious victim secondary to*[7] *FB obstruction*[8] [ʌ].

Use to produce/suffer[9] [ʌ] a ***respiratory arrest*** • impending[10] / central / complete ***respiratory arrest*** • abrupt [ʌ] *or* sudden[11] / acute / fatal [eɪ] ***respiratory arrest*** • ***respiratory arrest*** victim • inspiratory[12] / cardiorespiratory[13] / (total/ cerebral) circulatory[14] [sɜː] ***arrest*** • hypothermic / developmental / (un)witnessed ***arrest*** • ***respiratory*** distress[15] • to cause/develop/induce/experience ***apnea*** • acute / central / obstructive / impending[10] / episodes of[16] ***apnea*** • postoperative / posttussive [ʌ]/ sleep[17] / infantile ***apnea*** • ***apnea*** monitor / test(ing)[18] • ***apneic*** spells *or* episodes[16] / patient / victim / infant[19] • to diagnose/lead to/precipitate[20]/prevent/ correct ***respiratory failure*** • acute / chronic / early / adult / frank[21] ***respiratory failure*** • posttraumatic / hypoxemic / postoperative ***respiratory failure*** • (acute) pulmonary / ventilatory / multiple organ[22] ***failure*** • ***respiratory*** depression[23] / insufficiency[1] / collapse • ***respiratory*** acidosis / support[24] • ***failed*** intubation / operation

Atemstillstand, Apnoe

respirator. Insuffizienz[1] Stillstand[2] apnoisch[3] versagen, ausfallen, fehlschlagen, scheitern[4] erschwerte Atmung, Atembeschwerden[5] Übelkeit[6] infolge von[7] Fremdkörperobstruktion[8] e. Atemstillstand haben[9] drohender Atemstillstand[10] plötzlicher A.[11] Murphy-Zeichen, druckschmerzbedingtes Sistieren d. Atmung b. tiefer Inspiration[12] Herz- u. Atemstillstand[13] Kreislaufstillstand[14] Atemnot[15] Apnoephasen, -anfälle[16] Schlafapnoe[17] Apnoetest[18] apnoisches Kind[19] respirator. Insuffizienz auslösen[20] manifeste respirator. Insuffizienz[21] multiples Organversagen[22] Atemdepression[23] Atemhilfe[24]

6

asphyxiation *n term* *syn* **suffocation** [ʌ] *n*, *sim* **choking**[1] [tʃoʊk-] *n clin* → U44-8

impaired [eɚ] or absent gas exchange associated with hypercapnia[2] and hypoxia or anoxia

asphyxia[3] [əsfɪksɪə] *n term* • **asphyxiate**[4] *v* • **asphyxiant**[5] *n* • **suffocative** *adj clin*

» *The asphyxia associated with drowning is usually due to aspiration of fluid. Large amounts of blood in the airways can cause the patient to suffocate. The patient awakens* [eɪ] *with a sense of suffocation. Respiratory depression may be due to tumor, hemorrhage, strangulation, asphyxiation, near-drowning, or aspiration.*

Use to suffer from[6]/die from/prevent ***asphyxiation*** • partial [ʃ]/ death by *or* from[7] ***asphyxiation*** • acute / life-threatening [e]/ fatal / traumatic ***asphyxia*** • birth *or* intrapartum[8] / nocturnal [ɜː]/ blue[9] / perinatal[8] [eɪ] ***asphyxia*** • ***asphyxia*** livida[9] / pallida[10] / neonatorum[8] • chemical [ke-] ***asphyxiant*** • death due to[7] / feeling of[11] / impending / accidental ***suffocation*** • food / nocturnal / obstructive [ʌ] ***choking*** • ***choking*** victim[12] / sensation[11] [eɪʃ]/ distress[13]

Erstickung(szustand)
Ersticken, Würgen[1] Hyperkapnie[2] Asphyxie[3] ersticken[4] Asphyxie hervorrufendes Mittel[5] an Erstickungsanfällen leiden[6] Tod durch Ersticken, Erstickungstod[7] Neugeborenenasphyxie[8] blaue Asphyxie[9] weiße Asphyxie[10] Erstickungsgefühl[11] Erstickungsopfer[12] Erstickungsanfall[13]

7

hypoxia [haɪpɒːksɪə] *n term* *rel* **hypoxemia**[1] [iː], **anoxia**[2] *n term*

decreased levels of oxygen in inspired gases, arterial blood, or tissue

hypoxic[3] *adj term* • **hypoxemic**[4] [haɪpɒːksiːmɪk] *adj* • **anoxic** [ænɒːksɪk] *adj*

» *Acidosis accompanying hypoxia may indicate either inadequate ventilation or inadequate perfusion* [juːʒ]. *Inhaled* [eɪ] *nitric* [aɪ] *oxide*[5] *is a selective pulmonary vasodilator capable of reversing* [ɜː] *hypoxic pulmonary vasoconstriction* [veɪzoʊ-].

Use acute / chronic / arterial / anemic[6] [iː]/ circulatory[7] ***hypoxia*** • ischemic[8] [kiː] local(ized) / intracellular / histotoxic[9] ***hypoxia*** • tissue[10] / cerebral / respiratory[11] ***hypoxia*** • alveolar [ɪə]/ myocardial [maɪə-] ***hypoxia*** • intrauterine / environmental[12] / mild ***hypoxia*** • marked[13] / severe ***hypoxia*** • prolonged / intermittent / increasing *or* worsening [ɜː] ***hypoxia*** • ***hypoxia***-ischemia / and hypercarbia / and hypercapnia • ***hypoxic*** episode *or* spell[14] / tissue [ʃ‖s]/ (brain) damage • ***hypoxic*** cardiac arrest / cor pulmonale /-ischemic coma • arterial / venous [iː]/ chronic / nocturnal ***hypoxemia*** • progressive / exercise-induced[15] ***hypoxemia*** • ***hypoxemic*** COPD[16] / infant • cerebral / tissue ***anoxia*** • ***anoxic*** injury[17] / encephalopathy / insult

Hypoxie, Sauerstoffmangel
Hypoxämie[1] Anoxie[2] hypoxisch[3] hypoxämisch[4] Stickstoffmonoxid, Stickoxid[5] anämische Hypoxie[6] kreislaufbedingte H.[7] ischämische Hypoxie[8] gewebeschädigende H.[9] Gewebehypoxie[10] ventilator./ respirator. Hypoxie[11] hypoxische H.[12] beträchtl./ deutliche Hypoxie[13] hypoxische(r) Phase/ Anfall[14] belastungsinduzierte Hypoxämie[15] COLD/ chron. obstruktive Lungenerkrankung mit Hypoxämie[16] anoxische Schädigung[17]

8

mouth-to-mouth breathing [iː] *or* **ventilation** *or* **resuscitation** *n clin* *sim* **artificial** [ɪʃ] **ventilation**[1] *n term* → U125-10f

respiratory support by manual means in persons unable to sustain [eɪ] spontaneous [eɪ] respiration[2]

ventilate[3] [ventɪleɪt] *v term* • **underventilated** *adj* • **ventilator**[4] *n*

» *If ventilation cannot be achieved by mask- or mouth-to-mouth breathing and if endotracheal intubation cannot be performed, emergency cricothyrotomy is indicated. Attempt to ventilate the victim after each series of steps. Auscultate* [ɒː] *the chest for breath* [e] *sounds*[5]*, and verify adequacy of ventilation. Before an attempt to administer artificial ventilation, airway patency*[6] [eɪ] *must be tested and any obstruction* [ʌ] *removed.*

Use to apply [aɪ] /administer/institute ***mouth-to-mouth breathing*** • rescue[7] [reskjuː]/ mouth-to-nose[8] ***breathing*** • continuous positive airway pressure[9] (*abbr* CPAP)/ intermittent positive pressure[10] (*abbr* IPP) ***breathing*** • to deliver[11]/depress/compromise/support/maintain ***ventilation*** • assisted[12] / mechanical[13] / (inability to sustain) spontaneous ***ventilation*** • bag-and-mask[14] / endotracheal ***ventilation*** • positive-pressure / assist-control (mode)[12] ***ventilation*** • synchronized [ɪ] intermittent mandatory[15] (*abbr* SIMV)/ high-frequency jet[16] [dʒ] ***ventilation*** • ***ventilation***-perfusion (*abbr* V/Q) ratio[17] [reɪʃ-] • ***mouth-to-mouth*** seal [iː] • ***artificial*** respiration[1] / airway / life support[18] / lung[19] • to put sb. on a[20]/wean [iː] from the[21]/take off the[22] ***ventilator***

Mund-zu-Mund Beatmung, Atemspende
künstl. Beatmung[1] Spontanatmung[2] belüften, ventilieren; beatmen[3] Respirator, Beatmungsgerät[4] Atemgeräusche[5] Freiheit/ Offensein d. Atemwege[6] Atemspende[7] Mund-zu-Nase-Beatmung[8] CPAP-Atmung[9] intermittierende Überdruckbeatmung[10] beatmen[11] druckunterstützte Beatmung[12] maschinelle Beatmung[13] Masken-B.[14] synchronisierte intermittierende maschinelle B.[15] Hochfrequenzbeatmung[16] Ventilations-Perfusions-Verhältnis[17] Organersatztherapie[18] Eiserne Lunge, Tankrespirator[19] jem. künstl. beatmen[20] v. Respirator entwöhnen[21] die künstl. Beatmung absetzen[22]

9

endotracheal [eɪk] (*abbr* ET) intubation *n term*

rel **artificial airway**[1] *n term*

passage of a tube through the nose or mouth into the trachea to maintain the airway[2] (e.g. in emergencies or during anesthesia, prevent aspiration, and/or facilitate [sɪ] assisted ventilation

in/ extubate[3] [-t(j)u:beɪt] *v term* • **intubator**[4] *n* • **intubated** *adj* • **extubation** *n*

» *The patient is promptly intubated, CPR is continued, and an attempt is made to control hypoxemia and acidosis. The first priority of management should be to provide an airway and restore circulation. An artificial airway may be lifesaving for patients who fail to respond to oxygen supplements* [ʌ]. *This may suffice* [səfaɪs] *until a definitive airway can be established. The patient developed a croupy* [u:] *cough*[5] *that led to life-threatening airway obstruction.*

Use to perform/undergo/attempt ***endotracheal intubation*** • to require *or* necessitate[6]/support with ***endotracheal intubation*** • ***endotracheal*** tube[7] • oral *or* orotracheal[8] / nasal *or* nasotracheal[9] ***intubation*** • tracheobronchial[10] / nasogastric[11] / duodenal ***intubation*** • unrecognized esophageal[12] [dʒi:]/ emergency / early / prompt ***intubation*** • prophylactic / digital[13] / blind[14] ***intubation*** • rapid-sequence[15] [i:]/ difficult ***intubation*** • prolonged[16] / retrograde[17] ***intubation*** • to tolerate / early / accidental ***extubation*** • ***extubation*** failure • to establish *or* provide[18]/ensure [ɪnʃʊɚ] *or* maintain[2] ***an adequate airway*** • to open *or* clear[18] /control/ protect/secure[2] [sɪkjʊɚ] ***the airway*** • surgical[19] [ɜ:]/ oropharyngeal / nasal *or* nasopharyngeal[20] [ɪ] ***airway*** • esophageal obturator[21] (*abbr* EOA)/ esophageal gastric tube[22] (*abbr* EGTA) ***airway*** • pharyngotracheal lumen[7] [u:]/ patent[23] [eɪ] ***airway*** • protective ***airway*** reflexes[24] [i:] • ***airway*** reflexes[25] / patency / management *or* control[26] • ***airway*** care / protection / narrowing / collapse • ***airway*** plugging[27] [ʌ]/ obstruction[28] / resistance[29]

endotracheale Intubation

Tubus[1] d. Atemwege freihalten[2] extubieren, d. Tubus entfernen[3] Intubator[4] kruppartiger Husten[5] e. endotracheale Intubation erforderlich machen[6] Endotrachealtubus[7] orotracheale Intubation[8] nasotracheale/ nasale I.[9] endobronchiale I.[10] Legen e. Magensonde[11] unbemerkte ösophageale Intubation[12] I. unter Tastkontrolle[13] blinde Intubation[14] Blitzeinleitung, Crush-Intubation[15] prolongierte I.[16] retrograde endotracheale I.[17] d. Atemwege freimachen[18] Tracheostoma[19] Nasopharyngealtubus[20] Obturator-T.[21] Kombitubus[22] freie Atemwege[23] Atemschutzreflexe[24] Atemreflexe[25] Freihalten d. Atemwege[26] Atemwegsverlegung[27] Atemwegsobstruktion[28] Atemwegswiderstand, Resistance[29]

10

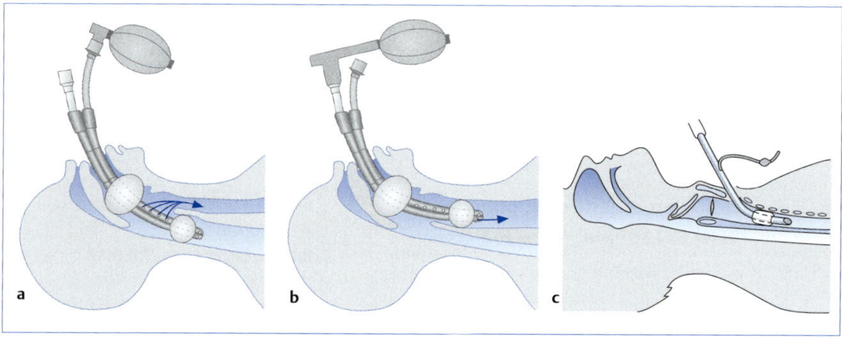

(**a**) Blind intubation using an esophageal gastric tube airway (EGTA): the cuffs are inflated to prevent air from getting into the stomach in case of esophageal placement; ventilation of the lung is achieved via the proximal tube
(**b**) EGTA: tracheal placement; the lung ist ventilated via the distal tube
(**c**) Cricothyroidotomy: the airway has been inserted into the trachea via the incision in the cricothyroid membrane which is located between the cricoid and thyroid cartilages

tracheotomy [treɪkɪɒ:t̬əmi] *n term* *sim* cricothyr(oid)otomy[1] [kraɪkoʊθaɪr-] *n*

rel **thoracotomy**[2] [θɔ:rəkɒ:t̬əmi] *n term*

incision [sɪʒ] into the trachea [treɪkɪə||*espBE* trəki:ə] below the larynx [lærɪŋks] to gain access [ækses] to the airway obstructed by an FB[3], tumor, etc.

tracheostomy[4] *n term* • **tracheotome**[5] *n* • **transtracheal** [eɪ] *adj*

» *If equipment is not at hand for emergency tracheotomy or cricothyrotomy, the Heimlich maneuver* [u:] *can be attempted for relieving foreign body airway obstruction. Tracheostomy has become an elective operating room procedure.*

Use to require/necessitate/perform ***tracheotomy*** • urgent[6] [ɜ:]/ immediate / emergency[6] / bedside[7] ***tracheotomy*** • adult / pediatric / permanent / distal / high[8] ***tracheotomy*** • ***tracheotomy*** procedure / set • percutaneous [eɪ] dilational[9] [eɪʃ]/ chronic ***tracheostomy*** • ***tracheostomy*** tract[4] / collar [ɒ:]/ tube[10] / cuff[11] [ʌ] • ***tracheostomy*** insertion [ɜ:]/ care[12] / suction [sʌkʃᵊn]

Tracheotomie, Luftröhrenschnitt

Krikothyreotomie, Koniotomie[1] Thorakotomie, Brustkorberöffnung[2] Fremdkörper[3] Tracheostoma[4] Tracheotom[5] Nottracheotomie[6] Tracheotomie am Krankenbett[7] Tracheotomia superior, obere Tracheotomie[8] perkutane Tracheostoma-Anlage[9] Trachealkanüle[10] aufblasbare Manschette d. Trachealkanüle[11] Tracheostomapflege[12]

11

defibrillation [dɪfɪ‖aɪ-] *n term* *sim* **cardioversion**[1] *n term*, *rel* **electroshock**[2] *n term*

emergency procedure to arrest atrial or ventricular fibrillation [ɪ‖aɪ] and restore the normal cardiac rhythm [rɪðᵊm] by delivering an electric shock to the precordium through the chest wall

defibrillator[3] *n term* • **defibrillate**[4] *v* • **cardiovert**[5] *v* • **countershock**[6] [aʊ] *n*

» *The sooner defibrillation is performed, the higher the survival* [aɪ] *rate. Automatic defibrillators can recognize ventricular fibrillation and deliver a countershock. If cardioversion is not successful the usual measures* [eʒ] *for advanced life support must be initiated. Can these drugs prevent reversion* [ɜː] *to AF*[7] *after cardioversion?*

Use to perform ***defibrillation*** • manual / chest thump[8] [ʌ]/ electrical[9] / automatic ***defibrillation*** • in-the-field[10] / failed / repeat ***defibrillation*** • ***defibrillation*** equipment / machine / paddles[11] / attempt • to undergo/use/require/respond to/profit from/avoid ***cardioversion*** • electrical / (synchronized) direct-current[12] [ɜː] (*abbr* DC) ***cardioversion*** • chemical / implanted[13] ***cardioversion*** • synchronized [ɪ] ***electroshock*** • ***electroshock*** therapy • electrical / DC[14] / low energy / synchronized ***countershock*** • cardiac / manual / (semi)automated [ɒː]/ monitor[15]-***defibrillator*** • automatic internal / automatic internal cardioverter-[16] (*abbr* AICD) ***defibrillator*** • implantable cardioverter[17]- (*abbr* ICD) ***defibrillator*** • ***defibrillator*** paddles[11] / device[3] [dɪvaɪs]

Defibrillation
Kardioversion[1] Elektroschock[2] Defibrillator[3] defibrillieren[4] kardiovertieren[5] Defibrillation[6] Vorhofflimmern[7] Defibrillation durch präkordialen Faustschlag[8] elektr. Defibrillation[9] präklinische Defibrillation, D. am Unfallsort[10] Defibrillatorpaddel, -elektroden[11] Gleichstrom-Kardioversion[12] Kardioversion mittels implantiertem Defibrillator[13] Gleichstromimpulse[14] Defibrillator mit Monitoreinheit[15] ICD-Schrittmacher[16] implantierbarer Kardioverter-Defibrillator[17]

12

cardiac pacing [kɑːrdɪæk peɪsɪŋ] *n term* *rel* **ventricular pacing**[1] *n term*

maintenance [eɪ] of a normal sinus [aɪ] rhythm by means of artificial electrical stimulation

pacemaker *or* **pacer**[2] [peɪsɚ] *n* • **pace**[3] *n & v*

» *Transcutaneous* [eɪ] *cardiac pacing is a safe, noninvasive* [eɪ] *method of temporarily treating bradyarrhythmias* [ɪ] *and asystole* [eɪsɪstəli]. *Does your pacing device include backup defibrillation capabilities*[4] [eɪ]*? The patient can be gradually weaned*[5] [iː] *from pacer therapy*[6] *by a decrease in the pacing rate*[7].

Use to induce/undergo ***cardiac pacing*** • external / transcutaneous[8] / transthoracic[8] [æs] ***cardiac pacing*** • emergency / temporary / permanent [ɜː] ***cardiac pacing*** • ***cardiac pacing*** threshold[9] • dual-chamber[10] [d(j)uːəl tʃeɪmbɚ]/ electrical[11] / (rapid) atrial [eɪ] ***pacing*** • ventricular-inhibited[12] / AV sequential [sɪkwenʃᵊl] ***pacing*** • endocardial / epicardial / prophylactic ***pacing*** • overdrive / antitachycardia ***pacing*** • ***pacing*** catheter / therapy[6] / device[2] / lead[13] [iː] • ***pacing*** wire [waɪɚ]/ impulses / intervals / rate • ventricular-inhibited[14] ***pacer*** • (external/ internal) cardiac / ventricular / programmable *or* demand[15] ***pacemaker*** • ventricular demand[16] / dual-chamber[17] ***pacemaker*** • sinus [aɪ] node / fixed-rate[18] ***pacemaker*** • rate-adaptive *or* rate-responsive[19] / escape[20] ***pacemaker*** • (temporary) transvenous [iː]/ transcutaneous [eɪ] ***pacemaker*** • antitachycardia / permanent ***pacemaker*** • ***pacemaker*** code[21] / activity / rhythm • ***pacemaker*** sensing[22] / implantation / failure [eɪ]/ syndrome[23] [ɪ]

Schrittmachertherapie
Ventrikel-, Kammerstimulation[1] (Herz)schrittmacher[2] Schritt, Tempo; m. Schrittmacher stimulieren[3] m. automat. internem Defibrillator[4] entwöhnt[5] Schrittmachertherapie[6] Impulsrate[7] externe Stimulation d. Herzens[8] Reizschwelle[9] Zweikammerstimulation[10] Elektrostimulation[11] QRS-inhibierte Stimulation[12] Schrittmacherelektrode[13] Schrittmacher im VVI-Modus[14] Demand-, Bedarfs-, programmierbarer Schrittmacher[15] kammergesteuerter Schrittmacher[16] Zweikammerschrittmacher[17] Festfrequenzschrittmacher[18] frequenzadaptierter/ Rate-response-S.[19] Ersatzschrittmacher[20] Schrittmachercode[21] Reizschwellenbestimmung[22] Schrittmachersyndrom[23]

13

Unit 124 Medical & Surgical Emergencies

Related Units: 6 Accidents, 8 First Aid, 123 Resuscitation, 125 Critical Care, 7 States of Consciousness, 135 Anesthesiology, 110 Cardiovascular Symptoms, 111 Respiratory Symptoms, 136 Blood Transfusion

medical emergency [ɜː] *n term* *rel* clinical crisis[1] [aɪ], catastrophe[2] [kətæstrəfi] *n term*

sudden life-threatening [e] situation or acute deterioration[3] [ɪə] of a patient's condition

critical [krɪtɪkəl] *adj* • **catastrophic** *adj* • **crises** [kraɪsiːz] *n pl* → U6-20

» *Acute bacterial meningitis [dʒaɪ] is a life-threatening medical emergency. Torsion [ʃ] of the spermatic cord[4] is a surgical emergency. Retinal detachment[5] [ætʃ] is a true emergency, for permanent [ɜː] loss of central vision [ɪʒ] will occur if the macula is threatened. The acute adrenal [iː] crisis is usually precipitated by acute stress, e.g. trauma [ɒː] or surgery. His symptoms are typical of paralytic [ɪ] ileus, perhaps suggestive of an abdominal catastrophe.*

Use grave[6] [eɪ]/ surgical [ɜː]/ acute abdominal / airway[7] / aspiration ***emergency*** • metabolic / oncologic / obstetric[8] ***emergencies*** • heat / eye / dental / natural hazard [æ] ***emergencies*** • ***emergency*** management *or* treatment[9] / consultation / medicine[10] • ***emergency*** surgery *or* operation[11] / amputation / bronchoscopy[12] [kɒː] • acute / immediate [iː] ***clinical crisis*** • ***clinical crisis*** protocol / management[13] • to precipitate [sɪ] /cause/develop/provoke ***a crisis*** • to experience/cope with[14]/anticipate ***a crisis*** • medical / metabolic[15] / gastric[16] / thyrotoxic[17] [aɪ] ***crisis*** • cholinergic [ɜː] *or* myasthenic[18]/ sickle cell / aplastic[19] ***crisis*** • akinetic[20] / emotional / life / identity ***crisis*** • ***crisis*** situation / event / intervention[21] (center) / hotline • neurologic / obstetric / vascular[22] / (intra)abdominal / GI ***catastrophe*** • ***catastrophic*** illness / complication[23] / (clinical) event • ***catastrophic*** bleeding [iː]/ attack / seizure [siːʒɚ]

mediz./ internist. Notfall

akute medizinische/ klinische Krise[1] akuter lebensbedrohl. Zustand[2] Verschlechterung[3] Samenstrang-, Hodentorsion[4] Netzhautablösung, Ablatio retinae[5] ernster Notfall[6] Patient(in) mit akuten Atemproblemen[7] geburtshilfl. Notfälle[8] Not(fall)behandlung[9] Notfallmedizin[10] Not(fall)operation[11] Notfallbronchoskopie[12] Akutbehandlung[13] eine Krise überstehen[14] Stoffwechselkrise, metabolische K.[15] gastrische Krise[16] thyreotoxische Krise[17] cholinergische/ myasthenische K.[18] aplastische Krise[19] akinet. Krise[20] Krisenintervention[21] (kardio)vaskuläre Katastrophe[22] lebensbedrohliche Komplikation[23]

1

major risk factor *n clin* → U134-5 *rel* peril[1], jeopardy[2] [dʒepɚdi], hazard[2] [hæzɚd] *n*

key feature [iː] responsible for increasing the danger of or susceptibility[3] [ʌs] to unhealthful effects

high-risk[4] *adj* • **at risk**[5] *phr* • **hazardous**[6] *adj* → U8-4 • **jeopardize**[7] *v* → U134-5

» *Heavy [e] cigarette smoking is a major [eɪdʒ] risk factor for ischemic [kiː] heart disease. High BP is a risk factor for stroke[8] and renal failure. If the limb [lɪm] is not in jeopardy, a more conservative [ɜː] approach [-oʊtʃ] may be taken. These children are at high risk of abrupt [ʌ] airway obstruction [ʌ]. The chief hazard of a faint[9] [eɪ] in most elderly persons is not the underlying disease but fracture or other trauma due to the fall.*

Use systemic / environmental[10] / genetic / surgical ***risk factors*** • preoperative / cardiovascular / coronary ***risk factors*** • perinatal [eɪ]/ relevant / multiple ***risk factors*** • known[11] / independent / extra ***risk factors*** • ***risk factor*** profile / analysis • to be[12] ***at risk*** • infant[13] / families / groups ***at risk*** • ***at risk*** patient / pregnancy[14] • cancer[15] / stroke / transfusion / anesthetic[16] ***risk*** • occupational[17] [eɪʃ]/ mortality ***risk*** • good-/ better-/ low-/ average-***risk patient*** • cumulative [juː]/ overall[18] / potential ***risk*** • long-term / lifelong / attributable[19] ***risk*** • empiric(al)/ theoretical / substantial[20] / relative ***risk*** • ***risk*** management /-benefit ratio[21] [eɪʃ]/ assessment[22] / behavior • ***risk of*** infection / exposure[23] / developing cancer[15] • ***risk of*** recurrence[24] [ɜː]/ complications / death • ***high-risk*** dog bite • ***hazardous*** materials[25] (*abbr* hazmat)/ chemicals *or* substances[25] [ʌ] • ***hazardous*** wastes[26] [eɪ]/ situations / drugs / exposure • to be/place sth.[7] ***in peril*** • fetal[27] / myocardial ***jeopardy*** • ***to jeopardize*** health / healing [iː]/ circulation • ***to jeopardize*** one's safety / the lives of others[28]

Hauptrisikofaktor

Gefahr[1] Gefahr, Risiko[2] Anfälligkeit, Empfänglichkeit[3] m. erhöhtem Risiko, (Hoch)risiko-[4] Risiko-[5] riskant[6] gefährden, in Gefahr bringen[7] Schlaganfall, Gehirnschlag, apoplekt. Insult[8] Ohnmachtsanfall, Synkope[9] umweltbedingte Risikofaktoren[10] bekannte Risikofaktoren[11] gefährdet sein, ein erhöhtes Risiko haben[12] Risikokind[13] Risikoschwangerschaft[14] Krebsrisiko[15] Narkoserisiko[16] Berufsrisiko[17] Gesamtrisiko[18] zuschreibbares/ attributables Risiko[19] beträchtl. Risiko[20] Risiko-Nutzen-Verhältnis[21] Risikoeinschätzung[22] Expositionsrisiko[23] Rezidivrisiko[24] gefährliche Stoffe, Gefahrenstoffe[25] Giftmüll, Problemstoffe[26] fetale Gefährdung[27] d. Leben anderer gefährden[28]

2

anaphylactic reaction *n term*

syn **anaphylaxis** [ænəfɪlæksɪs] *n term*

transient allergic reaction occurring within minutes after administration of drugs or nonhuman proteins (esp. foods, sera, or venoms[1]) marked by smooth [uː] muscle [s] contraction[2] and dilation of capillaries

anaphylactoid[3] *adj term* • **nonanaphylactic** *adj* • **anaphylatoxin**[4] *n*

» *A history of allergic [ɜː] reaction to radiographic contrast agents may range from urticaria [ɜː] to frank anaphylactic reaction[5]. Topical bovine thrombin can cause allergic or anaphylactic reactions, intravascular coagulation[6], or death. If the cyst [sɪst] ruptures, she may go into anaphylactic shock. Patients with mild manifestations of anaphylaxis (e.g. urticaria[7]) that have resolved[8] with treatment may be discharged[9] from the emergency department. Does the history suggest anaphylactic shock?*

Use frank[5] / life-threatening / fatal / systemic[10] ***anaphylactic reaction*** • ***anaphylactic*** response / shock[11] / syndrome [ɪ] • ***anaphylactic*** crisis / allergy / (drug) reaction[12] • ***anaphylactic*** complication / manifestations / intoxication • to treat/cause/develop/experience ***anaphylaxis*** • mild / severe / mild / life-threatening ***anaphylaxis*** • food / penicillin / antiserum / reversed *or* inverse[13] [ɜː] ***anaphylaxis*** • venom-induced / exercise-related[14] ***anaphylaxis*** • active / passive cutaneous[15] [eɪ]/ systemic *or* generalized[10] / local / chronic ***anaphylaxis*** • ***anaphylactoid*** reaction / purpura[16] [ɜː]/ egg allergy [-dʒi]

Anaphylaxie, anaphylakt. Reaktion, Überempfindlichkeitsreaktion v. Soforttyp

(tierische) Gifte[1] Kontraktion d. glatten Muskulatur[2] anaphylaktoid[3] Anaphylatoxin[4] klin. manifeste Anaphylaxie[5] intravasale Gerinnung[6] Nesselsucht, Urtikaria[7] abgeklungen[8] entlassen[9] generalisierte anaphylakt. Reaktion[10] anaphylakt. Schock[11] Arzneimittelallergie[12] inverse Anaphylaxie[13] Anaphylaxie durch starke körperliche Belastung[14] passive kutane A.[15] Purpura Schoenlein-Henoch[16] 3

shock [ʃɒːk] *n term & clin*

(i) state of inadequate peripheral perfusion due to severe injury, dehydration [aɪ], emotional upset, etc.
(ii) broad term for a sudden physical [ɪ] or mental disturbance [ɜː]

shock[1] *v inf* • **shocking** *n & adj* • **shocked**[2] *adj* • **shocky**[2] *adj jar* • **post/ antishock** *adj term* → U8-13

» *If shock is profound [aʊ] smaller feeding tubes[3] should be used. The causes of distributive shock[4] are diverse and include septic shock, anaphylactic shock, and neurogenic shock[5].*

Use to prevent/produce/develop/treat ***shock*** • to be *or* present[6]/remain ***in shock*** • sudden / mild[7] / moderate / severe / refractory[8] ***shock*** • irreversible [ɜː]/ impending[9] / initial [ɪʃ]/ delayed [eɪ] ***shock*** • cardiogenic [dʒe]/ burn[10] [ɜː]/ hemorrhagic [ædʒ]/ electric[11] ***shock*** • spinal [aɪ]/ traumatic / surgical ***shock*** • birth / hypovolemic [iː]/ hypoglycemic[12] [aɪs] ***shock*** • to contribute / due *or* secondary[13] / response ***to shock*** • degree / signs / onset[14] / treatment[15] / cause ***of shock*** • ***shock*** lung[16] / phase [feɪz]/ state[17] / therapy[15] • (to be) badly[18] ***shocked*** • ***shocky*** patient • pallid and[19] ***shocky*** • ***shocking*** experience[20] • ***antishock*** garment[21]

(i, ii) Schock(zustand)

schockieren, schrecken, e. Schock versetzen[1] schockiert, unter Schock stehend[2] Ernährungssonden[3] distributiver Schock[4] neurogener S.[5] unter Schock stehen, in e. Schockzustand sein[6] leichter Schock[7] therapieresistenter S.[8] drohender S.[9] Verbrennungsschock[10] elektr. Schlag, Elektroschock[11] hypoglykämischer S.[12] infolge e. Schocks[13] Einsetzen d. Schocks[14] Schockbehandlung[15] Schocklunge[16] Schockzustand[17] e. schweren Schock haben[18] blass u. unter Schock stehend[19] schreckliches Erlebnis[20] Antischockanzug[21] 4

septic shock *n term*

syn **endotoxin** *or* **bacteremic** [iː] **shock** *n term*
rel **septicemia**[1] [septəsiːmɪə], **bacteremia**[2] *n term*

shock associated [oʊʃ] with sepsis or septicemia caused by Gram-negative bacteria [ɪə]

sepsis[1] *n term* • **sepsis-related** *adj* • **(non-)septicemic** [siː] *adj*

» *Hypotension can occur [ɜː] without septic shock or as part of a full-blown shock state. Sepsis denotes significant infection in which bacteria, bacterial toxins, or inflammatory [æ] mediators [iː] escape the control of the immune system, enter the bloodstream, and incite[3] [saɪ] a systemic response. Septicemia usually means bacteremia plus leukocytosis [luːkə-].*

Use meningococcal / high-output[4] / low-output ***septic shock*** • Gram negative / fulminant [ʊ] ***septic shock*** • to develop/cause/combat[5]/treat ***sepsis*** • (intra-)abdominal / bacterial / viral [aɪ]/ fungal [ʌ]/ Candida[6] ***sepsis*** • IV catheter *or* catheter-related *or* catheter-acquired[7] [aɪ] ***sepsis*** • neonatal / postoperative / puerperal[8] [ɜː] ***sepsis*** • early / deep / systemic *or* generalized ***sepsis*** • overwhelming[9] / fatal [eɪ] ***sepsis*** • ***septic*** complications / foci[10] [foʊsaɪ]/ arthritis [aɪ]/ embolus[11] • ***septic*** thrombophlebitis / abortion[12] / death • acute / transfusion-related / early-onset / advanced ***septicemia*** • systemic / sustained[13] [eɪ]/ anaerobic ***bacteremia*** • gram-positive / persistent[13] ***bacteremia*** • Salmonella / catheter-related / transient[14] / occult [ʌ] ***bacteremia*** • ***septicemic*** form / infection / plague[15] [pleɪg]

Endotoxinschock, septischer/ bakterieller Schock

Blutvergiftung, Septikämie, Sepsis[1] Bakteriämie[2] auslösen, in Gang setzen[3] hyperdynamer Schock[4] Sepsis bekämpfen[5] Candida-Sepsis[6] Kathetersepsis[7] Puerperalfieber, -sepsis, Wochenbett-, Kindbettfieber[8] fulminante Sepsis[9] Sepsisherde[10] septischer Embolus[11] septischer Abort[12] persistierende Bakteriämie[13] transitorische Bakteriämie[14] Pestsepsis, -septikämie[15] 5

hypertensive crisis [haɪpɚtensɪv kraɪsɪs] *n term*

most severe category of hypertension in emergency care with the BP rising above 220/150 mm Hg

hypertensive[1] *n term* • **hypertension**[2] *n* • **hypotension**[3] [-tenˈʃᵊn] *n*

» *In acute hypertensive crisis the BP is frequently greater than 220/150 mm Hg, with severe manifestations of headache, visual disturbances, papilledema* [iː]*, retinal hemorrhages, encephalopathy, pulmonary edema, aortic dissection*[4]*, or hemorrhagic stroke*[5]*.*

Use acute / renal[6] [iː] ***hypertensive crisis*** • hemolytic[7] [ɪ]/ hypoplastic / blast[8] ***crisis*** • (transient) aplastic / anemic [iː] ***crisis*** • catecholamine [koʊ]/ adrenal [iː] *or* Addisonian[9] ***crisis*** • acute / chronic / essential[10] ***hypertension*** • malignant[11] / pulmonary / intracranial [eɪ] ***hypertension***

hypertensive/ hypertone Krise, (Blut)hochdruckkrise
Hypertoniker(in), Hochdruckpatient(in)[1] Hypertension, Hypertonie, Bluthochdruck[2] Hypotonie, -tension, niedriger Blutdruck[3] Aortendissektion, Aneurysma dissecans d. Aorta[4] hämorrhag. Insult[5] renal bed. Hochdruckkrise[6] hämolyt. Krise[7] Blastenkrise, -schub[8] Addison-Krise, akute Nebenniereninsuffizienz[9] essentielle/ primäre Hypertonie[10] maligne H.[11] 6

diabetic [daɪəbetɪk] *or* **hyperglycemic coma** [haɪpɚglaɪsiːmɪk] *n term* → U7-14
rel **diabetic ketoacidosis**[1] *n term, abbr* **DKA**, **Kussmaul breathing**[2] [iː] *n term*

life-threatening condition that develops as a result of severely deranged [dʒ] insulin levels which lead to severe ketone [iː] waste accumulation, acidosis [æsɪdoʊsɪs], dehydration, and hypoxia

diabetes [iː] *n term* • **diabetic**[3] *n & adj* • **hypoglycemia** *n* • **comatose**[4] *adj*

» *We should check his blood and urine glucose levels to exclude diabetic coma and hypoglycemic shock. Patients in deep hypoglycemic coma appear adequately hydrated* [aɪ]*, are generally flaccid*[5] [(k)s]*, and have quiet breathing. Most patients with diabetic acidosis are not severely depleted* [iː] *of phosphorus. Patients in ketotic hyperglycemic coma who are severely dehydrated and have acidosis exhibit Kussmaul breathing* [iː].

Use to cause/lapse into[6]/be followed by/be in/accompany ***coma*** • metabolic / hypoglycemic[7] / hyperosmolar[8] ***coma*** • nonketotic hypoglycemic-hyperosmolar (*abbr* NKHHC) ***coma*** • traumatic / organic / alcoholic / hepatic[9] [ɪ] ***coma*** • hypoxic-ischemic [iː]/ myxedema[10] [mɪks-]/ postictal[11] / uremic[12] [iː]/ hysterical ***coma*** • abrupt / deep[13] / prolonged / irreversible ***coma*** • ***coma*** cast[14] • ***diabetic*** diet / gangrene[15] [iː] • alimentary / alcoholic / hyperinsulinemic [iː] ***hypoglycemia*** • postprandial *or* reactive[16] / drug-induced ***hypoglycemia*** • rebound[17] [aʊ]/ nocturnal [ɜː]/ fasting[18] ***hypoglycemia*** • ***Kussmaul*** respiration[2]

diabet./hyperglykäm. Koma Coma diabeticum
diabet. Ketoazidose (DKA)[1] Kussmaul-Atmung[2] Diabetiker(in); diabetisch[3] komatös[4] schlaff[5] ins Koma fallen[6] hypoglykäm. Schock/ Koma, Coma hypoglycaemicum[7] hyperosmolares Koma[8] hepatisches Koma, Leberkoma, Coma hepaticum[9] hypothyreotisches Koma, hypothyreote Krise, Myxödemkoma[10] postiktales Koma[11] urämisches Koma[12] tiefes Koma[13] Komazylinder[14] diabetische Gangrän[15] postprandiale Hypoglykämie[16] Hypoglykämie infolge d. Rebound-Phänomens[17] Fastenhypoglykämie[18] 7

thyrotoxic [θaɪroʊ-] *or* **hyperthyroid crisis** *n term* *syn* **thyroid storm** *n clin*

extreme form of thyrotoxicosis manifested by marked delirium, severe tachycardia [k], vomiting, diarrhea [iː], dehydration, and often very high fever [iː]

thyrotoxicosis[1] *n term* • **hyperthyroidism**[1] *n* • **thyroiditis**[2] [aɪ] *n* → U54-6

» *Thyroid storm in late pregnancy or labor*[3] [eɪ] *is a life-threatening emergency. Death may occur in thyroid storm or because of heart failure or severe cachexia* [ke]*. If left untreated, thyrotoxicosis causes progressive catabolic disturbances* [ɜː] *and profound* [aʊ] *cardiac damage.*

Use to be in thyrotoxic ***storm*** • ***thyrotoxic*** state[4] / patient / phase / syndrome / goiter[5] [ɔɪ] • T3 / true[6] / transient / mild / frank ***thyrotoxicosis*** • florid / severe / gastrointestinal ***thyrotoxicosis*** • recurrent [ɜː]/ spontaneously [eɪ] resolving[7] / untreated ***thyrotoxicosis*** • congenital [dʒe]/ juvenile [dʒuː]/ adult / apathetic ***hyperthyroidism*** • factitious[8] [ɪʃ]/ Graves'[9] / iodine-induced[10] [aɪ] ***hyperthyroidism*** • pituitary [(j)uː] *or* TSH-induced[11] ***hyperthyroidism*** • (sub)clinical / marked / occult [ʌ] ***hyperthyroidism*** • ***hyperthyroid*** state[4] • chronic / (sub)acute [ʌ]/ silent[12] / suppurative [ʌ] ***thyroiditis*** • radiation [eɪ]/ Hashimoto's[13] ***thyroiditis*** • postpartum / chronic autoimmune[13] / chronic lymphocytic[13] [sɪ] ***thyroiditis*** • woody *or* invasive[14] [eɪ]/ chronic fibrous [aɪ] *or* Riedel's[14] ***thyroiditis***

hyperthyreote/ thyreotoxische Krise, endokrines/ Basedow-Koma
Schilddrüsenüberfunktion, Hyperthyreose, Thyreotoxikose[1] Schilddrüsenentzündung, Thyreoiditis[2] Wehen[3] hyperthyreoter Zustand[4] hyperthyreote Struma[5] primäre Hyperthyreose[6] spontan ausheilende Hyperthyreose[7] Hyperthyreosis factitia[8] Basedow-Krankheit, Morbus Basedow[9] iodinduzierte Hyperthyreose[10] hypophysäre Hyperthyreose[11] (klin.) stumme Thyreoiditis[12] Hashimoto-Thyreoiditis, Struma lymphomatosa[13] Riedel-Struma, eisenharte Struma, S. fibrosa Riedel[14] 8

status [eɪ||æ] **epilepticus** *n term*

rel **grand-mal seizure**[1] [siːʒɚ] *n term*

medical emergency characterized by prolonged epileptic seizures or multiple [ʌ] episodes without intervening [iː] periods of consciousness for 10-15 minutes or more

epilepsy [epɪlepsi] *n term* • **epileptic**[2] *n & adj clin & term*

» *The usual causes of death in TCA overdose*[3] *are cardiac arrhythmias* [iː] *and status epilepticus. If the patient stops having overt* [ɜː] *seizures*[4]*, yet remains comatose, an EEG should be performed to rule out*[5] *ongoing status epilepticus.*

Use to experience/be in/present with/treat ***status epilepticus*** • acute / focal[6] / generalized[7] ***status epilepticus*** • (non)convulsive [ʌ]/ grand-mal ***status epilepticus*** • tonic-clonic / psychomotor [saɪkə-] ***status epilepticus*** • complex partial[8] / refractory[9] / childhood ***status epilepticus*** • petit mal[10] / tonic-clonic[11] ***seizure*** • absence[12] / temporal lobe *or* psychomotor[13] ***epilepsy*** • posttraumatic / juvenile myoclonic[14] [maɪə-] (*abbr* JME)/ poorly controlled ***epilepsy*** • ***epileptic*** syndrome / drop attacks[15] / aura[16] [ɔːrə]/ focus • known / idiopathic[17] ***epileptics***

Status epilepticus

Grand mal(-Epilepsie), großer Anfall[1] Epileptiker(in); epileptisch[2] Überdosis trizyklischer Antidepressiva[3] manifeste Anfälle[4] ausschließen[5] fokaler Status epilepticus[6] generalisierter Status (epilepticus)[7] komplex-partieller Status[8] therapierefraktärer Status epilepticus[9] Petit mal(-Epilepsie)[10] tonisch-klonischer Anfall[11] Absence-Epilepsie[12] psychomotorische E., Temporallappenepilepsie[13] juvenile myoklonische E., Impulsiv-petit-mal[14] Drop-Anfälle[15] epilept. Aura[16] Patienten m. idiopathischer Epilepsie[17]

9

status asthmaticus [steɪtəs æzmætɪkəs] *n term*

medical emergency characterized by severe asthma refractory to[1] conventional therapy

asthma[2] [æzmə] *n* • **asthmatic**[3] *n & adj* • **nonasthmatics** *n pl* • **antiasthmatic** *adj*

» *Patients with status asthmaticus should not be permitted to fly. The child was known to have asthma in status asthmaticus and respiratory failure. Chest films*[4] *of ventilated*[5] *asthmatics should be obtained* [eɪ] *daily.*

Use severe ***status asthmaticus*** • to have/provoke/develop/die from/exacerbate[6] [æs]/ mimic ***asthma*** • severe / life-threatening / nocturnal[7] [ɜː]/ childhood ***asthma*** • bronchial[8] [k]/ chronic / episodic ***asthma*** • allergic [ɜː] *or* extrinsic[9] / exercise-induced[10] ***asthma*** • occupational[11] [eɪʃ]/ adult-onset / fatal[12] ***asthma*** • ***asthma*** attack / exacerbations / admission[13] • ***asthma*** medication / mortality[14] • asymptomatic / labile [eɪ]/ severe ***asthmatics*** • ***antiasthmatic*** drug / therapy[15]

Status asthmaticus

nicht ansprechen auf[1] Asthma (bronchiale), anfallsweise Atemnot[2] Asthmatiker(in); asthmatisch[3] Thoraxröntgen[4] künstl. beatmet[5] d. Asthma verschlimmern[6] nächtl. Asthmaanfälle[7] Bronchialasthma, A. bronchiale[8] extrinsisches A. bronchiale[9] anstrengungsbedingtes Asthma[10] berufsbed. Asthma[11] tödl. Asthmaanfall[12] stationäre Aufnahme wegen Asthma[13] Asthmasterblichkeit[14] Asthmatherapie[15]

10

myocardial [maɪoʊ-] **infarction** *n term, abbr* **MI** *syn* **heart** [ɑː] **attack** *n clin*

rel **coronary artery disease**[1] *n, abbr* **CAD**, **angina** [dʒaɪ] **pectoris**[2] *n term*

necrosis of an area of the heart muscle due to inadequate vascular supply (ischemic [iː] heart disease) resulting from coronary artery occlusion [uːʒ] (usually due to atherosclerosis[3] or thrombosis)

infarct [ɪnfɑːrkt] *n term* • **(re)infarction**[4] [ɪnfɑːrkʃᵊn] *n* • **postinfarction**[5] *adj* • **infarcted** *adj* • **anginal** [ændʒaɪ-||ændʒɪnᵊl] *adj* • **coronary** [kɔːrᵊnᵊri] *n inf BE*

» *Should the implantable defibrillator be used as a first-choice therapy in post-infarct sudden death survivors* [aɪ]*? If the patient has arteriosclerotic heart disease, a sudden increase in heart rate may lead to angina or myocardial infarction. Catheterization in patients with unstable angina*[6] *or acute MI is frequently performed to define the sites of coronary artery disease that require bypass grafting.*

Use to have a/trigger/rule out/mimic ***myocardial infarction*** • acute / old / anterior[7] / healed[8] [iː]/ inferior ***MI*** • extensive / (non)transmural[9] [jʊɚ]/ nonfatal ***MI*** • painless[10] / asymptomatic *or* silent[10] / unrecognized[11] ***MI*** • postoperative / post-/ uncomplicated ***MI*** • right ventricular / anterior wall[7] / (non-)Q-wave ***infarction*** • cerebral / pulmonary[12] / intestinal[13] / re[14]/ hemorrhagic[15] ***infarction*** • anterolateral / posterolateral / recurrent[14] / recent[16] [iː] ***infarction*** • splenic[17] / renal [iː]/ cortical ***infarct*** • multi-/ fresh[16] / old / extensive ***infarct*** • hemorrhagic[15] / septic / pale [eɪ] *or* ischemic[18] / red[19] ***infarct*** • ***infarct*** location[20] / size / extension • atherosclerotic / single-vessel / unstable / preexisting[21] [iː] ***CAD*** • ***angina*** attack[22] /-like chest pain[23] • (un)stable[24] / crescendo[25] [ʃe]/ intestinal *or* abdominal[26] ***angina*** • exercise-induced *or* exertional[27] [ɜː]/ rest[6] ***angina*** • nocturnal / postinfarction / preinfarction[25] ***angina*** • recurrent / variant *or* Prinzmetal's[28] ***angina*** • ***anginal*** (chest) pain[23] / attack[22]

Herz(muskel)-, Myokardinfarkt

koronare/ ischämische Herzkrankheit, KHK[1] Angina pectoris, Stenokardie[2] Arteriosklerose[3] Infarzierung, Infarkt[4] postinfarziell, nach d. Infarkt[5] instabile Angina pectoris[6] Vorderwandinfarkt[7] abgeheilter Myokardinfarkt[8] transmuraler Herzinfarkt[9] stummer Herzinfarkt[10] nicht erkannter Herzinfarkt[11] Lungeninfarkt[12] Darminfarzierung[13] Reinfarkt[14] hämorrhagische Infarzierung[15] frischer Infarkt[16] Milzinfarkt[17] ischämischer/ weißer I.[18] roter/ hämorrhagischer I.[19] Infarktlokalisation[20] vorbestehende koronare Herzkrankheit[21] Angina pectoris-Anfall[22] pektanginöse Schmerzen i. d. Brust[23] stabile Angina pectoris[24] Crescendo-Angina, Status anginosus, Präinfarkt-Angina[25] Angina abdominalis/ intestinalis[26] Belastungsangina[27] Prinzmetal-A.[28]

11

congestive heart failure [kɒːndʒestɪv hɑːrt feɪljɚ] *n term, abbr* **CHF** → U110-12
rel **cardiac insufficiency**[1] [ɪʃ] *n term* → U123-6

impaired [eɚ] cardiac activity due to MI, cardiomyopathy [aɪɒː] or ischemic [ɪskiː-] heart disease[2] (IHD)

(anti)congestive *adj term* • **congestion**[3] [kəndʒestʃᵊn] *n* • **(in)sufficient** *adj*

» *Congestive heart failure is caused by extensive myocardial infarction, volume overload, arrhythmias* [ɪ], *acute mitral* [aɪ] *regurgitation* [dʒ], *or ventricular septal rupture* [ʌ]. *In children with congestive heart failure profuse sweating*[4] [e] *is frequent. Digitalis* [dɪdʒ-] *and occasionally inotropic* [aɪ‖iː] *agents may be indicated for cardiac insufficiency.*

Use to be at risk for/develop/cause *or* precipitate [sɪ] ***congestive heart failure*** • to die from/treat ***congestive heart failure*** • left-sided[5] / right-sided[6] / fetal / low-salt ***congestive failure*** • severe / florid[7] / mild / early ***congestive failure*** • preexisting / longstanding[8] / chronic ***congestive failure*** • unresponsive / decompensated[9] ***congestive failure*** • ***congestive*** cardiomyopathy[10] / atelectasis • heart (*abbr* HF)/ renal ***failure*** • acute / chronic / left(-sided)[5] / right[6] ***heart failure*** • clinical[11] / overt [ɜː] *or* symptomatic[11] ***heart failure*** • early / incipient[12] [sɪ]/ fetal / high-output[13] / progressive ***heart failure*** • (cardio)respiratory / coronary / mitral [aɪ] ***insufficiency*** • aortic (valve)[14] [æ]/ circulatory [sɜː]/ vascular ***insufficiency*** • arterial / venous [iː]/ pulmonary ***insufficiency*** • cerebrovascular / hepatic / (exocrine) pancreatic ***insufficiency*** • (polyglandular) endocrine[15] / (primary/ secondary) adrenal [iː]/ adrenocortical[16] ***insufficiency*** • ***insufficient*** perfusion *or* blood supply[17] • circulatory / pulmonary (vascular)[18] / splanchnic [k] ***congestion*** • venous / hepatic / lymphatic / nasal[19] ***congestion***

Stauungsinsuffizienz, dekompensierte Herzinsuffizienz
Herz-, Myokardinsuffizienz, Herzmuskelschwäche, Insufficientia cordis[1] koronare Herzkrankheit (KHK)[2] Stauung[3] starkes Schwitzen[4] Links(herz)insuffizienz[5] Rechts(herz)insuffizienz[6] ausgeprägte Stauungsinsuffizienz[7] chronische S.[8] dekompensierte Herzinsuffizienz[9] kongestive/ dilatative Kardiomyopathie[10] manifeste Herzinsuffizienz[11] beginnende H.[12] high-output failure, Herzinsuffizienz m. erhöhtem Herzminutenvolumen[13] Aorten(klappen)insuffizienz[14] pluriglanduläre Insuffizienz, polyglanduläres Autoimmunsyndrom[15] Nebennierenrindeninsuffizienz[16] unzureichende Blutversorgung, Mangeldurchblutung[17] Lungenstauung, Stauungslunge[18] Nasenverstopfung[19]

12

pulmonary [ʊ‖ʌ] **embolism** *n term, abbr* **PE**
rel **deep vein thrombosis**[1],
vascular occlusion *or* **obstruction**[2] *n term*

blockage of a pulmonary artery most frequently by detached [tʃ] fragments of a thrombus from a leg or pelvic vein, esp. in thrombosis following surgery or confinement [aɪ] to bed[3]

embolization[4] *n term* • **embolus** *n, pl* **-i** • **thrombus** *n* • **thrombo-** *comb*

» *Prevent propagation*[5] *of the original thrombus and pulmonary embolization of thrombi* [aɪ]. *Pulmonary embolism is characterized by dyspnea and sudden chest pain. In some cases of mesenteric vascular occlusion* [uːʒ]*—esp. with a high venous* [iː] *occlusion—shock is an early finding.*

Use to suffer/have/suspect/rule out[6] ***a pulmonary embolism*** • acute / established[7] / massive[8] / recurrent[9] [ɜː] ***PE*** • postoperative / unresolved[10] / fatal ***PE*** • gas *or* air[11] / fat[12] / arterial[13] / cerebral[14] ***embolism*** • venous / deep-vein / iliofemoral / infectious ***thrombosis*** • effort(-induced) / cavernous sinus[15] ***thrombosis*** • coronary[16] / multi-/ fresh / old / extensive ***thrombosis*** • major / pulmonary / intracranial [eɪ]/ mesenteric[17] ***vascular occlusion*** • acute arterial[18] / partial / complete[19] ***occlusion*** • (thrombo)embolic / thrombotic ***occlusion*** • vaso[2] [eɪ]/ aortic[20] / coronary artery / carotid / caval[21] [eɪ] ***occlusion*** • hepatic vein / dural venous sinus [aɪ]/ large-vessel[22] ***occlusion*** • major / deep / high / massive ***venous occlusion*** • lower limb / portal[23] ***venous occlusion*** • ***occlusive*** arterial disease[24] / atherosclerosis • ***occlusive*** cerebrovascular disease / stroke[25] • to form/detect/ lyse[26] [laɪs] ***thrombi*** • obstructing[27] [ʌ]/ occlusive[27] ***thrombi*** • arterial / mural[28] / iliac vein ***thrombi*** • calf [kæf]/ newly formed / firmly adherent [ɪɚ]/ propagated[29] ***thrombi*** • massive / multiple / cerebral / systemic ***emboli*** • clot / metastatic[30] / fat / pulmonary / coronary ***embolus*** • septic[31] / straddling *or* saddle[32] ***embolus*** • ***thromb***ectomy /oembolism[33] /olysis[34] /ophlebitis [aɪ]

Lungenembolie
tiefe Venenthrombose, Phlebothrombose[1] Gefäßverschluss[2] Bettlägrigkeit[3] Embolusbildung, -entstehung; therapeut. Embolisation[4] Verschleppung[5] eine Lungenembolie ausschließen[6] gesicherte Lungenembolie[7] massive L.[8] rezidivierende L.[9] persistierende L.[10] Gas-, Luftembolie[11] Fettembolie[12] arterielle E.[13] Hirnembolie[14] Kavernosusthrombose[15] Koronarthrombose[16] Mesenterialgefäßverschluss[17] akuter Arterienverschluss[18] totaler/ kompletter Verschluss[19] Aortenverschluss[20] Kavaverschluss[21] Verschluss e. großen Gefäßes[22] Pfortaderverschluss[23] arterielle Verschlusskrankheit[24] ischämischer Hirninfarkt[25] Thromben auflösen[26] obturierende Thromben[27] wandständige T.[28] verschleppte T.[29] Tumorembolus[30] septischer Embolus[31] reitender Embolus[32] Thromboembolie[33] Thrombolyse[34]

13

stroke [strouk] *n* *syn* **cerebrovascular accident** *n, abbr* **CVA, cerebral infarct(ion)** *n, rel* **transient ischemic** [iː] **attack**[1] *n term, abbr* **TIA**

cerebrovascular disorder characterized by the abrupt onset of focal neurologic deficits[2] resulting from impairment [eɚ] of cerebral blood supply by hemorrhage or occlusion

microinfarction *n & adj term* • **ischemia**[3] [ɪskiːmɪə] *n*

» *He had a major stroke in May. It is important to distinguish stroke from a space-occupying lesion*[4] [iːʒ] *(e.g. a brain tumor). In completed stroke*[5] *neurologic deficits are stable. Cerebrovascular accident due to infarction is mostly the result of embolization of thrombotic or atheromatous debris* [iː] *from an extracranial vascular source. Atherosclerosis in the carotid artery is often heralded*[6] *by a TIA or minor stroke, which is commonly caused by embolism.*

Use to suffer[7] [ʌ] (from)/experience *or* have[7]/prevent ***a stroke*** • paralytic [ɪ]/ (athero)-thrombotic ***stroke*** • (cardio)embolic / (focal/ acute) ischemic[8] ***stroke*** • occlusive [uː]/ hemorrhagic[9] [ædʒ]/ hemiplegic [iːdʒ]/ ipsilateral ***stroke*** • evolving *or* progressing[10] / impending / completed[5] (*abbr* CS) ***stroke*** • minor[11] [aɪ]/ major / fluctuating[10] [ʌ]/ amnesic [iː]/ aphasic [eɪ]/ fatal ***stroke*** • brainstem[12] / cerebellar / carotid ***stroke*** • (exertional) [ɜː] heat[13] / sun***stroke*** • ***stroke*** risk[14] / prevention / patient / victim • ***stroke*** syndrome /-in-evolution[10] (*abbr* SIE) • hypoxic / hemodynamic [iː]/ toxic ***insult*** • neurologic[15] / environmental ***insult*** • acute / impending / first / previous [iː] ***CVA*** • ***CVA*** masses • crescendo[16] [ʃ]/ recurrent [ɜː]/ recent-onset ***TIA(s)*** • brain[17] / cerebellar[18] / renal / splenic[19] ***infarct*** • ***infarct*** site / size • multi-***infarct*** dementia[20]

Note: In medical English ***insult*** is commonly used to refer to injury, damage, or noxious effect, e.g. ***toxic insult***[21], and ***apoplexy*** is rarely used (mainly used with ***pituitary apoplexy***[22]).

Schlaganfall, Gehirnschlag, Apoplexie, apoplekt. Insult
transitorische ischämische Attacke, TIA[1] neurolog. Ausfälle[2] Ischämie, Blutleere[3] raumfordernde Läsion[4] vollendeter (Hirn)infarkt, completed stroke[5] angekündigt[6] einen Schlaganfall erleiden[7] ischämischer Hirninfarkt[8] hämorrhagischer Insult[9] progredienter Insult, progressive stroke[10] leichter Schlaganfall[11] Hirnstammapoplexie[12] Hitzschlag[13] Schlaganfallrisiko[14] Nervenschädigung, neurolog. Störung[15] Crescendo-TIA[16] Hirninfarkt, Apoplexie[17] Kleinhirninfarkt[18] Milzinfarkt[19] Multiinfarktdemenz[20] toxische Einwirkung[21] Hypophysenapoplexie[22] 14

ruptured aortic aneurysm [ænjɚɪzᵊm] *n term* → U110-18

rupture of a circumscribed dilation of the abdominal aorta marked by severe pain, blood loss, and shock

aneurysmal [ɪ] *n term* • **rupture** [rʌptʃɚ] *n & v* • **intra-aortic** [eɪɔːrtɪk] *adj*

» *The pulsatile* [ʌ] *mass may indicate a leaking abdominal aneurysm. Hemorrhage from aneurysm often arises from outpouchings*[1] [aʊ] *at arterial bifurcations near the base of the brain.*

Use ascending [se]/ thoracic [æs]/ abdominal / expanding[2] ***aortic aneurysm*** • pulsatile[3] / leaking [iː]/ dissecting[4] ***aortic aneurysm*** • (left) ventricular[5] / coronary / splenic artery ***aneurysm*** • cerebral / intracranial [eɪ]/ popliteal ***aneurysm*** • arteriovenous[6] [iː]/ atherosclerotic / fusiform[7] [juː] ***aneurysm*** • false / infected / berry *or* saccular ***aneurysm*** • ***aneurysm*** formation[8] / wall / size • ***aneurysm*** expansion (rate) / resection[9] / repair • ***aneurysmal*** sac / dilation [eɪ]/ bone cyst [sɪst]/ lesion • ***aneurysmal*** surgery / subarachnoid [æk] hemorrhage[10] / varix[11] • ***aortic*** dissection • aneurysm(al) / intraperitoneal [iː]/ cardiac *or* myocardial[12] ***rupture*** • ventricular septal / disk[13] ***rupture*** • drum[14] / splenic / plaque[15] [plæk] ***rupture*** • spontaneous [eɪ]/ traumatic / impending[16] / delayed ***rupture***

rupturiertes Aortenaneurysma, Aortenaneurysmaruptur
Aussackungen[1] sich erweiterndes Aortenaneurysma[2] pulsierendes A.[3] dissezierendes A.[4] Herzwandaneurysma[5] arteriovenöses Aneurysma[6] fusiformes/ spindelförmiges Aneurysma[7] Entstehung eines Aneurysmas[8] Aneurysmaresektion[9] aneurysmabedingte Subarachnoidalblutung[10] aneurysmatische Aussackung[11] Herzruptur[12] Diskusruptur[13] Trommelfellruptur[14] Plaquefissur, -ruptur[15] drohende Ruptur[16] 15

acute abdomen *n jar* *syn* **(acute) surgical** [ɜː] **abdomen** *n term* *rel* **intraabdominal bleeding** *or* **hemorrhage**[1] [-rɪdʒ] *n term*

condition marked by sudden onset of severe abdominal pain which requires prompt evaluation and may call for emergency surgical intervention (e.g. for appendicitis [saɪ] or splenic rupture[2])

bleed [bliːd] *v* • **rebleed**[3] *v* • **bleed**[4] *n jar* • **bleeder**[4] [bliːdɚ] *n jar* → U5-18

» *An erect chest x-ray*[5] *is essential in all cases of an acute abdomen. Many acute abdominal emergencies that lead to the surgical abdomen are associated with nausea*[6] *and vomiting.*

Use to have/present as/mimic[7] ***an acute abdomen*** • ***acute abdominal*** emergency / pain / distress[8] / crisis / catastrophe • to cause/evaluate[9]/stop *or* arrest[10]/control ***(a) bleeding*** • (upper/ lower) gastrointestinal (tract) (*abbr* GI)/ retroperitoneal ***bleeding*** • intraperitoneal / aneurysmal / intracranial [eɪ]/ intrapleural [ʊɚ] ***bleeding*** • internal[11] / intestinal / vaginal [dʒ]/ gingival *or* gum[12] [ʌ] ***bleeding*** • brisk[13] / massive[14] / life-threatening / profuse[13] [juː] ***bleeding*** • prolonged / persistent / delayed[15] [eɪ] ***bleeding*** • frank / occult [ʌ]/ deep / fatal ***bleeding*** • nose[16] / variceal[17] [s] ***bleed*** • ***bleeding*** site[18] / vessel / time[19] • ***bleeding*** from the gums[12] / from the nose[16] • major[13] / acute / exsanguinating[14] / secondary[20] ***hemorrhage***

akutes Abdomen
intraabdominale Blutung[1] Milzruptur[2] neuerlich bluten[3] Blutung, Bluten[4] Thorax-Röntgen im Stehen[5] Übelkeit[6] dem akuten Abdomen ähnliche Symptome hervorrufen[7] akute abdominelle Beschwerden[8] eine Blutung abklären[9] eine Blutung stillen[10] innere B.[11] Zahnfleischbluten[12] starke Blutung[13] massive B., Massenblutung[14] Spätblutung[15] Nasenbluten[16] Varizenblutung[17] Blutungsstelle, blutende Stelle[18] Blutungszeit[19] Nachblutung[20] 16

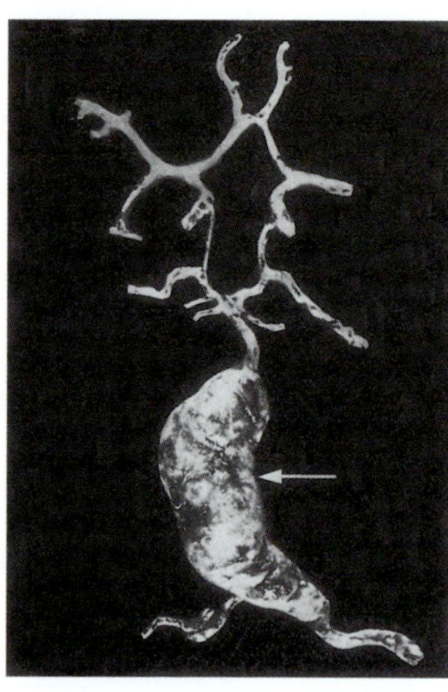

Fusiform aneurysm:
incidental autopsy finding in an 83-year-old patient

flail chest [fleɪl tʃest] *n term* → U111-15
rel **open pneumothorax**[1] [n(j)uːmoʊ-]
mediastinal shift[2] [miːdɪəstaɪnəl ʃɪft] *n term*

life-threatening anterior chest trauma usually due to fractures of multiple ribs or bilateral disruption of the costochondral junctions [ʌ] resulting in a mechanically unstable, free-floating segment of the chest wall

» *All patients with flail chest injuries require immediate hospitalization. The immediately life-threatening pulmonary conditions are tension pneumothorax, open pneumothorax, flail chest, and rarely a massive hemothorax [iː]. Large open sucking [ʌ] wounds of the chest and massive crush [ʌ] injuries with flail chest require emergency intubation and ventilation. Chest x-ray findings include volume loss in a small hemithorax with mediastinal shift.*

Use to support[3] ***flail chest*** • posttraumatic[4] / marked[5] ***flail chest*** • ***flail chest*** injury • to relieve[6] ***pneumothorax*** • tension[7] [tenᵗʃᵊn] ***pneumothorax*** • ***flail*** segment[8] / anterior chest wall[9] / deformity of the chest wall • contralateral ***mediastinal shift***

Thoraxinstabilität, instabiler Thorax
offener Pneumothorax[1] Mediastinalverziehung[2] die Thoraxwand stabilisieren[3] posttraumatische Thoraxinstabilität[4] erhebliche Thoraxinstabilität[5] den Pneumothorax entlasten[6] Spannungs-, Ventilpneumothorax[7] instabiles Thoraxsegment[8] instabile Thoraxwand[9]

17

spinal cord injury *or* **trauma** [ɒː] *n* *rel* **spine** *or* **spinal injury**[1] [ɪndʒɚi] *n*,
whiplash [ʰwɪplæʃ] *or*
hyperextension injury[2] *n term*

traumatic disruption [ʌ] of the integrity of the spine [aɪ] and spinal cord which is associated with motor and sensory losses and may produce varying degrees of paraplegia [iːdʒ] or quadriplegia[3] → U142-5

» *In the first hours after significant spinal cord [kɔːrd] injury, spinal shock produces complete flaccid [(k)s] paralysis[4]. People with blunt [ʌ] head injury[5] or multiple injuries from blunt or penetrating trauma should be assumed to have cervical [sɜː] or thoracolumbar [ʌ] spine injuries. Try to move the head as little as possible because injury to the spinal cord and cervical vertebrae may not be initially [ɪʃ] apparent [eɚ].*

Use to have/evaluate/exclude[6] ***a spinal cord injury*** • (in)complete / acute / traumatic ***spinal cord injury*** • significant / high[7] ***spinal cord injury*** • cervical / fatal [eɪ]/ suprasacral [eɪ]/ suspected[8] ***spinal cord injury*** • ***spinal cord injury*** patient / pain • ***spinal cord*** lesion[9] [iːʒ]/ damage[9] / compression • ***spinal cord*** involvement[10] / swelling / transection[11] • double-level[12] [ʌ] ***spinal injury*** • ***spinal*** trauma[1] / shock[13] / stenosis

Rückenmarkverletzung
Wirbelsäulen-, Rückenmarkverletzung[1] (Halswirbelsäulen)schleudertrauma, Peitschenschlagverletzung[2] Tetraplegie, Lähmung aller vier Extremitäten[3] schlaffe Lähmung[4] stumpfes Schädeltrauma[5] eine Rückenmarkverletzung ausschließen[6] hohe Rückenmarkverletzung[7] Verdacht auf Rückenmarkverletzung[8] Rückenmarkschädigung[9] Rückenmarkbeteiligung[10] Rückenmarkdurchtrennung[11] Zwei-Etagen-Verletzung[12] spinaler Schock[13]

18

(cranio)cerebral injury *or* **trauma** *n term* → U106-8; U5-4,13f
syn **(traumatic) brain injury** *n clin, rel* **skull** [ʌ] **fracture**[1], **brain damage**[2] *n*

trauma to the skull involving damage to the underlying neural tissue by concussion[3] [ʌ], cerebral contusion[4] [(j)uː], penetrating injury, open or depressed skull fracture[5], intracranial hemorrhage, etc.

» *Craniocerebral trauma, the most common cause of subarachnoid [k] hemorrhage, produces severe disability. If the airway is compromised, hypoxemia [iː] may be superimposed[6] upon traumatic brain injury. Even without skull fracture the brain may be lacerated[7] [æs] as a result of deceleration injury[8].*

Use to sustain[9] [eɪ]/ aggravate ***a traumatic brain injury*** • ***brain***-injured / edema[10] [iː]/ compression[11] • ***brain*** herniation[12] / involvement[13] / death[14] • primary / hypoxic-ischemic / anoxic / focal [oʊ] ***brain injury*** • diffuse / manifest / irreversible [ɜː] ***brain injury*** • anoxic / ischemic / irreversible[15] / permanent[15] [ɜː] ***brain damage*** • (minor/ severe/ open) head / intracranial [eɪ]/ cranial nerve [ɜː] ***injury*** • basal *or* basilar[16] / linear / compound[17] [-aʊnd] ***skull fracture*** • fractured base of[16] ***skull*** • ***skull*** base [eɪ]/ injury[18] • (closed[19]/ blunt[20]) [ʌ] head / (maxillo)facial [eɪʃ] ***trauma***

Schädel-Hirn Trauma, SHT
Schädelfraktur[1] Hirnschaden, -schädigung[2] Gehirnerschütterung, Commotio cerebri[3] Hirnprellung, -kontusion, Contusio cerebri[4] Schädelimpressionsfraktur[5] überlagern[6] verletzt[7] Dezelerationstrauma[8] ein SHT erleiden[9] Hirnödem[10] Hirnquetschung, Compressio cerebri[11] zerebrale Herniation[12] Hirnbeteiligung[13] Hirntod[14] bleibender Hirnschaden[15] Schädelbasisbruch[16] offene Schädelfraktur[17] Schädelverletzung, -trauma[18] gedeckte(s) Schädelverletzung/ SHT[19] stumpfes SHT[20] 19

Unit 125 Critical Care

Related Units: 124 **Medical & Surgical Emergencies,** 123 **Resuscitation,** 7 **Consciousness,** 12 **Mortality,** 135 **Anesthesiology,** 110 **Cardiovascular Symptoms,** 111 **Respiratory Symptoms,** 118 **Diagnostic Procedures,** 119 **Etiology & Prognosis,** 134 **Perioperative Care,** 136 **Blood Transfusion**

critical care *n term, abbr* **CC** *syn* **intensive care** *n term, abbr* **IC**

care of critically ill patients provided in acute life-threatening [e] conditions using sophisticated resuscitative [ʌs] and monitoring equipment with continuous high-quality nursing [ɜː] and medical supervision

intense[1] *adj* • **intensity** *n* • **intensify**[2] [ɪntensɪfaɪ] *v* • **intensivist** *n term*

» *About 50% of late trauma [ɒː] deaths could be prevented by better critical care management[3]. The critical care phase in trauma cases is important in reducing deaths due to sepsis and multiple [ʌ] organ failure[4]. Intensive care is needed in cases of respiratory paralysis[5] [æ].*

Use pediatric / surgical [ɜː]/ neonatal [eɪ]/ intermediate-term[6] [iː] ***critical care*** • ***critical care*** medicine[7] / center / unit[8] (*abbr* CCU)/ monitoring[9] • ***critical care*** cardiology / procedure [siː] • ***critical care*** air transport[10] / error • to require/provide / mobile ***intensive care*** • ***intensive care*** unit[8] (*abbr* ICU)/ facility[8] [sɪ]/ patient[11] • neonatal *or* newborn[12] / medical[13] (*abbr* MICU) ***ICU*** • surgical / pulmonary [ʊ‖ʌ]/ prenatal / neurological ***ICU*** • 24-hour[14] / trauma / burn [ɜː]/ airway[15] ***care*** • emergency cardiac (*abbr* ECC)/ (intensive) supportive ***care*** • end-of-life *or* respite *or* terminal[16] [ɜː] ***care*** • ***critical*** case / condition[17] / illness[18] / level • ***critical*** state[17] / list / period / airway narrowing • ***critically*** ill[19] / injured • ***intensive*** (nursing/ coronary) care[20] / therapy / observation unit[21] • ***intense*** pain[22] / supportive care • ***intense*** motor agitation[23] / fear [fɪɚ]/ heat [iː] • ***intense*** muscular [ʌsk] activity / inflammatory [æ] reaction • ***intensity of*** nursing care / exposure [oʊʒ]/ attacks / treatment [iː]

Intensivpflege, -therapie, -medizin
intensiv, heftig, stark[1] intensivieren, verstärken, steigern[2] Intensivtherapie[3] multiples Organversagen[4] Atemlähmung[5] intermediäre/ zwischenzeitliche Intensivtherapie[6] Intensivmedizin[7] Intensiv-, Wachstation, ITS[8] Intensivüberwachung[9] luftgestützter Intensivtransport[10] Intensivpatient(in)[11] Neugeborenenintensivstation[12] mediz./ interne Intensivstation[13] Rund-um-die-Uhr-Betreuung[14] Atemwegspflege[15] Sterbebegleitung[16] krit. Zustand[17] schwere Krankheit[18] schwer krank, in krit. Zustand[19] Intensivpflege[20] Intensivüberwachungseinheit[21] heftige Schmerzen[22] starke motor. Unruhe[23]
1

clinically unstable *adj term* *opposite* **clinically stable**[1] [eɪ] *adj term* → U119-12

(of a patient's condition) showing a tendency to rapid deterioration and progression of disease

(de)stabilize[2] [steɪbəlaɪz] *v term* • **(in)stability**[3] [stəbɪlət̬i] *n* • **(de)stabilization** *n*

» *Clinically stable patients should undergo predischarge evaluation[4] to determine [ɜː] whether residual jeopardized [e] myocardium [aɪ] is present. Initial [ɪʃ] therapy is directed toward fluid resuscitation[5] and stabilization of the patient. If the patient cannot be stabilized, emergency pulmonary angiography should be considered. The child presented with life-threatening [e] episodes of cardiorespiratory instability involving cyanosis [saɪə-] and apnea. A CT scan is a helpful diagnostic aid if the patient's condition is stable enough to permit this delay [eɪ].*

Use to be/remain ***stable*** • medically / metabolically / neurologically / emotionally [oʊʃ] ***stable*** • ***stable*** patient / condition *or* state[6] / course [ɔː]/ vital [aɪ] signs[7] • ***stable*** symptoms[8] [ɪ]/ injury / fracture[9] / personality • ***to stabilize the*** patient / BP[10] / airway / flail [eɪ] segment[11] • initial / emergency / clinical ***stabilization*** • hospital-based *or* in-patient[12] / hemodynamic[13] [aɪ] ***stabilization*** • cardiovascular[14] / vasomotor / nervous ***instability*** • temperature / bladder[15] / joint / gait[16] [eɪ] ***instability*** • pH / circulatory[17] [ɜː]/ airway[18] ***stability*** • genetic [dʒ]/ skeletal / visual ***stability***

klinisch instabil
klin. stabil[1] stabilisieren[2] (In)stabilität[3] Entlassungs-, Abschlussuntersuchung[4] Flüssigkeitstherapie, Volumenersatztherapie[5] stabiler Zustand[6] stabile Vitalfunktionen[7] unveränderte Symptome[8] stabile Fraktur[9] den Blutdruck stabilisieren[10] das instabile Thoraxsegment stabilisieren[11] Stabilisierung im Krankenhaus[12] hämodynamische Stabilisierung[13] Herz-Kreislauf-Instabilität[14] Blaseninstabilität[15] unsicherer Gang[16] Kreislaufstabilität[17] stabile Atemwege[18]
2

125

advanced life support [ədvænˈst laɪf səpɔːrt] *n term, abbr* **ALS**

rel **life-sustaining** [eɪ] **measures**[1] [meʒɚz] *n clin* → U123-4

measures intended to achieve adequate ventilation, control cardiac arrhythmias [ɪ], stabilize the hemodynamic [aɪ] status [eɪ‖æ], restore organ perfusion [juːʒ], etc.

life-supporting[2] *adj* • **support** *v* • **supportive**[3] *adj* • **sustain**[4] [səsteɪn] *v*

» *Provide respiratory support with assisted ventilation and supplemental oxygen if necessary. For patients on ventilatory support*[5] *with positive pressure, the tube is often left in place until weaning*[6] [iː] *can be accomplished. Severe acute polyneuropathy is a medical emergency requiring constant monitoring and vigorous support of vital functions. Supportive therapy*[7] *includes oxygen, respiratory support, and monitoring of liver, renal, and heart functions.*

Use to provide/require/withdraw [ɒː] ***life support*** • basic[8] (*abbr* BLS)/ artificial [ɪʃ] ***life support*** • symptom-based / (basic/ advanced) cardiac / advanced trauma [ɒː] ***life support*** • extracorporeal[9] [iː] (*abbr* ECLS)/ invasive [eɪ]/ cessation [ses-] of[10] ***life support*** • ***life support*** skills / course / team[11] / procedures • ***life support*** system / techniques [tekniːks]/ priorities [aɪɔː] • circulatory[12] / cardiovascular / hemodynamic ***support*** • blood volume[13] / fluid / transfusion / cardiac ***support*** • advanced perfusion / respiratory[5] ***support*** • (mechanical/ prompt/ partial [ʃ]/ prolonged) ventilatory[5] / inspiratory pressure ***support*** • (full) machine[14] [ʃiː]/ antibiotic / nutritional [ɪʃ] ***support*** • emotional [oʊʃ]/ family ***support*** • ***life supporting*** measures[1] / treatment • ***supportive*** care / measures[7] / therapy • ***supportive*** management[15] / counseling [aʊ]

> **erweiterte Reanimationsmaßnahmen**
> lebenserhaltende Maßnahmen[1] lebenserhaltend[2] stützend[3] (er)halten, aufrechterhalten; erleiden[4] mechan. Atemhilfe[5] Entwöhnung[6] unterstützende Therapie/ Maßnahmen[7] Basismaßnahmen d. kardiopulmonalen Reanimation, ABC-Maßnahmen, Ersthilfereanimation, lebensrettende Sofortmaßnahmen[8] extrakorporale Membran-Oxygenation[9] Abbruch d. Intensivtherapie[10] Reanimationsteam[11] Kreislauf(unter)stützung[12] Volumenersatztherapie[13] maschinelle Unterstützung[14] adjuvante Therapie[15]
> 3

APACHE *abbr* *rel* **TISS**[1] *abbr*

short for **A**cute **P**hysiology **a**nd **C**hronic **H**ealth **E**valuation; systematic clinical assessment of health status and prognosis in ICU patients; TISS[1] stands for **T**herapeutic [juː] **I**ntervention **S**coring **S**ystem

» *The APACHE II scoring system, which uses the worst values of 12 physiologic measurements plus age, and previous* [iː] *health status, provides a good description of illness severity*[2] [e] *for a wide range of conditions and predicts*[3] *the probability of survival* [aɪ].

Use ***APACHE*** II data / scoring / score[4] / prognostic system • ***TISS*** points / data [eɪ‖æ]

> **APACHE-Bewertungssystem**
> TISS-Bewertungssystem[1] Schweregrad d. Erkrankung[2] sagt vorher, prognostiziert[3] APACHE Punktezahl[4]
> 4

ICU observation & monitoring *n term*

sim **supervision**[1] [ɪʒ], **surveillance**[2] *n term*

close watch kept on ICU patients by specially trained staff using sophisticated monitoring devices[3] [aɪs]

observe *v* • **observational** [eɪʃ] *adj* • **monitor**[4] *v & n* • **supervise**[5] [suːpɚvaɪz] *v*

» *The patient requires ICU observation for at least 24 hours. Critically ill patients should be kept under direct observation at all times. Patients with wringer* [r] *injuries*[6] *should be observed hourly* [aʊɚli]. *During this critical period, continued observation is necessary so that any circulatory embarrassment*[7] *can be identified at once. The use of a ventilator does not obviate*[8] *the need for close observation of the patient's condition by a qualified nurse. Once close observation and monitoring are no longer required, the patient is discharged*[9] *from the ICU to a regular hospital room. Attach* [tʃ] *an ECG monitor, and watch closely for bradycardia.*

Use to provide/require *or* need ***ICU observation*** • ***intensive observation*** area / unit[10] / period [ɪɚ] (*abbr* IOP) • to keep under/be under/admit for[11] ***observation*** • in-hospital *or* inpatient[12] / postanesthetic [e]/ nursing [ɜː] ***observation*** • home / direct / expectant / long-term ***observation*** • close[13] / intensive-level[13] / careful[13] ***observation*** • continuous[14] / definitive ***observation*** • frequent / clinical / medical ***observation*** • untiring [aɪ]/ general ***observation*** • ***observation*** period[15] / window • ***to observe*** the patient / for signs of illness[16] • ***to monitor*** the patient / vital [aɪ] signs[17] / BP • ***to monitor*** cardiac rhythm [ɪ]/ fluid status / oxygen saturation • ***to monitor*** regularly / continuously *or* steadily[18] [e] • patient[19] / fetal[20] [iː]/ physiological / pulmonary function ***monitoring*** • self[21]-/ meticulous[22] / (non)invasive / electrocardiographic (*abbr* ECG) ***monitoring*** • ongoing[14] / intraoperative[23] / periodic / bedside[24] ***monitoring*** • central / home / ambulatory[25] ***monitoring*** • ***monitoring*** device / equipment • intensive / close (medical) / followup[26] / health ***supervision*** • to keep under[27] ***surveillance*** • continued / lifelong / ongoing ***surveillance***

> **Intensivüberwachung**
> Aufsicht, Überwachung; Leitung[1] Überwachung, Surveillance[2] Überwachungsgeräte[3] überwachen, kontrollieren; Monitor, Überwachungs-/ Kontrollgerät[4] beaufsichtigen, überwachen[5] Abledерung[6] hämodynam. Instabilität[7] überflüssig machen[8] entlassen[9] Intensivüberwachungseinheit[10] z. Beobachtung stationär aufnehmen[11] stationäre Beobachtung/ Überwachung[12] genaue Beobachtung, sorgfältige Überwachung[13] ständige Überwachung[14] Beobachtungszeitraum[15] auf Krankheitszeichen hin beobachten[16] d. Vitalfunktionen überwachen[17] ständig überwachen[18] Patientenüberwachung[19] fetale Überwachung[20] Selbstkontrolle[21] sorgfältige Überwachung[22] intraoperative Überwachung[23] bettseitige Überwachung[24] ambulante Kontrolle/ Überwachung[25] Verlaufsbeobachtung[26] überwachen[27]
> 5

intensive care monitor *n term*

rel **cardiac monitor**[1] *n term* → U118-14

TV-like screen with a continuous display of curves [ɜː] and/or digital readouts[2] representing vital parameters in the body, e.g. the blood pressure, intracranial [eɪ] pressure, blood oximetry and ECG reading[3]

» *Sophisticated [fɪ] intensive care monitors continuously collect large amounts of physiological data from acutely ill patients. I believe intensive care monitor alarms are a major burden [ɜː] on both nurses and patients. His intensive care monitor went flat line[4]. The intensive care monitor failed to sound an alarm when her heartbeat showed signs of trouble.*

Use blood pressure[5] (*abbr* BP)/ cardiorespiratory ***monitor*** • transcutaneous [eɪ] oxygen / ambulatory[6] / (24-h) Holter[6] ***monitor*** • ***monitor***-defibrillator / leads[7] [iː] • central venous [iː] pressure[8] (*abbr* CVP)/ acid-base / 24-hour pH ***monitoring*** • urine [jʊərɪn] output[9] / (invasive) hemodynamic [hiːmədaɪnæmɪk] ***monitoring***

Intensivüberwachungsgerät
Herzmonitor[1] Digitalanzeige[2] EKG-Registrierung[3] zeigte eine Nulllinie[4] Blutdrucküberwachungsgerät[5] Holter-Monitor, Langzeit-EKG-Rekorder[6] Monitorableitungen[7] Überwachung d. zentralen Venendrucks[8] Überwachung d. Harnmenge[9]

6

central venous line [sentrəl viːnəs laɪn] *or* **catheter** *n term, abbr* **CVL** *or* **CVC**

rel **Swan-Ganz catheter**[1] [kæθəṭər] *n term*

very thin tube (connected to a monitor) inserted into a vein [eɪ] in either the arm or the chest just below the shoulder, or on the side of the neck to measure the central venous pressure

catheterization *n term* • **catheterize**[2] *v* • **catheterizable** *adj* → U127-19

» *Close monitoring of fluid and electrolytes requires a central venous line. A Swan-Ganz catheter is used to record[3] BP and blood gas concentrations in the heart and in the pulmonary vessels. Percutaneously [eɪ] placed CVCs should not be used for initial resuscitation.*

Use permanent *or* indwelling[4] / long-term ***central venous catheter*** • single-lumen [uː]/ triple-lumen[5] ***central venous catheter*** • ***central venous catheter***-related bloodstream [iː] infection[6] • ***central venous*** cannulation *or* catheterization[7] / monitoring • ***central venous*** infusion rate / pressure (monitor) • ***Swan-Ganz*** monitor / pressure (monitoring) • ***Swan-Ganz*** thrombosis / pulmonary arterial [ɪər] flotation catheter[1] • (diagnostic/ interventional) cardiac / (right-/ left-sided) heart[8] [ɑː] ***catheterization*** • pulmonary artery[9] / percutaneous [eɪ] (transfemoral) [e] ***catheterization*** • subclavian [eɪ] vein / retrograde [-greɪd] ***catheterization***

zentraler Venenkatheter, Kavakatheter
Swan-Ganz-Katheter, Pulmonalarterienkatheter, PAK[1] katheterisieren, einen Katheter einführen/ legen[2] aufzeichnen, überwachen[3] zentraler Venenverweilkatheter[4] dreilumiger zentraler Venenkatheter[5] Kathetersepsis[6] zentralvenöse Katheterisierung[7] Linksherz-Katheterisierung[8] Pulmonaliskatheterisierung[9]

7

intra-aortic [eɪɔːrṭɪk] **balloon** [uː] **counterpulsation** [kaʊn-] *n term, abbr* **IABC**

retrograde insertion of a catheter with a balloon pumping system into the thoracic [æs] aorta to assist circulation when low-output circulatory states[1] are due to significant refractory left ventricular pump failure[2]

» *Early use of intra-aortic balloon counterpulsation appears to be extremely valuable for temporarily reversing [ɜː] shock in patients with acute MI[3]. In cardiogenic [dʒe] shock, mechanical [kæ] assistance with an intra-aortic balloon pumping [ʌ] system [ɪ] capable of augmenting[4] [ɒːg-] both diastolic [daɪə-] pressure and cardiac output[5] may be helpful.*

Use external / internal / aortic / balloon pump [ʌ] ***counterpulsation*** • ***counterpulsation*** device[6] • ***intra-aortic*** balloon pump[7] (*abbr* IABP) • ***IABP*** catheter / support

intraaortale Ballongegenpulsation, IABP
durch niedriges Herzzeitvolumen bedingte Kreislaufstörungen[1] therapierefraktäres linksventrikuläres Pumpversagen[2] Myokardinfarkt[3] erhöhen[4] Herzminutenvolumen[5] Gegenpulsationsvorrichtung[6] intraaortale Ballonpumpe[7]

8

pulse oximetry *n term*

rel **arterial** [ɪər] **blood gases**[1] [gæsiːz] *n term, abb* **ABG**

measurement of the oxygen saturation[2] (SaO_2) of hemoglobin using an oximeter

co-oximetry[3] *n term* • **pulse oximeter** [pʌls ɒːksɪməṭər] *n* • **oximetric** [e] *adj*

» *A pulse oximetry sensor can be clipped over the tip of a digit[4] to detect the oxygen saturation [tʃər] of arterial blood. Oximetry reflects trends in oxygenation before, during, and after intubation. Pulse oximetry provides no information about the adequacy of ventilation, therefore it cannot substitute [ʌ] for[5] ABG determinations in most clinical settings.*

Use to monitor with/determine by/obtain [eɪ] ***pulse oximetry*** • continuous pulse / transcutaneous [eɪ]/ transmission[6] ***oximetry*** • finger / overnight / nocturnal [ɜː]/ home ***oximetry*** • cuvette[7] / ear[8] ***oximeter*** • ***oximetric*** mapping[9] / devices • ***arterial blood gas*** analysis[10] / reading [iː]/ determination[11] • ***arterial blood gas*** levels[12] / sample[13] / measurement[11] [eʒ]

Pulsoxymetrie, -oximetrie
arterielle Blutgase[1] Sauerstoffsättigung[2] Hämoxymetrie[3] Fingerkuppe[4] ersetzen[5] Transmissionsoxymetrie[6] Küvettenoxymeter[7] Ohroxymeter[8] oxymetr. Messreihe[9] arterielle Blutgasanalyse[10] Bestimmung d. arteriellen Blutgaswerte[11] arterielle Blutgaswerte[12] Blutprobe z. Bestimmung d. arteriellen Blutgaswerte[13]

9

respirator [respɪreɪtə] *n term* *syn* **ventilator** *n term* → U123-9

machine that humidifies[1] [hjuː-] and delivers air in the appropriate percentage of oxygen and at the appropriate rate to the patient with inadequate spontaneous ventilation to perform or support breathing [iː]

respiration [eɪʃ] *n term* • **ventilation**[2] *n* • **(hyper)ventilate**[3] [haɪpə-] *v* → U44-5

» *He has sustained [eɪ] an irreversible brain injury and is being kept alive on a respirator. Continuous mechanical ventilation provides ventilation at a specified rate for patients who are apneic [iː]. ACMV ensures a backup ventilation in the absence of an intact respiratory drive[4] and allows for synchronization of the ventilator cycle [saɪkl] with inspiratory effort.*

Use to be (maintained) on a[5] ***respirator*** • pressure-controlled[6] / volume-controlled[7] / infant ***respirator*** • ***respirator*** therapy / dependence / support[8] • to wean [iː] from[9] ***the ventilator*** • automatic *or* mechanical / volume(-cycled)[7]/ pressure (-limited)[6] ***ventilator*** • ***ventilator*** support /(-assisted) breaths [e]/ settings / tubing[10] [(j)uː] • ***ventilator*** pressure / barotrauma [ɒː]/ disconnection[11] / management • artificial[12] ***respiration*** • mechanical[13] / controlled[14] / continuous positive pressure[15] ***ventilation*** • continuous mechanical (*abbr* CMV)/ assist control mode[16] [oʊ] (*abbr* ACMV) ***ventilation*** • positive end expiratory pressure[17] (*abbr* PEEP) ***ventilation***

Respirator, Beatmungsgerät
befeuchten[1] Ventilation, Belüftung; Beatmung[2] hyperventilieren[3] Atemantrieb[4] künstl. beatmet werden[5] druckgesteuertes Beatmungsgerät[6] volumengesteuertes B.[7] mechan. Atemhilfe[8] vom Respirator entwöhnen[9] Respiratorschläuche[10] Unterbrechung d. Beatmungssystems[11] künstl. Beatmung[12] maschinelle Beatmung[13] kontrollierte Beatmung[14] kontinuierliche Überdruckbeatmung[15] druckunterstützte Beatmung[16] PEEP-Beatmung, Beatmung m. erhöhtem endexspiratοr. Druck[17]

10

heart-lung (bypass) machine *n term* *syn* **pump** [ʌ] **oxygenator** *n* → U44-6
rel **cardiopulmonary bypass**[1] [baɪpæs] *n term, abbr* **CPB**

mechanical device that can temporarily take over the function of the heart and lungs by extracorporeal [-rɪəl] circulation[2] of the patient's blood via a pump and an artificial lung chamber [eɪ] for gas exchange

bypass[3] *v & n term* • **oxygenate**[4] [ɒːksɪdʒəneɪt] *v* • **(re/ hyper)oxygenation**[5] *n*

» *Total cardiopulmonary bypass is usually accomplished by draining [eɪ] blood through catheters placed in the right atrium from the patient, through the heart-lung machine, and back through a small cannula in the aorta. CPB requires the heart to be arrested and filled with a cardioplegic [iːdʒ] solution to keep it still. After institution of CPB and cardioplegic arrest[6], an incision [sɪʒ] is made in the area of infarction. In a beating [iː] heart coronary artery bypass graft (abbr CABG) procedure, the patient does not require CPB with a heart-lung machine.*

Use to place on/be hooked up to[7]/set up/operate ***a heart-lung machine*** • ***heart-lung*** resuscitation [ʌs] techniques [tekniːks]/ transplant • (bypass) membrane[8] / pump / film[9] / bubble[10] [ʌ] ***oxygenator*** • to institute/place a patient on ***cardiopulmonary bypass*** • full *or* total / partial [ʃ]/ hypothermic[11] [ɜː] ***CPB*** • ***CPB*** machine[12] • extracorporeal / surgical ***bypass*** • coronary (artery) *or* aortocoronary[13] / gastric ***bypass*** • ***bypass*** operation *or* surgery[14] / graft [æ]

Herz-Lungen-Maschine
Herz-Lungen-Bypass, kardiopulmonaler B.[1] extrakorporale(r)Kreislauf/ Zirkulation[2] umgehen, -leiten; Bypass[3] m. Sauerstoff anreichern, oxygenieren[4] Oxygenation, Oxygenierung[5] Kardioplegie, künstl. induzierter Herzstillstand[6] an e. Herz-Lungen-Maschine angeschlossen sein/ hängen[7] Membranoxygenator[8] Filmoxygenator[9] Bubble-Oxygenator[10] hypothermer CPB[11] Herz-Lungen-Maschine[12] aortokoronarer Bypass[13] Bypass-Operation[14]

11

oxygen tent [ɒːksɪdʒən] *n term* *syn* **O_2 tent** *n, rel* **head tent**[1] *n term* → U44-6

transparent [eə] enclosure suspended over the patient's bed to supply a high O_2 concentration

» *Either a monoplace chamber [tʃeɪ-] pressurized with pure O_2 or a multiplace chamber pressurized with compressed air where the patient receives [siː] pure O_2 by mask, head tent, or endotracheal [eɪ] tube may be used for hyperbaric oxygen therapy[2].*

Use to place in ***an oxygen tent*** • humidified [hjuː-] ***oxygen tent*** • mist(ifier) [-faɪə]/ steam [iː] ***tent*** • to give *or* administer[3]/deliver[3] ***oxygen*** • ***oxygen*** uptake[4] / supply[5] [aɪ]/ utilization / consumption[6] [ʌ] • ***oxygen*** tension[7] [tenᵗʃᵊn]/ gradient [eɪ]/ saturation[8] • supplemental / 100% / high-flow[9] ***oxygen*** • hyperbaric[2] [aɪ] ***oxygenation***

Sauerstoffzelt
Gesichtszelt[1] Sauerstoff-Überdrucktherapie, hyperbare Oxygenation[2] Sauerstoff verabreichen/ zuführen[3] Sauerstoffaufnahme[4] Sauerstoffzufuhr, -versorgung[5] Sauerstoffverbrauch[6] Sauerstoffspannung[7] Sauerstoffsättigung[8] high-flow Sauerstoffzufuhr[9]

12

intracranial [eɪ] **pressure monitor** *n term, abbr* **ICP monitor**
rel **subarachnoid bolt** [sʌbəræknɔɪd boʊlt] *or* **screw**[1] [skruː] *n term*

device for intraventricular, subarachnoid or epidural measurement of the pressure inside the skull

» *Ventriculostomy is a procedure for measuring intracranial pressure by placing an ICP monitor within one of the CSF-filled ventricles[2]. Continuous ICP measurement[3] is widely used to monitor progress in patients with severe head injuries. Although the intraventricular catheter is thought to be more accurate, a subarachnoid bolt is less invasive [eɪ] and easier to place and is preferred if immediate access is necessary.*

Use to place ***an ICP monitor*** • (invasive) ***ICP*** monitoring[4] • elevated *or* increased *or* raised[5] [eɪ] ***ICP*** • ***intracranial*** pressure screw[6] / injury / (mass) lesion[7] [iːʒ] • rise [raɪz] *or* increase in[8] ***intracranial pressure***

Hirndruckmonitor, intrakranielle Druckmesssonde
Subarachnoidalschraube[1] liquorgefüllte Hirnkammern/ Hirnventrikel[2] kontinuierl. Hirndruckmessung[3] invasive Hirndruckmessung[4] erhöhter intrakranieller Druck[5] intrakranielle Druckmesssonde[6] intrakranielle Raumforderung[7] Hirndrucksteigerung[8]

13

evoked potentials [ɪvoʊkt poʊtenˈʃᵊlz] *n term, abbr* **EP** → U118-12
rel **brain electrical activity mapping**[1] *n term, abbr* **BEAM**

electrical response in the brainstem or cerebral cortex elicited[2] [ɪs] by a specific stimulus

» *In the diagnosis of coma and brain death, somatosensory evoked potentials supplement [ʌ] the results of auditory [ɒː] evoked potentials. Auditory brain stem responses are evoked by stimulating the brain stem with sound waves via headphones. Evoked responses may be used to test the integrity of peripheral, spinal [aɪ], and central nervous pathways.*

Use cerebral / cortical / (somato)sensory[3] (*abbr* SEPs) ***evoked potentials*** • motor[4] / auditory[5] / visual[6] [ɪʒ] (*abbr* VEP) ***evoked potentials*** • brain stem auditory[7] (*abbr* BAEP)/ cognitive ***evoked potentials*** • low-amplitude ***EPs*** • auditory brainstem[7] (*abbr* ABR)/ sacral [eɪ] ***evoked response*** • ***evoked*** response testing • ***brain stem*** testing *or* studies / auditory evoked response[7] • ***brain stem*** evoked response audiometry[8] (*abbr* BSERA) • ***brain electrical activity*** map

evozierte Potentiale, EP
Brain Electrical Activity Mapping, BEAM[1] ausgelöst[2] somatosensibel evozierte Potentiale[3] motor. evozierte Potentiale[4] akust. evozierte Potentiale (AEP)[5] visuell evozierte Potentiale[6] AEP früher Latenz[7] Hirnstammaudiometrie[8]

14

ventricular drainage [dreɪnɪdʒ] *n term* *rel* **ventricular drain**[1] *n term*

evacuation of CSF from the cerebral ventricles for the relief of intracranial [eɪ] pressure

drain (off)[2] *v phr term* • **undrained** *adj* → U140-15 • **ventriculo-** *comb*

» *Obstructive [ʌ] hydrocephalus[3] [se] usually requires direct ventricular drainage of CSF. If acute obstructive hydrocephalus occurs, a ventricular drain aids in controlling increased intracranial pressure. An epidural abscess required emergency drainage via laminectomy[4].*

Use temporary / direct ***ventricular drainage*** • surgical / incision [sɪ] and ***drainage*** • ***ventricular*** puncture[5] [ʌ] • ***ventriculo***tomy /cisternostomy[6] /stomy • ***ventriculo***-atrial [eɪ] shunt[7] [ʃʌnt] /graphy /megaly

Ventrikeldrainage
Ventrikeldrain[1] ableiten, abfließen lassen[2] Verschlusshydrozephalus, H. occlusus[3] Wirbelbogenresektion, Laminektomie[4] Ventrikelpunktion[5] Ventrikulozisternostomie, Torkildson-Drainage[6] ventrikulo-atrialer Shunt[7]

15

chest tube [tʃest t(j)uːb] *n clin & jar* *syn* **thoracostomy tube** *n term*

curved [ɜː] plastic tube inserted into the pleural [plʊᵊəl] space[1] to remove effusions[2] [juːʒ], drain fluids, treat a tension pneumothorax[3] [n(j)uːmə-], etc.

thoracotomy[4] [θɔːrəkɒːt̬əmi] *n term* • **thoracoscopy** *n* • **thoracoscopic** *adj*

» *Attach [tʃ] the yellow connector of the chest tube collection tubing to the port marked "patient" on the lid of the blood collection bag. The chest tube is placed under water-seal [iː] drainage[5], and suction [ʌ] is applied until the lung expands. When an effusion [juːʒ] produces respiratory compromise [-maɪz], it should be drained with a thoracostomy tube.*

Use to insert [ɜː] /place/require/inject [dʒe] via/drain via[6]/remove ***a chest tube*** • small-bore[7] [bɔːr]/ 8 French / clamped[8] [æ] ***chest tube*** • ***chest tube*** insertion[9] / drainage[10] / decompression • ***chest tube*** (re)placement[9] / collection tubing[11] • closed[12] / pleural / water-sealed[5] ***tube drainage*** • tracheostomy[13] / suction-irrigation[14] ***tube*** • needle[15] [iː]/ tube[16] ***thoracostomy*** • emergency / exploratory[17] / left / extrapleural [ʊɚ] ***thoracotomy*** • video-assisted[18] ***thoracoscopy*** • ***thoracoscopic*** lung biopsy[19] [aɪ]/ surgery [sɜːrdʒɚi]/ pleurectomy

Thoraxdrain
Pleuraraum[1] Ergüsse[2] Spannungspneumothorax[3] Thorakotomie, Brustkorberöffnung[4] Bülau-Drainage[5] über e. Thoraxdrain ableiten[6] kleinlumiger Thoraxdrain[7] abgeklemmter T.[8] Platzierung e. T.[9] Thoraxdrainage[10] Thoraxdrainageschlauch[11] geschlossene Saugdrainage[12] Trachealkanüle[13] Saug-Spül-Drain/ -Kanüle[14] Thorakozentese[15] Thorakostomie mit Drainage[16] Probethorakotomie, explorative T.[17] videogestützte Thorakoskopie[18] thorakoskop. Lungenbiopsie[19]

16

pericardial decompression *n term* *rel* **pericardiocentesis**[1] [-sentiːsɪs] *n term*

evacuation of blood or fluid from the pericardium, esp. in cardiac tamponade[2] [-neɪd]

compression *n* • **(de)compress**[3] [dɪkɔmpres] *v* • **-centesis** *comb*

» *If the patient is stable, obtain an echocardiogram to confirm [ɜː] the presence of pericardial fluid and to assist in pericardiocentesis. Treatment of penetrating cardiac injuries has gradually changed to prompt thoracotomy and pericardial decompression. Chest decompression by needle thoracostomy may be lifesaving in suspected tension pneumothorax.*

Use emergency / chest thump [ʌ]/ cerebral[4] ***decompression*** • optic nerve [ɜː]/ gastric / bladder ***decompression*** • endoscopic / surgical[5] / percutaneous [eɪ] ***decompression*** • thoracic [æs] outlet[6] / portal / root[7] [uː] ***decompression*** • ***decompression*** tube / sickness[8] / chamber[9] [tʃeɪ-] • to perform/require/relieve by[10] ***pericardiocentesis*** • emergency / diagnostic[11] / therapeutic [juː] ***pericardiocentesis*** • percutaneous / (transthoracic) needle / blind ***pericardiocentesis*** • ***pericardiocentesis*** tray[12] / needle • closed chest (cardiac)[13] / nerve (root) ***compression*** • spinal [aɪ] cord[14] / brain stem / digital[15] ***compression*** • ***compression*** injury / fracture[16] • ***compression*** dressing *or* bandage[17] [-ɪdʒ]/ atelectasis[18] • thoraco/ (abdominal) para/ arthro***centesis*** • culdo[19] [ʌ]/ tympano [ɪ]/ amnio***centesis***

Perikard-, Herzdekompression
Perikardpunktion, -(io)zentese[1] Perikard-, Herz(beutel)tamponade[2] v. Druck entlasten, dekomprimieren[3] Schädeldekompression[4] op. Dekompression[5] op. Entlastung des Thoracic Outlet-Syndroms[6] Wurzeldekompression[7] Caisson-, Druckfall-, Dekompressionskrankheit[8] Dekompressionskammer[9] durch Perikardpunktion entlasten[10] diagnost. Perikardpunktion[11] Perikardpunktionsbesteck[12] Herzdruckmassage[13] Rückenmarkkompression[14] digitale Kompression[15] Kompressionsfraktur, Stauchungsbruch[16] Kompressionsverband[17] Kompressionsatelektase[18] Douglaspunktion[19]

17

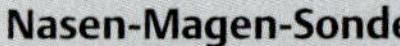

nasogastric *or* **NG tube** *n term* *rel* **jejunostomy** *or* **J tube[1]** *n term* → U91-26

a tube passed into the stomach [k] through the nose; a J tube is a type of feeding [iː] tube[2] surgically [ɜː] inserted [ɜː] into the small intestine[3]

nasoduodenal *adj term* • **jejunotomy** [dʒɪdʒuːnɒtəmi] *n* • **jejunoileal** *adj*

» *Feeding by a nasogastric* [neɪzoʊ-] *tube or an endoscopically placed gastrostomy tube[4] may be necessary for nutritional* [ɪʃ] *support. Oral intake is withheld, and a nasogastric tube is inserted to aspirate gastric secretions* [iːʃ]. *A feeding jejunostomy is indicated whenever prolonged nutritional support is anticipated* [ɪs].

Use to pass *or* insert *or* place[5] ***a nasogastric tube*** • indwelling[6] ***NG tube*** • ***(naso)gastric*** intubation[7] / suction[8] / aspirate • ***(naso)gastric*** sampling / lavage[9] [-ɑːʒ]/ feeding[10] • esophageal [dʒ] gastric (*abbr* EGT)/ feeding[2] / Sengstaken-Blakemore[11] ***tube*** • balloon[12] / intestinal / triple-lumen[13] ***tube*** • jejunal (feeding)[1] / stomach[4] / G[4] ***tube*** • ***jejunostomy*** feeding[14] (tube) • ***nasoduodenal*** feeding / tube[15]

Nasen-Magen-Sonde
Jejunalsonde[1] Ernährungssonde[2] Dünndarm[3] perkutane Magensonde[4] e. Magensonde legen[5] Dauerkanüle[6] Legen e. Magensonde/ nasogastralen Sonde[7] Aspiration/ Absaugen d. Mageninhalts[8] Magenspülung, -ausheberung[9] Ernährung über e. Magensonde[10] Sengstaken-Blakemore-Sonde[11] Ballonsonde[12] dreilumige Sonde[13] Ernährung über eine Jejunalsonde[14] nasoduodenale Ernährungssonde[15] 18

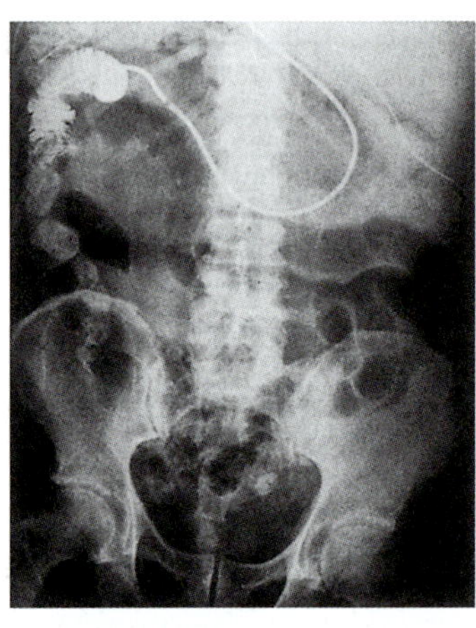

Radiographic view confirming correct placement of a nasoduodenal tube for enteral feeding

parenteral nutrition [nuːtrɪʃᵊn] *or* **alimentation** [ælɪmənteɪʃᵊn] *n term* *syn* **intravenous** [iː] *or* **drip feeding** [iː] *n*, *rel* **tube feeding[1]** *n term*

meeting a patient's nutritional needs by means of IV feedings, e.g. to provide [aɪ] bowel [baʊəl] rest following surgery for massive GI trauma [ɒː]

enteral [entɚəl] *adj term* • **hyperalimentation[2]** [haɪpɚ-] *n* → U79-3

» *Chronic parenteral nutrition at home is required if oral intake[3] is not tolerated. In most situations, solutions* [uːʃ] *of equal* [iː] *nutrient value[4] can be designed* [aɪ] *for delivery via enteral and parenteral routes* [aʊ‖uː], *but differences in absorption must be considered.*

Use to require/receive[5] [siː] /delay [eɪ] ***parenteral nutrition*** • total (*abbr* TPN)/ partial / supplementary ***parenteral nutrition*** • temporary / prolonged[6] / long-term[6] ***parenteral nutrition*** • chronic / preoperative / home / peripheral[7] (*abbr* PPN) ***parenteral nutrition*** • enteral[1] / intravenous[8] ***nutrition*** • ***nutrition*** support[9] / therapy[10] • level *or* state[11] / maintenance / source [ɔː] ***of nutrition*** • enteral[1] (tube) / oral ***alimentation*** • ***parenteral*** administration[12] / fluid support / feeding[8] / diet [daɪət] • ***parenteral*** hyperalimentation / therapy • ***parenteral*** antibiotics[13] / dose / formula • (assisted) enteral[1] / IV[8] / central line[14] ***feeding*** • nasointestinal / (naso)jejunal[15] / jejunostomy[15] ***feeding*** • ***feeding*** tube / jejunostomy[16] • ***nutritional*** intervention / support[9] / (replacement) therapy[10]

parenterale Ernährung
Sondenernährung, enterale Ernährung[1] Hyperalimentation[2] perorale Nahrungsaufnahme[3] Nährwert[4] parenteral ernährt werden[5] parenterale Langzeiternährung[6] parenterale Ernährung über e. peripheren Zugang[7] parenterale Ernährung[8] künstl. Ernährung[9] Ernährungstherapie[10] Ernährungszustand[11] parenterale Verabreichung/ Applikation[12] parenteral verabreichte Antibiotika, Antibiotika zur parenteralen Applikation[13] Ernährung über e. zentralen Venenkatheter[14] Ernährung über eine Jejunalsonde[15] Ernährungsfistel im Jejunum[16] 19

indwelling (urinary *or* **Foley) catheter** [kæθətɚ] *n term* → U127-19

tube for constant drainage [dreɪnɪdʒ] of urine [jʊɚɪn] left in place in the bladder [æ] where it is retained [eɪ] by an inflatable [eɪ] balloon [uː]

» *Indwelling pigtail* [pɪgteɪl] *ureteral* [iː] *catheters[1] can be placed for acute or long-term drainage in selected patients. Determine* [ɜː] *how long a postoperative catheter should be left indwelling. Insert a Foley catheter to monitor urine output.*

Use to place/insert/pass/replace[2] ***an indwelling catheter*** • long-term / permanent [ɜː]/ chronic ***indwelling catheter*** • ***indwelling*** (draining) device [aɪs]/ urethral [iː] catheter[3] / bladder catheter[4] • ***indwelling*** endotracheal [eɪk] tube / double [ʌ] J stent[5] / arterial [ɪɚ] line • self-retaining[6] [eɪ]/ balloon-tip[7] ***catheter*** • ***Foley*** catheter drainage / balloon / insertion tray[8] [treɪ]

Dauer-, Verweilkatheter
Doppel-J-Ureterkatheter[1] einen Dauerkatheter auswechseln[2] Harnröhrendauerkatheter[3] Blasenverweilkatheter[4] Doppel-J-Schiene/-Stent[5] selbsthaltender Katheter[6] Ballonkatheter[7] Foley-Instrumententasse[8] 20

125

hemofiltration [hiːmoufɪltreɪʃᵊn] *n term* *rel* **dialysis**[1] [daɪæləsɪs] *n term* *rel* **artificial** [ɪʃ] **kidney**[2] [kɪdni] *n term*

removal of toxic substances and water from the blood by diffusion via extracorporeal circulation

hemodialyzer[2] *n term* • **hemodialysis** *n* • **dialyze**[3] *v* • **dialysate**[4] *n*

» *Dialysis–either hemodialysis, continuous arteriovenous [iː] hemofiltration[5], or peritoneal [iː] dialysis–may need to be instituted to treat life-threatening [e] complications. Higher sodium intake[6] is permitted for patients on peritoneal dialysis because the dialysate can be adjusted [dʒʌ] to remove the excess. Many patients with severe vesicoureteral [iː] reflux[7] [iː] ultimately require chronic dialysis[8].*

Use to need/require/institute/undergo/receive [iː] ***hemofiltration*** • aggressive / chronic ***hemodialysis*** • prophylactic / continuous ambulatory peritoneal[9] (*abbr* CAPD) ***dialysis*** • intermittent peritoneal[10] / emergency[11] ***dialysis*** • hospital-based / home[12] ***dialysis*** • daily / maintenance[13] [eɪ]/ (long-term) renal[13] [iː] ***dialysis*** • ***dialysis*** patient[14] / support / membrane[15] • ***dialysis*** catheter / fluid[4] / therapy[16] / unit[17] / solution[4] [uːʃ] • hollow fiber [aɪ] *or* capillary[18] ***dialyzer*** • ultrafiltration[19] ***hemodialyzer*** • ***artificial kidney*** machine[2] / program • priming [aɪ] of[20] / wearable[21] [weᵊəbl] (*abbr* WAK) ***artificial kidney*** • intra-abdominal / calcium-free [s] ***dialysate***

Hämofiltration

Dialyse[1] künstliche Niere, (Hämo)dialysator, Dialysegerät[2] dialysieren, mittels Dialyse trennen[3] Dialysat, Dialysier-, Spüllösung[4] kontinuierliche arteriovenöse Hämofiltration[5] Natriumzufuhr[6] vesikoureteraler Reflux[7] chronische Dialyse(behandlung)[8] kontinuierliche ambulante Peritonealdialyse[9] intermittierende P.[10] Notfalldialyse[11] Heimdialyse[12] Dauerdialyse[13] Dialysepatient(in)[14] Dialysemembran[15] Dialysebehandlung[16] Dialysestation[17] Hohlfaser-, Kapillardialysator[18] Ultrafiltrat-Hämodialysegerät[19] Priming (vorbereitende Spülung/ Füllung) des Dialysators[20] tragbares Dialysegerät[21] 21

support hose [houz] *n clin* *syn* **TED hose** *n jar,* **anti-embolic stockings** *n term*

SED-type (sequential compression device) stockings worn to preclude edema, embolism and/or improve hemodynamics in postoperative, bedridden[1] or unconscious patients (TED = thromboembolic disease)

» *Edema [iː] usually decreases with use of an elastic support hose or increased rest with the legs elevated[2] or, preferably [ɜː], lying on the side. Get her a TED hose to wear at night. These surgical stockings called TED hose will prevent pooling [uː] of blood[3] in your legs.*

Use to advise [aɪ] /wear ***a TED hose*** • knee-length[4] [niː leŋkθ]/ thigh-high [θaɪ haɪ] ***TED hose*** • antiembolism[5] / pneumatic [n(j)uː-] compression[6] ***hose*** • elastic compression[5] / surgical support[5] ***stockings***

elastische Stütz-/ Kompressionsstrümpfe

bettlägrig[1] hochgelagert[2] Blutstau[3] kurze Stützstrümpfe[4] elastische Stütz-/ Kompressionsstrümpfe[5] aufblasbare Kompressionsstrümpfe[6] 22

(urinary) leg bag *n clin* *rel* **space** *or* **Spenco boots**[1] [buːts] *n jar*

plastic bag tied to the leg which is connected to an indwelling bladder catheter to collect urine

» *Patients who rely [aɪ] on catheters require a leg-bag for the collection of urine. Try connecting the night bag to the end of the leg bag and leaving the leg bag tap[2] open. The padded[3] support devices used to position the feet and ankles of patients who are unconscious [ʃ] for long periods to avoid the development of deformities are called space boots. My daughter's on a respirator, and her feet are in these cuffs [ʌ] they call Spenco boots.*

Use to wear/attach [tʃ] /empty ***a leg bag*** • to keep a ***leg bag*** in place[4] • reusable[5] [juː]/ full ***leg bag*** • ***leg bag*** tubing / straps[6] / user • ***leg bag*** access opening / emptier

Bein-Urinbeutel

Stiefel zur Spitzfußprophylaxe[1] Hahn beim Urinbeutel[2] gepolstert[3] den Urinbeutel fixieren[4] wiederverwendbarer Urinbeutel[5] Urinbeutelfixierung[6] 23

posey vest [pouzi vest] *n jar* *syn* **Houdini jacket** [dʒækɪt] *n jar* → U77-26

supportive device that fits on the patient like a sleeveless[1] sweater [e], and zips up the front with two long ties that go around the patient; it is used to prevent falls out of bed or from a wheelchair[2] [iː]

» *The posey vest restricts the patient's upper body movement. Patients with suspected overdose should be restrained[3] [eɪ] with soft ankle and wrist [rɪst] restraints[4] as well as a posey vest. He needs assistance with getting in and out of bed and has to be strapped[3] in with a posey vest due to upper body weakness.*

Use to apply/place sb. in ***a posey vest*** • ***vest*** restraint • body[5] ***jacket*** • ***posey*** belt[6]

Fixationsweste

ärmellos[1] Rollstuhl[2] angegurtet, fixiert[3] Handgelenksriemen, -gurte[4] Zwangsjacke[5] Bauchgurt[6] 24

eye tape [aɪ teɪp] *n term* → U141-11

tape used to close and keep moist the eyes of an unresponsive patient who has lost the blink reflex[1] [iː]

» *To protect the eyes and to prevent them from drying out, eye drops[2] may be put into the eyes and eye tapes may be used to close them. Her eyes are closed with eye tape and she's hooked [ʊ] up to an ICP monitor[3]–it was all scary[4] [skeᵊi] for me to see unprepared.*

Lidverschlusspflaster

Blinzel-, Kornealreflex[1] Augentropfen[2] Hirndruckmonitor, intrakranielle Druckmesssonde[3] schrecklich, schlimm[4] 25

Unit 126 Surgical Treatment

Related Units: 127 **Operative Techniques,** 129 **Plastic Surgery,** 131 **Surgical Suite,** 132 **Surgical Instruments,** 134 **Perioperative Management,** 137 **Sutures,** 139 **Asepsis,** 140 **Wound Healing,** 141 **Fracture Management**

operate on *v phr term*

performing surgery in a patient [eɪʃ] with the help of instruments in order to remove or repair damaged tissue

operation[1] *n term & clin* • **(in)operable**[2] *adj* • **preoperated** *adj*

» *The patient should be operated on immediately following chest x-ray*[3]*. Resuscitation*[4] [sʌs] *is continued as the patient is being operated on. Complications occur in approximately 2% of all people operated on for biliary tract disease*[5]*. The prognosis is good if the patient is operated on in the early stages of the illness.*

Use ***to operate on the*** heart [ɑː]/ leg • to undergo[6]/be subjected to/perform[7]/postpone[8]/schedule[9] [sk‖ʃedjuːl] ***an operation*** • chest-wall / hip / gynecologic [gaɪnə‖dʒɪnɪ-] / major[10] [eɪdʒ] ***operation*** • open[11] / high-risk / repeat[12] [iː]/ second-look[13] / prolonged ***operation*** • ***preoperated*** abdomen[14] • ***(in)operable*** tumor / lesion • newly ***operated*** patient[15]

> **Note:** Mark the difference between *to operate*[16] *(e.g. a machine)* and *to operate* on (e.g. a patient). The preposition must not be dropped, also in the passive.

operieren
Operation, chir. Eingriff[1] (nicht) operierbar, (in)operabel[2] Thorax-Röntgen[3] Reanimation[4] Gallenerkrankung[5] s. einer Op. unterziehen[6] Op. durchführen[7] Op. verschieben[8] Op. ansetzen[9] großer Eingriff[10] offenchir. Eingriff[11] Reoperation[12] (diagnost.) Zweiteingriff, Second-look-Operation[13] voroperiertes Abdomen[14] frischoperierte(r) Patient(in)[15] bedienen[16]

1

operative *adj term* *syn* operating, surgical [sɜːrdʒɪkəl] *adj term*

pre/ postoperative *adj term* • **intra/ perioperative** *adj*

» *When fever* [iː] *appears after the second postoperative day, we ought* [ɒːt] *to reconsider*[1] *the diagnosis. This kind of hematoma* [iː] *requires operative intervention*[2]*.*

Use ***operative*** field[3] / site[4] / time / approach[5] [-oʊtʃ]/ risk / scar[6] / management *or* treatment / mortality rate / permit[7] / wound [uː] • ***operating*** room[8] (*abbr* OR) *or BE* theatre[8] (*abbr* OT)/ (micro)scope / table[9] / team • ***preoperative*** evaluation / history[10] / hospital stay / fasting[11] • ***preoperative*** diagnosis / management[12] / workup[13] / counseling [aʊ]/ cessation [s] of smoking • ***postoperative*** pain / course[14] [ɔː]/ period / day 2 / care[15] / followup[16] • ***intraoperative*** findings[17] [aɪ]/ evaluation / monitoring[18]

operativ, Operations-, chirurgisch
sollten überdenken[1] chir. Eingriff[2] Operationsfeld[3] Operationssitus[4] operativer Zugang[5] Operationsnarbe[6] Operationseinwilligung[7] Operationssaal, OP[8] OP-Tisch[9] präop. Anamnese[10] präop. Nahrungskarenz[11] Operationsvorbereitung[12] präop. Anamnese u. Diagnostik[13] postop. Verlauf[14] p. Nachsorge[15] p. Nachuntersuchung[16] intraop. Befund[17] intraop. Überwachung[18]

2

surgery [sɜːrdʒəri] *n term & clin*

(i) operative treatment
(ii) in BE the room where a doctor or dentist sees and treats patients

surgeon[1] *n* • **surgical** *adj* •
electro-/ micro-/ cryosurgery[2] [kraɪoʊ-] *n term*

» *In the hands of an experienced surgeon the operative mortality rate should approach zero*[3] [zɪəoʊ]*. This problem demands immediate surgical attention*[4]*.*

Use minor[5] / major / elective[6] / emergency[7] [ɜːrdʒ]/ radical / exploratory[8] ***surgery*** • corrective / abdominal / hand / day[9] / plastic / palliative ***surgery*** • general / vascular[10] /assistant ***surgeon*** • ***surgical*** treatment / candidate / margin[11] [dʒ]/ center / ward[12] [ɔː]/ case / condition / correction / excision[13] / outcome[14]

(i) Chirurgie, chir. Eingriff
(ii) Ordination, Praxis
Chirurg(in), Operateur(in)[1] Kryochirurgie[2] bei Null liegen[3] chir. Behandlung[4] kleiner chir. Eingriff[5] Wahl-, Elektiveingriff[6] Not(fall)op.[7] explorative Op.[8] op. Eingriff i. einer Tagesklinik[9] Gefäßchirurg(in)[10] chir. Schnittrand[11] chir. Station[12] op. Entfernung[13] Operationsergebnis[14]

3

(surgical *or* operative) procedure [prəsiːdʒər] *n term* *syn* technique [tekniːk] *n term*

specific type of surgery the steps and maneuvers [uː] of which are more or less standardized

technical [k] *adj* • **technically** *adv*

» *The awake patient may experience cough*[1] [kɒːf] *during the procedure. The key factor for achieving optimal healing* [iː] *after operation is good surgical technique. Many cases of healing failure*[2] [feɪljər] *are due to technical errors.*

Use adjunctive[3] [dʒʌ] / invasive [eɪ] / dental / termination / staged [eɪdʒ]/ two-stage[4] / salvage[5] [sælvɪdʒ]/ V-Y[6] / staging[7] ***procedure*** • laser [eɪ] / closed[8] / irrigation / childbirth[9] ***technique*** • ***technically*** feasible[10] [iː]

Operation(stechnik), operative(s) Verfahren/ Methode
Husten[1] schlechte (Ver)heilung[2] unterstützende Maßnahme[3] zweizeitige Op.[4] organ-/ lebensrettender Eingriff[5] V-Y Plastik[6] Staging-Operation[7] nicht invasives Verfahren[8] Entbindungstechnik[9] technisch durchführbar[10]

4

126

elective *adj term*

opposite **emergency** [ɜːrdʒ], **urgent**[1] [ɜːrdʒᵊnt] *adj* → U6-18

an elective procedure is one that can be scheduled without any pressure of time

» *Elective surgical repair is indicated to prevent complications. There is no need for an urgent or emergency operation.*

Use ***elective*** procedure[2] / treatment / case / resection / left colectomy / abortion [-ɔːrʃᵊn]/ dental surgery • ***emergency*** situation[3] / consultation / measures[4] [eʒ]/ room[5] (*abbr* ER) / ward / department[5] / physician[6] [fɪzɪʃᵊn]/ treatment / surgical care / amputation[7] • in (case of) an[8] / medical ***emergency*** • on an ***emergency*** basis • ***urgent*** attention / admission[9] / evaluation[10] / referral[11] / intervention / transfusion / laparotomy

elektiv, zum Zeitpunkt der Wahl
Not(falls)-[1] Wahl-, Elektiveingriff[2] Notfall[3] Notmaßnahmen[4] Notaufnahme(zimmer, -station)[5] Notarzt, -ärztin[6] Notamputation[7] im Notfall[8] Notfallaufnahme[9] dringende Abklärung[10] dringende Überweisung[11] 5

(surgical) approach [əproʊtʃ] *n term*

sim **access**[1] [ækses], **route**[2] [uː‖aʊ] *n term*

specific anatomic dissection by which access is gained[3] [eɪ] to the operative field

approach[4] *v* • **(in)accessible**[5] *adj* • **accessibility** *n*

» *The left chest approach affords*[6] *limited access to the esophagus* [ɪsɒːf-]. *The laparoscopic approach provides good access with low morbidity. Submandibular abscesses are best approached through an incision 2 cm below the inferior* [ɪɚ] *border of the mandible. An extraperitoneal approach via the flank is preferred for upper retroperitoneal and perirenal* [iː] *lesions* [iːʒ].

Use combined / lateral / transpalatal ***approach*** • to gain[3]/allow (for) *or* provide[7]/have/ limit[8] ***access to*** • operative / vascular / intravenous[9] [iː]/ limited / easy / good / wide[10] ***access*** • ***access*** route[1] • surgically ***(in)accessible*** areas • easily ***accessible***

Note: *Access* (the right, privilege or possibility to enter or make contact) and *approach* (the way or route of entering or doing something) are clearly different in usage and meaning. Also do not confuse *accessible* and *accessory*[11].

Operationsweg, operativer Zugang
Zugang(sweg)[1] Zugangsweg, -art[2] Zugang erlangen[3] s. nähern, herangehen an[4] (un)zugänglich[5] ermöglicht[6] Zugang ermöglichen[7] Z. beschränken[8] venöser Z.[9] breiter Zugang[10] zusätzlich, Hilfs-[11] 6

(surgical) exposure [ɪkspoʊʒɚ] *n term*

the extent to which the operative field is visualized[1] [ʒ], accessible and provides sufficient [ɪʃ] working space[2]

expose[3] *v term* • **(un)exposed**[4] *adj*

» *The hepatic flexure* [kʃ] *may have to be mobilized to expose the duodenum. The tissue must be either retracted upward*[5] *or divided to allow for adequate exposure of the trachea* [treɪkɪə].

Use to achieve[6]/allow for *or* permit[7] ***adequate exposure*** • good / wide ***exposure***

Freipräparierung, Freilegung, Darstellung
dargestellt[1] genügend Arbeitsraum[2] freilegen, -präparieren[3] (nicht) freiliegend[4] n. oben gezogen[5] ausreichend darstellen[6] e. ausreichende Darst. ermöglichen[7] 7

landmark *n term*

a distinctive site[1] or anatomic feature[2] [fiːtʃɚ] used by surgeons to facilitate[3] orientation in the operative field

» *Use the brachial* [eɪk] *artery as a landmark. All landmarks were obliterated*[4] *by the swelling.*

Use anatomic ***landmark*** • to locate[5]/find/identify/visualize[6] [ʒ]/lose ***landmarks***

Orientierungs-, Bezugspunkt
markante Stelle[1] anatomische Struktur[2] erleichtern[3] verdeckt[4] Orientierungspunkte lokalisieren[5] Orientierungspunkte darstellen[6] 8

incise [ɪnsaɪz] *v term* *sim* **circumcise**[1] *v term*, **cut**[2] *v jar*

opposite **excise**[3] *v term*

cutting the skin or a tissue layer with a scalpel to open up the operative field

incision[4] [ɪnsɪʒᵊn] *n term* • **incisional** *adj* • **incised** *adj*

» *The lung is incised over the cyst* [sɪst]. *A transverse incision*[5] *overlying the upper trachea is developed by separating*[6] *the muscles of the neck in the midline.*

Use to make[7]/deepen ***an incision*** (into) • the ***incision*** is carried[8] / developed[8] / continued[8] along the ... • ***incise*** and drain[9] • flank[10] / skin[11] (crease) [iː] / Pfannenstiel / stab[12] ***incision*** • circular[13] / midline[14] / muscle-splitting[15] / relaxing[16] / inadvertent[17] / Z-shaped ***incision*** • ***incisional*** biopsy[18] [aɪ]/ hernia[19] / drainage [-ɪdʒ]

inzidieren, ein-, aufschneiden
um-, beschneiden[1] (ein-, durch-, ab)schneiden[2] exzidieren, (her)-ausschneiden[3] Eröffnung, (Ein)-schnitt, Inzision[4] Querinzision[5] (Durch)trennen, Spalten[6] inzidieren, einschneiden[7] Schnitt w. geführt[8] inzidieren u. (durch Drain) ableiten[9] Flankenschnitt[10] Hautschnitt[11] Stichinzision[12] kreisförm./ zirkulärer Schnitt[13] Medianschnitt[14] Wechselschnitt[15] Entlastungsschnitt[16] unbeabsichtigter Einschnitt[17] Probeexzision[18] Narbenbruch[19] 9

section [sekʃᵊn] *v & n term* *syn* **sectio** *n term*, **sectiones** *pl*

(i) making an incision
(ii) a cut surface[1]
(iii) segmentation of an anatomic structure

cross-section[2] *n term* • **cross-sectional** *adj*

» *The transverse carpal ligament had to be sectioned to liberate*[3] *the median* [iː] *nerve. The vessel was doubly* [ʌ] *ligated* [aɪ] *and sectioned*[4].

Use histologic / frozen[5] / serial[6] [ɪɚ]/ cesarean[7] [sɪzeɚɪən] ***section*** • ***cross-sectional*** area[8] / plane [eɪ]/ view / image / study • nerve ***sectioning***

inzidieren, durchtrennen; Schnitt(fläche), Abschnitt
Schnittfläche[1] Querschnitt[2] freilegen[3] zwischen zwei Ligaturen abgesetzt[4] Gefrierschnitt[5] Serienschnitt[6] Kaiserschnitt, Schnittentbindung, Sectio caesarea[7] Querschnittfläche[8] 10

exploration *n term* *sim* **inspection**[1] *n term*

(i) surgical or clinical examination for diagnostic purposes
(ii) initial step in some surgical procedures performed either for gaining orientation or strategy planning

(re)explore *v term* • **inspect** *v* • **exploratory**[2] *adj term*

» *Arteriography or surgical exploration of the neck is recommended for penetrating injuries. Exploratory laparotomy*[3] *or laparoscopy is advisable* [aɪz] *if all investigations prove inconclusive*[4].

Use vaginal [dʒ]/ manual[5] / visual [ʒ] ***exploration*** • ***exploratory*** incision / biopsy / puncture[6] [pʌŋktʃɚ]/ surgery • ***to explore*** the depth of the wound[7]

Exploration, Untersuchung, Austastung
Inspektion, Prüfung, Kontrolle[1] explorativ, Probe-[2] Explorativ-, Probelaparotomie[3] ergebnislos[4] Austastung[5] Probepunktion[6] Tiefe einer Wunde feststellen[7] 11

dissect *v term* *sim* **free**[1], **liberate**[1] *v jar*

to cut and separate body tissues in surgery, autopsy [ɒː], or for anatomic study

dissection[2] *n term* • **dissect free**[1] *v phr* • **dissector**[3] *n*

» *The surrounding tissue is carefully dissected away from*[4] *the tumor. The dissection was carried upward to the axilla. The ureter was freed and wrapped* [r] *in omentum.*

Use ***dissected*** bluntly[5] [ʌ]/ off *or* free from[6] • extensive / meticulous[7] / gentle [dʒ]/ sharp[8] / blunt / finger / (lymph) node[9] / subintimal ***dissection*** • ***dissecting*** microscope[10] [aɪ]/ aneurysm[11] [jɚ]

präparieren, sezieren
freilegen, -präparieren[1] Präparation, (Dis)sektion, Obduktion[2] Prosektor; Dissektor[3] abpräpariert[4] stumpf präpariert[5] frei-, abpräpariert[6] exakte Präparation[7] scharfe P.[8] Lymphadenektomie, -knotendissektion[9] Präpariermikroskop[10] Aneurysma dissecans[11] 12

preserve *v* *syn* **spare** [speɚ] *v*, **leave** [iː] **intact** *v phr*

(i) to maintain in normal, healthy or unchanged condition
(ii) not affected by dissection or disease

preservation[1] *n* • **(life-)preserving**[2] *adj* • **organ-sparing**[3] *adj term*

» *Every effort must be made to preserve antegrade ejaculation* [ɪdʒæk-]. *The technique spares*[4] *the patient a second anesthetic* [e].

Use ***to preserve*** viable [aɪə] tissue / normal weight-bearing [weɪt]/ full range of motion[5] / the duodenum • functional[6] ***preservation*** • ***preservation of*** length / health[7] / position sense[8] / arterial [ɪɚ] blood flow • nerve-***sparing*** procedure[9]

erhalten, schonen
Erhaltung, Konservierung[1] (lebens)erhaltend[2] organerhaltend[3] erspart[4] volle Beweglichkeit erhalten[5] Funktionserhaltung[6] Gesunderhaltung[7] E. der Lageempfindung[8] nerv(en)schonender Eingriff[9] 13

transect *v term* *sim* **bisect**[1] [aɪ] *v term* **divide**[2], **split**[2] *v*

to incise and separate transversely, esp. vessels and tubes; sever[3] is also used for traumatic amputations

transection[4] *n term* • **division**[5] [dɪvɪʒᵊn] *n*

» *Take care not to transect the vein or puncture its outer wall. Stapled* [eɪ] *transection*[6] *has replaced the older technique of direct suture* [suːtʃɚ] *ligation*[7] *of varices* [æ].

Use partial [ʃ]/ gastric[8] / ureteral / line of ***transection*** • ***split***-thickness graft[9] / tongue[10] [tʌŋ]/ rectus muscle [mʌsl] • transverse / longitudinal[11] / cell ***division***

(quer) durchtrennen, -schneiden
(zwei)teilen[1] trennen, spalten[2] abtrennen[3] Querschnitt; Durchtrennung[4] Durchtrennung[5] Absetzen zw. Klammerreihen[6] Umstechungsligatur[7] Absetzen d. Magens[8] Spalthauttransplantat[9] Spaltzunge[10] Längsteilung[11] 14

resection *n term* *syn* **excision, extirpation** *n term* → U127-1

surgical removal of an organ or part of an organ

resect[1] *v term* • **resectable** *adj* • **excise**[2] [aɪz] *v* • **extirpate**[3] *v*

» *Obstructing lesions of the left colon are best managed by resection. Nonsurgical modalities should be reserved for patients who are poor candidates for resection.*

Use rib / wedge[4] [dʒ]/ segmental / transurethral[5] / (en) bloc(k)[6] / complete / curative [kjʊɚ] ***resection*** • ***resectable*** lesion [liːʒᵊn] *or* tumor[7] • ***resected*** tissue / tonsil / aneurysm • ***resectoscope***[8]

Resektion, Exzision, Entfernung
resezieren, entfernen[1] exzidieren[2] exstirpieren[3] Keilresektion[4] transurethrale R.[5] En-Bloc R.[6] resezierbarer Tumor[7] Resektoskop[8] 15

Unit 127 Basic Operative Techniques

Related Units: 126 Surgical Treatment, 137 Sutures, 132 Surgical Instruments, 129 Plastic & Reconstructive Surgery, 128 Minimally Invasive Surgery

-ectomy *comb* → U126-15

word ending for terms referring to surgical removal or excision [eksɪʒᵊn]

gastrectomy[1] *n term* • **gingivectomy** [dʒɪndʒ-] *n* • **appendectomy**[2] *n*

-ektomie, -exzision, -entfernung
Gastrektomie, totale op. Magenentfernung[1] Appendektomie[2] 1

-(o)tomy *comb* → U126-9f

word ending for terms denoting surgical incision

laparotomy[1] *n term* • **osteotomy** *n* • **cystotomy**[2] *n* • **episiotomy**[3] *n term*

-tomie, -schnitt, -eröffnung
Laparotomie, Bauchschnitt, -höhleneröffnung[1] Zystotomie, Blasenschnitt[2] Episiotomie, (Scheiden)-dammschnitt[3] 2

-stomy *comb*

word ending denoting surgical creation of an opening into a hollow viscus[1] [sk] or the artificial [ɪʃ] communication[2] (also termed stoma[3]) between two spaces

colostomy[4] *n term* • **antrostomy**[5] *n* • **tracheostomy**[6] *n*

-stomie, -stoma, op. angelegte Öffnung
Hohlorgan[1] künstl. Verbindung[2] Stoma[3] Kolostomie[4] Kieferhöhlenfensterung[5] Tracheostoma[6] 3

-plasty *comb* → U129-3

word ending denoting surgical repair or restoration of form and/or function of organs or structures

angioplasty[1] [dʒ] *n term* • **arthroplasty**[2] *n* • **rhinoplasty** [aɪ] *n* • **genioplasty**[3] *n term*

> **Note:** Many (in BE practically all) terms with the above endings carry the main stress on the vowel that comes before the ending, e.g. anatomy, ...ostomy, ...oplasty.

-plastik, -ersatz, op. Korrektur
Angioplastie, Gefäßplastik[1] Arthroplastik, Gelenkersatz[2] Genio-, Kinnplastik, Kinnkorrektur[3] 4

microsurgery [aɪ] *n term* *sim* **microneurosurgery** [ʊə˞] *n term*

dissection of tiny[1] [aɪ] structures using a micromanipulator[2] or laser beam [iː] and magnifying lenses

microsurgical(ly) *adj/adv term* • **microsurgeon**[3] *n* • **microdissect** [ɪ||aɪ] *v*

» *A laser microprobe*[4] *was used to vaporize*[5] [eɪ] *a minute*[1] [maɪnuːt] *area of tissue.*

Use laser / pituitary[6] / transsphenoidal ***microsurgery*** • ***microsurgical*** technique / excision / conization[7]

Mikrochirurgie
winzig[1] Mikromanipulator[2] Mikrochirurg(in)[3] Mikrosonde[4] verdampfen, vaporisieren[5] mikrochirurg. Eingriff a. d. Hypophyse[6] mikrochir. Konisation[7] 5

operating microscope *n term* *sim* **magnifying loupe** [luːp] *or* **lens**[1] *n term*

specially designed loupe for surgery on delicate[2] structures not visible to the naked [neɪkɪd] eye[3]

magnification[4] *n term* • **magnify** *v*

» *An operating microscope with two viewing binocular* [baɪ-] *lenses*[5] *and swaged-on needles*[6] [swedʒd] *of 60 µm are required.*

Use 3-fold / 8 times / with×100[7] ***magnification***

Operationsmikroskop
Lupe(nbrille)[1] zarte[2] mit bloßem Auge[3] Vergrößerung[4] Binokularmikroskop[5] atraumatische Nadeln[6] bei 100facher Vergrößerung[7] 6

laser [leɪzə˞] *n term*

acronym for light amplification by stimulated emission of radiation; a high-energy narrow beam of nondivergent[1] [-daɪvɜːrdʒənt] electromagnetic radiation highly useful in microsurgery (eye, spine [aɪ], brain surgery)

lase[2] [leɪz] *v term* • **laser-assisted** *adj*

» *Carcinoma in situ can be eradicated*[3] *by cauterization, cryotherapy, laser vaporization*[4]*, cone biopsy* [aɪ]*, or electrosurgical loop* [uː] *excision*[5]*.*

Use ***laser*** surgery / ablation / excision / photocoagulation / iridotomy • ***laser*** probe[6] [oʊ]/ tip / beam[7] [iː]/ energy • argon / krypton [ɪ]/ Nd:YAG[8] / helium-neon [iː]/ carbon dioxide [aɪ]/ dye[9] [daɪ]/ thermal / endoscopic ***laser***

Laser
nicht divergierend[1] lasern[2] völlig beseitigt[3] Laservaporisation[4] Abtragung mittels Diathermieschlinge[5] Lasersonde[6] Laserstrahl[7] Neodym-YAG-Laser[8] Farbstofflaser[9] 7

127

cryosurgery [kraɪoʊ-] *n term*

operating on tissue subjected to extreme cold, e.g. by application of carbon dioxide

cryoprobe[1] *n term* • **cryocautery**[2] [ɒː] *n* • **cryothalamotomy** *n*

» *The hemorrhoids [e] were necrosed by freezing with a cryoprobe of liquid nitrogen*[3] [naɪtrədʒᵊn].

Use ***cryosurgery*** technique • ***cryosurgical*** destruction • ***cryo***therapy[4]

Kryochirurgie
Kryo-, Kältesonde[1] Kryokauter[2] flüssiger Stickstoff[3] Kryotherapie, Kältebehandlung[4] 8

electrosurgery *n term* *sim* **diathermy**[1] [daɪəθɜːrmi], **electrocautery**[2] [ɒː] *n term*

searing[3] [ɪɚ] and coagulating tissue using high-voltage current[4] [ɜː] from an electrosurgical unit

electrosurgical *adj term* • **cauterize**[5] *v term* • **cautery**[6] *n* • **cauterization** *n*

» *The bleeding site was cauterized. Mild degrees of cervicitis [sɜːrvɪsaɪtɪs] can be treated by office cauterization*[7]*, either chemically with 20% silver nitrate [aɪ] solution on cotton-tipped applicators, by light radial cauterization with nasal-tipped thermal cautery or electrocautery.*

Use ***electrosurgical*** pencil[8] • monopolar / bipolar [aɪ]/ shortwave[9] ***diathermy*** • ***diathermy*** tips • snare[10] [eɚ]/ cold[11] / wet field / steam [iː]/ gas ***cautery*** • ***cautery*** knife [naɪf]/ probe • ***electro***resection /desiccation

Note: The terms *cauterization*, *cautery*, *cauterize*, and *cauter* also include the application of heat and caustic[12] [ɒː] substances to destroy tissue.

Elektrochirurgie
Diathermie[1] Elektrokauterisation[2] verschorfen[3] Strom[4] kauterisieren[5] Kauter; Kauterisation[6] ambulante Kauterisation[7] Diathermiestift[8] Kurzwellendiathermie[9] Schlingenelektrode[10] Kryokauter(isation)[11] ätzend, kaustisch[12] 9

hemostasis [hiːmoʊsteɪsɪs] *n term, BE* **haemostasis** *rel* **coagulation**[1] *n term*

stopping a bleeding either by surgical means or physiologically by blood clotting[1]

coagulate[2] *v term* • **coagulator**[3] *n* • **electrocoagulation** *n* • **hemostatic**[4] [iː] *adj & n term* • **hemostat**[5] *n*

» *In this patient who has a coagulation disorder*[6] *adequate hemostasis was achieved with fibrin [faɪbrɪn] glue*[7] *[gluː].*

Use to ascertain *or* ensure[8]/accomplish[9]/maintain ***hemostasis*** • bipolar ***coagulation*** • ***coagulated*** bleeding points / tissue • ***hemostatic*** clamp[5] / material

Hämostase, Blutstillung
Koagulation, Blutgerinnung[1] koagulieren; gerinnen[2] Koagulator[3] blutstillend; Hämostyptikum, -statikum[4] Gefäßklemme[5] Koagulopathie, Gerinnungsstörung[6] Fibrinkleber[7] Hämostase sicherstellen[8] Hämostase erreichen[9] 10

snare [sneɚ] *n term*

wire [aɪ] loop[1] [uː] used for removing small pedunculated[2] [ʌ] growths, e.g. polyps [ɪ]

(en)snare[3] *v term* • **(electro)cautery snare**[4] *n*

» *Polypectomy with a snare can be performed safely through the endoscope. Small polyps can be snared during endoscopy.*

Use polypectomy[5] ***snare*** • ***snare*** technique

Schlinge
Drahtschlinge[1] gestielt[2] anschlingen[3] elektr. Schlinge, Diathermieschlinge[4] Polypenschlinge[5] 11

conization [kɒːn-‖koʊnɪzeɪʃᵊn] *n term* *sim* **electroconization**[1], **cone biopsy**[2] [aɪ] *n term*

electrosurgical or cold knife [naɪf] resection of a cone[3] of tissue, e.g from the uterine [aɪ‖ɪ] cervix

» *Superficial conization may be necessary to rule out invasion. Cervical cone biopsy*[4] *alone is therapeutic [pjuː] in many cases.*

Use cold[5] / laser / excisional[6] / cervical[4] ***conization*** • ***cone biopsy*** specimen[2]

Konisation
Elektrokonisation[1] Konusbiopsie[2] Konus, Kegel[3] Zervix-, Portiokonisation[4] Schnittkonisation[5] Exzisionskonisation[6] 12

ablation [æbleɪʃᵊn] *n term* *sim* **extirpation**[1], **resection**[2] *n term*

surgical detachment[3] [tʃ], removal[4] or destruction of tissue

cryoablation[5] *n term* • **ablate**[6] [eɪ] *v* • **ablative** *adj* • **resect** *v*

» *Many supraventricular arrhythmias [ɪ] can be definitely treated by catheter ablation*[7] *procedures.*

Use laser[8] / tissue / catheter-induced[7] / radio frequency ***ablation*** • ***ablative*** techniques / surgery

Note: The term *ablation* is also used for hormone withdrawal therapy[9] but not for the pathologic detachment[3] of tissue layers (e.g. ablatio placentae *or* retinae).

Ablatio, Abtragung
op. Entfernung, Exstirpation[1] Resektion[2] Ablösung[3] Entfernung[4] Kryo-, Kälteablation[5] abtragen, amputieren[6] Katheterablation[7] Laserablation[8] Hormonentzugstherapie[9] 13

fulguration [fʌlɡjəreɪʃən] *n term* *syn* **electrodesiccation** *n term*

destruction of tissue with sparks[1] from a high-frequency current applied with needle electrodes

fulgurate[2] *v term* • **fulgurating**[3] *adj*

» *Patients who are poor surgical risks may be palliated[4] with laser fulguration of the tumor mass.*

Use direct / indirect / endoscopic / intraurethral [iː] ***fulguration***

Elektrodesikkation, Fulguration
Funken[1] elektrochir. zerstören[2] blitzartig[3] Erleichterung verschaffen[4] 14

vaporize [veɪpəraɪz] *vt term* *sim* **evaporate**[1] [æ] *vt/i term*

converting a solid or liquid into vapor[2] [eɪ]; in surgery it mostly refers to tissue ablation by laser

vaporization[3] [eɪ] *n term* • **evaporation**[4] [æ] *n*

» *Using the endoscopic laser part of the tumor was vaporized to relieve her symptoms.*

(Gewebe) verdampfen, vaporisieren
verdampfen; sich verflüchtigen[1] Dampf[2] Vaporisation[3] Verdampfung, -dunstung[4] 15

suction [sʌkʃən] *n & v term* *syn* **aspiration, suctioning** *n term*
rel **tap(ping)**[1] [æ] *n term*

(n) in surgery, a procedure to aspirate fluids or material from the body through a tube or needle

aspirate[2] [-eɪt] *v term* • **aspirator**[3] *n* • **aspirate**[4] *n* [-ət] • **tap**[5] *v*

» *Suction evacuates[6] blood or serum* [ɪɚ] *accumulating[7] in the wound* [uː] *bed. The aspirate was heavily* [e] *contaminated. The diagnosis may be established[8] by fine-needle aspiration[9] and a cytologic* [saɪ-] *study of abnormal nodes. The material was aspirated for culture. The suction tube was plugged[10]* [ʌ] *with secretions.*

Use to apply[2] ***suction*** • ***suction*** device[3] [dɪvaɪs]/ drainage[11] [-ɪdʒ]/ curettage[12] • (naso)gastric / low intermittent / continuous[11] ***suction*** • blood / bronchial [k]/ foreign body[13] (*abbr* FB) / synovial [aɪ] fluid ***aspiration*** • ***aspiration*** biopsy[14] • gastric ***aspirate*** • suprapubic (bladder) / lumbar [ʌ] *or* spinal[15] [aɪ]/ (non)traumatic / bloody / dry ***tap***

Note: *Aspiration* and *aspirate* can refer to the withdrawal of fluids or tissue specimens as well as to accidental inhalation of fluids or FBs into the respiratory tract.

Aspiration, Saug-; aspirieren, absaugen
Punktion[1] ab-, ansaugen, aspirieren[2] Saugvorrichtung, Aspirator[3] Punktionsflüssigkeit, Aspirat[4] punktieren; perkutieren[5] entfernen[6] ansammeln[7] gesichert[8] Feinnadelbiopsie[9] verlegt[10] Saugdrainage[11] Saugkürettage[12] Fremdkörperaspiration[13] Saug- Aspirationsbiopsie[14] Lumbalpunktion[15] 16

irrigation *n term* → U118-10; U140-15

to flush[1] [ʌ] and wash out a cavity or wound [uː] with fluid

irrigate[2] *v term* • **irrigator**[3] *n* • **irrigating** *adj*

» *Irrigate the eyes gently[4] with sterile* [sterɪl||aɪl] *saline* [eɪ] *solution. Then the wound was debrided[5]* [aɪ] *and irrigated again. In this case the use of jet irrigators[6] for cleaning teeth is not advisable.*

Use daily / throat [oʊ]/ mouth / copious[7] [oʊ]/ whole gut[8] [ʌ] ***irrigation*** • bladder[9] / pressure[10] / (non)sterile / local antibiotic ***irrigation*** • ***irrigating*** solution[11]

Irrigation, (Aus-, Durch)spülung
(durch)spülen[1] (aus-, durch)spülen[2] Irrigator[3] vorsichtig[4] Wundränder w. angefrischt[5] Munddusche[6] gründliche Spülung[7] Darmspülung[8] Blasenspülung[9] Druckspülung[10] Spülflüssigkeit[11] 17

(venous) [iː] **cutdown** *n term* *sim* **vene-** *or* **venipuncture**[1] [e||iː] *n term*

small incision to gain access to[2] a subcutaneous vein [eɪ] for insertion of a needle or cannula

» *Three IV lines are necessary for severe shock, two of them being large-bore catheters[3] placed by cutdown. An intraluminal device was implanted via a jugular* [dʒʌɡjələ] *venous cutdown[4]. Allow enough time for the first venipuncture to clot, or leave the catheter in place to occlude the venipuncture site.*

Use saphenous [iː] vein / antecubital fossa ***cutdown*** • emergency / jugular[4] ***venous cutdown*** • ***cutdown*** site / procedure / approach / tray • routine / subclavian[5] [eɪ] ***venipuncture*** • ***venipuncture*** technique

Venae sectio, Venenschnitt, Phlebotomie
Venenpunktion[1] Zugang schaffen[2] großlumige Katheter[3] Jugulariseröffnung[4] Subklaviapunktion[5] 18

catheter [kæθəṭɚ] *n term* *syn* **line** [aɪ] *n clin & jar* → U125-7

tube used for insertion into blood vessels, urinary passages or body cavities to inject or withdraw[1] [ɒː] fluids, keep the passage patent[2] [eɪ], etc.

catheterization[3] *n term* • **catheterize**[4] *v*

» *The stricture* [strɪktʃɚ] *may be dilated[5]* [aɪ] *with a transhepatic balloon-tipped* [uː] *catheter[6]. Change the arterial* [ɪɚ] *line sites every 3–4 days. This requires insertion of a radial or femoral* [e] *arterial line.*

Use to insert[7]/introduce[7]/place[7]/remove ***a catheter*** • ureteral[8] / cardiac[9] / suction / central venous[10] / subclavian / balloon[6] ***catheter*** • pigtail[11] / olive tip / indwelling[12] / Swan-Ganz / Foley / angio***catheter*** • ***catheter*** tip[13] / site / dilatation / fever[14] [iː] • intermittent[15] / self-***catheterization***

Katheter
absaugen, aspirieren[1] offen, durchgängig[2] Katheterisierung[3] katheterisieren[4] (auf)gedehnt[5] Ballonkatheter[6] K. legen/ einführen[7] Harnleiter-, Ureterkatheter[8] Herzk.[9] zentraler Venenk.[10] Doppel-J-K.[11] Dauer-, Verweilkatheter[12] Katheterspitze[13] Katheterfieber[14] intermittierende Katheterisierung[15] 19

stent *n & v term*

thin, mostly catheter-like metal or resin tube[1] for supporting healing vessels or ducts and ensure [-ʃʊɚ] patency[2] or for holding surgical grafts[3] in place

stenting *n term*

» *A stent of minimally reactive foreign material, (e.g. Silastic) that fills the lumen above and below the intubated area should be placed.*

Use to insert/place ***a stent*** • urethral[4] [iː]/ bile [aɪ] duct [ʌ]/ intraoral / percutaneous[5] [eɪ]/ self-expandable[6] (metal) / occluded[7] ***stent*** • ***stent*** tube / placement / plugging[7] [ʌ]

Stent, Splint, Endoprothese; e. Stent platzieren, schienen
Kunststoffschlauch[1] offenhalten[2] Transplantate[3] Harnröhrenstent[4] perkutaner Stent[5] selbstexpandierender Stent[6] Stentverlegung[7]

20

Unit 128 Minimally Invasive Surgery

Related Units: 126 Surgical Treatment, 127 Operative Techniques, 133 Laparoscopic Equipment, 132 Surgical Instruments, 138 Endoscopic Suturing

minimally invasive [eɪ] **surgery** [sɜːrdʒɚi] *n term*
syn **minimal access** [ækses] **surgery** *n term espBE*

endoscopic surgical approach to the abdomen, pelvis, chest, and spine minimizing the trauma of access without compromising operative exposure[1] by use of a scope[2] [oʊ] and specially designed instruments

invasiveness[3] *n term* • **(in)accessible**[4] *adj* • **access**[5] *n* → U126-6

» *There is a growing body of international data that demonstrate the safety and efficacy of minimally invasive cardiac surgery. The minimal invasiveness of these procedures helps reduce perioperative morbidity and shorten the length of hospitalization and convalescence*[6].

Use ***minimally invasive*** procedure[7] [siː]/ treatment options / laparoscopic surgery • ***minimally invasive*** technique [k]/ colon resection[8] • ***minimally invasive*** thoracic [æs]/ heart / coronary bypass / spine *or* spinal [aɪ]/ disk[9] / parathyroid [aɪ] ***surgery*** • to gain[10]/permit *or* afford[11]/provide[11] ***access*** to the kidney • easy / straightforward[12] ***access*** • direct[12] / laparoscopic / three-port[13] ***access*** • ***minimal access*** suturing[14] • freely ***accessible***

minimal invasive Chirurgie, MIC, Schlüssellochchirurgie
Darstellung, Freilegung[1] Endoskop[2] Invasivität[3] (un)zugänglich[4] (operativer) Zugang(sweg)[5] Rekonvaleszenz[6] minimal invasives Verfahren[7] minimal invasive Kolonresektion/ Kolonteilentfernung[8] minimal invasive Bandscheibenoperation[9] Zugang erlangen[10] Zugang ermöglichen[11] direkter Zugang[12] Zugang über 3 Trokare[13] minimal invasive Nahttechnik[14]

1

endoscopic surgery *n term* → U118-11
rel **video(-assisted) endoscopic technique**[1] [tekniːk] *n term*

operative procedures inside body cavities or tubes (e.g. the GI tract[2], lungs, etc.) via an endoscope supplied with a working channel[3], suction [ʌ] tip[4], biopsy brush[5], electrode tip for cauterization [ɒː], etc.

endoscopy[6] *n term* • **endoscopist**[7] *n* • **endoscope** *n* • **-scopy** *comb*

» *An undefined pulmonary mass was assessed and resected by video-assisted thoracic* [æs] *surgery*[8] *(abbr VATS). Videoendoscopic techniques are used in surgery of the esophagus.*

Use rigid[9] [dʒ]/ flexible / fiberoptic[10] ***endoscope*** • video[1]/ broncho(fibro) [k]/ arthro/ gastro***scopy*** • colono/ sigmoido/ cysto***scopy*** • under ***endoscopic*** guidance [aɪ] *or* control[11] • ***endoscopic*** inspection / approach [-oʊtʃ]/ intervention / evaluation[12] • ***endoscopic*** tools[13] / biopsy [aɪ]/ findings[14] [aɪ]/ followup / visualization[15] • ***endoscopic*** drainage [dreɪnɪdʒ]/ (laser) therapy / ultrasonography[16] • ***endoscopic*** sinus [aɪ] surgery / polypectomy[17] • ***endoscopic*** retrograde cholangiopancreatography[18] [koʊl-] (*abbr* ERCP)/ sclerotherapy[19] • ***endoscopically*** placed / removed / guided[11] [aɪ] • pre***endoscopic*** manometry • video***endoscopic*** resectability

endoskopische Chirurgie
Videoendoskopie[1] Verdauungstrakt[2] Arbeitskanal[3] Absaugvorrichtung[4] Biopsiebürste[5] Endoskopie[6] Endoskopeur[7] videogestützte Thoraxchirurgie[8] starres Endoskop[9] Fiber(endo)skop[10] unter endoskop. Kontrolle/ Sicht[11] endoskop. Abklärung[12] endoskop. Instrumente[13] Endoskopiebefund, endoskop. B.[14] endoskop. Darstellung[15] Endosonografie[16] endoskop. Polypektomie/ Polypenabtragung[17] endoskop. retrograde Cholangiopankreatografie[18] endoskop. Sklerosierung/ Sklerotherapie[19]

2

laparoscopic surgery *n term* *syn* **operative laparoscopy** *n*,
opposite **open surgery**[1] *n term*

examination of the abdominal cavity and/or minimally invasive procedures with the help of a laparoscope introduced via a small abdominal incision [sɪ]; the surgical instruments are inserted [ɜː] via trocars

(laparo)scope[2] *n term* • **laparoscopist**[3] *n* • **open-surgical**[4] *adj*

» *Advantages of laparoscopy over open surgery include unimpaired* [eɚ] *anatomic relationships, good visualization of abdominal structures, and low morbidity.*

Use exploratory[5] / diagnostic / therapeutic [-pjuːtɪk]/ emergency[6] [ɜː] ***laparoscopy*** • pelvic[7] / gasless[8] / pediatric [iː]/ hand-assisted[9] ***laparoscopy*** • ***laparoscopic*** dissection[10] / approach / equipment • ***laparoscopic*** appendectomy / varix ligation [eɪ] • ***laparoscopic*** cholecystectomy[11] / hernia [ɜː] repair[12] • ***laparoscopy*** cart[13] [k] • beginning[14] / experienced ***laparoscopist*** • ***open surgical*** counterpart[15] [aʊ]/ procedure

laparoskopische Chirurgie
offene Chirurgie[1] Laparoskop[2] Laparoskopeur[3] offen-chirurgisch[4] explorative Laparoskopie[5] Notfall-laparoskopie[6] Pelviskopie[7] gaslose Laparoskopie[8] handassistierte L.[9] laparoskopische Präparation/ Dissektion[10] lap. Cholezystektomie/ Gallenblasenentfernung[11] lap. Hernioplastik[12] Instrumentenwagen f. lap. Operationen[13] Laparoskopeur i.d. Lernphase[14] offen-chirurgisches Pendant[15]

3

128

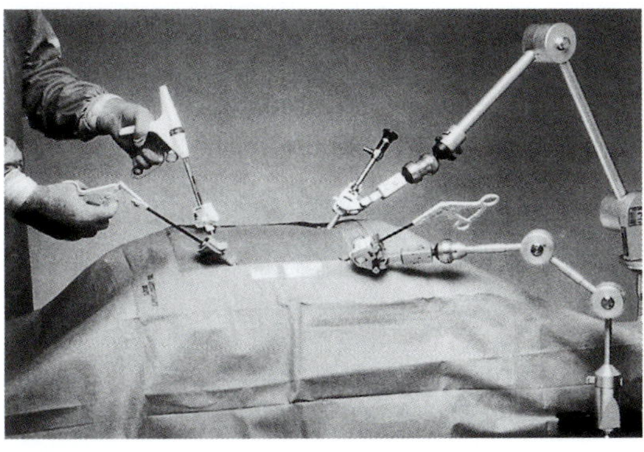

Minimal access intra-abdominal surgery: the surgeon is supported by robotic arms which hold and maneuver the laparoscope and surgical instruments

pelvi(o)scopy *n term* *rel* **pelviscopic surgery**[1] *n term*

(i) endoscopic visualization of the pelvis with a pelviscope[2]
(ii) minimally invasive surgery in the pelvis

» *Minimally invasive surgery, utilizing pelviscopic instruments and a laser, is used to diagnose and effectively treat endometriosis, ovarian cysts, and adhesions* [iːʒ] *or complications of pelvic infection. With pelviscopy an open abdominal incision can be avoided, allowing the procedure to be done on an outpatient basis*[3]*. We have established a program to give residents*[4] *hands-on experience with pelviscopy.*

Use diagnostic / extraperitoneal [iː]/ retroperitoneal[5] ***pelviscopy*** • operative[1] / laser / three-port ***pelviscopy*** • ***pelviscopic*** appendectomy / hysterectomy[6] [ɪ]/ myomectomy [aɪ] • ***pelviscopic*** salpingectomy [dʒe]/ tubal anastomosis[7] • ***pelviscopic*** ovarian surgery / colposuspension

Pelviskopie
pelviskopischer Eingriff[1] Pelviskop[2] ambulant[3] Assistenzärzte in Fachausbildung[4] retroperitoneale Pelviskopie[5] pelviskopische Hysterektomie/ Uterusentfernung[6] pelviskopische Tubenplastik[7]

4

retroperitoneoscopy [retroʊperɪtənɪɒːskəpi] *n term*

minimally invasive technique using a retroperitoneal approach

» *Retroperitoneoscopy eliminates the need to traverse* [ɜː] *the peritoneal cavity*[1] *and thus provides a more direct and rapid access to the ureter.*

Use laparoscopic operative ***retroperitoneoscopy*** • ***retroperitoneoscopic*** percutaneous ureterostomy[2] / pyeloplasty [aɪ]/ lumbar [ʌ] sympathectomy

Retroperitoneoskopie
Zugang quer durch d. Peritonealraum[1] retroperitoneoskop. perkutane Ureterostomie/ Harnleiterfistelung[2]

5

thoracoscopy [θɔːrəkɒːskəpi] *n term* *rel* **mediastinoscopy**[1] [miːdɪ-] *n term*

(i) inspection of the pleural [ʊə] cavity with an endoscope
(ii) minimally invasive surgery of the thorax

thoracoscopic *adj term* • **mediastino/ thoracoscope**[2] *n* • **thoraco-** *comb*

» *In thoracoscopy flexible trocars are used as conduits*[3] *for the passage of curved instruments. Pleurodesis*[4] [iː] *using various abrasive techniques is also performed thoracoscopically. Mediastinoscopy permits direct biopsy of paratracheal lymph nodes without thoracotomy*[5]*.*

Use interventional[6] / video-assisted[7] ***thoracoscopy*** • suprasternal [ɜː]/ parasternal / subxiphoid[8] [zɪf] ***mediastinoscopy*** • ***thoraco-abdominal*** approach • ***thoracoscopic*** surgery / staging[9] [eɪdʒ]/ lung biopsy[10] [aɪ] • ***thoracoscopic*** pleurectomy / drainage / vagotomy • ***thoracoscopic*** wedge resection[11] / lung volume reduction • ***thoraco***scope /tomy /centesis[12] [iː]

Thorakoskopie
Mediastinoskopie[1] Thorakoskop[2] Zugang[3] Pleurodese[4] Thorakotomie, Brustkorberöffnung[5] therapeut. Thorakoskopie[6] videogestützte Thorakoskopie[7] subxiphoidale Mediastinoskopie[8] thorakoskop. Tumorstaging[9] thorakoskop. Lungenbiopsie[10] thorakoskop. Keilresektion[11] Thorakozentese, Pleurapunktion[12]

6

arthroscopy [ɑːrθrɒːskəpi] *n term* *rel* **arthroscopic surgery**[1] *n term*

(i) inspection of the interior of a joint with an arthroscope[2]
(ii) minimally invasive surgery within a joint

» *Arthroscopy is particularly helpful in the management of the patient with a "problem knee", i.e. significant symptoms but minimal or confusing physical findings. Arthroscopic removal of loose cartilage fragments*[3] *can prevent locking*[4] *and relieve pain.*

Use knee / video ***arthroscopy*** • ***arthroscopic*** examination / lavage[5] • ***arthroscopic*** drainage / fenestration • ***arthroscopic*** debridement / synovectomy [ɪ] • ***arthroscopic*** knee surgery / meniscectomy[6] [se]

Arthroskopie
arthroskop. Operation[1] Arthroskop[2] Knorpelfragmente[3] Gelenkblockierung[4] arthroskop. Spülung[5] arthroskop. Meniskusteilresektion[6]

7

pelvitrainer *n term*

training device [dɪvaɪs] with which handling laparoscopic instruments can be simulated

» *Before embarking [ɑː] on[1] laparoscopic operations the learning laparoscopist can train the basic maneuvers [uː] with the pelvitrainer.*

Use ***pelvitrainer*** exercises[2] • closed[3] ***pelvitrainer***

Pelvitrainer
beginnen mit[1] Übungen am Pelvitrainer[2] Pelvitrainer ohne direkte Sicht[3]

8

pneumoperitoneum [n(j)uːmoʊ-] *n term*

rel **pneumoretroperitoneum[1]** [iː] *n term*

insufflation of air or gas into the peritoneal cavity to create working space for laparoscopic procedures

» *In laparoscopy, the peritoneum is tented away[2] anteriorly by the pneumoperitoneum. Congenital [dʒe] diaphragmatic [daɪə-] defects may be responsible for pneumothorax complicating the creation of artificial pneumoperitoneum for laparoscopy.*

Use to establish[3]/obtain *or* create[3] ***a pneumoperitoneum*** • to maintain[4]/release[5] [iː] ***the pneumoperitoneum*** • CO_2 / low-pressure / loss of[6] ***pneumoperitoneum***

Pneumoperitoneum
Pneumoretroperitoneum[1] an-, abgehoben[2] ein Pneumoperitoneum einleiten/ anlegen/ setzen[3] das P. aufrechterhalten[4] das Pneumoperitoneum ablassen[5] Gasverlust aus dem Pneumoperitoneum[6]

9

insufflate [ɪnsəfleɪt] *v term*

rel **instill[1]** *v, opposite* **desufflate[2]** [iː] *v term*

to introduce gas or air into a body cavity, e.g. to establish a pneumoperitoneum for laparoscopy

insufflation *n term* • **instillation** *n* • **insufflant** *or* **insufflating gas[3]** *n*

» *In certain patients the sheer [ʃɪɚ] mass[4] of the anterior abdominal wall may necessitate the maintenance of higher insufflation pressures to obtain an adequate working space.*

Use ***to in-/desufflate*** the abdomen / air / CO_2 • rapid / safe / gas[5] ***insufflation*** • pressurized[6] ***insufflant*** • ***insufflation*** gas[3] / pressure[7] / valve[8] [æ]/ tubing[9] [(j)uː] • ***insufflation*** channel [tʃ]/ needle / anesthesia[10] [iːʒ] • ***to instill*** a local anesthetic [e]/ ointment[11] [ɔɪ]/ eye drops • direct / local / intraperitoneal / drug[12] / rapid / rectal[13] ***instillation***

insufflieren, einblasen
instillieren, einträufeln[1] (Gas) ablassen[2] Insufflationsgas[3] allein die Masse[4] Gasinsufflation[5] unter Druck stehendes Insufflationsgas[6] Insufflationsdruck[7] Insufflationsventil[8] Insufflationsschlauch[9] Insufflationsanästhesie[10] Salbe instillieren[11] Arzneimittelinstillation[12] rektale Instillation[13]

10

aspiration-irrigation system *n term* *syn* **suction-irrigation system** *n term*

tube or channel in the scope that serves to flush[1] [ʌ] and suction the operative site, cavity or wound [uː]

irrigate[1] *v term* • **suction[2]** [sʌkʃᵊn] *v* • **aspirate[2]** *v* → U127-16f

» *Some optical systems are provided with an integral irrigation channel. This hook electrode[3] has a suction/irrigation channel that allows for suction/irrigation, coagulation and transection[4]. Following inspection the area was copiously [oʊ] irrigated[5] with saline[6] [eɪ] through the laparoscope.*

Use ***irrigation*** system / fluid[7] • ***aspiration*** channel / tubing / unit[8] / device[8] [aɪ] • integrated suction-***irrigation*** device[9] • continuous ***suction*** • pool ***suction*** tip[10]

Spül-Saugvorrichtung
spülen, auswaschen[1] absaugen[2] Diathermiehäkchen[3] Durchtrennung[4] gründlich gespült[5] Salzlösung[6] Spülflüssigkeit[7] Absaugvorrichtung[8] integrierte Saug-Spülvorrichtung[9] Bienenkorbsauger[10]

11

(initial) stab incision [ɪnsɪʒᵊn] *n term*

syn **initial puncture** [ʌ] *n term* → U127-18

surgical puncture of the abdominal wall in laparoscopy to be able to place the first trocar, insert the scope, and gain access to the operative field which carries a considerable risk of injury to underlying viscera [s]

» *Laparoscopic procedures are commonly initiated by a stab incision. After the initial stab incision a towel [taʊᵊl] clip[1] is placed on either side of the umbilicus to elevate[2] the abdominal wall.*

Use to make a ***stab incision*** • to re***puncture*** the abdominal wall[3] • blind[4] ***puncture***

Primärpunktion, Stichinzision
Tuchklemme[1] anheben[2] die Bauchdecke neuerlich durchstoßen[3] Blindpunktion[4]

12

minilaparotomy *n term*

rel **laparotomy[1]** *n term or* **lap[1]** *n jar* → U127-2

small incision into the peritoneum to lower the risk of injury to underlying viscera during trocar placement

laparotomize[2] [læpərɒtəmaɪz] *v term*

» *Instead of the initial stab incision a minilaparotomy can be performed for the placement of the first trocar, which greatly reduces the risk of inadvertent[3] [ɜː] injury during this maneuver [uː].*

Minilaparotomie
Laparotomie[1] laparotomieren[2] versehentlich[3]

13

balloon [uː] dissection *n term* → U126-12

sim **balloon dila(ta)tion**[1] *n term*

distending a body cavity with a gas or fluid-filled inflatable device, e.g. to create sufficient working space

» *Balloon dissection was introduced to gain access to the retroperitoneum. Balloon dilatation was performed using a latex condom ligated to the fixation grip of a 10-mm trocar sheath.*

Use videoendoscopically guided hydraulic[2] [aɪ] ***balloon dissection*** • dissection ***balloon*** • minimal / meticulous[3] / blunt[4] [ʌ] ***dissection*** •/ finger[5] / ultrasonic / hydro[6]- *or* aqua***dissection*** • ***(dilating) balloon*** dissection technique / catheter[7]

Ballondissektion
Ballondilatation[1] videoendoskop. gesteuerte hydraulische Ballondissektion[2] sorgfältiges (Ab)präparieren[3] stumpfe(s) Abpräparieren/ Präparation[4] Fingerpräparation[5] Aquadissektion[6] Ballonkatheter[7] 14

adhesiolysis [ædhiːzɪɒːlɪsɪs] *n term* → U134-10 *syn* **adhesiotomy** *n term*

releasing [iː] adhesions, esp. in the previously [iː] operated abdomen

adhesion[1] [ədhiːʒᵊn] *n term* • **adhere to**[2] [ædhɪɚ] *v* • **adhesive**[3] [iː] *adj*

» *Exclude the presence of adhesions at the planned site of initial trocar placement. Once a primary telescopic port and secondary working port have been inserted, relatively extensive adhesiolysis may be safely undertaken to facilitate[4] subsequent [ʌ] port positioning.*

Use to release *or* lyse[5] [laɪs]/circumvent[6] ***adhesions*** • abdominal wall / peritoneal ***adhesions*** • fibrous [aɪ]/ intestinal[7] pre-existing ***adhesions*** • postoperative[8] / tubal[9] / extensive[10] ***adhesions*** • ***adhesion*** formation[11] • ***adhesive*** peritonitis [aɪ]/ intestinal obstruction[12] [ʌ]/ bands[13]

Adhäsiolyse
Adhäsion, Verwachsung, Verklebung[1] kleben/ haften an[2] klebend, haftend, adhäsiv[3] erleichtern[4] Adhäsionen lösen[5] A. umgehen[6] Darmadhäsionen[7] postoperative A.[8] Tubenverklebungen[9] ausgedehnte Verwachsungen[10] Adhäsionsbildung[11] Obstruktion d. Darmes durch Adhäsionen[12] Verwachsungsstränge, Briden[13] 15

morcellation [mɔːrsəleɪʃᵊn] *n term*

fragmentation of resected tissue or organs (e.g. a tumor) for removal in small pieces

morcellate[1] *v term* • **morcellator**[2] *n* → U133-17

» *The tumor-bearing [eɚ] kidney was not morcellated, but removed in toto in an entrapment sack[3]. The use of a retrieval bag[3] generally requires tissue morcellation, which has the disadvantage of rendering pathologic assessment of the specimen impossible.*

Use ***to morcellate*** manually • tissue[4] [tɪʃjuː‖tɪs-]/ mechanical [k]/ digital[5] ***morcellation*** • ***morcellation*** process

Morcellement, Zerstückelung
zerkleinern, zerstückeln[1] Morcellator, Gewebezerkleinerer[2] Endobag, Organsack, -beutel, Bergungssack[3] Gewebezerkleinerung[4] digitales Morcellement[5] 16

organ retrieval [rɪtriːvᵊl] *n term* → U126-15; U133-16

evacuation of a resected organ or specimen via a laparoscopic port, usually after fragmentation inside an organ bag[1]

retrieve[2] [rɪtriːv] *v*

» *Now the nodal [oʊ] package[3] is dissected free[4] and can be retrieved. Cautious [ɒːʃ] retrieval of the resected specimen in an entrapment sack is essential to avoid tumor seeding[5] [iː].*

Use specimen [es]/ tissue / stone basket[6] ***retrieval*** • ***retrieval*** sack[1]

Organbergung
Organ(bergungs)sack, -beutel, Bergungssack[1] bergen, entfernen[2] Lymphknotenpaket[3] abpräpariert[4] Tumordissemination, -verschleppung[5] Entfernung mit Steinkörbchen[6] 17

resurfacing [rɪsɜːrfɪsɪŋ] *n term* *syn* **exiting, closure** [kloʊʒɚ] *n term*

closing surgical access wounds (e.g. port sites) with sutures [suːtʃ]; this is usually done in layers

» *For resurfacing the peritoneum the ends of the running suture[1], which need not withstand[2] much stress, may also be secured [kjʊɚ] with a clip[3]. To ensure a water-tight [taɪt] closure, three interrupted [ʌ] sutures[4] are placed through the areas of the vas between each of the four quadrant [ɒː] stitches [ɪ].*

Use epithelial [iː] ***resurfacing*** • ***exiting*** the abdomen • layered[5] [eɪ]/ two-layer / skin / suture[6] ***closure*** • tape[7] / water-tight[8] / immediate [iː] ***closure***

operativer Verschluss
fortlaufende Naht[1] standhalten[2] mit Klip versorgen/ ligieren[3] Einzelknopfnähte[4] schichtweiser Verschluss[5] Nahtverschluss[6] Verschluss m. Klebeband[7] wasserdichter Verschluss[8] 18

conversion [ɜː] **to laparotomy** *or* **open surgery** *phr term*

emergency [ɜː] procedure [iː] in the event of a major complication during laparoscopic surgery

convert [ɜː] *v*

» *If emergency laparotomy is necessary the trocar should be left in place to guide the surgeon to the site of injury. In one patient the procedure had to be converted to open laparotomy.*

Use to perform/undergo/warrant [ɔː] *or require or call for*[1] ***laparotomy*** • ***laparotomy*** set[2] • emergency[3] / exploratory[4] / immediate / urgent [ɜː] ***laparotomy***

eine laparoskop. Operation offen-chirurgisch fortsetzen
Laparotomie erfordern[1] Laparotomiebesteck[2] Notfalllaparotomie[3] Probelaparotomie[4] 19

Unit 129 Plastic & Reconstructive Surgery

Related Units: 130 Grafts & Flaps, 126 Surgical Treatment, 127 Operative Techniques

reconstruction *n term* *syn* **restoration** *n*, **repair** [rɪpeə˞] *n & v term*

surgical [sɜːrdʒɪkᵊl] restoration of diseased or damaged tissues

reconstruct[1] *v term* • **restore** *v* • **reconstructive** *adj* • **restorative** *adj*

» *Primary attempts to reconstruct the stellate [steleɪt] wound[2] [uː] with local flaps failed[3].*

Use facial [feɪʃᵊl]/ scalp / nasal [eɪ]/ ear[4] / lip / eyelid / digital[5] [dʒ] ***reconstruction*** • primary / secondary / one-stage / cosmetic / postablative[6] [eɪ] ***reconstruction*** • bladder / hernia[7] [ɜː] ***repair*** • ***reconstructive*** mammoplasty[8]

-plastik, Rekonstruktion, Wiederherstellung
wiederherstellen, rekonstruieren[1] sternförmige Wunde[2] fehlschlagen, nicht gelingen[3] Ohr-, Otoplastik[4] Fingerplastik[5] R. nach Amputation[6] Hernioplastik[7] Mammaaufbau(plastik)[8] 1

surgical correction *n term*

sim **replacement**[1], **rehabilitation**[2] *n term*

surgical procedure [prəsiːdʒə˞] that repairs or modifies traumatized [ɒː], diseased or undesirable body structures

correct[3] *v term* • **corrective** *adj*

» *Correction may be done with simultaneous reduction or augmentation[4] [ɒː]. The defect was corrected by splenectomy. The use of implants as a foundation for prosthetic [e] replacement of missing teeth has become widespread. Geriatric [dʒ] amputees[5] [iː] were rarely rehabilitated.*

Use elective ***correction*** • surgically ***correctable*** • ***corrective*** osteotomy[6] / procedure / repair / measures [eʒ] • ***replacement*** bone[7] / graft / prosthesis [iː]/ tooth • stomach[8] [k] ***replacement*** • facial / cardiac / oral *or* dental[9] / bladder / prosthetic[10] ***rehabilitation*** • auditory [ɒː]/ speech / (psycho)social [saɪk]/ partial / postoperative ***rehabilitation*** • ***rehabilitation*** center

operative Korrektur
Ersatz, Prothese[1] Wiederherstellung[2] beheben, korrigieren[3] Aufbau, Vergrößerung[4] Amputierte[5] Korrekturosteotomie[6] Ersatzknochen[7] Ersatzmagenbildung[8] orale Rehabilitation[9] prothetische Versorgung, Protheseneinbau[10] 2

plastic surgery *n term* *syn* **reconstructive surgery** *n term*

surgical specialty or procedure concerned with the restoration, construction, reconstruction, or improvement in the shape and appearance [ɪə˞] of missing, defective, damaged, or mishappen[1] body structures

-plasty[2] *comb* • **neo-** [niːoʊ] *comb* → U127-4

» *Neither plastic surgery nor prosthetic rehabilitation has provided a good cosmetic outcome[3].*

Use ***plastic*** surgeon[4] / closure [ʒ]/ repair / revision [ɪʒ] • esthetic[5] ***plastic surgery*** • angio[6] [ændʒɪə-]/ arthro/ oto[7]/ gastro/ stricture/ Z-[8]/ valvulo***plasty***[9] • ***neo***bladder[10]

Wiederherstellungs-, plastische Chirurgie
missgebildet[1] -plastik, -plastie[2] kosmetisches Ergebnis[3] plast. Chirurg(in)[4] ästhethische plastische Chirurgie[5] Angioplastie[6] Ohrplastik[7] Z-Plastik[8] Valvuloplastie[9] Neoblase[10] 3

fashion [fæʃᵊn] *v & n term* *syn* **shape, create** [ieɪ], **tailor** [eɪ],
sim **remodel**[1] *v term*

preshaped[2] [iː] *adj term* • **reshaped** *adj*

» *The flap is fashioned to avoid tension[3] [ˈʃ] when the wound is closed. The surgically created defects were too large and did not heal without membrane coverage [kʌvə˞ɪdʒ].*

Use ***fashioned*** flap • ***in a(n)*** similar / stepwise[4] / retrograde / sequential[4] [-ʃᵊl]/ routine / piecemeal[5] / uncontrolled / tongue-like [tʌŋ] ***fashion*** • poorly[6] ***fashioned*** • arrow[7] / wedge[8] [dʒ]/ cone [oʊ]/ funnel[9] [ʌ]/ horseshoe[10] / oval / loop[11] [uː]/ L-/ acorn[12] [eɪkɔːrn]/ irregularly ***shaped*** • ***to create*** space[13] / tunnels [ʌ]/ windows / grooves[14] [uː]/ smooth [uː] surfaces / tension / flaps

formen, zurechtschneiden; Form, Art, Weise
umformen[1] vorgeformt[2] Zug vermeiden[3] schrittweise[4] Stück für Stück; stückweise[5] ungünstig geformt[6] pfeilförmig[7] keilf.[8] trichterf.[9] hufeisenf.[10] schlingen-, schleifenf.[11] eichelförmig[12] Platz schaffen[13] Furchen bilden[14] 4

coaptation [koʊæpteɪʃᵊn] *n term* → U137-5

joining[1] or approximating[2] two structures, e.g. the lips of a wound or nerve stumps[3] [ʌ], etc.

coapt[4] *v term* • **coapted** *adj*

» *Intraoperative factors such as proper coaptation, hemostasis [eɪ], and suture line tension[5] determine the outcome[6]. The soft tissues were coapted using the sutures of choice[7].*

Use nerve / skin ***coaptation*** • ***coaptation*** suture[8]

Adaptation, Wiedervereinigung
Verbinden[1] Adaptieren[2] Stümpfe[3] adaptieren, annähern[4] Nahtspannung[5] sind entscheidend für das Ergebnis[6] Nahtmaterial der Wahl[7] Adaptationsnaht[8] 5

anastomosis *n term, pl* **-ses** *sim* **shunt**[1] [ʌ] *n term* → U36-14

(i) surgical union of two hollow or tubular structures (ii) connection created by surgery, trauma, or disease between normally separate spaces or organs (iii) natural communication[2] between two blood vessels

anastomose[3] *v term* • **anastomotic** *adj* • **anastomosed** *adj*

» *Recurrent* [ɜː] *anastomotic stricture*[4] [-tʃɚ] *is usually due to gastroesophageal* [-dʒiːəl] *reflux.*

Use arteriovenous [iː]/ portocaval [eɪ]/ cavopulmonary / microvascular / primary / side-to-side[5] / end-to-side / end-to-end / Roux-en-Y[6] / stapled[7] [eɪ] ***anastomosis*** • ***anastomotic*** disruption / leakage[8] [liːkɪdʒ]/ failure[9] / patency[10] [eɪ]/ ulcer [ʌlsɚ]

Anastomose
Shunt, A-V Anastomose[1] Verbindung[2] anastomosieren[3] Anastomosenverengung[4] Seit-zu-Seit-A.[5] Roux-Y Operation[6] geklammerte A.[7] Anastomosenleck[8] Anastomoseninsuffizienz[9] Anastomosendurchgängigkeit[10] 6

-pexy *comb* *sim* **suspension**[1] *n term* → U141-3

combining form referring to lifting or fixation by surgical suturing

» *Contralateral orchiopexy*[2] [k] *is necessary because of the high incidence of recurrent torsion.*

Use orchi(d)o[2] [k]/ masto/ gastro***pexy*** • uterine [ɪ‖aɪ] ***suspension*** • ***suspension*** wire[3] [waɪɚ]/ sling[4]

-fixation, -anheftung, -pexie
Aufhängung, Suspension[1] Orchi(do)pexie[2] Suspensionsdraht[3] Suspensionsschlinge[4] 7

plication [plaɪkeɪʃᵊn] *n term* *sim* **intussusception**[1] [se], **invagination**[1] [-vædʒ-] *n term* → U85-12

procedure involving folding, ensheathing[2] [iːð], or inserting a structure within itself or another

plicated *adj term* • **plica**[3] *n pl* -ae [plaɪsiː‖kiː] • **intussusceptum**[4] *n*

» *There are signs of epithelial* [iː] *invagination. Vaginal* [dʒ] *hysterectomy with anterior colporrhaphy*[5] *(urethral* [iː] *suspension, plication of the bladder neck*[6]*, and cystocele* [-siːl] *repair) was indicated.*

Use fundal[7] [ʌ] ***plication*** • ***plication*** suture[8] • ***invaginated*** ileum / epithelium

Plikation
Intussuszeption, Invagination, Einstülpung[1] Einscheiden[2] Falte, Plica[3] Intussuszeptum, Invaginat[4] vordere Kolporrhaphie[5] Blasenhals[6] Funduseinstülpung[7] Duplikatur-, Verstärkungsnaht[8] 8

skin coverage [kʌvɚɪdʒ] *n term*

spreading [e] skin grafts or flaps over exposed or denuded[1] [uː] areas

(un)cover[2] [ʌ] *v term* • **covering**[3] *n* • **covered**[4] *adj*

» *Obtaining good skin coverage for these burns*[5] *will be difficult. The flap was repeatedly checked to ensure* [ɪnʃʊɚ] *coverage of the area without tension.*

Use soft tissue / bone / flap[6] / wound[7] [uː] ***coverage***

Note: The term *coverage* is also used as a synonym for protection, e.g. in *health insurance coverage*[8] or *antibiotic coverage*[9].

Hautdeckung
freigelegt[1] bedecken, überziehen; bloßlegen[2] Hülle, Deckschicht[3] gedeckt[4] Verbrennungen[5] Lappendeckung[6] Wundabdeckung[7] Krankenversicherung[8] antibiotische Abschirmung[9] 9

tissue [tɪʃuː‖tɪsjuː] **expansion** [æ] *n term*
rel **line of minimum tension**[1] *n term*

» *Tissue expansion techniques should be reserved for complicated cases of decubitus ulcers*[2]*. An incision placed parallel to the skin lines of minimal tension will yield*[3] [jiːld] *the best results.*

Use ***tissue*** expander[4] • controlled ***tissue expansion***

Gewebedehnung
Linie d. geringsten Spannung[1] Dekubitalgeschwüre[2] bringen, erzielen[3] Gewebeexpander[4] 10

elevate *v term* *syn* **raise** [reɪz] *v term* → U64-16

(i) to dissect skin, etc. away from the underlying[1] [aɪ] tissue
(ii) increase
(iii) lift up to a higher position

elevation[2] *n term*

» *The middle line of the incision in a Z-plasty is made along the line of greatest tension, and triangular* [aɪ] *flaps are raised and transposed*[3]*. Seromas often follow operations that involve elevation of skin flaps.*

Use ***raised*** margins[4] / pressure[5] / plaques[6] [plæks] • leg[7]/ bite[8]-***raising*** • surgical / shoulder / BP[9] / leg[7] ***elevation***

(an)heben
darunterliegend[1] Heben; Erhöhung; Erhebung[2] transponiert[3] angehobene Ränder[4] erhöhter Druck[5] erhabene Plaque[6] Hochlagern d. Beins[7] Bisshebung[8] Erhöhung d. Blutdrucks[9] 11

harvest *v & n term* *sim* **explant**[1] *v term*

(v) to collect tissue from a donor site[2] [aɪ] for transplantation

harvesting *n term* • **explant**[3] *n* • **explantation**[4] *n*

» *Bone marrow*[5] *was harvested by repeated aspiration from the posterior iliac* [ɪliæk] *crest*[6]*.*

Use graft[7] / bone ***harvest*** • ***harvest*** organ[8] / tissue / technique • to be ***harvested*** from

(Gewebe) entnehmen; Entnahme
explantieren[1] Spenderareal[2] Explantat[3] Explantation[4] Knochenmark[5] Darmbeinkamm, Crista iliaca[6] Transplantatentnahme[7] entnommenes Organ[8] 12

transpose *v term* *syn* **transfer** *v term*

to remove tissues or organs from their anatomic position and graft them to a different site

transposable *adj term* • **transfer**[1] *n* • **transposition(ing)**[1] *n*

» *The LD muscle*[2] [s] *can be detached*[3] [tʃ] *from its origin and transposed to the anterior chest. Avoidance of folding or kinking*[4]*, transposition with minimal tension, and proper length-to-width ratio* [reɪʃ(ɪ)oʊ] *are key considerations in the technique of elevation and transposition of flaps.*

Use toe-to-thumb[5] [θʌm]/ nerve / embryo / free-tissue[6] ***transfer*** • ***transposition*** flap[7] / of the great vessels • nerve[8] ***transpositioning***

verpflanzen, übertragen
Verpflanzung, Übertragung[1] M. latissimus dorsi[2] abgelöst[3] Knicken[4] Nicoladoni-Operation[5] freie Gewebeübertragung[6] Transpositionslappen[7] Nervtransposition[8] 13

transplant [trænˈsplænt] *v,* [trænˈs-] *n term* → U130-1

(v) to transfer or graft tissues from a donor [oʊ] to a recipient
(n) tissue or organ which is transposed

(re[1]/ auto[2])transplantation *n term* • **(non)transplanted**[3] *adj* • **(pre / post)transplant** *adj*

» *Dialysis* [daɪælɪsɪs] *and renal transplantation afford*[4] *excellent survival in patients with ESRD*[5]*. Carefully selected patients in their 60s have undergone transplantation successfully.*

Use ***transplant*** surgery / recipient[6] / patient / candidate / failure[7] / center / setting / kidney[8] • to undergo ***transplantation*** • ***transplant-related*** morbidity / complications • organ / heart / renal *or* kidney / bone marrow[9] (*abbr* BMT) / single lung ***transplant(ation)*** • ***pretransplant*** transfusion / management • ***posttransplant*** course / immunosuppression • ***(non)transplant*** patient / organ / tissue / kidney

transplantieren; Transplantat
Retransplantation[1] Autotransplantation[2] transplantiert[3] ermöglichen[4] End-stage renal disease, terminale Niereninsuffizienz[5] Transplantatempfänger(in)[6] Transplantatversagen[7] Transplantationsniere[8] Knochenmarktransplantation[9] 14

donor [doʊnɚ] *n term* *opposite* **recipient**[1] [rɪsɪpiənt] *n term* → U136-9

organism from whom blood, tissue, or an organ is taken for transfusion or transplantation

donate[2] *v term* • **donation**[3] *n* • **donated** *adj*

» *Adequate amounts of donor bone were harvested from the iliac crest. Excess tissue*[4] *(dog ears) at the recipient site must be meticulously trimmed*[5]*.*

Use ***donor*** site[6] [aɪ]/ area / tissue / screening / selection[7] / marrow / hospital / (pledge [dʒ]) card[8] • heart / matched[9] / (HLA-identical) sibling[10] / universal[11] ***donor*** • tissue / (directed) blood / (vital *or* cadaver) organ[12] / replacement ***donation*** • ***recipient*** site[13]

Spender(in)
Empfänger(in)[1] spenden[2] Spende[3] überschüssiges Gewebe[4] sorgfältig zurechtgeschnitten[5] Spenderstelle[6] Spenderauswahl[7] Organspenderausweis[8] passende(r) Spender(in)[9] genetisch idente(r) Geschwisterspender(in)[10] Universalspender(in)[11] Leichenorganspende[12] Empfängerareal[13] 15

autologous [-gəs] *or* **autogenous** [ɒːdʒ] *adj term* *rel* **homologous** *or* **homogenous**[1] *adj term*

referring to a transplant in which the donor and recipient areas are in the same individual

» *The previously*[2] *harvested chips of autologous bone*[3] *were grafted into two implant sites.*

Use ***autologous*** graft[4] / tissue • ***homologous*** insemination / serum [ɪɚ] jaundice[5]

autogen, autolog
allogen, homolog[1] vorher[2] autologe Knochenspäne[3] Autograft[4] homologer Serumikterus[5] 16

cadaver [æ] **donor** *n term* *opposite* **living donor**[1] *n term*

a brain dead donor[2] from whom viable[3] [vaɪəbl] tissue or organs are harvested

cadaveric *adj term*

» *These recipients of cadaver organs*[4] *do not benefit from*[5] *pretransplant transfusions.*

Use ***cadaver*** kidney[6] (donor) / (homo)graft • ***cadaveric*** transplantation • (non)related[7] ***living donor*** • non-heart beating[8] ***cadaver donor***

Leichenspender(in)
Lebendspender(in)[1] hirntote(r) Spender(in)[2] lebensfähig[3] Leichenorgane[4] profitieren, Nutzen ziehen[5] Leichenniere[6] verwandte(r) Lebendspender(in)[7] Sp. m. Herz-Kreislaufstillstand[8] 17

implant [ɪmplænt] *v* [ɪmplænt] *n term*

(n) biocompatible material grafted into tissues, e.g. in orthopedics [iː] metallic or plastic devices [aɪ] employed in joint reconstruction (v) to place such a device

implantation[1] *n term* • **implantable** *adj* • **implanted** *adj*

» *An intraocular lens is routinely implanted at the time of cataract surgery. Complications include hematoma* [iː]*, infection, and exposure, deflation*[2] *or rupture of the silicone implant. If implantation is delayed, patients with complete heart block require temporary pacing*[3] [peɪsɪŋ].

Use ***implant*** material / surgeon / denture[4] [-tʃɚ] • orbital / intraocular / penile [iː]/ cochlear [k] ***implant*** • inflatable[5] [eɪ]/ breast / silicone gel [dʒ] bag / radioactive seed [iː] ***implant*** • surgical / endosseous *or* endosteal[6] / magnetic / submucosal ***implant*** • subperiosteal / supraperiosteal / triplant ***implant*** • ***implantation*** site • pacemaker[7] [eɪs]/ post *or* pin[8] ***implantation*** • ***implantable*** hearing device[9] • ***implanted*** defibrillator [ɪ]

implantieren; Implantat
Implantation[1] Kollabieren[2] Schrittmacherunterstützung[3] implantatgestützte Zahnprothese[4] aufblasbares Implantat[5] enossales Implantat[6] Schrittmacherimplantation[7] Stiftimplantation[8] implantierbares Hörgerät[9] 18

augmentation [ɒːgmənteɪʃᵊn] *n term* *opposite* **reduction**[1] [ʌ] *n term*

increasing structures in size, shape, or volume by means of grafts or implants

augmented *adj term* • **augment** *v* • **reduce** [uː] *v*

» *Some patients require operative augmentation of bladder capacity by enterocystoplasty*[2].

Use ***augmentation*** procedure / mammoplasty[3] / material • patch[4] / bone[5] / alloplastic[6] / alveolar [ɪə]/ maxillary sinus[7] [aɪ] ***augmentation*** • ***augmented*** breast

Vergrößerung, Augmentation
Reduktion, Verkleinerung[1] Blasendarmplastik[2] Mammaaugmentationsplastik[3] Patch-Plastik[4] Knochenaufbau[5] alloplast. Organvergrößerung/ Augmentation[6] Sinusboden-Augmentation, Sinuslift-Operation[7] 19

(bio)inert [baɪoʊɪnɜːrt] *adj term* *sim* **biocompatible**[1] *adj term*

(i) not bioactive and therefore biocompatible implant material
(ii) chemicals without active properties[2], e.g. inert gases[3]
(iii) drugs without pharmacologic or therapeutic [juː] effect

biocompatibility *n term* • **bioacceptance**[4] *n* • **inertness** *n*

» *A biologically inert membrane that does not allow penetration of cells was placed.*

Use ***inert*** (plastic) materials • implant[5] ***biocompatibility***

biologisch inaktiv, bioinert
biokompatibel[1] Eigenschaften[2] Edelgase[3] reizlose Akzeptanz/ Gewebeannahme[4] Gewebeverträglichkeit/ Biokompatibilität d. Implantats[5] 20

Unit 130 Grafts & Flaps

Related Units: 129 Plastic & Reconstructive Surgery

graft [æ||*BE* ɑː] *v & n term* *syn* **transplant** *v & n term* → U129-14

(v) to transplant
(n) free (unattached [tʃ]) tissue, organ or synthetics for transplantation

grafting *n term* • **pre/ postgraft** *adj* • **engraft**[1] *v* • **engraftment** *n term*

» *Avascular [eɪ] wound [uː] beds will not accept skin grafts unless viable [vaɪəbl] periosteum or perichondrium [kɒː] is present. The grafted area may shrink*[2] *to 50% of its original size and both the skin graft and the surrounding tissue may become distorted*[3].

Use to transfer/serve as/repair with[4]/perform[4]/place[5]/accept ***a graft*** • tendon / corneal / fascia [ʃ]/ nerve / fat / fascicular [sɪ]/ (osteo)periosteal / mucosal[6] / omental ***graft*** • anastomosed / bypass / vascularized [aɪ]/ poorly functioning / avascular ***graft*** • augmentation[7] [ɒː]/ autodermic[8] [ɜː]/ hyperplastic / cable / composite[9] ***graft*** • implantation / infusion / H-/ orthotopic / syngeneic[10] [sɪndʒəniːɪk]/ cadaver[11] ***graft*** • ***graft*** take[12] / placement / bed[13] / conduit / anastomosis / closure [ʒ] rate / infection / destruction[14] • ***pregraft*** suppression • ***postgraft*** contractions • ***ungrafted*** body surface

> **Note:** Although *graft* and *transplant* are often used synonymously, ***graft*** is usually preferred with autologous *transplantation* of tissues while ***transplant*** is more often used with allogeneic organ transplantation.

transplantieren, verpflanzen; Transplantat
einpflanzen[1] schrumpfen[2] verschoben[3] Transplantation durchführen[4] Transplantat ein-/ aufbringen[5] Schleimhauttransplantat[6] Augmentationsplastik[7] autogenes Hauttransplantat[8] composite graft (Haut & Knorpel)[9] syngenes T.[10] Leichentransplantat[11] Transplantatannahme[12] Transplantatbett[13] Transplantatzerstörung[14] 1

autogenic [-dʒəniːɪk] **graft** *or* **autograft** *n term*
syn **autologous** [-gəs] *or* **autoplastic graft** *or* **autotransplant** *n term*

tissue or an organ transferred by grafting into a new position in the body of the same individual

» *It is prudent*[1] *to preserve*[2] *the saphenous [iː] vein as a venous [iː] autograft for vascular repair.*

Use spleen[3] [iː]/ adrenal [iː]/ bone marrow[4] [æ] ***autotransplantation*** • conjunctival[5] [kəndʒʌŋktaɪvᵊl] ***autografting*** • ***autologous*** transplantation / tissue / material / bone marrow

Autotransplantat, autogenes/ autologes Transplantat
sinnvoll[1] erhalten[2] autologe Milztransplantation[3] autologe Knochenmarktransplantation[4] autologe Bindehauttransplantation[5] 2

allogeneic graft *or* **allograft** *n term*
syn **homologous** *or* **homoplastic graft** *or* **homograft** *n term*

a graft transplanted between genetically nonidentical individuals of the same species [spiːʃiːz]

» *This tends to recur [rɪkɜːr] in renal allografts but without marked impairment*[1] *[eə] of graft function.*

Use ***allogeneic*** bone marrow transplantation / transplant recipients[2] • (un)related[3] ***allogeneic transplants*** • ***allograft*** survival enhancement[4] / reaction

Allograft, -transplantat, allogenes Transplantat
Beeinträchtigung[1] allogene Transplantatempfänger[2] allogene Verwandtentransplantate[3] Verlängerung der Überlebenszeit eines Allotransplantats[4] 3

syngeneic [ɪ] **graft** *or* **isogeneic** [aɪ] **graft** *n term* *syn* **isologous** *or* **isoplastic graft** *n term*

tissue or organ transplanted between genetically identical individuals (i.e. identical or monozygotic [zaɪ] twins[1])

» *When donor and recipient are identical twins, there is no antigenic [dʒe] difference and grafts are accepted without immunosuppressive therapy.*

Use twin-to-twin ***graft*** • ***grafts*** from HLA-identical siblings[2]

Syno-, Isotransplantat, syngenes/ isologes T.
eineiige Zwillinge[1] Transplantate von HLA-identen Zwillingen[2] 4

animal *or* **zooplastic** [zoʊə-] **graft** *n term* *syn* **xenograft** [zenə||ziːnə-], **heterograft** *or* **xenogeneic** *or* **heterologous** *or* **heteroplastic graft** *n term*

graft of tissue from an animal to a human, e.g. porcine [pɔːrsaɪn] (pig) or canine [keɪnaɪn] (dog) grafts; xenografts are tissues transferred from one species to another

» *Extensive burns*[1] *may be temporarily covered*[2] *by a biologic dressing, e.g. a porcine xenograft which is bacteriostatic and helps control pain.*

Use ***heterodermic*** graft[3]

Tier-, Xenotransplantat, xenogenes T.
großflächige Verbrennungen[1] (ab)gedeckt[2] heterologes Hauttransplantat[3] 5

skin graft *n term* *sim* **dermal graft**[1] [ɜː] *n term*

a patch[2] [æ] of skin transplanted from one part of the body to another, e.g. to resurface[3] [ɜː] a denuded[4] [uː] area; types of skin grafts include full-tickness[5] (skin & subcutaneous [eɪ] tissue) and split- or partial-thickness grafts[6] (epidermis & part of the dermis)

» *Wound [uː] closure with the help of a skin graft may be contemplated*[7]*. If the area can be skin grafted, meshed split-thickness grafts*[13] *are most effective (no collections of bacterial exudate).*

Use to obtain[8]/cover with/apply/accept ***a skin graft*** • primary ***skin graft*** • cutis / epidermic[9] / dermal-fat *or* adipodermal[10] ***(skin) graft*** • ***graft donor*** depth[11] / site [aɪ] • pinch[12] [tʃ]/ sieve[13] [sɪv] ***graft*** • free ***skin grafting***

Hauttransplantat, -lappen
Dermislappen[1] Lappen[2] decken[3] entblößt, freiliegend[4] Vollhautlappen[5] Spalthauttransplantat[6] in Erwägung ziehen[7] Hautlappen entnehmen[8] Epidermistransplantat[9] Hautfettgewebetranspl.[10] Entnahmetiefe, Tiefe d. Entnahmestelle[11] Epidermisläppchen[12] Mesh-Graft[13] 6

delayed [dɪleɪd] **(skin) graft** *n term* *opposite* **primary** [aɪ] **(skin) graft**[1] *n term*

skin graft (first sutured [suːtʃɚd] back to its bed) applied after several days so that healthy [e] granulations can form

» *The avulsed*[2] *[ʌ] skin was completely discarded*[3] *in favor of a delayed split-thickness skin graft.*

zweizeitige(s)/ sekundäre(s) Hauttransplantat(ion)
primäre(s) H.[1] lose, traumatisiert, abgelöst[2] entfernt[3] 7

mesh(ed) [meʃt] **graft** *n term* *syn* **accordion graft** *n term*

skin graft with multiple [ʌ] perforations which can be stretched [tʃ] to cover a larger area

» *An advantage of meshed grafts is that they can be placed on an irregular, possibly contaminated wound bed*[1] *and will usually take*[2]*. Although mesh grafts can be expanded to 9 times their original size, expansion to one and a half the unmeshed size has proved most successful.*

Use ***meshed*** split-thickness skin graft[3]

Mesh-, Netztransplantat
verunreinigtes Wundbett[1] wächst meist ein[2] Netztransplantat[3] 8

cancellous [kænˈsələs] **bone graft** *n term* *opposite* **block (bone) graft**[1] *n term*

grafting of small chips[2] [tʃ] of spongy [spʌndʒi] bone which are packed into a bone defect, also termed filler graft

» *The patient was treated with an autologous onlay corticocancellous bone graft harvested*[3] *from the iliac crest*[4]*. All voids*[5] *between the block bone graft and the residual*[6] *mandible were packed*[7] *with cancellous bone chips.*

Use onlay[8] / cortical[9] / cranial [eɪ]/ composite / freeze-dried[10] [friːz draɪd] ***bone graft***

Spongiosaplastik, -transplantat
Knochenspanplastik[1] Späne[2] entnommen[3] Beckenkamm, Crista iliaca[4] Zwischenräume[5] verblieben[6] aufgefüllt[7] Onlay-Plastik[8] Kortikalistransplantat[9] gefriergetrocknetes Knochentranspl.[10] 9

free graft *or* **flap** *n term* *opposite* **pedicle graft** *or* **flap**[1] *n term*

graft freed completely from its bed and transplanted to the recipient site without its pedicle[2]

» *The implants were placed into free nonvascularized iliac bone grafts.*

Use ***free-flap*** transplantation • ***free*** gingival[3] [dʒɪndʒ-]/ bone / mucosal[4] ***graft***

freier Lappen
gestielter Lappen[1] Stiel[2] freies Gingivatransplantat[3] freies Schleimhauttransplantat[4] 10

(pedicle) flap *n term* *syn* **pedicle(d) graft** *n term*

tongue [tʌŋ] of skin and subcutaneous tissue (sometimes including muscle) only partially removed from its underlying tissue for transplantation; sustained[1] [eɪ] by a blood-carrying stem[2] or pedicle from the donor

bipedicle [aɪ] *or* **double pedicle flap**[3] *n term*

» *In periodontal surgery, pedicle flaps are used to cover a root surface by moving the attached [tʃ] gingiva[4] [dʒ] to an adjacent [ədʒeɪsənt] position and suturing the free end. The vascular pedicle[2] areas of some flaps contain functional nerves which are also reattached.*

Use to raise[5] [eɪ]/reflect[6]/debride [iː]/advance[7]/develop[8]/create[8] [ieɪ]/design[8]/rotate/(re)explore ***a flap*** • skin / buccal [ʌ]/ mucoperiosteal / deltopectoral / trans-rectus abdominis muscle, *abbr* TRAM / arterial / neurovascular[9] [uə]/ gingival / lingual *or* tongue ***flap*** • lined [aɪ]/ microvascular / sensory / motor / composite *or* compound[10] / bilobed[3] [oʊ]/ cross[11] / free bone / local / distant[12] / direct *or* immediate[13] [iː]/ sickle ***flap*** • omental / palmar-based / muscle / permanent ***pedicle flap*** • ***pedicle flap*** transfer

gestielter Lappen
versorgt[1] Gefäßstiel[2] doppelt gestielter Lappen[3] befestigte Gingiva, G. propria[4] Lappen heben[5] Lappen zurückklappen[6] Lappen verschieben[7] Lappen darstellen[8] neurovaskulärer Lappen[9] kombinierter Lappen[10] Kreuzlappen[11] Fernlappen[12] Nahlappen[13]

11

axial [æksɪəl] **(pattern)** *or* **arterial** [ɪə] **flap** *n term*
opposite **random (pattern) flap**[1] *n term*

flap that includes a direct specific artery within its longitudinal axis

» *As they include their arteriovenous [iː] system, axial flaps may be 4 times as long as their base.*

Arterienlappen
Lappen ohne zugrundeliegende Gefäßstruktur[1]

12

(vascularized) free tissue transfer *n term* *syn* **free flap** *n term*

axial flap whose neurovascular bundle[1] [ʌ] is anastomosed to that in the recipient site

» *In a free or island [aɪ] flap[2] the donor vessels are severed[3] [sevəd] proximally and the flap is revascularized by anastomosing its supplying vessels to those of the recipient area using microsurgical techniques. Due to its long and relatively large and reliable [aɪ] vascular pedicle the latissimus dorsi [aɪ] is a popular muscle for free tissue transfer. Examples of free flaps frequently used are axial pattern skin flaps.*

Use ***vascularized free*** compound [aʊ] transfer • microvascular [aɪ] ***free flap***

freie(s) Gewebetransplantat, -übertragung
Nerven- u. Gefäßbündel[1] Insellappen[2] durchtrennt[3]

13

advancement flap *n term* *syn* **sliding** [aɪ] *or* **French flap** *n term*

rectangular[1] flap raised in an elastic area, with its free end adjacent [dʒeɪs] to[2] a defect which is covered by longitudinally stretching the flap over it

» *Flaps used in reconstruction of the eyelids are advancement flaps, Z-plasty[3] and transposition flaps[4].*

Verschiebelappen
rechteckig[1] anliegend[2] Z-Plastik[3] Transpositionslappen[4]

14

tubed [juː] **(pedicle) flap** *n term* *syn* **rope** [oʊ] *or* **Filatov(-Gillies) flap** *n term*

the sides of the pedicle are sutured together[1] to create a tube entirely covered by skin

» *In contrast to flat (open) flaps[2], tubed flaps are often created by joining two random flaps.*

Roll-, Rundstiellappen
miteinander vernäht[1] einseitig bedeckter Lappen[2]

15

caterpillar [kætəpɪlə] **flap** *n term* *syn* **waltzed** [wɒːltst] **flap** *n term,*
sim **jump** [dʒʌmp] **flap**[1] *n term*

tubed flap transferred end-over-end in stages from the donor site to a distant recipient site

» *Jump flaps are distant flaps transferred in stages via an intermediate [iː] carrier; e.g., an abdominal flap is attached to the wrist[2] [rɪst], then at a later stage the wrist is brought to the face.*

Wanderlappen
mehrfach transponierter Rundstiellappen[1] Handgelenk[2]

16

envelope [envəloʊp‖ɒːn-] **flap** *n term* *syn* **wrap-around** [ræp-] **flap** *n term*

mucoperiosteal flap[1] retracted from a horizontal incision along the free gingival margin [dʒ]

» *If the papilla between the 1st and 2nd molars has been elevated, envelope flaps may require an intraproximal suture. Envelope flaps have one, rectangular flaps[2] have two vertical relaxing incisions[3].*

umhüllender Lappen
Mukoperiostlappen[1] Trapezlappen[2] Entlastungsschnitte[3]

17

buried [berɪd] **flap** *n term* *opposite* **non-buried flap**[1] *n term*

flap denuded of both surface epithelium [iː] and superficial dermis and transferred into the subcutaneous [eɪ] tissue margin

» *Buried flaps can be effectively evaluated by means of Doppler ultrasonography.*

Unterfütterungslappen
Decklappen[1]

18

hinged [hɪndʒd] *or* **rotation flap** *n term* *sim* **turnover flap**[1] *n term*

turnover flap transferred by lifting it over on its pedicle as though[2] [ðoʊ] the pedicle was a hinge[3]

» *A hinged flap that is turned over 180 degree to receive a second covering flap is termed a turnover flap. A lumbar* [ʌ] *periosteal turnover flap was used to reinforce*[4] *the spinal cord repair.*

Use superiorly [ɪɚ]/ nasaly [eɪ] ***hinged flap*** • flag ***flap***

Rotationslappen
Wendelappen[1] als ob[2] Scharnier[3] verstärken[4] 19

graft-versus-host [oʊ] **disease** *or* **reaction** *n term* *abbr* **GVHD** *or* **GVHR**

incompatibility[1] reaction in a transplant recipient (=host) caused by T cells from grafted tissue which react immunologically against the recipient's antigens [-dʒənz] and attack the recipient tissues

» *GVHD affects especially the skin, gastrointestinal tract, and liver with symptoms including skin rash*[2] [ræʃ], *fever* [iː], *diarrhea* [daɪəriːə], *liver dysfunction, abdominal pain, and anorexia*[3], *and may be fatal*[4] [eɪ].

Use to develop / oral / maternofetal [iː]/ chronic ***GVHD***

GVHD, GVHR, Transplantat-gegen-Wirt Reaktion
Unverträglichkeit[1] Hautausschlag, Exanthem[2] Appetitlosigkeit[3] tödlich[4] 20

graft survival [sɚvaɪvᵊl] *n term* *opposite* **graft rejection**[1] [rɪdʒekʃᵊn] *n term*

satisfactory take[2] and ingrowth[3] of a viable[4] [aɪ] transplant into the recipient bed

» *The term white graft*[5] *refers to rejection of a skin allograft so acute that vascularization never occurs. A clear understanding of the mechanisms* [k] *involved in graft rejection will improve the selection of adequate immunosuppressive therapy and help prolong graft survival*[6].

Use ***graft survival*** rate / curve • to enhance *or* extend[6] ***graft survival*** • improved / 1-year ***graft survival*** • to prevent/halt[7] [ɒː] /be responsible for ***rejection*** • (hyper)acute[8] [aɪ]/ chronic [k] ***rejection*** • organ[9] ***graft rejection***

Überlebenszeit d. Transplantats
Transplantatabstoßung[1] Transplantatannahme[2] Einheilen[3] lebensfähig[4] weiße Abstoßung[5] Überlebenszeit d. T. verlängern[6] Transplantatabstoßung aufhalten[7] hyperakute Transplantatabstoßung[8] Organabstoßung, -rejektion[9] 21

Unit 131 The Surgical Suite

Related Units: 126 Surgical Treatment, 134 Perioperative Management, 135 Anesthesiology, 139 Asepsis

operating room *BE* **theatre** [θɪətəʳ] *n term* *abbr* **OR,** *BE* **OT**

hospital room equipped and used for performing surgical procedures

» *The OR may only be entered by persons wearing* [eɚ] *clean operating attire*[1] [ətaɪɚ] *not worn elsewhere. Traffic*[2] *and talking in the OR should be minimized. A patient with shock or unexplained hemorrhage* [-ɪdʒ] *should be taken to the OR for emergency exploration.*

Use to be rushed[3] [ʌ]/taken/brought/transferred ***to the OR*** • ***OR*** facilities[4] [sɪ]/ personnel / procedure [-iːdʒɚ]/ temperature

Operationssaal, OP
OP-Kleidung[1] aus u. ein gehen[2] schnell in den OP gebracht werden[3] OP-Einrichtung[4] 1

presurgical suite [swiːt] *n term* *sim* **operating** *or* **surgical** [sɜːrdʒɪkᵊl] **suite**[1] *n term*

holding or catchment area[2] on the operating floor[1] where the ward [ɔː] nurse[3] hands the patient (and the chart[4] [tʃ]) over to the anesthesiologist; also includes rooms with facilities for scrubbing[5] [ʌ], gowning[6] [aʊ] and gloving [ʌ]

» *Even though the patient appears to be safely dozing*[7] [oʊ] *with a strap in place*[8], *he should not be left alone in the presurgical suite.*

Vorräume zum OP-Saal
Operationstrakt[1] Wartebereich (vor OP-Schleuse)[2] Stationsschwester, -pfleger[3] Krankenblatt[4] chir. Händereinigung[5] Anlegen d. OP-Kleidung[6] (vor sich hin)dösen[7] angegurtet[8] 2

induction room [ʌ] *n term* *sim* **prep room**[1] *n jar*

a quiet room adjoining[2] the OR where the anesthesiologist administers[3] the preoperative anesthetic [e]

» *In the induction room undesirable* [aɪ] *noise and conversations should be avoided as the patient may be acutely aware*[4] *of everything he hears.*

Narkose(prämedikations)-raum
Vorbereitungsraum[1] neben[2] verabreicht[3] (bewusst) wahrnehmen[4] 3

operating *or* **surgical team** *n term*

includes the surgeon [dʒ], the surgeon's assistant[1], the anesthesiologist, the circulating and scrub nurses

» *Nonsterile ORs and the operating team remain a source* [ɔː] *of infection*[2]. *Members of the surgical team should not operate if they have viral* [aɪ] *infections that may cause coughing* [kɒːfɪŋ] *or sneezing*[3] [iː].

Operationsteam
Operationsassistent(in)[1] Infektionsquelle[2] Niesen[3] 4

surgeon [sɜːrdʒᵊn] *n term* *syn* **operator** *n term*

physician who specializes in surgery; in the UK they are traditionally addressed[1] as Mr X rather than Dr X.

operator-dependent[2] *adj term*

» *Given an accomplished[3] surgeon and good preoperative preparation this nerve can be preserved[4] in more than 98% of cases. In this technique skillful operators make only minimal use of sutures* [tʃ].

Use attending[5] / general / plastic / house[6] *(BE)* / assistant / experienced ***surgeon*** • ***the surgeon's*** technical [k] skills / judgement[7] [dʒʌdʒ-]/ responsibility / experience

Note: Do not be confused by the fact that the *operator* is commonly the person who works on a telephone switchboard or operates any other apparatus or machine.

Chirurg(in), Operateur(in)
angesprochen[1] abhängig v. Chirurg(in)[2] gut, fähig[3] erhalten[4] behandelnde(r) Chirurg(in)[5] ®Assistenzarzt od. -ärztin / Turnusarzt od. -ärztin (öst.) a. d. chir. Abteilung[6] Ermessen d. Chirurgen/-in[7] 5

anesthesiologist [ænəsθiːzɪɒːlədʒɪst] *n term* *syn* **anaesthetist** [əniːsθətɪst] *n term BE* → U15-11

physician who administers the anesthetic [e] and monitors[1] the patient while under anesthesia [-iːʒə]

» *The anesthesiologist continuously assesses[2] the depth of anesthesia[3].*

Use ***anesthesiologist***-on-call[4]

Note: Unlike in the U.K., the *anesthetist* in the U.S. is a *nurse* [ɜː] *anesthetist*[5] [e], a registered nurse[6] with extra qualifications working under the supervision of an *anesthesiologist*.

Anästhesist(in), Narkosearzt/-ärztin
überwacht[1] überprüft[2] Narkosetiefe[3] diensthabende(r) Anästhesist(in)[4] Narkoseschwester/-pfleger[5] Diplom-, staatl. geprüfte(r) Krankenschwester/-pfleger[6] 6

anesthesia screen [ænəsθiːʒə skriːn] *n term*

protective screen attached above the patient's chest to preclude airborne contamination[1] from the anesthesiologist or the patient him/herself

Abgrenzung d. Sterilbereichs, Sichtschutz z. Anästhesiebereich
Kontamination über die Atemluft verhindern[1] 7

surgical nurse [nɜːrs] *n term* *syn* **scrub** [ʌ] **nurse** *n jar* → U16-2f

(s)he is responsible for the scrub-up procedures, lays [leɪz] out[1] sterile instruments and equipment, assists by providing the required sutures, drains, etc. and checks to ensure that all sponges[2] [ʌ], etc. are accounted for[3]

» *Have the scrub nurse label[4]* [eɪ] *the specimen[5] and send it to the lab.*

Instrumentier-, OP-Schwester
auflegen[1] Tupfer[2] abgezählt[3] etikettieren[4] (Gewebe)probe[5] 8

circulating nurse *n jar* *sim* **OR tech(nician)**[1] [teknɪʃᵊn] *n term*

(s)he manages the OR (proper temperature, lighting[2], availability of supplies[3], etc.) coordinates activities of lab or x-ray staff, and monitors aseptic practices to avoid breakdowns in technique[4]

» *The circulating nurse must observe the patient to ensure that his needs are provided for[5].*

unsterile Hilfe
OP-(Ge)hilfe[1] Beleuchtung[2] Verfügbarkeit von OP-Bedarf[3] Verstöße gegen d. aseptischen Kautelen/Vorsichtsmaßregeln[4] dass er entsprechend versorgt ist[5] 9

operating table *n*

special table on which the patient is positioned during the surgical procedure; sandbags, straps[1] and braces[2] [eɪs] may be used to keep the patient stable [eɪ] and comfortable

» *Proper positioning[3] of the patient on the operating table is crucial[4]* [kruːʃᵊl].

Use to flex or break[5] [eɪ] /incline [aɪ] *or* tilt[6]/elevate[7] ***the operating table***

Operationstisch
Gurte[1] Stützen, Schienen[2] richtige Lagerung[3] sehr wichtig[4] O. knicken[5] O. neigen/ kippen[6] O. anheben[7] 10

position *n & v term* *sim* **positioning**[1] *n term*, **place**[2] *v* → U63-1ff

(n) depending on the procedure scheduled[3] [sk||ʃedjuːld] the patient is brought into a position on the table which is as comfortable as possible (e.g. no undue[4] [ʌnduː] pressure on nerves), does not interfere [ɪɚ] with[5] respiration or circulation, and provides adequate exposure[6] [oʊʒ] of the operative field

reposition[7] *v term* • **repositioning** *n*

» *Improper positioning of the patient can result in immediate and long-term complications. The legs were positioned in stirrups[8]* [ɜː].

Use to be in/bring into/place in/remain in /assume[9] [suː] /adopt[9] ***a position*** • satisfactory / patient ***positioning*** • change of[10] / left lateral[11] / supine[12] [aɪ]/ with the patient/foot (placed) in a ... ***position***

Lage, Position, Stellung; legen, positionieren
Lagerung[1] lagern[2] geplant[3] übermäßig[4] beeinträchtigen[5] Darstellung[6] umlagern[7] Fußstützen, -halter[8] Stellung einnehmen[9] Positionswechsel, Umlagerung[10] linke Seitenlage[11] Rückenlage[12] 11

dorsal recumbent [ʌ] **position** *n term*

the standard position with the patient flat on the back, legs slightly flexed[1] and straddled[2]; one arm is placed palm[3] [pɑːm] down alongside the trunk[4] [ʌ] while the other is positioned on an armboard[5] for IV infusion

» *Laparoscopy is usually performed with the patient in the dorsal recumbent position.*

Rückenlage m. angewinkelten, gespreizten Beinen
angewinkelt[1] gespreizt[2] Handfläche[3] Rumpf[4] Armstütze[5] 12

Trendelenburg('s) position *n term*

opposite **reverse** [ɜː] **Trendelenburg position**[1] *n term*

supine position[2] on the operating table, which is inclined[3] [aɪ] so that the pelvis is higher than the head; the patient is supported by padded shoulder braces[4] [eɪ] and thigh [θaɪ] straps[5]

» *The Trendelenburg position is employed for procedures on the pelvis and lower abdomen to obtain good exposure by displacing[6] the intestines somewhat more cephalad[7]* [sefəlæd].

Kopftief-, Trendelenburglage
Anti-Trendelenburg-, Fußtieflage[1] Rückenlage[2] geneigt[3] gepolsterte Schulterstützen[4] Oberschenkelgurte[5] verlagern[6] nach kranial[7] 13

lithotomy position *n term* *syn* **dorsosacral** [eɪ] **position** *n term*

a supine position with the buttocks [ʌ] extending over the table[1], the hips and knees [niːz] are flexed at 90° and the feet held in position by strapping them to stirrups

» *For nearly all rectal and vaginal* [dʒ] *operations the patient is brought into the lithotomy position.*

Steinschnittlage
Gesäß bis an den Rand der Unterlage vorgezogen[1] 14

semiprone [oʊ] *or* **English position** *n term* *syn* **Sims'** *or* **lateral (recumbent) position** *n term*

the patient lies on the side with the under arm behind the body; the upper leg[1] is flexed more than the lower one; this is the position of choice for vaginal and rectal procedures (exams, enemas[2], etc)

» *Delivery[3] may be accomplished[4] in either the lithotomy or the Sims' position.*

Sims-Lage
Oberschenkel[1] Einläufe[2] Entbindung[3] erfolgreich durchgeführt[4] 15

lateral decubitus [uː] **position** *n term* *syn* **flank** [æ] **position** *n term*

lateral recumbent position, but with the lower leg flexed, the upper leg extended, and the table broken at the patient's waistline[1] [eɪ]

» *The flank position is used for nephrectomy. The patient is placed on his well side[2]. An intra-operative x-ray in the lateral decubitus position is usually the best way to assess[3] the problem.*

Use left/right lateral / dorsal[4] / ventral[5] ***decubitus position***

Seitenlage(rung)
Taille[1] gesunde Seite[2] abklären[3] Rückenlage[4] Bauchlage[5] 16

recovery [ʌ] **room** *n clin, abbr* **RR** *syn* **postanesthesia** [-iːʒə] **recovery area** *n term, abbr* **PAR**

unit or room adjoining the ORs staffed and equipped with facilities[1] to provide optimal care during the recovery period[2] until the patient can be safely transferred[3] back to the surgical ward[4] [ɔː]

» *While en route[5] from the OR to the recovery area the patient is accompanied by a physician. In the recovery room the anesthesiologist generally exercises primary responsibility[6].*

Use ***recovery*** area / room nurse[7] / room staff • ***recovery*** system / score card[8]

Aufwachraum
Einrichtungen[1] Aufwachperiode[2] verlegt[3] chir. Station[4] auf dem Weg[5] hat die Hauptverantwortung[6] Aufwachschwester/-pfleger[7] Beurteilungsschema im Aufwachprotokoll[8] 17

recovery (room) bed *n clin*

special bed for patients in the immediate postoperative period; it is supplied with side rails[1] [eɪ] which can be raised[2] [eɪ], receptacles[3] for IV poles[4] [oʊ], and often has a chart [tʃ] storage rack[5]

» *If the patient is unattended[6], the side rails of the recovery bed are placed in position[2].*

Aufwachbett
seitl. Gitter[1] hochgezogen[2] Haltevorrichtung[3] Infusionsständer[4] Ablage f. Fieberkurve/ Aufwachprotokoll[5] unbeaufsichtigt[6] 18

instrument cart [kɑːrt] *n clin*

small table on wheels on which the scrub nurse lays [leɪz] out the set of sterilized instruments; many other mobile[1] carts supplied with various special equipment are used in hospitals (e.g. the crash cart[2] for emergencies)

» *Hospital ERs[3] usually have several crash carts equipped with analgesics, antiseptics, sponges[4]* [ʌndʒ], *swabs[5]* [ɒː], *hemostats[6]* [iː], *etc.*

Instrumentenwagen
fahrbar[1] Notfallwagen[2] Notaufnahmen[3] chir. Tupfer[4] Tupfer (z. Desinfektion)[5] Gefäßklemmen[6] 19

Unit 132 Surgical Instruments

Related Units: 17 Basic Medical Equipment, 127 Basic Operative Techniques, 128 Minimally Invasive Surgery, 133 Laparoscopic Equipment, 139 Medical & Surgical Asepsis

instrument *n genE & v term*
sim **instrumentation**[1], **instrumentarium**[2] *n term*

equipment[3], tools[4] or appliances[5] [aɪ] or any means [iː] used to perform surgical procedures

instrumental[6] *adj genE & term*

» *The mobility of the tumor can be determined by manipulation with the tip of the instrument.*

Use to sterilize/hand-wash/lay [eɪ] out[7]/sharpen/pass *or* insert[8]/scald[9] [ɒː] ***instruments*** • soiling[10] / successful passage / set[11] / stock[12] ***of instruments*** • dissecting[13] / gas sterilized [aɪ] / microsurgical / lensed[14] ***instruments*** • endoscopy / urethral [iː] ***instrumentation*** • ***instrumental*** birth[15] / perforation / malfunction • by ***instrumental*** means[16] • ***instrument*** tray[17]

Instrument; instrumentieren
Instrumentieren, -ation[1] Instrumentarium[2] Ausrüstung[3] Werkzeuge, Geräte[4] Vorrichtungen, Geräte[5] förderlich, behilflich; instrumentell[6] I. auflegen[7] I. einführen[8] I. thermisch desinfizieren[9] Kontamination von I.[10] Instrumentensatz, chir. Besteck[11] Instrumentenbestand[12] Präparierbesteck[13] optische Geräte[14] operative Entbindung[15] instrumentell[16] Instrumentenschale, -tray[17] 1

sharps *n jar*

instruments for cutting and transfixing[1] tissue that are razor [reɪzɚ] sharp[2] and therefore require special [eʃ] safeguards[3] for handling (often marked by a red stripe [aɪ] on the handle[4] and disposed of[5] in a sharps container)

Use ***sharp*** blade[6] [eɪ] / curette[7] / tip / dissection[8] / -edged[9] / -pointed

scharfe bzw. spitze Instrumente
durchstoßen, -stechen[1] messerscharf[2] Sicherung, Schutz[3] Griff[4] entsorgt[5] scharfe Klinge[6] scharfe Kürette[7] scharfes Präparieren[8] scharfkantig[9] 2

scalpel *n term* *syn* **knife** [naɪf] *n inf & jar*

surgical knife usually with an interchangeable blade[1] and a straight handle or blade [eɪ] holder[2]

» *A No. 15 blade is used to scrape[3] [eɪ] the lesion [iːʒ] until it is flat.*

Use to cut/incise/excise/probe[4] ***with a scalpel*** • disposable[5] / dissecting[6] / micro/ cold / heated / laser-assisted ***scalpel*** • ***knife*** blade / point[7] / handle / edge[8] / needle • crescent[9] [s] / slit ***blade*** • needlepoint / spoon[10] [uː] / hook [ʊ] / gum[11] ***knife***

Skalpell, chir. Messer
Wechselklinge[1] Klingenhalter[2] ausschaben[3] m. e. Skalpell sondieren[4] Einmalskalpell[5] Seziermesser[6] Messerspitze[7] Messerschneide[8] sichelförm. Klinge[9] scharfer Löffel[10] Zahnfleischmesser[11] 3

scissors [sɪzɚz] *n pl* *sim* **shears**[1] [ɪɚ] *n pl term*

a cutting instrument with two crossed shearing blades which may have a sharp or blunt [ʌ] nose[2]

microscissors[3] [aɪ] *n term* • **shear**[4] *v irr*

» *Do you want the scissors with dissecting or plain [eɪ] blades[5]?*

Use a pair of long / short / curved[6] [ɜː]/ straight[7] ***scissors*** • medium-sized / heavy[1] [e]/ double-action / pointed / delicate *or* fine ***scissors*** • dissecting[8] / suture[9] [suːtʃɚ]/ ligature[10] [-tʃʊɚ] / wire cutting[11] / Metzenbaum ***scissors*** • bone[12] / rib / sternum [ɜː] / plaster[13] ***shears***

Schere
(große/ stabile) Schere[1] stumpfe Spitze[2] Mikroschere[3] scheren, schneiden[4] ungezahnte/ glatte Schneidblätter[5] gebogene Schere[6] gerade S.[7] Präparierschere[8] Naht-, Fadenschere[9] Ligaturschere[10] Draht(schneide)schere[11] Knochenschere[12] Gipsschere[13] 4

(surgical) needle [iː] *n term* → U17-11; U136-6 *sim* **awl**[1] [ɒːl] *n term*

sharp instrument used for puncturing [ʌ] and/or suturing; the shaft may be cutting or round-bodied; at the tip there is usually a tapered[2] [eɪ] point and the suture is threaded[3] [e] at the eye[4] or it is already swaged[5] [edʒ] to the needle for atraumatic sewing[6] [oʊ] (so-called armed sutures[7])

needle-shaped *adj* • **needle-like** *adj* • **needling**[8] *n term*

» *Precautions[9] [ɒː] must be taken against leaving needles, clamps, sponges, etc. inside the patient.*

Use to pass/push/pull/rotate/withdraw[10] [ɒː] ***the needle*** • straight / curved / suture[11] / arterial [ɪɚ] suture[12] ***needle*** • intestinal *or* abdominal suture[13] / Reverdin / punch[14] [ʌ]/ swaged-on[15] ***needle*** • hollow / hypodermic[16] [aɪ]/ fine / large-bore[17] ***needle*** • ***needle*** count / point / shaft / site[18] [aɪ]/ holder

(chirurgische) Nadel
Ahle[1] spitz zulaufend[2] eingefädelt[3] Öhr[4] übergangslos verbunden[5] (Ver)nähen[6] armierte/ atraumatische Nähte[7] Ritzen (m. N.), Punktion[8] (Sicherheits)vorkehrungen[9] N. zurückziehen/ entfernen[10] Nähnadel[11] Gefäßnadel[12] Darmnadel[13] stanzende Biopsienadel[14] Nadel-Faden-Kombination, öhrlose Nadel[15] Injektionsnadel[16] großlumige Hohlnadel[17] Punktions-, Einstichstelle[18] 5

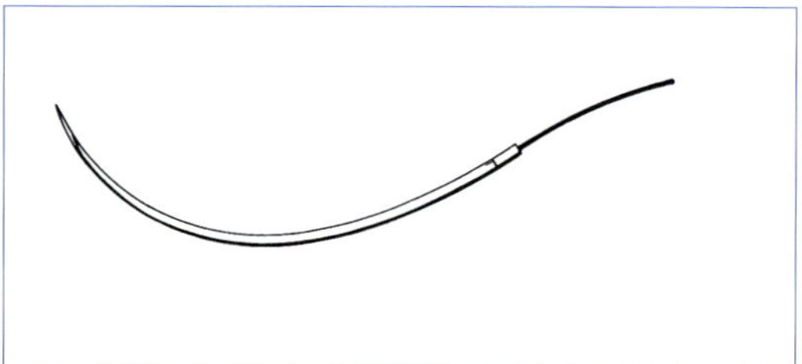

Curved atraumatic needle

cannula *n term* → U136-3

tube introduced into a vessel, duct or body cavity

cannulate[1] *v term* • **cannular** *adj* • **cannul(iz)ation** *n*

» *The cannula may be left in place for two weeks. Inability to cannulate the subclavian* [eɪ] *vein* [eɪ] *is among the most common technical* [k] *complications.*

Use to insert *or* introduce[1]/place[2] ***a cannula*** • IV / central venous[3] [iː]/ (intra-)arterial / plastic / flexible / small-bore / 18-gauge[4] [geɪdʒ] / infusion[5] / needle-tipped ***cannula*** • suction[6] [sʌkʃᵊn]/ nasal / wash *or* irrigating[7] / ointment[8] ***cannula*** • ***cannula*** insertion / removal • percutaneous [eɪ] ***cannulation***

Kanüle, Hohlnadel
K. einführen[1] K. legen[2] zentraler Venenkatheter[3] Kanüle, Größe 18[4] Infusionskanüle[5] Saugkanüle[6] Spülkanüle[7] Salbenkanüle[8] 6

trocar [oʊ] *n term* → U133-5f *sim* **stylet** *or* **stilet(te)**[1] [staɪlət] *n term*

metal tube (cannula) with a sharp-tipped, three-cornered obturator[2] (trocar) inside which is withdrawn after insertion; strictly speaking the complete instrument is termed trocar and cannula

» *Seeds*[3] [iː] *are placed into the residual tumor*[4] *with a trocar.*

Use to place/insert/introduce ***a trocar*** • working[5] ***trocar*** • ***trocar*** sheath[6] [iː] • floppy *or* flexible / introducing / lighted [aɪ]/ needle ***stylet***

Trokar
Mandrin[1] Trokardorn m. Dreikantspitze[2] radioaktive Implantate[3] Resttumor[4] Arbeitstrokar[5] Trokarhülse[6] 7

probe [proʊb] *v & n term* *syn* **sound** [aʊ] *n*, *sim* **director**[1] *n term*

(v) to explore a wound [uː], duct [ʌ] or cavity (n) slender[2] instrument inserted for exploration[3]

cryoprobe[4] *n term* • **probing**[5] *adj & n*

» *Introduction of the probe is tricky*[6] *and care must be exercised to avoid perforation.*

Use ultrasonic[7] / suction [ʌ]/ antrum[8] / rectal ***probe*** • blind[9] / gentle ***probing*** • uterine[10] [aɪ‖ɪ] ***sound*** • (rectal) grooved[11] [uː]/ hernia [ɜː] ***director***

sondieren; Sonde
Führungs(hohl)sonde[1] fein[2] Austastung, Exploration[3] Kryo-, Kältesonde[4] sondierend; Sondierung[5] schwierig[6] Schallsonde[7] Kieferhöhlensonde[8] Sondieren ohne Sichtkontrolle[9] Uterussonde[10] Rektal-Hohlsonde[11] 8

hook [hʊk] *n & v* *sim* **loop**[1] [luːp] *n* → U138-5

(n) instrument with a curved[2] tip for elevating[3] or trapping[4] and ensnaring[5] [eɚ] tissues

» *Foreign* [fɒːrᵊn] *bodies*[6] *may be removed with a loop or a hook without irrigation.*

Use wire[7] / suture[8] / tape / cautery[9] [ɒː]/ cord ***loop*** • right-angled [æŋgld]/ electrosurgical ***hook*** *or* ***hook*** electrode[9] • to place *or* ensnare in a[5] ***loop***

Haken; festhaken
Schlinge[1] (auf)gebogen[2] anheben[3] fassen[4] anschlingen[5] Fremdkörper[6] Drahtschlinge[7] Nahtschlinge[8] Diathermieschlinge[9] 9

curet(te) [kjʊret] *v & n term* *sim* **spoon** [uː] *or* **scoop**[1] [uː] *n jar*

(v) remove layers of tissue from a surface such as the uterus [juː]
(n) a long and thin spoon-shaped instrument

curettage [kjʊretɪdʒ] *or* curettment *n term* • **scoop** *or* **scrape**[2] [eɪ] *v jar & inf*

» *Necrotic nodes should be curetted out. The curettings*[3] *were suggestive* [dʒe] *of*[4] *ectopic pregnancy.*

Use skin / metal / blunt *or* dull[5] [ʌ]/ sharp / plastic ***curette*** • sharp / subgingival/ cervical / root[6] / suction[7] ***curettage*** • dilatation and[8] ***curettage*** (*abbr* D & C)

kürettieren, auskratzen; Kürette
Löffel[1] auskratzen, -schaben[2] kürettiertes Gewebe[3] hindeuten auf[4] stumpfe K.[5] Wurzelglätten[6] Saugkürettage[7] Uterusdilatation u. Kürettage[8] 10

132

rongeur (forceps) [rɒːndʒɚ] *n term* *sim* **bone chisel** [tʃɪzᵊl] *or* **osteotome**[1], **gouge**[2] [gaʊdʒ] *n term*

heavy-duty forceps for cutting bone, enamel[3], or other tough [tʌf] tissue; an osteotome is a wedge-like[4] [dʒ] tool with a cutting edge at the tip of the blade

» *A gouge is a hollow chisel for cutting away bone chips. Osteotome tips are not beveled*[5]*. Rongeurs were used to procure*[6] [-kjʊɚ] *small bone chips from bony protuberances.*

Use bone[7] / intervertebral disk[8] / laminectomy[9] ***rongeur*** • rounded[2] / straight[10] ***osteotome*** • sternum / hemostatic[11] ***chisel***

Knochen(fass-), Luer-Zange
Knochenmeißel, Osteotom[1] Hohlmeißel[2] (Zahn)schmelz[3] keilförmig[4] abgeschrägt[5] entnehmen[6] Hohlmeißel-, Luer-Knochenzange[7] Bandscheiben-Rongeur[8] Laminektomie-Stanze[9] Flachmeißel[10] Blutstillungsmeißel[11] 11

raspatory *n term* *syn* **bone scraper, rasp, rugine** [ruːʒiːn] *n jar,* *sim* **file**[1] [faɪl] *n & v*

hardened steel tool with cutting ridges used to lift or scrape away[2] periosteum; files serve to smoothen[3] [uː] surfaces, e.g. of a tooth or root canal

» *After lifting the periosteum with a raspatory, the implant bed was prepared. Alveoloplasty was performed using bone-cutting burs, rongeurs, and bone files.*

Use bone / rib[4] / nasal[5] / antrum[6] ***raspatory*** • bone[7] / nail ***file***

Raspatorium, Raspel, Schabeisen
Feile; feilen[1] abschieben, -präparieren[2] glätten[3] Rippenraspatorium[4] Nasenraspel[5] Antrumraspel[6] Knochenfeile[7] 12

grasper [æ] *n term & jar* *syn* **grasping forceps** *n term,* *sim* **clamp**[1] *n term,* **tweezers**[2] [iː] *n clin pl*

instruments with two tongs[3] [ʌ] that can be clamped to lift, seize[4] [iː] or compress tissue

grasp[4] *v* • **clamp**[5] *v term* • **cross-clamping**[6] *n*

» *The mucosa above the hemorrhoid is grasped with forceps. Gently* [dʒ] *spread* [e] *the clamp to dilate the vein. The duct proximal to the stone must be temporarily clamped. The appendix was serially clamped*[7] *and cut.*

Use three-prong(ed)[8] [ɒː] ***grasper*** • to apply/place/release [iː] ***clamps*** • aortic cross-***clamping*** • doubly[9] ***clamped*** • vascular[10] / right-angle / Kocher's / crushing[11] [ʌ]/ noncrushing[12] / towel[13] [aʊ]/ bulldog[14] ***clamp***

Fasszange
Klemmzange, Klemme[1] Pinzette[2] Branchen[3] fassen[4] (ab)klemmen[5] vollständiges Abklemmen[6] mehrfach abgeklemmt[7] F. mit 3 Maulteilen[8] zweifach abgeklemmt[9] Gefäßklemme[10] scharfe Klemme, Gewebe(fass)kl.[11] atraumatische K.[12] Tuchklemme[13] Bulldog-, Gefäßklemme[14] 13

forceps [fɔːrseps] *n pl term* *sim* **tweezers**[1] *n clin*, **applicator**[2] *n term*

instruments with two blades to grasp or compress tissue or dressings[3] in surgery

» *It was done with a mosquito* [k] *forceps*[4]*. Tweezers are small forceps that can be held between the thumb* [θʌm] *and forefinger.*

Use to apply/place/release ***forceps*** • delivery[5] / high[6] / low / hemostatic[7] [iː]/ splinter[8] / dressing[9] / ear[10] / clip removing ***forceps*** • ring / cup / biopsy[11] [aɪ]/ nasal / polyp / tissue[12] ***forceps*** • smooth[13] [uː]/ toothed *or* hooked[14] / four-prong[15] / thread[16] [e]/ sterile [aɪ] ***forceps*** • cotton(-tipped)[17] / sonic / sealed [iː]/ laryngeal [dʒ] ***applicator*** • a pair of / fine tipped ***tweezers***

Zange, Klemme, Pinzette
kleine Zange, Pinzette[1] Applikator[2] Wundauflagen[3] Moskitoklemme[4] Geburtszange[5] hohe Z.[6] Gefäßklemme[7] Splitterzange, -pinzette[8] Tupferzange[9] Ohrpinzette[10] Biopsiezange[11] Gewebefassz.[12] anatomische P., Gefäßp.[13] chirurgische P.[14] Vierkrallen-Fasspinzette[15] Fadenpinzette[16] Watteträger[17] 14

needle holder *n term* *syn* **suture** [suːtʃɚ] **forceps** *n term*

forceps used to grasp the needle and pass it through the tissue

Nadelhalter 15

retractor *n term* *syn* **tenaculum** *n term*

pointed or hooked instrument used for holding the wound [uː] edges[1] apart[2] or vessels and other tissues out of the operative field; may have one or several claws [ɒː] or teeth[3] at either end

retract[4] *v term* • **retraction** *n*

» *Retractors out! The vein was retracted medially. The injury was due to a misplaced retractor.*

Use sharp *or* toothed[5] / blunt[6] / (non-)malleable[7] / self-retaining[8] ***retractor*** • lip / cheek[9] / vaginal [dʒ]/ abdominal[10] ***retractor*** • ***retracting*** clamp

Wundhaken, -sperrer, -spreizer
Wundränder[1] auseinander[2] Zinken, Zähne[3] zurückziehen, auseinanderspreizen[4] scharfer/ gezahnter Wundhaken[5] stumpfer W.[6] (nicht) federnder W.[7] selbsthaltender Wundspreizer[8] Wangen(ab)halter[9] Bauchdeckenhalter[10] 16

dila(ta)tor [daɪl(ət)eɪtɚ] *n term* *sim* **bougie (boule)**[1] [buːʒɪ] *n term*

instrument to expand and enlarge the diameter[2] [daɪæmətɚ] of a tube or passage [-ɪdʒ], e.g. a narrowed[3] duct

dila(ta)te[4] *v term* • **dila(ta)tion** *n* • **bougi(e)nage**[5] [-ɑːʒ] *n*

» *How much dilatation is desirable? A 32F dilator was passed orally.*

Use anal[6] [eɪ]/ antegrade / retrograde / tent / Hegar's[7] ***dilator*** • dilating[1] / olive-tipped / medicated ***bougie*** • catheter / balloon[8] [uː] ***dilation*** • ***dilation*** and evacuation / of stricture [-ktʃɚ]

> **Note:** The F in *32F dilator* stands for *French*, a measure to indicate the diameter or thickness of dilators, catheters, bougies and similar instruments.

Dilatator, Erweiterer, Dehner
(Dilatations)bougie, Dehnsonde[1] Durchmesser[2] verengt[3] dilatieren, aufdehnen, (sich) erweitern[4] Bougierung[5] Analdehner[6] Hegar-Stift, -Uterusdilatator[7] Ballondilatation[8] 17

(surgical) sponge [spʌndʒ] *n term & jar*

sterile, absorbent material used to control bleeding sites, mostly a compressed pad of aseptic gauze[1] [gɔːz] that swells[2] when moistened[3]

» *Dry sponges are used and weighed* [weɪd] *to estimate intraoperative blood loss. Sponge and needle count are correct.*

Use alcohol[4] / (sterile) gauze[5] ***sponge*** • ***sponge*** biopsy[6] [aɪ]/ count / forceps[7] / stick[8]

Tupfer
Verbandsmull, Gaze[1] (auf)quellen[2] befeuchtet[3] Alkoholtupfer[4] Gazekissen[5] Abstrich, Tupfpräparat[6] Tupferzange[7] Tupferträger[8] 18

Unit 133 Laparoscopic Equipment

Related Units: 128 Minimally Invasive Surgery, 132 Surgical Instruments, 138 Endoscopic Suturing, 118 Diagnostic Procedures, 17 Medical Equipment

instrument holder *n term* *sim* **robotic** *or* **support arm**[1] *n term*

electromechanical device[2] for holding instruments in a stable position (can also be remote-controlled[3])

robotic *adj term* • **robot** [rɒːbət] *n* • **instrumentation** *n* → U132-1

» *The instrument holder which was mounted [aʊ] to[4] the side rails[5] [eɪ] of the operating table was mainly used for fixation of the endoscope. The joints[6] [dʒ] of this instrument holder are fixed by a pneumatic [n(j)uː-] locking mechanism[7] [k] which is controlled by buttons in the handle[8].*

Use pneumatic[9] ***robotic arm*** • ***robotic*** device • ***microrobotic*** intra-abdominal device [dɪvaɪs] • surgical / three-armed ***robot*** • ***robot***-assisted[10] surgery / arm • ***instrument*** design / maneuverability[11] [uː] • jamming [dʒ] of[12] ***instruments*** • disposable[13] [oʊ]/ reusable [juː] *or* nondisposable[14] ***instruments*** • multiuse[15] / cutting ***instruments*** • dissecting / grasping ***instruments*** • retracting [æ]/ insulated[16] ***instruments*** • ***instruments*** with interchangeable handles[17]

Instrumentenhalter, Haltevorrichtung
Roboterarm[1] Vorrichtung[2] ferngesteuert[3] befestigt an[4] Befestigungsschienen am OP-Tisch[5] Gelenke[6] Feststellmechanismus[7] Griff[8] druckluftarretierter Roboterarm[9] robotergestützte Chirurgie[10] Handhabung d. Instrumente[11] Behinderung d. Instrumentenführung (durch zu nahe beieinanderliegende Trokarpositionen)[12] Einmal-, Einweginstrumente[13] Mehrweginstrumente[14] Mehrzweckinstrumente[15] isolierte I.[16] I. m. austauschbaren Griffen[17] 1

(laparo)scope [læpərəskoʊp] *n term*

rel **endoscope**[1], **optics**[2], **lens**[3] *n term* → U118-11

illuminating [uː] fiberoptic [aɪ] instrument[4] for visualizing [ɪʒ] the abdominal cavity

» *The 30° laparoscope is inserted through the midline port to examine the retropubic space. Do not hesitate to shift the scope to another port to achieve a better view. Often, the superficial vessels can be seen by transilluminating the abdominal wall with the laparoscope.*

Use to insert[5] [ɜː] /view through[6]/position/maneuver [uː] ***the laparoscope*** • camera-bearing [eər]/ 0-degree *or* straight-ahead[7] ***laparoscope*** • angled / oblique[8] [-liːk]/ 10-mm ***laparoscope*** • 3D video[9] / laser / stereoscopic ***laparoscope*** • ***laparoscope*** with built-in working channel[10] [tʃ] • stereo / video / flexible ***endoscope*** • ***endoscopically*** controlled insufflator • under (direct) ***endoscopic*** control *or* monitoring[11] • to point *or* direct the ***laparoscope*** toward[12]

Laparoskop
Endoskop[1] Optik, optisches System[2] Linse[3] lichtleitendes Glasfaserinstrument[4] d. Laparoskop einführen/ -bringen[5] durch d. Laparoskop betrachten[6] L. mit prograder Optik[7] L. mit Seitenblickoptik[8] dreidimensionales Videolaparoskop[9] L. mit integriertem Arbeitskanal[10] unter (direkter) endoskop. Kontrolle/ Sicht[11] laparoskop. einstellen[12] 2

optical system [ɒːptɪkəl sɪstəm] *n term*

rel **camera**[1] *n term*

consists of the documentation system and the camera/video system

fiberoptic [faɪbərɒːptɪk] *adj term* • **fiberoptics**[2] *n*

» *The magnification provided by the optical system permits precise dissection. Then the laparoscope with the video camera attached [ætʃ] is passed, and additional trocars are placed under direct visual control. The procedure is initiated with the camera in the umbilical [ʌ] port, but for ligating the lumbar vessels the scope is shifted to a port in the flank.*

Use endoscopic / video / compact / digital(ized)[3] ***camera*** • eye-piece coupled[4] [ʌ]/ light-sensing[5] ***camera*** • ***camera*** operator *or* assistant / box[6] / port[7] • charge-coupled [tʃ] device[8] (*abbr* CCD)/ solid state ***chip camera*** • digital / single-/ triple[9] [ɪ]-***chip camera*** • sterile[10] [e] ***camera wrap***

Optik, optisches System
Kamera[1] (Glas)faseroptik[2] Digitalkamera[3] am Okular fixierte Kamera[4] Kamera mit automat. Belichtungseinstellung[5] Kameragehäuse[6] Kamera-, Optiktrokar, Videoport[7] CCD-Kamera[8] Dreichip-Kamera[9] sterile Kameraabdeckung[10] 3

rod-lens system *n term* *syn* **Hopkins system** *n term*

series of glass lenses separated by short air spaces which reverse [ɜː] the image at the eyepiece[1]

» *Rotating the 30° lens until it points at the underside of the abdominal wall greatly facilitates safe placement of additional ports. Conventional rigid [dʒ] optical systems[2] (e.g. the Hopkins rod-lens system) are also employed in laparoscopic surgery.*

Use eyepiece[1] / objective[3] [dʒe]/ 0-degree / 30-degree ***lens*** • fogging of the[4] ***lens*** • ***lens***-camera interface

Stablinsen-, Hopkinsoptik
Okular[1] starre optische Systeme[2] Objektiv[3] Anlaufen d. Optik[4] 4

initial trocar [oʊ] *n term* → U132-7 *syn* **primary trocar** *n term*, *rel* **port**[1] *n term* → U136-5

instrument used to gain access[2] to a body cavity; it consists of a sharp-tipped obturator which is withdrawn after successful placement and a metal sleeve [iː] which provides access for instruments

» *The Hasson cannula was used to allow primary trocar insertion under direct vision. A standard four-port access was obtained for laparoscopic cholecystectomy, comprising a 10mm umbilical port, a 10mm epigastric port, and two 5mm right upper quadrant ports. The primary trocar should be inserted only after determining the height of uterine fundus* [ʌ].

Use to place[3]/insert[3]/introduce[3]/reposition ***a trocar*** • to anchor[4] [k]/cantilever[5]/dislodge[6] ***a trocar*** • to withdraw *or* retract[7]/steam-sterilize[8] [iː] ***a trocar*** • to disassemble[9]/reassemble/rearm[10] ***a trocar*** • secondary / working[11] / scope *or* camera-bearing[12] [eɚ] ***trocar*** • (non-)disposable[13] / reusable [juː] *or* autoclavable[14] [eɪ] ***trocar*** • metal / (lightweight) plastic / trumpet-type [ʌ] ***trocar*** • ***trocar*** placement *or* insertion / handle • ***trocar*** body / shaft / tip • working length of a[15] ***trocar*** • laparoscopic / access / camera / 5mm ***port*** • ***port*** site[16] [aɪ]/ placement / assignment[17] [aɪn]/ closure [oʊʒ] • array [əreɪ] of[18] ***ports*** • ***ports*** are placed in an array • peri***trocar*** gas leak [iː]

> **Note:** In laparoscopy the term ***trocar*** may stand for the obturator, the trocar sheath or the entire instrument. Strictly speaking, ***port*** refers to the access route established by the trocar, but in laparoscopic contexts the terms ***port*** and ***trocar*** *(**sheath**)* are often used synonymously. In endoscopy the term ***port*** is used to denote the access to the suction [ʌ], irrigation or working channels.

Primärtrokar
Port, Trokar[1] Zugang[2] einen Trokar setzen/ stechen/ einbringen/ platzieren[3] den Trokar fixieren[4] den Trokar schwenken[5] den Trokar dislozieren[6] d. Trokar entfernen[7] d. Trokar autoklavieren[8] d. Trokar zerlegen[9] d. Trokar erneut bestücken[10] Arbeitstrokar, Instrumentenport[11] Optiktrokar, Videoport[12] Einmaltrokar[13] autoklavierbarer Trokar[14] Arbeitslänge eines Trokars[15] Einstichstelle d. Trokars[16] Anordnung/ Platzierung d. Trokare[17] Trokaranordnung[18] 5

trocar sheath [ʃiːθ] *or* **sleeve** [iː] *n term* *rel* **obturator**[1] *n term*

outer cannula which remains in place after successful puncture [ʌ] and withdrawal of the obturator

» *The sheath of a 5-mm trocar is then introduced into the abdominal cavity. The trocar sheath must have an airtight sealing[2] [iː] against the abdominal wall to prevent loss of pneumoperitoneum. A simple but efficient way of anchoring [k] the sheath is to place sutures. Complications with reusable trocars whose obturator point had been dulled[3] [ʌ] by repeated use led us to abandon blind puncture in favor of the Hasson technique.*

Use outer / self-retaining[4] [eɪ]/ beveled[5] ***sheath*** • threaded[6] [e] ***sleeve*** • pyradmidal pointed[7] / conical / blunt-tipped[8] / dull tip of[9] ***obturator***

Trokarhülse
Obturator, Trokardorn[1] luftdichter Verschluss[2] stumpf geworden[3] selbstfixierende Trokarhülse[4] vorne schräg angeschliffene Trokarhülse[5] Trokarhülse m. integriertem Fixationsgrip/ Gripgewinde[6] Obturator m. dreikantiger, schneidender Spitze[7] stumpfer Obturator[8] stumpfe Obturatorspitze[9] 6

safety mechanism [mek-] *n term* *sim* **safety shield**[1] [seɪfti ʃiːld] *n term*

device covering the sharp tip of the obturator to prevent inadvertent[2] [ɜː] injury to underlying tissues

» *Because of the safety mechanism the sheaths of disposable trocars have vertically cut tips. This trocar comes with a safety shield which is designed to extend over the blade [eɪ] and decrease bowel [aʊ] injury with entry of the trocar into the peritoneal cavity.*

Use to trigger *or* release[3] ***the safety shield*** • (de)activated[4] / integrated ***safety shield***

Sicherheitsmechanismus, Sicherheitseinführschutz
Sicherheitsschild[1] versehentlich[2] d. Sicherheitsmechanismus aktivieren[3] (de)aktivierter Sicherheitsmechanismus[4] 7

valve mechanism [vælv] *n term*

valves preventing leakage [liːkɪdʒ] of gas[1] when instruments are passed through the trocar

» *When the valve is opened, a seal prevents gas from escaping past an inserted instrument. To pass instruments into the trocar sheath the trumpet [ʌ] valve[2] has to be opened manually.*

Use Luer lock sidearm[3] / two-way[4] / flap[5] ***valve*** • stopcock[6] / ball-and-socket[7] [ɒː]/ spring-loaded[8] [oʊ] ***valve***

Trokarventil(mechanismus)
Ausströmen von Gas[1] Trompetenventil[2] genormter seitl. Zugang[3] Zweiwegventil[4] Klappenventil[5] Drehventil[6] Kugelventil[7] Federventil[8] 8

retention feature [fiːtʃɚ] *or* **mechanism** *n term* *syn* **retentive sleeve** *n term*

mechanism which helps secure the trocar sheath in position during surgical manipulation

» *This trocar has an integrated retention feature[1]. Some trocars have a Malecot-type retention feature[2] in their tips, the wings of which can be actively expanded after successful insertion.*

Use plastic / integral[1] / detachable[3] [ætʃ] ***retentive sleeve***

Fixations-, Haltevorrichtung
integrierte Fixationsvorrichtung[1] Haltevorrichtung m. aufklappbarem Malecot-Körbchen (a. d. Trokarspitze)[2] abnehmbare Fixationsvorrichtung[3] 9

sliding ring [slaɪdɪŋ rɪŋ] *n term*

device screwed[1] [uː] onto the trocar sheath to prevent it from being advanced too far into the abdomen

» *In addition, an outer sliding ring can be locked[2] onto the trocar sheath at skin level so it cannot be retracted or advanced[3] inadvertently.*

Use to backload the[4] ***sliding ring***

Distanzring
geschraubt[1] befestigt[2] vorgeschoben[3] den Distanzring darüberschieben[4] 10

reducer [rɪd(j)uːsɚ] **(sheath** *or* **sleeve)** *n term* *sim* **reducer cap[1]** *n term*

device for downsizing a trocar[2] so that smaller instruments can be passed without allowing gas to escape

» *Both ends of the suture are pulled out through a reducer sheath or a suture introducer.*

Reduzierhülse
Reduzierstück, -plättchen[1] Reduzieren d. Trokardurchmessers[2] 11

dilation set [daɪleɪʃᵊn set] *n term* *rel* **dilator[1]** [daɪleɪtɚ] *n term* → U132-17

instruments required for replacing a trocar by a larger one without loss of pneumoperitoneum

» *The 8 F dilator is replaced by a 24 F dilator, over which the 10-mm trocar is inserted. Then a dilator of adequate size is preloaded with the larger trocar[2], and with a rotating movement the dilator, which has a blunt, threaded[3] tip, is advanced over the metal rod[4] into the abdomen. The dilator is introduced over a guide[5] [aɪ], and a trocar sheath is slid over the dilator.*

Dilatationsbesteck
Dilatator[1] d. größere Trokar wird darübergeschoben[2] mit Gewinde[3] Metallstab[4] Führungsstab[5] 12

Veress needle [iː] *or* **cannula** [kænjələ] *n term* *syn* **insufflation needle** *n term*

needle used to penetrate the peritoneal cavity and to initiate the pneumoperitoneum

» *In the virgin abdomen[1] establishing a pneumoperitoneum is simple if the Mitchel technique of Veress cannula placement is used. The Veress needle must be placed as far as possible from adhesions [iːʒ] and scarring[2] [ɑː] from previous [iː] surgery.*

Use to insert or pass[3]/place[3] ***the Veress needle*** • ***Veress*** insufflation needle / needle injury • disposable / reusable[4] [riːjuːzəbl] ***insufflation needle*** • shaft[5] / hub[6] [ʌ] ***of the Veress needle*** • closed ***Veress*** technique

Veress-, Insufflationsnadel
nicht voroperiertes Abdomen[1] Vernarbung[2] die Veress-Nadel einführen[3] Mehrfachinsufflationsnadel[4] Schaft d. Veress-Nadel[5] Kopfstück d. Veress-Nadel[6] 13

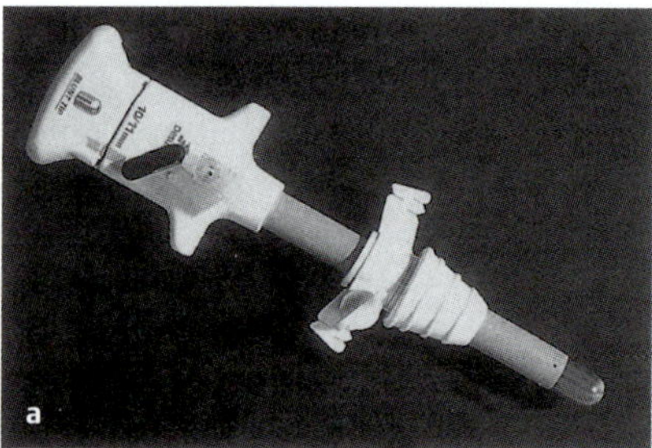

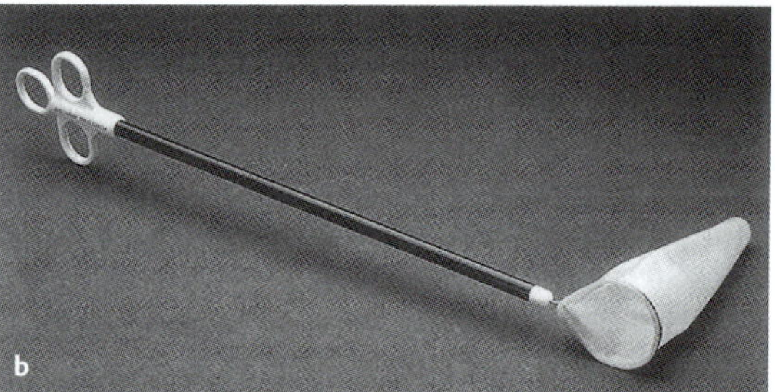

(**a**) blunt-tipped Hasson cannula inserted via minilaparotomy, (**b**) entrapment sack for retrieval of small organs

Hasson cannula *or* **trocar** *n term* *syn* **Hasson-type cannula** *n term*

specially designed trocar consisting of a blunt-tipped obturator[1] and a conical outer adjustable sleeve

» *The Hasson cannula was inserted through a stab incision[2]. We use the open Hasson technique to establish the pneumoperitoneum to reduce the risk of visceral [ɪs] injury.*

Use collar of ***the Hasson cannula*** • open ***Hasson cannula*** placement[3] • open ***Hasson*** technique[3] [-iːk] • ***Hasson trocar*** technique

Hasson-Kanüle/ -Trokar(hülse)
stumpfer Mandrin[1] Stichinzision[2] Minilaparotomie[3] 14

insufflator *n term* → U128-10 *rel* **desufflation lever[1]** [e] *n term*

device controlling the flow of pressurized insufflation gas from the supply tank into the patient's abdomen

» *Malfunction of the CO_2 insufflator was the cause of abdominal overdistention.*

Use ***insufflator*** (pressure) gauge[2] [geɪdʒ]/ with built-in working channel • electronically controlled / CO_2 (gas)[3] / high-flow[4] ***insufflator***

Insufflationsgerät, Insufflator
Desufflationshebel[1] Insufflationsdruckanzeige[2] CO_2-Insufflator[3] Insufflator mit hoher Durchflussrate[4] 15

133

entrapment sack *n term* *syn* **retrieval** [iː] *or* **organ** *or* **specimen bag** *n term*

device for removing resected organs or tissue through a trocar to limit spread [e] of cancer or contagion[1] [eɪdʒ]

entrap *v term* • **retrieve**[2] *v* → U128-17

» *In pediatric nephrectomy, the organ can be removed directly without maneuvering it into an entrapment sack. We favor the specimen bag, as this minimizes specimen fragmentation.*

Use specimen retrieval[3] [iː] ***bag*** • mouth[4] / neck ***of the retrieval bag*** • ***entrapment sack*** with built-in closure [oʊʒ] mechanism[5] • impermeable[6] [ɜː]/ self-unfolding[7] ***entrapment sack*** • ***entrapped*** specimen • organ ***retrieval***

Organ-, Bergebeutel, Organ(bergungs)sack, Endobag
Ansteckung, Krankheitsübertragung[1] bergen, entfernen[2] Bergebeutel, Organsack[3] Öffnung d. Bergebeutels[4] Organbeutel m. integriertem Verschlussmechanismus[5] undurchlässiger Organsack[6] sich automatisch öffnender Organsack[7] 16

morcellator [mɔːrsəleɪt̬ɚ] *n term* *sim* **tissue homogenizer**[1] [ɒːdʒ] *n term*

instrument for fragmenting tissue specimens too large to be removed intact

morcellation[2] *n* • **morcellate** *v* → U128-16

» *So far, we have had no need to employ a tissue morcellator in pediatric nephrectomy.*

Use electrical tissue / aspirating[3] ***morcellator*** • ***morcellation*** process[2]

Gewebezerkleinerer, Morcellator
Gewebehomogenisator[1] Morcellement, Zerstückelung[2] Morcellator m. Saugvorrichtung (z. Fixierung v. Gewebe[3] 17

Unit 134 Perioperative Management

Related Units: 126 Surgical Treatment, 131 Surgical Suite, 135 Anesthesiology, 139 Asepsis, 140 Wound Healing

preoperative assessment *n term* *syn* **preoperative workup** *n jar*

patient evaluation[1] including a detailed history[2], PE[3], and specific diagnostic investigations[4]

» *The nutritional [ɪʃ] status[5] [eɪ] of the patient is an essential factor in the preoperative workup. Additional workup including skin testing and a biopsy [aɪ] is required. The preoperative evaluation should be completed before hospitalization.*

Use to undergo or have[6] ***a workup*** • (non)emergency / initial / outpatient[7] / diagnostic[4] / routine / extensive / laboratory / complete urologic / prebiopsy ***workup***

Anamnese u. präop. Diagnostik
Abklärung[1] Anamnese[2] körperl. Untersuchung, Status(erhebung)[3] diagnost. Untersuchungen[4] Ernährungsstatus[5] s. einer Durchuntersuchung unterziehen[6] ambulante Untersuchungen[7] 1

patient selection [sɪlekʃᵊn] *n term*

select[1] *v & adj* • **selective** *adj* • **unselectively** *adv*

» *Specific indications for the selection of patients for curative radiotherapy are listed below.*

Use ***in selected*** patients[2] / cases • donor-recipient[3] [sɪ]/ drug ***selection*** • ***selection*** criteria[4] [aɪ] • ***selective*** angiography[5]

Patientenselektion
auswählen; ausgewählt[1] bei ausgewählten Patienten[2] Spender-Empfänger-Auswahl[3] Selektions-, Auswahlkriterien[4] selektive Angiografie[5] 2

informed consent *n term* *sim* **operative permit**[1] *n term*

agreement (usually in writing[2]) by a patient, guardian[3] [gɑːrdiən] or next of kin[4] to treatment suggested [dʒ] by the physician or surgeon

informed waiver[5] [eɪ] *n term*

» *Informed consent must be based on a full discussion of the potential benefits[6], risks, and complications of the treatment proposed as well as a discussion of alternative options.*

Use to obtain[7]/be (in)capable of giving / full / written / voluntary / presumed[8] ***informed consent*** • ***informed consent*** form[9] / for removal of tissue for grafting[10]

Einwilligung(serklärung) nach Aufklärung
Operationseinwilligung[1] schriftlich[2] gesetzliche(r) Vertreter(in), Vormund[3] Angehörige(r)[4] aufgeklärte Verzicht(s)erklärung[5] mögliche Vorteile[6] E. einholen[7] angenommene E.[8] Einwilligungsformular[9] E. zur Gewebeentnahme für e. Transplantation[10] 3

presurgical anxiety [æŋzɑɪət̬ɪ] *n term* → U77-5

commonly includes emotional strain[1] [eɪ] created by the prospect[2] of surgery, worries about losing job, friends, etc.

» *Anxiety and fear [fɪɚ] are normal in patients undergoing surgery[3]. Patients facing surgery[4] may be beset by[5] fears of anesthesia [-iːʒə] or death. Relieving anxiety[6] and restlessness[7] is one of the principal goals[8] [oʊ] of preoperative medication[9].*

Operationsangst
emotionelle Belastung[1] Aussicht[2] s. einer Op. unterziehen[3] denen eine Op. bevorsteht[4] befallen von[5] Angstabbau[6] Unruhe[7] Hauptziele[8] Prämedikation[9] 4

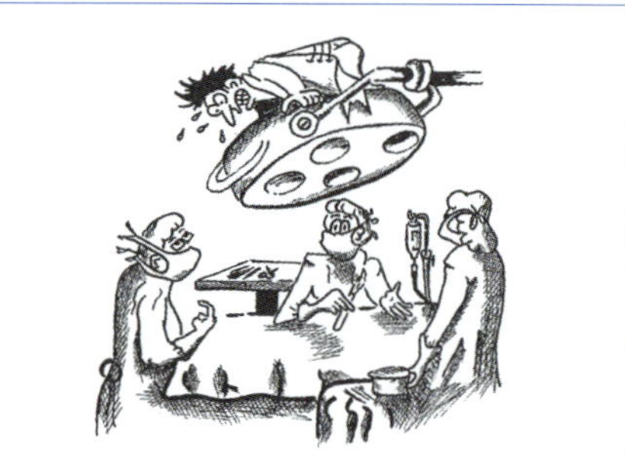

Proper psychological preparation for the operative stress includes permitting the patient some degree of anxiety, as it will eventually help him to develop effective ways of coping with the situation.

(operative) risk *n & v term* *sim* **hazard**[1] *n* → U8-4; U91-5

at-risk[2] *adj term* • **poor-/ low-risk**[3] *adj* • **risk-benefit ratio**[4] [reɪʃɪoʊ] *n*

» *Their risk of acquiring* [kwaɪ] *cancer is two times that of age-matched controls*[5]*. Patients who have sustained*[6] [eɪ] *head injuries are at risk for/of spinal injury. This patient is a good operative risk*[7]*. The risks associated with the procedure are too high.*

Use to face/run or take[8]/have/expose to/carry or involve[9]/avoid/lessen/reduce/minimize/eliminate ***a risk*** • (peri)operative / increased / long-term / overall[10] / potential / high-/good-***risk*** • ***high-risk*** patient[11] • ***risk*** factor / group • life-threatening[12] [e] ***hazard***

(Operations)risiko; Risiko eingehen
Risiko, Gefahr[1] Risiko-[2] risikoarm, m. geringem R.[3] Risiko-Nutzen-Verhältnis[4] Kontrollpersonen[5] erlitten[6] hat ein sehr geringes Operationsrisiko[7] R. eingehen[8] mit R. verbunden sein[9] Gesamtrisiko[10] Risikopatient(in)[11] lebensbedrohliche Gefahr[12] 5

preoperative bowel [baʊəl] **preparation** *n term* *syn* **bowel prep** *n jar*

in elective procedures[1] most patients are put on a light diet[2] or fasted[3] overnight and may be given a cleansing [e] enema[4] the evening before; esp. for intestinal surgery mechanical [k] cleansing of the bowels[5], laxatives[6], or whole-gut [ʌ] lavage[7] [ləvɑːʒ] and systemic antibiotics may be required

» *Measures taken to eliminate the fecal mass*[8] [iː] *and reduce the number of bacteria* [ɪɚ] *as much as possible prior* [aɪ] *to surgery*[9] *are known as the "bowel prep".*

präop. Darmentleerung
elektive Eingriffe[1] auf leichte Kost gesetzt[2] nüchtern bleiben müssen[3] Klistier, Einlauf[4] Darmreinigung[5] Abführmittel[6] Darmspülung[7] Stuhl[8] präoperativ[9] 6

postoperative course [kɔːrs] *n term*

progress[1] the patients makes after the operation (convalescence[2] [-esᵊnᵗs], complications)

» *The appearance of a pleural effusion*[3] *late in the postoperative course suggested*[4] *the presence of a subdiaphragmatic* [aɪə] *inflammation. At this time the surgeon should explain the operation and the expected postoperative course to the patient.*

Use smooth [uː] or uneventful or uncomplicated[5] ***course*** • preoperative ***course***

postoperativer Verlauf
Fortschritte[1] Rekonvaleszenz[2] Pleuraerguss[3] deutete hin auf[4] komplikationsfreier Verlauf[5] 7

postanesthetic observation *n term* *syn* **monitoring** *n*, *sim* **surveillance**[1] [sərveɪlənᵗs] *n term*

as the patient recovers from the effects of the anesthetic[2] the vital [aɪ] signs[3] [aɪ] are closely watched; in some patients invasive [eɪ] monitoring, cardiopulmonary [ʊ‖ʌ] support and critical care management[4] are required

observe[5] *v* • **observer** *n* • **monitor**[6] *v & n term*

» *Appearance of a mass while the patient is under observation may be a sign of local perforation. Pulse* [ʌ] *oximetry is increasingly becoming a standard of care in patient monitoring during general anesthesia.*

Use period of / close[7] / continuous[8] / frequent ***observation*** • cardiac[9] / Holter ***monitor*** • hourly[10] [aʊɚli]/ hemodynamic [iː]/ intraoperative ***monitoring***

postop. Überwachung
Beobachtung[1] Anästhetikum[2] Vitalfunktionen[3] Intensivtherapie[4] beobachten[5] überwachen; Monitor, Überwachungsgerät[6] intensive Ü.[7] ständige Überwachung[8] Herzmonitor[9] stündliche Überprüfung[10] 8

complication *n term & clin* *sim* **sequel** [siːkwᵊl] *or* **sequela**[1] [sɪkwelə] *n term* **-ae** [iː] *pl*

(i) generally the occurrence [ɜ] of concomitant disorders[2] in a patient (ii) in surgery, any intra- or postoperative event, injury or disorder that sets back[3] or delays the patient's convalescence

(un)complicated[4] *adj* • **uneventful**[5] *adj*

» *Complications are most common on the 2nd to 5th postoperative days. Major bleeding is the most worrisome*[6] *complication. Vitreous* [ɪ] *hemorrhage is a common sequela. The postoperative course was uneventful.*

Use to avoid[7]/prevent/preclude[8]/suspect/develop/lead to/contribute to[9]/be due to[10] ***complications*** • rare / minor [aɪ]/ serious [ɪɚ]/ life-threatening[11] [e]/ anesthetic-related / late[12] / wound [uː] ***complication*** • ***complication*** rate[13] [eɪ] • ***(un)complicated*** postoperative course / delivery[14] / fracture • long-term[15] ***sequelae***

Komplikation
Folge(erscheinung)[1] Begleiterkrankungen[2] zurückwerfen[3] komplikationslos, -frei[4] unauffällig[5] beunruhigend[6] Komplikationen vermeiden[7] K. ausschließen[8] zu K. beitragen[9] auf K. zurückzuführen sein[10] lebensbedrohliche K.[11] Spätkomplikation[12] Komplikationsrate[13] schwierige/ Entbindung[14] Langzeitfolgen[15] 9

adhesion [ædhiːʒᵊn] *n term* *sim* **adherence**[1] [ɪɚ] *n term*

two surfaces which are normally separate adhere to each other[2] due to scar formation[3], e.g. after abdominal surgery; adhesions which produce intestinal obstruction [ʌ] have to be released[4] [iː] on repeat [iː] surgery[5]

adhesiolysis[6] [-ɒːlɪsɪs] *n term* • **adherent**[7] *adj* • **adhesio-** *comb*

» *Formation of adhesions acquired from abdominal operations is more commonly seen in adults.*

Use to form/produce/cause/develop/prevent/free[8]/lyse[8] [aɪs‖z] ***adhesions*** • fibrous [aɪ]/ bowel[9] [baʊᵊl]/ inflammatory ***adhesions*** • ***adhesio***tomy[6]

Verwachsung, -klebung, Adhäsion
Anhaftung, Adhärenz[1] miteinander verkleben[2] Narbenbildung[3] gelöst[4] Reoperation[5] Adhäsiolyse, Lösen v. Adhäsionen[6] adhärent, verklebt, -wachsen[7] Verwachsungen lösen[8] Darmadhäsionen[9] 10

postoperative hospitalization *or* **hospital stay** [steɪ] *n term*

time of required postop inpatient care[1] (observation and treatment) until discharge[2] [dɪstʃɑːrdʒ]

» *Early surgery can reduce the length of postoperative hospitalization by*[3] *5 – 7 days. In the event of*[4] *complications the hospital stay will be longer. The laparoscopic technique reportedly achieves similar results with a shorter hospital stay and convalescence.*

Use short / prolonged[5] / reduced ***hospital stay***

postop. Krankenhausaufenthalt
stationäre Behandlung[1] Entlassung[2] um[3] bei (Auftreten von)[4] längerer Krankenhausaufenthalt[5] 11

postoperative oral intake *n term*

most patients are first put on TPN[1] or a clear liquid diet[2] [daɪət] and only gradually resume regular oral intake[3]

» *These patients do not benefit from*[4] *total parenteral nutrition*[1] *and can resume an oral diet.*

Use (un)restricted[5] / permissible[6] ***oral intake*** • fluid[7] / protein / nutrient[8] / salt ***intake***

postop. Nahrungsaufnahme
künstl. Ernährung[1] flüssige Nahrung (ohne Einlage)[2] zur normalen Kost zurückkehren[3] profitieren von[4] eingeschränkte N.[5] erlaubte N.[6] Flüssigkeitszufuhr[7] Nährstoffzufuhr[8] 12

ambulation *n term sing* *sim* **mobilization**[1] *n term* → U64-2; U141-5

walking about[2] and not confined [aɪ] to bed[3] (e.g as a result of surgery or disease)

ambulate[2] *v term* • **mobilize**[4] *v* • **ambulatory**[5] *adj*

» *Initial treatment consists of bed rest*[6] *for a few days followed by ambulation on crutches*[7] [ʌtʃ]. *Vomiting was precipitated*[8] *by ambulation. The catheter can be removed if the patient is expected to ambulate. Dietary measures* [eʒ], *early mobilization*[9] *and active rehabilitation are essential in all cases. Gradual mobilization with protected weight* [weɪt] *bearing*[10] [eɚ] *follows.*

Use early[9] / crutch[7] / indoor / progressive / limited / prolonged ***ambulation*** • controlled / exaggerated[11] [ædʒ]/ passive ***mobilization*** • ***ambulatory*** patient[12] / care[13] / therapy / monitoring

Umhergehen, Mobilisation
Mobilisation, -sierung[1] umhergehen[2] bettlägrig[3] mobilisieren[4] gehfähig, mobil; ambulant[5] Bettruhe[6] Gehen an Krücken[7] ausgelöst durch[8] Frühmobilisation[9] vorsichtige Belastung[10] übermäßige Mobilisation[11] gehfähige(r) Patient(in)[12] ambulante Behandlung[13] 13

return to normal activity *phr term* *sim* **recovery**[1] [ʌ], **recuperation**[1] [uː], **convalescence**[1] *n clin*

progressive improvement[2] as the symptoms disappear and body functions return to normal

convalesce[3] [-les] *v* • **convalescent**[4] *adj & n* • **recuperate**[3] *v* • **recover**[3] *v i/t*

» *Recuperation and return to normal activity are usually faster in minimal access surgery*[5]. *Most patients improve sufficiently* [ɪʃ] *to return to full activity. In these young amputees*[6] *anything but return to full function is not acceptable.*

Use ***time to*** recovery[7] / disease progression / recurrence • ***to recover*** from an illness / one's eyesight[8] [-saɪt] • to resume ***normal activities*** • to accelerate[9] [kse] /promote/delay[10] [eɪ] /prolong ***recovery*** • partial / (in)complete / prompt / quick *or* rapid / spontaneous[11] [eɪ]/ functional ***recovery*** • hope / chance / period[7] [ɪɚ] extent ***of recovery*** • ***convalescent*** stage / period[7] / home[12]

Wiederaufnahme d. Aktivitäten d. tägl. Lebens
Genesung, Rekonvaleszenz[1] fortschreitende Besserung[2] genesen, sich erholen; etw. wiedererlangen[3] genesend; Rekonvaleszent(in)[4] minimal invasive Chirurgie[5] Amputierte[6] Genesungszeit[7] Sehkraft wiedererlangen[8] Genesung beschleunigen[9] G. verzögern[10] Spontanheilung[11] Erholungsheim[12] 14

postoperative follow-up *n term* *syn* **followup**, *abbr* **f/u** *or* **F/U**

examining, monitoring or observing the progress made by the patient in the postoperative course

follow[1] *v term*

» *Follow-up visits should be scheduled*[2] [sk‖ʃ] *at 4- to 6-week intervals. The patient was advised to seek followup consultation*[3] *with his primary-care physician*[4]. *This is a 10-year follow-up study*[5].

Use to require/receive/arrange/refer for[6]/be discharged [-tʃɑːrdʒd] to[7] ***follow-up*** • ***follow-up*** examination / care / appointment[8] / instructions / period / evaluation / testing • long-term / 5-year / telephone / periodic / close[9] / daily / outpatient[10] ***followup*** • at[11] ***followup***

Nachuntersuchung, -sorge, Verlaufskontrolle
nachuntersuchen, Verlaufskontrolle durchführen[1] terminisiert[2] zur Nachsorge kommen[3] prakt. Arzt, Hausarzt[4] Verlaufskontrollstudie[5] zur Nachsorge überweisen[6] zur N. entlassen werden[7] Nachuntersuchungstermin[8] intensive Nachsorge[9] ambulante N.[10] bei der/ zum Zeitpunkt der Nachunters.[11] 15

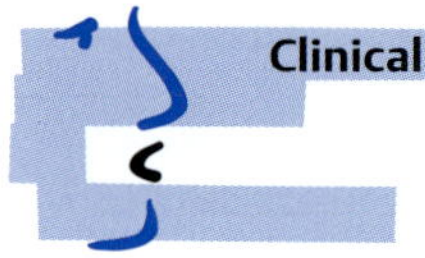

Clinical Phrases

Are you on any medication? Nehmen Sie irgendwelche Medikamente? • Nurse, please prepare Mr. Smith for a colectomy on Monday. Schwester, bereiten Sie bitte Herrn S. für die am Montag geplante Kolektomie vor. • The patient was put on a clear liquid diet. Der Patient bekam nur flüssige Nahrung. • Early ambulation should be encouraged. Der Patient sollte möglichst früh mobilisiert werden. • Mrs. Moore has made a complete recovery. Frau M. ist vollkommen wiederhergestellt. • Ten out of 154 patients were lost to followup. Zehn von 154 Patienten erschienen nicht mehr zur Nachuntersuchung. • Followups were performed at 6 and 12 months postoperatively. Verlaufskontrollen wurden 6 und 12 Monate nach dem chirurgischen Eingriff durchgeführt.

Unit 135 Anesthesiology

Related Units: **93 Anesthetics, 7 Consciousness, 104 Pain, 134 Perioperative Management, 125 Critical Care**

anesthetize [ənesθɪtaɪz] *v term, BE* **anaesthetise, -ize** [iː]
syn **put under** *v phr clin*

to induce a loss of feeling or sensation by means of anesthetic drugs

put to sleep[1] *phr inf* •
anesthetization [e‖iː] *n term* • **unanesthetized** *adj*

» *The catheter can be placed after anesthetization. In the anesthetized arm surgery was tolerated up to 30 min. Anesthetize the skin with lidocaine* [aɪ] *using a 10 mL syringe* [dʒ] *and 22-gauge* [geɪdʒ] *needle. The wound may be anesthetized locally with lidocaine. After full nebulized*[2] *lidocaine anesthetization of the pharynx and vocal cords the bronchoscope is passed through the nostrils*[3].

Use deeply[4] ***anesthetized*** • ***anesthetized*** area / wound [uː]/ operative field / patient / skin / eye • ***anesthetizing*** needle / drugs[5]

anästhesieren, narkotisieren, betäuben
einschläfern[1] vernebelt[2] Nasenöffnungen, -löcher[3] unter starken Narkotika stehend, stark narkotisiert[4] Anästhetika, Narkotika[5] 1

anesthesia [ænəsθiːʒə] *n term & clin* *syn & rel* **anesthesiology** *n term*

(i) informal term for anesthesiology
(ii) partial or complete loss of sensation, esp. when induced by pharmacologic depression of nerve function [ʌ] to permit performance of surgery or other painful procedures

anesthetic[1] [e] *adj & n term* • **anesthesiologist**[2] [iː] *or BE* anaesthetist[2] *n*

» *This procedure can be performed under local anesthesia on an outpatient basis*[3]*. The main objectives*[4] *of general anesthesia are analgesia* [-dʒiːzɪə], *unconsciousness, skeletal muscle relaxation and control of sympathetic nervous system responses to noxious*[5] [nɒːkʃəs] *stimuli* [aɪ].

Use prompt onset of[6] / time under / level of[7] / recovery from / surgical / standby / conduction[8] ***anesthesia*** • to administer/induce[9] /maintain[10]/awaken from ***anesthesia*** • ***anesthesia*** management[11] / consent / consultation / accident / hazard[12] / adjuvant • ***anesthesia of the*** skin / airway • ***anesthesia for*** abdominal surgery / children • monitored ***anesthetic*** care[13] • ***anesthesiologist*** on-call[14]

Note: In the States the *anesthetic* may be administered by the *anesthesiologist* or another physician, a *nurse anesthetist*, or an *anesthesia assistant*. Unlike in British usage, the *anesthesiologist* is never referred to as the *anesthetist*.

(i) Anästhesie, Narkose, Anästhesiologie
(ii) Betäubung, Schmerzunempfindlichkeit
anästhetisch; Anästhetikum, Narkotikum[1] Anästhesist(in), Anästhesiologe/-in, Narkosearzt/-ärztin[2] ambulant[3] Ziele[4] schädlich[5] rascher Wirkungseintritt[6] Narkosetiefe[7] Leitungsanästhesie[8] N. einleiten[9] N. aufrechterhalten[10] Narkoseführung[11] Narkoserisiko[12] anästhesiologische Überwachung[13] diensthabende(r) Anästhesist(in)[14] 2

numb [nʌm] *adj & v clin* *syn* **blunt** [ʌ] *adj & v,* **dull** [ʌ], **deaden** [dedən] *v inf*

(adj) lack or loss of sensation, e.g. because of cold, poor blood perfusion or anesthesia

numbness[1] *n clin* • **benumb**[2] *v inf*

» *My face is numb. As anesthesia blunts the normal compensatory mechanisms, sudden changes in the patient's position can cause hypotension. Numbness may be used to describe a complete loss of feeling, paresthesias* [- θiːʒ(ɪ)əs], *or paralysis. The patient complained that his feet had a numb or wooden feeling. Frostbitten*[3] *parts are numb, painless, and of a white or waxy*[4] *appearance.*

Use ***numb*** fingers / feeling / chin [tʃ] syndrome [ɪ] • ***numbness*** and tingling[5] [ŋg] • temporary / partial / subjective / facial [eɪʃ] ***numbness*** • nerve-***numbing*** drugs[6] • ***blunted*** sensation / response / reflexes / affect[7] • ***dulled*** perception[8]

taub; betäuben, unempfindlich (machen)
Taubheit, Gefühllosigkeit[1] betäuben[2] v. Erfrierungen betroffen[3] wächsern[4] Taubheitsgefühl u. Kribbeln[5] nervenbetäubende Medikamente[6] Affektabstumpfung[7] eingeschränktes Wahrnehmungsvermögen[8] 3

hyp(o)esthesia [haɪpesθiːʒə] *n term* *syn* **blunted sensation** *n clin & inf*

diminished sensation[1] (hyposensitivity[1]) in reaction to stimulation (esp. touch)

hyp(o)-/ hyperesthetic *adj term* • **paresthesia**[2] *n* • **hyperesthesia**[3] *n*

» *Sensory symptoms include hypesthesia (numbness or impaired feeling) or paresthesia (tingling, pins and needles[4], or a painful burning). Abnormal spontaneous sensations are generally termed paresthesias. The involved zone was hyperesthetic.*

Use ***hypesthestic*** area • malar[5] [eɪ]/ corneal / transitory[6] ***hypesthesia*** • distal extremity / limb[7] [lɪm]/ facial / peri- *or* circumoral ***paresthesias***

Hypästhesie, verminderte (Berührungs)empfindlichkeit
herabgesetzte Sensibilität[1] Parästhesie, subjektive Missempfindung[2] Hyperästhesie, Überempfindlichkeit[3] Kribbeln, Ameisenlaufen[4] Hypästhesie der Wange[5] vorübergehende H.[6] Parästhesien i. d. Extremitäten[7] 4

narcotics *n term usu pl, abbr* **narc** *syn* **narcotic agent/ drug** *n clin* → U11-1

(i) drugs (e.g. morphine and other opium derivatives) used in moderate doses to relieve pain, dull sensation, and induce profound [aʊ] sleep that have the potential for dependence and tolerance[1] on repeated administration
(ii) illegal and street drugs such as marijuana, LSD, etc.

narcotic[2] *adj & n term & clin* •
nonnarcotic *adj & n term* • **narcotize**[3] *v* • **narco-** *comb*

» *Increasing amounts of narcotics were required. The terms narcotics and opioids are often used interchangeably[4] for drugs whose effects mimic[5] those of morphine.*

Use sedative / intravenous [iː]/ parenteral / long-acting / epidural / opioid[6] ***narcotics*** • ***narcotic*** addict[7] / effect / analgesics[8] • ***narco***lepsy /hypnosis [hɪp-] /anesthesia

(i) Narkotika, Anästhetika
(ii) Rauschmittel, -gift
Gewöhnung, Toleranzentwicklung[1] Narkose-; Narkotikum, Rauschgift[2] narkotisieren, betäuben[3] synonym[4] ähnlich sein[5] Opioide[6] Rauschgiftabhängige(r)[7] narkotisch wirkende Analgetika[8] 5

narcosis [nɑːrkoʊsɪs] *n term*

a state of stupor[1] [st(j)uːpɚ] or deep sleep rather than anesthesia produced by intoxicants[2], narcotics, or toxins

» *In many people narcosis is induced at twice the legal intoxication level. Pain relief may be achieved through the judicious[3] [dʒuːdɪʃᵊs] use of analgesics ranging from nonnarcotics to narcotic derivatives.*

Use nitrogen [aɪ]/ inert [ɜː] gas[4] / CO_2 ***narcosis*** • ***narcotic*** abuse / intoxication / poisoning / overdose / analgesia / antagonist / substitute[5] / withdrawal[6] • ***narcotic***-induced /-related /-containing

Note: In contrast to other languages (e.g. German), *narcosis* is rarely used in medical English and is hardly ever synonymous with *anesthesia*.

tiefe Bewusstlosigkeit, Narkose
Stupor, Reaktionsunfähigkeit[1] Rauschmittel[2] umsichtig[3] Edelgasnarkose[4] Ersatzdroge[5] Entzug von Narkotika[6] 6

analgesia [ænᵊldʒiːzɪə] *n term* → U104-20

a state in which painful stimuli [aɪ] are perceived[1] [iː] but are not interpreted as pain; usually accompanied by sedation without loss of consciousness

analgesic[2] [ænᵊldʒiːsɪk‖zɪk] *adj & n term*

» *Provide analgesia as needed[3]. 10 mg of epidural morphine produces satisfactory analgesia in 90 % of patients for 15–16 hours.*

Use to administer/give/increase ***analgesia*** • (in)adequate / narcotic / (non)opioid / local / patient controlled[4] (*abbr* PCA) ***analgesia*** • duration / use / reversal[5] / rapid onset ***of analgesia*** • ***analgesic*** agent [eɪdʒ-]/ activity[6] / administration / compound[7] / dose / effect[6] • ***analgesic*** ingestion[8] [dʒ]/ lozenges[9] [lɒːzɪndʒ-]/ regimen[10] [edʒ]/ properties[11] / substance / state[12] / therapy • oral / systemic / mild / simple / (non)narcotic / (non)opioid / nonaddicting[13] / urinary [jʊɚ]/ central-acting[14] ***analgesics***

Analgesie, Aufhebung d. Schmerzempfindung
wahrgenommen[1] schmerzlindernd; Analgetikum, Schmerzmittel[2] nach Bedarf[3] patientengesteuerte A.[4] Umkehr der analget. Wirkung[5] analget. Wirkung[6] analget. Kombinationspräparat[7] Einnahme v. Schmerzmitteln[8] schmerzlindernde Pastillen[9] schmerzstillende Maßnahmen[10] analget. Eigenschaften[11] Analgesiestadium[12] nicht abhängig machende Analgetika[13] zentral wirkende A.[14] 7

sedation [sɪdeɪʃᵊn] *n term*

(i) to relax and calm down a patient especially by the administration of sedatives
(ii) the state so induced

sedate[1] [eɪ] *v term* • **sedative**[2] [e] *adj* • **presedation** [iː] *adj*

» *In the awake patient, neuromuscular blockade should be accompanied by sedation to blunt the noxious sensation of paralysis.*

Use to be under[3] ***sedation*** • conscious[4] [ʃ]/ sleep[5] / intravenous / preoperative ***sedation*** • ***sedative*** effect / action of drug / narcotic • ***sedated*** patient

Sedierung, Beruhigung
sedieren[1] beruhigend, sedierend[2] sediert sein[3] schwache Sedierung[4] Schlafsedierung[5] 8

sedative [e] *n term* *sim* **hypnotic**[1] [hɪpnɒːtɪk] *adj & n term*

drug reducing nervous excitement[2] and irritability by depressing the CNS; it has a relaxing effect and tends to produce lassitude[3]; the terms sedatives, hypnotics, anxiolytics [ɪ], anti-anxiety [aɪə] drugs and minor tranquilizers are often used interchangeably

» *This sedative is habit-forming*[4]*. Heavy sedation should be avoided, but small doses of tranquilizers may be helpful in calming*[5] [kɑːm-] *the emotionally disturbed patient on the first few days. Sedative and hypnotic drugs often cause restlessness*[6]*, mental confusion*[7]*, and uncooperative behavior in the elderly. All available hypnotics involve some risk of overdosage, habituation*[8]*, tolerance and addiction.*

Use narcotic / general / cough[9] [kɒːf] ***sedative*** • ***hypnotic*** drug / effect / sedative or sedative hypnotic[1]

Sedativum, Beruhigungs-mittel
hypnotisch; Schlafmittel, Hypnotikum[1] Erregung[2] Müdigkeit, Mattigkeit[3] zu Abhängigkeit führend[4] beruhigen[5] Unruhe[6] geistige Verwirrtheit[7] Gewöhnung, Habituation[8] Antitussivum, Hustenreiz hemmendes M.[9] 9

tranquilize [træŋkwɪlaɪz] *v term, BE* **tranquillize**

to calm or quiet down anxious[1] [æŋkʃəs] or mentally disturbed patients with pacifying[2] [aɪ] or soothing[3] [uː] drugs that have no sedating or depressant effects

tranquilizer[4] *n* • **tranquilizing** *adj* • **tranquilization**[5] *n term*

» *Minor* [aɪ] *tranquilizers are antianxiety agents*[6] *(e.g. Valium, Librium), whereas major* [meɪdʒɚ] *tranquilizers are neuroleptics*[7] *such as chlorpromazine (Thorazine).*

Use mild [aɪ] ***tranquilizer*** • ***tranquilizing*** drugs

beruhigen, sedieren
unruhig, ängstlich[1] beruhigend[2] besänftigend[3] Tranquilizer, Sedativum[4] Beruhigung, Sedierung[5] Anxiolytika, Ataraktika[6] Neuroleptika, Antipsychotika[7] 10

paralyze [pærəlaɪz] *v term* *rel* **paresis**[1] [iː], **palsy**[2] [pɒːlzi] *n term* → U113-7

to cause a loss of motor function (usually through injury to or disease of the nerve supply [aɪ])

paralysis[2] *n term* • **paralyzed** *adj* • **paralytic** *adj* • **-plegia** [-iːdʒ(ɪ)ə] *comb*

» *Make sure the endotracheal* [eɪk] *tube does not leak and the patient is well sedated or paralyzed. Paralysis denotes inability of a conscious patient to move the extremity either spontaneously or in response to commands or painful stimuli. Although paralysis by muscle relaxants decreases the need for volatile anesthetics*[3]*, many signs of anesthesia*[4] *are absent in the paralyzed patient.*

Use to cause/reverse[5] ***paralysis*** • flaccid[6] [(k)s]/ motor[7] / spastic[8] / symmetric descending[9] / total / neuromuscular / 6th nerve / periodic / progressive / impending[10] / anesthesia / facial / respiratory[11] / diaphragmatic / vocal cord[12] ***paralysis*** • ***paralytic*** disease / polio[13] / seafood poisoning • ***paralytic*** patient / muscle / cord / limb [lɪm]

lähmen, paralysieren
Parese, (unvollständige) Lähmung[1] Lähmung, Paralyse, Plegie[2] Inhalationsanästhetika[3] Narkosezeichen[4] Lähmung rückgängig machen[5] schlaffe Lähmung[6] motorische Lähmung[7] spastische Lähmung[8] symmetr. absteigende Lähmung[9] drohende Lähmung[10] Atemlähmung[11] Stimmbandlähmung[12] paralytische Poliomyelitis[13] 11

anesthetic [e] **risk** *n term* → U134-5

» *In the preoperative* [iː] *anesthesia* [iː] *interview*[1] *the anesthetic risk can be estimated by a precise history*[2] *of the patient's previous* [iː] *experiences with anesthesia, eliciting*[3] *data on allergic reactions, delayed awakening*[4]*, prolonged paralysis from neuromuscular blocking agents, etc.*

Use overall ***anesthetic risk***

Narkoserisiko
Anästhesiesprechstunde[1] Anamnese[2] erheben, erfragen[3] verzögertes Erwachen[4] 12

anesthetic induction [ʌ] *n term*

period from the start of anesthesia to the establishment of a depth of anesthesia[1] sufficient [ɪʃ] for surgery

induce[2] [ɪnd(j)uːs] *v term* • **inductive** [ɪndʌktɪv] *adj*

» *Unless the patient has ingested* [dʒe] *solid food*[3]*, it is reasonable to allow clear fluids*[4] *orally up to 2 hours before induction of anesthesia. General anesthesia can be induced by IV drugs, by inhalation, or a combination of both methods. Rapid-sequence* [iː] *induction*[5] *minimizes the time during which the trachea* [treɪkɪə] *is unprotected.*

Use ***anesthetic induction*** agent / regimen[6] [edʒ] • ***induction*** of general anesthesia • inhalation / combined intravenous-inhalation ***induction***

Narkoseeinleitung
Narkosetiefe[1] einleiten[2] feste Nahrung zu sich genommen[3] Flüssigkeiten[4] kurze Anflutungszeit[5] Einleitungsschema[6] 13

anesthesia machine *n term* *rel* **anesthetic circuit**[1] [sɜːrkɪt] *n term*

apparatus complete with flowmeters[2] [iː], vaporizers[3] [eɪ], and sources of compressed gases used for inhalation anesthesia[4]; connected with the mechanisms for elimination of carbon dioxide[5] [aɪ] and the anesthetic circuit (reservoir bag, directional valves[6] [vælvz], breathing tubes[7] [iː], CO_2 absorber)

» *Malfunction of the anesthesia machine may lead to increased pressures which results in pneumothorax* [n(j)uː-] *in the patient.*

Narkosegerät, -apparat
Narkosesystem[1] Gasflussmesser, Rotameter[2] Verdampfer, -nebler[3] Inhalationsnarkose[4] Kohlendioxid[5] Richtungsventile[6] Atemschläuche[7] 14

135

anesthesia bag *and* **mask** *n term*
sim **breathing** [iː] *or* **reservoir bag**[1] *n term* → U8-12

collapsible[2] reservoir for inhaling [eɪ] and exhaling[3] gases during general anesthesia or artificial ventilation[4]

» *Check for a leak[5] [iː] between the endotracheal tube and the larynx by connecting a pressure-monitored anesthesia bag to the circuit and allow it to inflate[6] [eɪ].*

Use self-refilling ***bag-mask*** combination / unit • ***bag-valve*** mask • Ambu[7] ***bag***

Narkosemaske
Atembeutel[1] faltbar, zusammenklappbar[2] ausatmen[3] künstliche Beatmung[4] Leck, undichte Stelle[5] aufblasen, sich füllen[6] Ambubeutel[7] 15

infusion pump [ʌ] *n term* → U136-1

apparatus to deliver measured [eʒ] amounts[1] [aʊ] of anesthetics or drugs over a period of time

» *The dosage for adults is given as a continuous intravenous infusion[2] via[3] an infusion pump.*

Use intravenous [iː]/ subcutaneous [eɪ]/ implantable[4] / constant / portable[5] / home ***infusion pump***

Infusions-, Spritzenpumpe
definierte Mengen abgeben/ einleiten[1] Dauerinfusion[2] mittels, über[3] implantierbare Infusionspumpe[4] tragbare Infusionsp.[5] 16

intubate [ɪnt(j)uːbeɪt] *v term* → U123-10

inserting[1] an oro- or nasotracheal tube for anesthesia to prevent aspiration and/or control pulmonary [ʊ||ʌ] ventilation

intubation *n term* • **intubator**[2] *n* • **extubate** *v*

» *Use of sedation alone to intubate a patient in the ER[3] can be difficult and risky. If the patient has no gag reflex[4], intubate the trachea with a cuffed [ʌ] endotracheal tube[5] to protect the airway[6].*

Use to facilitate ***intubation*** • ***intubation*** tube[7] • (endo-, oro-, naso-)tracheal / low-pressure cuff / blind / controlled[8] / digital[9] ***intubation*** • ***intubated*** orally *or* via the mouth / patient • experienced ***intubator*** • ***intubator's*** skill[10] / hand / finger

intubieren
einführen[1] intubierende(r) Arzt/ Ärztin[2] Notaufnahme[3] Würgreflex[4] Endotrachealtubus m. Manschette[5] Atemwege[6] Tubus, Intubationsrohr[7] Intubation unter Sicht[8] I. unter digitaler Kontrolle[9] Können d. intubierenden Arztes/ Ärztin[10] 17

Esmarch [k] **tourniquet** [tɜːrnikət] *n term* → U8-8
syn **Esmarch's bandage** *or* **wrap** [ræp] *n term*

broad elastic bandage or rubber with a chain fastener[1] [fæsᵊnɚ] wrapped around a limb as a tourniquet[2]

» *An Esmarch tourniquet was used to create a blood-free field for the procedure.*

Use ***Esmarch*** maneuver[3] [uː] • to apply/use/release[4] [iː] /loosen[5] [uː] /remove ***a tourniquet*** • ***tourniquet*** time / ischemia [skiː]/ constriction / inflation[6] / effect

Esmarch Binde
Kettenverschluss[1] Stauschlauch, -manschette, Tourniquet[2] Esmarch-Blutsperre/ -leere[3] Stauschlauch lösen[4] S. lockern[5] Aufblasen d. Staumanschette[6] 18

loading dose *n term* *rel* **maintenance dose**[1] *n term*

relatively large dose given initially to induce anesthesia (or initiate [ɪnɪʃieɪt] drug therapy)

» *A loading dose of 1 mg/kg by bolus intravenous infusion[2] is followed by a maintenance dose of 1–4 mg/min by continuous intravenous infusion[3].*

Initialdosis
Erhaltungsdosis[1] i.v. Schnellinfusion[2] i.v. Dauerinfusion[3] 19

depth [depθ] *or* **level of anesthesia** *n term*

classified in four stages (analgesia[1], delirium[2], surgical anesthesia[3] with 4 planes[4] [eɪ], overdose[5])

» *Stage II anesthesia is marked by loss of consciousness and the lid reflex[6], excitement[7] of which may be associated with vomiting and laryngospasm. Complications with endotracheal intubabtion can be minimized by ensuring [ʃʊɚ] that the depth of anesthesia is adequate.*

Use to monitor[8]/assess[9] ***the depth of anesthesia*** • adequate ***depth of anesthesia*** • to produce the desired ***depth of anesthesia***

Narkosetiefe
Analgesiestadium[1] Exzitationsstadium[2] Toleranzstadium[3] Unterstufen[4] Asphyxiestadium[5] Lidrandreflex[6] Auslösung[7] Narkosetiefe überwachen[8] Narkosetiefe überprüfen[9] 20

emergence [ɪmɜːrdʒᵊnᵗs] *n term* *sim* **recovery**[1] [ʌ] *n term* → U134-14

return to spontaneous [eɪ] respiration, voluntary swallowing, consciousness, etc. following general anesthesia

» *In children this drug can cause adverse[2] [ɜː] behavioral reactions upon emergence from sedation.*

Use ***emergence*** delirium • postanesthesia (*abbr* PAR) ***recovery*** • ***recovery*** room (*abbr* RR) *or* area[3] / period

Aufwachphase
Erwachen (aus Narkose)[1] ungünstig[2] Aufwachraum[3] 21

anesthesia record *n term* → U20-5

written account[1] [aʊ] of drugs administered, procedures undertaken, and cardiovascular responses during surgical or obstetric anesthesia[2]

Narkoseprotokoll
Aufzeichnungen[1] geburtshilfliche Anästhesie[2] 22

postanesthetic [e] **phase** [feɪz] *n term*

syn **anesthesia** [iː] **recovery period** *n term*

period of emergence from GA during which patients are closely monitored in the RR[1]

» *The first hours immediately after the operation during which the acute reaction to surgery and the residual* [ɪ] *effects*[2] *of anesthesia are subsiding*[3] [aɪ] *is termed the postanesthetic observation phase of management.*

Use ***postanesthetic*** observation / vomiting[4] / nausea [nɔːzɪə]/ hang-over[5]

Aufwachperiode
Aufwachraum[1] Restwirkungen[2] nachlassen[3] Erbrechen i. d. Aufwachperiode[4] Narkosekater[5]

23

postanesthesia care unit *n term* *abbr* **PACU**

hospital unit equipped for meeting postoperative emergencies in which surgical patients are kept during the immediate postoperative period for care and recovery from anesthesia

» *Pulse, BP*[1] *and respiration of PACU patients are recorded every 15 min until stable.*

Use ***postanesthesia*** nursing [ɜː]/ problems / headache / recovery area • full-intensity ***PACU*** care • ***PACU*** admission report[2] / postoperative triage [trɪɑːʒ] • discharge evaluation from ***PACU*** to ICU[3]

Aufwachstation
Blutdruck[1] Aufnahmebericht in der Aufwachstation[2] Entlassungsprotokoll b. Verlegung v. d. Aufwach- i. d. Intensiv(pflege)station[3]

24

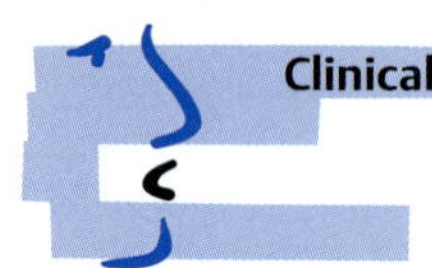

Clinical Phrases

Have you or anyone in your family ever had problems from anesthesia? Hatten Sie oder jemand in der Familie schon einmal Probleme bei einer Narkose? • Sometimes complications occur with anesthesia, but this is very rare and we will take good care of you. Sehr selten kann es im Zusammenhang mit der Narkose zu Komplikationen kommen. Aber wir werden Sie bestens versorgen! • Do you have any false teeth, removable dental caps or bridges? Haben Sie eine Zahnprothese, abnehmbare Brücken oder Kronen? • Have you had anything to eat or drink in the past 8 hours? Haben Sie in den letzten 8 Stunden etwas gegessen oder getrunken? • Now I am going to spray your throat. Ich werde jetzt Ihren Rachen einsprühen. • Then we will give you a little needle stick here and you will get numb so that you will not feel the operation. Dann werden Sie einen kleinen Stich spüren, und dieser Bereich wird sich dann taub anfühlen, so dass Sie bei der Operation keine Schmerzen haben werden. • Squeeze my hand. Hard. Harder. Drücken Sie meine Hand. Fest! Fester! • Do your legs feel numb/ normal? Fühlen sich Ihre Beine taub/ normal an? • Do you feel dizzy? Ist Ihnen schwindlig? • Can you wiggle your toes? Können Sie Ihre Zehen bewegen? • Do you have the taste of metal in your mouth? Haben Sie einen metallischen Geschmack im Mund?

Unit 136 Blood Transfusion

Related Units: 37 Components of the Blood, 38 Hematopoiesis, 17 Medical Equipment, 127 Operative Techniques, 132 Surgical Instruments, 125 Critical Care

infusion [ɪnfjuːʒᵊn] *n term* *rel* **perfusion**[1], **instillation**[2] [ɪnstɪleɪʃᵊn] *n term*

(i) intravenous [iː] or interstitial [ɪʃ] introduction of fluids (e.g. saline) [eɪ]
(ii) the solution [uːʃ] infused

(re)infuse[3] *v term* • **infusate**[4] *n* • **perfuse**[5] [pɚfjuːz] *v* • **perfusate**[6] *n* • **instill**[7] *v*

» *Support BP with infusion of IV fluids (colloid or crystalloid* [ɪ] *solutions) until surgery can be performed. Adjust* [dʒʌ] *the rate of infusion so that hourly determinations of serum calcium are normal. An infusion pump*[8] [ʌ] *is used to establish a standard fast flow of 10 mL/min. Intra-articular instillation of antibiotics is unnecessary, since high antibiotic levels in synovial* [ɪ] *fluid are attained* [eɪ] *when drugs are given intravenously* [iː].

Use to start/begin ***an infusion*** • intravenous[9] (*abbr* IV)/ intra-arterial [ɪɚ]/ hepatic artery / re***infusion*** • continuous[10] / constant[10] / 24-hour[11] / drug[12] ***infusion*** • maintenance[13] [eɪ]/ high-dose / rapid *or* bolus[14] ***infusion*** • pressure[15] / peripheral / long-term[16] ***infusion*** • fluid / saline[17] / crystalloid / glucose ***infusion*** • 10% dextrose / albumin ***infusion*** • bicarbonate / thrombolytic [ɪ] ***infusion*** • ***infusion*** rate[18] / pump[8] / therapy • ***infusion*** time[19] / bottle[20] / site / set / tubing[21] • ***to infuse*** blood / crystalloid solution / IV fluids • peripheral vein [eɪ]/ intravenous ***infusate*** • ***infusate*** flow / rate[18] / container[20] [eɪ] • hyperthermic[22] [ɜː]/ hemo[23] [iː] /extracorporeal ***perfusion*** • ***perfusion*** therapy / chemotherapy[24] [kiːmoʊ-] • ***perfusion*** scintigraphy[25] [sɪnt-]/ scan • local / direct / rectal / intraperitoneal [iː] ***instillation*** • CT-guided[26] / drop[27] / drug ***instillation*** • cooled [uː]/ Sacks ***perfusate*** • ***perfusate*** solution[6] / flow rate / pH • ***to instill*** 32% dextran / eye drops[28]

Infusion, Infusionslösung
Perfusion[1] Instillation[2] (re)infundieren[3] Infusionslösung[4] durchströmen, perfundieren[5] Perfusionsflüssigkeit[6] einträufeln, instillieren[7] Spritzen-, Infusionspumpe, Perfusor[8] intravenöse/ i.v. Infusion[9] Dauertropfinfusion[10] 24-Stunden-I.[11] Arzneimittelinfusion[12] Erhaltungsinfusion[13] Schnellinfusion, i.v. Bolusinfusion[14] Druckinfusion[15] Langzeitinfusion[16] Kochsalzinfusion[17] Infusionsgeschwindigkeit[18] Infusionsdauer[19] Infusionsflasche[20] Infusionsschläuche[21] Perfusionshyperthermie[22] Hämoperfusion[23] Perfusionschemotherapie[24] Perfusionsszintigrafie[25] CT-gesteuerte Instillation[26] tropfenweise I.[27] Augentropfen instillieren[28]

1

venipuncture [ʌ] *n term* *syn* **venepuncture** *n*, *rel* **IV infusion**[1] *n term*

transcutaneous puncture of a vein with a stylet[2] [aɪ] or cannula[3] to withdraw blood or inject a solution

puncture[4] [pʌŋktʃɚ] *v & n term* → U5-10; U127-18

» *Before performing venipuncture, apply a tourniquet*[5] [ɜː] *proximal to the puncture site*[6]*, ask the patient to clench* [tʃ] *his fist or slightly tap*[7] *the selected vein to aid dilation* [eɪʃ] *and make it more prominent. Skin cleansing* [e] *by swabbing*[8] [ɒː] *the site with alcohol or organic iodine* [aɪə] *is sufficient* [ɪʃ] *for routine injections and simple venipuncture but not for venipuncture performed to draw blood for culture* [ʌ] *or to permit insertion of an indwelling device*[9] [aɪs].

Use to perform/attempt/collect blood by[10]/be suitable [(j)uː] for ***venipuncture*** • simple / repeated / routine / difficult ***venipuncture*** • upper extremity / internal jugular[11] [dʒʌ]/ subclavian [eɪ] ***venipuncture*** • ***venipuncture*** site / technique [tekniːk] • needle [iː]/ percutaneous [eɪ]/ skin / fingertip[12] ***puncture*** • venous [iː]/ arterial [ɪɚ]/ lumbar[13] [ʌ] (*abbr* LP) ***puncture*** • ***puncture*** wound[14] [uː]/-proof container[15]

Venenpunktion
intravenöse Infusion[1] Mandrin[2] Hohlnadel, Kanüle[3] punktieren, durch-, einstechen; Einstich, Punktion[4] Stauschlauch[5] Einstich-, Punktionsstelle[6] beklopfen[7] Abtupfen[8] Verweilkanüle[9] venöses Blut durch Punktion entnehmen[10] Punktion d. V. jugularis interna[11] Einstich i. d. Fingerbeere[12] Lumbalpunktion[13] Stichwunde[14] stichfester Behälter[15]

2

intravenous [iː] **drip** *n jar* *rel* **IV cannula** *or* **catheter** *or* **line**[1] *n term*

(i) drop-by-drop infusion of infusates directly into the bloodstream
(ii) equipment used for drip infusion

drip[2] *v* • **dripping** *adj* • **cannulation**[3] *n term* • **cannulate**[4] *v* → U127-19; U132-6

» *Once the drip is in, fix the cannula firmly* [ɜː] *with tape. Heparin may be given IV q 4 to 6 h*[5]*, or by continuous IV drip with an infusion pump. The tip of the cannula may be sitting up against the posterior wall. You can try to rescue* [reskjuː] *the IV line by pulling the cannula back, flushing*[6] [ʌ] *it and taping* [eɪ] *it down securely* [jʊɚ] *in the new position.*

Use to set up an[7]/start an/give by ***IV drip*** • continuous[8] / slow ***IV drip*** • ***IV drip*** volume / (flow)rate calibration [eɪʃ] • ***IV drip*** patient / medications / chart [tʃ] • fluid / antibiotic ***drip*** • ***drip*** infusion (technique) / site • ***drip*** chamber[9] [tʃeɪmbɚ]/ rate / feeding[10] [iː] • to block[11]/flush ***the cannula*** • small-bore[12] [ɔː]/ nasal / 13-gauge [geɪdʒ]/ plastic ***cannula*** • flexible / Teflon / needle-tipped[13] ***cannula*** • ***cannula*** insertion [ɜː]/ tip[14] • intra/ fine / Swan-Ganz / indwelling[15] ***catheter*** • peripheral parenteral nutrition[16] [ɪʃ] (*abbr* PPN)/ infusion ***catheter*** • ***catheter*** insertion site [aɪ] • (central) venous [iː] (*abbr* CV)/ arterial [ɪɚ] ***cannulation***

(i) i. v. Tropfinfusion, Tropf
(ii) Tropfer
Infusionskanüle, Venenkatheter[1] tropfen, tröpfeln[2] Kanülierung[3] eine Kanüle einführen, kanülieren[4] alle 4 bis 6 Stunden[5] durchspülen[6] eine Tropfinfusion anhängen[7] Dauertropfinfusion[8] Tropfkammer[9] parenterale Ernährung[10] d. Kanüle verlegen/ verstopfen[11] kleinlumige Kanüle[12] Punktionskanüle, Kanüle mit Mandrin[13] Kanülenspitze[14] Dauer-, Verweilkatheter[15] peripherer Zugang zur parenteralen Ernährung[16]

3

infusion set *n term* *rel* **IV bottle**[1]**, IV bag**[2] *n term,* **piggy-back**[3] *n & v jar*

equipment for IV therapy consisting of a plastic or glass vacuum container, the drip chamber, flow clamp[4], and the IV tubing which connects the IV bag or bottle to the catheter in the patient's vein

bottled[5] [ɒː] *adj* • **unit-bagged**[6] *adj term* • **bottleneck**[7] *n* • **bottle-feed**[8] *v*

» *No IV solution other than 0.9% sodium chloride solution should be allowed into the blood bag or in the same tubing with blood. Insert a blood filter into the bottom of the bag, and administer the blood to the patient through the infusion tubing. Add the insulin to a separate IV of 10% glucose in water and "piggyback" it into the maintenance 10% glucose IV so the insulin rate can be adjusted* [ʌ] *without changing the total IV infusion rate.*

Use to change ***the IV set*** • pediatric / micro [aɪ] drip / dual [d(j)ʊəl] drip ***infusion set*** • vented[9] / Y-type blood[10] ***infusion set*** • ***IV*** tubing[11] / pump[12] / pole *or* drip stand[13] (*BE*) • (sterile) blood[14] (collection) / donor [oʊ] (transfusion) ***bag*** • empty IV / labeled[15] [eɪ]/ warmed ***bag*** • to vent a[16] / plastic ***blood bag*** • to place/time-tape/ inspect/hook [ʊ] sb. up to[17]/disconnect[18] ***the IV bottle*** • infusion *or* intravenous[1] / sterile / plastic / 500cc ***bottle*** • blood culture[19] [ʌ]/ pill[20] ***bottle*** • hot-water[21] / dropper[22] ***bottle*** • ***bottle*** label[23] / holder • IV (*abbr* IVPB) ***piggyback*** • ***piggyback*** solution / IV connection *or* port[24] / IV bag • ***piggyback*** infusion[3] / tubing *or* line[25] / drug • ***to piggy-back*** IV fluids with heparin

Infusionsbesteck
Infusionsflasche[1] Infusionsbeutel[2] Zusatzinfusion; eine Z. anhängen[3] Abklemmvorrichtung[4] in Flaschen abgefüllt[5] Konserven-[6] Engpass[7] m. d. Flasche ernähren[8] entlüftetes Infusionsset[9] Infusionsset mit Y-Stück[10] Infusionsschläuche[11] Infusions-, Spritzenpumpe, Perfusor[12] Infusionsständer[13] Blutbeutel[14] mit Aufkleber gekennzeichneter Blutbeutel[15] eine Blutkonserve entlüften[16] jem. an d. Tropf hängen[17] d. T. abhängen[18] Blutkulturfläschchen[19] Arzneifläschchen[20] Wärm(e)flasche, Thermophor[21] Tropfflasche[22] Flaschenetikett[23] Anschluss f. Zusatzinfusion[24] Zusatzleitung[25]

4

(intra)venous access [ækses] *n term*

rel **Porta-cath®[1], Infusa-port®[1]** *n term*

placement of an IV catheter in order to facilitate [sɪ] infusion of fluids, perfusion, sampling, etc.

access[2] *v* • **(in)accessible** *adj* • **accessibility** *n* • **port[3]** [pɔːrt] *n term*

» *The IV line is placed in the superior vena [iː] cava [eɪ], either by a subclavian or internal jugular [ʌ] puncture. Gain venous access with an 18-gauge IV catheter and give a crystalloid solution as needed. Elective bronchoscopy [kɒː] is accomplished with IV access in place.*

Use to establish *or* achieve[4]/obtain *or* gain[4]/delay [eɪ] /lose ***access*** • long-term / large-bore[5] / secure / lack of ***IV access*** • central (venous)[6] / arterial ***access*** • arteriovenous (*abbr* A-V)/ peripheral / emergency [ɜː] ***access*** • ***access*** site / route[7] [uː‖aʊ]/ device / equipment • ***access*** to the circulation / channel [tʃæ] • to start *or* place[8]/insert *or* establish[8]/discontinue ***an IV line*** • central[9] / peripheral / large-bore ***intravenous line*** • indwelling[10] / secure / contaminated ***intravenous line*** • ***intravenous*** route[11] / hydration / feeding *or* alimentation[12] • ***intravenous*** glucose infusion / pyelography[13] [paɪə-] • ***intravenous*** fluids / crystalloid [ɪ] solution / heparin • ***intravenous*** administration[14] / bolus injection[15] • (vascular-)access / arterial / jugular / indwelling ***line*** • central (venous)[9] (*abbr* CVL)/ subclavian[16] ***line*** • Swan-Ganz / total parenteral nutrition[17] (*abbr* TPN) ***line*** • ***central line*** feeding • ***IV*** cocktail / anesthesia[18] [iːʒ]/ medication • ***IV*** fluid therapy[19] / (needle site) care • catheter[20] / side / irrigation[21] / fluid inflow ***port*** • air inflation / suction[22] [ʌ]/ working[23] ***port***

venöser Zugang

Port(katheter)-System, implantierbarer Zugang[1] Zugang haben zu[2] Zugang[3] s. Zugang verschaffen, gelangen[4] Zugang über einen großlumigen Venenkatheter[5] zentralvenöser Z.[6] Zugangsweg[7] e. venösen Zugang legen[8] zentraler Venenkatheter (ZVK)[9] Venenverweilkatheter[10] i.v. Applikationsweg[11] parenterale Ernährung[12] Ausscheidungsurografie, i.v. Uro-/ Pyelografie[13] i.v. Verabreichung/ Applikation[14] i.v. Schnell-, Bolusinjektion, Bolus-Gabe[15] Subklaviakatheter[16] ZVK zur parenteralen Ernährung[17] i.v. Anästhesie[18] i.v. Rehydratation[19] Katheterzugang[20] Spülkanal[21] Absaugkanal[22] Arbeitstrokar (Laparoskopie), Arbeitskanal (Endoskop)[23]

5

scalp vein needle [iː] *n term* → U17-10

syn **butterfly** [ʌ] **needle, Minicath®** *n jar*

rigid [ɪdʒ] needle with flexible anchoring [k] flanges[1] [dʒ] at each side mainly for short-term IV infusions[2]

Angiocath®[3] [ændʒɪoʊkæθ] *n jar* • **Intracath®[3]** *n*

» *The short tubing connected to the scalp vein needle should be filled with fluid before the infusion begins. The veins on the dorsum of the hand or foot are usually the most accessible for cannulation with a 21-gauge butterfly needle. Align [aɪ] the needle with the course [ɔː] of the vein[4], and make sure that the bevel[5] is facing up.*

Use to (re)position[6]/slip the catheter off/secure[7] ***the needle*** • to leave ***the needle*** in place • pediatric / disposable[8] ***scalp vein needle*** • ***scalp vein*** catheter / (infusion) set • 27-gauge ***butterfly needle*** • catheter insertion[9] / catheter-clad[10] / fine ***needle*** • hypodermic [ɜː]/ spinal / probing[11] ***needle*** • ***needle***-tipped catheter /-clad catheter[10] / (mis)placement • obstructed[12] ***needle*** • 20-gauge / hub [ʌ] of the ***Angiocath***

Butterfly(-Nadel)

Befestigungsstege[1] Kurzinfusionen[2] Venenkatheter, -verweilkanüle[3] die Nadel parallel zur Vene einführen[4] abgeschrägte Nadelspitze[5] d. Nadel (noch einmal) einführen[6] d. Nadel befestigen[7] Einweg-Butterfly-Nadel[8] Mandrin[9] (Punktions)kanüle mit Mandrin[10] Führungsnadel[11] verstopfte/ verlegte Nadel[12]

6

extravasate [ɪkstrævəseɪt] *v term* *syn* **tissue** [tɪʃ‖sjuː] *v jar BE*

rel **infiltration[1], phlebitis[2]** [flɪbaɪtɪs] *n term*

administering the transfusate into adjacent [ədʒeɪs-] tissues[3] due to inadvertent [ɜː] misplacement[4] of the needle tip; this may cause bruising[5] [uː], infection, ulceration [ʌlsə-], tissue necrosis and thrombosis

tissu(e)ing *n jar* • **extravasation[6]** *n term* • **extravascular[7]** *adj* • **infiltrate[8]** *v & n*

» *Calcium chloride causes thrombophlebitis[2] when given IV and is highly irritating if extravasated. In children up to 58% of IV lines may tissue. Extravasation is often associated with multiple attempts at venipuncture after failing to cannulate a vein. Extravasation of vesicant drugs[9] requires emergency treatment. The drip has tissued. Infiltration occurs [ɜː] when IV fluid leaks [iː] from the vein into the perivascular or subcutaneous [eɪ] tissue.*

Use to experience/cause/lead to/result in ***extravasation*** • recognition [ɪʃ] of / contrast / drug / dye [daɪ] ***extravasation*** • urinary[10] / excessive fluid / lymph[11] [ɪ] ***extravasation*** • ***extravasation*** injury / risk • ***tissued*** drip • to avoid ***infiltration*** • local / perivascular / cellular ***infiltration*** • inflammatory[12] / tumor ***infiltration*** • ***infiltration*** anesthesia[13] [iːʒ] • acute / superficial[2] / migratory[14] [aɪ]/ suppurative[15] [ʌ] ***phlebitis*** • catheter-related[16] / postinfusion / chemical ***phlebitis*** • deep (vein)[17] / thrombo[2]/ endo***phlebitis***

para laufen; extravasieren, austreten (aus d. Gefäß)

Infiltration[1] oberflächl. Venenentzündung, Thrombophlebitis[2] benachbarte/ angrenzende Gewebe[3] versehentl. falsche Positionierung[4] Hämatombildung[5] Extravasation/ Flüssigkeitsaustritt aus e. Gefäß, Paravasation; Paravasat, Extravasat[6] extravasal, außerhalb e. Gefäßes[7] eindringen, infiltrieren; Infiltrat[8] blasenziehende Mittel, starke Hautreizmittel, Vesikanzien[9] Harnaustritt, Urinextravasation[10] Austritt v. Lymphe[11] entzündl. Infiltration[12] Infiltrationsanästhesie[13] Thrombophlebitis migrans[14] eitrige T.[15] katheterbedingte T. [16] Phlebothrombose[17]

7

blood transfusion *n term* *rel* **autotransfusion[1], hypertransfusion[2]** *n term*

administration of whole [hoʊl] blood[3] or blood products[4] to replace blood lost in surgery, through trauma [ɒː], etc. or to provide deficient [ɪʃ] blood elements, e.g. to improve coagulation

transfuse[5] [-fjuːz] *v term* • **pre/ posttransfusion[6]** [juːʒ] *adj* • **transfusion-associated[6]** *adj*

» *Before any transfusion is started, both label [eɪ] and report of compatibility testing must be checked. How many units of blood[7] were transfused? Because of the equipment needed, autotransfusions are not necessarily less expensive than bank blood[8]. In sickle [k] cell anemia, hydration and hypertransfusion should constitute initial [ɪʃ] therapy.*

Use to (re)start/stop/require *or* necessitate[9] ***a transfusion*** • whole / periodic / incompatible ***blood transfusion*** • donor-specific[10] (*abbr* DST)/ third-party ***blood transfusion*** • transmitted by *or* via / acquired by ***blood transfusion*** • elective / (in)direct / contaminated / massive[11] ***transfusion*** • intraoperative / emergency ***autotransfusion*** • ***autotransfusion*** device [aɪs] *or* unit[12] • exchange[13] / substitution[14] [juːʃ]/ replacement[14] ***transfusion*** • autologous[1] / pretransplant ***transfusion*** • granulocyte / red blood cell[15] / platelet[16] [eɪ] ***transfusion*** • ***transfusion***-associated *or* -related infection /-acquired [aɪ] HIV infection[17] • ***transfusion*** protocol / reactions *or* complications[18] • ***transfusion*** therapy / refusal[19] [juː] • ***pretransfusion*** testing[20] • ***posttransfusion*** blood sample / blood count[21] [aʊ] • ***posttransfusion*** seroconversion [ɜː]/ hepatitis[22] [aɪ] • ***transfusion-acquired*** disease

Blutübertragung, -transfusion
Eigenblut-, Autotransfusion, autologe T.[1] Übertransfusion, Volumenüberlastung[2] Vollblut[3] Blutpräparate, -produkte[4] transfundieren, (Blut) übertragen[5] posttransfusionell, transfusionsbedingt[6] (Blut)konserven[7] Konservenblut[8] eine Transfusion erfordern[9] spenderspezifische Bluttransfusion[10] Massivtransfusion[11] Autotransfusionsgerät[12] Austauschtransfusion[13] Substitutionstransfusion[14] Erythrozytentransfusion[15] Thrombozytentransfusion[16] durch Transfusion erworbene HIV-Infektion[17] Transfusionszwischenfälle[18] Transfusionsverweigerung[19] prätransfusionelle Untersuchungen[20] Blutbild nach Transfusion[21] (Post)transfusionshepatitis[22] 8

blood donor [blʌd doʊnɚ] *n* *opposite* **recipient[1]** [rɪsɪpɪənt] *n* → U129-15

person who volunteers [ɪɚ] to have blood drawn [drɒːn] for transfusion

» *In patients with major allergic [ɜː] reactions, samples of the patient's and the donor's blood should be sent to the blood bank to rule out[2] the possibility of a hemolytic [ɪ] reaction. The patient has already donated his or her own blood before scheduled [sk‖ʃ] surgery.*

Use seronegative ***blood donor*** • universal[3] / volunteer[4] [ɪɚ]/ family / (un)matched[5] ***donor*** • ***donor*** blood (type)[6] / red cells[7] / platelets • ***donor***-specific transfusion / screening • blood transfusion / potential blood / adult ***recipient*** • immunocompromised[8] / neonatal [eɪ]/ pediatric ***recipient*** • seropositive / bone marrow transplant[9] (*abbr* BMT) ***recipient*** • ***to donate*** blood / an organ • to draw[10] ***blood*** • fresh[11] / heparinized / transfused ***blood*** • ***blood*** product / derivatives[12] / container • ***blood*** pledge [pledʒ] card[13] / withdrawal[14] [ɒː]/ aspiration /-borne infection[15] • blood / autologous[16] [ɒː]/ prehospital / organ ***donation*** • ***donated*** blood (unit) / kidney

Blutspender(in)
Empfänger(in)[1] ausschließen[2] Universalspender(in)[3] freiwillige(r) Spender(in)[4] kompatible(r) Spender(in)[5] Spenderblut(gruppe)[6] Spendererythrozyten[7] immun-/ abwehrgeschwächte(r) Empfänger(in)[8] Knochenmarkempfänger(in)[9] Blut ab-/ entnehmen[10] Frischblut[11] Blutprodukte[12] Blutspenderausweis[13] Blutabnahme[14] hämatogene Infektion[15] Eigenblutspende[16] 9

blood typing [taɪpɪŋ] *n term* *rel* **cross-matching[1]** [krɒːsmætʃɪŋ] *n term*

classification of blood on the basis of the presence or absence of genetically determined [ɜː] antigens on the surface [ɜː] of RBCs

type[2] *v term* • **blood type** *or* **group[3]** [uː] *n* • **typed** *adj* • **crossmatch[4]** *v*

» *Type and cross-match blood if anemia [iː] is present. Blood typing is performed by suspending RBCs obtained [eɪ] from a tube of clotted [ɒː] blood[5] in saline[6] [eɪ] and then adding commercially [ɜː] available specific antisera to the suspension and watching for agglutination. Draw blood for typing and cross-matching. Cross-matching is more time-consuming[7] and expensive than typing and screening alone. Cord blood[8] is used for blood typing, Coombs' testing, and serology.*

Use to send/obtain a specimen for[9] ***blood typing*** • to type[10]/cross-match ***blood*** • whole / maternal [ɜː] ***blood typing*** • ABO[11] / compatible[12] / rare[13] / unusual[13] ***blood types*** • ***typed*** blood / as serotype [ɪɚ] B

Blutgruppenbestimmung
(Durchführung einer) Kreuzprobe, Cross-match[1] (Blutgruppe) bestimmen[2] Blutgruppe[3] eine Kreuzprobe durchführen[4] geronnenes Blut[5] Kochsalzlösung[6] zeitaufwendig[7] Nabelschnurblut[8] Blut zur Blutgruppenbestimmung abnehmen[9] die Blutgruppe bestimmen[10] AB-Null-, ABO-Blutgruppen[11] kompatible Blutgruppen[12] seltene Blutgruppen[13] 10

compatible [kəmpætɪbl] *adj* *opposite* **incompatible[1]** *adj*

referring to the ability of two substances to coexist without harmful effects on the function of either, e.g. blood, tissues, or organs that cause no reaction when transfused or no rejection [dʒe] when transplanted

compatibility *n* • **incompatibility[2]** *n*

» *The presence of alloantibodies[3] to RBC antigens may delay [eɪ] finding antigen-negative crossmatch compatible products for transfusion. Antibodies to Lewis system carbohydrate [aɪ] antigens are the most common cause of incompatibility during pretransfusion screening.*

Use to be ***(in)compatible*** with • ***compatible*** blood / donors[4] / plasma • ABO / cross-match-/ histo/ HLA-***compatible*** • blood group / HLA / histo[5]/ tissue[5] / partial ***compatibility*** • ***compatibility*** testing[6] • red cell / ABO[7] / Rh[8] ***incompatibility*** • major [eɪdʒ]/ alloantibody ***incompatibility***

kompatibel, verträglich
inkompatibel, unverträglich[1] Inkompatibilität, Unverträglichkeit[2] Alloantikörper[3] kompatible Spender[4] Histokompatibilität, Gewebeverträglichkeit[5] Kompatibilitätstestung[6] ABNull-Inkompatibilität[7] Rh-Inkompatibilität[8] 11

136

hemolytic [ɪ] (transfusion) reaction *n term* *rel* Coomb's test[1] *n term* → U38-4

symptoms due to agglutination of the recipient's RBCs when incompatible blood has been transfused or when the recipient has a hypersensitivity to a component in the donor blood

(auto)hemolysis[2] [hɪmɒːləsɪs] *n term* • **hemolyze**[3] *n* • **hemolysate**[4] *n* • **nonhemolytic** *adj*

» *As the clinical features [iː] of minor allergic reactions may mimic[5] those of major life-threatening [e] reactions, transfusion must be stopped at once if a patient manifests untoward[6] signs or symptoms. When acute hemolysis is suspected, the transfusion must be immediately stopped, IV access maintained, and the reaction reported to the blood bank.*

Use acute / major / immediate-type[7] [iː]/ delayed[8] ***hemolytic transfusion reaction*** • serologic / (massive) blood / allergic[9] ***transfusion reaction*** • minor / febrile (nonhemolytic)[10] ***transfusion reaction*** • suspected[11] / immediate / fatal [eɪ] ***transfusion reaction*** • acute / chronic / increased[12] / intravascular[13] ***hemolysis*** • mild / low-grade / fulminant [ʊ]/ severe ***hemolysis*** • antibody-mediated [iː] *or* immune[14] ***hemolysis*** • (in)direct[15] / negative ***Coombs' test*** • ***Coombs'*** antiglobulin test[1] / reagent[16] [eɪdʒ] • ***Coombs'*** testing /-positive hemolytic anemia [iː] • ***hemolytic*** process

hämolytische(r) Transfusionsreaktion/ -zwischenfall
Coombs-Test, Anti(human)globulintest[1] Hämolyse[2] hämolysieren[3] Hämolysat[4] ähnlich sein wie[5] unerwünscht[6] sofortige hämolytische Transfusionsreaktion[7] verzögerte hämolytische Transfusionsreaktion[8] allergische/ anaphylakt. T.[9] nicht-hämolyt. febrile T.[10] Verdacht auf eine Transfusionsreaktion[11] gesteigerte Hämolyse[12] intravasale Hämolyse[13] Immunhämolyse[14] (in)direkter Anti(human)globulintest[15] Coombs-Serum, Anti-Human-Globulin-Serum[16]

12

(plasma) volume expander [æ] *n term* *syn* plasma substitute [ʌ] *n term*

solution of a substance (usually a high molecular weight dextran) transfused as a substitute for plasma

expand[1] *v* • **expansion** *n* • **substitute**[2] **(for)** *vt & vi* • **substitution** [(j)uːʃ] *n*

» *Artificial [ɪʃ] colloids (dextran, gelatin, hetastarch[3]) [tʃ] are inexpensive, effective plasma expanders without infectious risks. Expand intravascular volume with administration of IV crystalloid [ɪ] solution. Plasma is the most satisfactory temporary substitute for blood.*

Use colloidal / effective ***volume expander*** • plasma[4] / tissue[5] / skin ***expander*** • ***volume*** replacement[6] / expansion [ʃ]/ overload[7] / depletion[8] [iːʃ] • platelet-rich[9] (*abbr* PRP)/ pooled[10] [uː] ***plasma*** • ***plasma*** exchange therapy[11] / infusion / volume extender[4] • ***plasma*** volume expansion / concentration / dilution[12] [uːʃ] • ***plasma*** constituents[13] [ɪtʃ]/ fractions *or* derivatives[14] / supernatant [eɪ] • (cautious [kɒːʃᵊs]/ continuous/ inadequate) blood ***volume expansion*** • plasma / intravascular ***volume expansion*** • extracellular fluid[15] (*abbr* ECF)/ rapid / substantial / moderate ***volume expansion*** • (oxygen-carrying) blood[16] / heparin ***substitute*** • ***substitution*** transfusion / therapy[17]

Plasmaexpander, -ersatzstoff
erweitern, ausdehnen, vergrößern[1] substituieren, ersetzen; als Ersatz dienen[2] Hydroxyäthylstärke, HÄS[3] Plasmaexpander[4] Gewebeexpander[5] Volumenersatz[6] Volumenüberlastung[7] Volumen-, Flüssigkeits-, Blutverlust[8] thrombozytenreiches Plasma[9] Pool-, Mischplasma, gepooltes Plasma[10] Plasmaaustauschtherapie[11] Plasmaverdünnung[12] Plasmabestandteile[13] Plasmaderivate, -fraktionen[14] extrazelluläre Flüssigkeitssubstitution[15] Blutersatz[16] Substitutions-, Ersatztherapie[17]

13

whole blood [hoʊl blʌd] *n term*

unmodified blood (except for the addition of an anticoagulant, e.g. heparin[1]) drawn from a selected donor used for transfusion in surgery [ɜː], emergencies [ɜː], etc.

» *Whole blood provides both oxygen-carrying capacity and volume expansion. Administer whole blood as soon as available, using hematocrit and BP[2] as guides to dosage. Type and cross-match for 10 units of whole blood.*

Use to give *or* administer[3]/receive [siː] ***whole blood*** • universal [ɜː] donor / O-negative / type-specific[4] ***whole blood*** • autologous [ɒː]/ fresh / stored / capillary / clotted ***whole blood*** • reconstituted[5] / heparinized[6] / citrated[7] [sɪ] ***whole blood*** • ***whole blood*** transfusion[8] / typing / cross-matching / pH • ***whole blood*** clotting time[9] / glucose determination • freshly drawn[10] / (universal) donor[11] / Rh-negative ***blood*** • ***blood*** cell separator[12] / preservative[13] [ɜː]

Vollblut
Heparin[1] Blutdruck[2] Vollblut transfundieren[3] blutgruppenspezifisches Vollblut[4] aufbereitetes Vollblut[5] heparinisiertes Vollblut[6] Zitratblut[7] Vollbluttransfusion[8] Vollblutgerinnungszeit[9] Frischblut[10] Universalspenderblut[11] Blutzellseparator[12] Blutkonservierungslösung[13]

14

plasmapheresis [plæzməfəriːsɪs] *n term* *sim* leukapheresis[1] [luːkə-] *n term*

removal of plasma from withdrawn blood by centrifugation and reinfusion of the cellular elements suspended in a plasma substitute (e.g. saline) into the donor

pheresis *n term* • **apheresis** [æfəriːsɪs] *n* • **-pheresis** *comb*

» *Plasmapheresis with plasma exchange has recently emerged [ɜː] as an effective form of treatment which is superior to simple plasma infusion. Treatment of thrombotic thrombocytopenic [iː] purpura[2] [ɜː] has focused on the use of exchange transfusion or intensive plasmapheresis coupled [ʌ] with infusion of fresh frozen plasma.*

Use large-volume / repeated / periodic / serial [ɪɚ] ***plasmapheresis*** • therapeutic[3] [juː]/ emergency / maintenance [eɪ] ***plasmapheresis*** • filtration-***leukapheresis*** device[4] [aɪs] • lympho/ platelet[5] / sham[6] [ʃæm] ***pheresis*** • cyt[7]/ hem[8]/ T lymphocyte [ɪ] ***apheresis*** • erythrocyt [ɪ]/ lipoprotein/ LDL[9] ***apheresis*** • single-donor ***apheresis*** platelets[10] • ***apheresis*** technology / machine[4]

Plasmapherese
Leukapherese[1] thrombotisch-thrombozytopenische Purpura, Moschcowitz-Krankheit[2] therapeutische Plasmapherese[3] Blutzellseparator, Separator für d. Filtrationsleukapherese[4] Thrombapherese[5] Scheinapherese[6] Zell-, Zytapherese[7] Hämapherese[8] LDL-Apherese[9] Einzelspender-Thrombozytenkonzentrat[10]

15

packed red blood cells *n term, abbr* **PRBCs**
rel **fresh-frozen** [oʊ] **plasma**[1] *n, abbr* **FFP, buffy coat**[2] [bʌfi koʊt] *n term*

whole blood fractionated [frækʃ-] into RBCs (including leukocyte-poor, filtered, or frozen deglycerolized [ɪs] products) prepared from whole blood by centrifugal techniques[3]

freeze - froze - frozen *v irr* • **freeze-thaw** *v* • **thaw**[4] [θɒː] *v* • **frozen-thawed** *adj*

» *A unit of packed red blood cells will increase the hemoglobin by approximately 10 g/L. Fresh-frozen plasma is used as an adjunct*[5] [ædʒʌŋkt] *to massive blood transfusions when only packed red cells are available* [eɪ]. *White blood cell-poor packed red blood cells*[6] *are given if needed. Massive transfusion with thawed washed RBCs*[7] *could cause hypokalemia* [iː] *since frozen RBCs lose up to half of their K+ during storage.*

Use cross-matched / O-negative / autologous ***packed red blood cells*** • transfused[8] / type-specific[9] ***packed red blood cells*** • ***freeze***-thaw technique /-thaw cycle[10] [saɪkl] • ***freeze***-dried plasma /-thawing[10] • ***packed*** cells / RBC transfusion / cell volume[11] • ***frozen*** blood (program) /(-thawed) RBCs • ***thaw*** time[12]

Erythrozytenkonzentrat
tiefgefrorenes Frischplasma, Fresh frozen Plasma, FFP[1] Buffy coat-Konserve, Leukozytenmanschette[2] Zentrifugieren[3] auftauen[4] Zusatz[5] leukozytendepletierte Erythrozyten[6] gewaschene E.[7] transfundiertes Erythrozytenkonzentrat[8] blutgruppenspezifisches Erythrozytenkonzentrat[9] Gefrier-Tau-Zyklus[10] Hämatokrit[11] (Auf)tauzeit[12]

16

cryoprecipitate [kraɪoʊprəsɪpɪtət] *n term* *rel* **factor VIII concentrate**[1] *n term*

concentrate prepared by freeze-thawing the plasma from a single donor which is rich in fibrinogen, factor VIII, and von Willebrand factor (vWF)

cryoprecipitable [sɪ] *adj term* • **cryopreservation**[2] *n* • **cryo-** *comb* → U81-27

» *Cryoprecipitate contains about half the factor VIII activity of FFP in 1/10 the original volume. Bags of cryoprecipitate are stored frozen and their contents are dissolved in 10 mL of 0.9% sodium chloride solution*[3] *before use. Cryoprecipitates and factor VIII concentrates do not contain factor IX. When the fibrinogen deficiency is severe, cryoprecipitate must be given.*

Use to transfuse/replace with ***cryoprecipitate*** • a unit[4] / a bag / administration[5] / infusion ***of cryoprecipitate*** • pooled [uː] blood product / clotting [ɒː] factor[6] / factor IX ***concentrate*** • antihemophilic factor[1] (*abbr* AHF) ***concentrate*** • platelet[7] / prothrombin complex[8] ***concentrate*** • vWF-enriched[9] [ɪtʃ] / C1q esterase inhibitor / plasma ***concentrate*** • ***cryoprecipitable*** monoclonal [oʊ] immunoglobulins / immune complexes • ***cryopreserved*** blood stem cells[10] / tissue / bone marrow • ***cryopreserved*** spermatozoa[11] / ova / embryo • ***cryo***proteins[12] /(immuno)globulins[13] /globulinemia[14] [iː] • ***cryo***fibrinogen [kraɪoʊfaɪbrɪnədʒən] /supernatant [eɪ] fraction of plasma[15]

Kryopräzipitat
Faktor VIII-Konzentrat[1] Gefrier-, Kryokonservierung[2] Kochsalzlösung[3] Kryopräzipitatkonserve[4] Verabreichung v. Kryopräzipitat[5] Gerinnungsfaktorkonzentrat[6] Thrombozytenkonzentrat[7] Prothrombinkomplexkonzentrat[8] mit Willebrand-Faktor angereichertes Konzentrat[9] kryokonservierte Blutstammzellen[10] Kryosperma[11] Kryoproteine[12] Kryoglobuline[13] Kryoglobulinämie[14] kryopräzipitatarme Plasmafraktion[15]

17

Unit 137 Sutures & Suture Material

Related Units: 127 **Operative Techniques,** 140 **Wound Healing,** 132 **Surgical Instruments,** 138 **Endoscopic Suturing**

suture [suːtʃɚ] *n & v term* *syn* **stitch** [stɪtʃ] *n & v clin & jar*

(n, i) the seam[1] [iː] formed by surgical sewing[2] [oʊ] (ii) material used to approximate[3] wound [uː] edges (iii) a suture joint, e.g. in bones of the skull (v) closing a wound or surgical incision with surgical stitches

suturing *n term* • **sutureless** *adj* • **resuture** *v*

» *The subcutaneous tissue should always be sutured, care being taken to "bury"* [e] *the knot*[4] [nɒːt]. *Facial* [eɪʃ] *skin sutures should be removed no later than on the 4th day. The suture is placed so that it does not break*[5] *or pull free*[6].

Use to apply or place[7]/tie [aɪ]/secure[8]/remove or take out[9] ***sutures*** • ***to suture*** into place • approximation[10] / subcutaneous / fine[11] / buried[12] [e] ***suture*** • vascular / layered[13] [eɪ]/ relaxation[14] / fixation[15] ***suture*** • inverting[16] / primary[17] / delayed[18] [eɪ]/ (double) armed[19] ***suture*** • ***suture*** closure / material / line • to place or take[7] ***stitches*** • ***stitch*** abscess • ***suturing*** instruments / in layers[20]

(i,ii) Naht(material) (iii) Sutura; Naht legen, (an)nähen
Naht[1] chir. Nähen[2] adaptieren[3] Knoten versenken[4] reißen[5] aufgehen[6] Nähte legen[7] N. sichern[8] N. entfernen[9] Situations-, Adaptationsnaht[10] feines Nahtmaterial[11] versenkte Naht[12] Schicht-, Etagennaht[13] Entlastungsnaht[14] Haltenaht[15] invertierende N.[16] Primärnaht[17] aufgeschobene Primärnaht[18] armierte Naht[19] schichtweiser Wundverschluss[20]

1

-rrhaphy [rəfi] *comb*

word ending denoting surgical suturing, e.g. neurorrhaphy[1] [n(j)ʊɚ-] is a nerve suture or neurosuture[1]

herniorrhaphy [ɜː] *n term* • **tenorrhaphy**[2] *n* • **colporrhaphy** *n*

» *The duration of immobilization after tenorrhaphy is generally for no more than 3–4 weeks.*

-naht, -rrhaphie
Nervennaht[1] Sehnennaht[2]

2

ligate [laɪgeɪt] *v term* *syn* **tie** [taɪ] **off** *v phr jar*

(i) tying a blood vessel, pedicle[1], etc. with a suture or wire to constrict it
(ii) in dentistry, using a wire [aɪ] to secure[2] an orthodontic attachment to an archwire[3]

clip[4]-/ suture[5]-ligate *v term* • **ligature[6]** [ɪ] *n & v* • **ligation[7]** [aɪ] *n*

» *The common hepatic artery can be safely ligated. Venous injuries are best managed by ligation. Now the umbilical [ʌ] cord[8] can be ligated.*

Use to do/place/apply/anchor[9] [k] ***a ligature*** • ***ligature*** loop[10] [uː]/ needle / wire[11] [aɪ] • tubal[12] / varix / caval[13] [eɪ]/ high / suture[14] / rubber band[15] / occluding ***ligature*** • suture / proximal ***ligation*** • doubly / clamped and[16] ***ligated***

ab-, unterbinden, Ligatur legen, ligieren
Gefäßstiel[1] befestigen[2] Drahtbogen[3] clippen, m. Clip ligieren[4] umstechen, Umstechungsnaht setzen[5] Ligatur (legen)[6] Unterbindung[7] Nabelschnur[8] L. sichern[9] Ligaturschlinge[10] Ligaturendraht[11] Tubenunterbindung[12] Vena cava-Ligatur[13] Umstechung[14] elast. Ligatur[15] abgeklemmt und ligiert[16] 3

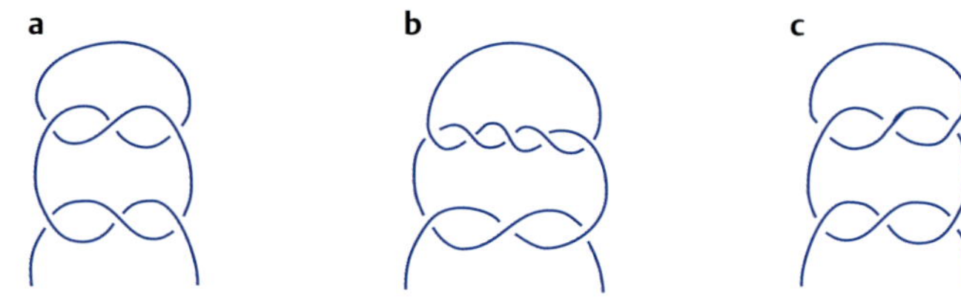

a square knot
b surgical knot
c false knot

secure [sɪkjʊə] *v & adj term* *rel* **tack[1]** *v jar*

(v) to fix or attach firmly (adj) safe

» *Use staples[2] [eɪ] to secure a patch of mesh[3] over the internal inguinal ring. Take care to repair the fascial [ʃ] defect securely. Bleeding points were secured. The flap[4] is tacked into position.*

Use ***secured*** in place[5] / with tape • ***secure*** closure[6] [ʒ] • ***securely*** knotted[7] [nɒːtɪd] • ***tacking*** suture[8]

sichern; sicher
anheften, klammern[1] Klammern[2] Meshtransplantat[3] Lappen[4] fixiert[5] sicherer (Wund)verschluss[6] fest verknotet[7] Heftnaht[8] 4

coapt [koʊæpt] *v term* *sim* **(re)approximate[1], appose[1]** *v term* → U140-2

to join or fit together two surfaces or stumps[2] [ʌ], e.g. a severed[3] nerve or wound margins[4] [dʒ]

coaptation[5] *n term* • **(re)approximation** *n* • **apposition[6]** *n* • **apposing** *adj*

» *The skin edges can be approximated with tapes. Sutures should accurately appose skin edges without undue[7] tension. Meticulous[8] nerve coaptation is essential.*

Use proper / incomplete ***coaptation*** • ***coaptation*** suture[9] / splint[10] • to achieve or obtain or bring into[11] / close / accurate ***approximation*** or ***apposition***

adaptieren
(wieder) annähern, adaptieren[1] Stümpfe[2] durchtrennt[3] Wundränder[4] Koaptation, (Nerven)adaptation[5] Apposition, Anlagerung[6] übermäßig[7] exakt[8] Stoß-auf-Stoß-Naht[9] Führungsschiene[10] (wieder) vereinigen, aneinanderlegen[11] 5

knot [nɒːt] *v & n* *syn* **tie** *v jar* → U138-6f

(v) to tie and fix suture ends (n) the result of knot-tying

knot-tying[1] *n term* • **knotting[1]** *n* • **slipknot[2]** *n*

» *Synthetic sutures must be knotted at least four times. To tie a surgical knot[3] the thread [e] is passed twice through the first loop[4] [uː] and then once through the second. The suture knots should be placed on the outside.*

Use to tie/tighten[5] [aɪt]/secure/cinch[5] [sɪntʃ] ***a knot*** • ***to pull a knot*** taut[5] [ɒː]/tight[5] • surgeon's[3] / double / square[6] [eə]/ microsurgical [aɪ]/ false[7] [ɔː] ***knot***

(ver)knoten -knüpfen; Knoten
Knoten(technik)[1] Schiebeknoten[2] chir. Knoten[3] Schlinge[4] Knoten zuziehen[5] Schifferknoten[6] Weiberknoten[7] 6

suture material *n* *sim* **thread[1]** [e], **strand[1]** [æ] *n*, **filament[1]** *n term*

monofilament[2] *adj term* • **multifilament** *or* **braided[3]** [eɪ] *adj*

» *Monofilament plastic will not harbor[4] bacteria. Sutures are available in various diameters[5] (e.g fine 8–0 sutures) and tensile [ɪ] strengths[6]. Even buried nylon sutures are better tolerated than braided or absorbable sutures. Wait a few minutes to allow the suture material to swell[7].*

Note: The caliber of suture lines[5] ranges from fine 10–0 to coarse[8] [ɔː] 2–0 and 0 to 4 (the largest) sutures.

Nahtmaterial
Faden[1] monofil[2] multifil, geflochten[3] enthalten, beherbergen[4] Fadenstärke, -durchmesser[5] Zugfestigkeit[6] quellen lassen[7] dick[8] 7

absorbable *adj term* *opposite* **non-absorbable**[1] *adj term*

type of suture material that can be digested[2] [daɪdʒestɪd] by the body and need not be removed

resorb[3] *v term* • **resorption** *n, espBE* **absorption**

» *The urethra [iː] is closed with a single layer of 4–0 absorbable suture. Extra precautions[4] [ɒːʃ] include using nonabsorbable suture materials for fascial [æʃ] closure. Catgut[5] will eventually[6] resorb but the resorption time[7] is highly variable.*

resorbierbar
nicht resorbierbar[1] abgebaut[2] resorbieren[3] Vorsichtsmaßnahmen[4] Katgut[5] schließlich[6] Resorptionszeit[7]
8

catgut [kætgʌt] *n term*

traditional absorbable suture material; catgut is a misnomer[1] as it is usually made from the intestines of sheep or cattle[2]

» *There is little use for catgut sutures in modern surgery. I generally use interrupted 4–0 chromic catgut sutures[3] to close the mucosal edges of the renal pelvis. Modern synthetic suture materials are clearly superior [ɪɚ] to[4] catgut for fascial closure.*

Use plain[5] [eɪ]/ hardened / chromic[3] ***catgut*** • ***catgut*** suture / thread

Katgut, Catgut
irreführende Bezeichnung[1] Rinder[2] Chromkatgut(nähte)[3] besser als, überlegen[4] reines Katgut[5]
9

synthetic [sɪnθetɪk] *adj term* *opposite* **organic**[1] *adj term*

common synthetic suture materials are prolene, nylon and Surgilon (nonabsorbable) and Vicryl, PDS, and Dexon (absorbable); types of organic suture materials include silk[2], cotton[3] and catgut

» *Synthetic nonabsorbable materials are mostly inert[4] [ɜː] and retain[5] [eɪ] tensile strength longer.*

Use Monocryl / GORE-TEX / Teflon-coated [oʊ] polyester[6] / black silk (*abbr* BSS) ***suture***

synthetisch
organisch[1] Seide[2] Baumwolle[3] biologisch inaktiv/ reaktionslos[4] behalten[5] teflonbeschichtete Polyesternaht[6]
10

seal [siːl] *v & n term* *syn* **seal over** *v phr jar & inf*

(v) to achieve a tight closure (n) tight closure

sealant[1] [siːlənt] *n term*

» *Fibrin [aɪ] glue[2] [gluː] is a useful operative sealant to achieve hemostasis[3] [iː] in a variety [aɪ] of procedures. Perforations may be sealed by omentum. The leak[4] [iː] in the ureter was effectively sealed.*

Use to produce a ***seal*** • water-tight[5] / air-tight[6] [taɪt] / hermetic ***seal***

abdichten, (dicht) verschließen; Verschluss, -siegelung
(Ab)dichtungsmittel, Versiegler[1] Fibrinkleber[2] zur Blutstillung[3] Leck, undichte Stelle[4] wasserdichter Verschluss[5] luftdichter Verschluss[6]
11

staple [steɪpl] *n & v term*

(n) U-shaped metal (mostly stainless steel[1]) applied in rows[2] [oʊ] or circles with a stapling device[3] [aɪs] to approximate wounds or cut edges[4]

stapler[3] *n term* • **stapling** *n* • **(double-)stapled** *adj*

» *Then the graft can be stapled into place and dressed with pressure. Use staples to secure the patch of mesh. Now you can fire[5] the staples. Two 10-cm rows[2] of staples are placed adjacent [dʒeɪs] to each other[6].*

Use to place or apply[7]/remove ***staples*** • absorbable ***staples*** • ***staple*** line / disruption[8] [ʌ] • ***stapled*** closure / anastomosis • GIA (gastrointestinal anastomosis) / TA (tissue autosuture) / end-to-end ***stapler***

Klammer; klammern, Klammernaht anlegen
rostfreier Stahl[1] Reihen[2] Klammernahtgerät[3] Schnittränder[4] einschießen[5] nebeneinander[6] Klammern setzen[7] Aufgehen von Klammern[8]
12

clip *n & v term*

(n) mostly metal clasp-like surgical device used for hemostasis or approximation of cut edges (v, i) to place clips (ii) in genE to trim or shorten hair, fingernails, etc.

clip-ligate *v term* • **clip applier**[1] *n*

» *Control the leak by application of stainless steel clips directly to the bleeding vessels.*

Use to fire or place or apply[2]/transect between[3] ***clips*** • a rack of[4] ***clips*** • wound / occlusive[5] / towel[6] [taʊəl]/ metal / absorbable / titanium ***clip*** • ***clip*** forceps [s] *or* holder[7] • multi load[8] ***clip applier***

Clip, Klammer, Klemme; (i) Clip setzen, (ab)klemmen (ii) (zurück)schneiden
Clip-Applikator[1] Clips setzen[2] zwischen Clips absetzen[3] Clip-Magazin[4] Gefäß-, Ligaturclip[5] Tuchklemme[6] Clipzange[7] Mehrfachapplikator[8]
13

fibrin [faɪbrɪn] **glue** [gluː] *n term*

blood product rich in[1] fibrinogen [faɪbrɪnədʒən] and admixed[2] with thrombin [θ] used to coagulate surgical wounds

» *Fibrin glue can be made from the patient's own blood donated[3] at least three days before surgery. Instillation of fibrin glue directly into the fistula is still a matter of controversy.*

Use ***fibrin*** spray gun / foam[4] [oʊ]

Fibrinkleber
reich an[1] durchmischt[2] gespendet[3] Fibrinschaum[4]
14

interrupted [ʌ] **suture** *n term* *sim* **over-and-over suture**[1] *n term*

single sutures each of which is tied separately with a surgical knot

» *Small wounds are ideally closed with fine interrupted sutures placed loosely[2] and conveniently [iː] close[3] to the wound edges. We prefer a running 2–0 Prolene fascial closure [-ʒɚ] reinforced[4] with interrupted polyglycolate [aɪ] suture to ensure [-ʃʊɚ] a dry wound.*

Einzelknopfnaht
Knopfnaht[1] lose[2] entsprechend nahe[3] verstärkt[4] 15

running [ʌ] *or* **continuous suture** *n term*
rel **(inter)locking** *or* **lock-stitch suture**[1] *n term*

uninterrupted series of stitches with a single suture the ends of which are fastened [fæsnd] by a knot[2]

» *A running permanent suture can also be used and pulled out after healing has progressed. The pouch[3] [paʊtʃ] is then closed with two layers of 3–0 PGA running sutures to ensure water-tightness of the closure.*

Use ***running*** lock-stitch suture[4] • plain *or* simple[5] ***continuous suture*** • ***locking*** running suture[4]

fortlaufende Naht
eingewendelte Naht[1] verknotet[2] Tasche[3] eingewendelte Fortlaufnaht[4] einfache fortlaufende Naht[5] 16

mattress suture *n term* *syn* **quilt(ed)** [kwɪlt] **suture** *n jar*

double stitch that forms a loop[1] [uː] about the tissue on both sides of a wound

» *A horizontal running mattress suture is useful to produce eversion [ɜː] of the skin edges[2]. Buried [e] half-mattress (flap) sutures are recommended for tacking skin flaps into position.*

Use interrupted / continuous / vertical / horizontal ***mattress suture***

Matratzennaht
Schlinge[1] Ausstülpung der Wundränder[2] 17

purse-string [ɜː] **suture** *n term*

circular [sɜː] continuous suture used for closure of openings, e.g. in hernias[1] [ɜː] or appendectomy

» *Create [krieɪt] a purse-string type of stitch around the cervix[2] [sɜːr]. High ligation of the hernia sac was performed with a purse-string suture of 3–0 silk.*

Raff-, Tabakbeutelnaht
Hernien, Brüche[1] Gebärmutterhals, Zervix[2] 18

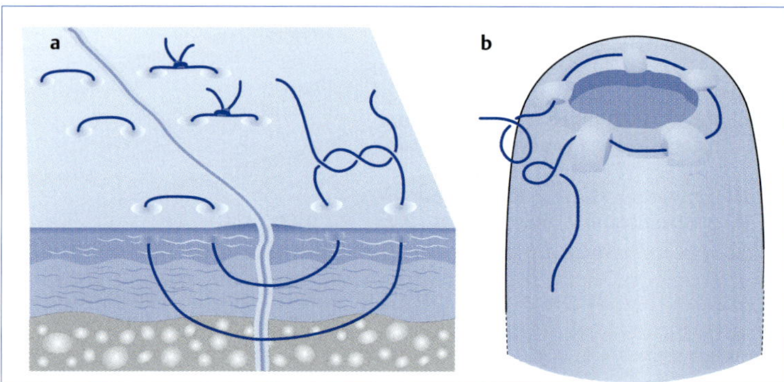

a interrupted mattress suture
b purse-string suture

figure-of-eight suture *n term*

a stitch in which the thread begins at the deepest layer on each side of a wound and crosses over to the superficial layers on the opposite side following the contours of the figure 8; used, e.g. to close muscle and fascial layers of an abdominal incision

» *Definite hemostasis can be achieved [tʃiː] with figure-of-eight sutures or hemostatic clips. Repair by wire cerclage[1] [sɜːrklɑːʒ] or figure-of-eight wire is preferred.*

Achternaht
Drahtcerclage[1] 19

Unit 138 Endoscopic Suturing

Related Units: 137 Sutures, 128 Minimally Invasive Surgery, 132 Surgical Instruments

laparoscopic suturing [suːtʃɚɪŋ] *n term*

rel **endoscopic suturing**[1] *n term*

placing sutures formed inside or outside the body under endoscopic vision via access ports

suture[2] *n & v term* • **resuture** *v*

» *The difficulties in laparoscopic suturing arise mainly from the two-dimensional image produced on the TV monitor. The cut edges[3] are approximated with the help of an endoscopic suturing device[4] [dɪvaɪs].*

Use to thread[5] [e] a ***suture*** • stay[6] [eɪ] ***suture*** • tail[7] [eɪ]/ strand[8] / free-end strand[9] ***of a suture*** • excess ***suture*** material[10] • ***suture*** integrity[11] / length • minimal access[1] ***suturing***

laparoskopische Nahtmethoden
endoskop. Nahtmethoden[1] Naht; nähen, Naht legen[2] Schnittränder[3] Nahtgerät[4] Naht einfädeln[5] Haltenaht[6] Naht-, Fadenende[7] Nahtfaden[8] freies Naht-, Fadenende[9] überschüssiges Nahtmaterial[10] Nahtintegrität[11]

1

laparoscopic knot [læpɚəskɒːpɪk nɒːt] *n term*

ends of a ligature or suture tied so that they remain in place without slipping[1] or becoming detached[2] [tʃ]

knot-tying[3] [taɪɪŋ] *n term* • **knotting**[3] [nɒːtɪŋ] *n* • **knot**[4] *v*

» *Knot-tying is certainly one of the more challenging aspects of laparoscopic surgery. The monofilament form of nylon is quite stiff and does not hold knots well.*

Use ***laparoscopic knot***-tying[5] • to cinch [sɪntʃ] a ***knot*** in place[6] • to deliver[7]/lock down[8]/pull taut[6] [ɒː] ***a knot*** • to secure[8] [sɪkjʊɚ] / undo *or* untie[9] ***a knot*** • first hitch of a[10] ***knot*** • pretied[11] [iː]/ initial [ɪʃ]/ terminal ***knot***

laparoskopischer Knoten
rutschen[1] aufgehen, s. lösen[2] Knüpftechnik(en)[3] knüpfen, (ver)knoten[4] laparoskop. Knüpftechniken[5] einen Knoten zuziehen[6] e. Knoten (durch d. Trokar) hineinschieben[7] e. Knoten verriegeln[8] e. Knoten lösen[9] erste Schlinge eines Knotens[10] vorgefertigter Knoten[11]

2

intracorporeal [-kɔːrpɔːrɪəl] *adj term*

opposite **extracorporeal**[1] *adj term*

maneuvers [uː], e.g. knot-tying, performed within the body

» *For intracorporeal suturing the length of suture must not exceed 10 cm, otherwise orientation may become difficult. For ligating[2] [aɪ] the vessel this knot must be tied extracorporeally.*

Use ***intra/ extracorporeally*** tied knot • ***extracorporeal*** slipknot[3] • ***intracorporeal*** microsurgical knot

intrakorporal
extrakorporal[1] ligieren, unterbinden[2] extrakorporaler/ extrakorporal geknüpfter Schiebeknoten[3]

3

hitch [hɪtʃ] *n* *syn* **throw** [θroʊ] *n, sim* **(suture) loop**[1] [luːp] *n*

part of a knot that can be undone by pulling against it

halfhitch *or* **single throw**[2] *n term*

» *Finally, the knot is locked down securely with a double hitch. Tie a small surgical loop[3] (Hangman's knot[4]) at the free end of the suture.*

Use pushed ***halfhitch*** • double[5] ***hitch*** • to create or place[6] ***a hitch*** • to form[3] ***a loop***

Schlinge
Schlaufe[1] Einzelschlinge[2] eine Schlaufe machen[3] Hangman-Knoten[4] Doppelschlinge[5] eine Schlinge legen/ bilden[6]

4

preformed ligature [lɪgətʃʊɚ‖tjʊɚ] **loop** *n term*

sim **endoloop**[1] *n term*

commercial suture ready to be delivered to the targeted structure and tightened in place

» *Preformed ligature loops are delivered into the abdomen by means of a suture introducer[2] or a knot pusher. A preformed loop for this knot is commercially available. The loop is maneuvered [uː] downward until it encircles [sɜː] the structure to be ligated [aɪ].*

Use to create[3] [krieɪt] /cinch[4] [s] ***a loop*** • catgut [ʌ] ***endoloop*** • surgical / vessel[5] / resecting[6] ***loop***

vorgefertigte Ligaturschlinge
Endoloop[1] Fadenapplikator[2] eine Schlaufe machen[3] eine Schlaufe (fest) zuziehen[4] Bändchen zum Anschlingen eines Gefäßes[5] Resektionsschlinge, Schlingenelektrode[6]

5

surgical *or* **surgeon's knot** *n term*

rel **microsurgical knot**[1] *n term*

knot tied by passing the strand[2] twice through the first and once through the second loop in a square knot[3] fashion

» *Both strands are cut leaving enough [ʌ] suture material for securing the knot with an intracorporeal surgeon's knot. A surgeon's knot was tied extracorporeally, delivered into the abdomen by means of a knot pusher, and cinched in place.*

Use extracorporeal / intracorporeal ***surgeon's knot***

chirurgischer Knoten
mikrochirurgischer Knoten[1] Faden(ende)[2] Schifferknoten[3]

6

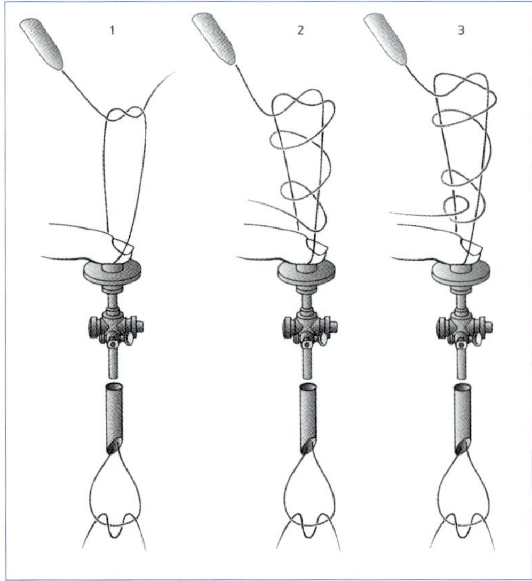

Roeder's knot

Roeder's knot *n term* *syn* **locking loop knot** *n jar*

knot tied by making three revolutions[1] and two halfhitches around and through the initial extracorporeal loop with the free strand

» *Ligature loops are available which are provided with a preformed Roeder's knot. Catgut must be used for Roeder's knot because of its tendency to swell[2], as this firmly locks the knot.*

Use preformed[3] ***Roeder's knot***

Roeder-Knoten
Umdrehungen (d. Nadelhalters)[1] quellen[2] vorgefertigter Roeder-Knoten[3] 7

Melzer's knot *n term*

modification of Roeder's knot which is also suitable for monofilament suture materials[1]

» *Melzer's knot is started with a surgeon's knot, then the free end of the suture is twisted[2] around both strands of suture three times and locked down securely with a double hitch.*

Use preformed ***Melzer's knot***

Melzer-Knoten
monofiles Nahtmaterial[1] geschlungen[2] 8

slipknot [slɪpnɒːt] *n term*

after forming a loop the needle is driven through the tissue, the suture is passed through this loop, which is tightened [taɪtᵊnd] by pulling on the short end of the suture

» *The Dundee slipknot cannot open in running sutures[1]. Delivery of extracorporeal slipknots into the peritoneal [iː] cavity is accomplished with the help of a knot pusher.*

Use flat[2] / Dundee[3] ***slipknot***

Schiebeknoten
fortlaufende Nähte[1] flacher Schiebeknoten[2] Dundee-Schiebe-knoten[3] 9

rotational [eɪʃ] **knot** *n term*

combination of intra- and extracorporeal knot tying in which the long tail [eɪ] end is kept outside the abdomen and the needle holder is rotated 360 degrees three times to create three loops around the free-end strand

» *Then the needle is retracted to pull both strands of the suture taut[1] and finally the rotational knot is tightened onto the tissue by applying traction[2] on the free-end strand of the suture.*

Use intracorporeal / 360-degree ***rotational knot***

Rotationsknoten
beide Fadenenden zuziehen[1] durch Zug[2] 10

Aberdeen knot *n term* *syn* **triple-twist knot** *n jar*

three loops are formed and the needle is passed through the final loop once more, pulled through the throw formed by this maneuver [uː] and locked down securely

» *The Aberdeen knot is formed by three interlocking loops[1] which are tightly [aɪ] cinched [s] in place. The beginning of the suture is also secured by a clip, as the suture material is too stiff for tying [aɪ] an Aberdeen knot.*

Aberdeen-Knoten
dreifache Schlaufe[1] 11

suture introducer *n term* *syn* **suture passer** *n jar*

capped metal cylinder inserted inside the trocar sheath[1] [ʃiːθ] to facilitate smooth passage of sutures

» *The long end of the suture is grasped[2] and withdrawn[3] [ɒː] through the trocar with the help of a suture introducer so it can be threaded[4] [e] extracorporeally.*

Use 5mm / 10 mm ***suture introducer***

Fadenapplikator
Trokarhülse[1] gefasst[2] herausgezogen[3] eingefädelt[4] 12

knot pusher [nɒːt pʊʃɚ] *n term*

device to aid delivery of extracorporeally tied knots through the trocar sheath

» *Some knot pushers have a laterally-slit ring[1] at the tip which renders threading [e] much easier, but this design also carries a risk of losing the suture as the knot is being pushed down.*

Use to open the prongs of[2]/withdraw ***the knot pusher*** • reusable / integral[3] ***knot pusher***

Knotenschieber
Ring mit seitlichem Schlitz[1] die Maulteile d. Knotenschiebers öffnen[2] integrierter Knotenschieber[3] 13

needle holder [niːdl hoʊldɚ] *n term*

forceps[1] [s] with serrated jaws[2] [dʒɒːz] used in suturing for holding and passing the needle through the tissue

» *The needle holder releases [iː] the shaft of the needle and regrasps the needle tip.*

Use spoon[3] [uː]/ ski[4] ***needle*** • ***needle*** exit point[5] • automatic / hinged [dʒ] jaw ***needle holder*** • sliding [aɪ] sheath [iː]/ built-in / rachet-action[6] [rætʃɪt] ***needle holder*** • jaw of the ***needle holder***

Nadelhalter
Klemme[1] geriffelte Branchen[2] Löffelnadel[3] Schinadel[4] Ausstichstelle d. Naht[5] Nadelhalter m. Arretierung[6] 14

endoclip [endoʊklɪp] *n term* *sim* **occlusive** [uː] **clip[1]** *n term*

clip the tips of which are approximated by the jaws[2] of the clip applier before closure [kloʊʒɚ] of the body of the clip

clip[3] *v term* • **hemoclip[1]** [hiːməklɪp] *n* • **clip-ligate[4]** [klɪplaɪgeɪt] *v*

» *After careful exposure[5] [oʊʒ] and isolation of the main artery, three endoclips are applied proximally and two distally. Two occlusive clips are required for the cut ends of the lumbar [ʌ] arteries centrally, while one clip is sufficient [ɪʃ] peripherally.*

Use to secure [sɪkjʊɚ] with[4]/apply *or* place[3]/fire[3] ***a clip*** • to transect between[6] / rack of[7] ***clips*** • metal[8] / plastic[9] / titanium[10] ***clip*** • (non)absorbable[11] / PDS / Lapra-Ty[12] ***clip*** • doubly [ʌ] ***clipped*** vessel[13] • ***clip*** application • hemostatic[1] ***clip***

Endoklip, -clip
Gefäßklip, Ligaturklip[1] Maulteile[2] klippen, einen Klip platzieren/ applizieren[3] mit Klip versorgen/ ligieren[4] Freilegung[5] zwischen Klips absetzen[6] Clipmagazin[7] Metallklip[8] Plastikklip[9] Titanklip[10] resorbierbarer Klip[11] Lapra-Ty-Klip[12] mit 2 Klips versorgtes Gefäß[13] 15

clip applier [klɪp əplaɪɚ] *n term*

instrument with angulated tips[1] and fully rotatable shafts for firing clips from a right angle to the vessel

» *The handle of the clip applier is squeezed [iː] to secure the clip onto the suture. Laparoscopists almost exclusively use disposable clip appliers with a preloaded rack of clips.*

Use to fire the[2] ***clip applier*** • reusable[3] / metal / disposable[4] / multiload *or* multifire[5] / tacking[6] ***clip applier***

Klipapplikator
abgewinkelte Instrumentenspitze[1] einen Klip platzieren[2] sterilisierbarer Klipapplikator[3] Einmalklipapplikator[4] (automat. nachladender) Mehrfachklipapplikator[5] Hernienstapler[6] 16

endostapler [endəsteɪplɚ] *n term* *syn* **endo-GIA stapler** *n term*

endoscopic stapling device[1] [aɪ] that can be inserted [ɜː] via a trocar sheath [iː]

stapling *n & adj term* • **staple[2]** [steɪpl] *n & v*

» *Use of the endostapler allows for expedient[3] [iː] closure [oʊʒ] of the bladder [æ] neck[4]. 12 mm trocars are required for passing the endo-GIA stapler.*

Use ***staple*** size[5] / cartridge[6] [-ɪdʒ]/ placement / disruption[7] [ʌ] • (angulating) hernia[8] [ɜː]/ laparoscopic tissue ***stapler*** • multifire[9] / circular[10] [sɜː]/ end-to-end[11] ***stapler*** • titanium / row [roʊ] of[12] ***staples*** • absorbable / stainless [eɪ] steel [iː] wound[13] ***staples*** • sequential / three successive / imbricating[14] ***staplings*** • end-to-end ***stapling*** device[11] • ***stapled*** wound[15] [uː] / anastomosis

(endo-)GIA-Stapler, endo-GIA
Stapler, Klammer(naht)gerät[1] Klammer; klammern, heften[2] praktisch, effizient[3] Blasenhals[4] Klammergröße[5] Klammermagazin[6] Ausreißen der Klammern[7] (abwinkelbarer) Hernienstapler[8] Mehrfachstapler[9] zirkuläres Klammernahtgerät[10] Stapler f. End-zu-End-Anastomosen[11] Klammerreihe[12] Wundklammern aus Edelstahl[13] dachziegelartige Klammernahtreihen[14] mit Klammern versorgte Wunde[15] 17

Unit 139 Medical & Surgical Asepsis

Related Units: 126 Surgical Treatment, 134 Perioperative Management, 131 Surgical Suite, 140 Wound Healing, 90 Pathogens, 94 Infectious Diseases

aseptic [eɪ‖əseptɪk] *adj term* *opposite* **septic**[1] *adj term*

aseptic surgical techniques involve precautions[2] [ɒː] against the introduction of infectious [-fekʃəs] agents [eɪ]

asepsis[3] *n term* • **sepsis**[4] *n* • **antisepsis**[5] *n* • **antiseptic**[6] *adj & n*

» *Strict aseptic technique is of critical importance in catheterization. The wound* [uː] *was aseptically dressed*[7]*. In these critically septic patients the mortality rate is 30%.*

Use to render[8] ***aseptic*** • to adhere [ɪə˞] to ***aseptic*** techniques[9] • ***aseptic*** surgery / wound / fever [iː] • surgical / medical ***asepsis*** • to observe[9]/maintain/relax ***aseptic precautions*** • ***septic*** complications / patient / process / shock[10] / wound • localized / generalized / abdominal / late / deep[11] / lethal [iː] ***sepsis*** • bowel [aʊ] ***antisepsis*** • ***antiseptic*** solution / gauze[12] [ɒː]/ cleansing [e]/ dressing[13] • skin[14] / topical / urinary [jʊə˞] ***antiseptic***

keimfrei, aseptisch, steril
septisch, verunreinigt, nicht keimfrei[1] Sicherheitsmaßnahmen[2] Asepsis, Keimfreiheit[3] Sepsis, Blutvergiftung[4] Antisepsis[5] keimtötend, antiseptisch; Antiseptikum[6] verbunden[7] keimfrei machen, sterilisieren[8] s. an die asept. Kautelen/Vorsichtsmaßregeln halten[9] septischer Schock[10] schwere Sepsis[11] antiseptische Gaze[12] a. (Wund)verband[13] Hautdesinfektionsmittel[14] 1

sterile [sterᵊl‖aɪl] *adj term* *opposite* **non-sterile, contaminated**[1] *adj term*

(i) free from micro-organisms and their spores[2]; aseptic (ii) infertile [-ᵊl‖aɪl]

(re)sterilize[3] [-laɪz] *v term* • **sterilization**[4] *n* • **sterility**[5] *n* • **sterilizer**[6] *n* → U69-3

» *Although much of the OR environment* [aɪ] *is sterile, the operative field itself is not. This must be done under sterile conditions. Total sterilization by this method requires 10 hours.*

Use ***sterile*** field[7] / dressing / fluid • ***sterilized*** equipment / syringe[8] [sɪrɪndʒ]/ enema set[9] / catheter • to (with)stand[10] ***sterilization*** • dry heat *or* hot air[11] / saturated steam[12] [iː]/ safe ***sterilization*** • (in)adequately ***sterilized*** • ***sterilizing*** chamber[13]

(i) steril, keimfrei
(ii) steril, unfruchtbar
kontaminiert, verunreinigt[1] Sporen[2] sterilisieren, entkeimen[3] Sterilisation, -sierung[4] Sterilität, Keimfreiheit[5] Sterilisator[6] steriler Bereich[7] st. Spritze[8] st. Einlaufgerät/Irrigator[9] sterilisierbar sein[10] Heißluftsterilisation[11] Dampfsterilisation[12] Sterilisierbehälter, -trommel[13] 2

autoclave [ɒːtəkleɪv] *n & v term*

(n) apparatus [æ‖eɪ] for sterilizing instruments with superheated[1] steam [iː] under pressure; the articles are inserted in a wire [aɪ] basket and wrapped[2] [ræ] if necessary

autoclaving *n term* • **autoclavable**[3] *adj*

» *Gas sterilization of materials that cannot withstand autoclaving*[4] *has largely replaced soaking* [oʊ] *in antiseptics*[5]*.*

Use high-pressure[6] / high-vacuum / gas ***autoclave***

Autoklav; autoklavieren
sehr heiß[1] eingehüllt, verpackt[2] autoklavierbar[3] nicht autoklavierbar sein[4] in keimtötende Flüssigkeiten legen[5] Hochdruck-sterilisator[6] 3

disposable *adj* *opposite* **reusable**[1] [riːjuːzəbl] *adj*

materials and instruments that cannot withstand sterilization and must be discarded[2] after single use

dispose of[3] *v phr* • **disposal**[4] *n* • **discard** *v*

» *New guidelines* [aɪ] *for disposal of materials contaminated by bacteria have been established*[5]*.*

Use ***disposable*** equipment / drapes[6] [eɪ]/ gloves[7] [ʌ]/ cannula • ***reusable*** appliances [aɪ] • sewage[8] [suːɪdʒ] / waste[9] ***disposal***

Einmal-, Einweg-
wiederverwendbar[1] weggeworfen[2] entsorgen[3] Entsorgung, Beseitigung[4] festgelegt[5] Einmal-abdecktücher[6] Einmalhandschuhe[7] Abwasserentsorgung[8] Müllentsorgung[9] 4

disinfect *v term* *sim* **cleanse**[1] [e], **rinse**[2] *v clin*

to destroy harmful microorganisms or inhibit[3] their growth [groʊθ] or pathogenic [dʒe] activity

disinfection[4] *n term* • **disinfectant**[5] *n & adj* • **detergent**[6] [ɜːrdʒ] *n*

» *Painting*[7] *with mild disinfectants may be helpful. Disinfection of clothing, bedclothes*[8] *and the patient's living quarters*[9] *is necessary.*

Use chemical / skin / wet / terminal[10] / antisepsis, sterilization and ***disinfection*** • ***disinfectant*** solution[11]

desinfizieren
reinigen[1] (ab-, aus)spülen[2] hemmen[3] Desinfektion, Entkeimung, Entseuchung[4] Desinfektionsmittel; desinfizierend[5] Reinigungsmittel[6] (ein)pinseln[7] Bettwäsche[8] Wohnung[9] Schlussdesinfektion[10] Desinfektionsmittel[11] 5

scrub(-up) [ʌ] *n & v jar*

(v) to rub[1] [ʌ], disinfect and rinse before surgery, esp. the hands and forearms[2] of the operative team

scrubbing[3] *n jar* • **scrub suit**[4] [suːt] *n*

» *For preoperative preparation hands should be scrubbed for 5–10 min. Shorter scrubs are acceptable between operations.*

Use hand / chlorhexidine / surgical ***scrub*** • ***scrub*** routine / nurse[5] [nɜːrs]/ room[6] • ***(un)scrubbed*** personnel[7] / team members

chir. (Hände)desinfektion; Hände desinfizieren
(ab)reiben[1] Unterarme[2] präoperative Desinfektion[3] Operationskleidung[4] OP-Schwester[5] Wasch-, Händedesinfektionsraum[6] (nicht) steriles Personal[7] 6

drape [dreɪp] *v&n usu pl term*

(v) to cover body parts other than the operative field with sterile materials

» *The skin is prepared with an antiseptic solution and then the area is draped.*

Use skin / patient / operative field *or* area ***is draped*** • scrubbed, sterilely prepped[1] and ***draped*** • adherent[2] [ɪə] ***drape*** • sterile[3] ***draping***

(m. sterilen Tüchern) abdecken; (steriles) Abdecktuch
steril gemacht[1] Abdeckfolie[2] sterile Abdeckung[3]
7

ventilation [ventəleɪʃən] **system** [ɪ] *n term*

conditioner which provides clean air for the sterile zone[1] [zoʊn], eliminates airborne bacteria[2] [ɪə] and avoids microbial [aɪ] dissemination[3] by controlled air flow patterns[4]

» *This ventilation system avoids microbial emission[3] between the air source and the clean zone[1] by downstream[5] turbulence [ɜː] and even works without restrictive side panels[6].*

Use laminar flow[7] / outward *or* exflow ***ventilation***

Belüftungsanlage
Sterilzone, sterile Z.[1] Keime i. d. Luft[2] Verbreitung von Mikroorganismen[3] Luftströmung[4] nach unten gerichtet[5] seitliche Begrenzung[6] Laminar-Flow-System[7]
8

contamination *n term & clin* → U91-6 *rel* **infection[1]** *n term & clin* → U94-1f

soiling[2] or making impure [-pjʊə] or unhealthy [e] by contact with bacteria or other harmful[3] agents

(de)contaminate[4] *v term & clin* • **contaminant[5]** *n* • **contaminated** *adj* • **decontamination** *n*

» *Additional intraincisional antibiotics [aɪ‖ɪ] failed to reduce wound infection rates in contaminated abdominal surgery. They are nonpathogenic [dʒe] surface contaminants but may be opportunistic invaders[6] in immunosuppressed[7] patients.*

Use ***contaminated*** wound / procedure • ***contamination from*** instruments / ambient hospital air[8] / linens[9] • cross-[10]***contamination*** • airborne[11] / surgical / bacterial / fecal[12] [iː]/ radioactive[13] ***contamination*** • heavily [e] ***contaminated***

Kontamination, Verunreinigung, Keimverschleppung
Infektion[1] Verunreinigung, Verschmutzung[2] schädlich[3] kontaminieren, verunreinigen[4] Schadstoff, Kontaminant[5] opportunistische Erreger[6] immunsupprimiert[7] Kontamination durch d. Raumluft i. Krankenhaus[8] K. durch Bettwäsche[9] Übertragung(sinfektion)[10] durch Luft verursachte Kontamination[11] fäkale Kont.[12] radioakt. Kontamination/ Verseuchung[13]
9

colony forming unit *n term* *abbr* **cfu**

» *It is prudent[1] to prevent cfu from infecting the wound rather than rely [aɪ] on[2] prophylactic antibiotics[3].*

koloniebildende Einheit
sinnvoll, klüger[1] sich verlassen auf[2] Antibiotikaprophylaxe[3]
10

cross infection *n term* → U94-3

infection transmitted between patients or from hospital staff[1] to patients or vice versa[2] [vaɪsə vɜːsə]

» *Surgical patients must be protected from cross-infection with virulent [ɪ] strains [eɪ] of bacteria[3].*

Use ***cross infection*** control policies[4]

Kreuzinfektion
Krankenhauspersonal[1] umgekehrt[2] virulente Bakterienstämme[3] Vorschriften zur Vermeidung v. Kreuzinfektionen[4]
11

hospital-acquired [əkwaɪəd] *adj term* *syn* **nosocomial** *adj term*

a new disorder (esp. an infection) a patient develops while hospitalized[1]

» *It led to a significant increase in hospital-acquired wound infections and septicemia [siː], particularly among the aged[2] [eɪdʒd] and debilitated[3].*

nosokomial, Krankenhaus-
in stationärer Behandlung[1] Betagte[2] Geschwächte[3]
12

prophylactic antibiotic coverage [kʌvərɪdʒ] *n term* → U134-6
syn **antibiotic prophylaxis** [prɒːfɪlæksɪs] *n term*

preoperative administration of a broad [ɒː] spectrum antibiotic[1] to patients at risk of[2] infectious [ekʃ] complications

» *In the case of open injuries prophylactic antibiotics should be given.*

Antibiotikaprophylaxe
Breitbandantibiotikum[1] Gefahr besteht[2]
13

preoperative skin preparation *n term* *syn* **prep** *n jar*

includes bathing [eɪ], shaving[1] [eɪ] and disinfecting the operative area to render the skin as free of microorganisms[2] as possible without causing irritation

» *A 1-minute skin prep was applied followed by an adherent drape[3]. In uncooperative patients a depilatory cream[4] [iː] can be used instead of skin shaving.*

Use abdominal / knee ***prep***

präop. Hautdesinfektion
Rasur[1] die Haut keimfrei machen[2] Abdeckfolie[3] Enthaarungscreme[4]
14

139

scrub [ʌ] **suit** [suːt] *n term* *syn* **OR attire** [aɪ], **gown** [aʊ] *n term*

close-fitting dresses, pants, suits, etc. worn with surgeon's aprons[1] [eɪ], shoes or shoe coverings [ʌ] and other protective gear[2] [gɪɚ] to keep the clean zone as aseptic as possible

gowning[3] *n term*

» *Scrub suits should only be worn in the OR. When the gown is donned*[4] [ɒː] *the glove*[5] [ʌ] *is grasped with the fingers still inside the sleeve*[6] [iː]. *Fresh OR attire is put on each time a person enters the OR.*

Use to don/sure/fasten sterile[7] ***gowns*** • ***gown*** cuffs[8] [ʌ]

OP-Kleidung, -anzug, -mantel
OP-Schürzen[1] Schutzvorrichtungen[2] Ankleiden[3] angezogen wird[4] (OP-)Handschuh[5] Ärmel[6] sterile OP-Kleidung zuschnüren[7] Abschlussbund am OP-Mantel[8] 15

total body exhaust [ɪgzɒːst] **gown** *n term*

system to capture[1] [-tʃɚ], contain[2], and remove the continuous infective body emissions[3] from the operating team

» *This garment*[4] *is supplied with a negative pressure necklace* [nekləs] *exhaust*[5].

OP-Anzug mit Absaugvorrichtung
einfangen[1] einschließen[2] Körperabsonderungen[3] Anzug[4] Absaugvorrichtung (unterhalb d. Visiers)[5] 16

surgical gloves [ʌ] *n term*

gloving *n term* • **gloved** *adj* • **glove-wearing** [eɚ] *adj & n*

» *Palpate gently* [dʒ] *with the gloved hand. Surgical gloves should be wiped* [aɪ] *clean*[1] *of lubricants*[2] [uː] *before handling abdominal viscera*[3] [vɪsɚə]. *If a glove is torn it should be replaced as promptly as patient safety permits.*

Use to wear/handle with ***gloves*** • double[4] [ʌ] ***gloving*** • latex [eɪ]/ disposable[5] / protective[6] / punctured[7] [ʌ] ***gloves*** • ***glove*** cuff / lubricant / (dusting [ʌ]) powder[8]

Operationshandschuhe
sauber abgewischt[1] Gleitmittel[2] Eingeweide[3] Doppelhandschuhe[4] Einmalhandschuhe[5] Schutzhandschuhe[6] perforierte H.[7] Handschuh(gleit)puder[8] 17

(face) mask *n & v term* *sim* **face shield**[1] *n, rel* **surgical cap**[2] *n term*

(n) worn at all times in the OR to minimize airborne contamination

» *When the moistened*[3] [mɔɪsᵊnd] *mask is changed during operations only the strings*[4] *must be handled.*

Use full[1]-***face mask***

Mundschutz; M. anlegen
Visier[1] OP-Haube[2] feucht geworden[3] Bänder[4] 18

Unit 140 Wound Healing

Related Units: 5 Injuries, 106 Fractures, 126 Surgical Treatment, 139 Asepsis, 137 Sutures, 141 Fracture Management

wound [uː] **care** *or* **management** *n clin* *sim* **wound repair**[1] [rɪpeɚ] *n term*

includes cleansing[2] [e], closing and dressing[3] the wounded area, irrigation[4], infection control, drainage [eɪ], etc.

» *She requires a visiting nurse*[5] *to assist with wound care at home. A carefully applied dressing assures the patient that good wound care has been provided. This is how the wound should be cared for.*

Use to provide/assist with ***wound care*** • appropriate / negligent[6] [-dʒənt]/ postoperative / local / deep[7] ***wound care***

> **Note:** The term **wound repair** may refer to surgical wound care as well as the body's healing process following an injury (→ U140-5).

Wundversorgung, -behandlung
chir. Wundversorgung[1] Reinigen[2] Verbinden[3] Spülung[4] Hauskrankenpfleger(in)[5] nachlässige Wundversorgung[6] Versorgung einer tiefen Wunde[7] 1

approximate *v term* *sim* **align**[1] [əlaɪn] *v term* → U141-1; U137-5

bringing two surfaces (e.g. wound edges[2]) or stumps[3] [ʌ] (fractured bone, vessels, nerves) close together

reapproximate *v term* • **approximation**[4] *n* • **alignment**[5] *n term* • **approximator** *n*

» *The wound edges can be approximated with tapes. Simple approximation of the freshened edges*[6] *is sufficient. Precise alignment facilitates*[7] *rapid healing, return of function and a good cosmetic result.*

Use loosely ***approximated*** • to provide/allow for/permit/(re)check ***approximation*** • primary [aɪ]/ simple / loose[8] / skin / tissue / end-to-end / close or exact[9] ***approximation*** • rib ***approximator*** • ***approximator*** clamp

adaptieren, annähern, wiedervereinigen
reponieren, einrichten[1] Wundränder[2] Stümpfe, Bruchenden[3] Adaptation[4] Einrichtung, Reposition[5] angefrischte Wundränder[6] ermöglicht[7] lockere Adaptation[8] gute/ exakte A.[9] 2

wound closure [kloʊʒɚ] *n term*

approximation of the wound edges over the wound cavity[1] by means of tapes[2], sutures or dressings[3]

» *Tapes are the skin closure of choice[4] for clean wounds. The ideal type of wound closure is primary approximation of the wound edges[5].*

Use to achieve/delay [eɪ] ***wound closure*** • early / primary[5] / adequate / precise / burn / abdominal / layered[6] [eɪ] ***wound closure*** • type / safety ***of wound closure*** • to close[7] ***a wound***

Wundverschluss, -naht
Wundhöhle[1] Klebebänder, (Heft)pflaster[2] Wundauflagen, Verbände[3] der Wahl[4] primärer Wundverschluss, Primärnaht[5] schichtweiser Wundverschluss[6] Wunde schließen[7] 3

heal [hiːl] *v i/t* → U120-2

(i) to recover and become healthy [e] again
(ii) to provide therapy to support this process

healing[1] [iː] *n & adj* • **heal up**[2] *v phr* • **healed** *adj* • **healer**[3] *n*

» *A fractured leg cannot be healed, it has to be set[4]. The ulcer failed to heal with local care. He has a poorly healing burn on his hip. These donor sites are slower to heal.*

Use ***to heal*** spontaneously [eɪ] • ***healing*** process[5] / rate / by first intention[6] [-ʃᵊn]/ earth[7] [ɜː] • spontaneous[8] / wound / bone / ulcer[9] [ʌlsɚ] ***healing*** • faith[10] [eɪ] ***healer*** • ***heal***-all[11]

> **Note:** While **heal** is mainly used to describe the recovery the body makes (esp. self-healing) and less commonly for restoring sb.'s health with the help of medication or therapy, **cure** is used exclusively in the second meaning.

(ver)heilen
Heilung; (ab)heilend, heilsam[1] ver-, zuheilen[2] Heiler(in)[3] reponiert, eingerichtet[4] Heilungsprozess[5] Primärheilung[6] Heilerde[7] Spontanheilung[8] Geschwür-, Ulkusabheilung[9] Gesundbeter(in)[10] Allheilmittel[11] 4

wound healing *n* *syn* **wound repair** *n term*

natural process including blood clotting[1], tissue regeneration, and scar formation[2]

» *Wound healing is faster if the state of nutrition[3] is normal. In healing by first intention or primary union[4] wound repair occurs directly without granulation.*

Use to support/accelerate[5]/delay or interfere with[6] / moist[7] / poor ***wound healing*** • ***wound healing by*** first[4]/second[8]/third ***intention***

Wundheilung
Blutgerinnung[1] Narbenbildung[2] Ernährungszustand[3] primäre Wundheilung[4] W. beschleunigen[5] W. beeinträchtigen/ verzögern[6] Wundversorgung mittels Okklusionsverband, feuchte Kammer[7] sekundäre Wundheilung[8] 5

epithel(ial)ization *n term*

growth [oʊ] of new tissue in the healing process that forms an epithelial [iː] bridge[1] in the wound cavity

» *A scab[2] [æ] forms and peels [iː] off[3] from the edges as epithelialization is completed underneath.*

Use to heal by / to produce / squamous[4] [ɒː‖eɪ] ***epithelialization***

Epithelisierung, -isation
Epithelbrücke[1] Kruste, Schorf[2] sich ablösen[3] Plattenepithelbildung[4] 6

granulation tissue [tɪʃuː‖tɪsjuː] *n term*

red granular tissue containing newly formed vessels and collagen [kɒːlədʒᵊn] formed in open wounds

granulate[1] *v term* • **granulating** *adj* • **granular**[2] *adj*

» *Exuberant [uː] granulation tissue[3] on the wound surface is termed proud [aʊ] flesh[4].*

Use healthy / infected ***granulation tissue*** • ***granulating*** wound / ulcer[5]

Granulationsgewebe
granulieren[1] körnig, granulär[2] überschießendes Granulationsgewebe[3] wildes Fleisch, Caro luxurians[4] granulierendes Ulkus[5] 7

wound contraction *n term*

rel **contracture**[1] [kɒːntræktʃɚ] *n term* → U31-1

as the wound heals the defect shrinks[2] and closes spontaneously; contracture, by contrast, is a pathologic process resulting from processes like excessive scar formation[3]

» *Although [-ðoʊ] a normal event during healing, wound contraction may give rise to[4] contracture.*

Narbenretraktion, -schrumpfung
Kontraktur[1] schrumpft[2] übermäßige Narbenbildung[3] führen zu[4] 8

scab [skæb] *n & v*

sim **eschar**[1] [eskɑːr] *n term* → U114-8

thick crust or slough[2] [slʌf] formed by coagulation of blood, pus[3] [ʌ], and/or serum [ɪɚ] on the surface of a wound; the sloughy[4] tissue typically seen in thermal [ɜː] burns[5] or cauterization [ɒː] are called eschars

» *The pustules[6] [pʌstjuːlz] become crusted and scab over[7] but they leave no scar.*

Use dry[8] ***scab*** • ***scabs*** form[9] / fall off • burn / necrotic[10] ***eschar***

Kruste, Schorf; verschorfen
Verbrennungs-, Ätzschorf[1] Schorf[2] Eiter[3] verschorft[4] Verbrennungen[5] Pusteln[6] verschorfen[7] trockener Schorf[8] Krusten bilden sich[9] nekrotische Verschorfung[10] 9

scar [skɑːr] *n & v* *syn* **cicatrix** [sɪkətrɪks] *pl* **-ces** *n term*

mark left on the skin by a wound that has healed; excessive scar formation is termed keloid[1] [iː]

(un)scarred[2] [ɑː] *adj* • **scarring**[3] *n* • **cicatricial** [-trɪʃəl] *adj term*

» *The ulcers disappeared without leaving a scar. The scar may fade*[4] [eɪ] *to a varying degree. These superficial linear fissures may leave scars on healing.*

Use wide[5] [aɪ]/ fine(-line) / hypertrophic[6] / depressed / unsightly[7] [saɪt] / pliable[8] [aɪ] ***scar*** • acne [ækni]/ burn / facial [eɪʃ] ***scar*** • ***scar*** formation[3] / tissue / marks[9] /-like / revision • to produce/promote/minimize ***scarring*** • progressive / permanent / severe / renal ***scarring*** • ***scarred*** face[10] • ***cicatricial*** stenosis[11]

Narbe, Cicatrix; vernarben, Narbe bilden
Wulstnarbe, Keloid[1] narbig, vernarbt[2] Narbenbildung[3] blass werden[4] breite Narbe[5] hypertrophe N.[6] unschöne/ hässliche N.[7] geschmeidige N.[8] Narben[9] narbiges Gesicht[10] narbenbedingte Stenose[11] 10

wound irrigation *n term*

sim **lavage**[1] [ləvɑːʒ] *n term* → U127-17; U118-10

cleansing [e] a wound with a medicated irrigating solution[2] to remove secretions[3] and promote healing

» *After irrigation the site is dried with sterile sponges*[4] [ʌ] *working from the wound out. The wound bed*[5] *should be irrigated with a wound cleanser, e.g. saline*[6] [eɪ].

Use copious[7] [oʊ] ***irrigation*** • to rinse or flush[8] [ʌ]/wash out ***a wound*** • ***irrigating*** catheter / solution

Auswaschen d. Wunde; Wundspülung
Lavage, Spülung[1] medizinische Spülflüssigkeit[2] Wundsekret[3] Tupfer[4] Wundbett[5] physiolog. Kochsalzlösung[6] gründliche Spülung[7] Wunde (aus)spülen[8] 11

debridement [dɪbriːdmənt‖mɔː] *n term* *sim* **freshening**[1] *n jar*

surgical resection of devitalized[2] [aɪ] and/or contaminated[3] tissue from a wound together with cellular debris[4] [dəbriː], foreign bodies[5], etc. to expose the adjacent [dʒeɪs] healthy tissue

debride[6] [iː] *v term*

» *In this case it is better to explore and debride the wound. Now the freshened edges can be approximated. Hospitalize the patient for debridement and closure in the OR.*

Use ***to debride*** devitalized tissue / and close a wound • surgical[7] / radical ***debridement***

Wundrandexzision, -ausschneidung, Debridement
Wundanfrischung[1] abgestorben, nekrotisch[2] verunreinigt, kontaminiert[3] Zelltrümmer[4] Fremdkörper[5] ausschneiden[6] Wundtoilette, -exzision[7] 12

exudate [eksjʊdeɪt] *n term*

rel **weep**[1] [iː] *v clin, sim* **transudate**[2] *n term*

fluid discharged[3] from an injury (e.g the exudate that forms a scab over a skin abrasion[4] [eɪʒ]) or inflammation (peritoneal pus in peritonitis [aɪ])

exude [ɪgzuːd] *v term* • **exudative**[5] *adj* • **trans-/ exudation**[6] *n* • **transudative** *adj term*

» *Viral* [aɪ] *conjunctivitis is typically marked by a watery discharge*[7] *with very scanty*[8] *exudate. Compresses or soaks*[9] [oʊ] *help to soothe*[10] [uː] *weeping lesions*[11]*. A thin*[12] *hemorrhagic* [-rædʒɪk] *exudate may be seen.*

Use hemorrhagic [e]/ inflammatory / seropurulent[13] ***exudate*** • ***exudative*** lesion [iːʒ]/ inflammation • clear / low-viscosity / serous [ɪə]/ pleural [ʊ] ***transudate*** • fluid / perivascular / serosanguineous[14] ***transudation***

Exsudat
nässen, sezernieren[1] Transsudat[2] abgesondert[3] Hautabschürfung[4] exsudativ[5] Exsudation[6] wässrige(s) Absonderung/ Sekret[7] wenig[8] Bäder, feuchte Umschläge[9] beruhigen[10] nässende Wunden[11] wässrig[12] eitrig-seröses E.[13] blutig-seröses Transsudat[14] 13

suppurate [sʌpjʊəeɪt] *v term* *syn* **fester** *v inf*

forming and/or discharging [tʃ] pus[1] [ʌ] from infected wounds or inflamed[2] [eɪ] tissues

suppuration[3] *n term* • **suppurative**[4] *adj* • **purulent**[4] [pjʊəələnt] *adj*

» *The furuncle was associated with gross* [oʊ] *suppuration*[5]*. Peritonitis is an inflammatory* [æ] *or suppurative response of the peritoneal lining*[6] *to direct irritation.*

Use acute / prolonged / chronic / pleural[7] ***suppuration*** • ***suppurative*** lymphadenitis [aɪ]/ otitis media[8] [iː] / complications

eitern
Eiter[1] entzündet[2] Eiter(bild)ung, Suppuration[3] eitrig, eiternd, purulent[4] starke Eiterbildung[5] Bauchfell, Peritoneum[6] Pleuraempyem[7] eitrige Mittelohrentzündung[8] 14

drain [dreɪn] *n & vt & vi term*

(n) patent[1] [eɪ] tube placed into wounds, infected sites etc. to prevent an accumulation[2] of fluids, blood or pus

drainage[3] [dreɪnɪdʒ] *n term*

» *Incise and drain the involved area. Penrose drains*[4] *should not be left in place for more than about two weeks. Sump* [ʌ] *drains*[5] *are attached to a suction* [ʌ] *device*[6] [aɪs]*. Drains were left in place to evacuate*[7] *small amounts of blood.*

Use to place[8]/remove ***drains*** • wound ***drain*** • (closed) suction[9] / surgical / closed[10] (tube) / open / percutaneous / continuous[11] / abscess ***drainage*** • bladder / lymphatic[12] / postural[13] / water-sealed [iː]/ catheter / vacuum[9] / endoscopic / irrigation-aspiration[14] ***drainage*** • ***drainage*** bag / bottle / tube[15] / system

Drain; ableiten, -fließen
offen, durchgängig[1] Ansammlung[2] Drainage[3] Penrose-Drains[4] doppellumige D.[5] Saugvorrichtung[6] ableiten[7] D. legen[8] Saugdrainage[9] geschlossene Drainage[10] Dauerdrainage[11] Lymphdrainage[12] Lagedrainage[13] Spül-Saug-D.[14] Drainagerohr[15] 15

(wound) dehiscence [dɪhɪsᵊnᵗs] *n term*

disruption[1] [ʌ] of some or all layers of a sutured wound; when associated with extrusion[2] [uːʒ] of abdominal viscera it is termed evisceration[3] [vɪs]

dehiscent *adj term* • **dehisce**[4] [dɪhɪs] *v*

» *The patient's unruly[5] [uː] behavior precipitated[6] dehiscence of a fresh laparotomy incision. Most wounds dehisce because the sutures cut through the fascia* [fæʃ(ɪ)ə].

Use partial / total ***dehiscence*** • ***dehiscence*** without evisceration / of a wound

Wunddehiszenz
Auseinanderweichen, -klaffen[1] Hervortreten[2] Eingeweidevorfall[3] aufplatzen, klaffen[4] ungestüm, wild[5] verursachte[6] 16

dressing *n*

(i) a protective, sterile covering of a wound or sore[1]
(ii) the application of a dressing

dress[2] *v* • **redress**[3] *v*

» *When you remove a dressing be sure to wrap[4]* [ræp] *it for disposal. Nonadherent* [ɪə˞] *dressings[5] should be favored because they do not disturb sutures or coated* [oʊ] *wound edges[6] when removed.*

Use to **dress** a wound[2] • to apply or put on[7]/change or replace[3]/reinforce[8]/discard[9] ***a dressing*** • surgical[10] / sterile / wet / moist[11] / dry / pressure[12] ***dressing*** • (non)absorbent / transparent [eə˞] film[13] / hydrocolloid [aɪ]/ (semi)occlusive[14] / soiled[15] / antiseptic ***dressing*** • ***dressing*** room[16] / and stockinette[17] applied

(i) Verband(smaterial), Wundauflage (ii) Verbinden
Läsion[1] (Wunde) verbinden[2] Verband wechseln[3] einschlagen, -wickeln[4] nicht adhärente Wundauflagen[5] bedeckte Wundränder[6] V. anlegen[7] V. verstärken[8] V. entsorgen[9] Wundauflage[10] feuchter V.[11] Druckverband[12] Sprüh-, Filmverband[13] Okklusivverb.[14] schmutziger V.[15] Verband(s)raum[16] Wundauflage u. Trikotschlauch[17] 17

(surgical) gauze [gɒːz] *n*

loosely woven[1] [oʊ] cotton[2] dressing for covering wounds

» *Open fractures should be covered with saline-soaked* [oʊ] *gauze[3].*

Use paraffin-coated[4] / fine-mesh[5] / ribbon / wrap-around roller[6] ***gauze*** • ***gauze*** bandage / dressing / pad[7] / squares[7] / sponge[8] [ʌ]/ cut / mesh • ***gauze*** fluff[9] [ʌ]/ wick[10] / strip[9] • expanded ***gauze*** roll • ***gauze***-covered cotton

Gaze, Verband(s)mull
weitmaschig[1] Baumwolle[2] kochsalzimprägnierte G.[3] paraffingetränkte Gaze[4] feinmaschiger V.[5] Mullbinde[6] Gazekissen, Mullkompresse(n)[7] Gazetupfer[8] Gazestreifen[9] Gazetampon[10] 18

pad [pæd] *n & v* *sim* **padding**[1] *n*

(n) soft cushion-like [ʊ] material, e.g for relieving pressure[2] from a dressing, absorbing fluids, etc.

» *A padded dressing was applied. Thick foam* [oʊ] *pads[3] can help prevent pressure sores[4].*

Use foam[3] / gauze / warming[5] / protective / sanitary or perineal[6] [iː]/ corn[7] / eye[8] ***pad*** • well / lightly[9] / loosely ***padded*** • ***padded*** splint[10] • cast[11] ***padding***

Kissen, Kompresse; polstern
Polsterwatte, Polsterung[1] Druck mindern[2] Schaumpolster[3] Wundliegen, Dekubitus[4] Heizkissen[5] Vorlage, Damen-, Monatsbinde[6] Hühneraugenpflaster[7] Augenkompresse[8] leicht gepolstert[9] gepolsterte Schiene[10] Polsterung (im Gipsverband)[11] 19

bandage [bændɪdʒ] *n & v* *sim* **binder**[1] [aɪ] *n*, **wrap**[2] [ræp] *n & v*

roll or patch [pætʃ] of gauze[3] or other material applied to an injury to absorb secretions, prevent motion, achieve compression, or keep surgical dressings in place

» *This lesion may be bandaged with wet dressings. A triangular* [aɪ] *or scarf bandage[4] was used as a sling[5]. In wound dehiscence the abdomen must be wrapped with a binder or corset[6].*

Use to apply/put on/remove[7] ***a bandage*** • roller[8] / four-tailed[9] / spiral / protective / spica[10] [aɪ] ***bandage*** • plaster[11] / triangular / Esmarch('s)[12] [k]/ Ace® ***bandage*** • elastic[13] / compression[14] ***bandage*** • absorbable mesh / protective ***wrap*** • abdominal[15] / breast [e]/ T-***binder***

Bandage, Binde, Verband; bandagieren, verbinden
Binde[1] Umschlag, Wickel; einwickeln[2] Mullkompresse[3] Dreieckstuch[4] (Arm)schlinge[5] Korsett[6] V. abnehmen[7] Rollbinde[8] Schleuderverband, Funda[9] Kornährenverb., Spica[10] Gipsverband[11] Staubinde, Esmarch-Binde[12] elastische B.[13] Kompressionsverband[14] Leibbinde[15] 20

(sterile) adhesive [iː] **tape** [eɪ] *or* **plaster** *n* → U141-11 *syn* **Steri-strip**® *n jar*

» *Unless there is bleeding from the wound the skin is preferrably closed with adhesive strips.*

Use cloth[1] [ɒː]/ water-repellent[2] ***adhesive tape*** • ***adhesive*** strapping[3] / plaster • hypoallergenic [dʒe]/ restraining[4] [eɪ] ***tape***

(Heft)pflaster, Klebeband
Textilpflaster[1] wasserabweisendes Pflaster[2] Heftpflaster-, Tape-Verband; Tapen[3] Stützklebeband[4] 21

Band-Aid® *n*

small adhesive strip with a gauze pad in the middle for covering minor [aɪ] skin lesions[1] [iː]

Heftpflaster
kleine Hautverletzungen[1] 22

pledget [pledʒɪt] *n term* *syn* **cotton ball, swab** [ɒː] *n term & clin*

a tuft[1] [ʌ] or small compress of gauze, absorbent cotton, or lint[2] placed over a wound or into a cavity, e.g. to apply medication or absorb the wound discharge[3]

swab[4] *v term*

» *Nosebleeds[5] can be stopped by placing long pledgets into the nasal [eɪ] cavity.*

Use cotton[6] / prethreaded [e] Teflon ***pledget*** • to ***swab*** a wound[7]

(Watte)bausch, Tupfer
Bausch[1] Verband(s)mull[2] Wundsekret[3] (ab-, be)tupfen[4] Nasenbluten[5] Wattebausch[6] Wunde abtupfen[7] 23

pack *n & v* *syn* **packing** *n, sim* **tampon**[1] *n & v*

(n, i) dressing used to check bleedings (ii) wrapping a limb or the entire body in towels[2] [aʊ], etc. (iii) absorbent material used to plug[3] [ʌ] cavities or apply medication

» *Early application of ice packs[4] to reduce swelling is indicated.*

Use to apply a ***pack*** • moist[5] / cold / ice[4] / mud[6] [ʌ]/ hot / hot wet[7] ***pack*** • tracheal [eɪk]/ nasal[8] ***tampon*** • vaginal [dʒ]/ gauze / nasal[8] ***packing***

Packung, Wickel; einwickeln, W. machen, tamponieren
Tampon; tamponieren[1] (Hand)tücher[2] zustopfen, tamponieren[3] Eispackung(en)[4] feuchter Wickel[5] Moorpackung[6] feuchtwarme P.[7] Nasentampon(ade)[8] 24

compress *n term* *sim* **poultice** [poʊltɪs] *or* **fomentation**[1] [oʊ] *n clin*

cloth [ɒː] pad[2] or dressing (with or without medication) applied firmly to a lesion

» *Apply cold compresses and a sterile eye patch[3]. Prescribe warm compresses 3–4 times daily.*

Use to prescribe/apply/cover with/treat with ***compresses*** • cold / cool / tap-water[4] / hot[5] / dry / moist / vinegar[6] [ɪ] ***compress*** • mustard[7] [ʌ]/ paraffin / linseed[8] ***poultice***

Kompresse, Umschlag
Breiumschlag, Kataplasma[1] Stoffauflage[2] Augenklappe[3] U. m. Leitungswasser[4] warme Kompresse[5] Essigumschlag[6] Senfpackung[7] Leinsamenkataplasma[8] 25

truss [trʌs] *n & v* *sim* **corset**[1], **brace**[2] [breɪs] *n*

padded belt[3] around the abdomen kept in place by straps[4] to retain[5] a reduced hernia[6] [ɜː]

» *The patient's herniated bowel needs to be supported by a truss or binder. A corset or back brace provides external support and allows patients with lower back pain to return to activity earlier. Lumbosacral [eɪ] corsets with steel stays[7] provide mechanical [k] support for the spine [aɪ] by reinforcing the flaccid[8] [æ(k)s] abdominal wall.*

Use to wear/prescribe/fit/support by ***a truss*** • elastic ***corset*** • extension-type[9] ***brace***

Bruchband; mit Bruchband stützen
(Stütz)korsett[1] Schiene[2] Gürtel[3] Riemen[4] stützen[5] reponierte(r) Hernie/ Bruch[6] Stahleinlagen[7] schlaff[8] Extensionsschiene[9] 26

Unit 141 Fracture Management

Related Units: 5 Injuries, 106 Fractures, 140 Wound Healing, 126 Surgical Treatment

alignment [əlaɪnmənt] *n term* *sim* **apposition**[1] [ɪʃ] *n term*

(i) longitudinal position of a bone or limb [lɪm] (ii) bringing sth into line, e.g. fractured ends of a bone or teeth relative to supporting, adjacent [dʒeɪs] or opposing structures

align[2] *v* • **malalignment**[3] *n* • **appose**[4] *v* • **appositional**[5] *adj*

» *The elbow was placed in marked flexion to preserve fracture alignment. Primary repair[6] can occur only when the fracture is stable [eɪ] and aligned and its surfaces closely apposed. Healing of the fracture in malalignment may cause limitation of shoulder motion [oʊʃ].*

Use to bring into[7]/obtain[7]/improve/restore/maintain ***alignment*** • gross[8] [oʊ]/ correct / accurate / unstable / fracture[9] / femoral [e] ***alignment*** • joint / anatomical (position and) / longitudinal / rotational[10] [eɪʃ] ***alignment*** • to achieve/be in ***apposition*** • side-by-side *or* bayonet[11] [eɪ]/ adequate / mal[3]/ non***apposition*** • direct / close / level[12] ***bone apposition*** • ***to be apposed*** to sth.[13] / by sth. • ***appositional bone*** formation[14] / fixation • gross / significant / patellar ***malalignment***

(i) Achsenstellung (ii) Ausrichtung, Herstellung normaler Bissverhältnisse
Apposition, An-, Auflagerung, Adaptation[1] aus-, einrichten[2] Fehlstellung[3] aneinanderlegen, adaptieren[4] angelagert, Appositions-[5] Primärheilung[6] adaptieren, einrichten[7] makroskop. korrekte Stellung[8] Fraktureinrichtung[9] Rotationsstellung[10] Bajonettstellung[11] höhengleiche Knochenapposition[12] anliegen[13] Knochenanbau[14] 1

reduction [ʌ] *n term* *syn* **setting** *n clin, sim* **realignment**[1] *n term*
rel **manipulation**[2] *n clin*

repositioning broken bones to their anatomical relationships by surgical or manipulative procedures

reduce[3] [(j)uː] *v term* • **realign**[3] *v* • **set**[3] *v clin* • **unset**[4] *adj* • **manipulate**[5] *v*

» *If reduction by closed manipulation is anatomic, transverse fractures tend to be stable. When the fracture has been properly set, a splint[6] should be applied.*

Use to obtain[3]/confirm/prevent/undergo ***reduction*** • open[7] / closed *or* manual *or* manipulative[8] / (non)operative[7] / failure of ***reduction*** • anatomic / (in)complete / end-on-end / fracture / joint ***reduction*** • ***reduction*** under anesthesia [iː] • closed[8] ***manipulation*** • ***to set*** a fracture[9]

Reposition, Einrichtung
Wiederherstellung d. Achsenausrichtung[1] Handgriff, Manipulation[2] reponieren, einrichten[3] nicht reponiert[4] manipulieren, handhaben[5] Schiene[6] offene Reposition[7] geschlossene R.[8] Fraktur/ Bruchfragmente reponieren[9] 2

skeletal [skelətᵊl] **traction** [trækʃᵊn] *n term* *rel* **extension**[1], **suspension**[2] *n term*

(i) pulling or dragging force exerted on a broken limb in a distal direction (ii) the act of pulling

re/ dis/ protraction[3] *n term* • **distract**[4] *v* • **suspend**[5] *v clin* • **extend**[6] *vi/t*

» *Reduce gross deformity by applying traction to the tibia and manipulating it as needed to align it with the femur* [iː]. *Finger extension splints*[7] *can potentiate grip.*

Use to apply[8]/exert/maintain ***traction*** • to place[8]/be held[9] ***in traction*** • sustained [eɪ] skeletal / axial / lateral / counter-[10] [aʊ]/ cranial [eɪ]/ cervical [ɜː] ***traction*** • arm extension / head halter [ɒː] *or* halo[11] [eɪ] ***traction*** • skin / manual / gentle [dʒ]/ weight[12] [weɪt]/ continuous[13] / intermittent / elastic ***traction*** • ***traction*** splint[7] / device [-aɪs]/ suture[14] • balanced[15] / frontomaxillary wire [aɪ] ***suspension*** • ***suspension*** sling / wire[16] • ***extension*** wire

Traktion, Zug, Extension
Streckung, Extension, Verlängerung, (Aus)dehnung[1] Suspension, Aufhängung[2] Re/ Dis/ Protraktion[3] distrahieren[4] aufhängen, suspendieren[5] (aus)strecken, reichen bis[6] Extensionsschiene[7] Zug anwenden, Streckverband anlegen[8] in Extension behandeln[9] Gegenzug[10] Ext. m. Kopfhalterung (Glisson-Schlinge)[11] Gewichtszug[12] Dauerzug[13] Entlastungsnaht[14] Aufhängung in d. Schwebe[15] Suspensionsdraht[16] 3

fracture fixation [eɪ] *n term* *syn* **stabilization** *n*, *rel* **osteosynthesis**[1] [-sɪnθəsɪs] *n term*

fastening [fæsnɪŋ] a broken bone in a firmly attached or stable position by internal or external fixation devices

transfix[2] *v term* • **fixator**[3] *n* • **(in)stability**[4] *n clin & term* • **(un)stable**[5] *adj*

» *Good results are most readily*[6] [e] *obtained by rigid* [dʒ] *internal fixation of the fractured ulna with plate and screws and complete reduction of the dislocated radial head. Pins and wires* [aɪ] *were incorporated into the cast to transfix the major bone fragments.*

Use (prompt/temporary/failed) external[7] / (immediate/prophylactic/rigid [dʒ]) internal[8] ***fixation*** • / two-point / percutaneous [eɪ]/ intermaxillary[9] (*abbr* IMF) ***fixation*** • mini-plate / intramedullary[10] / (axial/ lateral) pin[11] ***fixation*** • ***fixation*** screw[12] [skruː]/ device • external[13] / internal ***fixator*** • bony / emergency / surgical ***stabilization*** • ***stabilization*** bar[14] • ***(un)stable*** joint / spinal [aɪ] fracture[15] • midcarpal / patellar / spinal / recurrent [ɜː] shoulder[16] ***instability*** • fracture / mechanical [k] ***stability***

Fixation, Stabilisierung
Osteosynthese[1] transfixieren[2] Fixateur[3] (In)stabilität[4] (in)stabil[5] am besten[6] sofortige externe Fixation[7] starre innere F.[8] mandibulomaxilläre F.[9] Marknagelung[10] Stiftfixation, Spickung[11] Fixierschraube[12] Fixateur externe[13] Stabilisierungsstab[14] instabile Wirbelfraktur[15] rezidivierende Schulterinstabilität/ -gelenkluxation[16] 4

immobilization *n term & clin* *opposite* **mobilization**[1] *n term & clin* → U64-2

rendering a person or a body part incapable [eɪ] of moving

(im)mobilize[2] [ɒː] *v* • **(im)mobile**[3] [moʊbᵊl‖aɪl] *adj* • **(im)mobility**[4] *n*

» *Immobilization is obtained by incorporation of the traction pin or wire in a full extremity plaster with the knee* [niː] *flexed 30 degrees and the foot in plantar flexion.*

Use to provide excellent/treat by ***immobilization*** • wound [uː]/ shoulder / spine [aɪ]/ spica[5] [aɪ] ***immobilization*** • duration *or* length[6] / time / position / preferred [ɜː] method ***of immobilization*** • complete / prolonged[7] ***immobility*** • restricted[8] ***mobility*** • gradual / progressive / early[9] ***mobilization***

Immobilisation, -sierung, Ruhigstellung
Mobilisation, Mobilisierung[1] ruhigstellen, immobilisieren[2] immobil, unbeweglich[3] Mobilität, Beweglichkeit[4] Immobilisierung durch Kornährenverband[5] Immobilisationsdauer[6] Langzeitimmobilität[7] eingeschränkte Mobilität/ Beweglichkeit[8] Frühmobilisation[9] 5

(plaster) [plæstɚ] **cast** [kæst] *n* *syn* **plaster (of Paris cast)** *n clin & term*, *abbr* **P.O.P.**

firm covering made of plaster of Paris to immobilize broken bones while they heal

casting[1] [æ] *n term*

» *A well molded*[2] [oʊ] *plaster cast is applied to maintain this position. At potential pressure sites*[3] *a window should be cut out of the cast. Recurrent angular displacement can be corrected by cast wedging*[4] [dʒ], *which involves dividing the plaster circumferentially* [enᵗʃ] *and inserting wedges in the appropriate direction. Today we can apply a walker*[5] [wɒːkɚ] *to the cast.*

Use to apply[6]/encase [eɪ] in[7]/place in[7]/immobilize in/split/spread [e]/remove ***a cast*** • (below-knee) walking[8] / hanging / (short/long) leg[9] ***cast*** • arm / forearm / boxing glove[10] [ʌ]/ (hip/shoulder) spica[11] [aɪk]/ body[12] ***cast*** • tubular *or* circumferential[13] / articulated / weight-bearing [eɚ]/ snugly [ʌ] fitting[14] / (excessively) tight [taɪt]/ well-padded[15] ***cast*** • ***cast*** treatment / immobilization / removal / (re)application • corrective[16] ***casting*** • ***plaster*** dressing *or* bandage[17] / boot[18] [uː]/ gauntlet[19] [ɒː] • ***plaster of Paris*** (*abbr* P.O.P.) jacket[12] [dʒæ]

Gipsverband
(Ein)gipsen[1] gut anmodelliert[2] Druckstellen[3] Keilen[4] Gehstollen, Sohlenplatte[5] Gips(verband) anlegen[6] eingipsen[7] Gehgips[8] Unterschenkelgips[9] Gipsverband m. Fingereinschluss[10] Spica humeri[11] Gipsmieder, -korsett[12] Gipstutor, -hülse, zirkulärer G.[13] gut sitzender G.[14] gepolsterter G.[15] Redressionsgips[16] Gipsverband[17] Gipsstiefel[18] Gipshandschuh[19] 6

splint [splɪnt] *n clin & term* *sim* **brace**[1] [eɪ], **jacket**[2], **corset**[2] *n clin*

orthopedic [iː] device [aɪ] used to immobilize, align, support, or protect fractured or traumatized [ɒː] sites

splint[3] *v* • **splinting**[4] *n* • **brace**[3] *v*

» *The elbow should be splinted in sufficient [ɪʃ] extension to avoid interfering[5] [ɪɚ] with perfusion [uːʒ]. Splints are most commonly used to immobilize broken bones or dislocated joints. Loosen[6] the splint if the extremity becomes cold, discolored or dusky[7] [ʌ]. Braces allow motion of the braced part, in contrast to a splint, which prevents motion.*

Use external / internal / active *or* functional *or* dynamic[8] / (inflatable [eɪ]) air[9] / anchor[10] [k]/ coaptation[11] / contact ***splint*** • intraoral / wrist [rɪst]/ knee / tenodesis [iː]/ wire [aɪ] *or* ladder[12] ***splint*** • plaster[13] / jacket[14] / surgical / pillow[15] ***splint*** • neck / back / ischial [sk] weight-bearing / long leg / Milwaukee[16] / forearm / removable / cast[17]-***brace*** • emergency [ɜː]/ abduction ***splinting*** • plastic ***jacket*** • to wear *or* use[18] ***a corset*** • lumbosacral [ʌ]/ elastic / surgical ***corset***

Schiene
(Gelenk)schiene, Stützkorsett, Brace, Manschette[1] Mieder, Korsett[2] stützen, schienen[3] Schienung[4] Beeinträchtigung[5] lockern[6] bläulich verfärbt[7] Bewegungsschiene[8] aufblasbare Sch.[9] Kieferbruchschiene[10] Adaptationsschiene[11] Draht(leiter)-schiene[12] Gipsschiene, -schale, -longuette[13] Rumpforthese[14] gepolsterte Schiene[15] Milwaukee-, Extensionskorsett[16] Funktions-, Bewegungsgips[17] ein Korsett tragen[18] 7

sling [slɪŋ] *n clin & term* *sim* **harness**[1], **cuff**[2] [ʌ] *n*, **swathe**[3] [sweɪð] *n & v clin*

supporting or suspensory bandage used to fix or immobilize body parts, esp the arm

» *Treatment of bicipital [aɪs] tendinitis [aɪ] includes cessation[4] [s] of offending activities and short-term immobilization of the shoulder in a sling. Splint the extremity in a sling for comfort.*

Use to apply/treat in/support in[5]/wear ***a sling*** • suspension / triangular [aɪ] bandage[6] / arm ***sling*** • ***sling*** traction / and swathe • Pavlic[7] / head ***harness***

Schlinge
Gurt, Zügel, Bandage[1] Manschette[2] Binde, Umschlag; um-, einwickeln[3] Einstellen[4] durch eine Schlinge stützen[5] Mitella, Dreieckstuch[6] Pavlik-Bandage[7] 8

cervical [sɜːrvɪkᵊl] **collar** [ɒː] *or* **orthosis** [ɔːrθoʊsɪs] *n term* *rel* **head halter**[1] [ɒː] *n term*

orthopedic appliance [aɪ] worn around the neck to support the head (used in cervical spine [aɪ] injuries)

orthotics[2] [ɒː] *n term* • **orthotic**[3] *adj* • **orthotist**[4] *n*

» *In stable injuries of the cervical spine, cervical collars or cervical thoracic [s] braces[5] (4-poster) are adequate. A hard cervical spine collar is then applied, and the head is taped to a backboard, surrounded by some means of cushioning[6] [ʊ] (e.g. rolled blankets[7] [æ]).*

Use rigid[8] [dʒ]/ light ***cervical collar*** • firm plastic / tight / loose / soft foam[9] [oʊ]/ inelastic ***collar*** • halo-type[10] [heɪloʊ]/ four-poster[10] / dynamic / flexion [kʃ] ***orthosis*** • cervical ***halter*** • ***halter*** traction[11]

Halskrause, Schanz-Krawatte
Kopfhalterung[1] Orthese-, Stützapparate[2] gerade, aufrecht, gestreckt[3] Orthetiker(in)[4] Kopf-Brust-Gipsverband, Minerva-Gips[5] Polsterung[6] zusammengerollte Decken[7] starre Halskrawatte[8] Schaumstoff-Halskrawatte[9] Halo-Fixateur[10] Haloextension[11] 9

stockinet(te) *n clin* *sim* **elastic** *or* **compression stockings**[1] *n clin* → U125-22

tube of elastic material applied underneath casts or splints to protect the skin, prevent thrombosis, etc.

» *The palmar splint is padded with a thin foam pad[2] and held in place with a loosely wrapped [r] roll of plaster of Paris[3], stockinet or elastic bandage[4]. Conservative measures [eʒ] such as leg elevation[5], or elastic stockings may be helpful.*

Use ***stockinette*** dressing[6] / amputation bandage[7] • heavy-duty[8] [e]/ knee-length / full-length / waist-high [eɪ]/ custom [ʌ] fitted[9] ***elastic stockings*** • support[10] / body[11] ***stocking***

Baumwoll-, Trikotschlauch
Kompressions-, Antithrombose-strümpfe[1] Schaumstoffpolster[2] Gipsbinde[3] elastische Binde[4] Hochlagerung[5] Schlauchverband[6] Amputationsstrumpf[7] starke Gummistrümpfe[8] maßgefertigte Gummistrümpfe[9] Stützstrumpf[10] Rumpftrikotschlauch[11] 10

strapping [æ] *n clin* *syn* **taping** [eɪ] *n clin*

application of overlapping strips of adhesive [iː] tape[1] [eɪ] to exert pressure or increase stability

strap[2] *n & v* • **tape**[3] *n & v* • **(un)strapped**[4] *adj* • **(un)taped**[5] *adj*

» *A supple[6] [ʌ] foot that is easily corrected by strapping and casting has a more favorable prognosis. Splint the injury by taping the injured toe to its neighbor.*

Use knee / shoulder / rib / metatarsal / figure-of-eight[7] / eversion [ɜːrʒ] tape[8] / imbricated[9] ***strapping*** • chin [tʃ]/ head / cuff [ʌ] suspension[10] ***strap*** • ***strap*** sling • buddy[11] [ʌ]/ (medial [iː]) patellar / adhesive[12] ***taping*** • occlusive [uː]/ sterile / strips of[13] ***tape*** • ***tape*** dressing[14] / closure of wounds

Tape-, Pflasterverband
Pflaster, Klebeband[1] Riemen, Gurt; fest-, anschnallen[2] Band, elast. Pflasterbinde, (Heft)pflaster; (m. Heftpflaster) verkleben[3] bandagiert; festgeschnallt[4] getapet[5] beweglich[6] Achtertourenpflasterverband[7] Eversions-Tapeverband[8] Dachziegelverband[9] (Schulter)gurtverband[10] Fixation durch Nachbarfinger/ -zehe[11] Anlegen e. Pflasterverbandes[12] Klebestreifen[13] Tape-Verband[14] 11

osteosynthesis [ɒːstɪoʊsɪnθəsɪs] *n term* *sim* **osteorrhaphy** [-rəfi] *or* **osteosuture**[1] *n term*

surgical fixation of bone fragments by mechanical [k] means (e.g. wires, sutures)

» *A flexible multistrand cable system was used in posterior spinal osteosynthesis for cervical fracture-dislocation.*

Use stable / orthodontic[2] ***osteosynthesis*** • ***osteosynthesis*** screw [skruː]

Osteosynthese
Knochennaht[1] kieferorthopäd. Osteosynthese[2] 12

spinal [aɪ] *or* **vertebral fusion** [fjuːʒən] *n term* *rel* **arthrodesis**[1] [iː] *n term*

joint stiffening surgery to achieve bone ankylosis[2] [oʊ] between two or more vertebrae[3] [eɪ||iː]

» *Management of spine instability may include spinal fusion with metal plates and screws in combination with bone fusion. Fusion of the joint may be necessary due to irreparable instability or persistent infection. Surgical fusion of the talonavicular* [eɪ], *talocalcaneal* [eɪ], *and calcaneocuboid joints is known as triple arthrodesis.*

Use bony / joint[2] / cervical / atlanto-occipital [ksɪ] ***fusion*** • ***fusion*** procedure • thumb [θʌm]/ shoulder ***arthrodesis***

op. Wirbelsäulenversteifung, Spondylodese
operative Gelenkversteifung, Arthrodese[1] Gelenkversteifung, Ankylose[2] Wirbel, Vertebrae[3] 13

circumferential wiring [waɪərɪŋ] *n term* *sim* **figure-of-eight wire**[1] *n term*

passing a slender pliable[2] [aɪ] stainless steel wire around a fractured bone for internal fixation

wire[3] *n & v term* • **wired**[4] *adj* • **wiring**[5] *n*

» *Temporary percutaneous wire fixation*[6] *was advocated. The best method of fracture fixation and restoration of the articular surface is compression by figure-of-eight wires. Significant displacement requires overhead skeletal traction*[7] *by means of a Kirschner wire*[8] *inserted through the proximal ulna* [ʌ].

Use to insert[9] ***a wire*** • stiff / pull-out[10] / stainless steel / Kirschner *or* K-[8] / guide[11] / pinning[12] / hook[13] [ʊ]/ gold plated [eɪ] metal[14] ***wire*** • No. 22 / biodegradable [aɪ]/ coated[15] / supporting / suspension ***wire*** • ***wire*** fixation[5] / loop[16] [uː]/ coil[17] / cerclage[18] [sərklɑːʒ]/ stump [ʌ]/ saw[19] [sɒː]/ extension / sutures[20] • circummandibular / interosseous / transosseous / tension band[21] ***wiring*** • orthodontic arch[22] [ɑːrtʃ] ***wire***

> **Note:** The expression *wire* is traditionally applied to pliable as well stiff wires or *pins* (e.g. K-wires). This is why *wiring* and *pinning* are often used synonymously.

Drahtumschlingung
Achterdraht(schlinge), Achterligatur[1] biegsam, verformbar[2] (Bohr)draht; (ver)drahten[3] gedrahtet, gespickt[4] Drahtung, Drahtosteosynthese, Spickung[5] perkutane Spickung[6] Overheadextension[7] Kirschner-(Bohr)draht, -Bohrstift[8] Draht einbringen[9] Ausziehdraht[10] Führungsdraht[11] Spickdraht, Stift[12] Hakendraht[13] vergoldeter Metalldraht[14] beschichteter D.[15] Drahtschlinge[16] Drahtspirale[17] Drahtumschlingung, -cerclage[18] Drahtsäge[19] Drahtnähte[20] Zuggurtung(sosteosynthese)[21] kieferorthopäd. Drahtbogen[22] 14

pin [pɪn] *n clin & term*

(i) flexible but not pliable stainless steel spike[1] [aɪ] used for internal fixation
(ii) pointed metal rod[2] [ɒː] used to immobilize fractures
(iii) thin metal peg[3] or dowel[3] [aʊ] for attaching things

pinning[4] *n term* • **pin**[5] *v* • **micropin** *n* • **pinprick**[6] *n clin*

» *These fractures tend to be very unstable and frequently require percutaneous fixation with pins or open reduction. Most surgeons prefer to use internal fixation by multiple screw or pin fixation for impacted fractures to allow maintenance of reduction, earlier crutch* [krʌtʃ] *ambulation, and earlier weight bearing.*

Use to insert *or* place[7]/secure with/pull out ***a pin*** • fixation / straight / lateral / crossed / Steinmann[8] / olecranon / (skeletal) traction ***pin*** • metal / dental[9] / external fixation / safety[10] ***pin*** • ***pin*** fixation[4] / fixator / tract (infection)[11] / site / placement / implant • cross- *or* crossed / double [ʌ]/ percutaneous / K-wire[12] ***pinning***

(i) Bohrstift, Spick-, Bohrdraht
(ii) (Knochen)nagel
(iii) Stift, (Steck)nadel
Stift, Dorn[1] Stift[2] Stift, Dübel[3] Stiftfixation, Nagelung, Stift-, Spickdrahtosteosynthese, Spickung[4] fixieren, spicken, (an)heften[5] Nadelstich[6] Spickdraht/ Nagel (in d. Knochen) einbringen/ -bohren[7] Steinmann-Nagel[8] Wurzelstift[9] Sicherheitsnadel[10] Bohrlochosteitis[11] Kirschnerdraht-Fixation[12] 15

(medullary) nail [neɪl] *n term*
rel **screw**[1] [skruː], **bolt**[2] [oʊ] *n clin & term*

solid tubular and often flanged [dʒ] rod[3] inserted into the marrow [mæroʊ] cavity[4] for fixation of fractured long bones

nailing[5] *n clin & term* • **screw**[6] *v* • **bolt** *v* • **bolting**[7] *n*

» *The functional outcome in closed interlocking nailing of femoral* [e] *shaft fractures was excellent. The cut bones are then reshaped, repositioned, and fixed with a combination of wires or miniplates and screws.*

Use to drive a ***nail*** into the bone[8] • intramedullary[9] / flanged[10] [dʒ]/ interlocking *or* locked *or* locking[11] / (un)reamed[12] [iː] ***nail*** • ***nail*** extension • closed[13] / open / intramedullary[14] ***nailing*** • bone[15] / transverse / (non)sliding [aɪ] *or* lag[16] [æ]/ titanium[17] [eɪ]/ transarticular / dynamic condylar[18] / bi-/unicortical[19] ***screw*** • ***screw*** fixation /-plate system • ***bolt***head / shank

Marknagel
Schraube[1] (Schrauben)bolzen[2] Stift, Stab[3] Markhöhle[4] (Mark)nagelung, Stiftfixation[5] (ver)schrauben[6] Bolzung[7] Nagel in d. Knochen hineintreiben[8] intramedullär platzierter Nagel, Marknagel[9] geflanschter Nagel[10] Verriegelungsnagel[11] (un)aufgebohrter (Mark)nagel[12] gedeckte Nagelung[13] Marknagelung[14] Knochenschraube[15] Gleitlochschr.[16] Titanschr.[17] dyn. Kondylenschr.[18] monokortikale Schr.[19] 16

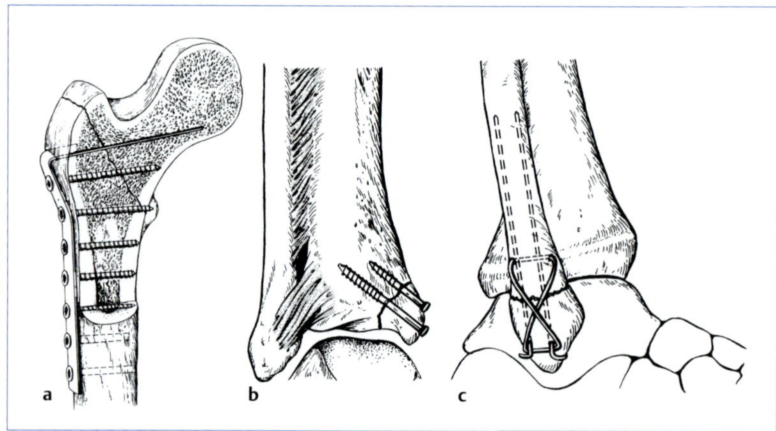

Osteosynthesis techniques:
(a) condylar plate osteosynthesis for an intertrochanteric fracture,
(b) screw fixation of the medial malleoulus,
(c) wire osteosyntesis by figure-of-eight wiring of a fractured lateral malleolus

(bone) plate [pleɪt] *n term* *sim* **mini-plate**[1] *n term*

strip of metal applied to a fractured bone in order to keep its ends in apposition

plating[2] [eɪ] *n term*

» *A clinical and radiographic comparison of tension band wiring and plate fixation*[2] *was performed. At operation excellent stability was achieved with bone plates.*

Use fracture / metal[3] / stainless steel / side / U-shaped / nail ***plate*** • (sliding[4] [aɪ]/ locking[5]) screw / slotted[6] [ɒː] ***plate*** • compression[7] / ancillary[8] [sə] ***plating*** • affixed ***mini-plate***

(Knochen)platte
Miniplatte[1] Plattenosteosynthese[2] Metallplatte[3] dynamische Kompressionsplatte[4] Rundlochplatte[5] Langlochplatte[6] Kompressionsosteosynthese[7] zusätzl. Plattenosteosynthese[8]
17

Unit 142 Physical Therapy & Rehabilitation

Related Units: **1 Health & Fitness, 4 Illness & Recovery, 5 Injuries, 16 Paramedical Staff, 19 On the Ward, 31 Musculoskeletal Function, 63 Posture, 64 Body Movement, 65 Walking, 66 Speech, 77 Mental Health, 104 Pain, 106 Fractures, 120 Therapeutic Intervention, 134 Perioperative Management, 140 Wound Care, 141 Fracture Management**

physical therapy [fɪzɪkəl θerəpi] *n term, abbr* **PT** *syn* **physiotherapy** *n term*

evaluation, alleviation [iː] and correction of disorders using physical agents [eɪdʒ] and methods, e.g. application of cold[1], heat, light, shortwave, electrostimulation, therapeutic [juː] exercises[2], etc.

physical therapist[3] *n term* • **physiotherapist**[3] [fɪzɪoʊθerəpɪst] *n*

» *Physical therapy is critical to prevent or allay* [eɪ] *contractures*[4]. *If the patient is severely disabled* [eɪ], *a trained physical therapist should supervise* [uː] *the exercise program. Intensive physiotherapy for postural* [pɒːstʃəəl] *correction*[5] *and strengthening of spinal* [aɪ] *support musculature* [ʌ] *is indicated.*

Use to be started on/receive [siː] /initiate [ɪʃ] /respond to[6] ***physical therapy*** • local / chest [tʃ]/ respiratory[7] / post-injury ***PT*** • twice-daily / graded[8] [eɪ]/ progressive ***PT*** • intensive or vigorous / rehabilitative[9] ***PT*** • ***physical therapy*** facility[10] [sɪ]/ department / program / protocol / aide[11] [eɪ] • early / gentle[12] [dʒ]/ routine ***physiotherapy*** • ***physiotherapy*** pool[13] • ***physical*** complaints[14] [eɪ]/ activity / condition[15] • ***physical*** measures[16] [eʒ]/ exercise / medicine[17]

Physiotherapie, physikalische Therapie
Kälteanwendungen[1] Heil-, Krankengymnastik[2] Physiotherapeut(in), Heil-, Krankengymnast(in)[3] Kontrakturen reduzieren[4] Haltungskorrektur[5] auf d. PT ansprechen[6] Atemgymnastik, -therapie[7] dosierte PT[8] Rehabilitationstherapie, rehabilitative PT[9] physiotherapeut. Einrichtung[10] Physiotherapieassistent(in)[11] vorsichtige/behutsame PT[12] Physiotherapiebecken[13] körperl. Beschwerden[14] körperl. Verfassung, Gesundheitszustand[15] physikal./physiotherapeut. Maßnahmen[16] physikal. Medizin[17]
1

rehabilitation *n term* *syn* **rehab** [riːhab] *n jar, rel* **restoration**[1] *n clin* → U129-1f

restoring patients from injury, a disabling [eɪ] disease[2], addiction, etc. to their previous [iː] physical and emotional [oʊʃ] state enabling them to return to normal activity and resume[3] [uː] their professional task

rehabilitate[4] *v term* • **rehabilitative** *adj* • **restore** [ɔː] *v* • **restorative** *adj*

» *The longer the patient survives [aɪ] transplantation, the more apt he is to have a successful rehabilitation. Check the patient every two weeks until healing [iː] and rehabilitation are complete [iː]. Vigorous rehabilitative therapy[5] should be given to maintain full motion [oʊʃ] at affected joints. The deformity of the hands limits crutch [ʌ] use[6] during rehabilitation.*

Use to promote/facilitate[7]/delay[8] [eɪ] /impede [iː] /undergo[9] ***rehabilitation*** • patient / cardiac[10] / pulmonary [ʊ||ʌ]/ pain ***rehabilitation*** • muscle [mʌsl]/ nutritional [ɪʃ]/ burn [ɜː] ***rehabilitation*** • auditory [ɒː]/ visual [ɪʒ]/ balance[11] / vocational[12] [eɪʃ] ***rehabilitation*** • full / partial [ʃ]/ upper-extremity ***rehabilitation*** • inpatient[13] / post-stroke[14] [oʊ] ***rehabilitation*** • psychosocial [saɪkə-]/ alcohol / drug[15] / penal[16] [iː] ***rehabilitation*** • ***rehabilitation*** center / clinic / facility[17] • ***rehabilitation*** program / training • ***rehabilitation*** psychologist / potential / goals[18] [oʊ] • ***rehabilitation center for*** the physically [ɪ] disabled[19] / alcoholics / drug addicts • ***to rehabilitate*** trauma [ɒː] victims / amputees [iː] • ***rehabilitative*** measures[20] / devices [aɪs] *or* aids[21] [eɪ]/ therapy • ***rehabilitative*** efforts[22] / physical exercise program

Reha(bilitation), (Wieder)eingliederung, -herstellung
Wiederherstellung[1] zur Behinderung führende Krankheit[2] wiederaufnehmen[3] wiederherstellen, (wieder)eingliedern, rehabilitieren[4] intensive Rehabilitationstherapie[5] Verwendung v. Krücken[6] d. Reha erleichtern[7] d. R. verzögern[8] s. e. Rehabilitation unterziehen[9] kardiolog. R.[10] Wiederherstellung d. Gleichgewichts[11] berufl. Rehabilitation[12] stationäre R.[13] R. nach Schlaganfall[14] Entwöhnungsbehandlung[15] Wiedereingliederung Straffälliger[16] Rehabilitationseinrichtung[17] Rehabilitationsziele[18] Rehabilitationszentrum f. körperl. Behinderte[19] Rehabilitationsmaßnahmen[20] Rehabilitationshilfen[21] rehabilitative Bemühungen[22] 2

disability *n* *syn* **disablement** [eɪ] *n*, *rel* **impairment**[1] [eɚ], **handicap**[2] *n* → U1-11; U4-8

loss of physical or mental function [ʌ] which substantially[3] limits a person's ability to communicate, function independently or perform activities of daily living, or vocational [eɪʃ] activities[4]

disabled[5] [eɪ] *adj & n pl* • **(in)ability**[6] *n* • **handicap** *v* • **handicapped**[5] *adj & n pl*

» *Identify the degree of physical disease contributing to the patient's disability. Roll-in shower chairs are available to allow greater independence for the severely disabled. Some blind children are multiply [ʌ] handicapped. Surgery may be necessary to relieve pain or diminish the functional impairment secondary to deformity.*

Use to cause/experience/correct/assess[7]/minimize ***disability*** • physical (*abbr* PD)/ functional[8] / learning[9] ***disability*** • mental[10] / neurologic [n(j)ʊɚə-]/ psychologic ***disability*** • long-term / lifelong / temporary / chronic ***disability*** • work[11] / job-related[12] / service-connected[12] (*abbr* SCD) ***disability*** • level *or* degree *or* severity [e] of[13] ***disability*** • minor [aɪ]/ severe[14] [ɪɚ]/ progressive / total[15] ***disability*** • ***disability*** status[13] [eɪ||æ] (scale) [eɪ]/ benefits[16] / pension[17] [ʃ] • cognitive / sensory[18] / partial ***impairment*** • profound [aʊ]/ permanent [ɜː] ***impairment*** • ***impairment of*** (intellectual/ liver) function[8] / sensation[18] [eɪʃ] • ***impairment of*** memory / gait[19] [eɪ] • physical / motor[20] / orthopedic [iː] ***handicap*** • emotional [oʊʃ]/ lifelong ***handicap*** • ***disabled*** patient / infant • physically[21] / partially[22] / totally ***disabled*** • ***disabling*** disease[23] / pain on movement • ***disabling*** contractures [tʃɚz]/ migraine [aɪ||iː]/ fatigue [fətiːg] • mentally / developmentally / severely / visually[24] ***handicapped***

Fähigkeitsstörung, Behinderung, Invalidität, Arbeits-, Erwerbsunfähigkeit
Schädigung[1] soz. Beeinträchtigung, Handicap[2] erheblich[3] berufl. Tätigkeit[4] (körperl./ geistig) behindert, invalid; Behinderte[5] (Un)fähigkeit[6] d. Behinderung beurteilen[7] Funktionsstörung[8] Lernbehinderung[9] geistige B.[10] Arbeitsfähigkeitsstörung, Einschränkung d. Arbeitsfähigkeit, Erwerbsunfähigkeit[11] Invalidität infolge e. Arbeitsunfalls[12] Invaliditätsgrad[13] schwere Behinderung[14] Vollinvalidität[15] Behindertenzulage[16] Invalidenrente[17] Empfindungs-, Sensibilitätsstörung[18] Gangstörung[19] motor. Beeinträchtigung/ Behinderung[20] körperbehindert[21] teilinvalid[22] zur Behinderung führende Krankheit[23] sehbehindert[24] 3

incapacity [ɪnkəpæsət̬i] *n*

rel **deficit**[1] [defɪsɪt], **defect**[2] [iː], **debility**[3] *n*

lack of physical or intellectual capability that renders a patient unable to perform a task or do his/her job

incapacitated[4] *adj* • **incapacitate** *v* • **capacity**[5] *n* • **incapable** [eɪ] *adj* → U4-7f • **defective**[6] *adj* • **debilitating** *adj* → U77-22

» *Legal incompetence may be caused by mental or physical incapacities such as mental illness, senility, or addiction to alcohol or other drugs. Specific cognitive assessment must be performed, since many patients are able to cover a deficit in routine conversation. This noticeably physical defect makes him feel inferior [ɪɚ] to his peers.*

Use physical / mental / legal[7] [iː]/ earning[8] [ɜː]/ degree of ***incapacity*** • cognitive *or* intellectual / neurologic[9] / sensory ***deficit*** • motor / cranial [eɪ] nerve [ɜː]/ clinical / hearing[10] [ɪɚ] ***deficit*** • visual field / language / comprehension[11] ***deficit*** • congenital [dʒe] *or* birth[12] [ɜː]/ cosmetic ***defect*** • developmental / visual field[13] ***defect*** • ***defective*** development / hearing[10] • general / musculoskeletal ***debility*** • ***debilitating*** disease[14] / fatigue / muscle [s] wasting[15] [eɪ]/ pain

(Arbeits-, Erwerbs)unfähigkeit
Defizit, Mangel, Verlust, Ausfall[1] (körperl.) Gebrechen, Schaden, Defekt[2] Schwäche[3] behindert, (arbeits-, erwerbs)unfähig[4] (Leistungs)fähigkeit[5] mangel-, schadhaft, gestört[6] Geschäftsunfähigkeit[7] Erwerbsunfähigkeit[8] neurolog. Ausfälle[9] Schwerhörigkeit[10] eingeschränktes Auffassungsvermögen[11] Geburtsfehler, angeborene Fehlbildung[12] Gesichtsfeldausfall[13] konsumierende Erkrankung[14] funktionell beeinträchtigende(r) Muskelschwund/ -atrophie[15] 4

paraplegic [iːdʒ] *n & adj term & clin*

rel **quadriplegic**[1] [ɒː] *n & adj term & clin*

person affected by impairment or loss of motor and/or sensory function due to spinal cord lesions [iːʒ]

paraplegia[2] *n term* • **quadriplegia**[3] *n* •
-plegia [-pliːdʒ(ɪ)ə], **-plegic** *comb* → U135-11

» *Only 10% of paraplegics recover walking capacity after radiation therapy plus glucocorticoids. Paraplegic patients should not sit in one position for more than two hours. Spinal cord compression[4] may result in paraplegia or quadriplegia, depending on the segment involved.*

Use ***paraplegic*** patient[5] • to become / T10[6] ***paraplegic*** • traumatic / sensory-motor / flaccid[7] [(k)s] ***paraplegia*** • spastic[8] [æ]/ acute / progressive ***paraplegia*** • fixed[9] / familial spastic (*abbr* FSP)/ areflexive ***paraplegia*** • ***quadriplegic*** patient

Querschnitt(s)gelähmte(r), Paraplegiker(in); paraplegisch
Tetraplegiker(in); tetraplegisch[1] Paraplegie, tiefe Querschnittslähmung[2] Tetraplegie, -parese, hohe Querschnittslähmung[3] Rückenmarkkompression[4] Paraplegiker(in)[5] ab d. 10. Brustwirbel gelähmte(r) P.[6] schlaffe Paraplegie[7] spastische P.[8] bleibende/ persistierende Paraplegie[9] 5

amputee [æmpjʊtiː] *n*

rel **disarticulation**[1] *n term* **stump**[2] [ʌ] *n clin,*
prosthesis[3] [prɒːsθiːsɪs] *n, pl* **-ses** [-siːz]

patient who has suffered [ʌ] loss of a limb [lɪm] by surgical [ɜː] removal or following severe trauma [ɒː]

amputation *n* • **amputate**[4] *v* • **prosthetic**[5] [e] *adj* • **prosthetist**[6] *n term*

» *About 3-5% of amputees experience fractures in stumps at some time. Knee disarticulation is a distal above-knee amputation[7] which leaves the patient without a functional knee. The patellar tendon-bearing* [eəʳ] *prosthesis is used for 90% of lower extremity amputees[8].*

Use upper extremity[9] / forearm / below-knee[10] / diabetic ***amputees*** • to undergo/require [aɪ] ***amputation*** • surgical[11] / flap *or* closed[12] ***amputation*** • flapless *or* open *or* guillotine[13] [ɪ] ***amputation*** • traumatic / emergency / auto***amputation*** • minor / major [eɪdʒ]/ lower limb ***amputation*** • leg / digital[14] [ɪdʒ]/ ray[15] [eɪ] ***amputation*** • above knee[7] (*abbr* AK)/ below knee (*abbr* BK) ***amputation*** • through-the-knee[16] / high[17] / hindquarter[18] [aɪ] ***amputation*** • ***amputation*** site / level[19] / stump[2] • ***amputation*** rate / in contiguity [gjuː]/ in continuity • finger / hip / knee[16] / wrist [r] ***disarticulation*** • above-knee ***stump*** • ***stump*** sock[20] / hematoma • ***stump*** ischemia [kiː]/ pain[21] / cover[22] [ʌ] • bio/ endo/ mechanical [kæ]/ orthopedic [iː] ***prosthesis*** • silicone / immediate-fit[23] [iː] ***prosthesis*** • patellar tendon-bearing[24] [eəʳ] (*abbr* PTB)/ adjustable [ədʒʌst-] ***prosthesis*** • above-knee / cosmetic[25] ***prosthesis*** • upper extremity[26] / total hip / myoelectric[27] [maɪoʊ-] ***prosthesis*** • ***prosthetic*** device [aɪs]/ fitting[28] / arthroplasty / knee • ***prosthetic*** joint infection / replacement[29]

Amputierte(r)
Exartikulation, Gliedmaßenabsetzung i. Gelenk[1] (Amputations)stumpf[2] Prothese[3] amputieren, abnehmen[4] prothetisch, Prothesen-[5] Prothesenbauer(in), Orthopädiemechaniker(in)[6] Oberschenkelamputation[7] Beinamputierte[8] Armamputierte[9] Unterschenkelamputierte[10] operative Abtrennung/ Abnahme[11] geschl. Amputation, A. m. Lappendeckung[12] offene A., A. ohne Stumpfdeckung[13] Finger-, Zehenamputation[14] A. e. Finger-/ Zehenstrahls[15] Knieexartikulation[16] hohe Amputation[17] Hemipelvektomie[18] Amputationshöhe[19] Stumpfstrumpf[20] Stumpf-, Phantomschmerz[21] Stumpfdeckung[22] Immediatprothese[23] PTB-Unterschenkelschaft[24] Schmuckprothese, kosmetische P.[25] Armprothese[26] myoelektr. P.[27] Prothesenanpassung[28] prothetischer Ersatz[29] 6

disfigurement [dɪsfɪgəʳmᵊnt] *n*

rel **deformity**[1] [ɔː], **malformation**[2] *n*

outward appearance [ɪəʳ], e.g. of the face, that has been spoiled[3] or is misshapen[4]

disfiguring *adj* • **deformation** *n* • **deformed**[4] *adj* → U89-2,5

» *If left untreated, yaws[5]* [jɔːz] *may lead to chronic disability and disfigurement. Shoes must be properly fitted and orthopedic deformities corrected. Life is simply much more difficult when one is disfigured or disabled. This congenital malformation consists of herniation* [eɪʃ] *of abdominal organs into the hemithorax* [hemɪ-] *resulting from a defect in the diaphragm* [aɪ].

Use to cause/reduce/correct ***disfigurement*** • cosmetic / facial[6] [eɪʃ]/ local / permanent[7] [ɜː] ***disfigurement*** • congenital / postural[8] / anatomic ***deformity*** • (musculo)-skeletal[9] [ʌ]/ angular / bowing [oʊ]/ flexion [ekʃ] ***deformity*** • joint[10] [dʒ]/ spinal / barrel-chest[11] [tʃ]/ facial ***deformity*** • swan-neck [ɔː]/ buttonhole [ʌ] *or* boutonniere[12] [uː]/ valgus [æ] ***deformity*** • foot[13] / clubfoot [ʌ]/ hammer toe ***deformity*** • ***disfiguring*** defect / scar[14] [skɑːr]/ acne [ækni]/ surgery

Entstellung, Verunstaltung
Deformität, Deformation, Verunstaltung, Missbildung[1] Miss-, Fehlbildung[2] verunstaltet[3] missgestaltet, deformiert[4] Frambösie, Yaws[5] Verunstaltung d. Gesichts[6] bleibende Verunstaltung[7] Haltungsschaden[8] Skelettverformung, -deformierung[9] Gelenkdeformierung, -deformität[10] Fassthorax[11] Knopflochdeformität[12] Fußdeformität[13] entstellende Narbe[14] 7

hypermobility [haɪpɚmoʊbɪləṯi] *n term*

rel **hyperextension**[1] [-ɪkstenʃᵊn] *n term*, **instability**[2] *n* → U31-15

abnormal excessive range of motion in a joint, e.g. due to looseness[3] [uː] of the capsular ligaments

(hypo/ im)mobility *n term* • **hypermobile** [oʊ] *adj* • **hyperextend** *v* • **hyperextensible** *adj term* • **hyperextensibility**[4] *n* • **hyperflexion**[5] [ekʃ] *n*

» *Joint laxity*[3] *and hypermobility is seen in mild to unreducible*[6] [(j)uːs] *dislocations of the hip. Complete ulnar* [ʌ] *paralysis leads to wasting*[7] [eɪ] *of small hand muscles and hyperextension of the fingers at the MP joints*[8]. *The extensor pollicis longus acts on the IP joint with much force and can even hyperextend it. Swan-neck deformity*[9], *a frequent complication of mallet finger*[10], *typically occurs* [ɜː] *in children with congenitally* [dʒe] *hypermobile joints.*

Use joint *or* articular[11] ***hypermobility*** • to assess/improve/maintain/restore ***mobility*** • functional[12] [ʌ]/ normal / sideways[13] ***mobility*** • spine [aɪ]/ skin / impaired physical ***mobility*** • limited joint[14] / thumb [θʌm]/ restricted / increased ***mobility*** • sudden / passive / forceful ***hyperextension*** • compensatory[15] / neck *or* cervical[16] [sɜː]/ PIP[17] ***hyperextension*** • ***hyperextension*** exercises / of the knee[18] • ***hyperextension*** injury / deformity[19] • ***hyperextensibility of*** joints / ligaments [ɪ]

Hypermobilität, übermäßige Beweglichkeit (e. Gelenks)
Überstreckung, Hyperextension[1] Instabilität[2] Lockerung, Schlaffheit[3] Überstreckbarkeit[4] übermäßige Beugung, Hyperflexion[5] nicht reponierbar, irreponibel, irreduktibel[6] Schwund, Atrophie[7] Fingergrundgelenke[8] Schwanenhalsdeformität[9] Hammerfinger[10] Hypermobilität d. Gelenke[11] funktionelle Beweglichkeit[12] Seitwärtsbeweglichkeit[13] eingeschränkte Gelenkbeweglichkeit[14] kompensator. Überstreckung[15] Hyperextension d. Nackens[16] H. d. PIP-Gelenks[17] Genu recurvatum, Überstreckbarkeit d. Kniegelenks[18] Hyperextensions-fehlstellung, -deformität[19]

8

goniometer [goʊniɒːməṯɚ] *n term*

rel **grades** [eɪ] **of movement**[1] *n term*

instrument for measuring [eʒ] angles[2] [æŋglz] in a joint, esp. the range [reɪndʒ] of motion to determine [ɜː] the functional status of patients with musculoskeletal or neurologic disabilities

goniometry[3] *n term* → U31-18

» *Serial* [ɪɚ] *evaluations of joint motion may be made using a goniometer to quantify the arc* [ɑːrk] *of movement*[4]. *The therapist investigates various combinations of parallel or perpendicular glides* [aɪ] *to find the correct treatment plane* [eɪ] *and grade of movement.*

Use finger[5] ***goniometer*** • clinical / dual axis[6] / elbow / hip ***goniometry*** • joint mobilization ***grades of movement*** • ***goniometric*** exam / measurement[3] / (joint) angles

Goniometer, Winkelmesser
Bewegungsgrade[1] Winkelmessung[2] Goniometrie[3] Bewegungsradius, -ausschlag[4] Fingergoniometer[5] Zweikanal-Goniometrie (in 2 Ebenen)[6]

9

biomechanics [baɪoʊmɪkænɪks] *n term*

rel **kinesiology**[1] [kəniːzɪɒːlədʒi], **biophysics**[2] [ɪ] *n term*

application of mechanical laws to living structures, esp. to the motor system of the human body

biomechanical *adj term* • **kinetics**[3] *n* • **biophysical** *adj* • **kine(s)-** *comb*

» *Read this study on the biomechanics of the human* [juː] *anterior cruciate* [kruːʃieɪt] *ligament*[4]. *The most common biomechanical factor that causes foot, leg, and hip injuries is excessive pronation* [eɪʃ] *while running.*

Use functional / shoulder / orthopedic [iː]/ footwear[5] [-weɚ] ***biomechanics*** • medical / applied[6] [aɪ]/ chiropractic [kaɪrə-]/ molecular[7] ***biophysics*** • ***biophysics*** of impact injury[8] • ***biomechanical*** stresses[9] / forces[10] / function • ***biomechanical*** analysis / disorders[11] / footwear • ***biophysical*** profile [aɪ]/ research laboratory[12] • ***kine***matic motion study[13] /tic energy /sthesia[14] [-θiːʒ(ɪ)ə] /sthetic [e] awareness[14] [eɚ]

Biomechanik
Kinesiologie, Bewegungslehre[1] Biophysik[2] Kinetik[3] vorderes Kreuzband, Lig. cruciatum anterius[4] Biomechanik d. Schuhe[5] angewandte Biophysik[6] molekulare B.[7] Biophysik d. Stoßverletzung[8] biomechanische Belastungen[9] biomechan. Kräfte[10] biomechan. Störungen[11] biophysikal. Forschungslabor[12] kinemat. Untersuchung, Bewegungsanalyse[13] Kinesthäsie, Bewegungsempfindung[14]

10

straight leg raising (test) *n term, abbr* **SLR** *syn* **Lasegue's test** *n rare*

rel **upper limb** [lɪm] **tension** [tenᵗʃᵊn] **test**[1] *n term, abbr* **ULTT**

non-specific musculoskeletal examination to check for lumbar [ʌ] root or sciatic [saɪæṯɪk] nerve irritation[2]

» *SLR on the left at 40° reproduces the pain in the patient's left foot, though the Valsalva maneuver*[3] [uː] *does not. The upper limb tension test produces strain* [eɪ] *on the brachial* [k] *plexus by a combination of shoulder girdle* [ɜː] *depression, shoulder abduction, external rotation of the shoulder, elbow extension, forearm supination, and wrist/finger extension.*

Use ***straight leg raising*** sign[4] / maneuver • passive[5] / active / positive[6] / ipsilateral / crossed / seated[7] [iː] ***SLR*** • abnormal / radial [eɪ] nerve / ulnar [ʌ] nerve ***ULTT***

Lasègue Test
upper-limb-tension-Test, ULLT[1] Irritation d. Ischiasnervs[2] Valsalva Manöver[3] Nervus-Ischiadicus-Dehnungszeichen, Lasegue-Zeichen[4] passives Anheben d. gestreckten Beins[5] positiver Lasegue-Test[6] Lasegue-Test i. Sitzen[7]

11

physical manipulation *n term* *rel* **manual therapy**[1] *n term,* **correction**[2] *n*

skillful manual treatment, esp. the forceful passive movement of a joint beyond its active range of motion

manipulative *adj term* • **corrective** *adj* • **manipulate** *v clin* • **correct** *v clin*

» *Physical manipulation of the patient should be minimized. Manipulation is a technique involving small amplitude, high velocity* [ɒːs] *thrust*[3] [ʌ] *at the end of range, with sufficient* [ɪʃ] *speed that the patient is unable to prevent the movement. Each joint should be passively manipulated through its full range of motion*[4]*. Orthopedic manual therapy*[5] *is a hands-on technique* [tekniːk] *that helps you regain flexibility and movement.*

Use joint / neck / cervical spine[6] ***manipulation*** • direct / closed[7] / bimanual ***manipulation*** • gentle / forceful / painful ***manipulation*** • osteopathic[8] / chiropractic[5] / surgical ***manipulation*** • ***manipulation*** of fracture fragments • ***manual therapy*** techniques[9] • orthopedic [iː]/ orthopractic / spinal [aɪ] ***manual therapy*** • cutaneous [eɪ] reflex [iː]/ osteopathic[10] / progressive / early ***manual therapy*** • ***manual*** movements[11] / activity / skills • ***manual*** palpation / muscle testing[12] • ***manual*** exploration / positioning / traction[13] [trækʃᵊn]/ reduction[14] [ʌ] • postural[15] / functional / therapeutic [juː] ***correction*** • surgical[16] [ɜː]/ full / definitive ***correction*** • ***manipulative*** (physio)therapy[17] / maneuvers[9] / reduction[14] • ***corrective*** measures / splint[18] / aids / shoes[19] • ***corrective*** treatment / surgery[16] / osteotomy[20]

Manipulationsbehandlung
manuelle Therapie[1] Korrektur[2] kurzer kräftiger Ruck[3] Bewegungsausmaß[4] Manual-, Chirotherapie[5] Manipulation d. Halswirbelsäule[6] geschlossene Manipulation[7] osteopath. Behandlung[8] Grifftechniken[9] osteopathische Manualtherapie[10] Handbewegungen[11] manuelle Muskelfunktionsprüfung[12] manuelle Extension[13] manuelle Reposition[14] Haltungskorrektur, Korrektur v. Haltungsfehlern[15] operative Korrektur[16] manipulative Physiotherapie[17] Korrekturschiene[18] orthopäd. Schuhe[19] Korrekturosteotomie[20]

12

passive mobilization *n term* → U141-5 *rel* **ambulation**[1] *n term* → U64-1; U19-12

gentle movement in one or more joints performed by a therapist to restore motion or relieve [iː] pain

mobilize[2] *v* • **(im)mobility**[3] *n* • **ambulate** *v term* • **ambulatory**[4] *adj*

» *Passive mobilization of joints should be done early, because joint mobility cannot be maintained* [eɪ] *by active motion. Buddy-taping*[5] [ʌ] *permits protected active mobilization of the injured joint. Controlled passive mobilization is initiated* [ɪʃ] *twice daily with the splint*[6] *on.*

Use early[7] / immediate / intermittent ***passive mobilization*** • controlled / protected[8] ***passive mobilization*** • active / gradual[9] [ædʒ]/ joint / spine[10] ***mobilization*** • ***mobilization*** therapy[11] / on crutches[12] [ʌ]/ in a wheelchair • to advise/facilitate/resume ***ambulation*** • crutch[12] / non-weight-bearing[13] / indoor / monitored ***ambulation***

passive Mobilisation
(Umher)gehen[1] mobilisieren, (wieder) bewegl. machen[2] Beweglichkeit, Mobilität[3] gehfähig[4] Tapen mit d. benachb. Finger/ Zehen[5] Schiene[6] frühzeitige passive M.[7] vorsichtige passive M.[8] schrittweise M.[9] Wirbelsäulenmobilisation[10] Mobilisationstherapie[11] Gehen an Krücken[12] G. ohne zu belasten, belastungsfreies Gehen[13]

13

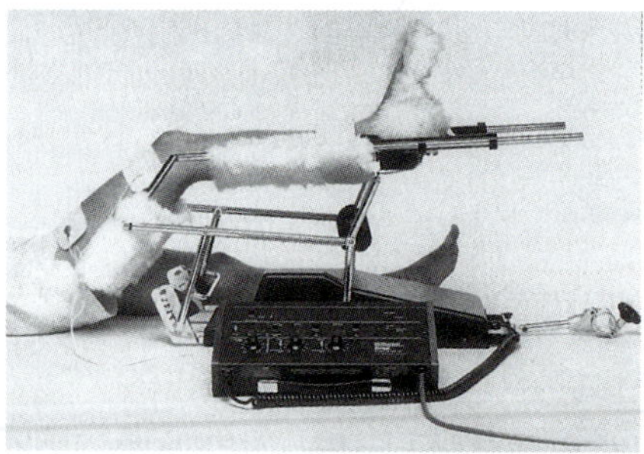

CPM-machine for the knee and hip joints

continuous passive motion [moʊʃᵊn] *n term, abbr* **CPM** *rel* **endfeel**[1] [iː] *n jar*

technique of passive mobilization to assist in the recovery of cartilage; e.g. following knee reconstruction

» *CPM enhances* [æ] *fluid dynamics, reduces end range deficit*[2]*, controls edema* [iː]*, and encourages* [ɜː] *positive collagen formation within the joint. The CPM will be started when your surgeon feels it would be safe. Stop the passive movement only when you obtain* [eɪ] *an obvious endfeel. Bilateral comparison of the degree of laxity*[3] *and endfeel are performed to estimate integrity of the ligaments.*

Use knee / hand / shoulder / elbow / ankle / delayed [eɪ] postsurgical[4] [ɜː] ***CPM*** • ***CPM*** machine [-ʃiːn] *or* device[5] [-aɪs] • to quantify[6] [ɒː] ***endfeel*** • physiological / normal / right / left ***endfeel*** • hard[7] / soft[8] / bony[7] / capsular[9] ***endfeel***

CPM-Therapie, kontinuierliche passive Mobilisierung
Endgefühl(-Test)[1] Bewegungseinschränkung[2] Schlaffheitsgrad[3] späte postoperative CPM-Therapie[4] CPM-, Bewegungsschiene[5] d. Endgefühl erheben/ ermitteln[6] hartes E., Knochenstopp[7] weiches E., Weichteilstopp[8] kapsuläres E., Kapselmuster[9]

14

massage [məsɑːʒ] *n & v* *rel* **acupressure[1], lymphodrainage[2]** [-ɪdʒ] *n term*

systematic rubbing[3] [ʌ] (frolement[4]), stroking[5] [oʊ] (effleurage[6]), vibration, tapping[7] (flagellation[8]) and percussion [ʌ] (tapotement[9]), kneading[10] [niːdɪŋ], squeezing[11] [iː] and/or compression (petrissage[12]) of the body for therapeutic purposes [ɜː], esp. to decrease pain, improve muscle tone and circulation, and/or produce relaxation

massaged *adj* • **masseur[13], masseuse[13]** [-uːz] *n* • **-massage** *comb* → U1-18

» *Do not rub or massage injured tissues or apply ice or heat. Massage and passive movement of weakened [iː] spastic limbs make patients more comfortable. Swedish massage is characterized by delicate manipulation of the muscles with special oils to promote stress relief. Shiatsu is an acupressure massage[14] technique developed in Japan.*

Use friction[4] / fingertip[8] / scalp[15] ***massage*** • percussive [ʌ] hand[9] / vibratory[16] [aɪ]/ douche [duːʃ] ***massage*** • hydro jet[17] [aɪ]/ underwater jet[18] [dʒet]/ dry ***massage*** • deep tissue [ʃ||s] *or* sports[19] / deep muscle [s] ***massage*** • back / foot / reflexology[20] / therapeutic[21] ***massage*** • Swedish[22] [iː]/ Shiatsu [ɑː]/ pediatric / self-***massage*** • ***massage*** therapy / table[23] / oil / lotion [oʊʃ] • gentle / forceful / upward / ocular[24] ***massage*** • hydro***massage***[25] • electro***massage***[26]

Massage; massieren
Akupressur[1] manuelle Lymphdrainage[2] Reiben[3] Reibmassage, Friktion[4] Streichen[5] Streichmassage[6] Klopfen[7] Klopfmassage mit d. Fingerspitzen[8] Klopfung, Klopfmassage[9] Kneten[10] Kneifen[11] Knetmassage[12] Masseur(in), Masseuse[13] Druckpunktmassage, Akupressur[14] Kopfhautmassage[15] Vibration(smassage)[16] Wasserstrahlmassage[17] Unterwasser-Druckstrahlmassage[18] Sportmassage[19] Reflexzonenmassage[20] Heilmassage[21] schwedische/ klassische M.[22] Massagetisch[23] Augenmassage[24] Hydromassage[25] Elektromassage[26] 15

treadmill [e] *n* *rel* **ergometer[1], dynamometer[2], ergonomics[3]** [ɜːrg-] *n term*

exercise machine consisting of an endless belt on which a person can walk or jog without moving forward

ergometry[4] *n term* • **ergometric** *adj* • **dynam(o)-** [daɪn-] *comb* • **erg(o)-** *comb*

» *Exercise testing can be done on a motorized treadmill or with a bicycle [aɪ] ergometer. Take the BP[5] after a standard walking exercise on a treadmill to estimate the degree of disability. Measure the maximal O_2 consumption [ʌ] achieved during escalating treadmill exercise.*

Use to exercise on a[6] / conditioning via[7] ***treadmill*** • step[8]-/ calibrated / motorized conventional ***treadmill*** • ***treadmill*** testing[9] / exercise[7] / exercise test[9] • ***treadmill*** speed[10] / elevation[11] • bicycle[12] / upper-body / rowing[13] [oʊ]/ arm / leg ***ergometer*** • ***ergometer*** cycling [saɪklɪŋ] • ***ergometric*** bike[12] / ECG[14] • ***ergo***therapy

Laufband(-Ergometer)
Ergometer[1] Kraftmesser, Dynamometer[2] Ergonomie, Ergonomik[3] Ergometrie[4] Blutdruck[5] auf e. Laufband trainieren[6] Laufbandtraining[7] Stepper[8] Laufband-Ergometrie[9] Bandgeschwindigkeit[10] Steigungswinkel d. Laufbands[11] Fahrradergometer[12] Ruderergometer[13] Belastungselektrokardiografie, Belastungs-EKG[14] 16

isometric exercise [aɪsəmetrɪk] *n term* *rel* **isotonic exercise[1]** *n term* → U1-15

contraction of muscles without shortening of the fibers, e.g. by pressing the knees against each other

isometrics[2] *n term* • **isokinetic** *adj* • **dystonia[3]** [dɪstoʊnɪə] *n* • **dystonic** *adj*

» *As long as acute symptoms [ɪ] persist, isometric quadriceps [ɒː] exercises should be performed frequently throughout the day. The fourth heart [ɑː] sound is accentuated[4] by mild isotonic or isometric exercise in the supine [aɪ] position. Don't be worried about building bulky [ʌ] muscles by doing isometrics with weights [weɪts].*

Use ***isometric*** muscle contraction / training[2] / strain[5] [eɪ]/ strengthening exercises[6] • ***isotonic*** exercise[7] / testing / muscle strength[8] • ***isokinetic*** elbow flexion [ekʃ]/ maximum voluntary contraction[9] / exercises • ***isokinetic*** wrist [r] dynamometer[10] / exercise (machine) / swim bench[11] [tʃ] • ***dystonic*** muscle / movement / posturing[12] • therapeutic[13] / graded [eɪ] ***exercise*** • active (assisted/ bending/ resistive) ***exercises*** • passive / (progressive) resistance[14] ***exercises*** • strengthening / relaxation / postural[15] ***exercises*** • corrective / (range of) motion[16] ***exercises*** • (full) weight-bearing [eə]/ underwater[17] / whirlpool [ɜː]/ home[18] ***exercise*** • ***exercise*** tolerance test[19] (*abbr* ETT)/ ECG[20] / program

isometrische Übung
isotonische Übung[1] isometr. Training[2] Dystonie[3] betont[4] isometr. Belastung[5] isometr. Kräftigungsübungen[6] isotonisches Training[7] isotonische (Muskel)kraft[8] maximale willkürliche isokinetische Muskelanspannung[9] isokinetischer Handdynamometer[10] isokinetische Schwimmbank[11] dystone Haltung[12] Heilgymnastik[13] Widerstandsübungen[14] Haltungsübungen[15] Beweglichkeitsübungen[16] Unterwassergymnastik[17] Heimtraining[18] Belastungstest[19] Belastungs-EKG[20] 17

back school [bæk skuːl] *n term* *rel* **therapeutic** [juː] **training[1], re-education[2]** *n*

training program intended to improve or rehabilitate the spine, posture[3], and the dorsal musculature [ʌ]

retraining[2] [eɪ] *n* • **educate** *v* • **education[4]** *n* • **educational** *adj*

» *Back school (2 sessions of 90 min each, followed by 3-4 follow-up sessions) included safe lifting and handling, posture [pɒːstʃɚ], stretching and strengthening exercises, and pain management[5]. Environmental readjustments [ʌ] and re-education, including urgings [ɜː] that the patient resume [uː] or continue a fully active life, may help.*

Use to attend[6] / industrial [ʌ]/ low / online ***back school*** • ***back school*** program[7] • muscle / physical [ɪ]/ postural[8] ***training*** • gait[9] [eɪ]/ weight[10] / supervised [uː] ***training*** • neuromuscular [ʌ] feedback / relaxation[11] / resistance ***training*** • autogenic[12] [dʒe]/ occupational[13] [eɪʃ] ***training*** • ***training*** session[14] / program • ***to educate*** sb. about sth.[15] • patient[16] / family / health[17] / sex[18] ***education*** • nutrition [ɪʃ]/ vocational[19] [eɪʃ]/ special[20] [eʃ] ***education*** • ***education*** program

Rückenschule, -training
(rehabilitative) Bewegungstherapie, Heilgymnastik[1] Umschulung[2] Haltung[3] Erziehung, (Aus)bildung[4] Schmerztherapie[5] e. Rückenschule machen[6] Rückentrainingsprogramm[7] Haltungsgymnastik[8] Gangschulung[9] Gewichtstraining[10] Entspannungstraining[11] autogenes T.[12] Ergotherapie[13] Therapiesitzung, Trainingseinheit[14] jem. über etw. aufklären[15] Patientenaufklärung[16] Gesundheitserziehung[17] Sexualerziehung[18] Berufsausbildung[19] Sonderschule[20] 18

wobble board [wɒːbl bɔːrd] *n* *sim* **balance board**[1] *n*
rel **prone cart**[2] [proʊn kaːrt], **bean** [iː] **bag**[3] *n*

apparatus [eɪ] used for the re-education of proprioception[4] [se] and balance

» *Like many therapists, he'd been using a wobble board – a platform built on a half-sphere* [sfɪɚ] *or rockers*[5] *– for many years.*

Use prone[6] / transfer[7] ***board*** • ***wobble board*** exercise[8] • manual / motorized[9] [oʊ] ***prone cart*** • ***bean bag*** chair[10] / furniture [ɜː]/ refill • textured / giant [aɪ] ***bean bag***

(Therapie)kreisel
Wippe, Schaukelbrett[1] Rollwagen[2] Sitz-, Bohnensack, Therapiesitz[3] Propriozeption, Tiefensensibilität[4] Kufen[5] Bauchliegebrett[6] Rutschbrett[7] Schaukelbrettübung[8] motorbetriebener Rollwagen[9] Therapie-Sitzsack[10]

19

hydrotherapy [haɪdroʊ-] *n term* *syn* **aquatic** [əkwæt̬ɪk] **therapy** *n*
rel **balneotherapy**[1] *n term*, **bath**[2], **soak**[3] [soʊk] *n clin* → U1-17

therapeutic application of water, e.g. tub [ʌ] baths, wet packs, shower sprays[4], or moist heat

bathe[5] [eɪ] *v* → U19-10 • **hydrotherapeutic** *adj term* • **hydro-**, **balneo-** *comb*

» *Hydrotherapy is a very useful form of physical therapy once the wounds* [uː] *are in the process of being closed. Balneotherapy is a treatment using water added with specific sea-weeds*[6] [iː] *or herbal* [ɜː] *ingredients* [iː]. *Often practiced in conjunction* [ʌ] *with balneotherapy, fangotherapy is used in the treatment of rheumatism* [uː] *and arthritis* [aɪ].

Use ***hydrotherapy*** tank suit [suːt] • ***hydrotherapeutic*** *or* underwater exercises[7] • to take *or* have a[8] ***bath*** • complete[9] / partial[10] / warm / tepid[11] / cool ***bath*** • tub[12] / bed[13] / bubble[14] [ʌ]/ whirlpool [ɜː] ***bath*** • medicated[15] / mineral / vapor[16] [eɪ] ***bath*** • sitz[17]/ sponge[18] [spʌndʒ]/ hydroelectric[19] ***bath*** • ***bath*** towel [aʊ]/ oil / salt / preparations[20] • after***bath*** massage • ***hydro***pneumatic [n(j)uː] massage

Wasserbehandlung, Hydrotherapie
Balneotherapie, Bäderbehandlung[1] Bad[2] Einweichen, Baden[3] Güsse[4] baden, waschen[5] Meeresalgen[6] (Unter)wassergymnastik[7] baden, e. Bad nehmen[8] Vollbad[9] Teilbad[10] lauwarmes B.[11] Wannenbad[12] (Ganz)waschung im Bett[13] Schaumbad[14] medizin. Bad[15] Dampfbad[16] Sitzbad[17] Waschung[18] Stangerbad, hydroelektrisches Vollbad[19] Badezusätze[20]

20

ice application [aɪs æplɪkeɪʃᵊn] *n clin*
syn **local cryotherapy** [kraɪoʊ-] *n term*, *rel* **ice bag**[1] *n*

use of ice to achieve cooling of deeper tissues, vasoconstriction and reduction of localized bleeding

» *R.I.C.E. (short for rest, ice, compression and elevation*[2]*) is the standard approach to acute injury management, to prevent inflammatory processes to go uncontrolled*[3] *and to speed up the recovery process*[4] *by eliminating swelling. Applying* [aɪ] *ice locally reduces swelling.*

Use to apply[5] ***ice*** • chipped[6] [tʃ]/ crushed [ʌ]/ dry[7] / wet ***ice*** • ***ice*** cube[8] / crystals [ɪ]/ (water) bath[9] /-water sponge bath[10] • ***ice***-water lavage[11] / compress / pack[12] / collar

Eisbehandlung, lokale Kälteanwendung/ Kryotherapie
Eisbeutel[1] Hochlagern[2] außer Kontrolle geraten[3] d. Genesungsprozess beschleunigen[4] Eis auflegen[5] Eischips[6] Trockeneis[7] Eiswürfel[8] Eistauchbad[9] Eisabreibung[10] Eiswasserspülung[11] Eispackung[12]

21

heat [iː] **application** *n clin* *syn* **thermotherapy** [θɜːrmoʊθerəpi] *n term*
rel **compress**[1], **pack**[2] [pæk] *n*

treatment of disease by the application of heat (diathermy [aɪ], warm baths or herbal wraps[3] [r])

» *Treatment consists of local heat application, avoiding overuse, medicines to reduce pain and swelling and physiotherapy in the form of ultrasonic rays. Infrared thermotherapy*[4] *is used for the reduction* [ʌ] *of pain as well as for relaxation.*

Use water-induced [(j)uːs] (*abbr* WIT)/ microwave[5] [aɪ]/ ultrasound [ʌ] ***thermotherapy*** • laser-induced / transpupillary (*abbr* TTT) ***thermotherapy*** • local / general / moist[6] / depth of[7] ***heat application*** • to apply a / (moist) hot[8] / warm / cool / saline [eɪ] ***compress*** • hot *or* heat / warm moist / fango (mud)[9] [ʌ]/ abdominal[10] ***pack*** • ***heat*** lamp[11] • dry[12] / infrared ***heat*** • infrared[4] ***therapy***

Wärmebehandlung, Thermotherapie
Kompresse[1] Packung[2] Kräuterwickel[3] Infrarot-Wärmebehandlung[4] Mikrowellentherapie[5] Behandlung m. feuchter Wärme[6] Tiefenwirkung d. Wärmebehandlung[7] feucht-warme Kompresse[8] Fangopackung[9] Bauchwickel[10] Wärmelampe[11] trockene Wärme[12]

22

electrotherapy *n term* *rel* **electrostimulation therapy**[1] *n*
ultrasonic diathermy[2] [daɪəθɜːrmi] *n term*

modalities used in the treatment of musculoskeletal disorders, e.g. interferential therapy[3] or laser

electrotherapeutic *adj term* • **stimulator** *n* • **ultrasound** [ʌ] *n* • **electr(o)-** *comb*

» *Electrotherapy is being used predominantly in acute orthopedic conditions and sports medicine[4]. Most electrotherapy devices [aɪs] are used in conjunction [dʒʌ] with other forms of physical therapy. Cranial [eɪ] electrotherapy stimulation[5] (abbr CES) is a very safe and effective non-pharmocological treatment for anxiety [aɪ], insomnia[6] and depression.*

Use cerebral / pediatric / microcurrent [ɜː] ***electrotherapy*** • high-frequency[2] / low-frequency[7] ***electrotherapy*** • ***electrotherapy*** unit / devices[8] • short-wave / microwave[9] [eɪ] ***diathermy*** • (repetitive) electrical / transcutaneous [eɪ] electrical nerve[10] [ɜː] (*abbr* TENS) ***stimulation*** • neuromuscular [n(j)ʊɚə-] (*abbr* NMS) ***stimulation*** • electrical / peripheral nerve[11] ***stimulator*** • ***ultrasound*** therapy[12] • ***electrotherapeutic*** sleep[13] / bath[14] • ***electro***myography (*abbr* EMG) /diagnostics[15] • ***electro***vibratory [aɪ] massage[16] /convulsive [ʌ] therapy[17]

Elektrotherapie
Reizstrom, Impulsstromtherapie[1] Hochfrequenz-(Wärme)therapie[2] Interferenzstromtherapie[3] Sportmedizin[4] transkranielle Stimulation[5] Schlaflosigkeit[6] Niederfrequenztherapie[7] Elektrotherapiegeräte[8] Mikrowellen-Wärmetherapie[9] TENS-Behandlung, transkutane elektr. Nervenstimulation[10] transkutaner Nervenstimulator[11] Ultraschalltherapie[12] Elektroschlaftherapie, Elektroheilschlaf[13] Stangerbad, hydroelektr. Bad[14] Elektrodiagnostik[15] Vibrationsmassage[16] Elektrokonvulsionstherapie[17]
23

magnetic field therapy *n term, abbr* **MFT**
syn **electromagnetic therapy** *n, rel* **laser** [leɪzɚ] **therapy**[1] *n term*

application of an alternating magnetic field to generate [dʒe] an electric current [ɜː] inside the tissues which results in changes of blood flow

» *Research suggests that magnetic field therapy provides improved blood flow by acting on iron [aɪɚn] in the hemoglobin [iː] of RBCs[2]. In the treatment of sprains[3] [eɪ], strains[4], and sore [ɔː] muscles[5], not only does MFT aid in recovery [ʌ] but allows these conditions to heal [iː] better and faster. MFT has been successful in a high percentage of pain cases.*

Use pulsed[6] [ʌ] ***magnetic field therapy*** • ***MFT*** generator • low-intensity[7] (*abbr* LILT) *or* low-level[7] (*abbr* LLLT) *or* cold[7] / power[8] / pulsed[9] ***laser therapy***

Magnetfeldtherapie
Lasertherapie[1] rote Blutkörperchen, Erythrozyten[2] Verstauchungen[3] Zerrungen[4] Muskelkater[5] gepulste Magnetfeldtherapie[6] medizinische Soft-Lasertherapie[7] Power-Lasertherapie[8] Mid-Laser-Therapie[9]
24

biofeedback therapy *n term* *rel* **relaxation techniques**[1] [iː] *n* → U1-11

use of instrumentation to bring covert[2] [koʊvɜːrt] physiologic processes to the conscious [ʃ] awareness [eɚ] of the patient, usually by visual [ʒ] or auditory [ɒː] signals

» *Patients with tension headaches[3] may benefit from techniques inducing [s] relaxation, e.g. massage, hot baths, and biofeedback. Failure of the pelvic floor to relax during straining[4] (anismus[5] [eɪ]) may be treated with relaxation exercises and biofeedback training.*

Use sensory / EEG / brainwave[6] [eɪ] ***biofeedback*** • ***biofeedback*** techniques *or* methods[7] / training • (skeletal) muscle[8] / profound [aʊ] muscular [ʌ] ***relaxation*** • jaw [dʒɒː]/ pelvic floor[9] / sleep-related ***relaxation*** • ***relaxation*** exercises / (response) training[1]

Biofeedbacktherapie
Entspannungstechniken[1] unbewusst[2] Spannungskopfschmerzen[3] Pressen[4] Anismus[5] Hirnstrom-Biofeedback[6] Biofeedbackverfahren, -methoden[7] Muskelentspannung, -relaxation[8] Beckenbodenentspannung[9]
25

occupational [ɒːkjʊpeɪʃənᵊl] **therapy** *n term, abbr* **OT**
sim **ergotherapy**[1] [ɜːrgoʊ-] *n term rare*, **vocational** [eɪʃ] **therapy**[2] *n term*

use of purposeful [ɜː] activity to help individuals limited by physical, developmental or learning disabilities, psychosocial dysfunction or handicaps to maintain [eɪ] or regain health, achieve independence, etc.

occupation[3] *n* • **nonoccupational** *adj* • **vocation**[4] *n* • **avocational** *adj*

» *Occupational therapy and graded [eɪ] social involvement should be arranged [eɪ] for to improve morale[5] [æ], motor skills[6], and quality of life in stroke [oʊ] patients[7], while for those who are more disabled [eɪ], a comprehensive structured rehabilitation program including employment retraining[8] may be planned. COPD[9] rehabilitation requires 1-3 visits per week for 6-8 weeks and should emphasize supervised [aɪ] exercise, physical and occupational therapy, respiratory therapy[10], psychosocial [saɪkə-] intervention, and follow-up[11].*

Use physical [ɪ] and ***occupational therapy*** • ***occupational therapy*** unit / aide[12] [eɪ]/ assistant[12] / evaluation • ***occupational*** therapist[13] (*abbr* OT)/ performance task • ***occupational*** medicine[14] / history[15] • ***occupational*** accident[16] / disability[17] / asthma[18] [æzmə]/ (re)adjustment[8] [ʌ]/ hazards [æ] • ***vocational*** activities / rehabilitation • ***vocational*** (re)training[8] / counseling[19] [aʊ] • gainful[20] [eɪ]/ (non)manual / sedentary[21] ***occupation*** • ***occupation***-associated [oʊʃ] injury[22]

Note: In English usage the term ***ergotherapy*** has been widely replaced by ***occupational therapy*** which is also used to refer to vocational therapy.

Ergo-, Beschäftigungs-, Arbeitstherapie
Ergotherapie[1] berufsvorbereitende Ergotherapie, Arbeitstherapie[2] Tätigkeit, Beschäftigung, Beruf[3] Berufung, Beruf[4] e. (moral.) Auftrieb geben[5] motorische Fertigkeiten[6] Schlaganfallpatienten[7] Umschulung[8] chron. obstruktive Atemwegserkrankung, COPD, COLD[9] Atemtherapie[10] Nachsorge[11] Ergotherapieassistent(in)[12] Ergotherapeut(in)[13] Arbeitsmedizin[14] Berufsanamnese[15] Arbeitsunfall[16] Invalidität aufgrund e. Arbeitsunfalls[17] berufsbedingtes Asthma[18] Berufsberatung[19] Erwerbstätigkeit[20] sitzende Tätigkeit[21] berufsbedingte Verletzung[22]
26

activities of daily living *n term, abbr* ADL

self-care tasks such as grooming[1] [uː], bathing [eɪ], dressing, feeding, toilet and oral hygiene[2] [haɪdʒiːn], functional [ʌ] mobility and ambulation [eɪʃ], communication and social interaction as well as performing desired [aɪ] sexual activities

» *The patient is able to perform activities of daily living with supervision[3] [ɪʒ]. Medical therapy did not relieve pain sufficiently [ɪʃ] to allow for activities of daily living.*

Use to carry out *or* perform/cope [oʊ] with[4]/be independent in ***activities of daily living*** • to accomplish/require assistance with[5] ***activities of daily living*** • normal / simple aids to[6] ***daily living*** • ***daily living*** skills[7] / activities • ***activity*** intolerance[8] • basic[9] / major [eɪdʒ]/ limited ***ADLs*** • instrumental[10] (*abbr* IADLs)/ motor ***ADLs*** • to interfere [ɪɚ] with[11] / to participate fully in ***daily activities*** • to withdraw [ɒː] from / routine *or* regular ***daily activities*** • day-to-day / life / self-care / physical / social / occupational[12] ***activities*** • learning[13] / classroom[13] / peer[14] [pɪɚ] ***activities*** • recreational[15] [eɪʃ]/ outdoor[16] / aquatic [æ||ɒː] ***activities*** • high-risk / compensatory ***activities***

Aktivitäten d. tägl. Lebens (ATL)
Körperpflege[1] Mundhygiene[2] unter Aufsicht[3] d. ATL bewältigen[4] Hilfe bei d. ATL brauchen[5] ATL-Hilfsmittel[6] Fähigkeiten z. Alltagsbewältigung[7] Belastungsintoleranz[8] Basisaktivitäten d. tägl. Lebens[9] instrumentelle ATL[10] d. alltagsprakt. Kompetenz einschränken[11] berufl. Aktivitäten[12] schulische A.[13] Gemeinschafts-, Gruppenaktivitäten[14] Freizeitaktivitäten[15] Tätigkeiten i. Freien[16] 27

sheltered workshop [ʃeltɚd wɜːrkʃɒːp] *n* → U11-13

rel **independent living center[1]** *n, abbr* **ILC** → U14-3f

facility [sɪ] offering physically or developmentally disabled individuals a chance of adequate employment, a place to socialize [oʊʃ] and build up their self-esteem[2] [iː]

shelter[3] *v & n* • **work[4]** *n* • **independence[5]** *n* • **depend** *v* • **dependent** *adj*

» *Many people with Down's syndrome [ɪ] do well in sheltered workshops and group homes, but few achieve [tʃ] full independence in adulthood [ʌ]. About one-sixth of autistic [ɒː] children become gainfully [eɪ] employed as adults, and another one-sixth are able to function in sheltered workshops and halfway [hæfweɪ] houses[6].*

Use to need a ***sheltered workshop*** • ***sheltered*** living arrangement[7] [dʒ] • part-time[8] / sheltered / night ***work*** • ***work*** day / schedule [sk||ʃedjʊl]/ habits / site[9] / environment • ***work*** performance[10] / capacity[11] [æs]/ absence /-related injury • ***workaholics***[12] / hardening[13] • ***work*** load[14] [oʊ]/ tolerance[15] / permit[16] [ɜː] • to strive [aɪ] for/achieve[17] [tʃ] /lose one's/regain [eɪ] *or* recover[18] [ʌ] ***independence*** • ***independent*** living skills[19] / work • patient / loss of / economic[20] ***independence***

geschützte Werkstätte, Behindertenwerkstatt
Zentrum f. selbstbestimmtes Leben Behinderter[1] Selbstwertgefühl[2] schützen, bewahren; Schutz, Obdach[3] Beschäftigung, Arbeit, Tätigkeit[4] Unabhängigkeit, Selbstständigkeit[5] Rehabilitationseinrichtungen[6] betreute Wohngemeinschaft[7] Teilzeitarbeit[8] Arbeitsplatz[9] Arbeitsleistung[10] Arbeitsfähigkeit[11] Arbeitssüchtige[12] Arbeitsbelastungstraining[13] Arbeitsbelastung[14] berufl. Belastbarkeit, Arbeitstoleranz[15] Arbeitserlaubnis[16] Unabhängigkeit erlangen[17] Unabhängigkeit wiedererlangen[18] Fähigkeit z. Selbstversorgung[19] witschaftl. Unabhängigkeit[20] 28

home health aide [helθ eɪd] *n*

rel **help[1], assistance[1]** *n* → U8-1

support[2] [səpɔːrt], **supervision[3]** [ɪʒ] *n*

professional trained in providing unskilled home health care under the direction of a registered nurse[4]

help *v* • **helper[5]** *n* • **self-help[6]** *n* • **helpful[7]** *adj* • **helplessness[8]** *n* • **aid[9]** *n*

» *She should have a home health aide to assist with personal hygiene [aɪ]. The patient requires close supervision so have an aide or relative accompany the patient at all times. Complete social independence is not a realistic goal [goʊl] for many chronically handicapped who will require varying degrees of lifelong supervision and assistance.*

Use nurse's[10] [ɜː] ***aide*** • social / walking[11] / hearing [ɪɚ] ***aid*** • homemaking[12] / home maintenance [eɪ] ***assistance*** • self-care / visiting nurse[13] ***assistance*** • to try to/ offer/provide[14]/need/seek [iː] *or* ask for ***help*** • domestic[15] ***help*** *(BE)* • ***to help*** sb. sit up[16] / out / sb. to his feet / in diagnosis • ***help***line[17] *(BE)* • ***self-help*** *or* mutual [mjuːtʃʊəl] aid group[18] / community • ***self-help*** organization / needs / device [aɪs]

Hauspflegehelfer(in)
Hilfe, Beistand[1] Unterstützung[2] Aufsicht, Überwachung[3] Diplomkrankenschwester/-pfleger[4] Helfer(in), Gehilfe/-in[5] Selbsthilfe[6] hilfsbereit, hilfreich[7] Hilflosigkeit[8] Hilfe, Hilfsmittel[9] Schwesternhelfer(in)[10] Gehhilfe[11] Haushaltshilfe[12] Betreuung durch e. Hauskrankenpfleger(in)[13] Hilfe leisten, helfen[14] Haushaltshilfe[15] beim Aufsetzen helfen[16] telefon. Beratung, Telefonberatung[17] Selbsthilfegruppe[18] 29

142

Index – English

Mit Hilfe des englischen Index können Sie **KWiC Web** auch zum Nachschlagen englischer Fachausdrücke verwenden. Hier finden Sie die medizinischen Schlüsselwörter und deren semantisch oder morphologisch verwandte Wörter (Wortfamilie, Synonyme, Oberbegriffe, etc.) in alphabetischer Reihenfolge (ca. 13 000). Nominalverbindungen und feststehende Wortverbindungen sind unter dem ersten Wort zu finden (z.B. ***shoulder blade***, ***vital capacity***, ***body surface area***, ***informed consent***), während Adjektiv-Komposita und Kollokationen (lose Wortverbindungen) jeweils unter dem Hauptwort gelistet sind (z.B. ***bowel, large***; ***traction, manual***; ***lumen, vascular***; ***leakage, CSF***). Bei Grenzfällen und wichtigen Termini sind jeweils beide Wörter angeführt (z.B. ***range of motion***; ***motion, range of*** und ***muscle tone***; ***tone, muscle***). Bei Wörtern mit Mehrfachbedeutung wurde zur Verdeutlichung ein typisches Bezugswort in runder Klammer hinzugefügt, z.B. ***formulate*** (***drug***), ***deliver*** (***baby***), ***gown*** (***OR***). Bei Alternativformen werden bis auf wenige Ausnahmen, wie z.B. ***neuron***(***e***); ***gonadotrop***(***h***)***in***; ***pedicle flap/graft*** beide Formen gesondert oder die gebräuchlichere angeführt. Die britische Schreibweise wurde im Index nicht berücksichtigt.

Verwiesen wird jeweils auf die Module (Units) und Einträge (siehe Nummer rechts unten in jedem Eintrag), in denen die Fachwörter vorkommen (z.B. U32-4 verweist auf Eintrag Nr. 4 in Unit 32). Zu den Units finden Sie am schnellsten über das Griffregister.

Da die Wörter in den Modulen selbst im Sinnzusammenhang bzw. in Wortfeldern dargestellt sind, bieten diese Schlüsselwörter einen direkten Zugang zu den Termini des betreffenden Bedeutungsfeldes samt ihrem Kontext (insgesamt weit über 100 000 Begriffe, Phrasen, und Kollokationen).

A

B

C

D

de
de

E

F

G

H

I

J

K

M

N

O

oc
ot

P

ot
pa

Q

R

ps
ra

S

T

U

V

W

X

Y

Z

Index – Abbreviations

Viele medizinische Texte sind ohne Kenntnis der gebräuchlichen Abkürzungen kaum zu verstehen. Mit Hilfe dieses Index können Sie die Bedeutung der in der Medizin verbreiteten englischen Abkürzungen in **KWiC-Web** nachschlagen. Manche Kürzel wie *DNA*, *WHO* oder *CT* werden heute international verwendet, der Großteil der rund 20 000 in der anglofonen Welt verwendeten medizinischen Abkürzungen variiert jedoch sehr stark von Land zu Land, teilweise sogar von Krankenhaus zu Krankenhaus. Zudem sind viele der Kürzel recht kurzlebig und nur auf sehr spezifische Fachbereiche beschränkt. **KWiC-Web** enthält ca. 1500 der in der medizinischen Literatur und Klinik am häufigsten verwendeten Abkürzungen.

Auf den folgenden Seiten finden Sie alle im Text enthaltenen englischen Abkürzungen und Akronyme in alphabetischer Reihenfolge mit einem Verweis auf das Modul (Unit) und den betreffenden Eintrag. Bei Akronymen mit mehreren verschiedenen Bedeutungen sind die Verweise zu den Einträgen durch einen Strichpunkt getrennt. Bei Verweisen, die durch Beistriche getrennt sind, handelt es sich um parallele Belege zu ein und derselben Bedeutung. Bei Modul 115 (U115), das klinische Kürzel enthält, die in den anderen Units nicht vorkommen, sind keine Eintragsnummern angegeben, da die Abkürzungen in diesem Modul alphabetisch angeordnet sind.

A

B

C

D

E

Q

R

S

T

U

V

W

X

Y

Z

Symbole

Index – Deutsch

Mit Hilfe des Index können Sie ***KWiC-Web*** auch zum Nachschlagen von Fachausdrücken verwenden. Hier finden Sie die deutschen Fachtermini in alphabetischer Reihenfolge. Umlaute werden dabei nicht besonders berücksichtigt, d.h. **ä**, **ö**, **ü** werden wie **a**, **o**, **u** behandelt. Adjektiv-Verbindungen finden Sie unter dem Hauptwort (z.B. ***harter Gaumen*** unter ***Gaumen, harter***). Da auch viele fachspezifische Verben und Adjektive sowie allgemeinsprachliche Wortverbindungen im Index enthalten sind, wurde die Wortbedeutung in fraglichen Fällen durch ein typisches Bezugswort (in runder Klammer) verdeutlicht, z.B. ***absetzen (Therapie), pressen (Zähne), Ableitung (EKG)***. Bei Alternativformen wurden bis auf wenige Ausnahmen, wie z.B. ***Arznei(mittel)***, beide Formen oder die jeweils gebräuchlichere angeführt. Verwiesen wird auf die Module (Units) und Einträge (Zahl rechts unten in jedem Eintrag), in denen die Fachwörter vorkommen (z.B. U23-8 verweist auf Eintrag Nr. 8 in Unit 23). Zu den Modulen finden Sie am schnellsten über das Griffregister. Die halbfette Markierung des Moduls (z.B. **U23**-8) zeigt an, dass der Terminus im erstgenannten Eintrag dieser Unit als Schlüsselwort aufscheint, während bei mager formatierten Angaben die englische Bezeichnung im Kontext vorkommt (z.B. Beispielsatz).
Da die Wörter in den Modulen im Sinnzusammenhang dargestellt sind, findet man Termini derselben Wortfamilie bzw. Bedeutung jeweils im gleichen Eintrag, z.B. ***Drainage*** bei ***Drain***, ***Entkeimung*** bei ***entkeimen***, ***druckschmerzempfindlich*** bei ***druckschmerzhaft***, usw. Dies ermöglicht einen sehr spezifischen Zugang zu den insgesamt über 100 000 englischen Fachtermini und deren Kontext.

A

Ar
As

B

Be
Be

Bi
Bl

C

D

Da
De

E

Ei
ei

En
En

er
er

F

Fa
fa

G

Ga
Ge

H

Ha
—
Ha

ha
Ha

I

J

K

Ki
Kl

L

kr
La

M

Me
Me

N

O

P

Ph
Pl

R

S

Sä
Sc

St
St

U

wa – wi

X

Y

Z

Quellenverzeichnis der Abbildungen

Abb. S. 34: aus Ziegenfuß, T.: Checkliste Notfallmedizin, 2. Aufl. Thieme, Stuttgart, S. 62

Abb. S. 72: aus Faller, A., Schünke, M.: Der Körper des Menschen, 13. Aufl. Thieme, Stuttgart, S. 220

Abb. S. 83: aus Hüter-Becker, A., Schewe, H., Heipertz, W.: Physiotherapie. Band 9 Traumatologie, Querschnittlähmung. Thieme, Stuttgart, S. 50 – 53

Abb. S. 95: aus Möller, T. B., E. Reif: Taschenatlas der Röntgenanatomie, 2. Aufl. Thieme, Stuttgart, S. 98 u. 99

Abb. S. 115: aus Platzer, W.: Taschenatlas der Anatomie. Band 1 Bewegungsapparat, 7. Aufl. Thieme, Stuttgart, S. 125

Abb. S. 118: aus Platzer, W.: Taschenatlas der Anatomie. Band 1 Bewegungsapparat, 7. Aufl. Thieme, Stuttgart, S. 27

Abb. S. 124: aus Platzer, W.: Taschenatlas der Anatomie. Band 1 Bewegungsapparat, 7. Aufl. Thieme, Stuttgart, S. 251

Abb. S. 130: Kahle, W., Leonhardt, H., Platzer, W.: Taschenatlas der Anatomie. Band 2 Innere Organe, 6. Aufl. Thieme, Stuttgart, S. 9

Abb. S. 138: aus Möller, T.B., E. Reif: Taschenatlas der Röntgenanatomie, 2. Aufl. Thieme, Stuttgart, S. 300

Abb. S. 159: aus Riede, U.-N.: Taschenatlas der allgemeinen Pathologie. Thieme Stuttgart, S. 27

Abb. S. 165: aus Kahle, W.: Taschenatlas der Anatomie. Band 3 Nervensystem und Sinnesorgane, 7. Aufl. Thieme, Stuttgart, S. 31

Abb. S. 166: aus Kahle, W.: Taschenatlas der Anatomie. Band 3 Nervensystem und Sinnesorgane, 7. Aufl. Thieme Stuttgart, S. 11

Abb. S. 175: aus Möller, T. B., E. Reif: Taschenatlas der Röntgenanatomie, 2. Aufl. Thieme, Stuttgart, S. 340

Abb. S. 185: aus Riede, U.-N., Schaefer, H:-E.: Allgemeine und spezielle Pathologie, 4. Aufl. (limitierte Sonderausgabe) Thieme, Stuttgart, S. 712

Abb. S. 196: aus Schwegler, J. S.: Der Mensch: Anatomie und Physiologie, 3. Aufl. Thieme, Stuttgart, S. 318

Abb. S. 202: aus Kahle, W., Leonhardt, H., Platzer, W.: Taschenatlas der Anatomie. Band 2 Innere Organe, 6. Aufl. Thieme, Stuttgart, S. 305

Abb. S. 208: aus Drews, U.: Taschenatlas der Embryologie. Thieme, Stuttgart, S. 29

Abb. S. 209: aus Kahle, W., Leonhardt, H., Platzer, W.: Taschenatlas der Anatomie. Band 2 Innere Organe, 6. Aufl. Thieme, Stuttgart, S. 287

Abb. S. 216: aus Schwegler, J. S.: Der Mensch: Anatomie und Physiologie, 3. Aufl. Thieme, Stuttgart, S. 384

Abb. S. 225: aus Schwegler, J. S.: Der Mensch: Anatomie und Physiologie, 3. Aufl. Thieme, Stuttgart, S. 466

Abb. S. 229: aus Schwegler, J. S.: Der Mensch: Anatomie und Physiologie, 3. Aufl. Thieme, Stuttgart, S. 478

Abb. S. 235: aus Kahle, W.: Taschenatlas der Anatomie. Band 3 Nervensystem und Sinnesorgane, 7. Aufl. Thieme, Stuttgart, S. 339

Abb. S. 246: aus Kahle, W.: Taschenatlas der Anatomie. Band 3 Nervensystem und Sinnesorgane, 7. Aufl. Thieme, Stuttgart, S. 369

Abb. S. 254: aus Ziegenfuß, T.: Checkliste Notfallmedizin, 2. Aufl. Thieme, Stuttgart

Abb. S. 277: © Alexander Alge, Frauenklinik, Medizinische Universität, Innsbruck

Abb. S. 280: © Alexander Alge, Frauenklinik, Medizinische Universität, Innsbruck

Abb. S. 285: aus Kahle, W.: Taschenatlas der Anatomie. Band 2 Innere Organe, 6. Aufl. Thieme, Stuttgart, Abb. S. 327

Abb. S. 287: © Alexander Alge, Frauenklinik, Medizinische Universität, Innsbruck

Abb. S. 353: aus Hirsch-Kauffmann, M., Schweiger, M.: Biologie für Mediziner und Naturwissenschaftler, 4. Aufl. Thieme, Stuttgart, Abb. S. 1

Abb. S. 358: aus Riede, U.-N.: Taschenatlas der allgemeinen Pathologie. Thieme, Stuttgart, Abb. S. 7

Abb. S. 370: aus Drews, U.: Taschenatlas der Embryologie. Thieme, Stuttgart, Abb. S. 104

Abb. S. 374: aus Platzer, W.: Taschenatlas der Anatomie. Band 1 Bewegungsapperat, 7. Aufl. Thieme, Stuttgart, Abb. S. 9

Abb. S. 400: aus Hirsch-Kauffmann, M., Schweiger, M.: Biologie für Mediziner und Naturwissenschaftler, 4. Aufl. Thieme, Stuttgart

Abb. S. 422: aus Hirsch-Kaufmann, M., Schweiger, M.: Biologie für Mediziner und Naturwissenschaftler, 4. Aufl. Thieme, Stuttgart, Abb. S. 357

Abb. S. 437: aus Riede, U.-N.: Taschenatlas der allgemeinen Pathologie. Thieme, Stuttgart, Abb. S. 383

Abb. S. 546: aus Ziegenfuß, T.: Checkliste Notfallmedizin, 2. Aufl. Thieme, Stuttgart, Abb. S. 89 u. 92

Abb. S. 527: aus Möller, T. B., E. Reif: Taschenatlals der Röntgenanatomie, 2. Aufl. Thieme, Stuttgart, Abb. S. 242 u. 248

Abb. S. 554: aus Riede, U.-N., Schaefer, H.-E.: Allgemeine und spezielle Pathologie, 4. Aufl. (limitierte Sonderausgabe) Thieme, Stuttgart, Abb. S. 448

Abb. S. 560: aus Largiadèr, F., H.-D. Saeger: Checkliste Chirurgie, 8. Auflage, Thieme, Stuttgart

Abb. S. 569: aus Janetschek, G., Rassweiler, J., Griffith, D. O.: Laparoscopic Surgery in Urology, Thieme, Stuttgart, Abb. S. 45

Abb. S. 586: aus Janetschek, G., Rassweiler, J., Griffith, D. P.: Laparoscopic Surgery in Urology, Thieme, Stuttgart, Abb. S. 16 u. 20

Abb. S. 604: aus Janetschek, G., Rassweiler, J., Griffith, D. P.: Laparoscopic Surgery in Urology, Thieme, Stuttgart, Abb. S. 71

Abb. S. 620: aus Kisner, C., Colby, L. A.: Vom Griff zur Behandlung, 2. Aufl. Thieme, Stuttgart, Abb. S. 48

Grundsätzliches zur Aussprache

Da in der medizinischen Fachsprache eine Vielzahl von Fachtermini aus dem Lateinischen oder Griechischen hergeleitet sind, ist deren richtige Aussprache selbst für englischsprachige Ärzte immer wieder eine Quelle der Unsicherheit. Dies gilt umso mehr für den deutschsprachigen Arzt, denn viele Fachwörter sind zwar vom Schriftbild her vertraute Internationalismen, deren Aussprache im Englischen deckt sich aber nur selten mit jener im Deutschen. Dadurch wird die Aussprache zu einem wichtigen Faktor für die richtige Verständigung.

Der Benutzer findet die Aussprachehinweise in der weithin bekannten internationalen Lautschrift der International Phonetic Association (IPA). Die verwendeten Symbole, die auf der neuesten IPA-Version beruhen, sind auf der Innenseite der Umschlagklappe übersichtlich mit Beispielwörtern dargestellt. Grundsätzlich wird immer die Aussprache im *Standard American English (AE)* angegeben und durch Hinweise auf Varianten im *British English (BE)* überall dort ergänzt, wo Besonderheiten vorliegen. Als Grundlage für die Aussprache im AE diente vor allem das *Medical Audio Dictionary* (Merriam-Webster, 1997), ergänzt durch Recherchen unserer Mitarbeiter in den USA.

Hinweise zur Aussprache medizinischer Fachwörter		
-itis	[aɪt̬ɪs]	gingiv**itis**, pulp**itis**, gastr**itis**, mening**itis**, sinus**itis**, arthr**itis**, periodont**itis**
h(a)ema-	[hiːmə]	**hema**toma, **hema**temesis, **hema**tocrit, **hema**turia
hemi-	[hemɪ]	**hemi**facial, **hemi**plegia, **hemi**block, **hemi**sphere, **hemi**anopsia, **hemi**zygous
syn-, **sym-**	[sɪn], [sɪm]	**syn**drome, **syn**desmosis, **syn**chronous, **syn**thetic, **sym**ptom, **sym**physis, **sym**pathetic
dys-	[dɪs]	**dys**function, **dys**plasia, **dys**trophic, **dys**phagia, **dys**crasia, **dys**ostosis
pn-, **ps-**, **pt-**	silent [p]	**pn**eumonia, **pn**eumatic, **ps**ychologic, **ps**oas, **pt**osis, **pt**yalin
ch	[k]	a**ch**e, tra**ch**ea, ta**ch**ycardia, splan**ch**nic, te**ch**nique, me**ch**anism, paren**ch**yma
sch	[sk]	i**sch**ial, i**sch**emia, **sch**edule, e**sch**ar, **sch**eme, **sch**ool
-myo-	[maɪoʊ]	**myo**cardial, **myo**metrium, **myo**neural, **myo**tomy, electro**myo**graphy, fibro**myo**ma
-cyto-	[saɪt̬oʊ]	**cyto**logic, **cyto**metry, **cyto**plasm, **cyto**toxic, **cyto**kine, leuko**cyto**sis, thrombo**cyto**penia
pyo-	[paɪoʊ]	**pyo**genic, **pyo**derma, **pyo**thorax, **pyo**cyst, **pyo**rrhea
micro-	[maɪkroʊ]	**micro**scope, **micro**surgery, **micro**bial, **micro**organism, **micro**flora
bio-	[baɪoʊ]	**bio**logic, **bio**psy, **bio**chemical, **bio**availability, **bio**assay, **bio**materials, **bio**compatible
eu-	[ju]	**eu**phoria, **eu**thyroid, **eu**thanasia, **eu**genic
-i *(lat. pl)*	[aɪ]	alveol**i**, vill**i**, bronch**i**, stimul**i**, calcul**i**, embol**i**, nucle**i**, ram**i**
-ae *(lat. pl)*	[ɪ]	sequel**ae**, vertebr**ae** [iː‖eɪ], papill**ae**, fistul**ae**, trabecul**ae**, fasci**ae**, conjunctiv**ae**
-(s)tomy **-graphy** **-scopy***	main stress on vowel before the suffix!	anatomy, laparotomy; ileostomy; radiography, arthrography, sonography; endoscopy, bronchoscopy, colonoscopy

* Neben diesen hier aufgezählten Nachsilben gibt es noch eine Liste von weniger geläufigen, die durchwegs mit dem gleichen Betonungsmuster verbunden sind: **-lysis** (analysis, dialysis, hemolysis), **-metry/-ter** (cephalometry, thermometer), **-logy/-logist** (radiology/-gist), **-pathy** (neuropathy), **-schisis** (cheiloschisis), **-rrhaphy** (herniorrhaphy).

Unterschiede zwischen AE und BE in der Schreibweise

Standard American English		British English (RP)	
fetus, diarrhea, edema, maneuver, esophagus, estrogen	**e**	**oe**	*foetus, diarrh**oe**a, **oe**dema, man**oe**uvre, **oe**sophagus, **oe**strogen,
pediatric, anemia, hemorrhage, etiology, cecum, feces, anesthesia	**e**	**ae**	p**ae**diatric, an**ae**mia, h**ae**morrhage, **ae**tiology c**ae**cum, f**ae**ces, an**ae**sthesia
liter, titer, center, fiber, maneuver, caliber, goiter	**-er**	**-re**	lit**re**, tit**re**, cent**re**, fib**re**, manoeuv**re**, calib**re**, goit**re**
catheterize, paralyze, cauterize, analyze	-ize	-ise	*catheteri**s**e, paraly**s**e, *cauteri**s**e, *analy**s**e
hospitalization, mobilization, localization	-zation	-sation	*hospitali**s**ation, *mobili**s**ation, *locali**s**ation
color, labor, behavior, tumor, favorite, flavor, humor	**-or**	**-our**	col**our**, lab**our**, behavi**our**, tum**our**, fav**our**ite, flav**our**, hum**our**
homolog, catalog, dialog, analog	**-og**	**-ogue**	homo**logue**, cata**logue**, dia**logue***, ana**logue**
diagram, radiogram, cystogram, milligram, sonogram, cardiogram	-am	-amme	diagra**mme**, radiogra**mme**, cystogra**mme**, milligra**mme**, sonogra**mme**, cardiogra**mme**
leukoplakia, leukopenia, leukocyte	leuko-	leuco-	leu**c**oplakia, leu**c**openia, leu**c**ocyte
*imbed, inquiry, inclose	**in-/im-**	**en-/em-**	**em**bed, ***en**quiry, **en**close
offense, license, defense	**-se**	**-ce**	offen**ce**, licen**ce**, defen**ce**
counselor, *instal, tranquilizer	**-l**	**-ll**	counse**ll**or, insta**ll**, tranqui**ll**iser

* Neben dieser Schreibweise existiert auch die *AE* bzw. *BE* Variante.

Hinweise zur Lautschrift

1. Betonung

Der Vokal in der Silbe, die die Hauptbetonung trägt, ist bei mehrsilbigen Wörtern in der Lautschrift unterstrichen, z. B. ***anatomy*** [ənæt̬əmi]. Laute, hinter denen ein Doppelpunkt steht, sind lang zu sprechen. Aus Platzgründen ist es nicht möglich, alle Wörter vollständig in Lautschrift darzustellen. Da aber bei vielen Termini die Frage der richtigen Aussprache ohnehin gelöst ist, wenn der Hauptakzent bzw. ein oder zwei schwierige Laute bekannt sind, wurde die Lautschrift vielfach auf diese Wortteile beschränkt, was auch zur besseren Übersichtlichkeit beiträgt. Wird nur der Hauptakzent angezeigt, so ist einfach der Vokal der betreffenden Silbe im Wort selbst unterstrichen, z. B. ***metastasis***. Die kritischen Laute, die unklar sein könnten, werden ebenfalls im Wort selbst markiert (unterstrichen) und anschließend in Lautschrift dargestellt, z. B. ***buccal*** [ʌ].

2. Varianten

Vielfach gibt es für einen Terminus mehrere Aussprachevarianten. Bei Unterschieden innerhalb des Amerikanischen (Standard American) werden beide Varianten durch einen Doppelstrich getrennt angeführt, z. B. ***cerebral*** [serəbr^{ə}l‖ səri:br^{ə}l], wobei die weiter verbreitete Aussprache grundsätzlich zuerst angeführt ist. Unterschiedliche Aussprache (bes. Betonung), die von der Wortart abhängig ist, wird durch die auf der Umschlagklappe beschriebenen Symbole gekennzeichnet, z. B. das Verb und das Nomen ***display*** [*v* dɪspleɪ‖*n* dɪspleɪ]. Wenn die Unterschiede regional sind (z. B. *AE* und *BE*) wird die amerikanische Variante zuerst angeführt, z. B. ***vitamin*** [vaɪt̬əmɪn‖BE vɪt-]. Gleichbleibende Wortteile werden nicht wiederholt. Die generellen Unterschiede zwischen AE und BE werden in den Einträgen nicht eigens beschrieben; jene die im medizinischen Bereich von Bedeutung sind, sind hier kurz dargestellt (s. a. Unterschiede in der Schreibweise auf der gegenüberliegenden Seite).

3. Spezielle Laute

Die meisten Laute der englischen Sprache sind mit denen des Deutschen identisch. Jene, die vom Deutschen abweichen und deshalb besonders zu beachten sind, wurden in der Tafel auf der Innenseite der Umschlagklappe blau hervorgehoben. Zu den mit (*) gekennzeichneten Lauten sind hier noch einige Erläuterungen:

[ɒ:] Dieser Laut (in Wörtern wie ***doctor***, ***spot***, ***cough***) liegt im *AE* zwischen dem **a** in ***father*** [ɑ:] und dem **o** in ***call*** [ɔ:] und ist zu unterscheiden vom [ɒ] in Wörtern wie ***hot*** im *BE*.

[ɚ] Im Gegensatz zum *BE* wird das **r** im *AE* am Wortende und nach langem **a** ausgesprochen (***fever***, ***bar***, ***chart***). Das [ɚ] steht für die häufige Verschmelzung des unbetonten Vokals (Schwa) [ə] mit dem [r].

[z] Das stimmhafte **s** ist auch im *AE* deutlich vom stimmlosen [s] zu unterscheiden (***keys – kiss***)

[^{ə}] In vielen Wörtern wie ***label***, ***traction***, ***usual*** wird sowohl im *BE* wie auch im *AE* der Schwa-Laut in der Endsilbe nur andeutungsweise oder gar nicht ausgesprochen, wobei der Laut manchmal auch dem unbetonten [ɪ] ähnlich sein kann. Alle hochgestellten Zeichen stehen für solche Schwachtonlaute.

[t̬] Im Gegensatz zum explosiven **t** im *BE* wird dieser Laut in der Mitte von Wörtern wie ***clotting***, ***glottis***, ***cytologic*** im *AE* ähnlich wie ein kurzes weiches **d** (sog. flapped **t**) ausgesprochen.

[oʊ] Im Gegensatz zum *BE* [əʊ] wird dieser Laut im *AE* weit offener gesprochen (z. B. ***nose, blow, gold***)

[w] Dieser Laut wird im *AE* wie im *BE* mit vorgestülpten Lippen gesprochen und ist streng vom [v] zu unterscheiden (deutsches **w** in ***Wald*** entspricht dem [v] im englischen Wort ***liver***).

[^{h}w] Das hochgestellte **h** weist darauf hin, dass viele Sprecher das [w] am Wortanfang anhauchen.

[l̥] Am Wortende (z. B. in ***drill, little, all***) wird dieser Laut etwas dunkler ausgesprochen als das normale [l].

[ɔ̃:] Dieser Laut aus dem Französischen wird auch im Englischen nasal ausgesprochen (z. B. ***debridement***).

Generelle Unterschiede zwischen AE und BE in der Aussprache

AE	*BE*	*Beispielwörter*
[æ]	[ɑ:]	plaque, branch, fast, half, chance, advanced, glance, contrast, plaster, cast
[t̬]	[t]	pattern, bottom, total, fitting, fibrotic, lateral, plotter, matter, written
[ɒ:]	[ɒ]	socket, doctor, block, antibiotics, common, bottle, bond, clot, necrotic
[ɚ]	[ə^{r}]	center, wearer, anchor, cancer, tartar, anterior, odor, motor, tumor, tender
[ɑ:r]	[ɑ:]	arch, hard, mark, carcinoma, artificial, part, guard, tartar, cartilage, large
[ɜ:]	[ʌ]	current, recurrent, hurry, worry, thorough, encourage
[u:]	[ju:]	neural, suture, neutron, neutral, new, leukocyte, leukemia, pneumonia

Abkürzungen & Symbole

abbr	Abkürzung oder Akronym
adj	Adjektiv / Eigenschaftswort
adv	Adverb / Umstandswort
also	weist auf Varianten oder weitere Verwendungen hin
attr only	attributives Adjektiv (nur vor einem Hauptwort verwendet)
BE	Variante im britischen Englisch
cf.	vergleiche mit (confer)
clin	klinischer Ausdruck (bes. in Patientengesprächen)
comb	Vor- oder Nachsilbe bzw. Wortwurzel
dated	veraltet
esp	besonders, vorwiegend, nicht ausschließlich (especially)
espBE	vorwiegend im britischen Englisch verwendete Variante
fig	im übertragenen Sinn (figurativ)
form	formell
gen	Genetiv
genE	allgemeiner (nicht spezifisch medizinischer) Sprachgebrauch
inf	umgangssprachlich, informell oder familiärer Ausdruck
jar	jargonhaft (unter Ärzten u. Fachleuten verwendeter Ausdruck)
leg	juristischer Sprachgebrauch
(mil.)	militärisch
n	Nomen / Hauptwort
no pass	Verb wird nicht im Passiv verwendet
no pl	Nomen wird ausschließlich im Singular verwendet
only	ausschließliche Verwendung (z.B. *sing only* = Singularwort)
opposite	Ausdruck mit gegensätzlicher Bedeutung (Antonym)
or	steht zwischen Varianten synonymer Termini
(öst.)	österreichische Bezeichnung
pl	Plural (Mehrzahl), bes. bei unregelmäßiger Pluralbildung
pl only	Nomen wird ausschließlich im Plural verwendet
phr	Phrase oder Redewendung
pej	abwertend (pejorative)
rare	selten verwendete Variante, Bedeutung, etc.
rel	mit dem Hauptstichwort sinnverwandter Terminus
sb., sth.	somebody, something
sim	Ausdruck mit ähnlicher Bedeutung (Fast-Synonym)
sing	Singular / Einzahl
syn	Ausdruck mit gleicher Bedeutung (Synonym)
term	terminologischer Fachausdruck
usu	meist / üblicherweise (usually)
v	Verb / Zeitwort
vt	transitives Verb (kann nur mit einem Objekt verwendet werden)
vi	intransitives Verb (wird nicht mit Objekten verwendet)
v irr	unregelmäßiges Verb
v phr	verbale Phrase
v ref	reflexives Verb / rückbezügliches Zeitwort
→U12-5	Querverweis auf verwandtes Wort(feld) in einem anderen Modul
»	Beispielsätze aus der Fachliteratur bzw. dem klinischen Bereich
Use	typische Phrasen & Wortverbindungen (Kollokationen)
/	oder, bzw.; zwischen den Kollokationen mit einem Terminus
•	trennt zwei Blöcke von Kollokationen mit verschiedenen Termini
*	vulgärer Ausdruck oder Slang
®	kennzeichnet dt. Entsprechungen (Umschreibungen oder Wortschöpfungen) für Begriffe, die aufgrund der unterschiedlichen Gesundheitssysteme im Deutschen nicht existieren

Internationale Lautschrift

I. Consonants – Mitlaute

[b] ***lab*** [læb]	[p] ***pill*** [pɪl]	[d] ***dose*** [doʊs]	[t] ***titer*** [taɪt̬ɚ]
[g] ***sugar*** [sʊgɚ]	[k] ***stomach*** [stʌmək]	[ð] ***bother*** [bɒːðɚ]	[θ] ***month*** [mʌnθ]
[z]* ***disease*** [dɪziːz]	[s]* ***cell*** [sel]	[v]* ***venous*** [viːnəs]	[f] ***fracture*** [frækᵗʃɚ]
[ʒ] ***measure*** [meʒɚ]	[ʃ] ***rush*** [rʌʃ]	[l] ***limit*** [lɪmɪt]	[l̥]* ***skull*** [skʌl̥]
[dʒ] ***germ*** [dʒɜːrm]	[tʃ] ***chest*** [tʃest]	[r] ***scar*** [skɑːr]	[h] ***health*** [helθ]
[t̬]* ***cavity*** [kævət̬i]	[j] ***value*** [væljuː]	[w]* ***squeeze*** [skwiːz]	[ʰw]* ***whisper*** [ʰwɪspɚ]
[m] ***meal*** [miːl]	[n] ***skin*** [skɪn]	[ŋ] ***tongue*** [tʌŋ]	[ŋg] ***anger*** [æŋgɚ]

II. Vowels & Diphthongs – Vokale & Zwielaute

[ʌ] ***blood*** [blʌd]	[ɑː] ***heart*** [hɑːrt]	[aɪ] ***sign*** [saɪn]	[aʊ] ***mouth*** [maʊθ]
[e] ***head*** [hed]	[ɜː] ***birth*** [bɜːrθ]	[eɪ] ***brain*** [breɪn]	[eɚ] ***airway*** [eɚweɪ]
[æ] ***scan*** [scæn]	[ə] ***appear*** [əpɪɚ]	[ɚ]* ***shoulder*** [ʃoʊldɚ]	[ᵊl]* ***label*** [leɪbᵊl]
[ɪ] ***lipid*** [lɪpɪd]	[iː] ***teeth*** [tiːθ]	[ɪɚ] ***hear*** [hɪɚ]	[ᵊn]* ***action*** [ækʃᵊn]
[ʊ] ***foot*** [fʊt]	[uː] ***root*** [ruːt]	[ʊɚ] ***cured*** [kjʊɚd]	[oʊ]* ***bone*** [boʊn]
[ɒ]* ***quality*** [kwɒːlɪt̬iː]	[ɔː] ***oral*** [ɔːrəl]	[ɔɪ] ***joint*** [dʒɔɪnt]	[ɔ̃ː]* ***debridement*** [dəbriːdmɔ̃ː]

* Diese Laute sind in den Hinweisen zur Lautschrift (3. Spezielle Laute) noch näher erläutert.